"十三五"国家重点图书出版规划项目

中医临床病证大典

总主编

陈仁寿

脾胃病卷

（下册）

主编

陈仁寿

上海科学技术出版社

下册目录

30

第五章

腹 痛

腹痛是指胃脘以下、耻骨毛际以上部位发生疼痛为主症的病证。腹痛既可以是中医的一个独立疾病,也可以是多种疾病的常见症状。如内科癥瘕、霍乱、泄泻等疾病出现腹痛症状,外科肠痈、痘疹伴随腹痛症状,以及妇科如痛经、妊娠腹痛、产后腹痛等病证,可以参考腹痛病证的理法方药进行辨治。另外,如果胃脘部疼痛,经过检查并非胃疾,乃肝、胆、胰、脾等疾病所致,亦当归属于腹痛病证进行辨治。

【辨病名】

腹痛是指胃脘以下、耻骨毛际以上部位发生疼痛为主症的病证。腹部范围较大,有脘腹、大腹、脐腹、小腹、少腹等分别。古人常根据腹痛发生部位,或疼痛的病因病机,或疼痛的特点、性质,或疼痛所属脏腑经络等不同,对腹痛有不同的称谓。古代胃脘痛与腹痛常常分界不清,而统称心腹痛。隋唐时期腹痛逐渐成为独立的病证,到了明代才有了明确的划分,从部位上与胃痛分别。

一、按发病部位命名

如大腹痛(肚痛)、胸腹痛、脘腹痛、腹胁痛、腰腹痛、脐腹痛(绕脐痛、环脐痛、当脐痛)、小腹痛(脐下痛)、少腹痛、下部痛、腹皮痛(腹皮急)。

《黄帝内经素问·脏气法时论》:"肾病者,腹大胫肿,喘咳身重,寝汗出憎风,虚则胸中痛,大腹小腹痛,清厥意不乐,取其经,少阴太阳血者。"

《医学入门·内集·卷一·观形察色问证》:"腹痛否?或大腹痛,或脐中痛,或小腹痛,或痛按之即止,或痛按之不止。"

1.(大)腹痛

脐以上部位为大腹,正如《医会元要》所云"脐之上为大腹",此处发生疼痛即为大腹痛。

(1)腹痛(疼)

《黄帝内经素问·刺热》:"肝热病者,小便先黄,腹痛多卧身热,热争则狂言及惊,胁满痛,手足躁,不得安卧,庚辛甚,甲乙大汗,气逆则庚辛死,刺足厥阴少阳,其逆则头痛员员,脉引冲头也。"

《黄帝内经素问·刺疟》:"脾疟者,令人寒,腹中痛,热则肠中鸣,鸣已汗出,刺足太阴。"

《黄帝内经素问·气交变大论》:"岁土太过,雨湿流行,肾水受邪。民病腹痛,清厥意不乐,体重烦冤,上应镇星。"

《黄帝内经灵枢·杂病》:"腹痛,刺脐左右动脉,已刺按之,立已;不已,刺气街,已刺按之,立已。"

《八十一难经·十四难》:"一呼四至,一吸四至,病欲甚,脉洪大者,苦烦满;沉细者,腹中痛;滑者伤热,涩者中雾露。"

《伤寒论·辨太阳病脉证并治下》173条:"伤寒,胸中有热,胃中有邪气,腹中痛,欲呕吐者,黄连汤主之。"

《伤寒论·辨少阴病脉证并治》307条:"少阴病,二三日至四五日,腹痛,小便不利,下利不止,便脓血者,桃花汤主之。"

《脉经·卷二·平人迎神门气口前后脉第二》:"胃虚:右手关上脉阳虚者,足阳明经也。病苦胫寒,不得卧,恶寒洒洒,目急,腹中痛,虚鸣(《外台》作耳虚鸣),时寒时热,唇口干,面目浮肿。"

《诸病源候论·腹痛病诸候·腹痛候》:"腹痛者,由腑脏虚,寒冷之气,客于肠胃、募原之间,结聚不散,正气与邪气交争相击,故痛。"

《素问病机气宜保命集·卷中·吐论第十七》:"呕吐腹中痛者,是有积也。胃强而干呕,有声无物,脾强而吐食,持实击强,是以腹中痛。"

《滇南本草·第二卷·山皮条》:"下气,治妇人气逆,肚腹疼痛,宽中理气,胸膈肚腹膨胀,止面寒梗硬胀疼,能退男女劳烧发热,良效。"

《周慎斋遗书·卷九·腹痛》:"小腹痛,肝肾之部……大腹痛,脾胃之部……"

《证治汇补·卷之六·腹胁门·腹痛》:"腹痛有三部,大腹痛者,属太阴脾;当脐痛者,属少阴肾;小腹痛者,属厥阴肝及冲任大小肠。"

《症因脉治·卷四·腹痛论》:"秦子曰:痛在胃之下,脐之四旁,毛际之上,名曰腹痛。痛在脐上,则曰胃痛,而非腹痛。若痛在胁肋,曰胁痛。"

《运气要诀·正文·五运客运太过为病歌》:"雨湿大行太过土,肾水受邪腹中疼,体重烦冤意不乐。"

《医林改错·卷上·膈下逐瘀汤所治症目·痛不移处》:"凡肚腹疼痛,总不移动,是血瘀,用此方治之极效。"

《医学刍言·心腹痛》:"大腹痛,大腹者,乃太阴脾土也。如痛在内而缓,中土虚寒也,宜理中汤倍人参;若痛兼内外而急,脾络不通也,理中汤倍干姜,不应加肉桂。"

（2）肚痛

肚痛是腹痛的俗称,"肚"字在《广韵》中言其指"腹肚",《集韵》"胃也",《中华字海》"腹部"。

《证类本草·卷第十三·卫矛》:"臣禹锡等谨按《药性论》云:鬼箭,使,一名卫矛,有小毒。能破陈血,能落胎,主中恶腰腹痛及百邪鬼魅。《日华子》云:鬼箭羽,味甘、涩。通月经,破癥结,止血崩带下,杀腹脏虫及产后血咬肚痛。"

《证类本草·卷第十九·禽上·丹雄鸡》:"《日华子》云:温,无毒。止肚痛,除风湿麻痹,补虚羸,安胎,治折伤并痈疽……葛氏方……卒腹痛,下赤白痢,数日不绝。以卵一枚,取出黄去白,纳胡粉令满壳,烧成屑,以酒服一钱匕……又方:卒腹痛,安胎,乌鸡肝一具切,过酒五合服令尽。"

《证类本草·卷第二十·上品·石蜜》:"治心肚痛,血刺腹痛及赤白痢,则生捣地黄汁,和蜜一大匙服,即下。"

《察病指南·卷中·辨七表八里九道七死脉·八里脉》:"右手尺内脉微,小腹寒气,积聚肚痛,脐中声吼而泻。"

《普济方·卷三百五十八·婴孩门·指脉纹色样》:"深青色主惊悸,浅青主便青肚痛,青黑主惊搐内吊。"

《经络全书·前编·分野·腹》:"俗谓之肚,中脘穴分,即中焦也。"

《本草纲目·人部第五十二卷·人之一·发髲》:"急肚疼病:用本人头发三十根,烧过酒服。即以水调芥子末,封在脐内,大汗如雨,即安。（谈野翁方）"

《本草汇言·卷之二·草部·草豆蔻》:"心疼肚痛。"

《脉诀乳海·卷一·脉赋》:"紧是肚痛之征,肚痛者,胃脘痛也。""微即肚痛无懊,微为阳虚,阴盛之脉,尺中见微,是为阴分而见阴脉也。诸阴为寒,故《经》云:尺微厥冷,小腹中拘急有寒气。"

2. 胸腹痛

胸腹痛是指疼痛部位在胸腹交界处,或疼痛上及胸部,下及腹部。

《内经博议·附录·缪仲醇阴阳脏腑虚实论治》:"阴实,即里实外感证,属邪热内结者。其症胸腹硬痛,手不可近,大便七八日不行,或挟热下利。治宜下,苦寒咸寒甘辛。"

《脉义简摩·卷四·主病类·郭元峰二十八脉集说》:"（沉脉）至于肠澼自利而沉,寒疝积瘕而沉,历节痛痹而沉,伏痰留饮而沉,石水正水而沉,胸腹结痛而沉,霍乱呕吐而沉,郁结气滞而沉,咸为应病之脉。"

《脉义简摩·卷六·名论汇编·结脉主证》:"右关浮结细紧,胸腹痛。"

3. 脘腹痛

古人所指脘腹多为胃脘部,即胃脘痛,或肝胆胰脾等引起的胃脘部的疼痛。

《重订广温热论·第二卷·验方妙用·消化法》:"虫积脘腹之候:脘腹痛有休止,面白唇红,或唇之上下有白斑点,或口吐白沫,饥时更甚,饱食则安。"

4. 腹胁痛

腹胁痛是指胁肋部与腹部交界处的疼痛,或疼痛部位跨度较大,涉及腹部和胁肋部。

《圣济总录·卷第五十七·心腹门·胁痛烦满》:"治腹胁痛,胀满烦躁,不思饮食,乌药汤方。""治一切冷,心腹胁痛,烦满不消,木香丸方。""治腹胁痛,积滞不消,烦满痞闷,不思食,白术丸方。"

《黄帝素问宣明论方·卷二·诸证门·胃风证》:"胃风汤,治风冷乘虚入客肠胃,水谷不化,腹胁虚满疠痛及肠胃泄毒,或下瘀血。"

《黄帝素问宣明论方·卷四·热门·诸病总论》:"木香万安丸,治一切风热怫郁,气血壅滞,头目昏眩,鼻塞耳鸣,筋脉拘卷,肢体焦痿,咽嗌不利,胸膈痞塞,腹胁痛闷,肠胃燥涩,淋闭不通,腰脚重痛,疝瘕急结,痃癖坚积,肠滞胃满,久不了绝,走注疼痛,喑俳痫病,湿病腹胀水肿。"

《世医得效方·卷第六·大方脉杂医科·胀满》:"治中脘胀满,时复胁肚痛楚,每噫则觉气快,气不噫则闷,渐觉面浮。磨槟榔入紫苏同煎,下神保丸五七丸。"

《运气易览·卷之二·六气主病治例·五运所化之图》:"肝木受邪,病则腹胁痛,目赤,体重,胸痛,胁满,引小腹,耳无闻,甚则喘咳逆气,背肩、尻阴、股膝、髀腨胻足痛。"

《类证治裁·卷之六·胁痛论治》:"凡性急多怒之人,常患腹胁痛。"

《医学刍言·七情治法》:"怒伤肝,腹胁胀痛,宜疏肝,如香附、苏梗、吴萸、乌药、青皮、陈皮。"

《医学刍言·心腹痛》:"腹兼胁痛,恶寒,大便秘,宜大黄附子汤。"

5. 腰腹痛

腰腹痛是指腰痛牵引腹部,或腹痛牵引腰部。因腰与脐腹相对应,而脐腹痛病位多在肠,故又有腰肠痛之名。

《黄帝内经素问·至真要大论》:"厥阴在泉,客胜则大关节不利,内为痉强拘瘈,外为不便;主胜则筋骨繇并,腰腹时痛……少阳在泉,客胜则腰腹痛而反恶寒,甚则下白溺白;主胜则热反上行而客于心,心痛发热,格中而呕。"

《神农本草经·卷一·上经·阿胶》:"主心腹内崩,劳极,洒洒如疟状,腰腹痛,四肢酸疼,女子下血,安胎。"

《神农本草经·卷三·下经·鹿藿》:"主蛊毒,女子腰腹痛,不乐,肠痈,瘰疬(《御览》作历),疡气。"

《脉经·卷二·平人迎神门气口前后脉第二》:"肝虚:左手关上脉阴虚者,足厥阴经也。病苦胁下坚,寒热,腹满,不欲饮食,腹胀,悒悒不乐,妇人月经不利,腰腹痛。"

《名医别录·上品·卷第一·蒺藜子》:"主治心腹腰痛。"

《黄帝素问宣明论方·卷三·风门·诸风总论》:"或因而热结,大小便涩滞不通,或腰腹急痛,腹满喘闷者。"

《订正太素脉秘诀·卷上·寸关尺脉病说》:"关脉……滑(积冷气,便涩,腰肚疼)。"

《四诊抉微·卷之六·切诊二十九道脉析脉体象主病·实(阳)》:"寸实应知面热风,咽疼舌强气填胸,当关脾实中宫满,尺实腰肠痛不通。"

《四圣心源·卷七·杂病解下·湿病根原》:"湿侵肝肾,则痛在腰腹。"

《脉义简摩·卷四·主病类·郭元峰二十八脉集说》:"(实脉)盖实主火热有余之证,或发狂谵语,或阳毒便结,或咽肿舌强,或脾热中满,或腰腹壅痛,或平人实大。"

《本草类要·攻药门·攻血类·泽兰》:"止腰腹疼痛。"

6. 脐腹痛(绕脐痛、环脐痛、脐痛)

脐周部位为脐腹,此处疼痛即脐腹痛,或称绕脐痛、环脐痛、脐痛等。

《黄帝内经素问·腹中论》:"帝曰:人有身体髀股胻皆肿,环脐而痛,是为何病?岐伯曰:病名伏梁,此风根也。其气溢于大肠而着于肓,肓之原在脐下,故环脐而痛也。不可动之,动之为水溺涩之病。"

《黄帝内经灵枢·邪气藏府病形》:"大肠病者,肠中切痛,而鸣濯濯。冬日重感于寒即泄,当脐而痛,不能久立,与胃同候,取巨虚、上廉。"

《名医别录·中品·卷第二·乌贼鱼骨》:"主治惊气入腹,腹痛环脐,阴中寒肿,令人有子,又止疮多脓汁不燥。"

《八十一难经·十六难》:"假令得肝脉,其外证:善洁,面青,善怒;其内证:脐左有动气,按之牢若痛;其病:四肢满,闭淋、溲便难,转筋。有是者肝也,无是者非也。假令得心脉,其外证:面赤,口干,喜笑;其内证:脐上有动气,按之牢若痛;其病:烦心,心痛,掌中热而哕。有是者心也,无是者非也。假令得脾脉,其外证:面黄,善噫,善思,善味;其内证:当脐有动气,按之牢若痛;其病:腹胀满,食不消,体重节痛,怠堕嗜卧,四肢不收。有是者脾也,无是者非也。假令得肺脉,其外证:面白,善嚏,悲愁不乐,欲哭;其内证:脐右有动气,按之牢若痛;其病:喘咳,洒淅寒热。有是者肺也,无是者非也。假令得肾脉,其外证:面黑,善恐欠;其内证:脐下有动气,按之牢若痛;其病:逆气,小腹急痛,泄如下重,足胫寒而逆。有是者肾也,无是者非也。"

《伤寒论·辨阳明病脉证并治》239条:"病人不大便五六日,绕脐痛,烦躁,发作有时者,此有燥屎,故使不大便也。"

《金匮要略·腹满寒疝宿食病脉证治第十》:"夫瘦人绕脐痛,必有风冷,谷气不行,而反下之,其气必冲,不冲者,心下则痞也。"

《新修本草·卷第十·乌头》:"消胸上痰冷,食不下,心腹冷疾,脐间痛,肩胛痛不可俯仰,目中痛不可力视。"

《素问病机气宜保命集·卷下·妇人胎产论第二十九》:"治脐腹痛不可忍,四物汤一两,加玄胡三钱半。"

《针灸资生经·卷五·脐痛》:"关元,治脐下疞痛,小便赤涩,不觉遗沥,小便处痛状如散火,溺血,暴疝痛,脐下结血、状如覆杯(《明》同),转胞不得(《铜》)。阴交,治脐下疞痛,女子月事不绝,带下,产后恶露不止,绕脐冷痛。中封、水分、神阙,治绕脐痛。曲泉,主痛引脐中(《千》)。"

《此事难知·卷上·太阳六传·太阴证》:"中脘痛,太阴也,理中、建中、黄芪汤类主之。脐腹痛,少阴也,四逆、真武、附子汤类主之。少腹痛、小腹痛,厥阴也,重则正阳、回阳丹之类,轻则当归四逆汤。"

《世医得效方·卷第九·大方脉杂医科·自汗·宿食》:"三棱煎丸,治膨满、消食积气块及伤食夹脐痛甚。"

《普济方·卷三十七·大肠腑门·大肠实》:"泻白汤出鲍氏方,治大肠实热,腹胀不通,挟脐痛,喘不能久立,口内生疮。"

《濒湖脉学·伏(阴)》:"伏脉推筋着骨寻,指间才动隐然深。伤寒欲汗阳将解,厥逆脐痛症属阴。"

《医方集宜·卷之五·心腹痛门·治方》:"(真武汤)治脐腹痛。"

《医灯续焰·卷十八·口唇·附方》:"泻白汤,治大肠实热,便结脐痛,口疮。"

《张氏医通·卷五·诸痛门·腹痛》:"当脐痛为肾虚任脉为病。"

《四诊抉微·卷之六·切诊二十九道脉析脉体象主病·实(阳)》:"右尺得实,脐痛便难,相火亢逆。"

《杂病源流犀烛·卷二十七·腰脐病源流》:"脐痛,肾经病也。"

《素灵微蕴·卷三·飧泄解》:"崔季长,素病腿膝寒冷,日暮环脐腹痛,胀满作泄,阳痿肩寒,服燥土疏木药愈。夏初童试,劳倦病发,吐黑血数日,饮食不甘,胀满吐泄,腹中郁热,积块坟起,泄则气块宣鸣而下,小便红涩,日夕脐腹痛连左胁,往来寒热,作酸嗳气,壅嗽生痰,四肢酸凉,膝股如冰,时常倦睡,夜卧腘中作痛,仰卧冲气上奔,左侧冲气横塞,满腹剧痛,惟右胁着席。"

《医学刍言·心腹痛》:"脐旁痛,脐旁左右痛者,乃冲脉病也,当用血分之药,若用气药无益也。宜当归四逆汤加吴茱萸、生姜;又四物汤去地黄,加肉桂、黄芪、生姜、甘草、红花。""脐中痛,脐中痛不可忍,喜按者,肾气虚寒也。宜通脉四逆汤加白芍;若脉沉实,口渴、腹满、便秘,是有燥矢,宜承气下之。""绕脐痛,名寒疝,当归生姜羊肉汤。"

7. 小腹痛(脐下痛)

脐以下,耻骨毛际以上部位为小腹,正如《医会元要》所云"脐之下为小腹",此处发生疼痛为主症的病证称为小腹痛。

《八十一难经·四十九难》:"故知肾邪入心,为汗出不可止也。其病身热而小腹痛,足胫寒而逆。其脉沉濡而大。此五邪之法也。"

《黄帝内经太素·卷第六·脏腑之一·五脏命分》:"肾下则腰尻痛,不可以俯仰,为狐疝(肾下入于尻中,下迫膀胱,故尻痛不可俯仰。疝,所奸反,小腹痛,大小便难,曰疝。疝有多种,此为狐疝,谓狐夜时不得小便,少腹处痛,日出方得,人亦如此,因名狐疝也)。"

《灵枢经·邪气藏府病形》:"小肠病者,小腹痛,腰脊控睾而痛,时窘之后,当耳前热,若寒甚,若独肩上热甚及手小指次指之间热,若脉陷者,此其候也。"

《黄帝内经灵枢·五色》:"男子色在于面王,为小腹痛,下为卵痛,其圜直为茎痛,高为本,下为首,狐疝癀阴之属也。"

《脉经·卷二·平三关病候并治宜第三》:"尺脉紧,脐下痛。""尺脉弦,小腹疼,小腹及脚中拘急。""尺脉伏,小腹痛,癥疝,水谷不化。""尺脉实,小腹痛,小便不禁。"

《太平圣惠方·卷第一·平尺脉法》:"尺脉坚,脐下及小腹结痛。""尺脉数,恶寒,脐下热痛,小便赤黄。""尺脉紧,脐下切痛。"

《素问病机气宜保命集·卷下·妇人胎产论第二十九》:"治妇人气充经脉,月事频并,脐下痛,宜芍药六合汤。""如脐下痛,非熟地黄不能除,此通肾经之药也。"

《此事难知·卷上·太阳六传·太阴证》:"中脘痛,太阴也,理中、建中、黄芪汤类主之。脐腹痛,少阴也,四逆、真武、附子汤类主之。少腹痛,小腹痛,厥阴也,重则正阳、回阳丹之类,轻则当归四逆汤。"

《运气易览·卷之二·六气主病治例·五运所化之图》:"肝木受邪,病中清,脚胁满,小腹痛,阳明溏泄。"

《周慎斋遗书·卷九·腹痛》:"小腹痛,肝肾之部……大腹痛,脾胃之部……"

《医会元要·十二经穴脉筋主病图注·手太阳小肠脉主病》:"小腹痛,小肠病也。"

《医学刍言·心腹痛》:"脐下痛,脐下寒痛乃肾阳虚而阴寒凝结,宜真武汤,或桂枝茯苓汤。又有火痛者,必小便不利,或小便点滴胀痛,宜五苓散送下通关丸;大便不通者,宜下之。"

8. 少腹痛

小腹两侧称为少腹,此处发生疼痛即为少腹痛。然而古籍中少腹的定义更大,如《中医大辞典》根据古籍对少腹的定义为"① 指腹的下部,位于脐与骨盆之间。又称小腹……② 指脐下腹部两旁"。故而,古籍所见少腹痛有时是指小腹痛。

《黄帝内经素问·平人气象论》:"寸口脉沉而弱,曰寒热及疝瘕、少腹痛……脉急者,曰疝瘕少腹痛。"

《黄帝内经素问·气交变大论》:"岁金太过,燥气流行,肝木受邪。民病两胁下少腹痛,目赤痛,眦疡,耳无所闻。""岁木不及,燥乃大行,生气失应,草木晚荣。肃杀而甚,则刚木辟著,柔萎苍干,上应太白星。民病中清,胠胁痛,少腹痛,肠鸣溏泄。凉雨时至,上应太白星,其谷苍。"

《黄帝内经素问·五常政大论》:"地乃藏阴,大寒且至,蛰虫早附,心下痞痛,地裂冰坚,少腹

痛,时害于食,乘金则止,水增,味乃咸,行水减也。"

《黄帝内经素问·至真要大论》:"厥阴之胜,耳鸣头眩,愦愦欲吐,胃膈如寒,大风数举,倮虫不滋,胠胁气并,化而为热,小便黄赤,胃脘当心而痛,上支两胁,肠鸣飧泄,少腹痛,注下赤白,甚则呕吐,膈咽不通。"

《八十一难经·五十七难》:"小肠泄者,溲而便脓血,少腹痛。"

《名医别录·上品·卷第一·阿胶》:"主丈夫少腹痛,虚劳羸瘦,阴气不足,脚酸不能久立,养肝气。"

《医学真传·心腹痛》:"小腹两旁谓之少腹。少腹痛者,乃厥阴肝脏之部,又为胞中之血海。"

《医学刍言·心腹痛》:"少腹痛,少腹两旁属厥阴肝部,实者宜香苏饮加归、芍、柴胡、橘叶;虚者宜乌梅丸法。"

9. 下部痛

下部腹痛是指腹痛部位偏下,一般指脐以下部位的疼痛。

《外台秘要·卷第二十五·重下方六首》:"《病源》此谓今赤白滞下也,令人下部疼重,故曰重下,去脓血如鸡子白,日夜数十行,绕脐痛也。""《备急》疗重下方,此即赤白痢下也,令人下部疼重,故名重下。"

《医学启源·卷之上·主治心法》:"腹痛用芍药,恶寒而痛加桂;恶热而痛加黄柏。腹中窄狭,(用)苍术、麦芽;下部腹痛川楝子。"

《汤液本草·卷之五·木部·桂》:"《珍》云:秋冬治下部腹痛,非桂不能止也。"

10. 腹皮痛(腹皮急)

腹皮痛是指腹痛病位较浅,在皮肤经脉之表,与脏腑之里无涉。急,《故训汇纂》言"窘迫也","谓如弦张之急",较痛为清浅,但亦可归属于痛一类,故腹皮急亦即腹皮痛。

《黄帝内经灵枢·经脉》:"任脉之别,名曰尾翳……实则腹皮痛,虚则痒搔,取之所别也。"

《金匮要略·疮痈肠痈浸淫病脉证并治第十八》:"肠痈之为病,其身甲错,腹皮急,按之濡,如肿状,腹无积聚,身无热,脉数,此为腹内有痈脓,薏苡附子败酱散主之。"

《内外伤辨·卷下·辨内伤饮食用药所宜所

禁·木香化滞汤》："治因忧气,食湿面,结于中脘,腹皮底微痛,心下痞满,心不思饮食,食之不散,常常痞气。"

《杂病广要·身体类·腹痛》："病有邪在经肚皮痛。凡胸腹之痛,有无关于内,而在筋骨皮肉之间者,此邪之在经,不可混作里证,必须详问的确。但当分其或火,或寒,或气,或劳伤,或血滞,或血虚,或有淫疮邪毒,留蓄在经,辨其所因,庶不致谬,而治之亦易也。(《景岳》)"

二、按脏腑经络命名

根据腹痛临床表现,从脏腑经络出发,对其命名,如心腹痛、脾腹痛、肠腹痛(大肠痛、小肠痛、心肠痛、盘肠痛、广肠痛、盲肠痛、腰肠痛)、三焦痛、带脉腹痛。

《医灯续焰·卷八·心腹痛脉证第六十三》："大肠痛,上引膈,肠鸣口干,宜四七汤、枳桔二陈汤之类。胃痛,引脾及膺乳,呕吐,宜二陈汤、平胃散、东垣温胃汤、来复丹之类。脾痛,引胃脘、心下,腹胀善噎、善呕、食不下,宜二陈汤、香砂平胃散、理中汤、来复丹之类。小肠痛,引膈胃,肠鸣,宜二陈汤、四七汤、苏合丸之类。"

1. 心腹痛

《神农本草经·卷一·上经·丹参》："茎花小方如荏,毛、根赤,四月花紫,五月采根,阴干,治心腹痛。(《御览》)"

《脉经·卷二·平人迎神门气口前后脉第二》："心虚:左手寸口人迎以前脉阴虚者,手厥阴经也。病苦悸恐,不乐,心腹痛,难以言,心如寒,状恍惚。"

《脉经·卷四·诊百病死生诀第七》："心腹痛,痛不得息,脉细小迟者,生;坚大疾者,死。"

《扁鹊心书·神方·全真丹》："此丹补脾肾虚损,和胃,健下元,进饮食,行湿气。治心腹刺痛,胸满气逆,胁下痛,心腹胀痛,小便频数,四肢厥冷,时发潮热,吐逆泄泻,暑月食冷物不消,气逆痞闷,男女小儿面目浮肿,小便赤涩淋沥,一切虚寒之证。"

《明医杂著·卷之一·医论·心腹疼痛》："一妇人,心腹痛,诸药不应。余用炒黑山栀、桔梗治之而愈。"

《医灯续焰·卷八·心腹痛脉证第六十三》:

"心腹之痛,其类甚多。此仅言有九者,亦举其要耳。曰饮、曰食、曰风、曰寒、曰热、曰悸、曰虫、曰忤、曰疰。"

《医学真传·心腹痛》："心腹痛者,上心、下腹,相引而痛。"

《杂病广要·身体类·腹痛》："自古诸家,或有称心腹痛者,绎其意义,概系腹痛上及心膈者。"

《内经评文·卷五·厥病第二十四》："心肠痛憹,作痛(当是心腹懊憹作痛),肿聚往来,上下行,痛有休止,腹热,喜渴,涎出者,是蛟蛕也。"

2. 脾腹痛

脾位于左上腹,与胃、胰腺相近,中医脾腹痛指疼痛部位在左上腹,然而并不是胃痛,古人没有胰腺的概念,故而也可能是胰腺疾病。

《诸病主病诗·正文·迟》："关从心腹胁筋寻(左关,心腹满痛、胁痛筋急,右关,脾腹痛、吐逆)。"

3. 肠腹痛(肠痛)

胃脘以下,耻骨毛及以上部位,肠盘踞于其中,故腹痛病位多与肠相涉,可称其为肠腹痛或肠痛,肠古人有大肠、小肠、盲肠、广肠等分别,小儿又多称为盘肠,故有大肠痛、小肠痛、盲肠痛、广肠痛、盘肠痛等称谓。另外,心腹痛有时亦称为心肠痛。

《黄帝内经素问·举痛论》："热气留于小肠,肠中痛,瘅热焦渴则坚干不得出,故痛而闭不通矣。"

《证类本草·卷第十·虎掌》："《药性论》云:虎掌,使,味甘,不入汤服。治风眩目转,主疝瘕肠痛,主伤寒时疾,强阴。"

《景岳全书·卷之二十五心集·杂证谟·心腹痛》："虽热证亦常有痛,然热者必有明辨,如《内经》所言肠中痛而瘅热焦渴,则坚干不得出,闭而不通者,此因燥结热闭,故能作痛,然必有烦热等证,乃因于火,最易见也。"

《医学入门·外集·卷四·杂病分类》："食积有形便后减,食积郁结,肠胃作痛,得大便后则减者,宜平胃散加消导药,或保和丸、枳术丸、红丸子调之,或木香槟榔丸、大黄备急丸、神保丸、如意丹下之。"

《本草崇原·卷上 本经上品·黄连》："腹痛下痢者,风寒暑湿之邪伤其经脉,不能从肌腠而外出,则下行肠胃,致有肠痛下痢之证。黄连泻火热而养阴,故治肠澼腹痛下痢。"

《本草经解·卷二·草部下·黄芩》:"黄芩同白芍、甘草,名黄芩汤,治湿热肠痛。"

《调疾饮食辩·卷二·黑大豆》:"《肘后》治腹中肠痛、胁痛:炒二升,酒五升,煮二升,顿服。"

《治痢捷要新书·张氏医案跋·治痢捷要新书·肠痛》:"李士材曰:肠痛者必以白芍、甘草为君,当归、白术为佐,恶寒加姜、桂,恶热加黄柏。[愚按]初痢肠痛者,照腹痛法辨虚实以治之,若久痢肠痛者,或服利气药其痛愈甚者,必系切近脂膏,须和气补血暖肠胃。"

（1）大肠痛

《脉诀乳海·卷四·歌曰》:"积气生于脾脏傍,大肠疼痛阵难当,渐知稍泻三焦火,莫谩多方立纪纲。"

（2）小肠痛

《本草述钩元·卷十五·菜部·茴香》:"治疝气、膀胱、小肠痛。"

（3）心肠痛

《黄帝内经灵枢·厥病》:"心肠痛,怵作痛,肿聚,往来上下行,痛有休止,腹热喜渴涎出者,是蛟蛕也。"

《内经评文·卷五·厥病第二十四》:"心肠痛怵,作痛(当是心腹懊怵作痛)。"

（4）盘肠痛

《本草纲目·主治第三卷·百病主治药·心腹痛》:"葱白:主心腹冷气痛,虫痛,疝痛,大人阴毒,小儿盘肠内钓痛,卒心痛,牙关紧急欲死。捣膏,麻油送下,虫物皆化黄水出;阴毒痛,炒熨脐下,并擂酒灌之;盘肠痛,炒贴脐上,并浴腹,良久尿出,愈。"

《四诊抉微·卷之三·经证考·足太阳膀胱经》:"小便不通,腹痛,谓盘肠痛。"

（5）广肠痛

《儒门事亲·卷十·〈金匮〉十全之法》:"广肠痛:治法同上。又大黄牵牛丸、散,夺之法,燥涩亦同。痔漏、广肠痛、肠风下血,皆同脏毒治法。"

（6）盲肠痛

《太平圣惠方·卷第七·治盲肠气诸方》:"夫肾者内藏于精,精含于志,与膀胱为表里,俱主于水液。其气贯于小肠,而通于阴。若人阴阳不调,

脏腑衰损,将摄乖失,肾气虚微,为邪冷之气所侵,传注于小肠,则令小肠连阴疼痛,故号盲肠气也。""治盲肠气疼痛,宜服沉香散方。"

4. 三焦痛

三焦作为脏腑之一,横跨腹部,故时常将其指代上中下之部位或脏器。此处借三焦之名,实则指代腹痛的部位。

《诸病主病诗·正文·迟》:"尺为腰脚脐下痛,知是奔豚与疝疼(左尺,腰脚脐下痛,又兼小便难;右尺,下焦气筑痛。此首统言左右手紧脉病)。"

《景岳全书·卷之二十五心集·杂证谟·心腹痛》:"凡病心腹痛者,有上、中、下三焦之别。上焦者,痛在膈上,此即胃脘痛也,《内经》曰胃脘当心而痛者即此。时人以此为心痛,不知心不可痛也,若病真心痛者,必手足冷至节,爪甲青,且发夕死,夕发旦死,不可治也。中焦痛者,在中脘,脾胃间病也。下焦痛者,在脐下,肝肾大小肠膀胱病也。凡此三者,皆有虚实寒热之不同,宜详察而治之。"

《针灸逢源·卷六·论治补遗·心痛》:"心痛有上、中、下三焦之别。上焦痛者,在膈上,《内经》所谓胃脘当心而痛。时人以此为心痛,非也。中焦痛者,在中脘,脾胃间病也。下焦痛者,在脐下,肝肾大小肠病也。"

《杂病广要·身体类·腹痛》:"关脉弦中焦行痛,尺脉弦下焦作痛,亦有脉不弦而作痛者。又云:脉细而迟者生,大而急者死。此言其大概,然有腹痛而脉大不死者往往有之,岂可执一论哉。(《医约》)"

5. 带脉腹痛

带脉腹痛指腹痛部位在带脉循行之处,即腰腹部位一圈的疼痛。

《得配本草·附奇经药考》:"白芍,主阳维寒热,带脉腹痛。"

三、按病因病机命名

腹痛按其病因病机进行命名,如腹寒痛(腹冷痛、腹凉痛)、腹热痛、腹虚痛、腹实痛、食积腹痛(伤食腹痛、积滞腹痛)、酒积腹痛、虫积腹痛、气滞腹痛、气逆腹痛、痰湿腹痛、寒湿腹痛、湿热腹痛、血瘀腹痛、血虚腹痛、气虚腹痛、脾虚腹痛、寒气腹

痛、风气腹痛、燥火腹痛、热厥腹痛、伤暑腹痛、邪气腹痛等。

1. 腹寒痛（腹冷痛、腹凉痛）

腹寒痛是指外感寒邪，或腹中虚寒，或饮食贪凉等引起的腹痛，腹部扣之多有凉感，又可称为腹冷痛、腹凉痛等。

《名医别录·中品·卷第二·玄石》："主治大人小儿惊痫，女子绝孕，少腹寒痛，少精，身重。"

《名医别录·中品·卷第二·干姜》："主治寒冷腹痛，中恶，霍乱，胀满，风邪诸毒，皮肤间结气，止唾血。"

《本草经集注·草木上品·旋花》："腹中冷痛，煮服甚效；作丸散服之，辟谷止饥。"

《证类本草·卷第十二·丁香》："《药性论》云：丁香，臣。能主冷气腹痛。"

《黄帝素问宣明论方·卷十二·补养门·补养总论》："补中丸，治一切气疾，肚腹凉痛，呕吐气逆，不思饮食者。"

《察病指南·卷中·辨七表八里九道七死脉·八里脉》："左手关上脉迟，主腹中冷痛（此脐以上痛也）。"

《脉因证治·卷二·心腹痛》："理中建中汤，治寒腹痛。"

《滇南本草·第二卷·苤蓝》："腹内冷疼。"

《古今医统大全·卷之二十三·脾胃门·治法》："肾水反来侮土，所胜者妄行也。作涎及清涕，唾多溺多而恶寒者是也。土火复之，及三脉为邪，则足不任身，足下痛不能践地，骨乏无力喜睡，两丸冷，腹阴阴而痛，妄见妄闻，腰脊背胛皆痛。宜干姜、乌、附、苍术合五苓散之属是也。"

《濒湖脉学·牢（阴中阳）》："寒则牢坚里有余，腹心寒痛木乘脾。"

《万病回春·卷之一·诸病主药》："腹冷痛，须用吴茱萸、良姜为主。"

《医方集宜·卷之一·中寒门·治方》："（五积散）治寒症腹痛，肢冷，恶寒发热，自汗。"

《本草汇言·卷之二·草部·白芍药》："同姜、附、肉桂，止阴寒腹痛。"

《症因脉治·卷四·腹痛论·寒积腹痛》："绵绵而痛，无增减，得热稍止，得寒更甚，身无热，小便清利，痛则下痢，此寒积腹痛之症也。"

《金匮要略心典·卷中·腹满寒疝宿食病脉

证治第十》："心腹寒痛，呕不能食者。"

《傅青主男科·痛疼门·心腹痛》："冷气腹痛：冷气心腹痛，方用火龙丹。"

2. 腹热痛

腹热痛是指外感暑热，或腹中积热，或气郁化热等引起的腹痛，腹部扣之多有热感。

《脉经·卷二·平三关病候并治宜第三》："尺脉数，恶寒，脐下热痛，小便赤黄。"

《证类本草·卷第五·东壁土》："陈藏器云：好土，味甘，平，无毒。主泄痢，冷热赤白，腹内热毒绞结痛，下血。"

《脉因证治·卷二·心腹痛》："调胃承气加木香槟榔汤，治热腹痛。"

《古今医统大全·卷之二十三·脾胃门·论枳术丸》："大黄泻热汤，治脾脉厥逆，大腹中热切痛，舌强腹胀身重，食不下，心痞脾急痛。"

《景岳全书·卷之四十五烈集·痘疹诠·痘药正品》："能泻肝脾之火，故止腹之热痛，亦能止汗。"

《本草汇言·卷之八·木部·肉桂》："中热腹痛……法并忌之。"

《神农本草经疏·卷十二·木部上品·檗木》："佐白芍药、甘草，则主火热腹痛。"

《证治汇补·卷之六·腹胁门·腹痛》："四逆散，治热郁腹痛。"

《症因脉治·卷四·腹痛论·热积腹痛》："身热腹热，烦躁不寐，时作时止，痛则汗出，或痛而作声，或痛而一泛即欲下痢，一利即止，此热积腹痛之症也。"

《傅青主男科·痛疼门·心腹痛》："火结腹痛，人有腹中痛不可忍，按之愈痛，口渴，饮以凉水，则痛少止，少倾，依然大痛，此火结在大小肠也。"

3. 腹虚痛

腹虚痛是指机体气血亏虚，正气不足所致的虚性腹痛，偏寒者称为虚寒腹痛，有胀满不适感者称为虚满腹痛等。

《海药本草·木部卷第三·诃梨勒》："主五鬲气结，心腹虚痛，赤白诸痢及呕吐，咳嗽，并宜使。"

《黄帝素问宣明论方·卷二·诸证门·胃风证》："胃风汤，治风冷乘虚客肠胃，水谷不化，腹胁虚满疼痛，及肠胃泄毒，或下瘀血。"

《汤液本草·卷之三·草部·芍药》:"《液》云:腹中虚痛,脾经也,非芍药不除,补津液停湿之剂。"

《证治汇补·卷之六·腹胁门·腹痛》:"理中汤,治虚寒腹痛。"

4. 腹实痛

腹实痛是指邪气实,而正气不虚的实性腹痛,常伴有大便不通,腹部胀硬等症状。

《伤寒论·辨太阴病脉证并治》:"本太阳病,医反下之,因尔腹满时痛者,属太阴也,桂枝加芍药汤主之;大实痛者,桂枝加大黄汤主之。"

《黄帝素问宣明论方·卷五·伤寒门·主疗说》:"病在里者,大承气汤下之。一法,无问风寒暑湿,有汗无汗,内外诸邪所伤,但有可下诸证,或表里两证俱不见而日深,但目睛不了了,睛不和者,或腹满实痛者……通宜大承气汤下之,或三一承气汤……或里热极甚,而恐阴气不能退者……咽干或痛,燥渴虚汗,呕吐下利,腹满实痛,烦痞闷乱……或两感势甚者,通宜解毒汤加大承气汤下之。"

《黄帝素问宣明论方·卷六·伤寒门》:"大承气汤,治表里俱热,病势更甚者……或腹满实痛,烦渴谵妄,脉实数而沉。""调胃承气汤,治诸发汗和解,不恶寒,但发热蒸蒸然者……及表里热,下之太早,乘虚而入,不成结胸,但为热利不止,心下满硬或痛,烦渴咽干,脉滑数而实,诸腹满实痛者。"

《证治汇补·卷之六·腹胁门·腹痛》:"大承气汤,治实满腹痛。"

《三指禅·卷三·伤寒脉论》:"阳邪入阴,尺寸皆沉,腹满吐食自利。有腹满时痛之寒症(理中丸),即有腹满实痛之热症(桂枝汤加大黄)。"

5. 食积腹痛(伤食腹痛、积滞腹痛)

食积腹痛是指饮食不慎,暴饮暴食,以致食积内停,腹中胀满疼痛,常伴有噫腐吞酸,食纳不佳,大便酸臭等症状。

《寿世保元·卷五·腹痛》:"一论食积腹痛,其脉弦,其痛在上,以手重按愈痛,甚欲大便,利后其痛减是也。"

《医镜·卷之二·腹痛》:"伤食腹痛者,宜用槟榔、草果、三棱、蓬术、山楂、麦芽、神曲、陈皮之类为主治,佐以芍药、甘草、木香、香附、砂仁之类"

煎服。"

《本草汇言·卷之二·草部·白芍药》:"同楂、朴,止积滞腹痛。"

《症因脉治·卷四·腹痛论·食积腹痛》:"胸腹胀满,痛不欲食,嗳气作酸,痛而欲利,利后稍减,或一条扛起,手按则痛,此食积腹痛之症也。"

6. 酒积腹痛

酒积腹痛是指因饮酒过多,以致内生湿热,多有下利黄沫,饮酒痛甚等症状。

《丹溪心法·卷四·腹痛七十二》:"治酒积腹痛者,宽气紧要。"

《医方集宜·卷之三·内伤门·治方》:"(四制黄连丸)治酒积腹痛,下痢黄沫,并积热腹痛。"

《证治汇补·卷之六·腹胁门·腹痛》:"加味平胃散,治酒积腹痛,以宽气为主。"

《症因脉治·卷四·腹痛论·酒积腹痛》:"痛而欲利,利下黄沫,天明即发,饮酒痛甚,小便赤涩,此酒积腹痛之症也。"

7. 虫积腹痛

虫积腹痛是指因饮食不洁,内生蛔虫等寄生虫,积聚扰乱脏腑气机以致腹痛。

《海药本草·草部卷第二·蒟酱》:"主咳逆上气,心腹虫痛,胃弱虚泻,霍乱吐逆,解酒食味。"

《本草蒙筌·卷之十·禽部·雉肉》:"合胡桃肉食,发豆风心疼;合荞麦面食,生蛔虫腹痛。"

《症因脉治·卷四·腹痛论·虫积腹痛》:"腹中有块,块或耕起,痛而能食,时吐清水,或下长虫,面见白点,唇无血色,或爱食一物,肚大青筋,此虫积腹痛之症也。"

《药性切用·卷之二中·草部·使君子》:"性味甘温,入脾胃而健运脾气,消积杀虫,为虫积腹痛专药。"

8. 气滞腹痛

气滞腹痛是指脏腑气机不畅,肝气不舒,气机郁结所致的腹痛。

《察病指南·卷中·辨七表八里九道七死脉·八里脉》:"左手关上脉缓,主眩晕,腹内气结痛,如筋紧之状。"

《本草正·芳草部·三棱》:"能行血中之气,善破积气,逐瘀血,消饮食胀满、气滞腹痛,除痃癖癥瘕、积聚结块,通月水,亦堕胎及产后恶血、扑损瘀血,并治疮肿坚硬。"

《医镜·卷之二·腹痛》:"感气腹痛者,宜以青皮、木香、乌药、枳壳之类,佐以芍药、甘草、厚朴、砂仁,少加消食之剂,恐其人有食也。"

《证治汇补·卷之六·腹胁门·腹痛》:"顺气散,治气郁腹痛。"

《症因脉治·卷四·腹痛论·气结腹痛》:"胸腹胀满,痛应心背,失气则痛减,气闭则痛甚;服破气之药稍减,服补气这药则愈痛,此气结腹痛之症也。"

《杂病源流犀烛·卷二十八·腹少腹病源流》:"气滞塞腹痛,大胀,脉沉,宜开通疏利(宜木香顺气散)。"

9. 气逆腹痛

气逆腹痛是指脏腑气机失调,气上逆不顺而出现的腹痛。

《滇南本草·第一卷·乌药》:"消水肿,止气逆腹痛。"

10. 痰湿腹痛

痰湿腹痛是指外伤湿邪,或脾失健运,以致水液运行失常,停湿生痰,脏腑经脉不通而痛。

《脉因证治·卷二·心腹痛》:"二陈芎苍丸,治清痰腹痛,脉滑者是。"

《丹台玉案·卷之四·腹痛门·立方》:"摩痛饮,治湿痰腹痛。"

《症因脉治·卷四·腹痛论·痰积腹痛》:"时痛时止,利下白积,光亮不臭,或恶心眩运,或响如雷鸣,此痰积腹痛之症也。"

《本草经解·卷一·草部上·芍药》:"同白术、白茯、猪苓、陈皮,治脾湿腹痛。"

《杂病源流犀烛·卷二十八·腹少腹病源流》:"伤湿腹痛,小便秘,大便泄,宜燥湿利水(宜胃苓汤)。痰积腹痛,下白物,时眩,喜热汤,脉滑,宜消痰暖内(宜星半安中丸)。"

11. 寒湿腹痛

寒湿腹痛指痰湿腹痛偏寒者。湿为阴邪,本易从阴化寒,或所感之时便夹寒邪,或素体阳虚,故其痛为寒湿腹痛。

《玉楸药解·卷一·草部》:"治寒湿腹痛。"

12. 湿热腹痛

湿热腹痛指痰湿腹痛偏热者。感受暑湿,或素体阳盛,感受湿邪,从阳化热,呈现湿热腹痛的见证。

《神农本草经疏·卷二·〈续序例〉下·五脏六腑虚实门》:"湿热腹痛,按之愈甚。"

《杂病源流犀烛·卷二十八·腹少腹病源流》:"湿热腹痛,按之愈甚,宜升提,利小便(宜升麻、柴胡、防风、葛根、木通、黄连、黄芩、滑石、车前)。"

13. 血瘀腹痛

瘀血腹痛是指腹痛因于瘀血阻滞所致。由寒凝血阻,或热与血结,或因久病入络、气血瘀滞,或跌仆伤损、瘀血凝滞而发病。

《名医别录·中品·卷第二·角》:"除少腹血痛,腰痛折伤恶血,益气。"

《本草正·竹木部·没药》:"凡治金刃跌坠、损伤筋骨、心腹血瘀作痛者,并宜研烂,热酒调服,则推陈致新,无不可愈。"

《本草易读·卷四·败酱》:"调产后之恶露,解带下之赤白,止吐衄之血逆,却心腹之瘀痛。"

《本经逢原·卷一·山草部·延胡索》:"延胡、五灵治胸腹血滞痛。"

《症因脉治·卷四·腹痛论·血滞腹痛》:"不作胀,不饱满,饮水作呃,遇夜更痛,痛于一处,定而不移,服行气消化之药不应,以热物熨之稍减,此血滞停瘀之症也。"

14. 血虚腹痛

血虚腹痛是指因阴血亏虚,脏腑经脉失其荣养所致的腹痛。

《丹溪心法·卷四·腹痛》:"白芍药,只治血虚腹痛,诸痛证不可用,以酸收敛。"

《本草发挥·卷二》:"丹溪云:白芍药酒浸炒,与白术同用则补脾,与川芎同用补肝,与人参、白术同用则补气。治腹中痛不利者必炒,后重者不炒。惟治血虚腹痛,诸腹痛皆不可治。"

《本草汇言·卷之十八·兽部·阿胶》:"治血虚腹痛,或胎动不止。用真阿胶三钱,当归四钱,白芍药、怀熟地各五钱,砂仁壳、丹参、白术、黄芩各二钱,川芎一钱,水煎服。"

《神农本草经疏·卷十四·木部下品·苏方木》:"产后恶露已尽,由血虚腹痛者,不宜用。"

《医镜·卷之二·腹痛》:"血虚腹痛者,宜用芍药为主治,佐以川芎、当归、地黄,兼以甘草、陈皮、木香之类。"

《本经逢原·卷一·山草部·延胡索》:"概当

归、芍药调腹中血虚痛。"

《症因脉治·卷四·腹痛论·内伤腹痛·血虚腹痛》:"偎偎作痛,如细筋牵引,下引小腹,上引肋梢,肢体瘦弱,面色痿黄,腹虽痛而不饱闷,痛无定处,此血虚腹痛之症也。"

15. 气虚腹痛

气虚腹痛是指因中气亏虚所致的腹痛,其证多见面色痿黄,言语轻微,饮食减少,时时腹痛,劳动则甚,按之稍减。

《医镜·卷之二·腹痛》:"气虚腹痛者,宜蒸熟人参为主治,佐以白术、茯苓、甘草、陈皮、砂仁、木香、芍药之类。"

《症因脉治·卷四·腹痛论·气虚腹痛》:"面色痿黄,言语轻微,饮食减少,时时腹痛,劳动则甚,按之稍减,此气虚腹痛之症也。"

16. 脾虚腹痛

脾虚腹痛是指脾气亏虚引起的腹痛。因脾气亏虚,可致水湿失运,而痰湿内生,脏腑经脉不通,或运化失常,气血生化无源,脏腑经脉不荣,引起腹痛。

《神农本草经疏·卷二·〈续序例〉下·五脏六腑虚实门》:"脾虚腹痛,按之则止,属血虚。"

《神农本草经疏·卷二十四·米谷部上品·饴糖》:"入建中汤,治脾虚腹痛。"

17. 寒气腹痛

寒气腹痛是指感受寒邪所引起的腹痛。

《本草发挥·卷二》:"洁古云……其用有六:除寒疾一也,去心下痞坚二也,温养脏腑三也,治诸风四也,破积聚滞气五也,感寒腹痛六也。"

《神农本草经疏·卷二十三·果部三品·柿》:"脾家素有寒积,及风寒腹痛,感寒呕吐者,皆不得服。"

《症因脉治·卷四·腹痛论·寒气腹痛》:"面黄唇白,手足多冷,恶寒不热,二便清利,腹中绵绵作痛,此寒气腹痛之症也。"

18. 风气腹痛

风气腹痛是指感受风邪所引起的腹痛。

《证类本草·卷第六·独活》:"《子母秘录》:治中风腹痛,或子肠脱出,酒煎羌活取汁服。"

《症因脉治·卷四·腹痛论·风气腹痛》:"冷着腹,即患腹痛,或发寒热,腹中攻注,或腹中作响,大便作泻,此风气腹痛之症也。"

19. 燥火腹痛

燥火腹痛是指感受燥热之邪所引起的腹痛。

《症因脉治·卷四·腹痛论·燥火腹痛》:"满腹刺痛,攻注胁肋,口渴身热,烦躁不寐,小便黄赤,不吐不泻,此燥火腹痛之症也。"

20. 热厥腹痛

热厥腹痛是指邪热内郁所引起的腹痛。

《本草纲目·草部第十三卷·草之二·黄芩》:"若热厥腹痛,肺热而小便不利者,黄芩其可不用乎?"

《本草从新·卷八木部·苦楝子》:"热厥腹痛。"

21. 伤暑腹痛

伤暑腹痛是指感受暑邪所引起的腹痛。暑多夹湿,故其见证多有湿的表现,而辨为暑湿腹痛。

《景岳全书·卷之五十四书集·古方八阵·和阵》:"《局方》香薷饮,治一切暑热腹痛,或霍乱吐利烦心等证。按此方惟治阳暑,阴暑不宜用。""五物香薷饮,治一切暑毒腹痛,霍乱吐泻,或头痛昏愦等证。"

《症因脉治·卷四·腹痛论·暑湿腹痛》:"令当权,忽尔腹中作痛,肠中作响,痛泻交作,此暑湿霍乱之类也。"

22. 邪气腹痛

邪气腹痛统指感受邪气所引起的腹痛,以邪实为主要表现,正气不虚。

《神农本草经·卷二·中经·芍药》:"主邪气腹痛,除血痹,破坚积、寒热、疝瘕,止痛,利小便,益气。"

《滇南本草·第二卷·紫草》:"腹邪痛,消水肿,退黄疸及诸疮毒,服之可解。"

四、按病发特点命名

腹痛按照其临床病发特点,有腹中切痛(肠中切痛)、腹中块痛、腹痞痛(腹鼓痛)、腹满痛、腹闷痛、腹胀痛、腹刺痛、腹疠痛、腹绞痛(腹搅痛、腹剜痛)、腹引痛(腹牵痛)、腹掣痛、腹坚痛(腹硬痛、腹结痛、腹牢痛)、腹坠痛(腹重痛)、腹按痛、腹肿痛、腹筑痛、腹沉痛、腹厥痛、腹窘痛、腹中攻痛、腹空痛、腹紧痛、腹气痛、腹中挺痛、腹烦痛、腹击痛、腹窜(串)痛、腹撮痛、腹中干痛、腹中转痛、腹急痛、腹中拘急(腹里急、腹中弦急、腹中急缩)、腹中窄狭等。

1. 腹中切痛（肠中切痛）

腹中有如刀割样切痛的感觉，称为腹中切痛，或肠中切痛。

《黄帝内经灵枢·经脉》："足太阴之别，名曰公孙……厥气上逆则霍乱，实则腹中切痛，虚则鼓胀，取之所别。"

《黄帝内经灵枢·邪气藏府病形》："大肠病者，肠中切痛，而鸣濯濯。冬日重感于寒即泄，当脐而痛，不能久立，与胃同候，取巨虚、上廉。"

《金匮要略·腹满寒疝宿食病脉证治第十》："腹中寒气，雷鸣切痛，胸胁逆满，呕吐，附子粳米汤主之。"

《察病指南·卷中·辨七表八里九道七死脉·七表脉》："左手关上脉实，主腹中切痛。实而浮大，肝气盛，主眼目赤痛昏暗。"

《医学入门·内集·卷一·脏腑》："气秘腹满切痛，外注皮肤坚硬；气滞肠中切痛或鸣，腹满大便秘涩。"

《简明医彀·卷之二·中风》："中风腹中切痛。"

2. 腹中块痛

腹中块痛是指腹痛由于瘀血等有形实邪阻滞，以手按之有块状物，多见于产后儿枕痛。

《黄帝内经素问·平人气象论》："寸口脉沉而横，曰胁下有积，腹中有横积痛。"

《仁斋直指方论·卷之五·诸气·诸气方论》："人以气为主，一息不运则机缄穷，一毫不续则穿埌判……不然七气相干，痰涎凝结，如絮如膜，甚如梅核窒碍于咽喉之间，咯不出咽不下，或中满艰食，或上气喘急，曰气隔、曰气滞、曰气秘、曰气中，以至五积六聚，疝癖癥瘕，心腹块痛，发即欲绝，殆无往而不至矣。"

《诸病主病诗·正文·迟》："脏寒泄泻痛呻吟（右尺微，脏寒泄痢，脐下冷积痛疼。此首统言左右两手微脉病）。"

《本草品汇精要·卷之四十·菜部下品·蘩蒌》："合酒炒，捣取汁，温服；或炒热，和童子小便服，俱疗产后腹中有血块痛。"

《神农本草经疏·卷二十三·果部三品·赤爪木实》："山楂能入脾胃，消积滞，散宿血，故治水痢及产妇腹中块痛也。"

《不居集·上集卷之十三·血证全书·四证五法》："血瘀者，其症在上则烦躁，嗽水不咽；在下则如狂，谵语发黄，舌黑，小腹满，小便自长，大便黑而少，法宜下之。在女子则停经腹痛，产后小腹胀痛，手不可按，法宜破之。"

《医林改错·卷下·少腹逐瘀汤说》："此方治少腹积块疼痛，或有积块不疼痛，或疼痛而无积块，或少腹胀满，或经血见时，先腰酸少腹胀，或经血一月见三五次，接连不断，断而又来，其色或黯，或黑，或块，或崩漏，兼少腹疼痛，或粉红兼白带，皆能治之，效不可尽述。"

3. 腹痞痛（腹鼓痛）

张景岳认为："痞者，痞塞不开之谓。盖满则近胀，而痞则不必胀也。"痞的含义包括有满、闷、胀，但又有些许不同。腹痞痛指腹中满、闷、胀，而痞涩不宽快，兼有痛感。

《名医别录·上品·卷第一·人参》："主治肠胃中冷，心腹鼓痛，胸胁逆满，霍乱吐逆，调中，止消渴通血脉，破坚积，令人不忘。"

《黄帝素问宣明论方·卷三·风门·诸风总论》："搜风丸，治邪气上逆，以致上实下虚，风热上攻，眼目昏耳鸣，鼻塞头痛眩运，燥热上壅，痰逆涎嗽，心腹痞痛，大小便结滞。清利头目，鼻聪耳鸣，宣通血气。"

《济阳纲目·卷一·中·中风·治中风挟火方》："搜风丸，治中风痰热上攻，眩晕昏迷，心腹痞痛，大小便结滞。"

4. 腹满痛

满是指胀满感，腹痛而兼有胀满感，称为腹满痛。

《黄帝内经素问·至真要大论》："少阴之胜，心下热善饥，脐下反动，气游三焦，炎暑至，木乃津，草乃萎，呕逆躁烦，腹满痛溏泄，传为赤沃。"

《神农本草经·卷一·上经·蜂子》："大黄蜂子：主心腹复满痛，轻身益气。"

《伤寒论·辨阳明病脉证并治》241条："大下后，六七日不大便，烦不解，腹满痛者，此有燥屎也。所以然者，本有宿食故也。宜大承气汤。"

《伤寒论·辨阳明病脉证并治》254条："发汗不解，腹满痛者，急下之，宜大承气汤。"

《脉经·卷一·辨脉阴阳大法第九》："尺脉滑而浮大者，名曰阴中之阳，病苦小腹痛满，不能溺，溺即阴中痛,大便亦然。"

《新修本草·卷第十六·虫鱼下·甲香》:"主心腹满痛,气急,止痢,下淋。"

《医心方·卷第九·治宿食不消方第十》:"《极要方》治宿舍不消、心腹妨满胀痛须利方。"

《察病指南·卷中·辨七表八里九道七死脉·七表脉》:"左手尺内脉实,主小腹满痛、小便涩。"

5. 腹闷痛

闷是指因气机不畅通而引起的感觉。腹痛而兼有闷感,称为腹闷痛。

《黄帝素问宣明论方·卷四·热门·诸病总论》:"木香万安丸,治一切风热怫郁,气血壅滞,头目昏眩,鼻塞耳鸣,筋脉拘卷,肢体焦痿,咽嗌不利,胸膈痞塞,腹胁痛闷,肠胃燥涩,淋閟不通,腰脚重痛,疝瘕急结,痃癖坚积,肠滞胃满,久不了绝,走注疼痛,喑俳痫病,湿病腹胀水肿。""和中丸,治口燥舌干,咽嗌不利,胸胁痞满,心腹痛闷,小便赤涩,大便结滞,风气怫郁,头目昏眩,筋脉拘急,肢体疼倦,一切风壅。"

6. 腹胀痛

腹胀痛是指腹部内壁受到压迫而产生的不舒服的感觉。腹痛而兼有撑胀感,称为腹胀痛。

《黄帝内经灵枢·师传》:"胃中寒、肠中热则胀而且泄;胃中热、肠中寒则疾饥,少腹痛胀。"

《金匮要略·胸痹心痛短气病脉证治第九》:"九痛丸,治九种心痛,兼治卒中恶,腹胀痛,口不能言。又连年积冷,流主心胸痛,并冷肿上气,落马坠车血疾等,皆主之。忌口如常法。"

《名医别录·中品·卷第二·紫草》:"主治腹肿胀满痛,以合膏,治小儿疮及面渣。"

《新修本草·卷第十一·甑带灰》:"主腹胀痛,脱肛。"

《黄帝素问宣明论方·卷六·伤寒门》:"大陷胸汤,治汗下之后,不大便五六日,舌干而渴,日晡潮热,从心至小腹胀满而痛不可近,脉当沉紧滑数。"

《杂病源流犀烛·卷二十一·痧胀源流》:"或腹胀板痛,不能屈伸,四肢无力,泄泻不已,是足太阴脾经痧也,其脉起足大指端,其引经药酒炒白芍。"

7. 腹刺痛

腹刺痛是指腹痛如有针刺之状。

《金匮要略·妇人杂病脉证并治第二十二》:"妇人六十二种风,及腹中血气刺痛,红蓝花酒主之。"

《脉经·卷一·迟疾短长杂脉法第十三》:"脉洪大紧急,病速进在外,苦头发热、痈肿;脉细小紧急,病速进在中,寒为疝瘕、积聚,腹中刺痛。"

《诸病源候论·尸病诸候·尸气候》:"人有触值死尸,或临尸,其尸气入腹内,与尸虫相接成病。其发亦心腹刺痛,胀满气急。但闻尸气则发,故谓之尸气。"

《圣济总录·卷第六十七·诸气门·冷气》:"治中寒冷气,脐腹刺痛,胀满便利,醋心呕逆,白豆蔻散方。"

《太平惠民和剂局方·卷之三·治一切气·匀气散》:"治气滞不匀,胸膈虚痞,宿冷不消,心腹刺痛。除胀满噎塞,止呕吐恶心。常服调顺脾胃,进美饮食。"

《黄帝素问宣明论方·卷九·痰饮门·痰饮总论》:"五味子汤,治胸膈痞满,心腹刺痛,短气噎闷,咳嗽痰唾,呕逆恶心,不思饮食。温中益气。"

《脾胃论·卷上·脾胃胜衰论》:"腹中刺痛,或周身刺痛者;或里急者,腹中不宽快是也;或虚坐而大便不得者,皆血虚也,血虚则里急;或血气虚弱而目睛痛者,皆加当归身。"

《汤液本草·卷之四·草部·三棱》:"《象》云:治老癖癥瘕结块,妇人血脉不调,心腹刺痛。须炮用。"

8. 腹疠痛

《中华字海》"疠同疝,腹中绞痛",《说文解字》"疝,腹中急也",故腹疠痛与腹绞痛、腹急痛相似,指腹中拘急绞痛。

《金匮要略·妇人妊娠病脉证并治第二十》:"妇人怀娠,腹中疠痛,当归芍药散主之。"

《诸病源候论·心腹痛病诸候·心腹痛候》:"心腹痛者……诊其脉,左手寸口人迎以前脉,手厥阴经也,沉者为阴,阴虚者,病苦心腹痛,难以言,心如寒状,心腹疠痛,不得息。"

《黄帝素问宣明论方·卷十二·补养门·补养总论》:"荜澄茄丸,治中焦痞塞,气逆上攻,心腹疠痛,吐逆。美饮食。"

《医学入门·内集·卷一·脏腑》:"气滞则心腹疠痛,膨胀水肿。"

9. 腹绞痛（腹搅痛、腹剜痛）

"绞"字《字源》言其引申为"拧、扭、缠绕"之意。腹绞痛是指腹内脏剧烈阵发性疼痛有如刀绞，古人或写为腹搅痛、腹剜痛。

《黄帝内经素问·至真要大论》："少阴之复，懊热内作，烦躁鼽嚏，少腹绞痛，火见燔焫，嗌燥。"

《名医别录·中品·卷第二·吴茱萸》："主去痰冷，腹内绞痛，诸冷、实不消，中恶，心腹痛，逆气。利五脏。"

《备急千金要方·卷十三心脏方·心腹痛第六》："（高良姜汤）治卒心腹绞痛如刺，两胁支满，烦闷不可忍方。"

《海药本草·木部卷第三·苏方木》："主虚劳血癖气壅滞，产后恶露不安，怯起冲心，腹中搅痛，及经络不通，男女中风，口噤不语。"

《太平惠民和剂局方·卷之三·治一切气·养脾丸》："治脾胃虚冷，心腹绞痛，胸膈满闷，胁肋虚胀，呕逆恶心，噫气吞酸，泄泻肠鸣，米谷不化，肢体倦怠，不思饮食。"

《黄帝素问宣明论方·卷十三·诸痛门·诸痛总论》："香壳散，治小肠气，脐腹搅痛急，阴股中疼闷，不省人事。"

《素问病机气宜保命集·卷下·妇人胎产论第二十九》："治妇人经事欲行，脐腹绞痛，宜服八物汤。"

《本草述钩元·卷四·五金部·金箔》："金禀中宫阴己之气，其性本刚，服之伤肌损骨（服一二分则心腹剜痛肠胃如裂而毙）。"

《医学衷中参西录·药物·黄芩解》："李濒湖曰：'有人素多酒欲，病少腹绞痛不可忍，小便如淋诸药不效，偶用黄芩、木通、甘草三味，煎服遂止。'[按]黄芩治少腹绞痛，《名医别录》原明载之，由此见古人审药之精非后人所能及也。然必因热气所迫致少腹绞痛者始可用，非可概以之治腹痛也。又须知太阴腹痛无热证，必少阳腹痛始有热证，《名医别录》明标之曰'少腹绞痛'，是尤其立言精细处。"

10. 腹引痛（腹牵痛）

腹引痛是指腹部疼痛牵引他部一并疼痛，如腹痛引腰，心腹相引痛等，或称为腹牵痛，现多将此类疼痛归为腹掣痛。

《黄帝内经素问·脏气法时论》："肝病者，两胁下痛引少腹，令人善怒，虚则目䀮䀮无所见，耳无所闻，善恐如人将捕之，取其经，厥阴与少阳，气逆，则头痛耳聋不聪颊肿。"

《黄帝内经素问·举痛论》："经脉流行不止，环周不休，寒气入经而稽迟，泣而不行……或胁肋与少腹相引而痛者，或腹痛引阴股者。"

《黄帝内经灵枢·胀论》："肝胀者，胁下满而痛引小腹。"

《神农本草经·卷二·中经·鲏鱼甲》："味辛，微温，主心腹癥瘕、伏坚、积聚、寒热，女子崩中，下血五色，小腹阴中相引痛，创疥死肌。"

《伤寒论·辨太阳病脉证并治下》167条："病胁下素有痞，连在脐旁，痛引少腹入阴筋者，此名藏结，死。"

《脉经·卷一·辨脉阴阳大法第九》："尺脉牢而长，关上无有，此为阴干阳，其人苦两胫重，少腹引腰痛。"

《运气易览·卷之二·六气主病治例·五运所化之图》："肝木克脾土，金为土之子，复能克肝木，则反脚胁暴痛，下引小腹。"

《医学入门·外集·卷四·杂病分类》："腹痛大小分阴阳……阴证，满腹牵痛，自利或呕，喜按少食，绵绵不减，宜温之。"

《本草新编·卷之二·巴戟天》："补虚损劳伤，壮阳道，止小腹牵痛，健骨强筋，定心气，益精增志，能止梦遗，此臣药，男妇俱有益，不只利男人也。"

11. 腹掣痛

腹掣痛是指腹部疼痛处有抽搐感。

《本经逢原·卷二·芳草部·高良姜》："寒疝小腹掣痛，须同茴香用之。"

《类证治裁·卷之六·腹痛论治·腹痛脉案》："薛。寒热咳嗽，数日后小腹掣痛，疑为肠痈。诊脉浮弦，全不沉数，乃络虚气聚，非肠痈也。用杏仁、栝蒌、茴香、橘核、当归、延胡（俱酒焙）、木瓜，二服全瘳。"

12. 腹坚痛（腹硬痛、腹结痛、腹牢痛）

腹坚痛是指宿食、痰饮、瘀血等凝结于腹内，而为有形实邪，按之坚硬。又称为腹硬痛，或腹结痛等。《故训汇纂》言牢"坚也""固也""坚牢也"，可见腹牢痛亦是腹坚痛之意。

《神农本草经·卷二·中经·石膏》："主中风

寒热,心下逆气惊喘,口干苦焦,不能息,腹中坚痛,除邪鬼,产乳,金创。"

《伤寒论·辨太阳病脉证并治上》106条:"太阳病不解,热结膀胱,其人如狂,血自下,下者愈。其外不解者,尚未可攻,当先解其外。外解已,但少腹急结者,乃可攻之,宜桃核承气汤。"

《伤寒论·辨太阳病脉证并治中》137条:"太阳病,重发汗而复下之,不大便五六日,舌上燥而渴,日晡所小有潮热。从心下至少腹硬满而痛不可近者,大陷胸汤主之。"

《金匮要略·果实菜谷禁忌并治第二十五》:"贪食、食多不消,心腹坚满痛治之方。"

《脉经·卷二·平人迎神门气口前后脉第二》:"胃实:右手关上脉阳实者,足阳明经也。病苦腹中坚痛而热(《千金》作病苦头痛),汗不出,如温疟,唇口干,善哕,乳痛,缺盆腋下肿痛。"

《脉经·卷十·上阳跷阴跷带脉》:"尺中实,即小便难,少腹牢痛;虚,即闭涩。"

《敖氏伤寒金镜录·第十一·里黑舌》:"苔至黑色而有刺,舌上必然干燥无津,脐腹必然硬满耕痛,大便必然秘结。此是胃中津液将涸,热结大肠。"

《敖氏伤寒金镜录·第十八·微黄舌》:"倘如舌苔黄燥,或生芒刺,而有脐腹胀满硬痛之证者,治法又宜急下以存津。"

《内经博议·附录·缪仲醇阴阳脏腑虚实论治》:"阴实,即里实外感证,属邪热内结者。其症胸腹硬痛,手不可近,大便七八日不行,或挟热下利。治宜下,苦寒咸寒甘辛。"

《本经逢原·卷二·隰草部·干地黄》:"若产后恶食泄泻,小腹结痛,虚劳,脾胃薄弱,大便不实,胸腹多痰,气道不利,升降窒塞者,咸须远之。"

《张氏医通·卷十六·祖方·四物汤》:"加减四物汤,治停经血滞,少腹结痛。"

《脉义简摩·卷四·主病类·郭元峰二十八脉集说》:"至于肠澼自利而沉,寒疝积瘕而沉,历节痛痹而沉,伏痰留饮而沉,石水正水而沉,胸腹结痛而沉,霍乱呕吐而沉,郁结气滞而沉,咸为应病之脉。"

13. 腹坠痛(腹重痛)

坠是指下沉感。腹痛而兼有下沉、重坠的感觉,称为腹坠痛,常发生于小腹部。

《圣济总录·卷第五十三·膀胱门·膀胱实热》:"治膀胱实热,小便不通,腰腹重痛,烦躁,猪苓散方。"

《三因极一病证方论·卷之九·三因心痛总治·仓卒散》:"治气自腰腹间,挛急疼痛,不可屈伸,腹中冷重如石,痛不可忍,白汗如洗,手足冰冷,久不瘥,垂死方。"

《素灵微蕴·卷三·肠澼解》:"田西山,乡试旅中饮冷露卧,因病下痢,日百余次,少腹痛坠,绕脐气块如石,数道上攻,左胁更甚,痛叫不已,胸膈若烧,肛门如烙,小便热涩,气街大筋突起,跳动鼓指,发手热气下于两股,状如汤沃,阳缩囊绉,蜷卧膝冷,谵语离魂,不食数日矣。"

《医学衷中参西录·医论·少阴病桃花汤证》:"其脉微弱而沉,左三部几不见,问其心中自觉饮食不能消化,且觉上有浮热,诸般饮食皆懒下咽,下痢一昼夜二十余次,每欲痢时,先觉腹中坠而且疼,细审病因,确系寒痢无疑,其所下者如烂炙,杂以脂膜者,是其肠中之膜,诚然腐败随痢而下也。"

14. 腹按痛

腹按痛是指腹部不适,按而始痛,或按而痛甚者。

《黄帝内经素问·痹论》:"胞痹者,少腹膀胱按之内痛,若沃以汤,涩于小便,上为清涕。"

《伤寒论·辨厥阴病脉证并治》:"病者手足厥冷,言我不给胸,小腹满,按之痛者,此冷结在膀胱关元也。"

《金匮要略·疮痈肠痈浸淫病脉证并治第十八》:"肠痈者,少腹肿痞,按之即痛,如淋,小便自调,时时发热,自汗出,复恶寒。其脉迟紧者,脓未成,可下之,当有血。脉洪数者,脓已成,不可下也。大黄牡丹汤主之。"

《神农本草经疏·卷三·玉石部上品·芒硝》:"入仲景大承气汤,治伤寒七八日后,邪结下焦,少腹按之坚痛,下之愈。"

15. 腹肿痛

腹肿痛是指腹部疼痛伴有肿胀,常见于小腹部,且小便不利。

《黄帝内经素问·厥论》:"厥阴之厥,则少腹肿痛,腹胀泾溲不利,好卧屈膝,阴缩肿,箭内热。"

《黄帝内经素问·至真要大论》:"岁少阴在

泉……民病饮积,心痛,耳聋浑浑焞焞,嗌肿喉痹,阴病血见,少腹痛肿,不得小便,病冲头痛,目似脱,项似拔,腰似折,髀不可以回,腘如结,腨如别。"

《黄帝内经灵枢·邪气藏府病形》:"膀胱病者,小腹偏肿而痛,以手按之,即欲小便而不得,肩上热,若脉陷,及足小趾外廉及胫踝后皆热。若脉陷,取委中央。"

《黄帝内经灵枢·四时气》:"小腹痛肿,不得小便,邪在三焦约。"

16. 腹筑痛

《字源》"'筑'为古代的击弦乐器"。此处指腹中疼痛筑筑然,与击弦时的节奏相似,有抽搐、停顿感。

《圣济总录·卷第一百六十一·产后血块攻筑疼痛》:"论曰:产后气脉不和,恶露不尽,风冷留滞,与正气相击,故胁腹之间,结聚块痛,盖以新产之后,脐腹空虚。真气怯弱,寒气入里,与恶血共相为害。其痛如物所筑,故名筑痛也。"

《诸病主病诗·正文·迟》:"尺为腰脚脐下痛,知是奔豚与疝疼(左尺,腰脚脐下痛,又兼小便难;右尺,下焦气筑痛。此首统言左右手紧脉病)。"

《阴证略例·活人阴脉例》:"何谓厥阴?厥阴肝之经,主消渴,气上冲心中疼热,饥不欲食,食则吐蛔,下之则利不止。若阴气独盛,阳气暴绝,则为阴毒,其证四肢逆冷,脐腹筑痛,身如被杖,脉沉疾,或吐利,当急救,可灸脐下,服以辛热之药,令阳气复而大汗解矣!""问:手足逆冷,脐腹筑痛,咽喉疼,呕吐下利,身体如被杖,或冷汗烦渴,脉细欲绝者,何也?"

17. 腹沉痛

《中华字海》指出"沉"有"隐埋,埋没""程度深""重,分量大"等含义。腹沉痛是指腹痛病位在里,其痛有沉重感之意。

《脉义简摩·卷四·主病类·郭元峰二十八脉集说》:"紧脉形如转索无常,左右弹人手也。又如切绳,乃热为寒束之脉,故急而不甚鼓。暴病见之,为腹痛身疼,寒客太阳,或主风痉痛证。在尺阴冷腹疝,在关心腹沉痛。"

18. 腹厥痛

《伤寒论·辨厥阴病脉证并治》:"凡厥者,阴阳气不相顺接,便为厥"。腹厥痛是指脏腑气机失调,心腹疼痛,其痛多为突发,病势较急。

《脉义简摩·卷八·儿科诊略·小儿五脏证治》:"先见病为本,缓;后见病为标,急。如二便不通,吐泻不止,咽喉肿痛,饮食不入,或心腹厥痛之类,虽后得之,当先治之。故曰急则治其标也。"

19. 腹窘痛

窘有窘迫、为难之意。腹中窘痛是指腹痛而使人比较窘迫,难以招架。

《望诊遵经·卷下·诊唇气色条目》:"舌赤唇焦,喜饮冷水,腹中窘痛,溺短色赤,频频下痢者。此为热痢,里热之证也。"

20. 腹中攻痛

腹中攻痛是指腹痛呈阵发性,或作或止,发无定时,突然而痛,痛势剧烈。

《本草汇言·卷之二·草部·蓬莪术》:"若心腹攻痛,痃积气块,而每发无时……用此,顷能拨邪反正,诸疾自平。"

《医镜·卷之二·腹痛》:"腹中攻痛,口干舌燥,大小便艰涩者,宜以蒸熟大黄为主治,佐以石膏、黄连、甘草、厚朴之类,水酒同煎。"

《张氏医通·卷十一·婴儿门上·蛔》:"曹氏云:蛔者九虫之一,因脏腑虚弱及伤甘肥生冷,致蛔不安,动则腹中攻痛,或作或止,口吐涎水,贯心则死。"

21. 腹空痛

腹空痛是指腹痛而有豁然而空之感,乃气血亏虚、正气不足之虚痛。

《神农本草经读·卷之二·上品·阿胶》:"脾为后天生血之本,脾虚则阴血内枯,腰腹空痛,四肢酸疼;阿胶补养脾阴,故能治之。"

22. 腹紧痛

腹紧痛是指腹部疼痛伴有脏腑经脉,亦或皮肤肌肉有紧张拘急感。常为阴寒内盛,或外感寒邪所致。

《本草汇言·卷之十三·石部·盐》:"《方脉正宗》:治阳脱虚证,四肢厥冷,不省人事,或小腹紧痛,冷汗气喘。用盐炒热,熨脐下气海。用此方能和阴回阳取效。"

《寒疫论·寒疫痢证论·阳明证》:"阳明寒疫,归于厥阴,小腹紧痛,下白,尺中右部脉沉,乌药茯苓汤主之。"

23. 腹气痛

腹气痛是指腹中气机失调，郁滞而痛。

《本草纲目·木部第三十四卷·木之一·乌药》："心腹气痛：乌药（水磨浓汁）一盏，入橘皮一片，苏一叶，煎服。（《集简方》）"

24. 腹中挺痛

"挺"有笔直、突出、支撑等意思。腹中挺痛是指腹痛伴有腹内有物支撑挺直的撑胀感。

《本草汇言·卷之三·草部·胡卢巴》："治寒疝冲心及奔豚㿗癖，腹中挺痛。用胡卢巴、吴茱萸、川椒、萆薢、苍术各二两。炒为末，每服三钱，早晨白汤调下。"

25. 腹烦痛

腹烦痛是指由于邪气攻心，导致疼痛伴有心烦不安为主要表现的腹痛。

《肘后备急方·卷四·治脾胃虚弱不能饮食方第三十四》："治食生冷杂物，或寒时衣薄当风，或夜食便卧，不即消，心腹烦痛，胀急，或连日不化方。烧地令极热，即敷薄荐莞席，向卧覆取汗，即立愈也。"

《诸病源候论·伤寒病诸候·伤寒阴阳毒候》："夫欲辨阴阳毒病者，始得病时，可看手足指，冷者是阴，不冷者是阳……其候身重背强，喉咽痛，糜粥不下，毒瓦斯攻心，心腹烦痛，短气，四肢厥逆，呕吐，体如被打，发斑，此皆其候。"

《诸病源候论·注病诸候·蛊注候》："注者住也，言其病连滞停住，死又注易傍人也。蛊是聚蛇虫之类，以器皿盛之，令其自相啖食，余有一个存者，为蛊也，而能变化。人有造作敬事之者，以毒害于佗，多于饮食内而行用之。人中之者，心闷腹痛，其食五脏尽则死。有缓有急，急者仓卒，十数日之间便死；缓者延引岁月，游走腹内，常气力羸惫，骨节沉重，发则心腹烦懊而痛，令人所食之物亦变化为蛊，渐侵食腑脏尽而死，死则病流注染著傍人，故谓之蛊注。"

《外台秘要·卷第二十八·蛊下血方九首》："《病源》：蛊是合聚虫蛇之类，以器皿盛之，任其自相食啖，余留一存者为蛊，能变化为毒害，人有事之以毒害，多因饮食内行之，人中之者，心腹懊痛烦毒不可忍，食人五脏，下血瘀黑如烂鸡肝。"

《张氏医通·卷五·诸痛门·腹痛》："又脾虚挟火，兼犯秽气，则心腹扰痛，上下不通。俗谓之干霍乱，近世谓之绞肠痧。"

26. 腹击痛

腹击痛是指腹痛突然而来，有如猛然被人敲打一样，多疼痛剧烈。

《诸病源候论·注病诸候·注忤候》："注者住也，言其病连滞停住，死又注易傍人也。忤者，犯也。人有卒然心腹击痛，乃至顿闷，谓之客忤，是触犯鬼邪之毒气。"

27. 腹窜（串）痛

腹窜（串）痛是指痛点在腹部游走不定或攻冲作痛。

《医门补要·卷上·妇人腹痛宜辨》："妇女有满腹串痛者，有痛在一处不移者。"

《医门补要·卷中·肌肉如铁》："胸腹串痛，按之有跳跃之处，肌肉似铁石，针刺不得入，此真气已竭，血不流行，则肌肉呆板，速死之象。"

28. 腹撮痛

《字源》认为撮"本指用手指抓取物""引申指摘取""引申为聚集，聚拢"。腹撮痛是指腹部疼痛不甚严重，疼痛范围亦不大，有如手指揪、拧一般。

《史载之方·卷上·腹痛》："寒冷食物所伤，厥入胃，腹中撮痛，即与前寒湿胜痛之脉不同，若寒湿之气胜而腹痛，六脉皆微细而沉，时时小击，经诀所谓阳弦头痛，阴微腹痛是也，至于为冷寒之物所伤，则六脉又紧而微，紧应腹有形，此为物所伤者，脉必有形，而为湿气所伤者，脉止于微而已。"

《圣济总录·卷第六十七·诸气门·冷气》："治冷气心腹满胀，脐腹撮痛，吐逆泄泻，乌头汤方。"

《太平惠民和剂局方·卷之三·治一切气·乌沉汤》："和一切气，除一切冷，调中补五脏，益精壮阳道，暖腰膝，去邪气。治吐泻转筋，癥癖疼痛，风水毒肿，冷风麻痹。又主中恶心腹痛，蛊毒疰忤鬼气，宿食不消，天行瘴疫，膀胱，肾间冷气攻冲，背膂俯仰不利，及妇人血气攻击，心腹撮痛，并宜服之。"

《脾胃论·卷下·诃梨勒丸》："治休息痢，昼夜无度，腥臭不可近，脐腹撮痛，诸药不效。"

《济阳纲目·卷七十二·心痛·治气滞心痛方》："乌药沉香汤，治一切冷气，及中恶心肠痛，及妇人血气攻心，胃腹撮痛。"

《张氏医通·卷十三·专方·气门》："乌沉汤（《局方》），治一切冷气，及妇人血气攻击，心腹撮痛。"

29. 腹中干痛

腹中干痛是指腹痛时做时止，不吐不泻，多为虫积腹中所致。

《医方考·卷五·腹痛门第五十六·雄槟丸》："腹中干痛有时者，虫痛也……干痛者，不吐不泻而但痛也。"

30. 腹中转痛

腹中转痛是指腹痛犹如转筋之状。转筋者，肢体筋脉牵掣拘挛，痛如扭转。故而腹中转痛实指腹中筋脉牵掣拘挛之疼痛。

《外台秘要·卷第十六·筋虚极方二首》："《删繁》疗筋虚极则筋痹好悲思，颜色苍白，四肢嘘噏，脚手拘挛，伸动缩急，腹中转痛，五加皮酒方。"

31. 腹急痛

急有拘急、急迫之意。腹急痛是指腹中脏腑经脉拘急作痛，或腹痛病势急迫，或腹中满急而痛，如小便不利所致。

《八十一难经·十六难》："假令得肾脉，其外证：面黑，善恐欠；其内证：脐下有动气，按之牢若痛；其病：逆气，小腹急痛，泄如下重，足胫寒而逆。有是者肾也，无是者非也。"

《伤寒论·辨太阳病脉证并治上》100条："伤寒，阳脉涩，阴脉弦，法当腹中急痛，先与小建中汤，不差者，小柴胡汤主之。"

《黄帝素问宣明论方·卷一·诸证门·蛊病证》："大建中汤主之：治蛊病，小腹急痛，便溺失精，溲而出白液。"

《黄帝素问宣明论方·卷七·积聚门·积聚总论》："或坚痞腹满急痛（寒主筋缩，故急主痛），寒极血凝泣，而反兼土化制之，故坚痞之腹满，或热郁于内，而腹满坚结，痛不可忍者，皆可为寒。误矣！误矣！何不以脉辨之？凡诸疾病，皆有阴阳寒热，宜推详之。""软金丸，治心胸腰腹急痛，或淋闷，并产后经病，血刺腹痛。""泥金丸，治心腹急痛，取久新肠垢积滞，推陈致新。"

《察病指南·卷中·辨七表八里九道七死脉·七表脉》："左手尺内脉弦，主小腹急满痛；弦而滑。主腰脚痛。"

《脾胃论·卷中·清暑益气汤》："甘草最少，恐资满也。若脾胃之急痛，并脾胃大虚，腹中急缩，腹皮急缩者，却宜多用之。《经》云：急者缓之。"

32. 腹中拘急（腹里急、腹中弦急、腹中急缩）

腹部牵引不适、紧缩而痛，伴有筋脉肌肉拘急挛缩感，称为腹中拘急，或腹里急、腹中弦急、腹中急缩等。

《黄帝内经素问·奇病论》："帝曰：人有尺脉数甚，筋急而见，此为何病？岐伯曰：此所谓疹筋，是人腹必急，白色黑色见，则病甚。"

《伤寒论·辨阴阳易差后劳复病脉证并治》392条："伤寒阴阳易之为病，其人身体重，少气，少腹里急，或引阴中拘挛，热上冲胸，头重不欲举，眼中生花，膝胫拘急者，烧裈散主之。"

《金匮要略·中风历节病脉证并治第五》："虚劳腰痛，少腹拘急，小便不利者，八味肾气丸主之。"

《金匮要略·中风历节病脉证并治第五》："夫失精家，少腹弦急，阴头寒，目眩（一作目眶痛），发落，脉极虚芤迟，为清谷，亡血失精。"

《金匮要略·妇人杂病脉证并治第二十二》："问曰：妇人年五十所，病下利，数十日不止，暮即发热，少腹里急，腹满，手掌烦热，唇口干燥，何也？师曰：此病属带下。"

《脉经·卷十·上阳跷阴跷带脉》："尺中弦，少腹、脐下拘急。""尺中微，无阴，厥冷，腹中拘急。"

《诸病源候论·风病诸候·风入腹拘急切痛候》："风入腹拘急切痛者，是体虚受风冷，风冷客于三焦，经于脏腑，寒热交争，故心腹拘急切痛。"

《太平圣惠方·卷第一·平尺脉法》："尺脉弦，小腹疼，腹中拘急。"

《太平圣惠方·卷第一·辨七表八里脉法》："弦为拘急。寸口脉弦，胸中急痛；关脉弦，胃中寒，心下拘急；尺脉弦，小腹急满；左右弦皆主拘急也。"

《圣济总录·卷第九十一·虚劳里急》："论曰：冲之为病，逆气而里急，又冲脉者，起于气冲，挟脐上行，至胸中而散，虚劳之人，肾气不足，伤于冲脉，其证腹里拘急，脐上至心下引痛，不能食，身寒而怵栗也。"

《察病指南·卷中·辨七表八里九道七死脉·七表脉》:"右手尺内脉弦,主小腹中拘急。"

《脾胃论·卷上·脾胃胜衰论》:"腹中刺痛,或周身刺痛者;或里急者,腹中不宽快是也;或虚坐而大便不得者,皆血虚也,血虚则里急;或血气虚弱而目睛痛者,皆加当归身。"

《脾胃论·卷上·脾胃胜衰论》:"如腹中急缩,或脉弦,加防风,急甚加甘草。腹中窄狭,或气短者,亦加之。"

《素问经注节解·内篇·卷之三·奇病论》:"以尺里候腹中,故见尺中筋急,则必腹中拘急矣。"

《金匮玉函要略辑义·卷二·血痹虚劳病脉证并治第六》:"里急,诸家无明解。《巢源》虚劳里急候云:劳伤内损,故腹里拘急也。《二十九难》云:冲脉之为病,逆气里急。丁注:逆气,腹逆也。里急,腹痛也。此云腹中痛。则《巢源》为是。"

33. 腹中窄狭

腹中窄狭是指自觉腹中不甚宽快,犹如身处狭小室内,活动不自如。多由痰湿内盛,阻滞气机升降所致。

《医学启源·卷之上·主治心法》:"腹痛用芍药,恶寒而痛加桂;恶热而痛加黄柏。腹中窄狭,(用)苍术、麦芽。下部腹痛川楝子。"

《汤液本草·卷之二·东垣先生用药心法·随证治病药品》:"如腹中窄狭,须用苍术。"

《丹溪心法·卷四·腹痛》:"腹中窄狭,须用苍术。若肥人自觉腹中窄狭,乃是湿痰流灌脏腑,不升降。"

《考证病源·考证病源七十四种·病因赋》:"腹中窄狭,而痰火各别。"

《证治汇补·卷之六·腹胁门·腹痛》:"[附腹中窄狭]腹属坤土,位居中央,升心肺之阳,降肾肝之阴。情志不乐,湿热交旺,腹中自觉窄狭。"

五、按腹痛程度、持续时间、起病缓急命名

腹痛按照疼痛程度、持续时间、起病缓急,有腹微痛、腹大痛、腹久痛(腹常痛、腹宿痛)、腹时痛、腹暴痛(腹卒痛)、腹隐痛等名称。

1. 腹微痛

腹微痛是指腹痛的程度较轻微。

《内外伤辨·卷下·辨内伤饮食用药所宜所禁·木香化滞汤》:"治因忧气,食湿面,结于中脘,腹皮底微痛,心下痞满,心不思饮食,食之不散,常常痞气。"

《兰室秘藏·卷下·泻痢门·和中益胃汤》:"治太阴阳明腹痛,大便常泄,若不泄即秘而难见,在后传作湿热毒,下鲜红血,腹中微痛,胁下急缩,脉缓而洪弦,中下得之按之空虚。"

2. 腹大痛

腹大痛是指腹痛的程度较严重,或腹痛范围较广。

《全生指迷方·卷二·寒证》:"若阴寒积冷,心腹大痛,呕逆恶心,手足厥冷,心胸不快,腰背疼痛,良姜汤主之。"

《兰室秘藏·卷下·泻痢门·升麻补胃汤》:"治因内伤,服牵牛、大黄,食药泄泻过多,腹中大痛。"

《脉因证治·卷二·二十二、心腹痛》:"草豆蔻丸,治脾胃伤损客寒,一切虚证,心腹大痛。"

《古今医统大全·卷之二十三·脾胃门·治法·医案》:"丹溪治一妇人,因宿食伤,腹大痛连及两胁,以香附末汤调探吐而愈。"

《景岳全书·卷之三十五天集·杂证谟·诸虫》:"昔一人患心腹大痛,或止或作,痛不可忍,凡用去积行气等药,百方不效。"

《张氏医通·卷五·诸痛门·腹痛》:"有心腹大痛,欲吐不得吐,欲泻不得泻,是名霍乱,急以盐汤灌之。"

《杂病源流犀烛·卷二十一·痧胀源流》:"曰大腹痛痧,痧毒入大小肠,则小腹大痛不止,形如扳推,绞切不已。治之须分左右,二股屈伸为验。如小腹大痛,每每左卧,左足不能屈伸,小肠经痧也。或痧筋不现,先服药(宜四十四号未济方两三剂),俟筋现,刺左腿湾二三针,出紫黑血,再服药(宜二十二号中孚方,冷服愈)。如大腹大痛,每每右卧,右足不能屈伸,大肠经痧也,急刺右腿湾青筋三四针,出毒血,服药(宜三十二号随象方冷服)。"

3. 腹久痛(腹常痛、腹恒痛、腹宿痛)

腹久痛是指腹痛持续时间较久,为慢性腹痛,

时做时止,反复发作,或称为腹常痛、腹恒痛、腹宿痛等。

《备急千金要方·卷十三·心脏方·心腹痛第六》:"(犀角丸)治心腹久痛积年不定,不过一时间还发,甚则数日不能食,又便出干血,穷天下方不能瘥,甄立言处此方,数日即愈。"

《太平圣惠方·卷第五·治胃虚冷诸方》:"夫胃合于脾,足阳明是其经也,为水谷之海。凡五味五谷入口,则胃实而肠虚,食下则肠实而胃虚。故六腑实而不满,五脏满而不实。若脏气不足调之于胃,胃虚则生寒,寒则若(苦)饥,心腹恒痛,两胁虚胀,咽喉不利,食饮不下,面目浮肿,淅淅恶风,目中急,足经寒不得安卧,则是胃虚冷之候也。"

《圣济总录·卷第八十七·冷劳》:"论曰:冷劳者,由脾胃久积风冷之气,不能灌溉四旁,润养身体,致腑脏俱虚,阴阳衰弱,其状食不化,心腹痞满,呕吐吞酸,面色萎黄,甚者心腹常痛,大肠泄痢,手足逆冷,骨节酸痛,日渐羸瘠是也。"

《明医杂著·卷之一·医论·心腹疼痛》:"但治心腹久痛,须于温散药内加苦寒咸寒之药,温治其标,寒治其本也。"

《古今医统大全·卷之二十二·痼冷门·易简方》:"治冷气,少腹常痛:以艾叶干姜等分为末,蜜丸豌豆大。每服三十丸,酒吞下。"

《本草纲目·谷部第二十五卷·谷之四·酒》:"蚕沙酒,治风缓顽痹,诸节不随,腹内宿痛。用原蚕沙炒黄,袋盛浸酒饮。"

《本草汇言·卷之五·草部·大黄》:"《戴氏产宝》:治妇人经脉阻滞不通,腹中常痛。用大黄四两,酒煮三时,晒干为末,配玄胡索、桃仁、三棱、蓬莪术(俱酒炒)各五钱,为末,共为丸,每早服一钱,酒下。"

4. 腹时痛

腹时痛是指腹痛时做时止,为慢性腹痛,反复发作。

《黄帝内经素问·至真要大论》:"厥阴在泉,客胜则大关节不利,内为痉强拘瘛,外为不便;主胜则筋骨繇并,腰腹时痛。"

《伤寒论·辨太阴病脉证并治》273条:"太阴之为病,腹满而吐,食不下,自利益甚,时腹自痛。若下之,必胸下结硬。"

《伤寒论·辨太阴病脉证并治》279条:"本太阳病,医反下之,因尔腹满时痛者,属太阴也,桂枝加芍药汤主之;大实痛者,桂枝加大黄汤主之。"

《察病指南·卷中·辨七表八里九道七死脉·七表脉》:"右手尺内脉滑,下焦有实热,渴而引饮,饮冷过度,脐似冰冷,腹鸣时痛或下痢。妇人主血气实,经月不通。"

《三指禅·卷三·伤寒脉论》:"阳邪入阴,尺寸皆沉,腹满吐食自利。有腹满时痛之寒症(理中丸),即有腹满实痛之热症(桂枝汤加大黄)。"

《脉义简摩·卷六　名论汇编·王汉皋论老人脉病证治》:"脐腹时痛时缓,积滞在胃也。"

5. 腹暴痛(腹卒痛)

腹暴痛是指腹痛突然发作,病程短,病势急,或称为腹卒痛。

《黄帝内经素问·至真要大论》:"厥阴之复,少腹坚满,里急暴痛,偃木飞沙,倮虫不荣,厥心痛,汗发呕吐,饮食不入,入而复出,筋骨掉眩清厥,甚则入脾,食痹而吐。"

《伤寒论·卷一·平脉法第二》:"假令病人云,腹内卒痛,病人自坐。师到,脉之,浮而大者,知其瘥也。何以知之?若里有病者,脉当沉而细,今脉浮大,故知愈也。"

《备急千金要方·卷十三　心脏方·心腹痛第六》:"(生姜汤)治胸腹中猝痛方。"

《黄帝素问宣明论方·卷七·积聚门·积聚总论》:"大延胡索散,治妇人经病,产后腹痛,腹满喘闷,癥瘕癖块及一切心腹暴痛。""导滞定功丸,治一切心腹卒暴疼痛及胸中不利。消食,止逆,定疼痛。"

《黄帝素问宣明论方·卷九·痰饮门·痰饮总论》:"神应丹,治涎嗽喘满上攻,心腹卒痛,及利下血,兼妇人带下病,一切肋胁痛满。"

《素问病机气宜保命集·卷上·本草论第九》:"急方之说有四,有急病急攻之急方者,如腹心暴痛,前后闭塞之类是也。"

《察病指南·卷中·辨七表八里九道七死脉·七表脉》:"右手关上脉芤,主腹内暴痛,肠胃内有痛积瘀血(《活人书》云:主大便血)。"

6. 腹隐痛

腹隐痛是指腹痛的程度比较轻微,尚可忍受,但绵绵不休。

《妇人大全良方·卷之五·妇人痨瘵叙论第

一》:"大腹隐痛,口鼻干疼,其蒸在大肠。"

《不居集·下集卷之十二·酒伤·纵酒泄泻》:"阳虚之人,脾虚不能胜湿,而湿胜则能生寒,阳气因寒所以日败,胃气因湿所以日虚。其症则形容渐羸,饮食渐减,或脉见弦细,或口体常怯寒,或脐腹常有隐痛,或眩晕常多困倦,或不安于五鼓,或加甚于秋冬,但无热症可据,而常多飧泄者,总属虚寒也。若不速培阳气,必致渐衰,而日以危矣。"

《医学衷中参西录·医论·少阴病麻黄附子细辛汤证》:"曾治一少年,时当夏季,午间恣食西瓜,因夜间失眠,遂于食余当窗醋睡,值东风骤至,天气忽变寒凉,因而冻醒,其未醒之先,又复梦中遗精,醒后遂觉周身寒凉抖战,腹中隐隐作疼,须臾觉疼浸加剧。"

六、按人群命名

由于小儿、妇人等特殊人群在体质上有所不同,在辨治时也有所不同,故而又小儿腹痛、妇人腹痛、妊娠腹痛、产后腹痛、肥人腹痛等名称。

1. 小儿腹痛

《名医别录·中品·卷第二·黄芩》:"主治痰热,胃中热,小腹绞痛,消谷,利小肠,女子血闭、淋露、下血,小儿腹痛。"

《丹溪心法·卷五·小儿》:"小儿腹痛,多是饮食所伤。""小儿腹痛,多因邪正交争,与脏气相击而作也。"

《本草纲目·草部第十四卷·草之三·姜黄》:"胎寒腹痛,啼哭吐乳,大便泻青,状若惊搐,出冷汗。姜黄一钱,没药、木香、乳香二钱。为末,蜜丸芡子大。每服一丸,钩藤煎汤化下。(《和剂方》)"

《本草纲目·草部第十四卷·草之三·木香》:"内钓腹痛:木香、乳香、没药各五分。水煎服之。(阮氏《小儿方》)"

2. 妇人腹痛

《黄帝内经素问·至真要大论》:"阳明司天,燥淫所胜,则木乃晚荣,草乃晚生,筋骨内变,民病左胠胁痛,寒清于中,感而疟,大凉革候,咳,腹中鸣,注泄鹜溏,名木敛,生菀于下,草焦上首,心胁暴痛,不可反侧,嗌干面尘腰痛,丈夫癫疝,妇人少腹痛,目昧眦,疡疮痤痈,蛰虫来见,病本

于肝。"

《证类本草·卷第七·蒲黄》:"《日华子》云:蒲黄,治扑血闷,排脓,疮疖,妇人带下,月候不匀,血气心腹痛。"

《圣济总录·卷第一百五十一·妇人血气门·室女月水来腹痛》:"论曰:室女月水来腹痛者,以天癸乍至,荣卫未和,心神不宁,间为寒气所客,其血与气两不流利,致令月水结搏于脐腹间,疠刺疼痛,治法宜顺血气,无令蕴滞,则痛自愈。"

《本草汇言·卷之二·草部·赤芍药》:"治经阻腹痛,并恶露不行。"

《景岳全书·卷之三十八人集·妇人规(上)·经脉类》:"经行腹痛,证有虚实。"

《本草经解·卷一·草部上·延胡索》:"同当归、陈皮丸,治经水不调腹痛。"

《四圣心源·卷十·妇人解》:"经行腹痛,肝气郁塞而刑脾也。"

3. 妊娠腹痛

《金匮要略·妇人妊娠病脉证并治第二十》:"师曰:妇人有漏下者,有半产后因续下血都不绝者,有妊娠下血者,假令妊娠腹中痛,为胞阻,胶艾汤主之。"

《圣济总录·卷第一百五十五·妊娠猝下血·妊娠腹痛》:"论曰:妊娠脏腑虚弱,冒寒湿之气,邪气与正气相击,故令腹痛,病不已,则伤胞络,令胎不安,治法宜祛散寒湿,安和胎气,则痛自愈。"

《赤水玄珠·第二十一卷·妊娠心腹痛》:"妊娠心腹痛,或宿有冷疾,或新触风寒,或痰饮相搏,或痛伤胞络,必致动胎,甚则伤堕。"

《本草汇言·卷之二·草部·白芍药》:"同砂仁,止胎孕腹痛。"

4. 产后腹痛

《金匮要略·妇人产后病脉证治第二十一》:"产后腹中疼痛,当归生姜羊肉汤主之。""产后腹痛,烦满不得卧,枳实芍药散主之。"

《证类本草·卷第六·干地黄》:"《药性论》云……治产后腹痛,主吐血不止。"

《证类本草·卷第七·蒲黄》:"妊孕人下血坠胎,血晕,血症,儿枕急痛,小便不通,肠风泻血,游风肿毒,鼻洪,吐血,下乳,止泄精,血痢。"

《圣济总录·卷第一百六十五·产后下痢》:

"治产后赤白痢,日久不止肠痛。"

《神农本草经疏·卷六·草部上品之上·芜蔚子》:"产后血晕,瘀血薄心,恶露不行腹痛,少腹儿枕痛,调经治血闭经阻,经行作痛。"

《不知医必要·卷四·儿枕腹痛》:"此是儿已产下,其所枕之腹内疼痛,摸之亦似有块,按之亦微拒手,与瘀血作痛,自下上冲,心腹痛不可忍者迥别。切不可服桃仁、红花等药,以致有误。"

5. 肥人腹痛

《丹溪心法·卷四·腹痛七十二》:"凡肥人腹痛者,属气虚兼湿痰,宜参、二术、半夏。"

七、与其他病证合名

由于腹痛是临床常见的一个症状,可见于多种疾病中,如果在这个疾病中腹痛的症状也比较明显,古人常常将其称为某病腹痛,如蛊毒腹痛、中恶腹痛、鬼疰腹痛、痧胀腹痛、癥瘕腹痛、泄泻腹痛、肠鸣腹痛、寒疝腹痛、霍乱腹痛、痢疾腹痛、痼冷腹痛、阴毒腹痛、疝气腹痛、阴易腹痛、转筋腹痛、肠痈腹痛、寒热腹痛、痘疹腹痛、虚劳腹痛、伤寒腹痛等。

1. 蛊毒腹痛

《黄帝素问宣明论方·卷一·诸证门·瘈病证》:"蛊腹痛,肾传心,筋脉相引而急,精液少,筋脉不荣而引急。"

《本草纲目·禽部第四十八卷·禽之二·鸽》:"蛊毒腹痛:白鸽屎烧研,饮和服之。(《外台》)"

2. 中恶腹痛

《名医别录·上品·卷第一·升麻》:"主解毒入口皆吐出,中恶腹痛,时气毒疠,头痛寒热,风肿诸毒,喉痛口疮。"

《神农本草经疏·卷二·〈续序例〉下·五脏六腑虚实门》:"中恶腹中绞痛,属胃气虚,恶气客之所致。"

《内经博议·附录·缪仲醇阴阳脏腑虚实论治》:"中恶腹中,痛属胃气虚,恶气客之所致。宜辟恶气通肠胃,用辛散。"

3. 鬼疰腹痛

《新修本草·卷第十五·兽中·鹿茸》:"角,主猫鬼中恶,心腹注痛。"

《证类本草·卷第十六·麝香》:"《药性论》云……入十香丸,令人百毛九窍皆香,疗鬼疰腹痛。"

4. 痧胀腹痛

《丹溪心法·卷四·腹痛》:"绞肠痧作痛,以樟木煎汤大吐,或白矾调汤吐之,盐汤亦可探吐,宜刺委中出血。"

《古今医统大全·卷之九十三·经验秘方》:"搅肠痧证,发即腹痛难忍,但阴痧腹痛而手足冷,看其身上红点,以灯草蘸油点火烧之。阳痧则腹痛而手足暖,以针刺其指,皆近爪甲处一分半皮肉动处,血出即安。仍先自两臂捋下其恶血,令聚指头出血为妙。"

《本草纲目·虫部第三十九卷·虫之一·蚕茧》:"蚕连,牙宣牙痛,牙痈牙疳,头疮喉痹,风癫狂祟,蛊毒药毒,沙证腹痛,小便淋闭,妇人难产及吹乳疼痛。(时珍)"

《石室秘录·卷六·内伤门》:"腹痛之最急者,绞肠痧也。"

《伤寒兼证析义·心腹诸痛兼伤寒论》:"盖腹痛一症,举世咸谓痧胀。"

《症因脉治·卷四·腹痛论·痧胀腹痛》:"痧胀腹痛之症,忽尔胸腹胀痛,手足厥冷,指甲带青,痛不可忍,不吐不泻,或吐或泻,按之痛甚,俗名绞肠痧,此即痧胀腹痛之症也。"

《惠直堂经验方·卷二·青筋门·备急丸》:"治痧肚痛。"

《杂病源流犀烛·卷二十八·腹少腹病源流》:"搅肠痧腹痛,四肢冷(急以矾汤探吐),甚者昏倒不省人事,急刺委中,或十指出血(宜藿香正气散加木香、砂仁,或以马兰根叶细嚼咽汁,即安,或服童便立止)。"

《松峰说疫·卷之三·杂疫·绕脐翻》:"(一名痧,莒父岳廷臣传)其症先绕脐痛,渐痛至满腹,旋气塞胸胁,两肋胀满,冲咽喉,气不通,不省人事,不急治即死。先以针挑两耳尖,次挑结喉下咽窝两骨尖,次挑背后肩胛骨下两骨尖,并令出血立愈。"

《医学实在易·卷四·实证·祟病诗》:"痧证者,病起于骤然,或气逆面青,肢冷,目暗,俗称迷痧是也。或腹中绞痛,俗称绞肠痧是也。"

《救生集·卷一·气痛门》:"痧肚痛:砂仁五钱(炒黑),食盐三钱(炒黄),汲无根井水煎汤,将二味研末入内,用箸搅至将冷,服一大杯即愈。"

5. 癥瘕腹痛

《证类本草·卷第十·虎掌》:"《药性论》云:虎掌,使,味甘。不入汤服,治风眩目转,主疝瘕肠痛,主伤寒时疾,强阴。"

《察病指南·卷中·辨七表八里九道七死脉·八里脉》:"右手尺内脉微,小腹寒气,积聚肚痛,脐中声吼而泻。"

《本草汇言·卷之二·草部·赤芍药》:"凡目痛赤肿(韦心庵),血脉缠睛,痈疡肿溃,疮疹痛痒,或妇人癥瘕腹痛,月经阻滞,或痢疾瘀积,红紫不清,均可用之。"

《傅青主男科·痛疼门·心腹痛》:"痞块腹痛,腹中有痞块,一时发作而痛,不可手按者。"

6. 泄泻腹痛

《黄帝内经素问·举痛论》:"经脉流行不止,环周不休,寒气入经而稽迟,泣而不行……或腹痛而后泄者……寒气客于小肠,小肠不得成聚,故后泄腹痛矣。"

《黄帝内经素问·气交变大论》:"复则埃郁,大雨且至,黑气乃辱,病鹜溏腹满,食饮不下,寒中肠鸣,泄注腹痛,暴挛痿痹,足不任身,上应镇星、辰星,玄谷不成。"

《名医别录·中品·卷第二·营实》:"根,止泄利腹痛,五脏客热,除邪逆气,疽癞,诸恶疮,金疮,伤挞,生肉复肌。"

《神农本草经疏·卷八·草部中品之上·黄芩》:"同芍药、黄连、炙甘草、车前子、防风、升麻,治湿热作泄腹痛。"

7. 肠鸣腹痛

《黄帝内经灵枢·五邪》:"邪在脾胃,则病肌肉痛……阳气不足,阴气有余,则寒中肠鸣腹痛。"

《黄帝内经灵枢·胀论》:"大肠胀者,肠鸣而痛濯濯,冬日重感于寒,则餐泄不化。"

《八十一难经·五十七难》:"大肠泄者,食已窘迫。大便色白,肠鸣切痛。"

《太平圣惠方·卷第四十三·治腹胀肠鸣切痛诸方》:"夫腹胀肠鸣切痛者,是食冷饮水过多,冷气侵于脾,流行入于大肠,中焦客热,下焦冷弱,胃气虚,阴阳不顺,冷热相击,所以腹胀肠鸣切痛也。"

8. 寒疝腹痛

《金匮要略·腹满寒疝宿食病脉证治第十》:

"寒疝腹中痛及胁痛里急者,当归生姜羊肉汤主之。"

《备急千金要方·卷八·治诸风方·贼风第三》:"(乌头汤)治寒疝腹中绞痛,贼风入腹攻五脏,拘急不得转侧,叫呼发作,有时使人阴缩、手足厥逆方。"

《圣济总录·卷第九十四·诸疝门·寒疝心腹痛》:"论曰:疝者痛也,本由寒气内积,阳衰阴盛不得散释,寒邪因得攻击,或上抢心,或腹内疠刺,发即俱痛,故名寒疝心腹痛也。"

《本草纲目·草部第十二卷·草之一·丹参》:"寒疝腹痛,小腹阴中相引痛,白汗出,欲死:以丹参一两为末,每服二钱,热酒调下。(《圣惠方》)"

《医灯续焰·卷十六·小儿脉证第七十八·附方》:"白芍药汤,治冷疝腹痛,及误汗下,即坏证伤寒是也。并宜先服,次投对证之剂。"

9. 霍乱腹痛

《名医别录·中品·卷第二·高良姜》:"大温,主治暴冷,胃中冷逆,霍乱腹痛。"

《诸病源候论·霍乱病诸候·霍乱心腹痛候》:"霍乱而心腹痛者,是风邪之气客于脏腑之间,冷气与真气相击,或上攻心,或下攻腹,故心腹痛也。"

《医心方·卷第十一·治霍乱心腹痛方第二》:"《广济方》疗霍乱心腹痛,烦呕不止方。"

《圣济总录·卷第三十八·霍乱门·霍乱心腹痛》:"论曰:霍乱者,由脾胃虚弱,外客风冷之气,阴阳不和,致水谷相并,清浊莫分,变乱于肠胃之间,令人心胸烦懊,闷乱不安,因名霍乱。然邪气上干于阳络,则心痛而呕吐,下搏于阴经,则腹痛而泄利,故谓之霍乱心腹痛也。"

《医镜·卷之二·腹痛》:"霍乱腹痛,不吐不泻者,乃一时邪气扰乱,火热内攻,切勿误以为饮食并结,妄投热药,如附子、官桂之类,服之立死。宜先饮盐水,再服益元散,速速服下,其气自正。"

《本草易读·卷八·食盐四百五十一》:"霍乱腹痛,炒熨之。"

10. 痢疾腹痛

《本草纲目·草部第十四卷·草之三·芍药》:"止下痢腹痛后重。(时珍)"

《药鉴·新刻药鉴卷之二·芍药》:"下痢腹痛

者宜用,盖由肠胃湿热,故用此收敛之剂,则脾胃得正,而邪毒不能作祸矣。"

《本草汇言·卷之十八·兽部·阿胶》:"治虚劳咳怯之人,患痢疾腹痛,下赤白者。用真阿胶二钱,白芍药三钱,甘草、白茯苓、桑皮各一钱,桔梗五分,水煎服。"

《神农本草经疏·卷八·草部中品之上·黄芩》:"同芍药、黄连、炙甘草、滑石、升麻,治滞下腹痛。"

11. 痼冷腹痛

《名医别录·下品·卷第三·礜石》:"主明目,下气,除膈中热,止消渴,益肝气,破积聚、痼冷腹痛,去鼻中息肉。"

12. 阴毒腹痛

《本草纲目·禽部第四十八卷·禽之二·鸽》:"阴症腹痛,面青甚者:鸽子粪一大抄研末,极热酒一钟,和匀澄清,顿服,即愈。(刘氏)"

《本草备要·木部·胡椒》:"治寒痰食积,肠滑冷痢,阴毒腹痛,胃寒吐水,牙齿浮热作痛(合荜茇散之)。"

《杂病源流犀烛·卷二十八·腹少腹病源流》:"阴毒腹痛厥逆,唇青卵缩,六脉欲绝,宜宣通阳气(宜鸽子屎一合,研冲热酒一盏,澄清顿服)。"

13. 疝气腹痛

《备急千金要方·卷二十八·脉法·分别病形状第五》:"弦急,疝瘕小腹痛,又为癖病(一作痹病)。"

《本草纲目·果部第三十卷·果之二·橘》:"青橘皮,治胸膈气逆,胁痛,小腹疝痛,消乳肿,疏肝胆,泻肺气。(时珍)"

《杂病源流犀烛·卷二十八·腹少腹病源流》:"疝气腹痛,即五脏疝不于睾丸者,宜通调脏气(宜腹疝汤)。"

14. 阴易腹痛

《本草纲目·主治第三卷·百病主治药·伤寒热病》:"(兽人)鼠屎(阴易腹痛,同韭根煮汁服,取汗)。"

《神农本草经疏·卷二十二·虫鱼部下品·牡鼠粪》:"古方治男子阴易腹痛,妇人吹乳乳痛,皆取其除热软坚泄结,走肝入胃之功耳。"

15. 转筋腹痛

《本草易读·卷一·转筋部二十二》:"转筋腹痛(木香五十三,验方三)。"

16. 肠痈腹痛

《症因脉治·卷四·腹痛论·附肠痈腹痛》:"缩脚皱眉,小便如淋,痛有肿处,手不可按,夜来每发寒热,或绕脐生疮,或腹皮紧急,肌肤甲错,或时时出汗,此肠痈腹痛之症也。"

17. 寒热腹痛

《神农本草经·卷二·中经·阳起石》:"主崩中漏下,破子藏中血,癥瘕结气,寒热腹痛,无子,阴痿不起(《御览》引作阴阳不合),补不足(《御览》引有句挛二字)。"

18. 痘疮腹痛

《张氏医通·卷十二·婴儿门下·腹痛》:"痘疮腹痛者,皆毒郁三阴。"

19. 虚劳腹痛

《太平圣惠方·卷第二十八·治虚劳心腹痛诸方》:"夫虚劳者,脏气不足故也。复为风邪所乘,邪正相干,冷热击搏,故为心腹痛也。"

《太平圣惠方·卷第三十·治虚劳目暗诸方》:"治虚劳腹痛,泪多,不明,宜服地肤子丸方。"

20. 伤寒腹痛

《太平圣惠方·卷第十二·治伤寒心腹胀痛诸方》:"夫伤寒心腹胀痛者,由其人脏腑久冷,因染斯疾,未得汗间,心神烦热。遂服凉药及饮冷水,伤于心脾,动于风冷,故令心腹胀痛也。或有经吐下以后不解,内外有热,亦心腹胀痛。此为内有结实故也。"

《太平惠民和剂局方·指南总论·卷中·论中风证候》:"论伤寒腹痛,伤寒有热腹痛者,三四日大便不通,绕脐腹痛,或发热不恶寒,或渴者,此乃胃中有燥粪,故发痛也。切不可用热药,且如正气散、理中汤及诸推积性热药,皆不可用,误人性命。"

【辨病因】

腹痛的病因较多,涉及风、寒、暑、湿、燥、热(火)六淫,五运六气之变化,以及自然界中一些秽物邪毒,其中寒邪乃腹痛最主要的病因,乃历来医家之共识。另外,情志失调、饮食失宜、劳倦内伤等内因,亦多能致腹痛。他如痰饮、瘀血等病理产物,虫积、中毒、乳石发动等不内外因,都有导致腹痛的可能。

《医心方·卷第六·治心腹痛方第五》："《葛氏方》云：凡心腹痛，若非中恶霍乱，则皆是宿结冷热所为也。"

《医说·卷五·心腹痛·腹痛有数种》："有人患腹痛，其状不一，有风痛、热痛，有冷痛，有冷积痛，有气积痛，有虫痛，有妇人经脉行而先腹痛，有小儿疮疹出而先腹痛者。"

《仁斋直指方论·卷之六·腹痛方论》："《内经》曰：寒气入经而稽迟，泣而不行，客于脉外则血少，客于脉中则气不通，故猝然而痛。［按］《内经·举痛论》言寒邪外客而痛者甚为详悉，未能尽述，学者自宜检阅。外有因虚、因实、因伤寒、因痰火、因食积、因死血者种种不同，《原病式》曰：热郁于内而腹满坚结而痛者，不可言为寒也。东垣曰：腹中诸痛，皆因劳役过甚，饮食失节，中气不足，寒邪乘虚而人客之，故猝然而作大痛。"

《丹溪心法·卷四·腹痛》："腹痛有寒、积热、死血、食积、湿痰。"

《丹溪心法·卷五·小儿》："小儿腹痛，多是饮食所伤。"

《脉因证治·卷二·心腹痛》："有客寒阻之不行，有热内生郁而不散，有死血、食积、湿痰结滞，妨碍升降，故痛。"

《秘传证治要诀及类方·卷之五·诸痛门·腹痛》："腹痛之痛，所感不一，或因寒热，或因暑湿，或因饮食饥饱。"

《玉机微义·卷五十·小儿门·论腹痛所因》："钱氏曰：积痛，口中气温，面黄白，目无精光，或白睛多，及多睡畏食，或大便酸臭者，当磨积，宜消积丸，甚者当白饼子下之，后和胃。虫痛，面㿠白，心腹痛，口中沫及清水出，发痛有时，安虫散主之。小儿本怯者，多此病，积痛、食痛、虚痛，大同小异，惟虫痛当口淡而沫自出。按：小儿腹痛亦有伤冷食乳物及湿热欲作痢而痛者，或发痧疹痛者，皆宜详悉。"

《伤寒治例·伤寒治例·腹痛》："有实、有虚、寒、热邪、燥屎、旧积。"

《杂病治例·腹痛》："有实、有虚、寒、气滞、死血、积、热、风、湿痰、清痰、惊痰。脉滑者痰，弦者食痹、疮、痧、疝。"

《医方选要·卷之五·心腹痛门》："心腹痛者，皆由外感邪气，内伤生冷及七情之气结聚，痰

饮寒热之气停滞于心胞肠胃之间，发而为痛也。然心痛有九种，谓虫痛、疰痛、风痛、悸痛、食痛、饮痛、寒痛、热痛、来去痛是也。又有所谓寒厥痛、热厥痛、大实心痛及真心痛。其痛虽不同，但有可治之法。惟真心痛者，旦发夕死，夕发旦死，其状痛甚，手足青是也。若如腹痛者，有寒气客于中焦，干于脾胃而痛者；有宿积停于肠胃，结滞不散而痛者；有痛而呕者；有痛而泄者；有痛而大便不通者，其证各不同也。"

《苍生司命·卷五·腹痛证》："凡在胃脘下痛者，多属食积；绕脐痛者，属火；脐左右少腹痛者，多属死血；少腹痛者，属寒。当以部位辨之。"

《医学正传·卷之四·腹痛》："按《内经·举痛论》言寒邪外客而为痛者，甚为详悉，但未能尽述，学者自宜检阅。外有因虚、因实、因伤寒、因痰火、因食积、因死血者，种种不同，亦当表而出之，庶使学者易为参考焉。"

《古今医统大全·卷之五十六·脾痛候·病机》："大抵人病胸膈心腹疼痛，动辄饮食劳倦所伤，则脾气为之郁滞；或犯寒暑湿热及食积痰气，脾受之而作心痛，此脾痛也，非心也。"

《脉症治方·卷之二·湿门·诸痛》："腹痛，丹溪云：有沉寒积热，死血气滞，食积虫痰之异；亦有风寒暑湿，冷热泻痢，脚气五脏血气攻刺，积聚疝瘕淋秘，饮食客忤等痛。"

《周慎斋遗书·卷九·腹痛》："小腹痛，肝肾之部，虚寒气胜也；大腹痛，脾胃之部，食积停痰也。脐右为肺，左为肝，上为心，下为肾，中为脾。诸作痛者，皆中气不足，阳气不通所致也（此指虚弱人而言）。中焦痛，食积者……左右痛，大半是风；下焦痛，纯寒无热……"

《赤水玄珠·第四卷·腹痛门·腹中水鸣》："腹中水鸣而痛，亦有因于火，因于郁者。"

《万病回春·卷之五·腹痛》："腹痛者，有寒、热、食、血、湿、痰、虫、虚、实九般也。"

《万氏家抄济世良方·卷三·腹痛》："有寒、有积热、有食积、有痰、有死血、有虫痛、有绞肠痧者、有暑痛者。"

《考证病源·考证病源七十四种·病因赋》："腹中窄狭，而痰火各别。"

《证治准绳·杂病·诸痛门·腹痛》："或问腹痛何由而生？曰：邪正相搏，是以作痛。夫经脉

者,乃天真流行出入,脏腑之道路也。所以水谷之精悍为荣卫,行于脉之内外,而统大其用,是故行六气,运五行,调和五脏,洒陈六腑,法四时升降浮沉之气,以生长化收藏。其正经之别脉,络在内者,分守脏腑部位,各司其属,与之出纳气血。凡是荣卫之妙用者,皆天真也。故《经》曰:血气,人之神,不可不谨养,养之则邪弗能伤矣。失之则荣气散解,而诸邪皆得从其脏腑所虚之舍而入客焉。入客则气停液聚,为积为痰,血凝不行,或瘀或蓄,脉络皆满,邪正相搏,真气迫促,故作痛也。脾胃内舍心腹,心肺内舍胸膺、两胁,肝内舍肤胁、小腹,肾内舍小腹、腰脊,大小肠、冲任皆在小腹,此脏腑所通之部位也。曰:'举痛论'叙腹痛一十四条,属热者止一条,余皆属寒。后世方论,因尽作风冷客之攻击而作痛。今子乃云诸邪何哉?曰:方论不会通诸篇之旨,因不解篇末,复谓百病皆生于气,列九气之状,其间虽不言痛,必亦为或有作痛者故也。不然,何乃出于诸痛篇之末耶?试以《灵枢·百病始生篇》观之,其旨则显然矣。所论邪有三部,风雨伤于上,清湿伤于下,伤于上者,病从外入内,从上下也。次第传入,舍于输之时,六经不通,或着络脉,或着经脉,或着输脉,或着伏冲之脉,或着肠胃之膜原,皆得成积而痛。伤于下者,病起于足,故积之始生,得寒乃生,厥乃成积。厥气生足悗,悗生胫寒,胫寒则血脉凝涩,血脉凝涩则寒气上入于肠胃,入于肠胃则膜胀,肠外之汁沫迫聚不得散,日以成积。伤于脏者,病起于阴,故卒然多食饮,则肠满;起居不节,用力过度,则络脉伤,阳络伤则血外溢,血外溢则衄血;阴络伤则血内溢,血内溢则后血。肠胃之络伤,则血溢于肠外,肠外有寒,汁沫与血相搏,则并合凝聚不得散而积成矣。卒然外中于寒,若内伤于忧怒,则气上逆,气上逆则六输不通,温气不行,凝血蕴裹而不散,津液涩渗,着而不去,而积皆成矣。自今观之,此篇所谓成积作痛,未至于癥瘕结块之积,乃汁沫聚而不散之积也。与'举痛论'所谓血气稽留不得行而成积同。岂七情叙于篇末者之不同然于作痛乎。然推原二篇之意,'百病始生篇'在乎三部之邪会而为痛,故相连而为言。'举痛论'在乎其邪各自为病,所以独引寒淫一者,亦为寒邪之能闭塞阳气最甚故也。用是为例,其他则可自此而推之矣。至如七情之气逆,即伤其荣卫而不行,荣卫

不行则液聚血凝,及饮食用力过度者亦然,皆不待与寒相会,始成积作痛也。且如诸篇有言,胃气实而血虚,其脉软散者,当病食痹,谓食则痛也;有言岁土太过,湿淫所胜,大腹、小腹痛者;有言冲脉之病,其气溢于大肠,而着于膏肓之原,在脐下,故环脐而痛;有言脾传之肾,少腹冤热而痛;有言肝热病者,腹痛身热;有言肾虚者,亦大腹、小腹痛;有言厥阴之厥,小腹肿胀;太阴厥逆,心痛引背;有言六气司上下之胜之复等邪,各随其所入之部分而痛,岂非诸邪各有自径入作痛,初无与寒相关者耶。《难经》云:脐上牢若痛,心内证也;脐下牢若痛,肾内证也;脐右牢若痛,肺内证也;脐左牢若痛,肝内证也。方论之未备者,不独此而已。至若厥心痛,五邪相乘者,亦不能推及四脏,与之无异,岂五五二十五阳之相移,独心而已哉。更于五脏之疝,不干涉于睾丸,止在腹中痛者,犹未明也。止知诸脉急者为疝,未知脉滑微有热者,亦病疝也。其详备见疝条。且刘河间尝解急脉之意,急脉固是寒之象,然寒脉当短小而迟,非急数而洪也。由紧脉主痛,急而为痛甚,所以痛而脉有紧急者,脉为心之所养也。凡六气为病,则心神不宁,而紧急不得舒缓,故脉亦从之而见也。欲知何气之为病者,适其紧急相兼之脉而可知也。如紧急洪数,则为热痛之类。此论可谓善推脉理病情者也。曰:诸邪之作痛则闻命矣,然其邪之博也,奈何以治?将亦有所守要约之方乎?曰:自博而求约,何患约之无其道,不自博而从事于约,约必失其道,失其道,宁无实实虚虚、诛伐无过之患乎。然其道要在于审经脉气血之虚实,辨六淫五邪之有无兼气,于是择至真大要诸治法中,并五郁者之所当施,而后选其经,分祛邪补正,适所宜之药,配君臣佐使以为方。夫如是而约之,则犹约囊也,不切中其病矣。东垣云:夫心胃痛及腹中诸痛,皆因劳力过甚,饮食失节,中气不足,寒邪乘虚而入客之,故卒然而作大痛。"

《本草汇言·卷之十六·菜部·薤白》:"腹痛有寒、热、食、血、湿、痰、虫、实、虚九般之别。"

《医学入门·外集·卷四·杂病分类》:"腹痛大小分阴阳,大腹痛,多食积外邪;脐腹痛,多积热痰火;小腹痛,多瘀血及痰与溺涩。"

《景岳全书·卷之二十五心集·杂证谟·心腹痛》:"痛有虚实,凡三焦痛证,惟食滞、寒滞、气

滞者最多，其有因虫、因火、因痰、因血者，皆能作痛，大都暴痛者多有前三证，渐痛者多由后四证。但虫痛、痰痛多在中焦，火痛则三焦俱有之，血痛则多在下焦，然惟妇人则常有血证，而男子则少也。"

《景岳全书·卷之四十一谟集·小儿则（下）·腹胀腹痛》："小儿腹胀腹痛，多因食积，或寒凉伤脾而然。"

《丹台玉案·卷之四·腹痛门》："腹位于人之中，而统于脾胃，水谷之府也。有寒客之，则阻不行，有热内生，郁而不散；有食积、死血、湿痰结滞，妨碍升降；有怒气伤肝，木来克土；有伤劳倦，血虚气虚，则运化自迟，皆能作痛。又有虫痛、暑痛、疝痛、积聚痛、绞肠痛、痢痛、肠痈痛，种种不一，皆宜辨之……大概大腹痛，属太阴，多食积外感；脐腹痛，俱少阴，多积热痰火；小腹痛，属厥阴，多瘀血及痰，与溺涩脐下。"

《医镜·卷之二·腹痛》："人有患腹痛者，非伤饮食，必多怒气，非伤怒气，必多劳倦，三者不慎，而根抵于中矣，一有感触，则痛斯作焉……盖腹痛多有余之症，然亦有不足者，如血虚气虚之类……又有腹中冷痛，尝欲嗳气，得热物熨之，或饮热酒热汤即缓者，乃冷伤气也。又有腹中攻痛，口干舌燥，小便赤涩，肛门如烧者，火也。又有面黄肌瘦，唇白发竖而痛者，虫也。"

《医灯续焰·卷八·心腹痛脉证》："心腹之痛，其类甚多。此仅言有九者，亦举其要耳，曰饮、曰食、曰风、曰寒、曰热、曰悸、曰虫、曰疰、曰疰。"

《医方集解·和解之剂第六·芍药甘草汤》："腹痛有寒、有热、有虚、有实、有食积、有湿痰、有死血、有虫……大抵胃脘下大腹痛者，多属食积外邪；绕脐痛者，属痰火积热；脐下小腹痛者，属寒，或瘀血，或溺涩。"

《张氏医通·卷二·诸伤门·劳倦》："外感燥结，则发热，腹中硬痛。内伤秘涩，则虚坐，常见些少白脓。外感胸腹结痛，则痛不可按。内伤末传寒中，病似外感阴证，腹胀胃脘当脐痛，四肢与两胁拘急，膈噎不通。"

《医学心悟·卷五·妇人门·产后心腹诸痛》："产后心腹诸痛，若非风冷客之，饮食停之，则为瘀血凝积。然产后中气虚寒，多致暴痛，宜各审其因而药之。"

《方症会要·卷三·腹痛》："师云：凡在胃脘下痛者，多属食积；绕脐痛者，属火；脐左右少胁痛者，多属死血；小腹痛者，属寒。"

《文堂集验方·卷一·心腹痛》："凡宿食停滞上焦者，心与腹相连皆痛……（腹痛）有寒、热、食、痰、死血、肠痈、虫、疝之不同。"

《罗氏会约医镜·卷之七·杂证·论腹痛》："《内经》之论腹痛，独引寒淫者居多，以寒邪之闭塞，阳气独甚也。但六淫七情，损伤荣卫，致病多端，岂仅一寒也哉……其痛也，有因食滞、寒滞、气滞之异；有因虫、因火、因痰、因血之殊。诸如此类，须辨虚实，庶无差误。"

《叶氏医效秘传·卷二·伤寒诸证论·腹痛》："大腹痛者，即心腹痛也，为有寒邪食积，属太阴。小腹痛者，即脐腹痛也，为有热邪燥屎，属少阴。少腹痛者，即脐以下丹田穴痛，为有瘀血结溺，属厥阴。"

《类证治裁·卷之六·腹痛论治》："大抵腹痛，寒淫为多，热淫为少，以阴寒尤易阻塞阳气也。腹痛气滞者多，血滞者少。"

《杂病广要·身体类·腹痛》："辨验腹痛法：在中痛，食积，痛甚欲大便，利后痛减。在左痛，死血，痛有常处而不走移。在右痛，是痰，或得辛辣热物暂止。在下痛，蓄血，小便清利，手不可近痛处。在下痛，蓄尿，小便不利，手不可近痛处。心至小腹硬满痛，实邪。胁至小腹引痛，痰、死血。（《捷法》）"

"凡至胃脘下痛者，多属食积。绕脐痛者，属火。脐左右少腹痛者，多属死血。少腹痛者，属寒。当以部位辨之。（《司命》）"

《药治通义·卷二·治病求本》："徐洄溪曰：凡人之所苦，谓之病。所以致此病者，谓之因。如同一身热也，有风有寒，有痰有食，有阴虚火升，有郁怒忧思，劳怯虫疰，此谓之因。知其因，则不得专以寒凉治热病矣。盖热同而所以致热者不同，则药亦迥异。凡病之因不同，而治各别者尽然，则一病而治法多端矣。而病又非止一证，必有兼证焉，如身热而腹痛，则腹又为一证。而腹痛之因，又复不同，有与身热相合者，有与身热各别者，如感寒而身热，其腹亦因寒而痛，此相合者也。如身热为寒，其腹痛又为伤食，则各别者也，又必审其食为何食，则以何药消之。其立方之法，必切中二者之病源，而后定方，则一药而两病俱安矣。若不问其本病之何因及兼病之何因，而徒曰某病以某方治之，其偶中者，则投之或愈，再以治他人，则不但不愈，而反增病。必自疑曰，何以治彼效，而治此不效。并前此之何以愈，亦不知之，则幸中者甚少，而误治者甚多。终身治病，而终身不悟，历症愈多而愈惑矣。（《医学源流论》)"

《医学摘粹·杂证要法·里证类·心腹痛》："心腹疼痛者，土湿而木贼之也。土湿而胃胆上逆，则痛在心胸；土湿而肝脾下陷，则痛在少腹。若中气颓败，木邪内侵，则不上不下，痛在当脐，更为剧也。上痛者热多而风少，下痛者风多而热少，而究其根源，总属湿寒所致。"

《诊余举隅录·卷上·腹痛宿证》："腹痛一症，有热，有寒，有气，有血，有浊，有虫，有实，有虚，有内停饮食，有外感风寒，有霍乱，有内痈。"

《诊余举隅录·卷上·少腹痛火证》："少腹正中，为任冲分野，厥傍，为厥阴肝经分野，其痛满有三，曰燥结，曰热结，曰血结，皆为内有留着，非虚气也。"

一、六淫外袭

外感风、寒、暑、湿、燥、热（火），六淫外邪，侵入腹中，皆可导致腹中气机阻滞，腑气不同而腹痛，其中寒邪所致腹痛最为常见。

1. 风邪

《脉经·卷四·辨三部九候脉证第一》："大风邪入少阴，女子漏白下赤，男子溺血，阴萎不起，引少腹痛。"

《诸病源候论·风病诸候·柔风候》："血气俱虚，风邪并入，在于阳则皮肤缓，在于阴则腹里急。柔风之状，四肢不能收，里急不能仰。"

《诸病源候论·风病诸候·风入腹拘急切痛候》："风入腹拘急切痛者，是体虚受风冷，风冷客于三焦，经于脏腑，寒热交争，故心腹拘急切痛。"

《世医得效方·卷第四·大方脉杂医科·心痛》："治胃涉风邪入腹，拘急切痛，或吐或泄，状如霍乱。"

《症因脉治·卷四·腹痛论·风气腹痛》："风冷着腹，即患腹痛……偶值衣被太薄，外又风气所伤，风与寒常相因，风气入于肠胃，传于太阴，则腹痛作矣。"

《金匮翼·卷六·腹痛·风痛》："风痛者，邪风内淫肠胃，与正气相搏而痛也。"

2. 寒邪

《黄帝内经素问·举痛论》："帝曰：愿闻人之五脏卒痛，何气使然？岐伯对曰：经脉流行不止，环周不休，寒气入经而稽迟，泣而不行，客于脉外则血少，客于脉中则气不通，故卒然而痛。帝曰：其痛或卒然而止者，或痛甚不休者，或痛甚不可按者，或按之而痛止者，或按之无益者，或喘动应手者，或心与背相引而痛者，或胁肋与少腹相引而痛者，或腹痛引阴股者，或痛宿昔而成积者，或卒然痛死不知人有少间复生者，或痛而呕者，或腹痛而后泄者，或痛而闭不通者。"

《黄帝内经太素·卷第二·摄生之二·顺养》："胃中热，肠中寒，则疾饥，少腹痛（此胃热肠寒俱时，胃热故疾饥，肠寒故腹痛也。[平按]痛下《灵枢》《甲乙经》均有胀字）。"

《诸病源候论·虚劳病诸候·虚劳三焦不调候》："下焦有热，则大便难；有寒则小腹痛而小便数。"

《诸病源候论·腹痛病诸候·腹痛候》："腹痛者，由腑脏虚，寒冷之气，客于肠胃、募原之间，结聚不散，正气与邪气交争相击，故痛。"

《素问玄机原病式·六气为病·寒类》："坚痞腹满急痛：寒主拘缩，故急痛也。"

《素问病机气宜保命集·卷上·气宜论第八》："寒至，则坚痞腹痛急下利之病生矣。"

《内经知要·卷下·病能》："人与天地相参，故五脏各以治时。感于寒则受病，微则为咳，甚则为泄为痛……寒在表则身痛，寒在里则腹痛。"

《考证病源·考证病源七十四种·病因赋》："腹痛者，寒气而或食停。"

《古今医鉴·卷之一·病机·杂病赋》："心腹卒痛，却乃暴寒所干。""腹痛有食积郁热，倘阴寒则姜附可施。"

《古今医鉴·卷之一·病机·病机抄略》："中寒感寒，阴毒阴逆，四肢厥冷，腹痛唇青，退阴正阳，急可温中。"

《明医指掌·卷三·诸气证一》："寒气在腹作痛……寒气在少腹作痛。"

《类经·三十二卷·会通类·肠澼泄泻》："寒至则坚痞腹满，痛急下利之病生矣（运气二十）。"

《医学入门·内集·卷一·脏腑》:"心虚入小肠者……寒入下焦肠痛。""手阳明脉……重感于寒,当脐而痛,即泄。"

《医学入门·外集·卷四·郁》:"寒郁,如心脾腹痛。"

《景岳全书·卷之二十四心集·杂证谟·论腹痛》:"凡人有过食生冷,或外受寒气,即能腹痛。"

《济阳纲目·卷四十八·沉寒痼冷·论》:"周氏论曰:痼冷者,谓痼久而冷者也……其为病也,或手足冷逆,或腹中久痛,溏泄无度。"

《简明医彀·卷之二·中寒》:"《经》曰:冬三月,此谓闭藏,水冰地坼,无扰乎阳,早卧晚起,必待日光。夫中寒者,卒中天地之寒气也。或冬月严凝之气,或三时暴客之寒。手足厥冷,脐腹绞痛,战慄昏迷,唇青口噤,面如刀刮,引衣蜷卧,不渴。"

《医宗必读·卷之三·本草徵要上·草部》:"附子……主治繁众,皆由风、寒、湿三气所致。邪客上焦,咳逆心痛;邪客中焦,腹痛积聚;邪客下焦,腰膝脚痛。"

《石室秘录·卷一·偏治法》:"直中阴寒之症,乃寒邪直入于肾经,不由皮毛而入营卫,不由营卫而入脏腑也……入腹则腹痛。"

《医灯续焰·卷十六·小儿脉证第七十八·小儿杂述·不吃乳》:"母取冷过度,胎中受寒,令儿腹痛也。"

《张氏医通·卷十一·婴儿门上·夜啼惊啼》:"夜啼有二,曰脾寒,曰心热。夜属阴,阴胜则脾脏之寒愈盛。脾为至阴,喜温而恶寒,寒则腹中作痛,故曲腰而啼。得灯火,其啼便止。其候面青白,手腹俱冷,不思乳食,亦曰胎寒。"

《医学心悟·卷二·直中三阴诸证·腹中冷痛》:"问曰:腹中冷痛,何以属直中寒证?答曰:寒气内攻,腹中骤然暴痛,手足口鼻俱冷,或腹中寒冷,欲得热物熨之,不比传经腹痛,由渐而至也。且寒痛绵绵不止,热痛时作时止也。"

《伤寒论纲目·卷十三·太阴经症·腹满腹痛》:"太阴脉从足入腹,寒气时上,故腹时自痛。"

《杂病源流犀烛·卷十四·寒病源流》:"痼冷,寒邪久伏病也。凡人或冒雨雪,或涉冰渊,或晨行旷野,或夜深露坐,或衣被一时不及,或饮食耐冷强吞,而一股寒冷之邪,自外入里,又一时不即透发,以致辗转深陷,或伏于经络,或伏于脏腑。及其发也,或腹痛,或遍身肢节拘急痛(宜附子理中汤);或身痛腹痛……"

《古今医彻·卷之三·杂症·腹痛》:"闻之背为阳,心肺主之。腹为阴,肾肝主之。人之初生,带系于脐,通命门,属两肾,为生气之原。此钱氏有灸脐之法,而独享遐龄也。盖肾肝居至阴,喜温恶寒,独赖此真火藏于中。而为生生不息之用。苟有以扑灭之,则有阴无阳,外无以御,内无以充,寒邪直犯,委顿呻吟,而脐腹绞痛矣。即或禀赋厚者,真元未衰,过伤生冷,留滞于中,亦能为患,而绵绵痛无已时,缘气因寒则凝,血因寒则结,痰食因寒则阻。故腹疼一症,大半从寒。"

《叶氏医效秘传·卷一·六经图·足太阴脾经》:"若寒邪卒中直犯本经者,一时便发腹痛,或吐或利。"

《灵素节注类编·卷六·诸疟证·脾疟》:"脾为阴脏,位于腹而主肌肉,故受邪则身寒腹痛。"

《杂病广要·外因类·中寒》:"中寒者,谓冬月卒中寒气,昏冒口噤,肢挛恶寒,战栗腹痛,脉浮紧或豁大,此腠理内疏,故一身受病也。不必分经络,宜温补自解。(《证治大还》)"

《景岳全书发挥·卷三·经脉类·血寒经迟》:"凡内外受寒者,必腹痛。"

3. 湿邪

《丹溪心法·卷四·腹痛七十二》:"若肥人自觉腹中窄狭,乃是湿痰流灌脏腑,不升降。"

《张氏医通·卷五·诸痛门·腹痛》:"感湿而痛,小便不利,大便溏泄。"

《四圣心源·卷七·杂病解下·湿病根原》:"湿侵肝肾,则痛在腰腹。"

《伤寒论纲目·卷十三·太阴经症·腹满腹痛》:"太阴之上,湿气主之,腹痛吐利,从湿化也。"

《脉诀新编·卷一·诊脉入式歌》:"关属土而主湿,湿主腹满痛。"

4. 暑邪

《儒门事亲·卷十·暑火郁之病》:"故民病少气、疮疡……温疟,腹中暴痛,血溢流注……"

《普济方·卷一百二十一·伤寒门·伤寒总论》:"假如夏月泄泻不止,胃脘闭隔,饮食不进,或心腹痛满,大抵因暑得之……假如夏月下痢或白,烦渴呕逆,腹中觉痛,小便不利,是亦因暑致之。"

《医学入门·外集·卷四·暑》:"冒暑入肠胃,腹痛恶心呕泻。伏暑即冒暑久而藏伏三焦、肠胃之间,热伤气而不伤形,旬月莫觉,变出寒热不定,霍乱吐泻,膨胀中满,疟痢烦渴,腹痛下血等症。"

《医学研悦·重刻张凤逵伤暑全书卷之一·绞肠痧》:"夏间有不头痛发热,但觉小腹疼痛,或心腹俱痛,鼓胀痞满,不能屈伸者,人或疑为阴症,或执为食生冷过多,不知皆暑火流注脏腑不能解,故先小腹痛,后及遍心腹。"

《内经博议·卷之二·病能部·少阳岁气病疏》:"若暑乘所胜,则与阳明胃为应。故热客于胃,烦心心痛,目赤欲呕,呕酸善饥,耳痛溺赤,善惊谵妄,暴热销铄,少腹痛,下沃赤白。夫热客于胃,上蒸于心,故烦心心痛。少阳标在胆,起目锐眦,故目赤欲呕,呕酸者,胆亦热也。胃强故善饥,少阳脉入耳,故耳痛。阳明热浸淫水道,故溺赤。阳明当心部,又著入心,故使心惊而语妄。暴热销铄者,溽暑使然矣。少腹痛,下沃赤白者,二肠络为阳明太阳,故俱受暑也。若相火在下而不升,则必内乘三焦,而伤血分。民病注泄赤白,少腹痛溺赤,甚则便血者,即今所谓时行痢也。"

《张氏医通·卷五·诸痛门·腹痛》:"感暑而痛,或泻利并作,脉必虚豁。"

《症因脉治·卷四·腹痛论·暑湿腹痛》:"夏令暑湿之邪,与肠胃水谷互相混乱,暑热不得发越,食气不得运化,而诸腹作痛之症成矣。"

《王旭高临证医案·卷之一·暑邪门》:"暑湿病多脘腹痞痛,积滞内阻。"

5. 燥邪

《儒门事亲·卷十·燥金郁之病》:"故民病咳逆,心腹满引少腹,善暴痛,不可反侧,嗌干,面尘色恶,金胜而木病也。"

《症因脉治·卷四·腹痛论·外感腹痛·燥火腹痛》:"或令值燥热,或燥金司政,燥气伤人,肠胃干涸,不得流利,不通则痛,此燥火腹痛也。"

6. 热(火)邪

《素问玄机原病式·六气为病·寒类》:"或热郁于内,而腹满坚结痛者,不可言为寒也。"

《儒门事亲·卷十·暑火郁之病》:"故民病少气、疮疡……温疟,腹中暴痛,血溢流注。"

《丹溪心法·卷四·腹痛》:"如瘦人自觉腹中窄狭,乃是热气熏蒸脏腑。"

《景岳全书·卷之四十二谟集·痘疹诠·疹腹痛》:"凡疹初热一日至五六日之间,多有腹痛之证,此大肠之火郁于皮窍之中,故作腹痛。"

《内经博议·卷之二·病能部·厥阴岁气病疏》:"胃脘当心而痛,肠鸣飧泄,少腹痛,注下赤白,皆风与热并。"

《古今医彻·卷之三·杂症·腹痛》:"而热者间出也,至外受炎暑,内伤辛热,腹痛则有休止,脉必数或促,二便闭而烦躁欠宁,又彰彰已。"

二、情志失调

情志不遂,则肝失条达,气机不畅,气机阻滞而痛作。大腹属太阴脾,肝气不舒常可横逆犯脾而腹痛;少腹属厥阴肝,肝经阻滞不畅而少腹痛,故而情志不遂常见大腹、少腹痛。

《太平圣惠方·卷第四十二·治七气诸方》:"夫七气者,为寒气、热气、恚气、怒气、忧气、喜气、愁气。凡此七气,积聚坚牢,大如杯盘,在心下腹中,疼痛欲死,不能饮食,时来时去,每发极甚,如有祸祟,此皆七气所生也。寒气则呕吐恶心;热气则恍惚眩乱;怒气则上焦热痛不可忍,极上抢心,短气欲死,不得气息;恚气则积在心下,不得饮食;喜气即不可疾行,不能久立;忧气则不可剧作,卧不安席;愁气则喜忘不安,故名七气也。"

《古今医统大全·卷之九十九·养生余录·谈笑》:"多笑则脏伤,脏伤则脐腹痛,久为气损。"

《万病回春·卷之二·郁证》:"气郁者,腹胁胀满、刺痛不舒,脉沉也。"

《云林神彀·卷一·郁证》:"七情气郁症,腹胁胀满痛,胸臆不通和,六脉多沉重。"

《证治汇补·腹痛》:"暴触怒气,则两胁先痛而后入腹。"

《症因脉治·卷四·腹痛论·气结腹痛》:"怒则气逆,思则气结。若人忧愁思虑,恼怒悲哀,皆能郁结成病。或气食相凝,用力劳动,起居不慎,则气亦伤结而痛作矣。"

《金匮翼·卷四·胀满统论·肝胀》:"怒动肝火,逆于中焦,其症口苦,脉弦,胁及小腹胀满或痛,发则身热气逆是也。"

《类证治裁·卷之六·胁痛论治》:"凡性急多

怒之人,常患腹胁痛。"

《医学刍言·七情治法》:"怒伤肝,腹胁胀痛,宜疏肝。"

三、饮食失宜

脾主大腹,胃、大肠、小肠皆在腹中。饮食失宜,或过寒,或过热,或过饥,或过饱,或饮食不洁,皆可损伤脾胃,导致腹中气机不和而腹痛。

《金匮要略·果实菜谷禁忌并治第二十五》:"贪食、食多不消,心腹坚满痛。"

《三因极一病证方论·卷之九·不内外因心痛证》:"久积心腹痛者,以饮啖生冷果实,中寒不能消散,结而为积。"

《丹溪治法心要·卷八·腹胀痛》:"小儿食积腹硬……小儿好食粽成腹痛。"

《秘传证治要诀及类方·卷之二·诸伤门·伤食》:"伤食腹痛胀满,大便不通,遂成食积。"

《普济方·卷一百二十一·伤寒门·伤寒总论》:"夹食伤寒证候,按《病源》云:下后六七日不大便,烦热腹满而痛,为胃中有干粪,亦夹宿食故也。审如是,则夹食伤寒即太阴证。腹满时痛,桂枝汤加大黄者是也。"

《奇效良方·卷之六十四·小儿门·食》:"如食伤,因饱食不节,或为冷硬之物,或油腻之物,致令头疼发热,呕吐宿食,肚疼。"

《古今医鉴·卷之十·腹痛》:"如饮食过伤而腹痛者,宜利气丸下之。"

《医方考·卷四·伤食门第二十九·附子理中汤》:"口食冷物,客寒犯胃,中焦痛甚,脉沉迟者,急以此方主之。凡吞冰饮泉及一切冷物,食之过其分量,则寒气凝于中焦,故令肚腹大痛。"

《万病回春·卷之二·饮食》:"伤食者,只因多餐饮食,脾虚运化不及,停于胸腹,饱闷恶心,恶食不食,嗳气作酸,下泄臭屁,或腹痛吐泻。"

《云林神彀·卷一·伤食》:"饮食过多脾胃伤,伤食夹气感寒凉,肚腹胀痛发寒热,消食发表顺气良……饮食冷停积,寒凉伤太阴,呕哕腹痞痛,消散病难侵……酒食被人劝饮多,胸腹胀痛怎奈何,盐花擦牙水漱咽,如汤沃雪笑呵呵。"

《证治准绳·杂病·诸伤门·伤饮食》:"久困于酒,遂成酒积,腹痛泄泻,或暴饮有灰酒亦能致然,并宜酒煮黄连丸。"

《考证病源·考证病源七十四种·病因赋》:"腹痛者,寒气而或食停。"

《考证病源·考证病源七十四种·腹痛者寒气而或食停》:"先食热物,后食寒物而作痛者,冷热不调也。"

《医学入门·外集·卷四·杂病提纲》:"若外不受寒,止是内伤生冷,腹痛呕泻。"

《景岳全书·卷之二十五心集·杂证谟·心腹痛》:"大人小儿,或素因口腹不节,致伤脾胃,以后或寒或食,凡有所触即为腹痛,屡发不已,或为胀满、食减等证。"

《医灯续焰·卷十六·小儿脉证第七十八·乳哺》:"乳母尤宜谨节。饮食下咽,乳汁便通。情欲中动,乳脉便应。儿得此乳,疾病立至。不吐则泻,不疮则热,惊搐夜啼,口糜腹痛诸疾,所由来矣。"

《医灯续焰·卷二十一·尊生十二鉴》:"《食治通说》云:好食生冷者,将为腹痛、心疼、呕吐、泄痢之疾。"

《医贯·卷之六·后天要论·伤饮食论》:"如有食积,肠腹绞痛,手不可按者。"

《辨证录·卷之二·腹痛门》:"人有多食生冷燔炙之物,或难化之品,存于腹内作痛,手按之而痛甚者,此食积于肠,闭结而不得出,有燥屎之故也。"

《冯氏锦囊秘录·杂症大小合参卷五·方脉泄泻合参·葛花解醒汤》:"曲蘖之积,令人腹痛,盖中州受伤气逆而湿郁也。"

《张氏医通·卷二·诸伤门·伤饮食》:"因忧气食湿黏结于中脘,发热,腹皮底微痛,心下痞满,不思饮食,食之不化,常常痞气,木香化滞汤。若冷食停蓄,心腹暴痛作胀,当用红丸子、备急丸温下之。伤蟹腹痛者,丁香、紫苏、生姜。"

《张氏医通·卷五·诸痛门·腹痛》:"其或清痰留滞于胸膈之间,食积郁结于肠胃之内,皆能令人腹痛。"

《张氏医通·卷十二·婴儿门下·腹痛》:"亦有乳食停滞而腹胀痛者。"

《症因脉治·卷四·腹痛论·食积腹痛》:"饮食不节,或饥饱伤损,或饱时强食,或气食相凝,或临卧多食,皆成腹痛之症也。"

《症因脉治·卷四·腹痛论·酒积腹痛》:"其

人浩饮无度，谷肉留滞于中，热气聚积于内，湿热伤脾，则酒积腹痛之症作矣。"

《症因脉治·卷四·腹痛论·热积腹痛》："或膏粱酒热，日积于中，或心肝火动，煎熬于内，或多食过饱，停积发热，凡此皆热积腹痛之症也。"

《症因脉治·卷四·腹痛论·寒积腹痛》："真阳不足，身受寒邪，口伤生冷，胃阳不能腐熟消化，则寒积凝滞，不得宣行，而腹痛矣。"

《不居集·上集卷之十七·杂证各种痰·酒痰》："饮酒太过，干呕嗳气，腹痛作泻。"

《不居集·下集卷之十二·酒伤·纵酒成劳》："阳虚者纵饮之，则性不足以扶阳，而质留为水，故寒者愈寒，而病为臌胀、泄泻、腹痛、吞酸食少、亡阳暴脱等症，此酒质伤阳而然也。"

《四圣心源·卷六·杂病解中·腹痛根原》："饮食停滞，土困木郁，以致作痛。"

《医阶辨证·伤饮证辨》："伤饮茶水，腹满冷痛，小便不利。"

《医学见能·卷二·证治·饮食》："伤食腹痛，兼见吐酸嗳腐者，宿食停不去也。""小儿食积，手足热而腹痛者，脾胃不运化也。"

《医门补要·卷中·病死牛肉有毒》："病死之牛，必有毒聚之处，误食其毒处之肉，遂腹痛不止，无药针治，待死必矣。"

《脉诀乳海·卷二·脾脉歌》："脾胃而见紧脉，是为内伤生冷，木气郁于土中，不得发越，故腹痛而筋急，欲吐不吐，即呕逆也。呕逆则气扰乱于胸中而冲，冲未得疏泄，若能得一吐，则木气条达而复伸，筋自不拘，腹痛自止矣。"

《脉义简摩·卷六·王汉皋论老人脉病证治》："老人真阴不足，津液既亏，故多燥证。如嗜茶汤则生湿，嗜酒则生热，嗜坚黏食物则多积滞，大便结。故大便燥润不时，大肠燥与脾湿也。小便短者，小肠热也。小便赤浊，小肠热与膀胱湿也。脐腹时痛时缓，积滞在胃也。"

四、劳倦内伤

凡劳力过度，内伤不足，渐至阴津阳气亏损。阴津不足，则营血亦亏，脏腑经络失养，不荣则痛；阳气亏损，则中寒内生，温煦失司，筋脉拘急而致腹痛。

《金匮要略·中风历节病脉证并治第五》："夫

失精家，少腹弦急，阴头寒，目眩（一作目眶痛），发落，脉极虚芤迟，为清谷，亡血失精。脉得诸芤动微紧，男子失精，女子梦交，桂枝加龙骨牡蛎汤主之。""虚劳里急，悸、衄，腹中痛，梦失精，四肢酸疼，手足烦热，咽干口燥，小建中汤主之。""虚劳腰痛，少腹拘急，小便不利者，八味肾气丸主之。"

《太平圣惠方·卷第二十七·治虚劳里急诸方》："今劳伤内损，故腹里拘急也。"

《扁鹊心书·卷下·胎寒腹痛》："脏气虚则生寒，寒甚则腹痛，亦有胎中变寒而痛者。"

《简明医彀·卷之四·虚损·脱阳》："此由斫丧过度，肾水亏竭，相火独炽，不能摄精，易于倾泄。或吐泻大病后；或伤寒证新瘥，交接狂纵，忽致脱绝。其证四肢厥冷，小腹急痛，外肾吊缩，短气不续，冷汗神昏。"

《简明医彀·卷之五·腹痛》："夫腹痛之证，多因劳役过甚，饮食失节，中气不足，寒气乘虚而客之，故卒然而作大痛。"

《辨证录·卷之二·腹痛门》："人有腹痛，从右手指冷起，渐上至头，如冷水浇灌，由上而下，而腹乃大痛，既而遍身大热，热退则痛止，或食或不食，或过于食而皆痛也。初则一年一发，久则一月一发，发久则旬日一发也。用四物汤加解郁之药不应，用四君子汤加消积之药又不应，用二陈汤加消痰破气和中之药复不应，人以为有瘀血存焉，谁知是阳气大虚乎。盖四肢为诸阳之末，而头乃诸阳之会，阳虚恶寒，阴虚恶热，阳虚而阴来乘之，则发寒，阴虚而阳往乘之，则发热。今指冷而上至于头，明是阳不能敌阴，以失其健运而痛乃大作。痛作而热者，寒极变热也。及其寒热两停，阴阳俱衰，两不相斗，故热止而痛亦止也。"

《张氏医通·卷二·诸伤门·劳倦》："内伤末传寒中，病似外感阴证，腹胀胃脘当脐痛，四肢与两胁拘急，膈噎不通。"

《症因脉治·卷四·腹痛论·血虚腹痛》："或瘦人多火，阴血日涸，或去血过多，阴分日亏，或忧思过度，煎熬真阴，则诸经凝泣而腹痛矣。"

《症因脉治·卷四·腹痛论·气虚腹痛》："或久病汗下，久泻伤元，劳形气散，饥饿损伤，或急于奔走，或勉强行房，气道虚损，则腹为之痛矣。"

《不居集·下集卷之十二·酒伤·纵酒泄泻》："阳虚之人，脾虚不能胜湿，而湿胜则能生寒，阳气因寒所以日败,胃气因湿所以日虚。其症则形容渐羸,饮食渐减,或脉见弦细,或口体常怯寒,或脐腹常有隐痛,或眩晕常多困倦,或不安于五鼓,或加甚于秋冬,但无热症可据,而常多飧泄者,总属虚寒也。"

《虚损启微·卷上·诸虚见症》:"少腹拘急,小便牵痛,真阳内衰也。"

《金匮翼·卷三·虚劳统论·脾劳》:"脾劳之证,食不化,心腹痞满,呕吐吞酸,面色痿黄。甚者心腹常痛,大便泄利,手足逆冷,骨节酸疼,日渐消瘦,由脾胃久积风冷之气所致,亦名冷劳。"

《验方新编·卷五·肚腹·肚腹畏寒》:"肚腹容易受寒,动辄疼痛不已,甚至寒中三阴,命在须臾,迟则难救。此下部虚损,真阳不足,命门火弱故也。"

五、病理产物

病理产物如瘀血、痰饮等常可导致腹痛。瘀血内生,经络内阻;痰饮内生,或夹寒,或夹热,阻滞气机,不通则痛。

1. 瘀血

《丹台玉案·卷之三·内外伤辨》:"伤寒家以外感风寒为外伤,内伤饮食劳倦为内伤矣。然而曰:内非止于饮食劳倦也,凡伤于血、伤于气、伤于精,皆非外传也,独不可以言内伤乎。盖好勇斗狠奔走负重,恃壮使力跌扑轻生,必伤于血。血之积于上,则胸膈疼;血积于中,则中脘痛;血积于下。则小腹痛。"

《张氏医通·卷五·诸血门·吐血》:"因冷饮中寒,或杂食生冷,血为寒凝而下,必腹痛色晦淡。"

《症因脉治·卷四·腹痛论·血滞腹痛》:"气血通流,人乃不病,若恼怒伤肝,思虑伤脾,焦劳伤心,甚至跌扑伤损,辛辣不禁,血乃凝滞,腹乃痛矣。"

《医碥·卷之一·杂症·蓄血》:"蓄于下,则脐腹肿痛,或如狂谵语,发黄。"

《医阶辨证·新血衄血畜辨》:"畜血,血蓄胸腹,内结满痛。"

《杂病广要·身体类·腹痛》:"如撷扑损伤而腹痛者,乃是瘀血。"

《望诊遵经·卷下·诊舌苔垢条目》:"舌苔黄黑,小腹胀痛,小便自利者,有瘀血也。"

2. 痰饮

《张氏医通·卷五·诸痛门·腹痛》:"其或清痰留滞于胸膈之间,食积郁结于肠胃之内,皆能令人腹痛。"

《症因脉治·卷四·腹痛论·痰积腹痛》:"饮食入胃,赖脾土运化,其人胃阳不能腐熟,脾阴不能运化,则停积成痰,而腹痛矣。"

《不居集·上集卷之十七·杂证各种痰·清痰》:"生于脾,多腹痛,或二便不通。"

六、运气盛衰

五脏之间存在互相生克制化,五运六气太过或不及,常可导致人体脏腑生理功能发生变化,使五脏之间的平衡发生变化,从而产生腹痛等诸多病证。

《医学纲目·卷之二十二·脾胃部·腹痛》:"运气腹痛有二:一曰土盛攻肾而痛。《经》云:岁土太过,雨湿流行,肾水受邪,民病腹痛清厥,意不乐是也。二曰火郁之发痛。《经》云:火郁之发,民病腹中暴痛是也。"

1. 五运太过与不及

《黄帝内经素问·气交变大论》:"岁土太过,雨湿流行,肾水受邪。民病腹痛,清厥意不乐,体重烦冤,上应镇星。""岁金太过,燥气流行,肝木受邪。民病两胁下少腹痛,目赤痛眦疡,耳无所闻。""岁木不及,燥乃大行,生气失应……民病中清,胠胁痛,少腹痛,肠鸣溏泄,凉雨时至,上应太白星,其谷苍。""岁火不及,寒乃大行,长政不用……复则埃郁,大雨且至,黑气乃辱,病鹜溏腹满,食饮不下,寒中肠鸣,泄注腹痛,暴挛痿痹,足不任身,上应镇星、辰星,玄谷不成。""岁土不及,风乃大行,化气不令……民病飧泄霍乱,体重腹痛,筋骨繇复,肌肉瞤酸,善怒,脏气举事,蛰虫早附,咸病寒中,上应岁星、镇星,其谷黅。"

《史载之方·卷上·少阴所胜生病·地胜》:"腹中常鸣,气上冲胸,喘,不能久立,寒热,皮肤痛,齿痛,颊肿,恶寒发热如疟,少腹中痛,腹大。"

《史载之方·卷上·太阴所胜生病·运胜》:"腹痛,清厥,意不乐,体重烦冤,肌肉萎,足萎不收,行善瘛,脚下痛,饮发中满,食减,四肢不举,腹满,溏泄,肠鸣反下,甚而大溪绝者,不治。"

《史载之方·卷上·太阴所胜生病·天胜》："胸中不利,阴萎,气大衰而不起,不用,当其时,反腰脽痛,动转不便,心下痞满,少腹痛,时害于食,胕肿,骨痛,阴痹,阴痹者,按之不得,腰脊头项痛,时眩,大便难,阴气不用,饥不欲食,咳唾则有血,心如悬。"

《史载之方·卷上·太阴所胜生病·地胜》："饮积,心痛,耳聋,浑浑焞焞嗌肿,喉痹,阴病血见,少腹痛肿,不得小便,病冲头痛,目似脱,项似拔,腰似折,髀不可以回,腘如结,腨如别。"

《史载之方·卷上·阳明所胜生病·运胜》："两胁下少腹痛,目眦痛,皆疡,耳无所闻,体重烦冤,胸痛引背,两胁满,且痛引少腹,甚则喘逆气咳,肩背痛,尻阴股膝髀腨胻足皆病。"

《史载之方·卷上·阳明所胜生病·天胜》："胁痛,目赤,掉振鼓栗,筋痿,不能久立,小便变,寒热如疟,甚则心痛,左胠胁痛,寒清于中,感而疟咳,腹中鸣,注泄鹜溏,心胁暴痛,不可反侧,嗌干,面尘,腰痛,丈夫癫疝,妇人少腹痛,目昧,眦疡,疮痤痈。"

《史载之方·卷上·少阳所胜生病·地胜》："注泄赤白,少腹痛,溺赤,甚则血便,少阴同候。"

《脉诀汇辨·卷八·太过之纪·木曰发生之纪》："谓壬子、壬午、壬寅、壬申、壬辰、壬戌六年也。岁木太过,风气流行,脾土受邪,偃木飞砂,草木早生,岁星明见。民病腹痛,濡泄饮食,上走两胁,膈噎不通,胃脘当心而痛,甚则忽忽眩冒巅疾。"

《脉诀汇辨·卷八·不及之纪·水曰涸流之纪》："谓辛丑、辛未、辛巳、辛亥四年也。岁水不及,湿气妄行,肾反受邪,阴雨淋溃,雪霜晚降,镇星光芒。民病膝痛胫肿;复则风令大举,脾土受制,腹痛濡泄。"

《医门补要·五运六气全图要诀·逐年主运主病》："主运土被木克,主病善揞,四肢不举,肉缩胸满,食少腹痛,肠鸣便泻,足痛。"

《医门补要·附载·五运六气全图要诀·逐年客运主病》："客运土气所克,肾水受病,腹痛身重,足冷烦躁。""客运金气所克,肝木受病,胁痛胸痛腹疼,目病耳聋,身重烦躁。"

2. 六气的胜负

《黄帝内经素问·五常政大论》："太阴司天,湿气下临,肾气上从,黑起水变,埃冒云雨,胸中不利,阴痿气大衰而不起不用。当其时反腰脽痛,动转不便也,厥逆。地乃藏阴,大寒且至,蛰虫早附,心下痞痛,地裂冰坚,少腹痛,时害于食,乘金则止水增,味乃咸,行水减也。"

《黄帝内经素问·本病论》："少阳不退位,即热生于春,暑乃后化,冬温不冻,流水不冰,蛰虫出见,民病少气,寒热更作,便血上热,小腹坚满,小便赤沃,甚则血溢。"

《黄帝内经素问·至真要大论》："岁少阴在泉,热淫所胜,则焰浮川泽,阴处反明。民病腹中常鸣,气上冲胸,喘不能久立,寒热皮肤痛,目瞑齿痛颊肿,恶寒发热如疟,少腹中痛腹大,蛰虫不藏。岁太阴在泉,草乃早荣,湿淫所胜,则埃昏岩谷,黄反见黑,至阴之交。民病饮积,心痛,耳聋浑浑焞焞,嗌肿喉痹,阴病血见,少腹痛肿,不得小便,病冲头痛,目似脱,项似拔,腰似折,髀不可以回,腘如结,腨如别。岁少阳在泉,火淫所胜,则焰明郊野,寒热更至。民病注泄赤白,少腹痛溺赤,甚则血便。少阴同候……阳明司天,燥淫所胜,则木乃晚荣,草乃晚生,筋骨内变,民病左胠胁痛,寒清于中,感而疟,大凉革候,咳,腹中鸣,注泄鹜溏,名木敛,生菀于下,草焦上首,心胁暴痛,不可反侧,嗌干面尘腰痛,丈夫癫疝,妇人少腹痛,目昧眦,疡疮痤痈,蛰虫来见,病本于肝。太冲绝,死不治……厥阴之胜,耳鸣头眩,愦愦欲吐,胃膈如寒,大风数举,倮虫不滋,胠胁气并,化而为热,小便黄赤,胃脘当心而痛,上支两胁,肠鸣飧泄,少腹痛,注下赤白,甚则呕吐,膈咽不通。少阴之胜,心下热善饥,脐下反动,气游三焦,炎暑至,木乃津,草乃萎,呕逆躁烦,腹满痛溏泄,传为赤沃……少阳之胜,热客于胃,烦心心痛,目赤欲呕,呕酸善饥,耳痛溺赤,善惊谵妄,暴热消烁,草萎水涸,介虫乃屈,少腹痛,下沃赤白……厥阴之复,少腹坚满,里急暴痛,偃木飞沙,倮虫不荣,厥心痛,汗发呕吐,饮食不入,入而复出,筋骨掉眩清厥,甚则入脾,食痹而吐。冲阳绝,死不治。少阴之复,燠热内作,烦躁鼽嚏,少腹绞痛,火见燔炳,嗌燥,分注时止,气动于左,上行于右,咳,皮肤痛,暴喑心痛,郁冒不知人,乃洒淅恶寒,振栗谵妄,寒已而热,渴而欲饮,少气骨痿,隔肠不便,外为浮肿哕噫,赤气后化,流水不冰,热气大行,介虫不复,病痱胗疮疡,痈疽痤痔，甚则入肺，咳而鼻渊。天府绝，死不治……厥阴在泉，客胜则大关节不利，内为痉强拘瘛，外为不便；主胜则筋骨繇并，腰腹时痛……少阳在泉，客胜则腰腹痛而反恶寒，甚则下白溺白；主胜则热反上行而客于心，心痛发热，格中而呕。少阴同候。阳明在泉，客胜则清气动下，少腹坚满而数便泻；主胜则腰重腹痛，少腹生寒，下为鹜溏，则寒厥于肠，上冲胸中，甚则喘不能久立……"

《史载之方·卷上·六气复而生病·少阴之复》："燠热内作，烦躁鼽嚏，少腹绞痛，火见燔焫，嗌燥，分注时止，气动于左，上行于右，咳，皮肤痛，暴暗，心痛，郁冒不知人，乃洒淅恶寒振栗，谵妄，寒已而热，渴而欲饮，少气，骨痿，膈肠不便，外为浮肿，哕噫，疮疡痈痤，甚则入肺，咳而鼻渊。"

《素问要旨论·卷第四·元相胜复篇第五·六气所胜用药》："凡此之用，先有其胜，后行其复。所谓其复者，过也（旧经）。风复则少腹坚满，里急暴痛，偃木飞砂，裸虫不荣，厥心痛，汗发，呕吐，饮食不入，入而复出，筋骨掉眩（肉中动也），清厥，甚则入脾，食痹而吐。冲阳绝，死不治。热复则燠热内作，烦躁，鼽嚏，少腹绞痛，火见燔焫，嗌燥，分注时止，气动于左，上行于右，咳，皮肤痛，暴暗，心痛，郁冒不知人，洒淅恶寒，振栗谵妄，寒已而热，渴而欲饮，少气，骨痿，膈肠不便，外为浮肿，哕噫，赤气后化，热气大行，介虫不复，病痱胗疮疡，痈疽痤痔，甚则入肺，咳而鼻渊。天府绝，死不治。"

《儒门事亲·卷十·大寒子上初之气》："初之气为病，多发咳嗽、风痰、风厥、涎潮痹塞、口喎、半身不遂、失音、风癫、风中，妇人胸中留饮、两脐腹微痛、呕逆恶心、旋运惊悸、狂惕、心风、搐搦、颤掉。"

《医门补要·五运六气全图要诀·己亥二年六气主客图》："卯酉二年阳明燥金司天，主病疟疾，腹痛腹鸣，腹痛便泻，心疼喉干，腰痛癫疝，目昧疮疡。少阴君火在泉，主病气喘，腹鸣，皮肤痛，目下肿，目眲齿痛，腹痛，腹肿，疟疾。

辰戌二年太阳寒水司天，主病善悲，疮疡心痛，失血鼻衄，便血眩仆，善噫喉干，胸腹满，肘挛腋肿。太阴湿土在泉，主病饮积心痛，耳聋喉肿，喉痹，便血，溺闭，腹肿痛，头痛，腰膝痛难动，足胕痹。

已亥二年厥阴风木司天，主病脘痛，喉肿舌强

腹胀，便泻，成瘕。少阳相火在泉，痢疾，腹痛，溺血。"

七、其他病因

饮食不洁，肠中生虫，功动窜扰，腑气不通则痛。饮食不慎，毒药入口，脏腑气乱，亦致腹痛。蛊毒、尸疰、痧毒等自然界中秽物邪毒，如不慎中之，扰乱气机可致腹痛。它如古人饮服丹药养生，有时可致乳石发动而心腹痛作。

1. 虫积

《脉经·卷六·心手少阴经病证第三》："心腹痛，懊憹，发作肿聚，往来上下行，痛有休作，心腹中热，苦渴，涎出者，是蛔咬也。"

《诸病源候论·九虫病诸候·蛔虫候》："蛔虫者……其发动则腹中痛，发作肿聚，去来上下，痛有休息，亦攻心痛。口喜吐涎及吐清水，贯伤心者则死。"

《三因极一病证方论·卷之九·不内外因心痛证》："及其脏寒生蛔致心痛者，心腹中痛，发作肿聚，往来上下，痛有休止，腹热涎出，病属不内外因。"

《景岳全书·卷之三十五天集·杂证谟·诸虫》："虫之为病，其类不一，或由渐而甚，或由少而多，及其久而为害，则为腹痛食减，渐至羸瘠而危者有之。"

《简明医毂·卷之三·诸虫》："人腹之虫有九。曰：伏、蛔、白、肉、肺、胃、弱、赤、蛲虫是也……患者心腹疼痛，胀满少食，呕吐清水，日渐羸瘦，眼眶鼻下青黑，是其候也。"

《张氏医通·卷十一·婴儿门上·蛔》："曹氏云：蛔者九虫之一，因脏腑虚弱及伤甘肥生冷，致蛔不安。动则腹中攻痛，或作或止，口吐涎水，贯心则死。"

《症因脉治·卷四·腹痛论·虫积腹痛》："脾为太阴，专主于腹，喜燥恶湿。若脾胃湿热，则水谷停留，湿热化生，虫积易成，而腹痛矣。"

《医碥·卷之二·杂症·虫》："一人心腹痛，百药不效，惟手捶即止，以捶则震动，虫惊畏而止也，不捶又作，取虫而愈。"

《望诊遵经·卷下·诊口形容条目》："人之涎下者，虫动也。吐涎心痛，发作有时者，蛔之为病也。蛔心痛，心腹中痛，发作肿聚，往来上下行，痛

有休止,腹中热,善涎出者,是蛔咬也。"

《形色外诊简摩·卷下·外诊杂法类·诊唇法》:"凡腹痛喜渴,面有白斑如钱大,或唇色淡白,而中有红点者,其为肠胃有虫啮血无疑矣。"

2. 中毒

《望诊遵经·卷上·青色主病条目》:"烦躁如狂,心腹搅痛,头旋欲吐,面目青黑,四肢冷逆者,中砒霜之毒也。"

《望诊遵经·卷下·诊唇气色条目》:"唇口青黑,吐逆,肠腹绞痛不可忍,发狂,七窍迸血,或外肾胀大者,中砒霜之毒也。"

3. 秽恶邪毒

《医学纲目·卷之三十七·小儿部·心主热》:"痘腹痛多是痘毒,当临证消息。"

《张氏医通·卷九·杂门·臭毒》:"臭毒,俗名发痧,皆由中气素亏之故。盖脾胃之所喜者香燥,所恶者臭湿。今脾胃真气有亏,或素多湿郁,所以不能主持,故臭恶之气,得以直犯无禁,发则腹痛,不能饮食……又脾虚挟火,兼犯秽气,则心腹扰痛。"

《张氏医通·卷九·杂门·番痧》:"尝考方书,从无痧证之名,惟触犯臭秽,而腹痛呕逆。"

《症因脉治·卷四·腹痛论·痧胀腹痛》:"或沿海之地,或山岚之间,或风木之邪,燥金之胜,一切不正之气,袭人肠胃,则为痧毒而腹痛作矣。"

《金匮翼·卷四·尸疰·五尸》:"恶气所发,一病而五名也。其症令人寒热淋沥,沉沉默默,无处不恶。或腹痛胀急,不得气息,上冲心胸及攻两胁;或垒块踊起,或牵引腰脊是也。其得之疾速,如飞走状者,名曰飞尸。停遁不消,去来无时者,名曰遁尸。沉痼在人脏腑者,名曰沉尸。冲风则发者,名风尸。隐伏积年不除者名伏尸。然虽有五者之名,其为鬼恶邪气则一也。亦可通以一法治之。"

《杂病源流犀烛·卷二十·邪祟病源流》:"何谓客忤?即中恶之类,多于道路得之,亦由感触邪恶之气,故即时昏晕,心腹绞痛胀满,气冲心胸,不速治,亦能杀人……何谓鬼击、鬼打、鬼排?卒着鬼气,如刀刃刺击,或如杖打之状,胸腹间痛不可按,排击处亦痛,甚则吐衄下血。此等病,皆来之无渐,卒然而死者。"

《杂病源流犀烛·卷二十一·痧胀源流》:"其

始感于肌表,人自不知,则入半表半里,故胸闷、呕吐、腹痛也……且痧症必分凉热……犯太阴,则腹痛身凉;犯厥阴,则少腹或胁胸痛,亦身凉……如先吐泻而心腹绞痛,其痧从秽气而发为多也。先心腹绞痛而吐泻,其痧从暑气而发为多也。"

《医学见能·卷一·证治·大腹》:"腹中猝痛,由伤邪祟而得者,皆血乱正气也。"

4. 乳石发动

《太平圣惠方·卷第三十八·治乳石发动心膈痞满腹痛诸方》:"治乳石发动,因服冷药太过,致心膈痞满,腹内疼痛,不思饮食。""乳石发动,大肠壅滞,心膈痞满,腹痛烦热。""乳石发动,头痛烦闷,心膈痞满,腹内妨痛。"

《太平圣惠方·卷第三十八·治乳石发动心腹痛噤诸方》:"夫服乳石之人,膈间有寒,胃管有热,寒热相搏,气逆攻腹乘心,故心腹痛。其寒气盛胜于热气,荣卫痞涩不通,寒气内结于心,故心腹痛而心噤寒也。"

【辨病机】

腹中有肝、胆、脾、肾、大小肠、膀胱等脏腑,并为足三阴、足少阳、手足阳明、冲、任、带等经脉循行之处。风寒暑湿燥火六淫外袭,情志失调,饮食不节(洁)等因素皆可导致脏腑功能失调,使气血郁滞,脉络痹阻,不通则痛。寒凝、火郁、食积、气滞、瘀血皆可为腹痛的病理因素,其中寒凝最为主要,外受寒邪或中虚脏寒,可使气血郁滞,经络痹阻,筋脉拘急而痛。腹痛病理因素不外寒、热、虚、实四端,四者往往互相错杂,或寒热错杂,或虚实夹杂,或为虚寒,或为实热,亦可互为因果,互相转化。总之,腹痛的基本病机为脏腑气机阻滞,气血运行不畅,经脉痹阻,不通则痛,或脏腑经脉失养,不荣则痛。

一、寒袭论

早在《黄帝内经素问·举痛论》中就有寒邪凝滞的病机论述。寒邪是腹痛的主要病理因素,侵袭人体可使人体筋脉拘急而痛作,随其侵袭之处不同,疼痛部位或疼痛形式也有所差别。当人体正气不足之时,容易受到寒邪侵袭,此即正虚寒客。素体阳虚之人,容易有中虚脏寒之证,此即阳虚寒凝。另外,寒热可同处于人体而表现为寒热错杂,此即寒热失调。

1. 寒邪凝滞论

《黄帝内经素问·举痛论》:"帝曰:愿闻人之五脏卒痛,何气使然?岐伯对曰:经脉流行不止,环周不休,寒气入经而稽迟,泣而不行,客于脉外则血少,客于脉中则气不通,故卒然而痛……寒气客于厥阴之脉,厥阴之脉者,络阴器系于肝,寒气客于脉中,则血泣脉急,故胁肋与少腹相引痛矣。厥气客于阴股,寒气上及少腹,血泣在下相引,故腹痛引阴股……寒气客于小肠,小肠不得成聚,故后泄腹痛矣。热气留于小肠,肠中痛,瘅热焦渴则坚干不得出,故痛而闭不通矣。"

《诸病源候论·解散病诸候·解散心腹痛心懔候》:"其寒气盛,胜于热气,荣卫秘涩不通,寒气内结于心,故心腹痛而心懔寒也。其状:心腹痛而战懔,不能言语是也。"

《诸病源候论·积聚病诸候·积聚心腹痛候》:"积者阴气,五脏所生,其痛不离其部,故上下有所穷已。聚者阳气,六腑所成,故无根本,上下无所留止,其痛无有常处。此皆由寒气搏于脏腑,与阴阳相击下上,故心腹痛也。"

《诸病源候论·霍乱病诸候·霍乱心腹痛候》:"霍乱而心腹痛者,是风邪之气客于脏腑之间,冷气与真气相击,或上攻心,或下攻腹,故心腹痛也。"

《诸病源候论·妇人妊娠病诸候·妊娠小腹痛候》:"妊娠小腹痛者,由胞络宿有冷,而妊娠血不通,冷血相搏,故痛也。"

《诸病源候论·小儿杂病诸候·心腹痛候》:"小儿心腹痛者,肠胃宿挟冷,又暴为寒气所加,前后冷气重沓,与脏气相搏,随气上下,冲击心腹之间,故令心腹痛也。"

《太平圣惠方·卷第十二·治伤寒心腹胀痛诸方》:"夫伤寒心腹胀痛者,由其人脏腑久冷,因染斯疾,未得汗间,心神烦热,遂服凉药及饮冷水,伤于心脾,动于风冷,故令心腹胀痛也。或有经吐下以后不解,内外有热,亦心腹胀痛,此为内有结实故也。"

《太平圣惠方·卷第九十六·食治心腹痛诸方》:"夫心腹痛者,由寒客于脏腑之间,与气血相搏,随气上下,攻击心腹而痛。脏气虚邪,气胜停积成疾,故令心腹痛也。宜以食治之。"

《圣济总录·卷第一十七·风入腹拘急切痛》:"论曰:风入腹拘急切痛者,风邪搏于阴经也。风邪搏于阴经,则肠缩蜷,肠缩蜷则绌急。风寒之气,与正气相击,故里急而切痛也。"

《素问玄机原病式·六气为病·寒类》:"坚痞腹满急痛:寒主拘缩,故急痛也。"

《玉机微义·卷三十二·腹痛门·〈内经〉叙腹痛所因》:"'举痛论'云……按本论具以上病形异候,皆寒气所因甚详,宜玩本文,唯痛而闭不通为热气留于小肠,肠中痛,瘅热,焦渴,则坚干不得出,为热痛,此述病机寒热皆能为痛也。盖寒痛者多,热痛者少。"

《医学原理·卷之七·肚腹门·治腹痛方》:"寒邪凝泣不舒,以致腹作痛者。"

《古今医统大全·卷之二十二·痼冷门·病机叙论》:"坚痞腹满急病,寒主拘缩,故急痛也。"

《寿世保元·卷五·腹痛》:"夫腹痛,寒气客于中焦,干于脾胃而痛者。"

《简明医彀·卷之七·小腹痛》:"妇人小腹为冲任之脉,血之海。忽感严凝之寒,客于脉络则气血留滞,激搏而痛。"

《张氏医通·卷五·诸血门·吐血》:"因冷饮中寒,或杂食生冷,血为寒凝而下,必腹痛色晦淡。"

《四圣心源·卷六·杂病解中·腹痛根原》:"腹痛者……而究其根原,总属湿寒。"

《杂病源流犀烛·卷十四·寒病源流》:"痼冷,寒邪久伏病也。凡人或冒雨雪,或涉冰渊,或晨行旷野,或夜深露坐,或衣被一时不及,或饮食耐冷强吞,而一股寒冷之邪,自外入里,又一时不即透发,以致辗转深陷,或伏于经络,或伏于脏腑。及其发也,或腹痛,或遍身肢节拘急痛(宜附子理中汤)。"

《医医偶录·卷二·肝部》:"小腹痛者,寒结下焦也,暖肝煎、奔豚丸主之。"

2. 正虚寒客论

《诸病源候论·腹痛病诸候·腹痛候》:"腹痛者,由腑脏虚,寒冷之气,客于肠胃、募原之间,结聚不散,正气与邪气交争相击,故痛。"

《诸病源候论·腹痛病诸候·久腹痛候》:"久腹痛者,脏腑虚而有寒,客于腹内,连滞不歇,发作有时。发则肠鸣而腹绞痛,谓之寒中,是冷搏于阴经，令阳气不足，阴气有余也。"

《诸病源候论·心腹痛病诸候·心腹痛候》："心腹痛者，由腑脏虚弱，风寒客于其间故也。邪气发作，与正气相击，上冲于心则心痛，下攻于腹则腹痛，上下相攻，故心腹绞痛，气不得息。"

《诸病源候论·心腹痛病诸候·久心腹痛候》："久心腹痛者，由寒客于腑脏之间，与血气相搏，随气上下，攻击心腹，绞结而痛。脏气虚，邪气盛，停积成疹，发作有时，为久心腹痛也。然心腹久痛，冷气结聚，连年积岁，日月过深，变为寒疝。"

《诸病源候论·心腹痛病诸候·心腹相引痛候》："心腹相引痛者，足太阴之经与络俱虚，为寒冷邪气所乘故也。足太阴是脾之脉，起于足大指之端，上循属脾，络胃；其支脉，复从胃别上注心。经入于胃，络注于心。此二脉俱虚，为邪所乘，正气与邪气交争，在于经则胃脘急痛，在于络则心下急痛。经络之气往来，邪正相击，在于其间，所以心腹相引痛也。"

《诸病源候论·痢病诸候·痢后腹痛候》："痢后腹痛者，体虚受风冷，风冷入于肠胃，则痢后腹痛。是脏气犹虚，风冷余热未尽，脏腑未平腹，冷气在内，与脏腑相搏，真邪相击，故令腹痛也。"

《诸病源候论·疝病诸候·寒疝腹痛候》："此由阴气积于内，寒气结搏而不散，腑脏虚弱，故风邪冷气与正气相击，则腹痛里急，故云寒疝腹痛也。"

《诸病源候论·疝病诸候·寒疝心腹痛候》："此由腑脏虚弱，风邪客于其间，与真气相击，故痛。其痛随气上下，或上冲于心，或在于腹，皆由寒气所作，所以谓之寒疝心腹痛也。"

《诸病源候论·血病诸候·大便下血候》："此由五脏伤损所为。脏气既伤，则风邪易入，热气在内，亦大便下血，鲜而腹痛。"

《诸病源候论·妇人杂病诸候·小腹痛候》："小腹痛者，此由胞络之间，宿有风冷，搏于血气，停结小腹。因风虚发动，与血相击，故痛。"

《诸病源候论·妇人杂病诸候·月水来腹痛候》："妇人月水来腹痛者，由劳伤血气，以致体虚，受风冷之气，客于胞络，损冲任之脉，手太阳、少阴之经。冲脉、任脉皆起于胞内，为经脉之海也；手太阳小肠之经，手少阴心之经也，此二经共为表里，主下为月水。其经血虚，受风冷，故月水将下

之际，血气动于风冷，风冷与血气相击，故令痛也。"

《诸病源候论·妇人妊娠病诸候·妊娠心腹痛候》："妊娠心腹痛者，或由腹内宿有冷疹，或新触风寒，皆因脏虚而致发动。邪正相击，而并于气，随气上下，上冲于心则心痛，下攻于腹则腹痛，故令心腹痛也。"

《诸病源候论·妇人妊娠病诸候·妊娠腰腹痛候》："肾主腰脚，其经虚，风冷客之，则腰痛；冷气乘虚入腹，则腹痛。故令腰腹相引而痛不止，多动胎。腰痛甚者，则胎堕也。"

《诸病源候论·妇人产后病诸候·产后腹中痛候》："产后脏虚，或宿挟风寒，或新触冷，与气相击搏，故腹痛，若气逆上者，亦令心痛、胸胁痛也，久则变成疝瘕。"

《诸病源候论·小儿杂病诸候·寒热往来腹痛候》："风邪外客于皮肤，内而痰饮渍于腑脏，血气不和，则阴阳交争，故寒热往来。而脏虚本挟宿寒，邪入于脏，与寒相搏，而击于脏气，故寒热往来而腹痛也。"

《太平圣惠方·卷第五·治脾脏冷气攻心腹疼痛诸方》："夫脏腑气虚，脾胃衰弱，阳气不足，阴气有余。邪冷之气，内搏于足太阴之经，伏留而不去，脾积冷气，乘之于心，正气与邪气交争，上下相击，故令心腹疼痛也。"

《太平圣惠方·卷第七·治肾脏风冷气诸方》："夫人脏腑虚损，肾气不足，则内生于寒。风邪之气乘虚所侵，入于足少阴之经，风冷相搏，伏留在脏，久而不除，攻于脐腹，胀满疼痛，故谓之风冷气也。"

《太平圣惠方·卷第七·治肾脏冷气卒攻脐腹疼痛诸方》："夫肾脏冷气卒攻脐腹疼痛者，由肾气虚弱，宿有冷疹；或久坐湿地，强力入水；或食生冷过度，触冒风寒，伤于肾经。阳气虚微，阴气独盛，邪正相系，故令卒攻脐腹，疼痛不可忍也。"

《太平圣惠方·卷第七·治肾脏虚冷气攻腹胁疼痛胀满诸方》："夫肾脏虚冷气者，由肾气不实，下焦久寒，阳气外虚，阴气内积。邪冷之气，在于脏腑，积蓄不散，上攻于脾，脾虚受之则胀，冷搏于阴经则痛。而又足少阴支脉行于两胁，今肾与脾俱虚，为邪冷所攻，致正气与邪气相击，故令腹胁疼痛胀满也。"

《太平圣惠方·卷第七·治盲肠气诸方》："夫肾者内藏于精，精含于志，与膀胱为表里，俱主于水液。其气贯于小肠，而通于阴。若人阴阳不调，脏腑衰损，将摄乖失，肾气虚微，为邪冷之气所侵，传注于小肠，则令小肠连阴疼痛。故号盲肠气也。"

《太平圣惠方·卷第四十三·治冷气心腹痛诸方》："夫冷气心痛者，由脏腑虚弱，宿有冷疹，因外触风寒，内伤饮冷，而致发动邪气与正气相搏，随其上下，若上攻于心则心痛，或下攻于腹则腹痛也。"

《太平圣惠方·卷第四十三·治心腹痛胀满诸方》："夫心腹痛胀满者，由脏虚而邪气客之，乘于心脾故也。足太阴脾之经也，脾虚则胀。足少阴肾之经也，其脉起于足小指之下，循行上络膀胱，其直者从肾上入肺，其支者从肺出络于心。今虚邪之气，客于三经，与正气相搏，积聚在内，邪气并于心脾，故令心腹痛而胀。诊其脉迟而滑者，胀满也。"

《圣济总录·卷第五十一·肾脏门·肾脏风冷气》："论曰：肾脏风冷气者，脐腹胀满疼痛是也，由肾气不足，内生阴寒，风邪冷气，客于肾经，攻于下焦，蕴积脐腹之间，故连少腹胀满而疼痛也。"

《圣济总录·卷第五十七·心腹门·心腹痛》："论曰：脏腑气虚，风寒客之，邪正相搏，故上冲于心络而为心痛。下攻于腹膜而为腹痛，上下攻击，则心腹疼痛。"

《圣济总录·卷第五十七·心腹门·心腹卒胀痛》："论曰：胃为水谷之海，足阳明之脉也。阳明之脉络属心，心胃不和，寒气乘之，则气聚于胃中，令水谷不化，胃满连心，故心腹卒胀痛也。"

《圣济总录·卷第五十七·心腹门·腹痛》："论曰：脏腑内虚，寒气客之，与正气相击，故令痛也，又有冷积不散，乍间乍甚。为久腹痛者，若重遇于寒，则致肠鸣下利。盖腹为至阴之所居，又为阴邪客搏故也。"

《圣济总录·卷第五十七·心腹门·腹胀肠鸣切痛》："论曰：腹者至阴之所居，寒气所伤，则阳衰阴盛，于是有腹胀肠鸣切痛之病，此盖脾弱胃虚，气胀满痞，冷气加之，与正气交争故也，不已则变下利之证。"

《圣济总录·卷第一百五十五·妊娠猝下血·妊娠腹痛》："论曰：妊娠脏腑虚弱，冒寒湿之气，邪气与正气相击，故令腹痛，病不已，则伤胞络，令胎不安，治法宜祛散寒湿，安和胎气，则痛自愈。"

《圣济总录·卷第一百五十五·妊娠猝下血·妊娠心腹痛》："论曰：妊娠心腹痛者，由妊娠失于将护，外受风冷，内挟宿寒，邪客于心脾之经。心之经手少阴是也，脾之经从胃别上膈，注心中是也，二经为风冷宿寒所攻，邪正交击，故令心腹俱痛，久不瘥，则妨害饮食，耗弱气血，伤动胞络。"

《玉机微义·卷三十二·腹痛门·论伤寒腹痛》："东垣曰：腹中诸痛皆因劳役过甚，饮食失节，中气不足，寒邪乘虚而入客之，故卒然而作大痛。"

《普济方·卷三百六十一·婴儿初生门·心腹痛啼》："夫卒然心腹刺痛，啼叫闷欲绝死者，盖小儿气血软弱，精神不足，忽伤贼风，遭邪气，中客忤，皆虚而得之。其证面易五色，眼睛不视，似惊痫状是也。无问大小，若阴阳顺理，荣卫和平，神守内坚，邪不干正，无诸暴疾也。或肠胃挟冷，暴为寒邪所折，邪气分争，攻冲上下，亦令心腹刺痛而啼也。"

《医学原理·卷之七·肚腹门·治腹痛方》："中气亏败，阴寒乘之而作腹痛。"

《明医杂著·卷之一·医论·心腹疼痛》："儒者沈仁文，内停饮食，外感风寒，头痛发热，恶心腹痛，用人参养胃汤加芎、芷、曲蘗、香附、桔梗，一剂诸症悉退。次日腹痛甚可畏，喜手按，痛即止。此脾气虚弱，客寒乘之而作，是内虚寒而外假热也。用香砂六君子加木香、炮姜，服之痛减六七，又以前药去二香，一钟而愈。"

《济阳纲目·卷二·中寒·论中寒本乎肾虚》："《选要》曰：夫寒者，天地严凝杀厉之气也。人以肾为根本，惟肾则受寒，惟寒则伤肾。肾气一虚，寒邪交作，急痛拘挛，战掉强直，昏迷厥冷，口噤失音，此中寒也。无汗恶寒，头痛面惨，发热拘急，手足微冷，此感寒也。霍乱转筋，洞泄下利，干呕吐逆，积饮停痰，此寒邪入于肠胃也。或为疝痕，或为脚气痿痹，或为腰膝冷痛，或为虚劳阴萎，或小腹急痛，皆寒邪所为也。"

《张氏医通·卷十一·婴儿门上·腹痛腹

胀》："小儿腹痛体瘦,面色㿠白,目无精光,手足指寒,口中气冷,不思饮食,或呕利撮口。此脾土虚而寒水所侮也。"

《医学传灯·卷上·中寒》："中寒者,寒邪不从阳经传入,直中阴经,故曰中寒。其症有轻有重,重者,脉来沉微,一息三至,腹痛唇青,四肢厥冷。此因先有房事,胃气衰微,口食寒物,鼻吸冷气,中宫不能担当,直入少阴肾脏,气冷而血不流,顷刻死矣。"

《症因脉治·卷四·腹痛论·寒气腹痛》："腹主太阴,其人阳气不足,又冒外寒。《内经》云:寒气入经,卒然而痛,此寒气之能令人腹痛也。"

《杂病源流犀烛·卷七·小肠病源流》："小肠经病也。小腹引睾丸连腰脊而痛,小肠虚,风冷乘间而入,邪气既实,则厥而上冲肝肺,控引睾丸,上而不下也(宜楝实丸、葫芦巴散)。"

3. 阳虚寒凝论

《黄帝内经灵枢·五邪》："邪在脾胃,则病肌肉痛……阳气不足,阴气有余,则寒中肠鸣腹痛。"

《太平圣惠方·卷第七·治肾脏冷气攻心腹疼痛诸方》："夫表里俱虚,脏腑衰弱,阳气不足,阴气有余,则内生于寒也。若人肾脏气虚,下焦积冷,寒冷之气,伏留在脏,乘虚上攻于心腹,故令疼痛也。"

《圣济总录·卷第五十二·肾脏积冷气攻心腹疼痛》："论曰:肾脏积冷气攻心腹疼痛者,肾虚冷之气,久积于内,阳气不足,其经厥逆,上干心络,与正气交击,故令心腹疼痛也。"

《删补颐生微论·卷之四·医案论第二十三》："腹时痛时止(阳衰则寒隔于中,阻其运行之机,邪正相拒,故时痛时止)。"

《张氏医通·卷五·诸痛门·腹痛》："汪石山治一老妇病腹痛。初从右手指冷起,渐上至头,如冷水浇灌,而腹大痛,痛则遍身大热,热退则痛止,或过食或不食皆痛。每年发一二次,近来二三日一发,远不过三五日。用四物、四君、二陈、七气,皆不应。汪诊之,脉皆微弱,似有似无,或二三至一止,或四五至一止,乃阳气大虚也。用独参五钱,入陈皮七分煎服,十数帖而愈。夫四肢者诸阳之本,头者诸阳之会。《经》曰:阳虚则恶寒。今指梢冷,逆上至头,则阳虚阴盛可知。阳虚不能健运而痛大作,痛作而复愈者,物极则反也。及其阴

阳气衰,两不相争,则热歇而痛亦息矣。故以独参汤补之,数年之病遂愈。"

《医碥·卷之五·四诊·察面》："盖肝阳不足,阴寒内凝,脾失其运行之权,故多腹中冷痛,吐泄之疾。"

《金匮翼·卷三·虚劳统论·肾劳》："肾劳之证,面黑足冷,耳聋,膝软腰痛,少腹拘急,小便不利,八味肾气丸主之。此为肾脏不足,内生寒冷。王太仆所谓肾虚则寒动于中也。"

《杂病源流犀烛·卷十四·寒病源流》："《经》曰:诸病上下,所出水液,澄澈清冷,癥瘕癫疝坚痞,腹满急痛,下利清白,食已不饥,吐利腥秽,屈伸不便,厥逆禁固,皆属于寒。《经》云:然者,以足太阳寒水,乃肾与膀胱之气,肾阳既虚,则寒水之气益泛,而一值天地杀厉之气,则两相感召,而诸寒病生焉。是寒之为病,未有不由于阳虚者也。"

《杂病源流犀烛·卷二十八·腹少腹病源流》："阳气虚而络空,冷气乘之,当脐微痛,手按则止。"

《医法圆通·卷二·女科门》："将行腹痛,行后腹痛,均是阳虚气凝。"

4. 寒热不调论

《黄帝内经灵枢·师传》："胃中寒、肠中热则胀而且泄;胃中热、肠中寒则疾饥,少腹痛胀。"

《诸病源候论·风病诸候·风入腹拘急切痛候》："风入腹拘急切痛者,是体虚受风冷,风冷客于三焦,经于脏腑,寒热交争,故心腹拘急切痛。"

《诸病源候论·虚劳病诸候·虚劳心腹痛候》："虚劳者,脏气不足,复为风邪所乘,邪正相干,冷热击搏,故心腹俱痛。"

《诸病源候论·解散病诸候·解散心腹痛心憹候》："膈间有寒,胃脘有热,寒热相搏,气逆攻腹乘心,故心腹痛。"

《诸病源候论·小儿杂病诸候·腹痛候》："小儿腹痛,多由冷热不调,冷热之气,与脏腑相击,故痛也。其热而痛者,则面赤,或壮热,四肢烦,手足心热是也;冷而痛者,面色或青或白,甚者乃至面黑,唇口、爪皆青是也。"

《太平圣惠方·卷第三十八·治乳石发动心腹痛噤诸方》："夫服乳石之人,膈间有寒,胃管有热,寒热相搏,气逆攻腹乘心,故心腹痛。其寒气

盛胜于热气,荣卫痞涩不通,寒气内结于心,故心腹痛而心噤寒也。"

《太平圣惠方·卷第四十三·治腹胀肠鸣切痛诸方》:"夫腹胀肠鸣切痛者,是食冷饮水过多,冷气侵于脾,流行入于大肠。中焦客热,下焦冷弱,胃气虚,阴阳不顺,冷热相击,所以腹胀肠鸣切痛也。"

《圣济总录·卷第四十七·胃门·胃热肠寒》:"论曰:《黄帝针经》曰,肠胃相通,疾病相连,人因饮食不节,寒温失宜,致肠胃受邪,有冷有热,疾证俱见者,则善饥小腹痛胀,为胃热肠寒之病,胃热则消谷故善饥,肠寒则血凝脉急故小腹痛,又寒则气聚,故痛而且胀。"

《普济方·卷三百九十·婴孩心腹痛等疾门·心腹痛》:"小儿腹痛者,多由冷热不调。冷热之气,与脏气相击,故为痛也。其热痛者则面赤或壮热,四肢烦,手足心热是也。冷而痛者,面色或青或白,甚者乃至面黑,唇口爪甲皆青是也。"

《医学原理·卷之七·肚腹门·治腹痛方》:"中气亏败,阴寒外乘,郁热内激,腹痛呕逆。"

《金匮翼·卷六·腹痛·冷热痛》:"冷热痛者,《经》所谓寒气客于经脉之中,与炅气相搏则脉满,满则痛而不可按也。寒气稽留,热气从上,则脉充大而血气乱,故痛甚不可按也。治之宜兼寒热而调之。"

《医法圆通·卷四·乌梅丸圆通应用法》:"一治腹痛、饮冷。夫腹痛、爪甲青,明是厥阴阴寒之气阻其真阳运行之机,邪正相攻,故见腹痛。既云寒邪,何得饮冷,必是阴极阳生,见此寒热错杂。乌梅丸寒热并用,故治之而愈。"

《脉义简摩·卷八·儿科诊略·变蒸》:"凡此时,遇寒加之,则寒热交争。腹痛夭矫啼不止者,熨之则愈。"

二、气血失调论

气机不畅,或肝气不舒,滞于脏腑经络,痹阻不通而致腹痛。血行不畅,瘀滞腹中,或阻于经脉,不通则痛。气为血之帅,气行则血行,气行逆乱则血行亦随之而乱,或气滞淤血,或气虚血停,或气血逆乱于中,则多致腹痛。

1. 气机失调

《注解伤寒论·卷六·辨少阴病脉证并治法第十一》:"少阴病,下利清谷,里寒外热,手足厥逆,脉微欲绝,身反不恶寒,其人面赤色,或腹痛……腹中痛者,去葱,加芍药二两……腹中痛,为气不通也。"

《医学入门·内集·卷一·脏腑条分》:"脾之有大络……气滞则心腹疼痛,膨胀水肿。""手阳明脉……气秘腹满切痛,外注皮肤坚硬;气滞肠中切痛或鸣,腹满大便秘涩。"

《医学入门·外集·卷四·杂病分类》:"天之气,清净不息,变为云雾,为雷雨者,山泽湿热熏蒸也。人身元气与血循环无端,彼冲击横行于脏腑之间,而为疼痛、积聚、疢癖;壅逆于胸臆之上,而为心腹刺痛等证……气滞于中,则心腹胁肋刺痛,伏梁痞块者。"

《医学实在易·卷七·哮症·积聚痞气奔豚方》:"上升下降,无论邪正之气,未有不由少阳,以少阳为阴阳之道路也,阴阳相搏,则腹痛。"

《增订通俗伤寒论·病理诊断·气血虚实·气实证》:"肠气实而下结,则有腹胀满,绕脐痛,大便燥结胶闭,或挟热下利,或热结旁流等症,甚则喘冒不得卧,潮热谵语。肝气实而上冲……下逼则有腹痛便泄、里急后重等症,甚或男子睾丸疝疼,女子小腹肿痛、阴肿、阴痛、带下、崩中。"

2. 血行失常

《妇人大全良方·卷之二十·产后恶露不尽腹痛方论第六》:"论曰:产后恶露不尽,腹痛者何?答曰:产后恶血虽常通行,或因外感五邪,内伤七气,致令斩然而止;余血停积,壅滞不行,所下不尽,故令腹痛。或新产时而取风凉,皆令风冷搏于血,血则壅滞不得宣通,蓄积在内,有时恶露不尽,故令腹痛。"

《医阶辨证·郁风血三痛辨》:"郁气痛,其状胸膈满闷,气不得升降,痛在气分。血气痛,经行腹内痛,产后少腹痛,痛在血分。血风痛,发寒热恶风自汗,经产时得之,痛在筋骨肌肉,不已则成劳。"

《医会元要·十二经所主部分》:"厥阴肝脉抵小腹,小腹痛皆血病,肝藏血故也。"

《医学见能·卷一·证治·小腹》:"小腹旁痛,以及软肋俱痛者,厥阴血不和也。"

《中西汇通医经精义·下卷·诸病所属》:"诸痛疮痒,皆属于心……凡是腹痛肢体痛,盖无不关于血分,故皆属心。"

《增订通俗伤寒论·病理诊断·气血虚实·血实证》:"实者,瘀血、蓄血是也……瘀在三焦……中焦则脘腹串痛,腰脐间刺痛痹着;下焦则少腹胀满刺痛,大便自利而黑如漆色。"

3. 气血失调

《脉经·卷四·诊百病死生诀第七》:"尺脉涩而坚,为血实气虚也。其发病腹痛、逆满、气上行,此为妇人胞中绝伤,有恶血,久成结瘕。得病以冬时,黍稷赤而死。"

《诸病源候论·妇人妊娠病诸候·妊娠腹痛候》:"腹痛皆由风邪入于腑脏,与血气相击搏所为。妊娠之人,或突破挟冷疹,或新触风邪,疹结而痛。其腹痛不已,邪正相干,血气相乱,致伤损胞络,则令动胎也。"

《诸病源候论·妇人产后病诸候·产后两胁腹满痛候》:"膀胱宿有停水,因产恶露下少,血不宣消,水血壅疹,与气相搏,积在膀胱,故令胁腹俱满,而气动与水血相击,则痛也,故令两胁腹满痛,亦令月水不利,亦令成血瘕也。"

《圣济总录·卷第一百五十一·妇人血气门·室女月水来腹痛》:"论曰:室女月水来腹痛者,以天癸乍至,荣卫未和,心神不宁,间为寒气所客,其血与气两不流利,致令月水结搏于脐腹间,疹刺疼痛,治法宜顺血气,无令蕴滞,则痛自愈。"

《圣济总录·卷第一百六十一·产后血气攻腹疼痛》:"论曰:妇人产后,冲任俱虚,气血离经,失于将理,气道行涩,恶露下少,则令人烦懊冒闷,脐腹坚痛。通行败血,升降阴阳,则病可愈。不治则变产后癥瘕羸瘦之病也。"

《普济方·卷三百三十五·妇人诸疾门·血气小腹疼痛》:"夫妇人小腹疼痛者,此由胞络之间,夙有风冷搏于血气,停结小腹,因风虚发动与血相击故痛也。夫小腹疼者,冲任脉虚,膀胱积冷,虚寒与冷气相胜,故小腹痛,黄良丸主之。在妊娠小腹痛者,由胞络宿冷,而妊娠血不行,冷气与血相搏而痛甚者,堕胎,宜与二气丸。产后脐下苦痛,缘恶露未尽,膀胱有余血击于气故痛也。"

《脉诀乳海·卷六·妊娠心腹急痛歌》:"心腹急痛面目青,冷汗气绝命必倾……池氏曰:妊娠心腹,忽然急痛,乃血干胎损,动之所致。面目青,出冷汗者,乃心与脾无血以养,而气欲绝也。[愚按]

薛立斋《妇人良方》有钩藤汤,专治妊娠胎动腹痛,面青冷汗气欲绝者,即此是也。"

三、正虚不足论

因先天不足,禀赋薄弱,或后天久病失养,劳倦内伤,致使体内正气不足,卫外不固,冷暖失调,邪易扰之;或阳气不足,温煦失司;或气血亏损,运行不畅,停而为实,所谓"至虚有盛候",皆可致腹痛。

《诸病源候论·虚劳病诸候·虚劳里急候》:"虚劳则肾气不足,伤于冲脉。冲脉为阴脉之海,起于关元,关元穴在脐下,随腹直上至咽喉。劳伤内损,故腹里拘急也。"

《诸病源候论·虚劳病诸候·虚劳心腹痛候》:"虚劳者,脏气不足,复为风邪所乘,邪正相干,冷热击搏,故心腹俱痛。"

《诸病源候论·时气病诸候·时气病瘥后交接劳复候》:"夫病新瘥者,阴阳二气未和,早合房室,则令人阴肿入腹,腹疠痛,名为交接劳复。"

《滇南本草·第一卷·山稗子》:"有妇人气血亏损,肾、肝血虚,行经头晕,耳鸣,发热,五心烦热,腰疼,肚腹冷疼,气胀,心慌怔忡,血行淡黄色,或三天已止,或五天再行,七八天又行方止。故有散经败血之名。"

四、脏腑失调论

腹痛部位在胃脘以下,耻骨毛际以上部位,大腹痛主要病位在太阴脾和阳明胃与大肠,脾胃虚弱,脏腑失调,或他脏功能失调影响脾胃,如肝气不舒,木旺克土;肾阳亏虚,火不暖土等,常致大腹痛。小腹痛病位主要在少阴肾,少腹痛病位则主要是厥阴肝,肝肾脏腑失调,常可累及脾胃,但本脏自病,则其所辖部位亦有不适,常致小腹、少腹痛作。他如,膀胱乃肾之腑,三焦乃少阳与肝胆同气相连,其腑气失调,亦常有腹痛之患。

《医碥·卷之三·杂症·腹痛》:"经脉有正有别,其别分络脏腑部位,邪在正经,则注于别络,而从脏腑所虚之部位而入焉(胸为心肺部位,肚腹脾胃部位,胠胁小腹肝胆部位,腰脊肾部位也)。邪入则气停液聚,痰血不行,脉络皆满,邪正相搏故痛。"

《脉义简摩·卷六·名论汇编·李东垣内外

伤辨脉》:"如腹痛恶寒,而脉弦者,是木来克土也,小建中主之。如脉沉细,腹痛者,是水来侮土,理中主之。"

1. 肠腑失调论

《黄帝内经太素·卷第二·摄生之二·顺养》:"胃中热,肠中寒,则疾饥,少腹痛(此胃热肠寒俱时,胃热故疾饥,肠寒故腹痛也。[平按]痛下《灵枢》《甲乙经》均有'胀'字)。"

《订正太素脉秘诀·卷上·灵枢经中撮要》:"辰为本,属小肠。其化热,其病心痛,舌强,脐腹痛也。""卯为本,属大肠。其化燥,其病大便秘涩,后重,脐腹痛也。"

《医会元要·十二经穴脉筋主病图注·手太阳小肠脉主病》:"小腹痛,小肠病也,膀胱移热于小肠,则下不得小便,上为口疮,控睾丸,腰脊上冲心,邪在小肠也。"

《脉义简摩·卷八·儿科诊略·诊肠胃寒热法》:"下利者,湿也,有寒有热,有在肠有在胃……胃中寒而肠热者,腹痛重坠,久而便出,便出即快然而衰也;胃中热而肠寒者,略一腹痛,或不腹痛,即已便出,便出复见重坠,不欲起也。"

2. 脾胃虚弱论

《黄帝内经太素·卷第二十二·九针之二·五脏刺》:"邪在脾胃,则肌肉痛……阳气不足,阴气有余,则寒中、肠鸣、腹痛。"

《圣济总录·卷第四十五·脾脏冷气攻心腹疼痛》:"论曰:足太阴、脾之经也,风冷干之,搏于脾脏,与正气相击,上冲于心则心痛,下攻于腹则腹痛,法宜温以调之。"

《圣济总录·卷第九十·虚劳心腹痛》:"论曰:虚劳之人,气弱胃虚,饮食伤动,冷气乘之,邪正相干,则腹痛不已,上干心络,故令心腹俱痛也。"

《医学原理·卷之七·肚腹门·治腹痛方》:"中气亏败,脾胃虚寒而作腹痛。"

《运气易览·卷之二·六气主病治例·五运所化之图》:"脾土受邪,病则飧泄,霍乱,体重腹痛。""脾土受邪,病飧泄,食减,体重,肠鸣,腹痛,胁满。"

《张氏医通·卷九·杂门·臭毒》:"臭毒,俗名发痧,皆由中气素亏之故。盖脾胃之所喜者香燥,所恶者臭湿。今脾胃真气有亏,或素多湿郁,所以不能主持,故臭恶之气,得以直犯无禁。发则腹痛,不能饮食……按此腹痛,乃阴邪秽气,郁遏脾胃中伏火,两邪相击而致。"

《张氏医通·卷十二·婴儿门下·腹痛》:"如腹痛面青手足冷,此脾胃虚寒。"

《症因脉治·卷四·腹痛论·痰积腹痛》:"饮食入胃,赖脾土运化,其人脾阳不能腐熟,脾阴不能运化,则停积成痰,而腹痛矣。"

《四诊心法要诀·四诊心法要诀》:"脾黄善忧……腹满肠鸣,痛而下利……黄者脾之色,故病则面色黄也……脾主腹,故病则腹满肠鸣痛而下利也。此皆脾虚之病也。"

《医学见能·卷二·证治·饮食》:"小儿食积,手足热而腹痛者,脾胃不运化也。"

3. 肝脾不调论

《太平圣惠方·卷第三·肝脏论》:"肝气盛,为血有余则目赤,两胁下痛引小腹,令人喜怒,气逆则头眩,耳聋不聪,颊肿。是肝气之实也,则宜泻之。"

《太平圣惠方·卷三·治肝气不足诸方》:"夫肝脏虚损,气血不荣,内伤寒冷,致使两胁胀满,筋脉拘急,四肢厥冷,心腹疼痛,眼目昏暗,手足常青,胸中不利,不能大息者。是肝气不足之候也。"

《四圣悬枢·卷三·痘病解第三·厥阴经证》:"厥阴以风木主令,土湿水寒,木郁风生,郁冲于上,则心疼咽痛,呕吐消渴之条见,郁陷于下,则腰疼腹痛,泄利脓血之病作……木陷于土,郁冲于前,则病腹痛……热郁于上,则咽痛而吐脓血,热郁于下,则腹痛而便脓血,热郁于经,则随在而发痈脓。"

《运气易览·卷之二·六气主病治例·五运所化之图》:"肝木克脾土,金为土之子,复能克肝木,则反脚胁暴痛,下引小腹。""肝木受邪,病则腹胁痛,目赤,体重,胸痛,胁满,引小腹,耳无闻,甚则喘咳逆气,背肩、尻阴、股膝、髀腨胻足痛。""肝木受邪,病中清,脚胁满,小腹痛,阳明溏泄。"

《古今医统大全·卷之二十三·脾胃门·四脏相乘正治论》:"肝木乘脾胃之位,胁痛口苦舌干,往来寒热而呕,多怒,四肢满闷,淋溲便难,转筋腹中急痛。"

《辨证录·卷之二·腹痛门》:"人有腹痛至急,两胁亦觉胀满,口苦作呕,吞酸欲泻,而又不可得,此乃气痛也。用寒药治之不效,热药亦不效,用补药亦不效。盖肝木气郁,下克脾土,土畏木克,而阳气不敢升腾,因之下行而无可舒泄,复转行于上而作呕,彼此牵掣而痛无已时也。"

《张氏医通·卷二·诸伤门·劳倦》:"如腹中痛,恶寒而脉弦者,是木来克土也。"

《医学传灯·卷上·青筋》:"青筋之症,恶寒发热,状似风寒,但胸腹作痛,遍身发麻,或唇口作麻,即其症也。北方谓之青筋,南方谓之乌沙。此因郁怒伤肝,木邪贼土,触动湿痰,气逆而血亦逆,故令胀痛欲死。"

《素灵微蕴·卷三·飧泄解》:"崔季长,素病腿膝寒冷,日暮环脐腹痛,胀满作泄,阳痿肩寒,服燥土疏木药愈。夏初童试,劳倦病发,吐黑血数日,饮食不甘,胀满吐泄,腹中郁热,积块坟起,泄则气块宣鸣而下,小便红涩,日夕脐腹痛连左胁,往来寒热,作酸嗳气,壅嗽生痰,四肢酸凉,膝股如冰,时常倦睡,夜卧胭中作痛,仰卧冲气上奔,左侧冲气横塞,满腹剧痛,惟右胁着席。此缘水寒土滞,金木结辖……阳衰土湿,不能蒸水化气,而与渣泽并注二肠,水渍湿旺,脾气郁陷,抑遏乙木,不得升达,木气郁冲,故作痛胀。"

《素灵微蕴·卷三·肠澼解》:"田西山,乡试旅中饮冷露卧,因病下痢,日百余次,少腹痛坠……饮食寒冷,伤其脾阳,不能蒸水化气,水谷并下,注于二肠,水气浸淫,脾土湿陷,抑遏乙木,不能升达,肝气郁冲,故生痛胀。"

《杂病心法要诀·卷五·心腹诸痛总括》:"木来乘土,腹急痛。"

《四圣心源·卷六·杂病解中·腹痛根原》:"腹痛者,土湿而木贼之也。乙木升于己土,甲木降于戊土,肝脾左旋,胆胃右转,土气回运而木气条达,故不痛也。水寒土湿,脾气陷而胃气逆,肝胆郁遏,是以痛作。

盖乙木上升,是为枝叶,甲木下降,是为根本。脾陷则乙木之枝叶不能上发,横塞地下而克己土,故痛在少腹,胃逆则甲木之根本不能下培,盘郁地上而克戊土,故痛在心胸。肝胆之经,旁循胁肋,左右并行,而三阳之病,则外归于经,三阴之病,则内归于肘。以阴盛于内而阳盛于外,故痛在脏腑者,厥阴之邪,痛在胁肋者,少阳之邪也。至于中气颓败,木邪内侵,则不上不下,非左非右,而痛在当脐,更为剧也。

此其中间,有木郁而生风热者。肝以风木主令,胆从相火化气,下痛者,风多而热少,上痛者,热多而风少。而究其根原,总属湿寒。"

"凡心腹疼痛,率因水寒土湿,木气郁冲所致。""肝主藏血,风动血耗,乙木枯槁,生意不遂,郁怒而贼脾土,则生疼痛。"

《四圣心源·卷六·杂病解中·腰痛根原》:"腰者,水之所在,腹者,土之所居,土湿而木气不达,则痛在于腹,水寒而木气不生,则痛在于腰。"

《四圣心源·卷十·妇人解·经行腹痛》:"经行腹痛,肝气郁塞而刑脾也。缘其水土湿寒,乙木抑遏,血脉凝涩不畅。月满血盈,经水不利,木气壅迫,疏泄莫遂,郁勃冲突,克伤脾脏,是以腹痛。"

《医医偶录·卷二·肝部》:"腹痛者,肝木乘脾也,芍药甘草汤主之。"

《脉义简摩·卷八 儿科诊略·小儿五脏证治》:"《内经》曰:土位之下,木气承之。土为坤,坤为腹,故脾病则腹中痛,脾疳则肚大青筋也。"

《医学摘粹·杂证要法·里证类·心腹痛》:"心腹疼痛者,土湿而木贼之也。土湿而胃胆上逆,则痛在心胸,土湿而肝脾下陷,则痛在少腹。若中气颓败,木邪内侵,则不上不下,痛在当脐,更为剧也。上痛者热多而风少,下痛者风多而热少,而究其根源,总属湿寒所致。"

《医学摘粹·附录·六气解·厥阴风木》:"木以发达为性,己土湿陷抑遏,乙木发达之气,生意不遂,故郁怒而克脾土,风动而生疏泄。凡腹痛下利,亡汗失血之证,皆风木之疏泄也。"

《医学衷中参西录·医论》:"太阳病误下之后,外感之邪固可乘虚而入太阴,究之,脾土骤为降下所伤,肝木即乘虚而侮脾土,腹中之满且痛,实由肝脾之相龃龉也。"

《增订通俗伤寒论·病理诊断·伤寒诊法》:"若肝病须按两胁,两胁满实而有力者,肝平;两胁下痛引小腹者,肝郁。"

4. 肾脏失调论

《诸病源候论·虚劳病诸候·虚劳失精候》:"肾气虚损,不能藏精,故精漏失。其病小腹弦急,阴头寒,目眶痛,发落。"

《太平圣惠方·卷第七·肾脏论》:"肾气不足则腰背冷,胸内痛,耳鸣或聋,足冷厥,小腹痛,是为肾气之虚也,则宜补之。"

《圣济总录·卷第五十一·肾脏门·肾虚》:"论曰:肾主水,受五脏六腑之精而藏之。若肾气虚弱,则足少阴之经不利,故其证腰背酸痛,小便滑利,脐腹痛,耳鸣,四肢逆冷,骨枯髓寒,足胫力劣,不能久立,故曰诊左手尺中神门以后阴脉虚者,为少阴经病,令心闷下重,足肿不可按,盖足少阴肾之经也。"

《圣济总录·卷第五十二·肾脏虚冷气攻腹胁疼痛胀满》:"论曰:肾脏虚者,阳气不足也。阳气不足,则阴气多,阴气多则营卫不得和流,气脉不能通畅,故使水谷不化,胃气虚弱,令人腹胁胀满,甚则疼痛也。"

《圣济总录·卷第八十九·虚劳腰痛》:"论曰:虚劳腰痛者,劳伤于肾也。肾主腰脚,若其气不足,风邪乘之,故令人腰痛引少腹,不可以仰息,诊其脉尺沉者是也。"

《运气易览·卷之二·六气主病治例·五运所化之图》:"肾水受邪,病则腹痛,清厥体重,甚则足痿不收,脚痛中满,四肢不举。"

《张氏医通·卷十四·痹门》:"当知其人肾气久虚,寒气乘虚而入,所以脐腹痛。"

《医学指要·卷四·脉分脏腑经络之要》:"肾藏精与智……精有余则少腹胀,茎中痛,赤白癃闭,不足则少腹引痛,腰脊强疼,机关不利。"

5. 膀胱失调论

《圣济总录·卷第五十三·膀胱门·膀胱虚冷》:"论曰:膀胱者津液之府也,气化则能出矣。其气不足则虚,虚则寒气乘之,致津液滑利,不能制约。故其证小便利多,小腹痛甚,项背腰尻腘腨痛。《内经》曰:膀胱不约为遗溺者以此。"

6. 三焦失传论

《医会元要·十二经穴脉筋主病图注·手少阳三焦脉主病》:"腹气满,小腹尤坚,不得小便,窘迫,三焦病也。"

五、失治误治论

治不得法,或误用汗下,伤人正气,致使脏腑气机逆乱而作腹痛;或误用,或服苦寒药,损伤中阳,寒凝经脉,不通则痛。

《黄帝内经灵枢·玉版》:"黄帝曰:其已有脓血而后遭乎?不导之以小针治乎?岐伯曰:以小治小者,其功小;以大治大者,多害,故其已成脓血者,其唯砭石铍锋之所取也。

黄帝曰:多害者其不可全乎?岐伯曰:其在逆顺焉。黄帝曰:愿闻逆顺。岐伯曰:以为伤者,其白眼青,黑眼小,是一逆也;内药而呕者,是二逆也;腹痛渴甚,是三逆也;肩项中不便,是四逆也;音嘶色脱,是五逆也。除此五者,为顺矣。"

《伤寒论·辨太阳病脉证并治》137条:"太阳病,重发汗而复下之,不大便五六日,舌上燥而渴,日晡所小有潮热。从心下至少腹硬满而痛不可近者,大陷胸汤主之。"

141条:"病在阳,应以汗解之,反以冷水潠之,若灌之,其热被劫,不得去,弥更益烦,肉上粟起,意欲饮水,反不渴者,服文蛤散……假令汗出已,腹中痛,与芍药三两如上法。"

《伤寒论·辨阳明病脉证并治》241条:"大下后,六七日不大便,烦不解,腹满痛者,此有燥屎也。所以然者,本有宿食故也。宜大承气汤。"

254条:"发汗不解,腹满痛者,急下之,宜大承气汤。"

《伤寒论·辨太阳病脉证并治》273条:"太阴之为病,腹满而吐,食不下,自利益甚,时腹自痛。若下之,必胸下结硬。"

279条:"本太阳病,医反下之,因尔腹满时痛者,属太阴也,桂枝加芍药汤主之;大实痛者,桂枝加大黄汤主之。"

《诸病源候论·伤寒病诸候·伤寒心腹胀满痛候》:"此由其人先患冷癖,因发热病,服冷药及饮冷水,结在心下,此为脏虚动于旧癖故也。或吐下以后,病不解,内外有热,故心腹胀满痛,此为有实也。"

《诸病源候论·伤寒病诸候·伤寒宿食不消候》:"此谓被下后,六七日不大便,烦热不解,腹满而痛,此为胃内有干粪,挟宿食故也。或先患寒癖,因有宿食,又感于伤寒,热气相搏,故宿食不消。"

《诸病源候论·蛊毒病诸候·服药失度候》:"凡合和汤药,自有限剂。至于圭、铢、分、两,不可乘违。若增加失宜,便生他疾。其为病也,令人吐下不已,呕逆而闷乱,手足厥冷,腹痛转筋。久不以药解之,亦能致死,速治即无害。"

《黄帝素问宣明论方·卷七·积聚门·积聚总论》："或坚痞腹满急痛（寒主筋缩，故急主痛），寒极血凝泣，而反兼土化制之，故坚痞之腹满，或热郁于内，而腹满坚结，痛不可忍者，皆可为寒。误矣！误矣！何不以脉辨之？凡诸疾病，皆有阴阳寒热，宜推详之。"

《医家千字文·正文》："温乃叶秋，热乃扶冬（《活人书》曰：秋时气凉，当消息以温。冬时严寒，当食以热。君子扶阳气以养阴之时也。世人以为阳气在内，乃抑以凉药，而成吐利腹痛者多矣。《素问》云：秋冬养阳。［注云］秋食温，冬食热，以养于阴。《八十一难经》曰：损其脾者，调其饮食，适其寒温。［注云］适其寒温者，启玄子谓春凉食，夏冷食，秋温食，冬热食也）。"

《此事难知·卷上·太阳六传·太阳证》："或问曰：伤寒杂证一体，若误下之，甚者变大。答曰：非一体也。伤寒误下变无定体，杂病误下变有定体，何以然？伤寒自外而入阳也，阳主动。杂病自内而出阴也，阴主静。动者犯之，其变无穷。静者犯之，其变止痞与腹胁痛而已。故变无穷者为重，痞与腹胁痛者为轻也。"

《敖氏伤寒金镜录·边红黑心舌》："伤寒入里化热，由阳明而入三阴，舌即边红而中淡黑。如外证恶风者，知其表未罢也。虽云恶风，实赅恶寒而言。盖恶风未有不兼恶寒，恶寒未有不兼恶风者。宜用双解散合解毒汤，内清外达而治之。及至汗出表解之后，审其舌苔干燥，脐腹硬满，大便秘结者，再以承气汤下之。倘如表邪未罢之时，误用攻下之剂，因误下而热邪内陷，则为结胸，或伤心肾之液，阴竭阳浮，以致烦躁。或伤肝液而目直视者，则为不治之症也。如若误下而致腹满时痛，未成结胸而无烦燥，目直视等险象者，尚可设法以救之。惟有中黑而枯，并无积苔，边亦不绛，或略有微刺者，为津枯、血燥症。急宜养液生津，不得妄用攻下之剂也。"

《内科摘要·卷上·饮食劳倦亏损元气等症》："光禄高署丞，脾胃素虚，因饮食劳倦，腹痛胸痞，误用大黄等药下之，谵语烦躁，头痛喘汗吐泻频频，时或昏愦，脉大而无伦次，用六君子加炮姜四剂而安。"

《孙文垣医案·卷一·三吴治验》："吴江吴太仆长君肖峰令政，太宗伯董浔老次女也。患咳嗽、体倦、多汗、腹痛，呻吟不绝口者半月……何为腹痛？予曰：原不腹痛，因治嗽而寒其中气，腹故痛也。"

《孙文垣医案·卷二·三吴治验》："李悦斋先生夫人，胸胁大腹作痛，谵语如狂。寅卯辰三时稍轻，午后及夜痛甚，昼夜不睡，饮食不进者十八日。究其故，原有痰火与头疼、牙疼之疾，又困经行三日后，头疼发寒热。医以疟治，因大恶热，三四人交扇之，而两手浸冷水中，口噙水而不咽，鼻有微衄，又常自悲自哭，目以多哭而肿，痛时即壁上亦欲飞去，剧则咬人，小水直下不固，喉梗梗吞药不下。脉则左弦数，右关洪滑。予曰：此热入血室症也，误服治疟刚燥之剂而动痰火，以致标本交作。诸人尤谓：热入血室，当夜间谵语如狂，如见鬼，何至胸胁痛剧咬人也？予曰：仲景云：经水适来适止，得疾，皆作热入血室治之，治同少阳，而以小柴胡汤为主，加凉血活血之药，此古人成法可守也。痛极咬人者，乃胃虚虫行，求食而不得，故喉中梗梗然也。即以小柴胡汤加桃仁、丹皮，而谵语减，次日以安蛔汤与服，而疼随止，饮食进，遂骎骎有生意。"

《景岳全书·卷之二十四心集·杂证谟·泄泻》："若服克伐之剂，而腹中窄狭，此脾气虚痞也，宜六君子汤。"

《古今名医汇粹·卷七·辑选薛立斋各证医案四十六条》："光禄高署丞，脾胃素虚，因饮食劳倦，腹痛胸痞，误用大黄等药下之，谵语烦躁，头痛喘汗，吐泻频频，时或昏愦，脉大而无伦次，用六君加炮姜，四剂而安。但倦怠少食，口干发热，六脉浮数，欲用泻火之药。余曰：不时发热，是无火也；脉浮大，是血虚也；脉浮虚，是气虚也。此因胃虚，五脏亏损，虚证发见。服补脾胃之剂，诸证悉退。"

《张氏医通·卷三·寒热门·厥》："孙兆治一人，自汗，两足逆冷至膝下，腹痛不省人事，六脉小弱而急。问其所服之药，皆阳药也。此非受病重，药能重病耳。遂以五苓散、白虎汤十余剂而安。凡阴厥胫冷则臂亦冷，今胫冷臂不冷，则非下厥上行，所以知是阳厥也。"

《张氏医通·卷九·杂门·臭毒》："亦有伤寒阴证腹痛，误刺委中及饮冷水，而致不救者。又有内伤冷食腹痛，误刺委中，而致转剧者。"

《伤寒兼证析义·心腹诸痛兼伤寒论》："一少

年素有便血,自言触秽腹痛,经日不止,因觅土医刺委中出血如注,是夜即大发寒热,头痛如捣,腹胁满痛,不能转侧,谵语如见鬼状。一馆师以大柴胡下之而愈,愈后不时寒热咳嗽,服滋阴清肺之药两月余,其嗽愈甚。近日饮食少进,大便作泻而兼下血,左右关尺皆弦细而数,未识此症,尚可图治否?曰:此必刺委中时,感冒风寒,因其人素有便血,邪乘虚入,而为热入血室,如阳明病下血谵语之例,非独妇人经水适来适断而有是症也。用大柴胡得愈者,是偶中,痛随利减之效,原非正治,所以愈后不时寒热咳嗽,脾肺清阳下陷而肺失通调输化之气也。斯时不与调补脾胃,反与寒凉清肺,则脾气愈伤,不能统血而为下脱泄泻之患。虚损已成,虽暂时复生恐难为力矣。盖腹痛一症举世咸谓沙胀,或刮,或刺,或饮冷水,种种为害非浅。曾见有阴虚停食腹痛,误饮冷水,吐利不止。"

《医碥·卷之二·瘟疫病论·下后诸变证论》:"战汗后复下后,越数日腹痛不止,欲作滞下也。"

《续名医类案·卷十九·腹痛》:"王海藏治姬提领,因疾服凉剂,数日遂病脐腹下大痛,几至于死,与姜、附等剂虽稍苏,痛不已。随于本方内倍白芍,服之愈。(《纲目》)"

《古今医案按·卷九·女科·腹痛》:"立斋治一产妇,腹痛发热,气口脉大,薛以为饮食停滞,不信。乃破血补虚,反发热头痛,呕吐涎沫。又用降火化痰理气,四肢逆冷,泄泻下坠。始悔,问曰:何也?薛曰:此脾胃虚之变证也,法当温补。遂用六君子加炮姜二钱,肉桂、木香各一钱,四剂,诸证悉退。再用补中益气之剂,元气遂复。"

【辨病证】

一、辨症候

腹痛首先结合疼痛部位定其病位,再辨寒、热、虚、实,其次辨其寒凝、火郁、食积、气滞、血瘀、痰湿等病理因素,外感内伤亦有差别,治法不同,亦当辨析。

《丹溪心法·卷四·腹痛》:"戴云:寒痛者,绵绵痛而无增减是;时痛时止者,是热也;死血痛者,每痛有处,不行移者是也;食积者,甚欲大便,利后痛减者是;湿痰者,凡痛必小便不利。"

《明医指掌·卷六·腹痛证五》:"[歌]寒痛绵绵无减增,时疼时止热为根。血瘀痛处无移动,食积便通便见轻。实者不能将手近,痛时能按作虚论。湿痰痛者溲便秘,体认其形见病情。

[论]夫寒痛者,常痛而无增减也,成无己云:阴寒为邪,则腹痛而吐利。热痛者,时作时止,《原病式》云:热郁于内,而腹满坚结痛,勿以为寒。死血痛者,每痛不移其处,成无己云:邪气聚于下焦,津液不得通,气血不得行,或溺或血,留滞于下,是生胀硬,小便不利也。食积痛者,利后即痛减。湿痰痛者,凡痛,大、小便俱不利。丹溪云:清痰多作腹痛,脉滑,痰因气滞而聚凝,其道路不得通故也。肠痈痛者,身甲错,小便如淋,腹皮急,按之濡,如肿状,脉芤数也。积聚腹痛者,腹中原有积,左、右、上、下当积而痛也。寒疝入腹痛者,少腹痛引睾丸。阴毒痛者,四肢厥逆,痛甚,咽喉不利,或心下胀满结燥,虚汗狂言,面色俱青,阴积于下,阳消于上。实痛者,腹坚不可按。虚痛者,虽痛不胀满,手可按。若此霄壤不侔,可一药而尽之乎?

[谨按]腹痛,为脾家受病,盖脾或受有形而痛者,或受无形而痛者。若暴伤饮食,则胃脘先痛而后入腹。暴触怒气,则两胁先痛而后入腹。血积上焦,脾火熏蒸,则痛从腹而上于胸膈。血积下部,胃气下行,则痛从腹而入于少腹。伤于寒者,寒于痛,得热则缓。伤于饥者,饥即痛,得食即止。吞酸腹痛,为痰郁中焦,复伤饮食。面黄腹痛,为宿食不消,蛔虫攻咬。气虚腹痛,腹必虚豁,呼吸短浅。血虚腹痛者,痛如芒刺,牵引不宁。"

《周慎斋遗书·卷九·腹痛》:"热痛发渴,里急后重,脉实;寒痛,四肢冷,自汗或无汗,脉无力。腹痛绵绵无增减者,脉迟,属寒;乍痛乍止,脉数大,火也。痛而泻,泻而痛减者,食积。痛不移处,死血。小便不利而痛,湿痰。腹痛引胁有声,痰饮。时痛时止,面白唇红,虫痛。腹中痛,手不可按是实。怒气伤肝,胁刺痛,气痰。以手按腹,腹软而痛止,是虚。"

《云林神彀·卷三·腹痛》:"肚腹胀痛,感冒夹食,或兼气恼,腹满胸痞。"

《寿世保元·卷五·腹痛》:"夫腹痛,寒气客于中焦。干于脾胃而痛者,有宿积停于肠胃者,有结滞不散而痛者,有痛而呕者,有痛而泻者,有痛而大便不通者,有热痛者,有虚痛者,有实痛者,有湿痰痛者,有死血痛者,有虫痛者,种种不同。"

《景岳全书·卷之七须集·伤寒典·表里辨》:"邪在表则心腹不满,邪在里则心腹胀痛。"

《丹台玉案·卷之四·腹痛门》:"绵绵痛而无增减,以热手熨之稍止,脉细沉而迟,小便清白自利者,寒也。时痛时止,痛处亦热手不可近,口干舌燥,小便赤涩,大便闭,或肛门如烧者,火也。胸膈饱闷,以手重按愈痛,欲大便利后,则痛减者,食也。痛有常处,遇夜益甚,腹膨小便利,脉涩者,死血也。阻滞气道小便不利,其脉滑者,痰也。痛连两胁,或攻注腰背,其脉弦者,怒也。若平素慎于饮食,而视其肢体瘦弱,又不饱闷,但偎偎作痛,如细筋牵引者,血虚也。若肚腹常觉空虚,似饿非饿,翕翕作痛,呼吸如无气力者,气虚也。面黄肌瘦,肚大青筋,往来绞痛,痛定能食,面生白斑,唇白毛竖,呕吐清水,虫也。暑痛伤暑;积聚痛,有形可按;疝痛引丸;绞肠沙痛,不吐不泻,痢痛后重;肠痈痛,脐生疮,小便如淋。大概大腹痛,属太阴。多食积外感,脐腹痛,俱少阴。多积热痰火,小腹痛,属厥阴。多瘀血及痰,与溺涩脐下。如此推之,则寒热虚实朗明矣。"

《医宗说约·卷之二·腹痛》:"腹痛之因有几般,食痰瘀血热虫寒。泻后痛减知食积;痰则脉滑小便难(或腹中钩痛,胁下有声);时痛时止是火痛(四肢手足心热,脉数);绵绵不止作寒看(症面青白,或爪甲唇口皆青,脉来迟);内有瘀血致腹痛,必有常处不移动(小便自利,大便黑);面白唇红痛不常,虫痛恶心食不用(腹中干痛,时作时止);夏天吐泻冒暑来,身重腹痛因湿中(或兼浮肿);手按痛止软为虚;手不可近是实痛。"

《医方集解·和解之剂第六·芍药甘草汤》:"腹痛有寒、有热、有虚、有实、有食积、有湿痰、有死血、有虫。寒痛者,痛无增减,或兼吐利;热痛者,时痛时止,腹满坚结;实痛者,痛甚胀满,手不可按;虚痛者,按之即止;食痛者,痛甚则利,利后痛减;死血痛者,痛有常处;湿痰痛者,脉滑,痰气阻碍,不得升降;虫痛者,时作时止,面白唇红。大抵胃脘下大腹痛者,多属食积外邪;绕脐痛者,属痰火积热;脐下小腹痛者,属寒,或瘀血,或溺涩。"

《证治汇补·卷之六·腹胁门·腹痛》:"伤于寒者,痛无间断,得热则缓。伤于热者,痛作有时,

得寒则减。因饥而痛者,过饥即痛,得食则止。因食而痛者,多食则痛,得便乃安。吞酸腹痛,为痰郁中焦。痞闷腹痛,为气搏中州。火痛肠内雷鸣,冲斥无定。痛处觉热,心烦口渴。虫痛肚大青筋,饥即咬啮,痛必吐水,痛定能食。"

《医学心悟·卷一·入门辨证诀·腹》:"腹者,至阴也。乃里证之中,可以辨邪之实与不实也。既问胸前明白,次则以手按其腹,若未痛胀者,知邪未曾入里,入里必胀痛。若邪在表及半表半里,腹焉得痛胀乎?若腹胀不减及里痛不止,此里证之实,方可攻之。若腹胀时减,痛则绵绵,此里证犹未实也。但可清之。故腹者,可以知邪之实与不实也。若直中腹痛,则不由阳经传来,此为冷气在内,脉必沉迟,急当温之。"

《医学心悟·卷一·入门辨证诀·小腹》:"小腹者,阴中之阴,里证之里,可以知邪之必结实也。既问胸腹,后以手按其小腹,盖小腹藏糟粕之处,邪至此,必结实。若小腹未硬痛者,知非里实也。若邪已入里,小腹必硬痛。硬痛而小便自利,大便黑色,蓄血证也,宜桃仁承气攻之。若小腹绕脐硬痛,小便数而短者,燥粪证也,当以大承气攻之。若小腹胀满,大便如常,恐属溺涩而不通,宜利其小便。凡看病,先观形色,次及耳、目、口、鼻、唇、舌、身体,次问胸腹及小腹,则病证病情了然矣。"

《伤寒论纲目·卷十四·少阴经症·腹痛》:"柯琴曰:设使到七日来,以阴阳俱紧之脉,不发热反恶寒,是寒甚于表,上焦应之,必欲呕也。反腹痛,是寒甚于里,中焦受之,必欲利也。"

《脉理求真·卷一·新著脉法心要·实脉》:"其在外感而见……脉实而沉,则有腹满硬痛等症可察。内伤脉实洪滑,则有诸火、潮热、癥瘕、血瘀、痰饮、腹痛、喘逆等症可察。"

《罗氏会约医镜·卷之四·伤寒(下)·论伤寒腹痛》:"腹痛,有阴阳虚实之异。阳邪痛者,其痛不常;阴邪痛者,痛无休歇(阳即热,阴即寒)。按而痛甚为实,按而痛减为虚。如烦渴、气粗、便结,其痛暴甚,右关脉实,是属热而实也;若肠鸣、泄利,时痛不已,口唾冷涎,重按则减,脉紧而弱,是属寒而虚也。又有里寒表热而腹痛者,内喜热汤,肚喜热熨,不得误认以为热,宜细辨治之。"

《时方妙用·卷二·心腹诸痛》:"凡心腹诸痛,宜辨其内之胀与不胀,便之闭与不闭,脉之有

力与无力,口中热,口中和,痛之久暂,以辨寒、热、邪、正、虚、实。"

《叶氏医效秘传·卷一·伤寒治例》:"凡治伤寒,须按其腹痛与不痛,硬与不硬。若腹中痛与硬者,此燥屎也。脐下硬而痛者,此燥屎与蓄血也。脐下筑筑然痛,上冲于心者,此奔豚气也。"

《类证治裁·卷之六·腹痛论治》:"《经》论寒痛十一条,热痛一条,寒热痛二条,血虚痛一条,此泛言猝痛,而腹痛该之矣。其症有暴痛久痛,实痛虚痛,有痛在气分血分,在腑在脏,在经络之辨。凡暴痛非热,久痛非寒;虚痛喜按,实痛拒按。痛在气分者,攻注不定;在血分者,刺痛不移。痛在腑者,脉多弦滑;在脏者,脉多沉微。初痛邪在经,久痛必入络。经主气,络主血也。"

《杂病广要·身体类·腹痛》:"气、血、痰、水皆能作痛,而食积伤脾,风冷入脾,与夫脾间虫动,其为痛也居多。气、血、痰、水、食积、风冷诸证之痛,每每停聚而不散。惟虫痛则乍作乍止,来去无定,又有呕吐清沫之为可验焉。(《直指》)"

"凡心腹诸痛,宜辨其内之胀与不胀,便之闭与不闭,脉之有力与无力,口中热、口中和,痛之久暂,以辨寒热邪正虚实……(《妙用》)"

《医门补要·采集先哲察生死秘法·腹部》:"小腹未硬痛者,邪在表。小腹硬痛者,邪入里。小腹绕脐硬痛,小便短缩者,燥屎。小腹痛,脉沉迟者阴寒,当温之。腹胀大小便闭者死。小腹硬痛,小便自利,大便黑者,蓄血;小腹胀痛,大便如常,小便不利者,溺涩。"

《脉义简摩·卷八·儿科诊略·病因治法大略》:"脐中水及中冷,则令儿腹绞痛。夭纠啼呼,面目青黑,此中水之过……夜啼,有因腹冷痛者。其出胎而受者,亦有脐风、牙疳、腹痛、泄泻,其证甚多。大抵专属于外邪者轻,外邪与胎毒相激而发者重。"

《王旭高临证医案·卷之三·脘腹痛门》:"仁渊曰……若腹痛须分部位,当脐太阴,脐旁少阴,少腹厥阴。尤宜辨寒热虚实,大抵寒多热少,虚多实少,热者多实,虚者多寒。《内经·举痛论》:寒者八九,热者一二,须从脉证细辨焉。湿郁之年,亦多是证,亦脾胃为寒湿所郁,阳气不得宣化耳。"

《医学指要·卷四·诊外感内伤脉举要》:"而饮食劳倦所宜辨也,其诊皆在右关。右关浮而有力,为饮食伤胃,饮食伤形为有余,故脉浮而有力。右关沉而无力,为劳倦伤脾,劳倦伤气为不足,故脉沉而无力。若寒气在内,腹满绞痛,肠鸣洞泄则胃脉浮紧,亦属内伤。如寒气在外,骨筋烦痛,六脉浮紧,是外感也。"

《验方新编·卷五·肚腹·腹痛辨证》:"腹痛各症,应与伤寒门参看。脐眼上痛者食痛也。脐眼下痛,热手按之不痛,或其痛多急,或痛如刀割,或吐或泻,或痛甚而觉有冷气,皆寒痛也。手按之更痛,冷物熨之不痛,或自下而痛上,或时痛时止,满腹坚结,皆热痛也。时发时止,痛在一处而不移者,或有块硬起者,虫痛痞痛也;又闻煎炒食物香气则痛,痛时口吐清水,或口渴者,亦虫痛也。"

《先哲医话·卷上·和田东郭》:"腹痛发呕吐者,不详其因而治之,则误人不浅鲜,因者何?曰积聚,曰停食,曰蛔虫,曰水饮,曰瘀血,曰肠痈是也。积聚心下痞硬,按之则反胀;停食心下濡,按之如空;蛔虫按之指下有气筑筑然;瘀血多在脐旁及少腹,按其痛处块应手;水饮其痛游走不定,按之则鸣动;肠痈多右腹,按之左右异状。且手足痛处则必觉润泽,右足挛急,小便淋沥。余多年潜心辨此六者,无有差忒。"

(一)辨外感内伤

辨外感与内伤是腹痛辨证的基础,感邪不一,外感以六淫为主,有风邪腹痛、寒邪腹痛、湿邪腹痛、暑邪腹痛等区别;内伤以食伤与病理产物停积为主,有食积腹痛、酒积腹痛、虫积腹痛、瘀血腹痛、痰饮腹痛等。

1. 六淫腹痛

《三因极一病证方论·卷之五·风湿温证治》:"病者烦渴引饮,心腹冷痛躁闷,口干面垢,恶寒恶风,饥不能食,眩晕呕哕,此伏暑中风湿所致也,治之各有方法。"

《素问要旨论·卷第四·元相胜复篇第五·六气所胜用药》:"凡此之用,先有其胜,后行其复。所谓其复者,过也。(旧经)风复则少腹坚满,里急暴痛……热复则懊热内作,烦躁,衄嚏,少腹绞痛。"

(1)风邪腹痛

《黄帝内经素问·腹中论》:"帝曰:人有身体髀股胻皆肿,环脐而痛,是为何病?岐伯曰:病名伏梁,此风根也。其气溢于大肠而着于肓,肓之原在脐下,故环脐而痛也。不可动之,动之为水溺涩之病。"

《脉经·卷四·辨三部九候脉证第一》:"大风邪入少阴,女子漏白下赤,男子溺血,阴萎不起,引少腹痛。"

《症因脉治·卷四·腹痛论·风气腹痛》:"冷着腹,即患腹痛,或发寒热,腹中攻注,或腹中作响,大便作泻,此风气腹痛之症也。"

《金匮翼·卷六·腹痛·风痛》:"风痛者,邪风内淫肠胃,与正气相搏而痛也。其症恶风脉弦,腹中奔响急痛。"

《杂病源流犀烛·卷十四·寒病源流》:"风痧,头疼腿酸,身热自汗,咳嗽腹痛。"

《脉简补义·卷下·经义丛谈·再论散脉虚实》:"凡风邪入中,皆令脉散。风善化热化燥……入肝肾则或少腹胀痛,或泄泻癃秘,腰脊痠疼,此皆久风之化燥伤血者也。"

《脉诀新编·卷一·诊脉入式歌》:"洁古曰……如战而腹满痛,谓之风湿,左宜桂枝汤,右宜承气汤。"

(2)寒邪腹痛

《金匮要略·腹满寒疝宿食病脉证治第十》:"夫瘦人绕脐痛,必有风冷,谷气不行,而反下之,其气必冲,不冲者,心下则痞也。"

《诸病源候论·腹痛病诸候·腹痛候》:"腹痛者,由腑脏虚,寒冷之气,客于肠胃、募原之间,结聚不散,正气与邪气交争相击,故痛。其有阴气搏于阴经者,则腹痛而肠鸣,谓之寒中。"

《苍生司命·卷五·腹痛证》:"寒痛者,多在少腹。"

《脉症治方·卷之一·寒门·中寒》:"中寒者,寒邪直中三阴也……中寒则仓猝感受,因其腠理疏豁,一身受邪,难分经络,无热可散,温补自解……中脘及脐腹疼痛,此皆中寒之候也。"

《证治准绳·杂病·诸中门·中寒》:"中寒之症……大抵中在皮肤则为浮,中在肉则为苛为重,为聚液分裂而痛,或痛在四肢,或痛在胸胁,或痛在胫背,或痛在小腹引睾,或经脉引注脏腑之膜原为心腹痛。"

《石室秘录·卷五·近治法》:"腹痛之症,一时痛极,甚至手足皆青,救若少迟,必致立亡。此肾经直中寒邪也。"

《医学传灯·卷上·中寒》:"中寒者,寒邪不从阳经传入,直中阴经,故曰中寒。其症有轻有重,重者,脉来沉微,一息三至,腹痛唇青,四肢厥冷。"

《症因脉治·卷四·腹痛论·寒气腹痛》:"面黄唇白,手足多冷,恶寒不热,二便清利,腹中绵绵作痛,此寒气腹痛之症也。"

《医碥·卷之一·杂症·中寒》:"其证卒然仆倒,身体强直,口噤不语,或四肢战掉,厥逆身冷,无汗,醒后恶寒,或发热,或不发热,脉沉细弦紧,腹痛……中在肉则为苛、为肿、为聚液(血液不行),分裂而痛,或痛在四肢,或痛在胸胁,或痛在胫背,或痛在小腹引睾(大抵初时周身受寒,后则并走一处,盖视其虚而入之也),或经络引注脏腑之膜原,为心腹痛。"

《叶氏医效秘传·卷一·伤寒纲领·伤寒论》:"寒者,冬月严寒杀厉之气也。然有冒、有伤、有中之不同。冒者,皮肤受寒,鼻塞眼胀,洒淅寒热,微觉拘倦者是也。伤者,即下文传经之症也。中者,因体虚腠理疏豁,寒邪直入三阴之经,不从表传。其症四肢厥冷,脐腹绞痛,脉沉迟无力者是也。"

《叶氏医效秘传·卷一·伤寒治例》:"如初起之时,脐腹绞痛,手足厥逆,唇青指冷,脉来沉伏,即是直中阴经之寒症也。一或曾是阳症,其人素弱,不任转下,医者下之太过,忽然脐腹绞痛,洞泄不止,手足厥逆,此阳症而转为阴症也,当温之。"

《望诊遵经·卷上·青色主病条目》:"腹痛,尿白,爪甲白,面多青,喜热饮,或腹满下利者,寒痛也。"

《时病论·卷之八·冬伤于寒大意·中寒》:"中寒者,交一阳之后,时令过于严寒,突受寒淫杀厉之气,卒然腹痛,面青吐泻,四肢逆冷,手足挛蜷,或昏闭身凉,或微热不渴等证……盖太阴中寒,则脘中作痛,少阴则脐腹作痛,厥阴则少腹作痛。"

(3)湿邪腹痛

《八十一难经·四十九难》:"何谓五邪?然:有中风,有伤暑,有饮食劳倦,有伤寒,有中湿。此之谓五邪。假令心病……何以知中湿得之?然:当喜汗出不可止。何以言之?肾主湿,入肝为泣,入心为汗,入脾为涎,入肺为涕,自入为唾。故知肾邪入心,为汗出不可止也。其病身热而小腹痛,足胫寒而逆,其脉沉濡而大。此五邪之法也。"

《史载之方·卷上·腹痛》:"人有病腹痛者,其状多端,《经》之所言亦多变,湿邪之胜,腹满而痛,食减体重,四肢不举,腹鸣肠泄。"

《张氏医通·卷五·诸痛门·腹痛》:"感湿而痛,小便不利,大便溏泄。"

（4）暑邪腹痛

《普济方·卷一百十七·寒暑湿门·中暑》:"风湿温病者,烦渴引饮,心腹冷痛,燥闷,口干面垢,恶寒风,饥不能食,眩晕呕哕。此伏暑中风湿所致也。"

《普济方·卷一百二十一·伤寒门·伤寒总论》:"假如夏月泄泻不止,胃脘闭隔,饮食不进,或心腹痛满,大抵因暑得之……假如夏月下痢或白,烦渴呕逆,腹中觉痛,小便不利,是亦因暑致之。"

《内经博议·卷之二·病能部·少阳岁气病疏》:"若暑乘所胜,则与阳明胃为应。故热客于胃,烦心心痛,目赤欲呕,呕酸善饥,耳痛溺赤,善惊谵妄,暴热销铄,少腹痛,下沃赤白。夫热客于胃,上蒸于心,故烦心心痛。少阳标在胆,起目锐眦,故目赤欲呕,呕酸者,胆亦热也。胃强故善饥。少阳脉入耳,故耳痛。阳明热浸淫水道,故溺赤。阳明当心部,又著入心,故使心惊而语妄。暴热销铄者,溽暑使然矣。少腹痛,下沃赤白者,二肠络为阳明太阳,故俱受暑也。若相火在下而不升,则必内乘三焦,而伤血分,民病注泄赤白,少腹痛溺赤。甚则便血者,即今所谓时行痢也。"

《张氏医通·卷五·诸痛门·腹痛》:"感暑而痛,或泻利并作,脉必虚豁。"

《症因脉治·卷二·呕吐论·暑气呕吐》:"暑热行令,头眩目暗,呕吐暴作,身热恶寒,烦渴引饮,齿干唇燥,腹中疼痛,小便赤色,或混浊涩短,此暑热呕吐之症也。"

《症因脉治·卷四·腹痛论·暑湿腹痛》:"令当权,忽尔腹中作痛,肠中作响,痛泻交作,此暑湿霍乱之类也。"

《杂病源流犀烛·卷十四·寒病源流》:"暑痧,头眩恶心,自汗如雨,脉洪拍拍,上吐下泻,腹痛或紧或慢。"

（5）燥邪腹痛

《症因脉治·卷四·腹痛论·燥火腹痛》:"满腹刺痛,攻注胁肋,口渴身热,烦躁不寐,小便黄赤,不吐不泻,此燥火腹痛之症也。"

《温病条辨·卷一·上焦篇·补秋燥胜气论》:"燥淫传入中焦,脉短而涩,无表证,无下证,胸痛,腹胁胀痛,或呕,或泄,苦温甘辛以和之……腹痛者,金气克木,木病克土也。胁痛者,肝木之本位也。"

（6）热（火）邪腹痛

《玉机微义·卷三十二·腹痛门·〈内经〉叙腹痛所因》:"热气留于小肠,肠中痛,瘅热,焦渴,则坚干不得出,为热痛。"

《石室秘录·卷一·偏治法》:"凡人腹中疼痛欲死,手按之转甚者,此乃火挟痰与食而作祟也。"

《金匮翼·卷七·泄泻诸症统论》:"腹痛泻水,肠鸣,痛一阵泻一阵者,火也。"

（7）疫毒腹痛

《症因脉治·卷四·腹痛论·痧胀腹痛》:"忽尔胸腹胀痛,手足厥冷,指甲带青,痛不可忍,不吐不泻,或吐或泻,按之痛甚,俗名绞肠痧,此即痧胀腹痛之症也。"

2. 内伤腹痛

《叶氏医效秘传·卷一·伤寒治例》:"凡治伤寒,不论日数,但有腹痛吐利,脉来沉弱,即是里症也。"

《脉义简摩·卷六·名论汇编·王汉皋论老人脉病证治》:"老人真阴不足,津液既亏,故多燥证。如嗜茶汤则生湿,嗜酒则生热,嗜坚黏食物则多积滞,大便结。故大便燥润不时,大肠燥与脾湿也。小便短者,小肠热也。小便赤浊,小肠热与膀胱湿也。脐腹时痛时缓,积滞在胃也。"

《脉义简摩·卷八 儿科诊略·病因治法大略》:"盖小儿之病,非外感风寒,则内伤饮食,以至惊风吐泻,及寒热疳痢之类,不过数种……内伤者,止有里证而无表证,如吐泻、腹痛、胀满、惊疳、积聚之类是也。（张景岳）"

（1）食积腹痛

《素问病机气宜保命集·卷中·吐论第十七》:"呕吐腹中痛者,是有积也。胃强而干呕,有声无物;脾强而吐食,持实击强,是以腹中痛。"

《万病回春·卷之二·饮食》:"伤食者,只因多餐饮食,脾虚运化不及,停于胸腹,饱闷恶心,恶食不食,嗳气作酸,下泄臭屁,或腹痛吐泻,重则发热头疼,左手关脉平和,右手关脉紧盛,是伤食也。"

《万病回春·卷之二·郁证》:"食郁者,嗳气作酸、胸腹饱闷作痛,恶食不思,右关脉紧盛也。"

《万病回春·卷之五·腹痛》:"腹痛而泻,泻后痛减者,食积也。"

《证治准绳·幼科·集之七·腹痛》:"中脘痛者属脾,少腹痛者属肾,按之痛者为积滞。"

《医灯续焰·卷十六·小儿脉证第七十八·啼哭》:"躯啼者,腹中痛甚,张气促眉,身躯而啼,属食不消,或有积滞(躯啼宜白术当归煎丸之类)。"

《医宗说约·卷之一·伤食》:"胸腹饱闷并作酸,嗳气恶食腹痛累,或吐泻时下泄屁,种种皆因伤食例……胃中停滞生冷物,心腹急痛人暴卒。"

《冯氏锦囊秘录·杂症大小合参卷十·伤寒夹食》:"夹食者,有病先病时病后而得,如食后外感停滞,胸次既病,而为胀满,大便酸臭,腹痛气急者,此即病先所得是也。"

《症因脉治·卷四·腹痛论·食积腹痛》:"胸腹胀满,痛不欲食,嗳气作酸,痛而欲利,利后稍减,或一条扛起,手按则痛,此食积腹痛之症也。"

《四诊抉微·卷之三·审小儿六症》:"凡见小儿嗳气饱闷,作酸腹膨,不思食及恶闻食气,下泄尸臭,恶心,乍吐乍泻,或寒热,或腹中硬块作痛,手心热,脉弦滑,俱属内伤饮食。"

《金匮翼·卷六·腹痛·食积痛》:"食积痛者,《经》所谓饮食自倍,肠胃乃伤也。其症恶心恶食,吞酸嗳腐,其脉多沉实。""吴鹤皋云:凡腹痛连胁膈,手足冷,脉沉伏者,多是饮食痰饮,填塞至阴,抑遏少阳上升之气,不得敷畅。两实相搏,令人自痛,肢冷脉伏,皆阳气闭藏之象也。"

《金匮翼·卷七·泄泻诸症统论》:"腹痛甚而泻,泻后痛减者,积也。"

《慈幼便览·腹痛》:"食积痛:口中气温,面黄或白,目无精光,或白睛多,喜眠恶食,大便酸臭。"

《医学见能·卷二·证治·饮食》:"伤食腹痛,兼见吐酸嗳腐者,宿食停不去也。"

《脉义简摩·卷八·儿科诊略·病因治法大略》:"小儿暴得呕吐,多系饮食当风,风气入胃所致。侠寒者,腹痛作泻,最宜急治,迟恐接引内风,

便成不治。宜桂枝汤加吴茱萸。"

《冷庐医话·卷三·腹痛》:"医书言腹痛者,中脘属太阴,脐腹属少阴,小腹属厥阴。此指各经所隶而言,然不可执一而论。凡伤食腹有燥屎者,往往当脐腹痛不可按,或欲以手擦而移动之,则痛似稍缓(凡验伤食,舌苔、舌根色黄而浊)。仲景《伤寒论》有云:病人不大便五六日,绕脐痛烦躁,发作有时。可以为证。"

《重订广温热论·第二卷·验方妙用·消化法》:"食滞胃肠之候:食积在上,胸膈饱闷,嗳腐吞酸;食积在中,腹满硬痛拒按;食积在下,绕脐硬痛拒按。"

《增订通俗伤寒论·病理诊断·伤寒诊法》:"凡满腹痛……痛在心下脐上,硬痛拒按,按之则痛益甚者食积。"

(2)酒积腹痛

《症因脉治·卷四·腹痛论·酒积腹痛》:"痛而欲利,利下黄沫,天明即发,饮酒痛甚,小便赤涩,此酒积腹痛之症也。"

(3)茶饮不慎

《医阶辨证·伤饮证辨》:"伤饮茶水,腹满冷痛,小便不利……茶水为寒湿,故伤之腹冷痛而不身热口渴。"

(4)虫积腹痛

《黄帝内经灵枢·厥病》:"心肠痛,侬作痛,肿聚,往来上下行,痛有休止,腹热喜渴涎出者,是蛟蛕也。"

《金匮要略·趺蹶手指臂肿转筋阴狐疝蛔虫病脉证治第十九》:"问曰:病腹痛有虫,其脉何以别之?师曰:腹中痛,其脉当沉,若弦反洪大,故有蛔虫。"

《诸病源候论·九虫病诸候·蛔虫候》:"蛔虫者,是九虫内之一虫也。长一尺,亦有长五六寸。或因腑脏虚弱而动,或因食甘肥而动。其发动则腹中痛,发作肿聚,去来上下,痛有休息,亦攻心痛。口喜吐涎及吐清水,贯伤心者则死。诊其脉,腹中痛,其脉法当沉弱而弦,今反脉洪而大,则是蛔虫也。"

《圣济总录·卷第九十九·九虫门·蛔虫》:"论曰:蛔即九虫叙所谓长虫者,今此析而治之,盖较之它虫,害人为多,观其发作冷气,脐腹撮痛,变为呕逆,以至心中痛甚如锥刺。昔人谓蛔厥贯

心能杀人,则所以治之,不可缓也。"

《古今医统大全·卷之二十四·吞酸门·吐清水证》:"心腹时痛而作,亦吐清黄水者,虫也。"

《古今医鉴·卷之十·腹痛》:"凡人腹痛,至于腹中有块起,急以手按之便不见,五更心嘈,牙关矫硬,恶心而清水出及梦中啮齿者,此谓之虫痛。"

《万病回春·卷之五·腹痛》:"时痛时止,面白唇红者,是虫痛也。"

《寿世保元·卷五·腹痛》:"干痛者,不吐不泄而但痛也。有时者,淡食而饥则痛,厚味而饱则否也。《经》曰:腹内干痛者,腹内有虫。此之谓也。"

《简明医彀·卷之三·诸虫》:"人腹之虫有九,曰:伏、蛔、白、肉、肺、胃、弱、赤、蛲虫是也……患者心腹疼痛,胀满少食,呕吐清水,日渐羸瘦,眼眶鼻下青黑,是其候也。"

《辨证录·卷之二·腹痛门》:"人有腹痛,得食则减,遇饥则甚,面黄体瘦,日加困顿者,此腹内生虫也。"

《张氏医通·卷九·杂门·虫》:"人患虫积,多因饥饱失宜,中脘气虚,湿热失运,故生诸虫。小儿最多,大人间有。其候心嘈腹痛,呕吐涎沫,面色萎黄,眼眶鼻下有黑,嗜食米纸茶叶泥炭之类,沉沉默默欲眠,微有寒热。治宜随证用方,如心腹中痛,上下往来,发作有休时,喜涎出者,虫也,乌梅丸。胃脘咬痛,发歇有时,痛发则吐涎沫,《金匮》九痛丸。"

《症因脉治·卷四·腹痛论·虫积腹痛》:"腹中有块,块或耕起,痛而能食,时吐清水,或下长虫,面见白点,唇无血色,或爱食一物,肚大青筋,此虫积腹痛之症也。"

《不居集·下集卷之六·积热·脉法》:"脉大而数,腹痛呕涎,为虫积。"

《医阶辨证·暴厥五证辨》:"蛔厥之状,忽然昏厥,随见心腹绞痛,面青口吐涎,必带唇红面有白斑。"

《类证治裁·卷之七·诸虫论治》:"其候心嘈腹痛,面色萎黄,沉默嗜眠,食减羸瘦,唇有红白点,呕多青绿涎,或专嗜(生米、茶叶、泥螺、瓦灰之类)。"

《三指禅·卷二·心气痛脉论》:"曰虫痛者,

《经》言蛔蛕,心腹痛也。"

《医学见能·卷一·证治·大腹》:"腹痛喜按,舌上有白花点者,内有蛔虫扰也。"

《望诊遵经·卷上·黄色主病条目》:"面目青黄,力乏身痛,唇舌焦干,眉发脱落,腹中切痛,或如虫啮,或如虫行者,虫痓也。"

《望诊遵经·卷下·诊口形容条目》:"人之涎下者,虫动也。吐涎心痛,发作有时者,蛔之为病也。蛔心痛,心腹中痛,发作肿聚,往来上下行,痛有休止,腹中热,善涎出者,是蛔咬也。"

《望诊遵经·卷下·诊唇气色条目》:"唇红喉耳生疮,腹胀痛,身热,脉滑数者,蛔胀也。"

《望诊遵经·卷下·诊痰望法提纲》:"腹时痛,口吐涎者,蛔乱于中。"

《脉义简摩·卷八·儿科诊略·病因治法大略》:"腹痛即大便者,虫也……腹中痛,脉当沉弦,而反洪大,为有蛔虫也。狐惑,其脉沉细而数,吐沫腹痛者,虫也;吐沫腹不痛,胃冷也。"

《形色外诊简摩·卷下·外诊杂法类·诊唇法》:"凡腹痛喜渴,面有白斑如钱大,或唇色淡白,而中有红点者,其为肠胃有虫啮血无疑矣。"

《重订广温热论·第二卷·验方妙用·消化法》:"虫积脘腹之候:脘腹痛有休止,面白唇红,或唇之上下有白斑点,或口吐白沫,饥时更甚,饱食则安。"

(5)瘀血腹痛

《玉机微义·卷三十二·腹痛门·论腹痛属血》:"成无己曰:邪气聚于下焦,则津液不得通,血气不得行,或溺,或血留滞于下,是生胀满而硬痛也。若从心下至少腹皆硬满而痛者,是邪实也,须大陷胸汤下之。若但少腹硬满而痛,小便利者,则是蓄血之证;小便不利者,则是溺涩之证。"

《明医指掌·卷三·诸血证二》:"一般寒热交作,其心胸、肋下、小腹满痛,按之手不可近者,此有瘀血也。"

《万病回春·卷之五·腹痛》:"痛不移处者,是死血也。"

《云林神彀·卷三·腹痛》:"痛不移处,多是死血……心腹刺痛,似气一块,上下走注,手不敢握。"

《药鉴·新刻药鉴卷之一·脉病机要》:"腹痛腹胀,小便反易者血禁。"

《证治准绳·杂病·诸血门·蓄血》:"脐腹小肿大痛,蓄血下焦。"

《丹台玉案·卷之二·伤寒门·蓄血症》:"外症寒热往来,但脉芤涩,日轻夜重,蓄于上焦,则衄血,善忘,嗽水不咽,胸胁腹皆满痛,谵语昏愦,谓之血结胸中……蓄于下焦,则如狂,便黑小腹急胀,按之则痛。"

《医宗说约·卷之一·六郁》:"午后发热为血郁,小腹痛处移不得,脉来沉涩或芤结。"

《症因脉治·卷四·腹痛论·血滞腹痛》:"不作胀,不饱满,饮水作呃,遇夜更痛,痛于一处,定而不移,服行气消化之药不应,以热物熨之稍减,此血滞停瘀之症也。"

《四圣心源·卷六·杂病解中·腹痛根原》:"血郁痛作,或内在脏腑,或外在经络。其证肌肤甲错,两目黯黑,多怒而善忘。"

《金匮翼·卷六·腹痛·死血痛》:"死血痛者,多从郁怒及饱食后急走得之,其痛必有定处,其脉必芤涩。"

《医林改错·卷上·膈下逐瘀汤所治症目·痛不移处》:"凡肚腹疼痛,总不移动,是血瘀,用此方治之极效。"

《医学见能·卷一·证治·大腹》:"腹中刺痛,脉涩痛如刀锥者,瘀血之阻滞也。"

《医学见能·卷一·证治·小腹》:"小腹满痛,小便仍然通利者,胞宫之血结也。""小腹疼痛,由于淋闭血虚者,胞宫瘀与热也。"

《医学见能·卷二·证治·失血》:"吐后口渴,血带黑而腹痛者,瘀血积腹里也。"

《医门补要·附载·采集先哲察生死秘法·目部》:"目黄小腹胀痛,小便利,大便黑者,蓄血。"

《血证论·卷六·便闭》:"此外又有瘀血闭结之证。或失血之后,血积未去;或跌打损伤,内有瘀血,停积不行,大便闭结,或时通利,仍不多下,所下之粪,又带黑色,腹中时时刺痛,口渴发热,脉带涩象。宜用桃仁承气汤治之,或失笑散加杏仁、桃仁、当归、白芍。"

《医学妙谛·卷上·杂症·中风章》:"瘀血症小便利,大便黑,或腹中怀痛。"

《重订广温热论·第二卷·验方妙用·消化法》:"瘀积三焦之候:胸腹胁肋结痛,痛有定处而不移,转侧若刀锥之刺遇夜则甚,甚则神思如狂,

面色暗黑,或吐紫血,或便如黑漆。"

《增订通俗伤寒论·病理诊断·伤寒诊法》:"凡满腹痛……痛在脐旁小腹,按之则有块应手者血瘀。"

（6）痰饮腹痛

《考证病源·考证病源七十四种·腹痛者寒气而或食停》:"凡腹满痛连于胁膈,手足冷,脉伏匿者,多是饮食痰饮填塞至阴,抑遏肝胆之气。"

《济阳纲目·卷二十四·痰饮·论》:"李氏曰:痰乃津液所成,随气升降。气血调和,则流行不聚。内外感伤,则壅逆为患……生于脾,多四肢倦怠,或腹痛,肿胀,泄泻,名曰湿痰。"

《症因脉治·卷四·腹痛论·痰积腹痛》:"时痛时止,利下白积,光亮不臭,或恶心眩运,或响如雷鸣,此痰积腹痛之症也。"

《医学见能·卷一·证治·大腹》:"腹中绞痛,串走两胁鸣者,痰饮之积聚也。"

《增订通俗伤寒论·病理诊断·伤寒诊法》:"凡满腹痛……腹痛牵引两胁,按之则软,吐水则痛减者水气。"

（7）气滞腹痛

《辨证录·卷之二·腹痛门》:"人有腹痛至急,两胁亦觉胀满,口苦作呕,吞酸欲泻,而又不可得,此乃气痛也。"

《症因脉治·卷四·腹痛论·气结腹痛》:"胸腹胀满,痛应心背,失气则痛减,气闭则痛甚;服破气之药稍减,服补气这药则愈痛,此气结腹痛之症也。"

（8）燥屎内结

《诸病源候论·时气病诸候·时气烦候》:"夫时气病,阴气少,阳气多,故身热而烦。其毒气在于心而烦者,则令人闷而欲呕;若其人胃内有燥粪而烦者,则谬语,时绕脐痛,腹为之满,皆当察其证候也。"

《考证病源·考证病源七十四种·伤寒·察小腹》:"小腹绕脐硬痛,小便数而短,燥屎症也,宜承气汤。"

《医学纲目·卷之三十二·伤寒部·烦躁》:"烦躁不大便,续脐痛,发作有时者,有燥屎也。"

《杂病广要·身体类·腹痛》:"当脐硬痛有形,多燥屎,已经攻伐不应,用四物加桃仁泥、红花、升麻、麻子仁、熟大黄、槟榔,空心煎服,润以导

之,痛随利减。(《六要》)"

(9) 毒邪内蕴

《张氏医通·卷十二·婴儿门下·腹痛》:"痘疮腹痛者,皆毒郁三阴……若腹痛痞满气滞,手足厥逆,而大便不通者,此毒壅不透也……腹痛多是热毒为患,当临证消息之。"

《医碥·卷之一·杂症·便血》:"下血腹中痛,血色鲜红,为热毒。"

《疫疹一得·卷上·疫疹之症·腹痛不已》:"疫疹腹痛,或左或右,或痛引小肠,乃毒火冲突。"

(二)辨经络

经络辨证可以分为两类,一类以传统十二正经、奇经八脉为辨证基础,通过症状和体征辨其归属于何经疾病,始于《内经》,多用于针灸辨治;一类以张仲景六经辨证为基础,后世不断补充发挥,多用于内科。腹痛历来两者辨证都有涉及,传统经络辨证中腹痛多归属于太阴脾、少阴肾、厥阴肝,仲景六经辨证亦归于三阴腹痛为主。

1. 辨传统经络

《黄帝内经素问·厥论》:"厥阴之厥,则少腹肿痛,腹胀泾溲不利,好卧屈膝,阴缩肿,胻内热。""太阴厥逆,胻急挛,心痛引腹,治主病者。"

《黄帝内经灵枢·经脉》:"足太阴之别,名曰公孙……厥气上逆则霍乱,实则腹中切痛,虚则鼓胀,取之所别。""任脉之别,名曰尾翳……实则腹皮痛,虚则痒搔,取之所别也。"

《脉经·卷六·脾足太阴经病证第五》:"病先发于脾,闭塞不通,身痛体重;一日之胃,而腹胀;二日之肾,少腹腰脊痛,胫痠;三日之膀胱,背脅筋痛,小便闭;十日不已,死。"

《脉经·卷六·胃足阳明经病证第六》:"诊得胃脉……病先发于胃,胀满;五日之肾,少腹腰脊痛,胫痠。"

《脉经·卷六·肾足少阴经病证第九》:"病在肾,夜半慧,日乘四季,其下晡静,病先发于肾,少腹腰脊痛,胫痠。"

《脉经·卷十》:"寸口之中,阴阳交会,中有五部,前、后、左、右各有所主,上、下、中央分为九道。浮、沉、结、散,知邪所在,其道奈何……前如外者,足太阳也。动,苦目眩,头、颈、项腰、背强痛也。男子阴下湿,女子月水不利,少腹痛引命门,阴中痛,子脏闭。"

《脉经·卷十·上足三阳脉》:"前如内者,足厥阴也。动,苦少腹痛,月经不利,子脏闭。前如内者,足厥阴也。动,苦少腹痛与腰相连,大便不利,小便难,茎中痛,女子月水不利,阴中寒,子门壅绝内,少腹急;男子疝气,两丸上入,淋也……后如内者,足少阴也。动,苦少腹痛,与心相引背痛,淋。从高堕下,伤于内小便血。"

《脉经·卷十·上足三阴脉》:"中部左右弹者,带脉也。动,苦少腹痛引命门,女子月水不来……后部左右弹者,阴跷也。动,苦少腹痛,里急……"

《脉经·卷十·上阳跷阴跷带脉》:"中央直前者,手少阴也。动,苦心痛微坚,腹胁急。"

"寸口中脉躁竟尺,关中无脉应,阳干阴也。动,苦腰背、腹痛,阴中若伤,足寒……尺中脉坚实竟尺,寸口无脉,应阴干阳也。动,苦两胫腰重,少腹痛,癫疾。"

"寸口脉沉着骨,反仰其手,乃得之,此肾脉也。动,苦少腹痛,腰体酸,癫疾……初持寸口中脉,如躁状洪大,久按之,细而牢坚。动,苦腰腹相引痛,以下至足胻重也,不能食。"

《黄帝内经太素·卷第二十五·伤寒·热病说》:"挟脐痛,脾经热病也。"

《黄帝内经太素·卷第三十·杂病·刺腹满数》:"腹痛,足阳明脉所主,故脐左右动脉,足阳明动也。"

《圣济总录·卷第九十一·虚劳里急》:"论曰:冲之为病,逆气而里急。又冲脉者,起于气冲,挟脐上行,至胸中而散,虚劳之人,肾气不足,伤于冲脉,其证腹里拘急,脐上至心下引痛,不能食,身寒而怅栗也。"

《内经知要·卷下·经络》:"二跷为病,苦癫痫寒热,皮肤淫痹,少腹痛,里急,腰及髋髎下相连阴中痛,男子阴疝,女子漏下。带脉为病,腹满,腰溶溶如坐水中,妇人小腹痛,里急后重,瘕疝,月事不调,赤白带下。"

《丹溪心法·十二经见证·足太阳膀胱经见证》:"头苦痛,目似脱,头两边痛,泪出,脐反出,下肿、便脓血,肌肉痿,项似拔,小腹胀痛,按之欲小便不得。"

《丹溪心法·十二经见证·足少阴肾经见证》:"胸中满,大小腹痛,大便难,饥不欲食,心中如饥,腹大,颈肿喘嗽,脊臀股后痛。""足痿厥,脐下气逆,小腹急痛,泄,下肿,足胻寒而逆,肠澼,阴下湿,四指正黑。"

《丹溪心法·十二经见证·足厥阴肝经见证》:"两胁下痛引小腹,胸痛,背下则两胁肿痛,妇人小腹肿,腰痛不可俯仰,四肢满闷,挺长热。"

《丹溪心法·十二经见证·手太阴肺经见证》:"善嚏,缺盆中痛,脐上、肩痛,肩背痛,脐右、小腹胀引腹痛,小便数,溏泄,皮肤痛及麻木,喘,少气,颊上气见。"

《丹溪心法·十二经见证·手少阴心经见证》:"消渴,两肾内痛,后廉、腰背痛。浸淫善笑,善恐、善忘,上咳吐,下气泄,眩仆,身热而腹痛,悲。"

《普济方·卷一·方脉总论·五常大论》:"足阳明冲脉皆挟脐,而督脉贯脐中央。脐或凸出者,水气积于脾元。脐腹疼痛者,寒邪伤于下脏,不可不知。"

《医宗必读·卷之一·辨治大法论》:"肺手太阴之脉……其见证也,善嚏、悲愁欲哭……脐有少腹胀痛,小便数,溏泄……""脾足太阴之脉……其见证也,五泄,二便闭……尻阴、膝、臑、胻足背痛,当脐痛,腹胀肠鸣……""心手阴之脉……其见证也,消渴,两肾内痛……身热腹痛而悲。""膀胱足太阳之脉……其见证也,目似脱,头两边痛……项似拔,小腹胀痛,按之欲小便不得。""肾足少阴之脉……其见证也,面黑,口渴,唾血,大小腹痛,大便难,饥不欲食,腹大胫肿,脊臀腹后痛,脐下气逆……""肝足厥阴之脉……其见证也,头痛,脱色,善洁……两胁下痛引小腹,胸痛胁肿,妇人小腹肿。"

《石室秘录·卷六·中寒门》:"凡人直中阴寒,冷气犯于小腹,不从传经伤寒而自寒者,命曰直中阴经。阴经者,少阴肾经,其症必畏寒,腹痛作呕,手足厥逆,有手足俱青,甚则筋青囊缩。"

《内经博议·卷之二·病能部·任病论》:"任脉之为病,病在阴中无阳。故男子内结七疝,女子带下瘕聚,此为结阴。若夫脉来紧细,实长至关者,则所谓阴气之袭也。故病动苦少腹绕脐下阴中切痛。"

《内经博议·卷之二·病能部·冲病论》:"冲脉……阳不足者寒逆,寒逆则少腹痛,中满暴胀,

瘕疝遗溺,胁支满烦,女子绝孕。"

《古今名医汇粹·卷六·病能集四·心胸胃脘腹痛诸证》:"李士材曰:心腹诸痛……腹痛分为三部:腹以上痛者,为太阴脾;当脐而痛者,为少阴肾;少腹痛者,为厥阴肝及冲、任、大小肠。"

《四诊抉微·卷之四·切诊·反诊脉》:"《脉经》曰:寸口脉沉着骨,反仰其手,乃得之,此肾脉也,动苦少腹痛,腰体痠,癫疾。刺肾俞入七分,又刺阴维入五分。"

《杂病源流犀烛·卷二十一·痧胀源流》:"或两目红赤如桃,唇干鼻燥,腹中绞痛,是足阳明胃经痧也……或腹胀板痛,不能屈伸,四肢无力,泄泻不已,是足太阴脾经痧也。"

《杂病源流犀烛·卷二十七·腰脐病源流》:"脐痛,肾经病也。"

《医会元要·十二经穴脉筋主病图注·足厥阴肝脉主病》:"左胁动气,肝之部位也。右胁下痛引小腹,肝脉所循也。"

《脉学类编·脉学类编·切脉论证》:"带主带下,脐痛精失。"

《医学见能·卷二·证治·饮食》:"小儿腹痛,以及胀满吐泻者,总责太阴经也。"

《丹溪脉诀指掌·辨六淫外伤六经受病于人迎说》:"足厥阴伤风脉,人迎与左关皆弦弱而急,弦本肝脉,弱缓风脉也,急者病变也,其症自汗恶风而倦,少腹急痛。"

2. 辨六经腹痛

《医学纲目·卷之三十一·伤寒部·腹痛续法》:"(云)伤寒邪在三阴内不得交通,故为腹痛。手足之经,皆会于腹。如脉弦而腹痛,过在足厥阴肝、手太阴肺,刺太冲、太渊、大陵。如脉沉而腹痛,过在足太阴脾、少阴肾、手厥阴心包,刺太溪、大陵。如脉沉细而痛,过在足太阴脾、手少阴心,刺太白、神门、三阴交,此刺腹痛之法也。"

《叶氏医效秘传·卷一·伤寒纲领·伤寒标本》:"若初起便怕寒踡卧,腹痛,吐泻,则知是少阴经直中,本病也。假令病人囊缩,消渴,舌卷,则知是阳经热邪传入厥阴经,标病也。若初起就怕寒呕吐涎沫,少腹疼痛,舌卷囊缩,则知是厥阴经直中,本病也。"

《医学指要·卷五·伤寒症治指要》:"若单恶寒,不头痛项强,而惟腹痛脉代者,则又为直中阴

经矣,此又不可不知。"

（1）太阳经腹痛

《伤寒论·辨太阳病脉证并治》48条:"二阳并病,太阳初得病时,发其汗,汗先出不彻,因转属阳明,续向微汗出,不恶寒。若太阳病证不罢者,不可下,下之为逆,如此可小发汗。设面色缘缘正赤者,阳气怫郁在表,当解之熏之。若发汗不彻,不足言,阳气怫郁不得越,当汗不汗,其人躁烦,不知痛处,乍在腹中,乍在四肢,按之不可得,其人短气但坐,以汗出不彻故也,更发汗则愈。何以知汗出不彻?以脉涩故知也。"

100条:"伤寒,阳脉涩,阴脉弦,法当腹中急痛,先与小建中汤,不差者,小柴胡汤主之。"

106条:"太阳病不解,热结膀胱,其人如狂,血自下,下者愈。其外不解者,尚未可攻,当先解其外。外解已,但少腹急结者,乃可攻之,宜桃核承气汤。"

173条:"伤寒,胸中有热,胃中有邪气,腹中痛,欲呕吐者,黄连汤主之。"

（2）阳明经腹痛

《伤寒论·辨阳明病脉证并治》239条:"病人不大便五六日,绕脐痛,烦躁,发作有时者,此有燥屎,故使不大便也。"

241条:"大下后,六七日不大便,烦不解,腹满痛者,此有燥屎也。所以然者,本有宿食故也。宜大承气汤。"

254条:"发汗不解,腹满痛者,急下之,宜大承气汤。"

《太平圣惠方·卷第八·辨阳明病形证》:"阳明病发作有时,汗不解,腹满痛,宜承气汤。"

《四圣悬枢·卷三·痘病解第三·阳明腑证·潮热谵语腹痛便秘》:"痘粒外发,全赖阳明之旺,阳气太盛,则自阳明之经,而入阳明之腑……设其谵语潮热,腹痛便涩,恐其土燥阴亡,不得不泻,则以承气而加滋润之药,下其糟粕,以泻胃热,而不至伤其精气。"

《邹氏寒疫论·寒疫痢证论·阳明证》:"阳明寒疫,上脘寒痛,见食则呕,或腹中两旁痛、注下……半夏赤石脂汤主之……阳明寒疫,上脘痛止,腹旁脐下痛,注下与大便相杂,关上尺中脉右部迟而微紧者,蜜芪当归茯苓汤主之……阳明寒疫,中焦沃白,腹痛,邪乘三焦气街,止于中脘之

下,而伤太阴也……大黄木香汤主之……阳明寒疫,归于厥阴,小腹紧痛,下白,尺中右部脉沉,乌药茯苓汤主之……阳明寒疫,头痛、腹痛、口渴者……石膏白芷汤主之。"

《高注金匮要略·腹满寒疝宿食病脉证治第十》:"腹痛属阳明病。"

《增订通俗伤寒论·病理诊断·表里寒热·里热证》:"凡伤寒邪传入里,温热病热结于里,皆属阳明腑证。手足汗,发潮热,不大便,小便不利,腹胀满,绕脐痛,心烦恶热,喘冒不得卧,腹中转矢气,甚则谵语发狂,昏不识人,大便胶闭,或自利纯青水,仲景所谓'急下之,而用三承气汤者'是也。"

（3）少阳经腹痛

《伤寒论·辨太阳病脉证并治》:"伤寒五六日,中风,往来寒热,胸胁苦满,嘿嘿不欲饮食,心烦喜呕,或胸中烦而不呕,或渴,或腹中痛,或胁下痞硬,或心下悸,小便不利,或不渴,身有微热,或咳者,小柴胡汤主之。"

《太平圣惠方·卷第九·治伤寒三日候诸方》:"伤寒病三日,腹痛,小便不利而呕者,属少阳病证。宜服赤茯苓散方。"

（4）太阴经腹痛

《伤寒论·辨太阴病脉证并治》273条:"太阴之为病,腹满而吐,食不下,自利益甚,时腹自痛。若下之,必胸下结硬。"

279条:"本太阳病,医反下之,因尔腹满时痛者,属太阴也,桂枝加芍药汤主之;大实痛者,桂枝加大黄汤主之。"

《伤寒论纲目·卷十三·太阴经症·腹满腹痛》:"太阴腹满时痛,胸膈不快,膜满闭塞,唇青,手足冷,脉沉细,少情绪,或腹痛,此名太阴也。"

《医会元要·十二经穴脉筋主病图注·手阳明大肠经用药》:"伤寒病脉证,太阴脉沉细,证则腹痛、咽干、手足自温。若直中者,或腹痛,自利不渴,以其脉布胃中络于喉也。"

《脉义简摩·卷六·名论汇编·陶节庵伤寒六经脉证》:"尺寸俱沉细者,太阴受病也。当四五日发。以其脉布胃中,络于嗌,故腹满而咽干,或腹痛,手足温,自利,不渴。"

（5）少阴经腹痛

《伤寒论·辨少阴病脉证并治》307条:"少阴病,二三日至四五日,腹痛,小便不利,下利不止,

便脓血者,桃花汤主之。"

316条:"少阴病,二三日不已,至四五日,腹痛,小便不利,四肢沉重疼痛,自下利者,此为有水气。其人或咳,或小便利,或下利,或呕者,真武汤主之。"

317条:"少阴病,下利清谷,里寒外热,手足厥逆,脉微欲绝,身反不恶寒,其人面色赤。或腹痛,或干呕,或咽痛,或利止脉不出者。通脉四逆汤主之。"

318条:"少阴病,四逆,其人或咳,或悸,或小便不利,或腹中痛,或泄利下重者,四逆散主之。"

《太平圣惠方·卷第八·辨少阴病形证》:"少阴病四肢心腹痛,小便不利,或咳或呕,此为有水气。宜玄武汤。"

《普济方·卷一百二十六·伤寒门·平脉法第二》:"太阴腹满时痛,为有积。"

《伤寒六书·伤寒家秘的本卷之二·急下急温论》:"少阴病,腹胀硬痛,或绕脐痛,不大便,土胜水也,急下之。"

《医学正传·卷之一·医学或问·伤寒》:"太阳传太阴脾土者,名曰误下传,为受病脉缓有汗,当用桂枝而反下之所致也,当脐腹痛,四肢沉重。"

《医会元要·十二经穴脉筋主病图注·足少阴肾脉主病》:"伤寒病脉证,少阴脉微细,证则口燥舌干而渴,但欲寐。若直中者,恶寒,口中和,默默欲寐,腹痛或咽痛,以其脉贯肾络于肺系舌本也。"

《脉义简摩·卷六·名论汇编·陶节庵伤寒六经脉证》:"尺寸俱沉者,少阴受病。当五六日发。以其脉贯肾,络于肺,系舌本,故口燥舌干而渴,恶寒,口中和,默默欲寐,时时腹痛,又咽痛。"

(6) 厥阴经腹痛

《伤寒论·辨厥阴病脉证并治》340条:"病者手足厥冷,言我不给胸,小腹满,按之痛者,此冷结在膀胱关元也。"

358条:"伤寒四五日,腹中痛,若转气下趣少腹者,此欲自利也。"

《三因极一病证方论·卷之一·六经中伤病脉》:"足厥阴伤风,左关上与人迎皆弦弱而急。弦者,厥阴脉也;弱者,风脉也;急者,病变也。其证自汗恶风而倦,小腹急痛。"

(三) 辨脏腑

腹痛部位在腹部,腹内脏器有恙多可引起疼痛,故腹痛涉及病位较多,常见的如大肠、小肠、脾、肝、肾、膀胱等脏腑失常皆可引起腹痛。

《黄帝内经素问·标本病传论》:"肝病头目眩胁支满,三日体重身痛,五日而胀,三日腰脊少腹痛胫痠,三日不已死,冬日人,夏早食。脾病身痛体重,一日而胀,二日少腹腰脊痛胫痠,三日背䯒筋痛小便闭,十日不已死,冬人定,夏晏食。肾病少腹腰脊痛,胻痠,三日背脂筋痛小便闭,三日腹胀,三日两胁支痛,三日不已死,冬大晨,夏晏晡。胃病胀满,五日少腹腰脊痛,胻痠,三日背脂筋痛小便闭,五日身体重,六日不已死,冬夜半后,夏日昳。膀胱病小便闭,五日少腹胀腰脊痛,胻痠,一日腹胀,一日身体痛,二日不已死,冬鸡鸣,夏下晡。"

《黄帝内经灵枢·邪气藏府病形》:"大肠病者,肠中切痛,而鸣濯濯。冬日重感于寒即泄,当脐而痛,不能久立,与胃同候,取巨虚上廉。

小肠病者,小腹痛,腰脊控睾而痛,时窘之后,当耳前热,若寒甚,若独肩上热甚及手小指次指之间热,若脉陷者,此其候也。手太阳病也,取之巨虚下廉。

三焦病者,腹气满,小腹尤坚,不得小便,窘急,溢则水留,即为胀。候在足太阳之外大络,大络在太阳少阳之间,亦见于脉,取委阳。

膀胱病者,小腹偏肿而痛,以手按之,即欲小便而不得,肩上热,若脉陷,及足小趾外廉及胫踝后皆热,若脉陷,取委中央。"

《素问要旨论·卷第三·六气变用篇第三·五脏病证》:"肝病面青,善怒,脐左痛,其病四肢满闷,淋溲,便难,转筋也。脾病面黄,善噫,当脐痛,腹胀满,食不消,体重节痛,怠惰嗜卧,四肢不收。肺病为主面白,善嚏,悲愁不乐,欲哭,脐右痛,其病喘咳,洒淅寒热也。肾病为主面黑,恐,脐下痛,四肢厥逆,小腹急痛,泄注下重,足寒,而多逆也。"

《本草纲目·序例上·脏腑虚实标本用药式》:"肝藏魂,属木。胆火寄于中。主血,主目,主筋,主呼,主怒。本病:诸风眩晕,僵仆强直,惊痫,两胁肿痛,胸肋满痛,呕血,小腹疝痛痃癖,女人经病。标病:寒热疟,头痛吐涎,目赤面青,多怒,耳闭颊肿,筋挛卵缩,丈夫癫疝,女人少腹肿痛、阴病。"

"脾藏意，属土，为万物之母。主营卫，主味，主肌肉，主四肢。本病：诸湿肿胀，痞满噫气，大小便闭，黄疸痰饮，吐泻霍乱，心腹痛，饮食不化。"

"三焦为相火之用，分布命门元气。主升降出入，游行天地之间，总领五脏六腑、营卫经络、内外上下左右之气，号中清之府。上主纳，中主化，下主出。本病：诸热，瞀瘛，暴病，暴死，暴瘖，躁扰，狂越，谵妄，惊骇，诸血溢、血泄，诸气逆冲上，诸疮疡，痘疹，瘤核。上热，则喘满，诸呕吐酸，胸痞，胁痛，食饮不消，头上出汗；中热，则善饥而瘦，解㑊，中满诸胀腹大，诸病有声，鼓之如鼓，上下关格不通，霍乱吐利；下热，则暴注下迫，水液浑浊，下部肿满，小便淋沥或不通，大便闭结，下利。上寒，则吐饮食痰水，胸痹，前后引痛，食已还出；中寒，则饮食不化，寒胀，反胃吐水，湿泻，不渴；下寒，则二便不禁，脐腹冷疝痛。"

"胃属土，主容受，为水谷之海（主同脾）。本病：噎膈反胃，中满肿胀，呕吐泻痢，霍乱腹痛，消中善饥，不消食，伤饮食，胃管当心痛，支两胁。"

《辨证录·卷之二·腹痛门》："人有腹痛欲死，手按之而更甚，此乃火痛也。但火痛不同，有胃火，有脾火，有大小肠火，有膀胱火，有肾火，不可不辨也。胃火者，必汗而渴，口中臭；脾火痛者，必走来走去，无一定之处也；大肠火者，大便必闭结，而肛门必干燥后重；小肠火者，小便必闭涩如淋；膀胱火者，小便闭涩而若急；肾火者，则强阳不倒，口不渴而面赤，水窍涩痛是也。"

《杂病源流犀烛·卷十四·寒病源流》："曰大腹痛瘃，瘃毒入大小肠，则小腹大痛不止，形如扳推，绞切不已，治之须分左右，二股屈伸为验。如小腹大痛，每每左卧，左足不能屈伸，小肠经瘃也……如大腹大痛，每每右卧，右足不能屈伸，大肠经瘃也……如夏月不头疼发热，但觉小腹痛，或心腹俱痛，胀瘃，不能屈伸，此皆暑火流注脏腑，故先小腹痛，偏及心腹。"

《杂病源流犀烛·卷二十八·腹少腹病源流》："腹痛，五脏俱有病也。脾胃内舍心腹，肺心内舍胸膺两胁，肝内舍胠胁少腹，肾内舍少腹、腰脊，大小肠冲任脉皆在少腹，此脏腑所舍之部位也。"

《文十六卷·卷四·太阴阳明虚实辨》："故同一腹痛也，满而时痛者属脾；满而大实痛者属胃。"

《医学指要·卷四·藏府验于形体括略》："胃热肠寒，小腹痛胀而疾饥也……便硬腹痛，胃实也……当脐而痛不能久立，此大肠病也。小腹痛，乃小肠病也。腹气满，小腹尤坚，不得小便，窘迫，三焦病也……下焦病，实则癃闭，虚则遗溺，闭则点滴不出，小腹胀痛，癃则勤出无度，茎中涩痛……小腹偏肿而痛，以手按之即欲小便而不得，肩上热，膀胱病也。"

1. 大肠

《黄帝内经灵枢·胀论》："大肠胀者，肠鸣而痛濯濯，冬日重感于寒，则飧泄不化。"

《黄帝内经太素·卷第十一·输穴·腑病合输》："大肠病者，肠中切痛而鸣濯濯，冬日重感于寒则泄，当齐而痛，不能久立，与胃同候，取巨虚上廉（以下言六腑病形并取穴所在。当齐痛者，回肠，大肠也，大肠当齐，故病当齐痛也。与胃同候者，大肠之气，与胃足阳明合巨虚上廉，故同候之。濯，徒角反，肠中水声也。［平按］'则泄'《灵枢》作'即泄'，《甲乙》无此二字）。"

《备急千金要方·卷十七·肺脏方·肺虚实第二》："（小建中汤）治肺与大肠俱不足，虚寒乏气，小腹拘急，腰痛羸瘠百病方。"

《普济方·卷三十七·大肠腑门·大肠实》："治大肠实热，腹胀不通，挟脐痛，喘不能久立，口内生疮。"

《普济方·卷三十七·大肠腑门·大肠虚》："治大肠虚寒，利下青白，肠中雷鸣，大便不节，小便赤，上气充胸，不能久立，身重腹急，当脐痛。"

《订正太素脉秘诀·卷上·灵枢经中揖要》："卯为本，属大肠。其化燥，其病大便秘涩，后重，脐腹痛也。"

《医灯续焰·卷八·心腹痛脉证第六十三》："大肠痛，上引膈，肠鸣口干。"

《杂病源流犀烛·卷三·大肠病源流》："大肠所由之隧道，虽与肺相属而为表里，大肠之络实与阳明胃接经，故其病亦与胃同，与肺无涉，即经络自病，延及于肺，亦止在经络，不与伤寒之传经必及于脏腑相似也。故大肠实，则病耳后肩臑肘臂外皆痛，脐腹或腹胀不通，气满，皮肤坚，便硬，肠风下血（宜泻白散）。若虚则耳鸣耳聋，虚热，或便闭不通，或腹痛而泄利肠鸣，脱肛（宜实肠散），然则大肠之为器，亦概可见矣。"

《医会元要·六府》:"大肠:即回肠,附脊,当脐之右,亦盘十六曲,至广肠,即直肠,下至肛门。主病:肠中切痛而鸣濯濯,冬月重感于寒则泄,当脐而痛,不能久立,气上冲胸而喘,中寒则肠鸣飧泄多鹜溏。中热则出粪如糜,为肠垢。肠虚则鸣,又寒气相搏亦鸣。"

2. 小肠

《黄帝内经灵枢·胀论》:"小肠胀者,少腹䐜胀,引腰而痛。"

《订正太素脉秘诀·卷上·灵枢经中撮要》:"辰为本,属小肠。其化热,其病心痛,舌强,脐腹痛也。"

《医灯续焰·卷八·心腹痛脉证第六十三》:"小肠痛,引膈胃,肠鸣。"

《杂病源流犀烛·卷七·小肠病源流》:"《入门》曰:小肠有气,则小腹痛。"

《医会元要·六府》:"小肠:附脊,当脐左,在胃之左,胃下口曰幽门,即小肠上口。小肠十六曲,至下口曰阑门,主泌别清浊,即大肠上口。主病:中气不足,肠为之苦鸣,小腹痛,腰脊控睾丸而痛,甚则冲心,当耳前热。小肠有气则小腹痛,有血则小便涩,有热则茎中痛。"

《医会元要·十二经穴脉筋主病图注·手太阳小肠脉主病》:"小腹痛,小肠病也,膀胱移热于小肠,则下不得小便,上为口疮,控睾丸,腰脊上冲心,邪在小肠也。"

《医学见能·卷一·证治·小腹》:"小腹疼痛,得屁腹鸣乃快者,小肠气不和也,宜当归四逆汤。"

3. 脾

《脉经·卷二·平人迎神门气口前后脉第二》:"脾胃俱实:右手关上脉阴阳俱实者,足太阴与阳明经俱实也。病苦脾胀腹坚,抢胁下痛,胃气不转,大便难,时反泄利,腹中痛,上冲肺肝,动五脏,立喘鸣,多惊,身热,汗不出,喉痹,精少。"

《脾胃论·卷上·脾胃胜衰论》:"况脾胃病则当脐有动气,按之牢若痛,有是者乃脾胃虚,无是则非也,亦可作明辨矣。"

《严氏济生方·五脏门·脾胃虚实论治》:"夫脾胃者,足太阴之经……方其虚也,虚则生寒,寒则四肢不举,食饮不化,喜噫吞酸,或食即呕吐,或卒食不下,腹痛肠鸣,时自溏泄,四肢沉重,常多思

虑,不欲闻人声,梦见饮食不足,脉来沉细软弱者,皆虚寒之候也。"

《丹溪手镜·卷之上·五脏虚实》:"脾:虚,四肢不举,饮食不化,吞酸或不下食,食则呕吐,腹痛肠鸣,溏泄。脉沉细软弱。"

《运气易览·卷之二·三十一、六气主病治例·五运所化之图》:"脾土受邪,病则飧泄,霍乱,体重腹痛。""脾土受邪,病飧泄,食减,体重,肠鸣,腹痛,胁满。"

《古今医统大全·卷之五十六·脾痛候·病机》:"凡脾家作痛,每每停聚不散,或满或胀,或不思食,膈间水声,食物相触则作疼痛。"

《医灯续焰·卷八·心腹痛脉证第六十三》:"脾痛,引胃脘、心下,腹胀善噫、善呕、食不下。"

《金匮翼·卷三·虚劳统论·脾劳》:"脾劳之证,食不化,心腹痞满,呕吐吞酸,面色痿黄。甚者心腹常痛,大便泄利,手足逆冷,骨节酸疼,日渐消瘦,由脾胃久积风冷之气所致,亦名冷劳。"

《医医偶录·卷二·脾部》:"脾虚者,左关脉必细软。其症为呕吐,为泄泻,为久痢,为腹痛,为肢软,为面黄……腹痛者,肝木乘脾也,芍药甘草汤加木香主之……脾实者,右关必洪实。其症为气积,为血积,为食积,为痞积,为虫积,为痰饮,为蛊胀,为腹痛,为不能食……腹痛者,中有滞也,香砂二陈汤加楂、芽、厚朴主之。脾寒之症,右关必沉迟,唇舌必白。其症为呕吐,为泄泻,为白痢,为腹痛,为身痛,为黄疸,为湿肿,为肢冷,为厥脱……腹痛者,绵绵不减,香砂理中汤主之。如挟食拒按,木香丸主之……脾热之症,右关必数,舌苔薄而黄,唇赤。其症为热吐,为流涎,为洞泄,为泻渤,为赤痢,为腹痛,为目胞肿痛,为酒疸,为眩晕,为阳黄疸……腹痛者,乍作乍止,芍药甘草汤加黄连清之。"

《邵氏方案·卷之御·七、泄泻》:"当脐痛,腹膨便溏,肝脾病也。"

《脉义简摩·卷八·儿科诊略·痘证辨略》:"吐泻腹痛,为毒内攻,脾逆证也。"

《王旭高临证医案·卷之三·脘腹痛门》:"仁渊曰:脘痛属胃,腹痛属脾。"

4. 胃

《脉经·卷二·平人迎神门气口前后脉第二》:"胃实:右手关上脉阳实者,足阳明经也。病

苦腹中坚痛（《千金》作病苦头痛），汗不出，如温疟，唇口干，善哕，乳痈，缺盆腋下肿痛。""胃虚：右手关上脉阳虚者，足阳明经也。病苦胫寒，不得卧，恶寒洒洒，目急，腹中痛，虚鸣（《外台》作耳虚鸣），时寒时热，唇口干，面目浮肿。"

《备急千金要方·卷十六·胃腑方·胃虚实第二》："右手关上脉阳实者，足阳明经也。病苦头痛（《脉经》作腹中坚痛而热），汗不出如温疟，唇口干，善哕，乳痈，缺盆腋下肿痛，名曰胃实热也。"

"右手关上脉阳虚者，足阳明经也。病苦胫寒不得卧，恶风寒洒洒，目急，腹痛虚鸣（《外台》作耳虚鸣），时寒时热，唇口干，面目浮肿，名曰胃虚冷也。"

《医学纲目·卷之三十八·小儿部·腹痛》："寒腹痛，属胃虚，其候不思食是也。"

《温疫论·下卷·应下诸证》："心下满，心下高起如块，心下痛，腹胀满，腹痛按之愈痛，心下胀痛，以上皆胃家邪实。"

《张氏医通·卷十二·婴儿门下·腹痛》："如腹痛面青手足冷，此脾胃虚寒。"

《金匮翼·卷三·疟疾统论·食疟》："食疟，一名胃疟。饮食无节，伤月而成。其证腹痛，中满不能食，食则呕逆，嗳腐吞酸，其脉气口独盛。"

《伤寒瘟疫条辨·卷二·里证》："心下满，心下痛，心下满痛，心下高起如块，腹胀满痛，腹痛按之愈痛，小腹满痛，此皆胃家邪实。"

《医会元要·十二经穴脉筋主病图注·足阳明胃脉主病》："便硬腹痛，胃实也。"

5. 肝脏

《黄帝内经素问·脏气法时论》："肝病者，两胁下痛引少腹，令人善怒。"

《黄帝内经素问·刺热》："肝热病者，小便先黄，腹痛多卧，身热。热争则狂言及惊，胁满痛，手足躁，不得安卧。"

《黄帝内经灵枢·胀论》："肝胀者，胁下满而痛引小腹。"

《金匮要略·水气病脉证并治第十四》："肝水者，其腹大，不能自转侧，胁下腹痛，时时津液微生，小便续通。"

《脉经·卷二·平人迎神门气口前后脉第二》："肝虚：左手关上脉阴虚者，足厥阴经也。病苦胁下坚，寒热，腹满，不欲饮食，腹胀，悒悒不乐，

妇人月经不利，腰腹痛。"

《脉经·卷六·肝足厥阴经病证第一》："病先发于肝者，头目眩，胁痛支满；一日之脾，闭塞不通，身痛体重；二日之胃，而腹胀；三日之肾，少腹腰脊痛，胫酸；十日不已，死。冬日入，夏早食。""肝脉沉之而急，浮之亦然，苦胁下痛，有气支满，引少腹而痛，时小便难，苦目眩头痛，腰背痛，足为逆寒，时癃。""肝胀者，胁下满而痛引少腹。""肝水者，其人腹大，不能自转侧，而胁下腹中痛，时时津液微生，小便续通。""肝病者，必两胁下痛引少腹，令人善怒。虚则目𥇪𥇪无所见，耳无所闻，善恐，如人将捕之。若欲治之，当取其经。"

《诸病源候论·伤寒病诸候·伤寒五脏热候》："伤寒病……若其人先苦身热嗌干，而小腹绕脐痛，腹下满，狂言默默，恶风欲呕者，此肝热也。"

《诸病源候论·五脏六腑病诸候·肝病候》："肝气盛，为血有余，则病目赤，两胁下痛引小腹，善怒。"

《备急千金要方·卷十一·肝脏·肝虚实第二》："左手关上脉阴虚者，足厥阴经也，病苦胁下坚，寒热，腹满，不欲饮食，腹胀悒悒不乐，妇人月经不利，腰腹痛，名曰肝虚寒也。"

《脾胃论·卷上·脾胃胜衰论》："肝木妄行，胸胁痛，口苦舌干，往来寒热而呕，多怒，四肢满闭，淋溲便难，转筋，腹中急痛，此所不胜乘之也。"

《仁斋直指方论·卷之一·总论·五脏病证虚实论》："肝实之候：目赤，多怒，头眩，耳聋，痛引乎两胁小腹之下。"

《普济方·卷一·方脉总论·五脏相涉》："肝之为病，必胁下痛引少腹。"

《普济方·卷十四·肝脏门·肝胀》："夫肝胀之状，胁下满，而痛引小腹。盖足厥阴之经起于大指，抵小腹，侠胃上贯膈，布胁肋。《脉经》曰：肝病者，必两胁下痛引小腹是也。夫肝受邪，则令气血不通，故令胁下胀满，引小腹而痛也。"

《普济方·卷三百五十八·婴孩门·五脏标本》："肝实，目赤，多怒，头眩，痛引两胁小腹之下。"

《万病回春·卷之五·腹痛》："怒气伤肝，胁刺痛者，是刺风痛也。"

《证治准绳·杂病·诸伤门·虚劳》："肝伤筋

极,虚则手足拘挛,腹痛,指甲痛,转筋,宜木瓜散,当归、枸杞、续断。"

《伤寒论翼·卷下·厥阴病解第六》:"伤寒阳脉涩,阴脉弦,腹中急痛者,此亦肝乘脾也。"

《金匮翼·卷四·胀满统论·肝胀》:"怒动肝火,逆于中焦,其症口苦,脉弦,胁及小腹胀满或痛,发则身热气逆是也。"

《医医偶录·卷一·肝气》:"肝气者,妇女之本病……气旁散而下注者,手足筋脉拘挛,腹痛,小腹痛,瘰疬,乳岩,阴肿,阴痒,阴挺诸症。"

《医医偶录·卷二·肝部》:"肝之实,气与内风充之也。脉左关必弦而洪。其症为左胁痛,为头痛,为腹痛,为小腹痛,为积聚,为疝气,为咳嗽,为泄泻,为呕吐,为呃逆……肝寒之症,脉左关必沉迟。其症为小腹痛,为癥瘕,为囊缩,为寒热往来。"

《医学见能·卷一·证治·大腹》:"腹中疼痛,有物自左冲上者,肝气之奔豚也。""腹中猝痛,由伤风邪而得者,肝气侮脾土也。"

《望诊遵经·卷下·诊唇气色条目》:"筋不能转,爪甲皆痛,舌卷唇青,转筋卵缩,胻脉疼急,腹中绞痛,或便欲绝,不能饮食者,筋虚极也。"

《中西汇通医经精义·上卷·五脏所主》:"肝寒则腹痛,霍乱。"

6. 肾

《黄帝内经素问·藏气法时论》:"肾病者,腹大、胻肿、喘咳身重,寝汗出、憎风。虚则胸中痛,大腹、小腹痛,清厥意不乐。取其经,足少阴、太阳血者。"

《脉经·平人迎神门气口前后脉第二》:"肾实:左手尺中神门以后脉阴实者,足少阴经也。病苦膀胱胀闭,少腹与腰脊相引痛。"

《脉经·肾足少阴经病证第九》:"肾病,手足逆冷,面赤目黄,小便不禁,骨节烦疼,少腹结痛,气冲于心,其脉当沉细而滑,今反浮大,其色当黑,而反黄。此是土之克水,为大逆,十死不治。"

《诸病源候论·虚劳病诸候·虚劳失精候》:"肾气虚损,不能藏精,故精漏失。其病小腹弦急,阴头寒,目眶痛,发落。"

《太平圣惠方·卷第七·肾脏论》:"肾气不足则腰背冷,胸内痛,耳鸣或聋,足冷厥,小腹痛。是为肾气之虚也,则宜补之。"

《太平圣惠方·卷第七·治肾虚补肾诸方》:"夫肾脏者,足少阴之经也。左则为肾,上为命门。肾与命门者,神精之所舍,元气之所系也。若肾虚则腰背切痛,不能俯仰,足胫小弱,多恶风寒,手足厥冷,呼吸少气,骨节烦疼,脐腹结痛,面色黧黑,两耳虚鸣,肌骨干枯,小便滑数。诊其脉浮细而数者,是肾虚之候也。"

《脾胃论·卷上·脾胃胜衰论》:"肾水反来侮土,所胜者妄行也。作涎及清涕,唾多,溺多,而恶寒者是也。土火复之及三脉为邪,则足不任身,足下痛,不能践地,骨之无力,喜睡,两丸冷,腹阴阴而痛,妄闻妄见,腰脊背胛皆痛。"

《仁斋直指方论·卷之一·总论·五脏病证虚实论》:"面黑而恐,呵欠呻吟,齿痛骨痿,耳鸣精泄,足胫寒,腰脊痛,小腹急疼,瘕泄而里急后重,脐下有动气者,肾家病也。"

《丹溪手镜·卷之上·五脏虚实》:"肾:虚,腰背切痛,不得俯仰,足腿酸,手足冷,呼吸少气,骨节痛,腹结痛,面黑,耳鸣,小便数。脉浮细而数。"

《普济方·卷三百五十八·婴孩门·五脏标本》:"肾病,面黑,恐欠,足寒,逆气腹痛,飧泄后重,脐下动气。"

《运气易览·卷之二·三十一、六气主病治例·五运所化之图》:"肾水受邪,病则腹痛,清厥体重,甚则足痿不收,脚痛中满,四肢不举。"

《周慎斋遗书·卷九·腰痛》:"肾气虚寒而腹痛。"

《医学入门·内集·卷一·脏腑条分》:"肾病则大小腹胀痛,背痛引心,厥心痛;引腰者,属肾;引胁者,属膀胱。"

《济阳纲目·卷十·内伤》:"李氏曰:内伤始病热中,未传寒中,阴胜生寒中,多因调治差误,或妄下之所致。遇寒则四肢厥冷,心腹绞痛,冷汗自出,乃肾之脾胃虚,宜辛热温药理中下二焦。"

《辨证录·卷之一·中寒门》:"人有少阴肾经感中邪气,小腹作痛,两足厥逆,人以为寒邪之直犯于肾也,谁知入肾而兼入于小肠之腑乎。夫邪既入肾,乃入脏也,脏重于腑,何必辨其邪入于小肠乎?然而辨症不清,则用药必然寡效。虽肾开窍于二阴,又曰:肾主大小便,肾寒则小肠亦寒,治肾则小肠亦愈,而终不知小肠之与肾同感寒邪也。

盖寒客于小肠,则腹痛而脉不通,脉既不通,安得两足之不厥逆乎。不可徒认作寒入于肾,而不入于小肠也。但治法不必治小肠,而仍须治肾。治肾者温肾也,温肾即所以温小肠矣。"

《金匮翼·卷三·虚劳统论·肾劳》:"肾劳之证,面黑足冷,耳聋,膝软腰痛,少腹拘急,小便不利,八味肾气丸主之。"

7. 膀胱

《脉经·平人迎神门气口前后脉第二》:"膀胱虚:左手尺中神门以后脉阳虚者,足太阳经也。病苦脚中筋急,腹中痛引腰背,不可屈伸,转筋,恶风,偏枯,腰痛,外踝后痛。"

《诸病源候论·五脏六腑病诸候·膀胱病候》:"膀胱象水,旺于冬……其气盛为有余,则病热,胞涩,小便不通,小腹偏肿痛,是为膀胱气之实也,则宜泻之。"

《太平圣惠方·卷第七·治膀胱实热诸方》:"夫膀胱者,贮诸脏之津液。若实则生热,热则膀胱急,口舌燥,咽肿痛,小便不通,尿黄赤色,举体沉重,四肢气满,面肿目黄。少腹偏痛者,则是膀胱实热之候也。"

《丹溪手镜·卷之上·五脏虚实》:"膀胱:虚,面赤色无液,尿多寐中不觉,小腹气痛,攻冲腹胁。"

《医会元要·六府》:"膀胱:齐腰,在小腹内广肠左侧,乃津液之府。五味入胃,其津上升,精者化血脉,成骨髓,余泽流入下部,至小肠下口,曰阑门。泌别其汁,滓秽入大肠,汁渗入膀胱。膀胱赤白莹净,上无一窍,止有下口,全假三焦气化施行,溲便注泻。三焦馁则闭格不通矣。膀胱在小腹内中极二穴,膀胱之募,又有胞居其中,故曰膀胱者包之室也。主病:小腹偏肿而痛,以手按之即欲小便而不得。肩上热,若脉陷及足小指外廉胫踝后皆热,膀胱不利为癃,不约为遗尿,热结下焦,小腹苦满胞转,小便不利,令人发狂,则湿痰上噫而多唾,小便淋漓或遗尿。"

《医会元要·十二经穴脉筋主病图注·足太阳膀胱脉主病》:"'脉象'曰:太阳脉……浮鼓肌中,太阳气予不足也,小腹偏肿而痛,以手按之即欲小便而不得,肩上热,膀胱病也。"

《医学见能·卷一·证治·小腹》:"小腹满痛,由于小便不通者,膀胱之水结也。"

8. 三焦

《黄帝内经灵枢·四时气》:"小腹痛肿,不得小便,邪在三焦约。"

《外台秘要·卷第九·杂疗咳嗽方三首》:"久咳不已,则三焦受之,三焦咳之状,咳而腹痛,不能食饮,此皆聚于胃,关于肺,使人多涕唾,而面浮肿,气逆也。"

《圣济总录·卷第五十四·三焦门·三焦俱虚》:"论曰:上焦虚则引气于肺,中焦虚则生寒,腹痛洞泄,便利霍乱,下焦虚、则大小便不止,津液气绝。寒则补于肾,然三焦者水谷之道路,气之所终始也,其处虽异,其源则一,故有俱虚之病。"

9. 心

《脉经·卷二·平人迎神门气口前后脉第二》:"心虚:左手寸口人迎以前脉阴虚者,手厥阴经也。病苦悸恐,不乐,心腹痛,难以言,心如寒,状恍惚。"

《备急千金要方·卷十三·心脏方·安心煮散》:"左手寸口人迎以前脉阴虚者,手少阴经也。病苦悸恐不乐,心腹痛难以言,心如寒恍惚,名曰心虚寒也。"

《备急千金要方·卷十四·小肠腑方·补心汤》:"治心气不足,腹背相引痛不能俯仰方。"

《太平圣惠方·卷第四·治心虚补心诸方》:"夫心虚则生寒,寒则阴气盛,阴盛则血脉虚少,而多恐畏,情绪不乐,心腹暴痛,时唾清涎,心膈胀满,好忘多惊,梦寐飞扬,精神离散,其脉浮而虚者,是其候也。"

《圣济总录·卷第四十三·心脏门·心虚》:"论曰:心虚之状,气血衰少,面黄烦热,多恐悸不乐,心腹痛难以言,时出清涎,心膈胀满,善忘多惊,梦寝不宁,精神恍惚,皆手少阴经虚寒所致。其脉见于左手寸口人迎以前阴虚者,乃其候也。"

《丹溪手镜·卷之上·五脏虚实》:"心:虚,心腹暴痛,心膈胀满,时唾清涎,多惊悲恍惚,少颜色,舌本强,脉浮虚。"

《病机沙篆·卷下·三、心痛》:"痛引小腹,上下无定,溲便难,则病心疝。"

(四)辨阴阳

阴阳是辨证的基础,腹痛亦有阴阳。阳证腹痛常有时痛时止,手不可按,按而痛增,大便闭涩,口干渴,舌红,苔黄等症;阴证腹痛则绵绵痛而不止,手按之可缓,面青手冷,口不渴等症。

《注解伤寒论·卷六·辨太阴病脉证并治法第十》:"阴寒在内而为腹痛者,则为常痛;此阳邪干里,虽痛而亦不常痛,但时时腹自痛也。"

《普济方·卷一百四十·伤寒门·治伤寒心腹胀痛》:"邪在里,阳邪入里,与正气搏,则为腹痛。所以痛者,有异焉。脉实腹痛,满大秘者,实痛也。脉虚肠鸣而大便泄者,虚痛也。阴阳异证。"

《医学入门·外集·卷四·杂病分类》:"阴证,满腹牵痛,自利或呕,喜按少食,绵绵不减,宜温之。阳证,腹中觉热,甚则大便闭涩,胀满怕按,时痛时止,宜下之。"

《辨症玉函·卷之一·阴症阳症辨·腹痛》:"腹痛,多是寒热之二症,虽有气痛、虫痛、食痛之殊,然大约以阴阳二字足以包之。毋论食痛虫痛气痛也,其阴症之痛,如时而痛,时而不痛,或夜痛而日不痛,或饥痛而饱不痛,或不按而痛手按之而不痛,皆是阴症之痛也。其症口吐清水者有之,喜热汤者有之,索饮食者有之,喜拥被而卧者有之,面青手冷,口必不干,痰必不结,此等之症不可用寒药治之。吾有一方甚效之,极方名安腹止痛丹。此方之妙妙在用白芍以平肝,使肝木不来克土,又佐之健脾去湿去痰去食之剂,而后调和得宜自然奏效如神,倘或有虫亦能制缚而不痛矣,盖肉桂一味原能杀虫故耳。若阳症之痛,必日重而夜轻,必痛不可手按,得食则痛更甚,口必渴,痰必黄,目必红赤,舌必燥,手足反寒而战,大便坚实,小便必黄赤,而便难,皆火之作祟,而虫与食之不化也。或因气恼而得,或因酒醉而成,或过食燔熬烹灸而得,治之法不可以寒药折之。吾有一方治之最妙,方名清解止痛丹,此方亦妙在用芍药,盖痛症非芍药不能和,故必以此为君,要佐使之得宜,又何患芍药之酸收哉,攻邪之内用芍药为君,所谓剿抚兼施,自成仁勇先居必胜之势,以攻必散之病有不奏效如神者乎!腹痛虽小疾,而阴阳最不可不辨明者,世人往往因小疾而治之不得法,遂成大病者多矣,我所以不惮烦而传腹疼之一门也。"

《伤寒大白·卷三·腹痛》:"阳邪腹痛,肠胃居多;阴寒腹痛,乃脾寒。"

《杂病源流犀烛·卷十四·寒病源流》:"曰阴痧,腹痛而手足冷者是也……曰阳痧,腹痛而手足暖者是也。"

《杂病广要·身体类·腹痛》:"或日虽久,凉剂不应,脉虽洪大,按之不鼓,亦属伏阴,理中汤加熟附子一片,浸冷服。(《六要》)"

《医学指要·卷二·真阴真阳论》:"至人有偏阴偏阳者,此气禀也。大阳之人虽隆冬身不着绵,口常饮水,色欲无度,大便数日一行,芩、连、知、柏恬不知怪。大阴之人虽暑月不离复衣,饮食稍凉,便觉腹痛泄泻,参、术、姜、桂时不绝口,一有欲事,呻吟不已。"

《医学指要·卷五·伤寒阴症阳症指要》:"若在阴症,初起便怕寒,手足厥冷,或战栗身静,气短少息,目不了了,水浆不入,二便不禁,喜向壁卧,闭目不欲见人,唇口不红不渴,腹痛腹满,呕吐泄泻,或口流涎沫,面惨息冷,引衣自覆,身重难于转侧,不发热而脉沉迟,或弦数无力。此自阴经受寒,即真阴症,不从阳经传入热症治例,更当看外症何如,轻则理中汤,重则姜附汤、四逆汤以温之,不可少缓。"

《验方新编·卷五·肚腹·阴症腹痛》:"男女交合之后,或外受风寒,或内食生冷等物,以致肚腹疼痛,肾囊(俗谓卵泡)内缩,亦有不缩者,手足弯曲紫黑,重则牙紧气绝,谓之阴症伤寒,治法见卷十四伤寒门。"

《伤寒之研究·卷三·腹痛二道》:"腹痛之有阴阳也,亦惟以热以寒,其凡二道焉。"

《医门补要·附载·采集先哲察生死秘法·身部》:"身重难移,恶寒肢腹痛,自利,闭目怕亮,不欲见人者,阴症。"

(五)辨寒热

腹痛以寒证为主,然热证亦不少,常与湿邪相兼为病,或为寒湿,或为湿热;寒证常有虚实之辨,而热证则以实证为主,未见古人有虚热腹痛之论。

《仁斋直指方论·卷之二十三·肠风·肠风论》:"肠胃不虚,邪气无从而入。人惟坐卧风湿,醉饱房劳,生冷停寒,酒面积热,以致荣血失道,渗入大肠,此肠风、脏毒之所由作也。挟热下血,清而色鲜,腹中有痛;挟冷下血,浊而色黯,腹内略疼。"

《丹溪心法·卷五·小儿九十四》:"小儿腹痛,多因邪正交争,与脏气相击而作也。挟热作痛者,以面赤或壮热、四肢烦、手足心热见之;挟冷作痛者,以面色或白或青见之。冷甚而证变,则面色黯黑,唇爪甲皆青矣。"

《丹溪手镜·卷之上·腹满并痛》:"大满大痛,或潮热大便不通,腹满不减者,实也,可下之。曰阳热为邪者,腹满而咽干,方可下之。又曰:痛而不满为实,宜大柴胡、承气辈下之。满而且痛,内外表里俱有证,宜桂枝加大黄汤,以和其内外,以上皆热病也。有冷痛者,痛而大便利,手足冷,恶寒,脉细,面青者,温之,四逆也。"

《古今医鉴·卷之十·腹痛》:"凡腹中痛甚,饮凉水一盏,其痛稍可者,属热痛……若饮水愈加作痛,属寒痛。"

《石室秘录·卷一·偏治法》:"寒厥手足必青,饮水必吐,腹必痛,喜火熨之。若热厥,手足虽寒,而不青紫,饮水不吐,熨火则腹必加痛是也。"

《伤寒论翼·卷下·太阴病解第四》:"腹满亦两经之症:不大便而满痛,或绕脐痛者,为实热,属阳明;下利而腹满时痛,为虚寒,属太阴。"

《冯氏锦囊秘录·杂症大小合参卷十·伤寒腹痛》:"腹痛有寒热二候,则烦满气粗,口渴噫气,倍食停滞,或宿血结聚者,是属热也。若肠鸣泻痢,时时少痛,不甚不已,口吐苦涎,重按则愈,此属寒也。如身发大热,而腹痛酷喜重裘按肚者,此表热内寒也。"

《伤寒论纲目·卷十三·太阴经症·腹满腹痛》:"腹痛有二症,有热痛,有冷痛。尺脉弦,肠鸣泄利而痛者,冷痛也……关脉实,腹满大便秘,按之而痛者,热痛也。"

《伤寒指掌·卷二·太阴本病述古·腹痛》:"腹痛……有寒热,自下逆攻而上者,火也。自上奔迫于下者,寒也。又伤寒腹痛,以凉水试之,其痛稍可者,热也;转甚者,寒也。"

《医学启源·卷之中·〈内经〉主治备要·坚痞腹满急痛》:"寒主拘缩,故急痛也。寒极则血脉凝泆,而反兼土化制之,故坚痞而腹痛也。或热郁于内,而腹满坚结痛〔者〕,不可言为寒也,当以脉别之。"

《三指禅·卷三·伤寒脉论》:"阳邪入阴,尺寸皆沉,腹满吐食自利。有腹满时痛之寒症(理中丸),即有腹满实痛之热症(桂枝汤加大黄)。"

《增订通俗伤寒论·病理诊断·伤寒诊法》:"凡满腹痛……喜暖手按抚者属寒,喜冷物按放者属热。"

1. 积寒腹痛

《黄帝内经素问·长刺节论》:"病在少腹,腹痛不得大小便,病名曰疝,得之寒,刺少腹两股间,刺腰髁骨间,刺而多之,尽炅病已。"

《脉经·卷六·脾足太阴经病证第五》:"邪在脾胃,肌肉痛……阳气不足,阴气有余,则寒中,肠鸣腹痛……皆调其三里。"

《脉经·卷八·平呕吐哕下利脉证第十四》:"下利而腹痛满,为寒实,当下之。"

《注解伤寒论·卷一·平脉法第二》:"腹痛者,里寒也。"

《伤寒直格·卷上·六气为病》:"诸病上下所出水液澄彻清冷,癥瘕癫疝,坚痞、腹满急痛,下利青白,食已不饥,吐利腥秽,屈伸不便,厥逆禁固,皆属于寒(太阳寒水乃肾与膀胱之气也)。"

《普济方·卷一百二十六·伤寒门·平脉法第二》:"腹痛者,里寒也。"

《万病回春·卷之五·腹痛》:"绵绵痛无增减,脉沉迟者,寒痛也。"

《云林神彀·卷三·腹痛》:"肚腹冷痛,绵绵不已,手足厥冷,虚寒症是。"

《药鉴·新刻药鉴卷之一·六气主病·寒类》:"诸病上下所出,水液澄澈清冷,癥瘕癫疝,坚痞腹满急痛,下痢清白,食已不饥,吐利腥秽,屈伸不便,厥逆禁固,皆属于寒……疝者,小腹控卵肿急绞痛也。寒主拘缩故也。"

《医方集宜·卷之一·中寒门·治法》:"寒症,恶寒发热,腹痛恶心,肢冷自汗。""寒气结于肠胃之间,令人四肢逆冷,呕吐腹痛,或泻脉沉。"

《本草汇言·卷之二十·摘〈灵〉〈素〉两经要句以为用药纲领·寒热虚实各有真假》:"如寒热之真假者,真寒则脉沉而细,或弱而迟,为厥逆、为呕吐、为腹痛、为飧泄下利、为小便清频。即有发热,必欲得衣,此浮热在外而沉寒在内也。"

《内经博议·附录·缪仲醇阴阳脏腑虚实论治》:"阴厥,即寒厥。其证四肢厥逆,身冷面青,嗜卧,手指爪青黯,腹痛,大便溏或完谷不化,小便自利,不渴,不省人事,治宜补气温中,甘温辛热。"

《症因脉治·卷四·腹痛论·寒积腹痛》:"绵绵而痛,无增减,得热稍止,得寒更甚,身无热,小便清利,痛则下痢,此寒积腹痛之症也。"

《四诊抉微·卷之三·附儿科望诊·审小儿六症》:"凡见小儿面白唇青,手足冷,口中冷气,或泄利,清白无热,不渴,腹痛悠悠无增减,或恶心,呕吐,喜就暖处,脉来沉迟无力(俱属寒症)。"

《杂病源流犀烛·卷十八·内伤外感门·诸郁源流》:"寒之所郁,呕吐清水,腰腹痛,癫疝癥瘕,下利清白者是(宜五积散)。"

《医学见能·卷一·证治·小腹》:"小腹绞痛,绕脐上下难忍者,下焦之寒疝也。"

《脉义简摩·卷八·儿科诊略·闻声法》:"先啼而后下利者,腹痛有冷积也。"

2. 积热腹痛

《黄帝素问宣明论方·卷五·伤寒门·伤寒表里证》:"引饮谵妄,腹满实痛,发热,而脉沉者,皆为热在里也。"

《普济方·卷三十七·大肠腑门·大肠实》:"治大肠实热,腹胀不通,挟脐痛,喘不能久立,口内生疮。"

《古今医鉴·卷之十·腹痛》:"腹中常觉有热,而暴痛暴止者,此为积热。"

《万病回春·卷之五·腹痛》:"乍痛乍止、脉数者,火痛也(即热痛)。""腹满硬,手不敢按者,是实痛也。腹中积热,病久不止,大便实,脉数、烦渴者,枳实大黄汤下之,痛随利减之法。"

《云林神彀·卷三·心痛》:"实热凑上壅,心腹刺痛甚,寒热口燥干,时止时痛阵。"

《医学入门·内集·卷一·脏腑·脏腑条分》:"侠脐满痛,大便不通,或喘不能立,或口生疮,皆热症也。"

《简明医彀·卷之一·要言一十六则·臭气愈痛》:"若腹痛得臭不止者,是寒气与腹中臭气相薄而满,热气留于小肠,肠中痛,瘅热焦渴,则坚不得出,故痛而便闭不通。"

《石室秘录·卷六·腹痛》:"凡人有腹痛不能忍,按之愈痛,口渴饮冷水则痛止,少顷依然大痛,此火结在大小肠,若不急治,亦一时气绝。"

《内经博议·缪仲醇阴阳脏腑虚实论治》:"阴实,即里实外感证。属邪热内结者,其症胸腹硬痛,手不可近,大便七八日不行,挟热下利。治宜下,苦寒咸寒甘辛。"

《医学传灯·卷上·火症》:"郁火者,腹中作痛,肌表热,四肢热,摸之烙手。此因过食生冷,郁

遏阳气于脾土之宜用清阳散火汤。"

《症因脉治·卷四·腹痛论·热积腹痛》:"身热腹热,烦躁不寐,时作时止,痛则汗出,或痛而作声,或痛而一泛即欲下痢,一利即止,此热积腹痛之症也。"

《医学指要·卷三·二十八脉指要》:"实热者必缓大有力,多为烦热,为口臭,为腹痛,为痈疡,为二便不利。"

《四诊抉微·卷之三·附儿科望诊·审小儿六症》:"凡见小儿发热,手足心热,面红唇干,舌干口渴,口上生疮,口中热臭,大便闭,小便赤黄,或痢下黄赤,肛门焦痛,喜饮冷水,喜就凉处,腹中热痛,脉来洪数(俱属热症)。"

《一见能医·卷之三·辨症上·下利清水漏底辨》:"热邪传里,燥屎内结,小腹硬痛,谵语恶热,渴饮水浆。"

《医学见能·卷一·证治·大腹》:"大腹绞痛,闭闷不得吐泻者,脾实而热闭也。"

《医学答问·卷一》:"如呻吟腹痛,口气酸糟者,热滞也。"

"腹痛者,乍作乍止,脾气热也。"

3. 寒湿腹痛

《注解伤寒论·卷六·辨少阴病脉证并治法第十一》:"少阴病,二三日不已,至四五日,腹痛,小便不利,四肢沉重疼痛,自下利者,此为有水气……腹痛者,寒湿内甚也。"

《温病条辨·卷二·中焦篇·寒湿》:"足太阴寒湿,舌白滑,甚则灰,脉迟,不食,不寐,大便窒塞,浊阴凝聚,阳伤腹痛,痛甚则肢逆,椒附白通汤主之。""卒中寒湿,内挟秽浊,眩冒欲绝,腹中绞痛,脉沉紧而迟……"

4. 湿热腹痛

《证治汇补·卷之六·腹胁门·腹痛》:"腹属坤土,位居中央,升心肺之阳,降肾肝之阴。情志不乐,湿热交旺,腹中自觉窄狭,神昏性躁,饮食减少,乃湿热痰火横格中州,以致升降失常者,比比然也。(《汇补》)"

《新刻图形枕藏外科·枕藏外科诸症·第五十形图》:"脐痛,心脾湿热流入小肠,发于脐中,用内托流气饮,定痛三香饮。"

5. 虚寒腹痛

《普济方·卷三十七·大肠腑门·大肠虚》:

"治大肠虚寒,利下青白,肠中雷鸣,大便不节,小便赤,上气充胸,不能久立,身重腹急,当脐痛。"

《古今医鉴·卷之十·心痛》:"凡痛在小腹,连脐左右上下疗痛,手足厥冷者,虚寒也。"

《寿世保元·卷六·口舌》:"如手足冷,肚腹作痛,大便不实,饮食少思口疮者,中焦虚寒也。"

《不居集·下集卷之十二·酒伤·纵酒泄泻》:"阳虚之人,脾虚不能胜湿,而湿胜则能生寒,阳气因寒所以日败,胃气因湿所以日虚。其症则形容渐羸,饮食渐减,或脉见弦细,或口体常怯寒,或脐腹常有隐痛,或眩晕常多困倦,或不安于五鼓,或加甚于秋冬,但无热症可据,而常多飧泄者,总属虚寒也。"

《金匮玉函要略辑义·卷二·血痹虚劳病脉证并治第六》:"然腹痛按之便痛,重按却不甚痛,此止是气痛。重按愈痛而坚者,当自有积也。气痛不可下,下之愈甚,此虚寒证也。"

《慈幼便览·腹痛》:"夹冷痛:面色或青或白,冷甚者,面色暗淡,唇口爪甲皆青,喜热熨,此脾气虚寒之极。"

《医学见能·卷一·证治·大腹》:"腹中大痛,有物突起拒摩者,虚寒见实象也。"

《医学见能·卷二·证治·饮食》:"喜饮热汤,或兼腹痛厥利者,脾部之虚寒也。"

(六)辨虚实

腹痛有虚实,虚实是腹痛辨证的关键之一。古之医者常以腹痛按诊来诊断腹痛之虚实,"按之不痛为虚,痛者为实";大便亦是腹痛虚实辨证的着眼点之一,大便坚而不下者属实,大便溏而泄下者属虚。

《金匮要略·腹满寒疝宿食病脉证治第十》:"病者腹满,按之不痛为虚,痛者为实。"

《注解伤寒论·卷九·辨可下病脉证并治法第二十一》:"病腹中满痛者,此为实也,当下之,宜大承气汤……腹中满痛者,里气壅实也,故可下之。"

《儒门事亲·卷二·凡在下者皆可下式十六》:"若杂病腹中满痛不止者,此为内实也。"

《脉因证治·卷二·心腹痛》:"病腹痛而喘,脉滑而利,数而紧者,实也。"

《玉机微义·卷三十二·腹痛门·论伤寒腹痛》:"邪传入里,热结下焦,实满血结硬痛,皆实痛也。"

《古今医统大全·卷之十三·伤寒门(上)·腹痛》:"按而痛甚为实,按之痛减为虚。"

《周慎斋遗书·卷三·二十六字元机》:"腹痛按知虚与实……按腹之法,所以验虚实也。按之不痛者虚也,诊其脉果不足,身虽发热,理宜温补;按之痛者实也,脉果有力,宜急下之,方愈。"

《万病回春·卷之五·腹痛》:"以手按之,腹软痛止者,虚痛也。""腹满硬,手不敢按者,是实痛也。"

《云林神彀·卷三·腹痛》:"腹中满硬,手不可按,积热便难,实痛可断。"

《伤寒证治准绳·卷四·太阴病·腹痛》:"阳气传太阴经腹满而痛,其证有二,有实痛,有虚痛,肠鸣泄利而痛者虚痛也……如数腹满大便秘按之痛者实痛也。""凡腹中痛,可按可揉者内虚也,不可按不可揉者内实也。"

《证治准绳·幼科·集之七·腹痛》:"中脘痛者属脾,少腹痛者属肾。按之痛者为积滞,不痛者为里虚。"

《景岳全书·卷之二十五心集·杂证谟·心腹痛》:"痛有虚实……诸如此类,但察其多滞多逆者方是实证,如无滞逆则不得以实论也。辨之之法,但当察其可按者为虚,拒按者为实。久痛者多虚,暴痛者多实。得食稍可者为虚,胀满畏食者为实。痛徐而缓,莫得其处者多虚,痛剧而坚,一定不移者为实。痛在肠脏中,有物有滞者多实,痛在腔胁经络,不干中脏,而牵连腰背,无胀无滞者多虚。脉与证参,虚实自辨。微实者,宜调不宜攻;大实者,或上或下,非攻不可;纯虚者,或气或血,非大补不可。"

《伤寒论翼·卷下·太阴病解第四》:"腹满亦两经之症:不大便而满痛,或绕脐痛者,为实热,属阳明;下利而腹满时痛,为虚寒,属太阴。"

《内经博议·附录·缪仲醇阴阳脏腑虚实论治》:"里虚,其证洞泄或完谷不化,心腹痛,按之即止,或腹胀,或伤寒下后痞满,治宜温补,甘温佐以辛热。""阴实,即里实外感证,属邪热内结者。其症胸腹硬痛,手不可近,大便七八日不行,或挟热下利。治宜下,苦寒咸寒甘辛。"

《证治汇补·卷之六·腹胁门·腹痛》:"痛而胀闷者多实,痛不胀闷者多虚。拒按者为实,可按者为虚。喜寒者多实,爱热者多虚。饱则甚者多实,饥即闷者多虚。脉强气粗者多实,虚气少者多虚。新病年壮者多实,久病年高者多虚。补而不效者多实,攻而愈剧者多虚……(《必读》)"

《辨证录·卷之一·伤寒门》:"冬月伤寒,大汗而热未解,腹又痛不可按,人以为邪发于外未尽,而内结于腹中,乃阳症变阴之症也,余以为不然。夫伤寒而至汗大出,是邪随汗解,宜无邪在其中,何至腹痛?此乃阳气尽亡,阴亦尽泄,腹中无阴以相养,有似于邪之内结而作痛,盖阴阳两亡之急症也。夫痛以可按为虚,不可按为实,何以此症不可按,而又以为虚乎?不知阴阳两亡腹中,正在将绝之候,不按之已有疼痛难忍之时,况又按而伤其肠胃,安得不重增其苦,所以痛不可接也。如遇此症,急不可缓,方用急救阴阳汤。"

《辨症玉函·卷之二·虚症实症辨·腹痛》:"腹痛之虚实又何以辨之?腹居至阴之下以痛之皆阴症也,既是阴症宜虚而非实矣,谁知痛之不同有虚有实之异乎!实痛何以辨之,按之必手不可近,此乃燥屎结成于大肠之内,火迫于脏腑之间,伤寒日久最多此病,此乃实邪而非虚病之可比。方当下之为妙,仲景张公有大柴胡、承气亦可选用,然而非专治腹痛也。吾今另立一方专治腹痛之症,实有神效,名为涤邪救痛汤,此方虽有大黄之下邪,而即有当归、生地之生血以活血,纵然有枳实之推荡而无妨,亦攻补并施之妙法也。倘腹痛而身有寒邪未散,本方中加柴胡一钱足矣,余可不必增人,一剂而邪散秒出,身即凉,而痛如失。至于腹痛虚症,大约畏寒畏食喜热手之相熨,喜健人之按摩,盖虚寒之气留于下焦之故也,其大便必溏,而小便必然清冷,一问可知无多深。辨方用祛寒止痛汤,此方妙在用白术为君,以利其腰脐之气,气湿而寒,温之气不能留于腹中,自然邪从小便而出,而疼痛之苦顿除也,倘以轻清之味和解之,未必奏功如神至此。"

《张氏医通·卷十二·婴儿门下·腹痛》:"凡腹痛作渴饮冷,手足并热者,属实热。若作渴饮汤,手足并冷者,属虚寒也。"

《症因脉治·卷四·腹痛论·内伤腹痛·血虚腹痛》:"偎偎作痛,如细筋牵引,下引小腹,上引肋梢,肢体瘦弱,面色痿黄,腹虽痛而不饱闷,痛无定处,此血虚腹痛之症也。"

《症因脉治·卷四·腹痛论·气虚腹痛》:"面色痿黄,言语轻微,饮食减少,时时腹痛,劳动则甚,按之稍减,此气虚腹痛之症也。"

《四诊抉微·卷之三·儿科望诊·审小儿六症》:"凡见小儿发热无汗,表实;大便闭,里实。心胸满闷,腹中膨胀,恶心嗳气,吐出酸水,手足有力,腹痛,手不可按,脉洪实有力(俱属实症)。"

《医学心悟·卷一·入门辨证诀·腹》:"若腹胀不减及里痛不止,此里证之实,方可攻之。若腹胀时减,痛则绵绵,此里证犹未实也,但可清之。故腹者,可以知邪之实与不实也。"

《医学心悟·卷三·腹痛》:"古方治腹痛症,多以寒者为虚,热者为实,未尽然也。盖寒证亦有实痛者,热证亦有虚痛者,如寒痛兼食,则为实矣;挟热久痢,则为虚矣。凡看症之法,寒热虚实,互相辨明,斯无误也。"

《罗氏会约医镜·卷之七·杂证·论腹痛》:"久痛而缓及得食稍可,与牵连腰背,无胀无滞,二便清润者,皆虚也。暴痛而急及肠满畏食,与肠脏中有物有滞,或痛处坚定不移,二便燥赤者,皆实也。"

《伤寒指掌·卷二·太阴本病述古·腹痛》:"腹痛有虚实,按之痛甚属实,按之痛减属虚。"

《古今医彻·卷之三·杂症·腹痛》:"然而大要尤在乎虚实,虚者必寒,实者寒热兼之。虚者分水火,实者辨气血。食积其间。"

《叶氏医效秘传·卷二·伤寒诸证论·腹痛》:"腹痛,皆因邪气入里,与正气相搏故也。《经》曰:诸痛为实。又曰:病随利减。此则言其实也。若虚而作痛者,岂可一例视之乎?大凡不可按,不可揉者,实也。可按,可揉者,虚也。时痛时止者,虚也。痛无休息者,实也。阳邪传里,里气作实,腹痛,大便硬者,实也。阴邪入里,里气停寒,腹痛泻利者,虚也。脉来滑大有力者,实也。弦细无力者,虚也。"

《杂病广要·身体类·腹痛》:"腹痛按之便痛,重按却不甚痛,此止是气痛。重按愈痛而坚者,当自有积也。气痛不可下,下之愈痛,此虚寒证也。(《苏沈》)""按之痛者为实,不痛为虚。夫按则气散,即实亦有因之而痛减者,虚则气壅而为痛,复按之气愈壅,即虚亦有因之而益痛者,正未可执此而定虚实也。若以热手久按,痛止为寒,不止为热,此则瘥可必耳。(《医津一筏》)"

《慈幼便览·腹痛》:"凡可按者为虚,拒按者为实。久病多虚,暴病多实。得食稍减者,为虚;胀满畏食者,为实。痛徐而缓,莫得其处,为虚;痛剧而坚,一定不移,为实。"

《医学指要·卷四·诊外感内伤脉举要》:"或寒邪内伤,或食停气滞而心腹急痛者,则脉或沉或伏或促或结,胀虽似虚,此假虚也。"

《脉诀新编·卷二·诊杂病生死脉症歌》:"内实腹胀痛满盈,心下牢坚呕吐频,手足烦热脉沉细,大小便涩死多真。"

(七)辨缓急

腹痛有发病缓急与病程长短之分。一般起病急,病程短者为暴痛,多由寒邪直中;起病缓慢,病程长者为久痛,多为内虚不足之证。

《脉经·卷一·迟疾短长杂脉法第十三》:"脉洪大紧急,病速进在外,苦头发热、痈肿;脉细小紧急,病速进在中,寒为疝瘕、积聚,腹中刺痛。"

《伤寒论·辨阴阳易差后劳复病脉证并治》392条:"伤寒阴阳易之为病,其人身体重,少气,少腹里急,或引阴中拘挛,热上冲胸,头重不欲举,眼中生花,膝胫拘急者,烧裈散主之。"

《素问病机气宜保命集·卷上·本草论第九》:"急方之说有四,有急病急攻之急方者,如腹心暴痛,前后闭塞之类是也……"

《明医杂著·卷之一·医论·心腹疼痛》:"凡治心腹疼痛,但是新病,须问曾何饮食?因何伤感?有无积滞?便与和中消导之药。若日数已多,曾多服过辛温燥热之药,呕吐不纳,胸膈饱闷,口舌干燥,大小便涩,虽则内有郁热,或原有旧病,因感而发,绵延日久,见证如前者,俱用开郁行气、降火润燥之药,如川芎、香附、炒山栀、黄连、姜汁之类,甚者再加芒硝。但治心腹久痛,须于温散药内加苦寒咸寒之药,温治其标,寒治其本也。"

《诊家正眼·卷一·问诊》:"心腹胀痛,须问新久。"

《医灯续焰·卷十九·问诊·病证》:"心腹胀痛,问其旧病、新病。"

(八)杂病腹痛

腹痛是临床常见症状,除了以腹痛为主症的腹痛病外,他如疝气、泄泻、霍乱、癥瘕、肠痈等病证亦有腹痛之症状,通过他症可以鉴别,其与腹痛

病因病机有别,治则治法亦不相同,当需鉴别。

《证治汇补·卷之六·腹胁门·腹痛》:"肠痈痛者,腹重而痛,身皮甲错,绕脐生疮,小便如淋。疝气痛者,大腹胀,小腹急,下引睾丸,上冲而痛。痧症痛者,或大吐,或大泻,上下绞痛,厥冷转筋。阴毒痛者,爪甲青,面唇黑,厥逆呕吐,身冷欲绝。积聚痛者,有形可按。痢疾痛者,后重逼迫。至于妇人腹痛,多有关于经水胎孕者,宜先审之。(《汇补》)"

《医述·卷十一·杂证汇参·诸痛》:"小肠气,绕脐耕起走注痛。膀胱气,少腹肿痛不得小便。肝气,少腹痛引两胁。疝气,少腹痛引睾丸。肾气,少腹上冲心痛,有形即奔豚。(《医阶辨证》)"

《杂病广要·身体类·腹痛》:"腹痛所因,以上论之详矣。但有因别病而致痛者,不可不明。且如疝致腹痛,必是睾丸肿疼,牵引而痛,或边有一条,冲腹而痛。霍乱腹痛,必呕吐而作,甚有不呕吐四肢厥冷痛极者,又名搅肠沙,急用盐汤探吐,或委中穴并十指出血。酒积腹痛,必因伤酒痛,则泄去其积,疼自止也。内生肠痈,身甲错,腹皮急,按之濡,如肿状,腹常痛,或绕脐生疮,急宜下之。凡此数证所致腹痛,要审辨随其所因而治,不可苟且而误人也。(《统旨》)治法诸说,宿患心腹痛者,有积块气块,癥癖日久,发歇不常者,不可取转,宜渐次消磨,可与感应丸、温白丸、挨积丸、蓬煎丸、小理中丸,少吃数丸,常服渐渐消磨。更与和脾散、嘉禾散、参苓白术散、四君子汤、思食丸、建脾汤、建中散、平胃散之类,助其脾胃,久而能去其根。(《和剂·指南》)"

1. 七疝

《黄帝内经素问·长刺节论》:"病在少腹,腹痛不得大小便,病名曰疝,得之寒,刺少腹两股间,刺腰髁骨间,刺而多之,尽炅病已。"

《太平圣惠方·卷第四十八·诸疝论》:"夫诸疝者,由阴气积于内,复为寒气所加,故使荣卫不调,血气虚弱,故风冷入其腹内,而成疝也。疝者痛也,或小腹痛,不得大小便,或手足厥冷,绕脐痛,白汗出,或冷气逆上抢心腹,令心痛,或里急而腹痛。此诸候非一,故云诸疝也。脉弦紧者,疝也。"

《太平圣惠方·卷第四十八·治七疝诸方》:

"夫七疝者,瘕疝、癥疝、寒疝、气疝、盘疝、附疝、狼疝。若瘕疝,心痛足冷,饮食吐逆不止,名曰瘕疝。腹中气乍满,心下尽痛,气积如臂,名曰癥疝。因寒饮食,即胁下腹中尽痛,名曰寒疝。腹中乍满乍减而痛,名曰气疝。腹中痛在脐旁,名曰盘疝。腹中痛在脐下有积聚,名曰附疝。小腹与阴相引而痛,大便难,名狼疝。此皆由血气虚弱,饮食寒温不调之所生也。"

《太平圣惠方·卷第四十八·治寒疝诸方》:"夫寒疝者,由阴气积于内,则卫气不行,卫气不行,则寒气盛也。故令恶寒,不欲饮食,手足厥冷,绕脐痛,白汗出,遇寒则发,故云寒疝也。其脉弦紧者是也。"

《圣济总录·卷第九十四·诸疝门·寒疝心腹痛》:"论曰:疝者痛也,本由寒气内积,阳衰阴盛不得散释,寒邪因得攻击,或上抢心,或腹内疼刺,发即俱痛,故名寒疝心腹痛也。"

《圣济总录·卷第九十四·诸疝门·七疝》:"论曰:疝病有七,厥逆心痛足寒,饮食则吐者,名厥疝;腹中气满,心下尽痛,气积如臂者,名坚疝;寒饮则胁下腹中尽痛者,名寒疝;腹中乍满乍减而痛者,名气疝;腹中痛在脐傍者,名盘疝;腹中痛在脐下,有积聚者,名附疝;少腹与阴相引而痛,大便难者,名狼疝。凡此七疝,皆由寒气内积,血气凝涩,不得通利,冷剧则痛,故皆谓之疝。《难经》曰:任之为病,其内苦结,男子为七疝,女子为瘕聚。盖以此也。"

《圣济总录·卷第九十四·阴疝门·卒疝》:"论曰:卒疝者,谓肾脏虚弱之人,形寒饮冷,暴受邪气,传入经脉。盖足少阴肾经,与太阳膀胱,二经合为表里,卒然感寒热相搏,则筋脉不得流通,气道结涩而胀满,攻绕脐腹,牵引于阴,暴发疼痛,或白汗出,闷绝不省,难可堪忍,故曰卒疝也。"

《医灯续焰·卷九·疝气脉证第六十四》:"疝气者,气聚而大,外仍敛束,故脉则见弦急而证则多腹痛也。字下从山,亦是聚而大之之义,皆从寒湿积郁于里得之。间有曰风、曰热者,亦不过寒风、湿热耳……有冲疝者,以其自少腹上冲心而痛也……有瘕疝者,以少腹冤热而痛出白,一名蛊也……有小肠疝者,如'邪气脏腑病形篇'曰:小肠病者,小腹痛,腰脊控睾而痛,时窘之后者,亦疝之属也。"

《医灯续焰·卷九·疝气脉证第六十四·巢氏七疝状》:"寒饮食,即胁下、腹中尽痛,名曰寒疝(宜仲景乌头煎、和剂胡芦巴丸之类)。腹中乍满乍减而痛,名曰气疝(宜苏合香丸、东垣川楝散之类)。腹中痛在脐旁,名曰盘疝(宜桂枝汤、东垣丁香楝实丸之类)。小腹与阴相引而痛,大便难,名曰狼疝(宜木香散、丁香楝实丸之类)。"

《医阶辨证·厥疝寒疝辨》:"厥疝,囊冷而不坚结,腹中冷痛。"

《医学见能·卷一·证治·小腹》:"小腹绞痛,绕脐上下难忍者,下焦之寒疝也。"

2. 卒中邪气

《肘后备急方·卷一·救卒客忤死方第三》:"客忤者,中恶之类也,多于道门门外得之,令人心腹绞痛胀满,气冲心胸,不即治,亦杀人。"

《肘后备急方·卷一·治卒得鬼击方第四》:"鬼击之病,得之无渐卒著,如人力刺状,胸胁腹内,绞急切痛,不可抑按,或即吐血,或鼻中出血,或下血,一名鬼排。"

《肘后备急方·卷一·治卒中五尸方第六》:"五尸者(飞尸、遁尸、风尸、沉尸、尸注也,今所载方兼治之),其状腹痛,胀急,不得气息,上冲心胸,旁攻两胁,或磥块涌起,或挛引腰脊。"

《诸病源候论·中恶病诸候·中恶候》:"中恶者,是人精神衰弱,为鬼神之气卒中之也。夫人阴阳顺理,荣卫调平,神守则强,邪不干正。若将摄失宜,精神衰弱,便中鬼毒之气。其状:卒然心腹刺痛,闷乱欲死。"

《诸病源候论·中恶病诸候·卒忤候》:"卒忤者,亦名客忤,谓邪客之气,卒犯忤人精神也。此是鬼厉之毒气,中恶之类。人有魂魄衰弱者,则为鬼气所犯忤,喜于道间门外得之。其状:心腹绞痛胀满,气冲心胸,或即闷绝,不复识人,肉色变异,腑脏虚竭者,不即治,乃至于死。然其毒气有轻重,轻者微治而瘥,重者侵克腑脏,虽当时救疗,余气停滞,久后犹发,乃变成注。"

《诸病源候论·中恶病诸候·鬼击候》:"鬼击者,谓鬼厉之气击著于人也。得之无渐,卒著如人以刀矛刺状,胸胁腹内绞急切痛,不可抑按,或吐血,或鼻中出血,或下血。"

《诸病源候论·尸病诸候·飞尸候》:"飞尸者,发无由渐,忽然而至,若飞走之急疾,故谓之飞尸。其状：心腹刺痛，气息喘急胀满，上冲心胸者是也。"

《诸病源候论·尸病诸候·遁尸候》："遁尸者，言其停遁在人肌肉血脉之间，若卒有犯触，即发动。亦令人心腹胀满刺痛，气息喘急，傍攻两胁，上冲心胸，瘥后复发，停遁不消，故谓之遁尸也。"

《诸病源候论·尸病诸候·沉尸候》："沉尸者，发时亦心腹绞痛，胀满喘急，冲刺心胸，攻击胁肋。"

《诸病源候论·尸病诸候·尸注候》："尸注病者，则是五尸内之尸注，而挟外鬼邪之气，流注身体，令人寒热淋沥，沉沉默默，不的知所苦，而无处不恶。或腹痛胀满，喘急不得气息，上冲心胸，傍攻两胁；或磥块踊起；或挛引腰脊；或举身沉重，精神杂错，惛觉昏谬。"

《诸病源候论·尸病诸候·伏尸候》："伏尸者，谓其病隐伏在人五脏内，积年不除。未发之时，身体平调，都如无患；若发动，则心腹刺痛，胀满喘急。"

《诸病源候论·尸病诸候·冷尸候》："冷尸者，由是身内尸虫与外邪相接引为病。发动亦心腹胀满刺痛，气急，但因触冷即发，故谓之冷尸。"

《诸病源候论·尸病诸候·寒尸候》："寒尸者，由身内尸虫与外邪相引接所成。发动亦令人心腹胀满刺痛，但以其至冬月感于寒气则发，故谓之寒尸。"

《诸病源候论·尸病诸候·丧尸候》："人有年命衰弱，至于丧死之处，而心意忽有所畏恶，其身内尸虫，性既忌恶，便更接引外邪，共为疹病。其发亦心腹刺痛，胀满气急。但逢丧处，其病则发，故谓之丧尸。"

《诸病源候论·尸病诸候·尸气候》："人有触值死尸，或临尸，其尸气入腹内，与尸虫相接成病。其发亦心腹刺痛，胀满气急，但闻尸气则发，故谓之尸气。"

《诸病源候论·注病诸候·寒注候》："人虚为寒邪所伤，又搏于阴，阴气久不泄，从外流内结积。其病之状，心腹痛而呕沫，爪青，休作有时，至冬便剧，故史为寒注也。"

《诸病源候论·注病诸候·冷注候》："阴阳偏虚，为冷邪所伤，留连腑脏，停滞经络，内外贯注，得冷则发，腹内时时痛，骨节酸疼，故谓之冷注。"

《诸病源候论·注病诸候·蛊注候》："蛊是聚蛇虫之类……人中之者，心闷腹痛，其食五脏尽则死。有缓有急，急者仓卒，十数日之间便死；缓者延引岁月，游走腹内，常气力羸急，骨节沉重，发则心腹烦懊而痛，令人所食之物亦变化为蛊，渐侵食腑脏尽而死，死则病流注染著傍人，故谓之蛊注。"

《诸病源候论·注病诸候·注忤候》："人有卒然心腹击痛，乃至顿闷，谓之客忤，是触犯鬼邪之毒气。"

《诸病源候论·注病诸候·遁注候》："由人体虚，受邪毒之气，停遁经络脏腑之间，发则四肢沉重，而腹内刺痛，发作无时，病亦无定，以其停遁不瘥，故谓之遁注。"

《诸病源候论·注病诸候·丧注候》："若触见丧枢，便即动，则心腹刺痛，乃至变吐，故谓之丧注。"

《诸病源候论·注病诸候·食注候》："人有因吉凶坐席饮啖，而有外邪恶毒之气，随食饮入五脏，沉滞在内，流注于外，使人肢体沉重，心腹绞痛，乍瘥乍发。以其因食得之，故谓之食注。"

《诸病源候论·蛊毒病诸候·蛊下血候》："蛊是合聚虫蛇之类……人中之者，心腹懊痛，烦毒不可忍，食人五脏，下血瘀黑如烂鸡肝。"

《诸病源候论·蛊毒病诸候·氐羌毒候》："其发病之状，犹如中蛊毒，心腹刺痛，食人五脏，吐血利血，故是蛊之类也。"

《诸病源候论·蛊毒病诸候·猫鬼候》："其病状，心腹刺痛，食人腑脏，吐血利血而死。"

《备急千金要方·卷十七·肺脏方·飞尸鬼疰第八》："凡诸心腹痛，服众方热药入腹，寂然不动，但益气息急者，此尸疰病也。"

《备急千金要方·卷二十四·解毒杂治方·蛊毒第四论》："凡中蛊毒，令人心腹绞痛，如有物啮，或吐下血皆如烂肉，若不即治，蚀人五脏尽乃死矣。欲验之法，当令病人唾水，沉者是蛊，不沉者非蛊也。"

《医学纲目·卷之三十七·小儿部·中恶》："（杨）小儿神守则强，邪不干正，若真气衰弱，则鬼毒恶气中之。其状卒然心腹刺痛，闷乱欲死是也。"

《医学纲目·卷之三十七·小儿部·客忤》：

"（汤）客忤者，小儿神气软弱，忽有非常之物，或未经识见之人触之，或经历神庙佛寺与鬼神气相忤也，故谓之客忤，亦名中客。其状吐下青黄白色，水谷将下时，腹痛反倒，面变五色，其状若痫，但目不上插耳，其脉数者是也。"

《证治准绳·杂病·神志门·尸疰等证》："飞尸者，发无由渐，忽然而至，其状心腹刺痛，气息喘急胀满。遁尸者，停遁在人肌肉血脉之间，触即发动，亦令人心腹胀满刺痛，喘急，攻胁冲心，瘥后复发。沉尸者，发时亦心腹绞痛，胀满喘急，虽歇之后，犹沉痼在人腑脏，令人无处不恶。风尸者，在人四肢，循环经络，其状淫跃去来，沉沉默默，不知痛处，冲风则发。伏尸者，其病隐伏五脏，积年不除，未发身体都如无患，发则心腹刺痛，胀满喘急。又有诸尸疰候者，则是五尸内之尸疰，而挟外鬼邪之气，流注身体，令人寒热淋沥，或腹痛胀满喘急，或垒块踊起，或牵引腰脊，或举身沉重，精神杂错，恒觉昏谬，每节气改变，辄致大恶，积年累月，渐至顿滞，以至于死，死后复易旁人，乃至灭门，故为尸疰。"

《医灯续焰·卷十六·小儿脉证第七十八·疰病》："疰者，注也，亦言住也。谓风邪鬼气住人身内，又复注易傍人，无问人之大小。若血气衰弱，则阴阳失守。风邪鬼气，因而客之。留住肌腠，连着脏腑。或皮肤掣动，游易不常，或心腹刺痛，或体热皮肿。沉滞至死，死后注人。小儿褓褓居室，无因触冒风邪，多缘乳母解脱之时，不避温凉暑湿，或抱持出入早晚，其神魂软弱，为鬼气所伤故耳。"

《医灯续焰·卷十六·小儿脉证第七十八·蛊疰》："蛊疰者，人以蛇虫诸毒，聚于器中，令相啖食。食尽存一物，最恶最毒，名曰蛊。能随饮食变化，入腹还生，食人五脏。小儿中者，证与大人无异。其状心腹多刺痛懊闷。急者即死，缓者延涉岁月。羸困下血，脏烂乃死。死又疰易傍人，故为蛊疰也。"

《张氏医通·卷九·杂门·番痧》："近时有感恶毒异气而骤发黑痧，俗名番痧。卒然昏倒腹痛，面色黑胀，不呼不叫。如不急治，两三时即毙。有微发寒热，腹痛麻瞀，呕恶神昏者。"

《望诊遵经·卷上·黑色主病条目》："黑滞而惊恐不寐者，客邪为害也。黑如烟煤者，中恶腹痛也。"

《脉义简摩·卷八·儿科诊略·病因治法大略》："小儿中客忤，吐下青黄赤白，腹痛天绝，面色变易，其候似痫，但目不上插，其脉弦急数大，稍迟失治，即不救矣。"

3. 泄泻

《八十一难经·五十七难》："大肠泄者，食已窘迫。大便色白，肠鸣切痛。小肠泄者，溲而便脓血，少腹痛。大瘕泄者，里急后重，数至圊而不能便，茎中痛，此五泄之要法也。"

《仁斋直指方论·卷之二·证治提纲·脾泄肾泄》："肾泄者，肤腠怯冷，腰脊酸疼，上咳面黧，脐腹作痛。"

4. 疟病

《黄帝内经素问·刺疟》："脾疟者，令人寒，腹中痛。热则肠中鸣，鸣已汗出，刺足太阴。"

《普济方·卷一百九十七·诸疟门·总论》："病者寒多腹中热痛，或渴，或不渴，不热不泄，肠鸣汗出。以思伤脾，气郁涩结所致，名曰脾疟。病者寒，善饥而不能食，满腹急痛，病以日，名曰胃疟。厥阴虚，则腰腹痛，小便不利。

脾病为疟者，令人寒则腹中痛，热则肠中鸣，鸣已则汗出。若其人本来少于喜怒，而忽反常嗔喜，无多言，自笑不答于人，此是脾病声之候也。不盈旬日，祸必至。

食疟一名胃疟，饮食无节，饥饱有伤，致然也。凡食啖生冷，咸藏鱼盐肥腻，中脘生痰，皆为食疟。其状若饥不能食，食则中满呕逆，腹痛。青皮、陈皮、草果、半夏、缩砂、白豆蔻作剂，或四兽汤下红圆子，自有奇功。"

5. 痢疾

《诸病源候论·腹痛病诸候·久腹痛候》："久腹痛者，脏腑虚而有寒，客于腹内，连滞不歇，发作有时。发则肠鸣而腹绞痛，谓之寒中，是冷搏于阴经，令阳气不足，阴气有余也。寒中久痛不瘥，冷入于大肠，则变下痢。"

《医碥·卷之三·杂症·痢》："气郁为火，与所受湿热之气，混合为邪，攻刺作痛，此痢症所以腹痛也。"

《望诊遵经·卷下·诊唇气色条目》："舌赤唇焦，喜饮冷水，腹中窘痛，溺短色赤，频频下痢。此为热痢，里热之证也。"

6. 癥瘕

《黄帝内经素问·玉机真脏论》："脾传之肾，病名曰疝瘕，少腹冤热而痛，出白，一名曰蛊，当此之时，可按可药。"

《黄帝内经素问·腹中论》："帝曰：人有身体髀股胻皆肿，环脐而痛，是为何病？岐伯曰：病名伏梁，此风根也。其气溢于大肠而着于肓，肓之原在脐下，故环脐而痛也。不可动之，动之为水溺涩之病。"

《圣济总录·卷第九十三·骨蒸传尸门·骨蒸疰癖》："论曰：骨蒸之人，肌肤瘦悴，营卫虚弱，真阳内耗，所饮之水，不能销铄，留滞胁肋，遂成痼疾，块硬不消。或因饮食伤动，忧思气结，呼吸风冷，其疾遂作，起于胁下，脐腹两边，如臂之横，不可按抑，妨害饮食，蕴积而痛，故谓之骨蒸疰癖。"

《验方新编·卷五·痞积》："凡腹内瘀血凝结，疼痛时发时止，谓之痞积。又有形者为癥，无形者为瘕。"

7. 阴毒

《脉经·卷八·平阳毒阴毒百合狐惑脉证第三》："阴毒为病，身重背强，腹中绞痛，咽喉不利，毒气攻心，心下坚强，短气不得息，呕逆，唇青面黑，四肢厥冷，其脉沉细紧数，身如被打，五六日可治，至七日不可治也。"

《类证活人书·卷第四》："何谓厥阴证……若阴气独盛，阳气暴绝，则为阴毒。其证四肢逆冷，脐腹筑痛，身如被杖，脉沉疾，或吐或利。"

《脉诀刊误·卷下·阳毒阴毒歌》："阴毒伤寒身体重，背强眼痛不堪任。小腹急痛口青黑，毒气冲心转不禁。四肢厥冷惟思吐，咽喉不利脉细沉。若能速灸脐轮下，六日看过见喜深。"

《医宗必读·卷之五·伤寒·阴证》："阴毒者，肾本虚寒，或伤冷物，或感寒邪，或汗吐下后变成阴毒，头痛，腹中绞痛，眼睛痛，身体倦怠而不甚热，四肢逆冷，额上手背有冷汗，恍惚，身痛如被杖，虚汗不止，郑声，呕逆，六脉沉微，或尺衰寸盛，五日可治，六七日不可治。"

8. 小便不利

《黄帝内经素问·痹论》："胞痹者，少腹膀胱按之内痛，若沃以汤，涩于小便，上为清涕。"

《四诊抉微·卷之三·经证考·足太阳膀胱经》："小便不通，腹痛，谓盘肠痛。"

《金匮翼·卷六·痹症统论·胞痹》："胞痹者，《内经》云：少腹膀胱，按之内痛，若沃以汤，涩于小便，上为清涕是也。膀胱藏津液而禀气化，邪气痹之，水气不行，则蓄而生热，积而成实，故按之内痛，若沃以汤而涩于小便也。足太阳之脉，其直行者从巅入络脑，邪气不得下通于胞者，必反而上逆于脑，脑气下灌出于鼻窍，则为清涕也。"

《医阶辨证·溺秘转脬辨》："溺秘，小便不通，小腹满急，不痛，痛为脬痹；转脬，脬系反流，小便不得通，少腹痛。"

《医阶辨证·气淋胞痹辨》："胞痹，小便不通，少腹满而痛，又名膀胱气。"

9. 淋证

《金匮要略·消渴小便不利淋病脉证并治第十三》："淋之为病，小便如粟状，小腹弦急，痛引脐中。"

《医灯续焰·卷六·小便淋闭脉证第五十六》："淋者，淋沥不净。闭者，闭塞不通。其证小便少而数，少腹弦急，痛引于脐。《病源论》皆谓肾虚膀胱热之所成也。"

《医阶辨证·气淋胞痹辨》："气淋，浊有余沥，少腹满而痛，脐下妨闷。"

10. 脚气

《医灯续焰·卷九·脚气脉证第六十六》："脚气一证，经名厥，汉名缓风，宋齐后始名脚气……在阴，多恶寒，甚或厥逆，不发热或微热，头不痛，或骨痛筋挛，或呕逆，或神昏沉默，或腹痛下利，或畏见光明，或大小便闭，或心烦动悸，或小腹不仁，或冲胸闷乱。""厥阴则腰胁偏痛，脚挛急，嗌干、呕逆、洞泄，足大趾连足跗上廉，上腘至内廉，循股环阴，小腹夹脐诸处胀痛（宜茱萸木瓜汤、神应养真丹之类）。"

11. 脏结

《四诊抉微·卷之二·望诊·白胎舌》："《正义》云：舌上白苔，或左或右，而余见黄黑，外证下利，痛引小腹者，脏结也。"

12. 肠痈

《症因脉治·卷四·腹痛论·附肠痈腹痛》："缩脚皱眉，小便如淋，痛有肿处，手不可按，夜来每发寒热，或绕脐生疮，或腹皮紧急，肌肤甲错，或时时出汗，此肠痈腹痛之症也。"

《杂病广要·身体类·腹痛》："肠痈亦多端，

若疼甚者,乃肠痛。(《资生》)"

《增订通俗伤寒论·病理诊断·伤寒诊法》:"凡满腹痛……按腹而其热灼手,愈按愈甚者伏热;按腹而其热烙手,痛不可忍者内痈。"

13. 霍乱

《医学纲目·卷之三十一·伤寒部·腹痛续法》:"(无)干呕霍乱者,忽然心腹胀满绞痛,蛊毒烦冤,欲吐不吐,欲利不利,状若神灵所附,顷刻之间,便致闷绝。"

《张氏医通·卷五·诸痛门·腹痛》:"有心腹大痛,欲吐不得吐,欲泻不得泻,是名霍乱。"

《温病条辨·卷二·中焦篇·寒湿》:"卒中寒湿,内挟秽浊,眩冒欲绝,腹中绞痛,脉沉紧而迟,甚则伏,欲吐不得吐,欲利不得利,甚则转筋,四肢欲厥,俗名发痧,又名干霍乱……以其欲吐不吐,欲利不利而腹痛,故又名干霍乱。"

《医学见能·卷一·证治·大腹》:"腹中切痛,兼见吐泻厥冷者,脾虚发霍乱也。"

14. 血证

《证治准绳·杂病·诸血门·下血》:"下血腹中不痛,谓之湿毒下血,血色不鲜,或紫黑,或如豆汁,黄连汤主之。下血腹中痛,谓之热毒下血,血色鲜,芍药黄连汤主之。东垣治宿有肠血症,因五月大热吃杏,肠澼下血远三四尺,散漫如筛,腰沉沉然,腹中不痛,血色紫黑,是阳明、少阳经血证,升麻补胃汤。(湿毒)太阴阳明腹痛,大便常溏泄,若不泄,即秘而难见,在后传作湿热毒,下鲜红血,腹中微痛,胁下急缩,脉缓而洪弦,中指下得之,按之空虚,和中益胃汤。(湿热)肠澼下血,另作一派,其血溅出有力而远射,四散如筛下,腹中大作痛,乃阳明气冲热毒所作也,升阳除湿和血汤。(湿热)肠澼下血,红或深紫黑色,腹中痛,腹皮恶寒,右三部脉,中指下得之俱弦,按之无力,关脉甚紧,肌表阳明分凉,腹皮热,而喜热物熨之,内寒明矣,益智和中汤。"

《血证论·卷六·腹痛》:"血家腹痛,多是瘀血,另详瘀血门。然亦有气痛者,以失血之人,气先不和,是以血不平而吐衄。但血家气痛,与杂病气痛有别。杂病气痛,则痛之甚。血家气痛,不甚,但觉胸腹之中,不得和畅。有郁滞结聚之形,宜逍遥散,加姜黄、香附子、槟榔、天台乌药治之。再参瘀血痞满门更详。"

15. 痘疹

《奇效良方·疮诊论卷之六十五·论疮痘初出证第一·论疮诊》:"病有似是而非,若同而异者,盖肢体冷而腹痛者,此毒气在里,若不能审谛,必作极冷。治之反以热药,为害愈深。未冷极者,不问身有无寒热,肢冷腹痛,必大便自利,蜷卧恶寒,今身热肢冷,腹痛大便不通,盖热毒在里,则热甚而发厥。伏热深而疮疹不能出者,宜以蝉蜕末水煎服之,而已出者,亦可服之无害。毒气得泄,则四肢温暖,腹痛自止矣。前人论腹痛,有虚有实,肠鸣自利而腹痛者为虚痛,乃是冷也,腹满而不大便者为实痛,是热也。今腹中痛而不大便,又身热耳尖冷脚冷,为疮疹明矣。又有疮疹始发,腹中有块而痛,医者不能详辨,多作食积下之,至于夭横者多矣。"

二、辨色脉

收集症状和体征是中医辨证的基础,通过望诊和切诊收集患者的色、脉,对于中医辨证具有重要意义。

《八十一难经·十六难》:"'十六难'曰:脉有三部九候,有阴阳,有轻重,有六十首,一脉变为四时,离圣久远,各自是其法,何以别之?然:是其病,有内外证。其病为之奈何?然:假令得肝脉,其外证:善洁,面青,善怒;其内证:脐左有动气,按之牢若痛;其病:四肢满,闭淋、溲便难,转筋。有是者肝也,无是者非也。

假令得心脉,其外证:面赤,口干,喜笑;其内证:齐上有动气,按之牢若痛;其病:烦心,心痛,掌中热而哕。有是者心也,无是者非也。

假令得脾脉,其外证:面黄,善噫,善思,善味;其内证:当脐有动气,按之牢若痛;其病:腹胀满,食不消,体重节痛,怠堕嗜卧,四肢不收。有是者脾也,无是者非也。

假令得肺脉,其外证:面白,善嚏,悲愁不乐,欲哭;其内证:脐右有动气,按之牢若痛;其病:喘咳,洒淅寒热。有是者肺也,无是者非也。

假令得肾脉,其外证:面黑,善恐欠;其内证:脐下有动气,按之牢若痛;其病:逆气,小腹急痛,泄如下重,足胫寒而逆。有是者肾也,无是者非也。"

1. 形色辨证

形色辨证即中医望诊,通过望诊收集人的神、色、形、态、舌象、络脉、皮肤、五官九窍等情况以及排泄物、分泌物、分泌物的形、色、质量等，从而辨腹痛之症及其寒热虚实。

《黄帝内经灵枢·五色》："男子色在于面王，为小腹痛；下为卵痛；其圜直为茎痛，高为本，下为首，狐疝㿉阴之属也。"

《金匮要略·藏府经络先后病脉证第一》："鼻头色青，腹中痛，苦冷者死。"

《普济方·卷三百五十八·婴孩门·指脉纹色样》："深青色主惊悸，浅青主便青肚痛，青黑主惊搐内吊。"

《普济方·卷三百五十九·婴孩门·形候验病诗》："印堂多青黑，腹痛夜频啼，睡卧时惊悸，无欢日惨凄。攒眉因下痢，疳积面黄浮，吐泻形容白，唇干渴不休。白青形面，心烦泻又惊，躯身啼腹痛，脏腑作雷鸣。面色青兼赤，惊来热亦成，色青肠胃冷，腹痛但啼声，红赤伤寒面。面黄目白少精光，多睡嗜煎被食伤，呕逆出闻酸气息，时时腹痛阵难当，先下后补。"

《医学纲目·卷之三十八·小儿部·腹痛》："（汤）小儿腹痛曲腰，干哭无泪，面青白，唇黑，肢冷，为盘肠内吊。"

《赤水玄珠·第十九卷·望色》："鼻色青，主腹中痛，苦冷者死。目黄兼小便利，大便黑，小腹满痛者，属蓄血。面青兼小腹绞痛，是夹阴伤寒。面目身黄，兼小腹满硬痛，小便利，是蓄血伤寒。"

《寿世保元·卷八·儿科总论·观面部》："左腮属肝……青黑主惊风腹痛。""额上属心……若青黑主惊风，腹痛癥瘕啼哭。"

《寿世保元·卷八·儿科总论》："人中黑，腹虫痛。"

《寿世保元·卷八·儿科总论·手指脉纹式》："纹细则腹痛多啼，乳食不消。"

《诊家正眼·卷一·闻声》："诊时吁气者，郁结；纽身者，腹痛。"

《诊宗三昧·婴儿》："若虎口三关多乱纹为内钓，腹痛气不和，沉弦为腹痛。"

《四诊抉微·卷之三·儿科望诊·小儿死候歌》："印堂青黑，主腹痛夜啼，此脾气虚寒也。脾为至阴，故夜间腹痛而啼，用钩藤饮。"

《四诊抉微·卷之三·儿科望诊·病机》："眉攒不舒，腹痛下痢，或热壅三焦，病机将作亦然。"

《四诊心法要诀·四诊心法要诀（上）》："脾黄善忧……腹满肠鸣，痛而下利……黄者脾之色，故病则面色黄也……脾主腹，故病则腹满肠鸣痛而下利也。"

《伤寒指掌·卷一·察舌辨症歌》："苔若纯黄无白色，表邪入里胃家干。更验老黄中断裂，腹中满痛下之安。""然舌苔虽黄，而未至焦老裂纹起刺。大便虽秘，而未至痞满硬痛。尚属胃家热而未实，宜清不宜攻。必再验其舌形黄厚焦老，中心裂纹或起刺，腹中硬满胀痛。方用承气，下之则安。"

《时方妙用·卷一·闻声》："纽而呻者，腹痛也。"

《医学指要·卷六·小儿诊法》："若其纹形主病皆可详推，如纹入掌中则为腹痛，知掌心为包络所主，知胃之大络入心则知治法矣。"

《望诊遵经·卷下·诊唇形容条目》："唇肉缩小。恍似与人笑者。或膈间热，或腹中痛也。"

《望诊遵经·卷下·诊手望法提纲》："小腹急痛，手足拘挛者，将死之容。"

《望诊遵经·卷下·诊皮望法提纲》："身皮甲错，腹中急痛者，内生痈脓。"

《望诊遵经·卷下·诊卧望法提纲》："但欲伏眠者，腹中痛而肝气虚。"

《医门补要·采集先哲察生死秘法·鼻部》："胸中寒，鼻色黄黑而亮者，小腹两胁痛及蓄血。"

《脉义简摩·卷八·儿科诊略·诊面五色主病法》："凡察色之法，大都青白者少热，主阴邪；黄赤者多热，主阳盛。青主风，主肝邪，主脾胃虚寒，主心腹疼痛，主暴惊伤心胆之气，主惊风。"

《脉义简摩·卷八·儿科诊略·诊唇口法》："唇青黑而腹急痛者，有中寒，有中毒。腹痛腰痛，而人中如黑色者，面上忽有红点者，多死。"

《脉义简摩·卷八·儿科诊略·诊指爪法》："卒病，爪甲青而腹急痛者，有中寒，有中毒，有心包络或胃络中有死血所致也。"

《脉义简摩·卷八·儿科诊略·闻声法》："哭而腰曲者，腹痛也……儿睡，忽自醒而急啼者，腹痛或身有痛也。先啼而后下利者，腹痛有冷积也。"

《形色外诊简摩·卷上·形诊病形类·百病善恶形证汇述篇》："诸脉浮数，其人当发热，而反时时洒淅恶寒,若身中或腹内有痛处,饮食如常者,必蓄积有脓也。在身者为诸痈疽,在内者为肺痈肠胃诸痈也。""凡察病者身……若腹痛自利厥逆,宜温经……若少腹硬痛,小便不利为溺涩,小便利为蓄血。"

《形色外诊简摩·卷上·形诊络脉形色类·络色篇》:"血脉通于心。若络色或赤或黑,而腹内作痛,神气清明者,此病在小肠及脉络中也。若狂躁者,血热攻及心包也。若昏迷不省者,血寒而瘀甚矣。全不知人即死。"

《形色外诊简摩·卷下·色诊面色应病类·伤寒面部五色应证篇》:"青色属木,主风,主寒,主痛,乃足厥阴肝经之色也。凡面青唇青者,阴极也。若舌卷囊缩者,急宜温之。如夹阴伤寒,小腹痛,则面青也。《内经》曰:青如翠羽者生,青如草滋者死。青而黑,青而红,相生者生;如青白而枯燥者,相克乃死也。脾病见青气,多难治。"

《形色外诊简摩·卷下·色诊舌色应病类·小儿苗窍诊法总论》:"黄筋见于山根,或皮色黄者,不拘横直,均脾胃之证,或吐或泻,或腹痛,或不思食。(上陈远公法)"

《脉诀新编·卷二·观小儿形色断病歌》:"眉毛频蹙,必腹痛而多啼。"

2. 寸口脉诊

王叔和确立并明确了脏腑和脉位分配原则的寸口脉法,即左手寸部主心与小肠,关部主肝与胆,尺部主肾与膀胱;右手寸部主肺与大肠,关部主脾与胃,尺部主肾与三焦,腹痛亦应之。

《黄帝内经素问·平人气象论》:"欲知寸口太过与不及……寸口脉沉而弱,曰寒热及疝瘕少腹痛。寸口脉沉而横,曰胁下有积,腹中有横积痛……脉急者,曰疝瘕少腹痛。"

《黄帝内经素问·奇病论》:"帝曰:人有尺脉数甚,筋急而见,此为何病?岐伯曰:此所谓疹筋,是人腹必急,白色黑色见,则病甚。"

《伤寒论·卷一·平脉法第二》:"假令病人云,腹内卒痛,病人自坐。师到,脉之,浮而大者,知其瘥也。何以知之?若里有病者,脉当沉而细,今脉浮大,故知愈也。""趺阳脉紧而浮,浮为气,紧为寒。浮为腹满,紧为绞痛。浮紧相搏,肠鸣而转,转即气动,膈气乃下。"

《金匮要略·腹满寒疝宿食病脉证治第十》:

"腹痛,脉弦而紧,弦则卫气不行,即恶寒,紧则不欲食,邪正相搏,即为寒疝。""寒疝绕脐痛,若发则白汗出,手足厥冷,其脉沉弦者,大乌头煎主之。""寒疝腹中痛,逆冷,手足不仁,若身疼痛……其脉数而紧乃弦,状如弓弦,按之不移。脉数弦者,当下其寒;脉紧大而迟者,必心下坚;脉大而紧者,阳中有阴,可下之。"

《金匮要略·水气病脉证并治第十四》:"趺阳脉当伏,今反紧,本自有寒,疝瘕,腹中痛……"

《金匮要略·趺蹶手指臂肿转筋阴狐疝蛔虫病脉证治第十九》:"问曰:病腹痛有虫,其脉何以别之?师曰:腹中痛,其脉当沉,若弦,反洪大,故有蛔虫。"

《脉经·卷一·辨脉阴阳大法第九》:"尺脉滑而浮大者,名曰阴中之阳,病苦小腹痛满,不能溺,溺即阴中痛,大便亦然。尺脉牢而长,关上无有,此为阴干阳,其人苦两胫重,少腹引腰痛。"

《脉经·卷二·平三关病候并治宜第三》:"尺脉紧,脐下痛。""尺脉微,厥逆,小腹中拘急,有寒气。""尺脉数,恶寒,脐下热痛,小便赤黄。""尺脉弦,小腹疼,小腹及脚中拘急。""尺脉伏,小腹痛,癥疝,水谷不化。""尺脉实,小腹痛,小便不禁。"

《脉经·卷二·平奇经八脉病第四》:"诊得带脉,左右绕脐腹腰脊痛,冲阴股也。两手脉浮之俱有阳,沉之俱有阴,阴阳皆实盛者,此为冲、督之脉也。""脉来中央坚实,径至关者,冲脉也。动苦少腹痛,上抢心,有瘕疝,绝孕,遗矢、溺,胁支满烦也。"

《脉经·卷四·辨三部九候脉证第一》:"上部之候,牢、结、沉、滑,有积气在膀胱。微细而弱,卧引里急,头痛,咳嗽,逆气上下。心膈上有热者,口干渴燥。病从寸口,邪入上者名曰解。脉来至,状如琴弦,苦少腹痛,女子经月不利,孔窍生疮;男子病痔,左右胁下有疮。上部不通者,苦少腹痛,肠鸣。""下部脉者,其脉来至浮大者,脾也。与风集合……大风邪入少阴,女子漏白下赤,男子溺血,阴萎不起,引少腹痛。""寸口脉沉而弱者,曰寒热(一作气,又作中)及疝瘕、少腹痛。"

《脉经·卷五·扁鹊诊诸反逆死脉要诀第五》:"肝肾俱至,则疝瘕,少腹痛,妇人月使不来。"

《脉经·卷八·平五脏积聚脉证第十二》:"诊得肝积,脉弦而细,两胁下痛,邪走心下,足肿寒,胁痛引少腹，男子积疝，女子瘕淋，身无膏泽，喜转筋，爪甲枯黑，春瘥秋剧，其色青。""寸口脉沉而横者，胁下及腹中有横积痛，其脉弦，腹急痛，腰背痛相引，腹中有寒，疝瘕。"

《脉经·卷九·平妊娠分别男女将产诸证第一》："妇人怀娠离经，其脉浮，设腹痛引腰脊，为今欲生也。但离经者，不病也。"

《脉经·卷十·上阳跷阴跷带脉》："尺中弦，少腹、脐下拘急。""尺中紧，脐下少腹痛。""尺中微，无阴，厥冷，腹中拘急。""尺中实，即小便难，少腹牢痛；虚，即闭涩。""关上浮，腹痛，心下满。"

《诸病源候论·腹痛病诸候·腹痛候》："诊其寸口脉沉而紧，则腹痛。尺脉紧，脐下痛。脉沉迟，腹痛。脉来触触者，少腹痛。脉阴弦，则腹痛。"

《诸病源候论·心腹痛病诸候·心腹痛候》："诊其脉，左手寸口人迎以前脉，手厥阴经也，沉者为阴，阴虚者，病苦心腹痛，难以言，心如寒状，心腹疠痛，不得息。"

《备急千金要方·卷二十八·脉法·分别病形状第五》："弦急，疝瘕小腹痛，又为癥病（一作痹病）。"

《备急千金要方·卷二十八·脉法·阴阳表里虚实第八》："阳弦则头痛，阴弦则腹痛，依阴阳察病也。"

《太平圣惠方·卷第一·分别脉病形状》："夫疟脉自弦，弦数多热，弦迟多寒，初持脉如躁之状，久久按之细而牢。苦腰腹相引痛，不能食，足胫重，脉沉而弦者，其人有疟，腹内痛。"

《太平圣惠方·卷第一·平尺脉法》："尺脉坚，脐下及小腹结痛。""尺脉数，恶寒，脐下热痛，小便赤黄。""尺脉弦，小腹疼，腹中拘急。""尺脉伏，小腹痛，寒疝瘕有水谷不化。""尺脉紧，脐下切痛。尺脉微牢，腰膀冷，小腹痛，小便不禁。"

《太平圣惠方·卷第一·辨小儿脉法》："脉紧而弦腹痛。"

《三因极一病证方论·卷之一·七表病脉》："滑而浮大，小腹痛，溺则阴中痛，大便亦然。"

《脉诀·正文》："心痛在寸，腹痛在关，下部在尺。"

《仁斋直指方论·卷之一·总论·诸阴诸阳论》："尺脉浮滑，阴中之阳，病主小腹痛满，大小便难。"

《脉诀刊误·附录·怪脉·论涩脉弦脉》："弦急为腹痛，尺中弦小腹痛。"

《诊家枢要·脉阴阳类成》："沉而弦心腹冷痛。""右……尺沉，病水，腰脚疼。沉细下利，又为小便滑，脐下冷痛。""右……尺迟，为脏寒泄泻，小腹冷痛，腰脚重。""左……关实，腹胁痛满……尺实，小腹痛，小便涩。""右……尺实，脐下痛，便难，或时下痢。""右……关微，胃寒气胀，食不化，脾虚噫气，心腹冷痛。尺微，脏寒泄泻，脐下冷痛。""左……尺弦，少腹痛。""右……关弦，脾胃伤冷宿食不化，心腹冷痛，又为饮。尺弦，脐下急痛不安，下焦停水。""左……关紧，心腹满痛，胁痛肋急……尺紧，腰脚脐下痛，小便难。""右……关紧，脾寒腹痛吐逆。"

《古今医统大全·卷之四·〈内经〉脉候·统候》："寸涩尺弦，腹痛可决。"

《濒湖脉学·实（阳）》："实脉为阳火郁成……当关脾热中宫满，尺实腰肠痛不通。"

《濒湖脉学·短（阴）》："短脉惟于尺寸寻，短而滑数酒伤神。浮为血涩沉为痞，寸主头疼尺腹疼。"

《濒湖脉学·弦（阳中阴）》："弦应东方肝胆经，饮痰寒热疟缠身……关右胃寒心腹痛……阳弦头痛，阴弦腹痛。"

《濒湖脉学·伏（阴）》："伏脉推筋着骨寻，指间才动隐然深。伤寒欲汗阳将解，厥逆脐痛症属阴……伏为霍乱吐频频，腹痛多缘宿食停……当关腹痛困沉沉，关后疝疼还破腹。"

《脉症治方·卷之二·湿门·诸痛》："腹痛脉多，细小紧急。"

《赤水玄珠·第四卷·腹痛门·腹痛》："生生子曰：腹痛极要体认真切，庶投剂有功。有寒热（脉沉而迟者寒，脉浮而数者热），有虚实（脉散大而无力者虚，脉弦而有力者实），有痰涎（脉滑者痰，沉弦者饮），有积聚（脉沉弦而伏者积，或伏或弦者聚），有虫痛（脉多沉滑，或乍大乍小），有死血（脉沉而涩，或结或促）。"

《万病回春·卷之五·腹痛》："腹痛关脉紧小急速，或动而弦，甚则沉伏；弦实滑痰；尺紧脐腹、心腹痛。"

《订正太素脉秘诀·卷上·寸关尺脉病说》：

"寸脉……实(心气溢痛受邪,腹中疼痛)……关脉……滑(积冷气,便涩,腰肚疼)……弦(小腹疼,气涩,脚气,肾风痒)微(心腹胀满,气结疼痛,虚怯)沉(心气疼痛,闭塞不通,脾虚)缓(胃冷吐逆多,心腹肝疼)……尺脉……涩(四肢逆冷,脐下浮泄泻痛)伏(食不下,腹痛手足痛,下泄)。"

《订正太素脉秘诀·卷上·关部中焦》:"关部脉沉,主气。腹满虚鸣,心腹疼痛,上下关格,不思饮食。""关部脉迟,主腹冷,痃癖胀疼,游走不定,刺痛番胃,吐食。"

《订正太素脉秘诀·卷上·五脏见沉脉者主病》:"肝部沉,主怒气伤肝,胁痛肥气,眼目赤涩肚疼腹满。"

《订正太素脉秘诀·卷下·七表八里》:"(肾右尺部脉)……紧,腹下痛。"

《松厓医径·卷下·腹痛》:"凡诸腹痛甚者,脉必沉伏。"

《万氏家抄济世良方·卷六·小儿脉诀》:"紧弦主腹中热痛,沉紧主腹痛有寒。"

《医学入门·卷一·诊脉·诸脉相兼主病》:"沉弦腹心冷痛并……迟而有力痛为害,或心痛,或腹痛,或胁痛……脉迟沉或犰,寒在里则腹痛……滑浮大小腹作痛,滑浮者,大小腹皆痛……紧沉必知痛在腹,恐成冷气与痃风……短为气滞心腹痛,宿食内积三焦壅。"

《医学入门·卷一·诊脉·脏腑六脉诊法》:"浮而带迟,主小腹寒痛,胃弱嗳酸……沉缓醋心腹气结,肝缓则宿食熏蒸,心头酸刺,或气结在腹作痛……浮实小腹胀且痛,脉实主心热传于小肠,胀满作痛,小便淋沥……浮紧腹中痛且鸣;趺阳脉浮而紧,浮为风,紧为寒,浮为腹满,紧为绞痛,浮紧相搏,肠鸣而转……沉迟中寒,因伤冷物成积,以致腹中胀满,少食,痰饮气促,痃癖,鼓胀,急痛。沉甚气促胸腹痛,气短促,胸至脐腹疼痛……无脾脉者,苦下利,善呕,腹满身重,四肢不欲动。甚则肢瘦腹大,乃气蛊也,必有腹痛……浮弦停水或蒸怯,弦主脐下急痛,停水为积,素虚者得之,为骨蒸怯症……浮紧小腹筑筑痛,浮紧,下部筑然掣痛。"

《医学入门·卷一·诊脉·杂病脉法》:"腹痛关脉,紧小急速,或动而弦,甚则沉伏。弦食滑痰,尺紧脐腹……脉细小紧急速,中腹刺痛。尺脉紧实,脐及小腹痛者,宜利。若尺脉伏者,小腹痛有

痕疝。"

《景岳全书·卷之五道集·脉神章·部位解》:"沉弦、沉紧为心腹、小肠疼痛……微脉,纤细无神,柔弱之极,是为阴脉。凡细小虚濡之属,皆其类也,乃血气俱虚之候。为畏寒,为恐惧……为腰腹疼痛,为伤精失血,为眩运厥逆。"

《景岳全书·卷之五道集·脉神章·脉要歌》:"弦者腹痛,伏者食停。滑兮小腹急胀,妇则病在月经……紧兮小腹作痛,沉微必主腰疼。紧促形于寸,此气满于心胸;紧弦见于关,斯痛攻乎腹胁。"

《景岳全书·卷之五道集·脉神章·从舍辨》:"真实假虚之候,非曰必无,如寒邪内伤,或食停气滞,而心腹急痛,以致脉道沉伏,或促或结一证,此以邪闭经络而然,脉虽若虚,而必有痛胀等证可据者,是诚假虚之脉,本非虚也。"

《医宗必读·卷之二·新著四言脉诀》:"寸口丸丸,紧细实长,男疝女瘕,任脉可详……男疝女瘕,即所谓苦少腹绕脐下,引阴中切痛也。"

《脉诀汇辨·卷三·迟脉》:"迟脉主藏,其病为寒……右尺得迟,藏寒泄泻,小腹冷痛。"

《脉诀汇辨·卷三·实脉》:"左尺得实,便秘腹疼。""右尺得实,脐痛便难,相火亢逆。"

《脉诀汇辨·卷三·短》:"左尺得短,少腹必疼。"

《脉诀汇辨·卷四·弦脉》:"阳弦头疼,阴弦腹痛……阴弦者,尺弦也。邪在三阴,三阴走腹,故腹痛。"

《古今名医汇粹·卷二·诸家脉论附·张景岳脉神章》:"诸病惟心腹痛一症,脉多难辨。虽滑实有力固多实邪,虚弱无神者固多虚邪,然暴痛之极,每多沉伏细涩,最是极虚之候。不知气为邪逆,脉道不行而伏沉异常,此正邪实之脉也。若火邪作痛则不然,辨此之法,暴病痛急而脉忽细伏者多实邪,痛缓而脉本微弱者为虚邪,酌之以理可矣。"

《诊宗三昧·师传三十二则》:"阳脉涩,阴脉弦,法当腹中急痛,此阴弦腹痛也。痛必见于少腹,皆少阳部分耳。"

《四诊抉微·卷之七·切诊·伏》:"张三锡曰:痛极脉必伏,凡心腹胃脘暴痛皆然。""滑伯仁曰……右尺伏,脐下冷痛,下焦虚寒。"

《四诊心法要诀》:"牢疝癥瘕,心腹寒疼……牢,内坚之脉,故主诸疝、癥瘕,心腹寒冷,疼痛之病也。"

《脉确·伏》:"霍乱、呕吐、腹痛、男子疝、女子瘕聚、痛甚者,其脉多伏。"

《医碥·卷之五·四诊·〈内经〉诊寸口》:"沉弦,为胁下有积(弦为肝脉,肝主胁腹),少腹痛,内饮,疝。"

《脉象统类·正文》:"弦为血气收敛,为阳中伏阴,或经络间为寒所滞之候……左尺(小腹痛,兼滑,腰脚痛),右关(脾胃伤冷、宿食不化、心腹冷痛,又为饮),右尺(脐下急痛不安,下焦停水)。"

"沉为阴逆阳虚之候……凡脉沉,为停饮……兼弦,心腹冷痛……右尺(病水,腰脚痛。兼细,下利、小便滑、脐下冷痛)。"

"短为气不足以前导其血之候,俱主不及之病……尺(腹痛)。"

"实为三焦气满之候,俱主有余之病……左关(腹胁痛满……),左尺(少腹痛、小便涩……),右尺(脐下痛、便难或时下利)。"

"伏为阴阳潜伏,关格闭塞之候,关前得之为阳伏,关后得之为阴伏……右尺(脐下冷痛、下焦虚寒或痛、腹中痛冷、少腹痛)。"

"代为脏气多衰,形容羸瘦,口不能言之候……凡脉代,为腹痛。"

"迟为阴盛阳虚之候,阳不胜阴,故脉来不及也……右尺(脏寒泄泻、小腹冷痛、腰脚重)。"

"微为久虚血弱之候,又主阴寒或伤寒蓄热在里,脉道不利,亦微细濡弱,不可为寒者,当以标本别之,总之气血微脉即微……右关(胃寒气胀、食不能化、脾虚噫气、心腹冷痛),右尺(脏寒泄泻、脐下冷痛)。"

"紧为寒风搏急,伏于营卫之间之候。凡紧脉皆主寒与痛,内而腹,外而身,有痛必见紧象……左关(心腹满痛、腰痛、胁痛……),左尺(腰连脐下及脚痛,小便难),右关(吐逆、脾腹痛……),右尺(下焦筑痛)。"

《脉理求真·卷一·新著脉法心要·沉脉》:"沉弦而紧,则为心腹疼痛。"

《杂病广要·身体类·腹痛》:"关脉弦中焦行痛,尺脉弦下焦作痛,亦有脉不弦而作痛者。又云:脉细而迟者生,大而急者死。此言其大概,然

有腹痛而脉大不死者往往有之,岂可执一论哉。(《医约》)"

《脉诀乳海·卷一·脉赋》:"紧是肚痛之征,肚痛者,胃脘痛也。""微即肚痛无慘,微为阳虚,阴盛之脉,尺中见微,是为阴分而见阴脉也。诸阴为寒,故《经》云:尺微厥冷。小腹中拘急有寒气。"

《脉诀乳海·卷三·又歌曰》:"尺脉如绳应指来,腹胀小便都不禁。池氏曰:尺脉实,主心经实热,传于小肠,致小腹胀满疼痛,而小便淋沥也。"

"紧脉关前头里痛……当关切痛无能动……脉影云:肝紧主惊风,筋脉拘挛腹痛,则紧而盛,痃癖则紧而实。右关紧,脾寒腹痛吐逆紧盛腹胀伤食……隐指寥寥入尺来。缴结绕脐常手捧……按《脉经》云:尺紧脐下痛。宜当归汤,灸关元,针天枢补之。《脉影》云:尺紧主为淋漓。病疝气,耳聋,齿痛,脚膝疼。命门紧,主小肠虚鸣,肠中痛。《诊翼》云:左尺紧,腰脚酸,脐下痛,小便难。右尺紧,下焦筑痛。时珍曰:尺中有紧为阴冷,定是奔豚与疝疼。《脉经》又云:尺中紧,脐下少腹痛。"

《脉义简摩·卷六·名论汇编·结脉主证》:"右关浮结细紧,胸腹痛。"

《脉义简摩·卷六·名论汇编·病脉有定位无定位》:"王汉皋曰:寸主上焦,关主中焦,尺主下焦……左少腹腿足痛,则左尺浮,下于尺泽;不下尺泽,但主小肠膀胱……右少腹腿足痛,则右尺浮,下于尺泽;不下尺泽,但主大肠……腹左偏与胆经病,则左关浮;腹右偏与胃经病,则右关浮。"

《脉义简摩·卷六·名论汇编·论三部诸脉主证》:"尺主下焦腰肾膝胫足中事也。尺脉……数者,脐下热痛,小便赤色而恶寒也。迟者,下焦寒而阴虚也。紧者,脐下小腹急痛也……伏者,小腹痛而疝瘕,谷不化也。"

《脉义简摩·卷八·儿科诊略·切脉法》:"沉主乳食难化,紧弦主腹痛,牢实主大便秘。(薛立斋)"

《脉义简摩·卷八·儿科诊略·诸脉应病》:"沉紧脉,心腹痛。短数同,亦主咳嗽,咳嗽脉忌沉紧。沉细脉,乳食不化,亦主腹痛下利。"

《脉义简摩·卷六·名论汇编·病脉有定象无定象》:"王汉皋曰……右脉弱,左脉强,主易怒腹痛……病在里者脉沉,而暴怒者,腹痛极者,水

肿者,瘟疫汗不能出者,脉皆沉。"

《脉诀新编·卷二·看小儿人迎气口脉歌》:"沉紧腹中痛不休,弦紧喉间喘气急。"

《脉诀新编·卷二·诊妇人脉法》:"寸关虽调,尺绝痛肠(虽寸关如常,而尺绝不至,或至亦弱小者,主小腹冲任有积痛,主抢心,月水不利)。

趺阳浮涩,吞酸气窒。腹痛腹满,脉浮且紧。少阴真之,疝瘕内隐(趺阳脉浮而涩,浮则气滞,涩则有寒,食入腹满,吞酸,喜噫其气时,下腹中冷痛。又曰:浮则肠鸣腹满,紧则腹痛,若少阴脉见浮紧,则为疝瘕腹痛)。

脉弦,发热恶寒,其胎逾腹,腹痛,小腹如扇,子藏闭也,宜热药温之……气无血制,上冲心腹闷痛,面目唇舌青色者,子母俱死。"

3. 腹痛主脉

弦脉主疼痛,紧主寒、主痛,腹痛以寒证为主,临床多见弦、紧脉。又腹痛病位在里,故脉多沉,乃至伏。因病因病机不同,脉象亦有差别,须四诊合参。

《黄帝内经太素·卷第十五·诊候之二·五脏脉诊》:"心脉……微滑为心疝引齐,少腹鸣(阳气盛,内有微热冲心之阴,遂发为心疝,痛引少腹肠鸣者也)。肝脉……微大为肝痹阴缩,咳引少腹(微大,少阳微盛击肝,乃为阴病肝痹者也。阴寒故筋缩,又发肝咳,循厥阴下引少腹痛。平按:阴缩,阴字原抄脱,谨据《灵枢》《甲乙》补入,袁刻作筋缩,据注应作筋缩)。"

《太平圣惠方·卷第一·辨七表八里脉法》:"弦为拘急,寸口脉弦,胸中急痛。关脉弦,胃中寒,心下拘急。尺脉弦,小腹急满,左右弦皆主拘急也。"

"芤为失血及血实……尺脉芤,小腹疼痛下血。""实为下痢……尺脉实小腹满痛小便涩。"

《史载之方·卷上·腹痛》:"寒冷食物所伤,厥入胃,腹中撮痛,即与前寒湿胜痛之脉不同,若寒湿之气胜而腹痛,六脉皆微细而沉,时时小击,经诀所谓阳弦头痛,阴微腹痛是也,至于为冷寒之物所伤,则六脉又紧而微,紧应腹有形,此为物所伤者,脉必有形,而为湿气所伤者,脉止于微而已。"

《诸病主病诗·正文·沉》:"肝火(左关实,腹胁痛满)脾虚(右关实,脾虚少食,又兼胃气滞,

伏阳蒸内)关上见,尺脐腹痛便难通(左尺实,小腹痛,小便涩,右尺实,脐下痛,例难或时下痢。此首统言左右手脉实病)。"

"当关腹痛分寒食(左关伏,胁下有寒气,血冷,腰脚痛。右关伏,中脘积块痛,脾胃停滞),尺部腹疼与疝疼(左尺伏,肾寒精虚,疝痛。右尺伏,脐下冷痛,下焦虚寒,旋中冷痛,此首统言左右手伏脉病)。"

《诸病主病诗·正文·迟》:"右为泄泻疝牵丸(脏寒泄泻,小腹冷痛,腰脚重而无力。此首统言左右两手迟脉病)。"

"关脉微时胀满形(左关微,中满气乏,四肢寒冷,拘急右关微,胃寒气胀,食不化,脾虚噫气,心腹间冷疼)……脏寒泄泻痛呻吟(右尺微,脏寒泄痢,脐下冷积痛疼。此首统言左右两手微脉病)。"

"紧为诸痛主于寒,癥积风痫吐冷痰,浮紧汗之(紧兼浮,表寒身痛)沉紧下(紧兼沉,里寒腹痛)……"

"关从心腹胁筋寻(左关,心腹满痛、胁痛筋急,右关,脾腹痛、吐逆),尺为腰脚脐下痛,知是奔豚与疝疼(左尺,腰脚脐下痛,又兼小便难,右尺,下焦气筑痛。此首统言左右手紧脉病)。"

《察病指南·卷中·辨七表八里九道七死脉·七表脉》:"右手关上脉芤,主腹内暴痛,肠胃内有痛积瘀血(《活人书》云:主大便血)。"

"右手尺内脉滑,下焦有实热,渴而引饮,饮冷过度,脐似冰冷,腹鸣时痛或下痢,妇人主血气实,经月不通……滑而浮大小腹痛。"

"左手关上脉实,主腹中切痛,实而浮大,肝气盛,主眼目赤痛昏暗。左手尺内脉实,主小腹满痛,小便涩,实而滑,主淋沥茎中痛,尿色赤。实而大,膀胱热,主小便艰难不通。实而紧,主腰痛(或本云:实紧胃中有寒,若不能食,时时利者难治)。"

"左手尺内脉弦,主小腹急满痛。弦而滑,主腰脚痛。"

"右手尺内脉弦,主小腹中拘急,下焦停滞水积。弦数为劳疟,双弦胁急痛,弦长为积,弦急中风热(急者紧也,弦紧多主寒,此言中风热何也)。"

"左手关上脉紧,主心下苦满热及心腹痛,筋脉拘急,主风气伏阳上冲,化为狂病。紧而实,主患痃癖。"

《察病指南·卷中·辨七表八里九道七死

脉·八里脉》："右手尺内脉微,小腹寒气,积聚肚痛,脐中声吼而泻。"

"左手关上脉沉,主心下痛,气短促,两胁满,手足时冷。沉而弦者,主疟癖,腹内痛。""左手关上脉缓,主眩晕,腹内气结痛,如筋紧之状。""左手关上脉迟,主腹中冷痛(此脐以上痛也)。""左手尺内脉伏,主小腹痛寒疝瘕。"

《丹溪心法·卷四·腹痛七十二》："脉弦,食;脉滑,痰(一作涩)。"

《脉诀刊误·卷上·八里》："涩者阴也……主腹痛,女子有孕,胎病;无孕,败血为痛。""寸口迟脉心上寒,当关腹痛饮浆难。流入尺中腰脚重,厚衣重覆也嫌单。"

《古今医统大全·卷之四·〈内经〉脉候·二十六脉主病》："尺迟男子为肾虚便浊,女子不月,总为脏寒泻泄,小腹痛,腰足重。""关涩为腹痛,脾气不运行而饮食不化。"

《赤水玄珠·第十九卷·切生死形状六经六绝脉》："左手脉来紧涩,右手脉沉数,心胸胁下小腹有痛处,是血郁内伤外感。"

《景岳全书·卷之二十五心集·杂证谟·论痛脉》："凡诸病之虚实,辨之于脉者皆易,惟心腹痛证,则有大有小,其脉多有难辨,虽滑实有力者,固多实邪,虚弱无神者,固多虚邪,此其常也。然暴痛之极者,每多沉伏、细涩,最似极虚之候。不知气为邪逆,气逆则脉道不行而沉伏异常,此正邪实之脉,然于沉伏之中细察之,必有梗梗然弦紧之意,此必寒邪阻遏阳气者,多有是脉,若火邪作痛,则不然也。凡见此者,不得因其细极、微极便认为虚脱,妄用补剂,必大误矣。辨此之法,但当察其形气,以见平素之强弱,问其病因,以知新病久病,及何所因而起。大都暴病痛急,而脉忽细伏者多实邪,久病痛缓,而脉本微弱者为虚邪,再以前论虚实之法酌之,以理参而诊之,则万无一失矣。"

《济阳纲目·卷三十四·五疸·治谷疸方》："腹痛,右关脉滑,水谷积也。"

《痰火点雪·卷三·痰火脉·沉》："关沉主中寒腹痛。"

《痰火点雪·卷三·痰火脉·迟》："关迟则中寒腹痛。"

《证治汇补·卷之六·腹胁门·腹痛》："病在经者脉多弦,大病在脏者脉多沉微。(《必读》)"

《诊宗三昧·师传三十二则》："凡寒饮死血,吐利腹痛,癫痫虫积等气郁不调之病,多有结脉。"

《脉决阐微·洞垣全书脉诀阐微·第二篇》："沉而兼急,小腹有寒邪之痛……沉而兼夹,腹冷有痛楚之苦……"

《脉决阐微·洞垣全书脉诀阐微·第三篇》："右关见实,心腹多痛……右关见洪,心腹结痛。"

《症因脉治·卷四·腹痛论·风气腹痛》："浮缓不数,乃是风冷。或见沉缓,风邪内伏。左关浮弦,风入肝胆。右关浮缓,风伤肠胃。"

《症因脉治·卷四·腹痛论·寒气腹痛》："脉多沉伏,或见微弱,或见弦紧,或见迟弦。"

《症因脉治·卷四·腹痛论·暑湿腹痛》："伤暑脉虚,腹痛脉大。虚大弦数,暑热之痛。滑大而数,暑食所伤。痛极郁遏,脉反沉伏。"

《症因脉治·卷四·腹痛论·燥火腹痛》："多见躁疾,躁则为燥,疾则为热,躁疾兼见,则为燥热。"

《症因脉治·卷四·腹痛论·痧胀腹痛》："脉多数大,或多促结,痛极而结,脉反停歇。"

《症因脉治·卷四·腹痛论·热积腹痛》："右关滑数,肠胃积热。左关弦急,肝胆有火。热积内伏,脉反沉伏,按之良久,应指劈劈。"

《症因脉治·卷四·腹痛论·寒积腹痛》："脉多沉迟,或见沉紧,或见沉弦,或见沉涩,寒冷太甚,脉至沉伏。"

《症因脉治·卷四·腹痛论·食积腹痛》："右关滑大,或见沉实。迟缓主寒,实数主热。食填太仓,脉乃促结。食下肠胃,脉必数实。"

《症因脉治·卷四·腹痛论·痰积腹痛》："脉多滑大,滑主于痰,大主于积;滑大兼见,必是痰积。痰积内伏,脉反沉匿。"

《症因脉治·卷四·腹痛论·酒积腹痛》："见洪大,洪数主热,实大主积,滑大洪数,酒湿之积。酒积内伏,脉反弦结。"

《症因脉治·卷四·腹痛论·虫积腹痛》："乍大乍小,乍数乍缓,或见沉滑,或见沉涩,虫积牢固,其脉沉实。"

《症因脉治·卷四·腹痛论·血滞腹痛》："多见芤涩,或见沉细,血滞停瘀,或亦牢实,停蓄发热,脉亦数疾。"

《症因脉治·卷四·腹痛论·血虚腹痛》："多

见细涩,或见虚微,阴虚阳旺,乃见细疾。气离血散,弦细而极。"

《症因脉治·卷四·腹痛论·气结腹痛》:"下手脉沉,便知是气。沉迟气寒,沉数气热。沉伏气凝,沉涩气结。"

《症因脉治·卷四·腹痛论·气虚腹痛》:"多见微弱,或见空大,或见细涩,元气虚怠,脉反动急。"

《四诊抉微·卷之六·切诊二十九道脉析脉体象主病·微》:"滑伯仁曰……右寸微……关微,胃寒气胀,食不化,脾虚噫气,腹痛;尺微,泄泻,脐下冷痛(士材云:阳衰命绝)。"

《四诊抉微·卷之七·切诊·弦》:"寸弦头痛膈多痰,寒热癥瘕察左关,关后胃寒心腹痛,尺中阴疝脚拘挛。""滑汪合曰……右关弦,胃寒腹痛,弦细少食怠惰。""李士材曰……阳弦头痛,阴弦腹痛,痛在少腹……阴弦者,尺弦也,邪在三阴,三阴走腹,故腹痛。""张路玉曰……历诊诸病,属邪盛而见弦者,十常二三,属正虚而见弦者,十常六七,如腹痛、鼓胀……"

《医学脉灯·二十八脉》:"里邪实者,沉实有力,因饮食七情内伤于藏,为胀满……为腹痛,为喘呕咳逆等症……

萧通隐曰:紧脉形如转索无常,又如切绳,乃热为寒束之脉,故似急数而不甚鼓。暴病见之为腹痛身疼,寒客太阳,或主风痉痫症……

徐东皋云:沉而有力,动而不移,牢之体也。主病为心腹疼痛,疝瘕……

张景岳曰:伏脉如有如无,附骨乃见。此阴阳潜伏,阻隔闭塞之候,或火闭而伏,或寒闭而伏,或气闭而伏……凡伏脉之见,虽与沉微细脱者相类,而实有不同也。盖脉之伏者,以其本有如无,而一时隐蔽不见耳。此有胸腹痛剧而伏者;有气逆于经,脉道不通而伏者;有偶因气脱不相接续而伏者。"

《脉理求真·卷三·新增脉要简易便知》:"任,紧细而长(六脉形如豆粒),主寒伤身前承任之阴,故少腹切痛。阴蹻,两尺左右弹沉紧细,主邪伤左右之阴,故少腹切痛。带脉,两关左右弹滑而紧,主邪伤中腰带束之处,故腰腹痛。"

《医学指要·卷三·二十八脉指要》:"短主不及……为少腹痛,为真火衰,皆其候也。""代主藏

衰危急之候,为脾败,为吐利,为中寒,为腹痛。""实热者必缓大有力,多为烦热,为口臭,为腹痛,为痈疡,为二便不利。"

《医学指要·卷五·伤寒脉要》:"左手脉紧盛,右手洪滑,或寸沉伏,身热恶寒隐隐头痛,喘咳烦闷,胸胁腹痛为夹痰。左手脉紧涩,右手脉沉数,心胸胁下少腹有痛处,为血郁,此皆脉症相因,不可不察也。"

(1)沉弱主虚寒

《类经·五卷·脉色类·寸口尺脉诊诸病》:"沉弱之脉,多阴少阳,阴寒在下,故为疝为瘕,为少腹痛。"

(2)弦急主寒

《类经·五卷·脉色类·寸口尺脉诊诸病》:"弦急者,阴邪盛,故为疝瘕少腹痛。"

(3)沉脉主饮

《医灯续焰·卷二·沉脉主病第十七》:"沉弦饮痛……沉为阴,弦为饮。沉弦则饮停腹阴而时痛(宜仲景小青龙汤、五苓散之类)。"

《医灯续焰·卷三·弦脉主病第二十二》:"弦脉主饮,病属胆肝……沉弦悬痛。阳弦头痛,阴弦腹痛……弦而沉,则饮停在下,当为悬痛。悬者,悬阁之义,不在胃,而悬留于腹胁间也。以寒饮而留于阴分,故在内痛(宜济生八神来复丹、三因控涎丹之类)……阴弦者,尺弦也。邪在三阴,三阴走腹,故腹痛(宜仲景小建中汤、香砂理中汤、东垣厚朴汤、仲景四逆汤之类)。"

(4)浮大主中虚邪盛

《四诊心法要诀》:"九种心腹之痛,皆宜迟细,易于施疗,如浮而大,是为中虚邪盛,不能收捷功也。"

(5)紧脉主寒

《濒湖脉学·紧》:"[体状诗]举如转索切如绳,脉象因之得紧名。总是寒邪来作寇,内为腹痛外身疼……紧为诸痛主于寒,喘咳风痫吐冷痰……寸紧人迎气口分,当关心腹痛沉沉……尺紧痛居其腹。"

《三指禅·卷一·紧与散对·紧》:"诸紧为寒为痛……腹痛尺紧,中恶浮紧,咳嗽沉紧,皆主死症。按浮紧宜散,沉紧宜温。"

《脉诀乳海·卷一·脉赋》:"紧则痛居其腹,诸紧为寒,今见在尺脉,则知其寒在下焦,即《经》

云尺脉紧,脐下痛者是也。沉乃疾在其腰。"

(6)牢主寒实

《濒湖脉学·牢》:"寒则牢坚里有余,腹心寒痛木乘脾……牢主寒实之病,木实则为痛。"

(7)代脉主脏气衰

《濒湖脉学·代(阴)》:"代脉元因脏气衰,腹痛泄痢下元亏。"

(8)实脉主食滞

《脉诀乳海·卷三·又歌曰》:"当关切痛中焦恁,当关而见实脉,则饮食停滞中焦,而腹痛之证作矣。"

(9)涩主血虚

《脉诀乳海·卷四·涩脉指法主病》:"涩者阴也,指下寻之似有,举之全无。前虚后实,无复攻序曰涩,主腹痛,女子有孕胎痛;无孕败血为病……血虚则脉涩,腹痛者,血虚而作腹痛也。"

(10)迟主寒湿

《脉诀乳海·卷四》:"寸口脉迟心上寒……当关腹痛饮浆难,关所以候腹中者。关脉见迟,为寒湿之气大作,燥热之气不行,寒湿之气作,故腹痛。燥热之气不行,故饮浆难也。"

(11)微主阳虚阴盛

《脉诀乳海·卷一·脉赋》:"微为阳虚,阴盛之脉,尺中见微,是为阴分而见阴脉也。诸阴为寒,故《经》云:尺微厥冷,小腹中拘急有寒气。"

(12)沉紧主寒

《脉理求真·卷二·新增四言脉要》:"沉紧则为寒束于里,必有肚腹胀满逆痛等症可察。"

(13)弦大而坚主瘀血

《脉义简摩·卷六·名论汇编·血积脉》:"瑞昌王镇国将军久患腹痛,每饮诸药不效,饮烧酒数杯即止。诊其脉,左寸沉大有力,左关弦大而坚,时或一缺,左尺沉弱无力。曰:此积血证也。弦大而坚,血有余也。时或一缺,血积而不行也。"

(14)迟脉主寒

《医方考·卷五·腹痛门第五十六·二姜丸》:"腹痛之由有数种,今曰脉迟,则知寒矣。"

三、辨部位

腹痛部位在腹部,范围较广,现规定腹痛在"胃脘以下,耻骨毛及以上"部位,然而古人所认为的腹痛可以涵盖全腹,不同部位的疼痛,病位常不同,故可根据疼痛部位的不同进行辨治。

《医碥·卷之三·杂症·腹痛》:"经脉有正有别,其别分络脏腑部位,邪在正经,则注于别络,而从脏腑所虚之部位而入焉(胸为心肺部位,肚腹脾胃部位,胠胁小腹肝胆部位,腰脊肾部位也)。邪入则气停液聚,痰血不行,脉络皆满,邪正相搏故痛。"

《高注金匮要略·腹满寒疝宿食病脉证治第十》:"腹痛,指脐之上下而言,即下文绕脐痛是也。"

1. 全腹分部位辨

《此事难知·卷上·太阳六传·腹痛部分》:"中脘痛,太阴也,理中、建中、黄芪汤类主之。脐腹痛,少阴也,四逆、真武、附子汤类主之。少腹痛,小腹痛,厥阴也,重则正阳、回阳丹之类,轻则当归四逆汤。"

《仁斋直指方论·卷之六·腹痛方论》:"《此事难知集》论曰:伤寒中脘痛,太阴也……脐腹痛者,少阴也……小腹痛,厥阴也……"

《丹溪治法心要·卷四·腹痛》:"亦有脏寒有水而鸣者,宜分三阴部分而治,中脘太阴,脐腹少阴,小腹厥阴。"

《古今医统大全·卷之十五·中寒门·寒中三阴治法各异》:"寒中太阴则中脘疼痛,治宜理中汤;寒中少阴则脐腹疼痛,治宜五积散加茱萸;寒中厥阴则少腹疼痛,治宜四逆汤加茱萸,倍加附子。"

《脉症治方·卷之一·寒门·中寒》"寒中太阴,则中脘疼痛……寒中少阴,则脐腹疼痛……厥阴则小腹疼痛。"

《脉症治方·卷之二·湿门·诸痛》:"大抵腹痛宜分三阴部而治,中脘太阴,脐腹少阴,小腹厥阴。"

《周慎斋遗书·卷九·腹痛》:"小腹痛,肝肾之部……大腹痛,脾胃之部……"

《医宗必读·卷之八·心腹诸痛》:"腹痛分为三部,脐以上痛者为太阴脾,当脐而痛者为少阴肾,少腹痛者为厥阴肝及冲、任、大、小肠。每部各有五贼之变,七情之发,六气之害,五运之邪,至纷至博,苟能辨气血虚实,内伤外感,而为之调剂,无不切中病情矣。"

《杂病心法要诀·卷五·心腹诸痛总括》:"心痛岐骨陷处痛,横满上胸下胃脘,当脐脾腹连腰肾，少腹小大肠胁肝。虫痛时止吐清水，痓即中恶寒外干，悸分停饮与思虑，食即停食冷内寒，水停痰饮热胃火，气即气滞血瘀缘，随证分门检方治，真心黑厥至节难。

［注］岐骨陷处痛，名心痛。横满连胸，名肺心痛；下连胃脘，名胃心痛；连脐，名脾心痛；连腰，名肾心痛；连少腹，名大肠小肠痛，连胁，名肝心痛；时止吐清水，名虫心痛；中恶腹痛，名痓痛；寒邪外干，名中寒痛；悸而痛，名悸心痛；水停心下，属饮也。思虑伤心，属伤也。停食痛，停水痛，停痰痛，胃火痛，气滞痛，血瘀痛，皆不死之证也，当分门施治。惟真心痛，面色黑，四肢逆冷至节，死证也。"

《医方集解·和解之剂第六·芍药甘草汤》："大抵胃脘下大腹痛者，多属食积外邪；绕脐痛者，属痰火积热；脐下小腹痛者，属寒，或瘀血，或溺涩。"

《证治汇补·卷之六·腹胁门·腹痛》："腹痛有三部，大腹痛者，属太阴脾；当脐痛者，属少阴肾；小腹痛者，属厥阴肝及冲任大小肠。各有五贼之变，七情之发，六气之害，五运之邪。（《必读》）"

《医会元要·十二经所主部分》："腹：脐之上为大腹，脐之下为小腹，膈下为胃上口，曰贲门，在脐上五寸。脐下二寸为胃下口，曰幽门，传入小肠。手少阴心、足太阴脾筋结脐，阳明胃筋脉挟此，人谓当脐痛属肾，大谬，盖肾之筋脉从腰贯脊并不及脐。"

《叶氏医效秘传·卷二·伤寒诸证论·腹痛》："又当分其大、小、少三腹而治之。大腹痛者，即心腹痛也，为有寒邪食积，属太阴。小腹痛者，即脐腹痛也，为有热邪燥屎，属少阴。少腹痛者，即脐以下丹田穴痛，为有瘀血结溺，属厥阴。"

《类证治裁·卷之六·腹痛论治》："中脘属太阴，小腹左右属厥阴，脐腹正中属少阴、冲任。"

《杂病广要·身体类·腹痛》："辨验腹痛法：在中痛，食积，痛甚欲大便，利后痛减。在左痛，死血，痛有常处而不走移。在右痛，是痰，或得辛辣热物暂止。在下痛，蓄血，小便清利，手不可近痛处。在下痛，蓄尿，小便不利，手不可近痛处。心至小腹硬满痛，实邪。胁至小腹引痛，痰、死血。（《捷法》）"

《医法圆通·卷一·各症辨认阴阳用药法眼·脐痛》："按脐痛一证，有阴阳之别。脐居阴阳交界之区，脐上属脾胃，脐下属肝肾。痛在脐上，著重脾胃；痛在脐下，著重肝肾；脐上下俱痛者，脾胃与肝肾病也（此处又宜分别何经受病为要）。"

《王旭高临证医案·卷之三·脘腹痛门》："仁渊曰……若腹痛须分部位，当脐太阴，脐旁少阴，少腹厥阴。"

2. 以脐为中心辨

《八十一难经·十六难》："假令得肝脉……其内证：脐左有动气，按之牢若痛……假令得心脉……其内证：齐上有动气，按之牢若痛……假令得脾脉……其内证：当脐有动气，按之牢若痛……假令得肺脉……其内证：脐右有动气，按之牢若痛……假令得肾脉……其内证：脐下有动气，按之牢若痛；其病：逆气，小腹急痛。"

《素问要旨论·卷第三·六气变用篇第三·五脏病证》："心病为主面赤，口干，善笑，口苦，焦臭，多言，足汗，其病心烦心痛，掌中热，口干也。肝病面青，善怒，脐左痛，其病四肢，满闷，淋溲，便难，转筋也。脾病面黄，善噫，当脐痛，腹胀满，食不消，体重节痛，怠惰嗜卧，四肢不收。肺病为主面白，善嚏，悲愁不乐，欲哭，脐右痛，其病喘咳，洒淅寒热也。肾病为主面黑，恐，脐下痛，四肢厥逆，小腹急痛，泄注下重，足寒，而多逆也。"

《周慎斋遗书·卷九·腹痛》："大腹痛，脾胃之部……脐右为肺，左为肝，上为心，下为肾，中为脾。"

《时方妙用·卷二·心腹诸痛》："脐下痛者，乃少阴水脏太阳水腑，不得阳热之气以施行，致阴寒凝结而痛。少阴水脏虚寒，用真武汤温之。太阳水腑虚寒，用桂枝汤，加熟附子、茯苓温之。按士材《必读》云：脐上痛，属脾。脐下痛，属肝。当脐痛，属肾。此臆说也，不可从。又脐下痛，有火逼膀胱，小便不利而痛者，宜五苓散。亦有阴虚阳气不化，小便点滴俱无胀痛者，宜通关丸。有燥屎者，辨法方治，见上条。"

《杂病广要·身体类·腹痛》："当脐痛，为肾虚，任脉为病，六味丸加龟板灰。（《医通》）［按］《金匮翼》治当脐痛，便溺不利，怯寒脉虚者方，用熟地、肉桂、白芍、桂枝、当归、茯苓，水煎服。"

"小腹痛满有三，皆为内有留著，非虚气也。一属燥结大肠，其证大便不通。一属热结膀胱，其证溺闭不通，按之虽满而不甚坚。一属血结膀胱而腹满，然亦有右旁偏满者，此必饱食奔驰，脾阴下溜，食积痰腻留结也，当于积滞门求之。（《医通》）"

3. 按三焦辨

《脉因证治·卷二·心腹痛》："盖痛当分其部分，从其高下而治之……中脘痛……小腹痛。"

《景岳全书·卷之二十五心集·杂证谟·心腹痛》："凡病心腹痛者，有上中下三焦之别。上焦者，痛在膈上，此即胃脘痛也，《内经》曰胃脘当心而痛者即此。时人以此为心痛，不知心不可痛也，若病真心痛者，必手足冷至节，爪甲青，且发夕死，夕发旦死，不可治也。中焦痛者，在中脘，脾胃间病也。下焦痛者，在脐下，肝肾大小肠膀胱病也。凡此三者，皆有虚实寒热之不同，宜详察而治之。"

《罗氏会约医镜·卷之七·杂证·论腹痛》："痛在上焦者，属胃脘；在胃脘下者，属太阴脾经；在中焦当脐者，属少阴肾经；在下焦小腹者，属厥阴肝经及大小肠膀胱也。"

《医学妙谛·卷中·杂症·痛风章》："肝肾虚，下焦痛。"

四、辨吉凶

《诊宗三昧·逆顺》有云："诊切之要，逆顺为宝，若逆顺不明，阴阳虚实死生不别也。"通过舌脉等可以判断腹痛的逆顺。一般而言，腹痛之脉"宜沉细，忌弦长"。腹痛之时，如果脉象由沉细转为浮大，多为病愈。脉象可以判断腹痛的生死，"脉细小迟者，生；坚大疾者，死"。元气大脱，伴随腹痛；下利不止，伴随腹痛；腹痛而大小便闭，干呕；腹痛而人中黑，或面青苦冷等症，多是古人认为的腹痛死症。

1. 辨逆顺

《黄帝内经灵枢·卫气》："所治者，头痛眩，腹痛中满暴胀，及有新。痛可移者，易已也；积不痛，难已也。"

《脉经·卷五·扁鹊阴阳脉法第二》："厥阴之脉急弦，动摇至六分以上，病迟脉寒，少腹痛引腰，形喘者死；脉缓者可治。刺足厥阴入五分……阳明之脉，洪大以浮，其来滑而跳，大前细后，状如科斗，动摇至三分以上。病眩头痛，腹满痛，呕可治；扰即死。刺脐上四寸，脐下三寸，各六分。"

《诸病源候论·中恶病诸候·中恶死候》："中鬼邪之气，卒然心腹绞痛闷绝，此是客邪暴盛，阴阳为之难绝，上下不通，故气暴厥绝如死；良久，其真气复，生也。"

《仁斋直指方论·卷之一·总论·脉病逆顺论》："心腹疼痛，沉细则可，坚洪则否。"

《伤寒舌鉴·霉酱色苔舌总论》："霉酱色苔……其苔色厚而腹痛甚不止者，必危。"

《脉诀刊误·卷下·诊诸杂病生死脉候歌》："心腹痛脉沉细差，浮大弦长命必殂。仲景曰：假令病人云腹内卒痛，浮而大，知其瘥也。何以知之，若里有病者脉当沉细，今浮大，故知愈也。病原曰若其人不即愈者必当死，以脉病相反也。然心痛与腹痛各异，凡痛五脏相干，而心痛脉各异见。惟真心痛不问脉，旦占夕死，夕占旦死。腹痛病原亦不一，虚寒、紧弦、积寒、沉紧而实，肝肾弦大为寒痛，故知弦长亦难以死断。"

"内实腹胀痛满盈，心下牢强干呕频。手足烦热脉沉细，大小便涩死多真。

《素问》曰：五实死，脉盛、皮热、腹胀、前后不通、闷瞀，此谓五实。自汗得后利则实者活。今脉诀增干呕，去闷瞀，又以脉沉细与病反，决以为死。此条宜参之《内经》。"

《医学入门·内集·卷一·诊脉》："若浮沉俱紧，三焦俱中其邪，脐痛，手足冷者死；手足温，自吐利者生。"

《济阳纲目·卷十九·吐利·诊法》："《经》云：咳呕腹痛且发泄，其脉绝，是逆也。"

《诊家正眼·卷一·诸病宜忌之脉》："腹痛，宜沉细，忌弦长。"

《医灯续焰·卷八·心腹痛脉证第六十三》："心腹之痛，其类有九。细迟从吉，浮大延久。"

《诊宗三昧·师传三十二则》："胸腹结痛而脉沉……咸为应病之脉。"

"腹痛鼓胀……等病，种种皆有弦脉，总由中气少权，土败木贼所致。但以弦少弦多，以证胃气之强弱。弦实弦虚，以证邪气之虚实。浮弦沉弦，以证表里之阴阳。寸弦尺弦，以证病气之升沉。"

"婴儿……腹痛，脉细小而迟者易治，坚大而急者难治。"

"便泄腹痛……皆有细脉，但以兼浮兼沉，在尺在寸，分别而为裁决。"

"脉法所谓疾而洪大苦烦满,疾而沉细腹中痛,疾而不大不小,虽困可治。其有大小者,难治也。"

"伤寒家有心悸脉代者,腹痛心疼,有结涩止代不匀者。凡有痛之脉止歇,乃气血阻滞而然,不可以为准则也。若不因病而脉见止代,是一脏无气,他脏代之,真危亡之兆也。"

《诊宗三昧·逆顺》:"心腹痛,痛不得息,脉沉细迟小为顺,弦长坚实者逆。"

《脉理求真·卷一·新著脉法心要·疾脉》:"疾而沉数者苦腹痛,皆为阴阳告绝。"

《三指禅·卷一·六部脉解》:"腹痛宜沉伏,不宜浮洪。"

《望诊遵经·卷下·诊舌苔垢条目》:"苔如姜黄色及松花色,津润而冷,或腹痛吐利者,阳衰土败也。"

《脉义简摩·卷八·儿科诊略·诸病应脉》:"心腹痛,脉沉细,顺;浮大,逆。身温,顺;肢冷,逆。"

《脉诀新编·卷二·诊杂病脉法》:"腹痛关脉,紧小急速,或动而弦,甚则沉伏。弦食滑痰,尺紧脐腹。心腹痛脉,沉细是福。浮大弦长,命不可复(脉细小紧急,腹中刺痛。尺脉紧实,脐及小腹痛,宜利。若尺脉伏紧小腹痛,有瘕痛。故诀云:心腹痛脉沉细宜,忽然浮大即倾危)。"

2. 辨转归

《八十一难经·十四难》:"一呼四至,一吸四至,病欲甚,脉洪大者,苦烦满;沉细者,腹中痛;滑者伤热,涩者中雾露。"

《伤寒论·卷第一·平脉法第二》:"假令病人云腹内卒痛,病人自坐,师到脉之,浮而大者,知其瘥也。何以知之?若里有病者,脉当沉而细,今脉浮大,故知愈也。"

《脉经·卷八·平水气黄汗气分脉证第八》:"跗阳脉当伏,今反紧,本自有寒,疝瘕,腹中痛。医反下之,下之则胸满短气。"

《脉经·卷八·平五脏积聚脉证第十二》:"诊得肝积,脉弦而细,两胁下痛,邪走心下,足肿寒,胁痛引少腹,男子积疝,女子瘕淋,身无膏泽,喜转筋,爪甲枯黑,春瘥秋剧,其色青。"

《此事难知·卷上·太阳六传·太阴证》:"中脘痛,太阴也……脐腹痛,少阴也……太阴传少阴

痛甚者,当变下利不止。"

3. 辨生死之脉

《脉经·卷四·诊百病死生诀第七》:"头痛,腹痛而吐,脉来细强,十二日死。"

"心腹痛,痛不得息,脉细小迟者,生;坚大疾者,死。"

"尺脉涩而坚,为血实气虚也。其发病腹痛、逆满、气上行,此为妇人胞中绝伤,有恶血,久成结瘕。得病以冬时,黍穄赤而死。"

《脉经·卷五·扁鹊诊诸反逆死脉要诀第五》:"《经》言:形脉与病相反者,死。奈何?然:病若头痛目痛,脉反短涩者,死。病若腹痛,脉反浮大而长者,死。"

《诸病源候论·腹痛病诸候·腹痛候》:"凡腹急痛,此里之有病,其脉当沉。若细而反浮大,故当愈矣。其人不即愈者,必当死,以其病与脉相反故也。"

《诸病源候论·心腹痛病诸候·心腹痛候》:"心腹痛,脉沉细小者生,浮大而疾者死。"

《察病指南·卷下·审诸病生死脉法·心腹类》:"心腹痛,脉沉细者生,浮大弦长者死。""心腹痛积聚,脉坚急者生,虚弱者死。"

《察病指南·卷下·审诸病生死脉法·杂病类》:"内实腹胀痛干呕,手足烦热,脉洪大实者生,沉细者死。"

《察病指南·卷下·诊妇人病脉生死诀》:"妇人胞中绝伤,有恶血久结成瘕。其病腹痛逆满,气上冲,尺脉涩而坚,为血实气虚。尺脉细而微,血气俱不足,谷气不充,得节辄动,枣叶生时死。"

《四诊抉微·卷之七·切诊·代》:"《汇辨》云:代主脏衰危恶之病,脾土败坏,吐利为咎;中寒不食,腹疼难救。"

4. 辨腹痛死症

《黄帝内经素问·玉机真脏论》:"大骨枯槁,大肉陷下,胸中气满,腹内痛,心中不便,肩项身热,破䐃脱肉,目眶陷,真脏见,目不见人,立死,其见人者,至其所不胜之时则死。"

《伤寒论·辨太阳病脉证并治下》167条:"病胁下素有痞,连在脐旁,痛引少腹入阴筋者,此名藏结,死。"

《脉经·卷四·诊百病死生诀第七》:"温病,下利,腹中痛甚者,死,不治。"

《脉经·卷六·肾足少阴经病证第九》："肾病，手足逆冷，面赤目黄，小便不禁，骨节烦疼，少腹结痛，气冲于心，其脉当沉细而滑，今反浮大，其色当黑，而反黄。此是土之克水，为大逆，十死不治。"

《脉经·卷七·热病十逆死证第二十一》："热病，大衄不止，腹中痛，脉浮大绝，喘而短气，三逆见，死。"

《诸病源候论·伤寒病诸候·伤寒交接劳复候》："夫伤寒病新瘥，未满百日，气力未平复而以房室者，略无不死也。有得此病，愈后六十日，其人已能行射猎，因而房室，即吐涎而死。病虽云瘥，若未平复，不可交接，必小腹急痛，手足拘拳，二时之间亡。"

《太平圣惠方·卷第八·辨伤寒热病不可治形候》："伤寒四逆恶寒，脉不至，其人不热而躁者，不可治。热病脉代者一日死。热病二三日身体热，腹痛头痛，食饮如故，脉直而疾者，至八日不可治。"

"热病四五日，头不热，腹不痛而吐，脉来微细，至十二日不可治。""热病下痢不止，腹中痛甚者不可治。"

《太平圣惠方·卷第一·辨小儿脉法》："小儿久下痢，脉浮而腹痛者，不可治。"

《儒门事亲·卷十四·诊百病死生诀第七》："温病二三日，身体热，腹满，头痛，食如故，脉直而疾者，八日死；四五日，头痛，腹痛而吐，脉来细强，十二日死。"

《察病指南·卷下·审诸病生死脉法·热病类》："热病三五日，身体热，腹满痛，食饮如故，脉直而疾者，八日死。"

《仁斋直指方论·卷之一·总论·五脏病证虚实论》："内实之证，心下牢强，腹中痛满，前后不通，干呕而无物出者，死。"

《丹溪心法·卷四·腹痛七十二》："脐下忽大痛，人中黑色者，多死。"

《丹溪手镜·卷之中·心腹痛》："腹痛而喘，滑利数而紧者死。"

《古今医统大全·卷之二十七·噎膈门·不治证》："腹中疙嘈，痛如刀割者，不治。"

《松崖医径·卷下·腹痛》："凡诸腹痛，面上忽见红斑点者，多死。"

《景岳全书·卷之四十二谟集·痘疹诠·疹后诸证》："疹退之后，饮食如常，动止如故，乃卒然心腹绞痛，遍身汗出如水者，此因元气虚弱，失于补养，外虽无病，里实虚损，偶然为恶气所中，谓之中恶。此朝发夕死之证。"

《伤寒舌鉴·霉酱色苔舌总论》："舌见霉色，乃饮食填塞于胃，复为寒邪郁遏，内热不得外泄，湿气熏蒸，罨而变此色也。其脉多沉紧，其人必烦躁腹痛。五七日下之不通者，必死，太阴少阴气绝也。"

《脉决阐微·洞垣全书脉诀阐微》："腹痛沉伏，多入泉台；胁痛扎大，定趋死路。"

《四诊抉微·卷之一·望诊·察鼻部》："鼻头色青，腹中痛，苦冷者死……盖厥阴肝木之青色，挟肾水之寒威，上征于鼻，下征于腹，是为暴病，顷之，亡阳而死矣。"

《医门补要·卷中·肌肉如铁》："胸腹串痛，按之有跳跃之处，肌肉似铁石，针刺不得入，此真气已竭，血不流行，则肌肉呆板，速死之象。"

《望诊遵经·卷上·黄色主病条目》："肾病手足逆冷，面赤目黄，小便不禁，骨节烦疼，小腹结痛，气冲于心，其脉当沉细而滑，今反浮大，其色当黑而反黄者，此是土之克水，为大逆。十死不治，是皆黄色之目也。"

《脉诀新编·卷二·诊妇人脉法》："脉弦，发热恶寒，其胎逾腹，腹痛，小腹如扇，子脏闭也，宜热药温之……气无血制，上冲心腹闷痛，面目唇舌青色者，子母俱死。"

【论治法】

一、治法概论

腹痛的病理因素有寒凝、火郁、食积、气滞、瘀血等。病理性质不外寒热虚实四端，然四者可以互相错杂。其病机或为不通则痛，或为不荣则痛，故其治法总以"通"字为要。然"通"法可祛实，可补虚，如《医学真传》说："夫通则不痛，理也，但通之之法，各有不同。调气以和血，调血以和气，通也；下逆者使之上行，中结者使之旁达，亦通也；虚者助之使通，寒者温之使通，无非通之之法也。若必以下泄为通，则妄矣！"在"通"法的基础上，审证求因，根据辨证所得寒热虚实，在气在血，确立相应治法。

《素问要旨论·卷第四·元相胜复篇第五·六气所复用药》:"复者,有胜而有复也。(新添)假令少阳下降,肺气承之,金乃受邪,病喘咳头痛。肺金生水,邪传入肾,病脐腹痛,腿脚肿痛,身寒。水为金之子,水克火,金水相生,子母同制于火,乃子救于金母也,此名复也。治者补其子,折其肝气也。风复者,治以酸寒,佐以甘辛,以咸泻之,以甘缓之。木胜则土气受邪,土生金,为子者。治以酸寒者,酸补金,寒去热。更以辛甘佐之,甘者补脾,泻火之盛势,辛佐肺气,泻其邪气。以咸泻之者,脾宜食之,肾者胃之机关,咸柔和之性,以利机关也。其余湿火燥寒,治之皆若此也。"

《医说·卷五·心腹痛·腹痛有数种》:"有人患腹痛,其状不一,有风痛,热痛,有冷痛,有冷积痛,有气积痛,有虫痛,有妇人经脉行而先腹痛,有小儿疮疹出而先腹痛者。满腹虚服暖药无效者此风痛也,宜服官局胃风汤,火枕草丸,如附子乌头之类。大便秘结小便赤,而喜冷饮食者,此热痛也,后生宜四顺饮,老人宜服大麻仁丸。皆《局方》有块起而腹痛者,皆积也。冷积则面无色,瘦瘁脉沉伏,宜于暖药中用巴豆,如官局积气丸之类。气积多噫气宜服嘉禾散,调气散,五嗝宽中散,如茴香、丁香、木香、沉香之类。食积则多噫酸,口出清水,恶心,宜服京三棱、蓬莪术、干漆之类,亦须兼巴豆。至于腹中有块起,急以手按之便不见,五更心嘈牙关轹硬,恶心而清水出,及梦中啮齿者,此谓之虫痛,宜服官局化虫丸,如使君子之类。又有室女妇人月经行先腹痛,此特与诸痛不同,只可服四物汤。小儿身热足冷,耳及尻骨冷及眼涩者,皆疮疹候,必先腹痛,盖疹子先自肠胃中出,然后发于外,宜服葛根升麻汤及绵煎散之类。舒王解痛字云,宜通而塞则为痛,此极有理。凡痛须通利,脏腑乃能随其冷热,而须用巴豆、大黄、牵牛,此最要法。(《医余》)"

《此事难知·卷上·太阳六传·太阴证》:"中脘痛,太阴也,理中、建中、黄芪汤类主之。脐腹痛,少阴也,四逆、真武、附子汤类主之。少腹痛、小腹痛,厥阴也,重则正阳、回阳丹之类,轻则当归四逆汤。太阴传少阴痛甚者,当变下利不止。杂证而痛,四物苦楝汤、酒煮当归丸、增损当归丸之类。夏肌热恶热,脉洪疾,手太阴足阳明主之,黄芩芍药汤。秋肌热恶寒,脉沉疾足少阴足太阴主之,桂枝芍药汤。""腹痛者,芍药甘草汤主之。"

《丹溪心法·卷四·腹痛七十二》:"腹痛有寒、积热、死血、食积、湿痰。脉弦,食;脉滑,痰(一作涩)。清痰多作腹痛,台芎、苍术、香附、白芷为末,以姜汁入汤调服,大法之方若此。腹痛者,气用气药,如木香、槟榔、香附、枳壳之类;血用血药,如当归、川芎、桃仁、红花之类。初得时,元气未虚,必推荡之,此通因通用之法。久必难。壮实与初病,宜下;虚弱衰与久病,宜升之消之。腹中水鸣,乃火击动其水也,用二陈汤加黄芩、黄连、栀子。亦有脏寒而鸣者。凡心腹痛者,必用温散,此是郁结不行,阻气不运,故痛。在上者多属食,食能作痛,宜温散之,如干姜、炒苍术、川芎、白芷、香附、姜汁之类,不可用峻利药攻下之。盖食得寒则凝,热则化,更兼行气快气药助之,无不可者。一老人腹痛,年高不禁下者,用川芎、苍术、香附、白芷、干姜、茯苓、滑石之类。"

《脉因证治·卷二·心腹痛》:"中脘痛,太阴也,理中、草豆蔻主之。小腹痛,厥阴也,正阳、回阳四逆汤主之。杂证而痛,苦楝汤、酒煮当归丸、丁香楝实丸等主之。腹中不和而痛者,以甘草芍药汤主之。伤寒误下传太阴经,腹满而痛,桂枝芍药主之。痛甚,桂枝大黄汤主之。夏月肌热恶热,脉洪实而痛,黄芩芍药主之。诸虫痛者,如腹痛肿聚,往来无有休息,涎出,呕吐清水。痰积腹痛隐隐然,得热汤、辛物则暂止,宜导痰解郁气,温散之。中气虚亦痛,或饥而痛是也,理中汤主之。胸痹,皆痰水宿饮,停留不散,宜栝蒌、枳实、香附、芎、苍术温散之。"

《丹溪手镜·卷之中·腹痛》:"因寒客之则阻不行,有热内生郁而不散,有死血,有食积,有湿痰结滞,妨碍升降,故痛当分部分治。小腹痛,厥阴也,正阳、回阳四逆加归主之。杂症而痛,苦楝丸、丁香楝实丸、酒煮当归丸主之。腹中不和而痛者,甘草芍药汤主之,或误下而痛加桂,痛甚加大黄。夏月肌热恶寒脉洪实而痛,黄芩芍药汤主之。中气虚而痛,饥而痛者是理中汤主之。诸虫痛者,如腹痛肿聚往来无有休止,涎出吐清水。痰积腹痛,隐隐然,得热汤辛物则暂止者是。理中、建中,治寒腹痛及虚证。调胃承气加木香槟榔,治热腹痛及实证,或血加桂、桃仁,温加附。温中加减丸,治食积腹痛,脉滑者是。二陈芎术丸,治清痰腹痛,脉滑者是。二陈汤,台芎、苍术、香附、白芷、姜汁。心痛有心胞客寒、心胞热、虚、宿食留饮。脾积胸痹、胸痛有积实、腹痛同前条。外有脚气,小腹痛者有肝痹、胞痹、疝、筋虚、肠痈。"

《秘传证治要诀及类方·卷之五·诸痛门·腹痛》:"腹痛之痛,所感不一。或因寒热,或因暑湿,或因饮食饥饱。不问何证,皆可用藿香正气散加木香半钱,或正气散调化苏合香丸。

若腹痛欲得热手按及喜热食者,此是积冷作痛,当用理中汤,或治中汤、小建中汤等药。若冷痛,用温药不效,痛愈甚,大便不甚通,当微利之,用藿香正气散,每服加官桂、木香、枳壳各半钱,吞下来复丹;或用苏感丸。不利,则量虚实用神保丸。

有全不喜食,其人本体素怯弱,而又加以腹冷疼者,养胃汤,以白术、苍术,仍加桂、茱萸各半钱,木香三分。应腹冷痛,或心脾疼者,生姜均治之。"

《杂病治例·腹痛》:"发汗:大抵风寒与湿痰在表之里作痛,宜汗之。温:寒入中脘痛,理中;少腹、小腹,四逆;厥阴,当归四逆汤、吴茱。熨:寒在内急痛,宜灰包熨之。逐热:有湿热作痢者,宜导气汤下之;湿热怫郁,痛随利减。针:大抵实痛宜刺泻之,太冲、三阴交、太白、太渊、太陵。消积:脾积丸,见泻例中。下食:食积停滞,与内消脾积,看冷热物下之。通利:坠肭疮疝之类,皆宜下之;有悬饮为痛,当下之,见痰例中。软:诸痛未可用参术,盖补气则气痛转甚;虚者须咸以耎之。灸:邪客经络,药不能及者,宜灸气海穴、关元穴、中脘穴。外接法:治阴毒。牡蛎(烧)、不灰木(烧)、良姜(炒)、川乌(炮)、白芍各一钱,麝少许。上为细末,每服一钱。男病用女唾津调,涂外肾;女病用男唾调,涂两乳。[摩按]风寒湿宜按摩之,或用油线绞括夺命、委中等处,俗谓之括痧。逐血:有积血奔豚,皆以活血通经药逐之。补:伤寒腹痛,脐下筑动者,理中丸加人参主之。消郁导痰:清痰多作腹痛,用茗、芎、仙术、香附、白芷、姜汁入汤调服。托疮:有疮在肺或肠痛,脉来数而实。"

《普济方·卷三百九十·婴孩心腹痛等疾门·心腹痛》:"凡脾家疼痛者,皆因胃虚,不究病源,多用和养等剂,以致掩蔽邪气。盖腹痛多因邪正交争,与脏气相击而作也,受证非一。夹热痛者

壮热面赤,或四肢烦手足心热,药宜四顺饮加青皮枳壳。夹冷痛者面白或青,甚者面黑唇口爪甲皆青,药宜五积散,重者理中汤。冷热不调,邪正交争,宜枳汤加青皮、陈皮、木香、官桂、当归。有积伤脾则面黄腹胀,夜热昼凉,宜紫霜丸去其积。风冷入脾,则脾胃积冷,中满疼痛,荏苒岁月,不可测识,宜和剂抽刀散,以伐其根。脾间蛔痛,则作乍吐呕清沫,宜槟榔丸主之。"

《医学正传·卷之四·腹痛》:"若夫清痰留滞于胸腹之间,食积郁结于肠胃之内,皆能令人腹痛。清痰作痛者,控涎丹、小胃丹之类。食积为患者,保和丸、枳术丸之类消之,枳实导滞丸、木香槟榔丸之类下之。浊气在上者涌之,清气在下者提之,寒者温之,热者清之,虚者补之,实者泻之,结者散之,留者行之,此治法之大要也,学者详之。"

"丹溪曰:腹痛有寒,有积热,有食积,有痰,有死血。脉弦者多属食,宜温散之,盖食得寒则滞,得热则行,更宜以行气或利药助之,无不愈者。脉滑者是痰,痰因气滞而聚,阻碍道路,气不得宣通而痛,宜导痰解郁。凡痛必用温散,以其郁结不行,阻气不运故也。脐下忽大痛,人中黑色者,多死。腹中水鸣,乃火击动其水也。

戴氏曰:痛甚便欲大便,去后则痛减者,是食积也。绵绵痛而无增减者,是寒也。时痛时止者,是热也。其痛有常处而不移动者,是死血也。痛而小便不利者,痰也。治腹痛,用台芎、苍术、香附、白芷为末,姜汁入汤调服。

白芍药,止能治血虚腹痛,余俱不治(以其酸寒收敛而别无温散之功者也)。如饮食过伤而腹痛者,宜木香槟榔丸下之。如气虚之人,伤饮食而腹痛,宜调补胃气并消导药,用人参、白术、山楂、神曲、枳实、麦芽、木香、砂仁之类。如腹中常有热而痛,此为积热,宜调胃承气汤下之。小腹实痛,用青皮以行其气。小腹因寒而痛,宜肉桂、吴茱萸。因寒气作痛者,宜小建中汤加干姜、官桂、台芎、苍术、白芷、香附。因热而痛者,二陈汤加黄芪、黄连、栀子,痛甚者加炒干姜从治之。若腹痛不禁下者,宜川芎苍术汤以治之,川芎、苍术、香附、白芷、茯苓、滑石,加姜,水煎服。"

"(丹溪活套)云:凡腹痛多是血脉凝涩不行,必用酒炒白芍药,恶寒而痛加桂,恶热而痛加黄柏。如腹痛欲以物拄按者属虚,用人参、白术、干

姜、官桂之类。如腹痛手不可按者属实,宜用建中汤加大黄,或调胃承气汤加桂枝类下之而愈。如因饮食所伤而作痛者,必问因伤何物。如伤生冷硬物而作痛者,东垣木香见睍丸、三棱消积丸之类。如伤热物而作痛者,枳实导滞丸、三黄枳术丸之类,看强弱缓急,用而下之。如气虚之人,因饮食过伤而腹痛者,宜补泻兼施,用二陈汤加川芎、白术、神曲、麦芽、人参、苍术之类,或送下前推积等丸子以下之。如腹中常觉有热而暴痛暴止者,此为积热,宜调胃承气汤之类下之。如因跌扑损伤而作痛者,此瘀血证,宜桃仁承气汤、抵当汤之类,逐去其血即愈。如因事损伤,或酒后涉水,血凝腹痛者,大承气汤加桂。"

《医学正传·卷之四·胁痛》:"性急多怒之人,时常腹胁作痛者,小紫胡加川芎、芍药、青皮之类煎服。甚者以煎药送下当归龙荟丸,其效甚速。"

《医学原理·卷之七·肚腹门·论》:"腹者,藏府之总司,其患多端,难执一论,法当分因而疗。是以如因中气不足,运布失常,郁滞作痛,法当行气导滞为主,如木香、槟榔、陈皮、青皮等类。如因血蓄于内,阻塞经隧而作痛,法当行逐瘀血为主,如归梢、牛膝、水蛭等类。如因脾病不磨,致食停积而作痛,法当快脾化食,如山楂、麦芽、神曲、砂仁等类。如因痰饮滞于中焦,妨碍升降而作痛,法当行气逐痰,如陈皮、枳壳、半夏、南星等类。如因寒湿凝滞,血脉不通而作痛,法当行湿散寒,如理中汤、建中汤等类。如因热结中焦,肠胃燥结成硬粪而作痛,法当开结润燥,如大小承气,或备急丸等类。详其虚实,观其勇怯,虚者补之,实者泻之,结者散之,留者行之,寒者温之,热者清之,浊气在上者涌之,清气在下者提之。大法不过如此,临症之际,学者当致详焉。"

《医学原理·卷之七·肚腹门·治腹痛大法》:"腹痛之症,有寒有热,有食积,有痰饮,有死血,大法在乎分因,详其虚实而疗,必以疏散其窒郁为主。《经》云:痛则不通,通则不痛是也。

如腹中水鸣而作痛者,乃火击其水也,宜二陈汤加芩、连、栀子,痛甚加干姜(炒),或加木通、泽泻等类以泄之。

如腹痛便欲大便,便后痛减者,食积。若壮健人,承气汤下之;如怯弱人,宜用人参、白术、山楂、

神曲、麦芽、砂仁、枳实。

如绵绵痛而无增减者,寒也,宜小建中汤加干姜、官桂、台芎、白术、苍术、香附。

如时痛时止者,热也,宜黄芩、芍药之类以清之。

如痛有常处而不移者,死血也,宜桃仁、红花、五灵脂、玄胡索之类以行之。

如从心下至小腹皆鞕满而痛者,乃实邪也,宜以小陷胸汤下之。

如但小腹鞕满而痛,小便利者,是蓄血症,宜抵当汤。若小便不利,乃溺涩之症,宜利小便。

如伤寒中脘痛,乃太阴脾经也,宜理中、建中、黄芪之类。

如腹脐痛,少阴也,宜四逆、真武、附子汤之类。

如小腹痛,厥阴也,重则宜正阳回阳丹之类,轻则宜当归四逆汤之类。

如杂症,夏月间腹痛,肌热,恶热,脉洪疾,乃手太阳足阳明主之,宜黄芩芍药汤。

如秋月间腹痛,肌寒,恶寒,其脉沉疾,乃足少阴太阳主之,宜用桂枝芍药汤。

大凡四时腹痛,宜用芍药、甘草为主,盖白芍正能治血虚及热二者之腹痛,以其酸寒,有收敛之功故也。"

《医学原理·卷之七·肚腹门·丹溪治腹痛活套》:"凡腹痛之症,多是气血涩泣不通而作。其中有寒热、死血、食积、湿痰、虚实数者之不同,大法在乎推究各因而疗。如邪在气分,宜木香、槟榔、香附、枳壳。如邪在血分,宜当归、川芎、桃仁、红花之类。

凡上中二焦作痛,多属于食,宜温散之,加炒干姜、苍术、川芎、香附、白芷之类。不可用峻利药攻下之,盖食得寒即凝,逢热即化,更兼行气快气之药助之,无有不效。

如绞肠痧作痛,以樟木煎汤大吐,或白矾调汤吐之,或盐汤亦可吐,宜刺委中出血。

凡腹以手按之痛稍定者,属虚,宜苍术、姜、桂之类;如腹痛手不可近者,属实,宜硝黄之类利下之。

如因饮食过伤而作痛,必问何物所伤,如伤生冷硬物,宜东垣木香见睍丸、三棱消积丸之类。

如伤热物而作痛,宜枳实导滞丸、三黄枳术丸

之类,看患者强弱缓急下之。如气虚之人,因饮食过伤而腹痛,宜补泻兼施,用二陈汤加川芎、白芷、神曲、麦芽、人参、苍术之类,或送前推积药。

如腹中常觉有热,有暴痛暴止者,此乃积热所致,此乃积,承气汤下之。

如因跌扑而作痛者,宜以桃仁承气汤及抵当汤之类逐去恶血即止。"

《明医杂著·卷之一·医论·心腹疼痛》:"愚按腹痛,若脾胃虚弱,饮食不化,或兼腹中作痛,用六君子汤;若饮食过多,停滞未化,或兼腹痛,用人参养胃汤;若饮食既化,脾胃受伤,或兼腹中作痛,用六君子加当归;若胃中有热,心腹中脘作痛,呕吐,用二陈汤加黄连、山栀;若脾胃虚弱,少食,心腹作痛,用六君子汤。脾胃虚寒,亦用前汤加炮姜。"

《古今医统大全·卷之五十六·脾痛候·治法》:"脾虚积黄而痛,胃苓汤;胃虚感冷而痛,理中汤。内伤发热不食,胃口作痛,补中益气加草豆蔻,热痛加栀子、肥子。心脾中脘当心痛,或痞气不食,用草蔻炒三棱、白术各一两、白豆蔻仁、桂枝、小草、远志、莪术、丁香、木香、藿香,炊饼丸桐子大,姜汤下三十丸。实痛者,手不可近,六脉沉细甚,有汗,大承气加桂;强壮痛甚者,加桃仁、附子。小腹虚作痛,小建中汤。寒热呕吐而痛,脉沉弦大,柴胡汤。脾胃不和而痛,大安丸。冬寒停饮,桂黄散。咳逆上气,痰饮心痛,海蛤粉煅、栝蒌仁蒂等分,研细和匀,米面糊为丸服。丹溪治脾痛用海粉佐以香附末,用川芎、山栀、生姜汁煎辣汤调服为佳。有脾痛大小便不通者,此是痰隔中焦,气聚下焦,用草蔻丸,多治气馁弱人心脾痛妙。"

《脉症治方·卷之二·湿门·诸痛》:"腹痛属寒者宜温,吴茱萸、干姜之类;甚者四逆汤。属热者,清痰降火,二陈、芩连、山栀、白芍药、顺气、木香、槟榔、枳壳、香附,或越鞠丸,加木香、槟榔亦可。死血者行血,川芎、当归、桃仁、红花、木香、玄胡索,甚者桃仁承气汤下之。食积痛,宜消导之,白术、白芍药、木香、砂仁、青皮,煎汤吞下保和丸;甚者,木香槟榔丸下之。痰者,二陈加枳实、山栀;属痛者,苦楝根、槟榔、鹤虱之类,或理中汤,加乌梅亦佳。其余风寒暑湿泻痢、时气、五脏攻刺、疝瘕淋秘等腹痛,自有本条。"

《周慎斋遗书·卷九·腹痛》:"诸痛,法宜温中,佐以升发,如麻黄之属。腹痛手不可按是实,宜消导;可按稍愈者,是虚,用炮姜五分,吴萸半分,黄连、木香各二分。盖药少而寒热均治也。

腹以下至小腹痛,俱宜温暖。若带左右痛,是挟肝火。药宜兼清凉散火,或滋阴降火之味。

腹痛下之而全不愈者,不可复下,宜和宣而已。

腹痛不过脐与气海,其余痛,俱中气不足,和中散最是。下焦纯寒,用和中散,少加小茴。亦有血滞作痛者,必大小便见血,口内出血,以四物汤加延胡、香附、肉桂,从血分治之。

上焦宜清,中焦宜温,惟食积停痰气实人,二陈汤随所伤而加以消导。伤热者少加黄连,有酒积者少加利湿清热药。若气虚人不可消导,六君子加砂仁、木香。

凡痛在上下左右,俱是血分,血分宜血药,求汗则愈。一见吐泻,虽痛必调理脾胃,脾胃一转,而上下左右,皆得禀气,诸痛自愈。上焦宜清,须求吐;中焦宜和,或求下;下焦厥阴之分,吐下无所用,法宜温暖,或达或汗出乃愈。腹之下焦,与膀胱相近,宜温而达之,使邪从小便去也。下药从胃入于肛肠,吐药入胃上出,亦皆不渗膀胱,故曰吐下无所用也。

凡呕吐、腹痛,因于寒者,用绿豆一钱,胡椒一两,煎汤服之。

虫痛不可忍者,用胡椒一两,盐一钱,和匀纸包,外以黄泥固之,煅约半焦,取出去泥,纯研末为丸,空心服。六七日,虫化为水,妙不可言。

腹痛温中药不愈者,用生附子、干姜、肉桂、麻黄即愈。腹痛心口痛,恶心作泻,半夏、茯苓、苡仁各一两,陈皮一两五钱,甘草三钱,吴萸(盐水炒)一钱,共末,滚汤下二钱。

绞肠腹痛,盐水服吐;盘肠腹痛,乳香、没药为末,木香汤服。心腹痛及阴证绞肠痛,延胡一两,桃仁五钱,乳香、没药各一钱,五灵脂五钱,醋糊丸。每服三十丸,心痛淡醋汤下,腹痛干姜汤下,大便不通大黄汤下。"

"热痛,先以冷水探之略愈,香连丸;寒痛,理中丸加木香、茯苓、陈皮,或和中散。"

《赤水玄珠·第四卷·腹痛门·腹痛》:"寒痛者,绵绵而痛无增减也,以姜、桂、附子之属温之。热痛者,时痛而或时吐也,得热物而痛止者,盖辛热能冲开郁结,气道疏通,暂得少愈。而阴血日亏,燥火愈炽,不久复发,迁延岁月,此为积热,轻者以山栀、黄连、白芍、香附之类;重者调胃承气汤下之。虚痛者,以手重按至痛处而止者是也,宜参、术、白芍,加温暖药。实痛者,手不可近,按之愈痛,或消或下,详症施治。饮食所伤作痛者,宜温脾行气以消导之,盖饮食得寒则滞,得热则化。若痛渐下及,日久不愈者,宜推荡之,详见内伤饮食门。痰痛者,必小便不利,痰隔中焦,气闭下焦,上下不相流通,故痛,治当导痰开郁。又伏饮作痛者,或吐、或下,视形气何如,当与痰饮门相参治。虫痛者,面上有白斑点,唇若涂朱,痛后便能食,时作时止,详见虫门。食积死血痛者,痛有常处,而不移动者是也。宜按门寻治。"

《赤水玄珠·第四卷·腹痛门·腹中水鸣》:"感暑而痛,或泄痢并作,其脉必虚,宜十味香薷饮,或六和汤。感湿而痛,大便溏泄,小便不利,其脉必濡,宜胃苓汤。食积痛,常欲大便,去后而痛减者是也,宜温宜消,久者遇仙丹、神芎丸等择而下之(当与伤食门相参治)。气滞而痛,其脉必沉,宜木香顺气散。死血痛,痛有常处,宜桃仁承气汤。痛而欲得热手按及热物熨者,是寒,宜香砂理中汤,或五积散。痛而热手热物熨不止者,是热,宜黄连解毒之类,实则以硝黄下之。绞肠沙痛极是急速,先与盐汤探吐,或委中并十指出血,藿香正气散、正气天香散。酒积痛,酒伤则发,宜泄其积,痛自止也。"

《赤水玄珠·第八卷·痢门·腹痛》:"《病机机要》云:腹痛者宜和。刘宗厚云:和之一字,总言之耳,因气郁结不行,宜行气开郁。挟寒者温中汤,大热者黄芩芍药汤,积滞者木通导气汤,血虚者当归芍药汤。亦有因肺金之气郁在大肠之间,以苦梗发之。"

《赤水玄珠·第十八卷·劫病法》:"伤寒腹中痛甚,将凉水一盏,与病人饮之,其痛稍可者属热,当用凉药清之。清之不已,而或绕脐硬痛,大便结实,烦渴,属燥屎,急用寒药下之,若食痛同治法。若小腹硬痛,小水自利,大便黑,身目黄者,属蓄血,亦用寒剂加行血药,下尽黑物则愈。此三者,皆痛随利减之法也。若饮水愈加作痛,属寒,当用温药和之,和之不已,而或四肢厥冷,腹痛,呕吐,泻利,急用热药救之。须详脉来有力无力,此为良法。"

《松厓医径·卷下·腹痛》:"腹痛者,如以上法治而未愈,更于内伤方求之。治同,或合消,或合下。"

《证治准绳·杂病·诸痛门·腹痛》:"《经》言得炅则止,炅者,热也。以热治寒,治之正也。然腹痛有部分,脏腑有高下,治之者亦宜分之。如厥心痛者,乃寒邪客于心包络也,前人以良姜、菖蒲大辛热之味,末之,酒调服,其痛立止,此直折之耳。真心痛者,寒邪伤其君也,手足青至节,甚则旦发夕死,夕发旦死。中脘痛者,太阴也,理中、建中、草豆蔻丸之类主之。脐腹痛者,少阴也,四逆姜附、御寒汤之类主之。少腹痛者,厥阴也,正阳散、回阳丹、当归四逆汤之类主之。杂证而痛者,苦楝汤、酒煮当归丸、丁香楝实丸之类主之,是随高下治之也。更循各脏部分穴俞而灸刺之,如厥心痛者,痛如针刺其心;甚者,脾之痛也。取之然谷、太溪,余脏皆然。如腹中不和而痛者,甘草芍药汤主之。如伤寒误下,传太阴腹满而痛者,桂枝加芍药汤主之;痛甚者,桂枝加大黄汤主之。夏月肌热恶热,脉洪疾而痛者,黄芩芍药汤主之。又有诸虫痛者,如心腹懊憹,作痛聚往来上下行,痛有休止,腹热善渴涎出,面色乍青乍白乍赤,呕吐水者,蛔咬也,以手紧按而坚持之,无令得脱,以针刺之,久持之,虫不动,乃出针也。或《局方》化虫丸及诸虫之药,量虚实用之,不可一例治也。海藏云:秋腹痛,肌寒恶寒,脉沉微,足太阴、足少阴主之,桂枝芍药汤。中脘痛,太阴也,理中、建中、黄芪汤之类。脐腹痛,少阴也,四逆、真武、附子汤之类。小腹痛,厥阴也,重则正阳散、回阳丹之类,轻则当归四逆汤之类。太阴传少阴痛甚者,当变下利而止。夏腹痛,肌热恶热,脉洪疾,手太阴、足阳明主之,芍药黄芩汤,治腹痛脉洪数。肚腹痛者,芍药甘草汤主之。稼穑作甘,甘者己也。曲直作酸,酸者甲也。甲己化土,此仲景妙方也。脉缓伤水,加桂枝、生姜。脉洪伤金,加黄芩、大枣。脉涩伤血,加当归。脉弦伤气,加芍药。脉迟伤火,加干姜。

丹溪云:有寒、有热、有食积、有湿痰、有死血。绵绵痛而无增减,欲得热手按及喜热食,其脉迟者,寒也,当用香砂理中汤,或治中汤、小建中汤、五积散等药。若冷痛用温药不效,痛愈甚,大便不甚通,当微利之,用藿香正气散,每服加官桂、木香、枳壳各半钱,吞下来复丹,或用苏感丸,不利,则量虚实用神保丸。时痛时止,热手按而不散,其脉洪大而数者,热也,宜二陈平胃、炒芩、连,或四顺清凉饮、黄连解毒汤、神芎丸、金花丸之类。若腹中常觉有热而痛,此为积热,宜调胃承气汤。感暑而痛,或泄利并作,其脉必虚豁,宜十味香薷饮、六和汤。感湿而痛,小便不利,大便溏泄,其脉必细,宜胃苓汤。痰积作痛,或时眩晕,或呕冷涎,或下白积,或小便不利,或得辛辣热汤则暂止,其脉必滑,宜二陈加行气之剂及星半安中汤。食积作痛,痛甚欲大便,利后痛减,其脉必弦,或沉滑,宜二陈平胃加山楂、神曲、麦芽、砂仁、草果,温中丸、枳术丸、保和丸、木香槟榔丸之类。酒积腹痛,用三棱、蓬术、香附、官桂、苍术、厚朴、陈皮、甘草、茯苓、木香、槟榔主之。多年败田螺壳,煅存性,加三倍于木香槟榔丸中,更加山茵陈等分,其效甚速。气滞作痛,痛则腹胀,其脉必沉,宜木香顺气散。死血作痛,痛有常处而不移,其脉必涩或芤,宜桃仁承气汤。虚者加归、地蜜丸服,以缓除之;或用牡丹皮、江西红曲、麦芽、香附、川通草、穿山甲、番降香、红花、苏木、山楂、玄胡索、桃仁泥,酒、童便各一钟,煎至一钟,入韭汁服。七情内结,或寒气外攻,积聚坚牢如杯,心腹绞痛,不能饮食,时发时止,发即欲死,宜七气汤。腹痛有作止者,有块耕起往来者,吐清水者,皆是虫痛,或以鸡汁吞万应丸下之,或以椒汤吞乌梅丸安之。《金匮要略》问曰:病腹痛有虫,其脉何以别之?师曰:腹中痛,其脉当沉,若弦,反洪大,故有蛔虫。关上脉紧而滑者,蛔毒;脉沉而滑者,寸白。肘后粗以下三四寸热者,肠中有虫。

脾胃虚而心火乘之,不能滋荣上焦元气,遇冬肾与膀胱之寒水旺时,子能令母实,致肺金大肠相辅而来克心乘脾胃,此大复其雠也。《经》曰:大胜必大复。故皮毛血脉分肉之间,元气已绝于外,又大寒大燥二气并乘之,则苦恶风寒,耳鸣及腰背相引胸中而痛,鼻息不通,不闻香臭,额寒脑痛,目时眩,目不欲开,腹中为寒水反乘,痰唾涎沫,食入反出,腹中常痛及心胃痛,胁下急缩,有时而痛,腹不能努,大便多泻而少秘,下气不绝或肠鸣,此脾胃虚之极也。胸中气乱,心烦不安,而为霍乱之渐,膈咽不通,噎塞极则有声喘喝闭塞,或日阳中,

或暖房内稍缓,口吸风寒则复作,四肢厥冷,身体沉重,不能转侧,不可回顾,小便溲而时燥,以草豆蔻丸主之,此主秋冬寒凉大复气之药也。复气乘冬足太阳寒气,足少阴肾水之旺,子能令母实。手太阴肺实,反来侮土,火木受邪,腰背胸膈闭塞疼痛,善嚏,口中涎,目中泣,鼻中流浊涕不止,或有瘜肉,不闻香臭,咳嗽痰沫,上热如火,下寒如水,头作阵痛,目中流火,视物䀮䀮,耳鸣耳聋,头并口鼻或恶风寒喜日阳,夜卧不安。常觉痰塞膈咽不通,口无滋味,两胁缩急而痛。牙齿动摇,不能嚼物,腰脐间及尻臀膝足寒冷,阴汗,前阴冷,行步欹侧,起居艰难,掌中寒,风痹麻木,小便数而昼多,夜频而少。气短喘喝,少气不足以息,卒遗失无度。妇人白带,阴户中大痛,牵心而痛,黧黑失色。男子控睾牵心,阴阴而痛,面如赭色,食少,大小便不调。烦心霍乱,逆气里急,而腹皮色白,后出余气,腹不能努或肠鸣,膝下筋急,肩胛大痛。此皆寒水来复火土之雠也,以神圣复气汤主之。季秋心腹中大痛,烦躁,冷汗自出,宜益智和中丸。季秋客寒犯胃,心胃大痛不可忍者,麻黄草豆蔻丸。脾胃虚寒心腹满及秋冬客寒犯胃,时作疼痛,宜厚朴汤。为戊火已衰,不能运化,又加客气聚为满痛,散以辛热,佐以苦甘温,以淡泄之,扶持胃气,以期平也。腹痛或大便利,或用手重按痛处不痛者为虚,宜于以上治寒痛方中选用之。无寒者,芍药甘草汤。仲景云:虚劳,里急腹中痛,小建中汤主之。此补例也,温例也。痛而秘者,厚朴三物汤主之。此泻例也,寒例也。三阴受邪,于心脐少三腹疼痛气风等证,当归丸主之。失笑散,治心腹痛效。心痛门有刘寄奴玄胡索方,亦治腹痛,皆通理气血之剂也。有全不喜食,其人本体素怯弱,而又加以腹冷疼者,养胃汤,以人参、白术、苍术,仍加桂、茱萸各半钱,木香三分,应腹冷痛,或心脾疼者,加生姜,均治之。诸寒作痛,得炅则止者,熨之。用熟艾半斤,以白纸一张,铺于腹上,纸上摊艾令匀,又以葱葱数枝,批作两半片,铺于艾上,再用白纸一张覆之,以慢火熨斗熨之,冷则易之,觉腹中热、腹皮暖不禁,以帛三搭多缝带系之,待冷方解。一法用盐炒,布裹熨痛处,神效。腹痛证治,上条列之详矣。但有因别病而致痛者,不可不明。且如疝致腹痛,必是睾丸肿疼牵引而痛,或边有一条冲腹而痛。霍乱腹痛,必吐利兼作,甚有不

呕不利,四肢厥冷痛极者,名干霍乱,又名搅肠沙。急用樟木煎汤大吐之;或用白矾末一钱,清汤调服探吐之;或用台芎为末,每一钱许入姜汁半盏,热汤调服。甚者面青昏倒不省人事,急以鼠矢一合,研为细末,滚汤调,澄清,通口服之;或刺委中并十指出血。肠内生痈,亦常腹痛,但小便数似淋,脉滑数,身甲错,腹皮急,按之濡,如肿状,或绕脐生疮,治法见本门。凡此数证,要当审辨,随其所因而施治,毋苟且而误人也。"

《证治准绳·杂病·诸痛门·少腹痛》:"伤寒蓄血在下焦,宜抵当丸、桃仁承气之类。若因气郁而痛,以青皮主之。寒者,以桂枝、吴茱萸温之(苦练丸、酒煮当归丸)。若因疝、奔豚、癥聚者,更检本门施治。若身甲错,腹皮急,按之濡,如肿状,或绕脐生疮者,小肠痈也。急宜下之,或以云母膏、太乙膏作丸服。"

《证治准绳·幼科·集之七·腹痛》:"中脘痛者属脾,少腹痛者属肾,按之痛者为积滞,不痛者为里虚。积滞者消之,虚者补之。"

《寿世保元·卷五·腹痛》:"治之皆当辨其寒热虚实,随其所得之症施治。若外邪者散之,内积者逐之,寒者温之,热者清之,虚者补之,实者泻之,泄则调之,闭则通之,血则消之,气则顺之,虫则追之,积则消之;加以健理脾胃,调养气血。斯治之要也。"

《类经·十七卷·疾病类·肠澼》:"腹痛之可补者,滑泄则涩而补之,虚寒则温而补之。"

《医学入门·外集·卷四·杂病分类》:"阴证,满腹牵痛,自利或呕,喜按少食,绵绵不减,宜温之。阳证,腹中觉热,甚则大便闭涩,胀满怕按,时痛时止,宜下之。

寒痛绵绵热不常:旧以虚痛喜按,实痛怕按,但寒热邪有浅深,不可太泥。《经》谓:寒气入经,客于卫分,则血涩急痛,按之热则止;寒气客于荣分,则气郁满痛,甚怕按;寒气客肠胃募原,血络急引皮痛,按之则气血散而痛止;寒气客侠脊背俞之脉,则深按之不能及也;寒气客关元,则气逆喘;寒气客厥阴脉络,则胁肋与小腹或阴股引痛;寒气客小肠募原之间,则血气凝聚成积;寒气客小肠不聚,则腹痛而泄;寒气客胃,则腹痛而呕;寒气客五脏,则痛死复生。治伤寒腹痛,详三卷。寻常外感冒寒证卒痛,吐利俱酸,喜热物熨者,五积散加吴

萸、木瓜、煨葱,或藿香正气散加木香少许;风证,桂枝汤加芍药,或胃风汤加木香;暑证,香薷散加生姜、陈壁土、红蓼、木瓜,或五苓散;湿证,除湿汤,或香苏散加苍术、枳壳。积热,时痛时止,痛处亦热,手不可近,便闭喜冷,宜四顺清凉饮、大承气汤、三黄丸;老人,麻子仁丸。

食积有形便后减,食积郁结,肠胃作痛,得大便后则减者,宜平胃散加消导药,或保和丸、枳术丸、红丸子调之,或木香槟榔丸、大黄备急丸、神保丸、如意丹下之。又有食填胸满,心胃作痛者,宜大吐之。

湿痰溺涩火鸣肠:湿痰阻滞气道,必小便不利,或二便俱不利,宜芎术散。如清痰留滞胸腹作声者,控涎丹、小胃丹。痰火痛,乃火欲升,水欲降,相击肠鸣者,二陈汤加芩、连、山栀;如怒火攻冲,痛无定处、定时者,更加香附、芍药、青皮。又有粪结肠鸣作痛,不大便者,大黄备急丸之类通之。如脏寒冷结肠鸣者,宜分三阴,以温药治之。

虫痛吐水定能食,虫痛,肚大青筋,往来绞痛,痛定能食,发作有时,不比诸痛停聚不散,乌梅丸、化虫丸。

七情气痛痞胸膛:七情痛,心胸痞闷,或攻注胁背。虚者,七气汤、木香匀气散、木香化滞汤;实者,三和散、分心气饮。

中虚全不思饮食,中虚脾弱,隐隐冷痛,全不思食者,人参养胃汤加肉桂、吴萸、木香。素气虚挟痰者,六君子汤加苍术。

瘀血痛必着一方:瘀血,痛有常外,或忧思逆郁,跌扑伤瘀,或妇人经来、产后恶瘀不尽而凝,四物汤去地黄,加桃仁、大黄、红花。又血虚郁火,燥结阻气不运而痛者,四物汤倍芍药,加炒干姜。凡痛多属血涩,通用芍药甘草汤为主,恶寒而痛属脾肾,加肉桂;恶热而痛属脾胃,加黄芩。脉缓伤水,加桂枝;脉涩伤血,加当归;脉迟伤寒,加干姜;脐下痛,加熟地。惟气分诸痛,不宜芍药酸收,宜木香、槟榔、青皮、陈皮、香附辛散之。劫痛,手拈散。

初起虚温实宜荡,虚宜辛温消散,烧脾散、蟠葱散、丁香脾积丸。果系沉寒痼冷,小腹下痛者,酒煮当归丸。《经》曰:结者,散之是也。实宜辛寒推荡,《经》曰:通因通用。痛随利减是也,方与积热痛同。

久则升消理胃房:腹属坤,久病宜和脾胃。如

脉弦急，木克土也，小建中汤加当归，取芍药味酸，于土中泻木为君；如脉沉细，水侮土也，理中汤，取干姜辛热，于土中泻水为君；如脉缓，腹痛自利，米谷不化，平胃散加肉桂、吴萸，取苍术苦辛，泻湿土为君。胃气下陷者，加升麻、柴胡、苍术以升之；有积者，加山楂、麦芽、枳实、黄连、木香以消之。上热下寒，升降失常，腹痛呕吐者，黄连汤主之。疝痛引睾丸，痢痛拘急，积聚痛有形可按，肠痈痛，脐生疮，小便如淋、脉芤，痧证痛甚，呕吐，脉沉，治见各条。

腹中窄狭性偏躁，无非痰火善为殃：腹中自觉窄狭，神昏性躁，乃湿痰浊气攻于心脾，以致升降失常，肥人多湿痰，宜二陈汤加苍术燥湿，香附行气；瘦人多火，宜二陈汤加黄连清热，苍术流湿；心神不敛者，俱加远志、麦门冬、酸枣仁。血气虚者，六君子汤加芎、归养血流湿，自然平复。"

《景岳全书·卷之二十五心集·杂证谟·心腹痛·论证》："痛有虚实……微实者，宜调不宜攻；大实者，或上或下，非攻不可；纯虚者，或气或血，非大补不可。""痛证当辨有形无形。无形者痛在气分，凡气病而为胀为痛者，必或胀或止而痛无常处，气聚则痛而见形，气散则平而无迹，此无形之痛也，但宜顺气，气顺则痛自愈矣。有形者痛在血分，或为食积。凡血瘕食积而为胀痛者，必痛有常所，而胀无休息，不往不来，不离其处者，是有形之痛也。然或食或血，察得所因，乃可攻而去之，此二者之当辨也。"

《景岳全书·卷之二十五心集·杂证谟·心腹痛·论治》："心腹痛证，必须先辨寒热，如无热证热脉，则定非火邪，不得妄用凉药。

凡治心腹痛证，古云：痛随利减，又曰：通则不痛，此以闭结坚实者为言。若腹无坚满，痛无结聚，则此说不可用也。其有因虚而作痛者，则此说更如冰炭。

一凡痛在上焦者，如因停滞，既痛兼胀，不易行散，而痛极难忍者，欲其滞去速效，无如吐之之妙，宜于新方吐法中择而用之。若无停积胀急，而或寒或气，微有凝滞而作痛者，但顺其气，无有不愈。

一胃脘痛证，多有因食、因寒、因气不顺者，然因食因寒，亦无不皆关于气，盖食停则气滞，寒留则气凝，所以治痛之要，但察其果属实邪，皆当以

理气为主，宜排气饮加减主之；食滞者兼乎消导，寒滞者兼乎温中，若止因气逆，则但理其气，病自愈矣。其有诸药不效，气结难解者，惟神香散为妙。若气有滞逆，随触随发者，宜用后简易二方最妙。

一下焦小腹痛者，或寒，或热，或食，或虫，或血，或气逆，皆有之。凡闭结者，利之下之，当各求其类而治之。

一寒滞之痛，有因内寒者，如食寒饮冷之类是也，必兼寒兼食，随其宜而治之，如上法可也。有因外寒者，或触冒不时之寒邪，或犯客令之寒气，或受暴雨沙气之阴毒，以致心腹搅痛，或吐或泻，或上不能吐，下不能泻，而为干霍乱危剧等证，总由寒气犯脏，或在上焦，或在中下二焦。凡痛急在上者，用吐最妙；在中在下者，俱宜解寒行滞，以排气饮为主加减治之，或不换金正气散，或和胃饮、平胃散、十香丸之类，皆可择用。其有寒逆之甚者，宜四逆汤、理中汤之类主之。又神香散可解三焦之滞，当随证作引以送之。

一血积之有腹痛者，是即蓄血证也，而血证之属有四。一伤寒有蓄血证。成无己曰：邪气聚于下焦，则津液不得通，血气不得行，或溺或血，留滞于下，是生胀满而硬痛也。若从心下至少腹硬满而痛，小便利者，则是蓄血之证，此当分而治之。其他证治详义，并见伤寒门。一妇人有血痛证，详见妇人门。一跌打损伤有瘀血腹痛证，但去其瘀而痛自愈。凡气血和平者，宜通瘀煎加减治之。其有血滞便结，邪实不通者，宜桃仁承气汤、百顺丸主之；或血虚燥结，便闭不通者，宜玉烛散主之。一食郁既久，而胃脘有瘀血作痛者，生韭饮。

一气血虚寒，不能营养心脾者，最多心腹痛证，然必以积劳积损及忧思不遂者，乃有此病；或心、脾、肝、肾气血本虚而偶犯劳伤，或偶犯寒气及饮食不调者，亦有此证。凡虚痛之候，每多连绵不止，而亦无急暴之势，或按之、揉之、温之、熨之痛必稍缓，其在心脾胸胁之间者，则或为戚戚，或为慌慌，或似嘈非嘈，或饥劳更甚，或得食稍可，或懊憹无迹，莫可名状，或形色青黄，或脉微气弱，是皆虚寒之证，此非甘温养血，补胃和中不可也，宜大小营煎、理阴煎之类加减主之。若气虚者，必大加人参；阳衰者，必佐以桂、附、干姜。

丹溪曰：诸痛不可补气。此惟邪实气滞者当

避之，而曰诸痛皆然则谬矣，不可执以为辞也。

一下虚腹痛，必因虚挟寒，或阳虚中寒者乃有之，察无形迹而喜按喜暖者是也，治宜补阴逐寒，必宜理阴煎主之。然男子则间或有之，惟女人则因虚而痛者更多。盖女人有月经带浊之病，所以为异，亦宜理阴煎大剂主之，余用此以活人多矣。若虚中挟滞而血有不行者，惟决津煎为最妙。诸未尽者，详妇人门。凡治心腹痛证，已经攻击涤荡，愈而复作，或再三用之而愈作愈甚，或脉反浮弦虚大者，皆为中虚之候，此当酌其虚实而或兼治邪气，或专补正气。若用补无碍，则当渐进，切不可杂乱妄投，以自掣其肘，但当纯用补药，使脾胃气强，得以运行，则邪气自不能犯，又何疼痛之有？

一火邪热郁者，皆有心腹痛证。如火在上焦，痛而兼胀者，宜于行气导滞药中倍加山栀、黄芩之属以治之；若有痛无胀者，或宜加芍药、生地、麦冬以佐之。若火在下焦者，宜大分清饮，或茵陈饮之类主之。然火在上者，必有烦热、焦渴、喜冷等证，火在下者，必有胀热、秘结、淋涩等证，务兼脉证，察其真有火邪，方可治以寒凉，如无火证火脉，则不得妄称为火以误治也。

一虫痛证治，详见诸虫门。

一痰饮停滞胸膈，亦能作痛。凡胸胁膨闷，漉漉有声，或作醋酸心呕恶，或痛连胁背者，皆其证也。宜清膈煎、二陈汤、橘皮半夏汤、《局方》四七汤及括痰丸、润下丸之类并皆治之。又若东垣草豆蔻丸、丹溪白螺丸，亦皆治痰之剂。若郁痰凝结，消之不去者，非用吐法不能除也。

一阴寒腹痛者，凡男妇有因房室之后中寒而痛极者，此阴寒也。宜先用葱、姜捣烂炒热，或热砖之属熨其脐腹，以解其寒极凝滞之气，然后用理阴煎，或理中汤、四逆汤之类加减治之。其有痛极至危者，须速灸神阙、气海等穴。

一凡胸腹之痛，有无关于内，而在筋骨、皮肉之间者，此邪之在经，不可混作里证。必须详问的确，但当分其或火，或寒，或气，或劳伤，或血滞，或血虚，或有淫疮邪毒留蓄在经，辨其所因，庶不致谬，而治之亦易也。

一大人小儿，或素因口腹不节，致伤脾胃，以后或寒或食，凡有所触即为腹痛，屡发不已，或为胀满、食减等证者，惟芍药枳术丸为最妙，宜加减用之。

一凡胸膈大痛，连及胁背，药不能纳，到口即吐者，此则无论诸药，皆可发吐，因就其势探而吐之，则最易最捷，吐出邪滞积痰，痛可立止。若邪犹未尽，痛犹未止，则再以前药与之，务尽其邪，无不愈者。"

《景岳全书·卷之二十五心集·杂证谟·心腹痛·述古》："丹溪曰……腹痛以手可重按者属虚，宜参、术、姜、桂之类；手不可按者是实，宜用硝黄下之。肥白人腹痛，多是气虚兼湿痰，宜半夏、人参、二术之类。饮食过伤而腹痛，宜木香槟榔丸下之。如气虚之人伤饮食而腹痛，宜调补胃气并消导药，参、术、山楂、枳实、麦芽、木香、神曲之类。如腹中常有热而痛，此为积热，宜调胃承气汤下之。小腹实痛，用青皮以行其气；小腹因寒而痛，宜桂枝、吴茱萸。"

《医宗必读·卷之八·心腹诸痛·腹痛》："绵绵痛而无增减，欲得热手按及喜热饮食，其脉迟者，寒也，香砂理中汤。冷痛，用温药不效，大便秘者，当微利之，藿香正气散加官桂、木香、大黄。时痛时止，热手按而不散，脉大而数者，热也，大金花丸，或黄连解毒汤。暑痛，十味香薷饮。湿痛，小便不利，大便溏，脉必细缓，胃苓汤。痰痛，或眩晕，或吐冷涎，或下白积，或小便不利，或得辛辣热汤则暂止，脉必滑，轻者二陈汤加枳壳、姜汁，重者用礞石滚痰丸。食积痛甚，大便后减，其脉弦，或沉滑，平胃散加枳实、山楂、麦芽、砂仁、木香，甚者加大黄。酒积痛，葛花解醒汤加三棱、莪术、茵陈。气滞必腹胀，脉沉，木香顺气散。死血作痛，痛有定在而不移，脉涩或芤，虚者，四物汤料加大黄蜜丸服；实者，桃仁承气汤，或用丹皮、香附、穿山甲、降香、红花、苏木、玄胡索、当归尾、桃仁，加童便、韭汁、酒。虫痛，心腹懊憹，往来上下，痛有休止，或有块耕起，腹热善渴，面色乍青、乍白、乍赤，吐清水者，虫也，或鸡汁吞万应丸下之，或椒汤吞乌梅丸安之。干霍乱一名搅肠痧，疝痛、内痈皆腹痛，各详具本门。

[愚再按]近世治痛，有以诸痛属实，痛无补法者；有以通则不痛，痛则不通者；有以痛随利减者；互相传授，以为不易之法。不知形实病变，便闭不通者，乃为相宜；或形虚脉弱，食少便泄者，岂容混治。《经》曰：实实虚虚，损不足而益有余。如此死者，医杀之耳。须知痛而胀闭者多实，不胀不闭

者多虚;拒按者为实,可按者为虚;喜寒者多实,爱热者多虚;饱则甚者多实,饥则甚者多虚;脉实气粗者多实,脉虚气少者多虚;新病年壮者多实,久病年衰者多虚;补而不效者多实,攻而愈剧者多虚。痛在经者脉多弦大,痛在脏者脉多沉微。必以望、闻、问、切,四者详辨,则虚实灼然。实者固可通利,虚者安可通利乎?故表虚而痛者,阳不足也。非温经不可;里虚而痛者,阴不足也,非养营不可;上虚而痛者,以脾伤也,非补中不可;下虚而痛者,脾肾败也,非温补命门不可。亦泥痛无补法,则杀人惨于利器矣!"

《医镜·卷之二·腹痛》:"腹位于人身之中,而统于脾胃水谷之府也。善理脾胃者,调其饮食,不使太过,戒暴怒,节大劳,何病之有?人有患腹痛者,非伤饮食,必多怒气,非伤怒气,必多劳倦,三者不慎,而根抵于中矣,一有感触,则痛斯作焉。伤于饮食,则饱闷而痛,或痛连于小腹;伤于怒气,则膜胀而痛,或痛连于两胁;伤于劳倦,则运化自迟,四肢无力,中脘怏怏而痛。若三者兼而有之,则其发也重,中气并结而不通,腹硬如石,紧急如鼓,行立不得,坐卧又难,大小便俱闭,胸膈痞塞,病即危矣。若遇此危症,不可坐视其毙,当求一生于万死之中。先以温热之剂,令其余服,但觉腹中有声,则可生矣。然温热之剂,必是一时过饱,不能通利,腹硬而冰冷者,始可用,若犯霍乱,决不可用也。盖霍乱不吐不泻,皆火邪内结,若用温热之剂,其毙立待,而参、术之类,尤不可犯,慎之慎之。盖腹痛多有余之症,然亦有不足者,如血虚气虚之类,若平素慎于饮食,而视其肢体瘦弱,又不饱闷,但怏怏作痛,如细筋牵引者,即血虚腹痛也。若肚腹尝觉空虚,似饿非饿,翕翕作疼,呼吸如无气力者,即气虚腹痛也。又有腹中冷痛,尝欲嗳气,得热物熨之,或饮热酒热汤即缓者,乃冷伤气也。又有腹中攻痛,口干舌燥,小便赤涩,肛门如烧者,火也。又有面黄肌瘦,唇白发竖而痛者,虫也。医者审其新久,视其老壮,量其轻重,观其缓急,而施治之可也。"

《病机沙篆·卷下·腹痛》:"《素问·举痛论》叙腹痛十四条,属热者仅一条,须审正气之虚实、别邪之盛衰最为切要。

中脘痛,太阴脾也,实者,香、砂、枳、术、连、朴、苍、蓬、附、蔻;虚者,参、术、归、芍、芪、茯、甘、陈、益智、干姜、饴糖。脐腹脊痛者,少阴肾也,姜、桂、茴、附。少腹痛者,厥阴肝也,归、芍、归、辛、甘、通、姜、枣;痛甚者,正阳散,附、姜、皂角、甘、麝,或仲景芍药甘草汤,甲已化土,真神方也;如绵绵而痛,喜热喜按,香砂理中汤;寒痛得温药不效,用神保丸,木香、胡椒各二钱五分,巴豆十粒(去皮心,研去油),蝎七个,蒸饼丸椒目大,朱砂三钱为衣,每服七丸,空腹津唾下。时痛时止,脉洪数,用芩、连、栀、芍、香、壳、朴、陈、甘、苍。如冒暑宜香薷饮加参、苓、术、草;如感湿而痛,小便癃,大便溏,脉细,胃苓散;如虫痛,乌梅丸、感应丸治之。

小腹痛,因蓄血,桃仁承气汤加山甲、桂;因寒者,木香、茴、桂、吴萸、青;死血痛,脉沉涩,降、桂、桃、归、山甲、大黄、胡索;因疝痛者,茴、桂、川楝、青皮、木香、青木香。若甲错腹皮急或绕脐痛及生疮,乃小肠痈也,脉数为脓,用大黄、葵根下之,更以太乙膏丸服。"

《古今名医汇粹·卷六·病能集四·心胸胃脘腹痛诸证》:"王节斋曰:凡治心腹疼痛,但是新病,须问曾何饮食,因何伤感,有无积滞,便与和中消导之药。若日数已多,曾多服过辛温燥热之药,呕吐不纳,胸膈饱闷,口舌干燥,大小便涩难,则内有郁热矣;或原有旧病,因感而发,绵延日久,见症如前者,俱用开郁行气、降火润燥之药,如川芎、香附、山栀、黄连、姜汁之类;甚者再加芒硝。但治心腹久痛,须于温散药内,加苦寒、咸寒之药,温治其标,寒治其本也。"

"朱丹溪曰……腹痛有寒、有热、死血、食积、湿痰。脉弦为食,脉滑为痰。湿痰多作腹痛,台芎、苍术、香附、白芷为末,以生姜汁入汤服。大法:主方,在气用气药,如木香、槟榔、香附、没药之类;血用血药,如当归、川芎、桃仁、红花之类。

初得时,元气未虚,必推荡之,此通因通用之法。壮实者同。若人虚弱衰与久病者,宜升之消之。凡心腹痛,必用温散,此是郁结不行,阻气不运,故痛。在上者多属食,用炒干姜、苍术、川芎、白芷、香附、姜汁之类,不可用峻药攻下之。更兼行气快气药助之,无不可者。

寒痛者,绵绵痛,无增减者是也。时痛时止者,是热也。死血痛者,痛有处,不移者也。大便利后减者,是湿痰。东垣云:感寒而痛,宜姜、桂,呕者加丁香。伤暑而痛,宜玉龙丸。肥人腹痛,属气兼湿痰,宜人参、苍术、白术、半夏。或曰:痰岂能作痛,不知气郁则痰聚,痰聚则凝,气道不得运,故痛也。如禀受素弱,饮食过伤而腹痛者,以养胃汤加桂、茱萸各半钱,木香三分;又或理中汤、建中汤,皆可用,内加茱萸良。绞肠痧,以樟木煎汤大吐,或白矾调汤吐之,盐汤亦可探吐,亦宜刺委中出血。"

《证治汇补·卷之六·腹胁门·腹痛》:"凡痛多属血涩气滞,宜甘以缓之,寒宜辛温消散,热宜苦寒清解,虚宜甘温调理,实宜辛寒推荡。在上者吐之,在下者利之。随其乘侮胜复,俱以开胃调脾为主。(《汇补》)"

《辨证录·卷之二·腹痛门》:"人有终日腹痛,手按之而宽快,饮冷则痛剧,此寒痛也。不必分别脏腑,皆命门火衰,而寒邪留之也。盖命门为一身之主,命门寒而五脏七腑皆寒矣,故只宜温其命门之火为主。然命门之火不可独补,必须治兼脾胃。火土相合,而变化出焉。然又不可止治其土,盖土之仇者,肝木也,命门助土而肝木乘之,则脾胃之气,仍为肝制而不能发生,必须制肝,使木不克土,而后以火生之,则脾胃之寒邪既去,而阳气升腾,浊阴销亡于乌有,土木无战克之忧,而肠腹享安宁之乐矣。"

《冯氏锦囊秘录·杂症大小合参卷七·腹痛大小总论合参》:"凡痛初得,元气未虚,必推荡之,此通因通用之法。虚弱有久病,直升之、消之。心腹痛者,必宜温散,此是郁结不行,阴气不运故病,所以芍药虽治腹痛,然只治血虚之腹痛,至于诸腹痛皆不可用,盖诸痛皆宜辛散,而芍药酸收耳。如禀受素弱,饮食过伤而腹痛者,当补脾胃以兼消导。如跌扑损伤而腹痛者,乃是瘀血,宜桃仁承气汤加当归、苏木、红花,水酒煎服下之。凡肥人腹痛者,属气虚,兼痰湿,宜人参、苍白术、半夏。夫痰岂能作痛,殊不知气郁则痰聚,痰聚则碍气道,不得运行,故作痛也。肾中阳虚作痛者,大温补之。大抵胃脘下大腹痛者,属食积外邪;绕脐痛者,属痰火积热;脐下少腹痛者,属寒或瘀血或溺涩。一室女时患腹痛,食少面黄肌瘦,幼科治以退热消积,女科治以通经行血,大方以虚而议补,俱不效。后有识者,曰:脉大而尺独数,肌肤早错,甲错不滑泽也,此小肠有痈,脓已成而将溃矣。亟与葵根一两,银花三钱,甘草节一钱,皂刺,陈皮各二

钱,再剂而脓血大溃,更以太已膏同参芪治之,一月始安。"

《冯氏锦囊秘录·杂症大小合参卷七·小腹痛》:"小腹痛者有二:凡尺脉洪大者,为阴不足,宜六味汤;尺脉沉微者,为阳不足,宜八味汤。在妇人多属瘕症,亦宜温补肝肾;在伤寒家蓄血在下焦,宜抵当、桃仁承气之类。若因气郁而痛,青皮主之。寒者,桂枝、吴茱萸温之。若因疝奔豚瘕聚者,当按本门施治。"

《张氏医通·卷五·诸痛门·腹痛》:"凡治腹痛,必用温散,如台芎、苍术、香附之类。白芍能治血虚腹痛,惟脉弦发热者为宜,其性酸寒收敛,无温散之功,若气虚者服之,反伤脾胃也。绵绵而痛无增减,欲得热手按及喜热饮食,脉沉迟者,寒也,理中汤加肉桂、香、砂。腹痛用温药不效,痛愈甚,大便秘者,微利之,平胃散加藿香、半夏、紫苏、木香、大黄;虚人,人参养胃汤。时痛时止,热手按而不减,脉洪数者,热也,二陈汤加厚朴、枳实、芩、连、山栀。腹中水鸣,乃火击动其水也,二陈加芩、连、木香、枳实、木通;虚人,六君子加香、砂、猪苓、泽泻。感暑而痛;或泻利并作;脉必虚豁;十味香薷饮。感湿而痛,小便不利,大便溏泄,胃苓汤。如腹中常有热而痛,此为积热,调胃承气汤下之。因客寒作痛者,脉必弦缓,小建中加炮姜;兼气郁脉沉者,更加台芎、苍术、香附。因热作痛,脉必数疾,二陈汤加芩、连、芍药;痛甚,稍加炮姜从治之。若时痛时止,口干恶心头眩,或泻黄沫者,火也,前药勿用炮姜,加大黄微利之。脉沉结或伏,必腹痛,痛引两胁及肩背,皆不得俯仰者,气滞也,二陈加川芎、木香、枳壳、香附。不应,有血也,加蓬术、穿山甲。七情内结,心腹绞痛,不能饮食,时作时发,发即欲死,七气汤选用。酒积作痛,曲蘖丸。食积作痛,保和丸。虫痛者,懊憹作痛,上下不定,痛有休止,或有块梗起,痛则呕吐清水,当从虫积治之。因疝致痛者,必引睾丸,或小腹有一条梗起,宜从疝治。因触秽致痛,得热汤饮转剧者,是臭毒攻逆也,另详本门。"

"腹中窄狭,肥人乃是湿痰留滞,气不升降,当行气燥湿,越曲、平胃为主。瘦人乃是阴虚火旺,熏蒸脏腑,逍遥、佐金降火开郁为主。肥人腹中辘辘有声,须作痰治,二陈、二术为主。气虚者,加人参。"

"当脐痛为肾虚任脉为病,六味丸加龟板灰。伤寒阳脉涩,阴脉弦,法当腹中急痛,此为本虚受寒,小建中汤和之。"

《医学真传·心腹痛》:"所痛之部,有气血、阴阳之不同,若概以行气、消导为治,漫云通则不痛。夫通则不痛,理也,但通之之法,各有不同。调气以和血,调血以和气,通也;下逆者使之上行,中结者使之旁达,亦通也;虚者助之使通,寒者温之使通,无非通之之法也。若必以下泄为通,则妄矣!"

《医权初编·卷上·论腹痛吞酸属肝之偏第四十四》:"腹痛之病,世医皆谓肝木侮土。又《石室秘录》傅会其说云:'诸痛皆属于肝,动则重用白芍。'予每见其鲜效,特为辨之。盖肝有肝病,脾有脾病。有当肝脾同治者,有当肝脾分治者,未可概论也。夫用白芍之症,乃脾土虚,不能乘载肝木,则肝木摇动,而脾土愈虚,腹痛泄泻,所由来也。且本中有火,故用白芍酸寒之药,肝脾兼入,平肝泻火安脾,一药而三善俱备,再以甘草补脾缓中,则痛泻自愈矣。或加柴胡、归、术而为逍遥散,或加饴糖、桂枝而为建中汤,皆其推广之义也。若脾胃有积聚之症,受寒多食而痛发者,法当温散中宫。有郁火者,寒热并用,导火下行,若反用酸寒之药,则气愈闭,滞愈凝,火愈郁矣。且肝气益抑,生生之气不升,积聚何由散乎?其有因怒而胁痛者,乃肝气发动,当以白芍合川芎,升敛并用以调其肝,不当单用白芍以抑其肝也。此纯肝家之病,与脾无与。其痢疾而用芍药汤者,乃取其去脾火,且兼木香、槟榔、枳壳之散,三黄之寒,敛少散多,寒多热少,最得制方开阖之理,故效。若单用白芍一味以治初起之实痢,必不应矣。按:白芍同补药则补,同泻药则泻,但不可同补药而误施于脾家之实痛耳。其吞酸之症,乃脾胃不能输泄,畜聚变为酸馊,法当调理脾胃,而书反云酸属于肝,何其舍近而求远哉?若谓肝主生生之气,郁而不升,则脾胃之气不振,而有畜聚酸馊之症者,亦当以川芎舒肝,不当以白芍抑肝也。是知治病者,当究其源而穷其理,不可以耳为目,矜奇炫诡也。"

《医学心悟·卷一·入门辨证诀·腹》:"若腹胀不减及里痛不止,此里证之实,方可攻之。若腹胀时减,痛则绵绵,此里证犹未实也,但可清之……若直中腹痛,则不由阳经传来,此为冷气在内,脉必沉迟,急当温之。"

《医学心悟·卷三·腹痛》:"腹中痛,其寒热、食积、气血、虫蛊,辨法亦与心痛相符。惟有肝木乘脾、搅肠痧、腹内痈,兹三症有不同耳。《经》云:诸痛皆属于肝,肝木乘脾,则腹痛,仲景以芍药甘草汤主之。甘草味甘,甘者,己也,芍药味酸,酸者,甲也,甲己化土,则肝木平,而腹痛止矣。伤寒症中,有由少阳传入太阴而腹痛者,柴胡汤加芍药。有因误下传入太阴而腹痛者,桂枝汤加芍药,即同此意。寻常腹痛,全在寒热、食积,分别详明为主。凡腹痛乍作乍止,脉洪有力,热也,以芍药甘草汤加黄连清之。若嗳腐吞酸,饱闷膨胀,腹中有一条扛起者,是食积也,保和丸消之。消之而痛不止,便闭不行,腹痛拒按者,三黄枳术丸下之。设或下后仍痛,以手按其腹,若更痛者,积未尽也,仍用平药再消之。若按之痛止者,积已去而中气虚也,五味异功散补之。若消导攻下之后,渐变寒中,遂至恶冷喜热,须易温中之剂。此火痛兼食之治法也。若腹痛绵绵不减,脉迟无力者,寒也,香砂理中汤温之。若兼饱闷胀痛,是有食积,不便骤补,香砂二陈汤,加姜、桂、楂、芽、厚朴,温而消之。消之而痛不止,大便反闭,名曰阴结,以木香丸热药下之,下后,仍以温剂和之,如寒痛兼食之治法也。若因浊气壅塞,走注疼痛,木香调气散散之。若因瘀血积聚,呆痛不移,泽兰汤行之。虫啮而痛,唇有斑点,饥时更甚,化虫丸消之。伤暑霍乱,四味香薷饮解之,更有干霍乱症,欲吐不得吐,欲泻不能泻,变在须臾,俗名搅肠痧是也,更有遍体紫黑者,名曰乌痧胀,急用烧盐,和阴阳水吐之。或用四陈汤服之,外用武侯平安散,点左右大眼角,其人即苏。其腹内痈一症,当脐肿痛,转侧作水声,小便如淋,《千金》牡丹皮散化之。"

《医碥·卷之三·杂症·腹痛》:"经脉有正有别,其别分络脏腑部位,邪在正经,则注于别络,而从脏腑所虚之部位而入焉(胸为心肺部位,肚腹脾胃部位,肬胁小腹肝胆部位,腰脊肾部位也)。邪入则气停液聚,痰血不行,脉络皆满,邪正相搏故痛。六淫七情,饮食劳倦,皆能致之,不独寒也。痛脉多紧急,河间谓急脉固属寒象,然寒脉当短小而迟,若兼洪数,则为热痛之脉。分寒热、虚实、气血、饮食、痰虫施治。寒痛:绵绵无增减,喜热恶寒,口中和,二便清利,脉沉迟,干姜、肉桂、吴萸、草蔻、木香、厚朴、陈皮、香附之属。诸寒痛得热即止者,用熟艾半斤,隔白纸铺腹中,又以慈葱数枝,批作两半片,铺艾上,再用纸盖之,慢火熨斗熨之,冷则易,觉腹中热,腹皮热难当,仍用帛裹紧,将冷乃解。一法用炒盐熨。房事后受寒腹痛,灸神阙、气海等穴,或炒姜、葱熨之、内服理中、四逆等汤。热痛:时痛时止,口干舌燥,二便结涩,喜冷恶热,脉洪数,白芍、黄芩、黄连、山栀、甘草之属。寒亦有实,热亦有虚,热实者寒药下之(三承气等),寒实者热药下之(备急丸等)。辨虚实法不一,而可按属虚,拒按属实,尤其显著者。治虚分气血,痛时常觉虚豁,似饥非饥,呼吸无力,气虚也,六君子加木香。若偎偎作痛,似细筋抽引不宁,又如芒刺牵引,属血虚,四物加陈皮、甘草、木香。气滞作痛,则腹胀脉沉,木香顺气散、七气汤,此为气实。又饮食、痰湿、死血、虫作痛,皆为实。食痛:欲大便,便后痛减,脉沉滑或弦。食得寒则凝,得热则行,平胃散加枳实、草蔻、半夏,保和丸、枳术丸之属。酒积痛:三棱、蓬术、香附、苍术、厚朴、陈皮、茯苓,木香槟榔丸主之。多年败田螺壳煅存性,加三倍于木香槟榔丸中,更加山栀、茵陈,其效甚速。痰痛:脉必滑,眩运吐涎,或下白积,或小便不利(痰碍气道也),或得辛辣热汤则暂止,二陈加苍术、香附、抚芎、枳实、姜汁。死血作痛:脉必涩,痛有定处,元胡、归尾、五灵脂、苏木、桃仁、没药、赤芍等;或桃仁承气汤,虚者加归、地,蜜丸服,以缓除之。虫痛:心腹懊恼,往来上下,痛有休止,或腹中块起,恶心,吐清水,食厚味或饱即止,面色青白赤不定。蛔虫攻咬,面必黄,鸡汁吞万应丸;雄黄、白矾,饭丸亦可。感湿而痛:小便不利,大便溏泄,脉必细,胃苓汤。感暑而痛:吐利并作,脉必虚豁,十味香薷饮、六和汤,详霍乱门。失笑散治心腹痛神效。刘寄奴末六钱,玄胡索末四钱,姜汁热酒调服亦佳,皆通理气血之剂也。中脘痛,太阴也,理中、建中之类。脐腹痛,少阴也,四逆、真武之类。(景东阳谓心脾筋结脐,胃筋脉挟脐,当脐明属脾胃。其肾之筋脉从腰贯脊,并不及脐,当脐痛用肾经药太误。愚谓肾附于脊,正与脐对。又胎胞初结,中起一茎,形如莲蕊,一茎即脐蒂,莲蕊即肾。是脐乃肾之根蒂,而位又正对,则当脐痛,虽与少阴经无涉,而谓与肾脏无关,亦不可也)小腹痛,厥阴也,重则正阳散、回阳丹之类,轻则当归四逆汤之类。小腹痛因小便不利者,五苓散;若小便利

者,审是血证,桃仁承气之类。若肝气郁痛者,青皮、柴胡之属。亦以可按为虚,拒按为实。气寒血结,威灵散。气滞血凝,当归散。若连阴作痛,按之即止,为肝经血虚,四物加牛膝、人参、炙草;又白胶香一味最妙。其有青筋见于小腹及大腹,乃肝火乘脾,小柴胡合四物,加胆草、山栀。若因睾丸肿疼,牵引而痛,乃疝气病也。霍乱腹痛,必吐利兼作,亦有不吐利者,名干霍乱。又肠痈腹痛,小腹痛并小便数,似淋,身甲错,腹皮急,按之软,如肿状,或绕脐生疮,可辨也。又有胞痹一证,小便不利,小腹按之痛,若沃以汤,详痹及淋二门。"

《四圣心源·卷六·杂病解中·腹痛根原》:"腹痛者……若有水谷停瘀,当以温药下之,仲景大黄附子汤,最善之制也。若宿物留滞,而生郁热,则厚朴七物汤,是良法也。如其瘀血堙塞,气道梗阻,而生痛者,则以破结行瘀之品利之,桂枝茯苓丸、下瘀血汤,酌其寒热而选用焉。若无宿物,法宜培土疏木,温寒去湿之剂,大建中、附子粳米、乌头石脂三方,实诸痛证之准绳也。"

"凡心腹疼痛,率因水寒土湿,木气郁冲所致。心腹痛剧欲死,四肢冰冷,唇口指甲青白者,宜姜、椒、附、桂,驱寒邪而达木郁,必重用苓、甘,泻湿培土,而缓其迫急,其痛自止。肝以风木主令,胆从相火化气,其间木郁风动,火郁热发,亦往往而有,而推其脾肾,无不湿寒之理。即有风热兼作,用芍药、柴、芩,以泻肝胆,而脾肾之药,必宜温燥,此定法也。

肝主藏血,风动血耗,乙木枯槁,生意不遂,郁怒而贼脾土,则生疼痛。若血枯木燥,宜芍药、阿胶、归、地、首乌之类,以滋风木。木荣风退,即当减去,不可肆用,以败土气。

血郁痛作,或内在脏腑,或外在经络。其证肌肤甲错,两目黯黑,多怒而善忘。以肝窍于目,主藏血而华色,血瘀不能外华,故皮肤粗涩而黑黯也。宜用丹皮、桃仁,破其瘀血。若癥结难开,加䗪虫、虻虫之类行之。寻常血瘀,五灵脂、山羊血,功力亦良。

饮食停滞,土困木郁,以致作痛,用仲景温下之法,大黄、姜、附,泻其食水。剧者,少加巴霜一二厘,扩清陈宿,功效最捷。一切宿物壅阻,并宜此法。"

《金匮翼·卷六·腹痛·死血痛》:"死血痛

者，多从郁怒及饱食后急走得之，其痛必有定处，其脉必芤涩，微则和之，甚则下之。"

《杂病源流犀烛·卷二十八·腹少腹病源流》："脐腹者，当脐也，当脐痛而用肾药，大谬。盖以腹痛而分属五脏，犹厥心痛，五邪相乘，而病亦异也。冲任大小肠亦属腹，每部各有气血虚实，内伤外感，当细察之。更有五脏之疝，不于睾丸，止在腹痛者，亦宜察之。总之，腹痛之病，先分寒热虚实，再详虫血食痰，治法备矣。腹痛多寒，亦有因热者。寒痛脉必沉迟，或伏，痛绵绵无增减，得寒愈甚，得热稍缓（宜干姜、肉桂、吴萸、草蔻仁、木香、厚朴、陈皮、甘草、香附、麦、酒炒白芍，方用厚朴温中汤、桂香散）。热痛脉必洪数，腹中常觉有热，时痛时止，痛处亦热，手不可近，口干舌燥，小便赤涩，肛门如烧，此为积热（宜白芍、黄连、山栀、甘草、滑石、木通，方用调胃承气汤下之，或四顺清凉饮）。辨虚实之法不一，而总以可按属虚、不可按属实为准。故有按之似痛，重按之却不痛，大便利者，为虚寒症（宜理中汤、桂香散）。其或按之痛甚，手不可近，大便坚者，为实热症（宜调胃承气汤）。今人但知诸痛属实，宜破结疏利，因用枳实、青皮、槟榔、大黄等，苟其得当，亦验。若遇虚寒，必更甚矣。故惟稔知壮实与初病，当下之。虚弱与久病，当和之。而治虚之法，又必分气血。痛时常觉虚豁，似饥非饥，呼吸无力，属气虚也（宜六君子汤加广木香）。若偎偎作痛，如细筋抽引不宁，又如芒刺牵引，属血虚也（宜四物汤加陈皮、木香）。以上寒热虚实之辨也。若食痛者，脉必弦，食得寒则滞，得热则行，宜用温散法，如干姜、苍术、白芷、川芎、香附、姜汁之类，不可妄用攻下峻利药，更兼行气快气药助之，自愈。或面黄腹痛，宿食不消，吞酸腹痛，痰滞伤食，法亦同之（宜丁香脾积丸，平胃散加草蔻、枳实、半夏）。痰痛者，脉必滑，小便必不利，饱则暂止，饿则又痛，宜导痰解郁法（宜二陈汤加香附、苍术、川芎、枳实、姜汁）。盖清痰能作痛，必胸腹有声（宜芎术散）。湿痰亦作痛，由阻塞气道之故（宜四合汤）。虫痛者，不吐不泻，心腹懊憹，往来上下，痛有休止，或腹中块起，按之不见，五更心嘈，牙关强硬，恶心，吐涎沫，或清水，腹热善渴，食厚味或饱则止，面色青，白赤不定，蛔虫攻咬，面必黄（宜杀虫丸）。验虫之法，以面上白斑唇红，能食心嘈，颜色不常，脸上有蟹

爪路，是其候也，小儿虫痛症最多。死血痛者，脉必芤涩，痛有定处，或由负重努伤，或由跌扑损伤，或妇人由经来瘀闭，或由产后恶露未尽，皆成死血（宜消血饮、万灵散，或桃仁承气汤加当归、苏木、红花、童便、酒）。以上食痰虫血之辨也。他如脾血虚而痛，按之则止，宜益气补血（宜人参、炙草、圆眼、枣仁、麦冬、石斛、白芍、大枣）。中气虚而腹寒痛，宜补中益气（宜人参、黄芪、白术、沉香、五味子、益智仁）。阳气虚而络空，冷气乘之，当脐微痛，手按则止，不可破泄真气（宜茯苓、煨姜、白术、肉桂）。脾阳郁伤，每痛必周身寒栗，吐涎沫而痛止，宜升阳散郁（宜半夏、厚朴、苏梗、生姜、延胡索、草果、金铃子）。阴浊腑阳不通，脉沉微，腹痛，欲大便，宜以辛热通阳（宜生白术、吴萸、良姜、厚朴、半夏、川熟附、茯苓、小茴、益智仁、姜汁）。郁伤肝脾之络，致败血瘀留，遇劳役动怒，腹痛即发，宜辛通润血（宜桃仁、桂枝、韭白、穿山甲）。营分虚寒，当脐腹痛嗳气，遇冬必发，过饥动怒亦发，宜温通营分（宜肉桂、当归、炮姜、茯苓、炙草）。暑伤气分，长夏腹胀，食减，微痛，宜调脾疏肝（宜人参、广皮、白芍、茯苓、谷芽、益智仁）。阴毒腹痛厥逆，唇青卵缩，六脉欲绝，宜宣通阳气（宜鸽子屎一合，研冲热酒一盏，澄清顿服）。肾脏虚冷，气攻脐腹及两胁，痛不可忍，宜祛散冷结（宜定痛丸）。腹内热毒绞结作痛，甚至下血，宜培土和中（宜干黄土煮数沸，去渣，暖服一二升）。湿热腹痛，按之愈甚，宜升提，利小便（宜升麻、柴胡、防风、葛根、木通、黄连、黄芩、滑石、车前）。不愈，微利之（宜加熟大黄），即土郁则夺之之义。久受风露积冷攻刺痛，淹延岁月，百药不效，宜祛散沉寒（宜《和剂》抽刀散）。过饮酒浆，成积作痛，宜醒脾解湿（宜木香茵陈汤）。伤湿腹痛，小便秘，大便泄，宜燥湿利水（宜胃苓汤）。痰积腹痛，下白物，时眩，喜热汤，脉滑，宜消痰暖内（宜星半安中丸）。气滞塞腹痛，大胀，脉沉，宜开通疏利（宜木香顺气散）。腹痛而兼呕吐，阳不得降，而胸热欲呕，阴不得升，而下寒腹痛，为升降失常，宜调燮阴阳（宜黄连汤）。腹脐绞痛，有时止，妨食，发欲死，宜宣通气血（宜七气汤）。搅肠痧腹痛，四肢冷（急以矾汤探吐），甚者昏倒不省人，急刺委中，或十指出血（宜藿香正气散加木香、砂仁，或以马兰根叶细嚼咽汁，即安，或服童便立止）。疝气腹痛，即五脏疝不于睾丸者，

宜通调脏气（宜腹疝汤）。失血后腹痛，或连少腹，宜补养营血（宜四物汤加炮姜）。以上皆腹痛之由也。士材云：腹痛以白芍、甘草主之。盖甘者，己也。酸者，甲也。甲己化土，此仲景之妙方也。若脉缓伤水，加桂枝、生姜。脉洪伤金，加黄芩、大枣。脉涩伤血，加当归。脉弦伤气，多加白芍。脉迟伤火，加干姜。绵绵痛欲热手按，脉迟者，寒也，香砂理中丸。士材加增之法，良为仲景功臣。余又按一切腹痛，以黑神丸主之，无不效……若少腹痛，疝病为多，然有不尽由于疝者，其为症可辨。如痛而喜按，虚也（宜温补汤）。痛不可按。实也（宜温气汤）。痛而小便不利，湿热也（宜五苓散加大黄、滑石）。痛而胀急，小便反利，死血也（宜和血汤）。痛连阴茎，按之则止，肝血虚也（宜补血清热，用当归、生地、白芍、艾草、牛膝、麦冬、丹皮、童便、甘菊，有汗加人参、黄芪、枣仁、五味子）。痛如绞急，不可忍耐，小便如淋，诸药不效，酒欲过度也（宜黄芩、木通、甘草三味），煎服立止。痛而按之有块，时胀闷，其痛不移处，瘀血已久也（宜元胡索、肉桂、香附、归尾、桃仁、砂仁）。"

《文堂集验方·卷一·心腹痛》："（腹痛）有寒、热、食、痰、死血、肠痈、虫、疝之不同，大要以甘温为主。惟夏秋卒然痛不可忍，照暑症治之。如热则大便燥闭；如阴症痛；四肢逆冷或冷汗（如热宜凉散，佐以甘温。如阴症宜服理中汤治之），或巴豆（三粒），红枣（一枚），同捣烂，裹缚脐上立止。"

《罗氏会约医镜·卷之七·杂证·十四、论腹痛》："微实者调之，大实者攻之。虚者，或气或血，宜微补、峻补，自有权衡，不得以痛无补法及痛皆属火，而听无稽之谬论也。""凡小腹痛有气郁者，宜青皮。寒者，宜桂枝、吴茱萸。有阴虚者，尺脉洪大，宜六味汤。有阳虚者，尺脉沉微，宜八味汤。"

《青囊琐探·下卷·心痛、胸痹、结胸、腹痛》："心腹疼痛，舌干欲饮水者，是热痛也，宜容平丸。胸硬高起，痛手不可近者，是结胸也，直行丸主之。胸中寒有凝痰、宿饮而痛者，是胸痹也，理中散主之。腹鸣寒痛，手足冷者，是伏寒也，救疝饮主之。腹拘挛而痛者，是外邪也，发陈汤芍药散和服。热在腹里疼痛者，宜泻心丸。但腹中拘挛，满痛者，宜与芍药散。如好甘者，以甘草胶饴煎汁和服，尤

妙。如心腹疼痛，诸药不效者，宜兼施直行丸。心痛彻背，背痛彻心，冷汗出而脉结，气息欲绝者，以甘草汤送下理中散尤妙也。"

《时方妙用·卷二·心腹诸痛》："凡心腹诸痛，宜辨其内之胀与不胀，便之闭与不闭，脉之有力与无力，口中热，口中和，痛之久暂。以辨寒、热、邪、正、虚、实。如痛而胀且闭者，厚朴三物汤。攻里兼发热者，厚朴七物汤。兼表里治之，腹痛连胁痛，脉弦紧，恶寒甚大便秘者，大黄附子汤主之。若但胀而便不秘者，是实中之虚，宜厚朴半夏人参生姜甘草汤。腹痛甚而不可触近呕吐者，大建中汤主之。雷鸣切痛呕吐者，附子粳米汤主之。腹痛下利而厥者，通脉四逆汤主之。腹痛吐泻者，理中汤主之。若绕脐疼痛，名寒疝腹中病痛者，当归生姜羊肉汤主之。皆起死回生之法，时医不讲久矣。"

《古今医彻·卷之三·杂症·腹痛》："热因寒用，寒因热用，通因通用，塞因塞用，本缓标急，标缓本急，又在临时变通之。"

《医述·卷十一·杂证汇参·腹痛》："腹属坤土，久病宜和脾胃。如脉弦急，木克土也，用建中汤，取芍药味酸，于土中泻木。如脉沉细，水侮土也，用理中汤，取干姜味辛，于土中泻水。如脉沉缓，腹痛自利，水谷不化，用平胃散，取苍术味苦，于土中泻湿。胃气陷者加升麻、柴胡以升之，有食积者，加山楂、麦芽以消之。（《医学入门》）"

《叶氏医效秘传·卷二·伤寒诸证论·腹痛》："若阳邪传里而腹痛不常，当以辛温之剂和之，小建中汤之类。若阴寒入里而腹痛，则痛无休时，常欲作利，当以热剂温之，如附子理中汤之类。若燥屎，谵语，不大便，腹满而痛者，宜以药下之，如承气汤之类。"

《类证治裁·卷之六·腹痛论治》："人身背为阳，腹为阴。中脘属太阴，小腹左右属厥阴，脐腹正中属少阴、冲任。《经》论寒痛十一条，热痛一条，寒热痛二条，血虚痛一条，此泛言猝痛，而腹痛该之矣。其症有暴痛久痛，实痛虚痛，有痛在气分血分，在腑在脏，在经络之辨。凡暴痛非热，久痛非寒；虚痛喜按，实痛拒按。痛在气分者，攻注不定；在血分者，刺痛不移。痛在腑者，脉多弦滑；在脏者，脉多沉微。初痛邪在经，久痛必入络。经主气，络主血。感寒腹痛者，气滞阳衰，喜热手按，

脉沉迟,治在温中,香砂理中汤去白术。感寒呕痛者,气虚兼痰,脉弦滑,治在健运,香砂六君子汤去白术。气滞兼食者,腹中有一条扛起,利后痛减,脉沉滑,治在消导,香砂枳术汤加神曲、麦芽,或保和丸。寒气滞痛,兼胀满者,治在温通,排气饮加砂仁,去泽泻。胃虚肝乘,吐酸浊者,治在辛泄,吴茱萸汤。伤寒腹急痛,阳脉涩,阴脉弦,治在甘缓,小建中汤。太阴寒痛,自利脉沉,理中汤。厥阴寒痛,肢厥脉细,当归四逆汤。少阴寒痛,四肢沉重,咳呕下利,脉沉细,真武汤。外感兼宿食,或中暑霍乱吐泻,藿香正气散、六和汤。胸腹绞痛,上不得吐,下不得泻,名干霍乱,脉沉伏,急以烧盐汤探吐,再服藿香正气散。火郁痛,时作时止,热手按而不减,脉洪疾,清中汤,或二陈汤加栀、苍、连、芍、郁金。热厥痛,时作时止,金铃子散。七情气郁,攻冲作痛,三因七气汤、五磨饮。理气不应,脉芤涩,痛如芒刺,为血郁,手拈散。血虚腹痛,饥劳必甚,芍药甘草汤加桂、枣、当归。气血虚寒,腹痛脉微,按之温之必稍缓,大营煎、理阴煎。当脐疞痛,审系肝脾络血瘀结,失笑散加归须、桃仁、韭汁。若肾虚任脉为病,六味丸加龟板。凡痛久必入血络,非香燥可劫,治宜宣络。旋覆花汤加归须、桃仁、生鹿角。死血痛,由血络阻痹,桃仁承气汤加苏木、红花。积聚痛,由宿有癥瘕,木香槟榔丸去大黄、牵牛,加郁金。有热,阿魏丸,跌伤痛,由血瘀胁腹,复元活血汤。酒积痛,由湿热阻滞,曲蘖丸。小腹满痛,由经闭血滞,玉烛散去硝黄,加延胡索、香附。思伤脾气,疞结悸痛,归脾汤去白术。怒伤肝火,疞结刺痛,柴胡疏肝散,或左金丸。虫痛时作时止,有块梗起,口吐清水,唇有红点,脉乍大乍小,理中安蛔散、乌梅丸加减。疝气痛,必引睾丸,香橘散、立效散。肠痈痛,身皮甲错,小便如淋,腹皮急,按之濡右左,足屈者大小,肠痈,牡丹皮饮、十味排脓散。中恶腹痛,霍乱吐利,苏合香丸。大抵腹痛,寒淫为多,热淫为少,以阴寒尤易阻塞阳气也。腹痛气滞者多,血滞者少,理气滞不宜动血,理血滞则必兼行气也。古谓痛则不通,通则不痛,故治痛大法,不外温散辛通,而其要则初用通腑,久必通络,尤宜审虚实而施治者矣。"

《杂病广要·身体类·腹痛》:"腹痛极多端,有冷痛、热痛、积痛、虫痛、血刺、容忤,当随证以治

之。诊其关尺脉弦迟,按之便痛,重按不甚痛者,为冷痛,可服良姜散(用良姜、甘草、丁子、人参、胡椒、荜茇)、小建中汤。如其脉微而涩,肠鸣泄利而痛者,当于和气饮中,加炒吴茱萸,仍下桂香丸(用附、茯、肉蔻、丁、木、桂、姜)。诊其关尺脉微紧,发热,小便赤而痛者,为热痛,可服小柴胡汤,去黄芩,加白芍药。如其脉洪而实,大便不通而痛甚者,当以大承气汤下之而愈。若中虚气弱,饮食停积,重按愈痛而紧者,此为积痛,其脉必弦紧而滑,救生丹(用丁、木、桂、姜、巴豆、甘草)、枳壳散(用枳壳、莪、棱、桂、姜等)主之。或渴欲引饮,胸中痞塞,大便秘结,脉沉短而实者,宜服保安丸(用巴豆、黄连、青皮、莪术、干姜)。若往来行痛,腹中烦热,口吐清水,脉紧实而滑者;蛔动也,宜服集效丸(见蛔虫)。妇人心腹疼痛,脉沉而结者,此血刺也,牡丹丸(用川乌、牡丹、桃仁、桂心),《良方》断弓弦散(即失笑散)主之。若心腹卒然而痛,其脉滑或长短小大不齐者,此为容忤,可服苏合香丸、备急丸。(《续易简》)

有人患腹痛,其状不一,有风痛,有热痛,有冷痛,有冷积痛,有气积痛,有虫痛,有妇人经脉行而先腹痛,有少儿疮疹出而先腹痛者。满腹虚胀,服暖药无效者,此风痛也,宜服官《局》胃风汤、火锹草丸,如附子、乌头之类。大便秘结,小便赤而喜冷饮食者,此热痛也,后生宜四顺饮,老人宜服大麻仁丸,皆《局方》。有块起而腹痛者,皆积也。冷积则面无色瘦瘁,脉沉伏,宜于暖药中用巴豆,如官《局》积气丸之类。气积多噫气,宜服嘉禾散、调气散、五膈宽中散,如茴香、丁香、木香、沉香之类。食积则多噫酸,口出清水,恶心,宜服京三棱、蓬莪术、干漆之类,亦须兼巴豆。至于腹中有块起,急以手按之便不见,五更心嘈,牙关拆硬,恶心而清水出及梦中啮齿者,此谓之虫痛,宜服官《局》化虫丸,如使君子之类。又有室女妇人月经行,先腹痛,此特与诸痛不同,只可服四物汤。小儿身热足冷,耳及尻骨冷,及眼涩者,皆疮疹候,必先腹痛,盖疹子先自肠胃中出,然后发于外,宜服葛根升麻汤及绵煎散之类。(《医说》引《医余》)

小腹痛有实,有虚,有寒,有死血,有溺道不利。实者按之愈痛,宜青皮、香附以行其气。虚者常欲手按,宜温补之。寒者,宜肉桂、吴茱、川楝肉之类。死血者,小便反利,兼以胀急,用桃仁、红

花、归尾、赤芍、生地黄、青皮、香附。小便不利者，五苓散加木通。(《统旨》)

寒证体虚者，五积散，生姜三片煨，葱白二根，木瓜二片，盐炒茱萸七粒同煎。热证，四顺清凉饮。治腹痛，大便秘，小便赤，喜饮冷，以手按之转甚，不可近，病者或两手热，痛处亦热，或用大柴胡汤。(《得效》)

凡心腹诸痛，宜辨其内之胀与不胀，便之闭与不闭，脉之有力与无力，口中热、口中和，痛之久暂，以辨寒热邪正虚实。如痛而胀且闭者，厚朴三物汤攻里；兼发热者，厚朴七物汤兼表里治之。腹痛连胁痛，脉弦紧，恶寒甚，大便秘者，大黄附子汤主之。若但胀而便不秘者，是实中之虚，宜厚朴半夏人参生姜甘草汤。腹痛甚而不可触近，呕吐者，大建中汤主之。雷鸣切痛，呕吐者，附子粳米汤主之。腹痛下利而厥者，通脉四逆汤主之。腹痛吐泻者，理中汤主之。若绕脐疼痛名寒疝，腹中疗痛者，当归生姜羊肉汤主之。皆起死回生之法。(《妙用》)

腹痛，因于寒，忌苦寒、下利，宜温中、辛散。因于热火，在小腹则绞痛，忌辛热、香燥、补敛，宜甘苦寒。诸痛属实，忌补气，大热，宜破散、疏利、苦寒。诸痛属虚，忌破气、破血、下利、发散，宜补气血、甘温、酸敛。(《本草经疏》)

治不可轻和养。俗谓脾家疼痛，出于胃虚，大率用养脾之剂，而不知受病各有自来。苟不能推究其原，则和养等剂，掩护邪气，非徒无益，而又害之。况夫风冷入脾，尤念虑之所不到，至有荏苒岁月而不可揣度者。有一田夫，醉饱之余，露星取快，一枕天明，自此脾疼攻刺，百药罔功，淹淹数载。后遇至人授以《和剂》抽刀散。温酒调下，数服顿愈。则知风露之根入胃，良姜、菖蒲，为能散其邪，巴、猫借气，为能伐其根，观此可以通一毕万矣。然而痛不复作，养脾之剂独不可继是调理之乎。疗病如濯衣，必去其垢污，而后可以加装饰，医言意也，请借是以为喻。(《直指》)

凡言通则不痛、痛则不通之说甚是。夫痛随利止之说，不特通大便曰利；而食滞于胃，消之则效；痰涎壅结者，导之越之则苏；挟外感阴阳不交通者，疏解之；血瘀结者导滑之；二便闭涩者通之润之，是皆痛随利止之义也。气得中和，曰正气而不疼，若偏即曰邪气，闭而作痛矣。凡治积聚气痛者，慎勿辄泥以诸痛忌用参、术之说为戒，是虚而脾疼者受害多矣。(《会元》)

《灵枢》云：病痛者，阴也。又云：无形而痛者，阴之类也，其阳完而阴伤之也，急治其阳，无攻其阴矣。阳者气也，是痛病当先治气。顾气有虚有实，实者邪气实，虚者正气虚。邪实者以手按之而痛，痛则宜通；正虚者以手按之则止，止则宜补。丹溪云诸痛不宜补气，夫实者固不宜补，岂有虚者而亦不宜补乎。故凡痛而胀闭者多实，不胀不闭者多虚。痛而喜寒者多实热，喜热者多虚寒。饱而甚者多实，饥则甚者多虚。脉实气粗者多实，脉虚气小者多虚。新病壮年者多实，久病年衰者多虚。补而不效者多实([按]此二句原无，据《必读》补)，愈攻愈剧者多虚。痛在经者脉弦大，痛在脏者脉沉微。兼脉症以参之，而虚实自辨。是以治表虚痛者，阳不足也，非温经不可；里虚痛者，阴不足也，非养营不可。上虚而痛者，心脾受伤也，非补中不可；下虚而痛者，脱泄亡阴也，非速救脾肾、温补命门不可。凡属诸痛之虚者，不可以不补也。有曰通则不痛，又曰痛随利减，人皆以为不易之法，不知此为治实痛者言也。故王海藏解痛利二字，不可以利为下，宜作通字训([按]此出《续医说》，以为海藏者误矣。《类经》引王荆公亦误)，此说甚善。明哲如丹溪，徒曰诸痛不可补气，则失矣。(《质疑录》)

治有宜补，或曰：诸痛与瘦黑人及阴虚火动，参、芪在所当禁，今用之顾效谓何？曰：药无常性，以血药引之则从血，以气药引之则从气，佐之以热则热，佐之以寒则寒，在人善用之耳。况人参不特补气，亦能补血，故曰气血弱，当从长沙而用人参是也。所谓诸痛禁用参、芪者，以暴病形实者言耳。若年高气血衰弱，不用补法，气何由行，痛何由止，《经》曰壮者气行则愈是也。(《类案》)[按]此本出《石山居士传》。

虚痛虽有气血寒热之分，然皆主于气郁滞，气不滞则痛无由生。气虚则气行迟，迟则郁滞而痛，血虚则气行疾，疾则前气未行而后气又至，亦令郁滞而痛。故气虚补气，血虚补血，俾阴中有阳，阳中有阴，及其漏下二刻，一周循环之常，痛自愈也。(《医津一筏》)"

《医学从众录·卷三·腹中上下诸痛》："腹中上下诸痛，寒热虚实，皆能致之。温清消补及发表攻里诸法,皆所以止痛,故止痛无定方也。今因《医学真传》部位分析清楚,亦是认证之捷径,故全录之。噫!《金匮》诸法,何等精详,十载研穷,致讯迂阔。今亦穷而知返也。然古圣贤章程,终不敢废,编中所录,虽曰从时,亦从纯而不从拜乎上之道也。"

《医法圆通·卷一·各症辨认阴阳用药法眼·脐痛》:"若脐上独痛,是脾胃之气有所滞也(因寒、因热、因食、因抑郁又宜知)。审是饱闷吞酸,便知饮食停而气滞也。急以消食行滞之品施之,如平胃散加香附、麦芽、枳壳之类治之。审是喜热饮,揉按而痛即减者,知是脾胃之阳不足,不能化其阴寒之邪也。法宜温中,如理中汤、香砂六君、甘草干姜汤加香附、安桂、丁香之类。审是不喜热饮摩按,得热而反剧者,知是脾胃有郁热而气滞也,即以开郁行滞之法治之,如厚朴七物汤,麦芽、炒栀、香附之类是也。亦有太阳之邪未解,误下而邪陷于脾,以致脐上痛者,其人必先有发热恶寒、头项强痛之候,因下后方见此痛者,便以桂枝大黄汤治之。

若脐下独痛,是厥阴之气不宣也。审是烦满囊缩,脐下病痛者,厥阴之阴寒太甚也。法宜回阳祛阴,如吴萸四逆汤、白通汤之类是也。审是厥阴热邪伏而不宣,又或上攻为喉痹,下攻便脓血,热深厥深,口臭气粗之类。法宜扶阴,如鸡子黄连汤之类。([眉批]知非氏曰:三阴之病,本从肚脐而分,然病在脐上,有太阳、阳明之不同,一腑一脏之悬绝。故钦安以饱闷吞酸,定阳明腑病,而用行消之法;若稍上,又是太阳地,而有风寒之判,皆有痛证,且有气血之区别。学者平时若不详细讲究,临证必多疑似,处方不无模棱,断难万举万当。熟玩此按,悉心讨论,自得真诠)

近来市习,一见脐痛,不按界限,一味调气行血,每以木香、小茴、当归、白芍、川芎、枳壳、沉香之类,故有效与不效,诚不若辨明上下阴阳,治之为当也。"

《医学摘粹·杂证要法·里证类·心腹痛》:"心腹疼痛者……如痛在少腹,寒多者以姜苓桂枝汤主之。如因食积而疼,宜温下者,以大黄附子汤主之,或以厚朴七物汤主之。如因水积而疼者,以五苓汤主之,或以十枣汤主之。如因血积而疼者,以桂枝茯苓丸主之,或以下瘀血汤主之。如因痰

积而疼者,以姜苓半夏汤主之。如因虫积而疼者,以乌梅丸主之。如无宿物,专属寒湿者,以大建中汤附子粳米汤主之。"

《诊余举隅录·卷上·少腹痛火证》:"少腹正中,为任冲分野,厥傍,为厥阴肝经分野,其痛满有三,曰燥结,曰热结,曰血结,皆为内有留着,非虚气也。甲午,都中有胡某,少腹气痛,上冲两胁,日夕呻吟,甚且叫号,并见面赤汗淋,溺少便结等症,来延余诊。切其脉,痛极而伏,按之许久,指下隐隐见细数而浮之象。审是阴不济阳,阳气炽张,横逆无制所致,法当微通下窍,使浊阳不上干,诸症斯已。用清润汤加羚羊角,一剂,二便通,痛遽平。后承是方加减而愈。时有自命为知医者,进而问曰:热则流通,通则不痛,凡治腹痛,总以温痛为宜,今用清利,其偶然乎? 答曰:固哉,予之论治病也。夫热则流通一证,是与寒则凝滞对待而言;通则不痛一语,是统言寒热虚实,通字当作和字解,犹言和则不痛也。今子牵合言之,是诬书之通者而不通矣,其能令病之不通者而通乎。且温通与清利,治法何常之有。子谓治腹痛总以温通为宜,此等识见,真如井底蛙。蛙日处井中,因以为天极小,只有寒气与湿气,殊不知井以外,风火燥暑四气,较寒湿而倍之。并寒湿二气,久之亦从火化乎。况乎五志之火,六欲之火,七情之火,人固无在不与火为缘乎。惟寒邪初中,寒食留结,或房劳致损,或力役致伤,与夫病久误治致虚,则不得用清利之剂,又当温而通之,更温而补之。总之病无定情,治无定法,可温则温,可清则清,可通则通,可补则补,随症论治而已。若执一见以治病,其不误人者几希。"

《先哲医话·卷上·和田东郭》:"久腹痛者,徒禁厚粱而不减饮食,则虽方证相对,更无效。"

二、寒热虚实缓急论治

寒热虚实是腹痛的病理性质,四者又可互相错杂,互相转换,医者须辨清寒热虚实,处方用药才可有的放矢。病者又有缓急之不同,急着治其标,缓者治其本,此其常也,或标本兼顾,亦当临证权衡。

1. 寒热论治

《普济方·卷三百八十四·婴孩诸热疳肿门·诸热》:"身热肚疼者,四顺饮送妙丸子。凉肚

疼者,消食药、紫丸子令微利,后益黄散。"

《古今医鉴·卷之十·腹痛》:"凡腹中痛甚,饮凉水一盏,其痛稍可者,属热痛,当用凉药清之;清之不已,而或绕脐硬痛,大便闭实烦渴,用凉药下之,利气丸之类。若饮水愈加作痛,属寒痛,用温药和之;和之不已,而或四肢厥冷,腹痛呕吐泻痢,急服热药救之,附子理中汤之类,须详脉力有无。"

《伤寒论纲目·卷十三·太阴经症·腹满腹痛》:"腹痛有二症,有热痛,有冷痛。尺脉弦,肠鸣泄利而痛者,冷痛也,小建中汤,不瘥者,小柴胡汤。阴症腹痛,即四逆散、四逆加芍药汤。腹痛小便不利者,真武汤。关脉实,腹满大便秘,按之而痛者,热痛也,桂枝加大黄黄连汤、大承气汤。"

2. 补虚泻实论治

《丹溪心法·卷四·腹痛七十二》:"初得时,元气未虚,必推荡之,此通因通用之法。久必难。壮实与初病,宜下;虚弱衰与久病,宜升之消之。"

《周慎斋遗书·卷三·二十六字元机·验》:"腹痛按知虚与实……按腹之法,所以验虚实也。按之不痛者虚也,诊其脉果不足,身虽发热,理宜温补;按之痛者实也,脉果有力,宜急下之,方愈。"

《古今名医汇粹·卷六·病能集四·心胸胃脘腹痛诸证》:"凡治心腹痛症,已经攻击荡涤,愈而复作,或再三用之,愈作愈甚,脉反浮弦虚大,为中虚之候。速当酌其虚实,或专补正气,或兼治邪气。若用补无碍,不可妄乱杂投,使脾胃强,则痛自愈矣。"

《证治汇补·卷之六·腹胁门·腹痛》:"表虚痛者,阳不足也,非温经不可。里虚痛者,阴不足也,非养荣不可。上虚痛者,脾胃伤也,非调补中州不可。下虚痛者,肝肾败也,非温补命门不可。临症之顷,最宜审谛。"

3. 缓急标本论治

《医学正传·卷之四·腹痛》:"其有血虚瘦弱之人,津液枯涸,传送失常,郁火燥热煎成结粪,滞于大小肠之间,阻气不运而作者,宜以枳实导滞丸、备急大黄丸之类,先通其滞、止其痛,然后用四物等生血润燥之剂以治其本。"

《医学原理·卷之七·肚腹门·治腹痛方》:"中气亏败,脾胃虚寒而作腹痛。法当补中益气为主,温胃散寒,行滞渗湿为标。""黄连汤,治中气亏败,阴寒外乘,郁热内激,腹痛呕逆。法当补中气为主,故用人参、甘草、大枣以补中气为本;干姜、桂枝等以散外寒,黄连清郁热为标;兼佐以半夏降逆气以止呕逆。"

《明医杂著·卷之一·医论·心腹疼痛》:"凡治心腹疼痛,但是新病,须问曾何饮食?因何伤感?有无积滞?便与和中消导之药。若日数已多,曾多服过辛温燥热之药,呕吐不纳,胸膈饱闷,口舌干燥,大小便涩,虽则内有郁热,或原有旧病,因感而发,绵延日久,见证如前者,俱用开郁行气、降火润燥之药,如川芎、香附、炒山栀、黄连、姜汁之类,甚者再加芒硝。但治心腹久痛,须于温散药内加苦寒咸寒之药,温治其标,寒治其本也。"

《古今医统大全·卷之九十四·本草集要(上)·七方》:"急方之说有五:有急病急攻之急方,如心腹暴痛,两阴溲便闭塞不通,借备急丹以攻之。此药用不宜长,盖病不容俟也。"

《脉症治方·卷之二·湿门·诸痛》:"初起必推荡之,虚与久病,宜升宜消。"

《景岳全书·卷之三十五天集·杂证谟·诸虫》:"治虫之剂,凡虫势骤急,上攻心腹作痛者,宜扫虫煎先治其标。"

《石室秘录·卷二·急治法》:"急治者,不可须臾缓也……如直中阴寒,手足厥冷,小腹冷痛,而欲死者是也。"

《医会元要·奇经八脉主病及药·带脉主病》:"带之为病,《经》曰:腹满,腰溶溶如坐水中,女人少腹痛,里急瘕疝,月事不调,赤白带下,血崩久而成枯者宜涩,血闭久而成竭者宜破之。"

《医家心法·小儿痘疮》:"肚痛一证,最恶候也。未见点而痛,葛根汤加麻黄亦可。有痛而身弯不能立者,肾败矣,不治。见点肚痛,亦须发之,痘色不变者可治。起顶发浆时而痛是虚,五味异功散加白芍。"

《脉义简摩·卷八·儿科诊略·小儿五脏证治》:"当视标本之缓急而治之。先见病为本,缓;后见病为标,急。如二便不通,吐泻不止,咽喉肿痛,饮食不入,或心腹厥痛之类,虽得得之,当先治之。故曰急则治其标也。如无急证,只从先得之病治之,以后病之药,随其证而加佐之,所谓缓则治其本也。五脏相乘证治。"

《治痢捷要新书·张氏医案跋·治痢捷要新

书·肠痛》："李士材曰：肠痛者，必以白芍、甘草为君，当归、白术为佐，恶寒加姜、桂，恶热加黄柏。[愚按]初痢肠痛者，照腹痛法辨虚实以治之；若久痢肠育者，或服利气药其痛愈甚者，必系切近脂膏，须和气补血暖肠胃。"

三、病程分阶段论治

腹痛有标本虚实之不同，其病或为不通，或为不荣，不荣亦可导致不通，寒凝、火郁、食积、气滞、瘀血等为腹痛的病理因素，故腹痛当先以"通"法祛其邪，后以和法调其中。

《敖氏伤寒金镜录·结语》："霉酱色者，是黄赤兼黑之状，乃脏腑本热而夹有宿食也。凡内热久郁，实热蒸胃，宿食困脾，伤寒传阴，中暑烦躁，腹痛泻利或秘结，大热大渴等症皆有之。治宜十全苦寒救补汤连服之。如全舌霉色，中有黄苔，是实热郁积之症，宜大承气汤连服之。如舌中霉色浮厚，刮之不净，或刮后顷刻复生者，此宿食在中郁久化热也，先用大承气汤，次用三黄白虎汤，循环急服之。"

《玉机微义·卷五十·小儿门·论腹痛所因》："钱氏曰：积痛，口中气温，面黄白，目无精光，或白睛多及多睡畏食，或大便酸臭者，当磨积，宜消积丸，甚者当白饼子下之，后和胃。"

《景岳全书·卷之十五性集·杂证谟·论诸寒证治》："其有寒中三阴而寒滞不散，因致胀满痛甚者，宜暂用排气饮，或韩氏温中汤，先散其滞，然后调补之。"

《伤寒兼证析义·心腹诸痛兼伤寒论》："问：凡宿有心腹诸痛，因外感之邪触动而发。若欲先治表症，里痛势难刻缓；若欲兼治其痛，又恐有碍于表，历考方论中，素无成法，可师幸显示至理，以补昔贤之未逮。曰：诸痛皆有表里气血虚实寒热之分。其痛在肌表者，中间不无里症，如胃脘留饮之臂痛，肾虚足不任地之脚心痛，肾衰风袭之下体痿弱，骨节疼痛，岂非痛出外而病根于里者乎？然病虽从内而发，其实痛在经络，所以治表之药，总无妨于本病，但不可不顾虑血气以虚其虚，痛必转剧也。其胸胁肩背诸痛，症虽不一，以大纲论之，悉为阳分之疾，纵有伤寒表症，而痛楚不堪者，不妨兼治其痛，并无引邪入犯三阴之虞，即使阴邪上逆，不过先温其里。若肾心痛之与背相控，如从后触其心者，仍无碍于里症也。观仲景太阳例中，伤寒医下之，续得下利清谷不止，身疼痛，急当救里，后身疼痛，清便自调者，急当救表；内有虚寒者，必当先温其里而后解表，乃正治也。至于腰脐少腹诸痛，虽皆阴分之患，然既有表症则当从表治之，如腰痛而兼外感，亦须桂枝汤以分解太阳之邪，则里气亦得疏通，而痛必少缓，寒者则加附子以温之。腹痛用小建中为土中伐木之圣药，血虚而气散者尤宜，有寒则加干姜，寒甚则加附子。虚寒则用桂枝人参汤，寒极而呕，《金匮》大建中汤。少腹痛，用当归四逆汤，寒加吴茱萸最妙，此皆兼理外内之良法也。大抵有宿病之人，不得用峻汗峻攻之法，必参其人之形气盛衰，客邪微甚，本病之新久虚实，向来之宜寒、宜热、宜补、宜泻、宜燥、宜润、宜降、宜升，或近日服过何药之相安不相安，其间或挟痰，或挟血，或挟火，或挟气，或挟水，或挟积，务在审症详明，投剂果决，自然随手克应矣。故凡智者用方，法法不离古人，而实未尝执古人之成法也。"

《四诊抉微·卷之三·儿科望诊·辨虎口纹十三形》："长珠形，其点圆长，主脾伤饮食积滞，肚腹作痛，寒热不食。先用大安丸，消其积滞；次以异功散，健其脾气。（以上风关）"

《类证治裁·卷之三·脾胃论治》："治食伤，伤食恶食，腹痛作饱，当分消胃土，用生益智、草果、广皮、茯苓、鸡内金、炒楂肉、神曲、煨姜。病后调理脾元，参苓白术散，或六君子汤。其分治合治，于病情尤为允惬者矣。"

《杂病广要·身体类·腹痛》："肾虚不能行水，加之酒面无度，醉后辄睡，酒与水交聚于腹中，而面毒复缠滞其气，是以水渗于肚皮而作痛矣。治法钱氏宣风散（用槟榔、陈皮、甘草、牵牛）用蜜水煎，咽下神宝丸。俟其大便通利，然后以青木香丸（用木香、毕澄茄、补骨脂、槟榔、牵牛）一分，安肾丸（用川乌等十二味）倍之，用二陈汤入少盐，并生姜同煎，空心咽下，脾肾气复，自然向安。（《直指》）"

《验方新编·卷十九·急救门·救脱阳危症》："凡大吐大泻之后，四肢厥冷，小肠痛久，肾缩冷汗等症。先用葱白捣烂，炒热熨脐，再以葱白三条捣烂，热酒冲调灌之，立苏。"

四、腹痛分部论治

腹痛部位在腹部,范围较广,现规定腹痛在"胃脘以下,耻骨毛及以上"部位,然而古人所认为的腹痛可以涵盖全腹,不同部位的疼痛,病位常不同,故可根据疼痛部位的不同进行辨治。

《脉因证治·卷二·心腹痛》:"盖痛当分其部分,从其高下而治之。"

《丹溪治法心要·卷四·腹痛》:"亦有脏寒有水而鸣者,宜分三阴部分而治,中脘太阴,脐腹少阴,小腹厥阴。"

《丹溪手镜·卷之中·腹痛》:"因寒客之则阻不行,有热内生郁而不散,有死血,有食积,有湿痰结滞,妨碍升降,故痛当分部分治。"

《玉机微义·卷三十二·腹痛门·论伤寒腹痛》:"腹痛有部分,脏位有高下,治之者宜分之。"

《周慎斋遗书·卷九·腹痛》:"中焦痛,食积者,多用二陈加消导之药;不愈,必系寒痛,用姜、桂温之,或理中去术,加吴萸。左右痛,大半是风。下焦痛,纯寒无热,除姜、桂,必无治法也。"

《简明医彀·卷之二·中寒》:"手足厥冷,脐腹绞痛……当分三阴治之。中脘痛属太阴,理中汤;脐腹痛属少阴,五积散;小腹痛属厥阴,四逆汤(倍附子,加吴萸)治之。"

《杂病源流犀烛·卷四·脾病源流》:"心腹痛(虚寒,人参、芍药;实热,大黄、黄芩);脐腹痛(白术);少腹痛(男,四物汤加阿胶、茯苓;寒,小茴、延胡索。女,四物汤加延胡、川楝子;热,大黄、黄芩)。"

《医学刍言·心腹痛》:"脘下痛,中脘之下,时痛时止,乃中虚而胃气不和。若已服破气消伐之药,便宜温补。但以手按之,痛稍止者,此中虚有寒之验也。宜香砂六君子汤加干姜,或合入黄芪建中汤……

大腹痛,大腹者,乃太阴脾土也。如痛在内而缓,中土虚寒也,宜理中汤倍人参;若痛兼内外而急,脾络不通也。理中汤倍干姜,不应加肉桂。

脐旁痛,脐旁左右痛者,乃冲脉病也,当用血分之药,若用气药无益也。宜当归四逆汤加吴茱萸、生姜。又四物汤去地黄,加肉桂、黄芪、生姜、甘草、红花。

脐中痛,脐中痛不可忍,喜按者,肾气虚寒也。宜通脉四逆汤加白芍;若脉沉实,口渴、腹满、便秘,是有燥矢,宜承气下之。

脐下痛,脐下寒痛乃肾阳虚而阴寒凝结,宜真武汤,或桂枝茯苓汤。又有火痛者,必小便不利,或小便点滴胀痛,宜五苓散送下通关丸;大便不通者,宜下之。

少腹痛,少腹两旁属厥阴肝部,实者宜香苏饮加归、芍、柴胡、橘叶;虚者宜乌梅丸法。"

五、伤寒六经论治

张仲景在《伤寒论》中散落有大量腹痛的辨治,虽分散,但古人多有总结,其理其方在临床腹痛辨治中实用且多用,如《伤寒指掌·腹痛》云"邪气入里,与正气相搏,则腹痛。故太阳无腹痛,少阳有胁痛而无腹痛,阳明里症有腹痛,三阴俱有腹痛"。

《类证活人书·卷第十一》:"本太阳病,医反下之,因尔腹满时痛。是有表,复有里,仲景所以用桂枝加芍药汤主之;痛甚者,加大黄(桂枝加芍药,即是小建中也。太阴脉弱自利,设当行大黄、芍药者宜减之,其人胃虚,阳气易动故也。下利者,先煎芍药十余沸)。《难经》云:痛为实,大抵痛宜下(仲景云:发汗不解,腹满痛者急下之,宜大承气汤。又曰:腹中满痛,此为实,当下之,属大柴胡汤)。腹痛有二证,有热痛,有冷痛。尺脉弦,肠鸣泄利而痛者,冷痛也,小建中汤主之。仲景云:阳脉涩,阴脉弦,法当腹中急痛。先与小建中汤,不瘥者,与小柴胡汤(小柴胡去黄芩加芍药)。阴证腹痛,即四逆散、通脉四逆加芍药汤。腹痛小便不利者,真武汤。关脉实,腹满大便秘,按之而痛者,实痛也,桂枝加大黄汤、黄连汤、大承气汤主之。"

《太平惠民和剂局方·指南总论·卷中·论中风证候》:"论伤寒腹痛。伤寒有热腹痛者,三四日大便不通,绕脐腹痛,或发热不恶寒,或渴者,此乃胃中有燥粪,故发痛也。切不可用热药,且如正气散、理中汤及诸推积性热药,皆不可用,误人性命。只可与小柴胡汤加芍药少许同煎,一二服如未效,可至三四服,取大便通为度。伤寒腹痛有寒证,因服冷药过多,大便自利,腹中痛,手足冷者,可与理中丸,甚者与附子理中丸、理中汤,未效,用姜附汤多加甘草煎,用诸热药即止。气虚及老人伤寒后腹痛,大便如常,无热,只是腹痛者,与黄芪建中汤,多服取效。"

《玉机微义·卷三十二·腹痛治法·疏下之剂》:"仲景桂枝加大黄汤,治腹满时痛,烦躁。桂枝,生姜(各三钱),芍药(六钱),大黄(一钱),甘草(二钱),大枣(二枚),上,咬咀,水煎。大陷胸汤,治潮热烦渴,从心下至少腹硬满而痛不可近。大黄(六钱),芒硝(一合),甘遂(一分),上,先煮大黄,去滓,纳硝,再煮,后下甘遂末,温服。按以上太阳例药也。大承气汤,治关脉实,腹满,大便秘,按之痛或绕脐痛。大黄,厚朴,枳实,芒硝,上,咬咀,水煎。按此阳明例药也。"

《玉机微义·卷三十二·腹痛治法·和解之剂》:"黄连汤,治胸中有热,胃中有邪气,腹中痛,欲呕吐者,用此升降阴阳:黄连、甘草(炙)、干姜、桂枝各三钱,人参二钱,半夏半合,上,咬咀,水煎,入大枣二枚。芍药甘草汤,白芍药,甘草(炙),上,等分,咬咀,水煎,入生姜。《元戎》云:腹痛脉弦伤气用本药,脉洪伤金加黄芩,脉缓伤水加桂枝,脉涩伤血加当归,脉迟伤火加干姜。[按]以上并太阳例药也。加减小柴胡汤,治寒热脉弦,腹中痛,本方去黄芩,加芍药。四逆散,治寒邪变热传里,小便不利,腹中痛,或泄利:甘草(炙),枳实(炒),柴胡,芍药,上,等分,每半两水煎。黄芩芍药汤,治腹痛脉洪:黄芩、白芍、甘草,上,咬咀,水煎,加生姜。[按]以上并少阳例药也。"

《伤寒治例·腹痛》:"建中:阳脉涩,阴脉弦,并泄利,建中汤、桂枝芍药汤、小建中薛汝明名芍药汤。和血:厥阴证,小腹痛,当归四逆汤。下:关脉实,大便秘硬,腹满为实,绕脐腹痛,烦躁,发作有时,有燥屎也,大小承气。腹满时痛,桂枝加大黄。温中:兼泄利下重,脉沉微,四逆汤。兼小便不利,真武汤,随证选用。逐热:胸中有热,胃中有邪气,腹中痛,欲呕吐者,黄连汤。外接法:《略例》云:熨,用灰包熨之。灸:庞氏云:合灸不灸,令病人冷结,久而弥困,气冲心而死。刺括:欲吐利而烦躁者,多有痧毒,世俗以刺括委中穴。"

《普济方·卷一百四十·伤寒门·治伤寒心腹胀痛》:"邪在里,阳邪入里,与正气搏,则为腹痛。所以痛者,有异焉。脉实腹痛,满大秘者,实痛也。脉虚肠鸣而大便泄者,虚痛也。阴阳异证,用药不同。大抵痛为邪气实,法当疏利。阴受病

则令泄,用养正丹辈,温而利之。少阴腹痛四逆,或咳或悸,或小便不利,或泄利下重,四逆散。下利清谷,脉微欲绝,通脉四逆汤。腹痛,小便不利,用真武汤。误下太阳,因而腹满时痛,是有表复有里,用桂枝芍药汤,痛甚桂枝加大黄汤。实痛者,关脉实,烦躁,腹满,大便秘结,桂枝加大黄汤、小承气汤。胸中热,胃中有邪气腹痛,欲呕吐,则用黄连汤。虚痛者,寸脉涩,尺脉闭肠鸣泄利,先与小建中汤,不瘥,小柴胡去黄芩、加芍药易之,间用建中汤加远志。腹中冷痛,四肢厥逆,用姜附汤。腹胀者,阴阳不和也,桔梗半夏汤最良。"

《伤寒六书·伤寒家秘的本卷之二·腹痛》:"腹痛者,缘邪气与正气相搏,则为腹痛。如阳邪传里而痛者,其痛不常,当以辛温之剂和之,小建中汤。阴寒在内而腹痛者,则痛无休时,尝欲作利也,以热剂温之,附子理中汤。有燥屎宿食而痛者,则烦而不大便,腹满而硬痛也,大承气下之。少阴下利清谷,脉欲绝,腹痛者,通脉四逆汤;兼小便不利者,真武汤。实痛而关脉实者,桂枝大黄汤。《经》云诸痛为实,则痛随利减之法也。"

《伤寒证治准绳·卷四·太阴病·腹痛》:"邪气入里,与正气搏则为腹痛,所以痛者有异焉,腹痛属里,正太阳经腹不痛,少阳有胸胁痛而无腹痛。若有阳明腹满急而痛,此为里实,宜下之,大柴胡汤、小承气汤。三阴,下利清谷而又腹痛者,里寒故也,此总论太阳经阳中之阴,四逆汤、附子理中汤。阳气传太阴经腹满而痛,其证有二,有实痛,有虚痛,肠鸣泄利而痛者虚痛也,此独论太阴经阴中之阳,小建中汤,即桂枝加芍药汤,但桂有厚薄,不瘥则小柴胡汤去芩加芍药;如数腹满大便秘按之痛者实痛也,桂枝加大黄一钱,此之虚痛、实痛乃是以阳邪渐消为虚,阳气正大为实。"

《医宗必读·卷之五·伤寒·腹痛》:"阳邪痛者,其痛不常,按而痛甚为实。阴寒痛者,痛无休歇,按而痛减为虚。右关脉实,腹痛便闭,承气汤。下之早因而腹痛,小建中汤。阳脉涩,阴脉弦,腹痛泄利,建中汤或桂枝芍药汤。少阴厥逆,或利而咳,四逆加五味子干姜汤。厥阴小腹痛,当归四逆汤。"

《伤寒大白·卷三·腹痛》:"邪陷太阴腹痛,桂枝、大黄汤。太阳秘结腹痛,承气汤。挟热下利腹痛,三黄枳壳汤。腹痛表症未解,大柴胡汤。今

以蓄血腹痛,用此方(桃仁承气汤)。"

"阳症腹痛,当用清热;阴症腹痛,则用此方(理中汤)。"

"中气虚而腹痛,用理中汤;真阳不足而腹痛,用四逆汤。肝脾血分虚寒,故以戊己汤加桂枝。"

"阳症腹痛,当用清热;阴症腹痛,则用温经。今本是阳症,因过服寒凉,以致腹痛,故用辛散疏利。"

"阴症腹痛厥冷,用四逆汤;阳症腹痛厥冷,用凉膈散。今以阴经阳症腹痛厥冷,不可骤用寒凉,故先疏通肝胆血脉,调和胃家中气,四肢温暖,然后清热(四逆散)。"

《医学心悟·卷二·太阴经证》:"太阴经病,自古混同立言,故方药多错乱,今细按之,有三法焉。夫太阴有传经之邪,有直中之邪,有误下内陷之邪,不可不辨也。如《经》所谓腹满嗌干者,此传经之阳邪也,法当用小柴胡去人参,加芍药以和之,不已,则下之。《经》又谓腹满而吐,食不下,自利益甚,时腹自痛者,此直中之寒邪也,法当理中汤以温之。又谓太阳证,医反下之,因尔腹满时痛者,此误下内陷之邪也,法当用桂枝加芍药,大实痛者,桂枝加大黄汤。以是知传经之邪,宜用大、小柴胡辈;直中之邪,宜理中;误下内陷之邪,宜用桂枝汤加减法。今先举传入太阴者言之,其见症也。腹满痛,嗌干,脉沉实,大柴胡汤主之。若自利,去大黄,加黄连以清之。"

《叶氏医效秘传·卷一·伤寒治例》:"凡伤寒腹痛,亦有热症,不可概用温暖药,当参脉症治之。"

《杂病广要·外因类·中寒》:"中寒者,寒邪直中三阴也。盖中寒比伤寒尤甚,若不急治,死在旦夕也。如寒中太阴者,则中脘疼痛也,宜理中汤或藿香正气加味理中汤主之。寒甚脉沉细足冷者,必加附子,名曰附子理中汤。若寒中少阴,则脐腹疼痛,宜五积散加吴茱萸主之。寒甚脉沉足冷者,宜四逆汤加吴茱萸主之。若寒中厥阴,则小腹至阴疼痛,宜当归四逆汤加吴茱萸,甚者必用附子倍之。如冷极唇青厥逆无脉囊缩者,仍用葱熨法,或吴茱萸炒熨法,并艾灸脐中并气海、关元二三十壮最佳。取脉渐渐而来,手足温暖,乃可生也。如一时无药,急用凉水搭手足四腕,视其青紫筋处,以三棱针刺其血出亦愈,或于十指尖出血亦

佳,或一味吴茱萸煎汤与之,亦可救之也。(《伤寒蕴要》)"

六、温中祛寒论治

痛证以寒为主,腹痛亦是如此,治寒以温药。故腹痛常治以温中祛寒之法,邪实者以温中散寒为法,正虚者以温中补虚为法。

《云林神彀·卷三·腹痛》:"腹痛复止,面白唇赤,此是虫痛,急须温胃。"

《医学传灯·卷上·中寒》:"中寒者,寒邪不从阳经传入,直中阴经,故曰中寒。其症有轻有重,重者脉来沉微,一息三至,腹痛唇青,四肢厥冷。此因先有房事,胃气衰微,口食寒物,鼻吸冷气,中宫不能担当,直入少阴肾脏,气冷而血不流,顷刻死矣。治是症者,只以回阳为主,虽有他症,不必兼治。宜用附子理中汤,大剂救之。"

《不居集·上集卷之十三·血证全书·四证五法》:"血寒者,其症麻木疲软,皮肤不泽,手足清冷,心腹怕寒,腹有块痛,得热则止,在女子则月事后期而痛,脉细而缓,法宜温之。"

《叶氏医效秘传·卷一·六经图·足太阴脾经》:"若寒邪卒中直犯本经者,一时便发腹痛,或吐或利,俱宜温之。"

1. 温中散寒

《仁斋直指方论·卷之六·腹痛方论》:"《经》言:得炅则止。炅者,热也。以热治寒,治之正也。"

《丹溪手镜·卷之上·腹满并痛》:"有冷痛者,痛而大便利,手足冷,恶寒,脉细,面青者,温之,四逆也。"

《玉机微义·卷三十二·腹痛门·论伤寒腹痛》:"东垣曰:腹中诸痛皆因劳役过甚,饮食失节,中气不足,寒邪乘虚而入客之,故卒然而作大痛,《经》言得炅则止。炅者热也,以热治寒,治之正也。"

《苍生司命·卷五·腹痛证》:"治腹痛必用温散药,以其郁结不行,阻塞不运故也。"

《医学原理·卷之七·肚腹门·治腹痛方》:"寒邪凝泣不舒,以致腹作痛者,法当散寒行滞。"

《古今医鉴·卷之一·病机·病机抄略》:"中寒感寒,阴毒阴逆,四肢厥冷,腹痛唇青,退阴正阳,急可温中。"

《简明医彀·卷之七·小腹痛》："妇人小腹为冲任之脉，血之海。忽感严凝之寒，客于脉络则气血留滞，激搏而痛；得温暖则气血和通而痛止。内服温散之药，外炒盐熨，或烧热物熨之。"

《石室秘录·卷五·近治法》："腹痛之症，一时痛极，甚至手足皆青，救若少迟，必致立亡。此肾经直中寒邪也。法当急温命门之火，而佐热其心包之冷，使痛立除，而手足之青亦解。"

《医学心悟·卷二·直中三阴诸证·附子理中汤》："治寒邪中于太阴，呕吐清涎沫，腹中冷痛，或下利清谷，吐蛔虫，脉来沉细，急宜温之。"

《伤寒论纲目·卷十三·太阴经症·腹满腹痛》："太阴脉从足入腹，寒气时上，故腹时自痛，法当温中散寒。"

《徐批叶天士晚年方案真本·卷上·蠲痛丹》："中焦痛起，四肢逆冷，汗出，呕涩及食物，此属脾厥……厥为寒之极，太阴本是至阴，热药为宜。"

《杂病源流犀烛·卷十四·寒病源流》："又有中寒症……若肢冷，腹绞痛，唇青，宜用灸法（宜以半夏、皂角、麝香各一分半，为末，填脐中，生姜切薄片贴之，放艾火于上灸之）。又有杂中寒，或乘冷、多食生冷，致头疼身热，项背拘急，呕吐腹痛者，却不似真中寒之猛急（宜五积散，若感寒脉浮，亦宜服之）。有因色欲后受寒，手足冷，脐腹痛者（宜健阳丹）。有急阴病，腹痛，肢冷，甲青者（宜太乙还元丹）。要皆寒之为病也。"

"痼冷，寒邪久伏病也。凡人或冒雨雪，或涉冰渊，或晨行旷野，或夜深露坐，或衣被一时不及，或饮食耐冷强吞，而一股寒冷之邪，自外入里，又一时不即透发，以致辗转深陷，或伏于经络，或伏于脏腑。及其发也，或腹痛，或遍身肢节拘急痛（宜附子理中汤）；或身痛腹痛，兼下利清谷，恶寒不汗，四肢厥冷（宜四逆汤）；或寒入脏腑，四逆不温，或咳或悸，或小便不利，或腹痛，或泄利下重（宜四逆汤）；或脐腹冷疼，口吐清水，大便自利，足胫寒而逆（宜加减白通汤）；或因久寒痼冷，吐利日久，身冷脉微（宜金液丹）；或心腹冷痛，脏腑虚滑，既吐又泻，脉微欲绝（宜至圣来复丹）；或寒冷之邪伏于太阳，筋惕肉瞤，振振欲擗地，气寒恶寒（宜真武汤）；或寒冷之邪伏于阳明，心胸中大寒痛，呕不能饮食，腹中寒气上冲，皮高起，痛不可触近（宜大

建中汤）；或寒冷之邪伏于少阳，口苦耳聋，胸满胁痛于呕，不能食（宜小柴胡汤）；或寒冷之邪伏于太阴，脉沉无力，腹中急痛，吐呕，粪溏，或厥冷拘急，或结胸吐蛔（宜理中汤）；或寒冷之邪伏于厥阴，脉细欲绝，手足厥冷，干呕，吐涎，头痛（宜当归四逆汤加吴萸、生姜）；肝邪疝气牵引脐腹疼痛（宜天台乌药散）；或寒冷之邪伏于少阴，下利，厥逆无脉，干呕而烦（宜白通加人尿猪胆汁汤），腹痛，四肢沉重痛，下利，小便不利（宜真武汤）；或烦躁欲死（宜吴茱萸汤）；或五更泄泻（宜四神丸）；或阴疝疼痛（宜导气汤）。痼冷之为患，其款类纷繁若此，苟非详求审察，奚自治之哉。"

《医法圆通·卷三·辨认阴盛阳衰及阳脱病情·腹痛欲绝》："凡腹痛欲死之人，细察各部情形，如唇舌青黑，此是阴寒凝滞，阳不运行也，急宜回阳。"

2. 温中补虚

《丹溪手镜·卷之上·腹满并痛》："腹满不痛或时减者，为虚。此虚寒从上下也，当温之。"

《苍生司命·卷五·腹痛证》："戴人云：其人本体原弱，或大病后气血两虚，不可拘于诸痛不可用参芪之语，急投温补重剂四君子、理中加顺气药，汗多倍加参、芪，炒白芍。"

《医学原理·卷之七·肚腹门·治腹痛方》："中气亏败，阴寒乘之而作腹痛，法当补中气，散阴寒。"

《明医指掌·卷六·腹痛证五》："医者当审其因以处治，大要以甘温为上，惟伤酒作痛者，方可凉剂，而必佐之以甘温也。"

《内经博议·缪仲醇阴阳脏腑虚实论治》："里虚，其证洞泄或完谷不化，心腹痛，按之即止，或腹胀，或伤寒下后痞满，治宜温补，甘温佐以辛热。"

"阴厥，即寒厥，其证四肢厥逆，身冷面青，嗜卧，手指爪青黯，腹痛，大便溏或完谷不化，小便自利，不渴，不省人事。治宜补气温中，甘温辛热。"

《辨证录·卷之二·腹痛门》："人有腹痛，从右手指冷起，渐上至头，如冷水浇灌，由上而下，而腹乃大痛，既而遍身大热，热退则痛止，或食或不食，或过于食而皆痛也。初则一年一发，久则一月一发，发久则旬日一发也。用四物汤加解郁之药不应，用四君子汤加消积之药又不应，用二陈汤加消痰破气和中之药复不应，人以为有瘀血存焉，谁

知是阳气大虚乎……治法单补其阳,阳旺而阴自衰,况阳旺则气自旺,气旺则血自生,气血两旺,而阴阳又何致争战而作痛哉。"

《金匮翼·卷六·腹痛·寒冷腹痛》:"治戊土已衰,不能运化,又加客寒,聚为满痛,散以辛热,佐以苦甘,以淡泄之。气温胃和,痛自止矣。"

《慈幼便览·腹痛》:"夹冷痛:面色或青或白,冷甚者,面色暗淡,唇口爪甲皆青,喜热熨,此脾气虚寒之极。轻者用当归、青化桂、人参、土炒白术各一钱,木香、炙草各五分,大枣六枚,生姜三片,水煎温服。寒甚者,用六君子汤加青化桂一钱,砂仁、白蔻仁、良姜各六分。若生冷果菜停积中焦,腹痛泄泻呕恶者,再加煨神曲钱半,公丁香、木香屑各五分。泄泻不止者,再加肉豆蔻,去油,八分。"

《医学妙谛·卷中·杂症·痛风章》:"肝肾虚下焦痛,病后精采未复,多言伤气,行走动筋,当以甘温和养。"

《脉义简摩·卷八·儿科诊略·病因治法大略》:"如足胫冷,面㿠白,口中气冷,寒热进退不安,身常偎人,眼珠青,吐泻不止,肚腹作痛,凡此皆宜温补,不可用凉药利药也。"

《中西汇通医经精义·上卷·五脏所主》:"肝寒则腹痛,霍乱。观建中汤,用桂枝温肝,即知其义。"

七、清热解毒论治

虽腹痛亦寒邪为主,邪热亦可导致腹痛,或暑热直中,或饮食积滞、气机阻滞,以致蕴热内生,总以清解热邪为法,邪去热清则腹痛可安。

《医学原理·卷之七·肚腹门·治腹痛方》:"脉洪,热邪干腹作痛,法当清热为先。"

《简明医彀·卷之一·要言一十六则·奭气愈痛》:"若腹痛得奭不止者,是寒气与腹中奭气相薄而满,热气留于小肠,肠中痛,瘅热焦渴,则坚不得出,故痛而便闭不通,须凉药治之。"

《疫疹一得·卷上·疫疹之症》:"疫疹腹痛,或左或右,或痛引小肠,乃毒火冲突,发泄无门,若按寻常腹痛分经络而治之必死。如初起,只用败毒散或凉膈散加黄连,其痛立止。"

《脉诀乳海·卷四》:"大肠痛而泻三焦火者何也?以燥气近于火,金其畏火者也。阴金受制于

脏,阳金受制于腑,从其类也。夫大肠者,府也,故受制于三焦。治之者宜泻三焦之火,不使助其燥金之气,则痛自减,而疾自瘳矣。"

八、补气养血论治

气血不足可致腹痛,其机理为脏腑经脉失养,不荣则痛,故调补气血,补其不足,则其痛自去。

《脉经·卷七·病不可水证第十四》:"身热皮粟不解,欲引衣自覆,若以水噀之洗之,益令热却不得出。当汗而不汗,即烦。假令汗出已,腹中痛,与芍药三两,如上法。"

《内经博议·缪仲醇阴阳脏腑虚实论治》:"亡血过多角弓反张属肝血虚。有热宜补血清热。甘寒甘温酸寒咸寒辛润。少腹连阴作痛按之则止属足厥阴经血虚。宜同角弓反张。""腹痛按之则止属脾血虚。宜益气补血。甘温酸平。"

《证治汇补·卷之六·腹胁门·腹痛》:"腹中自觉窄狭……虚人气血虚弱。宜六君子汤加芎、归。"

《医学指要·卷六·调经扼要》:"行过而腹痛者,由去血过多而血海空虚也,必肝肾部及右尺寸均无力,宜十全大补汤或归脾汤、补血汤服之。"

九、通里攻下论治

"通"法是腹痛的基本治法,而其中通里攻下是"通"法最常见的方法。通里攻下用于内有积滞,或为燥屎,总以大便秘结不通为症。因病性又偏寒偏热之别,体质有偏实偏虚之不同,用药亦有寒下、温通、润下之区别。

《太平圣惠方·卷第八·辨可下形证》:"伤寒病五六日,不大便,绕脐痛,烦躁汗出者,此为有结。汗出后则暂解,日晡则复发,脉实者,当宜下之。"

《医心方·卷第一·治病大体第一》:"凡诸病大便涩,诸伤寒腹满,疟,腹满鼓胀,水胀,大便不通,须利小便者;黄病、水病、淋病发汗后不解,腹满或痛,宜下之。凡病腹中满痛者,为寒,当下之。腹满不减,减不足言,常下之。脉数而滑者,有宿食,下之即愈。"

《医心方·卷第九·治宿食不消方第十》:"宿舍不消、心腹妨满胀痛须利。"

《太平圣惠方·卷第八·辨可下形证》:"伤寒

病腹中满痛者为实,当宜下之。"

《儒门事亲·卷二·凡在下者皆可下式十六》:"若杂病腹中满痛不止者,此为内实也。《金匮要略》曰:痛而腹满,按之不痛为虚,痛者为实。《难经》曰:痛者为实,腹中满痛,里壅为实,故可下之。不计杂病、伤寒,皆宜急下之。宜大承气汤,或导水丸,或泄水丸等药,过十余行,如痛不已,亦可再服,痛已则止。至如伤寒大汗之后,发热,脉沉实,及寒热往来,时时有涎嗽者,宜大柴胡汤加当归煎服之,下三五行,立愈。产后慎不可作诸虚不足治之,必变作骨蒸寒热,饮食不入,肌肤瘦削,经水不行。《经》曰:寒则衰饮食,热则消肌肉。人病瘦削,皆粗工以药消烁之故也。呜呼!人之死者,岂为命乎?《难经》曰:实实虚虚。损不足而益有余,如此死者,医杀之耳!"

《古今医统大全·卷之五十七·腹痛门·腹痛宜下候》:"腹痛以手按之而痛甚者,手不可近者,皆实也,宜大黄、芒硝之类下之。瘦黑人是实热,宜下之。跌扑损伤而痛,是瘀血,宜桃仁承气汤加当归、红花、苏木下之。腹大痛,脉沉细实,附子理中汤合大承气汤下之。饮食过伤而腹痛者,宜木香槟榔丸下之。壮实与初病之人元气未虚,宜下之。虚人与久病者,宜升之、消散之。中气不足,脾胃虚弱之人,伤饮食而腹痛,宜调补胃气并消导药,用人参、白术、山楂、神曲、枳实、麦芽、木香、砂仁之类。若腹痛不禁下者,宜川芎苍术汤以治之。川芎、苍术、白芷、香附子、茯苓、滑石、姜,水煎服。小腹因寒而痛,宜用桂、吴茱萸,甚者附子汤。因寒气而作腹痛者,小建中汤加官桂、干姜、台芎、苍术、白芷。或小腹实痛,用青皮以行其气。因热而痛者,二陈汤加黄芪、黄连、栀子,痛甚者加炒干姜从之。若腹中常有热而痛,此为积热,宜调胃承气汤下之。腹中鸣声,乃火击动其水也,盖水欲下,火欲上,相触而然,用二陈汤加栀子、芩、连之属。腹痛宜分三阴部分而治,中脘太阴,脐腹少阴,小腹厥阴也。肥白人腹痛多是气虚湿痰,宜半夏、人参、二术。芍药止治血虚腹痛,余俱不治,以其酸寒收敛而别无温散之功。"

《考证病源·考证病源七十四种·伤寒·察腹》:"腹痛胀者邪在里也,若胀不减,痛不止者,下之。"

《医学入门·内集·卷一·诊脉》:"尺脉紧实,脐及小腹痛者,宜利。"

《医学研悦·重刻张凤逵伤暑全书卷之一·绞肠痧》:"夏间有不头痛发热,但觉小腹疼痛,或心腹俱痛,鼓胀痞满,不能屈伸者,人或疑为阴症,或执为食生冷过多,不知皆暑火流注脏腑不能解,故先小腹痛,后及遍心腹,法宜六和汤清解之,或五苓散加香薷、木瓜、紫苏、半夏之类利散之,自愈。若以为阴病生冷,而用热药热物助之,不可救已。或用炒盐和滚水服,探吐痰涎亦妙。亦有发热身痛等症,内兼心腹痛,大概吐法为上,用藿香正气散或二陈汤加厚朴、炒栀佳。"

《医宗必读·卷之五·伤寒·可下》:"汗后不解,邪传胃府可下。潮热腹痛,脉实可下……凡脐腹硬或痛不可按者,可下。下后不解,脐腹硬痛,可再下。"

《石室秘录·卷二·堕治法》:"论腹痛三症。天师曰:堕治者,不能下降,用药以堕之也。如腹中痛,手按痛甚,或胸中伤食,手不可按者,皆宜堕之也。方用白术二钱,枳壳三钱,白芍三钱,甘草一钱,山楂二十粒,麦芽三钱,厚朴一钱,水煎服,([批]速腐汤)。论理,胸中既然伤食,但用麦芽、厚朴、山楂、枳壳消之足矣,何以又加白术与白芍?盖伤食而食不能化,所以结在心胸,以致作痛,若徒消食而不健脾胃之气,则土亏而物难速腐。故必用白术以健其胃口之气,以生其脾内之阴,则土气有余,何难消食。然而心胸饱闷,则肝经乘我之困,来侵脾胃之土,又加白芍以平肝木,则木弱而脾胃之土自安,自可顺还以化糟粕矣。此堕治之妙法也。至于邪气挟食,存于大肠,大肠之内火气炎蒸,夹食作祟,故痛而不可手按。是食已离脾胃,可攻之直下。方用大黄三钱,芒硝一钱,厚朴一钱,柴胡一钱,黄芩一钱、甘草一钱治之。此即大承气汤也。此方之妙,全在用大黄、芒硝二味。盖大黄性凉而散,又善走而不守;芒硝性更紧于大黄,但其味实热,佐之黄芩,则相济有功;尤妙仍用柴胡,以舒其肝经之邪气;又佐以厚朴之祛荡;若邪甚者,或再加枳实,尤易成功。此堕之又一法也。

张公曰:不可思议之论,予何言耶。必欲予言,又有一症相商。有人成痞块之症,一时发作,而腹痛亦不可手按者,亦可用下堕之法,盖乘其邪动而堕之也。方用枳实一两,白术二两,马粪炒焦五钱,酒煎服。盖马粪最能安痛,又不伤气,且又能逐邪而化物,药箱中最宜先备而不用也,盖仓猝间不可即得,此物愈久愈妙,不必多用至五钱,即一二钱用之,无不奇妙,今况用之五钱乎;况又与枳实同用,则积块自消。然而徒消其积,未免恐伤脾阴,又佐以白术二两,大健其脾气,则马粪与枳实,可以施其祛荡之功。此又堕治之妙法也。

华君曰:亦未传。

雷公曰:我尚有堕治之方。如人腹痛手不可按,方用枳实一钱,大黄二钱,生甘草一钱,白芍五钱,乳香末一钱,水煎服。此方之妙,用攻于和解之中。不十分攻邪,而邪自退舍。此堕治之最善者也。([批]天师云:此方妙极,可师之)"

《内经博议·缪仲醇阴阳脏腑虚实论治》:"腹痛大便不通,宜下,枳实、槟榔、厚朴、大黄。"

《医贯·卷之六·后天要论·伤饮食论》:"如有食积,肠腹绞痛,手不可按者,不得不下。审知其为寒积,必用巴豆感应丸。审知其为热积,必用大黄承气汤。下之不当,死生立判。慎之哉。"

《辨证录·卷之二·腹痛门》:"人有多食生冷燔炙之物,或难化之品,存于腹内作痛,手按之而痛甚者,此食积于肠,闭结而不得出,有燥屎之故也。法宜逐积化滞,非下之不可。然而下多亡阴,不可不防。夫人能食者,阳旺也,能食而不能化者,阴衰也。使阳旺之人,何物不能消化,焉有停住大肠之理,必阴血不能润于大肠,阳火焚烁而作祟,遂致大肠熬干,留食结为燥屎而不下矣。及至燥屎不下,则阴阳不通,变成腹痛之楚。治宜于滋阴之中,而佐以祛逐之味,则阴不伤而食又下也。"

《症因脉治·卷四·腹痛论·食积腹痛》:"胸胀腹痛,不能饮食,枳壳化滞汤。一条扛起,痛而欲利,承气汤选用。食在上脘,宜消不宜下,保和丸、枳术丸。热积应下,三承气汤;寒积应下,煮黄丸。"

《医学心悟·卷二·论阳明兼证用药法》:"少阳阳明,脉纯弦者,名曰负。负者,胜负也,为难治。若少阳证多者,必从少阳和解为先,小柴胡汤;若腹满硬痛,便闭谵语者,下之,大柴胡汤。正阳阳明,在表者,葛根汤。表邪入里,未结聚者,白虎汤。邪已入腑,结聚成实者下之,调胃承气汤。凡用下药,必以腹满、硬痛、便闭为主,或兼下利肠垢,或下利清黄水,色纯青,心下硬,其中有燥屎也,攻之。"

《叶氏医效秘传·卷一·伤寒治例·里症》:"三阴大约可温而不可下,然有积症,又当下也。如太阴腹满时痛,少阴口燥咽干,或腹满,不大便,或下利清水,心下痛,此积症也。"

《杂病广要·身体类·腹痛》:"痛须通利,舒王解痛字云:宜通而塞则为痛。此极有理。凡痛须通利脏腑,乃能随其冷热而须用巴豆、大黄、牵牛,此最要法。(《医说》引《医余》)"

《药治通义·卷五·下法大旨》:"若杂病腹中满痛不止者,此为内实也。《金匮要略》曰:痛而腹满,按之不痛为虚,痛者为实。《难经》曰:痛者为实,腹中满痛,里壅为实,故可下之。不计难病伤寒,皆宜急下之。宜大承气汤,或导水丸,或泄水丸等药。过十余行,如痛不已,亦可再服,痛已则止。至如伤寒大汗之后,发热脉沉实及寒热往来,时时有涎嗽者,宜大柴胡加当归煎服之,下三五行立愈。"

1. 寒下法

《金匮要略·腹满寒疝宿食病脉证治第十》:"病者腹满,按之不痛为虚,痛者为实,可下之,舌黄未下者,下之黄自去。"

《伤寒直格·卷中·伤寒总评·诸可下证》:"诸腹满实痛,烦渴谵妄,脉实数而沉者,无问日数,并宜大承气下之。"

《黄帝素问宣明论方·卷五·伤寒门·主疗说》:"病在里者,大承气汤下之。一法,无问风寒暑湿,有汗无汗,内外诸邪所伤,但有可下诸证,或表里两证俱不见而日深,但目睛不了了,睛不和者,或腹满实痛者,或烦渴,或谵妄,或狂躁喘满者,或蓄热极而将死者,通宜大承气汤下之,或三一承气汤尤良……或里热极甚,而恐阴气不能退者,或已下后,热不退者,或蓄热内甚,阳厥极深,以至阳气沉伏,而不能营运于身,阴欲绝而以致遍身青冷,痛甚不堪,项背拘急,目赤睛疼,昏眩恍惚,咽干或痛,燥渴虚汗,呕吐下利,腹满实痛,烦痞闷乱,喘息急声,脉虽疾数,以其蓄热极探,而脉道不利,以致脉沉细而欲绝,俗未明其造化之理,而反伤热,寒极阴毒者,或始得之,阳热暴甚,而便有此证者,或两感势甚者,通宜解毒汤加大承气汤下之。"

《丹溪手镜·卷之上·腹满并痛》:"大满大

痛,或潮热大便不通,腹满不减者,实也,可下之。曰阳热为邪者,腹满而咽干,方可下之。又曰,痛而不满为实,宜大柴胡、承气辈下之。满而且痛,内外表里俱有证,宜桂枝加大黄汤,以和其内外,以上皆热病也。"

《医学原理·卷之七·肚腹门·治腹痛方》:"热结于内,大便不通,腹肚急痛。治宜散结通大便以拂热。"

《万病回春·卷之五·腹痛》:"腹满硬,手不敢按者,是实痛也。腹中积热,病久不止,大便实,脉数、烦渴者,枳实大黄汤下之,痛随利减之法。"

《景岳全书·卷之八须集·伤寒典(下)·头汗》:"若便结,腹胀疼痛,头汗者,宜承气汤。"

《温疫论·下卷·肢体浮肿》:"时疫潮热而渴,舌黄身痛,心下满闷,腹时痛,脉数,此应下之症也。"

《石室秘录·卷五·伤寒相舌秘法》:"舌根黑而舌尖黄者,亦邪将入肾,须急用大黄下之。然须辨其腹痛与不痛,按之腹痛而手不能近者,急下之,否则,只用柴胡、栀子以和解之。"

《内经博议·缪仲醇阴阳脏腑虚实论治》:"阴实,即里实外感证,属邪热内结者。其症胸腹硬痛,手不可近,大便七八日不行,或挟热下利,治宜下,苦寒、咸寒、甘辛。"

《冯氏锦囊秘录·杂症大小合参卷十一·方脉吐血咳血咯血唾血合参·麻黄桂枝汤》:"有过啖炙爆辛热等物,上焦壅热,胸腹满痛,血出紫黑成块者,可用桃仁承气汤从大便导之,此釜底抽薪之法,此皆内之外因,不从本源而得,故可寒凉克削,所谓应犯而犯,似乎无犯之。"

《医碥·卷之二·杂症·瘟疫病论·下论》:"心下满,心下高起如块,心下痛,腹胀满,腹痛按之愈痛,心下胀痛,皆宜下,气通则已。"

《四圣悬枢·卷三·痘病解第三·阳明腑证》:"痘粒外发,全赖阳明之旺,阳气太盛,则自阳明之经,而入阳明之腑……设其谵语潮热,腹痛便涩,恐其土燥阴亡,不得不泻,则以承气而加滋润之药,下其糟粕,以泻胃热,而不至伤其精气。"

《伤寒瘟疫条辨·卷二·里证》:"心下满、心下痛、心下满痛、心下高起如块、腹胀满痛、腹痛按之愈痛、小腹满痛,此皆胃家邪实,内结气闭,急下之,气通则已。"

《类证治裁·卷之一·温症论治》:"若腹胀满或痛,邪已入里,必验其舌,或灰黄,或老黄,或中有断纹,皆当下之。承气汤加槟榔、青皮、枳实之属。"

《医法圆通·卷三·辨认阴盛阳衰及阳脱病情》:"凡腹痛欲死之人,细察各部情形……如舌黄气粗,二便不利,周身冰冷,此是热邪内攻,闭其清道,急宜宣散通滞,如今之万应灵通丸,又名兑金丸,又名灵宝如意丸,又名川督普济丸,又名玉枢万灵丹,一半吹鼻,一半服,立刻见效,不可不知也。"

《形色外诊简摩·卷下·色诊舌色应病类·温热舌苔辨证篇》:"若三焦不从外解,必致里结,里结于何,阳明胃大肠也。凡人之体,脘在腹上,其位居中。或按之痛,或自痛,或痞胀,当用苦泄,以其入腹近也。必验之于舌。""再前云或黄或浊,须要有地之黄。若光滑者,乃无形湿热,中有虚象,大忌前法。其脐以上为大腹,或满,或胀,或痛,此必邪已入里矣。表证必无,或十之存一,亦要验于舌。或黄甚,或如沉香色,或老黄色,或中有断纹,皆当下之,如小承气汤加槟榔、青皮、枳实、元明粉、生首乌等。若未现此等舌,不宜用此等法。恐其中有湿聚太阴为满,或寒湿错杂为痛,或气壅为胀,又当以别法治之。"

《重订广温热论·第一卷·温热总论·湿火之症治》:"若舌苔黄如沉香色,或黄黑而燥,脉沉实而小,甚者沉微似伏,四肢发厥,或渴喜热饮,此皆湿热食滞,互结胃肠,里气不通之象,酌用三承气汤。当脐及小腹按痛,邪在小肠;胃脘下口及脐两旁按痛,邪在大肠;热结旁流,按之硬痛,必有燥矢;均宜调胃承气汤,咸苦下之。脘腹均按痛,痞满燥实坚悉具——痞满为湿热气结,燥实坚为燥矢,甚则上蒸心包,下烁肝肾,烦躁谵语,舌卷囊缩,宜大承气汤加犀、连急下之。阴伤者,加鲜生地、元参、知母、川柏之类足矣。盖速下其邪,即所以存津液也。少腹按痛,大便色黑如漆,反觉易行,若其人喜笑若狂,是肠胃蓄血,上干包络;小便色黑自利,是膀胱蓄血,均宜桃仁承气汤急下之,或合犀角鲜地黄汤以清包络。"

2. 温通法

《脉经·卷八·平呕吐哕下利脉证第十四》:"下利而腹痛满,为寒实,当下之。"

《类证治裁·卷之三·肿胀论治·肿胀脉案》：“韦：病后感寒腹痛，渐成胀满，脉沉微，溺少，食入胀加。腑阳不行，治以温通，则胀已。大茴香、大腹皮（洗）、草果、木通、砂仁、益智仁（煨）、茯苓、广皮、煨姜，空心四服而愈。”

“族女，脘胀嗳腐，经迟腹痛，间发寒热。按东垣云：胃为卫之本，脾乃营之源。脾胃阳衰，纳运不旺，致胀满瘀停，宜乎营卫失度，冲任不调矣。仿《内经》浊气在上则生䐜胀之例，以通阳降浊。二陈汤去甘草，加白蔻壳、韭子、益智子（俱炒）、小茴香、谷芽、神曲（俱炒）、香附（姜汁制）、煨姜。数服诸症皆平。”

3. 润下法

《杂病广要·身体类·腹痛》：“当脐硬痛有形，多燥屎，已经攻伐不应，用四物加桃仁泥、红花、升麻、麻子仁、熟大黄、槟榔，空心煎服，润以导之，痛随利减。（《六要》）”

十、消积去滞论治

饮食不慎，积滞内停；饮酒过多，饮停成积；饮食不洁，虫积内生；血行不畅，瘀积不通；食饮上阻，噎膈不利，诸邪皆可导致腹痛。用八法之“消”“吐”之法，祛其实邪，使气机通利，通则不痛。

1. 消食导滞法

《类证活人书·卷第七》：“食积……若心腹满痛者，宜下之。治中汤、五积散、黑神丸可选而用也。”

《丹溪心法·卷四·腹痛七十二》：“凡心腹痛者，必用温散，此是郁结不行，阻气不运，故痛。在上者多属食，食能作痛，宜温散之，如干姜、炒苍术、川芎、白芷、香附、姜汁之类，不可用峻利药攻下之。”

《奇效良方·卷之六十四·小儿门·食》：“如食伤，因饱食不节，或为冷硬之物，或油腻之物，致令头疼发热，呕吐宿食，肚疼……停于肚中，呕吐肚疼，宜用三物汤泻之。有滞食，缘胃弱克化不迭，心胸满闭肚疼，与化铁丸、消食二陈汤。”

《万病回春·卷之三·诸气》：“一切气滞食积腹胀痛者，宜消导也。”

《临证指南医案·卷八·腹痛》：“徐评：腹痛久者必有积滞，必用消积丸药以渐除之。”

《金匮翼·卷六·腹痛·食积痛》：“食积痛者，《经》所谓饮食自倍，肠胃乃伤也。其症恶心恶食，吞酸嗳腐，其脉多沉实，当分三焦而治，在上吐之，在中消之，在下下之。”

《慈幼便览·腹痛》：“食积痛：口中气温，面黄或白，目无精光，或白睛多，喜眠恶食，大便酸臭。轻者，用山楂肉二钱，广皮、半夏姜炒、茯苓各一钱，神曲煨、萝卜子各钱半，加厚朴姜炒、槟榔炒各七分，水煎服数剂。重则用三仙丸，见‘痢疾’。”

2. 解酒去滞法

《丹溪心法·卷四·腹痛七十二》：“治酒积腹痛者，宽气紧要。”

《症因脉治·卷四·腹痛论·酒积腹痛》：“痛而欲利，脉沉数者，枳壳大黄汤。口苦舌干，干葛清胃汤。利下黄沫，栀连平胃散加枳壳。小便赤涩，益元散。”

3. 杀虫消积法

《症因脉治·卷四·腹痛论·虫积腹痛》：“腹中有块，秘方万应丸。时下长虫，追虫丸。平居调理，宜用健脾消积之药。”

4. 活血化瘀法

《云林神彀·卷三·腹痛》：“痛不移处，多是死血，破血理气，乃是良诀。”

《不居集·上集卷之十三·血证全书·四证五法》：“血瘀者……在女子则停经腹痛，产后小腹胀痛，手不可按，法宜破之。”

5. 探吐法

《医学正传·卷之四·腹痛》：“外有卒然心腹大痛，欲吐不得吐，欲泻不得泻，唇青厥逆，死在须臾，此内因食积，外感寒邪，是名干霍乱之候也，宜急以盐汤灌之，而以鹅翎探吐取涎而愈。”

《古今医统大全·卷之二十三·脾胃门·治法》：“丹溪治一妇人，因宿食伤，腹大痛连及两胁，以香附末汤调探吐而愈。”

《医方考·卷五·腹痛门第五十六·盐汤探吐法》：“烧盐（半升），温汤（五大升），和服探吐。诸腹痛，连于胁膈，手足冷，脉来伏匿者，此方主之。

凡腹痛连于胁膈，多是饮食、痰饮填塞至阴，抑遏肝胆之气。肝者将军之官，胆者少阳上升之令，抑之不得敷畅，两实相搏，令人自痛。所以痛连胁膈者，少阳之经行于两胁，厥阴肝脉贯于膈也。手足冷者，少阳之气不敷也。脉来伏者为痛甚,阳气闭藏之象也。《经》曰:木郁则达之,故用吐法。咸能软坚,故用烧盐。"

《考证病源·考证病源七十四种·腹痛者寒气而或食停》:"凡腹满痛连于胁膈,手足冷,脉伏匿者,多是饮食痰饮填塞至阴,抑遏肝胆之气,宜用烧盐三合、温汤三升调服探吐,此木郁则达之之法也。"

《金匮翼·卷六·腹痛·食积痛》:"吴鹤皋云:凡腹痛连胁膈,手足冷,脉沉伏者,多是饮食痰饮,填塞至阴,抑遏少阳上升之气,不得敷畅。两实相搏,令人自痛,肢冷脉伏,皆阳气闭藏之象也。《经》曰:木郁达之。故用吐法,咸能软坚,故用烧盐。"

《类证治裁·卷之三·饮食症论治》:"食填太阴,腹闷绞痛,为木郁食厥,急吐之。用阴阳水烧盐汤探吐,痛定后服藿香散。"

十一、解表祛邪论治

或言"太阳无腹痛,少阳有胁痛而无腹痛",此其常也。临证之时,如腹痛确属表证,或表里同病,但当解表散邪,或表里双解。

1. 解表散邪法

《内经博议·缪仲醇阴阳脏腑虚实论治》:"中恶腹中疠痛属胃气虚,恶气客之所致,宜辟恶气通肠胃,用辛散。"

2. 表里双解法

《伤寒直格·卷中·伤寒总评·诸可下证》:"大柴胡汤……或太阴病,腹满而痛……可微下者,双除表里三热者,并宜此剂。"

十二、痰湿论治

痰湿是腹痛的病理因素之一,痰湿内停,脏腑经脉不通,则腹痛不除,祛其痰湿,通则不痛。偏寒者,处以温药,温化寒湿;偏热者,处以凉药,清化湿热。

《丹溪心法·卷四·腹痛七十二》:"腹中窄狭,须用苍术。若肥人自觉腹中窄狭,乃是湿痰流灌脏腑,不升降。燥饮用苍术,行气用香附。如瘦人自觉腹中窄狭,乃是热气熏蒸脏腑,宜黄连、苍术。"

《内经博议·缪仲醇阴阳脏腑虚实论治》:"脾实,即湿热邪胜六证,宜除湿清热,利小便,辛散风

燥苦寒……湿热腹痛按之愈甚,宜利小便,兼升提。苦寒不愈者,加熟大黄,即土郁则夺之义也。"

《证治汇补·卷之六·腹胁门·腹痛》:"腹属坤土,位居中央,升心肺之阳,降肾肝之阴。情志不乐,湿热交旺,腹中自觉窄狭,神昏性躁,饮食减少,乃湿热痰火横格中州,以致升降失常者,比比然也。(《汇补》)

肥人多湿痰,宜二陈汤加苍术、香附。瘦人多湿火,宜二陈汤加黄连、苍术。虚人气血虚弱,宜六君子汤加芎、归。"

《症因脉治·卷四·腹痛论·痰积腹痛》:"眩运恶心者,二陈汤。胸膈不舒,痰热结聚上焦,《济生》栝蒌丸。白积自下,导痰汤。痛甚应下者,滚痰丸。"

十三、舒郁调气论治

肝主疏泄,喜调达而恶抑郁。肝郁气滞,则脏腑经脉不通,故而腹痛。正如朱丹溪所云"郁结不行,阻气不运"。治之之法,但当调气疏肝,以开郁结,或有兼证,亦当兼顾。

《太平圣惠方·卷第三·肝脏论》:"肝气盛,为血有余则目赤,两胁下痛引小腹,令人喜怒,气逆,则头眩,耳聋不聪,颊肿,是肝气之实也,则宜泻之。"

《周慎斋遗书·卷九·腰痛》:"凡腰痛挟小腹痛者,阴中之气滞,用小茴、破故纸,行气破滞。"

《云林神彀·卷三·腹痛》:"肚腹热痛,时痛时止,导气开郁,诸痛可愈。"

《医宗说约·卷之二·腹痛》:"毛公威曰:痛则不通,总宜行气。"

《辨证录·卷之二·腹痛门》:"人有腹痛至急,两胁亦觉胀满,口苦作呕,吞酸欲泻,而又不可得,此乃气痛也……治法必须疏肝气之滞,而又升腾脾胃之阳气,则土不畏木之侵凌,而痛自止也。"

《症因脉治·卷四·腹痛论·气结腹痛》:"心腹胀者,枳朴香砂汤。痛应背心,气结痰凝者,二陈四七汤。痛攻胁肋者,枳壳青皮饮。气食相凝,脾家中气郁结,调气散。恼怒伤肝,木气不得条达,柴胡清肝饮。气结便实,脉数应下者,厚朴大黄汤。脉迟应下者,煮黄丸。气寒而结,当归散。气热而结,宜清解。"

《临证指南医案·卷十·幼科要略·疳》："腹痛宜疏气,调气用木香、青皮,有滞加炒楂肉、厚朴,重则加莱菔子、槟榔。"

《医学指要·卷六·调经扼要》："未行而先腰腹疼痛者,由七情忧郁所致,必两寸沉涩有力,宜七制香附丸,或香苏饮合芎归汤加丹参、淮膝,或茯苓补心汤除地黄加香附,或四七汤,或小温经汤最妙。"

《类证治裁·卷之六·胁痛论治》："凡性急多怒之人,常患腹胁痛。小柴胡汤加川芎、青皮、白芍,下龙荟丸甚效。"

《医学刍言·七情治法》："怒伤肝,腹胁胀痛,宜疏肝。"

《西溪书屋夜话录·肝气证治》："一法曰:培土泄木。肝气乘脾,脘腹胀痛,六君子汤加吴茱萸、白芍、木香,即培土泄木之法也(温中疏木,黄玉楸惯用此法)。"

十四、腹痛据舌脉论治

切脉、辨舌乃中医之切诊与望诊,对疾病辨证具有重要的参考意义。"审脉阴阳,虚实紧弦……其虽同病,脉各异源,子当辨记,勿谓不然",临证参合舌脉,查其虚实,指导腹痛论治。

1. 据脉论治

《脉经·卷二·平三关病候并治宜第三》："尺脉紧,脐下痛,宜服当归汤;灸天枢,针关元,补之。尺脉微,厥逆,小腹中拘急,有寒气,宜服小建中汤;针气海。尺脉数,恶寒,脐下热痛,小便赤黄,宜服鸡子汤、白鱼散;针横骨,泻之。"

"尺脉弦,小腹疼,小腹及脚中拘急,宜服建中汤、当归汤;针气海,泻之。"

"尺脉伏,小腹痛,癥疝,水谷不化,宜服大平胃丸、桔梗丸;针关元,补之(桔梗丸一云结肠丸)。"

"尺脉实,小腹痛,小便不禁,宜服当归汤,加大黄一两,以利大便;针关元,补之,止小便。"

《仁斋直指方论·卷之一·总论·五脏病证虚实论》："脉伏而牢,腹痛秘结,法当下之。"

《医学正传·卷之四·腹痛》："尺脉实,小腹痛,当利之。"

《古今医统大全·卷之四·〈内经〉脉候·二十六脉主病》："沉紧腹痛可下之,紧亦主癥积,凡紧多是痛与积。"

《医灯续焰·卷二·沉脉主病第十七》："沉弦饮痛……沉为阴,弦为饮。沉弦则饮停腹阴而时痛(宜仲景小青龙汤、五苓散之类)。"

《医灯续焰·卷三·弦脉主病第二十二》："阴弦者,尺弦也。邪在三阴,三阴走腹,故腹痛(宜仲景小建中汤、香砂理中汤,东垣厚朴汤,仲景四逆汤之类)。"

《张氏医通·卷二·诸伤门·劳倦》："如腹中痛,恶寒而脉弦者,是木来克土也,小建中汤。如脉沉结,腹中痛,理中汤。"

《症因脉治·卷四·腹痛论·风气腹痛》："脉浮缓者祛风,脉沉弦者和里,寒热脉浮,防风汤。腹中作响,大便作泻,平胃五苓散,加防风。脉迟者,建中汤加防风。左脉浮,柴胡汤。右脉浮,干葛汤。"

《症因脉治·卷四·腹痛论·寒气腹痛》："左关弦紧者,宜散寒,桂枝芍药汤。右关迟弦,《金匮》建中汤。六脉沉伏,四肢冷,四逆汤。六脉微弱,中气虚寒,理中汤。"

《症因脉治·卷四·腹痛论·暑湿腹痛》："脉洪大者,黄连香薷散。脉弦数者,清热胜湿汤。痛一阵,泻一阵,平胃散煎汤,调六一散。寒热脉伏,或寒热脉浮大,皆宜发表,败毒散。大便结,厚朴三物汤。腹痛呕吐,藿香正气散。"

《症因脉治·卷四·腹痛论·燥火腹痛》："脉数应下者,芍药黄连汤。攻刺胁肋者,柴胡清肝饮。目黄便赤,痛连小腹,龙胆泻肝汤。口干脉数者,葛根石膏汤。小便赤涩,木通汤,调益元散。大便结,四顺饮,合《本事》凉膈散。"

《症因脉治·卷四·腹痛论·痧胀腹痛》："十指青冷,刺指出血,欲吐不吐,盐汤探吐,攻刺胁肋,则刺期门。或刮两臂臑,刮出红痧。若腹痛,两足转筋抽搐,刺三里穴。若小腹闷痛,刺委中出血,浙人名曰放痧。恶寒发热,脉浮大者,败毒散。"

《症因脉治·卷四·腹痛论·热积腹痛》："膏粱厚味者,枳壳川连汤。痛而欲痢,痢后稍减,片时复痛,承气汤选用。酒热成积者,栀连平胃散,加枳、葛。食积发热者,保和丸,加枳、连。右关洪数者,清胃汤。左关洪数者,龙胆泻肝汤。"

《症因脉治·卷四·腹痛论·寒积腹痛》："脉

沉迟,理中汤。脉沉紧者,豆蔻丸。脉沉弦者,建中汤。脉沉涩者,宜宣通中气,治中汤。"

《症因脉治·卷四·腹痛论·血滞腹痛》:"饮水作呃,脉见芤涩,桃仁当归汤。大便硬痛,桃仁承气汤。脉数疾者,去桂枝,血行之后,腹仍痛者,戊己汤加陈皮以和其气。"

《症因脉治·卷四·腹痛论·血虚腹痛》:"痛引小腹,牵引肋梢,脉见细涩,戊己汤、补肝散、逍遥散。阴虚阳旺,脉见细数,知柏四物汤、归芍地黄丸。"

《症因脉治·卷四·腹痛论·气虚腹痛》:"气怯神倦,脉见微细,四君子汤。遇劳痛甚,脉大无力,补中益气汤。饮食减少,香砂六君子汤。"

《四诊抉微·卷之七·切诊·结》:"张路玉曰……凡寒饮死血、吐利腹痛、癫痫虫积等,气郁不调之病,多有结脉暴见,即宜辛温扶正,略兼散结开痰,脉结自退。"

《脉确·伏》:"何以谓之伏?推筋按至骨。伤寒欲汗阳邪解,厥逆脐疼温药服。"

《类证治裁·卷之六·腹痛论治·腹痛脉候》:"阴弦或紧,宜温;沉弦滑实,可下。"

《脉简补义·卷上·诸脉补真·芤革牢》:"沉而石者,肾气内著也。仲景肾著汤,治腰重冷病如带五千钱者,即尺脉牢而长,少腹引腰痛之义也。寒湿内结,不得阳气以升发之。"

《医学指要·卷五·诊治六部虚实》:"如右关脾脉三按有力为实,其外症必齿牙常痛,面常浮肿,夜难安卧,腹时疼痛,善饥善饱,宜泻黄散或竹叶石膏汤,或清胃散,或小承气汤,或正气散,或香砂平胃散,或保和丸,或养胃汤。"

《医学指要·卷五·诊病方脉总论》:"若气口脉浮中沉按指有力……腹痛泻泄以五苓饮。"

《医学指要·卷五·浮中沉脉形主病指要》:"若浮缓无力,有汗恶风,头项痛,腰脊强,发热,为风伤卫……腹痛小建中汤,甚者桂枝大黄汤。若沉迟无力为寒,外症无头痛身热,不渴,初起怕寒,厥冷蜷卧,或兼腹满胀痛,吐泄,或战慄,面如刀刮,或口吐白沫冷涎,或小便清白,或大小腹痛,皆是阴经自中真寒症,轻则理中汤,重则姜附四逆汤温之也。"

《脉诀新编·卷一·诊脉入式歌》:"洁古曰:假令病人大便难,脉沉数,小承气汤主之;如腹满痛甚而脉沉数,大承气汤主之;如小便赤痛,大便腹满痛,亦此药主之;如小便腹痛而不满,调胃承气汤主之。"

2. 据舌论治

《敖氏伤寒金镜录·厥阴舌》:"至于淡紫青筋舌,则淡紫带青而湿润,又绊青黑筋者,乃寒邪直中阴经也。必身凉而四肢厥冷,其脉沉缓或沉弦,可用四逆、理中、等汤以温之。如小腹痛甚者,宜回阳急救汤(附子、干姜、肉桂、人参、白术、茯苓、半夏、陈皮、甘草、五味子)治之。"

《敖氏伤寒金镜录·里黑舌》:"苔至黑色而有刺,舌上必然干燥无津,脐腹必然硬满耕痛,大便必然秘结。此是胃中津液将涸,热结大肠。故用调胃承气汤,以解邪热而调胃液。但证既如是,不若用大承气汤,奏效较速也。"

《敖氏伤寒金镜录·微黄舌》:"倘如舌苔黄燥,或生芒刺,而有脐腹胀满硬痛之证者,治法又宜急下以存津。"

《敖氏伤寒金镜录·黄心舌》:"凡肠中有燥矢,舌心必然黄燥、或黄厚焦老,中心裂纹起刺,腹中硬满胀痛。急用调胃承气汤下之。"

《敖氏伤寒金镜录·左边白滑舌》:"脏结之证……今白滑之色,见于舌之左根,可知其痛在于脐之左旁。此时汗之无益,下之无效,故为难治之症也。"

《敖氏伤寒金镜录·根灰尖黄舌》:"舌见根黑尖黄,或边黄中心焦黑起刺,而脉实者,脐腹必胀满硬痛。此系阳明实热之症,故可用大承气汤,苦寒以泄阳明之热,急下以救津液之虚。"

《敖氏伤寒金镜录·结语》:"霉酱色者,是黄赤兼黑之状,乃脏腑本热而夹有宿食也。凡内热久郁,实热蒸胃,宿食困脾,伤寒传阴,中暑烦躁,腹痛泻利或秘结,大热大渴等症皆有之,治宜十全苦寒救补汤连服之。如全舌霉色,中有黄苔,是实热郁积之症,宜大承气汤连服之。如舌中霉色浮厚,刮之不净,或刮后顷刻复生者,此宿食在中郁久化热也,先用大承气汤,次用三黄白虎汤,循环急服之。"

《伤寒舌鉴·黄苔舌总论》:"舌黄干涩而有隔瓣者,乃邪热入胃,毒结已深……少腹痛者,有瘀血也,抵当汤。"

《伤寒舌鉴·霉酱色苔舌总论》:"霉酱色苔

者,乃夹食伤寒。一二日间即有此舌,为寒伤太阴,食停胃腑之证。轻者苔色亦薄,虽腹痛,不下利,桂枝汤加橘、半、枳、朴。痛甚加大黄,冷食不消加干姜、厚朴。"

《伤寒指掌·卷一·察舌辨症歌》:"然舌苔虽黄,而未至焦老裂纹起刺,大便虽秘,而未至痞满硬痛,尚属胃家热而未实,宜清不宜攻。必再验其舌形黄厚焦老,中心裂纹,或起刺,腹中硬满胀痛,方用承气,下之则安。"

十五、外治法

除了汤药内治,古人总结了腹痛的一些外治方法,临床疗效确切。因腹痛多为寒邪所致,其病机以不通为主。故古人常以温法,如盐、姜等炒热熨腹;或药末,如白芥子等敷贴之法;或蒸脐等脐疗法,温散以通脏腑经脉,皆是调治腹痛之良法。

1. 熨腹法

《备急千金要方·卷十三·心脏方·心腹痛第六》:"(熨蒸法)凡心腹冷痛者,熬盐一斗熨或熬蚕砂烧砖石蒸熨,取其里温暖止蒸,土亦大佳。"

《全生指迷方·卷三·诸痛》:"论曰:诸心腹痛者,或外邪来客,或气相干,其卒然痛而即止者,此寒气客于脉外,得寒则缩蜷绌急,外引小络,得热即止,宜先用熨法,后以良姜散主之。

熨法《指南方》云:治心腹痛,卒然而止,遇寒再发。盐(半斤,炒极热),上以旧帛包,熨痛处。《指南方》云:渐去至一重。

良姜散:高良姜五两,厚朴(去皮,姜汁涂炙)二两,当归、桂心各三两。上为散。每服五钱,水二盏,煎至一盏,去滓温服。"

《医学纲目·卷之三十八·小儿部·腹痛》:"(汤)小儿腹痛曲腰,干哭无泪,面青白,唇黑,肢冷,为盘肠内吊。凡有此证,急煎葱汤淋洗其腹揉之,葱熨脐腹间。良久,尿自茎中出,其疼立止。续次服药。"

《医宗说约·卷之二·腹痛》:"止痛熨法:一用炒盐一升,绢包乘热熨痛处,冷则再炒。一用生姜斤许,捣烂去汁,取渣炒热熨痛处,冷则加汁再炒。并治结胸痞气。一用麸皮炒热熨痛处。示吉曰:盐性善走,力能软坚;姜味辛,辛能发散;麸皮性热,热主流通,故能定痛,加之以炒者,借火力直达于中宫也。大痛时,先用此法,痛稍

定,辨虚实寒热用药,更为切当。"

《证治汇补·卷之六·腹胁门·腹痛》:"急救法:或用炒盐,或姜渣,或麸皮炒热,绢包熨痛处,冷则再炒再熨,以愈为度。或用吐法亦可。"

《四诊抉微·卷之三·经证考·足太阳膀胱经》:"小便不通,腹痛,谓盘肠痛,葱白煎汤熨脐,小便利,痛止。"

《疫疹一得·卷下·瘥后二十症·劳复》:"脉沉细,逆冷,小腹急痛者……更以吴萸一升酒拌炒,熨小腹最妙。"

《脉义简摩·卷八·儿科诊略·变蒸》:"凡此时,遇寒加之,则寒热交争。腹痛夭矫啼不止者,熨之则愈。"

《外治寿世方·卷三·肚腹·腹痛》:"骤然急痛,不知何症。只用盐微炒热,以布包盐热熨痛处即止(并治肝胃气及胃脘腹中胀痛)。又羌活(一两),葱白(十根),老姜(二两),麦面和,炒热用布包裹熨腹,冷再炒熨。"

2. 敷贴法

《医事启源·正文·芥子膏》:"有寒气阻窒脘腹痛,曾用白芥子末、葱叶捣敷之,痛处即可捷效。"

《奇方类编·卷下·急治门·回阳丸》:"专治阴症肚疼,立刻见效。明矾、火硝、胡椒各一钱,真黄丹八分。共为细末,陈醋为丸。男左女右握在手心,以帛缚之出汗而愈。"

3. 脐疗法

《丹台玉案·卷之四·腹痛门·立方》:"神仙蒸脐法,治一切肚腹疼痛,毋论虚实,气血痰食等症。一蒸即愈,屡屡神验。(方见噎膈门)"

《丹台玉案·卷之三·噎膈门·立方》:"神仙蒸脐法……大附子一个重一两(童便浸焙),人参、白茯苓、鹿茸、青盐、莲蕊、真川椒各一钱。上为细末,填入脐中,外用槐钱盖上,将蕲艾灸五壮为度。"

《文堂集验方·卷一·心腹痛》:"(腹痛)有寒、热、食、痰、死血、肠痈、虫、疝之不同。大要以甘温为主。惟夏秋卒然痛不可忍,照暑症治之。如热则大便燥闭,如阴症痛,四肢逆冷或冷汗(如热宜凉散,佐以甘温。如阴症宜服理中汤治之,方见黄疸症),或巴豆三粒,红枣一枚,同捣烂。裹缚脐上立止。"

《外治寿世方·卷三·肚腹·腹痛》:"(一切

男妇心腹痛不可忍）葱头去根二斤,炒热,布裹作二包,脐上熨之,如冷则易次包。如无葱则韭菜（或食盐俱可）。"

十六、其他疗法

食疗之法,于饮食中添加药物,易为人所接受;导引之法,可舒达筋脉,调畅气血;祝由与情志疗法,可移情易性,对于腹痛轻证或后期调养均有益处。

1. 食疗法

《太平圣惠方·卷第九十六·食治心腹痛诸方》:"治邪气攻心腹痛,桃仁粥方。桃仁二十一枚（去皮尖）,生地黄一两,桂心一两（末）,粳米三合（细研）,生姜一分（并地黄桃仁以酒三合研绞取汁）。上先用水煮米作粥,次下桃仁等汁,更煮令熟,调入桂心末。空腹食之。

治心腹冷气入心,撮痛胀满,吴茱萸粥方。吴茱萸半两（汤浸七遍,焙干微炒捣末）,粳米一（二）合。上以葱豉煮粥,候熟,下茱萸末二钱,搅令匀。空腹食之。

治心腹冷气,往往结痛,或遇风寒及吃生冷,即痛发动,高良姜粥方。高良姜半两（锉）,粳米二合,陈橘皮半分（汤浸去白瓤末）。上以水三大盏,煎高良姜、陈橘皮,取汁一盏半,去滓,投米煮粥。空腹食之。

治冷气心腹痛,妨胀,不能下食,紫苏粥方。紫苏子一合（微炒）,桂心（末）二钱。上捣碎紫苏子,以水二大盏,绞滤取汁,入米二合煮粥,候熟,入桂末食之。"

《圣济总录·卷第一百八十九·食治心腹病》:"治久患冷气,心腹结痛,呕吐不能下食,椒面粥方。蜀椒（去目及闭口者一分,炒出汗,水浸一宿,焙干末之）,白面三两。上二味,将椒末于面内拌匀,于豉汁中煮令熟,空腹食……

治心腹冷气,疞痛妨胀不能食,荜茇粥方。荜茇、胡椒各一两,桂（去粗皮）三分。上三味。捣罗为末,每服三钱匕,水一碗半,入葱一握、豉半合,先煮葱、豉熟去滓,次下米三合煮粥,将熟入前药末,同煮少顷。空腹食之。

治心腹积冷结痛,高良姜粥方。高良姜（捣为末）半两,白米三合。上二味,先以水二大升,煎高良姜,取一升半,去滓下米,煮熟入五味调和,空腹食之……

治冷气,心腹痛妨闷,桃仁粥方。桃仁（去皮尖双仁捣,以水二升研取汁）,米三大合。上二味,以桃仁汁煮粥,空腹食之。"

2. 导引法

《诸病源候论·腹痛病诸候·腹痛候》:"《养生方·导引法》云:治股、胫、手臂痛法。屈一胫,臂中所痛者,正偃卧,口鼻闭气,腹痛,以意推之,想气往至痛上,俱热即愈。

又云:偃卧,展两胫、两手,仰足指,以鼻纳气,自极七息。除腹中弦急切痛。

又云:正偃卧,以口徐徐纳气,以鼻出之。除里急。饱食后咽气数十,令温中;若气寒者,使人干呕腹痛。口纳气七十所,大振腹;咽气数十,两手相摩,令热,以摩腹,令气下。

又云:偃卧,仰两足、两手,鼻纳气七息。除腹中弦切痛。"

《诸病源候论·心腹痛病诸候·心腹痛候》:"《养生方·导引法》云:行大道,常度日月星辰。清净以鸡鸣,安身卧,嗽口三咽之。调五脏,杀蛊虫,治心腹痛,令人长生。"

3. 祝由法

《肘后备急方·卷一·治卒腹痛方第九》:"治卒腹痛方。书舌上作风字,又画纸上作两蜈蚣相交,吞之。"

《千金翼方·卷第三十·禁经下·禁遁注第十四》:"禁唾飞尸入腹急切痛法:请天上飞龙穷奇白虎,眼如明星,腹如建鼓,齐功叩齿,主食恶鬼,入食飞尸,出食殃魅。人生于天,吞气受道,身形之中,非汝所处。形中五部,各有所主。肝为青龙,肺为白虎,心为朱雀,肾为玄武,脾为中府,主御四方。上有真人,赤城童子;下有咸池,青腰玉女,各守部界,不得留住。方名道人,教来治汝,头则法天,身法北斗,手为魁刚,口为金斧,主授六甲,直神辅汝,何鬼不出,何尸不走。急急如律令。"

4. 情志疗法

《续名医类案·卷十九·腹痛》:"傅青主治一妇,妒恶夫有所昵,忽患腹痛,辗转地上不可忍,其夫求治。先生令持敝瓦釜置妇床前,捣千杵,服之立止。此移易性情之法,不问药饵。张子和之后,此术不传久矣。（刘绍文《九畴古文》）"

十七、治腹痛禁忌

1. 冬季腹痛忌寒药

《伤寒论·辨太阳病脉证并治》："伤寒若吐若下后，七八日不解，热结在里，表里俱热，时时恶风、大渴、舌上干燥而烦、欲饮水数升者，白虎加人参汤主之……此方立夏后、立秋前乃可服；立秋后不可服；正月、二月、三月尚凛冷，亦不可与服之，与之则呕利而腹痛。诸亡血虚家，亦不可与，得之则腹痛利者，但可温之，当愈。"

2. 腹痛忌用补气药

《丹溪心法·卷四·腹痛七十二》："诸痛，不可用参、芪、白术，盖补其气，气旺不通而痛愈甚。白芍药，只治血虚腹痛，诸痛证不可用，以酸收敛。"

3. 未腹满硬痛便闭不可攻下

《医学心悟·卷二·论阳明兼证用药法》："凡用下药，必以腹满、硬痛、便闭为主，或兼下利肠垢，或下利清黄水，色纯青，心下硬，其中有燥屎也，攻之。否则虽不大便，亦未可攻，但清之、润之而已。"

4. 虚劳腹痛忌用辛热

《顾松园医镜·卷十一·书集·虚劳》："在脾则为饮食少思，为恶心呕吐，为胀满腹痛……虚劳一症，世之偏于阴虚者，比比皆是，而医者每不深晰气血阴阳，模糊调治，甚为夭亡者……虚寒腹痛，绵绵痛而无增减，喜热手按，热饮食，虚寒泄泻，水谷不化，而澄澈清冷，必有虚寒之症脉可凭，然后用之有效。今人一见胀满腹痛，食不消化，肠鸣泄泻等症，便认为虚寒，而投以白术之香燥，又济以干姜之辛热，甚者更加桂、附。殊不知虚劳患在伤阴，再补其阳，则阳益亢，而阴益竭，诸热悉加，是促之死也。"

5. 腹痛忌舍症从时

《景岳全书发挥·卷四·外科钤·舍时从证》："壬午冬，金台一男子患腹痛，误服干姜理中，即口鼻出血，烦躁发狂，入井而死。"

6. 腹痛属热证者忌用热药及艾灸

《太平惠民和剂局方·指南总论·卷中·伤寒十劝》："伤寒腹痛亦有热证，不可轻服温暖药。《难经》云：'痛为实。'故仲景论腹满时痛之证，有曰痛甚者加大黄。夫痛甚而反加大黄，意可见也。唯身冷厥逆而腹痛者，是阴证，须消息。每见医者，多缘腹痛便投热药而杀人。"

"伤寒胸胁痛及腹痛，不可妄用艾灸。常见村落间有此证，无药便用艾灸，多致毒气随火而盛，膨胀发喘而死。不知胸胁痛自属少阳，腹胀满自属太阴，此外惟阴证可灸。"

【论用方】

一、常用治腹痛方论

1. 论芍药甘草汤

《苍生司命·卷五·腹痛证》："白芍药惟治血虚腹痛，余不治。今考古方治腹痛，用白芍四钱、生甘草二钱甚效。又考白芍不惟治血虚，而能大行气。腹痛者，荣气不从，逆于肉里，今得白芍行其荣气，而又以甘草之甘，缓和其逆气，此不治之治，乃所以深治之也。"

《古今医统大全·卷之五十七·腹痛门·和解诸剂》："芍药甘草汤，治四时腹痛……《元戎》云：腹痛脉弦伤气用本药。脉洪伤金，加黄芩；脉缓伤水，加桂枝；脉迟伤火，加干姜；腻涩伤血，加当归。"

《寿世保元·卷五·腹痛》："白芍味酸微寒，补中焦之药，得炙甘草为辅，治腹中痛之圣药也。如夏中热腹痛，少加黄芩。若恶寒腹痛，只少加肉桂一钱、白芍三钱、甘草一钱五分，此三味为治寒腹痛。此仲景神品药也。如深秋腹痛，更加桂枝三钱。如冬月大寒，腹中冷痛，加桂枝一钱五分，水二盏煎服。"

《医宗必读·卷之八·心腹诸痛·腹痛》："芍药甘草汤主之。稼穑作甘，甘者己也；曲直作酸，酸者甲也；甲己化土，此仲景妙方也。脉缓伤水，加桂枝、生姜；脉洪伤金，加黄芩、大枣；脉涩伤血，加当归；脉弦伤气，加芍药；脉迟伤火，加干姜。"

《医镜·卷之二·腹痛》："凡诸腹痛，皆宜用芍药、甘草，乃治腹痛通用之药也。盖芍药味酸，能于土中克木，甘草味甘，甘先入脾而能缓诸痛，曲直作酸，酸者甲也，稼穑作甘，甘者己也，甲己化土，此仲景妙法也。故芍药、甘草，名之曰戊己汤，统治诸般腹痛，而血虚腹痛者，尤为甚效，宜于诸药中加之，惟腹中窄狭者勿用，以其酸寒也。若以酒浸炒熟，则寒性自散矣。"

《医方集解·和解之剂第六·芍药甘草汤》："治腹中不和而痛（此阴阳气血不和，肝木乘脾之故也。腹痛有寒、有热、有虚、有实、有食积、有湿痰、有死血、有虫。寒痛者，痛无增减，或兼吐利；热痛者，时痛时止，腹满坚结；实痛者，痛甚胀满，手不可按；虚痛者，按之即止；食痛者，痛甚则利，利后痛减；死血痛者，痛有常处；湿痰痛者，脉滑、痰气阻碍，不得升降；虫痛者，时作时止，面白唇红。大抵胃脘下大腹痛者，多属食积外邪；绕脐痛者，属痰火积热；脐下小腹痛者，属寒，或瘀血，或溺涩）。仲景用治误表发厥，脚挛吐逆，与干姜甘草汤以复其阳，厥愈足温者，更作此汤以和其阴，其脚即伸（酸甘相合，用补阴血。王海藏曰：稼穑作甘，甘者己也，曲直作酸，酸者甲也，甲己化土，此仲景妙方也）……此足太阳、阳明药也。气血不和故腹痛，白芍酸收而苦泄，能行营气；炙草温散而甘缓，能和逆气。又痛为木盛克土（诸痛皆属肝木），白芍能泻肝，甘草能缓肝和脾也（虞天民曰：白芍不惟治血虚，大能行气，腹痛者，营气不和，逆于肉里，得白芍行其营气，又以甘草之甘缓和其逆气，此不治之治，乃所以深治之也）。"

《医医偶录·卷二·肝部列方》："芍药甘草汤，治木侮土而腹痛。"

《慈幼便览·腹痛》："芍药甘草汤，一切腹痛者皆治，惟寒者宜略加肉桂。"

2. 论小建中汤

《苏沈良方·卷第四·小建中汤》："此药偏治腹中虚寒，补血，尤主腹痛，常人见其药性温平，未必信之。古人补虚只用此体面药，不须附子硫黄。承用此药，治腹痛如神。然腹痛按之便痛，重按却不甚痛。此止是气痛，重按愈痛而坚者，当自有积也。气痛不可下，下之愈痛，此虚寒证也，此药尤相当。"

《脾胃论·卷上·君臣佐使法》："以芍药之酸，于土中泻木为君；饴糖、炙甘草甘温补脾养胃为臣。水挟木势亦来侮土，故脉弦而腹痛，肉桂大辛热，佐芍药以退寒水。姜、枣甘辛温，发散阳气，行于经脉皮毛为使。建中之名，于此见焉。"

《医方集解·祛寒之剂第十·小建中汤》："治伤寒阳脉涩，阴脉弦，腹中急痛（邪气入里，与正相搏，则腹痛；涩者，血不足也；弦者，木克土也；太阳在表，无腹痛；少阳在半表半里，有胸胁痛而无腹痛；阳明腹满急痛者，里实也，宜下之，大柴胡汤、小承气汤；三阴下利而腹痛者，里寒也，宜温之，四逆汤、附子理中汤；肠鸣泄泻而痛者，里虚有寒也，宜小建中汤温中散寒）；伤寒二三日，心悸而烦（悸者，阳气虚也，烦者，阴血虚也，气血内虚，与此汤先建其里。倍芍药者，酸以敛阴，阴收则阳归附也；加饴糖者，甘以润土，土润则万物生也；仍不去姜桂，以散邪也）；通治虚劳悸衄，里急腹痛，梦遗失精，四肢酸痛，手足烦热，咽燥口干，虚劳黄疸（黄疸，小便利而色白者，是无热也，不可除热，当作虚寒治之。喻嘉言曰：虚劳病至于亡血失精，精血枯槁，难为力矣，急宜建其中脏，使饮食增而阴血旺，故但用稼穑作甘之味，生其精血；而酸辛酸苦，在所不用，舍是无良法也）……此足太阴、阳明药也。《准绳》曰：脾居四脏之中，生育荣卫，通行津液，一有不调，则失所育所行矣，必以此汤温健中脏，故名建中。脾欲缓，急食甘以缓之，故以饴糖为君，甘草为臣。桂枝辛热，辛，散也润也，荣卫不足，润而散之；芍药酸寒，酸，收也泄也，津液不通，收而行之；故以桂芍为佐。生姜辛温，大枣甘温，胃者卫之源，脾者荣之本，《针经》曰：荣出中焦，卫出上焦。是以卫为阳，益之必以辛；荣为阴，补之必以甘；辛甘结合，脾胃健而荣卫通，故以姜、枣为使（李东垣曰：《伤寒论》云，阳脉涩，阴脉弦，法当腹中急痛。以芍药之酸，土中泻木为君；饴糖、炙草甘温，补脾养胃为臣；水挟木势，亦来侮土，肉桂大辛热，佐芍药以退寒水；姜枣辛甘而温，发散阳气，行于经脉皮毛为使。或谓桂枝汤解表而芍药少，建中汤温里而芍药多，何也？皮肤为近，则制小其服，心腹为远，则制大其服，所以不同也。昂按：此即表欲其散，里欲其收之义。小建中治腹痛者，以木来克土，取芍药为君，土中泻木也；理中汤治腹痛者，以水来侮土，取干姜为君，土中泻水也；平胃散治腹痛自利者，取苍术为君，泻土除湿也。云岐子曰：建中为补，能补中焦之虚，而不能补上焦、下焦之虚；调胃为泻，能泻中焦之实，而不能泻上焦下焦之实也）。"

《金匮玉函要略辑义·卷二·血痹虚劳病脉证并治第六》："《苏沈良方》云：小建中汤，治腹痛如神。然腹痛按之便痛，重按却不甚痛，此止是气痛。重按愈痛而坚者，当自有积也。气痛不可下，下之愈甚，此虚寒证也。此药偏治腹中虚寒，补血尤主腹痛(《三因方》治此证加味小建中汤于本方内加远志)。《王氏易简方》云：或吐或泻,状如霍乱,及冒涉湿寒,贼风入腹,拘急切痛,加附子三分,名附子建中汤。疝气发作,当于附子建中汤,煎时加蜜一箸头许,名蜜附子汤(《易简》小建中汤,无饴)。"

《杂病广要·身体类·腹痛》："小建中汤,治腹中切痛。尝有人患心腹切痛不可忍,累用良医治之皆不效,灸十余处亦不瘥。士人陈承善医,投一药遂定。问之,乃小建中汤也。此药偏治腹中虚寒,补血,尤主腹痛。常人见其药性温平,未必信之。古人补虚止用此体面药,不须附子、硫黄。承用此药治腹痛如神。(《苏沈》)或吐或泻,状如霍乱,及冒涉湿寒,贼风入腹,拘急切痛,加附子三分,名附子建中汤。(《易简》)"

3. 论理中汤

《丹台玉案·卷之二·伤寒门·瘟疫》："大便涩者,用散。利者用丸,寒甚腹痛,四肢冷,加附子脐下动气,欲作奔豚,去术,加肉桂;吐多,去术,加半夏姜汁制;下多,还用术;悸,加茯苓;渴,倍白术;腹痛里虚,倍人参;寒,倍干姜;吐不止,去甘草,加姜汁;吐蛔,去甘草,加乌梅;饥逆,加丁香、柿蒂;哕逆,加木香;霍乱转筋,加石膏;寒湿发黄,加茵陈;脾弱泻不止,溺不利,倍参术,合五苓散;内虚腹痛,合小建中,陶氏加肉桂、陈皮、茯苓、姜、枣,临服入陈壁土炒一匙;自利肚腹痛,加木香磨、姜汁;腹痛甚,去白术;或阴结症,本方加大黄利之。"

《医方集解·祛寒之剂第十·理中汤》："治伤寒太阴病,自利不渴,寒多而呕,腹痛粪溏,脉沉无力;或厥冷拘急;或结胸、吐蛔;及感寒霍乱(太阴,脾经也。腹满而吐,食不下,自利腹痛,为太阴病。自利渴者为热,不渴者为寒,喜呕、腹痛、便溏,皆虚寒所致;寒彻于外,则手足厥冷拘急;寒凝于中,则结胸、泄泻、吐蛔。霍乱者阴阳不和而挥霍撩乱,或吐或泻,亦有寒热二证,若阴寒所致者,宜此汤。三阳传阴经而下利者,为邪热利;阴寒直中阴经而下利者,为寒利;外邪传里而腹痛者,其痛不常;阴寒在内而腹痛者,痛无休止,时欲作利。大腹属太阴,少腹属少阴,脐下属厥阴。亦有挟食积与痰者。三阳下利身热,太阴下利手足温,少阴、厥阴下利身冷,其大较也。下利虽有表证,不可发

汗,以下利为邪气内攻,走津液而胃虚也)……此足太阴药也。人参补气益脾,故为君;白术健脾燥湿,故以为臣;甘草和中补土,故以为佐;干姜温胃散寒,故以为使。以脾土居中,故曰理中(王海藏曰:上吐下泻不止,当渴而反不渴,脉微细而弱者,理中汤主之。《经》又曰:伤寒下之,利不止,医以理中与之,利益甚;理中者,理中焦,此利在下焦,赤石脂禹余粮汤主之;复利不止者,当利其小便。宋徽宗食冰太过,病脾疾,国医不效,召杨介,进大理中丸。上曰:服之屡矣。介曰:疾因食冰,臣请以冰煎此药,是治受病之源也,果愈)。"

4. 论黄连汤

《玉机微义·卷三十二·腹痛治法·和解之剂》："《元戎》云:腹痛脉弦伤气用本药;脉洪伤金加黄芩,脉缓伤水加桂枝;脉涩伤血加当归;脉迟伤火加干姜。"

《医门法律·卷五·关格门·进退黄连汤方论》："喻昌曰:黄连汤者,仲景治伤寒之方也。伤寒胸中有热,胃中有邪气,腹中痛欲呕吐者,黄连汤主之。以其胃中有邪气,阻遏阴阳升降之机,而不交于中土,于是阴不得升,而独治于下,为下寒。腹中痛,阳不得降,而独治于上,为胸中热、欲呕吐,与此汤以升降阴阳固然矣。"

《成方切用·卷五上·和解门·黄连汤》："黄连苦寒,泄热以降阳,姜桂辛温,除寒以升阴,人参助正去邪,半夏和胃止呕,甘草大枣,调中止痛。上中二焦,寒热交战,故以此和解之。(喻嘉言曰:湿家下之,舌上如胎者,丹田有热,胸中有寒也。仲景亦用此汤何耶?盖伤寒分表、里、中三治。表里之邪俱盛,则从中而和之,故有小柴胡之和法。至于丹田胸中之邪,在上下不在表里,即变柴胡为黄连汤,以桂枝代柴胡,以黄连代黄芩,以干姜代生姜。饮入胃中,听胃气之上下敷布,故不问下寒上热,上寒下热,皆可治之也。夫表里之邪,则用柴、芩,用生姜之辛以散之。上下之邪,则用桂、连,用干姜之辣以开之,仲景圣法灼然矣)"

5. 论少腹逐瘀汤

《医林改错·卷下·少腹逐瘀汤说》："此方治少腹积块疼痛,或有积块不疼痛,或疼痛而无积块,或少腹胀满,或经血见时,先腰酸少腹胀,或经血一月见三五次,接连不断,断而又来,其色或黯,或黑,或块,或崩漏,兼少腹疼痛,或粉红兼白带,

皆能治之,效不可尽述。"

6. 论四七汤

《删补颐生微论·卷之四·医方论第二十二·煎方六十三首》:"夫七情过极皆伤其气,怒则气上,喜则气缓,悲则气消,恐则气下,惊则气乱,思则气结。丹溪以越鞠丸主之,而此独异者,盖郁久则浊气不通,为闭塞成冬之象,而清气日以薄矣。故心腹虽痛,胸膈虽臌,而不与木香、厚朴,但用人参以壮主气之脏,官桂以制谋虑之官。久郁生痰,半夏为之祛逐。久郁不和,国老为之调停。况桂性辛温,疏气甚捷,譬如阳春至而闭塞通,郁结者还而为和畅矣。汤名四七者,以四味治七情也。"

二、治腹痛通用方

1. 犀角丸(《备急千金要方·卷十三·心脏方·心腹痛第六》)

治心腹久痛积年不定,不过一时间还发,甚则数日不能食,又便出干血,穷天下方不能瘥,甄立言处此方,数日即愈。

犀角 麝香 雄黄 桔梗 茱草 鬼臼 桂心 芫花(各半两) 甘遂(一两半) 附子 光明砂(各六铢) 贝齿(五枚) 巴豆(二十枚) 赤足蜈蚣(二枚)

上十四味为末,蜜丸如梧子。饮服一丸,日二,渐加至三丸,以微利为度。《古今录验》无雄黄。

2. 高良姜汤(《备急千金要方·卷十三·心脏方·心腹痛第六》)

治卒心腹绞痛如刺,两胁支满,烦闷不可忍方。

高良姜(五两) 厚朴(二两) 当归 桂心(各三两)

上四味㕮咀,以水八升煮取一升八合,分二服,日三。若一服痛止便停,不须更服;强者作二服,弱者分三服。

3. 生姜汤(《备急千金要方·卷十三·心脏方·心腹痛第六》)

治胸腹中猝痛方。

生姜(一斤,取汁) 食蜜(半斤) 醍醐(四两)

上三味微火上耗,令相得适寒,温服三合,日三。

4. 青橘皮散(《太平圣惠方·卷第四十三·治腹痛诸方》)

治腹痛不可忍,汗出不能食。

青橘皮(一两,汤浸去白瓤,焙) 蓬莪术(三分) 附子(一两,炮裂,去皮脐) 桂心(一两) 高良姜(一两,锉) 当归(一两,锉,微炒)

上件药,捣细罗为散。不计时候,以热酒调下一钱。

5. 桔梗散(《太平圣惠方·卷第四十三·治腹胀肠鸣切痛诸方》)

治腹胀肠鸣切痛。

桔梗(一两,去芦头) 食茱萸(一两) 细辛(三分) 厚朴(三分,去粗皮,涂生姜汁炙令香熟) 丹参(一两) 草豆蔻(三分,去皮)

上件药,捣筛为散。每服〔一(三钱)〕,以水一中盏,入生姜半分,煎至六分,去滓,不计时候,温服。

6. 沉麝丸(《圣济总录·卷第五十七·心腹门·心腹痛》)

治一切心腹痛不可忍。

沉香(锉) 麝香(研) 没药(研) 丹砂(研) 血竭(研,各一两) 木香(半两)

上六味,捣研为末,银石器熬生甘草膏,丸皂荚子大。生姜盐汤嚼下一丸。端午日午时合。

7. 导滞定功丸(《黄帝素问宣明论方·卷七·积聚门·积聚总论》)

治一切心腹卒暴疼痛及胸中不利。消食,止逆,定疼痛。

大椒 木香(各一钱) 蝎梢(三钱) 巴豆(八个,出油为度)

上为末,后入巴豆霜,研匀,面糊和丸如绿豆大,朱砂为衣。每服五丸至十丸,淡醋汤下。

8. 茴香丸(《黄帝素问宣明论方·卷十三·诸痛门·诸痛总论》)

治男子妇人脐腹疼痛刺胸膈,不止者。

茴香(炒) 良姜 官桂(各半两) 苍术(一两,米泔浸)

上为末,酒煮面糊和丸如桐子大。每服十丸,生姜汤下。

9. 鸡舌香散(《三因极一病证方论·卷之九·三因心痛总治》)

治心腹卒痛。安胃进食,调冷热,定泄泻,老少通用。

丁香(一百枚) 甘草(半两) 高良姜(一两) 白芍药(二两)

上为细末。每服二钱匕,陈米饮调下,空心食前服。王启玄子序云:初余为禁队,因此证处与御医,使令施用,后至富贵,乃由此始。

10. 五香如圣丸(《杨氏家藏方·卷第五·心腹痛方二十二道》)

治心腹疼痛。

木香 沉香 藿香叶(去土) 乳香(别研) 麝香(别研,以上五味各一两) 巴豆(一十枚,去壳) 陈橘皮(一两,同巴豆炒令烟尽,去巴豆不用)

上件为细末,煮面糊为丸如绿豆大。每服十丸至二十丸,温熟水送下,不拘时候。

11. 灵脂丸(《杨氏家藏方·卷第五·心腹痛方二十二道》)

治一切心腹痛及小肠气。

巴豆(去皮膜,纸裹出尽油) 干姜(炮) 五灵脂(去砂石,各二钱)

上件为细末,醋煮面糊为丸如粟米大。每服五丸,醋汤下;实者,每服十丸,不拘时候。

12. 治腹痛通用验方

1)《传信适用方·卷上·治气疾及心痛》

治心腹攒痛。

高良姜 桂(等分)

上为细末,糯米饮调下,白汤亦得,极效。

2)《普济方·卷三十七·大肠腑门·大肠实》

治肠痛如打。

用大豆半升,炒令焦,酒一升,煮令沸,熟取醉。

13. 椒茱丸(《鸡峰普济方·卷第七·心》)

治心腹疼痛。

椒(二两) 吴茱萸(四两)

上为细末,醋煮面糊为丸如梧桐子大。每服三四十丸,米饮或酒下,空心服。

14. 姜桂饮(《仁斋直指方论·卷之六·心气·心疼证治》)

治心腹刺痛。

良姜 辣桂(等分)

上为末。每服二钱,米汤乘热调下。

15. 蓬莪术丸(《御药院方·卷四·治一切气门下》)

治九种心痛,胸膈滞气及腹胁疠刺疼痛不可忍者,并宜服之。

五灵脂 木香 当归(去芦头) 良姜(锉,微炒) 蓬莪术(炮,以上各等分)

上为细末,用蜜、面糊为丸如梧桐子大。每服三五十丸,热酒下,不拘时候。

16. 术香散(《脉因证治·卷二·心腹痛》)

治心脾卒痛不忍。

木香 蓬术(各一两) 干漆(一钱,炒烟尽)

醋汤下一钱。

17. 香附散(《奇效良方·卷之二十六·心痛门·心痛通治方》)

治心脾疼不可忍。

香附(炒) 良姜(炒,各一两)

上为细末。每服二钱,米饮入盐调服二味。须各炒,同炒即不效。

18. 神圣代针散(《医学正传·卷之四·胃脘痛》)

治心腹诸痛。

乳香 没药 当归 白芷 川芎(各五钱) 芫青(一两,去翅足,炒)

上为细末。每服一分,病甚者五分,先点好茶一盏,次掺药末在茶上,不得吹搅,立地细细呷之。心痛欲死者,服之立效。小肠气,撮如角弓,膀胱肿硬,一切气刺虚痛,并妇人血癖、血迷、血运、血刺痛冲心,胎衣不下,难产,但是一切因血作痛之疾,服之大有神效。

19. 调痛散(《古今医统大全·卷之五十六·脾痛候·药方》)

治脾痛气膈。

木香 丁香 檀香 大香附 天台乌药 莪术 辣桂 片姜黄 白生姜 白豆蔻仁 砂仁 甘草(炙,各等分)

上㕮咀。每服二钱半,紫苏四叶煎汤服。

20. 越鞠二陈汤(《脉症治方·卷之二·湿门·诸痛》)

治心痛,胃脘痛,脾疼,腹痛,胁痛,并宜加减用之。

川芎(一钱) 苍术(一钱二分) 香附(醋浸

炒) 山栀(炒半黑,各一钱五分) 半夏(一钱二分) 陈皮(一钱) 甘草(三分) 干姜(炒黑,一钱)

上作一服,水一钟半,姜三片,煎,不拘时服。

属寒而痛者,加丁香、草豆蔻各一钱;甚者,再加熟附子一钱。

属热而痛者,加吴萸(炒)、黄连一钱、酒炒黄芩一钱;甚者,宜加大黄三钱、白芍药一钱五分、桂枝五分。

属痰者,加枳实一钱五分、倍半夏;或用吐法,尤妙。

郁怒痛,加桂枝、青皮各七分、白芍药一钱五分。

食积痛,加枳实、山楂各一钱五分、萝卜子、砂仁各八分、神曲一钱。

气不顺而痛,加木香七分、槟榔、乌药各一钱。

死血痛,加枳壳、当归尾、桃仁各一钱五分、大黄三钱、厚朴一钱,去川芎、半夏、陈皮、干姜。

妇人产后痛,加桃仁、牡丹皮、当归各一钱五分、红花、玄胡索各八分、木香五分。

虫痛,加槟榔、雷丸各一钱,或用苦楝丸,或理中汤加乌梅。

脾痛,加海石一钱五分、青皮一钱、桂五分,或丸或散皆可。

腹痛,亦宜分三阴部分加减,中脘属太阴,加厚朴、半夏;脐腹少阴,加桂、木香、玄胡索;小腹厥阴,加吴茱萸、官桂、白芍药。各随症轻重,度而用之。

21. 开郁导气汤(《古今医鉴·卷之十·腹痛》)

治诸般肚腹疼痛,一服立止。

苍术(米泔浸制,一钱) 陈皮(五分) 香附(童便浸炒,一钱) 白芷(一钱) 川芎(一钱) 茯苓(一钱) 干姜(炒,五分) 滑石(一钱) 山栀子(炒,一钱) 神曲(炒,一钱) 甘草(少许)

上锉一剂,水煎,温服。[按]此方治腹痛有热者,并一切腹痛之总司也。

22. 椒矾散(《鲁府禁方·卷二·寿集·腹痛》)

治心腹刺痛。

胡椒 白矾(各一钱)

上为末。每服五分,黄酒调下。

23. 艾附丸(《本草单方·卷五·心脾痛》引《集简方》)

治男女心气痛,腹痛,少腹痛,血气痛,不可忍者。

香附子(二两) 蕲艾叶(半两)

以醋汤同煮熟,去艾,炒为末,米醋糊丸梧子大。每白汤服五十丸。

24. 桃奴汤(《证治准绳·类方·谵妄》)

治五尸及心腹暴痛。

桃奴 当归(去芦) 人参(去芦) 干姜(炮) 芎䓖 甘草(炙) 桂心(各三两) 鬼箭 犀角屑(各一两) 麝香(半钱,研)

呹咀。每服四钱,水二盏,煎至一盏半,去渣温服,不拘时,日进二服。若腹胀者,加大黄一两。

25. 五神散(《万氏家抄济世良方·卷三·腹痛》)

治腹痛,心脾痛亦治。

草果 玄胡索 五灵脂 没药 乳香(各等分)

上为细末。每服三钱,空心温酒服。

26. 草灵丹(《万氏家抄济世良方·卷三·心脾痛》)

治心腹疼痛。

草果仁 白豆蔻 玄胡索(酒炒,各五钱) 乳香 没药 川芎 五灵脂(炒) 厚朴(姜汁炒) 半夏(姜制,各三钱) 砂仁 香附(炒) 山楂肉 枳实(炒) 苍术(炒,各五钱) 陈皮(四钱) 木香(二钱)

为末,神曲糊和作锭子。每服一锭,生姜紫苏汤磨下。

27. 薤白汤(《本草汇言·卷之十六·菜部·薤白》)

治一切腹痛之总司,腹痛有寒热食血湿痰虫实虚九般之别。

薤白(三钱) 香附 川芎 白芷 茯苓 黑山栀 陈皮 干姜(各一钱五分)

水煎服。腹痛绵绵,无增减者,寒也,本方加吴茱、木香、砂仁、肉桂;腹痛乍痛乍止,口渴而小便涩者,火也,加黄连、黄芩、白芍、天花粉;腹痛而泻,泻而痛减者,食积也,加山楂、枳实、萝卜子、厚朴;腹痛着一处不移者,是死血也,加桃仁、归尾、玄胡索、川芎、肉桂、红花;腹痛而小便不利者,是湿痰也,加苍术、猪苓、泽泻、半夏;腹痛而钩引胁下有声者,是痰饮也,加苍术、南星、乌药、木香、半夏、厚朴;腹痛而时止时作,面白唇红者,是虫积也,加乌梅、花椒、槟榔、苦楝子、牵牛;头疼腹痛,以手按之,腹软而痛止者,虚也,加人参、白术、当归、黄耆、白芍药、熟地黄;腹痛手不可按者,是实痛也,加枳实、槟榔、瓜蒌仁、大黄。

28. 七气汤(《济阳纲目·卷七十二·心痛·治气滞心痛方》)

治心肚疼痛。

肉桂　乌药　香附子　砂仁　益母　青皮陈皮　三棱　蓬术　桔梗　甘草

上锉,加生姜三片,水煎服。

29. 二炒香良散(《济阳纲目·卷七十二·心痛·治寒心痛方》)

治心腹疠痛。

香附(炒)　良姜(炒,各等分)

上为细末。每服二钱,入盐少许,米饮调服。二味须另研,若同炒则不效。

30. 苓桂参甘芍药附子汤(《四圣悬枢·卷三·痘病解第三·厥阴经证》)

治腰痛、腹痛者。

人参(一钱)　甘草(一钱)　茯苓(三钱)桂枝(二钱)　附子(二钱)　芍药(二钱)

流水煎半杯,温服。

31. 枳实汤(《医学实在易·卷六·里证诸方·心腹诸痛》)

治心痛,胃脘及胁肋,大小腹诸痛拒按者(此治实症)。

枳实(三钱)　半夏(四钱)　生姜(八钱)

水煎服。

32. 酒煮当归丸(《玉机微义·卷三十二·腹痛治法·和解之剂》)

治小腹下痛。

当归(一两)　茴香(半两)　附子　良姜(各七钱)

上四味,酒煮干,再焙。

炒黄盐　丁香(各半两)　全蝎(二钱)　柴胡(二钱)　升麻　木香(各一钱)　苦楝(半钱)　甘草(炙,半钱)　玄胡(四钱)

上,酒煮糊丸梧子大。每二三十丸,空心白汤下。

33. 苦楝丸(《玉机微义·卷三十二·腹痛治法·和解之剂》)

治奔豚,小腹痛。

苦楝　茴香　附子

上三味,酒煮,焙干,末之,每两入玄胡半两,全蝎炒丁香各十八个,为末,酒糊丸桐子大。每五十丸,食前温酒下。

三、治实寒腹痛方

1. 通脉四逆汤(《伤寒论·辨少阴病脉证并治》317条)

少阴病,下利清谷,里寒外热,手足厥逆,脉微欲绝,身反不恶寒,其人面色赤,或腹痛,或干呕,或咽痛,或利止脉不出者,通脉四逆汤主之。

甘草(二两,炙)　附子(大者一枚,生用,去皮,破八片)　干姜(三两,强人可四两)

上三味,以水三升,煮取一升二合,去滓,分温再服。其脉即出者愈。面色赤者,加葱九茎;腹中痛者,去葱,加芍药二两;呕者,加生姜二两;咽痛者,去芍药,加桔梗一两;利止、脉不出者,去桔梗,加人参二两。病皆与方相应者,乃服之。

2. 九痛丸(《金匮要略·胸痹心痛短气病脉证治第九》)

治九种心痛;兼治卒中恶,腹胀痛,口不能言;又连年积冷,流主心胸痛,并冷肿上气,落马坠车血疾等,皆主之。忌口如常法。

附子(三两,炮)　生狼牙(一两,炙香)　巴豆(一两,去皮心,熬,研如脂)　人参　干姜　吴茱萸(各一两)

上六味,末之,炼蜜丸如桐子大。酒下,强人初服三丸,日三服,弱者二丸。

3. 附子粳米汤(《金匮要略·腹满寒疝宿食病脉证治第十》)

腹中寒气,雷鸣切痛,胸胁逆满,呕吐,附子粳米汤主之。

附子(一枚,炮)　半夏(半升)　甘草(一两)　大枣(十枚)　粳米(半升)

上五味,以水八升,煮米熟,汤成,去滓,温服一升,三日服。

4. 大建中汤(《金匮要略·腹满寒疝宿食病脉证治第十》)

心胸中大寒痛,呕不能饮食,腹中寒,上冲皮起,出见有头足,上下痛而不可触近,大建中汤主之。

蜀椒(二合,去汗) 干姜(四两) 人参(二两)

上三味,以水四升,煮取二升,去滓,内胶饴一升,微火煎取一升半,分温再服;如一炊顷,可饮粥二升,后更服,当一日食糜,温覆之。

5. 大乌头煎(《金匮要略·腹满寒疝宿食病脉证治第十》)

寒疝绕脐痛,若发则白汗出,手足厥冷,其脉沉弦者,大乌头煎主之。

乌头大者五枚(熬去皮,不㕮咀)

上以水三升,煮取一升,去滓,内蜜二升,煎令水气尽,取二升,强人服七合,弱人服五合。不差,明日更服,不可一日再服。

6. 当归生姜羊肉汤(《金匮要略·腹满寒疝宿食病脉证治第十》)

寒疝腹中痛及胁痛里急者,当归生姜羊肉汤主之。

当归(三两) 生姜(五两) 羊肉(一斤)

上三味,以水八升,煮取三升,温服七合,日三服。若寒多者加生姜成一斤;痛多而呕者,加橘皮二两、白术一两。加生姜者,亦加水五升,煮取三升二合,服之。

7. 乌头桂枝汤(《金匮要略·腹满寒疝宿食病脉证治第十》)

寒疝腹中痛,逆冷,手足不仁,若身疼痛,灸刺诸药不能治,抵当乌头桂枝汤主之。

乌头

上一味,以蜜二斤,煎减半,去滓,以桂枝汤五合解之,得一升后,初服二合,不知,即取三合;又不知,复加至五合。其知者,如醉状,得吐者,为中病。

桂枝汤方:桂枝(三两,去皮) 芍药(三两) 甘草(二两,炙) 生姜(三两) 大枣(十二枚)

上五味,剉,以水七升,微火煮取三升,去滓。

8. 温脾汤(《小品方·卷第一·治心痛腹胀满冷痛诸方》)

治除冷实,肠胃中实,始作滞下,腹痛自下佳。

干姜(三两) 附子(三两) 人参(三两) 大黄(三两) 甘草(二两)

凡五物,以水六升,煮取三升,分三服。

9. 芎䒷汤(《小品方·卷第一·治心痛腹胀满冷痛诸方》)

治卒寒,腹中拘急痛方。

芎䒷(一两) 当归(一两) 桂肉(一两) 黄芩(半两) 芍药(一两) 干姜(半两) 杏仁(三十枚) 甘草(一两)

凡八物,以水五升,煮取二升,分再服。

10. 茱萸汤(《小品方·卷第一·治心痛腹胀满冷痛诸方》)

治寒冷腹痛。

茱萸(二升) 甘草(一两) 人参(一两) 桂肉(一两) 生姜(一斤) 半夏(一两,洗) 小麦(一斤) 当归(二两)

凡八物,以水一斗五升,煮取三升,服一升,日三。

11. 温中当归汤(《小品方·卷第一·治心痛腹胀满冷痛诸方》)

治暴冷,心腹刺痛,面目青,肉冷汗出,欲霍乱吐下,脉沉细者,及伤寒毒冷,下清水,变作青白滞,及先作青白滞后,复清水者悉主之。此方可以调诸冷病也。

当归(二两) 人参 干姜 茯苓 厚朴 青木香 桂肉 桔梗 芍药 甘草(各二两)

上十味,切,以水八升,煮取三升,分温三服,日三服,不耐青木香者,以犀角一两代之。忌海藻、菘菜、猪肉、醋物、生葱等。

12. 五辛汤(《备急千金要方·卷十三·心脏方·心腹痛第六》)

治心腹冷痛方。

细辛 蜀椒 桂心 干姜 吴茱萸 芍药 防风 苦参 甘草 当归 干地黄(各一两) 栀子 乌梅 大枣(各二七枚)

上十四味㕮咀,以水九升煮取三升,分四服。

13. 羊肉当归汤(《备急千金要方·卷十三·心脏方·心腹痛第六》)

治腹冷绞痛方。

羊肉(半斤) 当归(四两) 干姜 橘皮 黄芪 芍药 川芎 桂心 独活 防风(各一分) 吴茱萸 人参 甘草 干地黄 茯苓(各一分) 生姜(六分) 大枣(三十枚)

上十七味㕮咀,以水一斗半先煮羊肉,取一斗出肉,纳诸药煮取三升,分三服,日三,覆取温暖。

14. 温脾汤(《备急千金要方·卷十三·心脏方·心腹痛第六》)

治腹痛,脐下绞结绕脐不止方。

甘草　附子　人参　芒硝(各一两)　当归　干姜(各三两)　大黄(五两)

上七味咬咀,以水七升煮取三升,分服,日三。

15. 《范汪》四味当归汤(《外台秘要·卷第七·腹痛方四首》)

主寒腹痛方。

当归　桂心　干姜(各三两)　甘草(二两,炙)

上切,以水八升,煮取三升,一服一升,日三服。虚冷激痛甚者,加黄芪、芍药各二两。忌海藻、菘菜、生葱。《千金》无甘草,有附子一两。

16. 《古今录验》通命丸(《外台秘要·卷第七·心腹痛及胀满痛方一十首》)

疗心腹积聚,寒中绞痛,又心迫满,胁下胀痛方。

大黄　远志(去心)　黄芩　麻黄(去节)　甘草(炙,以上各四两)　芒硝(三两)　杏仁(六十枚,去皮、尖)　豉(二合)　巴豆(五十枚,去心、皮、熬,别为脂)

上九味,捣,合下筛,蜜和丸如梧子大。先食饮服三丸,日三。忌野猪肉、芦笋、海藻、菘菜。

17. 厚朴散(《太平圣惠方·卷第十二·治伤寒心腹胀痛诸方》)

治伤寒因有热,服冷药过度,心腹胀痛。

厚朴(一两,去粗皮,涂生姜汁炙令香熟)　当归(半两,锉,微炒)　枳壳(半两,麸炒微黄,去瓤)　木香(半两)　诃黎勒(一两,煨,用皮)　大腹皮(半两,锉)

上件药,捣筛为散。每服四钱,以水一中盏,入生姜半分,煎至六分,去滓,不计时候稍热服。

18. 木香散(《太平圣惠方·卷第十二·治伤寒心腹胀痛诸方》)

治伤寒,冷水积在腹中,胀满疼痛。

木香(二分)　枳壳(三分,麸炒微黄,去瓤)　柴胡(三分,去苗)　当归(三分,锉,微炒)　干姜(半两,炮裂,锉)　吴茱萸(一分,汤浸七遍,焙干微炒)

上件药,捣筛为散。每服三钱,以水一中盏,入枣三枚,煎至六分,去滓,稍热,不计时候温服。

19. 桔梗散(《太平圣惠方·卷第四十三·治冷气心腹痛诸方》)

治冷气攻心,腹痛,胁肋妨闷,不思饮食。

桔梗(去芦头)　当归(锉,微炒)　赤芍药　赤茯苓　白术　陈橘皮(汤浸去白瓤,焙)　荜澄茄　厚朴(去粗皮,涂生姜汁炙令香熟)　桂心　草豆蔻(去皮)　诃黎勒(煨,用皮)　槟榔(以上各一两)

上件药,捣粗罗为散。每服三钱,以水一盏,入生姜半分,枣三枚,煎至六分,去滓,不计时候,稍热服。

20. 荜茇散(《太平圣惠方·卷第四十三·治冷气心腹痛诸方》)

治冷气攻心腹疼痛不可忍。

荜茇(一分)　胡椒(一分)　桂心〔二(一)分〕　桃仁(半两,汤浸去皮尖双仁,麸炒微黄)　木香(半两)　当归(三分,锉,微炒)

上件药,捣细罗为散。不计时候,以热酒调下一钱。

21. 沉丁煎丸(一名荜澄茄丸)(《博济方·卷二·诸气》)

治心腹冷气不和,绞刺疼痛,大效。

荜澄茄(新者)　沉香　木香　丁香　槟榔　肉豆蔻(去皮)　官桂(去皮)　当归(净洗去土,切细,焙干)　川苦楝子　高良(姜)　茴香(炒)　蓬莪术(各一两)

上一十二味,杵罗为末,用附子二两炮,乌头二两炮,另杵为末,用米醋五升,浸硇砂一两,经一宿,澄去砂石,以此醋煮附子、乌头为糊溲和前药末为剂,杵三五百下,为丸如弹子大。每服一丸,细嚼,丈夫炒生姜盐汤下,妇人炒生姜醋汤下。有孕不可服,但腹诸疾,服之必瘥。

22. 理中丸(《博济方·卷二·诸气》)

治一切冷气攻刺疼痛,心腹胀满,胃冷吐逆,脐腹撮疼。

阿魏(一分,用白面两匙,醋和作饼子,炙令黄熟)　荆三棱(煨)　蓬莪术(煨)　甘草(炙)　青橘皮(去白)　陈皮(去瓤)　干姜(炮)　官桂(去皮)　干木瓜　白术(各一两)

上一十味杵罗为末,用面糊为丸如樱桃大。以好朱砂为衣,每服一丸,嚼破,煎生姜木瓜、盐汤下。如妇人血脏气攻刺,即用炒当归生姜汤,嚼下一丸,一切气痛,但服此药,必效。

23. 当归汤(《圣济总录·卷第五十七·心腹门·心腹痛》)

治暴冷心腹痛,头面冷汗出,霍乱吐下,脉沉细及伤寒冷毒、下清水,及赤白带下。

当归(切,焙) 人参 干姜(炮) 白茯苓(去黑皮) 厚朴(去粗皮,生姜汁涂炙) 木香 桂(去粗皮) 桔梗(炒) 芍药 甘草(炙,锉,各一两)

上一十味,粗捣筛。每服三钱匕,水一盏,煎至七分,去滓温服,日三。

24. 桔梗散(《圣济总录·卷第五十七·心腹门·心腹痛》)

治心腹痛,食冷物即发及吐恶水。

桔梗(炒) 麦门冬(去心,焙) 白茯苓(去黑皮) 槟榔(煨,锉,各一两半) 枳壳(去瓤,麸炒) 人参 厚朴(去粗皮,生姜汁涂炙) 芍药 陈橘皮(汤浸去白,焙,各一两) 桂(去粗皮,三分)

上一十味,捣罗为散。空心煎姜枣汤调下二钱匕,加至三钱匕。

25. 丁香汤(《圣济总录·卷第五十七·心腹门·心腹痛》)

治心腹冷痛。

丁香(半两) 甘草(炙,锉) 桂(去粗皮) 干姜(炮,各三分) 厚朴(去粗皮,生姜汁涂炙) 赤芍药(锉,各一两一分) 人参 白术(各一两)

上八味,粗捣筛。每服五钱匕,水一盏,酒半盏,同煎至八分,去滓,空心温服,良久再服。

26. 厚朴汤(《圣济总录·卷第五十七·心腹门·心腹痛》)

治心腹卒痛。

厚朴(去粗皮,生姜汁炙,二两) 吴茱萸(水浸,一分炒干,一两半)

上二味,粗捣筛。每服三钱匕,水一盏,煎至七分,去滓温服,日三。

27. 芎劳散(《圣济总录·卷第五十七·心腹门·心腹痛》)

治冷气攻冲,心腹疼痛,短气汗出。

芎劳 莎草根(炒) 青橘皮(去白,焙) 蓬

莪术(炒,各一两) 乌药(二两)

上五味,捣罗为散。温酒调下二钱匕,甚者三钱匕,更饮五合暖酒,得吐瘥,未退更服,只三服止。

28. 桂朴散(《圣济总录·卷第五十七·心腹门·心腹痛》)

治卒心腹痛。

桂(去粗皮) 厚朴(去粗皮,生姜汁炙,各三分) 吴茱萸(汤洗,焙干醋炒,半两)

上三味,捣罗为散。每服二钱匕,温酒调下。

29. 吴茱萸汤(《圣济总录·卷第五十七·心腹门·腹痛》)

治寒冷腹痛。

吴茱萸(水浸一宿,曝干) 人参 桂(去粗皮) 半夏(汤洗去滑) 当归(切焙,各一两) 小麦(一合) 甘草(炙,锉,半两)

上七味,粗捣筛。每服三钱匕,水一盏半,入生姜一枣大拍破,同煎取八分,去滓温服,空心、晚食前各一。

30. 安息香丸(《圣济总录·卷第五十七·心腹门·腹痛》)

治久冷腹痛不止。

安息香(研) 补骨脂(炒,各一两) 阿魏(研,二钱)

上三味,捣研罗为细末,醋研饭为丸如小豆大。每服十丸,空心粥饮下。

31. 槟榔丸(《圣济总录·卷第五十七·心腹门·腹内结强》)

治寒气结强,腹内疼痛。

槟榔(锉) 芍药(赤者) 桂(去粗皮) 干漆(炒烟出) 京三棱(炮,锉) 蓬莪术(炮,锉,各一两)

上六味,捣罗为末,醋煮面糊丸如鸡头大,丹砂为衣。每服一丸,生莱菔一块同嚼,温熟水下,不拘时候。

32. 乌头汤(《圣济总录·卷第六十七·诸气门·冷气》)

治冷气心腹满胀,脐腹撮痛,吐逆泄泻。

乌头(生用,一两) 苍术(二两)

上二味,水浸七日,刮去皮焙干,粗捣筛。每服二钱匕,水一盏,生姜三片,枣二枚劈,煎至七分,去滓热服。

33. 胃风汤(《黄帝素问宣明论方·卷二·诸证门·胃风证》)

治风冷乘虚入客肠胃,水谷不化,腹胁虚满疼痛,及肠胃泄毒,或下瘀血。

人参　白茯苓(去皮)　芎蒡　官桂　当归(去苗)　白芍药　白术(各等分)

上为末。每服二钱,水一大盏,入粟米百余粒,同煎至七分,去滓,热服,空心食前。此药与大豆蔻丸为表里也。

34. 补中丸(《黄帝素问宣明论方·卷十二·补养门·补养总论》)

治一切气疾,肚腹凉痛,呕吐气逆,不思饮食者。

厚朴(生姜炙香)　干姜(炮)　源木　白茯苓(去皮)　人参　甘草(炙用,各等分)

上为末,炼蜜为丸如樱桃大。每服一丸,空心,白汤化下,细嚼亦得。

35. 荜澄茄丸(《黄帝素问宣明论方·卷十二·补养门·补养总论》)

治中焦痞塞,气逆上攻,心腹疼痛,吐逆。美饮食。

荜澄茄(半两)　良美(二两)　神曲(炒)　青皮(去白)　官桂(去皮,各一两)　阿魏(半两,醋面裹煨熟)

上为末,醋面糊为丸如桐子大。每服二十丸,生姜汤下,不计时候。

36. 赐方五香汤(《杨氏家藏方·卷第五·心腹痛方二十二道》)

治积寒攻冲,腹胁疼痛。

木香　沉香　滴乳香(别研)　藿香叶(去土)　吴茱萸(汤洗七次,以上五味各三两)　麝香(一两,别研)

上件除乳香、麝香外,为㕮咀。以水五升煮取二升,去滓,入二香煎令再沸,分三服。一方寒热头痛,加升麻、独活;四肢不举,无力、口干,加桑寄生、连翘;两胁胀痛,加射干、大黄;小便不利,加通草;其大黄看虚实加减。不拘时候。

37. 良姜散(《杨氏家藏方·卷第五·心腹痛方二十二道》)

治停寒积冷,心腹撮痛。

高良姜(一斤,用好油熬热,旋下,渫令赤色,用麸皮揩去油,细锉)　丁香(三两)　甘草(三两,炙赤色,锉)　人参(去芦头,二两半)　胡椒(一两)　荜茇(半两)

上件为细末。每服二钱,入盐少许,沸汤点服,食前。

38. 盐煎散(《杨氏家藏方·卷第五·心腹痛方二十二道》)

治冷气攻冲,心腹撮痛。

川楝子(麸炒,去核)　青橘皮(去白)　草乌头(炮,去皮脐)

上件为细末。每服二钱,水一盏,入盐少许,煎至六分,温服,食前。

39. 拈痛丸(《杨氏家藏方·卷第五·心腹痛方二十二道》)

治沉寒积冷,心腹疼痛,胁肋膜胀,吐利自汗,甚者气奔,心胸大痛不止,痛极辄致暴绝,口噤戴目,不能语言。及伤寒阴证,手足逆冷,脐腹筑痛,吐利不止,脉息沉细,并宜服之。

附子(炮,去皮脐)　川乌头(大者,炮,去皮脐)　胡椒　干姜(炮)　高良姜　肉桂(去粗皮)　荜茇　当归(洗,焙)　吴茱萸(汤洗七遍,焙干、微炒,九味各等分)

上件为细末,酒煮面糊为丸如梧桐子大。每服五十丸,炒生姜、盐汤送下,不拘时候。

40. 除痛丸(《杨氏家藏方·卷第五·心腹痛方二十二道》)

治中焦积寒,心腹疼痛,呕哕清水,自汗短气。

木香　乳香(别研)　沉香　藿香叶(去土)　肉桂(去粗皮)　青橘皮(去白)　枳实(麸炒,去穰)　吴茱萸(汤洗七次)　京三棱(煨香,切)　蓬莪术(煨香切,以上十味各半两)　黑牵牛(四两,取一出细末一两半,余者不用)　麝香(一钱半,别研)　陈橘皮(去白,半两,锉,用巴豆去壳二两,炒令紫色,去巴豆不用)

上件为细末,入麝香、乳香别研匀,水煮面糊为丸如梧桐子大。每服五十丸,温生姜汤下,食后。更量虚实加减。

41. 温白丹(《鸡峰普济方·卷第三·伤寒中暑附》)

治伤寒及冷腹痛。

黑附子(炮)　白附子　川乌头　半夏　干姜(半两)　天南星(各一两,四味浆水浸软切,焙)　石膏　寒水石(三味烧,各二两)

上为细末,水煮面糊为丸如豌豆大。每服十丸、五丸,生姜艾叶汤下。

42. 细辛煎(《鸡峰普济方·卷第七·心》)

治心腹俱痛。

附子　细辛　人参(各二分)　干姜(四分)　吴茱萸(一合)

上为细末,炼蜜和丸如梧桐子大。每服十丸,空心米饮下。

43. 大圣散(《鸡峰普济方·卷第七·心》)

治心腹疼痛不已。

川乌头(四钱)　益智(三钱)　青橘皮　干姜(各二钱)　茴香(一钱)

上为细末。每服三钱,水一盏,入盐少许,同煎至六分,去滓,食前温服。

44. 大温中汤(《鸡峰普济方·卷第七·心》)

治心腹疼痛,寒冷停凝。

干姜　良姜　厚朴　官桂(等分)

上为粗末。每服三钱,水一盏煎至七分,去滓,温服不以时。

45. 良姜汤

1)《鸡峰普济方·卷第七·心》

治心痛腹痛,久疟瘦弱。

干姜　真良姜(油焙紫色,水洗去油)

上等分,为细末。每服二三钱,白汤点,不以时,温酒亦得。

2)《全生指迷方·卷二·寒证》

若阴寒积冷,心腹大痛,呕逆恶心,手足厥冷,心胸不快,腰背疼痛,良姜汤主之。

高良姜(一两,锉碎,炒)　官桂(一两,去皮)　当归(去芦,一两,锉炒)　白茯苓(一两)　附子(半两,炮)

上为散。每服二大钱,水一盏半,入生姜五片,煎至七分,去滓,空心服。

3)《仁斋直指方论·卷之五·诸气·诸气证治》

治冷气腹痛。

良姜　辣桂(各一两)　半夏(制,三分)　木香　当归　厚朴(制,各半两)　甘草(炒,一分)

上粗散。每三钱,姜四片,水大盏,煎六分,食前服。

46. 七气汤(《世医得效方·卷第十二·小方科·泄泻·腹痛》)

治挟冷作痛,面色或白或青,四肢冷甚。

青皮　陈皮　桔梗　蓬莪术(煨)　辣桂　藿香　益智仁(各一两)　香附子(一两半)　甘草(炙,三分)　加半夏(汤洗,三分)

上锉散。每服三钱,水一盏,姜三片,枣一枚煎,不拘时候。

47. 加味四七汤(《奇效良方·卷之二十六·心痛门·心痛通治方》)

治风冷寒邪客搏,心腹作痛。

桂枝　白芍药　半夏(制)　人参　紫苏(以上各一钱半)　白茯苓　厚朴(制)　枳壳(炒,各一钱)

上作一服,用水二盅,生姜五片,红枣二枚,煎一盅,食前服。

48. 沉香荜澄茄散(《医方选要·卷之八·瘤冷门》)

治内挟积冷,脐腹弦急,痛引腰背,面色痿黄,脏腑自利,小便滑数,小肠气痛,并皆治之。

沉香　荜澄茄　附子(炮,去皮脐)　葫芦巴(炒)　肉桂(去粗皮)　补骨脂(炒)　川楝子(去核)　巴戟(去心)　茴香(炒)　木香(以上各一钱)　桃仁(去皮尖双仁者)　川乌(炮,去皮脐,各半钱)

上作一服,用水二盅,入盐少许,煎至八分,空心服。

49. 附子茴香散(《医方选要·卷之八·瘤冷门》)

治气虚积冷,心腹绞痛。

附子(炮,去皮脐,三钱)　茴香(炒)　肉豆蔻(煨)　干姜(炮)　人参(去芦)　白术　白茯苓(去皮)　木香(以上各一钱)　丁香　甘草(炙,各半钱)

上作一服,用水二盅,入盐少许,煎至八分,空心服。

50. 接真汤(《医方选要·卷之八·瘤冷门》)

治阴病,手足厥冷,脐腹疼痛,真气不足,虚惫欲绝。

沉香　丁香(各二钱)　麝香(一钱)　附子(炮,去皮脐,四钱)

上㕮咀。用水二盅,生姜七片、枣二枚,煎至七分,空心服;或为末,每服二钱亦可。

51. 蒜乳丸(《医学纲目·卷之三十八·小儿

部·脾主湿·腹痛》)

治冷证腹痛夜啼。

大蒜（一棵，慢火煨香熟，研烂） 乳香（另研，五分）

上研，为丸如芥菜子大。每服七粒，乳汁送下。

52. 二姜丸（《医方考·卷五·腹痛门第五十六》)

腹痛脉迟者，此方主之。腹痛之由有数种，今曰脉迟，则知寒矣，故用干姜、良姜之辛热者以主之。辛可以破滞，热可以散寒，不滞不寒，痛斯失矣。

干姜（炮） 良姜（等分）

53. 丁香止痛散（《医方考·卷五·腹痛门第五十六》)

治寒气腹痛之方。

寒气入经，涩而稽迟，故令腹痛。《经》曰：得炅则痛立止。炅，热也，故用丁香、茴香、良姜之辛热者以主之。而复佐以甘草者，和中气于痛损之余也。

丁香 小茴香 良姜 炒甘草

54. 附子理中汤（《医方考·卷六·虫门第六十五》)

腹痛额头鼇黑，手足收引，脉来沉下，无气以息者，中寒暴死也，此方主之。

腹痛病因固有数种，但额头鼇黑、手足收引、脉来沉下，则中寒之验也。所以无气以息者，呼出主阳，吸入主阴，三阴受其真寒，则病不能吸。吸亡，则呼不能独存矣，故令人暴死。寒者温之，故用附子、干姜。乃人参、白术、甘草，所以生其呼吸之气也。进药后，更着艾灸其关元，此内外交治之法。是证也，有死一日夜而治之复苏者，幸勿因其危而忽之。

附子 干姜 人参 甘草 白术

55. 固阳汤（《万病回春·卷之三·痼冷》)

治阳症归阴，阴囊缩入，手足厥冷，腹痛胀，汗冷出，脉或反洪弦。

黄芪 人参（各二钱） 白术（去芦） 茯苓（各四钱） 干姜（八钱） 良姜（三钱，腹痛倍用） 白姜（八钱） 厚朴（三钱，姜汁炒） 大附子（炮，四钱）

上锉一剂，水煎热服。

56. 姜桂汤（《万病回春·卷之五·腹痛》)

治寒腹痛。

干姜 肉桂 良姜（各七分） 枳壳（去穣，麸炒） 陈皮 砂仁 厚朴（姜汁炒） 吴茱萸（炒，各一钱） 香附（一钱半） 木香（五分，另研入服） 甘草（二分）

上锉一剂，姜一片，水煎服。痛不止加玄胡索、茴香、乳香；寒极手足冷加附子，去茱萸、良姜；泄泻去枳壳。

57. 回阳丹（《鲁府禁方·卷二·寿集·痼冷》)

治阴症，手足厥冷，心腹病痛。

白及（二钱） 胡椒（二钱）

上为细末，黄酒为丸如麦粒大。每服九丸，用热黄酒送下，效。

58. 火精散（《鲁府禁方·卷二·寿集·痼冷》)

治阴症心腹冷痛，不可忍者。

硫黄（四分） 胡椒（六分）

上为末。每服三分，烧酒调服。

59. 五积散（《医方集宜·卷之一·中寒门·治方》)

治寒症腹痛，肢冷恶寒，发热自汗。

白芷 陈皮 厚朴 甘草 桔梗 枳壳 半夏 苍术 当归 川芎 芍药 茯苓 干姜 官桂 麻黄

水二钟，姜三片，枣一枚，煎八分，不拘时服。

60. 理气治中汤（《济阳纲目·卷二·中寒·治方》)

治寒气攻心，呕逆，心腹绞痛或泄泻，四肢厥冷，或疝气攻筑，小腹疼痛，并宜服之。

人参 白术（炒） 干姜（炮） 甘草（炙） 青皮（去穣） 陈皮（去白，各一钱） 木香（七分）

上吹咀，作一服，加生姜三片水煎，食前温服。

61. 二胡散（《济阳纲目·卷七十二·心痛·治寒心痛方》)

治冷气，心腹疼痛，腹中急痛也。

玄胡索（一方用延胡索） 胡椒（各等分）

上为细末。每服二钱，食前，温酒调服。

62. 千金饮（《丹台玉案·卷之四·腹痛门·立方》)

治寒气客于脏腑，腹中绞痛，或作呕吐。

广木香(磨水) 乌药(各二钱) 干姜 肉桂(各一钱) 白芍(炒) 砂仁(炒) 甘草 木通(各一钱五分)

水煎不拘时服。

63. 延胡苦楝汤（《金匮翼·卷六·腹痛·寒冷腹痛》）

治脐下冷撮痛,阴内冷如冰。

熟地(二钱) 川楝 延胡(各五分) 附子 肉桂(各七分) 炙甘草(一钱)

上都作一服,水四盏,煎至一盏,去滓稍热服,空心食前。

64. 暖胃和中汤（《罗氏会约医镜·卷之四·伤寒(下)·论伤寒腹痛》）

治腹痛腹胀,喜热恶食、脉沉紧者。

山药(炒,钱半) 茯苓(钱三分) 扁豆(炒研,二钱) 乌药(一钱二分) 吴茱萸(开水炮一次用,七分) 陈皮(八分) 草豆蔻(煨研,八分) 木香(三分) 甘草(炙,八分)

水煎服。

65. 加味理中汤（《罗氏会约医镜·卷之四·伤寒(下)·论伤寒腹痛》）

治阴寒腹痛,脉紧而微者。

白术(二钱) 干姜(炒,钱半) 甘草(炙,一钱) 丁香(五分) 白豆蔻(去壳,炒研,一钱)

水煎服。如寒甚,而手足厥逆,上吐冷涎,下泄清水,加附子二三钱;如假热在上不纳者,冰冷与服;如表热里寒者,亦治。《经》谓"甘温能退大热"是也。

四、治虚寒腹痛方

1. 桂枝加芍药汤（《伤寒论·辨太阴病脉证并治》279条）

本太阳病,医反下之,因尔腹满时痛者,属太阴也,桂枝加芍药汤主之。

桂枝(三两,去皮) 芍药(六两) 甘草(二两,炙) 生姜(三两,切) 大枣(十二枚,擘)

上五味,以水七升,煮取三升,去滓,温分三服。本云:桂枝汤,今加芍药。

2. 真武汤方（《伤寒论·辨少阴病脉证并治》316条）

少阴病,二三日不已,至四五日,腹痛,小便不利,四肢沉重疼痛,自下利者,此为有水气。其人

或咳,或小便利,或下利,或呕者,真武汤主之。

茯苓(三两) 芍药(三两) 白术(二两) 生姜(三两,切) 附子(一枚,炮,去皮,破八片)

上五味,以水八升,煮取三升,去滓,温服七合,日三服。

3. 理中丸（《伤寒论·辨霍乱病脉证并治》386条）

霍乱,头痛发热,身疼痛,热多欲饮水者,五苓散主之;寒多不用水者,理中丸主之。

人参 干姜 甘草(炙) 白术(各三两)

上四味,捣筛,蜜和为丸如鸡子黄许大。以沸汤数合和一丸,研碎,温服之,日三四、夜二服;腹中痛者,加人参足前成四两半。

4. 治虚寒腹痛验方

1)《肘后备急方·卷一·治卒腹痛方第九》引《经验方》

治元藏气发,久冷腹痛虚泻。

应急大效玉粉丹 生硫黄(五两) 青盐(一两)

以上衮细研,以蒸饼为丸,如绿豆大。每服五丸,热酒空心服,以食压之。

2)《普济方·卷三十五·胃腑门·胃虚冷》引《居士选方》

治胃冷口吐酸水,心下连脐痛效方。

厚朴(一两,生姜汁三合涂炙,为末) 荜茇(炒为末,五钱)

上相和,入熟乌鲫鱼研和为丸如绿豆大。每日米饮二十丸。

5. 当归汤

1)《小品方·卷第一·治心痛腹胀满冷痛诸方》

主心腹绞痛,诸虚冷气满方。

当归(三两) 干姜(四两) 甘草(二两) 芍药(三两) 厚朴(三两) 黄芪(二两) 蜀椒(一两) 半夏(三两,洗) 桂心(三两) 人参(二两)

凡十物,以水一斗,煮取三升二合,强人服一升,赢人服八合,大冷者加附子一枚。

2)《圣济总录·卷第四十三·心脏门·中寒》

治心中寒,腹痛。

当归(去芦头) 桂(去粗皮,各一两) 甘草

(生,锉,半两) 干姜(生,锉,一两)

上四味,粗捣筛,每服三钱匕,水一盏,枣二枚劈破,煎至七分,去滓食前温服。

3)《圣济总录·卷第五十七·心腹门·心腹卒胀痛》

治冷热相击,心腹卒痛不可忍。

当归(切焙) 高良姜 厚朴(去粗皮,生姜汁炙,各一两半) 桃仁(六十粒,去皮尖双仁,麸炒研) 桂(去粗皮,一两)

上五味,粗捣筛。每服三钱匕,水一盏,入生姜三片,煎至七分,去滓温服,日三。

4)《圣济总录·卷第五十七·心腹门·腹痛》

治冷气腹痛,引腰背胁下痛。

当归(切,焙) 桂(去粗皮,各一两半) 干姜(炮裂,三分) 吴茱萸(汤浸焙干炒,二两半) 大黄(锉碎,醋炒) 人参(各半两) 甘草(炙,锉) 芍药(锉,炒,各一两)

上八味,粗捣筛。每服三钱匕,水一盏半,煎至八分,去滓温服,不拘时,日二。

5)《圣济总录·卷第五十七·心腹门·腹胀肠鸣切痛》

治风冷内积,腹胀肠鸣疼痛。

当归(切,焙,二两) 白术 干姜(炮) 陈橘皮(汤浸去白,焙) 人参(各一两) 青橘皮(汤浸去白,焙) 甘草(炙,锉,各半两)

上七味,粗捣筛。每服五钱匕,水一盏半,煎取七分,去滓温服,不拘时候。

6. 附子汤(《外台秘要·卷第十六·肺虚劳损方三首》引《删繁》)

疗肺虚劳损,腹中寒鸣切痛,胸胁逆满气喘。

附子(炮) 甘草(炙,各二两) 宿姜 半夏(洗破,各四两) 大枣(二十枚,擘,去皮核) 白术(三两) 仓米(半升)

上七味切,以水一斗,煮取三升,去滓,分为三服。忌猪羊肉饧海藻菘菜桃李雀肉等。

7. 补肝柏子仁散(《太平圣惠方·卷第三·治肝虚补肝诸方》)

治肝气虚寒,两胁胀满,筋脉拘急,腰膝小腹痛,面青,口噤。

柏子仁(三分) 细辛(三分) 防风(三分,去芦头) 茯神(三分) 鳖甲(二两,涂醋炙令黄,去裙襕) 犀角屑(三分) 甘草(三分,炙微赤,锉) 桔梗(半两,去芦头) 独活(半两) 桂心(半两) 白术(半两) 枳壳(半两,去瓤,麸炒微黄)

上为细末。每服三钱,以水一中盏,入枣三枚,煎至六分,去滓,不计时候,温服。

8. 补肝白茯苓散(《太平圣惠方·卷第三·治肝虚补肝诸方》)

治肝气虚寒,两胁下满,筋急,不得大息,四肢厥逆,心腹痛。

白茯苓(三分) 防风(三分,去芦头) 柏子仁(三分) 细辛(三分) 当归(半两,锉,微炒) 槟榔(半两) 白术(三分) 芎䓖(三分) 桂心(半两) 附子(半两,炮裂,去皮脐) 枳壳(三分,去瓤,麸炒微黄)

上为细末。每服三钱,以水一中盏,入生姜半分,枣三枚,同煎至六分,去滓,不计时候,温服。忌生冷油腻。

9. 吴茱萸散(《太平圣惠方·卷第四·治小肠虚冷诸方》)

治小肠虚冷,小腹如刀刺,或绕脐结痛,冷汗出。

吴茱萸(一分,汤浸七遍,焙干,微炒) 厚朴(半两,去粗皮,涂生姜汁炙令香熟) 芎䓖(一两) 干姜(半两,炮裂,锉) 甘草(半两,炙微赤,锉) 附子(三分,炮裂,去皮脐)

上件药,捣粗罗为散。每服三钱,以水一中盏,煎至六分,去滓,不计时候,稍热服。

10. 沉香散

1)《太平圣惠方·卷第四·治小肠虚冷诸方》

治小肠虚冷,脐下急痛,小便滑数。

沉香(一两) 桂心(一两) 附子(一两,炮裂,去皮脐) 白龙骨(一两) 木香(三分) 当归〔二(三)分,锉,微炒〕 枳实(三分,麸炒微黄)

上件药,捣筛为散。每服三钱,以水一中盏,入生姜半分,煎至六分,去滓,食前稍热服。

2)《太平圣惠方·卷第七·治肾脏积冷气攻心腹疼痛诸方》

治肾脏积冷,气攻心腹疼痛,四肢逆冷,不思饮食。

沉香(一两) 吴茱萸(半两,汤浸七遍,焙干

微炒） 槟榔（一两） 青橘皮（一两，汤浸去白瓤，焙） 附子（一两半，炮裂，去皮脐） 眼香子（半两）

上件药，捣细罗为散。每服不计时候。以热酒调下一钱。

3）《太平圣惠方·卷第七·治肾脏冷气卒攻脐腹疼痛诸方》

治肾脏冷气卒攻，脐腹疼痛，不可忍，手足逆冷。

沉香〔一（二）两〕 附子〔二（一）两，炮裂，去皮脐〕 肉豆蔻（一两，去壳） 肉桂（三分，去皱皮） 青橘皮（三分，汤浸去白瓤，焙） 眼香子（三分） 蓬莪术（三分） 阿魏（三分，面裹煨面熟为度）

上件药，捣细罗为散。每服不计时候，以温酒调下二钱。

11. 厚朴散（《太平圣惠方·卷第四·治小肠虚冷诸方》）

治小肠虚，冷气，小腹卒痛如刺，胸胁气满闷乱，不忍。

厚朴（一两，去粗皮，涂生姜汁炙令香熟） 高良姜（一两，锉） 当归（三分，锉，微炒） 桂心（一两） 芎䓖（三分） 白芍药（三分）

上件药，捣筛为散。每服三钱，用水一中盏，煎至六分，去滓，不计时候，稍热服。

12. 京三棱散（《太平圣惠方·卷第五·治脾脏冷气攻心腹疼痛诸方》）

治脾脏冷气，攻心腹疼痛，或胁下气聚不散，面色萎黄，手足常冷，不欲饮食。

京三棱（一两，炮锉） 白术（一两） 桂心（半两） 青橘皮（一两，汤浸去白瓤，焙） 木香（半两） 芎䓖〔二（一）分〕 枳壳〔三（二）分，麸炒微黄，去瓤〕 槟榔（二分） 人参（一两去芦头） 附子（一两，炮裂，去皮脐） 干姜（三分，炮裂，锉） 甘草（半两，炙微赤，锉） 当归（三分，锉，微炒） 厚朴（一两，去粗皮，涂生姜汁炙令香熟） 吴茱萸（半两，汤浸七遍，焙干微炒）

上件药，捣粗罗为散。每服一钱，以水二中盏，入枣三枚，煎至六分，去滓，不计时候稍热服。

13. 木香散（《太平圣惠方·卷第五·治脾脏冷气攻心腹疼痛诸方》）

治脾脏冷气，攻心腹疼痛不可忍。

木香（半两） 桃仁（一分，汤浸去皮尖双仁，麸炒微黄） 吴茱萸（三分，汤浸七遍，焙干微炒） 青橘皮（一两，汤浸去白瓤，焙） 槟榔（二颗） 桂心（一两） 蓬莪术（一两） 当归（一两，锉，微炒） 干姜（三分，炮裂，锉）

上件药，捣细罗为散，不计时候，以热酒调下一钱。

14. 吴茱萸散

1）《太平圣惠方·卷第五·治脾脏冷气攻心腹疼痛诸方》

治脾脏冷气，攻心腹疼痛不可忍。

吴茱萸（半两，汤浸七遍，焙干微炒） 高良姜（半两，锉） 桂心（三分） 厚朴（二两，去粗皮，涂生姜汁炙令香熟） 当归（半两，锉微，炒） 木香（半两）

上件药，捣筛为散。每服三钱，以水一中盏，煎至六分，去滓，不计时候稍热服。

2）《太平圣惠方·卷第六·治大肠虚冷诸方》

治大肠虚冷，肠鸣腹痛，食不消化。

吴茱萸（半两，汤浸七遍，焙干微炒） 陈橘皮（一两，汤浸去白瓤，焙） 缩砂（一两，去皮） 神曲（一两，捣碎，炒微黄） 白术（一两） 厚朴（二两，去粗皮，涂生姜汁炙令香熟） 甘草（半两，炙微赤，锉）

上件药，捣细罗为散，食前，以粥饮调下二钱。

15. 阿魏丸（《太平圣惠方·卷第五·治脾脏冷气攻心腹疼痛诸方》）

治脾脏久积虚冷，气攻心腹胀痛，胃气不和，见食即呕，面色萎黄，四肢无力。

阿魏（面裹煨面熟为度） 槟榔 青橘皮（汤浸去白瓤，焙） 胡椒 丁香 荜茇 白豆蔻（去皮） 桂心 人参（去芦头） 附子（炮裂，去皮脐） 干姜（炮裂，锉） 蓬莪术 诃黎勒（煨，用皮，以上各半两） 麝香（一分，细研）

上件药，捣罗为末，炼蜜和捣三二百杵，丸如梧桐子大。每服，不计时候，以热酒下二十九。

16. 荜茇丸（《太平圣惠方·卷第五·治脾脏冷气攻心腹疼痛诸方》）

治脾脏久积冷气，攻心腹疼痛，面色青黄，四肢无力，不思饮食。

荜茇（三分） 木香（半两） 桂心（半两）

白茯苓（三分）　槟榔（一两）　附子（一两，炮裂，去皮脐）　胡椒（三分）　厚朴〔二（一）两，去粗皮，涂生姜汁炙令香熟〕　当归（三分，锉，微炒）　干姜（半两，炮裂，锉）　诃黎勒（一两，煨，用皮）　人参（一两，去芦头）

上件药，捣罗为末，炼蜜和捣三二百杵，丸如梧桐子大。每服，不计时候，粥饮下三十丸。

17. 木香丸（《太平圣惠方·卷第六·治大肠虚冷诸方》）

治大肠虚冷，腹痛肠鸣，食不消化。

木香（一两）　诃黎勒（一两半，煨，用皮）白术（一两）　附子〔二（一）两，炮裂，去皮脐〕芜荑（一两，微炒）　高良姜（一两，锉）　厚朴〔一（二）两，去粗皮，涂生姜汁炙令香熟〕　肉豆蔻（半两，去壳）　干姜（三分，炮裂，锉）　甘草（半两，炙微赤，锉）

上件药，捣罗为末，用神曲末煮作糊，和捣三二百杵，丸如梧桐子大。食前，以姜枣汤下二十丸。

18. 白豆蔻散（《太平圣惠方·卷第七·治肾脏积冷气攻心腹疼痛诸方》）

治肾脏积冷，气攻心腹疼痛，两胁胀满，不思饮食。

白豆蔻（半两，去皮）　睭香子（半两）　槟榔（半两）　木香（半两）　干姜（一分，炮裂，锉）附子（半两，炮裂，去皮脐）　吴茱萸（一分，汤浸七遍，焙干微炒）　青橘皮（半两，汤浸去白瓤，焙）硫黄（半两，细研入）

上件药，捣细罗为散。不计时候，以热酒调下一钱。

19. 木香煎（《太平圣惠方·卷第七·治肾脏积冷气攻心腹疼痛诸方》）

治肾脏积冷，气攻心腹疼痛，发歇不定。

木香（一两）　干蝎（半两，微炒）　桂心（一两）　青橘皮（一两，汤浸去白瓤，焙）　阿魏（半两，面裹煨面熟为度）　附子（一两，炮裂，去皮脐）　桃仁（一两，汤浸去皮尖、双仁，麸炒微黄）

上件药，捣细罗为散，用童子小便二大盏，煎药成膏，收于不津器中。每服，不计时候，以热生姜酒调下一茶匙。

20. 硫黄丸（《太平圣惠方·卷第七·治肾脏积冷气攻心腹疼痛诸方》）

治肾脏积冷，气攻心腹疼痛，面色青黄，四肢逆冷。

硫黄（一两，细研水飞过）　槟榔（一两）　木香（一两）　附子（一两，炮裂，去皮脐）　干姜（半两，炮裂，锉）　桂心（一两）　胡芦巴（一两）　睭香子（二两）　吴茱萸（一两，汤浸七遍，曝干炒令熟）

上件药，捣罗为末，用醋煮软饭和捣百余杵，丸如梧桐子大。每服不计时候，以热酒下二十丸。

21. 当归散

1）《太平圣惠方·卷第十二·治伤寒心腹胀痛诸方》

治伤寒，脾胃虚冷，心腹胀痛，不思饮食。

当归（半两，锉，微炒）　桂心（一两）　芎藭（一两）　干姜（半两，炮裂，锉）　陈橘皮（一两，汤浸去白瓤，焙）　槟榔（一两）

上件药，捣筛为散。每服三钱，以水一中盏，煎至六分，去滓，稍热不计时候服。

2）《太平圣惠方·卷第四十三·治心腹痛胀满诸方》

治心腹痛，胁肋气胀满，不下食。

当归（锉，微炒）　赤茯苓　桔梗（去芦头）陈橘皮（汤浸去白瓤，焙）　人参（去芦头）　高良姜（锉）　槟榔　桂心（以上各一两）　吴茱萸（半两，汤浸七遍，焙微炒）

上件药，捣筛为散。每服三钱，以水一中盏，入枣三枚，煎至六分，去滓，不计时候，稍热服。

3）《太平圣惠方·卷第四十三·治心腹相引痛诸方》

治冷气相引，心腹痛不可忍。

当归（一两，锉，微炒）　槟榔（一两）　青橘皮（一两，汤浸去白瓤，焙）　赤芍药（一两）　桂心（一两）　干姜（半两，炮裂，锉）　吴茱萸（一两，汤浸七遍，焙干微炒）　人参（一两，去芦头）

上件药捣筛为散。每服三钱，以水一中盏，煎至六分，去滓，不计时候，稍热服。

4）《太平圣惠方·卷第四十三·治腹痛诸方》

治伤冷卒腹痛。

当归（一两，锉，微炒）　桂心（一两）　干姜（三分，炮裂，锉）　红豆蔻（一两，去皮）　木香（一两）　附子（一两，炮裂，去皮脐）

上件药,捣筛为散。每服三钱,以水一中盏,煎至六分,去滓,不计时候,稍热服。

22. 荜澄茄散(《太平圣惠方·卷第四十三·治心痛不能饮食诸方》)

治心腹冷痛,全不思食,渐加羸瘦。

荜澄茄(一两) 白术(一两) 桂心(一两) 人参(一两去芦头) 黄芪(一两) 当归(一两,锉,微炒) 陈橘皮(一两,汤浸去白瓤,焙) 甘草(半两,炙微赤,锉) 半夏〔半两,汤浸(洗)七遍去滑〕 厚朴(一两半,去粗皮,涂生姜汁炙令香熟) 川椒(半两,去目及闭口者,微炒去汗) 干姜(半两,炮裂,锉)

上件药,捣筛为散。每服三钱,以水一中盏,入生姜半分,枣三枚,煎至六分,去滓,不计时候,稍热服。

23. 白术散(《太平圣惠方·卷第四十三·治腹胀肠鸣切痛诸方》)

治腹胀肠鸣切痛,发作有时。

白术 赤茯苓 当归(锉,微炒) 桂心 桔梗(去芦头) 陈橘皮(汤浸去白瓤,焙) 吴茱萸(汤浸七遍,焙干微炒) 人参(去芦头,以上各一两) 甘草(一分,炙微赤,锉) 细辛(半两) 厚朴(半两,去粗皮,涂生姜汁炙令香熟)

上件药,捣筛为散。每服三钱,以水一中盏,入生姜半分,枣三枚,煎至六分,去滓,不计时候,稍热服。

24. 附子散(《太平圣惠方·卷第四十七·治下焦虚寒诸方》)

治下焦虚寒,腹痛气逆,不下食。

附子〔一(二)两,炮裂,去皮脐〕 干姜(三分,炮裂,锉) 桂心(一两) 青橘皮(一两,汤浸去白瓤,焙) 芎䓖(三分) 当归(一两,锉碎,微炒) 木香(半两) 五味子(一两) 甘草(半两,炙微赤,锉) 吴茱萸(一两,汤浸七遍,焙干微炒) 厚朴(一两,去粗皮,涂生姜汁炙令香熟)

上件药,捣筛为散。每服四钱,以水一中盏,入生姜半分,煎至五分,去滓,空心温服之。

25. 续气人参散(《太平圣惠方·卷第四十七·治下焦虚寒诸方》)

治下焦虚寒,小腹痛不止,短气欲绝。

人参(一两,去芦头) 陈橘皮(一两,汤浸去白瓤,焙) 白茯苓(一两) 乌梅肉(一两,微炒) 麦门冬(一两,去心) 黄芪(一两,锉) 芎䓖(一两) 干姜(一两,炮裂,锉) 白术(一两) 厚朴(二两,去粗皮,涂生姜汁炙令香熟) 吴茱萸(五两,汤浸七遍,焙干微炒) 桂心(一两)

上件药,捣筛为散。每服五钱,以水一大盏,入生姜半分,煎至五分,去滓,不计时候温服。

26. 蘹香子丸(《圣济总录·卷第四十三·小肠门·小肠虚》)

治小肠虚冷,少腹疼。

蘹香子(炒) 桂(去粗皮,各一两) 附子(炮裂,去皮脐) 当归(切,焙) 荜澄茄 木香 赤石脂(各三分) 蜀椒(去目及闭口者,微炒出汗,半两)

上八味,捣罗为末,炼蜜和丸梧桐子大。每服温酒下二十丸,空心食前。

27. 干姜汤(《圣济总录·卷第四十三·小肠门·小肠虚》)

治小肠虚寒腹痛,下赤白,补虚。

干姜(炮,三两) 当归(切焙) 黄柏(去粗皮) 地榆(各四两) 黄连(去须) 阿胶(炙令燥,各二两) 石榴皮(三枚,焙)

上七味,㕮咀如麻豆。每服五钱匕,水一盏半,煎取八分,去滓温服。

28. 丁香丸(《圣济总录·卷第四十五·脾脏冷气攻心腹疼痛》)

治脾脏冷气攻心腹疼痛及女人血气。

丁香 木香 肉豆蔻(去壳) 青橘皮(汤浸去白,焙) 胡椒 荜茇 槟榔(锉) 麝香(别研,各一分) 乳香(别研,半两) 巴豆(半两,去皮微炮,细纸裹压油尽成霜) 丹砂(五钱)

上一十味,将槟榔以上,先捣罗为末,次入余三味,拌和令匀,用醋煮面糊和丸如黍米大,用丹砂为衣。每服五丸,茶酒任下;治元气用绵灰半钱,酒调下十九;心痛煎盐醋汤下七丸;女人血气,当归酒下五丸。

29. 吴茱萸丸

1)《圣济总录·卷第四十五·脾脏冷气攻心腹疼痛》

治脾胃冷气攻心腹胀痛,宿食不消。

吴茱萸(汤浸七遍,炒) 桂(去粗皮,各一两) 陈橘皮(汤浸去白,焙,三分) 槟榔(锉,

半两)

上四味,捣罗为末,醋煮面糊丸如梧桐子大。每服十五丸,生姜汤下,不计时。

2)《圣济总录·卷第五十七·心腹门·心腹卒胀痛》

治心腹受冷,卒胀满,短气疞痛。

吴茱萸(汤洗焙干,炒) 干姜(炮) 附子(炮裂,去皮脐,各一两) 青橘皮(汤浸焙干,炒) 细辛(去苗叶) 人参(各半两)

上六味,捣罗为细末,炼蜜和丸如梧桐子大。每服二十丸,温酒下不拘时候。

30. 抵圣丸(《圣济总录·卷第四十五·脾脏冷气攻心腹疼痛》)

治脾脏冷气攻心腹疼痛。

木香(半两) 丁香(二十枚) 乳香(研) 莳萝(各一分,炒) 阿魏(汤化去砂石干,半分) 槟榔(锉,一枚) 桂(去粗皮) 荜茇 肉豆蔻(去壳,各半两) 巴豆(三枚,去皮心膜出油尽)

上一十味,捣罗为末,用粳米饮或饭丸如绿豆大。每服三丸至五丸,食后生姜盐汤下,如痛服七丸,内嚼三丸,烧生姜盐汤下,温酒下亦得。

31. 温经木香丸(《圣济总录·卷第五十一·肾脏门·肾寒》)

治肾中寒气,脐腹冷疼,腰脚酸痛,筋脉拘急。

木香 葫芦巴(炒) 补骨脂(炒) 巴戟天(去心) 睨香子(炒) 桂(去粗皮) 艾叶(炒) 附子(炮裂,去皮脐) 青橘皮(去白焙,各一两)

上九味,捣罗为末,炼蜜和丸如梧桐子大。每服二十丸,空心日午临卧,温酒或盐汤下,加至三十丸。

32. 巴戟丸(《圣济总录·卷第五十一·肾脏门·肾寒》)

治肾脏虚冷中寒,脐腹急痛,小便频数,面色昏浊。

巴戟天(去心,一两) 熟干地黄(焙) 五味子(各二两半) 黄芪(锉,一两三分) 牛膝(酒浸切焙,一两半) 牡蛎(煅,半两) 菟丝子(酒浸,别捣焙) 干姜(炮,各半两) 附子(炮裂,去皮脐,一两半) 桂(去粗皮,一两) 白术(二两) 肉苁蓉(酒浸切焙,二两半)

上一十二味,捣罗为末,炼蜜和丸如梧桐子大。每服空心食前,温酒下三十丸。

33. 当归丸(《圣济总录·卷第五十一·肾脏门·肾寒》)

治肾中寒,脐腹冷疼,腰胁拘急。

当归(切焙,一两) 白术(二两) 楝实(煨,取肉,一两) 干姜(炮) 桂(去粗皮,各半两) 附子(炮裂,去皮脐,一两) 木香(半两)

上七味,捣罗为末,醋煮面糊为丸如梧桐子大。每服二十丸,艾汤下,空心食前日三服。

34. 硇砂丸(《圣济总录·卷第五十二·肾脏积冷气攻心腹疼痛》)

治肾藏积冷,气攻心腹疼痛不止。

硇砂(研) 木香(各半两) 楝实(锉) 蓬莪术(炮) 乌头(炮裂,去皮脐,各一两) 桃仁(三十枚,汤浸去皮尖、双仁,研如膏)

上六味,捣罗五味为末,入桃仁同研令匀,酒煮面糊和丸如绿豆大。每服三十丸,生姜盐汤下,温酒亦得。

35. 黄芪汤(《圣济总录·卷第五十七·心腹门·心腹痛》)

治心腹彻痛,诸虚冷气胀满。

黄芪(锉,一两) 当归(切,焙) 人参 甘草(炙,锉,各一两) 干姜(炮,二两) 芍药 厚朴(去粗皮,生姜汁炙) 半夏(汤洗去滑) 桂(去粗皮,各一两半) 蜀椒(去目及闭口者,炒出汗,半两)

上一十味,粗捣筛。每服五钱匕,水一盏半,煎至八分,去滓温服。冷气多者,加附子一枚,炮裂去皮脐。

36. 独活汤(《圣济总录·卷第五十七·心腹门·心腹痛》)

治心腹冷痛。

独活(去芦头) 人参 白茯苓(去黑皮) 吴茱萸(水浸一宿,炒) 甘草(炙,锉) 干姜(炮裂) 陈橘皮(汤浸去白,焙) 黄芪(锉) 桂(去粗皮) 芍药 芎䓖 防风(去叉,各一两) 当归(切,焙,二两)

上一十三味,粗捣筛。每服水二盏,用羊肉二两,先煮至一盏,去肉下药末三钱匕,生姜一分切,枣二枚劈破,煎至七分,去滓温服,日三。

37. 五辛汤(《圣济总录·卷第五十七·心腹门·心腹痛》)

治心腹刺痛。

蜀椒（去目及闭口者，炒出汗）　干姜（炮）
细辛（去苗叶）　桂（去粗皮）　熟干地黄（炮）
芍药　防风（去叉）　苦参　甘草（炙，锉）　当归
（切焙）　吴茱萸（水浸一宿，炒，各一两）　栀子
（去皮）　乌梅（去核，各二七枚）

上一十三味，粗捣筛。每服三钱匕，水一盏，
枣二枚劈破，煎至七分，去滓温服、日二。

38. 高良姜汤（《圣济总录·卷第五十七·心
腹门·心腹卒胀痛》）

治心腹卒痛如刺，两胁胀满。

高良姜（二两）　当归（切焙）　桂（去粗皮，
各一两半）　厚朴（去粗皮，生姜汁炙，一两）

上四味，粗捣筛。每服三钱匕，水一盏，煎至
七分，去滓温服，日三。

39. 厚朴汤（《圣济总录·卷第五十七·心腹
门·心腹卒胀痛》）

治心腹卒疼痛如刺，胸胁胀痛。

厚朴（去粗皮，生姜汁炙）　当归（切，焙）
桂（去粗皮）　高良姜　芎劳（各一两）

上五味，粗捣筛。每服三钱匕，水一盏，煎至
七分，去滓温服，日三。

40. 人参汤（《圣济总录·卷第五十七·心腹
门·腹痛》）

治腹痛疗刺，除寒冷温脾。

人参　附子（炮裂，去皮脐）　甘草（炙，各二
两）　干姜（炮裂）　大黄（锉碎，醋炒）　当归
（切，焙，各一两）

上六味，锉如麻豆大。每服五钱匕，水二盏，
煎至一盏，去滓温服，日三。

41. 四物加黄芪芍药汤（《圣济总录·卷第五
十七·心腹门·腹痛》）

治寒冷腹痛。

黄芪（锉）　桂（去粗皮）　干姜（炮）　芍药
（锉，炒，各一两）　甘草（炙，锉）　当归（切，焙，
各一两半）

上六味，粗捣筛。每服三钱匕，水一盏半，煎
至八分，去滓温服，空心日午临卧各一。

42. 四物当归汤（《圣济总录·卷第五十七·
心腹门·腹痛》）

治寒中腹痛。

当归（切，焙，一两）　桂（去粗皮）　甘草

（炙，锉）　干姜（炮裂，各一两半）

上四味，粗捣筛。每服二钱匕，水一盏，煎至
六分，去滓服，空心日后临卧各一。

43. 白术汤（《圣济总录·卷第五十七·心腹
门·腹胀肠鸣切痛》）

治腹胀肠鸣切痛，发作有时。

白术　赤茯苓（去黑皮）　当归（切，焙）　桂
（去粗皮）　桔梗（去芦头，锉，炒）　陈橘皮（汤浸
去白，焙）　吴茱萸（汤洗焙干，炒）　人参（各一
两）　甘草（炙，锉，一分）　细辛（去苗叶，半
两）　厚朴（去粗皮，生姜汁炙，二两）

上一十一味，粗捣筛。每服三钱匕，水一盏，
生姜三片，枣一枚去核，煎至七分，去滓温服，不拘
时候。

44. 草豆蔻汤（《圣济总录·卷第五十七·心
腹门·腹胀肠鸣切痛》）

治腹胀肠鸣切痛，不入食。

草豆蔻（去皮）　木香　桂（去粗皮）　芎
劳　赤芍药　白术　槟榔（锉）　陈橘皮（汤浸去
白，焙，各一两）　当归（三分，锉，炒）

上九味，粗捣筛。每服三钱匕，以水一盏，煎
取七分，去滓温服，空腹食前。

45. 高良姜汤（《圣济总录·卷第五十七·心
腹门·腹胀肠鸣切痛》）

治脾虚腹胀，肠鸣切痛，食少无力。

高良姜（半两，锉）　人参（三分）　草豆蔻
（去皮）　陈橘皮（汤浸去白，焙）　诃黎勒（煨，去
核，各一两）　丁香（半两）　厚朴（去粗皮，生姜
汁炙，一两半）　桂（去粗皮，三分）　甘草（炙，
锉，一分）

上九味，粗捣筛。每服三钱匕，水一盏，枣二
枚去核，煎至七分，去滓不拘时温服。

46. 茯苓补心汤（《三因极一病证方论·卷之
八·心小肠经虚实寒热证治》）

治心虚寒，病苦悸恐不乐，心腹痛，难以言，心
寒恍惚，喜悲愁恚怒，衄血面黄，烦闷，五心热渴，
独语不觉，咽喉痛，舌本强，冷汗出，善忘恐走，及
治妇人怀妊恶阻，吐呕眩晕，四肢怠惰，全不纳食。

白茯苓　人参　前胡　半夏（汤洗七次，去
滑）　川芎（各三分）　橘皮　枳壳（麸炒，去
瓤）　紫苏　桔梗　甘草（炙）　干姜（各半两）
当归（一两三分）　白芍药（二两）　熟地黄（一

两半)

上锉散。每服四大钱,水盏半,姜五片,枣一枚,煎七分,去滓,食前服。

47. 温脾汤(《三因极一病证方论·卷之八·心小肠经虚实寒热证治》)

治小肠虚寒,苦头偏痛,耳颊疼,下痢赤白,肠滑,腹中疠痛,里急后重。

干姜(一两半) 当归 黄柏 地榆(各二两) 阿胶(麸炒焦) 茴香(炒) 石榴皮 黄连(各一两)

上锉散。每服四钱,水盏半,煎七分,去滓温服。

48. 养胃汤(《三因极一病证方论·卷之八·脾胃经虚实寒热证治》)

治胃虚寒,胫寒不得卧,淅淅恶风,洒洒恶寒,腹中痛,虚鸣,寒热如疟,唇口干,面目虚浮,呕哕吐泻,四肢疼痛,不思饮食,或伤寒湿,骨节皆痛。

厚朴(姜制,炒) 藿香(去梗) 半夏(汤洗七次) 茯苓(各一两) 人参 甘草(炙) 附子(炮,去皮脐) 橘皮(各三分) 草果(去皮) 白术(各半两)

上锉散。每服四钱,水盏半,姜五片,枣一枚,乌梅半个,煎七分,去滓,空心服。常服温胃消痰,进食下气,辟寒疫。

49. 固肠汤(《三因极一病证方论·卷之八·肺大肠经虚实寒热证治》)

治大肠虚寒,利下青白,肠中雷鸣相逐,大便不节,小便赤黄,气上冲胸,不能久立,身肿腹急,当脐痛,悉主之。

酸石榴皮(半两) 黄连(炒) 地榆(各一两) 罂粟壳(醋炙) 茯苓(各一两半)

上锉散。每服四钱,水盏半,姜五片,乌梅一个,煎七分,去滓,空心服。

50. 加味小建中汤(《三因极一病证方论·卷之九·三因心痛总治》)

治心腹切痛不可忍,按轻却痛,按重则愈,皆虚寒证,服热药并针灸不瘥,此药主之。

桂心(三分) 甘草(炙,半两) 白芍药(一两半) 远志(去心,半两)

上为锉散。每服四大钱,水一盏半,姜五片,枣一枚,煎七分,去滓,入饧糖一块如皂荚子大,煎令熔,食前温服。

51. 温中丸(《鸡峰普济方·卷第七·心》)

治心腹痛。

干姜 半夏(各一两) 白术(二两) 细辛 胡椒(各半两)

上为细末,炼蜜为丸如梧桐子大。每服三十丸,米饮下,食前服。

52. 煮朴丸(《杨氏家藏方·卷第六·脾胃方六十一道》)

健脾胃,疗中寒,止腹痛,进饮食。

厚朴(去粗皮) 益智(连壳) 青橘皮(去白) 陈橘皮(去白) 青盐(以上五味各四两) 生姜(一斤,洗净,连皮薄切) 大枣(二百枚,去核)

上件七味,以水二升,酒二升,醋一升,慢火煮令水、酒、醋尽,焙干为细末,别用枣肉为丸如梧桐子大。每服五十丸,温米饮送下,空心、食前。

53. 健脾散(《杨氏家藏方·卷第六·脾胃方六十一道》)

治脾胃不和,心腹疼痛,呕逆恶心。

陈橘皮(去白,七两) 高良姜(五两,炒) 干姜(三两,炮)

上件为细末。每服二钱,水一盏,生姜三片,枣二枚,同煎至八分热服,不拘时候。

54. 厚朴温中汤(《内外伤辨·卷中·肺之脾胃虚方》)

治脾胃虚寒,心腹胀满,及秋冬客寒犯胃,时作疼痛。

厚朴(姜制) 橘皮(去白,以上各一两) 甘草(炙) 草豆蔻仁 茯苓(去皮) 木香(以上各五钱) 干姜(七分)

上为粗末。每服五钱匕,水二盏,生姜三片,煎至一盏,去渣,温服,食前。忌一切冷物。

戊火已衰,不能运化,又加客寒,聚为满痛,散为辛热,佐以苦甘,以淡泄之,气温胃和,痛自止矣。

55. 沉香温胃丸(《内外伤辨·卷中·肾之脾胃虚方》)

治中焦气弱,脾胃受寒,饮食不美,气不调和。脏腑积冷,心腹疼痛,大便滑泄,腹中雷鸣,霍乱吐泻,手足厥逆,便利无度。又治下焦阳虚,脐腹冷痛,及疗伤寒阴湿,形气沉困,自汗。

附子(炮,去皮脐) 巴戟(酒浸,去心) 干

姜(炮)　茴香(炮,以上各一两)　官桂(七钱)
沉香　甘草(炙)　当归　吴茱萸(洗,炒去苦)
人参　白术　白芍药　白茯苓(去皮)　良姜　木
香(以上各五钱)　丁香(三钱)

上为细末,用好醋打面糊为丸如梧桐子大。每服五七十丸,热米饮送下,空心,食前,日进三服,忌一切生冷物。

56. 沉香磨脾散(《仁斋直指方论·卷之六·脾胃·和胃证治》)

治脾胃虚寒,腹中胀痛。

人参　沉香(各一分)　丁香　檀香　木香
白豆蔻　缩砂仁　半夏曲　辣桂　乌药(各半两)　藿香叶(三分)　甘草(炙,三钱半)

上细锉。每二钱,姜五片,枣二枚,煎服。

57. 沉香温脾汤(《卫生宝鉴·卷五·劳倦所伤虚中有寒》)

治脾胃虚冷,心腹疼痛,呕吐恶心,腹胁胀满,不思饮食,四肢倦怠,或泄泻吐利。

沉香　木香　丁香　附子(炮,去皮脐)　官桂　人参　缩砂　川姜(炮)　白豆蔻　甘草(炙)　白术(各等分)

上十一味为末。每服三钱,水一盏,姜五片,枣一个,煎至七分,去滓热服,空心食前。作粗末亦可。

58. 神珠丹(《卫生宝鉴·卷六·除寒门·血分寒》)

下焦元气虚弱,小腹疼痛,皮肤燥涩,小便自利。病机云:澄澈清冷,皆属于寒。此之谓也。

杜仲(二两,炒)　草薢(二两)　诃子(五个)　龙骨(一两)　破故纸(三两,炒)　胡桃仁(一百二十个)　巴戟(二两)　砂仁(半两)　朱砂(一两,另研)

上九味为末,酒糊丸如桐子大,朱砂为衣。每服三十丸,空心温酒或盐汤送下。

59. 四物苦楝汤(《玉机微义·卷三十二·腹痛治法·和解之剂》引《元戎》)

治脐下虚冷腹痛。

四物汤(四两)　玄胡　苦楝(各一两,炒)

上,㕮咀,水煎服,每服一两。

60. 木香导气丸(《奇效良方·卷之四十七·疝门·疝气通治方》)

治男子小肠气肚疼,一切气积,以补下元虚冷,脾胃不和,并宜服之,有效。

木香　乳香　川楝子(去核)　八角茴香　丁香　香附子　破故纸　葫芦巴　京三棱　甘草(以上各一两)　杜仲(半两,炒去丝)

上为细末,酒糊为丸如梧桐子大。每服三十丸,加至五十丸,空心用温酒或盐汤送下,日进三服。

61. 蟠葱散(《奇效良方·卷之十五·气门·气通治方》)

治男子妇人脾胃虚冷,气滞不行,攻刺心腹痛,膀胱小肠,肾气疼痛及妇人血气刺痛,并皆治之。

延胡索　肉桂(去粗皮)　干姜(炮,各半钱)　苍术(米泔水浸一宿,切焙)　甘草(炙,各三钱)　缩砂(去皮)　槟榔　丁皮(各一钱半)　三棱(煨)　莪术(煨)　茯苓(去皮)　青皮(去白,各一钱)

上作一服,用水二盅,连根葱白一茎,煎至一盅,空心热服。

62. 椒附丸(《景岳全书·卷之五十八宙集·古方八阵·热阵》)

治小肠虚冷,小腹痛,小便频而清白。

椒红(炒)　附子(炮)　龙骨　桑螵蛸(炙)　山茱萸　鹿茸(酒蒸,焙,各等分)

上为末,酒糊丸桐子大。每服六十丸,空心盐汤下。

63. 草蔻汤(《简明医彀·卷之五·腹痛》)

治脐腹虚寒疼痛。

泽泻(一钱)　木香(三分)　神曲(四分)　半夏(制)　枳实(麸炒)　草豆蔻　黄芪　益智仁　甘草(炙,各五分)　青皮　陈皮(各六分)　川归　茯苓(各七分)

上,㕮咀,加生姜三片,黑枣一枚,水煎服。

64. 宝鉴沉香桂附丸(《医灯续焰·卷四·促结主病第三十二·附方》)

治中气虚弱甚,脾胃虚寒,脏腑积冷,心腹疼痛,手足厥逆冷,便利无度,七疝引痛不可忍,喜热熨少缓者。

沉香　附子(炮)　川乌(炮)　干姜(炮)　良姜　官桂　吴茱萸(汤泡去苦水)　茴香(炒,各一两)

上末,好醋煮糊丸梧子大。每服五十丸至七

八十九,空心米饮下。

65. 茱萸断下丸(《冯氏锦囊秘录·杂症大小合参卷五·方脉泄泻合参》)

治脏腑虚寒,腹痛泄泻,大效。

吴茱萸(炒,二两) 赤石脂 干姜(各一两五钱) 缩砂仁 艾叶(炒) 肉豆蔻 附子(制,各一两)

共为细末,面糊丸。每服三钱,米饮送下。

66. 温中汤(《罗氏会约医镜·卷之四·伤寒(下)·论伤寒腹痛》)

治里寒便溏,腹痛喜按,口唾冷涎,脉虚弱者。

白术(一钱) 山药(炒,钱半) 扁豆(炒,研,二钱) 陈皮(八分) 厚朴(姜炒,一钱) 砂仁(八分) 藿香(一钱) 干姜(炒,八分) 甘草(炙,一钱) 白芍(一钱)

水煎服。如宿食,加神曲(炒)、麦芽(炒)各一钱;如呕逆,加生姜钱半;如气滞者,加木香四五分。

67. 三圣汤(《罗氏会约医镜·卷之七·论腹痛·腹痛脉理》)

治一切虚寒,老弱亏损,偶有寒触,气痛连日不止。凡香燥之药,用之而反剧者,宜滋阴暖胃为主。

熟地(七钱,用姜汁炒) 当归(五钱) 附子(二钱)

温服。如气滞,加陈皮。

五、治风袭腹痛方

1. 治风袭腹痛验方(《备急千金要方·卷八·治诸风方·贼风第三》)

治贼风所中腹内挛急方。

麻黄(四两) 甘草(一尺) 石膏 鬼箭羽(一名卫茅,各鸡子大)

上四味咬咀,以东流水二升,煮取一升,顿服之。

2. 茱萸汤(《千金翼方·卷第十九·杂病中·寒冷第六》)

主风冷气,腹中虚冷、急痛,饮食不消,心满,少腹里急引痛,手足逆冷,胃中响响干噫欲吐,吐逆短气方。

吴茱萸(二升) 小麦 半夏(洗,各一升) 生姜(十五两) 大枣(五十枚,擘) 桂心(三两) 人参 黄芩 甘草(炙,各二两)

上九味,咬咀。以水一斗二升,煮取四升,分为四服,一服一升,日再。

3. 十一味防风汤(《外台秘要·卷第十四·中风发热方三首》引《深师》)

疗中风发热无汗,肢节烦,腹急痛,大小便不利方。

防风 当归 麻黄(去节) 甘草(炙,各三分) 茯苓 天门冬(去心) 附子(炮) 干地黄 白术 山茱萸(二两) 黄芩(五分)

上十一味,咬咀。以水九升,煮取二升半,去滓,分服七合,日三。大小便不利,纳大黄人参各二分,大枣三十枚擘,生姜三两。忌海藻、菘菜、猪肉、芜荑、大酢、桃李、雀肉等。

4. 竹沥汤(《外台秘要·卷第十四·贼风方一十二首》)

疗大虚挟风及贼风入腹,腹中拘痛,烦乱恍惚,妄语迷惑不知人,口噤不开,手足缓纵,饮食不作肉,卧惊见屋中光,口干恶风,时时失精,梦寤沉重,及妇人产后余病,体虚受风,躁愤欲死方。

秦艽 甘草(炙) 防风 当归(各二两) 茵芋 乌头(炮) 干姜 细辛 人参 黄芩 桂心 天雄(炮) 木防己 茯苓 白术(各一两)

上十五味切,以竹沥一斗半,煮取五升。随病加后药,胸逆满加前胡二两半,半夏二两洗,术附子炮各一两;腹中痛加芍药二两,椒一两;汗烦加知母一两;口干加麦门冬一两去心;体痹加麻黄二两去节。有方不用术附子,用半夏二两。忌海藻菘菜猪肉冷水生葱生菜桃李雀肉酢物等。

5. 甘草汤(《外台秘要·卷第十四·贼风方一十二首》)

疗心腹绞痛,贼风入腹,胀满拘急,不得气息,并转筋,寒中下重。温中止痛,利大小便方。

甘草(炙) 防风(各一两半) 吴茱萸 干地黄 芍药 当归 细辛 干姜(各一两)

上八味咬咀。以水五升,煮取三升,分再服良。忌海藻、菘菜、生葱、菜芜荑。

6. 麻黄散(《太平圣惠方·卷第二十·治贼风诸方》)

治贼风,身体及心腹疼痛,四肢不利。

麻黄(一两半,去根节) 当归(一两,锉,微炒) 芎䓖(半两) 茵芋(半两) 桂心(一两

草薢(半两,铧) 干姜(半两,炮裂,铧) 黄芩(三分) 甘草(三分,炙微赤,铧)

上件药,捣粗罗为散。每服三钱,以水六分,煎至三分,次入酒四分,更煎三两沸,去滓,不计时候,温服。

7. 乌头散(《太平圣惠方·卷第二十·治风入腹拘急切痛诸方》)

治风气入腹,拘急切痛,烦冤不可过时。

川乌头(一两,炮裂,去皮脐) 黄芩(一两) 干姜(半两,炮裂,铧) 当归(三分,铧,微炒) 细辛(三分) 白术(三分) 人参(半两,去芦头) 汉防己(三分) 天雄(半两) 甘草(半两,炙微赤,铧)

上件药,捣粗罗为散。每服三钱,以水一中盏,煎至六分,去滓,不计时候,稍热服。

8. 桂心散

1)《太平圣惠方·卷第二十·治风入腹拘急切痛诸方》

治风入腹,疼痛拘急。

桂心(一两) 吴茱萸(半两,汤浸七遍,焙干微炒) 防风(一两,去芦头) 生干地黄(一两) 赤芍药(一两) 当归(一两,铧,微炒) 细辛(半两) 干姜(半两,炮裂,铧)

上件药,捣粗罗为散。每服三钱,以水一中盏,煎至六分,去滓,不计时候,稍热服。

2)《太平圣惠方·卷第二十·治贼风诸方》

治贼风,心腹拘急,四肢疼痛,腹满欲死。

桂心(三分) 防风(三分,去芦头) 芎䓖(三分) 干姜(半两,炮裂,铧) 吴茱萸(半两,汤浸七遍,焙干微炒) 秦艽(一两,去苗) 甘草(三分,炙微赤,铧) 槟榔(三分) 枳壳(半两,麸炒微黄,去瓤)

上件药,捣粗罗为散。每服四钱,以水一中盏,煎至六分,去滓,不计时候,温服。

9. 干姜散(《太平圣惠方·卷第二十·治风入腹拘急切痛诸方》)

治风入腹,疼痛闷乱不止。

干姜(半两,炮裂,铧) 当归(三分,铧,微炒) 桂心(半两) 生干地黄(一两) 细辛(半两) 赤茯苓(半两) 吴茱萸(一分,汤浸七遍,焙干微炒) 赤芍药(半两) 栀子仁(半两) 甘草(半两,炙微赤,铧)

上件药,捣粗罗为散。每服三钱,以水酒各半中盏,煎至六分,去滓,不计时候,稍热服。

10. 紫葛散(《圣济总录·卷第七·柔风》)

治柔风四肢不收,腹内拘急,兼治妇人产后中风。

紫葛(铧) 防风(去叉) 羌活(去芦头,各一两) 甘草(炙,铧) 黄连(去须,各半两)

上五味,捣罗为散。每服二钱匕,温酒调下。

11. 甘草饮(《圣济总录·卷第一十七·风入腹拘急切痛》)

治风入腹,心腹疼痛,胀满拘急,不得息,并转筋。温中止痛,利大小便。

甘草(炙,铧) 防风(去叉,各一两半) 吴茱萸(汤浸,焙炒) 赤芍药 当归(切,焙) 细辛(去苗叶) 干姜(炮) 熟干地黄(各一两)

上八味,粗捣筛。每服五钱匕,以水一盏半,煎去滓取八分,空腹温服,日二。

12. 乌头汤(《圣济总录·卷第一十七·风入腹拘急切痛》)

治风入腹攻五脏,拘急不得转侧,有时阴缩,手足厥冷,寒疝腹中疼痛。

乌头(一枚,炮裂,去皮脐) 赤芍药(二两) 甘草(二两,炙,铧) 桂(去粗皮,三两)

上四味,铧如麻豆。每服五钱匕,入生姜一分拍碎,水一盏半煎,去滓,取八分,入蜜半合,再煎三两沸,空腹服,日三。

13. 桂心汤(《圣济总录·卷第一十七·风入腹拘急切痛》)

治风入腹,五脏拘急,四肢不遂,腹满欲绝。

桂(去粗皮) 防风(去叉) 黄芩(去黑心) 干姜(炮裂) 吴茱萸(汤浸,焙炒) 秦艽(去苗土) 甘草(炙,铧,各一两)

上七味,粗捣筛。每服五钱匕,水一盏半,煎至八分,去滓温服,不拘时候。

14. 鬼箭汤(《圣济总录·卷第一十七·风入腹拘急切痛》)

治风入心腹挛急。

鬼箭羽(如鸡子大一块) 甘草(一尺,炙,铧) 麻黄(去根节,煎掠去沫,焙干,四两) 石膏(如鸡卵一块)

上四味,粗捣筛。每服五钱匕,水一盏半,煎至八分,去滓,空心临卧各一服。慎外风。

15. 人参汤（《圣济总录·卷第一十七·风入腹拘急切痛》）

治风入腹拘急疼痛。

人参（一两） 附子（炮裂，去皮脐，一两半） 麻黄（去根节，一两半） 茵芋（去苗，一两） 黄芩（去黑心，一两） 防风（去叉，三分） 芎䓖（三分） 防己（三分） 甘草（炙，锉，三分）

上九味，粗捣筛。每服三钱匕，以水一盏，生姜三片，煎至七分，去滓，稍热服，不计时候。

16. 防风汤（《圣济总录·卷第一十七·风入腹拘急切痛》）

治风入腹疼痛拘急。

防风（去叉一两） 桂（去粗皮一两） 生干地黄（切，焙，一两） 赤芍药（一两） 当归（切，焙，一两） 吴茱萸（汤浸洗七遍，焙干，半两） 干姜（炮裂，半两） 细辛（去苗叶，半两）

上八味，粗捣筛。每服三钱匕，水一盏，煎至七分，去滓，稍热服，不计时候。

17. 羌活汤（《圣济总录·卷第四十二·肝病筋急·瘈筋》）

治肝风筋脉成瘈，腹肋急痛。

羌活（去芦头） 白术 麻黄（去根节，煮掠去沫，焙） 侧子（炮裂，去皮脐） 丹参 当归（锉，炒） 防风（去叉） 羚羊角（镑屑，各三分） 白茯苓（去黑皮） 草薢 桂（去粗皮，各半两）

上一十一味，锉如麻豆。每服三钱匕，以水一盏，入生姜三片，煎至七分，去滓，温服，不拘时候。

18. 牛膝丸（《圣济总录·卷第五十一·肾脏门·肾藏风冷气》）

治肾藏风，冷气久积，脐腹虚胀不消，攻击疼痛，腰背相引拘急。

牛膝（去苗，酒浸焙） 五加皮（锉） 巴戟天（去心） 羌活（去芦头，各一两） 附子（炮裂，去皮脐） 菖蒲 桂（去粗皮） 木香（各半两）

上八味，捣罗为细末，酒煮面糊为丸如梧桐子大。每服三十丸，空心温酒下。

19. 黄芪汤（《圣济总录·卷第五十一·肾脏门·肾藏风冷气》）

治肾脏虚损，风冷相搏，在脐腹不散，胀满疼痛不已。

黄芪（细锉） 青橘皮（汤浸去白，焙） 五加皮（锉） 桔梗（炒） 羌活（去芦头） 甘草（炙，锉） 白术（锉，各一两） 桂（去粗皮） 附子（炮裂，去皮脐） 干姜（炮，各半两）

上一十味，锉如麻豆。每服三钱匕，水一盏，盐一捻，同煎七分，去滓温服，食前。

20. 木香汤（《圣济总录·卷第五十一·肾脏门·肾藏风冷气》）

治肾藏风冷气，攻脐腹胀满疼痛。

木香 桃仁（汤去皮尖及双仁，炒研，各半两） 蚵香子（炒） 羌活（去芦头） 青橘皮（汤浸去白，焙） 当归（切，焙） 芎䓖 乌头（炮裂，去皮脐，各一两）

上八味，锉如麻豆。每服三钱匕，水一盏，生姜三片，枣二枚劈破，同煎七分，去滓温服，不拘时候。

21. 调中丸（《圣济总录·卷第五十七·心腹门·心腹痛》）

治心腹冷气痛。

干姜（炮，四两） 人参 白茯苓（去黑皮） 甘草（炙，锉） 白术（各五两）

上五味，捣罗为末，炼蜜和丸如梧桐子大。每服三十丸，空心温枣汤下。

22. 蜜附汤（《三因极一病证方论·卷之九·三因心痛总治》）

治心腹疼痛，或吐或泄，状如霍乱，及疗冒涉湿寒，贼风入腹，拘急切痛。

附子（生，去皮脐，切作四片，以白蜜煎令附子变色，以汤洗去蜜，切，半两） 桂心 芍药（各三分） 甘草（炙，四钱）

上为锉散。每服四大钱，水一盏，姜五片，枣二枚，煎七分，去滓，食前服。

六、治虚损腹痛方

1. 小建中汤方（《伤寒论·辨太阳病脉证并治中》100条）

伤寒，阳脉涩，阴脉弦，法当腹中急痛，先与小建中汤，不差者，小柴胡汤主之。

桂枝（三两，去皮） 甘草（二两，炙） 大枣（十二枚，擘） 芍药（六两） 生姜（三两，切） 胶饴（一升）

上六味，以水七升，煮取三升，去滓；内饴，更上微火消解，温服一升，日三服。呕家不可用建中汤，以甜故也。

2. 八味地黄丸（《金匮要略·中风历节病脉证并治第五》）

治脚气上入,少腹不仁。

干地黄（八两）　山茱萸　薯蓣（各四两）　泽泻　茯苓　牡丹皮（各三两）　桂枝　附子（炮,各一两）

上八味,末之,炼蜜和丸梧子大。酒下十五丸,日再服。

3. 桂枝加龙骨牡蛎汤（《金匮要略·中风历节病脉证并治第五》）

夫失精家,少腹弦急,阴头寒,目眩（一作目眶痛）,发落,脉极虚芤迟,为清谷,亡血失精。脉得诸芤动微紧,男子失精,女子梦交,桂枝加龙骨牡蛎汤主之。

桂枝　芍药　生姜（各三两）　甘草（二两）　大枣（十二枚）　龙骨　牡蛎（各三两）

上七味,以水七升,煮取三升,分温三服。

4. 芍药汤（《小品方·卷第一·治心痛腹胀满冷痛诸方》）

治虚羸腹中痛,补益气力方。

芍药（三两）　茯苓（二两半）　当归（二两）　生姜（二两）　麦门冬（二两）　桂肉（一两）　大枣（二十枚）　甘草（一两）

凡八物,以水八升,煮取三升,分三服。

5. 黄芪汤

1)《外台秘要·卷第十七·虚劳里急方六首》引《深师》

疗大虚不足,少腹里急,劳寒拘引,脐气上冲胸,短气,言语谬误,不能食,吸吸气乏闷乱者方。

黄芪（三两）　半夏（一升,洗）　大枣（二十枚,擘）　生姜（四两）　桂心（四两）　芍药（四两）　人参（二两）　甘草（二两,炙）

上八味切,以水一斗二升,煮取四升,分四服,日夜再。若手足冷加附子一两。忌生葱、海藻、菘菜、羊肉饧。

2)《医学实在易·卷六·里证诸方·心腹诸痛》

治心痛、胃脘痛、腹痛喜按者（此治虚证）。

黄芪（一两）　当归（三钱）　肉桂（一钱五分）

水煎服。

6. 黄芪散（《太平圣惠方·卷第二十七·治虚劳里急诸方》）

治虚劳小腹里急,少气羸弱,不能饮食。

黄芪（锉）　白茯苓　当归　牛膝（去苗）　五味子　桂心　人参（去芦头）　附子（炮裂,去皮脐,以上各一两）　半夏（半两,汤浸七遍去滑）　熟干地黄〔一（二）两〕　白芍药（三分）　甘草（半两,炙微赤,锉）

上件药,捣筛为散。每服三钱,以水一中盏,入生姜半分,枣三枚,煎至六分,去滓,不计时候温服。

7. 白茯苓散（《太平圣惠方·卷第二十七·治虚劳里急诸方》）

治虚劳不足,小腹里急,四肢少力疼痛,不欲饮食。

白茯苓（一两）　黄芪（一两,锉）　半夏（三分,汤洗七遍去滑）　甘草（半两,炙微赤,锉）　人参（一两,去芦头）　桂心（一两）　白芍药（一两）　麦门冬（一两半,去心,焙）　陈橘皮（三分,汤浸去白瓤,焙）　熟干地黄（一两）

上件药,捣粗罗为散。每服三钱,以水一中盏,入生姜半分,枣三枚,煎至六分,去滓,食前温服。

8. 干地黄散（《太平圣惠方·卷第四·治心虚补心诸方》）

治心气虚,忧恐恍惚,心腹痛,胀满,食少。

熟干地黄（三分）　远志（半两,去心）　菖蒲（一两）　陈橘皮（三分,汤浸去白瓤,焙）　芎䓖（半两）　桂心（半两）　人参（一两,去芦头）　白茯苓（一两）　白芍药（半两）

上件药,捣粗罗为散。每服三钱,水一中盏,煎至六分,去滓,不计时候,温服。

9. 白术散（《太平圣惠方·卷第四·治心虚补心诸方》）

治心气虚损,志意不定,腰脊腹胁相引痛,不能俯仰。

白术（半两）　甘草（半两,炙微赤,锉）　当归（三分,锉,微炒）　白茯苓（三分）　远志（半两,去心）　熟干地黄（一两）　黄芩（半两）　半夏〔半两,汤浸（洗）七遍去滑〕　附子（三分,炮裂,去皮脐）　枳壳（半两,麸炒微黄,去瓤）　桂心（三分）　木香（半两）

上件药,捣粗罗为散。每服三钱,以水一中

盏,入生姜半分,枣三枚,饴糖半分,煎至六分,去滓,食前温服。

10. 薯蓣丸(《太平圣惠方·卷第四·治心虚补心诸方》)

治心虚恐畏,胁腹暴痛,志意不乐。

薯蓣(一两半) 远志(半两,去心) 柏子仁(一两) 沉香(一两) 茯神(一两) 熟干地黄(一两半) 芎䓖(一两) 菖蒲(半两) 人参(一两,去芦头) 丹参(一两) 甘草(半两,炙微赤,锉) 防风(一两,去芦头)

上件药,捣罗为末,炼蜜和捣三二百杵,丸如梧桐子大。每服,不计时候,以温酒下二十丸。

11. 厚朴散(《太平圣惠方·卷第五·治脾气不足诸方》)

治脾气不足,心腹胀痛,喜噫吞酸,食则欲呕,四肢少力。

厚朴(一两,去粗皮,涂生姜汁炙令香熟) 肉桂(一两,去粗皮) 当归(半两,锉,微炒) 人参(半两,去芦头) 丁香(半两) 白术(半两) 白豆蔻(半两,去皮) 吴茱萸(一分,汤浸七遍,炒令微黄) 诃黎勒(一两,煨,用皮) 高良姜(半两) 陈橘皮(半两,汤浸去白瓤,微炒)

上件药,捣筛为散。每服三钱,水一中盏,入生姜半分,枣三枚,煎至六分,去滓,不计时候温服。忌生冷油腻湿面黏食。

12. 补肾磁石散(《太平圣惠方·卷第七·治肾虚补肾诸方》)

治肾虚,两胁下胀,小腹急痛,胸中短气。

磁石〔一(二)两,捣碎,水淘去赤汁〕 当归(一两,锉,微炒) 黄芪(一两,锉) 五味子(一两) 牛膝(一两,去苗) 白茯苓(一两) 陈橘皮(三分,汤浸去白瓤,焙) 桂心(一两半) 石斛(一两,去苗) 白芍药(一两) 附子(三两,炮裂,去皮脐) 川椒(半两,去目及闭口者,微炒去汗) 枳壳(半两,麸炒微黄,去瓤) 沉香(一两) 人参(一两,去芦头)

上件药,捣粗罗为散。每服四钱,以水一中盏,入生姜半分,枣三枚,煎至六分,去滓,不计时候稍热服。

13. 觊香丸(《太平圣惠方·卷第七·治肾脏风冷气诸方》)

治肾脏风冷气,脐腹虚胀疼痛。

觊香子(三分) 附子(三分,炮裂,去皮脐) 硇砂(三分) 天麻(三分) 木香(三分) 白附子(三分,炮裂) 白矾(三分,烧令汁尽) 阿魏(三分,面裹煨面熟为度) 自然铜(三分,细研) 干蝎(一两,微炒) 桃仁〔一(二)两,汤浸去皮尖、双仁,麸炒微黄〕

上件药,捣罗为末,以酒煮面糊,和捣百余杵,丸如梧桐子大。每服不计时候,以生姜葱白煎酒,下二十丸。

14. 高良姜散(《太平圣惠方·卷第四十三·治腹胀肠鸣切痛诸方》)

治脾虚腹胀,肠鸣切痛,食少无力。

高良姜(半两,锉) 人参(三分,去芦头) 草豆蔻(一两,去皮) 陈橘皮(一两,汤浸去白瓤,焙) 诃黎勒(一两,煨,用皮) 丁香(半两) 厚朴(一两半,去粗皮,涂生姜汁炙令香熟) 桂心(三分) 甘草(一分,炙)

上件药,捣粗罗为散。每服三钱,以水一中盏,入枣二枚,煎至六分,去滓,不计时候,稍热服。

15. 温经木香丸(《圣济总录·卷第五十一·肾脏门·肾虚》)

治肾中寒气,脐腹冷疼,腰脚酸痛,筋脉拘急。

木香 葫芦巴(炒) 补骨脂(炒) 巴戟天(去心) 觊香子(炒) 桂(去粗皮) 艾叶(炒) 附子(炮裂,去皮脐) 青橘皮(去白焙,各一两)

上九味,捣罗为末,炼蜜和丸如梧桐子大。每服二十丸,空心日午临卧,温酒或盐汤下,加至三十丸。

16. 补脾汤(《圣济总录·卷第四十四·脾脏门·脾虚》)

治脾气不足,心腹胀痛,食则欲呕,四肢少力。

厚朴(去粗皮,生姜汁炙透) 桂(去粗皮) 诃黎勒(煨,去核,各一两) 当归(切,焙) 人参 丁香 白术 白豆蔻(去皮) 高良姜 陈橘皮(汤浸去白焙,各半两) 吴茱萸(汤浸七次,焙干炒,一分)

上一十一味,捣筛。每服三钱匕,水一盏,入生姜三片切,枣二枚劈破,同煎至六分,去滓,食前温服。

17. 七宝汤(《圣济总录·卷第四十六·脾胃不和不能饮食》)

治脾胃不和,腹中刺痛,胃逆气冷,不能饮食。

草豆蔻(五枚,面裹煨熟,去面及皮) 白茯苓(去黑皮) 人参(各一分) 大腹皮(锉,四枚) 诃黎勒(炮去核,五枚) 半夏(一分,汤浸洗五度,生姜汁浸一宿,去姜汁炒黄) 甘草(炙,锉,半两)

上七味,粗捣筛。每服三钱匕,水一盏,入生姜三片,大枣二枚劈破,同煎至七分,去滓,温服。

18. 沉香汤(《圣济总录·卷第四十六·脾胃不和不能饮食》)

治脾胃气不和,心腹疼痛,不能饮食。

沉香(锉) 厚朴(去粗皮,生姜汁炙) 桂(去粗皮) 益智(去皮,炒) 白术 青橘皮(汤浸去白,焙) 桔梗(炒,各一两) 五味子(一两一分,微焙) 附子(炮裂,去皮脐) 干姜(炮) 甘草(炙,锉,各半两)

上一十一味,粗捣筛。每服二钱匕,水一盏,入生姜三片,同煎至六分,去滓稍热食前服。

19. 巴戟丸(《圣济总录·卷第五十一·肾脏门·肾虚》)

治肾脏虚冷中寒,脐腹急痛,小便频数,面色昏浊。

巴戟天(去心,一两) 熟干地黄(焙) 五味子(各二两半) 黄芪(锉,一两三分) 牛膝(酒浸,切焙,一两半) 牡蛎(煅,半两) 菟丝子(酒浸,别捣焙) 干姜(炮,各一两) 附子(炮裂,去皮脐,一两半) 桂(去粗皮,一两) 白术(二两) 肉苁蓉(酒浸,切焙,二两半)

上一十二味,捣罗为末,炼蜜和丸如梧桐子大。每服空心食前,温酒下三十丸。

20. 当归丸(《圣济总录·卷第五十一·肾脏门·肾虚》)

治肾中寒,脐腹冷疼,腰胁拘急。

当归(切,焙,一两) 白术(二两) 楝实(煨,取肉,一两) 干姜(炮) 桂(去粗皮,各半两) 附子(炮裂,去皮脐,一两) 木香(半两)

上七味,捣罗为末,醋煮面糊为丸如梧桐子大。每服二十丸,艾汤下,空心食前,日三服。

21. 温肾散(《圣济总录·卷第五十一·肾脏门·肾虚》)

治肾脏虚惫,为寒邪所中,腰背拘急,脐腹冷痛。

桂(去粗皮) 附子(炮裂,去皮脐,各一两) 青橘皮(汤浸去白,焙) 干姜(炮,各半

两) 木香(一分)

上五味,捣罗为散。每服二钱匕,用羊肾一对,去筋膜切开,入药湿纸裹,慢火煨熟,细嚼温酒下,空心食前服。

22. 沉香丸(《圣济总录·卷第五十四·三焦门·三焦俱虚》)

治三焦俱虚,脾胃气不和,心腹疼痛,不思饮食。

沉香(一两) 厚朴(去粗皮,生姜汁炙,一两半) 桂(去粗皮,一两) 附子(炮裂,去皮脐,半两) 益智(去皮,炒,一两) 青橘皮(汤浸去白,细切,焙干,取一两) 干姜(炮裂,半两) 桔梗(锉,炒,一两) 白术(锉,麸炒,一两) 五味子(微炒,三分) 甘草(炙,锉,半两)

上一十一味,锉如麻豆。每服三钱匕,水一盏,入生姜半分切,同煎至七分,去滓,稍热食前服。

23. 扶脾丸(《兰室秘藏·卷上·饮食劳倦门·劳倦所伤论·扶脾丸》)

治脾胃虚寒,腹中痛,溏泻无度,饮食不化。

干生姜 肉桂(各五分) 干姜 藿香 红豆(各一钱) 白术 茯苓 橘皮 乌梅肉 诃子皮 炙甘草 半夏(各二钱) 神曲(炒) 大麦蘖(炒,各四钱)

上为细末,荷叶烧饭为丸如梧桐子大。每服五十丸,白汤送下,食前。

24. 升麻补胃汤(《兰室秘藏·卷下·泻痢门·升麻补胃汤》)

治因内伤,服牵牛、大黄、没药,泄泻过多,腹中大痛。

甘草(七分) 升麻 柴胡 草豆蔻 黄芪(各五分) 半夏(三分) 当归身 干姜(各二分) 红花(少许)

上都作一服,水二盏,煎至一盏,去渣,稍热,食远服之。

25. 风下汤(《世医得效方·卷第五·大方脉杂医科·泄泻·寒证》)

治肠胃虚弱,腹内痛,身体怯寒,泄泻青黑,兼治伤寒挟寒而利,脐下冷,名鹜溏证,效。

人参 白术 干姜(炒) 甘草(炒,各一两) 加茯苓 厚朴(姜制,各二两)

上锉散。每服三钱,水一盏煎,空心服。

26. 加味治中汤(《世医得效方·卷第五·大方脉杂医科·泄泻·寒证》)

治肠胃虚弱,腹内痛,身体怯寒,泄泻。

干姜(炮) 白术(炒) 青皮(去白) 陈皮(去白) 缩砂仁(各一两) 人参 甘草(炙,各半两)

上锉散。每服四钱,水一盏半,生姜五片,枣子一枚,煎至七分,去滓。温服,不拘时,或兼进感应丸。

27. 温气煮散(《普济方·卷二十·脾脏门·脾虚冷》)

治脾虚心腹刺痛,四肢乏力,不思饮食。

木香 陈橘皮(汤浸去白,焙) 当归(切,焙) 益智仁(去皮) 青橘皮(汤浸去白,焙) 荆三棱(炮,锉) 蓬莪术(炮,各半两) 睨香子(炒) 马蔺花(酒浸一宿,炒) 甘草(炙,各一两) 高良姜(炒) 沉香(锉) 丁香 肉豆蔻(去壳) 槟榔(三枚,炮,锉) 诃黎勒皮(各一分)

上捣罗为散。每服三钱匕,水一盏,入盐少许,同煎至六分,食前温服。

28. 大理中丸(《普济方·卷二十·脾脏门·脾虚冷》)

治脾虚胸膈痞闷,心腹撮痛,不思饮食。

厚朴(去粗皮,生姜汁浸炙透) 桂(去粗皮) 陈橘皮(汤浸去白,焙) 白术 甘草(炙) 芎䓖 五味子 缩砂(去皮) 睨香子(炒,各四两) 槟榔(锉) 硇砂(各三两) 干姜(炮,三分) 胡椒 丁香(各半两)

上为末,炼蜜丸鸡头实大。每服一丸,细嚼,温酒或盐汤下。

29. 肉苁蓉丸(《奇效良方·卷之二十一·诸虚门·诸虚通治方》)

治下部虚损,腹内疼痛,不喜饮食,此平补。

上用肉苁蓉一斤,酒浸三日,细切焙干为末,分一半用醇酒煮作膏,和一半末入臼中,捣五百杵,丸如梧桐子大。每服二十丸,加至三十丸,空心用温酒或米饮送下。

30. 离朱丹(一名神朱丹)(《奇效良方·卷之二十二·瘰疬门·瘰疬通治方》)

治下焦阳虚,脐腹冷痛,足胫寒而逆。

巴戟(去心,酒浸) 补骨脂(炒) 杜仲(炒,以上各三两) 诃子肉(五个) 草薢(二两) 龙骨(一两) 缩砂(半两) 胡桃(一百二十个,去皮研)

上为细末,酒煮糊和丸如梧桐子大,朱砂为衣。每服五十丸,空心盐汤下,温酒亦得。

31. 温中汤(《万病回春·卷之五·腹痛》)

治虚痛。

良姜 官桂 益智仁 砂仁 木香(另研) 香附 厚朴 陈皮 茴香 当归 玄胡索 甘草(各等分)

上锉一剂,生姜一片,水煎服。

32. 大营煎(《景岳全书·卷之五十一德集·新方八阵·补阵》)

治真阴精血亏损及妇人经迟血少,腰膝筋骨疼痛,或气血虚寒,心腹疼痛等证。

当归(二三钱,或五钱) 熟地(三、五、七钱) 枸杞(二钱) 炙甘草(一二钱) 杜仲(二钱) 牛膝(一钱半) 肉桂(一二钱)

水二钟,煎七分,食远温服。如寒滞在经,气血不能流通,筋骨疼痛之甚者,必加制附子一二钱方效;如带浊腹痛者,加故纸一钱炒用;如气虚者,加人参、白术;中气虚寒呕恶者,加炒焦干姜一二钱。

33. 秘方参附丸(《丹台玉案·卷之四·腹痛门·立方》)

治气血虚极,寒邪凝结脏腑,终日腹疼,诸药不效。

大附子(童便制) 人参 白芍(酒炒,各一两) 肉桂(炒,七钱) 当归(二两) 甘草(八钱) 真沉香(一两五钱)

上为末,蜜丸。每服二钱五分,空心白滚汤送下。

34. 八珍汤(《医灯续焰·卷二·浮脉主病第十六·附方》)

治肝脾伤损,气血虚弱,恶寒发热,烦躁作渴;或不时寒热,眩晕昏愦;或大便不实,小便淋赤;或饮食少思,小腹胀痛等证。

人参 白术 白茯苓(各三钱) 甘草(炙) 芍药(各一钱) 当归 熟地黄(各三钱) 川芎(一钱五分)

上,水煎服。

35. 大建中汤(《金匮翼·卷三·虚劳统论·

虚劳营卫不足》）

治内虚,里结少气,手足厥冷,小腹挛急,或腹满弦急,不能食,起即微汗阴缩,或腹中寒痛,或唇口干,精自出,或手足乍寒乍热而烦冤,酸疼不能久立,多梦失精。

黄芪　当归　桂心　芍药(各二钱)　人参甘草(各一钱)　半夏　黑附子(炮,各二钱半)

每服五钱,水二盏,姜三片,枣二枚,煎一盏,去滓,食前温服。

七、治大便不通腹痛方

1. 大承气汤(《伤寒论·辨阳明病脉证并治》)

241条:大下后,六七日不大便,烦不解,腹满痛者,此有燥屎也。所以然者,本有宿食故也。宜大承气汤。

254条:发汗不解,腹满痛者,急下之,宜大承气汤。

大黄(四两,酒洗)　厚朴(半斤,炙,去皮)枳实(五枚,炙)　芒硝(三合)

上四味,以水一斗,先煮二物,取五升,去滓;内大黄,更煮取二升,去滓;内芒硝,更上微火一两沸,分温再服。得下,余勿服。

2. 厚朴三物汤(《金匮要略·腹满寒疝宿食病脉证治第十》)

痛而闭者,厚朴三物汤主之。

厚朴(八两)　大黄(四两)　枳实(五枚)

上三味,以水一斗二升,先煮二味,取五升,内大黄,煮取三升,温服一升,以利为度。

3. 大黄丸(《太平圣惠方·卷第十二·治伤寒心腹胀痛诸方》)

治伤寒,大肠气壅,心腹胀满疼痛,四肢骨节酸疼烦闷,不得眠卧。

川大黄(一两,锉碎,微炒)　木香(一分)槟榔(半两)　桂心(一分)　枳壳(半两,麸炒微黄,去瓤)　甘草(一分,炙微赤,锉)　郁李仁(三分,汤浸去皮尖,微炒)

上件药,捣罗为末,炼蜜和捣一二百杵,丸如梧桐子大。每服不计时候,以温酒下三十丸,以利为度。

4. 泥金丸(《黄帝素问宣明论方·卷七·积聚门·积聚总论》)

治心腹急痛,取久新肠垢积滞,推陈致新。

黄柏　大黄　巴豆　五灵脂(各半两)　猪牙皂角(一分)　轻粉　粉霜　硇砂(各一分)　干漆(二分)

上研匀,炼蜜拌得,杵千下,丸绿豆大。新汲水下一丸。未利,更加服。

5. 兼金丸(《三因极一病证方论·卷之十四·阴证治》)

治热入膀胱,脐腹上下兼胁肋疼痛,便燥,欲饮水,按之痛者。

大黄(湿纸裹煨,八钱)　硝石　桂心　甘草(炙,各四两)　桃仁(四十个,去皮尖)

上为末,蜜丸梧子大。米饮下五七丸至十丸。妇人血闭疼痛,亦宜服之。

6. 麻黄白术汤(《兰室秘藏·卷下·大便结燥门·大便结燥论》)

治大便不通,五日一遍,小便黄赤,浑身肿,面上及腹尤甚,其色黄,麻木,身重如山,沉困无力,四肢痿软,不能举动,喘促,唾清水,吐哕,痰唾白沫如胶,时躁热发,欲去衣,须臾热过振寒,项额有时如冰,额寒尤甚,头旋眼黑,目中溜火,冷泪,鼻不闻香臭,少腹急痛,当脐中有动气,按之坚硬而痛。

青皮(去瓤)　酒黄连(各一分)　酒黄柏橘红　甘草(炙一半)　升麻(各二分)　黄芪人参　桂枝　白术　厚朴　柴胡　苍术　猪苓(各三分)　吴茱萸　白茯苓　泽泻(各四分)白豆蔻　炒曲(各五分)　麻黄(不去节,五钱)杏仁(四个)

上㕮咀,分作二服。水二大盏半,先煎麻黄,令沸,去沫,再入诸药,同煎至一盏,去渣,稍热,食远服。

7. 小承气汤(《金镜内台方议·卷之五》)

治阳明病,潮热,大便难,脉沉而滑,及内实腹痛者,此方主之。

大黄(四两)　枳实(三枚)　厚朴(一两)

上三味,以水四升,煮取二升,加大黄,又取升半,去渣,分温服。当更衣,不尔者尽饮之,若更衣勿服。

8. 枳实大黄汤(《万病回春·卷之五·腹痛》)

治食积痛,并积热痛,大便不通者。

枳实　大黄　槟榔　厚朴（各二钱）　木香（五分,另研）　甘草（三分）

上锉一剂,水煎服。

八、治食积腹痛方

1. 治食积腹痛验方

1)《金匮要略·果实菜谷禁忌并治第二十五》

贪食、食多不消,心腹坚满痛治之方。

盐一升　水三升

上二味,煮令盐消,分三服,当吐出食,便差。

2)《经验良方全集·卷二·心气痛》

专治饭后肚疼方。

九制香附（五钱）　山楂肉（五钱）

各为细末,服之即愈。

2. 木香丸

1)《太平圣惠方·卷第九十八·补益方》

治一切冷气,脏腑久积,脐腹多疼,宿食不化,颜色萎弱。

木香（二两）　白术（一两）　槟榔（二两）　高良姜（半两,锉）　益智子（半两,去皮）　红豆蔻（半两,去皮）　草豆蔻（半两,去皮）　神曲（半两,微炒）　吴茱萸（半两,汤浸七遍,焙干微炒）　青橘皮（半两,汤浸去白瓤,焙）　蓬莪术（一两）　枳壳（半两,麸炒微黄,去瓤）

上件药,捣罗为末,以酽醋五升,煎药末一半成膏,入余上药末,和捣三五百杵,丸如梧桐子大。不计时候,以生姜橘皮汤或温酒,下三十丸。

2)《医学心悟·卷三·腹痛》

治寒积冷食,腹痛拒按,或大便闭结,谓之冷闭,名曰阴结,本方攻之。

木香　丁香（各一钱五分）　干姜（三钱）　麦芽（炒,五钱）　陈皮（三钱）　巴豆（去壳炒黑,三十粒）

神曲煮糊为丸。每服十丸或二十丸,开水下,痛甚者倍之。所食之物,应随利出,如利不止,以冷粥饮之,即止。

3. 神保丸（《圣济总录·卷第五十七·心腹门·心腹卒胀痛》）

治心腹卒胀痛,膈气噎塞,宿食不消,大便秘涩。

木香　胡椒（各一分）　巴豆（十枚,去皮心,研）　干蝎（七枚,炒）

上四味,捣研为末,汤化蒸饼,丸如麻子大,丹砂为衣。每服三丸,心膈痛,柿蒂灯心汤下;腹痛,柿蒂煨姜煎汤下;血气痛,炒生姜醋小便下;小便不通,灯心汤下;血痢脏毒,楮叶汤下;肺气甚者,白矾、蚌粉各三分,铅丹一分,同研为散,煎桑根白皮糯米饮,调下二钱;肾气胁下痛,睨香子酒下;大便不通,蜜汤调槟榔末一钱下;气噎,木香汤下;宿食不消,茶酒浆饮下。

4. 磨滞丸（《圣济总录·卷第五十七·心腹门·腹内结强》）

治脾胃气不和,累有伤滞,腹内结强,食已腹痛,饮食不化,呕哕恶心,胸膈胀闷,大便秘利不定。

木香　青橘皮（汤浸去白焙）　桂（去粗,皮各一两）　吴茱萸（汤洗,焙干炒,三两）　硇砂（醋熬成霜,研炒,一钱匕）　巴豆霜（炒,半钱匕）

上六味,捣罗四味为末,与硇砂巴豆霜同拌匀,醋煮面糊为丸如绿豆大。每服十丸,加至十五丸,早晚食后临卧服,大便溏利,即减丸数。

5. 白术丸（《圣济总录·卷第五十七·心腹门·胁痛烦满》）

治腹胁痛,积滞不消,烦满痞闷,不思食。

白术　槟榔（锉）　姜黄（炒）　沉香（锉）　京三棱（煨,锉,各一分）　大腹（锉,一半两）　莎草根（去毛）　丁香皮（各三分）　木香　丁香　桂（去粗皮,各半两）

上一十一味,捣罗为细末,酒浸炊饼丸如梧桐子大。每服二十丸,温酒下嚼破,温水下亦可。

6. 丁香丸（《扁鹊心书·神方》）

治宿食不消,时发头疼,腹痛。

丁香　乌梅肉　青皮　肉桂　三棱（炮,各二两）　巴豆（去油,一两）

为末,米糊丸黍米大。白汤下七丸,小儿三丸。

7. 缩砂丸（《太平惠民和剂局方·卷之四·淳祐新添方》）

温中散滞,消饮进食。治胸膈噎闷,心腹冷疼,大能暖化生冷果食,夏月不可缺此。

缩砂仁（一两）　高良姜　天南星（汤洗七次,焙干,各四两）

上为细末,生姜自然汁煮面糊为丸如梧桐子

大。每服五十丸至七十丸,生姜汤下,不拘时候。

8. 五百丸(《三因极一病证方论·卷之十一·醋咽证治》)

治宿食留饮,聚积中脘,噫臭吞酸,心腹疼痛,并疗中虚积聚,及脏腑飧泄,赤白痢下。

丁香　巴豆(去皮,别研)　缩砂仁　胡椒　乌梅(去核)

上件各一百个,为细末,炊饼糊为丸如绿豆大。每服五七丸,熟水下,食后临卧服。

9. 木香白术散(《素问病机气宜保命集·卷中·吐论第十七》)

治呕吐腹中痛者,是有积也;胃强而干呕,有声无物;脾强而吐食,持实击强,是以腹中痛。

木香(一钱)　白术(半两)　半夏曲(一两)　槟榔(二钱)　茯苓(半两)　甘草(四钱)

上为细末。浓煎芍药生姜汤,调下一二钱。有积而痛,手按之愈痛;无积者,按之不痛。

10. 麝香丸(《杨氏家藏方·卷第五·心腹痛方二十二道》)

温中快气,消化宿食。治心腹冷疼,男子小肠气,妇人血气攻注疼痛。

麝香(一钱,别研)　胡椒(一两)　木香　巴豆(四钱,去皮心,研)　全蝎(四钱,去毒,微炒)

上件为细末,汤浸蒸饼丸如绿豆大。每服三丸,心腹痛,煨姜汤下;妇人血气痛,炒生姜、醋汤下;小肠气腹胁攻痛,茴香汤下。常服消酒化食,温熟水送下,不拘时候。

11. 温中降气丸(《杨氏家藏方·卷第六·脾胃方六十一道》)

治中寒气痞,脾胃不和,饮食进退,脐腹虚疼,及中酒吐逆,胸膈不利。

附子(生,去皮脐,锉如半枣大,称一两,用生姜自然汁半升,银、石器内,慢火煮姜汁尽为度,薄切,焙干)　干生姜(二两,连皮用)　白术　人参(去芦头)　陈橘皮(去白)　神曲(炒黄)　半夏(汤洗七次)　白附子(炮)　当归(洗焙)　天南星　高良姜(薄切,油炒)　丁香　木香　沉香　胡椒　肉桂(去粗皮称,以上一十四味各一两)

上件为细末,用生姜自然汁煮曲糊为丸如梧桐子大。每服五十丸,生姜汤下,不拘时候。

12. 小丁香煎(《鸡峰普济方·卷第五·积聚》)

治积滞止心腹疼痛(新附)。

丁香(三两)　木香(三两半)　硇砂　粉霜(各一两)　五灵脂(十五两)　肉豆蔻　巴豆(各三十个)

上为细末,水煮面糊和丸如粟米大。每服五七丸,食后米饮下。

13. 大效萝卜丸(《鸡峰普济方·卷第九·治冷》)

治诸冷积,腹胀气痛。

萝卜子(三两)　沉香(一分半)　草豆蔻(一两半)　白术　青橘皮(各半两)

上件除萝卜子为末,别研面糊为丸如梧子大。每服十丸,老少皆可服。

14. 进食煎(《鸡峰普济方·卷第十九·麝香巴豆》)

治伤食腹痛。

木香　枳壳　当归　朱砂(各四两)　麝香　巴豆(各一两)

上为细末,煮面糊为丸黄米大。每服三五丸,食后以米饮下。

15. 木香化滞汤(《内外伤辨·卷下·辨内伤饮食用药所宜所禁》)

治因忧气,食湿面,结于中脘,腹皮底微痛,心下痞满,心不思饮食,食之不散,常常痞气。

半夏(一两)　草豆蔻仁　甘草(炙,以上各五钱)　柴胡(四钱)　木香　橘皮(以上各三钱)　枳实(麸炒,去穰)　当归稍(以上各二钱)　红花(五分)

上件锉如麻豆大。每服五钱,水二大盏,生姜五片,煎至一盏,去渣,稍热服,食远。忌酒湿面。

16. 木香见睨丸(《内外伤辨·卷下·辨内伤饮食用药所宜所禁》)

治伤生冷硬物,心腹满闷疼痛。

神曲(炒黄色)　京三棱(煨,以上各一两)　石三棱(去皮,煨)　草豆蔻(面裹煨熟,取仁)　香附子(炒香,以上各五钱)　升麻　柴胡(以上各三钱)　木香(二钱)　巴豆霜(五分)

上为细末,汤浸蒸饼为丸如绿豆一倍大。每服三十丸,温白汤下。量所伤多少服之。

17. 神应丸(《内外伤辨·卷下·辨内伤饮食用药所宜所禁》)

治因一切冷物冷水及潼乳酪水,腹痛肠鸣,米谷不化。

黄蜡(二两) 巴豆 杏仁 百草霜 干姜(以上各五钱) 丁香 木香(以上各二钱)

上先将黄蜡用好醋煮去渣秽,将巴豆、杏仁同炒黑,烟尽,研如泥,将黄蜡再上火,入小油半两,溶开,入在杏仁巴豆泥子内,同搅,旋下丁香、木香等药末,研匀,搓作挺子,油纸裹了旋丸用。每服三五十丸,温米饮送下,食前,日进三服。

18. 阿魏丸(《严氏济生方·癥瘕积聚门·积聚论治》)

治气积,肉积,心腹膨满,结块疼痛,或引胁肋疼痛,或痛连背膂,不思饮食。

木香(不见火) 槟榔(各半两) 胡椒 阿魏(用醋化开,旋入,各二钱半)

上为细末,用阿魏膏子并粟米饭,杵和为丸如梧桐子大。每服四十丸,不拘时候,用生姜橘皮汤下。

19. 独圣汤(《严氏济生方·胀满门·胀满论治》)

治脾胃不足,过食瓜果,心腹胀坚,痛闷不安。

盐(五合)

上用水一升煎消,顿服,自吐下即定。或因食麦,令人腹胀,酒和姜汁饮一两杯即消。

20. 二香丸(《仁斋直指方论·卷之十五·秘涩·大便秘涩证治》)

治积滞气秘,心腹刺痛,中满壅嗽。

南木香 丁香 青皮(浸,去白,晒) 橘红草果仁 肉豆蔻(生) 白豆蔻仁 五灵脂(香润者,另研,各半两) 莪术(炮,乘热碎研) 缩砂仁(各七钱半)

上细末,用川巴豆肉半两,研如泥,渐入药末,研和,白面稀糊丸麻子大,候干。每服三丸,加至五七丸止,姜汤下。壅嗽,紫苏、生姜煎汤下。

21. 瓜蒂散(《丹溪手镜·卷之下·宿食留饮》)

吐心腹卒痛闷乱急剂。

瓜蒂 赤小豆(各三钱)

上为末,每一钱,温水下。

22. 磨积丸(《世医得效方·卷第四·大方脉杂医科·诸积·茶积》)

治茶积,饮食减少,面黄腹痛。

陈仓米(半升,用巴豆七粒,去壳,同米炒令赤色,去巴豆不用) 青皮(去穰,炒) 陈橘红(各二两)

上为末,好醋搜和为丸如豌豆大。每服二十丸,食后用淡姜汤下。

23. 温中丸(《医学纲目·卷之二十二·脾胃部·腹痛》)

治食积肚痛。

白术 香附(童便浸) 针砂(各四两,醋浸,炒红) 山楂肉 神曲(各八两) 苦参(一两)川芎(半两,春用夏去) 吴茱萸(半两,汤浸,冬用春去之) 苍术(米泔浸一宿,二两五钱)

上为末,醋调曲糊为丸如桐子大。一方,去山楂、神曲、川芎,加半夏、青皮、黄连。

24. 香砂平胃散(《万病回春·卷之五·腹痛》)

治食积痛。

香附(炒) 砂仁 厚朴(姜汁炒) 苍术(米泔浸) 陈皮 枳壳(去穰,面炒) 山楂(去子) 神曲(炒,各三钱) 木香(另研调入) 干姜 甘草(各三分)

上锉一剂,生姜三片,水煎服。

25. 消导平胃散(《鲁府禁方·卷一·福集·伤食》)

治饮食所伤,胸膈痞闷,肚腹疼痛。

苍术(米泔制) 陈皮 厚朴(姜汁炒) 神曲(炒) 麦芽(炒) 枳实(麸炒) 香附米

甘草、姜、枣水煎,温服。伤肉食加山楂,腹痛加莪术,恶心加砂仁,有痰加半夏,伤酒加姜炒黄连、干葛。

26. 加味平胃散(《寿世保元·卷五·腹痛》)

食积腹痛,其脉弦,其痛在上,以手重按愈痛,甚欲大便,利后其痛减是也。

苍术(米泔浸炒,一钱) 陈皮(一钱) 厚朴(姜炒,八分) 半夏(姜炒,八分) 川芎(五分) 香附(一钱) 炒枳实(一钱) 木香(八分) 神曲(炒,一钱) 山楂(一钱) 干姜(七分) 甘草(三分)

上锉一剂,生姜三片,水煎服。

27. 棱术饮(《丹台玉案·卷之四·腹痛门·立方》)

治饮食凝积,结聚肠胃,并有寒邪,满腹痛不可忍。

槟榔 三棱 蓬术 草果(各一钱) 山楂 白芍 麦芽 陈皮 砂仁 广木香(各一钱五分) 甘草(五分)

水煎,热服。

28. 化食方(《罗氏会约医镜·卷之七·杂证·论腹痛》)

治夹食胸腹痛,日轻夜重,得食更甚,喜重按者。

吴茱萸(开水炮一次,焙干,二钱) 神曲(炒) 谷虫 陈皮(各六分) 鸡内金(四五张)

共研细末,白砂糖少许,温水调服一钱,即睡一刻。此余屡用神验,凡家中多办,大人小儿,夹食感寒者,服之即愈。

29. 补脾化食汤(《罗氏会约医镜·卷之八·杂证·论脾胃》)

治一切饮食停滞,胸腹胀痛,气口脉独沉大者。

苍术(钱半) 厚朴(姜炒) 陈皮 甘草 麦芽(炒) 山楂 神曲(炒) 枳壳(各一钱) 砂仁 藿香 桂枝(各八分) 广香(三分) 茯苓(钱半)

温服。如宿食在胸者,用此汤服一碗,以指探喉取吐;再服再吐,以尽为度。若在中下焦,胀痛拒按者,加生大黄三四钱下之。不应,加芒硝二钱。下后,即须补脾药一二剂。未尽,仍复下之。

30. 顺气化滞汤(《罗氏会约医镜·卷之八·杂证·论脾胃》)

治过食饮食,暴伤生命,以致腹痛胀满,或呕或泻者,此脾虚而气滞也。欲化食者,须当理气。

厚朴(姜炒,一钱) 陈皮 藿香 香附 乌药 砂仁(炒,各一钱二分) 广香(五分) 白芥子(炒研,八分) 山楂 麦芽(炒) 神曲(炒,各一钱) 苍术(一钱)

热服。如感外寒者,加桂枝一钱;如内寒滞痛者,加炮干姜、吴茱萸各七八分;如呕而兼痛者,加半夏钱半,丁香四分。

九、治寒热错杂腹痛方

1. 黄连汤(《伤寒论·辨太阳病脉证并治下》173条)

伤寒,胸中有热,胃中有邪气,腹中痛,欲呕吐者,黄连汤主之。

黄连(三两) 甘草(三两,炙) 干姜(三两) 桂枝(三两,去皮) 人参(二两) 半夏(半升,洗) 大枣(十二枚,擘)

上七味,以水一斗,煮取六升,去滓,温服,昼三、夜二。

2. 治寒热错杂腹痛验方

1)《肘后备急方·卷一·治卒腹痛方第九》引《博济方》

治冷热气不和,不思饮食,或腹痛疠刺。

山栀子 川乌头(等分)

生捣为末,以酒糊丸如梧桐子大。每服十五丸,炒生姜汤下。如小肠气痛,炒茴香、葱酒任下二十丸。

2)《普济方·卷三十五·胃腑门·胃热肠寒》

治胃热肠寒,食已腹饥,小肠痛。

京三棱(三两) 硇砂(一两,飞过,以三棱同用米醋三升煎成膏) 当归 大黄 鳖甲(去裙,醋炙) 五灵脂 木香 沉香(各五钱) 槟榔 桂 干漆(各三分) 没药 马蔺花(各一分) 苍术(炮,一两)

上为末,入三棱煎丸绿豆大。每服七丸,空心临卧,温酒或盐汤下。

3. 神曲丸(《太平圣惠方·卷第五·治脾胃冷热气不和诸方》)

治脾胃冷热气不和,心腹疼痛,胁肋气滞,不思饮食,四肢少力。

神曲(一两,微炒令黄色) 干姜(半两,炮裂,锉) 槟榔(一两) 甘草(半两,炙微赤,锉) 陈橘皮(半两,汤浸去白瓤,焙) 桂心(半两) 附子(半两,炮裂,去皮脐) 人参(三分,去芦头) 当归(三分,锉,微炒)

上件药,捣罗为末,炼蜜和捣三二百杵,丸如梧桐子大。不计时候,以生姜橘皮汤下二十丸。

4. 诃黎勒丸(《太平圣惠方·卷第五·治脾胃冷热气不和诸方》)

治脾胃冷热气不和,心腹痛,不欲饮食。

诃黎勒(三分,煨,用皮) 白术(半两) 木香(半两) 甘草(半两,炙微赤,锉) 陈橘皮(半两,汤浸去白瓤,焙) 干姜(半两,炮裂,锉) 芎藭(三分) 当归(三分,锉,微炒) 缩砂(半两,去皮)

上件药,捣筛为末,炼蜜和捣三二百杵,丸如梧桐子大。不计时候,以姜枣汤下二十丸。

5. 白豆蔻丸(《太平圣惠方·卷第五·治脾胃冷热气不和诸方》)

治脾胃冷热气不和,心腹疼痛,呕逆,不欲食,四肢少力。

白豆蔻(三分,去皮) 黄芪(半两,锉) 赤茯苓(半两) 干姜(半两,炮裂,锉) 桂心(半两) 白术(半两) 当归(半两,锉,微炒) 半夏(半两,汤洗七遍去滑) 人参(三分,去芦头) 附子(半两,炮裂,去皮脐) 陈橘皮(半两,汤浸去白瓤,焙) 甘草(半两,炙微赤,锉)

上件药,捣罗为末,煮枣肉,和捣三二百杵丸如梧桐子大。每服不计时候,以生姜汤下二十丸。忌生冷油腻饴糖。

6. 芍药丸(《圣济总录·卷第四十七·胃门·胃热肠寒》)

治胃热肠寒,善饥小腹痛胀。

芍药 人参 赤茯苓(去黑皮) 厚朴(去粗皮,姜汁炙,各二两) 陈橘皮(汤浸去白,焙) 木香 桂(去粗皮) 桔梗(各一两,炒)

上八味,为细末,炼蜜和丸如梧桐子大。每服二十丸,食前米饮下,日二。

7. 立通丸(《圣济总录·卷第四十七·胃门·胃热肠寒》)

治胃热肠寒,善食数饥,小腹胀痛。

京三棱(炮,锉) 黄连(去须) 青橘皮(汤浸去白,焙) 蓬莪术(炮,各一两) 巴豆(霜,一分)

上五味,为细末,面糊和丸如绿豆大。每服五丸,食后茶酒任下。

8. 沉香散(《圣济总录·卷第四十七·胃门·胃热肠寒》)

治胃热肠寒,食已善饥,小腹痛胀。

沉香(锉) 白檀香(锉) 乌药(锉) 山芋 甘草(炙锉) 白茯苓(去黑皮) 京三棱(炮,锉) 前胡(去芦头) 桔梗(炒,各一两) 人参(二两)

上一十味,捣罗为细散。每服一钱匕,入盐少许,沸汤点服,不拘时。

9. 干地黄汤(《圣济总录·卷第四十七·胃门·胃热肠寒》)

治胃热肠寒,善食数饥,少腹痛胀。

熟干地黄 人参 白茯苓(去黑皮) 麦门冬(去心,焙) 枇杷叶(拭去毛) 地骨皮 甘草(炙,锉) 石斛(去根) 黄芪(细锉)

上九味,各等分,粗捣筛。每服一钱匕,水一盏半,煎至七分,去滓一服,不拘时。

10. 调中汤(《圣济总录·卷第四十七·胃门·胃热肠寒》)

治胃热肠寒,食已辄饥,小腹痛胀。

人参 白茯苓(去黑皮,各十两) 紫河车 甘草(各二两,生)

上四味,粗捣筛。每服三钱匕,水一盏,煎七分,去滓,空心食前温服。

11. 京三棱煎丸(《圣济总录·卷第四十七·胃门·胃热肠寒》)

治胃热肠寒,食已复饥,小腹痛胀。

京三棱(三两,杵末,取二两) 硇砂(一两,飞过,同三棱用米醋三升煎成膏) 当归(酒浸,切焙) 大黄(锉,炒) 鳖甲(去裙襕,醋炙) 五灵脂(炒) 木香 沉香(锉,各半两) 槟榔(锉) 桂(去粗皮) 干漆(炒令烟尽,各三分) 没药 马蔺花(各一分) 蓬莪术(炮,一两)

上一十四味,捣罗十二味为末,入三棱前搜和丸如绿豆大。每服七丸,空心临卧,温酒或盐汤下。

12. 分气黄芪汤(《圣济总录·卷第四十七·胃门·胃热肠寒》)

治胃热肠寒,食已复饥,小腹胀痛。

黄芪(细锉,半两) 人参 白术 白茯苓(去黑皮) 京三棱(锉,各一两) 芍药 陈橘皮(汤去白,焙) 麦门冬(去心,焙) 诃黎勒皮 前胡(去芦头) 桔梗(炒) 柴胡(去苗,各半两) 牡丹皮 甘草(炙,锉) 芍药(各三分)

上一十五味,粗捣筛。每服三钱匕,水一盏,生姜二片,煎至七分,去滓温服,不拘时。

13. 前胡木香汤(《圣济总录·卷第四十七·胃门·胃热肠寒》)

治胃热肠寒,食已复饥,小腹胀痛。

前胡(去芦头) 木香 柴胡(去苗) 秦艽(去苗土) 桂(去粗皮) 蘹香子(炒,各一两) 槟榔(三枚,面裹煨熟) 肉豆蔻(去壳,三枚) 芍药 甘草(炙,锉) 青橘皮(汤浸去白,焙)

甜葶苈(隔纸炒,各半两)

上一十二味,粗捣筛。每服四钱匕,水一盏半,生姜三片,煎至一盏,去滓温服。

14. 麦门冬汤(《圣济总录·卷第四十七·胃门·胃热肠寒》)

治胃热肠寒,善食数饥,少腹胀痛。

麦门冬(去心,焙) 甘草(炙,锉,各二两) 白茯苓(去黑皮) 羌活(去芦头) 旋覆花 玄参 白术 芍药 柴胡(去苗) 人参 升麻 当归(切,焙) 桑根白皮(锉,各一两) 胡黄连(一分) 熟干地黄(焙,一两半) 木香(半两)

上一十六味,粗捣筛。每服三钱匕,水一盏,入甘草一寸,同煎至八分,去滓温服,不拘时。

15. 半夏汤(《圣济总录·卷第四十七·胃门·胃热肠寒》)

治胃热肠寒,冷热不匀,善食数饥,入腹胀痛。

半夏(汤洗七遍,焙) 麦门冬(去心,焙) 人参 白茯苓(去黑皮) 桔梗(炒) 青橘皮(汤浸去白,焙) 柴胡(去苗) 防风(去叉) 前胡(去芦头) 细辛(去苗叶) 白芷 紫菀(去土) 款冬花(各一两) 厚朴(去粗皮,生姜汁炙) 枳壳(去瓤麸炒,各一两半)

上一十五味,粗捣筛。每服三钱匕,水一盏半,生姜三片,煎至一盏,去滓,稍热服。

16. 橘皮丸(《黄帝素问宣明论方·卷二·诸证门·胃热肠寒证》)

治胃热肠寒,善食而饥,便溺少而腹胀痛,大便或涩。

青皮 京三棱 黄连 蓬莪术(炮,各一两) 巴豆霜(一分)

上为末,面糊为丸如绿豆大。每服三丸至九丸,茶、酒下,食后。

17. 大鳖甲汤(《鸡峰普济方·卷第八·脾胃肝肾》)

治腹实痛。

鳖甲(二两,去筋) 防风 麻黄 白术 石膏 知母 升麻 茯苓 黄橘皮 川芎 杏仁 人参 半夏 当归 赤芍药 葳蕤 甘草 麦门冬(各一两) 羚羊角(一分) 大黄(一两半) 犀角 木香 雄黄(各半两) 贝齿(十个) 川乌头(七个) 赤小豆(一两半) 吴茱萸(一两)

上为粗末。每服五钱,水二盏,生姜五片,枣二个,薤白一握,煎至一盏,去滓温服。

十、治虚实夹杂腹痛方

1. 搜风丸(《黄帝素问宣明论方·卷三·风门·诸风总论》)

治邪气上逆,以致上实下虚,风热上攻,眼目昏耳鸣,鼻塞头痛眩运,燥热上壅,痰逆涩嗽,心腹痞痛,大小便结滞。清利头目,鼻聪耳鸣,宣通血气。

人参 茯苓 天南星(各半两) 藿香叶(一分) 干生姜 白矾(生,各一两) 蛤粉(二两) 寒水石(一两) 大黄 黄芩(各一两) 牵牛(四两) 薄荷叶(半两) 滑石(四两) 半夏(四两)

上为末,滴水为丸如小豆大。每服十丸,生姜汤下,加至二十丸,日三服。

2. 增损当归丸(《玉机微义·卷三十二·腹痛治法·和解之剂》)

治三阴受邪心腹疼痛。

四物汤(半两) 防风 独活 全蝎(各五钱) 续断 茴香(各一两) 苦楝 玄胡(各七钱) 木香 丁香(各二钱半)

上末,酒糊丸梧子大。每四五十丸,白汤下。

3. 《和剂》来复丹(《医灯续焰·卷二·沉脉主病第十七·附方》)

治上盛下虚,里寒外热,伏暑泄泻呕吐,心腹疼痛等证。

硝石(一两,同硫黄为末,入瓷罐内,以微火炒,用柳篦搅,不可火太过,恐伤药力,再研极细,名二气末) 太阴玄精石(研飞) 舶上硫黄(透明者,各一两) 五灵脂(水澄,去砂,晒干) 青皮(去白) 陈皮(去白,各二钱)

上用五灵脂、二橘皮为末,次入玄精石末及前二气末拌匀,好醋打糊为丸豌豆大。每服三十丸,空心米饮下。印作锭子,磨服更佳。

十一、治邪热内蕴腹痛方

1. 大黄泻热汤(《备急千金要方·卷十五·脾脏方·脾虚实第二》)

治脾脉厥逆大腹中热切痛,舌强腹胀,身重食不下,心注脾急痛方。

大黄(切,水一升半,渍一宿) 甘草(各三

两）泽泻 茯苓 黄芩 细辛 芒硝 橘皮（各二两）

上八味哎咀，以水七升煮取三升三合，去滓，下大黄更煎二沸，去滓，下芒硝，分三服。

2. 木通散（《太平圣惠方·卷第四·治小肠实热诸方》）

治小肠实热，心胸烦闷，小便涩，小腹中急痛。

木通（一两，锉） 槟榔 羚羊角屑 赤芍药 黄芩 当归（锉，微炒） 车前子（以上各三分） 甘草（半两，炙微赤，锉）

上件药，捣筛为散。每服四钱，以水一中盏，煎至六分，去滓，食前温服。

3. 木香万安丸（《黄帝素问宣明论方·卷四·热门·诸病总论》）

治一切风热怫郁，气血壅滞，头目昏眩，鼻塞耳鸣，筋脉拘卷，肢体焦痿，咽嗌不利，胸膈痞塞，腹胁痛闷，肠胃燥涩，淋闭不通，腰脚重痛，疝瘕急结，痃癖坚积，肠滞胃满，久不了绝，走注疼痛，暗俳痫病，湿病腹胀水肿。

木香 拣桂 甘遂（各一分） 牵牛（二两） 大戟（半两） 大黄 红皮 槟榔（各一两） 皂角（二两，要得肥好者，洗净，水三盏，煮三二沸，取出，槌碎，揉取汁，再熬成稠膏，下蜜，熬二沸，便取出） 半夏 蜜（各一两）

上膏，丸小豆大。每服十九至十五丸，生姜汤下；小儿丸如麻子大。水肿、痫病、诸积，快利为度。

4. 和中丸（《黄帝素问宣明论方·卷四·热门·诸病总论》）

治口燥舌干，咽嗌不利，胸胁痞满，心腹痛闷，小便赤涩，大便结滞，风气怫郁，头目昏眩，筋脉拘急，肢体疼倦，一切风壅。常服宽膈美食，消痰止逆。

牵牛（一两） 官桂（一分） 大黄 红皮 黄芩 茴香（各半两） 木香（一分） 滑石（二两）

上为末，滴水丸如小豆大。每服二十九，煎生姜汤下，温水亦得，日三服。

5. 泻白汤（《三因极一病证方论·卷之八·肺大肠经虚实寒热证治·泻白汤》）

治大肠实热，腹胀不通，侠脐痛，食不化，喘，不能久立，口生疮。

橘皮 淡竹茹 黄芩 栀子仁 柏皮（炙，各半两） 茯苓 芒硝（各一钱） 生地黄（五两）

上为锉散。每服四钱，水盏半，姜枣煎七分，空心服。

6. 加减柴胡汤（《古今医鉴·卷之十·心痛》）

治实热凑上，心腹作痛，发热不止。

柴胡（一两） 黄芩（七钱半） 半夏（七钱半） 枳壳（一两） 赤芍（一两） 山栀子（去壳，四两，半生半炒）

上锉一剂，生姜三片，煎服。

7. 散火汤（《万病回春·卷之五·腹痛》）

治热痛。

黄连（炒） 芍药（炒） 栀子（炒） 枳壳（去穰） 陈皮 厚朴（去皮） 香附 抚芎（各一钱） 木香（另研） 砂仁 茴香（各五分） 甘草（三分）

上锉一剂，生姜一片，水煎服。痛甚不止加玄胡索、乳香。

8. 四顺清凉饮（《济阳纲目·卷七十三·腹痛·治积热腹痛方》）

治热结腹痛。

当归（酒洗） 赤芍药（煨，各一钱半） 大黄（三钱） 青皮（醋炒） 枳壳（麸炒，各一钱） 甘草（炙，五分）

上锉，水煎，食前。

9. 定痛至神汤（《石室秘录·卷六·腹痛》）

雷公真君曰：凡人有腹痛不能忍，按之愈痛，口渴饮冷水则痛止，少顷依然大痛，此火结在大小肠，若不急治，亦一时气绝。方用定痛至神汤。

炒栀子（三钱） 甘草（一钱） 茯苓（一两） 白芍（五钱） 苍术（三钱） 大黄（一钱） 厚朴（一钱）

水煎服。

此方妙在舒肝经之气，用白芍、甘草和其痛，尤妙多用茯苓为君，以利膀胱之水，更妙在栀子以泻郁热之气，又恐行之欠速，更佐之大黄，走而不守，则泻火逐瘀，尤为至神也。

10. 导火汤（《辨证录·卷之二·腹痛门》）

共治有火之腹痛。人有腹痛欲死，手按之而更甚，此乃火痛也。但火痛不同，有胃火，有脾火，有大小肠火，有膀胱火，有肾火，不可不辨也。

玄参（一两）　生地（五钱）　车前子（三钱）　甘草（一钱）　泽泻（二钱）

水煎服。连服二剂，而诸痛皆可愈也。

11. 泻白汤（《金匮翼·卷三·发热统论·食积酒毒发热》）

治大肠实热，腹胀不通，挟脐痛，食不化，口生疮，喘不能久立。

淡竹叶　黄芩　栀子仁　柏皮（炙，各半两）　茯苓　芒硝（各一两）　生地黄（三两）　橘皮（半两）

上锉，每四钱，入姜、枣煎，空心服。

12. 清热止痛汤（《罗氏会约医镜·卷之四·伤寒（下）·论伤寒腹痛》）

治阳邪肚痛，烦渴喜冷，便结拒按症候。

黄连（一钱）　黄芩（二钱）　栀仁（一钱）　扁豆（二三钱，炒）　白芍（钱半）　甘草（一钱）　大黄（酒炒，钱半）　陈皮（一钱）　牛膝（一钱）

水煎，热服。如绕脐硬痛，便结烦渴者，有燥屎也，加芒硝三钱，化服下之。因食积者治亦同。其症虽昏迷肢冷，脉若沉实，按腹痛甚者是也。

13. 黄连龙骨汤（《增订叶评伤暑全书·卷下·治疫名方》）

治腹痛咽痛，体热烦苦。

黄连　黄芩　芍药（各八分）　龙骨（五分，为末）

水盏半，煎八分服。

十二、治虚热腹痛方

1. 鳖甲汤（《外台秘要·卷第十六·肾劳热方二首》引《删繁》）

疗劳热，四肢肿急，少腹满痛，颜色黑黄，关格不通。

鳖甲（炙）　麻黄（去节）　升麻　前胡　羚羊角（屑，各三两）　桑根白皮（五两）　薤白（切，一升）　香豉（一升，熬绵别裹）　黄芩（三两）

上九味切，以水一斗，煮取三升，去滓，分为三服。忌苋菜。

2. 黄芩芍药汤（《古今医统大全·卷之四十二·血证门·吐血诸剂》）

治虚热腹痛，不能食，衄吐血。

黄芩　芍药　甘草（各等分）

上水盏半，煎八分，温服。

十三、治湿热内蕴腹痛方

1. 大陷胸汤（《伤寒论·辨太阳病脉证并治下》137条）

太阳病，重发汗而复下之，不大便五六日，舌上燥而渴，日晡所小有潮热。从心下至少腹硬满而痛不可近者，大陷胸汤主之。

大黄（六两，去皮）　芒硝（一升）　甘遂（一钱匕）

上三味，以水六升，先煮大黄取二升，去滓，内芒硝，煮一两沸；内甘遂末，温服一升。得快利，止后服。

2. 桂苓甘露散（一名桂苓白术散）（《黄帝素问宣明论方·卷六·伤寒门》）

治伤寒、中暑、胃风、饮食，中外一切所伤传受，湿热内甚，头痛口干，吐泻烦渴，小便赤涩，大便急痛，湿热霍乱吐下，腹满痛闷及小儿吐泻惊风。

茯苓（一两，去皮）　甘草（二两，炙）　白术（半两）　泽泻（一两）　桂（半两，去皮）　石膏（二两）　寒水石（二两）　滑石（四两）　猪苓（半两）

上为末。每服三钱，温汤调下，新水亦得，生姜汤尤良。小儿每服一钱，同上法。一方甘草一两半。

此药下神金丸，止泻利，无不验也，并解内外诸邪所伤，湿热。

又一方，却不用猪苓，或日三服，不计时候。

十四、治痰湿腹痛方

1. 治痰湿腹痛验方

1)《外台秘要·卷　第八·痰饮方二首》引《集验》

疗痰澼心腹痛兼冷方。

鳖甲（炙）　柴胡　赤芍药（各八分）　甘草（炙）　枳实（炙）　生姜　白术（各六分）　槟榔（七个）

上八味切，以水六升，煮七味，取二升半，去滓，纳槟榔末，分服八合，当利。忌海藻菘菜苋菜桃李雀肉等。

2)《文堂集验方·卷一·心腹痛》

治心腹痰饮痛，痛时嘈杂不宁，如饥如饱，快快欲吐,吐即稍宽。

姜半夏 猪苓(各二两) 白芥子 干姜(炒黄,各一两) 陈皮(四两,切碎,入盐水中拌浸,晒干) 炙甘草(五钱)

俱为末,水法为丸。每服一钱,淡姜汤下。

2. 神和散(《史载之方·卷上·腹痛》)

人有病腹痛者,其状多端,《经》之所言亦多变,湿邪之胜,腹满而痛,食减体重,四肢不举,腹鸣肠泄。

草豆蔻 肉豆蔻 陈橘皮 白术(各半两) 厚朴(去粗皮) 丁香 木香 大芎 蓬莪术(各一分) 吴茱萸(三铢) 诃黎勒(三铢) 芍药(十铢)

上为细末。每服三钱,空心,水一盏,枣两个,同煎八分和滓服。

3. 半夏汤(《圣济总录·卷第五十七·心腹门·心腹卒胀痛》)

治心腹卒胀痛,吐痰不止。

半夏(汤洗去滑,焙) 甘草(炙,锉) 陈橘皮(汤浸去白,焙) 桂(去粗皮,各半两) 人参 白术(各一两) 大腹皮并子(两枚,微煨)

上七味,锉如麻豆大。每服三钱匕,水一盏半,入生姜三片,煎至七分,去滓空心温服、日再。

4. 保安半夏丸(《黄帝素问宣明论方·卷九·痰饮门·痰饮总论》)

治久新诸嗽,或上逆涎喘,短气痰鸣,咽干烦渴,大小便涩滞,肺痿劳劣,心腹痞满急痛,中满隔气,上实下虚,酒食积聚不消。

半夏 天南星(各半两) 牵牛(二两) 大黄(半两) 黄柏(一两半) 蛤粉(一两) 巴豆(四个)

上为末,水为丸如小豆大。每服十丸、十五丸,温水下,食后,日三服。孕妇不可服。又方,无巴豆,有干姜一钱半。

5. 神应丹(《黄帝素问宣明论方·卷九·痰饮门·痰饮总论》)

治涎嗽喘满上攻,心腹卒痛,及利下血,兼妇人带下病,一切肋胁病痛。

薄荷叶 甘草(各四钱) 巴豆(灯烧存性) 盆硝(各二钱) 轻粉(一钱) 豆豉(一两,慢火炒) 五灵脂(二钱)

上为末,炼蜜为丸如桐子大。每服一丸,温酒

汁下,续后空咽津三五次,禁饮食。少时觉咽喉微暖,效。心腹急痛,温酒下二丸。未效,再服,得利尤良。带下,以温酒下二丸。或大便流利,再服。

6. 五味子汤(《黄帝素问宣明论方·卷九·痰饮门·痰饮总论》)

治胸膈痞满,心腹刺痛,短气噎闷,咳嗽痰唾,呕逆恶心,不思饮食。温中益气。

五味子(九两) 良姜(一两半) 红皮(去白) 茴香(炒,各一两) 干姜(一两半) 甘草(七两,炙) 盐(一斤,炒)

上为细末。每服一钱,百沸汤点,空心食前。甚者,日进三服。

7. 四合饮(《古今医鉴·卷之十·腹痛》)

治痰积而气滞腹痛者。

陈皮 半夏 茯苓 紫苏 厚朴 香附 枳壳 郁金 甘草(各等分)

上锉一剂,生姜煎服。

8. 小胃丹(《医方考·卷五·腹痛门第五十六》)

治痰涎蓄积胃脘,胸腹作痛者。

芫花(好醋拌匀,炒黑不令焦) 大戟(长流水煮一时,洗净晒干) 甘遂(洗净晒,各半两) 黄柏(三两,焙干) 大黄(酒润蒸熟,晒干,一两五钱)

上件为末,粥丸麻子大。每服二三十丸,临卧津液吞下,或白汤一口送下,取其膈上之湿痰,以意消息之,欲利则空心服。

小,消也。小胃者,消去胃中之痰物也。甘遂、芫花、大戟能下十二经之湿痰,大黄佐之下行,黄柏制其辛烈。是方也,大毒之剂,攻杀击刺之兵也,善用则治,弗善用之则乱。故医者人之司命,实实虚虚,弗可弗察也。

9. 星半安中汤(《赤水玄珠·第四卷·腹痛门·腹中水鸣》)

治痰积作痛。

南星 半夏(各一钱半) 滑石 香附 枳壳 青皮 木香 山栀仁(炒黑) 苍术 砂仁 茯苓 橘红(各一钱) 甘草(四分)

生姜四片,煎服。气攻痛者,去南星、滑石,加厚朴、玄胡索各一钱。痰甚者,加白螺壳烧灰一钱,临服调下。

10. 拂手汤(《丹台玉案·卷之四·腹痛门·立方》)

治湿流入胃经,腹中作痛,时疼时止。

大黄(酒蒸三钱) 青皮(醋炒) 石膏(煅) 黄连(酒炒) 甘草 白芍 厚朴(姜汁炒,各二钱)

水煎不拘时服。

11. 摩痛饮(《丹台玉案·卷之四·腹痛门·立方》)

治湿痰腹痛。

陈皮 半夏 甘草 白芍(各一钱) 香附 苍术 厚朴 胆星 青皮 乌药(各二钱)

水煎热服。

12. 平胃散(《医灯续焰·卷五·泄泻脉证第四十四·附方》)

治脾胃不和,不思饮食,心腹胁肋胀满刺痛,口苦无味,胸满短气,呕哕噫气吞酸,面黄肌瘦,体倦节痛。常自利,常发霍乱、反胃等证。

苍术(去粗皮、米泔浸,五斤) 陈皮(三斤二两,去白) 甘草(锉、炒,三十两) 厚朴(去粗皮、姜制、炒,三斤二两)

上为细末。每服二钱,水一盏,姜三片,枣二枚,同煎七分,去滓温服。或去姜、枣带热服。空心食前,入盐一捻,沸汤点服亦得。常服调气暖胃,化宿食,消痰饮,辟风寒冷湿不正之气。

13. 佩兰散(《不居集·下集卷之五·湿劳例方》)

湿邪直入太阴,腹痛淋浊。

茯苓 半夏 白蔻仁 杜仲 鲜莲子 鲜荷叶 鲜稻叶 鲜佩兰叶(《骚》云:纫秋兰以为佩,能辟秽恶之气,即避汗,醒头草是也)

上以佩兰叶为君,余药各等份。

十五、治瘀血腹痛方

1. 桃核承气汤方(《伤寒论·辨太阳病脉证并治中》106 条)

太阳病不解,热结膀胱,其人如狂,血自下,下者愈。其外不解者,尚未可攻,当先解其外。外解已,但少腹急结者,乃可攻之,宜桃核承气汤。

桃仁(五十个,去皮尖) 大黄(四两) 桂枝(二两,去皮) 甘草(二两,炙) 芒硝(二两)

上五味,以水七升,煮取二升半,去滓,内芒硝,更上火微沸,下火,先食温服五合,日三服,当微利。

2. 软金丸(《黄帝素问宣明论方·卷七·积聚门·积聚总论》)

治心胸腰腹急痛,或淋闭,并产后经病,血刺腹痛。

当归(半两) 干漆(二钱) 红花(一钱半,用) 轻粉 硇砂 粉霜(各一钱) 三棱(二钱)

上同研匀,枣肉为膏,和丸绿豆大。新汲水下一丸。病甚者加,得利后减。

3. 没药散(《妇人大全良方·卷之七·妇人血气心腹疼痛方论第十五》引《经验方》)

治一切血气,脐腹撮痛,及产后恶露不行,儿枕块痛。

血竭 没药(并细研) 桂心 当归 蒲黄 红花 木香 延胡索 干漆(炒) 赤芍药(等分)

上为细末。每服二钱,热酒调下,食前服。

4. 调荣汤(《仁斋直指方论·卷之二十六·血·血疾证治》)

治瘀血不消,脐腹引腰背俱痛。

川芎 当归 芍药 生干地黄 三棱 莪术 白芷 延胡索 蒲黄 香附子 泽兰 细辛 川白姜 厚朴(制) 桃仁(浸,去皮,焙,各二分) 辣桂 半夏(制) 甘草(炙,各三分)

上锉散。每服三钱,姜枣煎,食前服。

5. 加减四物汤(《仁斋直指方论·卷之二十六·血疾证治》)

治血气不足,肢体乏力,或瘀血腹痛,或下血过多。

当归 川芎 白芍药 干姜(炒,各半两) 南木香 甘草(炒,各二钱半)

上锉散。每服三钱,食前煎服。若腹不痛,则无瘀血,更加人参,又能益血。

6. 抵当汤(《世医得效方·卷第四·大方脉杂医科·诸积·血积》)

治瘀血凝滞,腹内刺痛,或膀胱痛,身面微黄。

水蛭(锉炒) 虻虫(去翅足,炒,三十个) 桃仁(三十七个,炒,去皮脐) 大黄(蒸,三钱三字)

上锉散。每服四钱,水一盏半,煎七分,去滓,温服。血未利,更服。

7. 花蕊石散(《明医杂著·卷之六·附方》)

治瘀血停积腹中作痛,或溢口鼻,打扑伤损,瘀血内结,大便不通等症。

花蕊石(一斤) 硫黄(四两)

上和匀,用纸泥封固瓦罐,入药仍封固,阴干。如急用,以焙笼内炙干,煅赤,去火,次日取出,细研。每服一钱,童便、热酒下。

8. 消瘀饮(《古今医鉴·卷之十·腹痛》)

按此方治瘀血而腹痛者。

当归 芍药 生地黄 桃仁 红花 苏木 大黄(三钱) 芒硝(三钱) 甘草

上锉一剂,水一钟半,煎至八分,入大黄煎,再入芒硝,温服。

9. 复元活血汤(《明医指掌·卷三·诸血证二》)

治瘀血留于胸胁腹肚,疼痛不可忍。

柴胡(上) 花粉 当归(中) 红花 甘草(下) 大黄(上,酒浸) 穿山甲(炮) 桃仁(中,酒浸,研如泥)

上,用水一盏,酒半盏,煎一盏,加桃仁泥,再煎至八分,温服,以利为度。

10. 活血汤(《万病回春·卷之五·腹痛》)

治死血痛,并治血结痛。

归尾 赤芍 桃仁(去皮) 官桂(五分) 玄胡索 乌药 香附 枳壳(去穰,各一钱) 红花(五分) 牡丹皮 川芎(七分) 木香(五分,另磨) 甘草(二分)

上锉一剂,姜一片,水煎服。

11. 加味承气汤(《万病回春·卷之五·腹痛》)

治瘀血内停,胸腹胀痛,或大便不通等症。

大黄 朴硝(各二钱) 枳实 厚朴 当归 红花(各一钱) 甘草(五分,病急者不用)

上锉一剂,酒、水各二钟,煎至一钟温服。仍量虚实加减。

12. 至宝饮(《丹台玉案·卷之四·腹痛门·立方》)

治瘀血凝结,肚腹绞痛,如剜割者。

桃仁 当归 川芎 红花(各一钱二分) 乌药 苏木 青皮 大黄(酒蒸,各二钱)

酒水各一钟,煎服。

13. 手拈散(《医宗必读·卷之八·心腹诸痛·医案》)

治血滞,心腹作痛。

玄胡索(醋炒) 五灵脂(醋炒) 草果 没药(各等分)

为细末。每服三钱,热酒调下。

14. 香壳散(《张氏医通·卷十四·蓄血门》)

治蓄血暴起,胸胁小腹作痛。

香附(姜汁炒,三钱) 枳壳(炒,二钱) 青皮(炒) 陈皮 乌药 赤芍药 蓬术(醋炒,各一钱) 归尾(三钱) 红花(五分) 甘草(炙二分,生三分)

为散。每服四五钱,水煎去淬,加童便半盏,空心温服。更以桃核黑糖酒助之。不应,加延胡索、穿山甲。有外风寒,加桂枝、羌活。

15. 丹参饮(《医学实在易·卷六·里证诸方·心腹诸痛》)

治心腹诸痛,诸药不效者,如神,妇人尤宜(此治半虚半实者)。

丹参(一两) 白檀香 砂仁(各一钱五分)

水煎服。

16. 活络效灵丹(《医学衷中参西录·医方·治气血郁滞肢体疼痛方》)

治气血凝滞,疚癖癥瘕,心腹疼痛,腿疼臂疼,内外疮疡,一切脏腑积聚,经络湮淤。

当归(五钱) 丹参(五钱) 生明乳香(五钱) 生明没药(五钱)

上药四味作汤服。若为散,一剂分作四次服,温酒送下。

十六、治气机不调腹痛方

1. 小柴胡汤(《伤寒论·辨太阳病脉证并治中》96条)

伤寒五六日,中风,往来寒热,胸胁苦满,嘿嘿不欲饮食,心烦喜呕,或胸中烦而不呕,或渴,或腹中痛,或胁下痞硬,或心下悸、小便不利,或不渴、身有微热,或咳者,小柴胡汤主之。

柴胡(半斤) 黄芩(三两) 人参(三两) 半夏(半升,洗) 甘草(炙) 生姜(各三两,切) 大枣(十二枚,擘)

上七味,以水一斗二升,煮取六升,去淬,再煎取三升,温服一升,日三服。若胸中烦而不呕者,去半夏、人参,加栝蒌实一枚;若渴者,去半夏,加人参合前成四两半、栝蒌根四两;若腹中痛者,去黄芩,加芍药三两;若胁下痞硬者,去大枣,加牡蛎四两;若心下悸、小便不利者,去黄芩,加茯苓四两;若不渴、外有微热者,去人参,加桂枝三两,温服微汗愈;若咳者,去人参、大枣、生姜,加五味子半升、干姜二两。

2. 四逆散(《伤寒论·辨少阴病脉证并治中》318 条)

少阴病,四逆,其人或咳,或悸,或小便不利,或腹中痛,或泄利下重者,四逆散主之。

甘草(炙) 枳实(破,水渍,炙干) 柴胡 芍药

上四味,各十分,捣筛,白饮和服方寸匕,日三服。咳者,加五味子、干姜各五分,并主下利;悸者,加桂枝五分;小便不利者,加茯苓五分;腹中痛者,加附子一枚,炮令坼;泄利下重者,先以水五升,煮薤白三升,煮取三升,去滓,以散三方寸匕,内汤中,煮取一升半,分温再服。

3. 奔豚汤(《金匮要略·奔豚气病脉证治第八》)

奔豚气上冲胸,腹痛,往来寒热,奔豚汤主之。

甘草 芎䓖 当归(各二两) 半夏(四两) 黄芩(二两) 生葛(五两) 芍药(二两) 生姜(四两) 甘李根白皮(一升)

上九味,以水二斗,煮取五升,温服一升,日三夜一服。

4. 《外台》柴胡桂枝汤(《金匮要略·腹满寒疝宿食病脉证治第十》)

治心腹卒中痛者。

柴胡(四两) 黄芩 人参 芍药 桂枝 生姜 (各一两半) 甘草(一两) 半夏(二合半) 大枣(六枚)

上九味,以水六升,煮取三升,温服一升,日三服。

5. 桔梗散(《外台秘要·卷第七·心腹痛及胀满痛方一十首》引《广济》)

疗心腹中气时时痛,食冷物则不安稳,及恶水。

桔梗 茯苓(各八分) 枳实(炙) 人参 厚朴(炙) 芍药 橘皮(各六分) 桂心(五分) 槟榔(八分) 麦门冬(去心,八分)

上十味,捣筛为散。空肚煮姜枣饮服方寸匕,

日三服,渐加至一匕半,热以茶饮下,不利。忌猪肉、酢物、生葱、生冷、油腻、小豆、黏食、热面、炙肉等物。

6. 当归汤(《外台秘要·卷第七·心腹痛及胀满痛方一十首》)

疗卒心腹痛,气胀满,不下食,欲得泻三两行佳。

当归 茯苓 桔梗 橘皮 高良姜 槟榔(各八分) 生姜(八分)

上七味,细切,以水七升,煮取二升三合,绞去滓,分温三服,服别相去如人行六七里,服讫,利三两行,宜停后服。忌猪肉、酢物、生冷、油腻、鱼、蒜、粘食、小豆。

7. 狼毒丸(《外台秘要·卷第七·心腹痛及胀满痛方一十首》)

疗心腹相连常胀痛。

狼毒(二两,炙) 附子(半两,炮)

上二味捣筛,蜜和丸服如梧子。一日服一丸,二日二丸,三日三丸,自一至三,以为常服,即瘥。忌猪肉、冷水。

8. 柴胡散(《太平圣惠方·卷第十二·治伤寒心腹胀痛诸方》)

治伤寒发汗后,气壅不散,攻心腹胀痛。

柴胡(三分,去苗) 枳壳(半两,麸炒微黄,去瓤) 黄芩(三分) 赤芍药(三分) 半夏(半两,汤洗七遍去滑) 大腹皮(半两,锉) 槟榔(三分) 木香(半两)

上件药,捣筛为散。每服三钱,以水一中盏,入生姜半分,煎至六分,去滓,不计时候温服。

9. 巴豆丸(《太平圣惠方·卷第四十九·治暴症诸方》)

治暴症气攻,心腹胀痛,不欲饮食。

巴豆(一分,去皮心研,纸裹压去油) 川大黄(半两,锉,微炒) 干姜(半两,炮裂,锉) 木香(半两) 蓬莪术(半两)

上件药,捣罗为末,入巴豆,同研令匀,炼蜜和捣三二百杵,丸如小豆大。每服空心,以生姜汤下五丸。

10. 麝香丸(《太平圣惠方·卷第四十九·经效化气消食丸方》)

治心腹气痛。

麝香(一分,细研) 木香(半两) 槟榔(半

两）　五灵脂（半两）　陈橘皮（半两，汤浸去白瓤，焙）　巴豆（半两，去皮心）　硫黄（一两）

上件药，先以生绢袋盛硫黄巴豆，同纳汤中煮，悬袋于铫上，勿令着底，可半日久。去硫黄，取巴豆，晒干，与木香四味捣罗为末。次入麝香同研令匀，用水浸蒸饼和丸如绿豆大。每服，以橘皮汤下五丸，瘥。

11. 槟榔汤（《圣济总录·卷第五十七·心腹门·心腹卒胀痛》）

治心腹卒胀痛。

槟榔（锉碎，十枚）　生姜（去皮，薄切，焙干）　陈橘皮（汤浸去白，焙）　枳壳（去瓤，麸炒）　甘草（炙，锉，各三两）　大黄（锉，炒）　木香（各二两）

上七味，粗捣筛。每服三钱匕，水一盏，煎至七分，去滓温服，微利即效。

12. 乌药汤（《圣济总录·卷第五十七·心腹门·胁痛烦满》）

治腹胁痛，胀满烦躁，不思饮食。

乌药（锉）　藿香叶　檀香（锉）　丁香皮（各一两）　木香（半两）　荜澄茄（炒，三分）　槟榔（五枚，锉）　桂（去粗皮，半两）　甘草（炙，锉，一两）

上九味，粗捣筛。每服三钱匕，水一盏，煎至七分，去滓温服，不拘时候。

13. 分气丸（《扁鹊心书·神方》）

治心腹痞闷疼痛，两胁气胀，痰涎上攻，咽嗌不利，能行气，化酒食。

黑丑（半生半熟，取头末，四两）　青皮（炒）　陈皮（炒）　干姜（炮）　肉桂（各一两）

共为末，水法丸梧子大。每服三十丸，空心姜汤下。

14. 小乌沉汤（《太平惠民和剂局方·卷之三·绍兴续添方》）

调中快气，治心腹刺痛。

乌药（去心，十两）　甘草（炒，一两）　香附子（沙盆内擦去皮、毛，焙干，二十两）

上为细末。每服一钱，入盐少许，或不着盐，沸汤点服，不拘时。

15. 七气汤（《太平惠民和剂局方·卷之三·治一切气》）

治虚冷上气，及寒气、热气、怒气、恚气、喜气、忧气、愁气，内结积聚，坚牢如杯，心腹绞痛，不能饮食，时发时止，发即欲死，此药主之。

人参　甘草（炙）　肉桂（去粗皮，各一两）　半夏（汤洗七遍，切片，焙干，五两）

上为粗末，入半夏令匀。每服三钱，水一大盏，入生姜三片，煎七分，去滓，稍热服，食前。

16. 丁香养气汤（《杨氏家藏方·卷第五·一切气方二十五道》）

治一切气。温中、益胃、进食，除心腹诸痛，理呕逆不止。

高良姜（四两，炒）　丁香　丁香皮　干姜（炮）　益智仁　缩砂仁　赤茯苓（去皮）　肉桂（去粗皮，以上七味各二两）　甘草（炙，二两半）　青橘皮（去白）　陈橘皮（去白）　红豆（以上三味各一两）

上件为细末。每服入盐一捻，沸汤点服，空心、食前。

17. 胜金散（《杨氏家藏方·卷第五·心腹痛方二十二道》）

治腹胁胀满，心腹作痛。

当归（洗，焙）　延胡索　五灵脂（去砂石，各一两）

上件为细末。每服三钱，水一盏，酒三分同煎至八分，温服，食前。

18. 沉香大丸（《杨氏家藏方·卷第五·心腹痛方二十二道》）

治男子、妇人脾气虚弱，腹胀满闷，脐下刺痛。

沉香（一分，细锉）　木香　川楝子肉（炒）　茴香（炒）　肉桂（去粗皮）　附子（炮，去皮脐）　青橘皮（去白）　硇砂（研）　雄黄（光明者，别研，八味各半两）

上件为细末，酒煮面糊为丸，每一两作一十丸，朱砂为衣。每服一丸，细嚼，热酒或盐汤送下。妇人脐下刺痛，烧绵灰酒送下，食空。

19. 清中汤（《杨氏家藏方·卷第二十·汤方一十七道》）

清气快膈。治腹痛、恶心。

菖蒲（家生者，刮去皮须，切作片，米泔浸三伏时，压去苦水，称一斤）　生姜（五两，不去皮，细切）　白盐（四两，与菖蒲同淹一宿，焙干）　白术（二两）　甘草（二两，炙）

上件为细末。每服一钱，沸汤点服。

20. 金铃散（《鸡峰普济方·卷第八·肝肾》）

治一切冷气，小肠元脏膀胱气痛，脾元积冷及妇人血刺冷气攻痓，心腹疼痛，呕逆胀满，脐腹绞痛，烦闷喘急。

金铃子（四十粒，去皮核，用巴豆二十个，去皮，入麸炒，金铃子肉如桑根色，去巴豆及麸，只用铃肉）　茴香　荆三棱　莪术（以上湿纸裹煨熟）　枳壳　陈皮　川楝子　百部（各一两）

上为细末。每服一大钱，炒生姜盐酒调下，不以时。亦可作丸。

21. 乳香丸（《鸡峰普济方·卷第十六·气》）

治心腹疼痛，气道凝涩。

蓬莪术　木香　当归　桂　荆三棱（各二分）　没药（一分）　牡丹皮　沉香　桃仁（各二分）　枳壳（一分半）　芍药　厚朴（各三分）　茴香（二分）　乳香（一分）

上为细末，酒煮面糊和丸梧桐子大。每服二十丸，空心温酒下。一方加茱萸、延胡索。

22. 散滞气汤（《脾胃论·卷下》）

治因忧气结，中脘腹皮底微痛，心下痞满，不思饮食，虽食不散，常常有痞气。

当归身（二分）　陈皮（三分）　柴胡（四分）　炙甘草（一钱）　半夏（一钱五分）　生姜（五片）　红花（少许）

上件锉如麻豆大。都和一服，水二盏，煎至一盏，去渣，稍热服，食前。忌湿面、酒。

23. 加味七气汤（《严氏济生方·心腹痛门·心痛论治》）

治喜、怒、忧、思、悲、恐、惊七气为病，发则心腹刺痛不可忍，时发时止，发则欲死，及外感风寒湿气作痛，亦宜服之。

半夏（汤泡七次，三两）　桂心（不见火）　玄胡索（炒，去皮，各一两）　人参　甘草（炙，各半两）　乳香（三钱）

上咬咀。每服四钱，水一盏半，生姜七片，枣一枚，煎至七分，去滓，食前温服。妇人血痛加当归煎。

24. 分气紫苏汤（《仁斋直指方论·卷之五·诸气·诸气证治》）

治腹胁疼痛，气促喘急。

五味子（去梗，洗净）　桔梗（锉）　茯苓　大腹皮　陈橘皮（洗净）　草果仁　桑白皮（炙，锉）　甘草（炙，各三斤）

上八味，咬咀为粗末。秤二十斤净，入拣嫩枝叶干紫苏十五斤，捣碎，同一处拌匀。每服四钱，水一大盏，姜钱三片，入盐少许，同煎至七分，去滓，空心，食前服。常服和胃进食。

25. 绛宫汤（《瑞竹堂经验方·杂治门》）

治三焦气滞，腹胁生痛，因服热药，引入下焦，膀胱受热，小便淋涩，脐下胀痛。

露蜂房　血余（各三两）　白茅根（五钱）

上为细末，入生麝香少许。每服二钱，食前温酒下，淋止，不须服。甚者不过三五服有效。

26. 《元戎》立应散（《玉机微义·卷三十三·心痛治法·理气之剂》）

治心腹急痛。

香附子（炒）　良姜（等分）

上，细末。每二钱，汤点服。

27. 分气紫苏饮（《医方选要·卷之五·腰胁痛门》）

治腹胁疼痛，气促喘急。

紫苏　桑皮（炙）　五味子（去梗）　桔梗（去芦）　草果仁　大腹皮　白茯苓　陈皮　甘草（炙，各一钱半）

上作一服，水二盅，生姜三片，入盐少许，煎至一盅，空心服。

28. 枳术散（《古今医鉴·卷之六·腹中窄狭》）

治心下窄狭不快。

枳实（麸炒，三钱）　白术（土炒，三钱）

上锉一剂，水二钟，煎一钟，温服。

29. 利气丸（《古今医鉴·卷之六·诸气》）

治一切气滞，心腹满闷疼痛，胁肋膨胀，呕吐酸水，痰涎不利，头目眩晕，并食积、酒毒及米谷不化，或下痢脓血，大小便结滞不快，风壅积热，口苦烦躁，涕唾稠黏。此药最能流湿润燥，推陈致新，滋阴抑阳，散郁破结，活血通经，治气分之圣药也。

大黄（生用，六两）　黑丑（头末，六两）　木香（一两）　槟榔（一两）　枳壳（麸炒，一两）　香附（炒，四两）　青皮（炒，一两）　广皮（一两）　莪术（煨，一两）　黄连（一两）　黄柏（三两）

上为细末，水丸如梧桐子大。每服一百，临卧以淡姜汤送下，以大便通利为度。如不利，再加丸数服，务使通利为愈。

30. 行气香苏散（《万病回春·卷之二·饮食》）

治内伤生冷,饮食厚味坚硬之物,肚腹胀满疼痛,外感风寒湿气,头疼身热憎寒,遍身骨节麻木而痛,七情恼怒相冲,饮食不下,心腹气痛。

紫苏 陈皮 香附 乌药 川芎 羌活 枳壳（麸炒） 麻黄 甘草

上锉,生姜三片,水煎温服。外感风寒加葱白三根;内伤饮食加山楂、神曲炒;因湿加苍术。

31. 调气散（《鲁府禁方·卷二·寿集·腹痛》）

治气滞于内,胸膈虚痞,腹中刺痛。

木香 紫苏（各五分） 槟榔（七分） 青皮（麸炒） 香附（各一钱） 陈皮 半夏（各八分） 甘草 乳香 没药（各三分）

上锉,生姜三片,水煎服。

32. 平肝散（《鲁府禁方·卷二·寿集·腹痛》）

治七情不顺,郁火攻冲,腹痛时发时止,痛无定处是也。

陈皮 青皮（麸炒） 香附 白芍 山栀（炒） 黄连（炒） 黄芩（炒,各一钱） 半夏（姜制,八分） 甘草（五分）

生姜三片,水煎服。

33. 木香顺气散（《证治准绳·类方·腹痛》）

治气滞腹痛。

木香 香附 槟榔 青皮（醋炒） 陈皮 厚朴（姜汁炒） 苍术（米泔浸一宿,炒） 枳壳（麸炒） 砂仁（各一钱） 甘草（炙,五分）

水二盅,姜三片,煎八分,食前服。

34. 利气丹（《丹台玉案·卷之四·诸气门·立方》）

治一切气滞,心腹胀闷疼痛,呕吐酸水,痰涎不利,头目眩晕,或下利脓血,大小便结滞不快,郁结等症。

沉香 木香（各二两） 黑丑（一两,半生半熟） 玄胡索 槟榔 枳壳（麸炒） 莪术 乌药（各一两五钱） 大黄（四两） 黄连（三两） 山楂肉（一两八钱）

上为末水丸。每服二钱,空心白滚汤下。

35. 左金丸（《医灯续焰·卷五·火病脉证第四十九·附方》）

治肝火胁肋刺痛,或发寒热,或头目作痛,或大便不实、小便淋秘,或小腹疼痛。一切肝火之证,以此主治。

黄连（六两） 吴茱萸（汤煮片时,一两）

粥和丸。陈皮白术汤送服。

36. 调肝散（《张氏医通·卷十四·腹痛门》）

治郁怒伤肝,腰痛,或小腹偏左结痛。

半夏（一两） 辣桂 木瓜 当归 川芎 牛膝（各五钱） 细辛 石菖蒲 酸枣仁（炒） 甘草（炙,各三钱）

为散。每服四钱,入姜五片,枣二枚,水煎,去滓热服。

37. 姜苓桂枝汤（《四圣心源·卷六·杂病解中·腹痛根原》）

治脾肝下陷,痛在少腹者。

桂枝（三钱） 芍药（三钱） 甘草（二钱） 茯苓（三钱） 干姜（三钱）

煎大半杯,温服。

38. 理气散寒汤（《罗氏会约医镜·卷之七·杂证·论腹痛》）

治中下二焦寒滞气逆,腹痛,或呕泻,或不呕不泻,而为干霍乱危剧等症。

苍术 厚朴（姜炒） 陈皮（去白） 甘草（各一钱三分） 藿香 砂仁 枳壳（各八分） 木香（五分） 香附 乌药（各一钱五分）

热服。如食滞,加山楂、麦芽、神曲各钱半。如痛而呕,加半夏钱半。如寒甚喜热者,加吴茱萸、肉桂之类。如气滞而不流通,加白芥子、青皮、槟榔之类。如小腹痛甚,加小茴。如兼疝者,加荔枝核（煨熟）二三钱。

39. 奔豚丸（《医医偶录·卷二·肝部列方》）

治小腹气结作痛。

川楝子（一两） 茯苓 橘核（各一两五钱） 肉桂（七钱） 附子 吴茱萸（各五钱） 荔枝核（八钱） 小茴香 木香（各七钱）

十七、治虫积腹痛方

1. 甘草粉蜜汤（《金匮要略·趺蹶手指臂肿转筋阴狐疝蛔虫病脉证治第十九》）

问曰:病腹痛有虫,其脉何以别之? 师曰:腹中痛,其脉当沉,若弦,反洪大,故有蛔虫。蛔虫之为病,令人吐涎,心痛发作有时,毒药不止,甘草粉蜜汤主之。

甘草二两　粉一两　蜜四两

上三味,以水三升,先煮甘草,取二升,去滓,内粉、蜜,搅令和,煎如薄粥,温服一升,差即止。

2. 九痛丸(《小品方·卷第一·治心痛腹胀满冷痛诸方》)

心腹中痛,发作种聚,行来上下,痛有休止,腹中热,喜涎出,是蛔虫咬也。

九痛丸,主九种心痛,一虫心痛,二注心痛,三风心痛,四悸心痛,五食心痛,六饮心痛,七冷心痛,八热心痛,九生来心痛,方悉主之。并治冷肿上气,落马堕车方。

附子(二两)　巴豆仁(一两)　生狼毒(一两,炙令极香,抨)　人参(一两)　干姜(一两)　吴茱萸(一两)

六味蜜和,空腹服如梧子三丸。卒中恶腹痛,口不言,二日一服。连年积冷,流注心胸者,亦服之,好好将息,神验。

3. 温中当归汤(《备急千金要方·卷十三·心脏方·心腹痛第六》)

治心腹中痛发作肿聚,往来上下,痛有休止,多热,喜涎出,是蛔虫咬也,二三剂后若不效有异,宜改方增损之。

当归　人参　干姜　茯苓　厚朴　木香　桂心　桔梗　芍药　甘草(各二两)

上十味㕮咀,以水八升煮取三升,分温五服,日三。不耐木香者,以犀角一两代之。

4. 当归汤(《外台秘要·卷第七·诸虫心痛方一十八首》)

又主心腹搅结痛不止,仍似有蛔虫者。

当归　橘皮　细辛　甘草(炙)　生姜(各四分)　大黄(八分,别渍)　鹤虱(二分)

上七味,切,以水六升,煮取二升,分温三服,如人行四五里进一服,不利。未瘥,三日更作服之。忌海藻、菘菜、生菜。

5. 橘皮汤(《圣济总录·卷第五十六·虫心痛》)

治心腹疼痛不止。

陈橘皮(去白,焙)　当归(切,焙)　细辛(去苗叶,各一两)　鹤虱(微炒,半两)　甘草(炙,一两)　大黄(锉,炒,二两)

上六味,粗捣筛。每服三钱匕,水一盏,入生姜半分切,煎至七分,去滓空心温服,日午临卧各一服,未瘥再服。

6. 石榴根散(《圣济总录·卷第五十六·虫心痛》)

治蛔虫寸白等,心腹疼痛。

东引石榴根(二两)　腻粉(一钱)　陈橘皮(去白,焙,半两)　芍药(锉,炒,三分)　槟榔　草薢(各一两)

上六味,捣罗为细散。每服二钱匕,空心煎枣汤调服,日晚再服。

7. 雄麝散(《杨氏家藏方·卷第十八·小儿中·诸疳方三十道》)

治小儿虫动,心腹撮痛,口吐涎沫。

干漆(炒青烟尽)　使君子(炮去壳,各三钱)　雄黄(半两,别研)　麝香(一钱,别研)

上件为细末。每服半钱,煎苦楝根汤调下,不拘时候。

8. 乌梅丸(《医方选要·卷之五·心腹痛门》)

治胃气虚冷,蛔虫上攻,心腹作痛,呕吐,四肢逆冷。

乌梅(三百个)　黄柏(炙)　细辛　肉桂(去皮)　附子(炮)　人参(各六两)　川椒(炒,去目及闭口者)　当归(各四两)　干姜(炮,十两四钱)　黄连(十六两)

上为细末,取乌梅肉和蜜丸如梧桐子大。每服五十丸,空心盐汤送下,或川椒汤下亦可。

9. 化虫消毒丸(《古今医统大全·卷之七十八·诸虫门·药方》)

腹中时痛者,宜服。

槟榔　酸榴皮根(焙,各一两)　真红丹(炒)　雷丸　贯众(如鸡头大者)　甘草(炙)　使君子(各二钱)　枳壳　大黄(各半两)

上为末。清油打薄鸡子饼,抄药末一钱于上,空心卷而食之。小儿,糯米糊丸粟米大,每服二十七丸,以鸡汁空心吞下。

10. 化虫丸

1)《古今医鉴·卷之八·诸虫》

治虫咬心痛并腹中痛,有块按之不见往来,痛无休止。

鹤虱(三钱)　胡粉(炒)　枯矾　苦楝根　槟榔(各五钱)

上为末,面糊丸如梧子大。每十五丸,米饮入真芝麻油一二点,打匀服之。其虫下者化为水,大者自下。

2)《丹台玉案·卷之四·腹痛门·立方》

治腹中有虫,疼痛难忍,唇生白斑,呕吐清水。

广木香 槟榔 雷丸 山楂肉 蓬术 乌梅肉 黑丑(炒熟,各一两) 楝树根 甘草(各五钱)

上为末,烧酒加黑沙糖为丸如绿豆大。每服二钱,五更时白滚汤送下。

3)《笔花医镜·卷二·脏腑证治·心部》

治虫积心腹诸痛。

芜荑 白雷丸(各五钱) 槟榔(二钱五分) 雄黄(一钱五分) 木香 白术 陈皮(各三钱) 炒神曲(四钱)

以百部二两熬膏糊丸。每服一钱五分,米饮下。

11. 雄槟丸(《医方考·卷五·腹痛门第五十六》)

腹中干痛有时者,虫痛也,此方主之。

雄黄 白矾 槟榔(等分)

共为末,饭丸黍米大。每服五分,食远下。

干痛者,不吐不泻而但痛也。有时者,淡食而饥则病,厚味而饱则否也。《浮粟经》曰:腹疾干痛有时,当为虫。此之谓也。是方也,雄黄、白矾、槟榔,皆杀虫之良剂也,故主之。虫盛者,以吐、下、驱虫之剂加之,视人虚实可也。

12. 椒梅汤(《万病回春·卷之五·腹痛》)

治虫痛。

乌梅 花椒 槟榔 枳实 木香(另研) 香附 砂仁 川楝子(去核) 肉桂 厚朴 干姜 甘草(各等分)

上锉一剂,生姜一片,水煎服。

13. 三仙丸(《寿世保元·卷五·腹痛》)

治虫痛。

雄黄 白矾 槟榔(各等分)

上为末,饭丸如黍米大。每服五分,食远,白水下。

14. 扫虫煎(《景岳全书·卷之五十一德集·新方八阵·和阵》)

治诸虫上攻,胸腹作痛。

青皮(一钱) 小茴香(炒,一钱) 槟榔 乌

药(各一钱半) 细榧肉(三钱,敲碎) 吴茱萸(一钱) 乌梅(二个) 甘草(八分) 朱砂 雄黄(各五分,俱为极细末)

上将前八味,用水一钟半,煎八分,去粗,随入后二味,再煎三四沸,搅匀,徐徐服之。如恶心作吐,加炒干姜一二钱,或先啖牛肉脯少许,俟一茶顷,顿服之更妙。

15. 集效丸(《医灯续焰·卷八·心腹痛脉证第六十三·附方》)

治因脏腑虚弱,或多食甘肥,致蛔虫动作,心腹绞痛。发则腥聚,往来上下,痛有休止,腹中烦热,口吐涎沫,是蛔虫,宜服此药。若积年不瘥,服之亦愈。又治下部有虫,生痔痒痛。

木香 鹤虱(炒) 诃子(面裹煨,去核) 槟榔 芜荑(炒) 附子(煨,去皮脐) 干姜(各七钱半) 大黄(一两半) 乌梅(十四个,去核)

上为末,炼蜜丸如桐子大。每服三四十丸,食前用陈皮汤下,妇人淡醋汤送下。

16. 治虫积腹痛验方(《疑难急症简方·卷三·虫症》引《玉历》)

治虫积肚痛。

葱汁(半盏) 菜油(半杯)

调和服,虫化为水,便除根矣。

十八、治伤暑腹痛方

1. 香薷饮(《医方选要·卷之一·中暑门》)

治一切暑热,腹痛,霍乱吐利,烦心等证。

香薷(一斤) 厚朴(姜制) 白扁豆(各半斤)

上㕮咀。每服三四钱,水二盏,煎八分,不拘时服。加黄连四两,名黄连香薷饮,最解秋暑。

2. 黄连香薷饮(《医便·卷二·夏月诸症治例》)

治伤暑腹痛,自汗恶心,或吐或泻身热。

香薷(二钱) 厚朴 白扁豆(炒) 黄连(各一钱) 甘草(炙,五分)

上用水二钟,煎一钟,放冷徐徐服。挟痰加半夏、南星各一钱;若虚加人参、黄芪各一钱。

3. 玉龙丸(《万氏家抄济世良方·卷三·腹痛》)

治伤暑腹痛。

黄连二斤,好酒五升煮干为末,面糊丸桐子

大。每服三十丸,热汤下。

4. 消暑十全散(《济阳纲目·卷三·中暑·治暑伤脾胃方》)

治伏暑,胃气不和,心腹满痛。

香薷　白扁豆(炒)　厚朴(姜制)　甘草(炙)　白术　茯苓　紫苏　木瓜　藿香　檀香(各一钱)

上咬咀,作一服,加生姜三片,水煎,食远服。

十九、治妊娠腹痛方

1. 附子汤(《金匮要略·妇人妊娠病脉证并治第二十》)

妇人怀娠六七月,脉弦发热,其胎愈胀,腹痛恶寒者,少腹如扇,所以然者,子藏开故也,当以附子汤温其藏。[编者按]方未见,以《伤寒论》附子汤,援引于下。

附子二枚(炮,去皮,破八片)　茯苓三两　人参二两　白术四两　芍药三两

上五味,以水八升,煮取三升,去滓,温服一升,日三服。

2. 芎归胶艾汤(《金匮要略·妇人妊娠病脉证并治第二十》)

师曰:妇人有漏下者,有半产后因续下血都不绝者,有妊娠下血者,假令妊娠腹中痛,为胞阻,胶艾汤主之。

芎䓖(二两)　阿胶(二两)　甘草(二两)　艾叶(三两)　当归(三两)　芍药(四两)　干地黄(四两)

右七味,以水五升,清酒三升,合煮取三升,去滓,内胶,令消尽,温服一升,日三服。不差,更作。

3. 当归芍药散(《金匮要略·妇人妊娠病脉证并治第二十》)

妇人怀娠,腹中疞痛,当归芍药散主之。

当归(三两)　芍药(一斤)　茯苓(四两)　白术(四两)　泽泻(半斤)　芎䓖(半斤,一作三两)

右六味,杵为散。取方寸匕,酒和,日三服。

4. 姜术汤(《圣济总录·卷第一百五十五·妊娠猝下血·妊娠腹痛》)

治妊娠腹痛,和气思食,治中满。

姜黄　蓬莪术(煨)　藿香叶(各一两)　甘草(炙半两)

上四味,粗捣筛。每服二钱匕,水一盏,煎至六分,去滓温服,不拘时。

5. 人参汤(《圣济总录·卷第一百五十五·妊娠猝下血·妊娠腹痛》)

治妊娠腹内疞痛,如刀所刺。

人参(四两)　大腹(三枚)　槟榔(三枚)　枳壳(去瓤,麸炒)　芍药(各四两)　柴胡(去苗,三分)　附子(炮裂,去皮脐,三分)

上七味,锉如麻豆。每服三钱匕,水一盏半,生姜三片,煎至八分去滓,空心食前温服。

6. 芎䓖散(《圣济总录·卷第一百五十五·妊娠猝下血·妊娠腹痛》)

1)治妊娠腹痛胀闷。

芎䓖　当归(切,焙)　陈橘皮(汤浸去白,焙,各一两)　干姜(炮,半两)

上四味,捣罗为散。每服二钱匕,用糯米饮调下,不拘时。

2)治妊娠腹痛不可忍,安胎止痛。

芎䓖　当归(切,焙,各一两)

上二味,捣罗为散。温酒调下二钱匕,不拘时。

7. 黑神散(《圣济总录·卷第一百五十五·妊娠猝下血·妊娠腹痛》)

治妊娠内挟寒冷,腹中疞痛,安和胎气。

杉木节(半斤,烧留性)　干姜(一两,烧留性)

上二味,捣罗为散。温酒调下一大钱匕,不拘时。

8. 枳壳丸(《圣济总录·卷第一百五十五·妊娠猝下血·妊娠腹痛》)

治妊娠腹痛,一切气疾。

枳壳(二两,浆水浸一日,去瓤,煮令烂,研作糊)　木香(炒,一两)

上二味,将木香捣罗为末,入枳壳糊内和丸如梧桐子大。每服二十丸,温酒下。不拘时。

9. 白术汤(《圣济总录·卷第一百五十五·妊娠猝下血·妊娠腹痛》)

治妊娠腹痛疞刺,安胎。

白术(锉,麸炒,四两)　桂(去粗皮,二两)　陈橘皮(汤浸去白,焙,二两半)　厚朴(去粗皮,生姜汁炙,二两)　甘草(炙,锉)　芍药　芎䓖(各一两)

上七味,粗捣筛。每服二钱匕,水一盏,生姜三片,枣一枚擘破,煎至六分,去滓,食前热服。

10. 真白汤(《圣济总录·卷第一百五十五·妊娠猝下血·妊娠腹痛》)

治妊娠腹痛,不思饮食。

木香　沉香　丁香(各一分)　芎䓖　蓬莪术(煨)　当归(切焙)　芍药(锉)　楝实(炒去核)　觅香子(炒,各半两)　甘草(炙,一两)　益智(去皮)　陈橘皮(汤浸去白,焙,各半两)

上一十二味,粗捣筛。每服二钱匕,水一盏,枣一枚擘破,煎至六分,去滓,食前温服。

11. 丁香散(《圣济总录·卷第一百五十五·妊娠猝下血·妊娠腹痛》)

治妊娠腹中冷痛。

丁香(三分)　当归(切,焙)　蓬莪术(煨)　益智(去皮)　甘草(炙)　芎䓖　木香(各一分)　青橘皮(汤浸去白,焙,半两)

上八味,捣罗为细末。每服二钱匕,沸汤调下,食前服。

12. 沉香散(《圣济总录·卷第一百五十五·妊娠猝下血·妊娠腹痛》)

治妊娠内积冷气,腹中切痛。

沉香(锉,半两)　蜀椒(去闭口及目,炒出汗,一分)　甘草(炙)　乌药(锉)　当归(切,焙)　芎䓖(各一两)

上六味,捣罗为末。每服二钱匕,温酒调下,热汤亦得,不拘时。

13. 独圣散(《松崖医径·卷下·胎前·腹痛方法》)

治胎前心腹诸痛,胎动不安,安胎止痛,行气故也。若非八九个月,不宜多服。

用砂仁(不拘多少,去皮,略炒)

为细末。每服一匕,热酒或艾汤、米饮汤、盐汤皆可调服。如觉胎中热,即安矣。大抵妊妇不可缺此。

二十、治产后腹痛方

1. 当归生姜羊肉汤(《金匮要略·妇人产后病脉证治第二十一》)

产后腹中疼痛,当归生姜羊肉汤主之;并治腹中寒疝虚劳不足。

当归(三两)　生姜(五两)　羊肉(一斤)

上三味,以水八升,煮取三升,温服七合,日三服。若寒多者加生姜成一斤;痛多而呕者,加橘皮二两、白术一两。加生姜者,亦加水五升,煮取三升二合,服之。

2. 枳实芍药散(《金匮要略·妇人产后病脉证治第二十一》)

产后腹痛,烦满不得卧,枳实芍药散主之。

枳实(烧令黑,勿太过)　芍药(等分)

上二味,杵为散,服方寸匕,日三服。并主痈脓,以麦粥下之。

3. 下瘀血汤(《金匮要略·妇人产后病脉证治第二十一》)

师曰:产妇腹痛,法当以枳实芍药散,假令不愈者,此为腹中有干血着脐下,宜下瘀血汤主之;亦主经水不利。

大黄(二两)　桃仁(二十枚)　䗪虫(二十枚,熬,去足)

上三味,末之,炼蜜和为四丸,以酒一升,煎一丸,取八合,顿服之,新血下如豚肝。

4. 《千金》内补当归建中汤(《金匮要略·妇人产后病脉证治第二十一》)

治妇人产后虚羸不足,腹中刺痛不止,吸吸少气,或苦少腹中急,摩病引腰者,不能食饮。产后一月日,得服四五剂为善,令人强壮宜。

当归(四两)　桂枝(三两)　芍药(六两)　生姜(三两)　甘草(二两)　大枣(十二枚)

上六味,以水一斗,煮取三升,分温三服,一日令尽,若大虚,加饴糖六两,汤成内之,于火上暖令饴消。若去血过多,崩伤内衄不止,加地黄六两、阿胶二两,合八味,汤成内阿胶。若无当归,以芎䓖代之;若无生姜,以干姜代之。

5. 阿胶丸(《圣济总录·卷第一百六十五·产后下痢》)

治产后赤白痢,日久不止肠痛。

阿胶(炒令燥)　黄连(去须)　赤茯苓(去黑皮)　当归(锉炒)　黄柏(各一两)　干姜(三分,炮)

上六味,捣罗为末,炼蜜和丸如梧桐子大。每服三十丸,米饮下,食前,日再。

6. 失笑散(《太平惠民和剂局方·卷之九·续添诸局经验秘方》)

治产后心腹痛欲死,百药不效,服此顿愈。

蒲黄(炒香) 五灵脂(酒研,淘去砂土,各等分,为末)

上先用酽醋调二钱熬成膏,入水一盏,煎七分,食前热服。

7. 大延胡索散(《黄帝素问宣明论方·卷七·积聚门·积聚总论》)

治妇人经病,产后腹痛,腹满喘闷,癥瘕癖块及一切心腹暴痛。

延胡索 当归 芍药 荆三棱 川苦楝 蓬莪术 官桂 厚朴 木香 川芎(各一分) 桔梗 黄芩 大黄(各半两) 甘草(一两) 槟榔(二钱)

上为粗末。每服三钱,水一盏,煎至六分,去滓,热服,食前。如恶物过多,去大黄、官桂,加黄药子、染槐子、龙骨各半两,如前法煎服。平人心痛,加本方。得利尤良。后常服。

二十一、治妇人杂病腹痛方

1. 温经汤(《金匮要略·妇人杂病脉证并治第二十二》)

问曰:妇人年五十所,病下利,数十日不止,暮即发热,少腹里急,腹满,手掌烦热,唇口干燥,何也?师曰:此病属带下。何以故?曾经半产,瘀血在少腹不去,何以知之?其证唇口干燥,故知之。当以温经汤主之。

吴茱萸(三两) 当归(二两) 芎藭(二两) 芍药(二两) 人参(二两) 桂枝(二两) 阿胶(二两) 生姜(二两) 牡丹皮(二两,去心) 甘草(二两) 半夏(半斤) 麦门冬(一升,去心)

上十二味,以水一斗,煮取三升,分温三服。亦主妇人少腹寒,久不受胎,兼取崩中去血,或月水来过多及至期不来。

2. 土瓜根散(《金匮要略·妇人杂病脉证并治第二十二》)

带下经水不利,少腹满痛,经一月再见者,土瓜根散主之。

土瓜根 芍药 桂枝 䗪虫(各三两)

上四味,杵为散,酒服方寸匕,日三服。

3. 红蓝花酒(《金匮要略·妇人杂病脉证并治第二十二》)

妇人六十二种风及腹中血气刺痛,红蓝花酒主之。

红蓝花(一两)

上一味,以酒一大升,煎减半,顿服一半,未止,再取。

4. 温经汤(《千金翼方·卷第五·妇人一·妇人积聚第二》)

主妇人小腹痛方。

茯苓(六两) 芍药 土瓜根(各三两) 薏苡仁(半升)

上四味,㕮咀,以酒三升,渍一宿,晓加三升,水煎取二升,分再服之。

5. 桃仁散(《太平圣惠方·卷第七十二·治妇人月水来腹痛诸方》)

治妇人月水每来,绕脐疼痛,上抢心胸,往来寒热。

桃仁(汤浸去皮尖、双仁,麸炒微黄) 薏苡仁 代赭 赤茯苓 牛膝(去苗) 川大黄(锉,微炒,以上各一两) 桂心(一两) 䗪虫(一两,微炒)

上件药,捣细罗为散。每于食前,以温酒调下一钱。

6. 柴胡丁香汤(《兰室秘藏·卷中·妇人门·半产误用寒凉之药论》)

治妇人,年三十岁,临经先腰脐痛,甚则腹中亦痛,经缩三两日。

生地黄(二分) 丁香(四分) 当归身 防风 羌活(各一钱) 柴胡(一钱五分) 全蝎(一个)

上件,都作一服,水二盏,煎至一盏,去渣,食前,稍热服。

7. 万病丸(《医学纲目·卷之三十四·妇人部·调经》)

治经事不来,绕脐痛。

干漆(杵碎,炒烟尽) 牛膝(去苗,酒浸一宿,焙干,一两)

上为末,以生地黄汁一升,入二味药末银器内,慢火熬可丸,即丸如桐子大。每服二丸,空心,米饮或温酒下。疗月水不利,脐下憋逆,气胀满,欲呕,不得睡。

8. 苓桂丹参汤(《四圣心源·卷十·妇人解·经行腹痛》)

治经前腹痛。

丹皮(三钱)　甘草(二钱)　丹参(三钱)
干姜(三钱)　桂枝(三钱)　茯苓(三钱)

煎大半杯,温服。

9. 归地芍药汤(《四圣心源·卷十·妇人解·经行腹痛》)

治经后腹痛。

当归(三钱)　地黄(三钱)　甘草(二钱)
桂枝(三钱)　茯苓(三钱)　首乌(三钱)　芍药
(三钱)

煎大半杯,温服。

二十二、治小儿腹痛方

1. 苏合香丸(《普济方·卷三百六十一·婴儿初生门·心腹痛啼》)

治小儿心腹刺痛,啼哭不住,或中邪气,或冲客忤,或惊气入腹,或夜啼钓痛,面色不定。常服与少许,辟邪气瘟疾,除瘨霍乱。

白术　沉香　香附子　诃子(炮,去核)　木香　檀香　荜澄茄　丁香　犀角(各一两)　麝香(半两)　苏合香(酒炙,熬成膏)　乳香(各一两)　朱砂(一两)　脑子(半两)　安息香(酒熬成膏)　人参(各一两)

上为末,同苏合香、安息香膏、八味炼蜜一处和为丸,如鸡头米大。半岁分作七服,人参汤化下,饥服。

2. 六神散(《普济方·卷三百六十一·婴儿初生门·心腹痛啼》)

治腹痛啼哭,面青口中冷气,四肢亦冷,曲腰而啼,大便泄泻,青白粪,及不吮乳,及治因身热,服药既表解后再热者。盖气不归原,而阳浮于外故耳。此非热证也,当用此药。加粳米煎,和其胃气归内,身体自凉。

人参　山药　白术(各半两)　甘草(二钱)　白茯苓　白扁豆(炒,各一两)

上为末。每服一钱,姜二片,枣一枚煎。一方用当归、白芍药、人参各二钱半,甘草、桔梗、陈皮各一钱,为散,每服一钱,水煎时时与服。前药治胃冷加附子,治风加天麻,治痫加罂粟壳。

3. 参香丸(《普济方·卷三百六十一·婴儿初生门·心腹痛啼》)

治小儿心腹痛,并肠冷,便青,腹急痛。

乳香　木香　石菖蒲　人参　良姜(炒,各

等分)

上为末,酒糊丸如小豆大。一岁五丸,米汤下。

4. 蓬仙丸(《普济方·卷三百六十一·婴儿初生门·心腹痛啼》)

治小儿心腹刺痛,躯身啼哭,肠冷便青,发稀面黄,肚腹膨胀。

桂心(去皮)　乳香　蓬莪术(炮,各一钱)

上为末,酒煮糊为丸如小豆大。一岁三丸,钩藤汤下,饥服。

5. 蒜乳丸(《普济方·卷三百六十一·婴儿初生门·心腹痛啼》)

治冷证腹痛夜啼,面青手冷。

大蒜(一枚,慢火煨香熟,取出细研切,日中或火上焙半干,研)　乳香(半钱,别研)

上研匀,为丸如芥子大。每服七粒,乳空时服,以乳汁送下。

6. 沉香煎丸(《普济方·卷三百九十·婴孩心腹痛等疾门·心腹痛》)

治小儿呕逆,心腹疼痛。化水谷,消积紧。

沉香(锉)　丁香　木香　胡椒　没药(研)　丹砂(研水飞)　高良姜　槟榔(面裹煨熟去面,锉)　硫黄(研,水飞)　硇砂(拣净,水飞,慢火熟干,各一两)　青橘皮(汤浸去白,焙,一两)　缩砂(去皮)　吴茱萸(汤浸,焙干)　阿魏(醋浸研,澄去沙,和面作饼子炙焦,各半两)　巴豆(去皮心膜,研去油尽,一分)

上捣各研为末,和匀,炼蜜丸如绿豆大,以瓷盒收,密封。每服二丸,食前临卧,生姜橘皮汤下。量虚实大小加减。

7. 宽中汤(《普济方·卷三百九十·婴孩心腹痛等疾门·心腹痛》)

治小儿心腹疼痛,不可忍者。

高良姜　木香(各半两)　丁香　桔梗　青皮　甘草(各一分)

上为细末。每服半钱,温酒调下。

8. 蓬莪术丹(《普济方·卷三百九十·婴孩心腹痛等疾门·心腹痛》)

治小儿心腹疼痛,不可忍。

蓬莪术(炮)　当归(洗,各一两)　木香　人参　桂心(各半两)　黑牵牛(一分,微炒黄)

上罗为细末,白面糊和丸如黍米大。每服十

粒,生姜汤下。量儿大小,加减服之。

9. 参香丸(《普济方·卷三百九十·婴孩心腹痛等疾门·心腹痛》)

治小儿心腹痛,并肠冷便青,腹急痛。

乳香　木香　石菖蒲　人参　良姜(炒,各等分)

上为末,酒糊丸如小豆大。一岁五丸,米汤下。

10. 青橘皮散(《普济方·卷三百九十·婴孩心腹痛等疾门·心腹痛》)

治小儿伤冷腹痛。

青皮(汤浸去白)　桔梗(去芦)　赤芍药(各半两)

上为散。每服一钱,以水一小盏,煎至五分,去滓,不计时候,量儿大小,加减温服。

11. 鳖甲丸(《普济方·卷三百九十·婴孩心腹痛等疾门·心腹痛》)

治小儿腹痛不可忍。

鳖甲(涂醋炙黄,去裙襕)　防葵　诃黎勒(用煨皮)　川大黄(锉,炒)　人参(去芦)　郁李仁(汤浸去皮尖,研炒)　当归(锉,微炒冷,半两)

上为末,炼蜜和丸如绿豆大。不计时候,以粥饮下五丸,得微利瘥。量儿大小,以意加减。

12. 温胃丹(《普济方·卷三百九十·婴孩心腹痛等疾门·心腹痛》)

治小儿腹痛,啼哭不止。

人参　白术　木香(各一两)　高良姜　当归　五味子(各半两)

上为末,面糊丸如黍米大。每服十粒,米饮下。

13. 人参散(《普济方·卷三百九十·婴孩心腹痛等疾门·心腹痛》)

治小儿卒吐血,下腹痛不止。

人参(半两,去芦)　当归(半两,炒)　甘草(一分,炙)　干姜(炮,一分)　黄耆(一分)　细辛(一分)

上为末。每服一钱,以水一小盏,煎至五分,去滓稍热服。量儿大小,以意加减频服。

14. 当归散(《普济方·卷三百九十·婴孩心腹痛等疾门·心腹痛》)

治小儿冷热不调,腹内多痛。

当归(炒)　枳壳(麸炒,去瓤)　赤芍药　川

大黄(锉,炒,各半两)

上为散。每服一钱,以水一小盏,煎至五分,去滓,放温服。量大小减服之。

15. 理脾消食散(《松崖医径·卷下·小儿·腹痛方法》)

治小儿腹痛,多是饮食所伤,此方主之。

白术(一钱五分)　陈皮　青皮(各七分)　山楂肉　神曲(炒)　麦芽(炒)　砂仁(炒,各一钱)　甘草(炙,五分)

上为细末。每服一钱七分,清米饮汤调服。痛甚者磨木香入服。若有寒,加藿香、吴茱萸各五分。有热加酒炒黄芩七分。

16. 钩藤膏(《万氏家抄济世良方·卷五·小儿诸病》)

治内吊腹痛。

乳香　没药(各三钱)　木香　姜黄(各四钱)　木鳖子(十二个)

先将木香等三味为末,同乳香、没药研极细,拌匀炼蜜成剂,收磁瓶内。量儿大小加减,煎钩藤汤化下,次服木香散。

17. 木香散(《万氏家抄济世良方·卷五·小儿诸病》)

治盘肠气痛不已,面青手冷,日夜啼叫,尿如米泔。

川楝子(七个,去皮核,用巴豆三十五粒去皮,同炒令豆黄,去豆)　木香　使君子肉(炒)　玄胡索　茴香(炒,各一钱)

为末,清米饮,空心调下,量儿大小服。

18. 治小儿腹痛验方(《本草汇言·卷之十七·虫部·全蝎》)

治小儿卒中恶毒,心腹刺痛,闷乱欲死并惊风天吊。

全蝎(三钱)　天麻　钩藤　犀角屑　羚羊角屑　甘草　降真香　沉香　鬼臼　茯苓(各五钱)　雄黄(三钱)　麝香(五分)

共为细末,炼蜜丸芡实大。每服一丸,生姜汤化下。

19. 外消散(《医灯续焰·卷十六·小儿脉证第七十八》)

治儿初生脐突,或痛或不痛,痛则啼不已,及小儿因感湿热,阴囊浮肿。

大黄　牡蛎(各半两)　朴硝(二钱)

前二味,锉焙为末,仍入朴硝钵内同杵匀。用一二钱,先取田螺净洗,水半碗活过宿,去螺,用水调,涂肿处即消。其螺放生勿害。治阴囊肿,用车前子煎汤,候冷调敷。

20. 益黄散(又名补脾散)(《医灯续焰·卷十六·小儿脉证第七十八》)

治脾胃虚寒,泄泻呕吐,腹痛,口鼻气冷。有热证不可服。

陈橘皮(一两) 青橘皮 诃子肉 甘草(各半两,锉,炒) 丁香(二钱) 白茯苓(一两)

上为细末。每服二钱,水一盏,煎至六分。食前温服。

21.《圣惠》木香散(《医灯续焰·卷十六·小儿脉证第七十八》)

治小儿尸疰,心腹胀痛不可忍。

木香 鬼箭羽 桔梗(去芦头) 当归(锉,微炒) 紫苏茎叶(各半两) 槟榔(三分)

上捣为粗散。每一钱,以水一小盏,入生姜少许,煎五分,去滓,不计时温服。更量儿大小加减。

22. 羚羊角散(《医灯续焰·卷十六·小儿脉证第七十八》)

治小儿中蛊,腹内坚如石,面目青黄,小便淋沥,变易无常。

羚羊角(屑) 蘘荷(各一两) 栀子仁(七枚) 赤芍药 牡丹皮 黄连(去须,各一分) 犀角(屑,半两)

上捣粗末,罗为散。每服一钱,以水一小盏,煎至五分,去滓温服。日三四服。更量儿大小,加减与之。

二十三、治卒中腹痛方

1. 三物备急丸(《金匮要略·杂疗方第二十三》)

主心腹诸卒暴百病,若中恶客忤,心腹胀满,卒痛如锥刺,气急口噤,停尸卒死者。

大黄(一两) 干姜(一两) 巴豆(一两,去皮心熬,外研如脂)

上药各须精新,先捣大黄、干姜为末,研巴豆内中,合治一千杵,用为散,蜜和丸亦佳,密器中贮之,莫令歇。以暖水苦酒服大豆许三四丸,或不下,捧头起,灌令下咽,须臾当差,如未差,更与三丸,当腹中鸣,即吐下便差。若口噤,亦须折齿

灌之。

2. 治卒中腹痛验方

1)《肘后备急方·卷一·治卒心痛方第八》
暴得心腹痛如刺方。

苦参 龙胆(各二两) 升麻 栀子(各三两)

苦酒五升,煮取二升,分二服。当大吐,乃瘥。

2)《肘后备急方·卷四·治卒心腹症坚方第二十六》

治卒暴症,腹中有物如石,痛如刺,昼夜啼呼。不治之,百日死方。

牛膝二斤,以酒一斗,渍,以密封于热灰火中,温令味出。

服五合至一升,量力服之。

3. 五疰汤(《小品方·卷第四·治中恶诸方》)

主卒中贼风、遁尸、鬼邪,心腹刺痛,大腹急方。

大黄(三两,别渍) 甘草(二两,炙) 乌头(十枚,炮,削皮) 生姜(半斤) 桂心(四两) 芍药 当归(各二两) 蜜(一斤)

上八味,切,以水九升,煮取三升,乌头别纳蜜中煎,令得一升,投着汤中,去滓,分服三合。如人行三十里又一服,日三。不知,可至四合。王尹威数用之。忌海藻、菘菜、猪肉、生葱。

4. 大岩蜜汤(《小品方·卷第四·治中恶诸方》)

治中风,身如角弓反张,并主卒心腹绞痛方。

茯苓 芎䓖 当归 甘草(各一两,炙) 桂心(二两半) 栀子(十四枚,擘) 吴茱萸(三两) 细辛 干姜 干地黄(各二两)

上十味,切,以水八升,煮取三升,分为三服,相去如行十里顷。若痛甚者,加羊脂三两,当归、芍药、人参各一两;心腹胀满坚急者,加大黄三两。忌酢、生葱、生菜、海藻、菘菜、芜荑等。

又大岩蜜汤,治中恶,腹中绞痛,并飞尸遁疰,发作无时,发则抢心,胀满,胁下如刀锥刺,并主少阴伤寒方。

甘草(炙) 干黄 细辛 干姜 当归 羊脂(青羊脂更胜) 桂心 茯苓 吴茱萸 芍药(各一两) 栀子(十五枚,擘)

上十一味,切,以水八升,煮取三升,去滓,纳脂,温分三服。忌海藻、菘菜、生葱、生菜、芜荑、酢物。

5. 桃皮汤(《备急千金要方·卷十七·肺脏方·飞尸鬼疰第八》)

治中恶气心腹痛,胸胁胀满短气方。

桃白皮(一握,东引者) 真珠 附子(各一两) 栀子仁(十四枚) 当归(三两) 吴茱萸(五合) 豉(五合) 桂心(二两)

上八味㕮咀,以水五升,煮取二升,去滓,同真珠末分作二服。一方无当归以下四味。

6. 桃奴汤(《备急千金要方·卷十七·肺脏方·飞尸鬼疰第八》)

治中恶诸尸蛊疰,心腹卒绞痛方。

桃奴 人参 当归 干姜(各二两) 川芎甘草(各三两) 桂心 茯苓 鬼箭羽 犀角 丹砂 麝香(各一两)

上十二味㕮咀,以水九升,煮取二升半,去滓,分三服。未食服大便不通,腹满,加大黄三两,芒硝二两。(胡洽无丹砂、川芎,有雄黄一两)

7. 丹砂丸(《外台秘要·卷第十三·五尸方一十一首》引《删繁》)

疗五尸蛊疰中恶客忤,心腹刺痛。

丹砂(研) 干姜 芎䓖 芫花(熬) 乌头(炮,各四分) 芍药 桂心(各八分) 野葛皮(三分,炙) 吴茱萸(一合)

上九味捣筛,蜜和为丸如大豆。服三丸,日三,清饮进之。

8. 麝香散(《金匮翼·卷四·尸疰·五尸》)

治卒中恶气,心腹刺痛。

麝香(一分) 犀角屑 木香(各半两)

为末。每服二钱,空心热水调下,日二,未止再服。

9. 羌活汤(《金匮翼·卷四·尸疰·诸疰》)

治风疰,心腹刺痛,上攻胸背。

羌活 橘红 大腹皮(焙,各三钱) 桑白皮(一两五钱) 芎䓖(一两) 大豆(炒,一合)

捣末。每服三钱,水煎温服,良久再服。

二十四、治蛊毒腹痛方

1. 踯躅散(《小品方·卷第四·治中蛊毒诸方》)

治蛊毒,腹痛,注下赤血。

羊踯躅 干姜 藜芦(熬) 附子(炮) 巴豆(去皮心,熬) 野葛皮 肉桂 丹砂(研) 雄黄(研) 蜈蚣(炙,各一分)

上十味,捣为散,以水服一刀圭。不知,加一粟米。忌猪肉、芦笋、生血物、生葱、狸肉。

2. 治蛊毒腹痛验方(《小品方·卷第四·治中蛊毒诸方》)

治饮中蛊毒,令人腹内坚痛,面目青黄,淋露骨立,病变无常方。

1)猪肝一具,蜜一升,共煎之令熟,分为二十服,秘方。

2)取枣木心,锉得一斛,著釜中淹之,令上有三寸水,煮取二斗,澄取清,微火煎得五升,宿勿食,旦服五合,则吐蛊毒出。

3. 八物茜根汤(《备急千金要方·卷二十四·解毒杂治方·蛊毒第四论》)

治下血状如鸡肝,腹中绞痛难忍者方。

茜根 升麻 犀角(各三两) 桔梗 黄柏黄芩(各二两) 地榆 白蘘荷(各四两)

上八味,㕮咀,以水九升,煮取二升半,分三服,此蛊利血用之。

4. 大建中汤(《黄帝素问宣明论方·卷一·诸证门·蛊病证》)

治蛊病,小腹急痛,便溺失精,溲而出白液。

黄芪 远志(去心) 当归 泽泻(各三两) 芍药 人参 龙骨 甘草(炙,各一两)

上为末,每服三钱,水一盏,生姜五片,煎至八分,去滓,温服,不计时候。

二十五、治七疝腹痛方

1. 治七疝腹痛验方

1)《肘后备急方·卷五·治卒阴肿痛颓卵方第四十二》

治阴丸卒缩入腹,急痛欲死,名阴疝。

狼毒(四两) 防风(二两) 附子(三两,烧)

蜜丸如桐子大。服三丸,日夜三度。

2)《是斋百一选方·卷之十五·第二十三门·治寒湿气》

小腹疼,外肾偏大肿痛。军头司何押番传与陈端,遇发时只一两服立定。何云等子辈常服此药,故无下部之疾。

茴香　柿楂子(《本草》名糖球子,唯滁州者入药)

上二味等分,为细末。每服一钱或二钱,盐酒调,空心热服。

2. 解急蜀椒汤(《小品方·卷第一·治心痛腹胀满冷痛诸方》)

主寒疝心痛如刺,绕脐绞痛,腹中尽痛,白汗自出,欲绝方。

蜀椒(三百枚,一方二百枚)　附子(一枚)　粳米(半升)　干姜(半两)　半夏(十二枚)　大枣(三十枚)　甘草(一两)

凡七物,以水七升,煮取三升,汤成热服一升,不瘥复服一升,数用治心痛最良。一说寒气心腹痛,槎搅困急欲死,解结逐寒下气止痛方良。

3. 桂心汤(《外台秘要·卷第七·寒疝腹痛方一十三首》引《集验》)

疗寒疝气来往,冲心腹痛。

桂心(四两)　生姜(三两)　吴茱萸(二两)

上三味,切,以酒一大升,煎至三合,去滓,分温三服,如人行六七里一服。忌生葱。

4. 附子丸(《外台秘要·卷第七·寒疝腹痛方一十三首》)

疗寒疝下牵少腹痛。

附子(二两,炮)　桃仁(三两,去皮、尖)　蒺藜子(一升,去角、尖,熬)

上三味,捣筛末,蜜和丸梧子大。空腹酒下十丸,渐加至十五丸及二十丸,日再服。忌生菜、热面、炙肉、笋、蒜、猪、鱼。

5. 川椒丸(《太平圣惠方·卷第四十八·治七疝诸方》)

治七疝。忽心腹气逆不得息,痛引背膂,或脐下坚痛,遇冷即极,若小腹虚满引膀胱,里急。

川椒(一两,去目及闭口者,微炒去汗)　桔梗(半两,去芦头)　细辛(半两)　厚朴(一两,去粗皮,涂生姜汁炙令香熟)　赤芍药(半两)　干姜(半两,炮裂,锉)　附子(半两,炮裂,去皮脐)　川乌头(半两,炮裂,去皮脐)　槟榔(一两)

上件药,捣罗为末,炼蜜和捣三二百杵,丸如梧桐子大。每于食前,以生姜橘皮汤下二十丸。

6. 乌喙丸(《太平圣惠方·卷第四十八·治七疝诸方》)

治七疝诸寒,脐旁痛,上攻,胸中满闷少气。

乌喙(半两,炮裂,去皮脐)　干姜(一两,炮裂,锉)　木香(一两)　细辛(一两)　赤芍药(一两)　桂心(一两)　槟榔(半两)　厚朴(一两,去粗皮,涂生姜汁炙令香熟)　川椒(一两,去目及闭口者,微炒去汗)　柴胡(一两,去苗)　赤茯苓(半两)

上件药,捣罗为末,炼蜜和捣三二百杵,丸如梧桐子大。每于食前,以温酒下十五丸。

7. 乌头丸(《太平圣惠方·卷第四十八·治七疝诸方》)

治七疝气,胸腹坚痛。

川乌头(一两,炮裂,去皮脐)　蓬莪术(一两)　木香(一两)　川大黄(一两,锉碎,微炒)　当归(一两,锉,微炒)　芎䓖(一两)　京三棱(一两,炮裂,锉)　川椒(一两,去目及闭口者,微炒去汗)　桃仁(一两,汤浸去皮尖双仁,麸炒微黄)　桂心(一两)　肉豆蔻(半两,去壳)　干漆(一两,捣碎,炒令烟出)

上件药,捣罗为末。先以酽醋一升,入药末四两,熬令减半,又渐入醋一升,熬成膏。次入余药末,和捣三二百杵,丸如梧桐子大。每于食前,以生姜汤或暖酒下二十丸。

8. 茱萸汤(《圣济总录·卷第九十四·诸疝门·寒疝》)

治寒疝来去,腰腹攻痛。

吴茱萸(汤浸,焙炒,三分)　生姜(切,焙微炒)　豉(微炒)　桂(去粗皮,各半两)

上四味,粗捣筛。每服三钱匕,水一盏,酒少许,同煎七分,去滓温服。

9. 人参汤(《圣济总录·卷第九十四·诸疝门·寒疝心腹痛》)

治寒疝心腹痛,胸胁支满,不下食,汗出呕逆。

人参　白茯苓(去黑皮)　槟榔(锉)　木香　芍药　芎䓖　当归(切,焙)　桂(去粗皮)　青橘皮(汤浸去白,焙,各一两)

上九味,粗捣筛。每服三钱匕,水一盏,煎至七分,去滓温服,不拘时。

10. 柴胡汤(《圣济总录·卷第九十四·诸疝门·寒疝心腹痛》)

治寒疝,心腹痛。

柴胡(去苗,四两)　大枣(去核焙,六枚)

黄芩（去心）　人参　甘草（炙，锉）　半夏（汤洗去滑，生姜汁制）　桂（去粗皮）　芍药（各一两半）

上八味，粗捣筛。每服三钱匕，水一盏，生姜一枣大切，煎至七分，去滓温服，不拘时。

11. 吴茱萸丸（《圣济总录·卷第九十四·诸疝门·寒疝心腹痛》）

治寒疝心腹痛，或逆抢心烦满，不得卧恶风，惊惕不食，变发寒热。

吴茱萸（汤洗，焙炒，一两）　细辛（去苗叶）　芍药　柴胡（去苗）　旋覆花　黄芩（去黑心）　紫菀（去苗土）　人参　白术　白茯苓（去黑皮）　干姜（炮）　桂（去粗皮）　附子（炮裂，去皮脐）　甘草（炙锉）　半夏（汤洗七遍去滑）　当归（切，焙，各半两）

上一十六味，捣罗为末，炼蜜丸如梧桐子大。每服二十丸至三十丸，温酒下，不拘时。

12. 椒附汤（《圣济总录·卷第九十四·诸疝门·寒疝心腹痛》）

治寒疝，心腹痛不可忍，汗出闷绝。

蜀椒（去目并闭口，炒出汗，二百粒）　附子（炮裂，去皮脐，一枚）　粳米（半盏）　干姜（炮，半两）　半夏（汤洗七遍去滑，切，十二枚）　甘草（炙，锉，一两）

上六味，㕮咀如麻豆。每服五钱匕，水一盏半，入生姜半分切，枣二枚劈破，煎至一盏，去滓温服，空心食前。

13. 附子丸（《圣济总录·卷第九十四·诸疝门·寒疝心腹痛》）

治寒疝心腹痛。

附子（炮裂，去皮脐，二两）　桃仁（去皮尖双仁，别研膏，三两）　蒺藜子（炒去角，一升）

上三味，捣研为末，炼蜜丸如梧桐子大。每服二十丸，温酒下，不拘时。

14. 地黄汤（《圣济总录·卷第九十四·诸疝门·寒疝心腹痛》）

治寒疝心腹痛，汗出厥冷。

生干地黄（焙，三两）　甘草（炙）　白茯苓（去黑皮）　人参　当归（切，焙，各二两）　羊肉（去脂切，三斤）

上六味，前五味细锉，将羊肉用水二斗，煮取汁一斗，去羊肉入诸药，煮取七升，入葱白一把切，

枣十四枚劈破，再煮取六升，绞去滓。每温服一盏，不拘时。

15. 当归汤（《圣济总录·卷第九十四·诸疝门·寒疝心腹痛》）

治寒疝心腹痛里急。

当归（切，三两）　生姜（切，五两）　羊肉（去脂膜切作片，一斤）

上三味，以水一斗，煮取五升，去滓，每温服一盏，不拘时，日三夜二。

16. 蓬莪术丸（《圣济总录·卷第九十四·诸疝门·七疝》）

治七疝脐腹坚痛。

蓬莪术（炮，锉）　木香　大黄（锉，炒）　当归（切，炒）　芎䓖　京三棱（炮，锉）　草豆蔻（去皮）　桂（去粗皮）　桃仁（去皮尖双仁，炒，各一两）　肉豆蔻（炮，半两）　干漆（炒令烟出，一两）

上十一味，捣罗为末，醋面糊为丸梧桐子大。每服二十丸，温酒或生姜汤下，不拘时。

17. 加减吴茱萸汤（《黄帝素问宣明论方·卷一·诸证门·厥疝证》）

治厥疝，腹中冷痛，积气上逆，致阴冷于肢膜。

吴茱萸（二两，汤洗，炒）　川乌头（去皮，炮）　细辛（去苗，各三两）　良姜　当归　干姜（炮）　官桂（各一两）

上为末。每服二钱，水一盏，同煎至七分，去滓，温服，日进三服。

18. 木香散

1)《黄帝素问宣明论方·卷二·诸证门·心疝证》

治心疝，小腹痛，闷绝不已者。

木香　陈皮（各一两）　良姜　干姜　诃子皮　赤芍药　枳实（各半两）　草豆蔻　黑牵牛（各三两）　川芎（三两）

上为末。每服二钱，水一盏，煎至七分，去滓，温服。

2)《医灯续焰·卷九·疝气脉证第六十四》

治心疝，小腹痛闷不已。

木香　陈皮　良姜　干姜　诃子（去核）　枳实（各一钱半）　草豆蔻　黑牵牛　川芎（各一钱）

水二钟，煎一钟，食前服；或为细末，每服二钱，白汤调服。

19. 香壳散(《黄帝素问宣明论方·卷十三·诸痛门·诸痛总论》)

治小肠气,脐腹搅痛急,阴股中疼闷,不省人事。

舶上茴香(用盐炒) 枳壳(各一两) 没药(半两)

上为末。每服一钱,温热酒下,不计时候,并二三服。

20. 仓卒散(《三因极一病证方论·卷之九·诸疝证治》)

治寒疝入腹,心腹卒痛;及小肠膀胱气绞刺,脾肾气攻,挛急,极痛不可忍,屈伸不能,腹中冷,重如石,白汗出。

山栀子(四十九个,烧半过) 附子(一枚,炮)

上为末。每服二钱,水一盏,酒半盏,煎至七分,入盐一捻,温服即愈。

21. 苦楝丸(《三因极一病证方论·卷之七·诸疝证治》)

治肝肾气虚,风冷相搏,心腹绞痛,攻刺腰背,不能禁受,下注阴器,肿痒疼痛。久服养肾活血,驻颜轻身耐老,进美饮食。

川楝(一十一个,锉碎分三去,一用巴豆十粒去皮同炒焦黑色,去巴豆不用;又用斑蝥七个同炒焦,去斑蝥;又用海金沙七钱重同炒,去海金沙不用) 茴香(炒) 破故纸(炒) 葫芦巴(炒) 木香(炮,各一两) 乌药(二两)

上为末,酒糊丸如梧子大。每服三五丸,汤、酒任下。

22. 《和剂》胡芦巴丸(《医灯续焰·卷九·疝气脉证第六十四·附方》)

治小肠疝气,偏坠阴肿,小腹有形如卵,上下来去,痛不可忍;或绞结绕脐攻刺,呕吐闷乱。

胡芦巴(炒,一斤) 茴香(盐炒,十二两) 吴茱萸(洗,炒,十两) 川楝子(去核,炒,一斤二两) 巴戟(去心,炒) 川乌(炮,去皮,各六两)

上为末,酒糊丸如桐子大。每服十五丸至二十丸,空心温酒下。小儿五丸,茴香汤下,食前。一方有黑牵牛。

23. 东垣丁香楝实丸(《医灯续焰·卷九·疝气脉证第六十四·附方》)

治男子七疝,痛不可忍;妇人瘕聚带下。

当归(去芦) 附子 川楝子 茴香(炒,各一两)

上四味锉碎,以好酒三升,同煮酒尽,焙干,作细末一两,再入下项药:

丁香 木香(各五分,一作二钱) 全蝎(十三个) 玄胡索(五钱,一作一两)

上四味同为细末,入前项当归等末拌匀,酒糊丸如桐子大。每服三十丸至百丸,空心食前温酒送下。一方无当归、木香,名苦楝丸。

24. 龙胆泻肝汤(《医灯续焰·卷九·疝气脉证第六十四》)

治肝经湿热,两胠肿痛,或腹中疼痛,或小便涩滞等证。

龙胆草(酒拌炒黄) 泽泻(各一钱) 车前子(炒) 木通 生地黄(酒拌) 山栀(炒) 当归(酒拌) 黄芩(炒) 甘草(各五分)

上水煎服。

25. 白芍药汤(《医灯续焰·卷十六·小儿脉证第七十八》)

治冷疝腹痛及误汗下,即坏证伤寒是也。并宜先服,次投对证之剂。

白芍药(一两半) 泽泻(去粗皮,七钱半) 甘草(炙,二钱) 薄桂(去粗皮,一钱半)

上件㕮咀。每服二钱,水一盏,煎七分,空心温服。误汗、误下,加人参、南木香各二钱。脐下痛,入生姜及盐同煎;或加钩藤亦好。

26. 暖肝煎(《成方切用·卷六·祛寒门》)

治肝肾阴寒,小腹疼痛等证。

当归(二三钱) 枸杞子(三钱) 茯苓 小茴香 乌药(三钱) 肉桂(一二钱) 沉香(一钱,或木香亦可) 生姜(三五片)

如寒甚者,加吴茱萸、干姜,再甚者加附子。

二十六、治虚劳腹痛方

1. 鳖甲散(《太平圣惠方·卷第二十八·治虚劳心腹痛诸方》)

治虚劳,肩背疼闷,心腹胀痛,肠胃虚鸣,脐下拘急。

鳖甲(一两半,涂醋炙令微黄,去裙襕) 柴胡〔二(一)两半,去苗〕 京三棱(一两,炮,锉) 当归(一两半) 赤芍药(一两) 人参(一两,去芦头) 白术(一两) 陈橘皮(三分,汤浸去白瓤,

焙） 大腹皮(半两)

上件药,捣粗罗为散。每服三钱,以水一中盏,入生姜半分,煎至六分,去滓,食前稍热服。

2. 木香散(《太平圣惠方·卷第二十八·治虚劳心腹痛诸方》)

治虚劳心腹痛,胃气不和,腹胁胀满。

木香 芍药 枳壳(麸炒微黄,去瓤) 桃仁(汤浸去皮尖双仁,麸炒微黄) 陈橘皮(汤浸去白瓤,焙) 桂心 赤芍药 人参(去芦头) 槟榔(以上各一两)

上件药,捣粗罗为散。每服三钱,以水一中盏,煎至六分,去滓,不计时候,稍热服。

3. 丁香散(《太平圣惠方·卷第二十八·治虚劳心腹痛诸方》)

治虚劳,冷气攻,心腹痛疼。

丁香(半两) 当归(三分) 赤芍药(三分) 厚朴(一两半,去粗皮,涂生姜汁炙令香熟) 青橘皮(一两,汤浸去白瓤,焙) 木香(三分) 桂心(三分) 人参(半两,去芦头) 桃仁(三分,汤浸去皮尖、双仁,麸炒微黄) 川椒(一分,去目及闭口者,微炒去汗)

上件药,捣粗罗为散。每服三钱,以水一中盏,入生姜半分,枣三枚,煎至六分,去滓,不计时候,稍热服。

4. 茱萸猪肚丸(《圣济总录·卷第九十·虚劳心腹痛》)

治虚劳心腹撮痛,肌体羸瘦。

吴茱萸(汤洗,焙炒,一两半) 食茱萸(一两) 山茱萸(一两) 附子(炮裂,去皮脐) 干姜(炮) 硫黄(研) 陈橘皮(汤浸去白,焙,各半两) 青橘皮(汤浸去白,焙) 禹余粮(炭火煅赤,各一两)

上九味,捣研为末,以生猪肚一枚,先将药末用醋拌和令匀,入在猪肚内缝合,用水一斗,以文武火煮烂,砂盆内一处研令得所,丸如梧桐子大。每服二十丸,空心食前盐汤下,温酒亦可。

5. 硇砂附子丸(《圣济总录·卷第九十·虚劳心腹痛》)

治虚劳冷气,攻击心腹撮痛,腰胯重疼。

硇砂(研,一钱) 槟榔(二枚) 木香(一分) 干蝎(炒,一钱) 附子(炮裂,去皮脐) 沉香(锉) 蜺香子(炒) 桃仁(去皮尖双仁,慢火炒) 自然铜(火煅醋淬七遍,各半两)

上九味,捣罗为末,醋煮面糊为丸如梧桐子大。每服十五丸,生姜热酒下,食前服。

6. 蜺香子散(《圣济总录·卷第九十·虚劳心腹痛》)

治虚劳心腹撮疼,胸膈痞满,和气进食。

蜺香子(炒) 附子(炮裂,去皮脐) 桂(去粗皮) 蜀椒(去目并闭口者,炒出汗) 木香 胡椒 陈橘皮(汤浸去白,焙) 巴戟天(去心) 干姜(炮,各半两) 京三棱(煨,锉,一两)

上一十味,捣罗为散。每服二钱匕,用猪肾一对,去筋膜切作薄片子,入药末葱丝少许,盐半钱,湿纸裹煨熟,食讫,以酒或粥饭压之,须臾觉脐下暖甚妙。

7. 补骨脂丸(《圣济总录·卷第九十·虚劳心腹痛》)

治虚劳心腹撮痛。

补骨脂(炒) 楝实(麸炒去核,各一两) 高良姜(微炒,一两半) 巴戟天(去心,一两) 葫芦巴(半两) 蜺香子(炒,一两)

上六味,捣罗为末,酒煮面糊为丸如梧桐子大。每服二十丸,温酒下,盐汤亦得。食前服。

8. 补骨脂散(《圣济总录·卷第九十·虚劳心腹痛》)

治虚劳心腹疼痛。

补骨脂(炒) 牛膝(酒浸,切焙) 没药(研,各半两) 干姜(炮) 阳起石(研) 蜺香子(炒) 白茯苓(去黑皮) 山芋(各一两)

上八味,捣罗为散。每服一钱匕,温酒调下。

9. 牛膝汤(《圣济总录·卷第九十·虚劳心腹痛》)

治虚劳邪气,攻击心腹刺痛。

牛膝(酒浸,切焙) 柴胡(去苗) 荆芥穗 桔梗(炒) 陈橘皮(汤浸去白,焙) 青橘皮(汤浸去白,焙,各一两) 人参 肉苁蓉(酒浸,切焙) 白茯苓(去黑皮) 秦艽(去苗土) 知母(焙,各半两) 乌梅(十五枚,去核) 甘草(炙,三分) 乌头(麸炒裂,安地上用盏盖出火毒,去皮脐尖,三枚) 黄连(去须,三分) 败龟(以醋一碗涂浸炙用,一两)

上一十六味,㕮咀如麻豆。每服三钱匕,水一盏,入肥枣一枚劈,煎至六分,去滓温服。

10. 睨香子丸(《圣济总录·卷第九十·虚劳心腹痛》)

治虚劳元脏气冷,心腹疼痛。

睨香子(炒) 胡椒 附子(炮裂,去皮脐) 阿魏(面和作饼子,炙熟) 青橘皮(汤浸去白,焙) 硫黄(研) 菖蒲 牛膝(酒浸,切焙) 五味子(等分)

上九味,捣罗为末,面糊为丸如梧桐子大。每服十五丸,空心温酒下。

11. 芍药汤(《圣济总录·卷第九十一·虚劳里急》)

治虚劳里急,少腹发痛,气引胸胁,或心痛短气。

芍药(三两) 黄芪(去芦头) 干姜(炮裂,各二两) 甘草(炙,锉) 桂(去粗皮,各一两) 当归(去芦头,切焙,二两)

上六味,粗捣筛。每服三钱匕,水一盏,入生姜一分拍碎,枣两枚去核,煎至七分,去滓入饴糖一分,再煎令沸,空腹温服,日午夜卧再服。

12. 石斛散(《圣济总录·卷第九十一·虚劳里急》)

治虚劳腹中拘急,食不生肌肉,面色黑黄,手足疼痛,小便不利。

石斛(去稍黑者,一两) 山茱萸 五味子 萆薢(各一两) 肉苁蓉(酒洗去皴皮,切,炙,一两半) 远志(去心) 人参 桂(去粗皮,各一两) 菟丝子(一两半,酒浸一宿,别捣) 秦艽(去苗土,一两一分) 赤茯苓(去黑皮,三分) 蜀椒(去目并闭口,炒出汗,一两)

上一十二味,捣罗为散。每服二钱匕,空腹温酒调下,日午夜卧再服。

二十七、治血证腹痛方

1. 地榆汤(《黄帝素问宣明论方·卷一·诸证门·结阴证》)

治结阴,下血不止,渐渐极多,腹痛不已。

地榆(四两) 甘草(三两,半炙半生) 缩砂仁(七枚,每服可加为妙)

上为末。每服五钱,水三盏,缩砂仁同煎至一半,去滓,温服。

2. 治血证腹痛验方(《鲁府禁方·卷二·寿集·肠澼》)

大便下血,肠痛不可忍,肛门肿起。

大黄 黄芩 黄连 栀子 黄柏 赤芍 连翘 枳壳 防风 甘草

上水煎,空心服。外用金凤花煎水频洗,肿消痛止。

二十八、治痢疾腹痛方

1. 桃花汤(《伤寒论·辨少阴病脉证并治》307条)

少阴病,二三日至四五日,腹痛,小便不利,下利不止,便脓血者,桃花汤主之。

赤石脂(一斤,一半全用,一半筛末) 干姜(一两) 粳米(一升)

上三味,以水七升,煮米令熟,去滓,温服七合,内赤石脂末方寸匕,日三服。若一服愈,余勿服。

2. 文仲隐居效验方(《外台秘要·卷第二十五·重下方六首》)

主下部绞痛,重下,下赤白方。

当归 黄柏 黄连 干姜(各二两)

上四味捣筛,煮取乌梅汁服方寸匕,日三。若腹中绞痛,加当归;下赤加黄连;下白加干姜。大效神良秘之。

3. 阿胶散方(《太平圣惠方·卷第五十九·治脓血痢诸方》)

治脓血痢,绕脐疼痛。

阿胶(二两,捣碎炒令黄燥) 当归(一两,锉,微炒) 黄连(一两,去须,微炒) 赤芍药(一两) 干姜(一两,炮裂,锉) 赤石脂(二两)

上件药,捣细罗为散。每服不计时候,以粥饮调下二钱。

4. 东垣芍药黄芩汤(《医灯续焰·卷五·泄泻脉证第四十四》)

治泄痢腹痛,或后重,身热,久不愈,脉洪疾者,及下痢脓血稠黏。

黄芩 白芍药(各一两) 甘草(五钱)

上㕮咀,每服一两,水一盏半,煎一盏,温服无时。如痛,加桂少许。

5.《和剂》真人养脏汤(《医灯续焰·卷五·泄泻脉证第四十四》)

治大人小儿冷热不调,下痢赤白,或便脓血,有如鱼脑,里急后重,脐腹疼痛,及脱肛坠下,酒毒湿毒,便血,并宜服。

人参　白术　当归(各六钱)　白芍药　木香
(各一两六钱)　甘草　肉桂(各八钱)　肉果(面
裹煨,半两)　御米壳(蜜炙,三两六钱)　诃子肉
(一两二钱)

上㕮咀,每服四钱,水一盏半,煎八分,去滓,
食前温服。忌酒面生冷腥腻之物。滑泄夜起,久
不瘥者,加附子四片。

二十九、治泄泻腹痛方

灵妙饮(《丹台玉案·卷之四·腹痛门》)

治腹内作痛。而兼泻。

白茯苓　苍术　猪苓　白豆仁(各一钱五
分)　泽泻　厚朴　木通　沉香(各一钱)　甘草
肉桂(各七分)

生姜五片。食前服。

三十、治肠痈腹痛方

1. 薏苡附子败酱散(《金匮要略·疮痈肠痈
浸淫病脉证并治第十八》)

肠痈之为病,其身甲错,腹皮急,按之濡,如肿
状,腹无积聚,身无热,脉数,此为腹内有痈脓,薏
苡附子败酱散主之。

薏苡(六十分)　附子(二分)　败酱(五分)

上三味,杵末,取方寸匕,以水二升,煎减半,
顿服(小便当下)。

2. 大黄牡丹汤(《金匮要略·疮痈肠痈浸淫
病脉证并治第十八》)

肠痈者,少腹肿痞,按之即痛,如淋,小便自
调,时时发热,自汗出,复恶寒。其脉迟紧者,脓未
成,可下之,当有血。脉洪数者,脓已成,不可下
也。大黄牡丹汤主之。

大黄(四两)　牡丹(一两)　桃仁(五十
个)　瓜子(半升)　芒硝(三合)

上五味,以水六升,煮取一升,去滓,内芒硝,
再煎沸,顿服之,有脓当下;如无脓,当下血。

3. 薏苡仁汤(《医灯续焰·卷十四·肠痈脉
证第七十六》)

治肠痈,腹中疞痛,烦躁不安;或胀满不食,小
便涩。妇人产后虚热,多有此病。纵非痈,但疑似
间,便可服。

薏苡仁　栝蒌仁(各三钱)　牡丹皮(去

骨)　桃仁(各二钱)

上作一服。水二钟,煎一钟,不拘时服。

[按]此方药品和平,其功且速,常治腹痛,或
发热,或胀满不食,水道涩滞。产后多有此证。或
月经欲行,或行后作痛尤效。

4. 排脓散(《医灯续焰·卷十四·肠痈脉证
第七十六》)

治肠痈小腹胀痛,脉滑数,或里急后重,或时
时下血。

黄芪(盐水拌炒)　当归(酒拌)　金银花
白芷　穿山甲(蛤粉炒)　防风　连翘　栝蒌
(杵)　甘草(各一钱)

作一剂,水二钟,煎八分,食前服。若脓将尽,
去穿山甲、连翘,加当归、川芎。或为末,每服三
钱,食后蜜汤调下,亦可。

三十一、治肠痹腹痛方

1. 木香丸(《黄帝素问宣明论方·卷二·诸
证门·肠痹证》)

治肠痹,腹疞痛,时发飧泄,气不消化,小便
秘涩。

木香　白术　官桂　芜荑　良姜　诃子皮
(各一两)　附子(炮,去皮)　厚朴(生姜制)　肉
豆蔻(各二两)　干姜(三分)　甘草(半两)

上为末,曲面糊为丸如桐子大。每服二十丸,
姜汤下,空心。

2. 吴茱萸散(《张氏医通·卷十四·痹门》)

治肠痹寒湿内搏,腹痛胀急,大便飧泻。

吴茱萸(取开口者,汤泡七次)　肉豆蔻
(煨)　干姜(炮黑)　甘草(炙,各五钱)　砂仁
(炒)　神曲(炒)　白术(炒,各一两)　厚朴(姜
汁炒)　陈皮　良姜(各三钱)

为散。每服三钱,食前临卧各一服,米汤
送下。

三十二、治胞痹腹痛方

1. 巴戟丸

1)《圣济总录·卷第五十三·膀胱门·
胞痹》

治胞痹脐腹痛,小水不利。

巴戟天(去心,一两半)　桑螵蛸(切破,以麸
炒令麸黑色为度,一两)　远志(去心,三分)　肉

苁蓉(酒浸去皱皮,切,焙,一两) 杜仲(去粗皮,涂酥锉炒) 石斛(去根,各三分) 山芋 附子(炮裂,去皮脐) 续断(各一两) 鹿茸(涂酥炙去毛) 龙骨 菟丝子(酒浸一宿,别捣,各三分) 生干地黄(焙,别于木臼内捣,一两) 五味子 山茱萸 桂(去粗皮,各三分)

上一十六味,除别捣二味外,捣罗为末,然后入别捣者相和,再罗,炼蜜和丸如梧桐子大。每日空腹用温酒下三十丸,日再。

2)《张氏医通·卷十四·痹门》

治胞痹虚寒,脐腹痛,溲数不利,睡则遗尿。

巴戟(去骨) 生地黄(酒焙,各两半) 桑螵蛸(切破,炙) 肉苁蓉(酒浸,切焙) 山药 山茱萸肉 菟丝子(酒煮,各一两) 附子(炮) 肉桂(勿见火,各五钱) 远志(甘草汤泡,去骨,四钱) 石斛(去根,八钱) 鹿茸(一对,酥炙)

为末,炼白蜜丸,梧子大。每服三五十丸,空心卧时米饮、温酒任下,羊肾汤亦佳,黄丝汤尤妙。

2. 黄芪汤(《圣济总录·卷第五十三·膀胱门·胞痹》)

治胞痹少腹膀胱,按之内痛。

黄芪(锉) 当归(切,焙) 甘草(炙) 黄芩(去黑心) 远志(去心) 五味子 芍药 人参 赤茯苓(去黑皮) 麦门冬(去心,焙) 泽泻 生干地黄(焙) 桂(去粗皮) 防风(去叉,各一两) 干姜(炮,半两)

上一十五味粗捣筛。每服五钱匕,水二盏,入羊肾一只细切,大枣二枚劈破,同煎至一盏,去滓空心温服,日再。

3. 肾沥汤

1)《圣济总录·卷第五十三·膀胱门·胞痹》

治胞痹少腹急痛,小便赤涩。

桑螵蛸(一十枚,切破,炙令黄色) 犀角(屑) 麦门冬(去心焙) 五加皮(各一两半,锉) 杜仲(去粗皮,涂酥炙,锉) 木通(锉) 桔梗(锉,炒,各一两) 赤芍药(三分)

上八味,粗捣筛。每服五钱匕,水一盏半,入羊肾一只,去脂膜切,竹沥少许,同煎至一盏,去滓空腹顿服,日再。

2)《张氏医通·卷十四·痹门》

治胞痹溺涩不通,蕴积为热,小腹急痛。

麦门冬(去心) 桑白皮(蜜酒,炙) 犀角(镑,各一钱) 杜仲(盐酒炒) 桔梗 赤芍药 木通(各钱半) 桑螵蛸(二个,炙)

水二盏,入羊肾二枚,去脂膜,竹刀切片,入竹沥少许,同煎至一盏,空心顿服。留二导,临卧服之。

4. 茯苓丸(《张氏医通·卷十四·痹门》)

治胞痹小腹膀胱,按之内痛,若沃以汤,涩于小便,上为清涕。

赤茯苓(一两) 细辛(五钱) 泽泻(五钱) 肉桂(五钱) 紫菀茸(一两) 附子(炮,三钱) 生地黄(一两) 牛膝(酒浸,一两) 山茱萸肉(五钱) 干山药(一两)

为末,蜜丸梧子大。每服五七十丸,食前米饮,临卧温酒送下。

三十三、治癥瘕腹痛方

1.《范汪》通命丸(《外台秘要·卷第十二·积聚心腹痛方三首》)

疗心腹积聚,寒中疠痛;又心胸满,胁下急绕脐痛方。

大黄(四分) 远志(四分,去心) 黄芪(四分) 麻黄(四分,去节) 甘遂(四分) 鹿茸(四分,炙) 杏仁(六十枚) 豉(一合) 巴豆(五十枚) 芒硝(三分)

上十味捣合下筛,和以蜜丸如小豆。先食服三丸,日再。忌芦笋野猪肉。(一方无鹿茸、黄芪,用黄芩出第十四卷中)

2. 保安丸(《黄帝素问宣明论方·卷七·积聚门·积聚总论》)

治癥积,心腹内结如拳,渐上不止,抢心疼痛及绕脐腹痛不可忍者。

川大黄(三两,新汲水浸一宿,蒸熟,切片子,焙) 干姜(一两,炮) 大附子(半两,去皮脐) 鳖甲(一两半,好醋一升,伏时炙令黄色妙)

上为末,取三年米醋一大升,先煎四五合,然后和药,丸如桐子大。每服十丸至二十丸,空心,醋或酒、米饮下。后取积如鱼肠脓血烂肉汁青泥,当下。

3.《宝鉴》木香通气散(《医灯续焰·卷十二·胀满脉证第七十一》)

治寒气结瘕,腹大坚满,痛不可忍。

木香 戎盐(炒) 京三棱(炮,各半两) 厚朴(一两,姜制) 枳实(麸炒) 甘草(炙,各三钱) 干姜(炮) 蓬莪术(炮,各二钱)

上为末。每服三钱,食前淡生姜汤调下。

4. 金露紫菀丸(《黄帝素问宣明论方·卷七·积聚门·积聚总论》)

治一切脾积,两胁虚胀,脐疼痛。

草乌头(去皮尖,生) 黄连(各半两) 官桂 桔梗 干地黄 干生姜 川椒 芫荑 紫菀(去皮) 柴胡 防风 厚朴 甘草 人参 川芎 鳖甲(醋浸) 贝母 枳壳(去穣) 甘遂(各一两) 巴豆(三两,醋煮半日,出油) 硇砂(三钱)

上为末,水煮面糊为丸如桐子大。每服五丸,空心临卧米饮汤下。或微疏动,详虚实加减。

三十四、治霍乱腹痛方

1. 诃黎勒丸(《圣济总录·卷第三十八·霍乱门·霍乱心腹痛》)

治霍乱吐逆,心腹疼痛,或便利数多,冷热不调。

诃黎勒皮(炒) 陈橘皮(汤浸去白,焙,各一两) 生姜(切,炒,三分) 甘草(炙,半两)

上四味,捣罗为末,炼蜜和丸如梧桐子大。每服二十丸,煎生姜米饮下,不计时候。

2. 当归汤(《圣济总录·卷第三十八·霍乱门·霍乱心腹痛》)

治霍乱中冷心腹痛。

当归(切,焙,三两) 桂(去粗皮) 甘草(炙,各二两)

上三味,粗捣筛。每服三钱匕,水一盏,煎至七分,去滓温服不拘时。

3. 抵圣散(《圣济总录·卷第三十八·霍乱门·霍乱心腹痛》)

治霍乱宿食不消,心腹疗痛。

厚朴(去粗皮,生姜汁涂炙,四两) 白术(二两) 吴茱萸(汤洗焙,干炒,一两) 高良姜(半两) 人参 白茯苓(去黑皮) 甘草(炙,锉) 木香 枳壳(去瓤,麸炒) 草豆蔻(去皮) 陈橘皮(去白焙,各一两)

上一十一味,捣罗为散。每服二钱匕,沸汤调下,不拘时候。

4. 厚朴汤(《圣济总录·卷第三十八·霍乱门·霍乱心腹痛》)

治霍乱心腹痛烦不止,或呕。

厚朴(去粗皮,生姜汁炙,锉) 桂(去粗皮) 枳壳(去瓤,麸炒,各二两) 芍药 槟榔(锉,各一两)

上五味,粗捣筛,每服三钱匕,水一盏,入生姜五片,煎取七分,去滓温服,不拘时。

5. 象骨散(《黄帝素问宣明论方·卷十·痢门·泄痢总论》)

治脾胃虚弱,心腹胀满,水谷不消,噫气吞酸,食辄呕吐,霍乱,泄泻脓血,四肢沉重,脐腹疼痛里急,夜起频并,不思饮食,皆可治之。

象骨(四两,炒) 诃子(取肉,二两) 肉豆蔻(一两) 甘草(二两) 干姜(半两)

上为末。每服三钱,水一盏半,煎至八分,和滓热服,食前,日三服。

三十五、治运气腹痛方

1. 附子山茱萸汤(《三因极一病证方论·卷之五·五运时气民病证治》)

治肾经受湿,腹痛寒厥,足痿不收,腰胜痛,行步艰难;甚则中满,食不下,或肠鸣溏泄。

附子(炮,去皮脐) 山茱萸(各一两) 木瓜 干乌梅(各半两) 半夏(汤洗去滑) 肉豆蔻(各三分) 丁香 藿香(各一分)

上锉散。每服四钱,水盏半,姜钱七片,枣一枚,煎七分,去滓,食前服。

凡遇六庚年,坚成之纪,岁金太过,燥气流行,肝木受邪,民病胁、小腹痛,目赤眦痒,耳无闻,体重烦冤,胸痛引背,胁满引小腹;甚则喘咳逆气,背、肩、尻、阴、股、膝、髀、腨、胻、足痛。为火所复,则暴痛,胠胁不可反侧,咳逆甚而血溢,太冲绝者死。

2. 牛膝木瓜汤(《三因极一病证方论·卷之五·五运时气民病证治》)

治肝虚遇岁气,燥湿更胜,胁连小腹拘急疼痛,耳聋目赤,咳逆,肩背连尻、阴、股、膝、髀、腨、胻皆痛,悉主之。

牛膝(酒浸) 木瓜(各一两) 芍药 杜仲(去皮,姜制,炒丝断) 枸杞子 黄松节 菟丝子(酒浸) 天麻(各三分) 甘草(炙,半两)

上锉散。每服四钱,水盏半,姜三片,枣一个,煎七分,去滓,食前服。

凡遇六丙年,流衍之纪,岁水太过,寒气流行,邪害心火,民病身热烦心,躁悸阴厥,上下中寒,谵妄心痛,甚则腹大,胫肿喘咳,寝汗憎风。为土所复,则反腹满,肠鸣溏泄,食不化,渴而妄冒;甚则神门绝者死。

3. 川连茯苓汤(《三因极一病证方论·卷之五·五运时气民病证治》)

治心虚为寒冷所中,身热心躁,手足反寒,心腹肿痛,喘咳自汗;甚则大肠便血。

黄连 茯苓(各一两) 麦门冬(去心) 车前子(炒) 通草 远志(去心,姜汁制炒,各半两) 半夏(汤洗去滑) 黄芩 甘草(炙,各一分)

上锉散。每服四钱,水盏半,姜钱七片,枣一枚,煎七分,去滓,食前服。

遇六丁年,委和之纪,岁木不及,燥乃盛行,民病中清,胠胁小腹痛,肠鸣溏泄。为火所复,则反寒热,疮疡痤痱痈肿,咳而衄。

4. 苁蓉牛膝汤(《三因极一病证方论·卷之五·五运时气民病证治》)

治肝虚为燥热所伤,胠胁并小腹痛,肠鸣溏泄,或发热,遍体疮疡,咳嗽肢满,鼻衄。

肉苁蓉(酒浸) 牛膝(酒浸) 木瓜干 白芍药 熟地黄 当归 甘草(炙,各等分)

上为锉散。每服四钱,水盏半,姜三片,乌梅半个,煎七分,去滓,食前服。筋痿脚弱,锉鹿角屑同煎。

遇六癸年,伏明之纪,岁火不及,寒乃盛行,民病胃痛,胁支满,膺、背、肩、胛、两臂内痛,郁冒,蒙昧,心痛暴喑,甚则屈不能伸,髋髀如别。为土所复,则反惊溏,食饮不下,寒中,肠鸣泄注,腹痛,暴挛痿痹,足不能任身。

三十六、治淋证腹痛方

1. 木香散(《太平圣惠方·卷第五十八·治气淋诸方》)

治气淋,小肠疼痛。

木香(一两) 木通(三分,锉) 细辛(三分) 鸡苏(一两) 槟榔(一两) 人参(半两,去芦头) 赤茯苓(三分) 当归(半两,锉,微炒)

桃仁(半两,汤浸去皮尖、双仁,麸炒微黄)

上件药,捣粗罗为散。每服三二钱,以水一中盏,煎至六分,去滓,食前温服。

2. 滑石散(《太平圣惠方·卷第五十八·治气淋诸方》)

治气淋,腹胁胀满,脐下气结,小肠疼痛。

滑石(一两) 葵子(一两) 蘧麦(半两) 石苇(半两,去毛) 陈橘皮(一两,汤浸去白瓤,焙) 蒲黄(半两) 川芒硝(一两) 子芩(半两) 赤茯苓(半两) 赤芍药(半两)

上件药,捣细罗为散。每于食前,以粥饮调下二钱。

3. 石苇散(《医方选要·卷之六·诸淋门》)

治肾气不足,膀胱有热,水道不通,淋沥不出,脐腹急痛,蓄作有时,劳倦即发,或尿如豆汁,或出沙石,并皆治之。

石苇 葵子 木通 瞿麦 芍药 白术 滑石(以上各一钱半) 当归(去芦) 甘草 王不留行(以上各一钱)

上作一服,用水二盅,煎至一盅,食前服;或为末,每服一钱,用小麦煎汤调服。

4. 五淋散(《医方选要·卷之六·诸淋门》)

治膀胱有热,水道不通,淋沥不止,脐腹急痛,或尿如豆汁,或如沙石,膏淋、尿血并宜服之。

山茵陈 淡竹叶(各一钱) 木通 滑石 甘草(炙,各一钱半) 山栀子(炒) 赤芍药 赤茯苓(各二钱)

上咬咀,作一服,用水二盅,煎至一盅。食前服。

5. 槟榔散(《医方选要·卷之六·诸淋门》)

治冷淋,腹胁胀满,小肠急痛。

槟榔 木香(不见火) 当归(炒,以上各半两) 母丁香 桂心(各一分) 龙脑(细研,一钱) 猪苓(去黑皮,一两)

上为细末。每服一钱,不拘时,生姜葱汤调服。

【论用药】

自古以来,古人所载治疗腹痛的专药,或者说常用或多用于腹痛治疗的药物较多,可一味药独立成单方,或与他药合而成复方,或为民间验方,古代本草文献中记载较多,故收于此,以供参看。

此处去除现今临床已经基本不用的药物，如贝子、礜石、占斯等。

一、用药概论

腹痛用药当分寒、热、虚、实、气、血、痰、湿、食、郁、虫等不同。芍药乃古人治腹痛之专药，因季节、证候等不同，亦当随时、随证加减，如"恶寒而痛加桂；恶热而痛加黄柏"。

《医学启源·卷之上·主治心法·随证治病用药》："腹痛用芍药，恶寒而痛加桂；恶热而痛加黄柏。腹中窄狭，苍术、麦芽，下部腹痛川楝子。"

《素问病机气宜保命集·卷下·妇人胎产论第二十九》："盖产理多门，故同伤寒坏证，如发渴用白虎，气弱则黄芪，血刺痛而用以当归，腹中痛而加之芍药。

春，防风四物（加防风倍川芎）；夏，黄芩四物（加黄芩倍芍药）；秋，天门冬四物（加天门冬倍地黄）；冬，桂枝四物（加桂枝倍当归），此四时常服随证用之也。如血虚而腹痛，微汗而恶风，四物加术桂，谓之腹痛六合。

治脐腹痛不可忍，四物汤一两，加玄胡三钱半。治血癖腹痛及血刺腰痛，四物汤细末二两，加酒煮玄胡细末三两，每服三钱，酒调下。"

"治妇人脐下冷，腹痛腰脊痛，宜服玄胡六合汤，四物内加玄胡、苦楝（炒）各一两。

治妇人气充经脉，月事频并，脐下痛，宜芍药六合汤，四物内倍加芍药。

治妇人经事欲行，脐腹绞痛，宜服八物汤，四物内加玄胡、苦楝各一两，槟榔、木香各半两。"

"四物主治法：熟地黄，补血。如脐下痛，非熟地黄不能除，此通肾经之药也。川芎，治风，泻肝木，如血虚头痛，非芎不能除去，此通肝经之药也。芍药，和血理脾，治腹痛非芍药不能除，此通脾经之药也。当归，和血，如血刺痛，非当归不能除，此通心经之药也。

以上四味治法，如前一证，于四物汤中，各加二味用之。如少腹痛，四物汤四两，加玄胡、苦楝各一两。经水暴多，四物四两，加黄连、黄芩各一两。如腹痛者只加黄连。如夏月用不去黄芩。经水如黑豆水，加黄连、黄芩各一两。如经水少而血色和者，四物四两，加熟地黄、当归各一两。如经水适来适断，往来寒热者，先服小柴胡，以去其寒热，后以四物汤调治之。如寒热不退，勿服四物，是谓变证，表邪犹存，不能效也。依前论中变证，随证用药调治之。"

《内外伤辨·卷中·四时用药加减法》："腹中痛者，加白芍药五分，甘草三分。如恶寒觉冷痛，加中桂五分。如夏月腹中痛，不恶寒，不恶热者，加黄芩、甘草（以上各五分）、芍药一钱，以治时热也。腹痛在寒凉时，加半夏、益智、草豆蔻之类。

如腹中痛，恶寒而脉弦者，是木来克土也，小建中汤主之，盖芍药味酸，于土中泻木为君。如脉沉细，腹中痛，是水来侮土，以理中汤主之，干姜辛热，于土中泻水，以为主也。如脉缓，体重节痛，腹胀自利，米谷不化，是湿胜，以平胃散主之，苍术苦辛温，泻湿为主也。

胁下痛，或胁下缩急，俱加柴胡（三分，甚则五分）、甘草三分。

脐下痛者，加真熟地黄五分；如不已者，乃大寒也，加肉桂五分。遍阅《内经》中悉言小腹痛皆寒，非伤寒厥阴之证也，乃下焦血结膀胱，仲景以抵当汤并抵当丸主之。"

《脾胃论·卷上·脾胃胜衰论》："如腹中急缩，或脉弦，加防风，急甚加甘草。腹中窄狭，或气短者，亦加之。"

"腹中痛者，加甘草、白芍药，稼穑作甘，甘者己也；曲直作酸，酸者甲也。甲己化土，此仲景妙法也。腹痛兼发热，加黄芩；恶寒或腹中觉寒，加桂。"

"腹中刺痛，或周身刺痛者；或里急者，腹中不宽快是也；或虚坐而大便不得者，皆血虚也，血虚则里急；或血气虚弱而目睛痛者，皆加当归身。"

"发脱落及脐下痛，加熟地黄。"

《脾胃论·卷中·补中益气汤》："如腹中痛者，加白芍药五分，炙甘草三分。如恶寒冷痛者，加去皮中桂一分或三分（桂心是也）。如恶热喜寒而腹痛者，于已加白芍药二味中更加生黄芩三分或二分。如夏月腹痛，而不恶热者亦然，治时热也。如天凉时恶热而痛，于已加白芍药、甘草、黄芩中，更少加桂。如天寒时腹痛，去芍药，味酸而寒故也，加益智三分或二分，或加半夏五分、生姜三片。""如脐下痛者，加真熟地黄五分，其痛立止；如不已者，乃大寒也，更加肉桂（去皮）二分或三分。《内经》所说少腹痛，皆寒证，从复法相报中来也。《经》云：大胜必大复，从热病中变而作也，非伤寒厥阴之证也（仲景以抵当汤并丸主之，乃血结下焦膀胱也）。"

《脾胃论·卷中·调中益气汤》："如夏月，须加白芍药三分；如春月腹中痛，尤宜加。如恶热而渴，或腹痛者，更加芍药五分，生黄芩二分。如恶寒腹中痛，加中桂三分，去黄芩，谓之桂枝芍药汤，亦于芍药汤中加之同煎；如冬月腹痛，不可用芍药，盖大寒之药也。只加干姜二分，或加半夏五七分，以生姜少许制之。"

《脾胃论·卷中·清暑益气汤》："甘草最少，恐资满也。若脾胃之急痛，并脾胃大虚，腹中急缩，腹皮急缩者，却宜多用之。《经》云：急者缓之。"

《脾胃论·卷中·随时加减用药法》："如腹中或周身间有刺痛，皆血涩不足，加当归身。如秋冬天气寒凉而腹痛者，加半夏，或益智，或草豆蔻之类。"

《珍珠囊补遗药性赋·卷一·总赋·用药凡例》："腹中痛，须用白芍、厚朴。脐下痛，须用黄柏、青皮。"

《丹溪心法·卷四·腹痛》："清痰多作腹痛，台芎、苍术、香附、白芷为末，以姜汁入汤调服，大法之方若此。腹痛者，气用气药，如木香、槟榔、香附、枳壳之类，血用血药，如当归、川芎、桃仁、红花之类……腹中水鸣，乃火击动其水也，用二陈汤加黄芩、黄连、栀子。亦有脏寒而鸣者……一老人腹痛，年高不禁下者，用川芎、苍术、香附、白芷、干姜、茯苓、滑石之类。"

"绞肠痧作痛，以樟木煎汤大吐，或白矾调汤吐之，盐汤亦可探吐，宜刺委中出血。腹痛，须用芍药。恶寒而痛，加桂；恶热而腹痛者，亦加黄柏。凡腹痛，以手重按者，属虚，宜参、术、姜、桂之属；凡腹痛，以手不可按者，属实，宜大黄、芒硝下之。凡肥人腹痛者，属气虚兼湿痰，宜参、二术、半夏。如感寒而腹痛，宜姜、桂，呕者，丁香；如伤暑而腹痛，宜玉龙丸；如饮食过伤而痛者，宜木香槟榔丸下之；如禀受弱，饮食过伤而腹痛者，当补脾胃而消导，宜参、术、山楂、曲蘖、枳实、木香；如搣扑损伤而腹痛者，乃是瘀血，宜桃仁承气汤加当归、苏木、红花，入酒、童子便，煎服下之。有全不思食，其人本体素弱而腹冷痛者，以养胃汤，仍加桂、茱

萸各半钱，木香三分，又或理中汤、建中汤皆可用。内加吴茱萸良。"

《明医杂著·卷之一·医论·心腹疼痛》："一妇人，心腹痛，诸药不应。余用炒黑山栀、桔梗治之而愈。"

《本草蒙筌·总论·药剂别君臣》："血痢腹痛不已，君芍药、甘草，而佐当归、木香。"

《万病回春·卷之一·诸病主药》："腹痛，须用芍药、甘草为主。腹冷痛，须用吴茱萸、良姜为主。止诸痛，须用乳香、没药为主。"

《药鉴·新刻药鉴卷之一·药性》："干姜暖中，除寒邪腹痛，兼治呕吐。砂仁治腹痛，而安胎化食，吐泻兼医。胡椒却心腹冷痛，逐脾胃寒邪，多食则又耗血。"

《考证病源·考证病源七十四种·腹痛者寒气而或食停》："治以平胃散加白芷为主，寒加干姜、附子、肉桂、吴茱萸之类；热加白芍、黄柏；痛甚加炒干姜以治之；食积加槟榔、枳实、神曲、麦芽、山楂、莱菔子之类以消；甚者加大黄、肉桂以下之；死血加归尾、桃仁、没药、五灵脂、延胡索之类以活之，甚者加大黄、桃仁、肉桂以下之；湿痰加南星、半夏、香附、茯苓、枳壳、木香之类；虫痛加槟榔末、使君子肉；冷热不调加芍药、桂枝、锦纹大黄。"

《丹台玉案·卷之三·内外伤辨·立方》："内伤于血，视其所伤者何处，分上下治之。如胸前痛，则用红花、赤曲、降香、丹皮，而以桔梗引经，枳壳开气。如两胁痛，用当归、苏木、红花、桃仁，而以青皮、柴胡引经，以木香调气。如中脘痛，用当归为君，佐以玄胡、红花、苏木，而以芍药引经，厚朴、大腹皮宽膨胀。如小腹痛，用桃仁为君，佐以当归、红花、蓬术，而以青皮、官桂引经，槟榔破气。凡血并不行，加穿山甲、麝香。"

《医镜·卷之二·腹痛》："伤食腹痛者，宜用槟榔、草果、三棱、蓬术、山楂、麦芽、神曲、陈皮之类为主治，佐以芍药、甘草、木香、香附、砂仁之类煎服。然又必审其伤于何物，如食肉伤，宜山楂、蓬术、阿魏之类；食饭伤，宜神曲、麦芽之类；食面伤，宜莱菔子之类；生冷伤，宜官桂、干姜、苍术、厚朴之类；宿食伤，宜枳实、黄连、蓬术、槟榔、草果之类。因其所伤之物，而以主治之药为君，佐以徐药，兼以化气，则得之矣。

感气腹痛者，宜以青皮、木香、乌药、枳壳之

类,佐以芍药、甘草、厚朴、砂仁,少加消食之剂,恐其人有食也。

过伤饮食,并结臌胀,前后不通,肚腹冷痛者,宜用煨熟附子、砂仁同煎,磨枳实、乌药、槟榔、木香在内,时时饮之,但觉腹中有响声,则气已转运,而所伤之物当从大便而下矣。切不可便用大黄,大黄之性虽走而不守,然亦大寒之药也,若骤用之,反并结而不行,其毙可待,戒之戒之。

霍乱腹痛,不吐不泻者,乃一时邪气扰乱,火热内攻,切勿误以为饮食并结,妄投热药,如附子、官桂之类,服之立死,宜先饮盐水,再服益元散,速速服下,其气自正。待腹中有声,必发吐泻,而痛即止矣。此症见于霍乱门,今以腹痛条例复载于此。

血虚腹痛者,宜用芍药为主治,佐以川芎、当归、地黄,兼以甘草、陈皮、木香之类。

气虚腹痛者,宜蒸熟人参为主治,佐以白术、茯苓、甘草、陈皮、砂仁、木香、芍药之类。

腹中冷痛,宜用肉桂为主治,佐以木香、干姜、乌药、砂仁、芍药、甘草之类,冷甚者加熟附子。

腹中攻痛,口干舌燥,大小便艰涩者,宜以蒸熟大黄为主治,佐以石膏、黄连、甘草、厚朴之类,水酒同煎。

腹痛而泄泻者,宜以苍术为主治,佐以厚朴、陈皮、甘草、山楂、神曲、麦芽之类,少加肉桂、木香,盖腹痛而泄泻,虽是伤食,其实胃寒所致,故用温药也。

宿食不消,又挟寒而作痛者,不可用黄连,而枳实则犹可用也,盖枳实、黄连,虽能消宿食,然既挟寒,则寒药必不可用,故禁用黄连,但以枳实、蓬术为主治,佐以消食余药,加温剂,如木香、肉桂之类,则自愈矣。

凡诸腹痛,皆宜用芍药、甘草,乃治腹痛通用之药也。盖芍药味酸,能于土中克木,甘草味甘,甘先入脾而能缓诸痛,曲直作酸,酸者甲也,稼穑作甘,甘者己也,甲己化土,此仲景妙法也。故芍药、甘草,名之曰戊己汤,统治诸般腹痛,而血虚腹痛者,尤为甚效,宜于诸药中加之,惟腹中窄狭者勿用,以其酸寒也。若以酒浸炒熟,则寒性自散矣。"

《医宗说约·卷之二·腹痛》:"主治戊己调中汤,苍术陈皮香附光,厚朴茯苓并滑石,川芎白芷神曲方,木香山栀须炒黑(各一钱),甘草姜灰少许入。痰多半夏及南星;食积槟榔共枳实;砂仁苏梗调气滞:葛根(白)蔻泽(泻)消酒积(饮酒人多酒积痛);热甚黄连不可无;寒多(炮)姜(肉)桂原有力(去山栀);赤芍归尾及桃仁,瘀血痛块加有益;肉食停滞(山)楂草果,卜子麦芽消面食;冒暑香薷并藿香,伤湿木通倍苍术;手按痛甚便不通,大黄三钱一齐吃;按之痛减脉无力,白术白芍补虚则;乌梅川椒治虫痛,川楝(肉)桂槟(榔)同要用;脐下大痛治最难,人中黑时病已重。"

《证治汇补·卷之六·腹胁门·腹痛》:"主以二陈汤,加香附、苏梗等。寒加肉桂、木香。热加黄连、芍药。痰加枳实、苍术。食加山楂、麦芽。血瘀加归尾、玄胡索、桃仁、红花。气滞加厚朴、枳壳。虫加槟榔、使君子。气虚加人参、白术。大实大满者,以大黄、槟榔下之。大寒大虚者,以理中建中温之。血虚痛者,炮姜、芍药和之。"

《冯氏锦囊秘录·杂症大小合参卷十·伤寒用药相配合宜论》:"芍药得甘草治腹痛因虚,吴茱萸得良姜止腹痛因寒,乳香得没药大止诸痛。"

《临证指南医案·卷十·幼科要略·疳》:"腹痛有热,用芩、芍、枳实。有寒则用草果、砂仁、吴萸。"

《虚损启微·卷上·诸虚见症》:"虚而脐腹疼痛不止,肾水亏极也,重用杞子。"

《古今医彻·卷之三·杂症·腹痛》:"仲景用芍药、甘草,甲与己合,以调腹痛。寒则加桂,热则加芩。立一标准,余可类推,后学所宜取法者。

一腹痛食积停滞,胀满不安。用厚朴、木香、青皮、枳壳、陈皮、山楂、甘草、砂仁、生姜。

一腹痛受寒,绞痛异常,或绵绵痛无增减。用肉桂、木香、芍药、甘草、当归、广皮、炮姜、茯苓。

一腹痛乍痛乍止,或受暑热,或嗜火酒,脉数或伏匿,投温药反剧者。用黄芩、山栀、芍药、甘草、广皮、葛根、泽泻。

一腹痛触犯秽气,疠痛不宁,作霍乱候。用探吐法。以霍乱治之。

一腹痛劳力所伤,喜手重按,困倦自汗。补中益气汤加木香、芍药。

一腹痛腰亦痛,色欲恐惧疾走所伤。六味汤加枣仁、杜仲、远志,少入柴胡以提之。若火衰畏寒,以八味汤投之。

治验：一男子过劳，患腹痛。医与破气药益甚。余按其脉，臾细且弱。视其形气，倦怠异常。竟与补中益气汤而痊。

一男子患腹痛，五六日矣。延余侄视之，委顿殊甚，检前所服，惟枳、朴、木香辈，毫不减可。乃连进八味汤而获愈。"

《医学刍言·七情治法》："怒伤肝，腹胁胀痛，宜疏肝，如香附、苏梗、吴萸、乌药、青皮、陈皮。"

二、治腹痛专药

以下从古代本草文献中择录治疗腹痛的药论，为临证腹痛处方用药提供参考。

1. 丁香

《海药本草·木部卷第三·丁香》："主风疳蜃，骨槽劳臭，治气，乌髭发，杀虫，疗五痔，辟恶去邪，治奶头花，止五色毒痢，正气，止心腹痛。"

《证类本草·卷第十二·丁香》："《药性论》云：丁香，臣。能主冷气腹痛。"

《汤液本草·卷之五·木部·丁香》："《象》云：温脾胃，止霍乱，消痃癖，气胀反胃，腹内冷痛，壮阳，暖腰膝，杀酒毒。"

《本草蒙筌·卷之四·木部·丁香》："诸香能发，凡气善驱。口舌气，奔豚气殊功，且止噫忒气逆；翻胃呕，霍乱呕立效，兼除心腹冷疼。"

《本草正·竹木部·丁香》："能发诸香，辟恶去邪，温中快气，治上焦呃逆翻胃、霍乱呕吐，解酒毒，消痃癖、奔豚、阴寒心腹胀满冷痛，暖下焦腰膝寒疼，壮阳道，抑阴邪，除胃寒泻痢，杀鬼疰蛊毒、疳蚀诸虫，辟口气，坚齿牙及妇人七情五郁、小儿吐泻、痘疮胃寒灰白不发。"

《本草汇言·卷之八·木部·丁香》："治阴寒腹痛，兼四肢厥逆，自汗自利者。用母丁香三钱，人参、黄耆、白术、肉桂、木香各二钱，甘草一钱，俱微炒，研为末，作散服，白汤调下数钱，或水煎服亦可。

（《证治要诀》）治食蟹伤脾腹痛或作泻。用母丁香一钱，为末，姜汤调服。"

2. 人参

《名医别录·上品·卷第一·人参》："主治肠胃中冷，心腹鼓痛，胸胁逆满，霍乱吐逆，调中，止消渴通血脉，破坚积，令人不忘。"

《汤液本草·卷之四·草部·人参》："《心》云：补气不足而泻肺火，甘温而补阳利气。脉不足者，是亡血也，人参补之。益脾，与干姜同用，补气，里虚则腹痛，此药补之，是补不足也。"

《本草纲目·草部第十二卷·草之一·人参》："妊娠吐水，酸心腹痛，不能饮食：人参、干姜（炮）等分，为末，以生地黄汁和丸梧子大。每服五十丸，米汤下。（《和剂局方》）

夹阴伤寒：先因欲事，后感寒邪，阳衰阴盛，六脉沉伏，小腹绞痛，四肢逆冷，呕吐清水，不假此药，无以回阳。人参、干姜（炮）各一两，生附子一枚（破作八片）。水四升半，煎一升，顿服。脉出身温，即愈。（吴绶《伤寒蕴要》）"

《本草征要·第一卷·通治部分·人参》："疗心腹寒痛，除胸胁逆满。"

《本草经解·卷一·草部上·人参》："同白芍、甘草，治血虚腹痛。"

《医学摘粹·本草类要·补药门·人参》："除太阴之腹满而痛。"

3. 三棱

《证类本草·卷第九·京三棱》："臣禹锡等谨按：《日华子》云：味甘、涩，凉。治妇人血脉不调，心腹痛，落胎，消恶血，补劳，通月经治气胀，消扑损瘀血，产后腹痛，血晕并宿血不下。"

《汤液本草·卷之四·草部·三棱》："《象》云：治老癖癥瘕结块，妇人血脉不调，心腹刺痛。须炮用。"

《本草正·芳草部·三棱》："能行血中之气，善破积气，逐瘀血，消饮食胀满、气滞腹痛，除痃癖癥瘕、积聚结块，通月水，亦堕胎及产后恶血、扑损瘀血，并治疮肿坚硬。"

《本经逢原·卷二·芳草部·荆三棱》："能破血中之气，散血结，通肝经积血，主寒癖结块，破产后恶血、血结腹痛，通月水，堕胎，以其力峻，故难久服。"

4. 干姜

《名医别录·中品·卷第二·干姜》："主治寒冷腹痛，中恶，霍乱，胀满，风邪诸毒，皮肤间结气，止唾血。"

《本草发挥·卷二》："洁古云……《主治秘诀》云：性热，味辛。气味俱厚，半浮半沉，可升可降，阳中阴也。其用有四：通心气助阳一也，去脏腑沉寒二也，发散诸经之寒气三也，治感寒腹痛四也。又云：辛温纯阳。《内经》云：寒淫所胜，以辛散之。此之谓也。干、生姜气温味辛，主伤寒头痛，鼻塞，上气，止呕吐、咳嗽。生与干同治，与半夏等分，以治心下急痛。

东垣云：干姜，味苦、辛，温，纯阳。主温中，治霍乱，腹冷痛，除冷气，治寒嗽，温经破血，去风。"

《本草纲目·菜部第二十六卷·菜之一·干姜》："阴阳易病伤寒后，妇人得病虽瘥，未满百日，不可与男合。为病拘急，手足拳，腹痛欲死，丈夫名阴易，妇人名阳易，速宜汗之即愈。满四日，不可治也：用干姜四两，为末。每用半两，白汤调服。覆衣被出汗后，手足伸即愈。（《伤寒类要》方）"

《本草正·菜部·干姜》："生者能散寒发汗，熟者能温中调脾。善通神明，去秽恶，通四肢关窍，开五脏六腑，消痰下气，除转筋霍乱，逐风湿冷痹、阴寒诸毒、寒痞胀满、腰腹疼痛、扑损瘀血、夜多小便。"

《神农本草经疏·卷八·草部中品之上·干姜》："辛可散邪理结，温可除寒通气，故主胸满咳逆上气，温中出汗，逐风湿痹，下痢因于寒冷，止腹痛。"

"干姜生用，同橘皮、乌药、白豆蔻，除胸满咳逆上气；同紫苏、桂枝，能温中出汗；加术则能逐风湿痹；同术、茯苓、人参、甘草，治下利寒冷腹痛。"

《本草害利·脾部药队·〔温脾猛将〕·干姜》："理翻胃腹痛。"

5. 土鳖虫

《本草纲目·虫部第四十一卷·虫之三·䗪虫》："行产后血积，折伤瘀血，治重舌木舌口疮，小儿腹痛夜啼。（时珍）"

"下瘀血汤：治产妇腹痛有干血。用䗪虫二十枚（熬，去足），桃仁二十枚，大黄二两，为末，炼蜜杵和，分为四丸。每以一丸，酒一升，煮取八合，温服，当下血也。（张仲景方）"

"腹痛夜啼：䗪虫（炙）、芍药、芎藭各二钱。为末。每用一字，乳汁调下。（《圣惠方》）"

《本草求真·上编卷五·血剂·䗪虫》："下腹痛、血痛血闭，则合桃仁、大黄以治。"

6. 大青盐

《名医别录·下品·卷第三·戎盐》："主心腹痛，溺血，吐血，齿舌血出。"

《神农本草经疏·卷五·玉石部下品·戎盐》："心腹痛者，心虚而邪热客之也。"

《本草易读·卷八·食盐·青盐》："助水脏而平血热，消癥积而除疥癣；止吐尿舌齿诸血，除心腹目疮诸痛。"

7. 大黄

《名医别录·下品·卷第三·大黄》："平胃下气，除痰实，肠间结热，心腹胀满，女子寒血闭胀，小腹痛，诸老血留结。"

《本草图经·草部下品之上卷第八·大黄》："又有三物备急丸，司空裴秀为散用，疗心腹诸疾卒暴百病。其方用大黄、干姜、巴豆各一两，须精新好者，捣筛，蜜和，更捣一千杵，丸如小豆，服三丸。老小斟量之。为散不及丸也。若中恶客忤，心腹胀满，卒痛如锥刀刺痛，气急口噤，停尸卒死者，以暖水若酒服之。若不下，捧头起，灌令下喉，须臾瘥。未知更与三丸，腹当鸣转，即吐下便愈。若口已噤，亦须折齿灌之，药入喉即瘥。"

《本草纲目·草部第十七卷·草之六·大黄》："下痢赤白，里急腹痛，小便淋沥，实热燥结，潮热谵语，黄疸诸火疮（时珍）。"

男女诸病：无极丸，治妇人经血不通，赤白带下，崩漏不止，肠风下血，五淋，产后积血，癥瘕腹痛，男子五劳七伤，小儿骨蒸潮热等证，其效甚速。宜六癸日合之，用锦纹大黄一斤，分作四分：一分用童尿一碗，食盐二钱，浸一日，切晒；一分用醇酒一碗，浸一日，切晒，再以巴豆仁三十五粒同炒豆黄，去豆不用；一分用红花四两，泡水一碗，浸一日，切晒；一分用当归四两，入淡醋一碗，同浸一日，去归，切晒。为末，炼蜜丸梧子大。每服五十丸，空心温酒下。取下恶物为验；未下再服。此武当高士孙碧云方也。（《医林集要》）"

《本草汇言·卷之五·草部·大黄》："《戴氏产宝》：治妇人经脉阻滞不通，腹中常痛。用大黄四两，酒煮三时，晒干为末，配玄胡索、桃仁、三棱、蓬莪术（俱酒炒）各五钱，为末，共为丸，每早服一钱，酒下。"

8. 大戟

《本草经集注·草木下品·大戟》："主治蛊毒，十二水，腹满急痛，积聚，中风，皮肤疼痛，吐逆。"

9. 小茴香

《神农本草经疏·卷九·草部中品之下·茴

香子》：“茴香酒炒，得川楝子、荔枝核、橘核、肉桂、苍术、木瓜、牛膝，治寒湿成疝。得炒砂仁、食盐，则主中恶腹痛，霍乱腹痛吐逆。古方：恶毒痈肿，或连阴髀间疼痛急挛，牵入少腹不可忍，一宿则杀人者。用茴香苗叶捣取汁一升，服之，日三四进，用其滓以贴肿上。冬间根皮亦可用。此外国方，永嘉以来用之，起死神效。”

《得配本草·卷五·菜部·茴香》：“治膀胱冷气，癩疝阴疼，胸腹冷痛，霍乱胀闷，干湿脚气。”

《本草述钩元·卷十五·菜部·茴香》：“治疝气膀胱小肠痛。”

10. 山豆根

《本草蒙筌·卷之三·草部下·山豆根》：“敷蛇虫咬伤，去血气腹痛。”

《本草纲目·草部第十八卷·草之七·山豆根》：“磨汁服，止卒患热厥心腹痛，五种痔痛。研汁涂诸热肿秃疮、蛇狗蜘蛛伤（时珍）。”

“卒患腹痛：山豆根，水研半盏服，入口即定。（《备急方》）”

《本草备要·草部·山豆根》：“治喉痛喉风，龈肿齿痛（含之咽汁），喘满热咳，腹痛下痢，五痔诸疮。”

11. 山柰

《本草纲目·草部第十四卷·草之三·山柰》：“暖中，辟瘴疠恶气，治心腹冷气痛，寒湿霍乱，风虫牙痛。入合诸香用。（时珍）”

“心腹冷痛：三柰、丁香、当归、甘草等分为末，醋糊丸梧子大。每服三十丸，酒下。（《集简方》）”

12. 山姜

《证类本草·卷第二十三·上品·豆蔻》：“陈藏器云：山姜，味辛，温。去恶气，温中，中恶霍乱，心腹冷痛，功用如姜。”

《证类本草·卷第三十·山姜》：“又主暴冷及胃中逆冷，霍乱腹痛。”

13. 山慈姑

《本草正义·卷之二·草部·山慈姑》：“能解百毒，通治恶疮，坚肿痈疡，杨梅毒厉，瘟疫时气，瘴疠蛊毒，中恶，胸腹攻痛，窒塞不通诸证；及毒蛇虫犬等伤。外证可敷，内证可服，其效最捷，则以合大戟、千金子霜、麝香，皆通利迅疾之品，所以行

驶极速，取效眉睫。”

14. 千金子

《证类本草·卷第十一·续随子》：“主妇人血结月闭，癥瘕疙癖瘀血，蛊毒鬼疰，心腹痛，冷气胀满，利大小肠，除痰饮积聚，下恶滞物。”

《景岳全书·卷之四十八大集·本草正（上）·毒草部》：“能逐瘀血，消痰饮食积，癥瘕疙癖，除蛊毒鬼疰，水气冷气，心腹胀满疼痛，腹内诸疾，利大小肠，祛恶滞及妇人血结血闭瘀血等证。”

《神农本草经疏·卷十一·草部下品之下·续随子》：“《圣济总录》：治小便不通，脐腹胀痛不可忍。用续随子一两，铅丹半两，同少蜜捣作团，瓶盛埋阴处，腊月至春末取出，研，蜜丸梧子大。每服二三十丸，木通汤下。”

15. 川乌

《新修本草·卷第十·乌头》：“消胸上痰冷，食不下，心腹冷疾，脐间痛，肩胛痛不可俯仰，目中痛不可力视。”

《本草图经·草部下品之上卷第八·侧子》：“崔氏治寒疝心腹胁引痛，诸药不可近者，蜜煎乌头主之。以乌头五枚大者，去芒角及皮，四破，以白蜜一斤，煎令透润，取出焙干，捣筛，又以熟蜜丸，冷盐汤吞下二十丸如梧子，永除。”

《证类本草·卷第十·乌头》：“《药性论》云……能治恶风憎寒，湿痹逆气，冷痰包心，肠腹疞痛，痃癖气块，益阳事，中风洗洗恶寒，除寒热，主胸中痰满，冷气，不下食，治咳逆上气，治齿痛，破积聚寒，主强志。”

《本草发挥·卷二》：“洁古云……其用有六：除寒疾一也，去心下痞坚二也，温养脏腑三也，治诸风四也，破积聚滞气五也，感寒腹痛六也。”

《本草纲目·草部第十七卷·草之六·乌头》：“阴毒伤寒：孙兆《口诀》云：房后受寒，少腹疼痛，头疼腰重，手足厥逆，脉息沉细，或作呃逆，并宜退阴散：用川乌头、干姜等分，切炒，放冷为散。每服一钱，水一盏，盐一撮，煎取半盏，温服，得汗解。《本事方》玉女散：治阴毒心腹痛厥逆恶候。川乌头去皮脐，冷水浸七日，切晒，纸裹收之。遇有患者，取为末一钱，入盐八分，水一盏，煎八分服，压下阴毒，如猪血相似，再进一服。”

“心腹冷痛，冷热气不和：山栀子、川乌头等

分，生研为末，酒糊丸梧子大。每服十五丸，生姜汤下。小肠气痛，加炒茴香，葱酒下二十丸。（王氏《博济方》）"

"寒疝腹痛绕脐，手足厥冷，自汗出，脉弦而紧，用大乌头煎主之。大乌头五枚（去脐）。水三升，煮取一升，去滓，纳蜜二升，煎令水气尽。强人服七合，弱人服五合。不瘥，明日更服。（张仲景《金匮玉函方》）"

寒疝身痛腹痛，手足逆冷不仁，或身痛不能眠，用乌头桂枝汤主之。乌头一味，以蜜二斤，煎减半，入桂枝汤五合解之，得一升。初服二合，不知再服，又不知，加至五合。其知者如醉状，得吐为中病也。（《金匮玉函》）"

寒疝引胁，肋心腹皆痛，诸药不效者。大乌头五枚（去角，四破）。以白蜜一斤，煎令透，取焙为末，别以熟蜜和丸梧子大。每服二十丸，冷盐汤下，永除。（崔氏方）"

《本草类要·热药门·大热类·乌头》："消腿膝肿疼，除心腹痃痛。"

16. 川芎

《名医别录·中品·卷第二·芎䓖》："主除脑中冷动，面上游风去来，目泪出，多涕唾，忽忽如醉，诸寒冷气，心腹坚痛，中恶，卒急肿痛，胁风痛，温中内寒。"

《证类本草·卷第七·芎䓖》："《药性论》云：芎䓖，臣。能治腰脚软弱，半身不遂，主胞衣不出，治腹内冷痛。"

17. 川楝子

《汤液本草·卷之五·木部·川楝子》："《珍》云：入心，主上下部腹痛。"

《本草纲目·木部第三十五卷·木之二·楝》："时珍曰：楝实，导小肠、膀胱之热，因引心包相火下行，故心腹痛及疝气为要药。"

《本草征要·第一卷·通治部分·楝实》："与延胡索相伍，治心腹痛颇灵。"

《本草从新·卷八·木部·苦楝子》："热厥腹痛。"

18. 马兰

《本草纲目·草部第十四卷·草之三·马兰》："主诸疟及腹中急痛，痔疮。（时珍）"

《本经逢原·卷二·芳草部·马兰》："绞肠痧腹痛，以马兰细嚼，咽汁立安。"

19. 马齿苋

《证类本草·卷第二十九·马齿苋》："亦治疳痢，一切风。又可细切煮粥，止痢，治腹痛……《产宝》：产后血痢，小便不通，脐腹痛。生马齿菜杵汁三合，煎一沸下蜜一合，搅服。"

20. 天仙藤

《本草纲目·草部第十八卷·草之七·天仙藤》："流气活血，治心腹痛。（时珍）"

"产后腹痛儿枕痛：天仙藤五两，炒焦为末。每服二钱，炒生姜汁、童子小便和细酒调服。（《经验妇人方》）一切血气腹痛：即上方，用温酒调服。"

《本草备要·草部·天仙藤》："治风劳腹痛，妊娠水肿。"

21. 木瓜

《证类本草·卷第二十三·中品·木瓜实》："《日华子》云：木瓜，止吐泻、贲豚及脚气、水肿、冷热痢、心腹痛，疗渴、呕逆、痰唾等。"

《雷公炮制药性解·卷五·木部·木瓜》："主脚气水肿，心腹冷热痛及奔豚，去湿气，调营卫，助谷气，和脾胃，止吐泻。"

《本草汇言·卷之十五·果部·木瓜》："治绞肠痧瘴，腹痛转筋。用木瓜五钱，荞麦二两，滑石四钱，生明矾一钱，葱头十根，水煎，冷服。以铁针刺足三里出血，或手十指甲边刺，血出立愈。"

《得配本草·卷六·果部·木瓜》："和青盐、甘菊、艾茸，治肾脏虚冷，气攻腹胁，胀满疼痛。"

22. 木香

《本草纲目·草部第十四卷·草之三·木香》："内钓腹痛：木香、乳香、没药各五分，水煎服之。（阮氏《小儿方》）"

《景岳全书·卷之四十五烈集·痘疹诠·痘药正品》："调诸气，和胃行滞止泻，除胸腹痛，亦能温中。"

《景岳全书·卷之四十八大集·本草正（上）·芳草部》："行肝脾肺气滞如神，止心腹胁气痛甚捷。"

《本草通玄·卷上·草部·木香》："主心腹痛，健脾胃，消食积，止吐利，安胎气，理疝气，疗肿毒，辟鬼邪。"

《本草新编·卷之三·广木香》："能通神气，和胃气，行肝气，散滞气，破结气，止心疼，逐冷气，安霍乱吐泻,呕逆翻胃,除痞癖癥块、脐腹胀痛,安胎散毒,治痢必需,且辟疫气瘴疠。"

23. 五加皮

《神农本草经·卷一·上经·五加皮》:"主心腹疝气,腹痛,益气疗躄,小儿不能行,疽创阴蚀。"

《雷公炮制药性解·卷五·木部·五加皮》:"主心腹腰膝痛,疝气,骨节拘挛多年,瘀血在皮肤,阴痿囊湿,小儿脚软,女子阴痒阴蚀,补劳伤,坚节骨,益志气、添精髓,久服延年。"

24. 五灵脂

《本草品汇精要·卷之三十一·虫鱼部下品·五灵脂》:"主伤寒积聚,心腹冷痛。"

《本草纲目·禽部第四十八卷·禽之二·五灵脂》:"止妇人经水过多,赤带不绝,胎前产后血气诸痛,男女一切心腹、胁肋、少腹诸痛,疝痛,血痢肠风腹痛,身体血痹刺痛,肝疟发寒热,反胃消渴及痰涎挟血成窠,血贯瞳子,血凝齿痛,重舌,小儿惊风,五痫癫疾,杀虫,解药毒及蛇、蝎、蜈蚣伤(时珍)。"

"产后腹痛:五灵脂、香附、桃仁等分研末,醋糊丸,服一百丸。或用五灵脂末,神曲糊丸,白术、陈皮汤下。(丹溪方)"

《本草正·虫鱼部·五灵脂》:"大能行血,行气,逐瘀止痛,凡男子、女人有血中气逆而腹胁刺痛,或女人经水不通、产后血滞、男子疝气、肠风血痢、冷气恶气、心腹诸痛、身体血痹,胁肋、筋骨疼痛,其效甚捷。"

《本草汇言·卷之十八·禽部·五灵脂》:"缪氏(仲淳)言:此药其功长于破血行瘀,如果属产后瘀血停滞作痛,产后少腹儿枕作痛,产后恶血攻心血晕作痛,妇人经闭结滞心胃,腹间作痛……又按前贤寇氏曰……凡男妇老幼,一切心腹胁肋少腹痛,疝瘕痛,并胎前产后血气攻痛,俱能奏功。"

《神农本草经疏·卷二十二·虫鱼部下品·五灵脂》:"同泽兰、牛膝、益母草、延胡索、牡丹皮、红花、赤芍药、山楂、生地黄,治产后恶露不净,腹中作疼。"

"《和剂局方》失笑散:治男女老少心痛,腹痛,少腹痛,并少腹疝气,诸药不效者,能行能止;妇人妊娠心痛及产后心痛,少腹痛,血气痛尤妙。用五灵脂、蒲黄等分,研末。先以醋二杯调末,熬

成膏,入水一盏,煎至七分,连药热服。未止再服。一方以醋糊丸,童便酒服。"

25. 五倍子

《本草纲目·虫部第三十九卷·虫之一·五倍子》:"敛肺降火,化痰饮,止咳嗽、消渴、盗汗、呕吐、失血、久痢、黄病、心腹痛、小儿夜啼,乌须发,治眼赤湿烂,消肿毒、喉痹,敛溃疮、金疮,收脱肛、子肠坠下(时珍)。"

心疼腹痛:五倍子生研末。每服一钱,铁杓内炒,起烟黑色者为度。以好酒一钟,倾入杓内,服之立止。(邵真人《经验方》)"

26. 水蛭

《本草纲目·虫部第四十卷·虫之二·水蛭》:"跌扑损伤,瘀血凝滞,心腹胀痛,大小便不通,气绝欲死。用红蛭(石灰炒黄)半两,大黄、牵牛头末各二两,为末。每服二钱,热酒调下。当下恶血,以尽为度。名夺命散。(《济生》)"

27. 牛黄

《证类本草·卷第十六·牛黄》:"《圣惠方》……治小儿腹痛夜啼:用牛黄如小豆大,乳汁化服。"

28. 牛膝

《证类本草·卷第六·牛膝》:"《日华子》云:牛膝,治腰膝软怯冷弱,被癥结,排脓止痛,产后心腹痛并血晕,落死胎,壮阳。"

"《肘后方》……治小便不利,茎中痛欲死,兼治妇人血结腹坚痛。牛膝一大把并叶,不以多少,酒煮饮之,立愈。"

《本草从新·卷三·草部·牛膝》:"治心腹诸痛。"

29. 升麻

《名医别录·上品·卷第一·升麻》:"主解毒入口皆吐出,中恶腹痛,时气毒疠,头痛寒热,风肿诸毒,喉痛口疮。"

30. 丹参

《神农本草经·卷一·上经·丹参》:"茎花小方如荏,毛,根赤,四月花紫,五月采根,阴干,治心腹痛(《御览》)。"

《证类本草·卷第七·丹参》:"《药性论》云:丹参,臣,平。能治脚弱疼痹,主中恶,治百邪鬼魅,腹痛,气作声音鸣吼,能定精。"

《本草纲目·草部第十二卷·草之一·丹

参》：“寒疝腹痛：小腹阴中相引痛，白汗出，欲死。以丹参一两为末。每服二钱，热酒调下。(《圣惠方》)”

31. 乌药

《证类本草·卷第十三·乌药》：“主中恶心腹痛，蛊毒疰忤鬼气，宿食不消，天行疫瘴，膀胱肾间冷气攻冲背膂，妇人血气，小儿腹中诸虫。”

《神农本草经疏·卷十三·木部中品·乌药》：“《和剂局方》乌沉汤：治一切气，一切冷，补五脏，调中壮阳，暖腰膝，去邪气，冷风麻痹，膀胱、肾间冷气攻冲背膂，俯仰不利，风水毒肿，吐泻转筋，癥癖刺痛，中恶心腹痛，鬼气疰忤，天行疫瘴，妇人血气痛。用天台乌药一百两，沉香五十两，人参三两，炙甘草四两，为末。每服半钱，姜盐汤空心点服。”

《滇南本草·第一卷·乌药》：“消水肿，止气逆腹痛。”

《本草纲目·木部第三十四卷·木之一·乌药》：“心腹气痛。乌药(水磨浓汁)一盏，入橘皮一片，苏一叶，煎服。(《集简方》)”

《本草征要·第一卷·通治部分·乌药》：“主膀胱冷气攻冲，疗胸腹积停为痛。”

《本草汇言·卷之八·木部·乌药》：“(《斗门方》)乌药子治阴毒伤寒，腹痛欲死：取一合，炒至黑烟起，投水中，煎十余沸，服一大盏，汗出止，阳回即瘥。”

32. 火麻仁

《本草详节·卷之七·谷部·火麻仁》：“主大肠风热结燥，小便淋闭，皮肤顽癣风癞，骨髓疼痛，风水腹大，腰脐重痛，中风汗出，呕逆，消渴，妊娠心痛腹痛，逆生倒产，产后恶露不尽，小儿赤白痢。”

33. 巴豆

《本草纲目·木部第三十五卷·木之二·巴豆》：“治泻痢惊痫，心腹痛疝气，风喎，耳聋，喉痹牙痛，通利关窍。(时珍)”

积滞泄痢，腹痛里急。杏仁(去皮、尖)、巴豆(去皮、心)各四十九个，同烧存性，研泥，熔蜡和，丸绿豆大。每服二三丸，煎大黄汤下，间日一服。一加百草霜三钱。(刘守真《宣明方》)”

《本草易读·本草易读卷七·巴豆》：“解寒热之温疟，止心腹之急痛。”

34. 巴戟天

《名医别录·下品·卷第三·巴戟天》：“主治头面游风，小腹及阴中相引痛，下气，补五劳，益精，利男子。”

《本草新编·卷之二·巴戟天》：“补虚损劳伤，壮阳道，止小腹牵痛，健骨强筋，定心气，益精增志，能止梦遗。此臣药，男妇俱有益，不只利男人也。”

《得配本草·卷二·草部·巴戟天》：“治一切风湿水肿，少腹引阴冷痛，夜寐梦交精泄。”

35. 甘松

《证类本草·卷第九·甘松香》：“主恶气，卒心腹痛满，兼用合诸香，丛生，叶细。”

36. 甘草

《证类本草·卷第六·甘草》：“《药性论》云……主腹中冷痛，治惊痫，除腹胀满，补益五脏，制诸药毒，养肾气内伤，令人阴痿。”

《本草纲目·草部第十二卷·草之一·甘草》：“凡心火乘脾，腹中急痛，腹皮急缩者，宜倍用之。”

《本草思辨录·卷一·甘草》：“东垣又云：心火乘脾，腹中急痛，腹肉急缩者，甘草宜倍用之。按小建中汤治里急腹痛，甘草炙用，病非心火乘脾。生甘草泻心火，而不治心火乘脾之腹痛。本经黄连主腹痛，治心火乘脾之腹痛，即仲圣黄连汤是。东垣之说，殊有未合。刘潜江发心火乘脾之义，而深赞之。邹氏又引东垣此说，以证栀子甘草豉汤之虚烦不得眠。不得眠岂是脾病。三君皆名家，而于甘草不细辨如是，真为不解。”

37. 甘遂

《本草求真·上编·卷四泻剂·苦甘遂》：“水郁于肝，则胁下痞满痛引少腹……水郁于肾，则腹痛引背央央，腰髀痛楚……故凡因实邪，元气壮实(必壮实方可用以甘遂)，而致隧道阻寒，见为水肿蛊胀，疝瘕腹痛。无不仗此迅利以为开决水道之首。”

38. 艾叶

《证类本草·卷第九·艾叶》：“臣禹锡等谨按：《药性论》云：艾叶，使。能止崩血，安胎，止腹痛。《肘后方》：鬼击之病，得之无渐，卒著人如刀刺状，胸胁腹内疞刺切痛，不可抑按，或即吐血，鼻中出血，下血。一名鬼排。以熟艾如鸡子三枚，水五升,煎取二升,顿服之。"

《本草撮要·卷一·草部·艾叶》:"得香附治少腹痛。"

39. 石菖蒲

《证类本草·卷第六·菖蒲》:"《日华子》云:除风下气,丈夫水脏、女人血海冷败,多忘长智,除烦闷,止心腹痛,霍乱转筋,治客风疮疥,涩小便,杀腹脏虫及蚤虱。"

《本草蒙筌·卷之一·草部上·石菖蒲》:"腹痛或走者易效,胎动欲产者即安。"

《要药分剂·卷三·通剂·菖蒲》:"常嚼菖蒲饮水,永无腹痛之疾。"

40. 石膏

《神农本草经·卷二·中经·石膏》:"主中风寒热,心下逆气惊喘,口干苦焦,不能息,腹中坚痛,除邪鬼,产乳,金创。"

41. 生地黄

《证类本草·卷第六·干地黄》:"《药性论》云……治产后腹痛,主吐血不止。"

《本草纲目·草部第十六卷·草之五·生地黄》:"补血气,滋肾水,益真阴,去脐腹急痛,病后胫股酸痛。(元素)"

42. 仙茅

《本草征要·第三卷·肾与膀胱经·仙茅》:"助阳填骨髓,心腹寒疼。"

43. 白术

《证类本草·卷第六·术》:"《药性论》云:……多年气痢,心腹胀痛,破消宿食,开胃,去痰涎……治水肿胀满,止呕逆,腹内冷痛,吐泻不住及胃气虚,冷痢。"

《本草纲目·草部第十二卷·草之一·术》:"白术,理胃益脾,补肝风虚。主舌本强,食则呕,胃脘痛,身体重,心下急痛,心下水痞。冲脉为病,逆气里急,脐腹痛(好古)。"

《景岳全书·卷之四十八大集·本草正(上)·山草部》:"其性温燥,故能益气和中,补阳生血,暖胃消谷,益津液,长肌肉,助精神,实脾胃,止呕逆,补劳倦,进饮食,利小水,除湿运痰,消浮去胀,治心腹冷痛,胃虚下痢,痃癖癥瘕。"

《神农本草经疏·卷六·草部上品之上·术》:"君枳实、橘皮、砂仁、半夏、人参,则除心腹胀痛,消宿食,开胃,去痰涎,除伤食发寒热及泄泻。"

《得配本草·奇经药考》:"白术,主冲脉为病,逆气里急,脐腹痛。"

44. 白头翁

《证类本草·卷第十一·白头翁》:"《药性论》云:白头翁,使,味甘、苦,有小毒。止腹痛及赤毒痢,治齿痛,主项下瘤疬。"

《衍义》曰:白头翁,生河南洛阳界及新安土山中。性温。止腹痛,暖腰膝,《唐本》注及《药性论》甚详。"

45. 白芷

《证类本草·卷第八·白芷》:"《药性论》云:白芷,君。能治心腹血刺痛,除风邪,主女人血崩及呕逆,明目止泪出。疗妇人沥血腰痛,能蚀脓。"

"《经》曰:能蚀脓。今人用治带下,肠有败脓,淋露不已,腥秽殊甚,遂至脐腹更增冷痛。此盖为败脓血所致。卒无已期,须以此排脓。白芷一两,单叶红蜀葵根二两,芍药根白者、白矾各半两,矾烧枯别研,余为末,同以蜡丸如梧子大。空肚及饭前,米饮下十丸或十五丸。俟脓尽,仍别以他药补之。"

《滇南本草·第一卷·白芷》:"止胃冷腹痛、寒痛。"

46. 白芥子

《本草纲目·菜部第二十六卷·菜之一·芥》:"时珍曰:芥子,功与菜同。其味辛,其气散,故能利九窍,通经络,治口噤、耳聋、鼻衄之证,消瘀血、痈肿、痛痹之邪。其性热而温中,故又能利气豁痰,治嗽止吐,主心腹诸痛。白芥子辛烈更甚,治病尤良。见后本条。

妇人经闭不行,至一年者,脐腹痛,腰腿沉重,寒热往来:用芥子二两,为末。每服二钱,热酒食前服。(《仁存方》)阴证伤寒,腹痛厥逆:芥菜子研末,水调贴脐上。(《生生编》)"

47. 白附子

《珍珠囊补遗药性赋·卷三·草部下》:"味甘平温,无毒。能行药势,主心疼腹痛。"

48. 玄参

《名医别录·中品·卷第二·玄参》:"主治暴中风、伤寒,身热支满,狂邪、忽忽不知人,温疟洒洒,血瘕,下寒血,除胸中气,下水,止烦渴,散颈下核,痈肿,心腹痛,坚癥,定五脏。"

49. 半夏

《此事难知·卷下·诸经头痛》："痰实体重腹痛，半夏。"

50. 地龙

《证类本草·卷第二十二·下品·白颈蚯蚓》："《百一方》治交接劳复，阴卵肿或缩入腹，腹绞痛，或便绝：蚯蚓数条，绞取汁服之，良。"

51. 地榆

《新修本草·卷第九·地榆》："[谨案]主带下十二病。《孔氏音义》云：一曰多赤，二曰多白，三曰月水不通，四曰阴蚀，五曰子藏坚，六曰子门僻，七曰合阴阳患痛，八曰小腹寒痛，九曰子门闭，十曰子宫冷，十一曰梦与鬼交，十二曰五脏不定。"

《本草汇言·卷之一·草部·地榆》："《宣明方》治结阴下血，腹痛不已：用地榆四两（炒），甘草（炒）、砂仁（炒）、炮姜灰各一两。共为末，每服五钱，白汤调服。"

52. 芍药

《神农本草经·卷二·中经·芍药》："主邪气腹痛，除血痹，破坚积、寒热、疝瘕，止痛，利小便，益气。"

《名医别录·中品·卷第二·芍药》："主通顺血脉，缓中，散恶血，逐贼血，去水气，利膀胱、大小肠，消痈肿，时行寒热，中恶，腹痛，腰痛。"

《证类本草·卷第八·芍药》："《药性论》云：芍药，臣。能治肺邪气，腹中疗痛，血气积聚，通宣脏腑拥气，治邪痛败血，主时疾骨热，强五脏，补肾气，治心腹坚胀，妇人血闭不通，消瘀血，能蚀脓。"

《仁斋直指方论·卷之二十六·诸血方论》："芍药，阴分药也，通脾经，性味酸寒，能和血，治虚腹痛也。"

《汤液本草·卷之三·草部·芍药》："《象》云：补中焦之药，得炙甘草为佐，治腹中痛。夏月腹痛少加黄芩，如恶寒腹痛，加肉桂一钱、白芍药三钱、炙甘草一钱半，此仲景神方也。如冬月大寒腹痛，加桂二钱半，水二盏，煎一半。去皮用。

《心》云：脾经之药，收阴气，能除腹痛，酸以收之，扶阳而收阴气，泄邪气，扶阴。与生姜同用，温经散湿通塞，利腹中痛，胃气不通，肺燥气热。酸收甘缓，下利必用之药。

《珍》云：白补、赤散，泻肝、补脾胃。酒浸，行经，止中部腹痛。

《本草》云：主邪气腹痛，除血痹，破坚积，寒热疝瘕；止痛，利小便；益气，通顺血脉；缓中，散恶血，逐贼血；去水气，利膀胱。

《液》云：腹中虚痛，脾经也，非芍药不除。补津液停湿之剂。"

《本草发挥·卷二》："白芍药……《主治秘诀》云：性寒，味酸，气厚味薄，升而微降，阳中阴也。其用有六：安脾经一也，治腹痛二也，收胃气三也，止泻痢四也，和血脉五也，固腠理六也。白补赤散，泻肝补脾。酒浸引经，止中部腹痛。去皮用。"

"丹溪云：白芍药酒浸炒，与白术同用则补脾，与川芎同用补肝，与人参、白术同用则补气。治腹中痛不利者必炒，后重者不炒。惟治血虚腹痛，诸腹痛皆不可治。"

《滇南本草·第一卷·白芍赤芍》："赤芍，味酸、微辛，性寒。泄脾火，降气行血，破瘀血，散血块，止腹痛，散血热，攻痈疽，治疥癞疮。"

《本草蒙筌·卷之二·草部中·芍药》："赤利小便去热，消痈肿破积坚，主火盛眼疼要药；白和血脉缓中，固腠理止泻痢，为血虚腹痛捷方。

丹溪云：芍药惟止血虚腹痛，然诸痛并宜辛散，此仅酸收，故致血调，血调则痛自止，岂非谓缓中耶？"

《本草纲目·草部第十四卷·草之三·芍药》："理中气，治脾虚中满，心下痞，胁下痛，善噫，肺急胀逆喘咳，太阳鼽衄目涩，肝血不足，阳维病苦寒热，带脉病苦腹痛满，腰溶溶如坐水中（好古）。止下痢腹痛后重（时珍）。"

"腹中虚痛：白芍药三钱，炙甘草一钱。夏月，加黄芩五分；恶寒，加肉桂一钱；冬月大寒，再加桂一钱。水二盏，煎一半，温服。（《洁古用药法象》）"

"崩中下血，小腹痛甚者：芍药一两（炒黄色），柏叶六两（微炒）。每服二两，水一升，煎六合，入酒五合，再煎七合，空心分为两服。亦可为末，酒服二钱。（《圣惠方》）"

《药鉴·新刻药鉴卷之二·芍药》："下痢腹痛者宜用，盖由肠胃湿热，故用此收敛之剂，则脾胃得正，而邪毒不能作祸矣。腹中有寒而疼，当煨用之。"

《本草汇言·卷之二·草部·白芍药》："酸

能入肝（蔡心吾稿），而苦寒亦能养木，酸能敛血，而气寒尤能生血，然安血室，止崩漏，和营卫，敛虚汗，发痘疹，解毒痢，治胎产，止腹痛，其效甚捷。故同甘草，止气虚腹痛；同芎、归，止血虚腹痛；同楂、朴，止积滞腹痛；同砂仁，止胎孕腹痛；同芩、连，止热痢腹痛；同姜、附、肉桂，止阴寒腹痛。"

《本草汇言·卷之二·草部·赤芍药》："凡目痛赤肿（韦心庵），血脉缠睛，痈疡肿溃，疮疹痛痒，或妇人癥瘕腹痛，月经阻滞，或痢疾瘀积，红紫不清，均可用之。

（薛国球《开元纪事》）治经阻腹痛，并恶露不行。用赤芍药、当归尾、玄胡索、青皮、五灵脂、肉桂、红花。"

《景岳全书·卷之四十五烈集·痘疹诠·痘药正品》："能泻肝脾之火，故止腹之热痛，亦能止汗。"

《神农本草经疏·卷八·草部中品之上·芍药》："木芍药，色赤。赤者主破散，主通利，专入肝家血分，故主邪气腹痛。"

"白芍药酒炒为君，佐以炙甘草，为健脾最胜之剂，能治血虚腹痛。

赤芍药同藿香、橘皮、木瓜、甘草，治中恶腹痛。同芎䓖、红花、生地黄、当归、白芷、荆芥，治破伤风发热疼痛。同牛膝、当归、地黄、延胡索、山楂、泽兰、红蓝花、五灵脂，治初产恶露不下腹痛；冬月加肉桂。同金银花、白芷、鲮鲤甲、紫花地丁、夏枯草、茜草、生甘菊，消一切痈肿。同香附、当归、地黄、延胡索、青皮，治经阻腹痛。加五灵脂、蒲黄，能散恶血，逐败血。"

《得配本草·奇经药考》："白芍，主阳维寒热，带脉腹痛。"

《本草择要纲目·寒性药品·白赤芍药》："益肾水真阴，和产后血气，去脐腹急痛，养阴退阳，壮水之源。"

《本草经解·卷一·草部上·芍药》："同白术、白茯、猪苓、陈皮，治脾湿腹痛。"

《本草类要·补药门·滋阴类·芍药》："最消腹里痛满。"

《本草思辨录·卷一·芍药》："腹痛为太阴血中之气结，芍药以木疏土而破结，故为腹痛专药（谓于土中泻水者，犹属膈膜之论）。"

53. 芒硝

《神农本草经疏·卷三·玉石部上品·芒硝》："入仲景大承气汤，治伤寒七八日后，邪结下焦，少腹按之坚痛，下之愈。"

54. 百合

《证类本草·卷第八·百合》："《圣惠方》……治伤寒，腹中满痛。用百合一两，炒令黄色，捣为散，不计时候，粥饮调下二钱服。"

55. 当归

《证类本草·卷第八·当归》："《药性论》云：当归，臣，恶热面。止呕逆，虚劳寒热，破宿血，主女子崩中，下肠胃冷，补诸不足，止痢腹痛。"

"《梅师方》：治胎动下血，心腹疼，死生不知，服此汤，活即安，死即下。用当归四两，芎䓖九两，细锉，以酒三升，水四升，煎取三升，分服。"

《滇南本草·第三卷·当归》："止腹痛、面寒、背寒痛，消痈疽，排脓定痛。"

《本草通玄·卷上·草部·当归》："主一切风、一切气、一切血，温中，止头目心腹诸痛，破恶血，养新血，润肠胃，养筋骨，泽皮肤，理痈疽，排脓止痛生肌。"

《本草经解·卷一·草部上·当归》："同白蜜，治产后腹痛。"

《医学摘粹·本草类要·补药门·补血类·当归》："缓里急而安腹痛。"

56. 肉豆蔻

《海药本草·草部卷第二·肉豆蔻》："主心腹虫痛，脾胃虚冷气，并冷热虚泄，赤白痢等。"

《证类本草·卷第九·肉豆蔻》："主鬼气，温中治积冷，心腹胀痛，霍乱中恶，冷疰，呕沫冷气，消食止泄，小儿乳霍……臣禹锡等谨按：《药性论》云：肉豆蔻，君，味苦，辛能主小儿吐逆，不下乳，腹痛，治宿食不消，痰饮。"

"《圣惠方》治冷痢，腹痛不能食：肉豆蔻一两去皮，以醋面裹煨令面熟为度，捣为散。非时粥饮下一钱匕。"

《玉楸药解·卷一·草部》："治寒湿腹痛。"

57. 肉桂

《汤液本草·卷之五·木部·桂》："《珍》云：秋冬治下部腹痛，非桂不能止也。"

《本草正·竹木部·官桂》："肉桂，味重，故能温补命门，坚筋骨，通血脉，治心腹寒气、头疼、咳嗽、鼻衄、霍乱转筋、腰足、脐腹疼痛,一切沉寒痼冷之病。”

“与参、附、地黄同用,最降虚火及治下焦元阳亏乏;与当归、川芎同用,最治妇人产后血瘀、儿枕腹痛及小儿痘疹虚寒、作痒不起。”

《神农本草经疏·卷十二·木部上品·桂》:“秋冬下部腹痛因于寒,补命门,益火消阴者,肉桂之所治也。”

“得蒲黄、黑豆、泽兰、益母草、红花、牛膝、生地黄、当归,治产后少腹儿枕作痛,甚则加乳香、没药各七分。得吴茱萸、干姜、附子,治元气虚人,中寒腹痛不可忍,虚极则加人参……得当归、牛膝、生地黄、乳香、没药、桃仁,治跌扑损伤,瘀血凝滞,腹中作痛,或恼怒劳伤,而致蓄血发寒热,热极令人不得眠,腹不痛,大便不秘,亦不甚渴,脉不洪数,不思食,食亦无味,热至天明得汗暂止,少顷复热,小便赤,此其候也。和童子小便,服之立除。”

《本草纲目·木部第三十四卷·木之一·桂》:“《外台秘要》:桂末,酒服方寸匕,须臾六七次。心腹胀痛,气短欲绝:桂二两,水一升二合,煮八合,顿服之。”

《本草征要·第一卷·通治部分·温里药·肉桂》:“下焦腹痛,非此不除。”

《本草汇言·卷之八·木部·肉桂》:“(仲景方)治三阴直中寒证,头不疼,身不热,口不渴,或有微热微渴,自汗,腹痛,泄泻,吐冷涎,吐蛔虫,四肢厥冷,躁烦不寐,或语言错杂,时昏时省。用肉桂、附子(童便制)、人参各三钱,干姜、白术(炒)、黄耆、吴茱萸各五钱,北细辛一钱五分,水煎服。

(《杨氏产宝》)治妇人经脉冷凝,阻遏不通,腹痛胀闷:用肉桂、木香各三钱,陈皮、玄胡索、香附(俱醋炒)、当归、川芎(俱酒炒)、牡丹皮、桃仁、乌药各二钱,水煎服。”

《本草新编·卷之四·肉桂》:“养精神,和颜色,兴阳耐老,坚骨节,通血脉,疗下焦虚寒,治秋冬腹痛、泄泻、奔豚,利水道,温筋暖脏,破血通经,调中益气,实卫护营,安吐逆疼痛。”

《本草备要·木部·肉桂》:“去营卫风寒,表虚自汗(阳虚),腹中冷痛,咳逆结气(咳逆亦由气不归元,桂能引火,归宿丹田)。”

《本经逢原·卷三·香木部·肉桂》:“利肝肾,止腰腹寒痛,冷痰霍乱转筋。坚筋骨,通血脉。元素言:补下焦不足,沉寒痼冷之病,下部腹痛,非此不能止。

有胎息虚寒下坠,服黄芩、白术辈安之不应。小腹愈痛愈坠,脉来弦细或浮革者,非参、芪、桂、附十全大补温之不效。”

《玉楸药解·卷二·木部》:“驱腹胁疼痛。”

58. 朱砂

《名医别录·上品·卷第一·丹砂》:“主通血脉,止烦满、消渴,益精神,悦泽人面,除中恶、腹痛、毒气、疥瘘、诸疮。”

59. 竹叶

《证类本草·卷第十三·竹叶》:“《肘后方》治霍乱转筋,心腹胀痛:浓煮竹叶汤五六升,令灼已转筋处。”

60. 竹茹

《证类本草·卷第十三·竹叶》:“《伤寒类要》治交接劳复,卵肿,腹中绞痛,便欲死:刮竹皮一升,以水三升,煮五沸,绞去滓。顿服。”

61. 延胡索

《汤液本草·卷之三·草部·延胡索》:“《象》云:破血治气,月水不调,小腹痛,暖腰膝,破癥瘕。碎用。《液》云:治心气痛、小腹痛,有神。主破血,产后诸疾,因血为病者。妇人月水不调,腹中结块,崩漏淋露,暴血上行,因损下血。”

《本草蒙筌·卷之三·草部下·延胡索》:“跌扑下血,淋露崩中,心腹卒疼,小腹胀痛,并治之而即效也。”

《本草正·山草部·延胡索》:“善行滞气,破滞血,血中气药,故能止腹痛,通经,调月水淋滞、心气疼痛,破癥癖、跌扑凝瘀,亦善落胎、利小便及产后逆血上冲,俱宜以酒煮服,或用酒磨服亦可。”

《本经逢原·卷一·山草部·延胡索》:“《炮炙论》曰:心痛欲死,急觅延胡,以其能散胃脘气血滞痛也。概当归、芍药调腹中血虚痛,延胡、五灵治胸腹血滞痛。”

《本草经解·卷一·草部上·延胡索》:“延胡索为末酒服,治胃脘痛及下利腹痛……同芎、归、芍、地、白胶、牛膝、香附,治女人经阻少腹痛……同当归、陈皮丸,治经水不调腹痛。”

《本草害利·肝部药队·延胡索》:“止肠痛心疼,为活血利气之药也。”

62. 血余炭

《本草纲目·人部第五十二卷·人之一·发髲》："急肚疼病：用本人头发三十根，烧过酒服。即以水调芥子末，封在脐内，大汗如雨，即安。（谈野翁方）"

《本草备要·人部·发》："《子母秘录》：乱发烧灰，亦治尸疰。猪脂调涂小儿燕口，即两角生疮也。宋丞相王郇公，小腹切痛，备治不效。用附子、硫黄、五夜叉丸之类，亦不瘥。张驸马取妇人油头发，烧灰研筛，酒服二钱，其痛立止。"

63. 血竭

《神农本草经疏·卷十三·木部中品·麒麟竭》："苏恭：主心腹卒痛；李珣以之治伤折打损，一切疼痛，血气搅刺，内伤血聚者，诚为此耳。"

64. 全蝎

《本草述钩元·卷二十七·虫部·蝎》："肾脏虚冷，气攻脐腹疼痛及胁不可忍：干蝎七钱半，焙为末，以酒及童便各三升。煎如稠膏，丸梧子大，每酒下二十丸。"

65. 刘寄奴

《证类本草·卷第十一·刘寄奴草》："《日华子》云：刘寄奴，无毒。治心腹痛，下气，水胀血气，通妇人经脉癥结，止霍乱水泻。"

《本草蒙筌·卷之三·草部下·刘寄奴草》："下气止心腹急痛，下血却产后余疾。"

66. 安息香

《玉楸药解·卷二·木部》："安息香温燥窜走，治鬼支邪附，阳痿精遗，历节疼痛，及心腹疼痛之病。"

67. 阳起石

《神农本草经·卷二·中经·阳起石》："主崩中漏下，破子藏中血，癥瘕结气，寒热腹痛，无子，阴痿不起（《御览》引作阴阳合合），补不足（《御览》引有'句挛'二字）。"

《本草新编·卷之五·阳起石》："治肾气乏绝，阴痿不举，破血瘕积凝腹痛，去阴囊湿痒，驱子宫冷寒。"

68. 红花

《证类本草·卷第九·红蓝花》："主产后血晕口噤，腹内恶血不尽绞痛，胎死腹中，并酒煮服。"

"张仲景治六十二种风，兼腹内血气刺痛。用红花一大两，分为四分，以酒一大升，煎强半，顿服

之。不止，再服。"

《本草汇言·卷之三·草部·红蓝花》："主胎产百病（周士和稿），因血为患……或恶露抢心，脐腹绞痛……又如经闭不通而寒热交作，或过期腹痛而紫黑淋漓……是皆气血不和之证，非红花不能调。"

《本草类要·攻药门·攻血类·红花》："专行血瘀，最止腹痛。"

69. 红豆蔻

《证类本草·卷第九·红豆蔻》："主肠虚水泻，心腹搅痛，霍乱，呕吐酸水，解酒毒。""臣禹锡等谨按：《药性论》云：红豆蔻亦可单用，味苦、辛。能治冷气腹痛，消瘴雾气毒，去宿食，温腹肠，吐泻痢疾。"

《本草易读·卷三·良姜五十六·红豆蔻》："心腹痛冷，同甘草水煎服。"

70. 麦芽

《兰室秘藏·卷下·疮疡门·救苦化坚汤》："大麦蘖面一钱，治腹中缩急，兼能消食补胃。"

71. 赤石脂

《名医别录·上品·卷第一·赤石脂》："主养心气，明目，益精，治腹痛，泄澼，下痢赤白，小便利，及痈疽疮痔，女子崩中漏下，产难，胞衣不出。"

72. 芫花

《珍珠囊补遗药性赋·卷四·木部》："味辛苦温，有小毒，治咳逆喉鸣痰唾，腰腹心痛。"

《本草纲目·草部第十七卷·草之六·芫花》："久疟结癖，在腹胁坚痛者。芫花（炒）二两，朱砂五钱，为末，蜜丸梧子大。每服十丸，枣汤下。（《直指》）"

《本草详节·卷之四·草部·芫花》："主利五水，咳逆上气，喉鸣，喜唾，心腹及腰脚膨胀作痛；破积聚疝瘕，水饮痰癖，风痹肢挛，瘴疟；烧灰治金疮、疥癣，生肌止血。"

73. 花椒

《名医别录·上品·卷第一·秦椒》："主治喉痹，吐逆，疝瘕，去老血，产后余疾，腹痛，出汗，利五脏。"

《证类本草·卷第十四·巴豆》："《药性论》云：蜀椒，使，畏雄黄。又名陆拨，有小毒。能治冷风顽头风，下泪，腰脚不遂，虚损留结，破血，下诸石水，能治嗽，主腹内冷而痛，除齿痛。"

《证类本草·卷第十四·蜀椒》："《食疗》云：温……又椒，温，辛，有毒。主风邪腹痛，痹寒，温中，去齿痛，坚齿发，明目，止呕逆，灭瘢，生毛发，出汗，下气，通神，去老，益血，利五脏。

孙真人云……治心腹俱痛：以布裹椒薄注上火，熨令椒汗出，良。"

《本草纲目·果部第三十二卷·果之四·蜀椒》："留饮腹痛：椒目二两，巴豆一两（去皮心）。熬捣，以枣膏和丸麻子大。每服二丸，吞下其痛即止。又方：椒目十四枚，巴豆一枚，豉十六枚，合捣为二丸。服之，取吐利。（《肘后方》）"

《本经逢原·卷三·味部·秦椒》："臭毒疮毒腹痛，冷水下一握，效。"

74. 苍术

《汤液本草·卷之二·东垣先生用药心法》："如腹中窄狭，须用苍术。"

《药鉴·新刻药鉴卷之二·苍术》："暖胃安胎，宽中进食，驱痰癖气块，止心腹胀痛，与白术同功。"

75. 苎麻根

《证类本草·卷第十一·苎根》："今按陈藏器《本草》云：苎，破血，渍贮与产妇温服之。将苎麻与产妇枕之，止血晕。产后腹痛，以苎安腹上则止。

《圣惠方》治妊娠胎动欲坠，腹痛不可忍者：用苎根二两锉，银五两，酒一盏，水一大盏同煎，去滓。不计时候分温作二服。"

《药性切用·卷之一下·草部·苎麻根》："性味甘寒，破血解毒，止天行腹痛。"

76. 苏木

《海药本草·木部卷第三·苏方木》："主虚劳血癖气壅滞，产后恶露不安，怯起冲心，腹中搅痛；及经络不通，男女中风，口噤不语。"

《证类本草·卷第十四·苏方木》："臣禹锡等谨按：《日华子》云：治妇人血气心腹痛，月候不调及蓐劳，排脓止痛，消痈肿，扑损瘀血，女人失音血噤，赤白痢并后分急痛。"

《本草汇言·卷之九·木部·苏方木》："《大氏方》（韦心庵稿）主妇人血气阻滞，心腹搅痛，或恶露不行，上攻欲呕，或月水不调，适来适断，或血风内壅，口噤不言，凡产后血闭不通，血胀血晕，闷绝欲死，水煮五两，服之立安，故《唐本草》著之

详矣。

集方（《刘氏产宝》）五则：治妇人血气阻滞，心腹搅痛，恶露不行，上攻欲呕。用苏方木五钱（捣细），当归、川芎、白术、干姜、玄胡索、五灵脂、木香、香附、乌药（俱酒炒）、桃仁（研）、乳香、没药各一钱，益母草三钱，水煎服。"

77. 苏合香

《本草汇言·卷之八·木部·苏合香》："香烈气窜（门国士稿），能温散留滞，故《局方》主辟恶鬼精邪，蛊毒瘴气，中风中寒及温疟寒热，梦魇魂迷，尸虫尸疰，并心腹卒痛，吐利时气，一切暴疾，或牙关紧急，人事不清，服此使闭闷者疏通，昏乱者省觉，故命名曰苏合云。

治心腹卒痛，吐利时气。用苏合香五分，藿香梗一钱，五灵脂二钱，共为末，每服五分，生姜泡汤调下。"

78. 苏梗

《本草汇言·卷之二·草部·紫苏》："气郁结而中满痞塞，胸膈不利，或胎气上逼，腹胁胀痛者，苏梗可以顺气而宽中。"

"《陶仲林枢要》：治中气不运，胸膈不利，或腹胁胀痛，或胎气不安。用苏梗、乌药、柴胡、白术、茯苓、陈皮、黄芩、砂仁。"

《本草崇原·卷上·本经上品·苏枝》："主宽中行气，消饮食，化痰涎，治噎膈反胃，止心腹痛，通十二经关窍脉络。"

79. 豆蔻

《本草纲目·草部第十四卷·草之三·白豆蔻》："元素曰：白豆蔻气味俱薄，其用有五：专入肺经本药，一也；散胸中滞气，二也；去感寒腹痛，三也；温暖脾胃，四也；治赤眼暴发，去太阳经目内大眦红筋，用少许，五也。"

《本草求真·卷三·散剂·白豆蔻》："反胃腹痛。"

80. 吴茱萸

《名医别录·中品·卷第二·吴茱萸》："主去痰冷，腹内绞痛，诸冷、实不消，中恶，心腹痛，逆气，利五脏。"

《证类本草·卷第十三·吴茱萸》："臣禹锡等谨按《药性论》：吴茱萸，味苦、辛，大热，有毒。能主心腹疾，积冷，心下结气痃，心痛，治霍乱转筋，胃中冷气，吐泻腹痛不可胜忍者可愈，疗遍身休

痹,冷食不消,利大肠拥气。削皮能疗漆疮,主中恶,腹中刺痛,下痢不禁,治寸白虫。"

"《日华子》云:健脾,通关节,治霍乱,泻痢,消痰,破癥癖,逐风,治腹痛,肾气,脚气,水肿,下产后余血。又云茱萸叶,热,无毒。治霍乱,下气,止心腹痛、冷气、内外肾钓痛,盐研罨,神验。"

"《兵部手集》……治中风腹痛,或子肠脱出。茱萸三升,酒五升,煎取二升,分温三服。"

《珠囊补遗药性赋·卷二·主治指掌·吴茱萸》:"其用有四:咽嗌寒气噎塞而不通;胸中冷气闭塞而不利;脾胃停冷腹痛而不住;心气刺痛成阵而不止。"

《本草发挥·卷三·木部》:"《主治秘诀》云……其用有四:去胸中满,止心痛,治感寒腹痛,消宿酒,为白豆蔻之佐也。东垣云……心腹疼痛,温中下气,温胃,去痰冷。"

《本草蒙筌·卷之四·木部·吴茱萸》:"驱脾胃停寒,脐腹成阵绞痛。"

《本草纲目·果部第三十二卷·果之四·吴茱萸》:"开郁化滞,治吞酸,厥阴痰涎头痛,阴毒腹痛,疝气血痢,喉舌口疮。(时珍)"

"冷气腹痛:吴茱萸二钱擂烂,以酒一钟调之。用香油一杯,入锅煎热,倾茱萸酒入锅,煎一滚,取服立止。(唐瑶《经验方》)"

《本草汇言·卷之十五·果部·吴茱萸》:"故古方有云:中脘痛者,非生姜不止;脐腹痛者,非干姜不除;小腹少腹痛者,非吴茱萸不疗。"

(《方脉正宗》)治阴毒伤寒,四肢厥冷,脐腹疼痛,呕逆吐蛔,寒战呃逆,时呕冷涎,自汗如水。用吴茱萸(盐汤泡三次)五钱,白术(炒)、人参(焙)、附子(童便制)各六钱,甘草(炙)二钱,乌梅三个,花椒三十粒,水三大碗,煎一碗,放冷,徐徐服。

(《杨氏方》)治冷气腹痛,脾元气痛,腹中痞痛,呕涎头痛,四证。俱用吴茱萸六钱(制法同前),玄胡索(酒炒)五钱,半夏三钱,水煎服。"

《神农本草经疏·卷十三·木部中品·吴茱萸》:"《和剂局方》戊己丸,治脾胃受湿,下痢赤白,腹痛,米谷不化。吴茱萸、黄连、白芍药各一两,同炒为末,蒸饼丸梧子大。每服二三十丸,米饮下。"

81. 皂荚

《证类本草·卷第十四·皂荚》:"臣禹锡等谨按《药性论》云:皂荚,使。主破坚癥,腹中痛,能堕胎。"

《本草正·竹木部·皂角》:"善逐风痰,利九窍,通关节,治头风,杀诸虫精物,消谷,导痰,除咳嗽、心腹气结疼痛胀满,开中风口噤,治咽喉痹塞肿痛,行肺滞,通大肠秘结,堕胎,破坚癥,消肿毒及风癣疥癞。"

82. 龟甲

《名医别录·中品·卷第二·龟甲》:"主治头疮难燥,女子阴疮及惊恚气,心腹痛不可久立,骨中寒热,伤寒劳复,或肌体寒热欲死,以作汤良。"

83. 羌活

《证类本草·卷第六·独活》:"《子母秘录》治中风腹痛,或子肠脱出:酒煎羌活取汁服。"

84. 灶心土

《证类本草·卷第五·伏龙肝》:"《千金方》……又方:治中风,心烦恍惚,或腹中痛满,或时绝而复苏者。取釜下土五升,捣末,以冷水八升和之,取汁尽服之。口已噤者,强开以筒灌之,使得下入,便愈,甚效。"

《本草纲目·纲目第七卷(下)·土之一·伏龙肝》:"吐血泻血心腹痛。伏龙肝、地炉土、多年烟壁土,等分,每服五钱,水二碗,煎一碗,澄清,空心服,白粥补之。(《普济方》)"

85. 沙参

《名医别录·中品·卷第二·沙参》:"主治胃痹,心腹痛,结热,邪气,头痛,皮间邪热,安五脏,补中。"

《本草图经·草部上品之下卷第五·沙参》:"葛洪:卒得诸疝,小腹及阴中相引痛如绞,自汗出欲死者。"

86. 没药

《海药本草·木部卷第三·没药》:"堕胎,心腹俱痛,及野鸡漏痔,产后血气痛,并宜丸散中服尔。"

《证类本草·卷第十三·没药》:"今方,多用治妇人内伤痛楚,又治血晕及脐腹疔刺者。没药一物,研细,温酒调一钱,便止。"

《本草纲目·木部第三十四卷·木之一·没药》:"妇人腹痛,内伤疔刺:没药末一钱,酒服便止。(《图经本草》)"

《本草正·竹木部·没药》:"凡治金刃跌坠、损伤筋骨、心腹血瘀作痛者,并宜研烂,热酒调服,则推陈致新,无不可愈。"

《本草汇言·卷之八·木部·没药》:"缪仲淳先生曰:没药,善通壅滞之血,治一切伤损,腹中血结作痛要药,而不主诸虚也。"

《神农本草经疏·卷十三·木部中品·没药》:"同延胡索、乳香、干膝、鳖甲、琥珀为末,治产后血晕,有神效。加人参、泽兰、生地、益母草、苏木,作汤送前药。治儿枕痛及恶露未净,腹痛寒热等证立效。"

87. 沉香

《海药本草·木部卷第三·沉香》:"主心腹痛,霍乱,中恶邪鬼疰,清人神,并宜酒煮服之。"

《证类本草·卷第十二·沉香》:"《日华子》云:沉香,味辛,热,无毒。调中,补五脏,益精壮阳,暖腰膝,去邪气,止转筋,吐泻,冷气,破癥癖,冷风麻痹,骨节不任,湿风皮肤痒,心腹痛,气痢。"

《本草正·竹木部·沉香》:"其性暖,故能抑阴助阳,扶补相火;其气辛,故能通天彻地,条达诸气,除转筋霍乱,和噤口泻痢,调呕逆胃翻、喘急,止心腹胀满疼痛,破癥癖,疗寒痰,和脾胃,逐鬼疰恶气及风湿骨节麻痹、皮肤瘙痒结气。"

《神农本草经疏·卷十二·木部上品·沉香》:"得木香、藿香、砂仁,治中恶腹中疗痛,辟一切恶气。"

《本经逢原·卷三·香木部·沉香》:"凡心腹卒痛霍乱中恶,气逆喘急者并宜。"

88. 诃子

《海药本草·木部卷第三·诃梨勒》:"主五鬲气结,心腹虚痛,赤白诸痢,及呕吐,咳嗽,并宜使。"

89. 补骨脂

《本草正·芳草部·破故纸》:"能固下元,暖水藏,治下焦无火,精滑带浊,诸冷顽痹、脾肾虚寒而为溏泄下痢;以其暖肾固精,所以能疗腰膝酸疼、阴冷囊湿,缩小便,暖命门、小腹,止腹中疼痛、肾泄;以其性降,所以能纳气定喘。"

90. 灵芝

《本草纲目·菜部二十八卷·菜之五·紫芝》:"紫芝丸:治虚劳短气,胸胁苦伤,手足逆冷,

或时烦躁口干,目视晄晄,腹内时痛,不思饮食,此药安神保精也。紫芝一两半,山芋(焙)、天雄(炮去皮)、柏子仁(炒)、巴戟天(去心)、白茯苓(去皮)、枳实(去瓤麸炒)各三钱五分,生地黄(焙)、麦门冬(去心焙)、五味子(炒)、半夏(制炒)、附子(炒去皮)、牡丹皮、人参各七钱五分,远志(去心)、蓣实各二钱五分,瓜子仁(炒)、泽泻各五钱。为末,炼蜜丸梧子大。每服十五丸,渐至三十丸,温酒下,日三服。(《圣济总录》)"

91. 阿胶

《神农本草经·卷一·上经·阿胶》:"主心腹内崩,劳极,洒洒如疟状,腰腹痛,四肢酸疼,女子下血,安胎。"

《名医别录·上品·卷第一·阿胶》:"主丈夫少腹痛,虚劳羸瘦,阴气不足,脚酸不能久立,养肝气。"

《本草图经·兽禽部卷第十三·阿胶》:"《续传信方》著张仲景调气方云:治赤白痢,无问远近,小腹疗痛不可忍,出入无常,下重痛闷,每发面青,手足俱变者。黄连一两去毛,好胶手许大,碎蜡如弹子大,三味以水一大升,先煎胶令散,次下蜡,又煎令散,即下黄连末,搅相和,分为三服,惟须热吃,冷即难吃,神妙。"

《汤液本草·卷之六·兽部·阿胶》:"《象》云:主心腹痛内崩。补虚安胎,坚筋骨,和血脉,益气止痢。炮用。"

《本草汇言·卷之十八·兽部·阿胶》:"故《陈氏本草》主衄血、吐血、咯血、唾血、溺血、便血、肠风粪血,崩中下血,经漏脱血,淋沥不止,或胎动不安血虚腹痛,或两目昏眩血虚头旋,或虚火喘促咳嗽血痰而成肺痿肺痈,或热伤营络下痢纯红而腹痛不止,惟此药补血益阴,调荣养液,故能疗如上诸证也。

治血虚腹痛,或胎动不止:用真阿胶三钱,当归四钱,白芍药、怀熟地各五钱,砂仁壳、丹参、白术、黄芩各二钱,川芎一钱,水煎服。"

"治热伤营络,下痢纯红,腹痛不止。用真阿胶三钱,白芍药、川黄连、怀生地各二钱,甘草、炮姜灰各一钱,茯苓一钱五分,水煎服。

(杨士行)治小儿惊风后瞳人不正者:以真阿胶、人参各二钱,水煎服。治虚劳咳怯之人,患痢疾腹痛,下赤白者:用真阿胶二钱,白芍药三钱,甘

草、白茯苓、桑皮各一钱,桔梗五分,水煎服。积毒甚者,加川黄连八分,黄芩一钱。腹痛,下重不行者,加枳壳一钱,久炼大黄八分。"

《神农本草经疏·卷十六·兽部上品·阿胶》:"《和剂局方》治肠胃气虚,冷热不调,下痢赤白,里急后重腹痛,小便不利:用阿胶二两,炒黄连三两,茯苓二两,为末,捣丸梧子大。每服五十丸,米汤下,日三。"

《神农本草经读·卷之二·上品·阿胶》:"脾为后天生血之本,脾虚则阴血内枯,腰腹空痛,四肢酸疼;阿胶补养脾阴,故能治之。"

92. 阿魏

《证类本草·卷第九·阿魏》:"《日华子》云:阿魏,热。治传尸,破癥癖冷气,辟温治疟,兼主霍乱,心腹痛,肾气,温瘴,御一切蕈菜毒。"

《本草纲目·木部第三十四卷·木之一·阿魏》:"恶疰腹痛不可忍者:阿魏末,热酒服一二钱,立止。(《永类钤方》)

小儿盘肠内吊,腹痛不止:用阿魏为末,大蒜半瓣炮熟研烂和丸麻子大。每艾汤服五丸。(《总微论》)

脾积结块:鸡子五个,阿魏五分,黄蜡一两,同煎化,分作十服。每空心细嚼,温水送下。诸物不忌,腹痛无妨。十日后大便下血,乃积化也。(《保寿堂经验方》)。"

《本草备要·木部·阿魏》:"治心腹冷痛,疟痢(疟痢多由积滞而起),传尸,疳劳痊虫。"

93. 附子

《名医别录·下品·卷第三·附子》:"主治脚疼冷弱,腰脊风寒心腹冷痛,霍乱转筋,下痢赤白,坚肌骨,强阴。"

《本草发挥·卷二》:"东垣云……湿淫所胜腹中痛,用之补虚胜寒。"

《本草纲目·草部第十七卷·草之六·乌头》:"吴绶曰:附子乃阴证要药……或厥冷腹痛,脉沉细,甚则唇青囊缩者,急须用之,有退阴回阳之力,起死回生之功。"

"《济生》回阳散:治阴毒伤寒,面青,四肢厥逆,腹痛身冷,一切冷气。大附子三枚,炮裂去皮脐为末。每服三钱,姜汁半盏,冷酒半盏,调服。良久,脐下如火暖为度。"

"寒疝滑泄,腹痛肠鸣,自汗厥逆:熟附子(去

皮脐)、延胡索(炒)各一两,生木香半两。每服四钱,水二盏,姜七片,煎七分,温服。(《济生方》)

小肠诸疝,《苏沈良方》仓卒散:治寒疝腹痛,小肠气、膀胱气、脾肾诸痛,挛急难忍,汗出厥逆。大附子(炒去皮脐)一枚,山栀子(炒焦)四两。每用三钱,水一盏,酒半盏,煎七分,入盐一捻,温服。《宣明方》:治阴疝小腹肿痛,加蒺藜子等分。虚者:加桂枝等分,姜糊为丸,酒服五十丸。"

《神农本草经疏·卷十·草部下品之上·附子》:"佐之以桂,则除脏腑沉寒,三焦厥逆,湿淫腹痛,胃寒蛔动,气虚经闭,补阳虚,散虚壅。"

"得人参、肉桂,治元气虚人暴寒之气入腹,腹痛作泄,完谷不化,小水不禁。"

《本草征要·第一卷·通治部分·温里药·附子》:"心腹冷疼,寒湿踒躄……邪客中焦,腹痛积聚……厥冷腹痛,脉沉而细,唇青囊缩者,急用之。"

《本草备要·草部·附子》:"吴绶曰:附子阴证要药。凡伤寒传变三阴,中寒夹阴,身虽大热,而脉沉细者;或厥阴腹痛,甚则唇青、囊缩者,急须用之。"

《本草述钩元·卷十·毒草部·附子》:"又伤寒新瘥,与妇人交,其证小腹紧痛,外肾搐缩,面黑气喘,冷汗自出,亦系脱阳。俱先以葱白数根炒,令热熨脐下。次用黑附子一枚重一两,炮制锉作八片,白术、干姜各半两,人参一两,木香二钱半。分二帖,水煎减半,放温灌下,须臾再进一帖,合渣并煎,再服。如无前药,用官桂二两,好酒二升,煎一升,分二服。又无桂,用葱白三七根研细,酒五升,煮二升,分二服灌下,阳气即回。或以酒煮生姜灌之。须用炒盐熨脐及气海,勿令气冷则佳。"

《本草类要·热药门·大热类·附子》:"治手足厥冷,开脏腑阴滞,定腰腹之疼痛。"

94. 青皮

《本草发挥·卷三·果部》:"洁古云:青橘皮气温味辛。主气滞,下食破积,结膈气及小腹痛。"

《本草纲目·果部第三十卷·果之二·橘》:"青橘皮,治胸膈气逆,胁痛,小腹疝痛,消乳肿,疏肝胆,泻肺气(时珍)。"

95. 苦参

《证类本草·卷第八·苦参》:"臣禹锡等谨按:《药性论》云:苦参,能治热毒风,皮肌烦燥生

疮,赤癫眉脱,主除大热、嗜睡,治腹中冷痛,中恶腹痛,除体闷,治心腹积聚。不入汤用。"

"《子母秘录》:治小腹疼,青黑或赤,不能喘。苦参一两,醋一升半,煎八合,分二服。"

《得配本草·卷二·草部·苦参》:"热痢腹痛。"

《本草述钩元·卷七·山草部·苦参》:"行结热、心腹结气积聚、小腹积热苦痛,利疸热,逐水。"

96. 刺猬皮

《名医别录·中品·卷第二·猬皮》:"主治腹痛,疝积,亦烧为灰,酒服之。"

《本草蒙筌·卷之九·兽部·猬皮》:"主五痔血流大肠,理诸疝痛引小腹。腹胀痛可止,阴肿痛能祛。"

《本草征要·第三卷·肺经及大肠经·刺猬皮》:"反胃吐食,腹疼不歇。"

97. 刺蒺藜

《本草纲目·草部第十六卷·草之五·蒺藜》:"治风秘及蛔虫心腹痛。(时珍)"

98. 郁金

《本草纲目·草部第十四卷·草之三·郁金》:"治血气心腹痛,产后败血冲心欲死,失心颠狂蛊毒。(时珍)"

99. 矾石

《证类本草·卷第三·矾石》:"《灵苑方》治五种淋疾,劳淋、血淋、热淋、气淋、石淋及小便不通至甚者,透格散:用硝石一两,不夹泥土雪白者,生研为细末。每服二钱,诸淋各依汤使如后。劳淋,劳倦虚损,小便不出,小腹急痛,葵子末煎汤下,通后,便须服补虚丸散。血淋,小便不出时,下血、疼痛、满急;热淋,小便热,赤色,淋沥不快,脐下急痛,并用冷水调下。气淋,小腹满急,尿后常有余沥,木通煎汤下。石淋,茎内痛,尿不能出,内引小腹膨胀急痛,尿下砂石,令人闷绝。将药末先入铫子内,隔纸炒至纸焦为度,再研令细,用温水调下。小便不通,小麦汤下。卒患诸淋,并只以冷水调下。并空心,先调使药消散如水,即服之,更以汤送下。服诸药未效者,服此立愈。"

《本草纲目·石部第十一卷·金石之五·矾石》:"交接劳复,卵肿或缩入,腹痛欲绝。矾石一分,硝三分。大麦粥清服方寸匕,日三服,热毒从二便出也。(《肘后方》)"

100. 虎杖

《证类本草·卷第十三·虎杖根》:"《外台秘要》治卒暴症,腹中有物硬如石,痛刺昼夜,若不治之,百日内死:取虎杖根,勿令影临水上,可得石余许,洗干捣末,秫米五升,炊饭内搅之,好酒五斗渍,封候药消饭浮,可饮一升半,勿食鲑鱼、盐。癥当出。亦可但取其一斗干,捣酒渍饮之,从少起,日三,亦佳。此治癥,乃胜诸大药。"

101. 败酱草

《本草经集注·草木中品·败酱》:"除痈肿,浮肿,结热,风痹,不足,产后腹痛。"

《证类本草·卷第八·败酱》:"主破多年凝血,能化脓为水及产后诸病,止腹痛,余疹烦渴。《日华子》云:味酸。治赤眼障膜,胬肉,聤耳,血气心腹痛,破癥结,产前后诸疾,催生落胞,血晕,排脓,补瘘,鼻洪,吐血,赤白带下,疮痍疥癣,丹毒。"

《本草蒙筌·卷之二·草部中·败酱》:"鼻洪吐血能止,腹痛疑血可推。"

《本草易读·卷四·败酱》:"调产后之恶露,解带下之赤白,止吐衄之血逆,却心腹之瘀痛。"

102. 知母

《证类本草·卷第八·知母》:"《圣惠方》治妊娠月未足似欲产,腹中痛:用知母二两,末,蜜丸如梧桐子大,不计时候,粥饮下二十丸。"

103. 使君子

《药性切用·卷之二中·草部·使君子》:"性味甘温,入脾胃而健运脾气,消积杀虫,为虫积腹痛专药。"

104. 乳香

《证类本草·卷第十二·乳香》:"《日华子》云:味辛,热,微毒。下气,益精,补腰膝,治肾气,止霍乱,冲恶中邪气,心腹痛,疰气。煎膏止痛长肉,入丸散微炒杀毒,得不粘。"

《本草蒙筌·卷之四·木部·乳香》:"疗诸般恶疮及风水肿毒,定诸经卒痛并心腹急疼。"

《本草汇言·卷之八·木部·熏陆、乳香》:"(《李念先手集》)治产后瘀滞不清,攻刺心腹作痛:用乳香、没药(俱瓦上焙出油)各三钱,五灵脂、延胡索、牡丹皮、桂枝各五钱(俱炒黄),黑豆一两(炒成烟炭),共为末,每服三钱,生姜泡汤调下。"

"（阮氏方）治小儿内钓腹痛：用乳香、没药（俱瓦上焙出油）、木香各八分，为细末，用五分，白汤调服。"

《得配本草·卷七·木部·乳香》："得鹿血、真茶，治心腹气痛。"

《要药分剂·卷二·宣剂下·乳香》："［鳌按］赤白痢腹痛不止者，加入乳香无不效。"

105. 鱼脑石

《本草求真·上编·卷七·青鱼》："头中枕骨，状如琥珀，磨水可治心腹卒痛。"

106. 夜明沙

《本草易读·卷八·夜明沙三百九十》："治目盲障翳，疗疟魅惊疳，止血气腹痛，平瘰疬痈疽。"

107. 泽兰

《证类本草·卷第九·泽兰》："《药性论》云：泽兰，使，味苦、辛。主产后腹痛，频产血气衰冷，成劳瘦羸。又治通身面目大肿。"

《滇南本草·第二卷·泽兰》："治腹痛。"

《神农本草经疏·卷九·草部中品之下·泽兰》："泽兰得炒黑豆、炮干姜、当归、芎䓖、干地黄、牛膝、益母草、赤芍药、蒲黄、五灵脂，治产后恶露不尽，少腹作痛，俗名儿枕痛；寒月加桂；多热及内热虚劳人，去桂加童便；去五灵脂，加人参、鳖甲、香附、麦门冬，治产后诸虚百病；肺热者去人参。"

《本草类要·攻药门·攻血类·泽兰》："止腰腹疼痛。"

108. 荆芥

《本草纲目·草部第十四卷·草之三·假苏》："癃闭不通，小腹急痛，无问久新。荆芥、大黄（为末）等分，每温水服三钱。小便不通，大黄减半；大便不通，荆芥减半。名倒换散。（《普济方》）"

109. 荜茇

《证类本草·卷第九·荜茇》："《衍义》曰：荜茇，走肠胃中冷气、呕吐、心腹满痛。多服走泄真气，令人肠虚下重。"

《本草纲目·草部第十四卷·草之三·荜茇》："胃冷口酸流清水，心下连脐痛。用荜茇半两，厚朴（姜汁浸炙）一两。为末，入热鲫鱼肉，和丸绿豆大。每米饮下二十丸，立效。（余居士《选奇方》）"

110. 荜澄茄

《海药本草·草部卷第二·荜澄茄》："主心腹卒痛，霍乱吐泻，痰癖冷气。"

《证类本草·卷第九·荜澄茄》："臣禹锡等谨按：《日华子》云：治一切气并霍乱泻，肚腹痛，肾气膀胱冷。"

111. 草乌

《本草纲目·草部第十七卷·草之六·乌头》："脾寒厥疟，先寒后热，名寒疟；但寒不热，面色黑者，名厥疟；寒多热少，面黄腹痛，名脾疟，三者并宜服此。"

112. 草豆蔻

《名医别录·上品·卷第一·豆蔻》："主温中，心腹痛，呕吐，去口臭气。"

《珍珠囊补遗药性赋·卷二·主治指掌·草豆蔻》："其用有二：去脾胃积滞之寒邪；止心腹新旧之疼痛。"

《本草汇言·卷之二·草部·草豆蔻》："心疼、肚痛。"

《神农本草经疏·卷九·草部中品之下·豆蔻》："盖辛能破滞，香能入脾，温热能祛寒燥湿，故主温中，及寒客中焦心腹痛，中寒呕吐也。"

113. 草果

《本草品汇精要·卷之七·草部上品之上·草之草·草果》："草果，温脾胃，止呕吐、霍乱、恶心，消宿食，导滞，逐邪，除胀满，却心腹中冷痛（今补）。"

114. 茯苓

《本草易读·卷七·茯苓三百三十四》："退胸胁之逆气，除心腹之结痛，消气水之肿胀，止水饮之燥渴。"

115. 茺蔚子

《神农本草经疏·卷六·草部上品之上·茺蔚子》："产后血晕，瘀血薄心，恶露不行腹痛，少腹儿枕痛，调经治血闭经阻，经行作痛。"

116. 胡椒

《海药本草·木部卷第三·胡椒》："去胃口气虚冷，宿食不消，霍乱气逆，心腹卒痛，冷气上冲，和气。"

《证类本草·卷第十四·胡椒》："《食疗》云：治五脏风冷，冷气心腹痛，吐清水，酒服之佳。亦宜汤服。"

《神农本草经疏·卷十四·木部下品·胡椒》："《食疗》治心腹冷痛：胡椒三七枚，清酒吞之。"

"胡椒,辛温大热纯阳之药也。凡胃冷呕逆,宿食不消,或霍乱气逆,心腹冷痛,或大肠虚寒,完谷不化,或寒痰冷积,四体如冰,兼杀一切鱼、肉、鳖、蕈等毒,诚为要品。"

《本草备要·木部·胡椒》:"治寒痰食积,肠滑冷痢,阴毒腹痛,胃寒吐水,牙齿浮热作痛(合荜茇散之)。"

117. 荔枝核

《本草述钩元·卷十八·夷果部·荔枝》:"其治心痛及小肠痛,乃阳虚而阴乘之痛,非阳盛而阴微之痛。况心小肠属气中之血,兹味正入血以化气耳。"

118. 枳实

《本草详节·卷之五·木部·枳壳》:"主去胃中水湿,泄肺气,水肿,胸膈痰滞,背膊闷倦,腹胁满痛,呕逆,咳嗽,反胃,霍乱,痢疾,里急后重,大肠风秘,遍身风疹,瘦胎快产。"

《本草新编·卷之四·枳实(枳壳)》:"或问枳实无坚不破,佐之大黄,则祛除荡积之功更神……腹中疼痛,而不可手按者,可用无疑。"

《本草经解·卷三·木部·枳实》:"同白芍,治产后腹大满痛。"

119. 栀子

《证类本草·卷第十三·栀子》:"《肘后方》治霍乱,心腹胀痛,烦满短气,未得吐下,若转筋:烧栀子二七枚,研末,熟水调服。"

《博济方》治冷热气不和,不思饮食,或腹痛疞刺:山栀子、川乌头等分,生捣为末,以酒糊丸如梧子大。每服十五丸,炒生姜汤下。如小腹气痛。炒茴香、葱、酒任下二十丸。"

《药鉴·新刻药鉴卷之二·栀子》:"若加生姜汁,尤治心腹久疼。"

120. 枸杞

《本草正·竹木部·枸杞》:"真阴虚而脐腹疼痛不止者,多用神效。"

121. 威灵仙

《滇南本草·第一卷·威灵仙》:"治冷寒攻心、面寒背寒、肚腹冷痛,痞块坚硬、满腹膨胀。威灵仙三钱,香白芷三钱,赤地榆四钱,杏叶防风五钱,吴茱萸三钱,茶匙草五钱,过山龙一钱酒(炒),用烧酒二斤煎热,服二杯疼止。"

122. 厚朴

《名医别录·中品·卷第二·厚朴》:"主温中,益气,消痰,下气。治霍乱及腹痛,胀满,胃中冷逆,胸中呕逆不止,泄痢,淋露,除惊,去留热,止烦满,厚肠胃。"

《古今医统大全·卷之二十三·内伤门·药方》:"腹胀及腹中窄狭,加厚朴一倍。"

《本草正·竹木部·厚朴》:"逐实邪,泻膨胀,散结聚,治胸腹疼痛之要药。"

《本草汇言·卷之九·木部·厚朴》:"缪仲淳先生曰:厚朴,气味辛温,性复大燥,其功长于泄结散满,去湿逐饮,温暖脾胃,凡一切饮食停积,气壅暴胀,与夫冷气逆气,肠鸣虚吼,痰饮吐沫,胃冷呕逆,腹痛泄泻,及元气壮实之人,偶感风寒,寒热饱胀,气实之人,误服参耆,致成喘满,以上诸证,诚为要药。"

123. 砂仁

《证类本草·卷第九·缩沙蜜》:"主虚劳冷泄,宿食不消,赤白泄痢,腹中虚痛,下气。"

"臣禹锡等谨按:《药性论》云:缩沙蜜,君,出波斯国。味苦、辛。能主冷气腹痛,止休息气痢,劳损,消化水谷,温暖脾胃,治冷滑下痢不禁,虚羸。"

"《日华子》云:治一切气,霍乱转筋,心腹痛,能起酒香味。"

"孙尚药治妇人妊娠偶因所触或坠高伤打,致胎动不安,腹中痛不可忍者,缩沙不计多少,熨斗内盛,慢火炒令热透,去皮用仁,捣罗为末,每服二钱,用热酒调下。须臾觉腹中胎动处极热,即胎已安。神效。"

《珍珠囊补遗药性赋·卷三·草部中》:"止泻痢炒过,除妊娠妇腹痛。"

《本草蒙筌·卷之二·草部中·缩砂蜜》:"却腹痛安胎,温脾胃下气。"

《药鉴·新刻药鉴卷之二·缩砂仁》:"治一切霍乱吐泻,心腹绞痛,正以温辛能止疼行气故耳。"

《神农本草经疏·卷九·草部中品之下·缩砂蜜》:"得藿香、橘皮、木瓜,治霍乱转筋,腹痛吐泻。"

《本草经解·卷二·草部下·缩砂仁》:"腹中虚痛下气(姜汁炒)。温散寒,味涩止泄也。腹中虚痛,腹中阳气虚而寒痛也。温以益阳,辛以散寒,所以止之。"

124. 牵牛子

《本草纲目·草部第十八卷·草之七·牵牛子》:"伤寒结胸,心腹硬痛。用牵牛头末一钱,白糖化酒调下。(郑氏《家传方》)"

125. 虻虫

《本草求真·卷五·血剂·虻虫》:"善啮牛马猪血,因其性以为用,故以之治一切血结诸病。故凡病血蓄而见身黄脉结,腹痛如狂,小便利,并坚瘕积块疟母,九窍闭塞者。服之自克有效,以苦泄结,咸走血故也。"

126. 骨碎补

《本草汇言·卷之七·草部·骨碎补》:"(《产宝方》)治妇人血气阻滞,攻痛心腹,或流散四肢;成肿成胀,腹犹疼闷,血不行者。用骨碎补三钱,当归、川芎、木香、玄胡、香附各二钱,俱酒炒,水煎服。"

127. 钩藤

《本草纲目·草部第十八卷·草之七·钩藤》:"大人头旋目眩,平肝风,除心热,小儿内钩腹痛,发斑疹。(时珍)"

128. 香附

《本草发挥·卷二》:"东垣云:香附子,味甘,微寒。除胸中热,充皮毛,治一切气,并霍乱吐泻腹痛,肾气膀胱冷,消食下气。"

《本草纲目·草部第十四卷·草之三·莎草、香附子》:"调中快气,心腹刺痛。小乌沉汤:香附子(擦去毛,焙)二十两,乌药十两,甘草(炒)一两。为末。每服二钱,盐汤随时点服。(《和剂局方》)"

"心腹诸病,艾附丸:治男女心气痛、腹痛、少腹、血气痛,不可忍者。香附子二两,蕲艾叶半两,以醋汤同煮熟,去艾炒为末,米醋糊丸梧子大,每白汤服五十丸。(《集简方》)"

《本草汇言·卷之二·草部·香附子》:"善主心腹攻痛(方龙潭稿),积聚郁结,痞满癥瘕,崩漏淋血,乃血中气药,为妇科之仙珍也。虽应病多方,妙在制法,得其所宜。故古方有盐、醋、酒、便四法之制,各因其所用也。如心腹攻痛,积聚痞块,坚实而不消者,宜用盐制,盐之味咸,咸能润下,咸能软坚也。"

"《圣惠方》:《方脉正宗》治心腹攻痛:用香

附子一斤,乌药八两,甘草一两。俱酒洗炒,磨为末,每服二钱。"

129. 香薷

《名医别录·中品·卷第二·香薷》:"主治霍乱、腹痛、吐下、散水肿。"

《本草纲目·草部第十四卷·草之三·香薷》:"一切伤暑,《和剂局方》香薷饮:治暑月卧湿当风,或生冷不节,真邪相干,便致吐利,或发热头痛体痛,或心腹痛,或转筋,或干呕,或四肢逆冷,或烦闷欲死,并主之。用香薷一斤,厚朴(姜汁炙)、白扁豆(微炒)各半斤,锉散。每服五钱,水二盏,酒半盏,煎一盏,水中沉冷,连进二服立效。《活人书》:去扁豆,入黄连四两,姜汁同炒黄色用。"

130. 鬼箭羽

《名医别录·中品·卷第二·卫矛》:"主治中恶,腹痛,去白虫,消皮肤风毒肿,令阴中解。"

《证类本草·卷第十三·卫矛》:"臣禹锡等谨按:《药性论》云:鬼箭,使,一名卫矛,有小毒。能破陈血,能落胎,主中恶腰腹痛及百邪鬼魅。《日华子》云:鬼箭羽,味甘、涩。通月经,破癥结,止血崩带下,杀腹脏虫及产后血咬肚痛。"

131. 禹余粮

《名医别录·上品·卷第一·禹余粮》:"主治小腹痛结烦疼。"

《本草纲目·石部第十卷·金石之四·禹余粮》:"胃肠气痛,妇人小腹痛:禹余粮为末,每米饮服二钱,日二服,极效。(《卫生易简方》)"

132. 食盐

《名医别录·下品·卷第三·盐》:"主杀鬼蛊,邪注,毒气,下部䘌疮,伤寒热,吐胸中痰澼,止心腹卒痛,坚肌骨。"

《证类本草·卷第四·食盐》:"《肘后方》治中风,但腹中切痛:以盐半斤,熬令水尽,着口中,饮热汤二升,得吐愈。《梅师方》治心腹胀坚,痛闷不安,虽未吐下,欲死:以盐五合,水一升,煎令消,顿服。自吐下,食出即定,不吐更服……《广利方》治气淋,脐下切痛:以盐和醋调下。《产宝方》治妊娠心腹痛,不可忍:以一斤盐,烧令赤,以三指取一撮酒服瘥。"

《本草纲目·石部第十一卷·金石之五·食盐》:"中风腹痛:盐半斤,熬水干,着口中,饮热汤二升,得吐愈。(《肘后方》)"

"霍乱腹痛：炒盐一包，熨其心腹，令气透，又以一包熨其背。(《救急方》)"

《本草汇言·卷之十三·石部·盐》："(《方脉正宗》)治阳脱虚证，四肢厥冷，不省人事，或小腹紧痛，冷汗气喘：用盐炒热，熨脐下气海。用此方能和阴回阳取效。(《肘后方》)治中恶腹痛，或中蛊吐血，或中痰眩晕，或中食腹胀：用盐二两炒热，泡汤二钟，乘热饮之，得吐而愈。治食积不化。盐，生用泡汤，乘热饮。"

"(《药性论》)治男子疝核痛，妇人疝瘕痛：用盐三两，炒热熨小腹，其痛立定。"

"(《本草发明》)治干霍乱，上不得吐，下不得利，腹绞痛，大汗出，胀闷欲死：用盐一两(炒黄色)，白汤一升，童子小便一钟，乘热一气吞下，即吐下立愈。如不吐下，更作。(《梅师方》)治心腹卒时胀坚痛闷欲死：用盐一两，白汤一升，冲和，一气饮，得吐下即定，不吐更作。"

《神农本草经疏·卷四·玉石部中品·食盐》："炒盐三钱，以炒砂仁五钱，为末泡汤，井水澄冷，灌下。治霍乱心腹绞痛，有效。"

《本草易读·卷八·食盐》："霍乱腹痛，炒熨之。一切腹痛，同上，痛在中是也。"

133. 独活

《本草正·山草部·独活》："善行滞气，故入肾与膀胱两经，专理下焦风湿、两足痛痹、湿痒拘挛；或因风湿而齿痛、头眩、喘逆、奔豚、疝瘕、腰腹疼痛等证，皆宜用之。"

134. 姜黄

《本草纲目·草部第十四卷·草之三·姜黄》："胎寒腹痛，啼哭吐乳，大便泻青，状若惊搐，出冷汗：姜黄一钱，没药、木香、乳香二钱。为末，蜜丸芡子大。每服一丸，钩藤煎汤化下。(《和剂方》)"

《景岳全书·卷之四十八大集·本草正(上)·芳草部》："善下气破血，除心腹气结气胀，冷气食积疼痛，亦治癥瘕血块，通月经。"

《神农本草经疏·卷九·草部中品之下·姜黄》："得当归、生地黄、牛膝、延胡索、肉桂，治一切积血在腹中作痛。"

《本草详节·卷之四·草部·姜黄》："主心腹结积胀痛，下气，破血，风痹臂痛，扑损瘀血，消痈肿。"

《玉楸药解·卷一·草部》："止心腹疼痛。"

135. 炮姜

《本草蒙筌·卷之六·菜部·姜》："干辛专窜而不收，堪治表，解散风寒湿痹，鼻塞头疼，发热狂邪；炮苦能止而不移，可温中，调理痼冷沉寒，霍乱腹痛，吐泻之疾。"

136. 神曲

《滇南本草·第二卷·神曲》："治大人小儿泄泻，肚腹疼痛或大泻不止：神曲二钱(炒)，麦芽二钱(炒)，杏仁一钱五分(去皮尖)。引用真菜油一二茶匙先入罐底，后放药在内，入水煨服。"

《本草征要·第三卷·脾经与胃经·六曲》："健脾消谷，食停腹痛无虞。"

137. 蚕沙

《本草汇言·卷之十七·虫部·晚蚕沙》："集方(陈藏器方)：治缓风皮肤麻木，手足不随，腰脚痿软，又治妇人血闭，经脉不通，或癥瘕血结腹痛。用晚蚕沙一斤(炒黄)，浸酒十壶，每日早、午、晚随量饮数杯；其渣滤干，再炒燥，用布包，熨摸痛处，应效甚捷。"

138. 莱菔子

《滇南本草·第二卷·萝卜、莱菔子、白(红)萝卜秆叶》："治痞块，治单腹疼""治红痢、血痢、腹疼，里急后重：红萝卜秆三钱，神曲二钱，山楂三钱，沙糖二钱，水煎服。"

139. 莲房

《本草崇原·卷上·本经上品·莲房》："主破血(《食疗本草》)，治血胀腹痛及产后胎衣不下。解野菌毒(《本草拾遗》附)"

140. 莲须

《本草求真·卷二·收涩·莲须》："惟其味甘补脾，故能利湿，而使泄泻腹痛可治。"

141. 莪术

《本草纲目·草部第十四卷·草之三·蓬莪术》："一切冷气，抢心切痛，发即欲死。久患心腹痛时发者，此可绝根。蓬莪术二两(醋煮)，木香一两(煨)。为末。每服半钱，淡醋汤下。(《卫生家宝方》)"

《药鉴·新刻药鉴卷之二·莪术》："主心膈腹痛，饮食不消。"

《本草汇言·卷之二·草部·蓬莪术》："若心腹攻痛，痞积气块，而每发无时；若胃脘作疼，牵引背胁，而痛难展侧；若吞酸吐酸，刺心如醋，而胸膈不清;若停食停饮,霍乱吐泻,而蓦然暴作;若奔豚疝瘕,攻疰小腹,而挺痛勿安;若盘肠内钓,肚腹绞痛,而面色青黑,凡病食饮气血痰火停结而不运,或邪客中下二焦,脏腑壅滞,阴阳乖隔,不得升降,或郁久不通,而致损脾元者,虽为泄剂,用此,顷能拨邪反正,诸疾自平。"

"《卫生方》治胃脘及心腹攻痛,连及背胁,痛不可忍:用蓬莪术二两(醋煮),木香一两,牵牛(初次末)五钱,萎仁霜五钱。共和匀,每服三钱,白汤调服,时发者可绝根。"

"《万病回春》治痢疾初起,里急后重,腹痛,脓血窘迫,壮盛人一剂寻愈:用莪术(煨)一钱五分,生地、赤芍药、归尾、槟榔、枳壳、牵牛(微炒,捣碎)、黄连、大黄各二钱。水煎,空心温服,以利为度。如见上证,虚弱人,不便骤行者,以化积药清之。用莪术(煨)一钱,白芍药、黄芩、黄连各一钱五分,升麻八分,槟榔、木香、当归、枳壳各一钱二分。"

《神农本草经疏·卷九·草部中品之下·蓬莪茂》:"心腹痛者,非血气不得调和,即是邪客中焦所致……术气香烈,能调气通窍,窍利则邪无所容而散矣。"

《本草备要·草部·蓬莪术》:"治心腹诸痛,冷气吐酸,奔豚疝癖。"

142. 桂心

《证类本草·卷第十二·桂》:"《药性论》云:桂心,君。亦名紫桂。杀草木毒,忌生葱。味苦、辛,无毒。主治九种心痛,杀三虫,主破血,通利月闭,治软脚,痹不仁,治胞衣不下,除咳逆,结气壅痹,止腹内冷气,痛不可忍,主下痢,治鼻息肉。"

"《肘后方》……治心腹俱胀痛,短气欲死,或已绝:桂二两,切,以水一升二合,煮取八合,去滓,顿服。无桂,用干姜亦得。"

"葛氏方……治产后腹中瘕痛:末桂,温酒服方寸匕,日三。"

"《本草从新·卷七·木部·桂心》:"治风痹癥瘕,噎膈腹满,心腹诸痛。"

143. 桂枝

《本草征要·第一卷·通治部分·桂枝》:"助阳散寒,温经通脉。达营卫,和表里。无汗能发,有汗能止。理心腹之痛,搜关节之痹,横行而为手臂之引经,直行兼为奔豚之向导。"

144. 桔梗

《证类本草·卷第十·桔梗》:"《日华子》云:下一切气,止霍乱转筋,心腹胀痛,补五劳,养气,除邪辟温……《圣惠方》治……妊娠中恶,心腹疼痛:用桔梗一两细锉,水一中盏,入生姜三片,煎至六分去滓,非时温服。"

《本草征要·第二卷·形体用药及专科用药·桔梗》:"定痢疾腹痛,止胸胁烦疼。"

《本草从新·卷一·草部·桔梗》:"腹痛肠鸣(肺火郁于大肠)。"

145. 桃仁

《证类本草·卷第二十三·下品·桃核仁》:"《食医心镜》……凡风劳毒,肿疼挛痛或牵引小腹及腰痛:桃仁一升去尖、皮者,熬令黑烟出,热研捣如脂膏,以酒三升,搅令相和,一服取汗,不过三瘥。"

"如伤寒八九日间,发热如狂不解,小腹满痛,有瘀血:用桃仁三十个,汤去皮、尖,麸炒赤色,别研;虻虫三十枚,去翅,水蛭二十枚,各炒;川大黄一两,同为末,再与桃仁同捣,令匀,炼蜜丸如小豆大。每服二十丸,桃仁汤下,利下瘀血恶物,便愈,未利,再服。"

《本草易读·卷六·桃仁》:"治心腹之疼痛,开心下之坚硬,疗阴中之肿痒,杀下部之虫䘌,断妇人之崩漏,缩小儿之卵癫。"

146. 积雪草

《本草图经·草部中品之下卷第七·积雪草》:"单服疗女子小腹痛。又云:女子忽得小腹中痛,月经初来,便觉腰中切痛连脊间,如刀锥所刺,忍不可堪者。众医不别,谓是鬼疰,妄服诸药,终无所益,其疾转增。审察前状相当,即用此药。"

《证类本草·卷第九·积雪草》:"[谨按]《天宝单行方》云……单服疗女子小腹痛。又云:女子忽得小腹中痛,月经初来,便觉腰中切痛连脊间,如刀锥所刺,忍不可堪者。众医不别,谓是鬼疰,妄服诸药,终无所益,其疾转增。审察前状相当,即用此药。其药,夏五月正放花时,即采取曝干,捣筛为散。女子有患前件病者,取二方寸匕,和好醋二小合,搅令匀,平旦空腹顿服之。每日一服,以知为度。如女子先冷者,即取前件药五两,加桃仁二百枚,去尖、皮,熬捣为散,及蜜为丸如梧子大。每日空腹饮及酒下三十丸,日再服,以疾愈为度。忌麻子、荞麦。"

147. 狼毒

《本草图经·草部下品之下卷第九·狼毒》："葛洪治心腹相连常胀痛者：用狼毒二两，附子半两，捣筛，蜜丸如桐子大。一日服一丸，二日二丸，三日三丸；再一丸，至六日，又三丸；自一至三常服，即瘥。"

《本草纲目·草部第十七卷·草之六·狼毒》："俗用亦稀，为疗腹内要药耳。"

"腹中冷痛，水谷阴结，心下停痰，两胁痞满，按之鸣转，逆害饮食：用狼毒三两，附子一两，旋覆花三两，捣末，蜜丸梧子大。每服三丸，食前白汤下，日三服。（《肘后方》）

阴疝欲死，丸缩入腹，急痛欲死：狼毒四两，防风二两，附子三两烧，以蜜丸梧子大。每服三丸，日夜三度白汤下。（《肘后方》）"

148. 高良姜

《名医别录·中品·卷第二·高良姜》："大温，主治暴冷，胃中冷逆，霍乱腹痛。"

《本草经集注·草木中品·高良姜》："人腹痛不止，但嚼食亦效。"

《证类本草·卷第九·高良姜》："臣禹锡等谨按：《药性论》云：高良姜，使。能治腹内久冷，胃气逆呕吐，治风破气，腹冷气痛，去风冷痹弱，疗下气冷逆冲心，腹痛吐泻。《圣惠方》治霍乱、吐利、腹痛等疾：高良姜一两锉，水三大盏，煎取二盏半，去滓，下粳米二合，煮粥食之。《外台秘要》备急霍乱吐利方：火炙高良姜令焦香，每用五两，打破，以酒一升煮三四沸，顿服。亦治腹痛气恶。"

《本草品汇精要·卷之十一·草部中品之中·高良姜》："（主）心腹冷痛。"

《本草汇言·卷之二·草部·高良姜》："《方脉正宗》：治一切滞气，心腹胀闷疼痛，胁肋胀满，呕吐酸水痰涎，头目眩晕，并食积酒积及米谷不化，或下利脓血，大小便结滞不快，或风壅积热，口苦咽干，涕唾稠黏。此药最能推陈致新，散郁破结，活血通经，治气分之圣药也。"

《本经逢原·卷二·芳草部·高良姜》："甄权治腹内久冷气痛，去风冷痹弱。《大明》主转筋，泻利反胃，解酒毒，消食。苏颂治恶心呕清水。皆取暖胃温中散寒之功也。而寒疝小腹掣痛须同茴香用之。产后下焦虚寒，瘀血不行，小腹结痛者加

用之。"

149. 益母草

《本草征要·第二卷·形体用药及专科用药·益母草》："活血行瘀，利水消肿。经闭不通，经来腹痛，临盆难产，子死腹中。"

《本经逢原·卷二·隰草部·茺蔚》："近世治番痧，腹痛呕逆，用以浓煎，少加生蜜放温，恣饮有效，取其能散恶血也。"

150. 益智仁

《本草纲目·草部第十四卷·草之三·益智子》："冷气腹痛及心气不足，梦泄赤浊，热伤心系，吐血血崩诸证。（时珍）"

《本草正·芳草部·益智》："能调诸气，辟寒气，治客寒犯胃，暖胃和中，去心腹气滞疼痛，理下焦虚寒，温肾气。"

151. 海螵蛸

《名医别录·中品·卷第二·乌贼鱼骨》："主治惊气入腹，腹痛环脐，阴中寒肿，令人有子，又止疮多脓汁不燥。"

《本草纲目·鳞部第四十四卷·鳞之四·乌贼鱼》："时珍曰：乌鲗骨，厥阴血分药也，其味咸而走血也。故血枯血瘕，经闭崩带，下痢疳疾，厥阴本病也。寒热疟疾，聋、瘿，少腹痛，阴痛，厥阴经病也。目翳流泪，厥阴窍病也。厥阴属肝，肝主血，故诸血病皆治之。"

152. 通草

《本草纲目·草部第十八卷·草之七·通草》："杨仁斋《直指方》言：人遍身胸腹隐热，疼痛拘急，足冷，皆是伏热伤血。血属于心，宜木通以通心窍，则经络流行也。"

153. 桑叶

《证类本草·卷第十三·桑根白皮》："今按陈藏器《本草》云：桑叶汁，主霍乱腹痛吐下。"

154. 桑白皮

《古今医统大全·卷之九十四·本草集要（上）·治湿药例》："去肺中水气，浮肿腹痛，利水道。"

155. 桑寄生

《神农本草经疏·卷十二·木部上品·桑上寄生》："《圣惠方》疗胎动腹痛：桑寄生一两五钱，阿胶炒五钱，艾叶五钱，水一盏半，煎一盏，去滓温服。或去艾叶，以其热也。"

156. 桑椹

《神农本草经疏·卷十三·木部中品·桑椹》：“《集简方》治阴证腹痛：桑椹绢包风干，过伏天，为细末。每服三钱，热酒下，取汗。”

157. 黄芩

《名医别录·中品·卷第二·黄芩》：“主治痰热，胃中热，小腹绞痛，消谷，利小肠，女子血闭、淋露、下血，小儿腹痛。（得厚朴、黄连止腹痛；得五味子、牡蒙、牡蛎令人有子）”

《证类本草·卷第八·黄芩》：“臣禹锡等谨按：《药性论》云：黄芩，臣，味苦、甘。能治热毒，骨蒸，寒热往来，肠胃不利，破拥气，治五淋，令人宣畅，去关节烦闷，解热渴，治热，腹中疠痛，心腹坚胀。”

《本草发挥·卷二》：“《主治秘诀》云……治下痢脓血，稠黏腹痛，后重身热，久不可者，与芍药、甘草同用。”

《本草纲目·草部第十三卷·草之二·黄芩》：“仲景又云：少阳证腹中痛者，去黄芩，加芍药。心下悸，小便不利者，去黄芩，加茯苓。似与《别录》治少腹绞痛、利小肠之文不合。成氏言黄芩寒中，苦能坚肾，故去之，盖亦不然。至此当以意逆之，辨以脉证可也。若因饮寒受寒，腹中痛，及饮水心下悸，小便不利，而脉不数者，是里无热证，则黄芩不可用也。若热厥腹痛，肺热而小便不利者，黄芩其可不用乎？故善观书者，先求之理，毋徒泥其文。昔有人素多酒欲，病少腹绞痛不可忍，小便如淋，诸药不效。偶用黄芩、木通、甘草三味煎服，遂止。”

《神农本草经疏·卷八·草部中品之上·黄芩》：“同芍药、黄连、炙甘草、车前子、防风、升麻，治湿热作泄腹痛。同芍药、黄连、炙甘草、滑石、升麻，治滞下腹痛。”

《本草择要纲目·寒性药品·黄芩》：“若因饮食受寒腹中痛及饮水心下悸，小便不利，而脉不数，则黄芩不可用。其热厥腹痛，肺热而小便不利者宜用之。若其人素多酒欲，病小腹绞痛，痛不可忍，黄芩宜急用之。”

《本草经解·卷二·草部下·黄芩》：“黄芩同白芍、甘草，名黄芩汤，治湿热肠痛。”

158. 黄芪

《名医别录·中品·卷第二·黄芪》：“主治妇人子脏风邪气，逐五脏间恶血，补丈夫虚损，五劳羸瘦，止渴，腹痛泄利，益气，利阴气。”

《本草蒙筌·卷之一·草部上·黄芪》：“主丈夫小儿五劳七伤，骨蒸体瘦，消渴腹痛，泻痢肠风；治女子妇人月候不匀，血崩带下，胎前产后，气耗血虚。”

《本草汇言·卷之一·草部·黄芪》：“钱氏治小儿脾胃虚寒，腹痛呕吐，泻利青白，宜益黄散，以黄芪倍用。

治气虚胎动不安，腹痛下黄水：用嫩白黄芪二两，真川芎五钱，当归身一两，糯米一合。水五碗，煎碗半，徐徐服。”

159. 黄连

《神农本草经·卷一·上经·黄连》：“主热气目痛、眦伤泣出，明目（《御览》引云：主茎伤。《大观本》无），肠澼，腹痛下利，妇人阴中肿痛。”

《证类本草·卷第七·黄连》：“《日华子》云：治五劳七伤，益气，止心腹痛，惊悸烦躁，润心肺，长肉止血，并疮疥，盗汗，天行热疾。”

《本草纲目·草部第十三卷·草之二·黄连》：“积热下血，聚金丸：治肠胃积热，或因酒毒下血，腹痛作渴，脉弦数。黄连四两（分作四分：一分生用，一分切炒，一分炮切，一分水浸晒研末），条黄芩一两，防风一两。为末，面糊丸如梧子大。每服五十丸，米泔浸枳壳水，食前送下。冬月，加酒蒸大黄一两。（《杨氏家藏方》）”

《本草思辨录·卷一·黄连》：“《本经》黄连主腹痛，黄芩不主腹痛，显以黄连为足太阴药。《金匮》小柴胡汤腹中痛去黄芩，黄连汤腹中痛不去黄连，正与《本经》适合。然黄连汤是以干姜、人参治腹痛，黄连半夏治呕吐，呕吐为胃病，而胃热必侵其脾，故腹痛亦非纯寒之证，兼有借于黄连。黄连所以标方名者，以病由胃中有邪气，明黄连之所独擅也。”

160. 黄柏

《神农本草经疏·卷十二·木部上品·檗木》：“佐白芍药、甘草，则主火热腹痛。”

161. 菟丝子

《本草汇言·卷之六·草部·菟丝子》：“治女人腰脊酸疼，小腹常痛，或子宫虚冷，带下淋沥，或饮食减少，大便不实，是皆男妇足三阴不足之证，惟此剂力堪温补，其效如神。

《妇科良方》治妇人腰脊酸疼,小腹作痛:用菟丝子四两,川续断、当归(酒炒)、川芎、杜仲、牡丹皮、香附(醋炒)、白芍药、丹参各二两,如虚热加知母二两,虚寒加白术二两,肉桂、附子各八钱(童便制),气滞加木香。"

162. 梨叶

《本草图经·果部卷第十六·梨》:"徐王《效验方》主小儿腹痛,大汗出,名曰寒疝。浓煮梨叶七合,以意消息,可作三四服,饮之大良。"

《本草纲目·果部第三十卷·果之二·棠梨》:"枝叶……霍乱吐泻不止,转筋腹痛:取一握,同木瓜二两煎汁,细呷之。"

《本草易读·卷六·大梨》:"小儿寒疝腹痛,梨叶煎服。"

163. 猪苓

《证类本草·卷第十三·猪苓》:"《药性论》云:猪苓,臣,微热。解伤寒温疫大热,发汗,生肿胀满,腹急痛。"

《本草汇言·卷之十一·木部·猪苓》:"(《医林小品》)治蛊痓腹胀痛,面黄体瘦:用猪苓一两,灯心五十茎。水二碗,煎一碗,服。

(张元素方)治腹满肿胀急痛,心中懊忱:用猪苓一两,车前子(去壳)三钱,蒌仁二钱,枳实一钱,陈皮八分。水煎服。"

"治脾胃不和,水谷不化,阴阳不分,腹痛泄泻,名胃苓汤。用猪苓、泽泻、白术、茯苓各二钱,肉桂七分,苍术、厚朴、陈皮各一钱五分,甘草六分,加生姜三片,黑枣二个。水煎服。如水泻,加滑石一钱;暴痢赤白相杂,腹痛,里急后重,去桂,加木香、槟榔、黄连各一钱;久泻不止,加升麻、人参各一钱;湿胜,加防风、升麻各一钱;食积,加枳实、麦芽、神曲;口渴,加葛根一钱五分。

治腹中痛一阵、泻一阵,后去如汤,后重如滞,或泻下黄色,小水短赤,烦渴引饮,是火泻、热泻也,以四苓散加味方。用猪苓二钱,泽泻、茯苓、白术各一钱,黄连、黄芩、黑山栀、白芍药各一钱二分,滑石、甘草各二钱。水煎服。腹中作胀,加枳壳、厚朴各一钱;腹痛,加砂仁、山楂各一钱;呕逆恶心,加藿香、半夏各一钱;小水短少,加木通、车前各一钱;泻多不止,加人参一钱,肉豆蔻、乌梅各两个;泻多元气虚脱,加人参、黄耆、干姜,去苓、连、栀、滑石。"

164. 麻黄

《证类本草·卷第八·麻黄》:"《子母秘录》治产后腹痛及血下不尽:麻黄去节杵末,酒服方寸匕,一日二三服,血下尽即止。"

165. 鹿角

《名医别录·中品·卷第二·角》:"除少腹血痛,腰痛折伤恶血,益气。"

《千金翼方·卷第三·本草中·角》:"主恶疮痈肿,逐邪恶气,留血在阴中,除小腹血急痛,腰脊痛,折伤恶血,益气。"

《新修本草·卷第十五·兽中·鹿茸》:"角,主猫鬼中恶,心腹注痛……齿,主留血气,鼠瘘,心腹痛,不可近丈夫阴。"

《证类本草·卷第十七·鹿茸》:"《子母秘录》疗烦闷,腹痛,血不尽:鹿角烧末,豉汁服方寸匕,日二服,渐加至三钱匕。"

166. 商陆

《本草纲目·草部第十七卷·草之六·商陆》:"五尸注痛,腹痛胀急,不得喘息,上攻心胸,旁攻两胁,痛或磊块涌起。用商陆根熬,以囊盛,更互熨之,取效。(《肘后方》)小儿痘毒,小儿将痘发热,失表,忽作腹痛及膨胀弩气,干霍乱,由毒气与胃气相搏,欲出不得出也。以商陆根和葱白捣敷脐上,斑止痘出,方免无虞。(《摘玄方》)"

167. 羚羊角

《证类本草·卷第十七·羚羊角》:"《子母秘录》治胸胁痛及腹痛热满:烧羚羊角末,水服方寸匕。"

168. 淫羊藿

《本草新编·卷之四·淫羊藿》:"或疑淫羊藿,温补命门之火,故能兴阳,然男子有阳道之势,服之翘然兴举,故知其兴绝阳也,若女子,又从何起验之乎?曰:女子亦未尝不可验也。女子无阳,则小腹寒而痛,服淫羊藿则不痛矣……淫羊藿妇人用之,又不止温补命门也,更能定小腹之痛,去阴门之痒,暖子宫之寒,止白带之湿。"

169. 续断

《滇南本草·第一卷·续断、鼓槌草》:"昔一人面寒腹痛坚硬,续断三钱,烧酒半钟,水半钟,煎服。"

170. 琥珀

《神农本草经疏·卷十二·木部上品·琥

珀》:"佐以人参、益母草、泽兰、生地、牛膝、当归、苏木,作汤,送前药,则治儿枕痛,恶露下不尽,腹痛,少腹痛,寒热等证,极效。"

171. 葫芦巴

《本草汇言·卷之三·草部·胡卢巴》:"治寒疝冲心及奔豚瘕癖,腹中挺痛。用胡卢巴、吴茱萸、川椒、革薢、苍术各二两。炒为末,每服三钱,早晨白汤调下。"

《药性切用·卷之一下·草部·胡芦芭》:"苦温纯阳,入肾命而主降治疝,壮元阳,祛冷湿,为肾虚腹中冷痛之专药。"

172. 萹蓄

《本草正·隰草部·萹蓄》:"煮汁饮之,疗小儿蛔虫上攻,心腹作痛,大效。"

《本草备要·草部·萹蓄》:"治黄疸热淋,蛔咬腹痛,虫蚀下部(煮服)。"

173. 硝石

《本草纲目·石部第十一卷·金石之五·生硝》:"诸心腹痛。焰硝、雄黄各一钱。研细末。每点少许入眦内。名火龙丹。(《集玄方》)"

《本草汇言·卷之十三·石部·硝石》:"(《集玄方》)治诸心腹卒痛:用火芒硝一钱,硫黄五分,研细末,醋煮过,每服三分,温汤调服。"

《得配本草·卷一·石部·硝石》:"配雄黄,研细末,点少许入眦内,治诸心腹痛。"

《药性切用·卷之五上·金石部·硝石》:"升发胃中阳气,治伤冷吐泻,心腹疼痛,破积攻坚,来复丹用之。"

174. 硫黄

《本草纲目·石部第十一卷·金石之五·石硫黄》:"阴证伤寒极冷,厥逆烦躁,腹痛无脉,危甚者:舶上硫黄为末,艾汤服三钱,就得睡汗出而愈。(《本事方》)

元脏久冷,腹痛虚泄,应急玉粉丹:用生硫黄五两,青盐一两,细研,以蒸饼丸绿豆大。每服五丸,空心热酒下,以食压之。(《经验方》)

元脏冷泄,腹痛虚极:硫黄一两,黄蜡化丸梧子大。每服五丸,新汲水下。一加青盐二钱,蒸饼和丸,酒下。(《普济方》)

气虚暴泄,日夜三、二十行,腹痛不止,夏月路行,备急最妙。朝真丹:用硫黄二两,枯矾半两。研细,水浸蒸饼丸梧子大,朱砂为衣。每服十五丸

至二十丸,温水下,或米饮盐汤任下。"

《本草正·金石部·硫黄》:"疗心腹冷积冷痛、霍乱、咳逆上气及冷风顽痹寒热、腰肾久冷、脚膝疼痛、虚寒久痢滑泄,壮阳道,补命门不足、阳气暴绝,妇人血结、小儿慢惊,尤善杀虫,除疥癣恶疮。

老人风秘,用宜炼服。亦治阴证伤寒、厥逆烦躁、腹痛,脉伏将危者,以硫黄为末,艾汤调服二三钱,即可得睡,汗出而愈。"

175. 雄黄

《名医别录·中品·卷第二·雄黄》:"主治疥虫,䘌疮,目痛,鼻中息肉,及绝筋,破骨,百节中大风,积聚,癖气,中恶,腹痛,鬼疰,杀诸蛇虺毒,解藜芦毒,悦泽人面。"

《证类本草·卷第四·雄黄》:"《伤寒类要》治小腹痛满,不得小便及疗天行病:雄黄细研,蜜丸如枣核,纳溺孔中。"

《要药分剂·卷八·重剂·雄黄》:"治冷痰劳嗽,血气虫积,心腹痛,癫痫。解一切毒。(吴瑞)"

176. 紫石英

《名医别录·上品·卷第一·紫石英》:"主治上气心腹痛,寒热、邪气、结气,补心气不足,定惊悸,安魂魄,填下焦,止消渴,除胃中久寒,散痈肿,令人悦泽。"

《神农本草经疏·卷三·玉石部上品·紫石英》:"入手少阴、手厥阴、足厥阴经。少阴主心,属阳而本热,虚则阳气衰而寒邪得以乘之,或为上气咳逆,或为气结寒热心腹痛。此药温能除寒,甘能补中,中气足,心得补,诸证无不瘳矣。"

177. 紫草

《名医别录·中品·卷第二·紫草》:"主治腹肿胀满痛,以合膏,治小儿疮及面渣。"

《神农本草经疏·卷八·草部中品之上·紫草》:"腹肿胀满痛者,湿热瘀滞于脾胃,则中焦受邪而为是病。湿热解而从小便出,则前证自除也。"

《滇南本草·第二卷·紫草》:"腹邪痛,消水肿,退黄疸及诸疮毒,服之可解。"

178. 滑石

《神农本草经疏·卷三·玉石部上品·滑石》:"和甘草为益元散,又名天水散、六一散、太白散。解中暑、伤寒、疫病,并汗后遗热劳复诸疾,兼

解两感伤寒,百药酒食邪热毒,烦满短气,腹胀闷痛,淋闭涩痛;疗身热呕吐泄泻,肠澼下痢赤白,除烦热,胸中积聚寒热,止消渴蓄水,妇人催生下乳;治吹乳,乳痛,牙疮,齿疳。"

179. 蒲黄

《证类本草·卷第七·蒲黄》:"《日华子》云:蒲黄,治扑血闷,排脓,疮疖,妇人带下,月候不匀,血气心腹痛,妊孕人下血坠胎,血晕,血癥,儿枕急痛,小便不通,肠风泻血,游风肿毒,鼻洪,吐血,下乳,止泄精,血痢。"

《本草纲目·草部第十九卷·草之八·蒲黄》:"凉血活血,止心腹诸痛(时珍)。

时珍曰:蒲黄,手足厥阴血分药也,故能治血治痛。生则能行,熟则能止。与五灵脂同用,能治一切心腹诸痛,详见禽部寒号虫下。"

180. 椿白皮

《神农本草经疏·卷十四·木部下品·椿木叶》:"《经验方》下利清血,腹中刺痛:椿根白皮,洗刮晒研,醋糊丸梧子大。空心米饮下三四十丸。"

181. 蜂子

《神农本草经·卷一·上经·蜂子》:"大黄蜂子:主心腹复满痛,轻身益气。"

《名医别录·上品·卷第一·蜂子》:"主治心腹痛,大人小儿腹中五虫口吐出者,面目黄。"

182. 蜀葵

《证类本草·卷第二十七·蜀葵》:"《圣惠方》治妇人白带下,脐腹冷痛,面色痿黄,日渐虚困:以白葵花一两,阴干为末,空心温酒下二钱匕。"

《本草纲目·草部第十六卷·草之五·蜀葵》:"肠胃生痈,怀忠丹:治内痈有败血,腥秽殊甚,脐腹冷痛,用此排脓下血。单叶红蜀葵根、白芷各一两,白枯矾、白芍药各五钱。为末,黄蜡溶化,和丸梧子大。每空心米饮下二十丸。待脓血出尽,服十宣散补之。(《坦仙皆效方》)"

"妇人带下,脐腹冷痛,面色痿黄,日渐虚困:用葵花一两,阴干为末,每空心温酒服二钱匕。赤带用赤葵,白带用白葵。(《圣惠方》)"

183. 腽肭脐

《雷公炮制药性解·卷六·禽兽部·腽肭脐》:"主助肾添精,补中益气,鬼气尸疰,梦与鬼交,宿血癥结,心腹疼痛。"

《本草汇言·卷之十八·兽部·腽肭脐》:"如藏器方,治积年心腹冷痛,或宿血结块,或癥瘕寒疝,或四肢冷麻无力,或腰脊肩背久疼等证。"

《神农本草经疏·卷十八·兽部下品·腽肭脐》:"所主鬼气尸疰,梦与鬼交,鬼魅狐魅,心腹痛,中恶邪气者,盖因真阳虚则神明不振,幽暗易侵,故诸邪恶缠疰为病。此药专补阳气则阴邪自辟,所以能疗如上等证也。"

184. 槟榔

《本草纲目·果部第三十一卷·果之三·槟榔》:"治泻痢后重,心腹诸痛,大小便气秘,痰气喘急,疗诸疟,御瘴疠。(时珍)"

《本草正·果部·槟榔》:"能消宿食,解酒毒,除痰癖,宣壅滞,温中快气。治腹胀积聚、心腹疼痛、喘急。"

《本草易读·卷六·槟榔》:"蛔厥腹痛,同上。腹痛脉浮洪,是虫痛也。"

185. 酸枣仁

《名医别录·上品·卷第一·酸枣》:"主治烦心不得眠,脐上下痛,血转,久泄,虚汗,烦渴,补中,益肝气,坚筋骨,助阴气,令人肥健。"

186. 磁石

《名医别录·中品·卷第二·玄石》:"主治大人小儿惊痫,女子绝孕,少腹寒痛,少精、身重。"

《千金翼方·卷第二·本草上·玄石》:"主大人小儿惊痫,女子绝孕,小腹冷痛,少精身重,服之令人有子。"

187. 雌黄

《本草纲目·石部第九卷·金石之三·雌黄》:"治冷痰劳嗽,血气虫积,心腹痛,癫痫,解毒。(时珍)"

"小腹痛满,天行病,小腹满,不得小便:雌黄末,蜜丸,纳尿孔中,入半寸。(《肘后方》)"

188. 罂粟壳

《滇南本草·第一卷·罂粟壳、罂粟》:"罂粟、阿芙蓉即罂粟花也。治泻痢,脱肛不止,能涩。气味酸、涩,壳寒,无毒。主治止泻痢及脱肛,治遗精、久咳,敛肺、涩肠,止心腹筋骨诸痛。"

189. 樟脑

《本草纲目·木部第三十四卷·樟脑》:"通关窍,利滞气,治中恶邪气,霍乱心腹痛,寒湿脚气,疥癣风瘙,龋齿,杀虫辟蛊。着鞋中,去脚气。(时珍)"

190. 僵蚕

《本草详节·卷之十二·虫部·白僵蚕》:"主散风痰,结核,瘰疬,喉痹,风虫齿痛,皮肤风疮,丹毒,阴痒,痰疟,癥结,中风失音,崩中赤白,乳闭,产后腹痛,小儿惊痫夜啼,疳蚀。"

191. 熟地黄

《本草发挥·卷一·草部》:"《主治秘诀》云:性温,味苦、甘,气薄味厚。沉而降,阴也。其用有五:益肾水真阴,一也;和产后血气,二也;去腹脐急痛,三也;养阴退阳,四也;壮水之源,五也。治外治上,以酒浸之。"

《奇效良方·卷之六十三·妇人门·四物汤》:"熟地黄,补血。如脐痛,非此不能除,乃通于肾经之药也。"

《本草约言·药性本草约言卷之一·草部·熟地黄》:"疗新产后,脐痛之难禁。"

192. 鹤虱

《本草图经·草部下品之下卷第九·鹤虱》:"李绛《兵部手集方》治小儿蛔虫啮心腹痛,亦单用鹤虱细研,以肥猪肉汁下。五岁一服二分,虫出便止,余以意增减。"

193. 薰陆香

《本草纲目·木部第三十四卷·木之一·薰陆香》:"时珍曰:乳香香窜,能入心经,活血定痛,故为痈疽疮疡、心腹痛要药。

小儿内钓腹痛:用乳香、没药、木香等分,水煎服。(阮氏《小儿方》)"

194. 藁本

《神农本草经·卷二·中经·藁本》:"主妇人疝瘕,阴中寒肿痛,腹中急,除风头痛,长肌肤,悦颜色。"

《本草崇原·卷中·本经中品·藁本》:"下治妇人疝瘕,阴中寒肿痛,中治腹中拘急,上除头风痛。盖太阳之脉本于下,而上额交巅,出入于中上也。"

《本草备要·草部·藁本》:"治督脉为病,脊强而厥(督脉并太阳经贯脊);又能下行去湿,治妇人疝瘕,阴寒肿痛,腹中急痛(皆太阳寒湿)。"

195. 檀香

《本草图经·木部上品卷第十·沉香》:"又有檀香,木如檀,生南海。消风热肿毒,主心腹痛,霍乱,中恶鬼气,杀虫。"

《证类本草·卷第十二·檀香》:"《日华子》云:檀香,热,无毒。治心痛霍乱,肾气腹痛。浓煎服,水磨敷外肾并腰肾痛处。"

《本草汇言·卷之八·木部·白檀香》:"《元素方》:通噎隔,进饮食,除心腹冷痛,散阴寒霍乱诸证,入调气药中,引芳香之物,上至极高之分,胸膈之上,咽嗌之间,为理气之妙剂也。"

"治心腹冷痛:用白檀香三钱,为极细本,干姜五钱,泡汤调下。"

《本草撮要·卷二·木部·檀香》:"得丹参、砂仁,治妇女心腹诸痛。"

196. 藿香

《神农本草经疏·卷九·草部中品之下·藿香》:"霍乱心腹痛,皆中焦不治之证。脾主中焦,香气先入脾,理脾开胃,正气通畅,则前证自除矣。"

"得木香、沉水香、乳香、缩砂蜜,则辟恶气,治中恶心腹疞痛。"

《本草备要·草部·藿香》:"治霍乱吐泻,心腹绞痛,肺虚有寒,上焦壅热(能理脾、肺之气。古方有藿香正气散,正气通畅,则邪逆自除)。"

197. 露蜂房

《本草纲目·虫部第三十九卷·虫之一·露蜂房》:"阴毒腹痛:露蜂房三钱(烧存性),葱白五寸,同研为丸。男左女右,着手中握,阴卧之,汗出即愈。"

198. 麝香

《名医别录·上品·卷第一·麝香》:"主治诸凶邪鬼气,中恶,心腹暴痛胀急,痞满,风毒,妇人产难,堕胎,去面䵟,目中肤翳。"

《证类本草·卷第十六·麝香》:"《药性论》云……入十香丸,令人百毛九窍皆香,疗鬼疰腹痛。"

三、治腹痛药对

1. 黄连+木香

《本草蒙筌·卷之二·草部中·黄连》:"香连丸广木香和搀,为腹痛下痢要药"。

2. 槟榔+木香

《本经逢原·卷三·果部·槟榔》:"胸腹虫食积滞作痛,同木香为必用之药。"

3. 艾叶+香附

《得配本草·卷三·草部·艾》:"配香附,理气以治腹痛。"

4. 生地黄+牛膝

《得配本草·卷三·草部·熟地黄》:"加牛膝,治胫股腹痛。"

5. 大蒜+乳香

《得配本草·卷五·菜部·葫》:"合乳香,治腹痛(煨熟捣丸)。"

6. 木瓜+桑叶

《得配本草·卷六·果部·木瓜》:"得桑叶,治霍乱腹痛。"

7. 栀子+高良姜

《得配本草·卷七·木部·山栀》:"得良姜,治寒热腹痛。"

8. 蜂蜜+生地黄

《得配本草·卷八·虫部·蜂蜜》:"和生地汁,治心腹刺痛。"

9. 海蜇+荸荠

《得配本草·卷八·鳞部·海蜇》:"配荸荠,煎汁,治肝气郁结,小腹疼痛,一切痞块虫积。"

10. 牡蛎+柴胡

《得配本草·卷八·介部·牡蛎》:"得柴胡,治腹痛。"

11. 五灵脂+蒲黄

《得配本草·卷九·禽部·五灵脂》:"得蒲黄,治心腹疼痛。"

12. 黄连+吴茱萸

《本草约言·药性本草约言卷之一·草部·黄连》:"同吴茱萸炒,治肝火兼胁与小腹边痛。"

13. 延胡索+小茴香

《本草撮要·卷一·草部·延胡索》:"得茴香,治小儿盘肠痛。"

14. 莪术+阿魏

《本草撮要·卷一·草部·蓬莪术》:"得阿魏,治小儿盘肠痛。"

15. 乌梅+黄连

《得配本草·卷六·果部·乌梅》:"得川连,治赤痢肠痛。"

16. 白芍+甘草

《赤水玄珠·第十九卷·用药寒温合宜论》:"芍药,得甘草治腹痛。"

《医学衷中参西录·药物·芍药解》:"与甘草同用,则调和气血,善治腹疼。"

17. 吴茱萸+高良姜

《赤水玄珠·第十九卷·用药寒温合宜论》:"吴茱萸,得良姜亦止腹痛。"

18. 三棱+莪术

《医学衷中参西录·药物·三棱、莪术解》:"若治陡然腹胁疼痛,由于气血凝滞者,可但用三棱、莪术,不必以补药佐之。"

四、腹痛主治药

《本草纲目·主治第三卷·百病主治药·心腹痛》

1. 寒凝邪郁腹痛

木香:心腹一切冷痛、气痛,九种心痛,妇人血气刺痛,并磨酒服;心气刺痛,同皂角末丸服;内钓腹痛,同乳、没丸服。

香附子:一切气,心腹痛,利三焦,解六郁,同缩砂仁、甘草末点服;心脾气痛,同高良姜末服;血气痛,同荔枝烧研,酒服。

艾叶:心腹一切冷气、鬼气,捣汁饮,或末服;同香附,醋煮丸服,治心腹、小腹诸痛。

芎䓖:开郁行气。诸冷痛中恶,为末,烧酒服。

苍术:心腹胀痛,解郁宽中。

甘草:去腹中冷痛。

高良姜:腹内暴冷久冷痛,煮饮。心脾痛,同干姜丸服。又四制丸服。

苏子:一切冷气痛,同高良姜、橘皮等分,丸服。

姜黄:冷气痛,同桂末,醋服;小儿胎寒,腹痛吐乳,同乳香、没药、木香丸服。

附子:心腹冷痛,胃寒蛔动,同炒栀子,酒糊丸服;寒厥心痛,同郁金、橘红,醋糊丸服。

香薷:暑月腹痛。

石菖蒲、紫苏、藿香、甘松香、山奈、廉姜、山姜、白豆蔻、草豆蔻、缩砂、蒟酱、白茅香、蕙草、益智子、荜茇;[谷部]胡椒粥、茱萸粥、葱豉酒、姜酒、茴香:并主一切冷气,心痛、腹痛、心腹痛。

烧酒:冷痛,入盐服。阴毒腹痛,尤宜。

黑大豆:肠痛如打,炒焦,投酒饮。

神曲:食积心腹痛,烧红淬酒服。

葱白:主心腹冷气痛,虫痛,疝痛,大人阴毒,小儿盘肠内钓痛。卒心痛,牙关紧急欲死,捣膏,麻油送下,虫物皆化黄水出;阴毒痛,炒熨脐下,并擂酒灌之;盘肠痛,炒贴脐上,并浴腹,良久尿出,愈。

葱花:心脾如刀刺,同茱萸一升,煎服。

葫:冷痛,同乳香丸服;醋浸煮,食之;鬼注心腹痛,同墨及酱汁服;吐血心痛,服汁。

韭:腹中冷痛,煮食;胸痹痛如锥刺,服汁,吐去恶血。

干姜:卒心痛,研末服。心脾冷痛,同高良姜丸服。

芥子:酒服,止心腹冷痛;阴毒,贴脐。

蘹香、蘩菜、菥蓂子、秦荻藜、蔓荆、芥;[果部]杏仁:并主心腹冷痛。

荔枝核:心痛、脾痛,烧研酒服。

胡椒:心腹冷痛,酒吞三七粒。

茱萸:心腹冷痛,及中恶心腹痛,擂酒服。叶亦可。

桂:秋冬冷气腹痛,非此不除。九种心疼,及寒疝心痛,为末酒服;心腹胀痛,水煎服;产后心痛,狗胆丸服。

乌药:冷痛,磨水入橘皮、苏叶煎服。

松节:阴毒腹痛,炒焦,入酒服。

天竺桂、沉香、檀香、苏合香、必栗香、龙脑香、樟脑香、樟材、杉材、楠材、阿魏、皂荚、白棘、枸杞子、厚朴;[金石]铁华粉:并主冷气心腹痛。

铜器:炙熨冷痛。

灵砂:心腹冷痛,同五灵脂,醋糊丸服。

硫黄:一切冷气痛,黄蜡丸服。同硝石、青皮、陈皮丸服。

硝石:同雄黄末点目眦,止诸心腹痛。

砒石:积气冷痛,黄蜡丸服。

硇砂:冷气,血气,积气,心腹痛诸疼。

神针火、[鳞兽]鲍鱼灰:妊娠感寒腹痛,酒服。

2. 血瘀气滞腹痛

当归:和血,行气,止疼。心下刺疼,酒服方寸匕;女人血气,同干漆丸服;产后痛,同白蜜煎服。

芍药:止痛散血,治上中腹痛。腹中虚痛,以二钱同甘草一钱煎服。恶寒加桂;恶热加黄芩。

延胡索:活血利气。心腹、少腹诸痛,酒服二钱,有神;热厥心痛,同川楝末二钱服;血气诸痛,

同当归、橘红丸服。

蓬莪术:破气,心腹痛,妇人血气,丈夫奔豚。一切冷气及小肠气,发即欲死,酒、醋和水煎服。一加木香末,醋汤服。女人血气,同干漆末服;小儿盘肠,同阿魏研末服。

郁金:血气冷气,痛欲死,烧研醋服,即苏。

姜黄:产后血痛,同桂末,酒服,血下即愈。

刘寄奴:血气,为末酒服。

红蓝花:血气,擂酒服。

大黄:干血气,醋熬膏服;冷热不调,高良姜丸服。

蒲黄:血气,心腹诸疼,同五灵脂煎,醋或酒服。

紫背金盘:女人血气,酒服。

丹参、牡丹、三棱、败酱;[谷菜]米醋:并主血气、冷气,心腹诸痛。

红曲:女人血气,同香附、乳香末,酒服。

丝瓜:女人干血气,炒研酒服。

桑耳:女人心腹痛,烧研酒服。

白石英、紫石英:并主女人心腹痛。

青鱼枕:血气心腹痛,磨水服。

五灵脂:心腹、胁肋、少腹诸痛,疝痛,血气,同蒲黄煎醋服,或丸,或一味炒焦,酒服。虫痛加槟榔。

狗胆:血气撮痛。丸服。

狼毒:九种心痛,同吴茱萸、巴豆、人参、附子、干姜丸服。心腹冷痰胀痛,同附子、旋覆花丸服。

草乌头:冷痰成包,心腹疞痛。

百合、椒目:留饮腹痛,同巴豆丸服。

牡荆子:炒研服。

枳实:胸痹痰水痛,末服。

枳壳:心腹结气痰水。

矾石:诸心痛,以醋煎一皂子服;同半夏丸服;同朱砂、金箔丸服。

五倍子:心腹痛,炒焦,酒服立止。

牡蛎粉:烦满心脾痛,煅研酒服。

3. 火热郁滞腹痛

黄连:卒热,心腹烦痛,水煎服。

苦参:大热,腹中痛,及小腹热痛,面色青赤,煎醋服。

黄芩:小腹绞痛,小儿腹痛。得厚朴、黄连,止腹痛。

山豆根：卒腹痛，水研服，入口即定。

川楝子：入心及小肠，主上下腹痛，热厥心痛，非此不除。同延胡索末，酒服。

栀子：热厥心痛，炒焦煎服；冷热腹痛，同附子丸服。

茯苓、琥珀、[石兽]戎盐、食盐：吐，心腹胀痛。

玄明粉：热厥心腹痛，童尿服三钱。

丹砂：男女心腹痛，同白矾末服。

羚羊角：腹痛热满，烧末水服。

犀角：热毒痛。

阿胶：丈夫少腹痛。

五、治腹痛食物

1. 大豆

《神农本草经疏·卷二十五·米谷部中品·生大豆》："陈藏器：炒令黑，烟未断及热，投酒中饮之。治风痹瘫缓，口噤，产后诸风，及风痉，阴毒腹痛。"

《调疾饮食辩·卷二·黑大豆》："《肘后》治腹中肠痛，胁痛：炒二升，酒五升，煮二升，顿服。"

2. 大枣

《名医别录·上品·卷第一·大枣》："三岁陈核中仁，燔之，味苦，主治腹痛，邪气。"

《本草汇言·卷之十五·果部·大枣》："（《金匮要略》）治小腹奔豚气，上冲胸腹痛，往来寒热：用大枣十二枚（带核槌碎），甘草、当归、川芎、葛根、黄芩、白芍药、吴茱萸各二钱，半夏、生姜各五钱，甘李根白皮一合，共十一味，以水二升，煮取五合，温和服，渣再煎。"

"（《千金方》）治妊娠腹痛：用大红枣十四枚，烧焦为细末，白汤调下。"

3. 大蒜

《证类本草·卷第二十九·葫》："《日华子》云：蒜，健脾，治肾气，止霍乱转筋，腹痛，除邪，辟温，去蛊毒，疗劳疟，冷风，痃癖，温疫气，傅风拍冷痛，蛇虫伤，恶疮疥，溪毒，沙虱，并捣贴之。"

《本草纲目·菜部第二十六卷·菜之一·葫》："鬼疰腹痛，不可忍者：独头蒜一枚，香墨如枣大，捣和酱汁一合，顿服。（《永类钤方》）"

心腹冷痛：法醋浸至二三年蒜，食至数颗，其效如神。（李时珍《濒湖集简方》）

夜啼腹痛面青，冷证也：用大蒜一枚（煨研，

日干），乳香五分，捣丸芥子大。每服七丸，乳汁下。（危氏《得效方》）"

《本草述钩元·卷十五·菜部·葫》："心腹冷痛。"

4. 山楂

《本草汇言·卷之十五·果部·山楂》："廖氏方，又能消瘀血结血，妇人产后一切聚血，如儿枕作块，固结不行，或恶露已行旋止未尽，腹胀痛者，煎汁和沙糖服，即时化结行瘀，立见安定。

治男子、妇人、小儿一切诸滞腹痛：以山楂一味，煎汤饮。"

《神农本草经疏·卷二十三·果部三品·赤爪木实》："山楂能入脾胃，消积滞，散宿血，故治水痢及产妇腹中块痛也。"

《本草备要·果部·山楂》："发小儿痘疹，止儿枕作痛（恶露积于太阴，少腹作痛，名儿枕痛）：沙糖调服。"

5. 木耳

《本草约言·食物本草卷之三·菜部·木耳》："溪云：温，微毒。止肠风泻血，妇人心腹痛，治五痔。"

6. 牛血

《本草汇言·卷之十八·兽部·牛血》："（《肘后方》）治误吞水蛭腹痛：用黄瘦牛血，热饮二三升，次早化猪脂一升饮之，即下出也。"

7. 丹雄鸡

《证类本草·卷第十九·禽上·丹雄鸡》："《日华子》云：温，无毒。止肚痛，除风湿麻痹，补虚羸，安胎，治折伤并痈疽……葛氏方……卒腹痛，下赤白痢，数日不绝：以卵一枚，取出黄去白，纳胡粉令满壳，烧成屑，以酒服一钱匕……又方，卒腹痛，安胎：乌鸡肝一具切，过酒五合服令尽。"

8. 乌骨鸡

《神农本草经疏·卷十九·禽部三品·乌骨鸡》："乌骨鸡，得水木之精气，其性属阴，能走肝肾血分，补血益阴，则虚劳羸弱可除。阴回热去，则津液自生，渴自止矣。阴平阳秘，表里固密，邪恶之气不得入，心腹和而痛自止，鬼亦不能犯矣。

治中恶心腹痛欲死，但杀白乌骨鸡，乘热薄心即瘥。"

9. 乌梅

《证类本草·卷第二十三·中品·梅实》：

"《肘后方》治心腹俱胀痛,短气欲死或已绝:乌梅二七枚,水五升,煮一沸,纳大钱二七枚,煮取二升半,强人可顿服,羸人可分之再服。"

10. 石榴

《本草详节·卷之八·果部·石榴》:"主赤白痢腹痛,连子捣汁服,酸石榴所治也。"

11. 生姜

《证类本草·卷第八·生姜》:"臣禹锡等谨按:《药性论》云……主霍乱不止,腹痛,消胀满,冷痢,治血闭。病人虚而冷,宜加用之。"

《肘后方》治霍乱,心腹胀痛,烦满短气,未得吐下:生姜一斤切,以水七升,煮取二升,分作三服。"

《本草纲目·菜部第二十六卷·菜之一·生姜》:"除壮热,治痰喘胀满,冷痢腹痛,转筋心满,去胸中臭气、狐臭,杀腹内长虫。(张鼎)"

《本草易读·卷六·生姜》:"同半夏煎,下心腹急痛。"

《本草新编·卷之四·生姜》:"或问生姜辛散,既能散气,似不宜常服,然而多服则正气受伤,少服则正气无害,又不可过于避忌,坐视而不收其功也。至于偶受阴寒,如手足厥逆,腹痛绕腹而不可止,不妨多用生姜,捣碎炒热,熨于心腹之外,以祛其内寒也。"

《本草害利·肺部药队·生姜》:"平气胀腹痛。"

《本草类要·散药门·温散类·生姜》:"荡胸中之瘀满,排肝里之壅遏,善通鼻塞,最止腹痛。"

12. 白苣

《证类本草·卷第二十九·白苣》:"产后不可食,令人寒中,小腹痛。"

《本草纲目·菜部第二十七卷·菜之二·白苣》:"炳曰:平。患冷气人食之即腹冷,亦不至苦损人。产后不可食,令人寒中,小肠痛。"

13. 冬笋

《本草纲目拾遗·卷八·诸蔬部·诸笋》:"冬笋……味甘温(陈芝山宜忌云:味甘性寒),利九窍,通血脉,治吐血衄血,及产后心腹痛,一切血症,食之肥白人(《食纂》)。"

14. 丝瓜

《本草易读·卷六·丝瓜》:"腹痛,绕脐冲心,小肠气也。烧末酒下。"

15. 西葫芦

《滇南本草·第二卷·菱瓜》:"腹内冷痛,小便出血效。"

16. 羊肉

《本草图经·兽禽部卷第十三·羖羊角》:"胡洽羊肉汤,疗寒劳不足,产后及身腹中有激痛方。当归四两,生姜五两,羊肉一斤,三味以水一斗二升煮肉,取七升,去肉,内诸药,煮取三升,一服七合,日三夜一。又有大羊肉汤,疗妇人产后大虚,心腹绞痛,厥逆,气息乏少,皆今医家通用者。"

《神农本草经疏·卷十七·兽部中品·羊肉》:"《金匮要略》羊肉汤,治寒劳虚羸及产后心腹疝痛:用肥羊肉一斤,水一斗,煮汁八升,入当归五两,黄芪八两,生姜六两,煮取二升,分四服。又方,产后虚羸腹痛,冷气不调,及脑中风汗自出:白羊肉一斤,治如常,调和食之。"

17. 羊肾

《证类本草·卷第十七·羖羊角》:"《食医心镜》……炮羊肾一双,去脂细切,于豉汁中,以五味、米糁如常法,作羹食,作粥亦得。又,治产后大虚,羸瘦无力,腹肚痛,冷气不调。"

18. 芜荑

《证类本草·卷第十三·芜荑》:"《药性论》云:芜荑,使,味苦、辛。能主积冷气,心腹癥痛,除肌肤节中风,淫淫如虫行。"

《食疗》:散腹中气痛,又和马酪可治癣。作酱甚香美功尤胜于榆仁。尘者良。"

《本草正·竹木部·芜荑》:"主心腹冷气、癥积疼痛,散肌肤风湿淫淫如虫行,杀三虫,去寸白及诸恶虫毒,疗肠风痔漏、恶疮。"

《药性切用·卷之三中·木部·芜荑仁》:"辛苦性温,入肠胃而杀虫化积,为腹中虫痛专药。"

《本草述钩元·卷十九·果之味部·吴茱萸》:"气味苦辛大热,有小毒。主治同吴萸,功力少劣。去暴冷腹痛食不消,并治冷痢。一女子于秋深病腹中气痛甚,止多服食茱萸茶而愈。老人真阳虚,遇寒湿司气,风木郁于下而不得畅,至秋冬时,小腹痛绵绵不止。用食茱萸二钱,乌药一钱,酒香附加醋炒一钱,合煎。倍加清酒,煮一时,于大饥时服之。顿愈。"

19. 芡实

《证类本草·卷第二十三·上品·鸡头实》:

"陈士良云：此种虽生于水，而有软根名惓菜。主小腹结气痛，宜食。"

20. 杨梅

《本草纲目·果部第三十卷·果之二·杨梅》："中砒毒，心腹绞痛，欲吐不吐，面青肢冷：用杨梅树皮，煎汤二三碗，服之即愈。（王硕《易简方》）"

21. 饭

《本草纲目·谷部第二十五卷·谷之四·饭》："烧灰酒服，治食本米饮成积，黄瘦腹痛者，甚效。（孙思邈）"

22. 鸡血

《本草正·禽兽部·鸡血》："主疗痿痹、中恶腹痛，解丹毒、蛊毒、虫毒、盐卤毒及小儿惊风、便结，亦能下乳。"

23. 青鱼

《证类本草·卷第二十一·中品·青鱼》："臣禹锡等谨按：萧炳云：疗卒气，研服，止腹痛。"

24. 青蒜

《滇南本草·第二卷·大蒜、青蒜》："青蒜，气味辛，温，有小毒。主治解蛊毒，辟疫恶、瘴气、蛇毒。亦疗转筋、腹痛，虚人服者反生痰，多食昏神。"

25. 狗

《本草品汇精要·卷之二十四·兽部中品·牡狗阴茎》："白犬头，取热血一升饮之，治鬼击之病，卒著如刀刺状，胸胁腹内绞痛不可抑按，或即吐血、衄血，下血立效。肉半斤，合米盐豉等煮粥，频食一两顿，治脾胃虚弱，肠中积冷，腹胀刺痛，神验。"

26. 饴糖

《神农本草经疏·卷二十四·米谷部上品·饴糖》："入建中汤，治脾虚腹痛。"

《本草经解·卷四·谷菜部·饴糖》："同川椒、炮姜、人参，名大建中汤，治腹痛不可触。"

27. 荞麦

《本草纲目·谷部第二十二卷·谷之一·荞麦》："时珍曰：荞麦最降气宽肠，故能炼肠胃滓滞，而治浊带泄痢腹痛上气之疾，气盛有湿热者宜之。若脾胃虚寒人食之，则大脱元气而落须眉，非所宜矣。孟诜云：益气力者，殆未然也。

［按］杨起《简便方》云：肚腹微微作痛，出即泻，泻亦不多，日夜数行者。用荞麦面一味作饭，连食三四次即愈。予壮年患此两月，瘦怯尤甚。用消食化气药俱不效，一僧授此而愈，转用皆效，此可征其炼积滞之功矣。"

28. 枳椇

《新修本草·卷第十四·枳椇》："主头风，少腹拘急。"

29. 韭菜

《证类本草·卷第二十八·韭》："今按陈藏器《本草》云：韭，温中下气，补虚，调和脏腑，令人能食，益阳，止泄白脓，腹冷痛，并煮食之。

《日华子》云：韭，热，下气，补虚，和腑脏，益阳，止泄精，尿血，暖腰膝，除心主腹痃冷，胸中痹冷，痃癖气及腹痛等食之。"

《本草纲目·菜部第二十六卷·菜之一·韭》："阴阳易病，男子阴肿，小腹绞痛，头重眼花，宜獭鼠屎汤煮之：用獭鼠屎十四枚，韭根一大把，水二盏，煮七分，去滓再煎二沸，温服，得汗愈。未汗再服。（《南阳活人书》）"

30. 食茱萸

《备急千金要方·卷二十六·食治方·菜蔬第三》："食茱萸……其生白皮主中恶腹痛，止齿痛。"

《证类本草·卷第十三·食茱萸》："《食疗》：温。主心腹冷气痛，中恶，除咳逆，去脏腑冷，能温中，甚良……又鱼骨在腹中刺痛：煮汁一盏，服之，其骨软出。"

31. 核桃仁

《本草纲目·果部第三十卷·果之二·胡桃》："补气养血，润燥化痰，益命门，利三焦，温肺润肠，治虚寒喘嗽，腰脚重痛，心腹疝痛，血痢肠风，散肿毒，发痘疮，制铜毒。（时珍）

此胡桃佐补药，有令人肥健能食，润肌黑发固精，治燥调血之功也。命门既通则三焦利，故上通于肺而虚寒喘嗽者宜之，下通于肾而腰脚虚痛者宜之。内而心腹诸痛可止，外而疮肿之毒可散矣。"

32. 烧酒

《本草纲目·谷部第二十五卷·谷之四·烧酒》："消冷积寒气，燥湿痰，开郁结，止水泄，治霍乱疟疾噎膈，心腹冷痛，阴毒欲死，杀虫辟瘴，利小便，坚大便，洗赤目肿痛，有效。（时珍）"

"阴毒腹痛：烧酒温饮，汗出即止。"

《本草易读·卷六·烧酒》："腹心冷痛，同少盐饮之。"

33. 酒

《证类本草·卷第二十五·酒》："《肘后方》：鬼击之病，得之无渐，卒着人，如刀刺状，胸胁腹内疗结切痛，不可抑按，或吐血、鼻血出，或下血，一名鬼排。以淳酒吹两鼻内。

《梅师方》治产后有血，心烦腹痛：清酒一升，生地黄汁和煎二十沸，分三服。"

《本草纲目·谷部第二十五卷·谷之四·酒》："地黄酒，补虚弱，壮筋骨，通血脉，治腹痛，变白发。用生肥地黄绞汁，同曲、米封密器中。春夏三七日，秋冬五七日启之，中有绿汁，真精英也，宜先饮之，乃滤汁藏贮。加牛膝汁效更速，亦有加群药者。"

"姜酒，诜曰：治偏风，中恶痓忤，心腹冷痛。以姜浸酒，暖服一碗即止。一法：用姜汁和曲，造酒如常，服之佳。"

"茴香酒，治卒肾气痛，偏坠牵引及心腹痛。茴香浸酒煮饮之，舶茴尤妙。"

"缩砂酒，消食和中，下气，止心腹痛。砂仁炒研，袋盛浸酒，煮饮。"

"蚕沙酒，治风缓顽痹，诸节不随，腹内宿痛。用原蚕沙炒黄，袋盛浸酒饮。"

"豆淋酒，破血去风，治男子中风口喝，阴毒腹痛，及小便尿血，妇人产后一切中风诸病。用黑豆炒焦，以酒淋之，温饮。"

34. 黄瓜

《滇南本草·第二卷·黄瓜》："腹痛吐泻，解疮癣热毒，消烦渴。"

35. 梨

《滇南本草·第一卷·梨》："麻梨，治腹痛。"

《玉楸药解·卷四·果部》："棠梨酸涩，功同木瓜，治霍乱吐泻，腹痛转筋，烧食止泄利。"

36. 豚

《本草纲目·兽部第五十卷·兽之一·豕》："食发成癥，心腹作痛，咽间如有虫上下，嗜食与油者是也。用猪脂二升，酒三升，煮三沸服，日三次。（《千金方》）

交接阴毒，腹痛欲死：䐗猪血乘热和酒饮之。（《肘后》）

中蛊腹痛，支太医秘方：以猪肝一具，蜜一升，共煎，分二十服。或为丸服。（《肘后》）

小儿躯啼：小儿五十日以来，胎寒腹痛，躯啼上视，聚唾弄舌，微热而惊，此痫候也。猪肾一具，当归一两（焙），以清酒一升，煮七合。每以杏仁大与咽之，日三夜一。（《圣惠方》）"

"豚卵，治阴阳易病，少腹急痛：用热酒吞二枚，即瘥。（时珍）"

37. 淡豆豉

《证类本草·卷第二十五·豉》："《药性论》云……又伤寒暴痢腹痛者，豉一升，薤白一握切，以水三升，先煮薤，纳豉更煮，汤色黑去豉，分为二服。不瘥再服。"

38. 淡菜

《证类本草·卷第二十二·下品·淡菜》："补虚劳损，产后血结，腹内冷痛，治癥瘕，腰痛，润毛发，崩中带下。"

39. 葱白

《本草蒙筌·卷之六·菜部·葱》："散面目肿浮，止心腹急痛。"

《本草纲目·菜部第二十六卷·菜之一·葱》："伤寒劳复，因交接者，腹痛卵肿：用葱白捣烂，苦酒一盏，和服之。（《千金方》）"

"小儿盘肠，内钓腹痛：用葱汤洗儿腹，仍以炒葱捣贴脐上。良久，尿出痛止。（汤氏《婴孩宝书》）

阴毒腹痛，厥逆唇青卵缩，六脉欲绝者：用葱一束，去根及青，留白二寸，烘热安脐上，以熨斗火熨之，葱坏则易。良久热气透入，手足温有汗即瘥，乃服四逆汤。若熨而手足不温，不可治。（朱肱《南阳活人书》）

脱阳危症：凡人大吐大泄之后，四肢厥冷，不省人事，或与女子交后，小腹肾痛，外肾搐缩，冷汗出厥逆，须臾不救。先以葱白炒热熨脐，后以葱白三七茎擂烂，用酒煮灌之，阳气即回。（此华佗救卒病方也）"

《本草汇言·卷之十六·菜部·葱》："方龙潭曰：味辛应金，中空象肺……凡阴寒之证，惟此可攻。如……或胎孕不安，腰腹疼痛……凡气闭之证，惟此可行。"

"（《本事方》）治小便阻闭不通，小腹急坠：用葱白三斤（锉，炒），用帛盛二个，更互熨摸小腹，气透即通也。

治胎孕不安，腰腹疼痛，或胎上逼心，坐卧不得：用葱白一斤，煮浓汁饮之。未死即安，已死即出，未效再服。一方加当归、川芎各三钱同煮。"

《温病条辨·卷二·中焦篇·寒湿》："葱白由内而达外，中空通阳最速，亦主腹痛。"

40. 葱实

《证类本草·卷第二十八·葱实》："《日华子》云：葱，治天行时疾，头痛，热狂，通大小肠，霍乱转筋及贲豚气，脚气，心腹痛，目眩及止心迷闷。"

41. 粟米

《证类本草·卷第二十五·粟米》："陈藏器云：粉解诸毒，主卒得鬼打，水搅服之。亦主热腹痛，鼻衄，并水煮服之。"

42. 黑豆

《本草易读·卷五·黑豆》："除心腹之痛满，散产后之滞瘀。"

43. 黑雌鸡

《名医别录·上品·卷第一·黑雌鸡》："治中恶腹痛，及痿折骨痛，乳难。"

《本草易读·卷八·黑雌鸡肉》："治产后虚羸，息反胃腹痛。"

44. 粥

《本草纲目·谷部第二十五卷·谷之四·粥》："胡椒粥、茱萸粥、辣米粥，并治心腹疼痛。"

45. 蜂蜜

《备急千金要方·卷二十六·食治方·鸟兽第五》："石蜜，味甘平，微寒无毒。主心腹邪气惊痫痉，安五脏，治诸不足，益气补中，止腹痛。"

《证类本草·卷第二十·上品·石蜜》："治心肚痛，血刺腹痛及赤白痢，则生捣地黄汁，和蜜一大匙服，即下。"

《本草汇言·卷之十七·虫部·蜂蜜》："（《方脉正宗》）治心腹邪结及胃脘作痛者：用蜂蜜熬熟半盏，姜汤冲服。"

《本草新编·卷之五·蜂蜜》："益气温中，润燥解毒，养脾胃，却痫痉，止肠癖，除口疮、心腹猝痛，补五脏不足，通大便久闭。"

《本经逢原·卷四·虫部·蜂蜜》："缓以去急，故能主心腹肌肉疮疡之痛。"

《本草求真·卷一·补剂·蜂蜜》："心腹

急痛。"

46. 雉肉

《证类本草·卷第十九·禽中·雉肉》："《食疗》云……治产后下痢，腰腹痛：野鸡一只，作馄饨食之。"

47. 鲍鱼

《证类本草·卷第二十·上品·鲍鱼》："《子母秘录》：妊娠中风寒热，腹中绞痛，不可针灸。干鱼一枚烧末，酒服方寸匕，取汗。"

48. 蕈菜

《本草纲目·菜部第二十六卷·菜之一·蕈菜》："利胸膈，豁冷痰，心腹痛。（时珍）"

49. 醋

《本草品汇精要·卷之三十七·米谷部下品·醋》："霍乱心腹胀痛，烦满短气，未得吐下者，饮醋三盏，老小赢者可饮一二盏，即瘥。"

《本草纲目·谷部第二十五卷·谷之四·醋》："大抵醋治诸疮肿积块，心腹疼痛，痰水血病，杀鱼、肉、菜及诸虫毒气，无非取其酸收之义，而又有散瘀解毒之功。"

《本草备要·谷菜部·醋》："治心腹血气痛：磨木香服。"

50. 蝮蛇

《名医别录·下品·卷第三·蝮蛇胆》："肉，酿作酒，治癞疾，诸瘘，心腹痛，下结气，除蛊毒。"

51. 鲤鱼

《本草图经·虫鱼上卷第十四·鲤鱼》："唐方多用治产妇腹痛，烧灰，酒调服之。"

《滇南本草·第三卷·鲤鱼》："作鲙，温补，去冷气，痃癖气块，横关、伏梁，结在胸腹作痛，定喘，亦治男妇暴痢反胃尤效。"

52. 鲫鱼

《证类本草·卷第二十·上品·鲫鱼》："中风寒热，腹中绞痛：以干鲫鱼一头烧作末，三指撮，以苦酒服之，温复取汗，良。"

53. 藕汁

《证类本草·卷第二十三·上品·藕实茎》："《梅师方》治产后余血不尽，奔上冲心，烦闷腹痛：以生藕汁二升饮之。"

54. 鳖

《新修本草·卷第十六·虫鱼中·鳖甲》："鳖头烧为灰，主小儿诸疾，又主产后阴脱下坠、尸疰、心腹痛。"

《本草纲目·介部第四十五卷·介之一·鳖》："除老疟疟母,阴毒腹痛,劳复食复,斑痘烦喘,小儿惊痫。(时珍)"

《本草易读·卷八·鳖甲》："奔豚气痛上冲腹:醋炙三两为末,三棱煨二两为末,桃仁四两,汤浸研汁,水熬良久,入醋再熬如饧,每空心下。"

六、腹痛禁药

1. 干姜

《神农本草经疏·卷八·草部中品之上·干姜》："干姜大辛,辛能散气走血。久服损阴伤目。阴虚内热,阴虚咳嗽吐血,表虚有热汗出,自汗盗汗,脏毒下血,因热呕恶,火热腹痛,法并忌之。"

2. 大黄

《本草汇言·卷之五·草部·大黄》："女人腹痛,由于厥阴血虚,而不由于经阻不行者……咸宜忌之。"

3. 女贞子

《本草征要·第二卷·形体用药及专科用药·女贞子及叶》："虽曰补益,偏于阴寒者也。脾胃虚家,久服之往往腹痛作泻。"

4. 五灵脂

《本草汇言·卷之十八·禽部·五灵脂》："缪氏(仲淳)言……倘有血衰经闭,血虚腹痛,产后去血过多,心虚发晕而痛,病属血虚无瘀滞者,皆所当忌用也。"

5. 艾叶

《本草汇言·卷之三·草部·艾叶》："然性气虽芳香,烈而燥热……肚腹疼痛,由于烟火石药、炙煿酒醴、积热伤肠胃,而不由于寒冷者……咸戒用之。"

6. 石灰

《本草经集注·玉石三品·下品·石灰》："性至烈,人以度酒饮之,则腹痛下痢,治金疮亦甚良。"

7. 生地黄

《本经逢原·卷二·隰草部·干地黄》："若产后恶食泄泻,小腹结痛,虚劳,脾胃薄弱,大便不实,胸腹多痰,气道不利,升降窒塞者,咸须远之。"

8. 白术

《本草约言·药性本草约言卷之一·草部·白术》："若气滞气闭腹痛等候,宜禁用之。"

9. 玄参

《神农本草经疏·卷八·草部中品之上·玄参》："血少目昏,停饮寒热支满,血虚腹痛,脾虚泄泻,并不宜服。"

10. 半夏

《神农本草经疏·卷十·草部下品之上·半夏》："又有似中风痰壅失音,偏枯拘挛,及二便闭涩,血虚腹痛,于法并忌。"

11. 地榆

《本草新编·卷之三·地榆》："过用地榆以凉血,则热变为凉,而阴寒结于肠胃,将腹痛之症生,反致血崩下血而不可止,犹以为地榆之少也,更佐之以凉血之药,热必至死亡而后已,良可叹也!"

12. 芍药

《脾胃论·卷上·脾胃胜衰论》："中焦用白芍药,则脾中升阳,使肝胆之邪不敢犯也。腹中窄狭及缩急者,去之,及诸酸涩药亦不可用。"

《医方考·卷六·妇人门第七十·四物汤》："脉迟腹痛不宜芍药,恐其酸寒,益增中冷也。"

《本草汇言·卷之二·草部·白芍药》："白芍药养阴,凡中寒腹痛,中寒作泄,腹中冷痛,肠胃中觉冷诸证忌之。赤芍药破血,凡一切血虚病,及泄泻,产后恶露已行,少腹痛已止,痈疽已溃诸证忌之。"

《本草求真·卷二·收涩·白芍》："倘腹痛非因血虚者,不可误用。盖诸腹痛宜辛散,而芍药酸收故耳。"

13. 西洋参

《本草害利·肺部药队·西洋参》："其性苦寒,脏寒者服之,反作腹痛。"

14. 肉桂

《本草汇言·卷之八·木部·肉桂》："中热腹痛……法并忌之。"

《神农本草经疏·卷十二·木部上品·桂》："中热腹痛,妇人阴虚少腹痛,一切温病,热病头疼口渴,阳证发斑发狂,小儿痧疹,腹痛作泻,痘疮血热干枯黑陷……法并忌之。"

15. 苏木

《神农本草经疏·卷十四·木部下品·苏方木》："产后恶露已尽,由血虚腹痛者,不宜用。"

16. 豆蔻

《本草汇言·卷之二·草部·白豆蔻》:"又如火升作呕,因热腹痛,法咸忌之。"

17. 吴茱萸

《神农本草经疏·卷十三·木部中品·吴茱萸》:"腹痛属血虚有火者,不宜用。"

18. 没药

《神农本草经疏·卷十三·木部中品·没药》:"凡骨节痛,与夫胸腹胁肋痛,非瘀血停留,而因于血虚者不宜用。产后恶露去多,腹中虚痛者不宜用。"

19. 苦参

《本草新编·卷之三·苦参》:"或问苦参非益肾之药,夫人而知之也,但未知其所以损肾之故乎?苦参之不益肾,岂待问哉。沉寒败肾,必有五更泄利之病;苦寒泻肾,必有少腹作痛之疴。苦参味苦而寒,气沉而降,安得不败肾而泻肾乎。而五更泄利,小腹作痛,必不能免矣。败泻肾气,而反言益肾,殊不可解,愿吾子勿信也。"

20. 昆布

《证类本草·卷第九·昆布》:"陈藏器云:紫菜,味甘,寒。主下热烦气,多食令人腹痛,发气,吐白沫,饮少热醋消之。"

21. 金箔

《本草述钩元·卷四·五金部·金箔》:"金禀中宫阴己之气,其性本刚,服之伤肌损骨(服一二分则心腹剜痛肠胃如裂而毙)。"

22. 栀子

《本草征要·第一卷·通治部分·栀子》:"大苦大寒,能损胃伐气,虚者忌之。心腹痛,不因火者,尤为大戒。"

23. 厚朴

《本草汇言·卷之九·木部·厚朴》:"然而性专消导,散而不收,略无补益之功,实有消导之势……腹痛因于血虚,脾阴不足,而非停滞所致者……产后血虚腹痛……以上诸证,法所咸忌。"

《神农本草经疏·卷十三·木部中品·厚朴》:"娠妇腹痛泻痢……以上诸证,法所咸忌。"

24. 砂仁

《本草汇言·卷之二·草部·缩砂仁》:"凡腹痛由于内热,泄泻由于火邪,胎痛由于血热,肿满由于湿热,上气咳嗽由于火冲迫肺者,咸宜禁之。"

25. 姜黄

《本草汇言·卷之二·草部·姜黄》:"凡病血虚臂痛,血虚腹痛,而非瘀血凝滞,气逆壅胀者,切勿乱投,误投则愈伤血分,令病转剧,慎之慎之。"

26. 珠儿参

《本草从新·卷一·草部·珠儿参》:"苦寒微甘,味厚体重。补肺降火,肺热者宜之。脏寒者服之,即作腹痛。"

27. 桃仁

《要药分剂·卷七·泻剂下·桃仁》:"《经疏》曰:桃仁散而不收,泻而无补,过用或不当,能使血下不止,损伤真阴。故凡经闭由于血枯产后,腹痛由于血虚,大便秘涩由于津液不足者,均忌。"

28. 高良姜

《本草求真·卷三·散剂·良姜》:"实热腹痛切忌。"

29. 黄芩

《本草汇言·卷之一·草部·黄芩》:"缪仲淳先生曰:黄芩为苦寒清肃之药,功在除热邪,利痰气。然苦寒能损胃气而伤脾阴,脾肺虚热者忌之。故凡中寒作泄,中寒腹痛,肝肾虚而少腹痛,血虚腹痛,脾虚泄泻,肾虚溏泻,脾虚水肿,血枯经闭,气虚小水不利,肺寒喘咳,及血虚胎不安,阴虚淋露等证,法并禁用。"

30. 黄柏

《本草汇言·卷之九·木部·黄柏》:"此药固能除热益阴,然阴阳两虚之人,病兼脾胃薄弱,饮食减少,或宿食不消,伤食泄泻,或肾虚天明溏泻,小腹时痛……法咸忌用。"

《本草征要·第一卷·通治部分·黄柏》:"[按]苦寒之性利于实热,不利于虚热,凡脾虚食少,或泻或呕,或好热,或恶冷,或肾虚五更泄泻,小便不禁,少腹冷痛,阳虚发热,瘀血停止,产后血虚发热,金疮发热,痈疽溃后发热,伤寒发热,阴虚小水不利,痘后脾虚小水不利,血虚烦躁不眠等症,法咸忌之。"

31. 斑蝥

《雷公炮制药性解·卷六·虫鱼部·斑蝥》:"[按]斑蝥入腹,有开山凿岭之势,最称猛烈,故辄致腹痛不可忍。"

32. 槟榔

《神农本草经疏·卷十三·木部中品·槟榔》:"心腹痛,无留结及非虫攻咬者不宜用。"

33. 罂粟壳

《神农本草经疏·卷三十·米谷部·粟壳》:"如肠胃积滞尚多,湿热方炽,命门火盛,湿热下流为遗精者,误用之则邪气无从而泄,或腹痛不可当,或攻入手足骨节肿痛不能动,或遍身发肿,或呕吐不下食,或头面俱肿,或精窍闭塞,水道不通,变证百出而淹延不起矣。"

34. 墨旱莲

《药性切用·卷之一下·草部·旱莲草》:"脾虚作泻、肾虚腹痛均忌。"

35. 僵蚕

《本草新编·卷之五·僵蚕》:"或问僵蚕功多,亦有过乎?夫僵蚕安得无过。多服则小腹冷痛,令人遗溺,以其性下行,利多而成寒也。"

七、腹痛食禁

1. 土芋

《本经逢原·卷三·菜部·土芋》:"过食令人腹痛、颇胀,或发痰气呕逆,其在初春蛰虫未起之时为毒尚浅,夏秋湿热盛行之时,毒邪尤甚。"

2. 大枣

《本草乘雅半偈·第二帙·大枣》:"与鱼同食,令腰腹痛。"

3. 大蒜

《滇南本草·第二卷·大蒜、青蒜》:"大蒜,胃中有痰积,食之令人肚腹疼、呕吐、气胀。"

4. 芹菜

《本草品汇精要·卷之四十·菜部下品·水靳》:"禁:患鳖瘕人不可食。三月、四月勿食芹菜,恐病蛟龙瘕,发则似癫,面手青黄,肚腹胀满痛不可忍,状如怀妊。急服硬饧三二升,日二度,吐出即瘥。"

5. 茄子

《本草纲目·菜部二十八卷·菜之三·茄》:"《生生编》云:茄性寒利,多食必腹痛下利,女人能伤子宫也。"

6. 茶叶

《本草述钩元·卷十九·果之味部·茗》:"[论]海藏谓茶气寒味苦,入手足厥阴经。夫足厥

阴肝,乃由阴中达阳以上升者;手厥阴包络,又由阳中育阴以下降者。如下而阴中达阳者一为苦寒所伤,则阴之化机阻而不能达阳矣。如上而阳中育阴者复为苦寒所伤,则阳之化原亏而不能达阴矣。《经》曰:升降息则气立孤危。故虚寒血弱之人,饮之既久,元气暗损,土不制水,血不色华。而痰饮痞胀,痿痹黄瘦,呕逆洞泻,腹痛疝瘕,种种内伤之病成矣。"

7. 柿子

《本草经集注·果部药物·柿》:"鹿心柿尤不可多食,令人腹痛利,生柿弥冷。"

《本草图经·果部卷第十六·柿》:"凡食柿不可与蟹同,令人腹痛大泻。"

《神农本草经疏·卷二十三·果部三品·柿》:"脾家素有寒积,及风寒腹痛,感寒呕吐者,皆不得服。"

8. 瓠子

《滇南本草·第二卷·瓠子》:"作菜不可多食,多则腹痛、心寒、呕吐。"

9. 梨

《神农本草经疏·卷二十三·果部三品·梨》:"肺寒咳嗽,脾家泄泻,腹痛冷积,寒痰痰饮,妇人产后,小儿痘后,胃冷呕吐,及西北真中风证,法咸忌之。"

10. 越瓜

《本草求真·上编·卷七食物·越瓜》:"但取味甘性寒,能解酒毒,利小便,烧灰敷吻疮及阴茎热疮而已。若多食之,则令人心痛腹痛,泄泻瘕结,脚弱不能以行。"

11. 蛤蜊

《证类本草·卷第二十二·下品·蛤蜊》:"此物性虽冷,乃与丹石相反,服丹石人食之,令腹结痛。"

12. 雉肉

《本草蒙筌·卷之十·禽部·雉肉》:"合胡桃肉食,发豆风心疼;合荞麦面食,生蛔虫腹痛。"

13. 螃蟹

《神农本草经疏·卷二十一·虫鱼部·蟹》:"蟹性冷,能散血热为病,故跌扑损伤,血热瘀滞者宜之。若血因寒凝结,与夫脾胃寒滑,腹痛喜热恶寒之人,咸不宜食。"

《本经逢原·卷四·介部·蟹》:"多食腹痛泄

泻,生姜、紫苏、豉汁、芦根汁并可解之。"

14. 藕

《本草汇言·卷之十五·果部·藕》:"第生食过多,不免有动冷气,不无腹痛肠滑之虞耳。"

15. 蠃

《本经逢原·卷四·介部·蠃》:"但性冷利人,过食令人腹痛泄泻,急磨木香酒解之。"

【医论医案】

一、医论

1. 概论

《丹溪治法心要·卷四·腹痛》

有寒、有热、死血、食积、湿痰。清痰多作腹痛,大法用台芎、苍术、香附、白芷为末,姜汁入热汤调服。痰因气滞而阻隘道路,气不通而痛者,宜导痰解郁。气用气药,木香、槟榔、枳壳、香附之类;血用血药,川芎、当归、红花、桃仁之类。在上者多属食,宜温散之,如干姜、苍术、川芎、白芷、香附、姜汁之类。寒痛者,理中汤、建中汤。一云:小建中加姜、桂、台芎、苍术、白芷、香附,呕加丁香。热痛者,二陈加芩、连、栀,甚者加干姜。一云:调胃承气加木香、槟榔。醉饱有欲,小腹胀痛,用当归、芍药、川芎、柴胡、青皮、吴茱萸、生甘草、桃仁,煎服之。如胸满及食少,加茯苓、半夏、陈皮。治酒积腹痛,宽气要紧,三棱、莪术、香附、官桂、苍术、厚朴、陈皮、甘草、茯苓、木香、槟榔。木实腹痛,手不可近,六脉沉细,实甚有汗,大承气汤加桂强壮,痛甚再可加桃仁,再甚加附子。小腹虚寒作痛,小建中汤入方:芍药六两,桂枝二两,甘草二两,大枣七枚,生姜三两,胶饴一升。脾湿积黄,心腹疼痛,胃苓汤;胃虚感寒,冷而心腹疼痛气弱者,理中汤;腹大痛,脉沉实,附子理中汤合大承气汤,煎冷服。一老人心腹大痛,而脉洪大,虚痛昏厥,不食不胜攻系者,四君子汤加当归、麻黄、沉香。一妇人寡居,经事久不行,腹满少食,小腹时痛,形弱身热,用当归一钱(酒浸),熟地黄一钱(姜炒),香附一钱,川芎一钱半,白芍药一钱半,陈皮一钱半,黄柏(炒)五分,生甘草三钱,知母(炒)五分,厚朴五分(姜制),玄胡索五分,白术二钱,大腹皮三钱,红花头(火酒浸)九个,桃仁(研)九个。上咬咀水煎。脾胃湿而有寒,常虚痛者,理中汤;心

腹大痛,寒热呕吐,脉沉弦者,大柴胡汤。缩砂治腹中虚痛。戴云:寒痛者,绵绵痛而无增减者是;时痛时止者,热也;死血痛者,每痛有处,不行移者是;食积痛者,痛甚欲大便,利后痛减者是;湿痰痛者,凡痛必小便不利。食作痛宜温散,勿大下之,盖食得寒则凝,得温则化,更兼行气、快气药,助之无不可者。或问:痰岂能作痛?曰:痰因气滞而聚,即聚则碍道路,气不得运,故作痛矣。腹中鸣者,乃火击动其水也,盖水欲下流,火欲上炎,相触而然。亦有脏寒有水而鸣者,宜分三阴部分而治,中脘太阴,脐腹少阴,小腹厥阴。

《侣山堂类辩·卷上·腹痛论》

腹者,太阴之宫域,肠胃之郛郭。病满痛者,有入腑干脏之分,有缓急轻重之别。如卒暴绞痛,面青肢冷,此邪直干阴分,急宜刺泄其邪;如暴吐下利,此邪伤阳明,名曰霍乱。若发热头疼,为欲愈也。如厥逆脉脱,急宜理中圆,甚者加附子,晬时脉还,手足温者生,不复则死,此邪甚而胃气绝也。如腹痛下利而能食者,乃邪入于肠中,利止则愈。此皆直中于内,而有脏腑轻重之分焉。又有邪传五脏,而为腹痛者,始发于皮毛腠理,正气不能御邪,泮衍于血脉中,而传溜于内,大气入脏,腹痛下淫。此淫传败绝之证,不及二十日而死,虽卢、扁再生,亦不能救。此证多有不究心者,悠悠忽忽,反为病家怨尤。

《医灯续焰·卷八·心腹痛脉证第六十三》

心腹之痛,其类甚多。此仅言有九者,亦举其要耳。曰饮、曰食、曰风、曰寒、曰热、曰悸、曰虫、曰忤、曰疰。饮者,痰饮也。痰饮留中,清阳淆浊,故痛(兼见气喘、痞闷等证,其脉滑,宜二陈汤、丹溪海蛤丸、前胡半夏汤之类)。食者,食物也。食物停积,气碍不行,故痛。或勉食寒凉馁败之物,扰乱中和,亦痛(兼见胀满、呕嗳食臭、恶食等证,其脉紧滑,宜加味枳术丸、香砂平胃散之类)。风者,风邪也。乘虚内干,邪正相搏,故痛(兼见自汗、恶风等证,其脉缓,宜香苏散、参苏饮之类)。寒者,寒邪也。乘虚内袭,荣脉凝泣,故痛(兼见恶寒、呕逆、喜温等证,其脉紧,宜五积散、苏合香丸之类)。热者,火也。火郁不发,熏蒸于中,故痛(兼见恶热、热中、嘈杂吞酸等证,其脉数,宜统旨清中汤、越鞠丸、左金丸之类)。悸者,心中动悸也。中气空虚,乍有所触,不能持定,故痛(兼见心

慌、心悸、恍惚等证，其脉虚微，痛而欲按，宜黄芪建中汤、补中益气汤、六君子汤之类）。虫者，虫积也。饮食不节，寒热不时，以致虫动。虫动则攻冲上下，故痛（兼见面黄白斑驳、呕吐清水沃沫，或作或止，或痛处动欲痛等证，其脉大小不匀，宜九痛丸、剪红丸、芜荑散、仲景乌梅丸、万应丸、集效丸之类）。忤者，客忤也。不正之邪，一时干忤，乱其清道，挠其运机，故痛（兼见吐逆、头目不清，或妄见妄言，或不知人等证，其脉数动，宜苏合丸、备急丸、紫金锭、九痛丸之类）。疰者，尸疰也。如蛊如蛀，不识何因。或去或来，痛无定所。此得之亡人所传，即传尸气也（兼见骨蒸吐血、咳嗽劳损诸证，其脉微弱而数，宜于劳病门选方对证用之）。外有瘀血痛、厥心痛、真心痛三种。瘀血痛者，痛在胃脘。或热饮食，或极呕吐，致伤胃脘，络血迸溢。瘀留于中，气为所碍，或作或止，或食下痛甚，或饮汤水作呃。其脉涩（宜二陈汤、桃仁、红花、五灵脂、玄胡、香附、韭汁、藕汁、红曲之类）。厥心痛者，因诸脏腑经络有循胃口上膈者（手太阴肺）、有络肺下膈者（手阳明大肠）、有下膈属胃络脾者（足阳明胃）、有从胃别上膈注心中者（足太阴脾）、有络心下膈抵胃者（手太阳小肠）、有夹脊者（足太阳膀胱）、有络心注胸中者（足少阴肾）、有起于胸中出属心包络下膈者（手厥阴心包络）、有布膻中散络心包下膈者（手少阳三焦）、有下胸中贯膈者（足少阳胆）、有夹胃上贯膈布胁肋者（足厥阴肝）、有循腹里上关元者（奇经任脉）、有并于脊里者（奇经督脉）、有夹脐上行至胸中而散者（奇经冲脉）、有入里维络诸阴者（奇经阴维脉），是诸脏腑经络及任、督、冲、维之脉。气有厥逆，则经有偏盛。而当脉所过如胃口、胸、膈、心包、膻中、脊、胁、脐、腹等处，随经相引而痛。乃诸经之痛，岂心痛哉（诸经之痛，则随经有兼见之证。如肺经痛，恶寒、气急、胀满、痛引缺盆，宜参苏饮、香苏散、苏合丸之类。大肠痛，上引膈，肠鸣口干，宜四七汤、枳桔二陈汤之类。胃痛，引脾及膺乳、呕吐，宜二陈汤、平胃散、东垣温胃汤、来复丹之类。脾痛，引胃脘、心下，腹胀善噎、善呕、食不下，宜二陈汤、香砂平胃散、理中汤、来复丹之类。小肠痛，引膈胃，肠鸣，宜二陈汤、四七汤、苏合丸之类。膀胱痛，引腰脊，恶寒，宜参苏饮、东垣天台乌药散。肾痛，引胸中腰脊，心如饥，上气、喝喝而喘、善恐，宜半硫丸、乌

药顺气散之类。心包痛，引包络胸胁，胸胁支满、心动、心烦、喜笑，宜二陈汤、铁瓮先生交感丹之类。三焦痛，引心包膻中，耳鸣，宜二陈汤、越鞠丸之类。胆痛，引胸膈胁肋、口苦、善太息、振寒，宜二陈汤、温胆汤、小柴胡汤之类。肝痛，引膈胃胁肋，嗌干、呕逆、胸满，宜二陈汤四七汤、来复丹之类）！真心痛者，真脏痛也。盖心为一身君主，神明所居，邪不易侵，病不易及。必也真脏自虚，神明失守，致心包厥痛之邪，乘虚而入。《难经》言其痛甚但在心。但在心，则毫不控引他处。必兼见神昏舌短，手足青冷，斯为旦发夕死，夕发旦死之真心痛耳。以上诸痛，若脉见细迟，是气减舒徐，厥邪衰退之象，理应从吉。设或大浮，知邪方盛。况心腹里证而得表脉，更非所宜。虽不至于殒躯，亦难愈也。

《临证指南医案·卷八·腹痛》

腹处乎中，痛因非一。须知其无形及有形之为患，而主治之机宜，已先得其要矣。所谓无形为患者，如寒凝火郁，气阻营虚及夏秋暑湿痧秽之类是也。所谓有形为患者，如蓄血、食滞、癥瘕、蛔蛲、内疝及平素偏好成积之类是也。审其痛势之高下，辨其色脉之衰旺，细究其因确从何起。大都在脏者以肝脾肾为主，在腑者以肠胃为先，夫脏有贼克之情，非比腑病而以通为用也。此通字，勿执攻下之谓。古之建中汤、理中汤、三物厚朴汤及厚朴温中汤，各具至理。考先生用古，若通阳而泄浊者，如吴茱萸汤及四逆汤法。清火而泄郁者，如左金丸及金铃散法。开通气分者，如四七汤及五磨饮法。宜攻营络者，如穿山甲、桃仁、归须、韭根之剂及下瘀血汤法。缓而和者，如芍甘汤加减及甘麦大枣汤法。柔而通者，如苁蓉、柏子、肉桂、当归之剂及复脉加减法。至于食滞消之，蛔扰安之，癥瘕理之，内疝平之，痧秽之候，以芳香解之，偏积之类，究其原而治之，是皆先生化裁之法也。若夫疡科内痈、妇科四症，兼患是病者，更于各门兼参其法而用之，则无遗蕴矣。（邵新甫）

[徐评]腹痛久者必有积滞，必用消积丸药以渐除之，煎方恐不足以愈久病也，案中用丸散，绝妙。

《针灸逢源·卷六·论治补遗·腹痛》

腹痛有三部，大腹痛者属太阴脾；当脐痛者属少阴肾；小腹痛者属厥阴肝；及冲任大小肠，各有

七情之发、六气之害。暴伤饮食,则胃脘先痛,而后入腹。暴触怒气,则两胁先痛,而后入腹。血积上焦,脾火熏蒸,则痛从腹,而攻上血积下部,胃气下陷,则痛从腹而下坠。伤于寒者,痛无间断,得热则缓。伤于热者,痛作有时,得寒则减。因饥而痛者,过饥即痛,得食则止。因食而痛者,多食则痛,得便乃安。吞酸腹痛,为痰郁中焦。痞闷腹痛,为气搏中州。火痛肠内雷鸣,充斥无定,痛处觉热,心烦口渴。虫痛肚大青筋,饥即咬啮,痛必吐水,痛定能食。气虚痛者,痛必喜按,呼吸短浅。血虚痛者,痛如芒刺,牵引不宁。肠痈痛者,腹重而痛,身皮甲错,绕脐生疮小便如淋。疝气痛者,大腹胀,小腹急,下引睾丸,上冲而痛。痧症痛者,或大吐,或大泻,上下绞痛,厥冷转筋。阴毒痛者,爪甲青,面唇黑,厥逆呕吐,身冷欲绝。积聚痛者,有形可按。痢疾痛者,后重窘迫。妇人腹痛,多有关于经水胎孕者,宜先审之。

《望诊遵经·卷下·诊腹望法提纲》

尝观《铜人内景》诸图,脐在腹中,胃居脐上,肠居脐下。其中行直行者,任脉也。次于任脉者,足少阴。次于少阴者,足阳明。阳明之旁,足厥阴也。厥阴之旁,足太阴也。若少阳则行于侧,太阳则行于背矣。然其分属脏腑者,又与脉行异。如胸膈之上,心肺之部也。胁肋之间,肝胆之部也。脐上属胃,脐下属肠。大腹属太阴,脐腹属少阴,少腹属厥阴。冲任在于中央。肾部主乎季胁,以及左胁属肝,右胠属脾。皆诊家所宜究心者,由是而观,则上下左右不同,前后中外亦异。按其经络,分其部位,而病症之殊。治疗之辨,亦有确可凭者。如腹大支满,或上肢两胁者,属胃。胁下胀痛,善太息,口苦者,属胆。腹气满,少腹尤坚者,属三焦。少腹偏肿而痛者,属膀胱。少腹膜胀,引腰而痛者,属小肠。肠鸣而痛,飧泄不化者,属大肠。膜胀经溲不利者,为脾。喘而两胠满者,为肺。腹满引腰背者,为肾。胁下满而痛,引小腹者,为肝。小腹满大,上走胃至心者,足厥阴。腹满大便不利,上走胸嗌者,足少阴。厥而腹满,响响然者,足太阴。是皆部位上下之分,脏腑经络之辨也。析而言之,脏病为积,腑病为聚,积终不移,聚则转移。居脐上为逆,居脐下为从。皮厚色苍者,皆属气。皮薄色泽者,皆属水。肿起者,为实。陷下者,为虚。腹肿胀者,病气有余。腹消减者,

形气不足。腹满按之痛者,为实。按之不痛者,为虚。腹满时减,复如故者,为寒。腹满不减,且燥实者,为热。新积痛可移者,易已。积不痛不可移者,难已。

2. 论伤寒腹痛

《古今医统大全·卷之十四·伤寒补遗·陶氏伤寒十四法》

伤寒腹中痛甚,将凉水一碗与患者饮之。其痛稍可者属热痛,当用凉药清之。清之不已,而或绕脐硬痛,大便结实烦渴,属燥粪痛,急用寒药下之。若食积痛者,同治。若小腹硬痛,小水自利,大便黑,身目黄者,属蓄血痛,亦用寒剂加行血药,下尽黑物则愈。此三者皆痛随利减之法也。若饮水痛甚者属寒,当用温药和之。和之不已,而成四肢厥冷,腹痛呕吐泻利,急用温药投之。须察脉来有力无力,此为良法。

《伤寒证治准绳·卷四·太阴病·腹痛》

结胸从心下起至少腹硬满而痛,与腹满类也。然结胸按之痛,手不可近,腹满痛举按常痛,手近不甚也。痞亦从心下起至少腹亦与腹满类也,然痞或止留心下,腹满但在腹之中也。邪气入里,与正气搏则为腹痛,所以痛者有异焉,腹痛属里,正太阳经腹不痛,少阳有胸胁痛而无腹痛,若有阳明腹满急而痛,此为里实,宜下之,大柴胡汤、小承气汤;三阴,下利清谷而又腹痛者,里寒故也,此总论太阳经阳中之阴,四逆汤、附子理中汤。阳气传太阴经腹满而痛,其证有二,有实痛,有虚痛,肠鸣泄利而痛者虚痛也,此独论太阴经阴中之阳,小建中汤,即桂枝加芍药汤,但桂有厚薄,不瘥则小柴胡汤去芩加芍药;如数腹满大便秘按之痛者实痛也,桂枝加大黄一钱,此之虚痛、实痛乃是以阳邪渐消为虚,阳气正大为实。

云:伤寒邪在三阴,内不得交通,故为腹痛,手足之经皆会于腹,如脉弦而腹痛,过在足厥阴肝、手太阴肺,刺太冲、太渊、太陵;如脉沉而腹痛,过在足太阴脾、少阴肾、手厥阴心包,刺太溪、太陵;如脉沉细而痛,过在足太阴脾、手少阴心,刺太白、神门、三阴交,此刺腹痛之法也。

吴:凡腹中痛,可按可揉者内虚也,不可按不可揉者内实也。王海藏言,中脘痛者属脾土,脉沉细,内寒者,理中汤或用附子理中丸主之;若阳脉涩阴脉弦小建中汤主之;若小腹痛属厥阴经分,宜

当归四逆汤加吴茱萸主之;厥逆者四逆汤加吴茱萸主之;若大实腹满而痛,或绕脐刺痛不大便脉实者,以大承气汤下之。凡潮热,不大便,从心下至少腹硬满而痛手不可近者,大陷胸汤下之。若脉弦腹痛无热无寒者,芍药甘草汤主之。凡脉弦口苦发热腹中痛者,小柴胡去人参加炒白芍汤主之;若寒热交作腹中痛者,加肉桂芍药主之;若寒多而痛者,去黄芩倍肉桂芍药也。凡少阴发热手足冷腹中痛者,四逆散加附子汤、肉桂、炒芍药、吴茱萸主之也。凡发热脉洪弦而腹痛者,芍药黄芩汤主之。大抵腹痛,有虚有实,有冷有热,要在脉证辨而用之。凡蓄血亦令人腹痛,手不可近,自有本条。若自利腹痛,小便清白,便当温也,理中四逆看微甚,用轻者五积散,重者四逆汤,无脉者通脉四逆汤使阴退而阳复也。腹痛欲吐利而烦躁者,多有痧毒,世俗括刺委中穴。凡脉微弦少腹痛,厥阴也,宜刺太冲、太渊、太陵,灸归来关元;脉沉脐腹痛,少阴也,宜刺太白、神门、三阴交,灸中脘。

陶:伤寒腹中痛,用凉水饮之,其痛稍可者,属热,当用凉药,不已,而或绕脐硬痛,大便结实,烦渴,属燥屎痛,急用寒药下之;或食积痛,治亦如之;若小腹硬痛,小便自利,大便黑,身目黄者,属蓄血痛,治亦如之,加行血药,下尽黑物自愈,此三者痛随利减之法也。若饮水愈痛,属寒,当用温药,不已,而或四肢厥冷,腹痛、呕吐、泄利,急用热药,须详脉来有力、无力方可,刘氏用灰包熨腹痛。

庞:合灸不灸,久则冷结气上冲心而死。

活:身无大热,烦渴大便实或腹痛满及生赤癍疹者,调胃承气汤、黄连橘皮汤。

《伤寒绪论·卷下·腹痛》

胸痛属表邪内陷,胁痛属半表半里证。若腹痛则纯属于里,但有传经直中之殊。盖阳邪传里,与正气相搏而痛,其痛不常而满腹攻搅,此犹带表邪,当以小建中和之。因误下阳邪陷入太阴而痛,虚则桂枝加芍药,实则桂枝加大黄。

阴寒在内而痛者,则痛从脐下注少腹,绵绵无休止时,欲作利也,当以四逆辈温之。

有燥屎宿食而痛者,则烦躁不大便,腹满硬痛是也,当以三承气攻之。

下之太过而痛者,则时剧时轻,却喜温按,当用理中、《金匮》大建中温补之。

少阴病腹痛四逆,或咳或悸,或小便不利,或

泄利下重,四逆散清解之。

胃中寒热不和,腹中痛欲呕吐者,黄连汤和之。

中脘痛者,属太阴,当脐痛者,属少阴,少腹痛者,属厥阴。《经》曰:诸痛为实,下之则痛随利减。此言阳邪传里而痛也。又腹为阴,寒邪入内,必先腹痛下利。此言阴寒内结而痛也。凡腹痛喜得温按,而痛无休息者,为直中阴寒,若时痛时止而喜按揉者,为传经坏证,皆宜温之。痛不可近而硬满者,为实结,痛不可近而濡软者,为蓄血,皆当下之。此阴阳虚实血气之大端也。

《伤寒绪论·卷下·小腹满痛》

小腹满痛,皆为里证,与胸胁满之属气不同。太阳风伤卫不解,渴而小便不利,邪热犯本,五苓散。太阳寒伤营失汗,热结膀胱如狂,小便自利,小腹急满结硬,桃核承气汤。

尺中迟弦,少腹濡满,痛不可按,小便反利,亦有艰涩者,为蓄血,代抵当汤。

太阴身黄脉沉,小腹满,小便不利,茵陈蒿汤。

阳明腑实,小便短赤,大便秘结,小腹硬满,大承气汤。

阴证初起,自觉小腹满,腰腹痛,手足厥冷者,真武汤。

若冷结膀胱关元,而阳气不化,小便不通者,不可误认溺闭而与利水药,宜先灸本穴,然后温补。若灸后手足不温者,不治。又有阴阳易病,小腹引腰胯,小便不利者,逍遥汤下烧裈散。病人素有痞气,连在脐旁,痛引入阴筋者,名脏结,难治,四逆汤加吴茱萸、肉桂。

《伤寒大白·卷三·腹痛》

伤寒腹痛,寒、热、血、积四条,大节目也。有太阳症,失散表,误用承气下早,阳邪内陷阳明,身反不热,脉沉而紧,自胸至腹皆痛,名大小结胸症,用大小陷胸汤。不比误下,阳邪内陷太阴腹痛,脉沉而细,用桂枝芍药大黄汤者。若太阳症失于散表,误用承气下早,不成上部结胸,阳邪内陷太阴,成腹满腹痛之症,脉必沉细而数,用桂枝芍药大黄汤。不比阳邪内陷阳明,脉大汗出,而用大陷胸汤者。又有太阳症,误用承气下早,阳邪不结心下,不结太阴,内陷大肠与燥屎食积结聚,小腹作痛,汗出心烦,脉沉数,此阳明大肠腹痛,用不得桂枝、大黄,而用承气再下者。又有不因误下,热邪自传

入里,下结大便,唇焦口燥,满腹作痛,脉见沉数,潮热自汗,用三承气正下者。又有热邪传里,时或下利,腹痛频并,此有热无结,三阳协热下痢等症,宜黄连枳壳汤。若腹痛大便结,寒热未除,尚带三阳表邪者,即有下症,未可攻下,止以大柴胡汤双解表里。若小便不利,小腹硬痛,此为溺涩,八正散等利小便。若小便自利,腹脐硬痛,漱水不欲下咽,或如狂喜忘,此蓄血腹痛也,桃仁承气汤下之。若初起本是阳症,或寒凉抑遏,寒凝太阴脾经腹痛,脉必沉迟,宜理中汤、建中汤。若本是阳症,或多食生冷,寒凝阳明肠胃腹痛,脉必沉大,宜大顺饮或平胃散,用生姜汤调服。更有初起不发热,脉沉迟,二便清利,腹微痛,口不渴,此三阴经阴症腹痛也,轻则理中,重则四逆汤。

《伤寒瘟疫条辨·卷二·里证》

凡腹中痛,按而痛甚为实,按而痛减为虚。阳邪痛者,痛不常久;阴邪痛者,痛无休歇。伤寒腹痛,须明部分。中脘痛属太阴脾经分,脉沉迟而寒者理中汤,甚加附子。阳脉涩,阴脉弦,脉三阳急为瘕,三阴急为疝,此伤寒瘕疝发于内,故腹中急痛。小建中汤,散结安瘕,治在阳明太阴。不瘥,小柴胡汤。和中定疝,治在少阳厥阴。脐腹痛属少阴肾经分,脉沉者,真武汤。小腹痛属厥阴肝经分,阳郁厥逆者,当归四逆汤加吴茱萸、生姜;阴寒厥逆者,四逆汤加吴茱萸。若太阳病下之早,因而腹痛者,属太阴也,桂枝加芍药汤。若内实腹痛,绕脐刺痛,烦躁,发作有时,此有燥粪也,调胃承气汤;大实腹满而痛,脉实者,大承气汤。若脉弦,口苦发热,腹中痛者,小柴胡汤去人参,加炒白芍;寒热交作,腹中痛者,小柴胡汤加肉桂、白芍,寒多去黄芩。大抵伤寒腹痛,有虚有实,有寒有热,要在辨脉证而治之;温病腹痛,乃杂气潜入,邪火郁滞阳明也,以升降散、加味凉膈散消息治之。温病无阴证,实与热自不屑言,即有虚者,亦当先去其急,而后理其缓也。张子和曰:良工先治其实,后治其虚。今之庸工,不敢治其实,惟误补其虚,举世不知其非,奈何。

《伤寒指掌·卷二·太阴本病述古·腹痛》

邪气入里,与正气相搏,则腹痛。故太阳无腹痛,少阳有胁痛而无腹痛,阳明里症有腹痛,三阴俱有腹痛。当分部位,中脘痛属脾,脉沉迟者内寒,理中汤,阳脉涩,阴脉弦,小建中汤。[邵评]三阳惟阳明有腹痛,三阴俱有腹痛,须分部位,当察其所痛之因,分别施治。

少腹痛属厥阴界分,四肢逆冷,小便清白,是冷结膀胱,宜当归四逆加吴茱萸生姜汤温之。如不厥冷,小便自利者,是血蓄膀胱,宜桃仁承气汤。小便不利者,是水蓄膀胱,五苓散。大小便俱不利者,是水热蓄积,八正散。[邵评]少腹痛有血蓄、水蓄、水与热俱蓄三因分别,治法甚精,惟桃仁承气之大黄,宜用醋炒。

若大实,小腹满痛,或绕脐攻痛,不大便,脉实者,承气汤。[邵评]胃腑热实,燥屎作痛,故用下法。

发热口渴,脉弦洪而腹痛者,属脾热,芍药黄芩汤。腹痛欲吐利,烦躁饱闷者,防痧毒,当刺委中、少商等穴。(合参《准绳》《金鉴》)[邵评]痧秽内滞,气闭作痛,治宜芳香开泄。

按腹痛有虚实。按之痛甚属实,按之痛减属虚。有寒热,自下逆攻而上者,火也;自上奔迫于下者,寒也。又伤寒腹痛。以凉水试之,其痛稍可者,热也,转甚者,寒也。[邵评]辨明虚实寒热痛势之不同,甚精。

《伤寒广要·卷二·论察·察胸腹》

腹者,至阴也,乃里症之中,可以观邪之实与不实也。既问胸前明白,次则以手按其腹。若腹未痛胀者,知邪不曾入里,入里必胀痛。若邪在表及半表半里,腹焉得痛胀乎。若腹胀不减及腹痛不止,此里症之实,方可攻之。若腹胀时减,痛则绵绵,此里症犹未实也。吾故曰:腹者,可以观邪之实与不实也。

小腹者,阴中之阴,里症之里,可以观邪之结实也。既问其胸腹,后以手按其小腹。盖小腹藏糟粕之处,邪至此必结实。若小腹未硬痛者,知非里症也。若邪已入里,小腹必硬痛。硬痛而小便自利,畜血症也,宜桃仁承气攻之。若小腹绕脐硬痛,小便数而短者,燥粪症也,当以大承气汤攻之。若小腹胀满,大便如常,但此溺涩而不通,故小腹胀满,当大利之。若在表及在半表半里,岂有小腹硬痛之理(同上。临初曰:直中阴证,亦有小腹痛者,但不硬实耳,当随证辨之)。

《增订通俗伤寒论·病理诊断·伤寒诊法》

凡满腹痛,喜按者属虚,拒按者属实;喜暖手按抚者属寒,喜冷物按放者属热。按腹而其热灼手,愈按愈甚者伏热;按腹而其热烙手,痛不可忍者内痈。痛在心下脐上,硬痛拒按,按之则痛益甚者食积;痛在脐旁小腹,按之则有块应手者血瘀。腹痛牵引两胁,按之则软,吐水则痛减者水气。

《伤寒之研究·卷三·腹痛二道》

腹痛之有阴阳也,亦惟以热以寒。其凡二道焉,而治法则十有二也。乃其寒与热之为腹痛也,亦与其为腹满,无以大异矣。腹痛腹满,本是太阴之所分,而其定位也。虽然,热之或及于此也,寒之或逼于此也,不得不满,亦不得不痛。此二者之所以有阴阳也,乃其在于阳位。而不实于胃者之于治法,凡三焉。论曰:伤寒阳脉涩、阴脉弦,腹中急痛者,法当先与小建中汤,不差者,与小柴胡汤。曰:伤寒胸中有热,胃中有邪气,腹中痛,欲呕吐者,黄连汤主之是也。其在于阳位,而实于胃者之于治法,凡三焉。论曰:病人不大便五六日,绕脐痛,烦躁发作有时者,此有燥屎,故使不大便也。曰:发汗不解,腹满痛者,急下之。曰:大下后,六七日不大便,烦不解,腹满痛者,此有燥屎也,皆宜大承气汤是也。其自阳位,而之于阴位者之于治法,凡二焉。论曰:太阳病,医反下之,因而腹满时痛者,属太阴,桂枝加芍药汤主之。大实痛者,桂枝加大黄汤主之是也。其在于阴位者之于治法,凡四焉。论曰:少阴病,二三日不已,至四五日,腹痛,小便不利,四肢沉重疼痛,自下利者,此为有水气,真武汤主之。曰:少阴病,二三日至四五日,腹痛小便不利,下利不止,便脓血者,桃花汤主之。曰:少阴病四逆,其人或咳,或悸,或小便不利,或腹中痛,或泄利下重者,四逆散主之。曰:少阴病,下利清谷,里寒外热,手足厥逆,脉微欲绝,身反不恶寒,或腹痛者,通脉四逆汤主之是也。腹痛之有阴阳,而其治法之分为十有二者若此,亦不可不审焉。又如寒疝及蛔虫等之于腹痛,虽不在于此数乎,要皆属于寒者也,是以其于方剂,必用附子乌头干姜蜀椒之类。可以见已。

3. 论小腹痛

《证治汇补·卷之六·腹胁门·腹痛》

小腹为至阴之位,厥阴所属。有沉寒下虚,有积热内郁,或忿怒所至,或房劳损伤。俾中上二焦清纯之气,下陷于至极之地,郁久不舒,痛连阴器,久则元气愈虚,不能归复本位,所以痛无止耳。然肝主疏泄,不利峻补,总宜调和血气为主。(《汇补》)

气滞用四磨汤,血瘀用手拈散,寒郁以二陈汤加干姜、吴萸、苍术、厚朴,热郁以四逆散加黄连、山栀、香附、黄芩,沉寒以理中汤加附子、肉桂、吴萸、茴香,气陷以二陈汤加升麻、柴胡、干姜、当归。若醉饱行房,小腹胀痛,用当归、芍药、川芎、柴胡、青皮、吴萸、甘草之类。

《张氏医通·卷五·诸痛门·腹痛》

小腹痛满有三,皆为内有留著,非虚气也。小腹正中为少阴任冲之分野,两傍为厥阴肝经之分野。一属燥结大肠,其证五六日大便不通,按之坚满,绕脐攻痛,小便虽利而黄赤,其脉数实有力,为府邪实结而痛满,大承气下之;若因津血枯涩而结者,其脉虽数而不甚旺,麻仁丸、通幽汤之类;无故而大便不通,少腹微满,尺脉虽数,而必微弱者,蜜煎导之;夏月可用猪胆导,慎不可用攻里之药,攻之胃气受伤,必生他患也。一属热结膀胱,其证溺闭不通,按之虽满而不甚坚,弹之有声激指,其脉数盛有力,而烦渴引饮者,昼甚,五苓散;夜剧,猪苓汤。一属血结膀胱而腹满,其证善忘如狂,或渴欲漱水而不能饮,或喜热饮,仍不能多,小便清利,或反倍于平时,或数欠而不清,大抵邪结膀胱阳分,热邪伤血,虽有蓄血,其人真阴不虚,则小便自清,尺脉必盛,代抵当丸;若反倍于常时者,为邪据下焦,真阳外亡之候,本方去硝减黄倍桂加熟附六七分救之;若缘醉饱入房,强力忍精而致少阴与任督受伤,血结阴分者,此真阴亏损,必致小便涩数,胀满如淋也,生料济生肾气丸,红酒煎服。有妇人经行之时,交合受伤,时时不净而少腹满痛者,此冲脉受伤也,十全大补汤倍用肉桂;若有块绞痛,喜热按,此气血虚而有瘀积也,当归生姜羊肉汤加肉桂、吴茱萸、茯苓、芍药,不应,加人参。又有本来下元虚人,勉力劳役而致受伤,蓄血小腹满痛者,此肝经受伤,其满必偏见于左傍也,调肝散、代抵当丸,审微甚选用可也。然亦有右傍偏满者,此必饱食奔驰,脾阴下溜,食积痰腻留结也,当于积滞门求之。其臭毒腹痛呕逆,另详杂门。

《医学心悟·卷三·小腹痛》

书云:大腹属太阴,当脐属少阴,小腹属厥阴。伤寒传至厥阴,少腹痛甚,此热邪也,宜下之。若热结在里,蓄血下焦,亦宜下之。若直中厥阴,小腹冷痛,则为寒邪,宜温下。治法已详本门。寻常少腹痛,多属疝瘕,奔豚之类。书云:男子外结七疝,女子带下瘕聚。古人更有疝癖、癥瘕之名。皆一类也。疝如弓弦,筋扛起也;癖者,隐僻,沉附着骨也。癥则有块可征,犹积也,多属于血。瘕者,假也,忽聚而忽散,气为之也。奔豚者,如江豚之上窜,冷气上冲也。其癥瘕之气,聚于小肠,则曰小肠气,聚于膀胱,则曰膀胱气也。小肠气,失气则快。膀胱气,少腹热,若沃以汤,涩于小便也。凡治少腹痛,当用坠降之药,其行气皆当用核,乃能宣达病所,以取效也。橘核丸、奔豚丸并主之。

《古今医彻·卷之三·杂症·少腹痛》

少腹隶于厥阴。厥阴者,肝也,为阴中之至阴。中寒一症,少腹绞痛,唇青囊缩,非桂、附、吴茱萸不为功。肝乃藏血之脏,凡闪挫跌扑,有所损伤凝结者,少用必胀满而疼,小便利,大便黑,非桃仁、泽兰、红花不为效。木曰曲直,曲直作酸,肝火下流,小便频数,少腹拘急,或时作疼,非山栀、钩藤、芍药不为取。然而少腹之中,膀胱为之州都,故小便不利而胀者,当利其小便;小便自利而胀者,当治其血,二症又迥不同也。要之足三阴经太阴居上,则理中焦。少阴厥阴居下,则补下焦。大抵虚寒者十之七,实热者十之三也。女人患此尤多,余每以桃仁、茱萸,一取其破血,一取其同气,而调经恒效,盖有所凝滞而然也。临症者辨之。

厥阴中寒,少腹绞痛,烦躁厥逆,或呕,用仲景吴茱萸汤。闪挫作痛,用柴胡、钩藤、当归、丹皮、茯苓、甘草、延胡索之类。若困卷甚,四物汤加白术、茯苓、牛膝、钩藤、柴胡、杜仲。小腹蓄血,小便自利,大便色黑,桃仁承气汤;如元气弱者,去硝、黄,减甘草,加生地、泽兰、红花、丹皮。色欲过度而痛,六味汤加杜仲、柴胡;脉迟弱者加肉桂。湿热渗注,少腹内痛,小便淋沥者,用龙胆泻肝汤。冲疝气逆上攻,少腹左痛,用木香、川芎、山栀、吴茱萸、枳实、青皮、小茴香、广皮。膀胱气不化,小便不利而痛,五苓散加减。大便秘结,少腹胀满而痛,在伤寒脉实,用承气汤,;老人血虚而秘,或病久元气弱者,用滋养阴血,如麻仁、桃仁、杏仁、郁李仁之类;虚甚,六味汤加杜仲、牛膝、苁蓉、锁阳。元气下陷,小腹重堕,多服补中益气汤。男妇奔豚气块,用地黄膏子丸。

4. 论散剂效佳

《医门补要·卷下·医案》

妇因寒凝气滞腹痛,以温通理气方,六帖不效,次用吴萸、肉桂、木香、附子、陈皮,研末,温陈酒冲服,痛立止(盖末药尚存原性,故治速效,不似煎剂,性已淡,故鲜效)。

5. 论瘀血腹痛

《万病回春·卷之五·腹痛》

肚腹作痛,或大便不通,按之痛甚,瘀血在内也。加味承气汤下之。既下而痛不止,按之仍痛,瘀血未尽也。加味四物汤补而行之。

《续名医类案·卷十九·腹痛》

汪石山治大坑方细形瘦,年三十余,忽病腹痛,磊块起落如波浪然,昼轻夜重(病在血分可知)。医用木香磨服及服六君子汤,皆不验。诊其脉浮缓弦小,重按似涩,曰:此血病也,前药作气治谬矣。彼谓血则有形,发时有块磊痛,减则消而无迹,非气何为?(此难亦不可少)盖不知有形者,血积也,无形者,血滞也。滞视积略轻耳,安得作气论邪?若然,则前药胡为不验?遂用四物汤加三棱、蓬术、乳香、没药,服之其痛遂脱然。(《本传》)

《杂病广要·身体类·腹痛》

如跌扑后,腹中隐隐痛有处,是腹肠膜有损,宜活血行气兼补养之,不可妄认为痰为火,用峻利破泄药。曾见一人醉后踢门用力,遂小腹痛不止,汤药乱投,临死小腹肿青,方悟夕(当昔)日受病之因也。(《六要》)

6. 论腹满痛为太阴经病证

《医学心悟·卷二·太阴经证·腹满痛》

问曰:腹满痛,何以是太阴证?答曰:脾为坤土,坤为腹,阴中之至阴也。邪气传之,则腹满而痛。又问曰:腹满既为里证,当投大黄,而先用柴胡、芍药者,何也?答曰:此少阳传入太阴者也。少阳之邪,传入太阴,肝木乘脾,致成腹痛,故用柴胡加芍药以和之。痛甚者,加大黄以下之。又如太阳证,为医误下,以致邪气内陷而成腹痛,用桂枝汤加芍药;大实痛者,桂枝汤加大黄,意正相等。然腹痛虽属太阴,又有传经、直中之分。大抵传经之邪,由三阳传入;直中之邪,猝然骤至也。传经之邪,则脉沉实;直中之邪,则脉沉细也。传经之邪,则嗌干口燥;直中之邪,则口鼻气冷也。以此为别。

7. 论脐腹痛属脾胃

《医述·卷十一·杂证汇参·腹痛》

胃之上口曰贲门,胃之下口曰幽门。计胃长

二尺六寸,则当脐正属胃之部分。脾之筋脉结于脐,胃之筋脉亦挟于脐,至肾之筋脉从腰贯脊,并不及脐。以大腹、少腹属肝、脾,犹未尽然。而以脐腹属肾,殊不可解。然则脐腹究何所属?曰:属胃。胃脾相表里,属胃仍属脾也。《难经》曰:脐上痛,心证也;脐下痛,肾证也;脐右痛,肺证也;脐左痛,肝证也;脐之上、下、左、右,《难经》既分属心、肾、肺、肝,土居中央,脐腹非属脾胃乎?

8. 论脐腹痛属肝肾

《医宗必读·卷之八·心腹诸痛·医案》

太史焦猗园,当脐切痛,作气食疗之无功。余诊之曰:当脐者,少阴肾之部位也,况脉沉而弱,与气食有何干涉?非徒无益,反害真元。以八味丸料煎饮,不十日而健康如常。

《医碥·卷之三·杂症·腹痛》

景东阳谓心脾筋结脐,胃筋脉挟脐,当脐明属脾胃。其肾之筋脉从腰贯脊,并不及脐,当脐痛用肾经药太误。愚谓肾附于脊,正与脐对。又胎胞初结,中起一茎,形如莲蕊,一茎即脐蒂,莲蕊即肾。是脐乃肾之根蒂,而位又正对,则当脐痛,虽与少阴经无涉,而谓与肾脏无关,亦不可也。

9. 论心腹痛

《医学真传·心腹痛》

心腹痛者,上心、下腹,相引而痛。痛之名虽同,而所痛之部不同,如堪舆移步换形,其中不可不条分缕晰者也。心为君主而藏神,不可以痛,今云心痛,乃心包之络,不能旁通于脉,则痛也。

心脉之上,则为胸膈,两乳之间,则为膺胸。胸膈痛,乃上焦失职,不能如雾露之溉,则胸痹而痛,薤白、蒌仁、茜草、贝母、豆蔻之药,可开胸痹以止痛。膺胸痛者,乃肝血内虚,气不充于期门,致冲、任之血,不能从膺胸而散,则痛,当归、白芍、红花、银花、续断、木通之药,可和气血而止痛。

有中脘作痛,手不可近者。夫手不可近,乃内外不和,外则寒气凝于皮毛,内则垢浊停于中脘。当审其体之虚实以施治,莫若以灯草火,当痛处爆十余点,则寒结去而内外通,便不痛矣。有中脘之下,当阳明胃土之间,时痛时止者,乃中土虚而胃气不和,若行气消泄之剂,服之过多,便宜温补。但以手重按之,则痛稍平,此中土内虚,虚而且寒之明验也。

其乳下两旁胸骨尽处痛者,乃上下阴阳不和,

少阳枢转不利也。伤寒病中,每多此痛,当助其枢转,和其气血,上下通调,则愈矣。

其大腹痛者,乃太阴脾土之部,痛在内而缓,坤土虚寒也;痛兼内外而急,脾络不通也。盖脾之大络,名曰大包,从经隧而外出于络脉。今脾络滞而不行,则内外皆痛。'太阳篇'云:伤寒阳脉涩,阴脉弦,法当腹中急痛,先与小建中汤,不瘥者与小柴胡汤。此先补益于内,而后枢转于外也。

其有脐旁左右痛者,乃冲脉病也。冲脉当脐左右,若为寒气所凝,其冲脉之血不能上行外达,则当脐左右而痛。当用血分之药,使胞中之血通肌达表,若用气药,无裨也。又有脐下痛者,乃少阴水脏、太阳水腑,不得阳热之气以施化,致阴寒凝结而痛。少阴水脏虚寒,当用桂、附以温之;太阳膀胱水腑虚寒,亦当用桂、附以温之。盖太阳、少阴相为表里,互为中见者也。

又小腹两旁谓之少腹。少腹痛者,乃厥阴肝脏之部,又为胞中之血海。盖膀胱之水,主于少阴;而胞中之血,主于厥阴也。痛者,厥阴肝气不合胞中之血而上行也。肝脏不虚者,当疏通以使之上;肝脏虚者,当补益以助其上。盖厥阴不从标本,从中见少阳之气,使厥阴上合乎少阳,则不痛矣。

其两旁季胁痛者,肝气虚也。两胁之上痛者,少阳之气不和也。所痛之部,有气血、阴阳之不同,若概以行气、消导为治,漫云通则不痛。夫通则不痛,理也,但通之之法,各有不同。调气以和血,调血以和气,通也;下逆者使之上行,中结者使之旁达,亦通也;虚者助之使通,寒者温之使通,无非通之之法也。若必以下泄为通,则妄矣!

10. 论活络效灵丹治诸般心腹痛

《医学衷中参西录·医方·活络效灵丹》

活络效灵丹,治心腹疼痛,无论因凉、因热、气郁、血郁皆效。同里有一少年,脐下疼甚剧。医者投以温药益甚,昼夜号呼不止。又延他医,以药下之稍轻,然仍昼夜呻吟,继又服药数剂,亦不见效。适愚自津门旋里,诊其脉,两尺洪实。询其得病之由,言夜晚将寝觉饥,因食冷饼一块,眠起遂疼。晓之曰,此虽由于食凉物,然其疼非凉疼,乃下焦先有蕴热,又为凉物所迫,其热愈结而不散也。投以活络效灵丹,加龙胆草、川楝子各四钱,一剂而愈。

11. 论石膏可治腹痛

《医学衷中参西录·药物·石膏解》

《神农本草经》谓石膏能治腹痛,诚有效验。曾治奉天刘××腹疼,三年不愈。其脉洪长有力,右部尤甚,舌心红而无皮,时觉头疼眩晕,大便干燥,小便黄涩,此乃伏气化热,阻塞奇经之经络,故作疼也。为疏方:生石膏两半,知母、花粉、玄参、生杭芍、川楝子各五钱,乳香、没药各四钱,甘草二钱,一剂疼愈强半。即原方略为加减,又服数剂全愈。

愚弱冠,有本村刘氏少年,因腹疼卧病月余,昼夜号呼,势极危险。延医数人,皆束手无策。闻愚归,求为诊视,其脉洪长有力,盖从前之疼犹不至如斯,为屡次为热药所误,故疼益加剧耳。亦投以前方,惟生石膏重用二两,一剂病大轻减。后又加鲜茅根数钱,连服两剂全愈。盖此等证,大抵皆由外感伏邪窜入奇经,久而生热。其热无由宣散,遂郁而作疼。医者为其腹疼,不敢投以凉药,甚或以热治热,是以益治益剧。然证之凉热,脉自有分,即病人细心体验,亦必自觉。临证者尽心询问考究,自能得其实际也……

南皮张××妻年三十余。十年前,恒觉少腹切疼。英女医谓系子宫炎证,用药数次无效。继乃谓此病如欲除根,须用手术剖割,将生炎之处其腐烂者去净,然后敷药能愈。病人惧而辞之。后至奉,又延东女医治疗,用坐药兼内服药,数年稍愈,至壬戌夏令,病浸增剧,时时疼痛,间下脓血。癸亥正初,延愚诊治。其脉弦而有力,尺脉尤甚。自言疼处觉热,以凉手熨之稍愈,上焦亦时觉烦躁。恍悟此证,当系曾受外感热入血室,医者不知,治以小柴胡汤加石膏,外感虽解,而血室之热未清。或伏气下陷入于血室,阻塞气化,久而生热,以致子宫生炎,浸至溃烂,脓血下注。为疏方,用金银花、乳香、没药、甘草以解其毒,天花粉,知母、玄参以清其热,复本小柴胡汤之义,少加柴胡提其下陷之热上出,诸药煎汤,送服三七细末二钱,以化腐生新。连服三剂病似稍轻,其热仍不少退。因思此证,原系外感稽留之热,非石膏不能解也。遂于原方中加生石膏一两,后渐加至二两,连服数剂,热退强半,疼亦大减。遂去石膏,服数剂渐将凉药减少,复少加健胃之品,共服药三十剂全愈。后在天津治冯氏妇此证,亦用此方。中有柴胡,即觉脓

血不下行,后减去柴胡,为之治愈……

又:在籍时,本村张氏女因家庭勃谿,怒吞砒石,未移时,作呕吐。其兄疑其偷食毒物,诡言无他,惟服皂矾少许耳。其兄闻其言,急来询解救之方。愚曰皂矾原系硫氧与铁化合,分毫无毒,呕吐数次即愈,断无闪失,但恐未必是皂矾耳。须再切问之。其兄去后,迟约三点钟复来,言此时腹中绞疼,危急万分,始实言所吞者是砒石,非皂矾也。急令买生石膏细末二两,用凉水送下。乃村中无药铺,遂至做豆腐家买得生石膏,轧细末,凉水送下,腹疼顿止。犹觉腹中烧热,再用生石膏细末半斤,煮汤两大碗,徐徐饮之,尽剂而愈。后又遇吞火柴中毒者,治以生石膏亦愈,然以其毒缓,但煎汤饮之,无用送服其细末也。

《医学衷中参西录·医论·阳明病白虎汤证》

又尝治一人,少腹肿疼甚剧,屡经医治无效,诊其脉沉洪有力,投以生石膏三两、旱三七二钱(研细冲服)、生蒲黄三钱,煎服两剂全愈。此证即西人所谓盲肠炎也,西人恒视之为危险难治之病,而放胆重用生石膏即可随手奏效。

12. 论芍药治腹痛

《医学衷中参西录·药物·芍药解》

与甘草同用则调和气血,善治腹疼。

奉天陈某,年四十余,自正月中旬,觉心中发热懒食,延至暮春,其热益甚,常常腹疼,时或泄泻,其脉右部弦硬异常,按之甚实,舌苔微黄。知系外感伏邪,因春萌动,传入胃府,久而化热,而肝木复乘时令之旺以侮克胃土,是以腹疼且泄泻也。其脉象不为洪实而现弦硬之象者,因胃土受侮,亦从肝木之化也。为疏方,用生杭芍、生怀山药、滑石、玄参各一两,甘草、连翘各三钱,煎服一剂,热与腹疼皆愈强半,可以进食,自服药后大便犹下两次。诊其脉象已近和平,遂将方中芍药、滑石、玄参各减半,又服一剂全愈。

陈姓妇,年二十余,于季春得温病,四五日间延为诊治。其证表里俱热,脉象左右皆洪实,腹中时时切疼,大便日下两三次、舌苔厚而微黄,知外感邪热已入阳明之府,而肝胆乘时令木气之旺,又挟实热以侮克中土,故腹疼而又大便勤也。亦投以前方,加鲜茅根三钱,一剂腹疼便泻即止,又服一剂全愈。观此二案,《伤寒论》诸方,腹痛皆加芍药,不待疏解而自明也。至于茅根入药必须鲜者

方效,若无鲜者可不用。

13. 论麻黄附子细辛汤治腹痛

《医学衷中参西录·医论·少阴病麻黄附子细辛汤证》

此方若少阴病初得之,但恶寒不发热者,亦可用。曾治一少年,时当夏季,午间恣食西瓜,因夜间失眠,遂于食余当窗酣睡,值东风骤至,天气忽变寒凉,因而冻醒,其未醒之先,又复梦中遗精,醒后遂觉周身寒凉抖战,腹中隐隐作疼,须臾觉疼浸加剧。急迎为诊治,其脉微细若无,为疏方,用麻黄二钱,乌附子三钱,细辛一钱,熟地黄一两,生山药、净萸肉各五钱,干姜三钱,公丁香十粒,共煎汤服之,服后温复,周身得微汗,抖战与腹疼皆愈。此于麻黄附子细辛汤外而复加药数味者,为其少阴暴虚腹中疼痛也。

14. 论补气升陷法治腹痛

《删补颐生微论·卷之四·医案论》

海宁刑部主政许同生令媛,痢疾腹痛,脉微而软。余曰:"此气虚不能运化,其窘迫后重,乃下陷耳。"用升阳散火汤一剂,继用补中益气汤,数剂而愈。

《医学衷中参西录·医话》

少年素有疝癖,忽然少腹胀疼。屡次服药,多系开气行气之品,或不效,或效而复发。脉象无力。以愚意见度之,不宜再用开气行气之药,近在奉天有治腹疼二案,详录于下,以备参考。

一为门生张××,少腹素有寒积,因饮食失慎,肠结,大便不下,少腹胀疼,两日饮食不进。用蓖麻油下之,便行三次而疼胀如故。又投以温暖下焦之剂,服后亦不觉热,而疼胀如故。细诊其脉,沉而无力。询之,微觉短气。疑系胸中大气下陷,先用柴胡二钱煎汤试服,疼胀少瘥。遂用生箭芪一两,当归、党参各三钱,升麻、柴胡、桔梗各钱半,煎服一剂,疼胀全消,气息亦顺,惟觉口中发干。又即原方去升麻、党参,加知母三钱,连服数剂全愈。

一为奉天史姓学生,少腹疼痛颇剧,脉左右皆沉而无力。疑为气血凝滞,治以当归、丹参、乳香、没药各三钱,莱菔子二钱,煎服后疼益甚,且觉短气。再诊其脉,愈形沉弱。遂改用升陷汤一剂而愈。此亦大气下陷,迫挤少腹作疼,是以破其气则疼益甚,升举其气则疼自愈也。

《济阳纲目·卷七十三·腹痛·治中虚腹痛方》

加味补中益气汤　治劳倦饮食,损伤元气,或过服寒凉消导之药,致清气下陷,肚腹大痛,此内伤证也。服此汤立止,其效如神。

人参、黄芪(蜜炙)、白术、白芍药(酒炒)、甘草(炙)、陈皮、当归各一钱,升麻、柴胡、砂仁各五分。上锉一剂,水煎服。

余族叔年六十余,以饮酒积热,常患腹痛,医每用芩、连、大黄之属,暂时取效,然时止时作,数年不愈。一日复大痛,医复用前药,遂连痛四十余日不止,因致身重不起,目闭不开,肌热如火,昼夜不眠,而胸中结块如石,饮食不下。医更用青、枳、曲糵之属消导之,其痛愈甚。余诊视,见六脉洪大而虚,曰:此成内伤也,用此药一帖,痛止积散,当夜热退安寝矣。次日诸病悉除,惟不能食,更用参苓白术散二帖,遂饮食如常。或问痞积而用升提,何也?曰:此非实积,乃清阳下陷,浊阴上升,寒凉药过多所致虚结耳,升补清阳则浊阴自降,何病不瘥哉。

15. 论食积腹痛

《景岳全书·卷之二十五心集·杂证谟·心腹痛》

凡腹痛因食者,或因滞物,或因冷物,皆能停积中脘,须用前治食法加减治之,此正法也,然又有食停小腹者。余尝治一上舍,年及三旬,因午刻食水煮面角,将至初更,食及小腹,下至右角间,遂停积不行,而坚突如拳,大如鹅卵,其痛之剧,莫可名状。余为治之,察其明系面积,显而无疑,然计其已入大肠,此正通则不痛之证也,乃与木香槟榔丸,连下二三次,其痛如故。因疑药力之缓,犹未及病,乃更投神佑丸以泻之,又不效。余谓此必药性皆寒,故滞有不行也,因再投备急丸,虽连得大泻,而坚痛毫不为减。斯时也,余计穷矣。因潜测其由,不过因面,岂无所以制之?今既逐之不及,使非借气以行之不可也。且计面毒非大蒜不杀,气滞非木香不行,又其滞深道远,非精锐之响导不能达,乃用火酒磨木香,令其嚼生蒜一瓣,而以香酒送之。一服后,觉痛稍减,三四服后,痛渐止而食渐进,方得全愈。然虽痛止食进,而小腹之块仍在,后至半年许始得消尽。由是知欲消食滞,即大黄、巴豆犹有所不能及,而推宜行气为先也。且知饮食下行之道,乃必由小腹下右角间,而后出于广肠,此自古无人言及者,故并笔之,用以广人之闻见。

《续名医类案·卷九·饮食伤》

聂久吾曰:一侍婢停食腹痛,先用消导药,略加发散,一剂而痛未减。因用炒盐汤,服二碗吐之,其痛减半。又用发散为主加消导,一剂其痛立止。因悟寒邪停食作痛,散其寒气,则食自消,而痛自止。自后依此施治,无不神效。

《续名医类案·卷十九·腹痛》

李士材治一妇人,郁怒之余,胸腹胀痛,先服消痰顺气化食之剂不效,更以人参补之亦不效。诊之,六脉弦而数。此内有郁热,为寒凉饮食壅之而痛,用黄连三钱,栀子一钱五分,橘红、白豆蔻各二钱,钩藤、木香各八分,官桂二钱,加姜汁半钟,三剂痛止,四剂复加干姜、人参而霍然。

《杂病广要·身体类·腹痛》

凡大人小儿胸腹骤然大痛,其痛连延不止。甚则有如刀剜者,皆因停食,其停食皆因感寒。或脾胃先感风寒而后饮食,即能停滞作痛,或先饮食而随感风寒,亦能停滞作痛。因感寒停食者,不必皆多食过度而后停滞,即日用常餐亦停滞也。是以病者莫测其致病之因,而医者亦莫知其受病之源。或以内热治而用凉药,错误甚矣;或以消食治而用消导药,亦非对症之剂也。盖感寒停食与伤食不同。伤食者,饮食伤脾胃,内伤也;停食者,脾胃受风寒,而饮食凝滞不运化,外感也。治伤食当以消导为主,而兼补脾胃;治停食当以发散寒邪为主,而兼消导,此立效之术也。停食因于寒而不散其寒,虽极力消导,其食不消,其痛不止([按]原载用炒盐汤吐治验,不录)。或问曰:内热蕴积,亦能令人腹痛,与感寒停食而腹痛者,何所分别?予曰:积热腹痛者,其痛有时而作,亦有时而止;有时而急,亦有时而缓。停食痛者,其痛最急,连绵不止,有延至数日者,惟痛久或有时而略缓耳。但其初失治,延至数日而后用药者,寒郁为热,难以复用发散药,当用木香槟榔丸(用木、槟、归、芍、青皮、枳壳、牵牛、莪术、大黄、香附,黄连)与牵牛大黄丸微利之,则痛止而安。(《医述》)

《得心集医案·卷二·痛厥门·中食》

李妇,胸腹大痛,忽然昏倒,手足逆冷,口不能言,两手握固,两尺脉细。先一医,断其脉绝必死,已煎就附子理中之药,希图援救。适闻余至请视,

诊得两尺果无,而症与脉反,若果真脱,岂有不面青大汗之理?书云:上部有脉,下部无脉,其人当吐不吐者死。似此必伤食所致,以故胸中痞塞,阴阳不通,上下阻绝。理宜先开上窍,俾其中舒,因问曾伤食否?伊姑应曰:曾到戚家贺寿,油腻肉面,颇为大啖。因放胆用法,而不用药,令炒食盐一两,热水灌服,兼用通关散吹鼻,大嚏大吐,顷刻而醒,吐出完肉数块,面蛋带痰数碗,其病如失。

《得心集医案·卷四·诸痛门·宿食腹痛》

傅妇,素属阴亏,常宜班龙丸。无病求诊,冀余写补剂,余曰:脉来弦紧而沉,有凝滞之状,腹中必有宿食,秋深恐成痢疾,目今调治,昔药非宜。况邪气久居肠胃,其脏气之虚实可知。但伏邪未溃,岂可暴攻,譬之贼兵方聚,未张其势,我等只宜先固城郭,以示其威,令其自散可耳。以四君子汤加枳壳。一剂服下,腹中略响,正邪气缓散之征,讵妇女辈,闻余言有滞积,竟私煎服浓姜茶二汤一碗。下咽之后,腹中绞痛难堪,下利数十行,头身大热,十指微冷,时值傍晚,急延余视。初不知其服姜茶汤也,谓曰:四君逐邪,果有如此之暴耶?因述所误,盖微积久伏,肠胃素薄可知,得此姜茶刮决之物,岂不大张其势?然至围虽勤,所下甚少,余邪尚存未尽,而既已误治,惹动其,无如乘其元气未败,再与疏通,尽驱其邪。更以小剂行气之品一剂泻下,腹痛略减,但潮热指冷不除。次早复诊,问所下何物,视之,一团白沫,隐然秋深肠癖之征,此时人事困顿,脉仍弦紧,是知当理阳气,投建中汤,以大建中建立中气,弗投理中,以复削其阳气,与《金匮》小建中汤一剂,其症悉痊。愈后,余不禁自笑,盖初因未病,余为寻病治之;中因自误,余即以误治之法治之;末因脾阳衰弱,余全不以补药补之。见亦奇矣,而非见之奇,实见之先耳。

16. 论虫积腹痛

《景岳全书·卷之二十明集·杂证谟·呕吐》

又一王宅少妇,年未二旬,素喜瓜果生冷,因常病心腹疼痛,每发必数日不食;后及二旬之外,则每发必至吐蛔。初吐尚少,自后日甚日多,每吐必一二十条,每发必旬日不食。所经诸医,但知攻虫,旋去旋生,百药不效。予为诊视脉证,并察病因,知其伤于生冷,以致脾胃虚寒,阴湿气聚,故为此证。使不温养脾胃,以杜寒湿化生之源,而但事攻虫,虫去复生,终无济也,因制温脏丸与之,药未

完而病随愈矣。后因病愈，而少年任意，仍耽生果，旧病复作，再制丸服，乃得全愈。观此二证，如前之小儿，乃因凉药伤脾，所以生虫；后之女人，乃因生果伤胃，所以生虫，可见阴湿内淫，而脾胃虚寒，是即生虫之由也。故凡治虫之法，但察其别无疳热等证者，悉当以温补脾胃为主。

《景岳全书·卷之三十五天集·杂证谟·诸虫》

昔一人患心腹大痛，或止或作，痛不可忍，凡用去积行气等药，百方不效。但于痛极时须用拳捶之，痛得少止，而旋止旋作，久不能愈，日加困弊，莫测其故。忽一胡僧见之，曰余能治也。遂令病者，先食香饵，继进一丸，打下一硬嘴异虫，遂愈。此因虫啮肠脏，所以痛极，捶之，则五内震动，虫亦畏而敛伏。不捶而虫得自由，所以复作。此亦验虫奇法。故凡见心腹痛证，但用揉按，重捻而痛得暂止者，多有因虫而然也。

《古今医案按·卷六·诸虫》

张景岳曰：一人患心腹大痛，或止或作，痛不可忍。凡用去积行气等药，百方不效。但于痛极时，须用拳捶之，痛得少止，莫测其故。忽一胡僧见之，曰：余能治也。令病者先食香饵，继进一丸，打下一硬嘴异虫，遂愈。此因虫啮肠脏，所以痛极，捶之则五内震动，虫亦畏而敛伏，不捶则虫得自由，所以复作。此亦验虫奇法。

《许氏医案》

京畿道胡岱青小姐年及笄时，腹痛如绞，时医均以受寒，重用姜附肉桂，其疼逾甚。延余诊视，脉涩无寒症，因言人腹中有蛔蛲、长、寸、线白等虫九种，长虫长一尺，不治。胡公言：曾便过尺长白虫。余嘱即买花榈饼一个，令服。再买榧子二斤，炒如粟子，令吃数日，便出长白虫数尺，长无算，遂愈。

《洄溪医案·虫痛》

苏州黄四房女，年十二，患腹痛，愈医愈甚。余偶至其家，昏厥一夕方苏，舌俱咬破，流血盈口，唇白而目犹直视，脉参错无常。余曰：此虫痛也。贯心则死，非煎药所能愈，合化虫丸与之，痛稍缓，忽复更痛，吐出虫二十余条，长者径尺，紫色，余长短不齐，淡红色，亦有白者，自此而大痛不复作，小痛未除，盖其窠未去也。复以杀虫之药，兼安胃补脾之方调之，而虫根遂绝。盖此证甚多，医者既不

能知，惟认为寒与食，即以为虫，又无杀虫之方，在精力强旺者，久能自化；其不足者，变为丁奚、劳怯、痞膈等证，至死而人不能知，亦可哀也。余治此证不一，姑举其最剧者以明治法。

常州蒋公讳斌之孙，患心腹痛，上及于头，时作时止，医药罔效，向余求治。余曰：此虫病也。以杀虫之药，虫即远避，或在周身皮肤之中，或在头中，按之如有蠕动往来之象。余用杀虫之药为末，调如糊，到处敷上，而以热物熨之，虫又逃之他处，随逃随敷，渐次平安，而根终不除，遂授方令归。越二年书来，云虫根终未尽，但不甚为害耳，此真奇疾也。

17. 论腹痛有寒热

《景岳全书·卷之二十五心集·杂证谟·心腹痛》

一痛证有寒热，误认之则为害不小。盖三焦痛证，因寒者常居八九，因热者十惟一二，观《内经·举痛》等论，义可知矣。盖寒则凝滞，凝滞则气逆，气逆则痛胀由生，而热则流通，多不然也。虽热证亦常有痛，然热者必有明辨，如《内经》所言肠中痛而瘅热焦渴，则坚干不得出，闭而不通者，此因燥结热闭，故能作痛，然必有烦热等证，乃因于火，最易见也。今之医家，但见心腹痛证，无问有无寒热，便云诸痛皆属于火，多用寒凉，不知此说出自何典？而彼此讹传，无墨无根，妄亦甚矣。又见丹溪治法云：凡心腹痛者，必用温散，此是郁结不行，阻气不运，故痛也，此说诚是也。然又引《原病式》云：若欲行温散，宁无助火添病也。由是古方多以山栀为主，加热药为向导，或用二陈汤加川芎、苍术，倍加栀子煎服，痛甚者，加炒干姜反佐之，若此议论治法，余则大有不服。夫致病之由，热者自热，寒者自寒。病因火邪，清利自愈，固不必反佐也；病因寒滞，温散自愈，又何为反助火耶？盖寒者热之，热者寒之，此自正治之正理，岂可不论经权，不分从逆，既宜栀子，又宜干姜，概用反佐而治寒犯寒，治热犯热乎？因致后代医流，凡有见不真者，每每借此为成法，而藉口反佐，误人于疑似之中者不少矣。故余特为反佐论在前二卷中，以尽其义，宜均察也。

18. 论肝气腹痛

《医学纲目·卷之二十二·脾胃部·腹痛》

井窕渠吴孺人，年近四十，得腹隐痛，常以火

烧砖瓦熨之，面与胸襟间，恶火之热气。发时少烦，食亦减，六脉和，皆微弦，最苦夜间不得睡，但世上凶恶之事，并忧苦境像皆上念，时作恶泣，说离别，嘱付后事。如此者一年，众作心痛治之。自觉气自下冲上，虽久病，人却不瘦。予曰：此肝受病，遂与防风通圣散吐之。时尚春寒，于通圣中加桂，入姜汁调之，日三四次，至初夏稍热，与当归龙胆丸、枳术丸，一月而愈。

《柳选四家医案·评选继志堂医案两卷·下卷·脘腹痛门》

腹左气攻胀痛，上至于脘，下及少腹，久而不愈，疝瘕之累也。痛极之时，手足厥冷，呕逆。当从肝治。当归四逆汤归、桂、芍、草、辛、通、姜、枣，合二陈汤、吴仙散（吴萸、茯苓）。[诒按]病偏于左，更加支厥，此肝病确据也。再诊：势已缓，尚有时上时下之形，邪未尽也。吴仙散合良附散、二陈汤，去甘草，加当归（小茴香炒）、白芍（肉桂炒）。

19. 论胃火腹痛

《删补颐生微论·卷之二·别症论第十》

闽中周东志，形羸善饭，忽患腹痛胀闷，众皆泥其脾虚多食不能运化，治以枳实、陈皮、青皮、神曲、白术、茯苓，胀势转增。右寸关洪滑，知为胃火上冲，惟用石膏、陈皮、山栀、甘草、升麻、黄芩，二剂而胀止。再用四君子加姜汁炒山栀，十剂而康。夫脏腑本不相悬，而用药若斯之异，倘泥而不通，其不致夭札者几希！

20. 论气机不调而腹痛

《续名医类案·卷十九·腹痛》

包海亭夫人患腹痛连少腹，上连心，日夜靡间，百药不效。诊其脉两寸关俱伏，独两尺实大，按之愈甚。询知其起于暴怒，风木郁于地中。投以芎䓖（上）、柴胡（中）、升麻（下），下咽嗳气数十声，痛立已，已而作喘。曰：是升之太骤也。以四磨汤与之遂平。

《医法圆通·卷四·桂枝汤圆通应用法》

一治胸腹痛，背亦彻痛者。盖太阳之气，由下而上至胸腹，寒邪逆于太阳，则气机不畅，故胸腹痛而背亦彻痛。太阳行身之背，因腹中之气不畅，而背亦受之，故桂枝汤治之而愈。

21. 论腹痛伴泄泻

《医说·卷五·心腹痛·大泻腹痛》

有人每日早起须大泻一行，或时腹痛，或不痛，空心服热药亦无效，后有智者察之，令于晚食前更进热药，遂安。如此常服竟无恙，盖暖药虽平旦空腹，至晚药力已过一夜，阴气何以敌之，于晚间再进热药，则一夜暖药在腹，遂可以胜阴气，凡治冷疾皆如此。

《医宗说约·卷之首·药性炮制歌·虚中实》

山塘吴氏母，年六十余外，患腹痛，日泻四五行，已三四年矣，遍治不愈。予诊之，二尺沉紧。予曰："内有沉积也"。用熟大黄三钱入本病药中，煎服一剂，而病如失。

《医法圆通·卷三·辨认阴盛阳衰及阳脱病情·腹痛即泄》

久病与素秉不足之人，多有小腹一痛，立即泄泻，或溏粪、清白粪，日十余次。此属下焦火衰，阴寒气滞，急宜回阳。切不可专以理气分利为事。

22. 论大便不通而腹痛

《医学正传·卷之六·秘结》

本邑赵德秀才之母，年五十余，身材瘦小，得大便燥结不通，饮食少进，小腹作痛，召予诊治，六脉皆沉伏而结涩。予作血虚治，用四物汤加桃仁、麻仁、煨大黄等药，数服不通，反加满闷。与东垣枳实导滞丸及备急大黄丸等药，下咽片时即吐出，盖胃气虚而不能久留性速之药耳。遂以备急大黄丸外以黄蜡包之，又以细针穿一窍，令服三丸。盖以蜡匮者，制其不犯胃气，故得出幽门达大小肠取效也。明日，下燥屎一升许。继以四物汤加减作汤，使吞润肠丸。如此调理月余，得大便如常，饮食进而平安。

《里中医案》

医者杜仲畹子，伤寒八日而大热不休，胸腹满痛，脉细且软，为阳症得阴脉，法在不治。余曰：欲攻之，则形体已虚；欲补之，则邪气犹在。无已，用杏仁五钱，苏子、枳实、厚朴、当归各三钱服之，外用姜、楂、葱白炒热熨之，又令两人更互揉摩，时时以浓茶加生蜜饮之。至夜分腹中大响，下结粪殊多，更以前汤服，仍令揉摩，复下宿物，而后热退神已，困倦虚热蒸蒸不已，令食糜菜，继食人乳一钟，日进数次，两日而神清热止。更以生地、麦冬、茯苓、知母、陈皮、甘草、大枣服二日，更以四君子加陈皮、麦冬，服数日而元神复。夫阳症阴脉，十发九死，况大积未消，犹难措手，乃知法不可以尽拘也。

《孙氏医案·一卷·三吴治验》

马二尹迪庵公，年五十五，以扫墓而过食鳗肉卷饼，心腹胀痛，市医不知用吐，而遽用硝黄下之，大便不行，胀痛愈增。继至者，以用木香槟榔丸，继又有下以小承气汤者，有下以大承气汤者。十日多，胀痛益甚，饮食粒不能进，大便并不行，小水亦仅点滴。后医又以大黄、芒硝，多服不行。谓非白饼子不可，服五日，而胀痛尤加。又谓非备急丸不可，服三日，胀痛益不可当。又用甘遂、芫花、大戟、牵牛之属，服三日，不惟大便不行，并小便点滴亦无矣，胀不可言。众医大叫称怪。自三月初二日起，至是念二日矣。有名士王南野者，用灸法灸中脘三十余壮，毫不为动，因断其越三日为念五戌时，当弃人间。迪老四子皆逢掖，闻言涕泗。时有张太学怀赤者，迪老甥也，见予起张思轩夫人疾，喻亟请予。予至，观其色苍黑，神藏不露，声音亮，惟腹大如覆箕，不能反侧，诊其脉，两手皆滑大，两尺尤有力。究其受病之源，查其历服之药，予骇然以为未闻且见也。因思一治法，先用六君子汤，加木香、砂仁、参、术，俱用二钱。乃旁有钱小松者，自称家世受医，见剂争之。予曰：非若所知也。彼犹喋喋诘予，谓：人言中满者，泻之于内，大小便不利者，当先利大小便，然欤？予曰：非人言，《素问》云云也。又云：诸痛不得用参术，苍黑之人尤忌。先生既知《素问》，奈何不用通而用塞也？予愀然不答，顾迪老诸子言曰：钱君拘儒常见，何能起尊君病，尊君非中满胀症，内伤症也。当始伤时，犹在上膈，法当用吐，《素问》云：在上者，因而越之是也。不用吐而用下药，以伤其脾，脾气伤则失运动之职，是以愈下愈伤，愈伤愈胀。不思脾气伤而神不为用，药不能行，以峻厉味益下之，是遵何说也。予因脾伤，故用六君子汤以醒其脾，木香、砂仁助其运动，再用吐法，吐出前药，予剂非治尊君之病，治诸君药也。予初欲为诸君讳，何钱君激予，而使暴其短哉。且予不虑大便不行，独虑行之不止也。钱又谬言：急则治标，今法用尽不能使一行，何以不止为虑。予曰：君试思，常人能服硝黄几何，服巴豆、白饼子几何，今硝黄服过五斤，巴豆、白饼子之属服过五六两，又加甘遂、牵牛、芫花、大戟，至悍至急之剂，幸而大便未行，药性未动，尚可为计，若一行，而诸药性动，譬瓶水底漏，其中能蓄点滴哉，危矣！钱又诘：迪老多服下药，而大便不行何也？予曰：此易知之。始为食伤，继为药伤，所伤在上、中二焦，下元未损，故两尺脉尚有神气。《难经》曰：人有两尺，如树之有根也。《内经》曰：肾者，胃之关。盖肾主大便，观其色苍黑，神藏气固，皆由根本未动，赖此犹可为也。服药后，腹中大痛，予知其药力已动，改用人参芦、防风芦、升麻、桔梗各三钱，水煎服之，少顷，用鹅翎探喉中，令吐之。前服药物，一涌而出十数碗。病者以手加额曰：目前光矣。此已时也。予曰：酉时大便必行，可预买人参数片，以备不虞，至午进至宝丹一帖，以温中气，未申未间，腹中汩汩有声，浊气下滚，顷刻间，腹宽数寸。至晚，大便行一次，小水略通。予即用人参、白术各五钱，炮姜三钱，茯苓二钱，木香、甘草各五分，陈皮一钱，令急煎服。四鼓又大便一次，小水继至，胀痛渐减。次日大便泻十次余，因以前理中汤剂为丸，与煎剂兼补，腹胀全消，饮食渐进，共泻七十二日，服人参二斤余。昔人闻以补收功，群然异之。而钱小松始帖然心服。曰：奇哉！奇哉！人多用攻，孙君独用补，人多用下，孙君独用吐。由见之真，而所投者确也，医可易言哉。今而后，知孙君之高矣。

《续名医类案·卷十九·腹痛》

蒋仲芳治吴氏母，年六十余，患腹痛，日泻四五行，已三四年，遍治不效。诊之，两尺沉紧，曰：内有沉积也。用熟大黄三钱，入本病药中，煎服一帖而痛如失。（沈抄本）

《古今医案按·卷七·腹痛》

一妇年五十余，小腹有块，作痛二月余。一医作死血治，与四物加桃仁等药，不效。又以五灵脂、延胡索、乳香、没药、三棱、莪术等丸服，又不效。其六脉沉伏，两尺脉绝无。虞曰：乃结粪在下焦作痛耳，非死血也。用金城稻藁，烧灰淋浓汁一盏服之，过一时许，与枳实导滞丸一百粒催之，下黑粪如梅核者碗许，痛遂止，后以生血润肠之药十数帖，调理平安。

[震按]尺脉沉实，则为下焦结粪。今两尺绝无而断结粪，又见取脉之巧，非出一途。若死血则脉必涩，前已历载多案矣。

《程杏轩医案·初集·许生母伤食腹痛》

许生咏堂母病请治，据云因食豚肝面饼后，偶触怫郁，致患腹痛，自用麦芽、楂、曲、香砂、二陈不应。因其痛在少腹，以为寒凝厥阴，加吴萸、炮姜服之益剧。予问痛处可按乎？曰拒按。又问日来便乎？曰未也。切脉沉细，视舌苔黄，中心焦燥，顾谓生曰：此下证也。生曰：连服温消诸剂不验，思亦及此。因家母平素质亏，且脉沉细，故未敢下。予曰：痛剧脉伏，此理之常。质虽虚而病则实，书称腑病以通为补，仲师云：腹满不减，减不足言，当下之。又云舌黄未下者，下之黄自去。今痛满拒按，舌黄焦燥，下证悉具，夫复何疑。方定大承气汤，用元明粉代芒硝，仍加香砂、楂曲，兼行气滞。服头煎后便行一次，其痛略定，随服复煎，夜半连下三次，痛势大减，舌干转润，易以调中和胃，旬后起居如常。

《得心集医案·卷三·便闭门·脾阳不运》

胡生新科，胸腹胀痛，大解不通，已服枳桔香朴之属，毫无一效。又与滚痰丸，仍然闭塞。饮食虽甘，而食不作胀，每日探吐痰水数口，似觉稍宽，有粪结于肛门，努挣不下，挖之略出。延余视时，大便未通者，已十日矣。然脉来浮缓迟弱，身无寒热，口不作渴，舌无苔积，知为阴结之类，非阳结可比。此必胃气虚弱，津液不布，大肠传送之令不行，而胃中所蓄水谷，结而为胀。虽探吐稍宽，究竟津液愈涸，传送愈艰，与理中汤、加半夏、厚朴、枳实。才一疏方，众皆不悦，盖病家与病者，急欲求通大便，满想大黄巴霜之药，余独吹无和，只得详为辨曰：行医治大便不通，仅用大黄巴霜之药，奚难之有？但攻法颇多，古人有通气之法，有逐血之法，有疏风润燥之法，有流行肺气之法。气虚多汗，则有补中益气之法；阴气凝结，则有开冰解冻之法；且有导法、熨法，无往而非通也，岂仅大黄巴霜已哉！今病原胃气空虚，津液不足，即按症投剂，亦必三五日始通，决非一二剂可效，盖胃气虚而运行迟也。但依吾见，力可承任。胡生闻言姑信不疑，每日二剂，腹中毫不为动，殊料服至五日，药已十剂，仍然如故，急欲更医，余恐前功尽堕，又苦劝之。因思蓄饮不行，加入半硫丸四钱，仍与前药吞服，再加婉言，把持二日，共计十七日之便，仅得半升溏粪而已。自此饮食起居，未费调理而健。然病家与戚友俱议曰：行医仅通大便，如此为难，何贵于明耶？嗟嗟，医固难知，医则愈难也。

《王孟英医案·卷二·便秘》

角里街怡昌烛铺，苏妪年已六旬，偶患腹痛。医谓寒也，进以热剂，痛渐剧而腹胀便闭，按之甚坚。又以为肠痛，攻之而愈痛，遂绝粒不眠，呼吸将绝。挽余视之，脉滑而数，舌绛苔黄，口臭溺无，热阻气也。以雪羹煎汤，调益元散五钱，徐灌之，即痛减气平。次日，以雪羹汤，送当归龙荟丸三钱，便行溺畅。随以轻清药数帖而痊。

23. 论寒凝腹痛

《内科摘要·卷上·脾胃亏损吞酸嗳腐等症》

仙云，家母久患心腹疼痛，每作必胸满，呕吐，厥逆，面赤唇麻，咽干舌燥，寒热不时，而脉洪大，众以痰火治之，屡止屡作，迨乙巳春，发热频甚，用药反剧。有朱存默氏，谓服寒凉药所致，欲用参、术等剂，余疑痛无补法，乃请立斋先生以折中焉。先生诊而叹曰：此寒凉损真之故，内真寒而外假热也，且脉息弦洪而有怪状，乃脾气亏损，肝脉乘之而然。惟当温补其胃。遂与补中益气加半夏、茯苓、吴茱萸、木香，一服而效。家母病发月余，竟夕不安，今熟寐彻晓，洪脉顿敛，怪脉顿除，诸症释然。

《内科摘要·卷下·脾胃亏损暑湿所伤等症》

一男子，夏月入房，食冰果腹痛，余用附子理中汤而愈。有同患此者，不信，别用二陈、芩、连之类而死。

《医方考·卷五·腹痛门第五十六·冰煎理中丸》

宋徽庙常食冰，因致腹痛，国医进药俱不效，乃召泗州杨吉老脉之。吉老曰：宜主理中丸。上曰：服之屡矣，不验。吉老曰：所进汤使不同，陛下之疾，得之食冰，今臣以冰煎药，此欲已其受病之原。果一服而瘳。昆谓是义也，《大易》所谓同气相求，《内经》所谓衰之以属也。自非吉老之良，乌能主此？

《金匮翼·卷六·腹痛·寒冷腹痛》

腹痛属寒冷者，多是口食寒物，鼻吸冷气，脉涩气阻，则为疼痛。其症四肢逆冷，唇口变青，其脉沉或紧。《经》云：寒气客于脉中，则脉寒，脉寒则缩绻，缩绻则脉细急，细急则外引小络，故卒然而痛。得炅则痛立止。或吐清水，所谓寒气客于肠胃，厥逆上出，故痛而呕也，宜温散，或温利之。

《续名医类案·卷十九·腹痛》

通府赵孟威云：其妹小腹痛，服附子理中汤，附子服过八十余粒。此乃沉寒痼冷之甚，不多有者。又壬午仲冬，金台一男子患腹痛，误服干姜理

中丸，即时口鼻出血，烦躁发狂，入井而死。（二条俱见薛公案）

《得心集医案·卷四·诸痛门·冷积腹痛》

江发祥，得疝癖病，少腹作痛，左胁肋下有筋一条，高突痛楚，上贯胃脘，下连睾丸，痛甚欲死，或呕或利，稍缓若无，呕利则痛苦迫切，连宵累日，绝粒不进，或得腹中气转，稍觉宽舒。医人不识，辄以治疝常法，苦辛之味，杂投不已。有以肾气不藏者，或以冲任不固者，而金匮肾气、青囊斑龙，叠投益甚，误治两载，疾已濒危。视其形瘦骨立，腹胁贴背，知为误药减食所致。按脉滑沉，且觉有力，审病经两载，形虽瘦而神不衰，拟是肝胃二经痼冷沉寒，积凝胶聚，绸缪纠结，而为疝癖之症。盖疝者，玄妙莫测之谓；癖者，隐僻难知之称。察脉审症，非大剂温通，何以驱阴逐冷？于是以附术、姜桂、骨脂、葫巴、丁蔻大剂，稍加枳实、金铃以为向导，兼进硫黄丸火精将军之品，用以破邪归正，逐滞还清，冀其消阴回阳生魂化魄之力，日夜交斟。按治半月，病全不减，再坚持旬日，势虽稍缓，然亦有时复增，且沉滑着指之脉，仍然不动。因谓之曰：病虽减而积未除，尚非愈也，此症颇顽，姑忍以待之。所喜者，倾心信治，余益踌躇，因思冷积不解，欲与景岳赤金豆攻之，然恐久病体衰，断难胜任其药，只得坚守前法。再进旬日，忽然大便大通，所出尽如鱼脑，其痛如失，姑减硫黄丸，仍与前药，稍加黄柏，每日出鱼脑半瓯，再经半月，前药不辍，鱼脑方尽，冷积始消，前此腹胁高突之形，泯然无迹。厥后露出皱纹一条，如蛇蜕之状，乃知先贤人身气血痰水之积，均有澼巢科曰之说，为有征矣。

《得心集医案·卷四·诸痛门·血寒腹痛》

蒋振辉乃室，向有腹痛带下之疾，用通经去瘀之药获效，医者病家，辄称用药之妙。讵痛虽暂止，而经水自此失常，迨至旬日一下，又旬日点滴不断，累延半载，腹痛仍作，痛时少腹有块，触之则痛愈增，痛缓则泯然无迹。旧医犹引旧例，更指拒按为实之条，用尽通瘀之药，以为通则不痛，而有形无形，置之弗论。自此胀痛愈增，无有缓时，及加呕逆不止，大便不通，医复于桃仁、灵脂药中，更加大黄、枳实。服下腹中窒塞，气急上冲咽嗌，四肢冷汗时出，迫切之顷，黄昏邀视，病家绝不怪前药之误，尚问巴霜丸，犹可及否？余曰：补之不暇，

尚可通乎？况腹中真气悖乱，愈攻愈散，于是以丁蔻、附桂、小茴、川楝，猛进二剂，所幸少年形体尚旺，俾浊阴迷漫之逆，藉以潜消。后加紫石英、枸杞、当归、苁蓉亟进，间以归脾汤吞滋肾丸，一月方健。缘此症多由房劳过度，冲任损伤所致，医者不知端固奇经，反行破气耗血，致有此逆。最可恨者，医与病家，不知定乱反正之功，谓余为偶然之中。且议少年妇女，服此补剂，必难怀孕，嗣后每一临月，辄用通行之药，致令果不怀孕，可胜慨哉！

《得心集医案·卷六·痉厥门·厥阴腹痛》

王志耕乃郎半岁，夜半腹痛，啼哭不已，以热手重按其腹，似觉哭声稍可，久以仍否。延诸幼科，无非行气消食，误治两日，目珠上瞪，四肢微搐。余视其面色赤中带青，目中白珠颇蓝，手足指尖略厥，小水直无，指纹透甲。危急之顷，静神默悟，详推此症，原是寒邪入里，与方脉寒症无异，意拟姜桂通阳。然细察面色唇舌二便，又非无阳可比，倘辛热误用，而稚阳之质势必血燥津涸，愈增筋挛瘛疭。因思肝藏血，寒伤营，非养血通脉，寒可由解，痛何以除？先以灯火焠腹，疏通凝寒，以仲景厥阴篇当归四逆汤，一剂霍然。

24. 论热证腹痛

《金匮翼·卷六·腹痛·热痛》

热痛者，二便闭赤，喜冷恶热。《经》云：热留于小肠，肠中，痹热焦渴，则坚干不得出，故痛而闭不通也。宜寒宜下，勿遽补也。

《古今医案按·卷二·火》

王仲阳治一妇，壮年，每患头痛腹痛，十指酸痛，心志纷纭，鼻息粗甚，其脉甚大。盖欲近男子不可得也，俗谓之花风。王以凉膈散、青木香丸，互换疏导三五次，更服三黄丸，泻三焦之火，数日而愈。曾有火旺遗精者，亦用前丸散而愈。

《得心集医案·卷四·诸痛门·积热腹痛》

吴妪，初起心腹间微痛，越二日，痛苦异常，汗大如雨，水米不入，口不作渴，小水清利，神昏懒言，坐难片刻，俨然虚极之象。自云素属中寒，难以凉剂。诊得六脉时伏，内外一探，虚实难决。因思痛症脉多停指，况阳明痛极必汗，若三阴之痛，必面青背曲，何得汗大如雨？势必内有积热，所以饮食加痛；病方入里，所以口不作渴；痛难支持，所以神昏懒言。乍观虽惑，细究无疑。于是君以芩连、白芍平肝清火，臣以槟榔、厚朴下气宽中，佐以

油归润肠,使以泽泻下行,三剂通利而全愈。盖此症极多,治不一法,倘大便旬日未解及壮实之体,宜承气汤攻之,正所谓痛随利减,通则不痛之意也。

25. 论寒热错杂腹痛

《医学读书记·卷下·通一子杂论辨》

丹溪之治吞酸,必以黄连为君,而以吴茱萸佐之;治心腹痛症,谓宜倍用山栀,而以炒干姜佐之。夫既谓其热,寒之可也,何又并用如此?余谓丹溪所治吞酸、心腹痛,并皆火热郁结之病。火热则宜清,郁结则宜散,茱萸、干姜,盖资其散,不资其热也;且既曰佐矣,则所用无多,自无掣肘矛盾之虞,而有相助为理之益。屡试屡验,不可废也。

26. 论虚实夹杂腹痛

《妇人大全良方·卷之七·妇人两胁胀痛方论第十七·气针丸》

又己未在金陵,有家提干上之下巽内人,病心腹胀痛。众医投木香、沉香、槟榔、大腹、芍药、姜、桂之类,病益甚。召仆诊之,六脉弦紧而和,不似病脉。但诊之时两手如火,以此知其实痛也。众问如何治疗?仆曰:大凡心腹刺痛,不可便作虚冷治疗。有两医答曰:非冷而何?热即生风,冷生气是也。仆曰不然。《难经》云:虚则痒,实则痛。又仲景云:腹痛者,桂枝加芍药汤;痛甚者,桂枝加大黄汤。家提干云:荆布素来质弱。仆曰:有可辨处,遇痛时使一婢按之,若痛止,是虚寒证也。若按之转甚,手不可近,此实痛也。即令一婢按之,手不可近,叫唤异常。仆曰:此实热无可疑者,当用大柴胡汤治之。众皆不许,仆责状而投之,八服愈。

《续名医类案·卷十九·腹痛》

张道南内人以饮食忤于气,因腹痛,不饮食五日矣,两寸关弦尺滑。孙曰:此上焦气虚,下有郁滞。以姜黄、青皮为君,山楂、槟榔、当归、杏仁、乌药、枳壳为臣,柴胡、木香为佐,吴萸为使(此症气虚轻而郁滞重,故治法如此。否则,未通其郁,先伤其气。可,若何即调理善后之方,亦仍以通郁滞为重。不然,用小建中汤何尝有此等加减法耶),服后,气稍顺。然后用葱二斤,煎汤浴洗腰腹,即将熟葱擦摩,使气通透(郁滞外治法)。洗毕即安卧少顷,其夜大便通,先下皆黑硬结块,后皆清水。此积滞行而正气虚也,以建中汤加山楂、茯苓、泽泻、柴胡、香附、姜连,调理而痊。

陆肖愚治尤少溪,年近六十,性急多怒,因食冷粽四枚,遂患腹痛,并胁亦痛。医用平胃散加枳实、黄连不效。彼亦知其家润字丸方,以五钱分三服,令一日内服之,大便已泻,而痛乃未止。谓通则不痛,今通而仍痛,药力浅而积未尽也。再以五钱,令一日服之,大便数十行皆清水,而痛反增剧,号叫不已,饮食不进,面色青紫,势危极。陆脉之,弦细沉弱,右关弦而有力,曰:虚中有实,消则元气即脱,补则腹痛尚剧。因用理中汤料五钱,配枳实五钱,一日二剂,始下坚积缶许,是夜痛大减。明日减枳实之半,又二剂而腹痛全愈。第胁间尚微痛,去枳实加青皮、吴茱萸,数剂而痊。后以调气养荣汤理之。

《续名医类案·卷二十四·心腹痛》

薛立斋治一妊妇心痛(非真心痛也),烦热作渴,用白术散即愈。后因停食,其痛仍作,胸腹膨满,按之则痛,此因饮食停滞。用人参养胃汤,按之不痛。乃脾胃受伤,以六君子汤补之而愈。

《古今医案按·卷七·腹痛》

一人面色苍白,年四十六,素好酒色犬肉。三月间,因酒兼有房事,遂病腹左痛甚,后延腹右,续延小腹,以及满腹皆痛,日夜叫号,足不能伸,卧不能仰,汗出食阻。自用备急丸,利二三行而随止,痛仍不减。汪诊其脉皆细快,右脉颇大于左,独脾脉弦而且滑,扶起诊之,右脉亦皆细数,恐伤酒肉。用二陈加芩、楂、曲柏进之,不效,再用小承气汤,仍不利,蜜煎导,仍不利。乃以大承气汤,利二三行,痛减未除。令其住药,只煎山楂汤饮之。次日烦躁呕恶,渴饮凉水,则觉恶止爽快。诘朝诊脉,皆隐而不见,四肢逆冷,烦躁不宁,时复汗出,举家惊愕,疑是房后阴证,拟进附子理中汤。汪曰:此治内寒逆冷也。《活人书》云:四逆无脉,当察证之寒热。今观所患,多属于热,况昨日脉皆细数,面色近赤,又兼酒后而病,六脉虽绝,盖由壮火食气也。四肢者,诸阳之末,气被壮火所食,不能营于四肢,故脉绝而逆冷也。此类伤暑之证,正合仲景所谓热厥者多,寒厥者少,急用大承气汤下之之例,向虽下以大承气,其热尚未尽,难以四逆汤证与比,今用附子热药,宁不助火添病耶。如不得已,可用通脉四逆汤,尚庶几焉。以其内有童便猪胆汁监制附毒,不得以肆其虐也。连进二服,脉仍不应,逆冷不回,渴饮烦躁,小便不通,粪溏反频,腹或时痛。更进人参白虎汤二帖,躁渴如旧。更用参、术各三钱,茯苓、麦冬、车前各一钱,五味、当归各五分,煎一帖,脉渐见如蛛丝。汪曰:有生意矣。仲景论脉绝,服药微续者生,脉暴出者死是也。左手足亦略近和,不致冰人,右足手逆冷如旧,但口尚渴,便尚溏,一日夜约十余度,小便不通。汪曰:渴而小便不利者,当利其小便。遂以天水散冷水调服,三四剂不应,再以四苓散加车前、山栀,煎服二帖,小便颇通。但去大便而小便亦去,不得独利。汪曰:小便未利,烦渴未除,尽由内热耗其津液也。大便尚溏者,亦由内热损其阳气,阳气不固而然也。遂用参、术各三钱,茯苓一钱五分,白芍、车前、门冬各一钱,山栀七分,五味五分,连进数服。至第九日,逆冷回,脉复见,诸证稍减,渐向安。

[震按]此证反覆甚多,所用之方,又皆重剂。然寒热互用,而卒能以补收功者,因其身不热,神不昏,与伤寒温疫有别,故可从容挽救也。大抵腹痛由于停食,而房后元气必虚,连下之则虚极,故逆冷脉绝。通脉四逆汤非误,白虎汤殊误,赖有人参,设不用人参,此证早难活也。

《杂病广要·身体类·腹痛》

有虚寒之人患腹痛,服温补药而相安,时止时作,痛仍不解,甚则利清水或白沫,此虚中有实,或先有宿食在肠不曾去,或病中肠胃虚不能运化,所食之物停于肠中,即一二块宿粪亦能作楚。宜用温补药煎好去滓,入大黄一钱,不甚虚者可加一钱五分,滚四五沸服之,宿食自下,正气不伤而病随愈,此屡试屡验之妙法也。(《胃气论》)

丹溪治一少年,自小面微黄,夏间腹大痛。医与小建中汤加丁香,三帖不效,加呕吐清汁。又与十八味丁沉透膈汤二帖,食全不进,困卧,痛无休止,如此者五六日,不可按。又与阿魏丸百粒,夜发热不得寐,口却不渴。脉左三部沉弦而数实,关尤甚,右沉滑数实。遂与大柴胡加甘草四帖下之,痛呕虽减,食未进。与小柴胡去参、芩,加芍药、陈皮、黄连、甘草,二十帖而愈。(《类案》)

《诊余举隅录·卷上·腹痛宿证》

腹痛一症,有热,有寒,有气,有血,有浊,有虫,有实,有虚,有内停饮食,有外感风寒,有霍乱,有内痈。治苟如法,虽数年宿恙,不难应手奏功。壬辰冬,余寓天津,苏州严某,每于申时后,子时

前,腹中作痛,上乘胸脘,甚至呕吐,静养则痛轻而缓,劳乏则痛重而急,病经十年,医治不效。余切其脉,虚细中见弦数象,知是气血两亏之体,中有酒积未清,故至申子二时,蠢然欲动。尝见书载祝由科所治腹痛症一则,与此情形颇合,惟彼专去病,故用二陈汤加川连、神曲、葛根、砂仁,而此则病经多年,正气既虚,阴血亦损。法当标本兼顾,因师其方,加参术地芍治之。服至十数剂,病果由重而轻,由轻而痊矣。当此症初愈时,十年夙恙,一旦奏功,人闻其异,索方视之,以为效固神奇,药乃平淡,莫名所以然。殊不知治病原无别法,不过对症用药而已。药与症合,木屑尘根,皆生人妙品,岂必灵芝仙草,始足却病以延年。

《王孟英医案·卷二·诸痛》

陈春湖令郎子庄,体素弱,季秋患腹痛自汗,肢冷息微,咸谓元虚欲脱。孟英诊之,脉虽沉伏难寻(痛脉多沉),而苔色黄腻,口干溺赤,当从证也。与连、朴、楝、栀、元胡、蚕砂、醒头草等药而康。次年患感,复误死于补。又夏酝泉延孟英视钱妪腹痛欲绝证,因见弦滑之脉,与当归龙荟丸而安。

27. 论腹痛不可泥于痛无补法

《内科摘要·卷上·脾胃亏损心腹作痛等症》

向使泥其痛无补法,而反用攻伐之药,祸不旋踵。一妇人怀抱郁结,不时心腹作痛,年余不愈,诸药不应,余用归脾加炒山栀而愈。

《叶选医衡·卷下·痛无补法辨》

后世治痛之地,有曰痛无补法者;有曰通则不痛,痛则不通者;有曰痛随利减者,人皆传诵以此为不易之。法凡是痛证,无不执而用之,不知痛而闭者,固可通之。如《经》云热结小肠,闭而不通之类是也。痛而泄者,不可通也,如《经》云寒客小肠,后泄腹痛之类是也。观王荆公解痛利二字最妙,曰:治实法,云:诸痛为寒,痛随利减,后世以利为下也。假令痛在表者,实也;痛在里者,实也;痛在血与气者,亦实也。故在表者,汗之即愈;在里者,下之即愈;或在气血者,散之行之即愈,岂可以利为下乎?宜作通字训则可。此说甚善,得治实之法矣。然痛证亦有虚实,治法亦有补泻,其辨之法,不可不详。凡痛而胀闭者多实,不胀不闭者多虚;痛而拒按者为实,可按者为虚;喜寒者多实,爱热者多虚;饱而甚者多实,饥而甚者多虚;脉实气粗者多实,脉虚气少者多虚;新病壮年者多

实;愈攻愈剧者多虚。痛在经者脉多弦大,痛在脏者脉多沉微,必普脉证而察之,则虚实自有明。辨实者可利,虚者亦可利乎?不当利而利之,为害不浅。凡治表虚而痛者,阳不足也,非温经不可。里虚而痛者,阴不足也,非养营不可。上虚而痛者,心脾实伤也,非补中不可。下虚而痛者,脱泄亡阳也,非速救脾肾温补命门不可。夫以温补而治痛者,非不多也,奈何医者专执痛不可补气之说,岂良法哉?

28. 论痰湿腹痛

《不居集·下集卷之五·湿劳·治案》

予治一人,五月间湿令大行,因食过宿之饮食,腹胀痛。医以平胃、保和、香砂治之益甚,夜不能卧。一医以为虚损,用桂、附温补下元之药,腰痛更剧,小便短涩,淋浊不清,食减,七昼夜不合眼。予诊之,左脉浮而虚,右寸濡细,右关滑,两尺微弱。天时闷热,连旬晴雨,湿邪直入太阴,合谷饪之邪,从口而入,久则中土重困,腹痛转剧,食减淋浊,脾肾失职,而又频用削伐中气之剂,不益困乎?因制佩兰散与服,不二剂痛顿止,人称神奇。

《续名医类案·卷十九·腰痛》

江苏总藩张公,严冬腰腹重痛,甲夜延诊,候脉得沉,沉滑而驶,遂与导痰兼五苓之制,一剂而腹痛止,三啜而腰胯驰纵自如,未尝用腰痛之药。(沉为热在里,滑为痰,故消导分利而愈)

《古今医案按·卷七·腹痛》

王中阳治一燕人,久患冷气满腹,上攻下注,大痛不堪,痛阵拥上,即吐冷涎而止,一日一作,饮食不进,遂成骨立,屡用温补不效。王诊之,六脉弦长劲急,两畔别有细脉,沸然而作,状如烂绵。曰:此必胸膈有臭痰在内。病者曰然,众医皆作冷气。因补治下元,日久无效,自觉胸中痞闷,今闻此说,令我大快。遂投滚痰丸,临睡服之。夜半,吐黑绿冷涎败水无数。再服七十丸,其病如脱,以六君子调理而愈。

[震按]王隐君治病,不曰痰,即曰火,可作戴人之法嗣。但腹痛因痰诚有之,此种脉象,更要留心。

29. 论湿热腹痛

《古今医案按·卷六·诸虫》

汪石山治一妇,每临经时,腰腹胀痛,玉户淫淫虫出,如鼠粘子状,绿色者数十枚,后经水随至。

其夫问故,汪曰:厥阴风木生虫,妇人血海属于厥阴,此必风木自甚,兼脾胃湿热而然也。正如春夏之交,木盛湿热之时而生诸虫是也。宜清厥阴湿热。即令以酒煮黄连为君,白术、香附为臣,研末粥丸,空腹吞之。月余经至,无虫,且妊矣。

休宁西山金举人,病小腹痛甚,百药不效。一医为灸关元十余壮,次日茎中淫淫而痒,视之有虫出,以手扯去之,虫长五六寸,连日出虫七条,痛不复作,初甚惊恐,旋即绝迹。此因其人善饮御内,膀胱不无湿热,遇有留血瘀浊,则附形蒸化为虫矣。虫为艾火所攻,势不能容,故从溺孔出也。以是知痨虫寸白虫,皆由内之湿热蒸郁而生,非是外至者也。又吴茭山治一产后,恶露不通,小腹结块疼痛,寒热如疟,用琥珀膏贴之,块夹而虫从阴户出。亦云:尿胞湿热生虫。

30. 论虚寒腹痛

《齐氏医案·卷二·风寒证辨》

偶与景陆闵公谈医,曰:昨见一少年,其身壮盛,患少腹痛,以渐上攻而至心下,医者用桂枝加桂汤四剂,遂汗迫厥逆而死矣。此误也,是证乃少阴中寒,宜吴萸四逆汤驱阴降逆,俗庸之辈,谬据奔豚法,而放胆用桂枝以杀之耳。予闻而爽然曰:先生高识,足以释我疑,而破天下之惑也,今而后益知奔豚之法不可从也。爰是更进而求之,烧针者,温经以御表也,肾邪当不致发矣。且核起而赤者,尚在躯壳之表,昌为必发奔豚耶,此必后人之误。

《得心集医案·卷四·诸痛门·复舅父治腹痛书》

昨接来谕,藉知仁台旧病,尚未全愈,晚遍考方书,兼参尊体素禀,互相酌筹,总由命门火衰,不能薰蒸脾胃。请试饮食,恶寒喜暖,而脾胃之阳虚可验。更征腹痛绵绵不绝,而脏腑之阴寒可凭。药当温固中焦,宣通肾气,但固中勿令壅闭,宣肾毋耗真元,如附子、骨脂、葫巴、鹿茸、益志等类,殆所必需。阴味宜减,阳味宜加,审度于可否之间,因应于化裁之内,务令真阳健旺,阴气潜消,俾中焦丕振,脾胃运化有权,下焦温暖,肾元开阖有职,则身中元气,浑然太和,奚患腹痛之不愈也!辱承下问,谨陈大略如上。

《许氏医案》

甲午秋,戎部李星若夫人腹疼如绞,日久欲

死。延余诊视,脉沉细,知系虚寒气结,他医误用凉药,以致病剧。余始拟以附子理中汤加减,一服而愈。旋因食抄绞痛如故,九日不便,诊脉虚细,系九结中之秘结。不可攻下,拟以前方加润导之品便而愈。旋又风抄,九月初一日痛绝,齿脉俱闭,仅存一息,其胞兄内阁中书虹若言女初三日吉期,设无救奈何? 余为情急,恐药饵不及,嘱星若亲灸章门、虎口、三里等穴,并将前方加山甲、牛膝、桂枝、木香、乌药等擦牙,以箸启齿,呷药,一时而苏,脉复。余出曰:包辨喜事无虞。数服而愈。丙申年,来请,言夫人血崩晕绝。往诊脉扰急,知系小产,非血崩也。治以生化汤加参芪,去旧生新之品遂愈。

马积生太史夫人亦患腹痛,如绞,数月病剧。延余诊视脉息腹痛相同,因体因症加减。拟方不敢服,以为与他医用寒药相反也。适曾任广州府冯端本太守寿日与马姻亲李星若亦姻娅同往,称礼,即马遍询同乡,可否服余之药? 金云:可归即试服。次早请余,言病减半矣。深信不疑,连服数剂而愈。农部张馨庵屠逊庵亦河南人,两夫人亦患此症欲死,均为如法治愈。

31. 论瘀血腹痛

《程杏轩医案·初集·方灿侣翁腹痛蓄瘀脱血治愈并商善后法》

灿翁年近七旬,向患腹痛,一夕忽吐下紫瘀血块数碗,头晕自汗,目阖神疲,诊脉芤虚,谓其子曰:此血脱证也。书云:久痛多蓄瘀。盖腹痛数年,瘀蓄已久,一旦倾囊而出,夫气为血之帅,高年气虚,切虑晕脱。古人治血脱,每用独参汤以益其气,但目下参价甚昂,恐难措办,乃订大剂黑归脾汤,资其化源,固其统摄,未几获痊,次年病复。虽不若前之剧,亦觉困倦莫支,仍守前法治愈。其子忧甚,恐其再发,商图善后之策。予思血蓄之故,必有窠囊,如水之盈科而进,按胃为生血之源,脾为统血之脏,苟脾健胃强,则气血周流,何蓄之有? 经以六经为川,肠胃为海,譬诸洪水泛滥,究缘江河失疏,为订二方,早用归脾丸,晚用参苓白术散,每方俱加丹参干漆二味,冀其去瘀生新。服药经年,其病遂绝。

《程杏轩医案·续录》

予久患腹痛忽下瘀血而痊。

予患腹痛多年,由午餐饭冷强食而起,痛处在

脐之上,痛时腹冷,掌按热熨稍瘥。虽盛暑亦必以帛护其腹,饮食渐减,喜暖畏凉,他物食尚相安,惟饭蒸煮未透,或稍冷食则必痛,素嗜瓜果,得疾后不敢尝。向患痔红,食姜蒜烧酒即发,故忌之。此疾作时,食入阻滞,饮烧酒一二杯,反觉通畅,不但姜蒜不忌,即食椒末辣酱,均与痔红无碍。《经》云:痛者寒气多也。证属寒凝气滞无疑。予素畏药,痛发无何,香砂姜萸陈半谷芽神曲之类,服一两剂即罢去,往岁发疏尚轻,惟餐饭不能如常,年来发频且重,不拘何物,餐后必痛。须食下行,其痛方止。于是餐后不敢坐卧,乃学古人养生,食后行百步,常宜手摩腹之法,并遵释教过午戒食,然亦无益于病,遂视食为畏途,无如疾经多载,消恐耗元,补防助壅,踌躇无策。友人谓予年近古稀,命阳衰弱,寒从内生,是以喜暖畏凉。釜底无火,物终不熟,是以谷食难化,须用八味丸补火生土。所论固是,予意终未坦然。思痛若在膈,虑其妨食成噎,今幸在腹,当不害命。药饵乱投,恐反有伤,恪守不药得中医之诚。己丑季夏,旌邑孙村汪宅延诊,下塌塾中,时二鼓既寝,急欲大便。灯灭暗中摸索,跌仆莫能挣扎,大孔汩汩遗出如泻水状,呼仆持火至,扶起视地皆污,色如漆,汗淋气坠,即忙就枕。汪宅献楠志仁二公闻之驰至,殊为着惊,予曰无妨,此因久痛蓄瘀,刻瘀下脱,未免伤气耳。饮党参、桂圆汤,少顷气稍续,汗亦敛,次早登厕,犹有余瘀。予恐其瘀复脱,遣归到家更衣,瘀已无矣。自此腹不再痛,餐饭如常。细求其故,究由瘀凝肠胃,阻其传导之机,以故食入则痛。夫血犹水也,血之结而为瘀,亦如水之结而为冰。所以痛处常冷,按熨饮醇热气至,故觉稍快。至于瘀蓄年久,胶固已深,一旦倾囊自出,理殊不解,得无长夏炎蒸,奔驰烦劳,动则阳化,如雪消而春水来耶。从斯悟入,书称久痛在络,络主血,不独肢体之痛为在络,即胸腹之痛,痞积之痛,皆为在络,皆宜治血,无徒从事于气。又如噎隔一证,方书虽有胃脘枯槁,及阳气结于上,阴液衰于下等语,然由瘀血阻塞胃口者恒多。进而思之,予疾将十年,固未能自知瘀蓄于先,然不药稳持,尚不失为中驯。不然补泻杂投,不殒于病,而殒于药矣。予见败坏之证自萎者十之二三,药伤者十之七八。药本生人,而反杀人,可不惧哉。自今以往,伏愿医家证未审明,勿轻用药,病家疾如可待,勿急求医,如此或亦

可为卫生之一助耳。

安波曰：初痛在经，久痛入络二语，叶氏实发前人数千年之未发，启后学于意万载之无穷。然不独胃病噎膈之症，浑融使然也，凡病久根深蒂固，综须治血为主，此即古人窍必及肾之意也夫。

32. 论虚损腹痛

《石山医案·卷之下·腹痛》

一孺人年近五十，病腹痛。初从右手指冷起，渐上至头，则头如冷水浇灌，而腹痛大作，痛则遍身大热，热退则痛亦止，或过食或不食皆痛。每常一年一发，近来二三日一发，远不过六七日，医用四物加柴胡、香附不应；更医用四君加木香、槟榔亦不效；又医用二陈加紫苏、豆蔻；又用七气汤等剂皆不效。予诊，脉皆微弱，似有似无，或一二至一止，或三五至一止，乃阳气大虚也。以独参五钱，陈皮七分，煎服十余帖而愈。

夫四肢者，诸阳之末；头者，诸阳之会。《经》曰：阳虚则恶寒。又曰：一胜则一负。阳虚阴往，乘之则发寒；阴虚阳往，乘之则发热。今指稍逆冷上至于头，则阳负阴胜可知矣。阳负则不能健运，而痛大作。痛作而复热者，物极则反也。及其阴阳气衰，两不相争，则热歇而痛亦息矣。况脾胃多气多血经也。气能生血，气不足则血亦不足。仲景曰：血虚气弱，以人参补之。故用独参汤，服而数年之痛遂愈矣。

《古今医案按·卷七·腹痛》

汪石山治一人，年五十余，瘦黑理疏，忽腹痛，午后愈甚，医治以快气之药，痛益加。乃曰：午后血行于阴分，加痛者，血滞于阴也。四物加乳、没服之，亦不减。汪诊之，脉浮细而结，或五七至一止，或十四五至一止。《经》论止：脉渐退者生，渐进者死。今止脉频则反轻，疏则反重，与脉经实相矛盾。汪熟思少顷，曰：得之矣。止脉疏而痛甚者，以热动而脉速，频而反轻者，以热退而脉迟故耳。病属阴虚火动无疑，且察其病起于劳欲，劳则伤心而火动，欲则伤肾而水亏。以参、芍补脾为君，熟地、归身滋肾为臣，黄柏、知母、麦冬清心为佐，山楂、陈皮行滞为使，人乳、童便出入加减。惟人参加至四五钱，遇痛进之则愈。或问诸痛，与瘦黑人及阴虚火动，参、芪在所当禁，今用之顾效，何取？汪曰：诸痛禁用参、芪者，以暴病形实者言耳。若年高气血衰弱，不用补法，气何由行，痛何由止。

《经》曰壮者，气行则愈是也。

[震按]汪公之察病情，讲病因，精细无比，故参、芪、归、地、麦冬、知、柏、乳、溺，并非腹痛门所列之方，而竟能奏效。愚者遇某病，即于某病门捡方以治，一望迷津，何尝得济。况诸书所载方法，此有彼无，彼详此略，将恃何种为宝筏耶。

33. 论酒积腹痛

《得心集医案·卷三·便闭门·酒毒内结》

吴继文有腹痛病，时呕吐苦水，汤水难入，二便阻塞，而虽屡发得安，不过腹中宿积，由呕稍尽，究竟绸缪融结之情，并未去也。今春宿痰举发，倍盛于前，四肢厥逆，呕吐口渴，小水涓沥不通，大肠壅塞不行。延绵旬日，遍尝诸药，未能下咽，绝粒不进。脉尚弦数冲指，攒腹攻痛，每痛极时，索饮烧酒盏许，似若稍可。吴问曰：阴症乎？余曰：非也。若是阴症当早已入阴矣。又问曰：热症乎？余曰：非也。若是热症，岂有汤水不入，而反可咽饮烧酒乎？吴不悦曰：无病乎？余曰：兄之病，乃兄自招，良由舍命嗜酒，将息失宜，以致酒毒内结，已成酒癖。治疗之法，未易言也。亟宜从此痛戒，庶几希之命，得延岁月。言未毕痛复作，呕复升，急急促令疏方，数剂诸苦如失，但善后之法，犹未尽也。越日寓中诸生偶问吴之病，经先生手到病除，难明其妙。而酒癖之义，尤所不识，请受教焉。答曰：癖义颇微，难以言象，当喻而达之。酒关甚巨，夭枉死亡，吾不知其几许人矣。吾侪其操司命之权，各有尊生之任，可不亟讲乎？夫酒虽谷造，原藉曲水两性，湿热二气酿成，少饮未必无益，过饮暗中损命，多饮则乱血，恣饮则注肝。且酒后食必少，中必虚，饮入于胃，中虚未能施化，其浊质虽输注于小肠，而烈性必聚蓄乎肝胆。故善饮者，面常青，于此可验。盖酒性助肝，肝性横逆，克于脾则腹痛，乘于胃则呃呕，横于血则肢痹，逆于气则便塞，是肝邪为患，此又历历可征也。又善饮之人，其有终于痿厥偏枯之疾者，禀阳藏而伤于热烈之曲性故也；有终于肿胀膈噎之疾者，禀阴藏而伤于寒冷之水性故也。吴之病，其始必因过量，肝胃受伤，气血多乱，由是乱气乱血，随酒性而溢于络。其气血酒性，交互凝结，势难分解，傍依肝胃之膜，藏于隐微之中，结成囊癖，如燕之巢，如蜂之窠。其积垒，非一日也。继是所饮淫质，随饮随渗，由胃肝而入囊癖，久之囊癖充塞，满则必溢，势必仰冲肝胃，犯肝而为痛厥，犯胃而为呕吐。向者病发呕吐，数日得以安者，不过囊癖之蓄积，由呕暂空，得以暂息。其后仍饮仍聚，癖势日增，关隘渐塞，故所呕渐艰，未易出也。他日此癖，为蛊为胀，滋蔓难图者，在所难辞。然则今日之治，尤当亟讲矣。大抵酒客忌甘，酸味助肝，最难相适。斯义惟喻嘉言透此一关，必取其气味俱雄之药，所谓能变胃而不受胃变者。今师其意而扩用之，有如寇匪蟠据，侵漫已极，使非有斩关夺门之将，其何以突围而劫寨乎？方中附子、吴萸、肉桂、草蔻之辛热者，用之以通经入络，散癖消症。然讨寇之兵，性情暴烈，每多峻厉，恐其放肆潜伏，不得不以法度制之，故以黄柏、桃仁、明粉苦寒咸下者，以制其猛烈，且藉以泄热佐之也。但膈膜隐僻之区，道路常多曲折，非所易入，恐难决胜，故复使丑牛、草乌、牙皂，气味俱雄者，有锋锐巧捷之能，且有逐水搜湿之功，饮之下咽，犹号令一举，各皆走而不守，直达癖所，赞襄成事，取功易易。然征伐之地，难免受伤，隐曲之处，尚未尽扫，故锐兵利导之举，可暂而不可常，则善后清净之法，尤不可无。

越日，吴闻余与诸生会讲是疾，透彻异常，于是坚志戒酒，亟求善后之方。疏平胃散，打糊小丸晒令干坚，以攻寇也。另以理中加黄连，研极细末，护晒极坚，以安民也。每日空心沸汤，吞服数钱，毋令间断。逾年疾不再发，胸膈顿宽，色枯者泽，肌槁者润。

34. 论癥瘕腹痛

《太平惠民和剂局方·指南总论·卷下·论诸气证候》

[论心脾腹痛]心脾腹痛多有积。或有寒积者，可与温白丸或保安丸。虚、老人不可多服此二药，只与木香推气丸或感应丸、小独圣丸、理痛丸，洗消去积，次与正气散、嘉禾散、曹脾散、人参煮散、荜澄茄散、蟠葱散、盐煎散、鸡舌香散、挝脾散、建中散。有寒者，与大沉香丸，两丸作一服，次与蓬煎丸、温中良姜丸、丁香煮散、四柱散……

[论宿患心腹痛]有积块、气块、癥癖日久，发歇不常者，不可取转，宜渐次消磨，可与感应丸、温白丸、挨积丸、蓬煎丸、小理中丸少吃数丸，常服渐渐消磨，更与和脾散、嘉禾散、参苓白术散、四君子汤、思食丸、健脾汤、建中散、平胃散之类，助其脾胃，久而能去其根。若痛有休止，或往来上下，胸

中懊闷，时吐冷沫，中脘不快，呕逆恶心者，恐是虫痛，可与集效丸或九痛丸。其九痛丸有利性，不可多服。若卒然心腹暴痛，膨急不得息，往来攻冲，闷绝恶心者，恐是痓忤鬼气，可与苏合香丸。若虚弱脏寒人，可将苏合香丸捏作饼子，用火熨斗盖之，将药饼安熨斗上爆，令药极热，以去其脑子性，依法服之。若痛而不休，胸膈塞闷，呕吐不定，粥药不下者，可与顺气散送下青木香丸，如无顺气散，五积散送下亦得，及九痛丸、三棱散、大沉香丸。

二、医案

1. 治虫积腹痛

《推求师意·卷之下·小儿门·蛔虫》

一人年十八，自小面带微黄，五月间腹大痛。医以小建中加丁香两帖，不效，加呕吐清汁；又与十八味丁香透膈汤两帖，食全不进，痛无休止，如此者五六日；又与阿魏丸百余粒，至夜发热不睡，口却不渴，脉左二部沉弦而数实，痛处不可按；遂与大柴胡汤四帖加甘草下之，痛呕虽减，食犹未进；遂与小柴胡汤去黄芩、人参，加芍药、陈皮、黄连、生甘草，二十帖而愈。

《医学正传·卷之四·诸虫》

予曾治一妇人，因采桑，见桑有金虫如蚕者，被其毒，谓之金蚕毒，腹中疞痛欲死，召予治。予以樟木屑浓煎汤与之，大吐，吐出有金丝如乱发者一块，腹痛减十分之七八，又与甘草汤，连进二三盏而安。

《孙氏医案·四卷·新都治验》

汪郎兄。腹痛，呕吐不止。城中诸友，毕力医治不瘥。予为脉之。早晚大小缓急不一，知其为虫痛也。以干姜、槟榔、苍术各一钱，五灵脂三钱，乌梅三个，川椒三分，水煎饮之，痛吐立止。

《临证指南医案·卷四·吐蛔》

王。脉沉弦，腹痛呕吐，鼻煤舌绛，面带青晦色，夏秋伏暑发热，非冬月，乃误表禁食，胃气受伤，致肝木上干胃土，蛔虫上出，遂成重病，常有厥逆之虑。拟进泄肝和胃，得痛止呕缓，冀有转机。川椒、川连、乌梅、干姜、人参、茯苓、生白芍、川楝子。

《环溪草堂医案·臌胀水肿·虫病》

许。腹痛，大便泄出细虫，延来已久，中气渐

虚,此胃中寒积也。法当温中补中。川连(盐水炒)、炮姜、木香、白芍、白术、乌药、使君子、吴茱萸、川椒、伏龙肝(煎汤代水)。

孙。厥阴寒气乘胃,直犯中州,虫动不安,腹痛如刀之刺,口吐酸水清涎。法宜辛温,佐以酸苦,泄之通之。川楝子、延胡索、川连、青皮、吴茱萸、川椒、焦楂炭、乌药、使君子、竹二青。

吴。喜食生米,积聚生虫。腹痛面黄,口流涎沫,虫之见证无疑。先拟健脾化虫。茅术(米泔水浸)、青皮、鹤虱、榧子(炒打)、芜荑、尖槟榔、陈米(炒黄)共研为末。每朝调服三钱,略用砂糖少许。

[诒按]此治虫病初起,最轻之方。痛时口流清水,是虫病的据。

《医验随笔·沈鲐翁医验随笔》

东河头苍许奇孙之弟。年幼时患腹痛,面色萎黄,后患时疟,按之腹硬。先生初以为有积滞也,川枳实、槟榔、生大黄等服后,便下一物状似小燕窝螺纹盘旋,虫藏其中,大者长一二寸,小者寸许,约有数百条,从此痛止,始知是蛔结痛也。再用雷丸、芜荑、雄精、黄连、黄柏等药数剂而愈。

《张聿青医案·卷九·腹痛》

某。腹痛难忍,大便解出长虫,腹胀坚满,此蛔蚀而肝木失疏。恐致痛厥。使君子(三钱),花槟榔(一钱),炒鹤虱(三钱),炙苦楝根(三钱),川雅连(四分),臭芜荑(二钱),广玉金(一钱五分),淡吴萸(四分),乌梅丸(一钱五分,开水送下)。

《张聿青医案·卷十六·虫》

左。腹痛甚剧,大便解出长虫。此湿热蕴结而蛔蚀也。雷丸(一钱五分),芜荑(三钱),使君子肉(三钱),炒川椒(三分),鹤虱(二钱),乌梅肉(三分),槟榔(一钱),淡芩(一钱五分酒炒),乌梅丸(一钱五分,开水晨服)。二诊:腹痛稍减。再苦辛酸合方。使君子(三钱),乌梅肉(三分,炙),炒川椒(三分),芜荑(二钱),淡干姜(三分),花槟榔(一钱),苦楝根(三钱,炙),川雅连(三分),鹤虱(一钱五分),乌梅丸(一钱五分,开水送下)。

《柳选四家医案·评选继志堂医案两卷·下卷·虫病门》

脘腹作疼,满腹苦热,初起得食则痛,继而不食亦痛。此肝胃不和,湿热生虫之状。乌梅丸加青皮、白芍、金铃子。[诒按]初起得食即痛,得无兼有食积否。

再诊:服前方,脘腹之痛而苦热者,时作时止,止则右胁下,必有一块攻筑。是属蛔未安也。旋覆花汤合金铃子散,加杏仁、雷丸、榧子。[诒按]蛔未安者,似宜仍用乌梅丸。此则因右胁攻筑,故用金铃子散以泄肝耳。

《王九峰医案·中卷·诸虫》

脉来弦细少神,气血已衰,食少胸腹作痛,有时呕涎,脾胃两败,和中合养营治法。冬术、干姜、益智、砂仁、陈皮、香附、丹参、当归、吴萸、半夏、枣。

《竹亭医案·卷之四》

休邑程宏元腹痛难忍,寒与虫并治验。休邑程宏元,年十九岁,十一月初七。畏寒腹痛,痛在脐之上下。其痛据述如拔肠之痛,忽止忽痛,痛甚口角流涎。唇红舌腻,脉象弦细。病起数日,外有寒而内有虫也。先宜散寒止痛为妥,方用桂枝、苏梗、淡茱萸、干姜、木香、乌药、小茴香、楂肉、陈皮、青葱等。两剂畏寒止,脐腹痛如前。

复诊用后方:制香附(三钱),苦楝子(一钱半,研),淡干姜(八分,炒),乌药(一钱半),广木香(五分,切片),淡茱萸(四分),半夏曲(一钱半),槟榔(一钱半),乌梅肉(一钱半)。加开口川椒二十一粒同煎。服三剂,痛止八九,再剂全愈。

《丁甘仁医案·卷五·诸痛案·虫痛》

龚童。腹痛有年,陡然而来,截然而止,面黄肌瘦,舌光无苔,脉象虚弦。此脾虚生湿,湿郁生虫,虫日积而脾愈伤,脾愈伤而虫愈横也。当崇土化湿,酸苦杀虫,以虫得酸则伏,得苦则安之故。生白术(一钱五分),云茯苓(三钱),大白芍(二钱),乌梅肉(五分),金铃子(二钱),陈广皮(一钱),使君肉(三钱),陈鹤虱(二钱),白雷丸(一钱五分),开口花椒(十粒)。

[原按]虫痛一症,孩童最多,其别即在面黄与阵作之间,此方屡试屡效。惟随症之新久,病之虚实,而加减施用。使初起者,可去白术、白芍,加芜荑(一钱五分)、延胡索(一钱),重在杀虫,以其脾胃尚未伤也。

2. 治虚寒腹痛

《周慎斋遗书·卷九·腹痛》

一人年二十余,房事不节,因酒店饮食,遂火挟脐起,上入膈,胸腹内痛,外皮抽进,如有物闭住胸中。用消导者有之,用温补者有之,服药愈多而病愈凶,自分必死。予诊之,思相火自下冲上,直至头面,今火起于脐,至胸而止,乃因色欲过度,真阳不足,丹田有寒也。作痛者,脾虚有寒,土无火生也。用乌药二钱,制附子一枚,每用附子三分,水煎服。盖附子扶阳,乌药破滞,只此一味煎汤则极清,清则下行甚速。故五日见效,服附百枚而痛全愈。

《寿世保元·卷五·腹痛》

一人内停饮食,外感风寒,头疼发热,恶心腹痛。予以藿香正气散加香附、川芎,一服而止。次日前病悉除,惟腹痛不止,以手重按,其痛稍止。此客寒乘虚而作也。以香砂六君加木香、炮姜服之。睡觉,痛减六七,去二香再服,即愈。

《里中医案》

陆文蔚之内腹痛。内侄陆文蔚之内,自上脘抵少腹奇痛欲绝,服山栀、枳、朴,弥甚。余曰:脉诚数矣,独不察其沉则软乎? 不第土惫,抑且火衰。六君子加姜、桂,大剂饮之而痛减,原医犹谓之火症。文蔚信余言,调一月愈。

《张氏医通·卷三·寒热门·疟》

飞畴治沈子嘉,平昔每至夏间,脐一著扇风则腹痛,且不时作泻,六脉但微数。无他异,此肾脏本寒,闭藏不密,易于招风也,下寒则虚火上僭,故脉数耳。曾与六味去泽泻,加肉桂、肉果、五味、白蔹作丸服。因是脐不畏风,脾胃亦实。

《临证指南医案·卷八·腹痛》

某。腰痛腹痛,得冷愈甚(阳气不通)。桂枝木、茯苓、蕲艾、生香附、青皮、炒小茴。

吴。当脐微痛,手按则止,此络空冷乘,阳气久虚之质。自述戒酒谷增,不可因痛,再以破泄真气。茯苓、生姜(煨)、熟术、肉桂……

郑。脉沉微,腹痛欲大便,阴浊内凝,乃阳气积衰,通阳必以辛热(阴浊内阻腑阳不通)。生白术、吴萸、良姜、川熟附、茯苓、小茴。

《续名医类案·卷十九·腹痛》

朱丹溪治一人,痛当脐,绵绵不已,脉弦伏无力,因作挟阴治,理中加肉桂八分,附子三分,煎冷服,随愈。

《续名医类案·卷三十·心腹痛》

蒋仲芳治魏交让子,年十岁,患小腹痛三四年矣,诸医不效。诊之,脉来沉迟,二便如常,按之无块,此必肾家虚寒也。六味地黄丸加炮姜、肉桂、

青皮、香附、车前、牛膝而愈。[雄按]炮姜不若用橘核或茴香,否则易以当归。

《古今医案按·卷七·心脾痛》

一妇春末,心脾疼,自言腹胀满,手足寒过肘膝,须绵裹火烘,胸畏热,喜掀露风凉,脉沉细涩,稍重则绝,轻似弦而短,渴喜热饮,不食。以草豆蔻丸,三倍加黄连、滑石,神曲为丸,白术为君,茯苓为佐,陈皮为使,作汤下百丸,服至二斤而愈。

《友渔斋医话·肘后偶钞上卷·腹痛》

柴妪。两脉虚细,当脐作痛,连及胸胁,而兼身热足冷。此系元虚阳亏,当投温补。党参、于术、黄芪、归身、白芍、桂心、橘皮、香附、炙草、煨姜、大枣。四服热退神旺。

《类证治裁·卷之六·腹痛论治·腹痛脉案》

夏氏。当脐疼痛,触寒屡发,痛来饮食都废,神色清减,脉虚弦。据述服和肝调气不应,数年前曾以鸦片烟脚为丸,服下痛止。夫鸦片能行下身经络,此症明系血络阻滞为患,况痛久入络,宜辛温以通之。若但如四七汤、四磨饮仅开气分。昔贤谓经主气,络主血,不分经络,安能应手。用当归须(酒拌)、延胡、小茴(酒焙)、新绛、桃仁(研)、旋覆花(绢包煨),服效。

《徐养恬方案·卷下·腹痛》

1) 腹中寒气雷鸣切痛而胀,少顷即无形,脉微细。拟金匮法。制川附(一钱),茯苓(三钱),西党参(二钱),川椒(三分),法半夏(一钱半),炙甘草(五分),粳米(二钱)。

2) 腹痛,脉迟。是属虚寒。甜桂心、白芍、旋覆花、木香、炙甘草、当归须、茯苓、小青皮、青葱。

《王乐亭指要·卷四·腹痛》

蒋左。肝肾两伤,寒邪乘虚深入,以至腹痛连绵不已,牵引百骸。拟用理阴加味。淡苁蓉(四钱),杞子(三钱),当归(三钱),熟地(八钱),肉桂(四分),炮姜(五分),炙草(五分),乌药(一钱),川楝子(一钱五分),延胡(炒,一钱五分)。

又:淡苁蓉(一钱),杞子(三钱),当归(三钱),炙草(四分),熟地(八钱),延胡(一钱五分),川楝子(一钱五分),熟附(八分),白芍(炒,一钱五分),五味(七粒),牡蛎(四钱),桂枝(五分),磨沉香(冲,十七)。

《王旭高临证医案·卷之三·脘腹痛门》

胡。腹中雷鸣切痛,痛甚则胀及两腰,呕吐酸

苦水。此水寒之气侮脾,乃中土阳气不足也。温而通之。附子理中汤去草,加川椒、吴茱萸、水红花子。

又:脾脏虚寒,宿积痰水阻滞,腹中时痛,痛甚则呕。仿许学士法。附子理中汤加当归、茯苓、吴茱萸、枳实、大黄。[渊按]温下之法甚善,惜以后易辄耳。

又:腹痛,下午则胀,脉沉弦。此属虚寒挟积。前用温下,痛势稍减。今以温中化积。川熟附、党参、干姜、花槟榔、茯苓、当归、青皮、陈皮、乌药。

又:腹痛三年,时作时止,寒在中焦,当与温化无疑。然脉小弦滑,必有宿积。前用温下、温通两法,病虽减而未定。据云每交午月其痛倍甚,则兼湿热,故脉浮小而沉大,按之有力,此为阴中伏阳也。当利少阴之枢,温厥阴之气,运太阴之滞,更参滑以去着法。柴胡、白芍、枳实、甘草、吴茱萸、茯苓、木香、白术。另用黄鳝三段,取中七寸,炙脆,共研末,分三服。[渊按]既知宿积,何不再进温下?三年之病,谅非久虚。脉浮小沉大,乃积伏下焦。盖痛则气聚于下,故脉见沉大。此论似是而非。

又:腹痛,左脉弦,木克土也。仲景云:腹痛脉弦者,小建中汤主之。若不止者,小柴胡汤。所以疏土中之木也。余前用四逆散,即是此意。然三年腹痛,痛时得食稍安,究属中虚,而漉漉有声,或兼水饮。今拟建中法加椒目,去其水饮,再观动静。老桂木、白芍、干姜、炙甘草、党参、川椒目。[渊按]此寒而有积,为虚中实证,与建中甘温不合,故服之痛反上攻,以甘能满中,胃气转失顺下也。

又:用建中法,痛势上攻及胃脘,连于心下,左脉独弦滑,是肝邪乘胃也。姑拟疏肝。金铃子、延胡索、吴茱萸、香附、高良姜、木香、白檀香。

《环溪草堂医案·卷三·脘腹痛》

冯。当脐腹痛,呱呱有声。此寒也,以温药通之。二陈汤去草,加淡苁蓉、当归、干姜、吴茱萸、乌药、砂仁。

复诊:温肾通阳以散沉寒之气,久服腹痛自已。前方去当归,加川熟附、葫芦巴。

《环溪草堂医案·卷三·噎膈·呕哕》

某。腹中痛甚则有块,平则无形,每每呕吐酸

水。此属中虚,阳气不运。当与大建中汤。党参、蜀椒、干姜、金橘饼。[诒按]简明切当,如老吏断狱。

《诚求集·腹痛》

十五岁,患少腹痛二年余,服行气克滞之剂益盛。诊之脉沉而迟,手按无形,小便频数,作肾中虚寒治(薛氏云:中脘痛属胃,少腹痛属肾)。用金匮肾气丸炒黑为末,每日调服四钱,时或间与补中汤,调理三月始愈。

《柳选四家医案·评选环溪草堂医案三卷·脘腹痛门》

用五积合通圣,温通散寒,便通而痛未止。脉迟,喜食甜味,痛在当脐,后连及腰,身常懔懔恶寒。此中脏阳弱,寒积内停。拟通阳以破其沉寒,益火以消其阴翳。四君子去甘草,加肉桂、附子、木香、乌药、苁蓉、元明粉。[诒按]方中元明粉一味,不甚妥洽,拟去之。

《竹亭医案·卷之四》

山西任福泰大小腹痛则便泄治验。山西任福泰,大小腹俱痛,痛则大便溏泄,早三二次,晚五六次,病起月余。脉左小、右大,尺浮。肾阳虚而脾土亏,兼之食积中宫。当以理脾、温肾为主,不得泛泛治痛。服后方三帖,腹痛大减,便泄顿止。制香附(三钱),广木香(六分),淡茱萸(三分),枳壳(一钱半),破故纸(一钱半),焦谷芽(三钱),六神曲(三钱,炒),乌药(一钱),加生姜四片。

《孤鹤医案·腹痛》

1)腹痛脉微,阳气衰也。法当温理。制白术(一钱半),益智仁(一钱半),半夏(一钱半),炮姜(五分),肉桂(三分),木香(五分),广皮(一钱),炙草(五分)

2)宿痞侮中,腹痛作泻,饮食难运。当用温通。茅术(一钱半),附子(七分),大腹绒(一钱半),赤苓(三钱),白术(一钱半),炮姜(五分),广木香(五分),广皮(一钱),砂仁末(三分)。

《沈菊人医案·卷上·寒》

吴。腹痛绕脐,寒邪乘之,阳微之处即阴盛之处也。附子、白芍(吴萸炒)、归身、桂枝、炮姜、炙草。

《王九峰医案·副卷二·腹痛》

当脐疼痛,痛则作胀作呕,已历数载。肾气不和,积寒为患。桂附八味丸去地黄,加木香、沉香、

茴香、桂水炒白芍、红糖。每早服《金匮》肾气丸。

3. 治瘀血腹痛

《顾松园医镜·卷十四·胃脘痛》

一妇因经水多,服涩药止之,致腹作痛。立斋用失笑散二剂而愈。

一妇小腹肿痛而有块,立斋曰:此瘀血为患也。用四物汤加桃仁、红花、玄胡、牛膝、木香,二剂血下而痊。

《临证指南医案·卷八·腹痛》

毕。小便自利,大便黑色,当脐腹痛,十五年渐发日甚,脉来沉而结涩。此郁勃伤及肝脾之络,致血败瘀留,劳役动怒,宿疴乃发。目今冬深闭藏,忌用攻下,议以辛通润血,所谓通则不痛矣(郁伤肝脾,络血凝瘀)。桃仁、桂枝木、穿山甲、老韭白,煎送阿魏丸一钱。

《续名医类案·卷三十六·瘀血腹痛》

立斋曰:予于壬申年,被重车碾伤,闷督良久复苏,胸满如筑,气息不通,随饮热童便一碗,胸宽气利,惟小腹作痛。吾乡徐银台东濠先生,与复元活血汤一剂,便血数升许,痛肿悉退,更服养气血药而痊。大凡损伤,不问壮弱及有无瘀血停积,俱宜服热童便,以酒佐之,推陈致新,其功甚大。若胁胀或作痛,或发热烦躁,口干喜冷,惟饮热童便一瓯,胜服他药,不动脏腑,不伤气血,万无一失。尝询诸营操军,常有堕马伤者,何以愈之?俱曰:惟服热童便即愈,此其屡试之验亦明矣。戊辰年,公事居庸关,见覆车被伤者七人,仆地呻吟,一人未苏,俱令以热童便灌之,皆得无事。又凡肿或伤损者,以葱捣烂热罨之尤妙。

治一人仲秋夜归坠马,腹内作痛,饮酒数杯。翌早,大便自下瘀血即安,此元气充实,挟酒势而行散也。

一男子跌伤,腹痛作渴,食梨子二枚益甚,大便不通,血欲逆上,用当归承气汤加桃仁,瘀血下而痊,此因元气不足,瘀血得寒而凝聚也。故产妇金疮不宜食此。

一男子孟冬坠梯,腹停瘀血,用大黄等药,而其血不下,更加胸膈胀肿,喘促短气。用肉桂、木香末各三钱,温酒调服,即下黑血,及前所服之药而苏。此因寒凝滞而不行,故用辛温之剂散之。

一老人坠马,腹作痛,以复元通气散,用童便调进二服,少愈。更以四物汤加柴胡、桃仁、红花,四剂而安。

一男子坠马伤作痛,以桃仁承气汤加苏木、红花下之顿愈。更以四物汤加花粉、柴胡,二剂而愈。

《徐养恬方案·卷下·腹痛》

左,五十八。腹右积滞,蕴结板痛,舌光烁,寒热,脉弦,大便通而痛胀不减。乃夹血之症。制大黄、桃仁、炒枳实、赤芍、金铃子、酒延胡、瓜蒌、山楂炭、米钩。

第二案:积松痛减,饮食宜慎。金铃子、延胡、山楂炭、丹皮、冬瓜子、全瓜蒌、米钩、炒枳实,加茅根肉。

《柳选四家医案·评选继志堂医案两卷·下卷·脘腹痛门》

瘀血腹痛,法宜消化,然为日已久,脾营暗伤。又当兼补脾阴为安。归脾汤去芪术,加丹参、延胡。[诒按]此病用补,是专在痛久上着眼。

《孤鹤医案·腹痛》

胸腹作痛,由络瘀所阻。法当治以辛通,通则不痛也。归须(二钱),瓦楞子(三钱),桂枝(四分),郁金(一钱半),绛绒(五分),桃仁(三钱),瓜蒌皮(一钱),陈皮(一钱),枳壳(一钱半),延胡(二钱)。

《王九峰医案·副卷二·腹痛》

少腹胀痛拒按,上攻胸胁,便黑不爽,溲赤而浑,血蓄下焦已著。昨进通瘀之剂,胀痛反甚,非药不对症,乃药浅病深,况病久正气已虚,无能斡旋药力。正治之法从缓,暂以养营喧络主之。全当归(五钱),明乳香(一钱五分),赤茯苓(二钱),淮牛膝(二钱),青陈皮(各一钱),没药(一钱五分),建泽泻(一钱五分)。

瘀停少腹,胀痛不舒,火在二阳,自汗不寐。血为热搏,滞涩难行。呕吐心嘈,二便不爽。病延日久,二气交亏。屡进扶正通瘀之剂,证势退而复进,瘀血行而又止。盖血为热搏,干涩于中,有非气复津回不能融化之势。今拟清轻之品,以澈三阳之火。待肠胃清利,再议行瘀可也。中生地(四钱),福泽泻(一钱五分),淮牛膝(二钱),黑山栀(一钱五分),粉丹皮(一钱五分),云茯苓(一钱五分),车前子(二钱),全当归(三钱)。

两进清轻澈火之剂,诸症俱减,少腹胀痛依

然,心下反竟不快,按之则痛,时呕痰涎。此恙久脾胃两伤,转输失职,不能运化精微,以故中央不快,脾伤不能为胃行其津液,凝滞成痰作呕,胃虚不能斡旋药力流畅诸经,停瘀不散作痛。欲培脾胃守补之剂,非宜欲散停瘀胃弱不胜攻剂,暂以通澈阳明主治。二陈汤加生地、孩儿参、归身、枣仁、远志。

《经方实验录·第一集中卷·抵当汤证》

师曰:蓄血一证,见于女子者伙矣,男子患者甚鲜。某年,余诊一红十会某姓男子,少腹胀痛,小便清长,且目不识物。论证确为蓄血,而心窃疑之。乃姑投以桃核承气汤,服后片时,即下黑粪,而病证如故。再投二剂,加重其量,病又依然,心更惊奇。因思此证若非蓄血,服下药三剂,亦宜变成坏病。若果属是证,何以不见少差,此必药轻病重之故也。时门人章次公在侧,曰:与抵当丸何如? 余曰:考其证,非轻剂可瘳,乃决以抵当汤下之。服后,黑粪挟宿血齐下。更进一剂,病者即能伏榻静卧,腹胀平,痛亦安。知药已中病,仍以前方减轻其量,计虻虫二钱、水蛭钱半、桃仁五钱、川军五钱。后复减至虻虫、水蛭各四分,桃仁、川军各钱半。由章次公调理而愈。后更询诸病者,盖尝因劳力负重,致血凝而结成蓄血证也。

4. 治酒积腹痛

《证治准绳·杂病·诸血门·下血》

罗谦甫治因强饮酸酒得腹痛,次传泄泻,十余日便后见血,或红或紫,肠鸣腹痛,服凉药如故,仍不欲食,食则呕酸,心下痞,恶冷物,口干烦躁,不得安卧,其脉弦细而微迟,手足稍冷。以平胃地榆汤,温中散寒,除湿和胃,数服病减大半,又灸中脘二七壮,引胃气上升,次灸气海百壮,生发元气。灸则强食生肉,又以还少丹服之。至春再灸三里二七壮,温脾壮胃生发元气;次服芳香之剂,慎言语节饮食而愈。

《脉诀汇辨·卷九》

襄阳郡侯于鉴如,酒后腹痛,久而痛处渐坚。余曰:脉大而长,且搏指矣,必有坚积。然两尺濡软,不敢峻攻。先以四君子汤补完胃气,然后与攻积丸,下十数行,皆黑而韧者,腹中之痛犹未尽也。《经》曰:大积大聚,其可犯也,衰其半而止。但以补中益气加蓬术为丸,服两月而霍然。

《临证指南医案·卷三·脾胃》

吴。酒多谷少,湿胜中虚,腹痛便溏。太阴脾阳少健,平胃合四苓加谷芽。

《沈氏医案》

有因酒后而患腹痛,渐至肿胀,脐平而面黄,服药十帖而大减,初定之方。半夏、广皮、厚朴、枳壳、青皮、香附、莱菔子、葛根、滑石、木通、砂仁(加入)。十帖后,又加苍术、栝蒌,去葛根、滑石,丸服而安。

5. 治脾虚腹痛

《孙文垣医案·卷二·三吴治验·严柱史令媳腹中有块疼痛》

柱史严印老长媳,少司空沈镜老女也。患腹痛有小块累累然,腹觉冷甚,两寸关皆滑数,两尺皆沉微,此脾气弱而饮食不消。又当秋令湿淫之候,不利亦泻,宜预防。与白术、苍术、茯苓、甘草、白豆仁、木香、半夏、陈皮、泽泻煎服。其夜果泻一度。次早又泻一度。小腹仍疼不少减,且里急后重。盖其禀赋素虚,当补中兼消兼利。白芍药三钱,桂心一钱,甘草、人参、茯苓、泽泻、陈皮、白术各八分,升麻、葛根各六分。服后脉皆软弱不滑,累块亦消。改以人参、黄芪、白术、白芍药各二钱,炙甘草、陈皮、泽泻、葛根、柴胡、茯苓各一钱,调理而痊。

《脉诀汇辨·卷九》

内侄陆文蔚之内,自上脘抵少腹奇痛欲绝,有以山栀、枳、朴为治者,痛反弥甚。余曰:脉诚数矣,独不察其沉则软乎?不第土急,抑且火衰。六君子加姜、桂大剂饮之,痛且应手减矣。而原医者犹曰,是火证也,复以火助之,痛得劫而暂伏,未几将不可知已。文蔚鄙其言竟信余勿疑。调治一月,而康复如常。

《古今名医汇粹·卷七·辑选薛立斋各证医案四十六条》

陆陈湖母,久患心腹痞痛,每作必胸满厥逆,面赤唇麻,呕吐,咽干舌燥,寒热不时,而脉洪大,众以痰火治之,屡止屡作,迨春发热频甚,用药反剧。有欲用参术等,疑痛无补法,迎余折中。余曰:此寒凉损真之故,内真寒而外假热也。且脉弦洪而有怪状,乃脾气亏损,肝脉乘之而然。惟当温补其胃,遂与补中益气加半夏、茯苓、吴茱萸、木香,一服而效。自病发月余,竟夕不安,乃熟寐彻晓,脉洪顿敛,诸证释然。

罗给事,小腹急痛,大便欲去不去,此脾胃气虚而下陷也,用补中益气送八味丸,二剂而愈。此等证候,因痢药致损元气,肢体肿胀而死者不可枚举。

《续名医类案·卷二十五·产后·腹痛》

衍义治一妇人,产当寒月,脐腹胀满,痛不可按,百治不效。或作瘀血,将用抵当汤。曰:非其治也,此脾虚寒,邪客于子门也。以羊肉四两,当归、川芎、陈皮各五钱,姜一两,煎服,二三次而安。

一产妇患小腹痛,或作呕,或昏愦,此脾气虚寒,用人参理中汤渐愈。又以补中益气汤加茯苓、半夏全愈。后复作痛而兼喘,仍用补中益气汤,培补脾肺而遂瘳。(《良方》)

《怡堂散记·卷上·杂治得心随录可为法者二十二症》

山根本家二岁子,断乳后伤食,腹痛,医与消导过度,人渐黄瘦,又谓其有疳积,令服鸡肝药,旬日之间肌肉尽脱,仅存皮骨,请予治。予曰:大肉已脱,无药可疗,速寻乳母试其肯食乳否?每日早晨先与参米饮半杯,以壮其胃气,然后食乳,一月之后,复请予视,面圆发泽,已无病矣。此消伐损脾之误,非本气自败者,故得痊。

《竹亭医案·卷之二》

黄燮功夏暑纵啖西瓜,小腹痛胀无时治验。黄燮功,年二十八岁,家休邑,客上洋,嘉庆庚午六月,暑热交蒸,纵啖西瓜,脾土遏抑,致令小腹胀痛。医作寒湿治不应,继用温补下焦,痛缓胀未除,忽又增一团热气,略偏于小腹之左。医又以黄芩、丹皮、丹参、生地辈凉之,而热终未清,胀亦未减,食饮日少。

于十一月十三日始求治于余,余细按脉象,右关细而软,左关、尺濡小兼数,按之不足。素有内痔脱肛,合而参之,治病必求其本。知其肝肾阴亏,小腹乃至阴之地。纵啖西瓜,暑热为寒凉所逼,致脾土伤而中气下陷于阴也。挈领提纲,治在脾肾。朝以六味地黄丸五钱,用砂仁末二分、生姜一片捣渣,滚水泡汤送下;午后用补中益气汤加益智仁煎服。服两剂,小腹之胀顿止矣,即脐下之热亦减去大半矣。后仍以六味地黄丸如前服,午后用四君子汤加木香、砂仁、归身、白芍、金铃子、蜜

炙柴胡三分煎服,服五剂而全瘳。

6. 治气虚腹痛

《删补颐生微论·卷之四·医案论第二十三》

给谏晏怀泉如夫人,时当盛暑,心腹大痛,自汗甚多,清火行气之药遍服弗效。诊其左寸涩、右寸濡,此气弱不行,血因以阻耳。乃进参、芪、姜、桂、桃仁、归尾、玄胡索之剂,二剂而痊。调理年余,再妊生子。盛暑而用姜桂,舍时从症也。

《脉诀汇辨·卷九》

金元之之内患噎,胸腹有奇痛。以经阻故,诸医咸以瘀血处疗。余察其脉,细为气衰,沉为寒痼,反与攻血,岂非加霜于雪乎?况自上及下处处皆痛,明征非血矣。参、芪、术各二钱,木香、姜、桂各一钱,煎成,和醇酒进之。甫入口便快,半月而痛去如扫矣。自是岁服理中汤,数年弗辍。

《脉义简摩·卷六·名论汇编·吕元膺伤寒发癥脉伏治验》

全本然伤寒旬日,邪入阳明,医以为津液外出,脉虚自汗,进真武汤实之,遂神昏如熟睡。其家邀元膺问死期。切其脉皆伏不见,而肌热灼指。曰:此必荣热致癥,非阳病阴脉也。见癥则应候,否则畜血耳。视其隐处及少腹,果见赤癥,脐下石坚,且痛拒按,为进化癥汤半剂,即癥消脉出。复用韩氏地黄汤逐其血,是夕下黑血。后三日,腹又痛,遂用桃仁承气攻之,所下如前而愈。

7. 治伤食腹痛

《内科摘要·卷上》

大司马王浚川,呕吐宿滞,脐腹痛甚,手足俱冷,脉微细,用附子理中丸一服益甚,脉浮大按之而细,用参附汤一剂顿愈。

《孙文垣医案·卷二·三吴治验》

张道南先生内人,以饮食忤于气,因腹痛不饮食五日矣。逆予诊之。两寸关弦,尺滑。予曰:此上焦气虚,下有郁滞也。以姜黄、青皮为君,山楂、槟榔、当归、杏仁、乌药、枳壳为臣,柴胡、木香为佐,吴茱萸为使。服后气稍顺。然后用葱二斤,前汤浴洗腰腹,即将熟葱擦摩腰腹,使气通透,洗毕即安卧少顷。其夜大便通,先下皆黑硬结块,后皆水,此积滞行而正气虚也。以建中汤加山楂、茯苓、泽泻、柴胡、香附、姜连调摄之而痊。

《孙文垣医案·卷三·新都治验》

吴勉斋,年近五十,有腹痛疾,或作或止,性极

急,多躁多怒。今痛在当脐,不间昼夜,市里医者为下之已五日,大便虽泻,痛则尤甚,饮食不进,手足清冷,形神俱倦,脉仅四至,重按则伏而有力。此由攻克太过,寒凉伤脾,脾虚则中气不运,积反凝滞,以故大便虽泻而积不行,痛终不减也。治当建立中气为主,中气一回,痛当立止,先与王海藏五神丸一钱,滚水送下,以止其痛。此丸补接元气,安和五脏,升降阴阳,极有神应,故名五神丸。方出《医垒元戎》第十卷中。再用小建中汤调肝养脾。盖脐下乃肝经部位,唯此汤乃对症剂也。白芍酒炒三钱,炙甘草一钱五分,桂心一钱,加香附一钱,生姜三片,水煎服。午牌进药,未牌已报痛止,因其夜进粥太频,且食鸭汁,憾动余积,腹又作痛,且加胀闷,面有浮气,里急后重,与四平丸而渐定,外以二陈汤加香附、砂仁、苍术、厚朴、山楂,腹中始觉宽快,三日无恙。又纵恣口腹,大啖肥甘,糕、粽、肉、鸡之类,不饱不止,腹中大痛,时刻难存,欲吐则食已下膈,欲泻则食尚未入肠,自喊叫云,可取木香槟榔丸、大承气汤急与我下之,虽死无憾。予谕之曰:据痛虽甚,腹则不坚,顾今日适届冬节,礼曰先旺于至日,闭关安静,以养微阳,曷敢以大寒峻剂,而汩天和乎?设不和已只须柏树东行根上白皮一钱,长流水煎饮之,一服可愈也。夜已二鼓,觅而煎服,天明泻三五行,痛减大半,仍以小建中汤和之,痛又旋减,唯脐下尚不脱然,常常以热手重熨之,大便欲行,及至厕,则又不解。知其血少而气不调,用熟地三钱,白芍一钱,杏仁二钱,乌药一钱,木香五分,水煎饮既,下黑粪甚多,十年腹痛沉疴从此不再复萌。此后勉斋常语人曰:吾得孙公五神丸、柏根皮、小建中汤三法,不啻脱胎换骨,数年来岂惟饮食增加,即步履轻便,捷若少壮,皆孙君赐也。亲友有求其三法者,畀而服之,捷若桴鼓,彼家谓予殆三生凤缘云。

《古今名医汇粹·卷六·病能集四·心胸胃脘腹痛诸证》

余治一上舍,年近三旬,因食面角,午刻至初更,食及小腹下至右角间,遂停积不行,坚突如拳,痛剧之甚。余察其明系面积已入大肠,乃与木香槟榔丸,连下二三次,其痛如故。疑药未及病,更投神佑丸泻之,又不效。又疑药性皆寒,故滞不行,因再投备急丸,连得大泻,而坚痛毫不为减。因潜测其由不过因面,岂无所制之?今既逐之不

及,使非借气以行之不可也。计面毒非大蒜不杀,气滞非木香不行,又其滞深道远,非精锐之向导不能得达,乃用火酒磨木香,令其嚼生蒜一瓣,而以香酒进之。一服后觉痛稍减,三四服后,痛渐止而食渐进,方得全愈。然小腹之块,仍在半年许始得尽消。由是知欲消食滞,即大黄、巴豆犹有所不能及,而惟宜以行气为先也。且知饮食下行之道,必由小腹下右角间,而后出于广肠。此自古无人言及者,因笔之广闻见云。

《古今名医汇粹·卷七·辑选薛立斋各证医案四十六条》

进士刘华甫,停食腹痛,泻黄吐痰,服二陈、山栀、黄连、枳实之类,其证益甚,左关弦紧,右关弦长,乃肝木克脾土,用六君加木香治之而愈。

《续名医类案·卷十八·心胃痛》

一人中脘至小腹痛不可忍,已十三日,香燥历试,且不得卧,卧则痛顶胸上,每痛急则脉不见。询之,因入房后过食肉食而致,遂以为阴症,而投姜、附。因思其饮食自倍,中气损矣。况在房室之后,宜宿物不能运化,又加燥剂太多,消耗津液,致成燥矢郁滞不通,所以不得卧而痛也。古云:胃不和则卧不安。遂以枳实导滞丸三钱,去黑矢碗许,小腹痛减矣。又与黄连、枳实、栝蒌、麦芽、厚朴、山楂、莱菔子,二服痛复移于小腹。乃更与润肠丸二服,更衣痛除。第软倦不支,投补中益气汤,调理半月而愈。

《续名医类案·卷十九·腹痛》

孙文垣治严印老长媳患腹痛,有小块累累然,腹觉冷甚,两寸关皆滑数,两尺沉微。此脾气弱而饮食不消,又当秋令湿淫之候,不利亦泻,宜预防之。与白术、苍术、茯苓、甘草、白蔻仁、木香、半夏、陈皮、泽泻煎服,其夜果泻一度,次早又泻一度,小腹仍痛且里急后重。盖其禀赋素虚,当补中兼消兼利。白芍药三钱,桂心一钱,甘草、人参、茯苓、泽泻、陈皮、白术各八分,升麻、葛根各六分,服后脉皆软弱不滑,累块亦消。改以人参、黄芪、白芍各二钱,炙甘草、陈皮、泽泻、葛根、柴胡、茯苓各一钱,调理而安。

张三锡治一人,腹痛而泻,口干,面时赤,乃食积也,与木香槟榔丸,一服去硬物愈。

《徐养恬方案·卷下·腹痛》

幼年。腹痛时发,左脉弦。肝脾积滞病也。

金铃子、延胡、小青皮、木香、山楂炭、鸡内金、芜荑、焦曲、米钩、使君子肉(五粒);另陈皂荚一条烧灰存性,研细末,黄糖拌入,滚汤送下。

《王乐亭指要·卷三·脾胃》

杨。饮食不节,致多胸腹疼痛。议与健脾消导。焦芍(二钱),焦壳(五分),焦楂(一钱五分),焦曲(一钱),焦麦芽(三钱),熟砂仁(炒,六分),木香(四分)。

《王乐亭指要·卷四·腹痛》

秦右。痛甚于少腹之右而拒按,且见便溏。先为调气通滞。楂炭(三钱),神曲(一钱),莱菔子(一钱五分),乌药(一钱),槟榔(一钱),青皮(一钱五分),赤苓(一钱),炙草(一钱),延胡(二钱),麦芽(二钱)。

《竹亭医案·卷之三》

徽州吴宾鸿大腹疼痛,感寒夹食治验。徽州吴宾鸿,年逾二旬。大腹疼痛,右脉紧滑。感寒夹食,温疏运食为宜。广木香(八分),白蔻仁(五分),制香附(三钱),神曲(三钱,炒),半夏曲(一钱半,炒),广藿梗(一钱半),生甘草(六分),陈皮(一钱),加青葱一大枝。服一剂,寒散痛止。

詹介臣子腹痛旧恙,交秋感寒停食复发治验。休宁詹介臣乃郎。腹痛旧恙,正值秋令,感寒停食而发,此气口脉之所以紧滑也。速宜疏通,防转寒热。老苏梗(一钱半),广木香(八分),焦谷芽(三钱),陈皮(一钱半),大腹绒(一钱半),六神曲(三钱,炒),生甘草(七分),滑石(三钱);加青葱一枝。服一帖痛即止,惟大腹少有不疏,再剂而瘳。

钱怀德积块常痛,深秋受寒,腹痛益增兼呕吐。钱怀德。气食相凝,积而成块。两月以来,大腹常痛,今因深秋受寒,逐动旧块,腹痛益增,食入即吐,法宜和中兼疏。制香附(三钱),良姜(一钱),半夏曲(一钱半,炒),藿梗(一钱半),广木香(一钱,切片),枳壳(一钱半,炒),焦谷芽(三钱),薤白(三钱),元胡索(一钱半),楂炭(三钱);加葱一枝。服此一剂,腹痛即止,吐亦停矣。

《竹亭医案·卷之四》

吴廷玉幼子腹痛块攻,食积挟虫治验。吴廷玉子,八岁,二月二十五日。腹痛块攻有时,甚则欲厥。色脉合参,食积挟虫。六神曲(三钱,炒),焦谷芽(三钱),木香(六分,切片),使君子(三钱,去壳),淡茱萸(二分),鹤虱(一钱,焙),乌药(一

钱二分);加炒开口川椒十粒。一剂知,二剂已。

《竹亭医案·卷之五》

山西介休张旭升脐腹上下痛甚治验。山西介休张旭升,六月二十四。脐之上下作痛,痛甚块结如石伏于脘底,左右俱有,按之稍缓。寒与气食交阻,病起二旬,脉来沉紧小滑,显有明征,拟温中法。用厚朴、香附、干姜、草蔻、木香、陈皮、赤苓、甘草、莱菔子辈。煎服一帖,痛稍缓,块亦渐小,大便溏粪一次。

又:复诊(六月二十五日方)。制香附(三钱),熟附子(五分),淡茱萸(三分),神曲(三钱,炒),炙甘草(六分),广木香(五分),乌药(一钱半),陈皮(一钱),加鸡内金二钱,炙。服后,痛与块俱减十之八。次日用炒焦扁豆、木香、陈皮、乌药、茯苓、元胡索、淡茱萸、甘草、益智仁、山楂肉等煎服,痛止块消而全安。

常熟胡在德六年前腹痛异常,今复发奇验。常熟胡在德,年近四旬。细绎病情,素好饮酒,又贪浓茶。五六年前,于脐之上下四围气壅不爽,作痛异常,已后未发,直至于今而复发,痛极难忍。服他医调治脾阳之药反甚,于道光庚寅五月二十五日特求治于余。案云:绕脐作楚,脉形弦紧,寒为气阻。旧疾有年,今始复发,业已十日,温舒为宜。制香附(二钱),玄胡索(一钱半),赤茯苓(三钱),青皮(三钱),淡茱萸(四分),广木香(六分),薤白头(三钱),当归(一钱半),加檀香木四分。进药后,顷之脐之四旁响动不已,约一时痛缓欲大便,未一刻解白冻一块如胡桃大,十日之痛从此顿失矣。

复诊:制香附(三钱),元胡索(一钱半),淡茱萸(三分),甘草(六分),草蔻仁(一钱半,炒),白芍药(一钱半,炒),炮姜(四分),檀香(四分)。服前方两帖,又解寒积白冻成堆。六月初二用四君子加扁豆、木香、炮姜等,调理全愈。

《竹亭医案·卷之六》

山东陶君怀贪凉饮酒,夜半腹痛、呕吐治验。山东陶君怀,道光癸巳七月十一诊。据述病情:因昨游虎阜贪凉饮酒,回寓至半夜腹痛甚剧,呕之不畅,吐之不爽。天明叩门延治,证脉合参,暑湿挟食,此属霍乱,治当温舒。方用厚朴、半夏、藿香、青皮、枳壳、楂肉、麦芽、滑石、赤苓、木香、豆蔻、陈皮等十二味煎服。未服前先进左金丸六分、生姜

两片,泡汤送。服之,吐泻、腹痛俱稍减。

次日复诊附方:姜厚朴(一钱),川郁金(五分,磨汁冲),沉香汁(三分,磨汁冲),赤苓(三钱),姜半夏(一钱半),广木香(四分,切片),白蔻仁(五分,研),陈皮(一钱半),猪苓(一钱半),枳壳(一钱半),山楂炭(三钱),麦芽(三钱,炒)。上药十二味煎服,未服前仍先用左金丸七分如昨法服。服后胸脘气闷顿松,其吐泻、腹痛亦大减可,再剂而瘳矣。

山西范永顺痛病复发,呕吐、寒热治验。山西范永顺,痛症复发,正月初三告诊。昨于午后,陡然寒热,背疼胸闷,呕吐不畅,脘腹痛甚有汗。脉形浮弦,当用疏解法。服后,背疼止,呕平。

复诊:脘腹痛发,痛剧甚至叫呼不已,手指厥冷,有汗。稍可进粥半瓯,大便欲解不解,口不喜饮。脉息浮滑,左弦细,舌苔糙刺、泥黄。证岂轻候,亟宜舒运、安蛔止痛,兼之润燥通幽,取通则不痛,以冀转机。生香附(三钱),当归(二钱),沉香(七分),陈皮(一钱半),淡茱萸(四分),小茴香(一钱半),槟榔(一钱半),青皮(一钱),川花椒(六分,炒开口),赤茯苓(三钱),大麻仁(四钱),郁李仁(三钱,研)。煎好去渣,入元明粉一钱五分,冲。服后痛势渐缓,小便赤,大便欲解未解。

复诊:仍以舒通法。瓜蒌全(五钱),沉香(六分),薤白(三钱),陈皮(一钱半),大腹绒(一钱半),木香(六分),淡茱萸(四分),赤苓(三钱),车前子(一钱半,炒)。煎好去渣,倒碗内,投生大黄二钱泡碗内,盖须臾服。当服一帖未大便。次日再帖,少顷始解不结不溏之粪甚多,腹中松爽,痛平,知饥进粥,舌苔渐化。再以调中养胃之剂而全愈。

凡痛症将止,食饮宜节,恣食略过,痛必再作,不可不知。(丙申夏竹亭识)

山西荣成森脘腹痛胀异常治验。山西荣成森,年四十八岁。西人素好湿面,脘腹痛胀难忍,脉形沉细。寒与湿食交阻,时值八月廿有八日,更余延诊。当用香附、草蔻、半夏、莱菔、木香、枳壳、薤白、陈皮等,服后痛胀更剧。

复诊:脐腹上下痛胀甚剧,舌苔中心淡黄,小溲赤,大便三日未解,脉仍沉细。未便遽投攻伐,宜以温舒,以冀痛缓胀平为善。姜厚朴(一钱),淡干姜(六分),淡茱萸(四分),陈皮(一钱半),乌药

(一钱半),枳壳(一钱半),麦芽(四钱),甘草(五分),黑山栀(一钱半),建神曲(三钱)。服此一帖,痛胀俱减其半,次日再剂更妥。九月初二日原方去厚朴、干姜、建曲,加广木香、赤苓,两剂而愈。

8. 治寒凝腹痛

《阴证略例·海藏治验录·腹痛》

潞州提领姬世英,平昔好冷物凉药,自谓膏粱充肥必多热,因眼疾又并寒剂数日,遂得阴病。脉紧而无力,自胸至脐腹下大痛剧甚,凡痛则几至于毙。去岁已尝有此证,求治于宋文之,得愈。今复病,尤甚于去年。又亟命文之,文之与姜附等剂虽稍苏,痛不已,遂以文之所用方内倍芍药,令服之。予谓病者曰:良久痛当自胸中下,节次至腹,或大便得利,或后出余气,则寒毒得以出矣。后果如其言。翌日愈后,令常服神应丸,以断其积寒之根。

《内科摘要·卷上·脾胃亏损心腹作痛等症》

儒者沈尼文,内停饮食,外感风寒,头痛发热,恶心腹痛,就治敝止。余用人参养胃加芎、芷、曲、柏、香附、桔梗一剂而愈。次日抵家,前病仍作,腹痛请治。以手重按,痛即止。此客寒乘虚而作也,乃以香砂六君加木香、炮姜,服之睡觉,痛减六七,去二香再服,饮食少进,又加黄芪、当归,少佐升麻而愈。

《医宗必读·卷之八·心腹诸痛》

京卿胡慕东,名忻,少腹作痛,连于两胁,服疏肝之剂,一月以来,日甚一日,余诊之,左关尺俱沉迟,治以理中汤加吴茱萸。一剂知,十剂起矣。

《徐批叶天士晚年方案真本·卷上·蠲痛丹》

王北濠,二十五岁。中焦痛起,四肢逆冷,汗出,呕涎及食物,此属脾厥。极黑附子、草果仁、粗桂皮、片姜黄、延胡索。厥为寒之极,太阴本是至阴,热药为宜。

《续名医类案·卷十九·腹痛》

李北川仲夏患腹痛吐泻,两手足扪之则热,按之则冷(外假热,内真寒之证)。其脉轻诊则浮大,重诊则微细(外假热,内真寒之脉)。此阴寒之证也,急服附子理中汤,不应,仍服至四剂而愈。

《也是山人医案·腹痛》

戴。寒客于胃,腑阳不宣,腹痛脉弦,少食。然六腑属阳,以通为用,古人谓痛则不通耳。生益智(七分),炒焦神曲(一钱五分),焦谷芽(一钱),

南山楂(一钱五分),广皮(一钱),块茯苓(二钱),制厚朴(一钱)。

《杂病广要·身体类·腹痛》

沙随先生在泰兴时,有乳妪因食冷肉,心脾发痛,不可堪忍。知县钱仁老名寿之,以药与之,一服痛止,再服即无他。其药以陈茱萸五六十粒,水一大盏,煎取汁去滓,入官局平胃散三钱,再煎热服。(《游宦纪闻》)

《王乐亭指要·卷四·腹痛》

王左。据云按紧则适,有时攻及胸胁,牵连背脊之下。今脉三五不调,指尖冰冷,若向来如此。非寒既虫,若近日见此脉象,须防发病,慎之慎之。桂枝(六分),炮姜(五分),吴萸(二分),当归(三钱),木香(四分),熟地(五钱)。

又:前投温通肝肾,脉来连续,指尖亦不若从前之冰冷。方亦不乎姜桂理阴。熟地(八钱),炮姜(五分),肉桂(四分),当归(三钱),小茴香(四分),乌药(炒,一钱),吴萸(二分),白芍(酒炒,一钱),炙草(五分),煨木香(四分)。

《王旭高临证医案·卷之三·脘腹痛门》

某。寒气凝聚,少腹结瘕,时或上攻作痛。法以温通。小茴香、吴茱萸、木香、青皮、乌药、延胡索、三棱、砂仁、香附。

某。腹中有寒,疼痛不止,法当温通。金铃子散加干姜、吴茱萸、当归、枸杞子、官桂、木香、乌药、紫石英。

《竹亭医案·卷之三》

陆钟范冬月脘腹频痛治验。陆钟范,孟冬二十三日。两关沉紧,气滞寒凝,脘腹频痛不已。速宜温通,通则不痛。制香附(三钱),薤白(三钱),淡干姜(八分,炒),神曲(三钱,炒),淡附子(六分),陈皮(一钱半),莱菔子(三钱,炒),甘草(六分);加青葱管四寸,内填去油乳香五分,两头线扎,同煎。服后痛势立缓,夜来大便一次甚结。

次日复诊:据述天明痛止,侵晨饮粥,食以海忏,又稍有痛意。用"厚朴温中"意,两帖而愈。

《丁甘仁医案·卷五·诸痛案·少腹痛》

吉左。风冷由脐而入,引动寒疝,脐腹攻痛,有形积块如拳,形寒怯冷,肠鸣,不能饮食,舌苔白腻,脉象弦紧。阳不运行,浊阴凝聚,急拟温通阳气,而散寒邪。桂枝心(各三分),炒白芍(一钱五分),金铃子(二钱),延胡索(一钱),熟附块(一钱

五分),小茴香(八分),大砂仁(研,一钱),台乌药(一钱五分),云茯苓(三钱),细青皮(一钱),陈橘核(四钱),淡吴萸(四分),枸橘(打,一枚)。

《孤鹤医案·杂证案例》

心腹痛,寒邪阻滞,心腹结痛,脉弦细而紧。拟用温通。制香附(三钱),酒炒归尾(一钱半),泽泻(一钱半),淡干姜(六分),焦白芍(一钱半),淡吴萸(三分),陈皮(一钱),炒延胡索(二钱)。

《孤鹤医案·腹痛》

客寒犯胃,腹痛不止。法当辛通。厚朴(一钱),干姜(五分),半夏(一钱半),瓜蒌皮(三钱),木香(五分),吴萸(三分),广皮(一钱),白蔻仁(三分)。

《沈菊人医案·卷上·寒》

方。新婚欲后受寒,少腹作痛,舌白,呕吐酸水,脉迟弦,寒湿入厥阴络也。干姜、小青皮、茯苓、川楝子、吴萸、小茴香、香附、法半夏。

陆。夏日阴气在内,阳气在外,自饮梅酱冷水后,阳气为酸寒所收缩,腹痛脉细迟,病近半载,当以辛热温通。川桂枝、归身、陈皮、甘草、炒白芍、茯苓、细辛。

9. 治气机不畅腹痛

《里中医案》

宋敬夫心疝。上舍宋敬夫,心腹大痛,伛偻不能仰。日服行气和血药,无益也。余谓寸脉左手滑而急,其气不能以息,偶得一咳,攒眉欲绝。此为心疝无疑。以酱姜进粥,取小茴香、川楝子、青木香、广木香、茱萸、木通、玄胡索、归身、青皮,一服而痛减,五日而安。

《顾松园医镜·卷十四·数集·胃脘痛》

一妇怀抱郁结,不时心腹作痛,年余不愈,诸药不应。立斋用归脾汤加山栀而痊愈。

一妇因郁怒患腹痛,连小腹、上支心,昼夜无间,两寸关俱伏,独两尺实大,按之愈甚。此肝木郁于上中之故。与柴胡疏肝散(柴、芎、香附、枳、橘、芍、草),即嗳气数声而痛止。

《临证指南医案·卷三·肿胀》

程。脉右弦,面黄,腹满,按之漉漉有声,每大便先腹痛,便不能干爽。此胃气不降,阳气自滞。由乎嗔怒不息,肝木横逆,疏泄失司。膜胀之来,皆由乎此。议泄肝通腑,浊宣胀减之义。杏仁、紫厚朴、猪苓、郁金、椒目、槟榔汁。

郑（氏）。得食腹痛。上及心胸，下攻少腹，甚至筋胀，扰于周身经络之间，大便欲解不通畅。此乃肠胃气阻，故痛随利减。神保丸（一钱）。

《临证指南医案·卷八·腹痛》

俞。腹痛六七年，每发必周身寒凛，吐涎沫而痛止。此诸气郁痹，得涌则宣之象。法当升阳散郁（郁伤脾阳）。半夏、草果、金铃子、延胡、厚朴、生姜、苏梗。

某。气结，腹痛食少，寒热（肝气郁）。逍遥散去术加郁金、香附。

某（氏）。肝郁，腹痛有形，经不调（肝郁血滞）。香附、川芎、当归、肉桂、五灵脂、木香、吴萸、炒白芍。

《续名医类案·卷十·郁症》

一妇郁怒忧思，胸腹胀痛，痛甚则四肢厥冷，口噤冷汗，用二陈汤加芍、归、乌药、青皮、枳壳、香附、厚朴、苏叶，一剂痛胀即愈。后去苏叶，加姜炒黄连，再服一剂而安。

《古今医案按·卷一·类中》

给谏晏怀泉夫人，先患胸腹痛，次日卒然晕倒，手足厥逆。时有医者，以牛黄丸磨就将服矣。士材诊之，六脉皆伏，惟气口稍动，此食满胸中，阴阳痞隔，升降不通，故脉伏而气口独见也。取陈皮、砂仁各一两，姜八钱，盐三钱，煎汤灌之，以指探吐，得宿食五六碗，六脉尽见矣。左关弦大，胸腹痛甚，知为大怒所伤也。以木香、青皮、橘红、香附、白术煎服，两剂痛止。更以四君子加木香、乌药，调理十余日方瘥。此是食中兼气中。

《也是山人医案·腹痛》

朱（八岁）。腹痛呕逆，惊骇而起，例进辛香，其病可愈。延胡（一钱），郁金（一钱），青木香（五分），金铃子（一钱），制半夏（一钱五分），炒小茴（四分），青皮（一钱），橘核（炒，一钱）。

《类证治裁·卷之六·腹痛论治》

薛。寒热咳嗽，数日后小腹掣痛，疑为肠痈。诊脉浮弦，全不沉数，乃络虚气聚，非肠痈也。用杏仁、栝蒌、茴香、橘核、当归、延胡（俱酒焙）、木瓜，二服全瘥。

《王氏医案续编·卷五·杭州王士雄孟英医案》

阮范书明府令正，患腹痛欲厥，医见其体甚弱也，与镇逆通补之法，而势日甚。孟英察脉弦数左溢，是因忿怒而肝阳勃升也。便秘不饥，口苦而渴。与雪羹、栀、楝、旋、绛、元胡、丹皮、茹、贝，下左金丸而愈。逾年以他疾殁于任所。

《王九峰医案·上卷·时邪》

中脘痛连少腹，气滞寒停，寒热时作，感冒温邪，左脉弦数，右脉迟细。宜疏散畅中。柴胡、苏梗、薄荷、佩兰叶、荷叶、砂仁、半夏、青皮、延胡索。

《张聿青医案·卷七·气郁》

左。痛抱西河，肝气抑郁，腹中疞痛，肌热口苦，舌干。急宜开展襟怀，以靖气火。桑叶（一钱五分），金铃子（一钱五分），川石斛（四钱），半夏曲（一钱五分炒），丹皮（二钱），蜜炙香附（一钱五分），大麦冬（二钱），山栀皮（三钱炒），枇杷叶（二钱，去毛）。

陈（右）。肝气不和，横逆入络，腹痛牵引腰际，心悸耳鸣。再平肝泄肝。金铃子（切，一钱五分），橘红络（各一钱），制香附（二钱，打），厚杜仲（三钱），白芍（一钱五分），春砂仁（七分，后入），杞子（三钱，炒），甘菊花（一钱五分）。

《徐批叶天士晚年方案真本·卷上·小建中汤》

俞（齐门，二十八岁）。气自少腹攻至心下则痛，气渐下归而散。问惊恐为病，由肝肾之厥逆。仲景厥阴例，不以纯刚。法宗《金匮》酸收辛开苦降。乌梅、白芨、川椒、川楝、桂枝、淡干姜。

《张聿青医案·卷九·腹痛》

柳（右）。腹痛脉沉。气寒而肝横也。制香附、砂仁、桂枝、磨木香、炮姜、小青皮、沉香、乌药、枳实炭、楂炭。

二诊：腹痛稍减，脉形沉细。前年大便解出长虫。良由木失条达，东方之生气，挟肠胃之湿热，郁而生虫矣。调气温中，参以劫虫。广郁金（一钱五分），使君子（一钱五分），金铃子（一钱五分），制香附（二钱打），白蒺藜（三钱），川桂枝（五分），朱茯神（三钱），陈皮（一钱），焦楂炭（三钱），砂仁（七分），炙乌梅（一个）。

三诊：脉症相安，但腹痛仍未全定。前法进退，以图徐愈。金铃子（一钱五分），使君子（一钱五分），玄胡索（一钱五分），广皮（一钱五分），制香附（二钱），砂仁（七分），广郁金（一钱五分），鹤虱（一钱五分），楂炭（二钱），乌梅（八分）。

《孤鹤医案·杂证案例》

腹痛,努力伤络,厥阴气滞,腹痛连胁,曾经见红,左脉略弦。薄荷(七分),法半夏(一钱半),光杏仁(三钱),防风(一钱半),赤苓(三钱)。从略。外邪已解,中焦未清,脘次不舒,舌干而黑,液津亦耗。暂通阳明腑气。麦冬肉(三钱),生当归(三钱),炒枳实(一钱),全瓜蒌(四钱),陈皮(一钱),火麻仁(一钱半),鲜石斛(六钱),光杏仁(三钱),肥知母(三钱),赤苓(三钱),焦谷芽(三钱),青麟丸(一钱)。

《孤鹤医案·胃脘》

木郁气滞,脘腹作痛,连及胁背,所谓肝痛无定处也。脉来见弦,宣络为主。党参(二钱),吴萸(三分),干姜(五分),柴胡(六分),木香(五分),佛手(五分),香附(三钱),桂枝(四分),归尾(一钱半),陈皮(一钱),茯苓(三钱),谷芽(三钱)。

《孤鹤医案·腹痛》

1)厥阴气滞,专归下焦,绕脐腹痛,脉数略弦,此木邪归于本部而不侮土者。拟用宣达。党参(二钱),吴萸(三分),姜连(四分),柴胡(七分),木香(五分),香附(三钱),白芍(一钱半),延胡(二钱),茯苓(三钱),橘红(一钱),玫瑰(二朵)。

2)绕脐腹痛,厥阴气滞,则下焦蒸热,水道又不能渗湿。拟方专主培补。党参(二钱),木香(五分),吴萸炒川连(三分),归尾(一钱半),炒延胡(二钱),柴胡(六分),香附(三钱),茯苓(三钱),泽泻(一钱半),楂炭(三钱),新会皮(一钱),玫瑰(二朵)。

《王九峰医案·上卷·时邪》

中脘痛连少腹,气滞寒停,寒热时作,感冒温邪,左脉弦数,右脉迟细,宜疏散畅中。柴胡、苏梗、薄荷、佩兰叶、荷叶、砂仁、半夏、青皮、延胡索。

《曹沧洲医案·肝脾门》

右。少腹痛,子夜不能安寐,攻逆。法宜疏泄。苏梗(三钱五分),川楝子(三钱五分,小茴香七分同炒),淡吴萸(三分,盐水炒),广郁金(一钱),制香附(三钱五分),延胡索(三钱五分,醋炒),大腹皮(三钱,洗),前子(三钱,包),台乌药(三钱五分),五灵脂(三钱五分,醋炒),陈佛手(三钱五分),两头尖(三钱,包),炒谷芽(五钱,绢包)。

右。便闭小溲少,少腹痛,腰痛,脉弦。宜疏通导下,以解寒滞气机。麻仁丸(四钱,包),五灵脂(三钱五分,醋炒),两头尖(二钱,包),淡吴萸(三分,盐水炒),沉香曲(三钱,包),川楝子(三钱五分,小茴香五分同炒),车前子(四钱,包),青木香(一钱,切),莱菔子(四钱,炒研),延胡索(三钱五分,醋炒),枸橘(二钱,切),泽泻(三钱),玉枢丹末(二分,入姜汁少许,开水化服);葱头(一两),莱菔子(一两,炒),生姜(一两),生香附(一两),食盐(一两),打和炒焦,布包熨之。

右。心腹痛时易呕恶,左乳头抽痛,皆肝经病也。旋覆花(一钱五分,绢包),川楝子(一钱五分,酒炒),朱茯神(五钱),路路通(三钱五分),煅瓦楞粉(一两,包),台乌药(三钱五分,切),苏梗(三钱五分),蒲公英(三钱五分,酒炒),沉香片(三分),橘叶(一钱),制香附(三钱五分),炒香枣仁(三钱五分),陈佛手(三钱五分)。

10. 治寒热错杂腹痛

《医宗必读·卷之八·心腹诸痛》

海上太学乔宪卿,郁怒之余,胸腹胀痛。先服消痰疏气化食之剂不效,服大黄下之不效,更以人参补之,又不效,迎余诊之。脉弦而数,此内有郁热,为寒凉饮食,壅之而痛。用黄连三钱,栀子一钱五分,橘红、白蔻各二钱,钩藤、木香各八分,官桂二钱,煎成,加姜汁半钟。二剂痛止,四剂之后加干姜、人参而霍然。

《得心集医案·卷四·诸痛门·肝郁胁痛》

万海生。腹胁胀痛,或呕或利,而胀痛仍若,医者不察,误与消食行滞之剂,遂腹胁起块有形,攻触作痛,痛缓则泯然无迹。自冬迄春,食减肌削,骨立如柴,唇红溺赤,时寒时热,诊脉两手弦数,似属木邪侮土之证,究归阴阳错杂之邪,正《内经》所谓胃中寒,肠中热,故胀而且泻。处仲景黄连汤加金铃、吴萸、白术、川椒,数剂而安,随进连理汤乃健。

《医学举要·卷六·玉台新案·腹痛医案》

枫泾镇宋元英境享安闲,恣情房帏,患腹痛二年,医药不效,遂就诊于吴郡极时之医,以绝证为辞。宋即归家,料理后事,深信医言为不谬。余适过枫,晤宋氏西席程永孚,谈及医理,遂为知己。遂同元英来寓就诊,细按其脉,细询其证,总是阴阳悖逆,升降不利使然。问曰:曾服泻心汤,进退黄连汤否？曰未也。因酌一方以授，投一剂而稍平，数剂而全愈。

《王旭高临证医案·卷之三·脘腹痛门》

袁。三四年来腹痛常发，发则极甚，必数日而平。此脾脏有寒积，肝经有湿热，故痛则腹中觉热。拟温脾兼以凉肝。金铃子散加陈皮、茯苓、干姜、白术、川朴、白芍、神曲、砂仁。

又：腹中寒积错杂而痛，古今越桃散最妙，变散为丸可耳。淡吴萸、干姜、黑山栀、白芍、炙甘草。神曲末一两，煮糊为丸。每朝服三钱，开水送下。

夫越桃散惟姜、栀二味。吴萸、白芍者，复以戊己法。加甘草取其调和也。

《柳选四家医案·评选继志堂医案两卷·下卷·脘腹痛门》

当脐胀痛，按之则轻，得食则减，脉形细小而数，舌上之苔，左黄右剥，其质深红。中虚伏热使然。治中汤加川连、雪羹。[诒按]此等症不多见，立方亦甚难，须看其用药之当处。

《柳选四家医案·评选环溪草堂医案三卷·中卷·脘腹痛门》

三四年来，腹痛常发，发则极甚，必数日而平。此脾藏有寒积，肝经有湿热，故痛发则腹中觉热。拟温脾法，兼佐凉肝。金铃子、延胡、陈皮、茯苓、白术、川椒、干姜、白芍（吴萸炒）、神曲、砂仁。

再诊：腹中寒热错杂而痛。古方越桃散最妙，变散为丸，常服可耳。稍为加减，以合体气。干姜、山栀、吴萸、白芍、炙草。共为末，神曲糊丸。每服三钱，开水送下。

[原注]越桃散，惟姜、栀、二味，加吴萸、白芍者，复以戊己法也。甘草者，取其调和也。[诒按]病邪错杂，用药隙须一线乃佳，如此丸方，即合法也。

《竹亭医案·卷之五》

山西武之文胸腹奇痛，湿与寒并治验。山西武之文。胸腹俱痛，舌苔腻白、根黄，小便短赤。进厚朴温中法，顷之即吐，痛仍如前，左脉细小难寻，右关中按小数。再以温凉并进以和之，方用香附、木香、陈皮、枳壳、槟榔、乌药、良姜、生山栀、甘草、楂肉等。服之脘腹痛始减，而舌苔仍腻白如粉，口不觉干，知其湿与寒并。服后方一帖，上下痛止。方用茅术、良姜、青皮（各一钱），香附、滑

石、莱菔子（各三钱），乌药、生山栀（各一钱五分），甘草、白蔻仁（各四分）。一剂而痛顿平。

《丁甘仁医案·卷五·诸痛案·少腹痛》

董左。少腹为厥阴之界，新寒外束，厥气失于疏泄，宿滞互阻，阳明通降失司，少腹作痛拒按，胸闷泛恶，临晚形寒身热，小溲短赤不利，舌苔腻黄，脉象弦紧而数。厥阴内寄相火，与少阳为表里，是内有热而外反寒之征。寒热夹杂，表里并病，延今两候，病势有进无退。急拟和解少阳，以泄厥阴，流畅气机，而通阳明。软柴胡（八分），黑山栀（一钱五分），清水豆卷（八分），京赤芍（一钱五分），金铃子（二钱），延胡索（一钱），枳实炭（一钱五分），炒竹茹（一钱五分），陈橘核（四钱），福泽泻（一钱五分），路路通（一钱五分），甘露消毒丹（包煎，五钱）。

复诊：前投疏泄厥少通畅阳明，已服两剂。临晚寒热较轻，少腹作痛亦减，惟胸闷不思纳谷，腑气不行，小溲短赤，溺时管痛，苔薄腻黄，脉弦紧较和。肝失疏泄，胃失降和，气化不及州都，膀胱之湿热壅塞溺窍也。前法颇合病机，仍从原意扩充。柴胡梢（八分），清水豆卷（八分），黑山栀（二钱），陈橘核（四钱），金铃子（二钱），延胡索（一钱），路路通（一钱五分），方通草（八分），福泽泻（一钱五分），枳实炭（一钱），炒竹茹（一钱五分），荸荠梗（一钱五分），滋肾通关丸（包煎，三钱）。

11. 治虚实夹杂腹痛

《孙文垣医案·卷二·三吴治验》

金宪韩约斋老先生夫人，向来夜分脐腹疼极甚，必用炒盐熨之，两时久乃止。次日必头痛，两太阳如箍，遍身亦疼，此上盛下虚症也。先用柴胡、川芎、粉草、酒连、薄荷、天麻、橘红、茯苓、半夏、蔓荆子，水煎服。数帖头痛全止，惟咳嗽胸前略痛。两寸脉浮滑，两尺弱。再用鹿角霜、鹿角胶、补骨脂、远志、枸杞子、金铃子、香附子，炼蜜为丸，梧桐子大，每空心及下午食前淡盐汤送下七十丸而瘳。

《续名医类案·卷十九·腹痛》

一妇人小腹块痛，医作阴治，投热剂不应。又有作燥矢治者，硝黄润肠丸等药，屡用不减。询之，七日前作寒起遂腹痛。左三部皆弦小无力，右寸关俱弦滑，必起于外感内伤。挟气下早，故食滞不下，每疼则下黄水，止作无时。下伤气液，故作

渴。遂以炒白芍药、茯苓保脾，木香、青皮疏气，炒山楂清块中之火，当归润燥，陈皮、甘草和中。小水不利，加泽泻、升麻、车前，二剂黄水虽少，痛块不减。用葱豉熨法，复投二剂，二便大去而安。

《续名医类案·卷二十五·产后·腹痛》

薛立斋治一妇，产后小腹作痛有块，脉芤而涩，以四物加元胡、红花、桃仁、牛膝、木香，治之而愈。

《柳选四家医案·评选爱庐医案》

脾肾之阳素亏，醉饱之日偏多，腹痛拒按，自汗如雨，大便三日未行，舌垢腻，脉沉实。湿痰食滞，团结于内，非下不通，而涉及阳虚之体，又非温不动。许学士温下之法，原从仲圣大实痛之例化出，今当宗之。制附子（五分），肉桂（四分），干姜（五分），生大黄（四钱），枳实（一钱五分），厚朴（一钱）。

[诒按]论病立，如良工制器，极朴属微至之妙。

再诊：大府畅行，痛止汗收，神思倦而脉转虚细。拟养胃和中。北沙参（三钱），甘草（三分），橘白（一钱），白扁豆（三钱），丹皮（一钱五分），石斛（三钱），白芍（一钱）。

12. 治肝脾不调腹痛

《内科摘要·卷上·脾胃亏损心腹作痛等症》

唐仪部胸内作痛，月余腹亦痛，左关弦长，右关弦紧，此脾虚肝邪所乘，以补中益气加半夏、木香二剂而愈，又用六君子汤二剂而安。此面色黄中见青。

仪部李北川，常患腹痛，每治以补中益气加山栀即愈。一日因怒，肚腹作痛，胸胁作胀，呕吐不食，肝脉弦紧，此脾气虚弱，肝火所乘，仍用前汤吞左金丸，一服而愈。此面色黄中见青兼赤。

太守朱阳山，因怒腹痛作泻，或两胁作胀，或胸乳作痛，或寒热往来，或小便不利，饮食不入，呕吐痰涎，神思不清，此肝木乘脾土。用小柴胡加山栀、炮姜、茯苓、陈皮、制黄连，一剂而愈（制黄连即黄连、吴茱萸等分，用热水拌湿罨二三日同炒焦取连用，后仿此）。

《济世全书·卷五·心痛》

一妇人每怒心腹作痛，久而不愈，此肝火伤脾气也。用炒山栀一两，生姜五片，煎服而痛止，更以二陈加炒山栀、桔梗，乃不发。

《临证指南医案·卷三·木乘土》

某。脉左弦、右涩，中脘痛及少腹。病在肝胃。川楝子、青皮、生香附、小茴、茯苓、南枣。

江。晨起腹痛，食谷微满，是清浊之阻。按脉右虚左弦，不思饮食，脾胃困顿，都属虚象。古人培土必先制木，仿以为法。人参、淡吴萸、淡干姜、炒白芍、茯苓。

席。大便未结，腹中犹痛，食入有欲便之意。胃阳未复，肝木因时令尚横。用泄木安土法（肝、脾、胃）。人参、木瓜、厚朴、茯苓、益智仁、青皮。

《续名医类案·卷二十五·产后·腹痛》

一产妇小腹作痛，小便不利，内热晡热，形体倦怠，用加味逍遥散以清肝火，生肝血，用补中益气汤补脾胃，升阳气而痊。

《友渔斋医话·第四种·肘后偶钞上卷·腹痛》

钱。幼年腹中起块，时常作痛。迩来频发，食入膨胀，吐出方松，究其病源，属肝木乘土。通阳明，泄厥阴，遵叶氏成法。川楝肉（一钱），炒延胡（一钱），橘白（一钱），半夏（一钱五分），枳实（七分），生白芍（一钱二分），丹皮（一钱五分），炙草（三分），姜渣（二钱）。

《友渔斋医话·第四种·肘后偶钞下卷·寒热》

王女（六岁）。日发寒热，两月不痊。当病作时，腹痛难禁，牙肉与指甲惨淡无华，神气潦倒。此症俗名胎疟，从前屡次更医，或补或清，总无定见。以余观之，先贤治疟，从少阳居多，此又邪缠募原，太阴受病，腹痛可验。或曰：少阳亦有腹痛。余曰：少阳腹痛，南阳论有明条，但此症脉小而软，略无弦象，所以医贵变通。请以予药投之，即明言之不安矣。人参（六分），白术（一钱），归身（一钱），草果（五分），白芍（一钱），柴胡（四分），半夏曲（一钱五分），橘皮（八分），炙草（四分），煨姜（三片），大枣（二枚）。一服愈。

《静香楼医案·上卷·内伤杂病门》

肝脏失调，侵脾则腹痛，侮肺则干咳，病从内生，非外感客邪之比。是宜内和脏气，不当外夺卫气者也。但脉弱而数，形瘦色𫐇，上热下寒，根本已漓，恐难全愈。归身、白芍、炙草、茯苓、桂枝、饴糖。

[诒按]此内补建中法，宜于腹痛，而不宜于干

咳。宜加清肝保肺之味,乃为周匝。

《扫叶庄医案·卷二·脾胃·脘胁腹中诸痛》

病从少腹右痛,寒热呕吐,是肝病传胃,病去不复,寝食未如昔。二气不复,总属虚象,议治厥阴阳明,和阳益阴法。小麦、石决明、阿胶、南枣、生地、炙甘草。

《也是山人医案·腹痛》

张(六岁)。肝水肆横,腹痛脉弦。宜当疏泄。青皮(一钱),煨木香(六分),生谷芽(一钱),炒厚朴(一钱),广皮(一钱),炮姜炭(三分),南山楂(一钱五分。)

陆(六岁)。腹痛数日,始由跌仆惊恐而得。《经》旨谓:惊则气乱,恐则气下。其气漫无所归,斯痛全在于气。今若是危笃者,误投下蛔,五味扰动厥阴肝络,以致胃伤废食,饮食不思,关脉迟缓,按之痛止,抚摩稍适,色现黑滞,倘加呕逆,乃为顺候。今因戊土残惫,难以立方,勉拟戊己成法,望其百中一幸。戊己汤去参,加半曲、谷芽。焦白术(一钱五分),炒焦半曲(一钱五分),谷芽(一钱),炙草(五分),广皮(一钱),茯苓(一钱五分),生白芍(一钱五分)。

昨用戊己甘缓,痛势略减,饮食稍进,幸之机也。但痛来汗泄,由惊则伤心,致心伤金,是脏气之伤。前以蛔下,腑阳未复。兹当培土泄肝,以扶其正。桂枝木(五分),炒焦乌梅肉(七分),煨木香(五分),川楝子(一钱),土炒白芍(二钱),淡黄芩(一钱),延胡(一钱),茯苓(一钱五分)。

《王旭高临证医案·卷之二·虚劳门》

张。左寸关搏指,心肝之阳亢;右关小紧,脾胃虚寒,是以腹中常痛,大便不实。病延四月,身有微热,是属虚阳外浮。近增口舌碎痛,亦属虚火上炎,津液消灼,劳损何疑。当以温中为主,稍佐清上,俾土厚则火敛,金旺则水生。党参、炮姜、麦冬、茯苓、炙甘草、白术、五味子、灯心。

[渊按]坤土不能坐镇中宫,虚阳因而上浮,未可以口舌碎痛辄进清降。腹痛便溏,脾土虚寒已著,不得不温矣。

《柳选四家医案·评选静香楼医案两卷·下卷·脘腹痛门》

脉弦小腹痛,食后胃脘痛,上至咽嗌,肝火乘胃。宜泄厥阴,和阳明。川楝子、木通、茯苓、甘草、石斛、木瓜。[诒按]拟加延胡、山栀仁。

心腹痛,脉弦,色青。是肝病也。川楝子、归身、茯苓、石斛、延胡、木瓜。[诒按]立方稳合。

《柳选四家医案·评选继志堂医案两卷·下卷·脘腹痛门》

脘痛下及于脐,旁及于胁,口干心悸,便栗溺黄,脉弦而数。此郁气化火也。化肝煎合雪羹。[原注]此景岳化肝煎也。必肝有实火者可用。口干、脉数、溺黄,是其的症也。

中焦失治为痛,以治中汤为法,是正治也。不知中焦属土,土既虚,不能升木,木即郁于土中,亦能作痛。以逍遥散佐之,更属相宜。治中汤、逍遥散、雪羹。[诒按]此木郁土中之病,立方妥帖、易施。

肝脉布于两胁,抵于少腹,同时作痛,肝病无疑。肝旺必乘脾土,土中之痰浊湿热,从而和之为患,势所必然。逍遥散(柴、荷、苓、术、归、芍、草、加栀、丹)合化肝煎。[诒按]此治肝气胁痛,诚然合剂。案所云湿热痰浊,虽能兼顾,嫌未着力。

《叶氏医案存真·卷三》

尖田人案。腹痛三年,夜分乃发。发必腹满,呕不出物,继而泄泻,此为脾厥。脾为太阴之脏,在脏体属阴,其运用则阳。厥阴肝病必有前阴见症,用治中法。人参、木瓜、炮姜、广皮、青皮、生益智、茯苓。

《剑慧草堂医案·卷中·肝胃气痛》

1)胃脘当心而痛,痛及少腹,肢厥汗多出,脉小弦。法当温运。上上桂心、青陈皮、沉香、槟榔、蒌仁、川楝、九香虫、白芍、乌勒草、乌药、枳实、麻仁、佛手、吉梅肉(吴萸拌)。

徐复方:再以疏运肝胃,以清积滞。官桂、沉香、姜夏、吴萸(川连拌)、旋覆、青陈皮、竹茹(姜汁炒)、白芍、淡草、云苓、丁香、代赭、刀豆子、佛手。

2)湿阻气滞,健运失司,腹痛喜按,脉弦小数。治以辛通。白芍(上上桂心三分拌)、香附、沉香、槟榔、川楝、鳖甲、青陈皮、半夏、砂仁、乌药、枳实、吴萸、志曲、香橼皮。

《孤鹤医案·杂证案例》

1)腹痛,肝脾气滞,绕脐腹痛,脉见虚弦。从下焦温疏。炒冬术(一钱半),炒延胡(一钱半),新会(一钱),淡吴萸(三分),焦白芍(一钱半),上肉桂(四分),制香附(三钱),茯神(三钱),炒黑归身(二钱),佛手柑(五分)。

2)腹痛,素体劳乏,肝脾失调,气滞不达,腹痛便血,近感寒邪,痛势加剧,随起寒热,咳呛胁痛,舌白而腻,脉大而滑。暂拟温疏。制香附(三钱),煨木香(五分),柴胡(七分),细桂枝(四分),羌活(一钱半),炒枳壳(一钱半),酒炒当归(二钱),旋覆花(一钱半),橘红(一钱),象贝(三钱),赤苓(二钱),薄荷(七分),煨姜(二片)。

《孤鹤医案·腹痛》

1)下午绕脐腹痛,上逆嗳气,此木强侮土也,莫作轻视。沉香炒熟地(四钱),於术(一钱半),熟附子(六分),炮姜(五分),半夏(一钱半),紫石英(三钱),广皮(一钱),白芍(一钱半),郁金(一钱)。

2)绕脐腹痛,时或便泄。下焦为厥阴之部,而腹又任脉所系。寒湿滞气,木郁不达。脉左弦细,右涩。拟用温疏。冬术(一钱半),吴萸(三分),延胡(二钱),青皮(一钱),山楂(三钱),香附(三钱),木香(五分),炮姜(五分),白芍(一钱半),泽泻(一钱半),玫瑰花(二朵),橘叶。

《沈菊人医案·卷上·脘痛痞聚》

朱。寒湿鸠聚中肠,少腹痛,脘痛,痞攻,脉迟弦。肝木犯脾胃也。吴萸、七香饼、苏梗、半夏、木香、炮姜、红豆蔻、乌药、青皮、陈皮。

戴。素有肝逆,木乘风冷寒邪得以乘之,绕脐腹痛,便溏腹鸣,脉细弦。拟刘草窗法。防风、吴萸(白芍炒)、炮姜、木通、白术、陈皮、桂枝、甘草。

《经方实验录·第一集中卷·小建中汤证》

王(右)。腹痛,喜按,痛时自觉有寒气自上下迫,脉虚弦,微恶寒,此为肝乘脾,小建中汤主之。川桂枝(三钱),大白芍(六钱),生草(二钱),生姜(五片),大枣(十二枚),饴糖(一两)。

[佐景按]《大论》曰:伤寒二三日,心中悸而烦者,小建中汤主之。又曰:伤寒,阳脉涩,阴脉弦,法当腹中急痛,先与小建中汤。《要略》曰:虚劳里急,悸,衄,腹中痛,梦失精,四肢酸疼,手足烦热,咽干,口燥,小建中汤主之。似未言有寒气上自胸中下迫腹中之证,惟吾师以本汤治此寒气下迫之证而兼腹痛者,其效如神。

推原药理,有可得而言者,盖芍药能活静脉之血故也。详言之,人体下身静脉之血自下上行,以汇于大静脉管,而返注于心脏。意者本证静脉管中必发生病变,有气逆流下行,故痛。须重用芍药,以增静脉回流之力。而消其病变.故病可愈。昔吴兄凝轩患腹中痛,就医久治不愈。自检方书,得小建中汤,乐其能治腹痛,即照录原方,用白芍至六钱,桂枝至三钱。自以为药量仅及古人什之一,轻甚,且未用饴糖。服后,腹中痛随除,惟反觉其处若空洞无物,重按更适。盖其时腹中静脉血向上回流过盛,动脉血不及调剂,又无饴糖以资补充故也。凝轩曾历历为吾言,可为明证。学者可暂识此理,更与下卷奔豚各案合考之,自得贯通之乐。

今之医者每不用饴糖,闲尝与一药铺中之老伙友攀谈,问其历来所见方中,有用饴糖者乎?笑曰,未也,可见一斑。先贤汪切庵曰:今人用小建中者,绝不用饴糖,失仲景遗意矣。然则近古已然,曷胜叹息。夫小建中汤之不用饴糖,犹桂枝汤之不用桂枝,有是理乎?

《丁甘仁医案·卷五·诸痛案·脘胁痛》

韦左。脘腹作痛,延今两载,饱食则痛缓腹胀,微饥则痛剧心悸,舌淡白,脉左弦细、右虚迟。体丰之质,中气必虚,虚寒气滞为痛,虚气散逆为胀,肝木来侮,中虚求食。前投大小建中,均未应效,非药不对症,实病深药浅。原拟小建中加小柴胡汤,合荆公妙香散,复方图治,奇之不去则偶之之意。先使肝木条畅,则中气始有权衡也。大白芍(三钱),炙甘草(一钱),肉桂心(四分),潞党参(三钱),银州柴胡(一钱五分),仙半夏(二钱),云茯苓(三钱),陈广皮(一钱),乌梅肉(四分),全当归(二钱),煨姜(三片),红枣(五枚),饴糖(烊冲,六钱);妙香散方:人参(一钱五分),炙黄芪(一两),淮山药(一两),茯苓神(各五钱)龙骨(五钱),远志(三钱),桔梗(一钱五分),木香(一钱五分),甘草(一钱五分)。上药为末,每日服二钱,陈酒送下,如不能饮酒者,米汤亦可。

[原按]韦君乃安庆人也,病延二载,所服之方约数百剂,均不应效,特来申就医,经连诊五次,守方不更,共服十五剂而痊愈矣。

《曹沧洲医案·肝脾门》

右。腹痛两年不愈,脘胁腰均攻痛不定。宜疏肝脾,醒中阳。淡吴萸(三分,盐水炒),五灵脂(三钱五分,醋炒),大腹皮(三钱,洗),杜仲(三钱,盐水炒),高良姜(四分),延胡索(三钱五分,醋炒),炙鸡金(三钱,去垢),九香虫丸(七分,焙),川桂木(四分),两头尖(三钱五分,包),沉香曲(三钱,包),车前子(四钱,包),青木香(三钱五分)。

左。当脐痛,二便不流利,脉弦。宜调和肝脾,疏利二便。苏梗(三钱五分,切),枳壳(三钱五分,切),广木香(一钱),淡吴萸(二分,盐水炒),四制香附(三钱五分),沉香曲(三钱,包),车前子(三钱,绢包),川通草(一钱),川楝子(三钱五分,小茴香七分同炒),炙鸡金(三钱,去垢),香橼皮(一钱)。

右。头晕,胸闷,嗳不出,得食腹痛,舌白,二便俱通。宜肝脾两治。石决明(一两,盐水煅,先煎),广郁金(三钱五分),旋覆花(三钱五分,包),沉香曲(三钱),灵磁石(三钱,生,先煎),枳壳(三钱五分),煅瓦楞粉(一两,包),大腹皮(三钱,洗),白蒺藜(四钱,炒去刺),陈佛手(一钱),鸡内金(三钱,炙去垢),绿萼梅(一钱,去蒂),炒谷芽(五钱,绢包)。

肝胃不和,中运易滞,气满纳减,不时举发,舌中少液,脉软弦。痰湿易于逗留。宜流利气机,疏畅三焦。川石斛、全瓜蒌、枳壳、资生丸(包)、新会皮、陈佛手、旋覆花、粉草薢、盐半夏、沉香曲、代赭石(先煎)。

右。肝脾不调,腹痛久不止,心中懊恼,脉濡。治在气分。旋覆花(三钱五分,包),川楝子(三钱五分),小茴香(七分同炒),大腹皮(二钱,洗),陈皮(一钱),煅瓦楞粉(一两,包),延胡索(三钱五分,醋炒),炙鸡金(三钱,去垢),茯苓(四钱),台乌药(一钱),五灵脂(三钱五分,醋炒),陈佛手(三钱)。

左。脐腹痛久不止,肝脾失调。治宜疏化。旋覆花(三钱五分,包),制香附(三钱五分),五灵脂(三钱五分,炒),沉香曲(三钱,包),煅瓦楞粉(一两,包),川楝子(三钱五分,炒),青木香(一钱),大腹皮(三钱,洗),台乌药(三钱五分),延胡索(三钱五分),炙鸡金(三钱,去垢),枳壳(三钱五分),陈佛手(三钱五分),车前子(三钱,绢包)。

右。病后腹痛,右半硬,二便不畅,脉左软右滑。治在肝脾。旋覆花(三钱五分,绢包),川楝子(三钱五分,小茴香四分同炒),青皮炭(三钱五

分),猪苓(三钱五分),煅瓦楞粉(一两,绢包),延胡索(三钱五分,醋炒),川石斛(三钱),泽泻(三钱),沉香曲(三钱,绢包),大腹皮(三钱),炒谷芽(五钱,包),炙鸡金(四钱)。

13. 治大便不通之腹痛

《医学正传·卷之四·腹痛》

一黄氏妇,年五十余,小腹有块作痛二月余。一医作死血治,与四物加桃仁等药,不效;又以五灵脂、玄胡索、乳香、没药、三棱、莪术等作丸服,又不效。召予治,诊其六脉皆沉伏,两尺绝无。予曰:乃结粪在下焦作痛耳,非死血也。用金城稻藁烧灰淋浓汁一盏服之,过一时许,与枳实导滞丸一百粒催之,下黑粪如梅核者一碗许,痛遂止。后与生血润肠之药十数帖,调理平安。

一壮年男子,寒月入水网鱼,饥甚,遇凉粥食之,腹大痛,二昼夜不止。一医先与大黄丸,不通;又与大承气汤,下粪水而痛愈甚。召予治,诊其六脉皆沉伏而实,面青黑色。予曰:此大寒证,及下焦有燥屎作痛。先与丁附治中汤一帖,又与灸气海穴二十一壮,痛减半。继以江子加陈皮、木香作丸,如绿豆大,生姜汁送下五粒,下五七次,平安。

《古今医统大全·卷之五十七·腹痛门·治案》

一人六月投渊取鱼,至秋水凉,半夜忽小腹痛甚,大汗,脉沉弦细实,重取如循刀刃责责然。与大承气汤加桂二服,微利痛止。仍连日于酉时复痛,每与前药得微利痛暂止。又以前药加桃仁,下紫黑血数升。依时腹痛,脉虽减而责责然犹在。又于前药加附子,下紫黑血如破絮者二升而愈。又伤食,酉时复痛在脐腹间,脉和,与小建中汤一服愈。

《临证指南医案·卷四·便闭》

某。少腹胀痛,二便皆秘(腑阳不行)。玉壶丹。

《临证指南医案·卷八·腹痛》

某。腑阳不通,腹痛。用禹余粮丸,暖下通消。二便通,胀缓,腹夭。此无形之气未振。宜疏补醒中。生白术、厚朴、广皮、半夏、茯苓、生益智、姜汁。

《全国名医验案类编·第二卷·寒结腹痛证案》

陈务斋(住梧州四方井街)

病者:谢可廷,年二十余岁,广东顺德县人,住

广西梧州市,商业,体壮。

病名:寒结腹痛证。

原因:患疟疾愈后,气血衰弱,屡屡不能复元。诱因过食生冷果实,停留不化,肠胃蓄湿,湿郁气滞,肝气抑遏。

证候:四肢困倦,食量减少,腹中痞满,肠鸣疼痛,时痛时止,咽干口渴。继则腹中绞痛,历月余之久,昼夜而痛不止,食量全缺,口更燥渴,肌肉消瘦,腹中膨胀,气逆喘急,唇赤而焦,舌干而涩,全体大热,大便燥结,旬日不行。

诊断:诊左右六脉浮大而数,按则无力。验诊体温不足,听诊呈低音,兼水泡音。以脉证合参,定为寒结腹痛之证也。此由病后元气衰弱,过食生冷,停留肠胃,蓄湿积寒,土湿水寒,湿气愈长,阳气愈衰,肾水凝寒,肝木抑郁,肺金干燥,大肠津竭不行,浮火升提。前医用清热理气去湿之方,数十服则痛甚燥甚。又一医谓表里俱实,用防风通圣散治之,仍痛仍燥,而体热增加,大便更不行,至阴凝于内,阳越于外,成为危急,外象大热,内实凝寒,幸脉尚未散乱,谅能救治。

疗法:汤剂用附子理中汤加吴萸、木香、白芍、川椒。取姜、附、吴萸、川椒温中达下为君,白术、甘草运脾和胃为臣,白芍、木香理气平肝为佐,人参生津助气为使。一服后腹痛已减,体热略退,燥渴亦减,诊脉略缓。又照方加半倍,连二服后,大便泻下稀量之水,兼有粪粒,形同羊屎,腹满已消,痛渴皆除,唇白舌白,诊脉沉迟。再将此方加三倍姜、附,数服则食进病除。

处方:附子理中汤加减方。熟附子(五钱),贡白术(五钱),干姜(四钱),炙甘草(二钱),苏丽参(四钱),广木香(钱半),吴茱萸(二钱),川椒(钱半),炒白芍(三钱)。煎服。

效果:五日腹痛已除,胀痛亦消,燥渴已除。二十日食量已进,元气亦复。

[廉按]寒湿伤脾,肾阳将竭,用附子理中自是正法。

《曹沧洲医案·肝脾门》

右。体乏气阻,寒滞交结,少腹痛甚,大便闭,恶心,脉不畅。宜温通疏泄。火麻仁泥(一两),上肉桂(三分,去粗皮为末,饭丸吞服),五灵脂(三钱五分,醋炒),两头尖(三钱,包),杏仁泥(四钱,去尖),沉香片(四分),川楝子(三钱五分,小茴香七

分同炒),车前子(四钱,包),元明粉(二钱五分,后下),淡吴萸(三分,盐水炒),延胡索(三钱五分,醋炒),台乌药(三钱五分,切),玉枢丹末(二分,入姜汁少许,开水化服)。

14. 治气滞血瘀腹痛

《类证治裁·卷之六·腹痛论治·腹痛脉案》

沈氏。冬寒小腹瘕聚,左胁撑痛,上攻胸背,大小便不通,胀闷欲绝,汤饮不下,兼发寒热,脉短涩,宜先导其瘀滞,古云痛则不通也。枳壳、桃仁(各二钱)、厚朴(姜制)、青皮(麸炒各七分)、延胡(酒炒)、归尾(酒润。各钱半)、苏梗、郁李仁(各二钱)、沉香(磨汁三分),二服痛定,二便通调,惟左胁偶一隐痛。原方去桃仁、归尾、苏梗、延胡,加郁金、香附,沉香改木香,仍磨汁冲服。又将煎剂挫为细末,服愈。

15. 治血虚腹痛

《顾松园医镜·卷十四·数集·胃脘痛》

一男子患腹痛,按之则痛缓。仲淳云:此血虚也。用参(三钱)、归(二钱)补气血,芍(三钱)、甘(一钱)和脾胃,麦冬(三钱)益胃养阴,木瓜(一钱)和胃制肝,橘红(半钱)理气调中,数剂不愈。但药入口则痛上,逾时复发,服二煎又止。如是者月余,疑不对症,更他医药,入口痛不止矣。因信服之,用前方加减。因时恶心,去当归,一年后渐安。服之六百剂,始痊愈。两年腹痛愈后,又时患手指及臂肿痛,不能屈伸,三四日方愈。仲淳曰:此即前病之余,虚火移走为害也。用八仙长寿丸,加天冬、黄柏、甘菊、砂仁、虎前胫骨之属而愈。

《续名医类案·卷十八·心胃痛》

李季虬曰:予妇今春忽患心痛连下腹,如有物上下撞,痛不可忍。急以手重按之,痛稍定,按者稍松,即叫号。仲淳曰:此必血虚也。脉之,果然。急投以白芍五钱,炙草七分,橘红三钱,炒盐五分,二剂稍定已。又以牛黄苏合丸,疏其滞,嗳气数次痛徐解。子问故?仲淳曰:白芍、甘草,治血虚之圣药也。因久郁气逆,故减甘草之半,仲景甲己化土之论详矣。诸医不解尔,炒盐者何?曰:心虚以炒盐补之,即水火既济之意也。予惧俗师概以食积痰火,疗心腹之痛,故疏其详如左。

16. 治寒湿腹痛

《吴鞠通医案·卷三·单腹胀》

徐,三十岁。腹胀且痛,脉弦细,大便泄,小便

短,身不热,此属寒湿,伤足太阴。猪苓(三钱),黄芩炭(一钱),泽泻(二钱),桂枝(三钱),厚朴(三钱),广皮(二钱),干姜(钱半),生苡仁(五钱),通草(二钱)。

《吴鞠通医案·卷五·脾胃》

某。脉沉紧为里寒,木旺土衰,浊阴上攻,腹拘急时痛,胁胀,腰痛,宜苦辛通法,兼醒脾阳。白蔻仁(一钱),官桂(一钱),川朴(二钱),半夏(三钱),生苡仁(三钱),荜茇(一钱),藿梗(三钱),木香(八分),生香附(三钱),广皮(钱半),郁金(二钱),乌药(二钱)。

《张聿青医案·卷九·腹痛》

王(右)。当脐作痛,面色浮黄。湿食寒交阻不运,急为温化。台乌药(一钱五分),制香附(二钱,打),缩砂仁(七分),焦楂炭(三钱),枳实炭(一钱),云茯苓(三钱),沉香片(四分),香橼皮(一钱五分),上安桂(四分,饭糊为丸,先服)。

二诊:当脐作痛稍减。再为辛通。白芍、楂炭、砂仁、沉香片、上安桂(四分,饭丸)、郁金、青皮、制香附、金铃子。

三诊:加熟地黄四钱,龟甲心四钱,炙枯成炭,陈酒先调服。

《柳选四家医案·评选继志堂医案两卷·下卷·脘腹痛门》

少腹久痛未痊,手足挛急而疼,舌苔灰浊,面色不华,脉象弦急。此寒湿与痰,内壅于肝经,而外攻于经络也。现在四肢厥冷,宜以当归四逆汤、加减。当归(小茴香炒)、白芍(肉桂炒)、木通、半夏、苡仁、防风、茯苓、橘红。

[诒按]寒湿入于肝经,病与疝气相似,治法亦同。

再诊:少腹之痛已止,惟手冷挛急未愈。专理上焦。蠲痹汤(防、羌、姜黄、归、芪、草、赤芍)去防,合指迷茯苓丸。

《孤鹤医案·腹痛》

腹痛畏寒,阳微湿困也。当用平胃合理中怯。毛术(一钱半),广皮(一钱),熟附(六分),半夏(一钱半),厚朴(一钱),桂枝(四分),炮姜(五分),赤苓(三钱)。

《沈菊人医案·卷上·寒》

陈。寒湿鸣聚中阳,腹痛绕脐,脉迟弦,此因人水捕鱼,致寒湿之邪十年蕴蓄。病时发作,沉寒锢冷,非辛热之剂不能除,师仲景法。桂枝、炙草、细辛、归身、茯苓、附子、白芍、炮姜、木通。

又:进辛热通阳,沉寒锢闭之邪不泄,少腹仍痛,脉迟。十年之病蒂固根深,非至刚气雄之剂,焉能斩关夺将,破其深伏之邪,反佐苦寒以向导,亦古人成法也。川桂枝、白芍、附子、猪胆汁、归身、淡干姜、细辛、木通、葱白头。

俞。寒湿凝聚锢蔽脏络,腹痛在脐右,痛甚。便泄时有涎沫,此寒湿挟痰所致,病已三十载,根深蒂固,难许除根。川桂枝、炮姜、薤白头、青皮、白螺丝壳、生白芍(吴萸炒)、槟榔、莱菔子、山楂。

徐。阳微寒湿凝聚,曾先腹痛,呕吐清水,四肢逆冷,舌苔灰白,干恶气逆,六脉皆伏,二便五日不通,阳衰浊聚,病情极险。勉宗仲景通脉四逆辈,以冀脉复阳通,若脉得微续者生,暴撤者不治。生附子、猪胆汁、党参、茯苓、淡干姜、葱白头、桂枝、炙草。外灸关元穴十四壮。

又:昨进白通及通脉四逆法,脉渐微续,四肢未温,舌苔灰色已退,口干恶心,脐下痛,二便虽通,大便黑水,寒湿凝聚,痞塞不通,阳衰浊聚,脉虽复而虚弦兼数,右寸未起,病虽转机,一派阴霾之气,尚未消除,若非离照当空,阴霾何能退避?仍守前法。川桂枝、附子、归身、茯苓、党参、淡干姜、白芍、木通、细辛、半夏。

17. 治痰湿腹痛

《孙氏医案·三卷·新都治验》

由溪程七护兄,脐腹右边疼痛,小水短少,大便四日未行,呕吐不能进食,舌上白苔,面青手冷,势甚危急。脉之左沉伏,右滑大有力。予曰:此痰格中焦,气闭下焦,故大小便秘而不利,气逆呕吐也。不急治即无救矣!与柏树东行根皮二钱,滑石三钱,桃仁、青皮、枳实、槟榔各一钱,水煎服之。夜半吐出胶痰碗余,大便未行,痛亦不减,次日改用玄胡索五钱,水煎,临服调下玄明粉三钱。辰刻服下,午刻痛减大半,未刻大便始行,右脉平而左脉起矣,觉体倦无力,以生脉散,加甘草、山栀仁、黄柏、芍药、苡仁、陈皮,调理如故。

《临证指南医案·卷八·腹痛》

华。腹痛三年,时发时止,面色明亮,是饮邪,亦酒湿酿成。因怒左胁有形,痛绕腹中及胸背诸俞,乃络空,饮气逆攻入络。食辛热痛止复痛,盖怒则郁折肝用,惟气辛辣可解。论药必首推气味

（郁怒饮气入络）。粗桂枝木（一钱），天南星（姜汁浸炮黑，一钱半），生左牡蛎（五钱，打碎），真橘核（炒香，打，一钱半），川楝子肉（一钱），李根东行皮（一钱）。

《叶天士曹仁伯何元长医案·何元长医案》

腹痛膈胀，甚则呕逆，乃脾阳失运，饮邪阻气使然。法当燥土温中。茅术、郁金、陈皮、桂枝、半夏、赤苓、干姜、姜皮、藿梗。

《张聿青医案·卷九·腹痛》

徐（左）。气虚脾弱生痰，脾为湿土，喜温恶寒，燕窝清肺养阴，清肺则伤脾土，养阴愈助脾湿，所以服食既久，而得腹痛便泄之证。拟和中温运，清利水湿，以善其后。台白术、制半夏、生熟薏仁、川朴、煨姜、云茯苓、木猪苓、土炒陈皮、泽泻。

《王旭高临证医案·卷之三·脘腹痛门》

某。饮停中脘，脘腹鸣响，攻撑作痛。大便坚结如栗，但能嗳气而无矢气，是胃失下行而气但上逆也。和胃降逆，逐水蠲饮治之。二陈汤去草，加代赭石、旋覆花、神曲、干姜、白芍、川椒、甘遂、泽泻。

《剑慧草堂医案·卷中·胁痛》

湿阻气滞，腹痛辄嗳，脉左弦，舌黄糙，足跗浮肿，湿注于下。治当疏渗互施。香附、青陈皮、藿香、沉香、泽泻、猪茯苓、砂仁、炒白芍、枳壳、广木香、苡仁、佛手花、滑石。

《孤鹤医案·三十一、腹痛》

中虚挟湿，腹痛多痰。生术（一钱半），半夏（一钱半），藿梗（一钱），瓜蒌皮（三钱），苏子（三钱），厚朴（一钱），陈皮（一钱），川斛（三钱），赤苓（三钱）。

《全国名医验案类编·四时六淫病案·湿淫病案·伏湿腹痛案》

陈憩南（住潮安金山脚）

病者：张俊卿，中学生，年二十一岁，澄海人，住汕头。

病名：伏湿腹痛。

原因：地近淫洼，暮春湿涨，婚后精气空虚，遂袭人而不觉。

证候：每日亭午，即脐中切痛，抵晚渐剧，气急上逆，能坐不能卧，必呕吐至咸味出乃止。自春徂秋，百医莫效，困甚。

诊断：脉两寸如平，右关缓细，尺弱，左关亦缓，尺涩。详察脉证，的系湿气伤肾，伏处于精室之中，所谓伏湿腹痛也。按肾之部位，在脊骨十四椎，左右各一枚，其功用能将周身流入之血，吸收其败浊之质，向膀胱而排泄。今为湿气所伤，则玛氏囊失职，致败浊之质仍向周身流去，是以面目黧黑也。精室处膀胱之后，直肠之前，与肾贯通，是以痛在脐中也。冲脉寄居其间，湿伏于此，则冲亦病。书曰：冲脉为病，逆气里急。所以气急上逆，能坐不能卧也。病必午发者，因冲脉附丽于阳明，午为阳明气旺之时，欲借此以攻除其所伏，故激动之而发也。吐出咸味乃止者，以咸为肾之本味，吐出则伏邪亦泄，邪泄则衰，故痛止也。前医不知其有伏邪，徒取调气止痛、消导去积之套方，因循坐误，致令元气日亏，精血日耗，两尺脉之见弱且涩也。所幸病前半日犹能食饮，胃气尚存，庶几易治。

疗法：邪伏既久，邪正混为一家，助正化邪乃合理法。主用四物汤补血活血为君，枸杞、北芪、杜仲、巴戟生精益气为臣，茯神、草薢、琥珀、菖蒲分清导窍为佐，紫河车、鹿茸走精室壮肾阳为使。三剂逐日水煎，午前服。

处方：大当归（二钱），甘杞子（二钱），正琥珀（一钱，研冲），川杜仲（三钱），酒川芎（钱半），生黄芪（三钱），川菖蒲（一钱二分），巴戟天（二钱），老熟地（三钱），川茯神（三钱），川草薢（钱半，盐水制），杭酒芍（二钱），紫河车（四钱），北鹿茸（三钱，酒制）。

效果：二剂后通腹皆痛，三剂忽大痛不可忍，旋泻下黑如墨者数次，翌日清晨复大泻一次，病竟如失，后不再发。

[廉按]辩证详明，论理透彻，参以新学，更为精凿，病原分析极清，用药亦切实周到。

18. 治伤暑腹痛

《里中医案》

江右给谏晏怀泉如夫人，盛暑腹痛，自汗淋漓。服清火行气药，俱无当也。余曰：左脉涩，右脉濡。此气弱不能运行，血因以阻耳。用参、芪、姜、桂、桃仁、归尾、苏木、玄胡索、郁金，二剂而痊。当暑而用姜、桂，舍时从症也。

《临证指南医案·卷五·暑》

王。身热自汗，腹痛，大小便不利，脉虚，右大左小。暑热内闭。拟和表里法。薄荷、枳实、黄芩、生白芍、竹叶心、黑山栀、通草、甘草。

某。秽暑吸入，内结募原，脘闷腹痛，便泄不爽。法宜芳香逐秽，以疏中焦为主。藿香梗、杏仁、厚朴、茯苓皮、半夏曲、广皮、香附、麦芽。

某。暑湿热气，触入上焦孔窍，头胀脘闷不饥，腹痛恶心，延久不清，有疟痢之忧。医者不明三焦治法，混投发散消食，宜乎无效。（暑湿弥漫三焦）杏仁、香豉、橘红、黑山栀、半夏、厚朴、滑石、黄芩。

《临证指南医案·卷八·腹痛》

某。长夏腹胀减食，微痛，是暑伤在气分。东垣每调和脾胃，疏泄肝木，最属近理。若守中之补，及腻滞血药皆左。（暑伤中气）人参、广皮、白芍、茯苓、谷芽、生益智仁。

《王旭高临证医案·卷之一·暑邪门》

温。暑邪挟积，身热腹痛，先与疏达。香薷、川朴、花槟榔、砂仁、藿梗、苏梗、赤苓、焦六曲、陈皮、通草。

又：腹痛拒按，当脐有块，壮热无汗，舌苔黄腻，气升烦懊。防其发厥。法以表里两解。柴胡、淡芩、枳实、赤苓、赤芍、半夏、元明粉、生大黄。

又：投大柴胡汤法，下出碎块溏粪两次。腹痛不减，烦懊不安，气升呕逆，舌苔黄燥。食积填塞阳明，暑邪内走厥阴。防其昏厥。拟以泄厥阴，通阳明。川连（吴萸炒）、楂炭、淡豆豉、黑山栀、栝蒌仁、当归、龙荟丸（三钱，绢包煎）、枳实、苏梗、木香（三味磨冲）。

外敷方：葱（一把）、盐（一杯）、丁香（一钱）、飞面（三钱）。打烂，敷痛处。此四磨饮合小陷胸、栀豉、左金合剂。疏通气分，泄肝化积。再用外敷法，其气有不通行者乎！

［渊按］暑必挟湿，湿为阴邪，最能阻碍阳气。故暑湿病多脘腹痞痛，积滞内阻，暑湿之不化，实由气机之不通。下而痛仍不减，乃未得辛通之药，中焦痞滞未去耳。

《全国名医验案类编·四时六淫病案·暑淫病案·伤暑腹痛案》

陈憩南（住潮安金山脚）

病者：曾仰山之妻，年二十六岁，体素弱，澄海人，住汕头。

病名：伤暑腹痛。

原因：时当盛暑，登楼浇花，至晚头眩，天明无恙，越数日腹痛，适月事后期，医作经治，而不知其有暑邪也。

证候：满床乱滚，时时发昏，四肢发厥，冷汗常流，家人惶骇，惊为不治。

诊断：诊得六脉细涩，沉候数而鼓指有力。询家人曰：畏热乎？大便秘乎？小便数而无多乎？其夫从旁对曰：然。余曰：病系感暑不发，伏于肠胃，阻碍气机，因而作痛。脉证合观，其为暑因误补而腹痛，可无疑矣。其夫曰：最先延吴医诊治，谓系停污，服胶艾四物汤加香附，不应。次加红花、桃仁，不应。继再加三棱、莪术，又不应。乃转请秦姓老医，谓是中气大虚，肝风内动，服黄芪建中汤，加入平肝驱风之药，服三剂而痛转甚。遂日夜叫呼，饮食俱废，发昏作厥，病遂日深。更医多人，毫无寸效。不得已恳救于福音医院之洋医（怀医生、莱医生），咸谓周身灰白，乃系血流入腹，非剖视不可。举家商酌，绝对不从。今先生曰伤暑，药必用凉，但内子虚甚，其能胜乎？余曰：语云，急则治其标。西昌喻氏曰：议病勿议药，议药必误病。诚哉其言乎！且夫人惟体正虚，不能托邪外出，是以真面目不露，率尔操觚者，乃致误耳。《经》曰：暑伤气。又曰：肺主气。今肺被暑伤则气虚，气虚不能统血流行，是以脉见细涩，而外形肺虚之本色，周身灰白，西医所以误谓血流入腹也。如果见信，克日呈功。

疗法：主用清热则暑邪自除，通气则腹痛可止，清热通气汤极效。午后三时，水煎取服，翌日再服。

处方：清热通气汤。羚羊角（一钱，先煎），金银花（二钱），钩藤（钱半），滑石粉（三钱，包煎），小青皮（一钱），全青蒿（钱半），陈枳壳（一钱），甘菊花（钱半），川厚朴（一钱），淡竹叶（钱半），条黄芩（二钱），杭白芍（三钱）。

效果：一剂能眠，二剂思食，适月事通，病良已。

［廉按］伤暑腹痛，何至满床乱滚，实因诸医不明因症，漫用成方，误补致剧。此案诊断时，全在一番问答，始得查明其原因，对症发药。药既对症，自能应如桴鼓。故诊断精详，为医家第一之要务。

19. 治诸郁腹痛

《孙文垣医案·卷四·新都治验》

陈氏妇，肠鸣腹痛，大便溏泻，合目即汗出，下午潮热。医谓潮热盗汗，乃虚怯之症，加之泄泻，脾气坏矣，视为不治。迨予诊之，右脉濡数，左脉洪数。予曰：此郁火痰积症也。盖忧伤肺、思伤脾，饮食因而不化，积而生痰，故腹痛溏泻。但理中焦，消去痰积可瘳也。以四君子汤加半夏曲、滑石、红曲、麦芽、苡仁、酒炒白芍药、酒炒黄连、牡蛎、桔梗八帖，而病去如释。

《临证指南医案·卷八·腹痛》

徐。疹发五六年，形体畏寒，病发身不大热，每大便，腹痛里急。此皆气血凝滞，当以郁病推求。当归、酒制大黄、枳实、桂枝、炙草、白芍。

《续名医类案·卷十九·腹痛》

一妇人心腹痛，诸药不应，用炒黑山栀、桔梗治之而愈。

《静香楼医案·上卷·诸郁门》

寒热无期，中脘少腹遽痛，此肝脏之郁也。郁极则发为寒热，头不痛，非外感也。以加味逍遥散主之。

[诒按]此木散达之之法。

《怡堂散记·卷上》

海阳金氏子，十三岁，腹痛三年，杂治不效。发则喊叫不可耐，遇风则作寒热，呕吐，汗出，面青，脉弦。予曰：此风根也，用桂枝、防风、柴胡、黄芪、白术、陈皮、半夏、白芍、甘草加生姜煎，二剂平，四剂愈。

《王旭高临证医案·卷之三·脘腹痛门》

顾。当脐硬痛，不食不便，外似恶寒，里无大热，渴不多饮。寒食风热互结于脾胃中，用《局方》五积散合通圣散，分头解治。五积合通圣，共为末，朝暮各用开水调服三钱。

又：用五积合通圣温通散寒，便通而痛未止。脉迟，喜食甜味，痛在当脐，后连及腰，身常懔懔恶寒。此中虚阳弱，寒积内停。拟通阳以破其沉寒，益火以消其阴翳。四君去草，加肉桂、制附子、木香、元明粉、乌药、苁蓉。

又：温脏散寒，腹痛已止。今当温补。淡苁蓉、杞子、熟地、当归、茯苓、陈皮、吴茱萸、制附子、乌药、砂仁。

[渊按]尚嫌腻滞，仍从四君加减为妙。

《沈氏医案》

有一十四岁女子，患小腹痛，无他症，此因饮冷所致。归尾、桃仁、香附、青皮、延胡索、丹参、牛膝、条芩、山栀、砂仁。

《竹亭医案·卷之五》

山西张景章腹痛误攻增重治验。山西张景章，五月下浣，腹痛症。因气、食、湿交阻，以致胸闷、骨节疼，舌苔白。私进大黄及青麟丸辈，致令腹痛甚剧，坐立难忍。脉象沉细，法宜温舒。草蔻仁（一钱半，炒），木香（六分），干姜（七分），楂炭（三钱），半夏曲（一钱半），枳壳（一钱半），滑石（三钱），橘皮（一钱半），赤茯苓（三钱），淡茱萸（四分）。服后痛渐缓，仍用原方。再剂痛势大减，脐腹块攻，大便欲解不能，食阻气滞之故耳。当用二陈汤加木香、枳壳、楂肉、麦芽、神曲等，煎好去渣，送更衣丸三钱。少顷大便结粪成条，后兼溏粪而止。再以和胃调脾，使其能食而不胀满，是为上着。服之，果然即愈。

20. 治虚损腹痛

《里中医案》

太史蕉漪园，当脐切痛。余曰：肾脾俱弱矣，当益火之元，以消阴翳，用八味丸作煎液，两剂而痛止。

《临证指南医案·卷八·腹痛》

某。劳力伤气，浮肿，食入腹痛。姑用戊己调中（劳伤中阳）。白芍（二钱），炙草（五分），当归（炒焦，一钱半），生益智（七分，研），广皮（一钱），煨姜（一钱），枣肉（三钱），河水煎。

袁。当脐腹痛，发于冬季，春深渐愈，病发嗳气，过饥劳动亦发。宜温通营分主治（营分虚寒）。当归、炙草、肉桂、茯苓、炮姜、南枣。

《续名医类案·卷十九·腹痛》

薛立斋治罗给事，小腹急痛，大便欲去不去。此脾肾气虚而下陷也，用补中益气送八味丸，二剂而愈。此等症候，因利药致损元气，肢体肿胀而死者，不可枚举。

缪仲淳治高存之长郎患腹痛。问曰：按之痛更甚否？曰：按之则痛缓。曰：此虚症也。即以人参等药饮之，数剂不愈，但药入口则痛止。其痛每以卯时发，得药即安。至午痛复发，又进再煎而安。近晚再发，又进三剂而安睡，则不复发矣。如是者月余,存之疑之,更他医药则痛愈甚,药入痛不止矣。以是服缪方不疑,一年后渐愈,服药六百剂全瘳([雄按]治法已善,而六百剂始瘳者,方未尽善也)。人参三钱,白芍三钱,甘草一钱,麦冬三钱,当归二钱,橘红一钱五分,木瓜一钱。又重定方加萸肉二钱,黄柏一钱五分,鳖甲二钱,枸杞三钱。又以饮食少,时恶心,去当归、黄柏,加牛膝三钱,秦艽一钱五分,枣仁三钱,石斛二钱,延胡索一钱。(《广笔记》)

《续名医类案·卷二十四·内伤》

一妊妇饮食停滞,心腹痛胀。或用人参养荣汤加青皮、山楂、枳壳,其胀益甚,其胎上攻,恶心不食,右关脉浮大,按之则弦。此脾土不足,为肝木所侮。用六君子加柴胡、升麻而愈。后小腹痞闷,用补中益气汤升举脾气乃痊。

《竹亭医案·卷之五》

山西荣盛华胸脘脐腹痛剧危症治验。山西荣华盛,四十七岁,辛卯四月十六,痛症几危治验。胸脘脐腹作痛,迄今数日。食少溲赤,舌腻苔白。体素瘦,痛剧防厥,脉形细哽,证颇棘手。当用厚朴、蔻仁、半夏、木香、赤苓、车前、陈皮、薤白、淡茱萸辈,加生姜煎。服后脐腹痛稍减,胸脘仍痛如前。因大便不解,西人最喜通便,且擅用丹、丸,如青麟丸、九龙丹及木香槟榔等丸。弗论年之强壮虚弱,概以通为法,诚愚人之见也。况脉软痛甚,食少体弱,倘经攻伐,便泄、汗出而脱,咎将谁归,予深阻之。惟有温理中宫,免其痛厥为最耳。姜厚朴(一钱),制香附(三钱),木香(七分),干姜(八分,炒),淡茱萸(五分),白蔻仁(一钱),陈皮(一钱半),楂炭(三钱),九香虫(一钱,焙),大麦仁(三钱,炒),甘草(六分);加鸡内金二钱(炙),砂仁末三分(冲)。

服药后,脘腹痛十去六七。再剂痛平食贪,舌之白苔转为淡薄,大便一次,小溲亦淡。又以养胃和中之剂,二帖而愈。

《孤鹤医案·腹痛》

素体心形并劳,脾阳先亏,气从下陷,外受暑,腹痛便溏,兼之脱肛,色黄而浮,脉形濡弱不振。拟补火生土,清升则浊自降。人参(一钱),炙芪(三钱),茯苓(三钱),新会(一钱),木香(五分),荷蒂(二枚),於术(一钱半),附子(七分),羌活(一钱半),柴胡(七分),杞子(二钱),椒目(四分)。

《王九峰医案·副卷二·腹痛》

脉象沉弦,气郁动肝,肝冲气胀,已历多年。不耐烦劳,大腹小腹胀痛。形容憔悴,血不荣色,心脾营损,肝气横逆。养心脾以合肝胃。归脾汤加白芍、陈皮。

进养心脾以和肝胃,痛定神安,容色渐转,既获效机,依法进步。前方加肉桂。腹痛已痊,饮食已香,夜来寐安,脉神形色俱起。不宜烦劳动怒,原方损益。黑归脾汤加白芍。

《曹沧洲医案·肝脾门》

右。脘腹痛,腰脊酸,少寐,呕恶,恶寒,脉细。宜标本两治。桂枝(一钱),淡吴萸(三分,盐水炒),朱茯神(三钱),杜仲(三钱五分,盐水炒),橘红(三钱五分),旋覆花(三钱五分,包),炒香枣仁(三钱五分),陈佛手(三钱五分),法半夏(三钱五分),代赭石(四钱,煅,先煎),金毛脊(三钱,炙去毛),炒谷芽(五钱,包)。

21. 治癥瘕腹痛

《里中医案》

于鉴如腹痛有积。襄阳邑侯于鉴如,酒后腹痛,痛处渐坚。余曰:脉大而长,且搏指矣,必有坚积。然两尺濡软,不敢峻攻。先以四君子汤补完胃气,然后以攻积丸,下十数行黑而韧者,腹犹痛也。《经》曰:大积大聚,其可犯也,衰其半而止。但以补中益气加蓬术为丸,服两月而霍然。

《续名医类案·卷十九·腹痛》

龚子才治一妇人,脐腹疼痛,不省人事,只一剂立止。人不知者,云是心气痛,误矣。方用白芍药、五灵脂、木通去皮,三味等分,每服五钱,水醋各半,煎至七分,去渣温服。(此瘕痛也)

《王旭高临证医案·卷之三·脘腹痛门》

钱。脉微细,阴之象也。少腹有块,上攻及脘,自脘至嗌一条气塞,发作则块攻大痛欲厥,头汗如雨。用方大法,温通无疑。惟舌黄腻浊苔,便泄臭秽,必兼湿热;而块痛得按稍减,又属虚象。金铃子散加人参、乌梅、乌药、泽泻、补故纸、吴茱萸、木香、肉桂、枸杞子、五味子、茯苓、肉果。

又:水饮痰涎与下焦浊阴之气,盘踞于中。中脘腹胁有块,攻撑作痛,痛甚发厥。昨用温通,痛势稍减。但脉仍微细,泄仍臭秽,谷食厌纳,中气大虚,阴气凝结,当脐硬痛,恐属脏结。攻之不可,补之亦难,仍为棘手。前方去人参、五味、乌药、故纸、肉果,加白芍、干姜、萱花、橘饼。

22. 治热证腹痛

《续名医类案·卷五·火》

喻嘉言治吴添官,因母久病初愈,自患腹痛,彻夜叫喊不绝,小水全无(知为火郁之病)。以茱、连加元胡索投之始安。

《续名医类案·卷十九·腹痛》

一酒客每日腹痛泻黄沫,知积热也,投芩、连、厚朴、炒栀子、木通、泽泻、赤苓,二剂少可。复以酒蒸大黄为丸,酒下二钱,凡三服,遂不发。

《古今医案按·卷七·心脾痛》

[震按]江应宿治一男子,心脾痛,六脉弦数。曰:此火郁耳。投姜汁炒黄连、山栀泻火为君。川芎、香附开郁。陈皮、枳壳顺气为臣。反佐以炮姜。从治一服而愈。再与平胃散加姜炒黄连、山栀,神曲糊丸服。永不发。与此案脉同治异,可合参之。

《王氏医案续编·卷二·古杭王士雄孟英医案》

王开荣偶患腹中绞痛(伏暑在内),自服治痧诸药,而大便泻血如注(香燥可以益热)。孟英诊之,左颇和,右关尺弦大而滑(弦滑者痰也,大者热也)。面色油红,喘逆不寐。与苇茎汤合金铃子散,加银花、侧柏叶、栀、斛、芩、连。二帖后,面红退,血亦止,乃裁柏叶、银花,加雪羹、枯荷杆。又二帖始发热,一夜得大汗周时,而腹之痛胀,爽然若失,即能安寐进粥。改投沙参、知母、花粉、桑叶、杷叶、石斛、白芍、橘络、杏仁、冬瓜子、茅根、荷杆。三帖大解行,而脉柔安谷。

许仲筠患腹痛不饥,医与参、术、姜、附诸药,疼胀日加,水饮不沾,沉沉如寐。孟英诊脉弦细,苔色黄腻。投以枳、朴、萸、连、栀、楝、香附、蒺藜、延胡等药。二剂便行脉起,苔退知饥而愈。

《柳选四家医案·评选继志堂医案两卷·下卷·脘腹痛门》

气结于左,自下而盘之于上,胀而且疼,发则有形,解则无迹,甚则脉形弦数,口舌干燥。更属气有余,便是火之见症。急须化肝。化肝煎。

[诒按]凡肝气上逆者。多挟木火为病。故化肝煎为要方。

《全国名医验案类编·四时六淫病案·火淫病案·热郁腹痛证案》

陈务斋(住梧州四方井街)

病者:封其光,年三十余岁,广西容县,住梧州市,军政界。

病名:热郁腹痛证。

原因:劳心过度,思虑抑郁。诱因饮食不节,过饱过醉,食积停滞,消化不良。素因肠胃积郁,腹中膨胀,湿蓄气聚。

证候:胸腹胀满,隐隐疼痛,食则呕吐。继则腹中绞痛,大小便不通,辗转反侧,眠睡不能,坐立更甚。历旬余之久,昼夜病剧欲死,肢表厥冷,绝粒不食,肌肉消瘦,面唇指甲青白,精神已失,奄奄一息。

诊断:诊左右六脉沉伏,验诊体温升腾,听诊中左呈高音,兼带水泡音。以脉参证,定为热郁腹痛证。由食积停滞,中气不畅,脾不运则胃逆;尤复过饱过醉,伤及脾胃,助湿生热;且烦劳抑郁,肝木不能下行疏泄,木横助火,连合君火升提,烁肺刑金。金不生水,水干木郁,脾土益受其克,消运之官能尽失,清阳不能上升,浊气糟粕不能降泄,以致二便不通,气聚热生,湿郁火动,肝气一陷,痛遂立发。前医谓湿寒之症,用附桂理中汤治之,致热伏心肝,血热凝瘀,则肝气更郁,而痛更剧。再以温中治之,则外象愈寒,脉愈沉细。再以温中理气治之,而热愈深,则脉伏肢厥,至成危而欲绝。

疗法:急救汤剂,用大承气汤加减。方取生军、芒硝、桃仁推荡大肠,去宿清热为君,白芍、黄芩、红花平肝泻火,去旧生新为臣,厚朴、枳实、郁金宽中下气而开郁结为佐,竹沥水、丝瓜络通关化痰,疏通经络为使。一服后,痛则略减,惟大便仍不通。用手术洗涤大肠,始得立下燥粪数次,而痛立除,肢表不厥,面唇已新,能眠能睡,食量略思。诊脉左右弦数,又用清热逐湿化气汤,取厚朴、扁豆、苍术、川连、茯苓、延胡、郁金、木通、生军、白芍、青皮、土薏理气开郁,运脾土湿,清热降火,通经利水。三服后,大小便如常,腹中舒畅,食量已进。诊脉已缓,惟元气已弱,又用补气运脾逐湿汤,取其补气生津,健脾和胃,利水渗湿,活络宁神。

处方:大承气汤加减方。生军(四钱),厚朴(三钱),芒硝(四钱),桃仁(三钱),白芍(三钱),黄芩(四钱),红花(二钱),郁金(三钱),枳实(三钱),丝瓜络(五钱),煎后,加竹沥水一钟和服。

又方:清热逐湿化气汤方。厚朴(二钱),扁豆（四钱，炒），苍术（一钱），黄连（二钱），茯苓（五钱），延胡（二钱），郁金（三钱），木通（钱半），生军（三钱），白芍（三钱），青皮（二钱），土薏（六钱，炒），煎服。

三方：补气运脾逐湿汤方。防党（五钱），五味（钱半），黄芪（二钱），白术（钱半），淮山药（五钱），茯苓（五钱），麦冬（三钱），土薏（五钱，炒），枣仁（二钱），桑寄生（三钱），煎服。

效果：五日腹痛已除，肢表不厥，十日食量已进，二十日元气已复。

[廉按]辨证既明，处方亦有条理。

23. 治肝气腹痛

《环溪草堂医案·卷二·肝气、肝风、肝火》

某。肝气与饮邪，相合为病。脘腹作痛，呕吐酸水。拟苦辛泄木，辛温蠲饮。川连（吴萸炒）、陈皮、木香、丁香、蔻仁、干姜、川楝子、延胡、香附、川椒。

[诒按]肝气病，兼证最多，须看其立方融洽处。

24. 治运气腹痛

《医学穷源集·卷三·木运年》

徐女，周岁。由外感而致壮热，腹痛喜按月余，顶心凸起，病势危笃，医药无效。脉滞涩，面色青赤。

[案]此玉海之症，其源深矣。盖首为阳冠，脑为髓海，阳蒸于上而气不下降，脉滞气凝，故有此象。但人稚源深，施治宜审。此时且用缓筋达脉，降气滋营之法治之，却又不宜浓厚之味也。生山栀（一钱），紫苏（一钱），川芎（一钱，酒炒），广木香（一钱），粉丹皮（一钱），独活（一钱），茯神（钱半，醋炒），降香末（一钱），香附（八分），大白芍（一钱），骨碎补（一钱），半夏（一钱），黄连（六分），黄柏（六分），升麻（四分），鲜鳢鱼脑（一钱）。一剂分三次服。

[释]此芒种后五日方也。天符执法之候，月建逢丁，木火上炎，升于上而困于下，非常法所能治也，故用缓木之品，多兼太阳壬水之意。水滋则火不上炎，丁火下降，合于壬水，则木化成矣。气为阳，降气即以降火。营为阴，滋营即以滋水。兼用中土之味者，壬属坎，丁属离，交媾必藉黄婆也。半夏生于午月，感一阴而禀金土之气，能制风木，并除痰湿。升麻、鳢脑，取其引药至于髓海之分，

非升阳也，学者须善会之。

陆女，十九，手足瘈疭，忽然狂叫，腹痛卒倒，不省人事。脉象结促。

[案]此郁毒也。乌药（四钱），鬼箭羽（三钱），郁金（三钱），净银花（钱半），砂仁（二钱），粉甘草（二钱），甘遂（六分），大贝母（二钱），引用马粪金汁。或不能猝辨，即用多年圊砖亦可。或参用人中黄、地丁、木瓜、柽柳、蜂房、莲房。多煎多服为妙。

[释]此春分后十日方也。木齐金化之年，木气本强，但以太阳寒水在上，其年又春行冬令，木气郁而未舒，节过春分，天气骤和，主客之角运候旺，而间气乃属阳明，故强木忤金，交战于胃阳之分，此病象之所以暴也。方用辛散扶金之法，参以顺气平木之味，兼用秽浊之物以解郁毒，相反之味以攻固结。因时制宜之妙，蔑以加矣。

前方一日夜灌过七八碗，病势稍减，次日换方。淡巴菰（二钱），大贝母（三钱），芸香（二钱），皮硝（三钱），紫花地丁（二钱），葛根（二钱），薤白（三钱），大戟（八分），白苏子（二钱），陈佛手（一钱），雌黄（一钱），雄黄（一钱），刘寄奴（二钱），凿头木（二钱），紧服三剂。

[释]用辛凉解毒之品，以助金而平木，意与前方相同。但秽浊之味减而疏泄之味加者，秽浊之味易致败胃，须用芳香解之，胃气方能起发。盖秽浊属阴，虽有解毒之利，而亦有沉滞之害。芳香属阳，虽有动火之弊，而实有疏通之益。此君子、小人之分也。譬如兵家之使诈使贪，乃敌炽之时偶一用之，平时究以忠廉为主。

《医学穷源集·卷四·火运年》

郑氏，卅四。腰疼腹痛，寒战不食，精神散漫，似寐非寐。脉象沉细无力，尺尤甚。

[案]论纳甲，则去、今二年一气，其症居阴分水脏者为多。顾于岁属水，而于时属阳明，于司天则又属厥阴，厥阴遇风则动而多躁，遇火则郁而多阻，阳精入海中而云雾掩之，计都为之蚀也。偶一言及，学者可以类推，此症系水木二脏之疾。牡蛎粉（三钱），煨益智（三钱），杜仲（三钱），苏木（二钱），金石斛（二钱），青蒿（二钱），青木香（钱半），当归（四钱），白芍（三钱，醋炒），赤芍（钱半），郁金（钱半），升麻（八分）。服五剂后，用归脾汤治之愈。

[释]此癸亥年雨水前五日方也。火运不及，水来兼化之年，初气阳明陷而未起，因海水之寒气过盛，而司天之风木湿郁不达。于《易》，风行水上，其象为涣也。幸而月建寅木，天运少徵，犹可借其气以升举阳明。阳精出海，而日月光华，罗计无从与之争道。方用收摄之品，以治阴之涣；用升举之味，以防阳之陷。真能拨云雾而见青天也，其效宜哉！

袁女，十六，从春分节起，觉有寒积腹痛之疾，大暑后更兼牝疟。脉寸口洪大，余沉涩。

[案]其经属肝木，木气因感太阳寒水之气而本根先结。幸此时太阳之标尚达，其结者太阳之本也。若不早治，恐成痰饮，更难治疗矣。乌药（钱半），煨砂仁（二钱），煨木香（一钱），橘核（一钱），橘皮（二钱），伏干姜（七分），苍术（二钱），白芥子（二钱，炒），海桐皮（一钱），香附（一钱，炒），夜合子（二钱），橘叶为引。

[释]此癸亥年大暑后十日方也。此时虽属地气少阴主事，而病却起于客气太阳之时，木为水淹，火绝化源，而土气愈寒，在泉少阳之气为寒水所隔，不能上合少阴，故见症如此。太阳本寒而标阳，中见少阴，今少阳之脉未病，则中气与标不隔，尚为易治。病本由于太阳，而用木香、干姜，却属足太阴，借月建之未土以制之也。芥子、橘皮又属手太阴，借天运之少商以养之也。凡此皆欲以太阴配太阳也。又换方。

[案]药田子曰：凡病原在下焦者，其症沉涩，以太阳阳明为表里耳。宜用温散之剂，微带清痰之法。神曲（三钱），红花（八分），白蔻仁（五分），石菖蒲（一钱，酒炒），乌药（二钱），蒲公英（钱半），缩砂仁（一钱，连壳），青皮（钱二），青木香（一钱），白蒺藜（一钱），瓦松（一钱），竹茹（八分），威灵仙（一钱），乌贼骨（八分）。

[释]此立秋后十日方也。太阳在外，阳明在内，固为表里；阳明在中，太阳在下，亦为表里。又值月建改属申金，故宜换用阳明之味。但少阴究系主令之经，故用神曲、红花引其气以下交于少阳。少阳为在泉之主，故用青皮、灵仙、青木香，借其气以上交于少阴。阴阳交，而君相二火可以相须为用，太阳亦为阳土所制化，不得主持于中矣。少用乌贼，以为下焦引经之用，则又精密之至也。

《医学穷源集·卷五·金运年》

王女，八岁，胸腹疼痛，服药不效。

[案]今岁少阳司天，支干皆属阳明，必多胃满中癖，目赤耳聋，或大肠燥结伤阴等证。然亦须参之以各节所运之气，与人事致病之因。如此证，却由去冬之愆阳伏阴，以致少阳不得迁正而遂其生发之气也，可用和解法。附子（八分，黄连水炒），焦楂肉（二钱），神曲（二钱），木通（一钱），广木香（一钱），宣木瓜（一钱），乌药（一钱），桔梗（钱半），车前子（一钱），茵陈（一钱），白芍（二钱）。服三剂。

[释]此庚申年立春后二日方也。去年己未为太乙天符，太阴司天之气有余而不退位，加以前冬太阳在泉之令，阳气愆伏，故今岁少阳不得迁正。木火之气既微，而中运强金亦为湿土所束，而不能施其转输之力。依经施治，当折旧司天之余以退之。故方以助阳为主，而以疏土去湿为辅。盖寒湿去则强金自运，阳气胜而弱火亦起矣。此成功所以易如反掌也。

《医学穷源集·卷六·水运年》

凌氏，四十，胸腹绞痛欲绝，自言食穄屑饼过多，渴极饮水数碗，遂致此病。脉左寸钩，右关濡涩，两尺俱伏。

[案]运气之火与主令之金土相克而不相生，故有忤缴不安之象。宜和解而开散之，然亦须兼滑润清理之意。丹皮（四钱），生楂肉（五钱），香薷（三钱），香附米（三钱），白薇（一钱），红曲（一钱），竹茹（五钱），竹沥（一钱）。阴阳水煎服二剂。

[释]此处暑后二日方也。月建申金，主气太阴、客气少阴主事。火为土母，因为客感饮食之气所郁，郁火上冒，不能为釜底之用，故有未济之象。以卦义论之，即先天之否也。方用丹皮清散少阴炎上之火，而使之下济。山楂味酸，色赤，借木味以疏土，即用火性以生土也。白薇味苦而咸，苦者火而咸者水也，土兼水化之年，水气本弱，故用以启水天之精气，生升于火位而调剂之，兼以达阳明申金之气，而清散风邪也。竹沥取其寒滑，阴阳水取其和也。余皆清理胃阳之品，人所易晓。

前药煎熟，已身僵口噤，心觉微温，勉用银簪撬口，缓缓灌之，至中夜将尽一剂，身动噤开。因再服一剂，狂惑不知人事如故。肉苁蓉（二钱），白芍(五钱),丹皮(五钱),鲜首乌(二钱),楂肉(四钱),枸杞子(二钱),天门冬(二钱),茯苓(二钱),白鹅翎(一钱),飞蛾(一钱,去头翅),胆星(四分),山栀(一钱),青皮(一钱),海蛤粉(二钱),淡竹叶(一钱),竹沥(二钱),竹茹(钱半)。服八剂。

[释]少阴为客气,申金为月建,太阴为主气。故以芍药、丹皮、楂肉为首重。苁蓉感马精而生,马为火畜,精为水阴,故禀少阴水火之气。枸杞冬熟而色红,是禀少阴之水气,而又兼君火之化者也。天冬禀寒水之气而上通于天,水气通天则天气下降。首乌苦涩,能养手少阴之血,而又能敛足少阴之精者也。凡此四味,皆因土兼水化之年,而用以滋水者也。飞蛾由湿热腐化而生,故用为火土相生之意,白鹅翎禀秋金清肃之气,能辟除狂惑,发扬胃气,而清浮游上越之邪也。茯苓、蛤粉去湿除逆,故用之以应庚金之气。胆星、山栀、二竹、青皮治病标之痰热,兼清少阳之相火,亦防其君、相同恶相济耳。

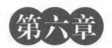

泄　泻

泄泻，主要是指以排便次数增多，粪质稀溏或完谷不化，甚至泻出如水样为特征的疾病。它既可以是一些单纯的泻下性疾患，如外感六淫泻、五脏泻、七情泻等；也可以是其他疾病引起的泻下性症状，出现了与单纯泄泻相同的病机和证候，因而有必要参照泄泻来进行辨证和治疗。如痢疾、疟疾有大便稀薄不成形，经前或经行期间出现的便溏，消渴出现泻出挟有水液的粪便，虚劳出现的完谷不化的粪便之类，并不完全排除在泄泻之外。

【辨病名】

泄泻是以排便次数增多，粪质稀溏或完谷不化，甚至泻出如水样为主症的病证。古有将大便溏薄而势缓者称为泄，泄者，漏泄之意，如水之漏泄；大便清稀如水而势急者称为泻，泻者，倾泻之意，如水倾注。因泄与泻的临床症状仅稍有区别，有时很难截然分而言之，故统名称作泄泻。

古代文献对泄泻一称谓不尽相同，先秦至两汉，多以"泄"或"泻"简而称之，出现以脏腑命名泄泻和以"利"字代称泄泻。隋唐时期，可见"痢""利"混用。宋金元时期，多见"泄""泻"合称。明清时期，明确"泄泻"与"痢"有别。

一、泄泻的不同称谓（利、泄（泻）利、下利、利下、痢）

泄泻是此类疾病的总称，古代文献中泄泻常以泄、泻、利、泄利、下利等分别代称。

《神农本草经·卷一·上经·黄连》："味苦，寒。主热气目痛、眦伤泣出，明目（《御览》引云：主茎伤。《大观本》无），肠澼，腹痛下利，妇人阴中肿痛。久服，令人不忘。一名王连。生川谷。"

《三因极一病证方论·卷之十一·泄泻叙论》："方书所载泻利，与《经》中所谓洞泄、飧泄、溏泄、溢泄、濡泄、水谷注下等其实一也……《经》云：寒甚为泄；春伤风，夏飧泄。论云：热湿之气，久客肠胃，滑而利下，皆外所因。喜则散，怒则激，忧则聚，惊则动，脏气隔绝，精神夺散，必致溏泄，皆内所因。其如饮食生冷，劳逸所伤，此不内外因。以此类推，随证主治，则不失其病源也。"

《养生类纂·卷上·养生部·总叙养生》："大有四时五行，以生长收藏，以生寒暑燥湿风。人有五藏，化为五气，以生喜怒悲忧恐。故喜怒伤气，寒暑伤形，暴怒伤阴，暴喜伤阳，厥气上行，满脉去形，喜怒不节，寒暑过度，生乃不固。故重阴必阳，重阳必阴。故曰：冬伤于寒，春必病温；春伤于风，夏必洩泄；夏伤于暑，秋必病疟；秋伤于温，冬必咳嗽。（《黄帝素问》）"

《儒医心镜·各症病原并用药治法要诀·泄泻》："泻者，下利不禁是也。"

《奇效良方·卷之十三·泄泻门》："泄者，泄漏之义，时时溏泄，或作或愈；泻者，一时水去如注泄。"

《难经集注·卷之四·五泄伤寒第十》："杨曰：泄利也，胃属土，故其利色黄，而饮食不化焉。"

《医旨绪余·泄泻辨》："粪出少，而势缓者，为泄，漏泄之谓也。粪大出，而势直下不阻者，为泻，倾泻之谓也。"

《医旨绪余·上卷·四十·泄泻辨》："生生子曰：按泄泻二字，取义必有轻重，非一症而无分别者也，何也？据书有云泄者，有云泻者，有云泄泻者，假使无分别，经何分言之若是。愚谓粪出少而势缓者，为泄，若漏泄之谓也。粪大出而势直下不阻者，为泻，倾泻之谓也。姑参出以俟明哲正焉。"

《伤寒论条辨·卷之一·辨太阳病脉证并治上篇第一》："利即俗谓泄泻，是也。"

《证治准绳·杂病·大小腑门·泄泻》："《金匮》下利病脉证并治……上此下利一章，后世名医诸书,皆以为法。古之所谓下利,即今之所谓泄泻也。"

《神农本草经疏·卷二·续序例下·诸疟主治》:"泻利,俗呼泄泻,因于湿。"

《丹台玉案·卷之五·泄泻门》:"泄者,如水之泄也,势犹稍缓;泻者,势似直下;微有不同,而其为病则一,故总名之曰泄泻。"

《黄帝内经灵枢集注·卷六·禁服第四十八》:"痹者,病形而伤气也……如病一二日,即见呕吐洩泄诸证者,此陷于内而入腑也。"

《医方集解·泻火之剂第十四·白头翁汤》:"利与痢不同,利者泻也。"

《症因脉治·卷四·泄泻论》:"秦子曰:泄泻之症,或泻白,或泻黄,或泻清水,或泻水谷,不杂脓血,名曰泄泻。"

《四诊抉微·卷之四·切诊·时脉》:"诸部不毛,气口独毛者,胃虚不能纳食,及为泄泻之征也。"

《伤寒论纲目·卷十四·少阴经症·呕吐下利》:"成无己曰:自利者,不因攻下而自泄泻也。"

《素问识·卷一·阴阳应象大论篇第五》:"湿胜则濡泻,《集韵》:濡,儒遇切。音孺,沾湿也。《奇效良方》云:泄泻。人为一证耳,岂知泄,泄漏之义,时时溏泄,或作或愈。泻者,一时水去如注泄。《赤水玄珠》云:粪出少,而势缓者,为泄,漏泄之谓也。粪大出,而势直下不阻者,为泻,倾泻之谓也。《简明医要》云:濡泻,粪或若水。考王注:即水谷利,与飧泄无别。"

《难经疏证·黄帝八十一难经疏证卷下》:"(杨)泄,利也。"

《本草正义·卷之七·草部·附子》:"'下痢赤白'一句,则未免可疑,此病是湿热积滞为多,古人谓之肠澼,明谓肠中有所澼积,若曰下痢,已觉不妥,盖'痢'即'利'字之孳生,本以滑利、通利为义,《内经》所言自利、利下,皆即后人之所谓泄泻、水泄,《内经》中明明与肠澼一候,各有命名,各有取义,未尝混作一气。自后人加'疒'作'痢',而滑泄亦谓之利,积滞亦谓之痢,此在六朝以后,不识字义之源,有此含浑,本不足责,窃谓汉魏以上,不当颟顸至此,且肠澼之候,欲下而不能畅下,后人谓之下积,尚属名正言顺,与泄利之滑泄自利者,病状皎然不同,亦何可浑以痢字命名?"

《时病论·附论·辟俗医混称伤寒论》:"泄泻者,为漏底伤寒。"

《医学摘粹·杂证要法·里证类·泄泻》:"泄泻者,肝脾之下陷也。常人谷贮于大肠,水渗于膀胱,一自土湿而脾无蒸化之力,木郁而肝失疏泄之权,则水气不入于膀胱,而与谷合趋于大肠,此泄泻所由作也。其土湿盘结于胸腹,则生胀满。其木郁冲激于脏腑,则生疼痛,其势使之然也。"

《伤寒捷诀·肠垢鹜溏》:"利者,泻也,不因攻下而泄泻也,此即伤寒自利之症,俗名漏底伤寒是矣。""按利与痢不同,利者,泻也。"

《增订通俗伤寒论·证治各论·伤寒夹证·夹泻伤寒》:"泄者,大便溏薄,或作或止;泻者,大便直下,水去如注。"

二、泄泻分类命名

古代文献对泄泻的命名十分细致,通常根据泄泻的发病脏腑、病发特点、病因病机对本病进行命名,此外也有按特殊人群或特殊时期对泄泻进行命名。

1. 按脏腑命名

如脾泄(脾泻、飧泄、濡泄、食泻)、肝泄(肝泻、洞泄)、肾泄(肾泻、五更泄、鸡鸣泄、大瘕泄、晨泻、瀼泄)、肺泄(大肠泄)、大肠泄(大肠泻、涸泄、洞泄)、直肠泄(直肠泻、刮肠、直腹泄)、脾肾泄(脾肾泻、肾泻)、胃泄(胃泻、飧泄)。

《八十一难经·五十七难》:"《五十七难》曰:泄凡有几,皆有名不? 然:泄凡有五,其名不同。有胃泄,有脾泄,有大肠泄,有小肠泄,有大瘕泄,名曰后重。"

《普济方·卷二百七·泄痢门·总论》:"《难经》云:有胃泄,有脾泄,有大肠泄,有小肠泄,有大瘕泄。盖胃者为黄,胃水谷海也,故泻则色黄,食不化;脾者,为胃行其津液者也,故泻则腹胀满,呕吐;大肠谓白肠,故泻则大便色白,肠鸣切痛;小肠谓赤肠,故泄则便浓血,少腹痛;瘕者血聚也,浊阴之气结聚于内,留滞而不行,则里急后重,数至圊不能便,故谓之大瘕泄也。"

《普济方·卷二百七·泄痢门·总论》:"《太素》曰:五泄,有溏泄、鹜泄、飧泄、濡泄、滑泄也,此乃是五泄者。""青是感肝木之象,其色青赤者,受心火之气;其色赤白者,得肺金之气;其色白黄者，得脾土之气。苍者，土气之下其色黄，肾水随之，其色苍也。""泄泻之症，《经》中所谓：飧泄、濡泄、溢泄、水谷注下是也。"

《普济方·卷二百八七·泄痢门·诸泻》："夫有脾泻，有肾泻。脾泻者，肢体重着，中脘有妨，面色虚黄，腹肚微满。肾泄者，肤腠怯冷，腰脊酸疼，上咳面黧，脐腹疼痛。"

《医方选要·卷之二·泄泻门》："泄泻之证，其名不同，有胃泄、有脾泄、有大肠泄、有小肠泄、有大瘕泄。胃泄者，饮食不化，色黄；脾泄者，腹胀满，泄注，食即呕逆；大肠泄者，食已窘迫，大便色白，肠鸣切痛；小肠泄者，溲而便脓血，小腹痛；大瘕泄者，里急后重，数至圊而不能便，茎中痛是也。又有飧泄、洞泄、肾泄、濡泄、鹜溏之类，名虽不同，未有不由脾胃虚弱，饮食不节，及为风寒暑湿之气所伤也。如伤于风，其脉必浮，下必带血，以胃风汤主之；伤于寒，脉必沉细，腹中切痛，下必青黑，以附子理中汤辈主之；伤于暑，则脉必沉微，烦渴引饮，下必如水，以五苓散、来复丹等主之；或挟食积而泻者，当以胃苓汤下感应丸；伤于湿，其脉沉缓，腰脚冷痹，小便自利，不渴，下必黄黑色，当以渗湿汤、正气散及参术桂附之剂主之。又有肾泄，腰膝重痛，面黑脏滑，宜以金锁正元丹、二神丸等主之。若脾虚久泄者，以四柱散、蔻附丸之类调之。若有积腹痛胀满，先用消积之药推之，然后补养胃气；如无积滞，惟当以参、术、木香、芍药、茯苓之类，健理脾胃，分利水谷，此其治要也。"

《冯氏锦囊秘录·杂症大小合参卷五·论泻》："夫泻症不同，溏、泄、滑、利、洞五泻是也。溏者，似泻非泻，精粕不聚，其色似脓；泄者，无时而作，泻出不知利者，直射溅溜，气从中脘；滑者，水谷直过肠胃不化；洞者，顿然下之，如桶散溃不留。当以脉候参详，而虚实迥别矣。"

《类证治裁·卷之四·泄泻论治》："《难经》所云五泄，一曰胃泄，饮食不化，即风乘湿也，胃气汤。二曰脾泄，呕逆腹胀，即暑乘湿也，香薷饮、参桂苓甘露饮加姜。三曰大肠泄，肠鸣切痛，即燥乘湿也，五苓散。四曰小肠泄，便脓血，小腹痛，即火乘湿也，承气汤下之，再以黄连解毒汤加归、芍治之，次以芍药柏皮汤止之。五曰大瘕泄，里急后重，数至圊而不能便，茎中痛，即寒湿变为热泄也。"

（1）脾泄

又称脾泻、飧泄、濡泄、食泻，为五脏泄之一。根据其临床表现，可以定位在脾，又以泻下为主要临床表现者。《七松岩集》称为飧泄，《赤水玄珠》称为濡泄，《时病论》中又称食泻。

《八十一难经·五十七难》："脾泄者，腹胀满，泄注，食即呕吐逆。"

《扁鹊心书·卷中·暴注》："凡人腹下有水声，当即服丹药，不然变脾泄，害人最速。"

"脾泄之病世人轻忽，时医亦遽视之，而不知伤人最速。"

《儒门事亲·卷十·脾泄暑湿》："夫脾泄者，腹胀满注，实则生呕逆。"

《儒门事亲·卷十·〈金匮〉十全五泄法后论》："洞泄不已，变而为脾泄寒中。此风乘湿之变也。若脾泄不已，变而为霍乱。"

《仁斋直指方论·卷之二·证治提纲·脾泄、肾泄》："脾泄者，肢体重著，中脘有妨，面色虚黄，腹肚微满。"

《仁斋直指方论·卷之十三·泄泻·附诸方》："丹溪方，治一老人，奉养太过，饮食伤脾，常常泄泻，亦是脾泄。"

《脉因证治·卷二·泄》："脾泄，腹胀满，泄注食呕吐逆，宜理中汤。一云，肠鸣食不化者，《经》云脾虚。"

《难经本义·下卷》："四明陈氏曰……脾泄，即濡泄也。"

《普济方·针灸·卷十五·痢》："《素问》言泄利有五种……二曰脾泄，腹胀而注泄无休，又上逆呕，此为害热之患也。"

《儒医心镜·四·各症病原并用药治法要诀·泄泻》："田氏考之曰：泄泻前论未见详尽。《难经》曰……五泄，皆有所受……脾泄胸腹胀满，泄主呕吐食出，即濡泄也……大抵胃弱，虽受而不能运化，湿热熏蒸，乃不胜者受邪。"

《医方集宜·卷之三·泄泻门·治法》："饮食伤脾不能运化，色欲伤肾不能闭藏，忿怒伤肝木邪克土，皆令泄泻。然肾泄、肝泄间或有之，而脾泄恒多。盖人终日饮食，一或有伤，泄泻必矣。"

《赤水玄珠·第八卷·泄泻门·泄痢》："四明陈氏曰：胃泄即飧泄也，脾泄即濡泄也，大肠泄即洞泄也，小肠泄谓凡泄则小便先下而便血，即血泄也,大瘕泄即肠澼也。"

《古今医鉴·卷之一·病机·病机抄略》:"泄泻多湿,热食气虚,如本脾泄,胀而呕吐,洞泄不禁。"

《松厓医径·卷下·泄泻》:"若泻……若久不止者,属脾泄,脉来无力。"

《寿世保元·卷三·泄泻》:"常常泄泻者,脾泄也。"

《症因脉治·卷首·论〈医宗必读〉症因差误治法不合》:"夫脾泄、肾泄,脏气不足,内伤之虚症,脏症也。"

《难经经释·卷下》:"脾泄者,腹胀满,泄注(脾主磨化饮食,不能化,则胀满泄注也),食即呕吐逆(脾弱不能消谷,则反出也)。"

《文堂集验方·卷一·泄泻》:"(肾虚脾泄)日泄三五次,如鸭粪稀溏,或五更早晨泄一二次,乃脾泄也。"

《三指禅·卷二·泄症脉论》:"《难经》训泄有五……脾泄,腹胀呕吐。"

《类证治裁·卷之四·泄泻论治》:"《难经》所云五泄……二曰脾泄,呕逆腹胀,即暑乘湿也。"

《时病论·卷之三·春伤于风夏生飧泄大意·湿泻》:"或问曰:观先生是论,既引《内经》之濡泄,复引《难经》之五泄,何书中不列濡泄之门,又不发五泄之论,如斯简括,讵无挂漏乎?答曰……考《五十七难》中,胃泄、脾泄,即今之食泻也。"

《七松岩集·泄泻》:"脾泄者,即是飧泄也。"

(2) 肝泄

为五脏泄之一。根据其临床表现可定位在肝而又以泻下为主要临床表现者。又称肝泻、洞泄。

《周慎斋遗书·卷八·自下》:"若寅卯泄作响,名肝泄。"

《丹台玉案·卷之五·泄泻门·立方》:"泄泻两胁痛,名曰肝泄。"

《医镜·卷之二·泄泻》:"泄泻两胁痛者,名曰肝泄,此得之于恼怒。"

《医验大成·泄泻章》:"一人左关沉弦,右关沉濡,胁痛腹泻,此肝泄也。因暴怒伤肝,甚则乘脾虚下溜之,故宜伐肝和脾之剂主之。"

《证治汇补·卷之八·下窍门·泄泻》:"肝泄者,忿怒所伤,厥而面青,必兼胁满。"

《医碥·卷之三·杂症·泄泻》:"有肝气滞,两肋痛而泻者,名肝泄。"

《增订通俗伤寒论·证治各论·伤寒夹证·夹泻伤寒》:"肝泄则木来侮土,腹痛兼胀,脾虚故泻,宜泄肝培土,刘草窗痛泻方。"

《七松岩集》:"肝泄者,《经》所谓洞泄也。"

(3) 心泄

为五脏泄之一。根据临床表现,可以定位在心,又以泻下为主症。因心与小肠相表里,故又称小肠泄。

《七松岩集》:"心泄者,每遇烦劳费心,则五心烦热,小溲涩数,大便欲泄而后重窘迫,其泄如火,心脾之脉虚数而滑,有似痢非痢之状,以香连丸兼治。"

(4) 小肠泄

又称小肠泻、血泄。症见溲而便脓血,少腹痛。小肠与心合,故发病亦与心有关。

《八十一难经·五十七难》:"小肠泄者,溲而便脓血,少腹痛。"

《医心方·卷第十一·治泄利方第三十》:"小肠泄者而便脓血、少腹痛也,小肠处在腹,故令少肠痛。"

《针灸资生经·第三·痢》:"四曰小肠泄,身瘦而便脓血,小肠与心合,心主血也。"

《儒门事亲·卷十·〈金匮〉十全五泄法后论》:"若小肠泄不已,变而为肠澼。"

《脉因证治·卷二·十七·泄》:"[因]湿多成五泄者,胃泄、脾泄、大肠泄、小肠泄、大瘕泄。"

《难经本义·下卷》:"小肠泄,谓凡泄则小便先下而便血,即血泄也。"

《普济方·卷三百二十一·妇人诸疾门·泄泻》:"夫妇人泄泻者,《经》中所谓洞泄……小肠泄水谷注下,其实一也,原疾之由,皆因肠胃虚冷,而邪气乘之。"

《医学碎金·卷之三》:"湿热则小肠泄。"

《心印绀珠经·卷下·演治法第七》:"小肠泄者,溲而便脓血,小腹痛,此火乘湿之泄也。"

《幼科发挥·卷之三·脾所生病·泄泻》:"胃泻、大肠泄、小肠泄,三者不同……自小肠来者,亦水谷注下而不分,则成糟粕而非完谷……治宜分别水谷,以五苓散主之,使水谷分利,则泻止矣。"

《保命歌括·卷之二十二·痢疾》:"赤属心

火,此血受病也,所下之物,从小肠而来,故其色赤,即《难经》所谓小肠泄也。"

《赤水玄珠·第八卷·泄泻门·泄痢》:"小肠泄、大瘕泄,即是肠癖脓血也,故治法亦多相须。""四明陈氏曰:胃泄即飧泄也,脾泄即濡泄也,大肠泄即洞泄也,小肠泄谓凡泄则小便先下而便血,即血泄也,大瘕泄即肠澼也。"

《婴童类萃·中卷·泄泻论》:"小肠泄者,溲而便脓血,小腹痛,茎中痛。"

《类经图翼·卷十一·针灸要览·泻痢》:"(小肠泄)色赤。"

《景岳全书·卷之四十谟集·小儿则》:"白兼青者主慢惊,主大小肠泄泻。"

《症因脉治·卷首·论〈医宗必读〉症因差误治法不合》:"故《保命集》以少阴痢曰小肠泄,以心与小肠为表里,心移热于小肠,小肠移热于大肠,则下痢脓血,以手少阴心经主血故也。"

《难经经释·卷下》:"小肠泄者,溲而便脓血(每遇小便,则大便脓血亦随而下,盖其气不相摄而直达于下,故前后相连属,小便甚利而大便亦不禁也。又小肠属火,与心为表里,心主血,故血亦受病而为脓血也),少腹痛(小肠之气下达膀胱,膀胱近少腹,故少腹痛也)。"

《难经古义·卷之下》:"(拘急而绞较前二证稍重不易治)小肠泄者(即谓血泄),溲(小便通)而便脓血(赤白兼下),小腹痛。"

《难经悬解·卷下·五十七难》:"小肠泄者,寒水郁其丙火也。"

《三指禅·卷二·泄症脉论》:"《难经》训泄有五……所谓小肠泄者,便血腹痛。"

《痢疾明辨·辨痢疾之源》:"医书每列于杂症门中,初不指为温暑时邪之疾,又与泄泻连类而及,混同论治……致后人误以泄泻之法治痢,而于《难经》五泄之义,茫然无所分别……殊不知小肠泄即大瘕泄也,故其痛必在少腹及当脐小肠部也。"

《难经疏证·黄帝八十一难经疏证卷下》:"小肠泄,谓凡泄,则小便先下,而便血,即血泄也。"

(5) 肾泄

为五脏泄之一。又名肾泻、五更泄、鸡鸣泄、大瘕泄、晨泻、瀼泄。根据其临床表现可以定位在肾,又以泄泻为主症的疾病。《医贯》中是指一种

似痢症,症见大小便牵痛,愈痛愈便,愈便愈痛,红白相杂,里急后重,小便短涩,或欲小便而大便先脱,或欲大便而小便自遗,两便牵引而痛。故亦名大瘕泄。因每于黎明时即腹痛、肠鸣、泄泻,故又名五更泻、鸡鸣泄、晨泻、瀼泄。

《针灸资生经·第三·痢》:"《素问》言泄利有五种。一曰胃泄……二曰脾泄……三曰大肠泄……四曰小肠泄……五曰大瘕泄。里急后重,数至圊而不能便,茎中痛,此肾泄也。"

《仁斋直指方论·卷之二·证治提纲·脾泄肾泄》:"肾泄者,肤腠怯冷,腰脊酸疼,上咳面黧,脐腹痛。"

《类编朱氏集验医方·卷之六·积聚门·治诸色泻痢方》:"肾泄,五更溏泄是也。"

《普济方·卷二十九·肾脏门·肾虚》:"五味子散,治肾虚泄……顷年有一亲疾,每五更初欲晓时,必溏痢一次,如是数月。有人云,此名肾泄,肾感阴气然。得此方服而愈。"

《普济方·卷二百七·泄痢门·总论》:"诸泄泻,用不换金散,服除湿汤之类……次则温脾养胃之剂投之……然用之而不作效,抑且腹痛,走上走下,或脐间急痛,腰脊疼酸,骨节软弱,面色黧悴,尺脉虚弱,病安在哉,曰:此肾泄也。当以破故纸、生姜、官桂、干姜、木香、当归辈主之,仍用安肾丸为佐。"

《奇效良方·卷之十四·泄泻门》:"肾泄者,由肾虚,每于五更时溏泄一二次,而连月经年弗止。"

《丹溪心法·卷二·泄泻十》:"五味子散,治肾泄……有一亲识,每五更初晓时,必溏泄一次,此名肾泻,服此愈。"

《医方集宜·卷之三·泄泻门·病源》:"飧泄、洞泄、肾泄、濡泄、鹜溏之类,名虽不同,未有不因脾胃虚弱,饮食不节及外来四气所伤而致也。"

《医方选要·卷之二·泄泻门》:"泄泻之证,其名不同,有胃泄、有脾泄、有大肠泄、有小肠泄、有大瘕泄……又有飧泄、洞泄、肾泄、濡泄、鹜溏之类,名虽不同,未有不由脾胃虚弱,饮食不节及为风寒暑湿之气所伤也。"

《难经集注·卷之四·五泄伤寒第十》:"杨曰:瘕,结也。少腹有结而又下利者是也,一名后重,言大便处疼重也,数欲利,至所即不利,又痛引

阴茎中,此是肾泄也。"

《外科理例·卷五·背疽一百十六》:"有侵晨作泻者,名曰肾泄,宜二神丸。"

《古今医统大全·卷之三十五·泻泄门·病机》:"肾泄者由肾虚,每于五更时溏泄一二次,而连月经年勿止者是,此多肾经湿注,饮酒之人多有之。"

《本草纲目·草部第十八卷·草之七·五味子》:"五更肾泄:凡人每至五更即溏泄一二次,经年不止者,名曰肾泄,盖阴盛而然。"

《赤水玄珠·第八卷·泄泻门》:"五味子丸,治下元虚寒,火不生土及肾中之土不足,以致关门不闭,名曰肾泄,亦名脾肾泄。"

《周慎斋遗书·卷七·阴虚》:"若元阴不足而泄,名曰肾泄。水谷不分,至而即去,去有常度,日夜一次,或二次,与他泄不同。"

《万氏家抄济世良方·卷一·泻》:"五味子散,治人到五更初,脐下绞痛溏泻一次,乃名肾泄,感阴气而然也。"

《先醒斋医学广笔记·卷之一·泄泻》:"肾泄者,《难经》所谓大瘕泄也……夫脾胃受纳水谷,必藉肾间真阳之气薰蒸鼓动,然后能腐熟而消化之。肾脏一虚,阳火不应……治宜益火之原。"

《寿世保元·卷三·泄泻》:"清晨五更作泻,或全不思食,或食而不化,大便不实者,此肾泄也。凡饭后随即大便者,盖脾肾交济,所以有水谷之分。脾气虽强,而肾气不足,故饮食下咽,而大腑为之飧泄也。治法用二神丸主之。"

《医贯·卷之五·先天要论(下)·泻利并大便不通论》:"秦越人《难经》有五泄之分……夫所谓大瘕泄者,即肾泄也。注云:里急后重,数至圊而不能便,茎中痛。世人不知此证,误为滞下治之,祸不旋踵(滞下即今所谓痢疾也)。此是肾虚之证,欲去不去,似痢非痢,似虚努而非虚努。"

《景岳全书·卷之二十四心集·杂证谟·泄泻》:"肾泄证,即前所谓真阴不足证也。每于五更之初,或天将明时,即洞泄数次,有经月连年弗止者,或暂愈而复作者,或有痛者,或有不痛者,其故何也?盖肾为胃关,开窍于二阴,所以二便之开闭,皆肾脏之所主。今肾中阳气不足,则命门火衰,而阴寒独盛,故于子丑五更之后,当阳气未复,阴气盛极之时,即令人洞泄不止也。"

《神农本草经疏·卷一·〈续序例〉上·论肾泄多在黎明所由》:"寅为三阳之候,阳气微则不能应候而化物,故天黎明而泄,其泄亦溏,俗名鸭溏,是为肾泄,亦名大瘕泄。"

《神农本草经疏·卷二·〈续序例〉下·五脏六腑虚实门》:"肾泄,即五更及黎明泄泻者是也,亦名大瘕泄,属命门真火不足。"

《神农本草经疏·卷七·草部上品之下·黄连》:"老人脾胃虚寒作泻,阴虚人天明溏泄,病名肾泄……法咸忌之。"

《医验大成·泄泻章》:"一人两尺沉虚,每每五更初晓必洞泻一次,名曰肾泄。肾主二便,开窍于二阴,受时于亥子,命门火衰,而水独治,故令此时作泄也。"

《素问经注节解·内篇·卷之二·平人气象论》:"尺寒脉细,谓之后泄(尺主下焦,诊应肠腹,故肤寒脉细,泄利乃然)。[按]胃主禁固二便,肾虚而寒则泄利,所谓肾泄是也。"

《辨证录·卷之七·痢疾门》:"人有贪酒好饮,久经岁月,湿热所积,变成痢疾……人以为酒积之在脾也,谁知是肾泄之病,乃湿热之酒气熏之也……虽其积在脾,病实在肾。但治脾而痢不能愈,必须治肾。然徒治其肾,病亦不能愈,必须解酒之毒,分消其湿热之气,则不治痢,而痢自止。方用化酒止痢汤。"

《冯氏锦囊秘录·杂症大小合参卷五·方脉泄泻合参》:"然肾泄、肝泄,间必有之,而脾泄恒多,盖人终日饮食,必有所伤,便致泄泻。"

《金匮翼·卷七·泄泻诸症统论·肾泄》:"肾泄者,五更溏泄也……此病藏于肾,宜治下而不宜治中者也。"

《杂病源流犀烛·卷四·泄泻源流》:"又有肾泄即五更泄,一名晨泄,又名瀼泄,固由于肾虚失守藏之职。"

《类证治裁·卷之四·泄泻论治·论肾泄》:"肾中真阳虚而泄泻者,每于五更时,或天将明,即洞泄数次,此由丹田不暖,所以尾闾不固,或先肠鸣,或脐下痛,或经月不止,或暂愈复作,此为肾泄。"

《杂病广要·脏腑类·脏腑总证》:"肾泄,即五更及黎明泄泻者是也,属命门真火不足,畏寒足冷。(《本草经疏》)"

《药症忌宜》："肾泄，即五更及黎明泄泻者是也，亦名大泻泄，属命门真火不足。"

《血证论·卷六·泻泄》："又有肾泄，五更作泄，一名晨泄。乃色欲过度，足冷气虚所致。"

《张聿青医案·卷十·泄泻》："林少筠太守，肾泄又名晨泄，每至黎明，辄暴迫而注者是也。"

《七松岩集》："肾泄者，子丑黎明而泄也。肾为门户，开窍于二阴，主闭藏神气，至子后阳生，其气上升泥丸，为发生之始，若本经虚寒，则交子后，肠鸣气陷而泄，甚致黎明又泄，如是生气日虚矣。六脉必涩弱而虚，或两肾脉无根，或空大搏手，以温补脾肾之药及八味丸为治。"

（6）肺泄

为五脏泄之一。根据临床表现可以定位在肺，又以泄泻为主症的疾病，称为肺泄。因肺与大肠相表里，故又称大肠泄。

《七松岩集》："肺泄者，即大肠泄也。肺与大肠为表里，肺气虚，则大肠亦虚而不能禁固，时时欲出，后重不已，所谓滑泄是也。甚有随浊气下陷而泄者，其脉微弱无神，或空大无力，以升发益气之药，同兜涩固肠丸主治。"

（7）大肠泄

又名大肠泻、涸泄、洞泄。大肠受病引起的泄泻。如《幼科发挥》所云系腹泄"自大肠来者，则变化尽而成屎，但不结聚，而所下皆酸臭也"。《难经本义》有云其为涸泄。临症可见食已窘，便白色，肠鸣切痛等。

《八十一难经·五十七难》："大肠泄者，食已窘迫，大便色白，肠鸣切痛。"

《医心方·卷第十一·治泄利方第三十》："大肠泄者，食已窘，便白色，肠鸣切痛，食讫即欲利，言痛如刀切其肠也。"

《太平圣惠方·卷第二十八·治冷劳诸方》："夫冷劳之人，气血枯竭，表里俱虚，阴阳不和，精气散失，则内生寒冷也。皆由脏腑久虚，积冷之气传注于内。遂令宿食不消，心腹积聚，脐腹疼痛，面色萎黄，口舌生疮，大肠泄痢，手足无力，骨节酸痛，久而不瘥，转加羸瘦，故曰冷劳也。"

《素问病机气宜保命集·卷中·泻痢论第十九》："溲而便脓血者，大肠泄也。"

《针灸资生经·第三·痢》："三曰大肠泄，食毕肠鸣切痛，而痢白色，大肠与肺合故白也。"

《儒门事亲·卷十·〈金匮〉十全五泄法后论》："若大肠泄不已，变而为膜胀；膜胀不已，变而为肠鸣；肠鸣不已，变而为支满鹜溏。"

《妇人大全良方·卷之八·妇人泄泻方论第八》："《三因》论曰：夫妇人泄泻者，《经》中所谓洞泄、飧泄、溏泄、濡泄、胃泄、脾泄、大肠泄、大瘕泄、小肠泄、水谷注下，其实一也。原疾之由，皆因肠胃虚冷而邪气乘之。"

《难经本义·下卷》："大肠泄，即涸泄也。"

《幼科发挥·卷之三·脾所生病·泄泻》："胃泻、大肠泄、小肠泄，三者不同。盖自胃来者，水谷注下而不分，所下者皆完谷也……自大肠来者，则变化尽而成屎，但不结聚，而所下皆酸臭也。"

《素灵微蕴·卷三·飧泄解》："阳衰土湿，不能蒸水化气，而与渣泽并注二肠，水渍湿旺，脾气郁陷，抑遏乙木，不得升达，木气郁冲，故作痛胀。木性升泄，遏于湿土之下，冲突击撞，不得上达，则下走二肠，以泄积郁。水在二肠，不在膀胱，故乙木冲决，膀胱闭塞而大肠泄利也。"

《难经悬解·卷下·五十七难》："大肠泄者，金敛而木不泄也。乙木陷于大肠，上达无路，欲冲后窍而出，而大肠敛之，不得畅泄，故窘迫欲后，肠鸣而痛切也。大便白者，金色也。"

《难经古义·卷之下》："大肠泄者（即谓洞泄），食已窘迫（肠胃有寒），大便色白（澄彻腥秽），肠鸣（有寒邪故）切痛（拘急而绞，较前二证稍重，不易治）。"

《时病论·卷之三·湿泻》："考'五十七难'中……大肠泄、小肠泄、大瘕泄，即今之痢疾也。"

《难经正义·卷四·五十七难》："大肠泄者，肠虚气不能摄，故胃方实，即迫注于下，窘迫不及少待也。"

《难经疏证·黄帝八十一难经疏证卷下》："大肠泄，即洞泄也。"

《推拿抉微·第三集·治疗法·泄泻》："所谓大肠泄者，食已窘迫，可赅脾泄论。"

《藤氏医谈·卷下·痢疾》："痢疾之证，自古未有明说。《经》云肠澼，云暴注下迫；《难经》云大瘕泄、大肠泄。"

（8）直肠泄

又名直肠泻、刮肠、直腹泄。指饮食不化随即泻出。

《活幼口议·痢门》："日夜频并,饭食直过者,名曰刮肠。"

《证治要诀·卷二》："挟热自利,脐下必热,大便黄赤色及下肠间津汁垢腻,名曰刮肠。"

《证治要诀·卷八》："诸病坏症,久下脓血,或如死猪肝色,或五色杂下,频出无禁,有类于痢,俗名刮肠。此乃脏腑俱虚,脾气欲绝,故肠胃下脱,若投痢药则误矣。"

《普济方·卷三百五十九·婴孩门·证候发端》："或患痢疾,因食毒物,不见肠头,鲜血频滴,肛门宽大,深黑可畏腹肚疠痛,里急后重,名曰刮肠。"

《病机沙篆·卷上·痢·水泻》："药与食入口即泻者,直肠泻也,不治。"

《冯氏锦囊秘录·杂症大小合参卷五·方脉泄泻合参》："若食入口即下,此为直肠泄难治,下利日十余行,脉反实者,死。"

《顾松园医镜·卷九·御集·泄泻》："食方入口而即出,谓之直肠泄,难治。"

(9) 脾肾泄

又名脾肾泻、肾泄。由脾、肾二经并虚所致下元虚寒,火不生土及肾中之土不足,致关门不闭,每日五更即泄泻,腹窜腹鸣,面黄体瘦,食少懒倦,腰疼腿软等,即肾泄。

《赤水玄珠·第八卷·泄泻门》："五味子丸,治下元虚寒,火不生土及肾中之土不足,以致关门不闭,名曰肾泄,亦名脾肾泄。"

《证治准绳·杂病·大小腑门·泄泻》："每日五更即泄泻,有酒积、有寒积、有食积、有肾虚,俗呼脾肾泄。"

《证治准绳·杂病·大小腑门·小便数》："有人每日从早至午前定尿四次,一日之间,又自无事。此肾虚所致,亦犹脾肾泄,早泄而晚愈,次日又复然者也。"

《景岳全书·卷之五十八集·古方八阵·热阵》："《澹寮》四神丸,治脾肾泄,清晨溏泻。"

《不居集·上集卷之二十一·泄泻总录·治案》："江应宿治一人,患脾肾泄十余年,五鼓初必腹痛,数如厕,至辰刻共四度,巳午腹微痛而泄,凡七八度,日以为常,食少倦怠,嗜卧。诊得右关滑数,左尺微弦无力。此肾虚而脾中有积热病也。"

《杂病源流犀烛·卷四·泄泻源流》："又有脾肾泄,由二经并虚,朝泄暮已,久而神瘁肉削(宜四神丸)。"

《医学从众录·卷七·泄泻》："泄泻之症有五,而总不离于湿。初起只以平胃散加猪苓、泽泻治之,他方皆不逮也。又有五更天将明时,必洞泻一二次,名曰脾肾泄,难治。"

《太医院秘藏膏丹丸散方剂·卷一·四神丸》："盖人先天之本在肾,后天之本在脾,脾壮肾强,焉有泄泻之症哉?嗜欲过度,肾气虚伤,或思虑日久,脾土过损,致成五更溏泻,腹窜腹鸣,面黄体瘦,食少懒倦,腰疼腿软,一切命门火衰,脾肾泄泻等症,服之神效。"

(10) 胃泄

又名胃泻、飧泄。病位在胃,与脾相关,主症大便完谷不化,《医宗金鉴·杂病心法要诀》以伤食作泻为胃泻。

《八十一难经·五十七难》："胃泄者,饮食不化,色黄。"

《医心方·卷第十一·治泄利方第三十》："胃泄者,饮水不化,色黄,言所食饮之物皆完出不消也。"

《黄帝素问宣明论方·卷二·诸证门·濡泄证》："《甲乙经》云:寒客生濡,胃泄,如随气而下利。"

《是斋百一选方·卷之二·大藿香散》："盛秀文传于贺方回云:顷在河朔因食羊肝,生脾胃泄泻脓血,仍发脾气,呕吐霍乱。"

《儒门事亲·卷十·胃泄风湿》："夫胃泄者,饮食不化,完谷出,色黄,风乘胃也。"

《难经本义·下卷》："四明陈氏曰:胃泄,即飧泄也。"

《医林绳墨·泄泻》："胃泻色黄,食饮不化,此胃有虚寒也。"

《难经悬解·卷下·五十七难》："胃泄者,甲木之克戊土也。泄虽有五,唯胃泄为胆胃病,其四皆脾肝之证,而癸水之寒,乃其根本也。"

《类证治裁·卷之四·泄泻论治》："《难经》所云五泄,一曰胃泄,饮食不化,即风乘湿也。"

《时病论·卷之三·湿泻》："考《五十七难》中,胃泄、脾泄,即今之食泻也。"

《时病论·卷之三·食泻》："近来之医,饮、食混称者多,岂可不为分别哉!或问:先生之书,专为六气而设,今痰泻、食泻,不关六气,亦杂论其中,究系何意?答曰:痰从湿生,湿非六气之一乎?食泻即胃泻,胃泄居五泄之一,越人谓湿多成五泄,食泻岂无湿乎?前论飧泄洞泄,皆因伏气致病,其寒泻因寒,火泻因火,暑泻因暑,湿泻因湿,然痰泻、食泻,虽因痰食,亦难免乎无湿,而飧、洞、寒、火、暑、湿等泻,偶亦有痰食相兼,兼证如文字之搭题,弗宜顾此失彼,医者不可不明。"

《难经正义·卷四·五十七难》:"胃泄者,甲木之克戊土也。"

2. 按发病特点命名

泄泻按照其临床表现及粪质特点,有飧泄(水谷利)、濡泄(湿泄)、血泄、洞泄(濡泄)、水泻、水恣泄(水恣)、鹜泄(鹜溏)、鹜溏(鸭溏、鹜泄)、溏泄、漏食泄(禄食泻、录食泻)、滑泄(洞泄)之名;按发病时间,有晨泻(五更泻、鸡鸣泄泻、瀼泄)命名;按病程长短,则有注下(暴泄)、久泻、久利、脱泻之名;按伴随症状,有口糜泄、豁泄、水谷下注、水谷利(飧泄)、溢泄等名。

(1)飧泄(水谷利)

飧泄,又名水谷利,是因久风入胃之素体,饮食(尤是晚饭)所致的泻下清稀,并有不消化的食物残渣为主的一种泄泻。

《黄帝内经素问·阴阳应象大论》:"清气在下,则生飧泄。""春伤于风,夏生飧泄。"

《黄帝内经素问·脉要精微论》:"久风为飧泄。"

《黄帝内经素问·脏气法时论》:"脾病者……虚则腹满肠鸣,飧泄食不化。"

《黄帝内经素问·太阴阳明论》:"故犯贼风虚邪者,阳受之;食饮不节起居不时者,阴受之。阳受之则入六腑,阴受之则入五脏……入五脏则䐜满闭塞,下为飧泄,久为肠澼。"

《黄帝内经素问·举痛论》:"怒则气逆,甚则呕血及飧泄,故气上矣。"

《黄帝内经素问·风论》:"久风入中,则为肠风飧泄。"

《黄帝内经素问·调经论》:"志有余则腹胀飧泄。"

《黄帝内经素问·至真要大论》:"厥阴之胜,耳鸣头眩……肠鸣飧泄,少腹痛,注下赤白。"

《黄帝内经素问·痹论》:"肠痹者,数饮而出

不得,中气喘争,时发飧泄。"

《黄帝内经灵枢·师传》:"肠中热,则出黄如糜……肠中寒,则肠鸣飧泄。"

《黄帝内经灵枢·胀论》:"大肠胀者,肠鸣而痛濯濯,冬日重感于寒,则飧泄不化。"

《圣济总录·卷第七十四·泄痢门·飧泄》:"夫脾胃土也,其气冲和,以化为事,今清浊交错,风邪之气,得以干胃,故冲气不能化而食物完出,夕食谓之飧,以食之难化者,尤在于夕,故食不化而泄出,则谓之飧泄,此俗所谓水谷痢也。"

《卫生宝鉴·卷十六·泄痢门·飧泄》:"(飧泄)此俗呼水谷利也。"

《普济方·卷二十四·脾脏门·饮食劳倦》:"夏月飧泄,米谷不化。""清气在阴者,乃人之脾胃气衰不升发阳气。故用升麻、柴胡、助辛甘之味,以引元气之升不令飧泄也。"

《普济方·卷十四·肝脏门·肝实》:"脾受肝热邪,多生吐逆;受肝冷邪,多生飧泄。"

《普济方·卷二十二·脾脏门·兼理脾胃》:"紫苏散……治肝元风盛,刑于脾胃,致多飧泄。"

《普济方·卷一百二十一·伤寒门·伤寒总论》:"《素问》曰:饮食自倍,肠胃乃伤。《活人书》云:此太阴受病下为飧泄,久为肠癖。"

《普济方·卷一百二十六·伤寒门·伤寒例第三》:"夏以阳气外盛,风不能外发,故攻内而为飧泄。飧泄者,下利米谷不化而色黄。"

《普济方·卷二百七·泄痢门·总论》:"《内经》曰夫风之中为肠风飧泄,启玄子云:风入胃中,上熏于胃,故食不化,而作泄。又云暮食不化为飧泄。"

《奇效良方·卷之十三·痢门》:"《兰室秘藏》云:假令伤寒,饮食胀满而传飧泄者,宜温热之剂以消导之。"

《奇效良方·卷之十四·泄泻门》:"且飧泄者,始春之时,风木盛行,脾土受风木之邪,夏以伏阴在内,或当风取凉,过湌生冷,复伤脾胃,不能克化,饮食水谷完出,而脉弦细,名为飧泄。"

《医学纲目·卷之二十三·脾胃部·泄泻滞下》:"(垣)胃气和平,饮食入胃,精气则输于脾,上归于肺,行于百脉,而养荣卫也。若饮食一伤,起居不时,损其胃气,则上升精华之气反下降,是为飧泄。"

《伤寒论条辨·或问》："飧泄者,水谷利也。古人谓水饭曰飧,民间水饭用于夏,长夏土令行,木邪发而飧泄作者。物盛必衰,土败木贼也。"

《证治准绳·杂病·大小腑门·泄泻》："(飧泄)水谷不化而完出是也,《史记·仓公传》迥风即此。《经》云:清气在下,则生飧泄。又曰:久风入中,则为肠风飧泄。夫脾胃土也,气冲和以化为事,今清气下降而不升,则风邪久而干胃,是木贼土也,故冲和之气不能化而令物完出,谓之飧泄。或饮食太过,肠胃所伤,亦致米谷不化,此俗呼水谷利也。法当下者举之而消克之也,以加减木香散主之。"

《冯氏锦囊秘录·杂症大小合参卷五·方脉泄泻合参》："然肾泄、肝泄,间必有之,而脾泄恒多,盖人终日饮食,必有所伤,便致泄泻。"

《素问识·卷一·阴阳应象大论篇第五》:"[简按]《圣济总录》云:《内经》曰清气在下,则生飧泄。又曰:久风为飧泄……夕食谓之飧,以食之难化者,尤在于夕食,故不化泄出也,谓之飧泄,此俗所谓水谷利也。"

《望诊遵经·卷下·大便望法提纲》:"飧泄者,伤于风。"

《医学刍言·泄泻》:"飧泄,又名水谷利,指泄泻完谷不化。久风为飧泄,宜神术汤、《圣济》附子汤。"

《时病论·卷之三·飧泄》:"推飧泄致病之因,乃风邪也,木胜也,寒气也,脾虚也,伏气也。《内经》云:春伤于风,夏生飧泄。又云:久风为飧泄。据此而论,因风邪致病,又云:厥阴之胜,肠鸣飧泄。又云:岁木太过,民病飧泄。据此而论,因木胜致病。又云:胃中寒则腹胀,肠中寒则飧泄。据此而论,因寒气致病。又云:脾病者,虚则腹满,肠鸣飧泄食不化。据此而论,因脾虚致病。又云:虚邪之中人也,留而不去,传舍于肠胃,多寒则肠鸣飧泄食不化,多热则溏出糜。据此而论,因伏气致病。总而言之,良由春伤于风,风气通于肝,肝木之邪,不能条达,郁伏于脾土之中,中土虚寒,则风木更胜,而脾土更不主升,反下陷而为泄也,故《经》又谓:清气在下,则生飧泄。所以当春升发之令而不得发,交夏而成斯证矣。其脉两关不调,或弦而缓,肠鸣腹痛,完谷不消,宜以培中泻木法治之;如尺脉沉迟,按之无力,乃属下焦虚寒,寒则不能消谷而成是病,宜以补火生土法治之;倘脉细小而迟,手足寒者,不易治也,勉以暖培卑监法治之;倘日久谷道不合,或肛门下脱,乃元气下陷也,急以补中收脱法治之;飧泄之病,属虚者多,属实者少,如执治泻不利小便之偏,必致不起,悲夫!"

《对山医话·卷三》:"盖肠有风则飧泄。"

《素问绍识·卷第二·太阴阳明论篇第二十九》:"阴邪在里在下,故为䐜满飧泄肠澼。"

(2)濡泄(湿泄)

濡泄,系脾虚湿盛之证,泻下稀溏或水,并见身重痹痛,肠鸣,胸闷,口不渴,尿少,苔滑腻等湿症,故又名湿泄。

《黄帝内经素问·六元正纪大论》:"湿胜则濡泄。"

《黄帝内经素问·至真要大论》:"太阳之胜……寒入下焦,传为濡泄。"

《黄帝内经素问·气交变大论》:"岁水不及,湿乃大行……民病腹满身重,濡泄寒疡流水。"

《圣济总录·卷第七十四·泄痢门·濡泻》:"夫脾为五脏之至阴,其性恶寒湿。今寒湿之气,内客于脾,则不能埤助胃气,腐熟水谷,致清浊不分,水入肠间,虚莫能制,故洞泄如水,随气而下,谓之濡泻。"

《素问病机气宜保命集·卷下·肿胀论第二十四》:"论诸蛊胀者有二……若水肿证,濡泄者是也。"

《普济方·卷二百九·泄痢门·濡泻》:"今寒湿之气客于脾,则不能裨助胃气,腐熟水谷,致清浊不分,水入肠间,虚莫能制,故洞泄如水,随气而下,谓之濡泄。"

《医方选要·卷之二·泄泻门》:"又有飧泄、洞泄、肾泄、濡泄、鹜溏之类,名虽不同,未有不由脾胃虚弱,饮食不节及为风寒暑湿之气所伤也。"

《儒医心镜·各症病原并用药治法要诀·泄泻》:"田氏考之曰:泄泻前论未见详尽。《难经》曰……五泄,皆有所受……脾泄胸腹胀满,泄主呕吐食出,即濡泄也……大抵胃弱,虽受而不能运化,湿热熏蒸,乃不胜者受邪。"

《经络全书·后编·枢要·原病篇第一》:"诸湿属脾,为濡泄等病。"

《脉症治方·卷之二·暑门·泄泻》:"濡泄者,体重软弱,泄下多水,湿自甚也。"

《张卿子伤寒论·卷二·辨痉湿暍脉证第四》："《内经》曰:湿胜则濡泄,小便不利,大便反快者,湿气内胜也。"

《伤寒论翼·卷上·痉湿异同第六》："《内经》曰:'诸湿肿满,皆属于脾。'又曰:'湿胜则濡泄。'此指湿伤于内者言也。"

《医贯·卷之六·后天要论·湿论》："五脏之至阴,其性恶湿。今湿气内客于脾,故不能腐熟水谷,致清浊不分,水入肠间,虚莫能制,故濡泄。"

《张氏医通·卷七·大小府门·泄泻》："湿胜则濡泄(脾恶湿,湿胜则绵绵而泻无止期矣)。"

《重订通俗伤寒论·伤寒夹证·夹泻伤寒》:"濡泄者(一名洞泄)身重脉软,湿自胜也。由脾虚不能制湿,湿反胜而成病,故腹不痛,而肠鸣溺少,利下多水,宜五苓散主之。"

《脉贯·卷二·脉旨论》:"雨淫则过于水湿而疾生肠腹,如腹满肿胀,肠鸣濡泄之类。"

《难经古义·卷之下》:"脾泄者(即濡泄)。"

《成方切用·卷七下·燥湿门·茵陈蒿汤》:"湿在经,则日晡发热鼻塞……在脏腑,则濡泄,小便反涩,腹或胀满。"

《伤寒直指·卷二·伤寒序例篇第三》:"秋伤于湿,其即病者,湿气通脾,为濡泄等证。"

《景岳全书发挥·卷三·泄泻·论证》:"凡《内经》有言飧泄者,有言濡泄者,皆泄泻也;有言肠澼者,即下痢也。"

《望诊遵经·卷下·大便望法提纲》:"濡泄者因于湿。"

《时病论·卷之三·洞泄》:"李士材曰:洞泄一名濡泄,濡泄因于湿胜。此病非但因伏气内留,中气失治,亦有湿气相兼致病也。"

《时病论·卷之三·湿泻》:"或问曰:观先生是论,既引《内经》之濡泄,复引《难经》之五泄,何书中不列濡泄之门,又不发五泄之论,如斯简括,讵无挂漏乎?答曰:濡泄即洞泄。"

《叶选医衡·卷上·湿论》:"寒湿者,脉必沉细缓弱,证必倦怠濡泄。"

《对山医话·卷三》:"胃有风则濡泄。"

《素问绍识·卷第一·阴阳应象大论篇第五》:"王云:濡泄,水利也。"

《增订通俗伤寒论·证治各论·伤寒夹证·夹泻伤寒》:"濡泄者(一名洞泄),身重脉软,湿自胜也,由脾虚不能制湿,湿反胜而成病,故腹不痛,而肠鸣溺少,利下多水,宜五苓散主之。"

(3)血泄

血之上行而出为溢,血之下行而出为泄。血泄之出路,多从大便,也可从小便,或从胞脉而下,或数路齐下。其下血势峻,如水之泄,故称"血泄"。由其势猛,常常上下齐出,而合称"血溢血泄",或"上下出血"。而普通的便血、尿血,常不称为"血泄"。另有"肠澼下血""肠风下血"者,各有专论,此当参看。

《黄帝内经素问·气交变大论》:"岁火太过,炎暑流行,肺金受邪。民病疟,少气咳喘,血溢血泄注下。"

《黄帝内经素问·至真要大论》:"少阴司天,热淫所胜……民病胸中烦热……唾血血泄。""太阳司天,寒淫所胜,则寒气反至,水且冰,血变于中,发为痈疡,民病厥心痛,呕血血泄鼽衄。"

《黄帝内经素问·示从容论》:"血泄者,脉急血无所行也。"

《素问玄机原病式·六气为病》:"血泄,热客下焦,而大小便血也。"

《素问要旨论·卷第七·法明标本篇第八·六气本病》:"诸病喘呕吐酸,暴注下迫……血泄淋闭……皆属于热。"

《奇效良方·卷之十三·痢门》:"陈无择云:滞下之证,《内经》所载血溢血泄,血便注下,古方则有清脓血,今为痢疾,其实一也。多由脾胃不和,饮食过度,停积于肠胃,不能克化,又为风寒暑湿之气所干,故为此疾。"

《医学纲目·卷之十七·心小肠部·诸见血门》:"《经》云:岁火太过,炎暑流行,肺金受邪,民病血溢血泄。又云:少阳之复,火气内发,血溢血泄。王注谓:血上七窍为血溢,泄利便血为血泄者是也。"

《儒医心镜·四各症病原并用药治法要诀·泄泻》:"小肠泻泄而便脓血,即血泄也。"

《本草汇言·卷之二十》:"三焦为相火之用,分布命门元气。主升降出入……上主纳,中主化,下主出。本病:诸热……血泄。"

《医灯续焰·卷一·内外因第九》:"阳淫则过于炎燠,而阴气不治,热疾从起,如狂谵烦渴,血泄浸淫之类。"

《难经古义·卷之下》:"小肠泄者,即谓血泄。"

《素问悬解·卷九·雷公问·示从容论》:"血泄者,是心火上炎,经脉紧而血无所行也(火炎脉紧,血不得从容流布,故从便泄。以水寒土湿,风木郁陷故也)。"

《素问悬解·卷十一·运气·气交变大论》:"水旺土败,升降倒行,金逆则血溢于上,木陷则血泄于下。"

《杂病源流犀烛·卷十七·诸血源流》:"《内经》曰:血由上窍出,为血溢;由大小便出,为血泄。"

《医学指要·卷二·运气论》:"气交(夏至后,立秋前)上火下金,水火寒热持于气交,热气生于上,清病生于下,寒热凌犯而争于中,人病咳喘、血溢、血泄。"

《难经疏证·黄帝八十一难经疏证卷下》:"小肠泄,谓凡泄,则小便先下;而便血,即血泄也。"

(4)洞泄(濡泄)

洞泄,又名濡泄。指阴盛内寒所致的泄泻,或伴有心腹痛,大肠切痛,肠鸣食不化,手足厥冷脚转筋等症。

《黄帝内经素问·生气通天论》:"是以春伤于风,邪气留连,乃为洞泄。"

《黄帝内经素问·金匮真言论》:"故春善病鼽衄,仲夏善病胸胁,长夏善病洞泄寒中,秋善病风疟,冬善病痹厥。""故冬不按蹻,春不鼽衄,春不病颈项,仲夏不病胸胁,长夏不病洞泄寒中,秋不病风疟,冬不病痹厥,飧泄,而汗出也。"

《黄帝内经灵枢·邪气藏府病形》:"肾脉……小甚为洞泄。"

《脉经·卷二·平人迎神门气口前后脉第二》:"心小肠俱虚:左手寸口人迎以前脉阴阳俱虚者,手少阴与太阳经俱虚也。病苦洞泄苦寒,少气,四肢寒,肠澼。"

《脉经·卷六·肝足厥阴经病证第一》:"是主肝所生病者,胸满,呕逆,洞泄,狐疝,遗溺,闭癃。"

《脉经·卷四·诊百病死生诀第七》:"洞泄,食不化,不得留,下脓血,脉微小连者,生;紧急者,死。"

《小品方·卷第二·治头面风诸方》:"夏丙丁火,南方汤风,伤之者为心风,入胸胁腑脏心俞中。为病多汗,恶风,憔悴,喜悲,颜色赤,洞泄清谷。""食寒则洞泄。"

《黄帝内经太素·卷第二·摄生之二·调食》:"以姜韭之气辛熏,营卫之气非时受之,则辛气久留心下,故令心气洞泄也。"

《黄帝内经太素·卷第三·阴阳·阴阳杂说》:"夏喜病洞泄寒(伤风,夏病在脏,故喜病洞泄寒中也)。"

《黄帝内经太素·卷第十·经脉之三·经脉根结》:"太阴主水谷以资身肉,太阴脉气关折,则水谷无由得行,故曰仓无输也。以无所输,膈气虚弱,洞泄无禁,故气不足而生病也。[平按]《灵枢》《甲乙经》髃作膈,洞下复有'膈洞'二字。"

《太平圣惠方·卷第四十七·中焦论》:"中焦如沤……虚则生寒,洞泄便利霍乱,主脾胃之病也。"

《太平圣惠方·卷第九十三·治小儿洞泄下痢诸方》:"夫小儿春伤于风冷,则夏为洞泄……至夏因饮食居处不调,又被风冷入于肠胃,先后重沓,为风邪所乘,则为痢也。其冷气盛,痢甚则为洞泄,洞泄不止,则为下痢也。"

《太平惠民和剂局方·卷之三·沉香降气汤》:"又治……脾湿洞泄。"

《圣济总录·卷第五十四·三焦门·三焦俱虚》:"论曰:上焦虚则引气于肺;中焦虚则生寒,腹痛洞泄,便利霍乱;下焦虚则大小便不止,津液气绝,寒则补于肾。然三焦者,水谷之道路,气之所终始也,其处虽异,其源则一,故有俱虚之病。"

《圣济总录·卷第五十四·三焦门·中焦虚寒》:"治中焦有寒,洞泄不利……黄连汤方。"

《圣济总录·卷第六十四·冷痰》:"论曰:气为阳,阳不足者,不能销铄水饮。遇脾气虚弱,气道痞隔,则聚饮而成痰,浸渍肠胃。上为呕逆吞酸,下为洞泄寒中。久不已,则令人消瘦,倚息短气,妨害饮食。昔人治痰饮,多以温药和之,正为此也。"

《圣济总录·卷第七十四·泄痢门·泄痢统论》:"寒中则为洞泄,暑胜则为毒痢。"

《圣济总录·卷第七十四·泄痢门·濡泻》:"《内经》曰湿胜则濡泻,《甲乙经》曰寒客下焦,传为濡泻。夫脾为五脏之至阴,其性恶寒湿,今寒湿之气，内客于脾，则不能埤助胃气，腐熟水谷，致清浊不分，水入肠间，虚莫能制，故洞泄如水，随气而下，谓之濡泻。"

《圣济总录·卷第七十四·泄痢门·洞泄寒中》："《内经》谓长夏善病洞泄寒中。洞泄谓食已即泄，乃飧泄之甚者。此因春伤于风，邪气留连，至夏发为飧泄，至长夏发为洞泄。""脾为阴中之至阴，则阴气盛，阴盛生内寒，故令人府藏内洞而泄，是为洞泄寒中之病。"

《圣济总录·卷第一百七十九·小儿洞泄注下》："小儿下痢不止，食已即泄，名为洞泄注下，此由风邪客于肠胃所致。盖方春之时，为风冷所伤，藏在肌肉，至长夏阴气方盛，或因饮食居处不慎，复被风冷入于肠胃。其病下利，冷盛则重，故为洞泄注下，俗谓之水谷痢是也。病本于风，若甚则变胃风证。"

《圣济总录·卷第一百九十一·针灸门·足厥阴肝经》："足厥阴肝之经……是主肝所生病者，胸满呕逆洞泄。"

《鸡峰普济方·卷第三·伤寒　中暑附·杂治法》："不当下而下，则令人开肠荡胃洞泄不禁。"

《妇人大全良方·卷之八·妇人泄泻方论第八》："《三因》论曰：夫妇人泄泻者，《经》中所谓洞泄、飧泄、溏泄、濡泄、胃泄、脾泄、大肠泄、大瘕泄、小肠泄、水谷注下，其实一也。原疾之由，皆因肠胃虚冷而邪气乘之。"

《妇人大全良方·卷之十五·妊娠泄泻方论第一》："凡妊娠泄泻，冷热不同。水泻青白或黄白，或水谷不化，腹痛肠鸣，其脉弱而紧，此内伤冷也，谓之洞泄寒中。"

《妇人大全良方·卷之二十二·产后腹痛及泻利方论第十一》："产后肠胃虚怯，寒邪易侵。若未满月，欲冷当风……流入大肠，水谷不化，洞泄肠鸣。"

《妇人大全良方·卷之二十二·产后赤白痢疾及虚羸气痢方论第十二》："若行起太早，则外伤风冷乘虚入于肠胃；若误食生冷、难化之物，伤于脾胃，皆令洞泄水泻，甚者变为痢也。"

《严氏济生方·瘤冷积热门·瘤冷积热论治》："大抵真阳既弱，胃气不温，复啖生冷、冰雪，以益其寒，阴沍于内，阳不能胜，遂致呕吐涎沫，畏冷憎寒，手足厥逆，饮食不化，大腑洞泄，小便频数，此皆阴偏胜而为瘤冷之证也。"

《严氏济生方·诸虚门·虚损论治》："不自卫生，或大病未复，便合阴阳，或疲极筋力，饥饱失节，尽神度量，或叫呼走气，荣卫虚损，百病交作，或吐血、衄血、便血、泻血、遗泄、白浊、冷滑、洞泄、盗汗、自汗、潮热、发热、呕吐、哕咯痰饮涎沫等证，因斯积微成损、积损成衰者多矣。"

《严氏济生方·大便门·泄泻论治》："《素问》曰：春伤于风，夏必飧泄，邪气留连，乃为洞泄。此由荣卫不足，腠理空疏，春伤于风，邪气留连于肌肉之内，后因肠胃虚怯，以乘袭之，遂成泄泻。"

《普济方·卷六·五运六气图·金柜十全五泄论》："若胃泄不已，变而为飧泄；飧泄不已，变而为洞泄；洞泄不已，变而为寒中，此风乘湿之变也。""洞泄者，飧泄之甚，但飧泄近而洞泄久，久则寒中，温之可也。"

《内经药瀹·卷九·五过》："然阴气在里，腠理在外，若不相及，而此曰腠理以密者，缘阴阳表里，原自相依，不惟阳密足以固阴，而阴强乃能壮阳也，故如上文之邪因于外，而为喘喝，为痿厥，为精亡，为洞泄，咳嗽等证。"

《内经博议·卷之三·述病部上·阴阳第一》："失于阴阳，则四时之气更伤五脏。是以春伤于风，则邪气留连，乃为洞泄。洞泄者，外伤于风，则内之风木亦动，合内风与外风交煽，是以留连至久，必侵脾土而为洞泄也。"

《内经博议·卷之三·述病部上·风寒邪气热病第四》："长夏犯脾，土气动扰，积风为寒，故善病洞泄。"

《张氏医通·卷七·大小府门·泄泻》："洞泄者，即名濡泄。体重软弱，泻下多水，湿自盛也。"

《难经古义·卷之下》："逆，大肠泄者（即谓洞泄）。"

《灵素节注类编·卷三·营卫经络总论·经解》："此言三阴经开阖枢之为病也。太阴者，脾也，脾主鼓运，故其气为开，开折而脾气不足，不能输化仓廪之水谷，而为膈洞。仓廪，兼胃而言。膈洞者，膈中乏气，而肠胃无约束，则传导失司，而为洞泄之病，是当助其脾气为主也。"

《华佗神方·卷一·论肾脏虚实寒热生死逆顺脉证之法》："又其脉……微缓则洞泄食不化，入咽还出。""时胀满洞泄,此皆浴水中身未干而合房得。"

《时病论·卷之三·洞泄》:"李士材曰:洞泄一名濡泄,濡泄因于湿胜。此病非但因伏气内留,中气失治,亦有湿气相兼致病也。"

(5) 水泻

指泻下急迫如注,纯是清水腹胀肠鸣,下后觉宽。

《圣济总录·卷第七十四·泄痢门·水泻》:"论曰:《内经》谓诸厥固泄,皆属于下,暴注下迫,皆属于热,盖为冷热不调,气不相济也。脾胃怯弱,水谷不分,湿饮留滞,水走肠间,禁固不能,故令人腹胀下利,有如注水之状,谓之注泄,世名水泻。"

《太平圣惠方·卷第五十九·治水泻诸方》:"夫脾与胃为表里,脾未消于水谷,胃为水谷之海,其精气化为气血,以养脏腑,其糟粕传于大肠也。若肠胃虚弱受于气,或饮食生冷伤于脾胃,水谷不消,大肠虚寒,故成水泻也。"

《太平惠民和剂局方·指南总论·卷下·论泻痢证候》:"暴泻水泻,此二证秋、夏间多有之,皆因饮食所伤及食生冷之物。"

《素问病机气宜保命集·卷中·泻痢论第十九》:"此逆四时之气……口食味,鼻食气,从鼻而入,留积于脾而为水泻。"

《普济方·卷三百二十一·妇人诸疾门·下痢》:"《经》云:春伤于风,夏必飧泄。盖风喜伤脾,然春时肝木正旺,而不受邪,反移气克于脾土。然脾既受克,又不能忌慎口腹,恣食生冷黏硬之物,致令脾不能克化积滞;又秋夏之间,或再感暑湿风冷之气,发动而成痢也。其成必先脐腹疞痛,洞泄水泻……"

《儒医心镜·各症病原并用药治法要诀·中暑》:"暑毒中人,其害非小。若中在肠胃之间,使人腹痛、水泻、呕吐,名为胃暑。"

《古今医统大全·卷之二十三·脾胃门·治法》:"饮者,无形之气也(饮亦不可谓无形也,伤饮者当利小便也)。因而大饮则气逆,形寒饮冷则伤脾,病则为喘咳,为肿满,为水泻。"

《古今医统大全·卷之三十五·泻泄门·病机》:"水泻者,脏腑虚寒,四肢厥冷,暴顿洞下者是也。有伤暑热霍乱,倾泻如水者有之。"

《本草纲目·石部第九卷·金石之三·石膏》:"水泻腹鸣如雷,有火者。"

《医方考·卷一·湿门第五·四苓散》:"湿生于内,水泻……《经》曰:湿胜则濡泻。故湿生于内者,令人水泻。"

《医方考·卷二·泄泻门第十二·白术茯苓汤》:"《经》曰:湿盛则濡泻。故知水泻之疾,原于湿也。""戴氏云:水泻腹不痛者为湿,痛者为食积。"

《类经·二十四卷·运气类》:"火性急速,故水泻注下。"

《本草备要·草部·白术》:"凡水泻,湿也。"

《本草备要·木部·黄柏》:"水泻热痢,痔血肠风,漏下赤白(皆湿热为病)。"

《张氏医通·卷二·诸伤门·暑》:"或腹痛水泻者,胃与大肠受之,《局方》香薷饮。"

《杂病源流犀烛·卷四·泄泻源流》:"又有水泄,肠鸣如雷,一泄如注,皆是水。"

《傅青主男科·卷下·泄泻门》:"水泻,此乃纯是清水,非言下痢也。痢无止法,岂泻水亦无止法乎?故人患水泻者,急宜止遏。"

《不知医必要·卷二·泄泻》:"水泻系清浊不分,利其小便自愈。"

《运气要诀·正文·运气为病歌》:"火主动,热乘于身,则身动而不宁,故身躁扰,动甚则发狂也。暴注者,卒暴水泻,火与水为病也。"

(6) 水恣泄(水恣)

指热在胸膈,以口渴喜饮,泻下水谷等为常见症的泄泻证候。又名水恣。

《素问病机气宜保命集·卷中·泻痢论第十九》:"泄者一也……假令渴引饮者,是热在膈上,水多入,则下膈入胃中,胃经本无热,不胜其水,名曰水恣。""泄有虚实寒热,虚则无力更衣,不便已泄出……非水入胃而成此证,前水恣也。"

《丹溪手镜·卷之中·泄泻》:"水恣泄,乃大引饮,热在其上,水多入下,胃经无热不胜,宜五苓。"

《脉因证治·卷二·泄》:"水恣泄,乃大引饮,是热在膈上,水多入下,胃经无热不胜。"

《赤水玄珠·第八卷·泄泻门·泄痢》:"渴引饮者,是热在膈上,水多入则自胸膈入胃中,胃本无热,因不胜其水,名曰水恣。胃受水攻,故水谷一时下。"

（7）鹜泄（鹜溏）

鹜泄，即以泻下物水粪相杂，色青黑如鸭粪而小便清白为特征，此属大肠寒湿所为。又称鹜溏。

《黄帝素问宣明论方·卷十·痢门·泄痢总论》："叔和云：湿多成五泄……《太素》曰：五泄有溏泄、鹜泄、飧泄、濡泄、滑泄也，此乃五泄。"

《金匮钩玄·附录·六、泄泻从湿治有多法》："鹜泄者，所下澄澈清冷，小便清白，湿兼寒也。"

《明医指掌·卷四·泄泻四》："鹜泄，即鸭溏。所下澄澈清冷，小便清白，寒也。"

《医阶辨证·伤寒下痢常病泄泻诸证辨》："伤寒下利，有合病，表不解而下利……常病泄泻有濡泄（湿）、鹜泄（寒）、溏泄（热）、飧泄（风）、滑泄（虚）、大瘕泄（实），有脾泄（脾积）、肾泄（关门不固）等症。"

《罗氏会约医镜·卷之十·杂证·论泄泻》："鹜泄，澄彻清冷，中有糟粕，小便清白，中寒也。"

《证治针经·卷二·泄泻》："由来湿多成五泄，飧泄、溏泄、鹜泄、濡泄、滑泄并列。完谷不化者兼风；肠垢积污者兼热；澄清溺白必兼寒；身重软弱惟因湿；若洞下而不禁，乃湿胜而气脱（以上叙五泄症状）。是以胃风汤治乎飧泄，清六丸疗乎肠垢（溏泄）。"

《类证治裁·卷之四·泄泻论治》："三曰鹜泄，大便澄清如鸭屎，脉迟溺白，湿兼寒也。"

《医学说约·杂症分目·湿门·泄泻》："糟粕不化者，鹜泄也。"

（8）鹜溏（鸭溏、鹜泄）

鹜溏，又名鸭溏、鹜泄。泄泻便如鸭粪，水粪相杂，色青黑，小便清白。鹜溏之澄清溺白，属湿兼寒也。鹜溏者，水粪并趋大肠也。夫脾主为胃行其津液者也，脾气衰弱，不能分布，则津液糟粕并趋一窍而下。《金匮要略》所谓脾气衰则鹜溏也。又寒气在下，亦令人水粪杂下，而色多青黑，所谓大肠有寒则鹜溏也。罗谦甫云：鹜溏者，大便如水，其中有少结粪是也。

《黄帝内经素问·至真要大论》："阳明在泉，客胜则清气动下，少腹坚满而数便泻；主胜则腰重腹痛，少腹生寒，下为鹜溏。"

《脉经·卷六·大肠手阳明经病证第八》："大肠有寒，鹜溏；有热，便肠垢。"

《圣济总录·卷第七十四·泄痢门·鹜溏》："论曰：脾气衰则鹜溏。盖阴中之至阴脾也，为仓廪之官。若脾胃气虚弱，为风冷所乘，则阴气盛；阴气盛则藏寒，糟粕不化。故大便色黑，状如鹜溏也。又大肠有寒，亦曰鹜溏。"

《鸡峰普济方·卷第一·诸论·取像》："古之论疾多取像取类使人易晓，以脏腑稀散为鸭溏或为鹜溏（野鸭谓之鹜），谓其生于水中屎常稀散故也。"

《黄帝素问宣明论方·卷一·诸证门·诸证标目》："腹满不食，寒中肠泄，斯病鹜溏。"

《黄帝素问宣明论方·卷二·诸证门·鹜溏证》："脾虚风冷，阴盛，糟粕不化，大便黄黑如鹜溏，或大肠有寒也。"

《素问病机气宜保命集·卷中·泻痢论第十九》："鹜溏为痢，当温之。大肠经动下痢为鹜溏，大肠不能禁固，卒然而下，成水泄。青色，其中或有硬物，欲起而又下，欲了而不了，小便多清，此寒也。"

《丹溪手镜·卷之中·泄泻》："又腹满泄、鹜溏，此阴寒也。"

《普济方·针灸·卷四·针灸门·足太阴脾经》："溏，瘕泄，水闭。[按]《甲乙经》作溏水泄，病水温，溏泄谓如汤之溏也；《素问》所谓鹜溏者，是也。"

《医方选要·卷之二·泄泻门》："又有飧泄、洞泄、肾泄、濡泄、鹜溏之类，名虽不同，未有不由脾胃虚弱，饮食不节及为风寒暑湿之气所伤也。"

《古今医统大全·卷之三十五·泻泄门·病机》："脾胃虚弱，为风寒所胜，则阴气太盛，阴盛则脏寒，脏寒则糟粕不化，大便黑，状似鹜溏者是也。"

《赤水玄珠·第五卷·水肿门·〈脉经〉叙诸水形症》："胆气衰则鹜溏，胃气衰则身肿。"

《证治准绳·杂病·大小腑门·泄泻滞下总论》："又有鹜溏者，是寒泄也。鹜者、鸭也，大便如水，其中有少结粪者是也。"

《证治准绳·杂病·大小腑门·泄泻》："若太阳经伤动，传太阴下利，为鹜溏，大肠不能禁固，卒然而下，中有硬物，欲起而又下，欲了而又不了，小便多清。此寒也，宜温之。"

《类经·二十七卷·运气·客主胜而无复病

治各有正味》：“阳明在泉，客胜则清气动下，少腹坚满而数便泻；主胜则腰重腹痛，少腹生寒，下为鹜溏，则寒厥于肠；上冲胸中，甚则喘不能久立。主胜则寒侵金脏，故下在肠腹则为腰重腹痛鹜溏寒厥；上于肺经则冲于胸中，甚则气喘不能久立也。”

《医灯续焰·卷十一·水病脉证第七十》：“脾气衰则鹜溏，胃气衰则身肿。”

《金匮玉函经二注·卷十一·五脏风寒积聚病脉证治第十一》：“大肠有寒者，多鹜溏；其外大肠有寒者，多清彻鹜溏，即下利溏泻也。”

《张氏医通·卷七·大小府门·泄泻》：“寒泄则鹜溏清冷，此病机之最显著者。鹜溏者，中寒糟粕不化，色如鸭粪，所以澄澈清冷，小便清白，湿兼寒也。”

《重订通俗伤寒论·伤寒夹证·夹泻伤寒》：“阴寒之利……必洞下清谷，或为鹜溏，粪色或白或淡黄，脐下多寒。鹜溏者，澄清溺白，湿兼寒也，其证大便如水，其中稍有结粪者是也。”

《本草经解·卷一·草部上·肉豆蔻》：“大肠寒则鹜溏。”

《本草经解·附余·音训·诸症》：“鹜溏（上音木，即鸭溏）。”

《医经原旨·卷三·论治第八》：“上文言肠中寒者泄，而此言肠中热者泄，所以有热泄、寒泄之不同，而热泄谓之‘肠垢’，寒泄谓之‘鹜溏’也。”

《素问悬解·卷十一·运气·气交变大论》：“鹜溏，大便泄利，溏如鸭粪也。”

《疡医大全·卷五·治法指南》：“寒在下者，为清浊不分，为鹜溏痛泄。”

《伤寒直指·卷五·辨阳明病脉让治第八》：“《活人》大便溏者，古人云：岁火不及，寒乃大行，民病鹜溏。盖溏者，胃中冷，水谷不别也。华佗云：寒即溏，热即垢。仲景：初硬后溏者二证，一言小便不利，一言小便少，皆水谷不分耳。”

《伤寒瘟疫条辨·卷三·大便自利》：“若阴利，则不渴，小便色白或淡黄，厥逆脉沉迟，洞下清谷或为鹜溏，粪色淡黄或白，脐下多寒。”

《金匮玉函要略辑义·卷三·五脏风寒积聚病脉证并治第十一》：“大肠有寒者，多鹜溏。鹜溏如鹜之后，水粪杂下。大肠有寒，故泌别不职。”

《齐氏医案·卷二·痢门挈纲》：“又有鹜溏一证，常见陷邪之中。其证粪内带清水，言其状如鸭粪，故名鹜溏，属太阴脏寒。此证寒热往来，不欲食，是少阳之表证也；绿冻者，少阳之本色也，少阳属甲木，主东方青色；清水为鹜溏，是太阴之里寒也。”

《医会元要·六府》：“肠中切痛而鸣濯濯，冬月重感于寒则泄……中寒则肠鸣飧泄多鹜溏。”

《痢疾明辨·辨痢大纲有四·一曰邪热》：“又鹜溏一证，粪内带清水如鸭屎，尝见于陷之中，属太阴脏寒。”

《〈内经〉运气病释一·气交变大论篇》：“复则病鹜溏腹满，食饮不下，寒中肠鸣，泄注腹痛。”

《华佗神方·卷四·华佗治寒泻神方》：“寒泻，一名鹜溏。其原为脾气衰弱及寒气在下，遂致水粪并趋大肠，色多青黑，宜温之。”

《先哲医话·卷下·高阶枳园》：“平素大便秘涩者，得温病忽黏滑或鹜溏，此非因胃虚，邪气猖獗之所使，缓漫失下，则胃气消烁，噬脐无及。”

《〈内经〉难字音义·〈素问〉·气交变大论第六十九》：“鹜溏：鹜，莫卜切。《本经》‘至真要大论’：下为鹜溏。《金匮方论》：大肠有寒者多鹜溏。”

《素问绍识·卷第二·宣明五气篇第二十三》：“《金匮》：大肠多寒者，多鹜溏，便肠垢。”

《伤寒捷诀·大便不利》：“藏火不及大寒行，民病鹜溏肠胃吪。”

(9) 溏泄

指大便稀溏垢秽，可伴有腹痛、胁痛、肠鸣、纳少等症。

《黄帝内经素问·至真要大论》：“厥阴司天……民病……冷泄腹胀，溏泻。”“阳明之胜，清发于中，左胠胁痛溏泄。”

《黄帝内经素问·气交变大论》：“岁木不及……民病中清，胠胁痛，少腹痛，肠鸣溏泄。”“岁水太过……湿气变物，病反腹满肠鸣，溏泄食不化。”“岁火不及，寒乃大行……病鹜溏腹满，食饮不下，寒中肠鸣，泄注腹痛。”

(10) 漏食泄（禄食泻、录食泻）

漏食泄，又名禄食泻、录食泻。多因脾胃虚所致，症见食毕即肠鸣腹急，尽下所入食物，泻后宽快，经年不愈。

《丹溪心法·卷二·泄泻十》：“有脾气久虚，

不受饮食者,食毕即肠鸣腹急,尽下所食物,才方宽快,不食则无事,俗名禄食泻,经年不愈,宜快脾丸三五粒。"

《秘传证治要诀及类方·卷之八·大小腑门·溏泄》:"有脾气久虚不受饮食者,食毕即肠鸣腹急,下所食物,才方宽快,不食则无事。俗名录食泻。"

《医学原理·卷之六·泻门·丹溪治泄活套》:"如因中气大亏,不爱饮食,食毕则腹鸣肠急,尽下所食,才方觉快,不食即无事,俗名漏食泄。经年而不愈者,宜用快脾丸三五粒,效。"

《症因脉治·卷四·泄泻论·附录食泻》:"此症汤药下咽,即时下泄,与直肠之症相似,但直肠之症,急症暴症;录食之泻,久病缓病。故直肠条内,则曰难治;录食泻,仍立方治,然皆是改常之症也。"

《杂病广要·脏腑类·泄泻》:"有脾气久虚,不受饮食者,食毕即肠鸣腹急,尽下所食物,才觉宽快,不食则无事,俗名录食泻([按]《医学原理》作漏食泄),经年累月,宜快脾丸下二五粒。(《要诀》)"

(11) 滑泄(洞泄)

滑泄,又名洞泄。指大便泄下清稀而不能自禁,为湿邪盛而肾气不固所致。

《圣济总录·卷第五十·大肠门·大肠虚》:"论曰:大肠虚冷之病,胸中喘,肠鸣,虚渴唇干,目急善惊,滑泄,骨节疼痛,不能久立。盖大肠者,传导之官,变化出焉。寒邪客于其间,则令气虚弱,不能自固而成诸疾,诊其脉右手气口以前阳虚者是也。"

《黄帝素问宣明论方·卷六·伤寒门》:"或湿热内甚,而为滑泄。"

《素问病机气宜保命集·卷中·泻痢论第十九》:"诸水积入胃,名曰溢饮,滑泄。渴能饮水,水下复泻而又渴。"

《医学入门·外集·卷四·杂病分类》:"五泻须知溺赤清,五泻:濡泻即湿泻,肠垢即热泻,鸭溏即寒泻,虚泻,滑泄。"

《素问经注节解·内篇·卷之三·咳论》:"小肠为心之腑,亦火也……寒盛气衰,则滑泄而水火不禁。"

《内经博议·附录·缪仲醇阴阳脏腑虚实论治》:"虚寒滑泄不禁属气虚。"

《医碥·卷之三·杂症·泄泻》:"久泻不已名滑泻,又名洞泄。大孔如竹筒,饮食入口,直出无禁,气将脱矣,饮食不进则无救矣。"

《灵素节注类编·卷五·外感内伤总论·经解》:"气不周行,固者二便不利,泄者二便滑泄,故皆属于下也。"

《华佗神方·卷一·论脾虚实寒热生死逆顺脉证之法》:"寒则吐涎沫而不食,四肢痛,滑泄不已。"

(12) 五更泻(鸡鸣泄泻、肾泄、瀼泄、晨泻)

五更泻,又名鸡鸣泄泻、肾泄、晨泻。指清晨五更时分就感到脐下作痛,腹鸣则泻,泻后则安。

《世医得效方·卷第五·大方脉杂医科·晨泄》:"又名瀼泄。"

《内科摘要·卷下·十一、各症方药》:"五味子散,治肾泄,在侵晨五更泻,饮食不进,或大便不实,不时去后,为丸尤效。"

《医学入门·杂病》:"瀼泄,停蓄饮食,数日一泄,必兼腹胀。"

《秘方集验·诸虫兽伤·吐泻诸症》:"五更泻,名肾泻,盖阴感而然。脾恶湿,湿则濡而困,因则不能制水,水性下流,则肾水不足。"

《张氏医通·卷七·大小府门·泄泻》:"五更泻,是肾虚失其闭藏之职也。"

《冯氏锦囊秘录·杂症大小合参卷五·论泻》:"若交寅时而泻者,谓之晨泻,宜为温补肾阳。盖肾开窍于二阴,而失闭藏之职也。"

《冯氏锦囊秘录·杂症大小合参卷十一·方脉痨瘵合参》:"脾肾虚寒,不能蒸腐闭藏而为晨泻者,更入补骨脂菟丝子,以兼补脾肾之阳,为先天后天之药,是皆佐使之所宜,可以共剂而赞助成功者也。"

《杂病源流犀烛·卷四·泄泻源流》:"又有肾泄即五更泄,一名晨泄,又名瀼泄,固由于肾虚失守藏之职(宜补骨脂、五味子、山萸、肉桂、茴香、山药、茯苓等,每日清晨用大栗十枚煮食,神效),而亦有由于食者(宜香砂枳术丸),有由于酒者(宜葛花解醒汤),有由于寒者(宜理中汤夜饭前服)。"

《医林改错·卷上·膈下逐瘀汤所治症目·肾泻》:"五更天泄三两次,古人名曰肾泄。言是肾虚,用二神丸、四神丸等药,治之不效,常有三五年不愈者。病不知源，是难事也。不知总提上有瘀血，卧则将津门挡严，水不能由津门出，由幽门入小肠，与粪合成一处，粪稀溏，故清晨泻三五次。用此方逐总提上之瘀血，血活津门无挡，水出泻止，三五副可痊愈。"

《扫叶庄医案·卷三·春温》："过饮晨泻，中宫留湿，干呕腹痛，是脾不和，阳气不主运行于四末，故四肢无力困顿矣。"

《笔花医镜·卷二·脏腑证治·肾部》："肾无实症。肾之寒，肾之虚也。脉左右尺必迟沉。其症为命门火衰，为不欲食，为鸡鸣泄泻，为天柱骨倒，为蜷卧厥冷，为奔豚。"

"鸡鸣泄泻者，肾虚也。加味七神丸主之。"

《医学见能·卷一·证治·大便》："大便溏泻，必在五更时分者，肾寒而侮脾也。"

（13）注下（暴泄）

注下，又名暴泄。指泄泻之急骤猛烈者。其病性有寒热之别。暴泄，肛门迫迫，属火化；暴泄，肛门不禁，属阴寒。

《针灸甲乙经·卷七·六经受病发伤寒热病第一》："热病先头重额痛，烦闷身热，热争则腰痛不可以俯仰，胸满，两颔痛甚，暴泄，善泄，饥不欲食。"

《针灸甲乙经·卷九·寒气客于五脏六腑发卒心痛胸痹心疝三虫第二》："厥心痛，暴泄，腹胀满，心痛尤甚者，胃心痛也，取大都、太白。"

《备急千金要方·卷三十 针灸下·心腹第二·泄痢病》："大肠俞主肠鸣，腹肿，暴泄。"

《养老奉亲书·下籍·夏时摄养第十》："盛夏之月，最难治摄。阴气内伏，暑毒外蒸，纵意当风，任性食冷，故人多暴泄之患。"

《圣济总录·卷第七十四·泄痢门·洞泄寒中》："治因伤水饮后，变成暴泄。"

《扁鹊心书·卷中·暑月伤食泄泻》："伤胃则注下暴泄。"

《素问病机气宜保命集·卷中·泻痢论第十九》："暴泄非阳，久泄非阴。治太阴脾经受湿，水泄注下，体微重微满，困弱无力，不欲饮食，暴泄无数，水谷不化。先宜白术芍药汤和之。"

《医说·卷六·脏腑泄痢·辩脏腑下痢》："病暴泄注下，或青白，或黄白米谷，或化或不化，腹胁或胀或不胀，或痛或不痛，但噫生熟气，全不思食，

因与温补诸药而后转有异证者有所伤也，此为飧泄。""又春伤以风夏必飧泄，又风气行于肠胃则暴泄下利，其脉浮缓而虚也。"

《玉机微义·卷十九·虚损门·论无病好补之误》："暴泄得热而清浊不分。"

《普济方·卷二百七·泄痢门·总论》："脏腑泄痢，其症有多种，大抵从风湿热也。是知寒少热多，故曰暴泄非阴，久泻非阳。"

《普济方·卷二百九·泄痢门·濡泻》："白术芍药汤出保命集：治太阴脾经受湿，水泄注下无度，体重微满，困弱无力，不欲饮食，暴泄无数，水谷不化，宜此和之。"

《医学纲目·卷之二十三·脾胃部·泄泻滞下》："（洁）论曰：脏腑泻利，其证亦多，大抵从风湿热论之。是知寒少热多，寒则不能久也。故曰暴泄非阴，久泄非阳。"

《医学纲目·卷之二十三·脾胃部·泄泻》："（洁）治太阴脾经受湿，水泻注下，体重微满，困弱无力，不欲饮食，暴泄无数，水谷不化，先宜白术芍药汤。"

《云林神彀·卷二·泄泻》："暑泻值下月，暴泄泻如水，面垢脉来虚，自汗烦渴最。"

《本草纲目·主治第三卷·百病主治药·泄泻》："暴泄脱阳，久泄亡阳。"

《本草汇言·卷之九·木部·无食子》："暴泄（气欲脱也）。"

《类经·二十六卷·运气类二十三·五郁之发之治》："注下，大便暴泄也。"

《医镜·卷之二·泄泻》："暴泄者，皆因生冷油腻，恣食无节，或饮酒无忌，适触寒邪，故成暴泄。其泻出者皆是水，乃阴阳不分，偏渗大肠，而小便必短涩，治者以利小便为先，小便利则大便止矣。"

《金匮翼·卷七·泄泻诸症统论·热泻》："热泻者，夏月热气乍乘太阴，与湿相合，一时倾泻如水之注，亦名暴泄。"

《杂病源流犀烛·卷四·泄泻源流》："又有暴泄，太阳传太阴，大肠不能固禁，卒然而下，大便如水，其中有小结粪硬物，欲起又下，欲了不了，小便多清，或身冷自汗，气难布息，脉微呕吐，此寒也，急以重药温之（宜浆水散）。"

《痘科辨要·卷四·辨初热三日》："诸呕吐暴

泄,皆属于热。"

《医述·卷九·杂证汇参·泻》:"暴泄,肛门逆迫,属火化;暴泄,肛门不禁,属阴寒(张路玉)。"

《〈内经〉运气病释·〈内经〉运气病释三·六元正纪大论篇》:"饮发注下,胕肿身重。""此水饮发而大便暴泄,脾伤而肌肉见病。皆土发湿邪之证也。"

(14)久泻(脾泄)

久泻,指泄泻之久延时日而不愈者。又名脾泄。

《类证普济本事方释义·卷第二·治心小肠脾胃病》:"此因久泻不复,脾肾阳衰,不能纳食健运故。昔贤有云:补肾不如补脾,犹藉姜、枣之辛甘和荣卫,使中宫阳气稍苏,则下焦之元真亦因之而渐苏矣。"

《太平惠民和剂局方·指南总论·卷下·论诸虚证候》:"论沉寒痼冷,皆因元气虚损,下冷上盛,致水火不交,阴阳失序……下痢久泻。"

《儒门事亲·卷五·久泻不止八十七》:"夫小儿久泻不止者,至八九月间,变为秋深冷痢,泄泻清白,时腹撮痛,乳瓣不化。"

《仁斋直指方论·卷之十三·泄泻·泄泻治例》:"王节斋曰:泄本属湿……亦有久泄,肠胃虚滑不禁者,宜收涩之。"

《普济方·卷一百二十六·伤寒门·平脉法第二》:"男子不可久泻,女子不可久吐。"

《普济方·卷二百七·泄痢门·总论》:"脏腑泄痢,其症有多种,大抵从风湿热也……久泻非阳,溲而便脓血,知气行而血止也,宜大黄汤下之,是为重剂,黄芩芍药,是为轻剂。治法宜补宜泄,宜止宜和,和则芍药汤,止则诃子汤。"

《普济方·卷三百五十八·婴孩门·辨形色》:"有久泻痢,舌黑必润,不可认为热。盖久痢上焦虚,久泻舌黑者多死不治。"

《普济方·卷三百五十八·婴孩门·验五脏气绝证》:"五盲恶候:疮豆盲、惊风盲、久渴盲、久痢盲、久泻盲。"

《普济方·卷三百五十九·婴孩门·病源歌》:"身热发厥,久泻利多,此虚热。"

《普济方·卷三百七十一·婴孩惊风门·慢惊风》:"暴泻成风,犹可速治。盖回阳调中,补气之为易。若久泻渐传成风候者,为虚为乏,故难

疗理。"

《普济方·卷三百七十二·婴孩惊风门·慢脾风》:"小儿生下,中慢脾风候,时吐呕,频咬牙,手足掣疭,舌卷头低,两眼上视,先头低而次第高,此候久泻痢。"

《普济方·卷三百七十六·婴孩一切痫门·候痫法》:"慢脾者因久泻而脾气先虚,脾与肺子母也。"

《普济方·卷三百八十四·婴孩诸热疸肿门·诸热》:"其有久嗽、久泻、久痢、久血、久疟,致诸疾之后而成者,皆虚热也。"

《普济方·卷三百八十四·婴孩诸热疸肿门·胃热》:"慢惊风者,皆由久泻脾胃虚而生也。"

《儒医心镜·各症病原并用药治法要诀·泄泻》:"故曰:暴泻非阳,久泻非阴,皆是土虚不能制木,而木来乘脾,方有此病。"

《古今医统大全·卷之三十五·泻泄门·病机》:"脏腑泻利,其证多端,大抵从风湿热论,是知寒少热多,寒则不能久也。故曰暴泻非阴,久泻非阳。"

《万病回春·卷之三·泄泻》:"大抵久泻多因泛用消食利水之剂,损其真阴,元气不能自持,遂成久泄。"

《万病回春·卷之七·泄泻》:"一小儿因惊久泻,面色青黄,余谓肝木胜脾土也。"

《寿世保元》:"大抵久泻,多由泛用消食利水之剂,损其真阴,元气不能自持,遂成久泻。"

《明医指掌·卷三·痰证三》:"久泻形枯肠积垢。"

《丹台玉案·卷之五·腰痛门》:"又有久泻而得腰痛者,利尽其水,而真水亦涸故也。"

《医方集解·祛寒之剂第十·四神丸》:"盖久泻皆由肾命火衰,不能专责脾胃,故大补下焦元阳,使火旺土强,则能制水而不复妄行矣。"

《本草备要·草部·白术》:"久泻名脾泄,肾虚而命火衰,不能生土也。"

《冯氏锦囊秘录·杂症大小合参卷十三·儿科痢疾》:"久痢身热汗出者,肠疼渴喘;体肿如吹者,秋深久痢;呕逆昏沉,烦躁形脱者,久泻变痢,而为脾传肾者。"

《症因脉治·卷四·腹痛论·内伤腹痛》:"(气虚腹痛之因)或久病汗下,久泻伤元,劳形气

散,饥饿损伤;或急于奔走,或勉强行房,气道虚损,则腹为之痛矣。"

《苍生司命·卷三·泄泻》:"腹痛甚而泻,泻后痛减者,食也。泄泻亦是急症,但暴泻为轻,久泻为重,暴泻元气未衰。""若夫久泻,上亡津液,下损脾胃,补之则热增,涩之则胀剧,分利之则虚甚,甚则成脾泄,五更定泻数次。衰老虚弱之人,多致不救,故久泻为重也。"

《医碥·卷之三·杂症·泄泻》:"久泻不已名滑泻,又名洞泄。大孔如竹筒,饮食入口,直出无禁,气将脱矣,饮食不进则无救矣。"

《成方切用·卷六下·祛寒门·四神丸》:"盖久泻皆由肾命火衰,不可专责脾胃,故大补下焦元阳,使火旺土强,泄泻自止矣。"

《本草求真·卷五·血剂·骨碎补》:"久泻多责于肾(肾司开合之权,久泻多责于肾)。"

《文堂集验方·卷一·泄泻》:"(久泻成痢)不拘赤白,腹胀攻痛。"

《时方妙用·卷一·问症》:"久泻、久痢为虚。"

《本草述钩元·卷十三·石草部·骨碎补》:"久泻属肾虚,不可专事脾胃也。"

《杂病广要·脏腑类·癫狂·癫》:"久泻不食,形脉无神者,不治。(《心统》)"

《潜斋简效方·医话·小儿诸病》:"小儿久泻,身热最危。"

《不知医必要·卷二·脱肛》:"大肠与肺为表里,肺虚则大肠滑脱。故有因久泻、久痢,脾肾气陷而脱者。"

《奇方类编·卷上·痢泻门·脾泻丹》:"治久泻,每早溏泻一二次,此系脾虚。用此补脾养胃,而泻即止。"

(15)久利

汉代张仲景将具有泄下表现的统而称之为"利"或"下利",隋唐时期大多沿袭汉代命名方法,大多以"利"字代称泻,故久利可解释为泄泻或痢疾之久延时日而不愈者,需结合临床表现加以区别。

《幼幼新书·卷第二十八·利久不止第十一》:"《巢氏病源》小儿久利候:春伤于风,至夏为洞泄。"

《此事难知·卷上·太阳六传·太阴证》:"日

久利益甚,必自止者,便硬。"

《伤寒六书·伤寒证脉药截江网卷之五·论伤寒六经变正法》:"久利不止,曰肠癖。"

《医门法律·卷五·痢疾门·痢疾论》:"久利邪入于阴,身必不热,间有阴虚之热,则热而不休。"

《金匮玉函经二注·卷十·腹满寒疝宿食病脉证治第十》:"苟久利之后,中州败坏,致不能食者。"

《诊宗三昧·逆顺》:"久利,沉细和滑为顺。浮大弦急者逆,虽沉细小弱,按之无神者不治。"

《冯氏锦囊秘录·痘疹全集卷二十三·失血》:"若于久泻、久利之后者,是脾气虚寒不能摄血所致也,宜温补,而兼升提。"

《张氏医通·卷七·大小府门·泄泻》:"脾胃虚弱,内挟风冷,泄泻注下,水谷不化,脐下疞痛,腹中雷鸣,乃积寒久利,肠滑不禁,木香散。"

《张氏医通·卷十·妇人门上·胎前》:"大约初痢胀痛,为热为实,久利疞痛,为虚为寒。"

《订正仲景全书〈金匮要略注〉·卷五·呕吐哕下利病脉证并治第十七》:"久利则为气陷于大肠,而不上举,又当于升补中兼利小便也。"

《订正仲景全书〈伤寒论注〉·卷八·辨厥阴病脉证并治全篇》:"久利则虚,调其寒热,酸以收之,下利自止。"

《临证指南医案·卷三·肿胀》:"顾(四三)脉微而迟,色衰萎黄,蟹为介属,咸寒沉降。凡阳气不足者,食之损阳,其致病之由,自试二次矣。久利久泄,古云无不伤肾。"

《金匮悬解·卷十三·内伤杂病·下利二十五》:"此段见《伤寒·少阴》,久利不止,木郁血陷,寒湿腐败,风木摧剥,故便脓血。"

《续名医类案·卷二十九·小儿科·泄泻》:"此久利不已,脾胃之中气固虚,而肾家之元气更虚,闭藏之司失职,当不事脾而事肾可也。"

《伤寒瘟疫条辨·卷六·本草类辨·补剂类》:"盖肾主二便,久利多属肾虚,不专责脾胃也。"

《温病条辨·卷二·中焦篇·湿温》:"(四苓散)此乃初起之方,久痢阴伤,不可分利,故方后云:久利不在用之。"

《三家医案合刻·卷一·姜汁泛丸》:"凡阳气

不足,久利久泻,穷必伤肾。"

《杂病广要·脏腑类·泄泻》:"脾胃虚弱,内挟风冷,泄泻注下,水谷不化,脐下疞痛,腹中雷鸣,乃积寒久利,肠滑不禁,木香散。"

《高注〈金匮要略〉·妇人杂病脉证并治第二十二》:"然久利以发热为欲止,因阳气有起伏之机故也。乃暮即发热而利不止,则又非虚寒可断矣。"

(16) 脱泻

指泄泻重证,急宜止泻固脱。

《医学传灯·卷下·泄泻》:"又有脱泻者,水谷皆下,日有百次,不但糟粕泻尽,并肠中所蓄之黄水,俱已竭尽而无余。所以平人时泄黄水,即是脾坏之候,皆主于死,不易治也。"

(17) 口糜泄

《医宗金鉴》中详细论述口疮糜烂泄泻一证,症见上发口糜,下泻即止,泻泄方止,口糜即生。心开窍于舌,此乃心脾二经之热,因小肠与心合,故发病亦与小肠有关。

《杂病心法要诀·卷四·泄泻死证》:"口糜泄泻虽云热,上下相移亦必虚,心脾开窍于舌口,小肠胃病化职失,糜发生地通连草,泻下参苓白术宜,尿少茯苓车前饮,火虚苓桂理中医。"

《医宗金鉴》:"口疮糜烂泄泻一证,古经未载。以理推之,虽云属热,然其上发口糜,下泻即止,泻泄方止,口糜即生。观其上下相移之情状,亦必纯实热之所为也。心之窍开于舌,脾之窍开于口,心脾之热,故上发于口舌疮赤糜烂。胃主消化水谷,小肠盛受消化。心脾之热下移小肠胃腑,则运化之职失矣,故下注泄泻也。"

《医碥·卷之三·杂症·泄泻》:"有患口舌糜烂而泻者,乃心脾二经之热,心开窍于舌,脾开窍于口,其热上攻故糜烂。若移其热于胃与小肠,则运化失职,故泄也,名口糜泄。"

"口糜泄,其证上发则下止,下泄则上愈。当口糜发时,用泻心导赤散,滚汤淬服。"

(18) 豀泄

指食不知饱,饥瘦,腹大而多泄,多发生于小儿。

《诸病源候论·小儿杂病诸候·食不知饱候》:"小儿有嗜食,食已仍不知饱足,又不生肌肉;其亦腹大,其大便数而多泄,亦呼为豀泄,此肠胃

不守故也。"

(19) 溢泄

指火逼血而妄行,上溢于口鼻,下泄于二便之泄泻。

《三因极一病证方论·卷之十一·泄泻叙论》:"方书所载泻利,与《经》中所谓洞泄、飧泄、溏泄、溢泄、濡泄、水谷注下等其实一也,仍所因有内、外、不内外差殊耳。"

《济阳纲目·卷二十二·中·泄泻·论泻分三因》:"《三因》严氏云:泄泻一证,《经》中所谓洞泄、飧泄、溏泄、溢泄(火逼血而妄行,故上溢于口鼻,下泄于二便)、濡泄,米谷注下是也。"

(20) 水谷下注

指脾胃之气不足,不能消化腐熟水谷,导致水谷直走大肠从而泄泻。

《黄帝素问直解·卷之三·宣明五气篇第二十三篇》:"大肠小肠病,则为泄,泄,水谷下注也。"

《医碥·卷之三·杂症·泄泻》:"或因于热。盖火性急迫,逼其水谷下注,往往不及传化即出。"

(21) 水谷利(飧泄、餐泄)

水谷利,又名飧泄。指泄泻完谷不化,多因脾胃气虚阳弱,或风、湿、寒、热诸邪客犯肠胃所致。

《诸病源候论·妇人杂病诸候·下利候》:"肠胃虚弱,为风邪冷热之气所乘。肠虚则泄,故变为利也。此下利是水谷利也,热色黄,冷色白。"

《诸病源候论·妇人妊娠诸候·妊娠下痢候》:"春伤于风,邪气留连,遇肠胃虚弱,风邪因而伤之,肠虚则泄,故为下痢,然此水谷利痢也。"

《医心方·卷第十一·治水谷利方第二十八》:"《病源论》云:由体虚腠理开,血气虚,春伤于风,邪气留在肌肉之内,后遇脾胃大肠虚弱,而邪气乘之,故为水谷利也。"

《医心方·卷第十一·治不伏水土利方第三十四》:"《病源论》云:夫四方之气,温凉不同,随方嗜欲,因以成性,若移其旧土,多不习伏,必因饮食以入肠胃,肠胃不习便为下利,故名不伏土利也,即以水谷利是也。"

《幼幼新书·卷第二十八·利久不止第十一》:"《巢氏病源》小儿久利候:春伤于风,至夏为洞泄。小儿春时解脱,为风所伤,藏在肌肉,至夏因为水谷利,久经连滞不瘥也。凡水谷利久,肠胃虚,易为冷热。得冷则变白脓,得热则变赤血,若

冷热相加,则赤白相杂。利久则变肿满,亦变病
霜,亦令呕哕,皆由利久脾胃虚所为也。"

《幼幼新书·卷第二十八·利渴不止第十二》:"《巢氏病源》小儿利兼渴候:此是水谷利,津液枯竭,脏腑虚燥则引饮。若小便快者利断,渴则止;若小便涩,水不行于小肠,渗入肠胃,渴亦不止,利亦不断。凡如此者,皆身体浮肿,脾气弱不能克水故也,亦必眼痛生障。小儿上焦本热,今又利,下焦虚,上焦热气转盛,热气熏肝故也。"

《幼幼新书·卷第二十九·热痢第四》:"《巢氏病源》小儿热痢候:小儿本挟虚热而为风所乘,风热俱入于大肠而利,为热,是水谷利。"

《卫生宝鉴·卷十六·泄痢门·飧泄》:"(飧泄)此俗呼水谷利也。"

《本草纲目·序例上·脏腑虚实标本用药式》:"小肠本病:大便水谷利,小便短,小便闭,小便血,小便自利,大便后血,小肠气痛,宿食夜热且止。"

《伤寒论条辨·伤寒论条辨或问》:"飧泄者,水谷利也。古人谓水饭曰飧,民间水饭用于夏,长夏土令行,木邪发而飧泄作者。物盛必衰,土败木贼也。"

《证治准绳·杂病·大小腑门·泄泻》:"(餐泄)水谷不化而完出是也,《史记·仓公传》迥风即此。《经》云:清气在下,则生餐泄。又曰:久风入中,则为肠风餐泄。夫脾胃土也,气冲和以化为事,今清气下降而不升,则风邪久而干胃,是木贼土也,故冲和之气不能化而令物完出,谓之餐泄。或饮食太过,肠胃所伤,亦致米谷不化,此俗呼水谷利也。法当下者举之而消克之也,以加减木香散主之也。"

《幼科证治准绳·集之七·脾脏部(上)·泻痢兼证》:"《巢氏病源》小儿利兼渴候:此是水谷利,津液枯竭,腑脏虚燥则引饮。若小便快者,利断,渴则止。若小便涩,水不行于小肠,渗入肠胃,渴亦不止,利亦不断。凡如此者,皆身体浮肿,脾气弱,不能克水故也。"

《医学刍言·泄泻》:"飧泄,又名水谷利,指泄泻完谷不化。久风为飧泄,宜神术汤,《圣济》附子汤。"

3. 按病因病机命名

以外因(六淫致病)命名者,有风泻(风泄)、寒泻(寒泄、骛溏)、冷泻、伤风吐泻、暑泻(暑泄)、湿泻(濡泄、洞泄)、热泄(热泻、火泻、火泄)、火泄(火泻)、协热自利(火泻、火泄)、肠垢;以内因(情志、气机、饮食劳逸致病)命名者,有食泻(胃泻)、伤食吐泻、积泻〔食积泻、伤食(吐)泻〕、溢饮滑泄(饮泻)、积热泄泻、暴注下迫、酒泄(酒湿泄、纵酒泄泻、伤酒泄泻)、惊泄、七情泻、气泻、痰泻(痰泄、痰积泄泻)。

(1)风泻(风泄)

因风致泻,以大便溏泻或泻下清水,所下者多白沫而有声,伴头胀、自汗、恶风为常见症的泄泻证候,兼有外感表证。《内经》所云"久风为飧泄",风泄即肠风飧泄。

《钱氏小儿直诀·卷一·五脏相胜症治》:"[薛按]洁古云……盖肝者脾之贼,心者脾之母也。肝气盛则贼邪胜,心气亏则脾气虚。故肝乘脾则风泻而呕。"

《活幼心书·卷中·明本论·诸泻》:"风泻,慢惊大病后有之。其粪稀黄褐色,或夹不消乳食同下,此因脾虚所致,或夹褐黑色者属肾。盖脾虚为肾水所乘故也。"

《丹溪手镜·卷之中·泄泻》:"风泄,久风为飧泄,水谷不化而完出也,肝病传脾,宜泻肝补脾。"

《医学纲目·卷之三十六·小儿部·小儿通治》:"肝乘脾,贼邪,风泻而呕。"

《医学入门·卷四·杂病分类·湿类》:"协风完谷寒急痛,风泻,恶风自汗,或带清血,即太阴飧泻,反其所食原物。"

《万病回春·卷之三·泄泻》:"风泻者,泻而便带清血,脉浮弦是也。"

《丹台玉案·卷之五·泄泻门·立方》:"当泄时又闭而不下及所下者多白沫而有声,乃风泄,以防风为君。"

《辨症玉函·卷之四(贞)·真症假症辨·大泻》:"然何以知是风泻与毒泻之分,风泻者,里急厚重,粪门作哔嗦之声风;泻下如胶漆乌黑,屋漏水之污秽者,毒泻也。"

《症因脉治·卷四·泄泻论·外感风泻》:"[风泻之症]自汗头汗,恶风发热,头痛额疼,泻下水谷,或下清水,此伤风飧泄之症也。

[风泻之因]风邪入于肠胃之间,则有泄泻之

患。《经》云：春伤于风，夏必飧泄。此即风邪内陷之症也。

[风泻之脉]多浮而弦，左关浮弦，风木之邪。大肠脉浮，乃是肠风。右关脉浮，胃风之诊。

[风泻之治]左关浮弦，柴胡防风汤，调五苓散。大肠脉弦，风入阳明，干葛防风汤，调下六一散。右关脉弦，风邪入胃，防葛汤，调胃苓散。总之，有表当散表，表既散，当分利小便，风散湿去，则泻自止。"

《幼幼集成·卷三·泄泻证治》："有风泻，泻而色青稠黏，乃肝木乘脾。"

《杂病源流犀烛·卷四·泄泻源流》："此外又有风泄，恶风自汗，或带清血，由春伤风，夏感湿，故其泻暴（宜胃风汤），或泻而风邪内缩，必汗之（宜桂枝麻黄汤）。"

《重订灵兰要览·卷上·泻》："风泻完谷不化，丹溪以为脾虚，前已列脾虚一条，若用补脾药不效，便当治风。"

《医镜·卷之二·泄泻》："当泄泻时，又闭而不下，及所下者多白沫而有声，乃风泄也。"

《奉时旨要·卷五 土属·泄泻》："有风泄症，因风寒在胃，脾土受伤，《经》所谓'春伤于风，夏生飧泄'之属。"

《医学说约·杂症分目·湿门·泄泻》："五泄者……下白沫者，风泄也。"

《全国名医验案类编·四时六淫病案·风淫病案·风泄案》："[廉按]风泄即肠风飧泄，《内经》所云'久风为飧泄'。"

（2）寒泻（寒泄、鹜溏）

寒泻，又名寒泄、鹜溏。因内脏虚寒或感受寒邪致泻，泻如鹜溏，甚则完谷不化，且有腹中绵绵作痛，或表现为肠鸣腹痛、溲清、身畏冷、不渴等寒症。

《素问玄机原病式·六气为病·热类》："又完谷不化而色不变，吐利腥秽，澄澈清冷，小便清白不涩，身凉不渴，脉迟细而微者，寒证也。"

《永类钤方》："寒泄：脉沉细，腹肚切痛，下必清黑，泄后腹胀身痛，先温其里。"

《明医杂著·卷之一·枳术丸论》："丹溪先生谓……攻刺腹痛，洞下水谷，名寒泻，用理中汤送大戊己丸。"

《儒医心镜·各症病原并用药治法要诀·泄泻》："悠悠腹痛，泻无休止，其色青，脉沉迟者，是寒泻。"

《医学入门·卷四·杂病分类·湿类》："鸭溏即寒泻。""寒泻，恶寒身痛，腹胀切痛雷鸣，鸭溏清冷，完谷不化，甚则脾败肢冷。"

《证治准绳·杂病·大小腑门·泄泻》："戴云：寒泻，寒气在腹，攻刺作痛，洞下清水，腹内雷鸣，米饮不化者。"

《东医宝鉴》："恶寒身重，腹胀切痛，雷鸣鸭溏，清冷，完谷不化。"

《伤寒括要·卷上·自利》："凡寒泻者，口不燥渴，脐下多寒，小便清利，脉来沉迟细软无力，完谷不化，粪色淡白，或淡黄色，或如鹜溏，或身虽热，手足逆冷，皆为寒也。"

《冯氏锦囊秘录·杂症大小合参卷五·论泻》："寒泻者，其色必白。"

《张氏医通·卷七·大小府门·泄泻》："寒泻，腹胀泄注，食即呕吐，理中汤加肉桂、诃子、升麻。食久窘迫，大便色白，肠鸣切痛，脉沉迟，身冷不渴，溲清，或绵绵腹痛，附子理中汤加肉果。"

《症因脉治·卷四·泄泻论·外感寒邪泻》："[寒泻之症]恶寒身痛，不发热，口不渴，小便清白，腹中疼痛，泄泻水谷，此寒邪直中三阴经之寒泻症也。若恶寒身痛，身反发热，口反渴，此寒伤三阳经之热泻症也。

[寒泻之因]真阳素虚，偶值时令之寒，直中三阴之经，则身不发热，口不发渴，小便清利，腹中疼痛，而中寒下利之症作矣。若肠胃有热，外寒束于皮毛，内热不得发泄，则寒变为热，而成伤寒热利之症矣。

[寒泻之脉]右关沉迟，寒中太阴。左尺沉迟，寒中少阴；左关沉迟，寒中厥阴。若身热脉浮紧，寒伤太阳也。身热脉浮弦，寒伤少阳也。身热脉长，右寸关独大，寒伤阳明也。

[寒泻之治]三阴寒泻，理中汤、四逆汤、真武汤主之。寒伤三阳热泻，应解表，太阳，羌活汤；阳明，葛根汤；少阳，小柴胡汤。应清热者，葛根黄芩黄连汤、黄芩汤主之。"

《文堂集验方·卷一·泄泻》："手足冷，口不渴，小便清，泻下清冷者，为寒泻。"

《杂病广要·脏腑类·泄泻》："寒泻一名鹜溏，鹜溏者，水粪并趋大肠也。夫脾，主为胃行其津液者也。脾气衰弱,不能分布,则津液糟粕并趋一窍而下,《金匮》所谓脾气衰则鹜溏也。又寒气在下焦,令人水粪杂下,而色多青黑,所谓大肠有寒则鹜溏也。(《金匮翼》)"

《时病论·卷之三·春伤于风夏生飧泄大意·寒泻》:"寒泻者,因寒而致泻也,不比飧泄洞泄,皆属春伤于风之伏气。"

(3)冷泻

因外受风寒或内伤生冷所致的暴泻。

《世医得效方·卷第一·大方脉杂医科·阳证·阴证》:"久虚脾泄,伤食腹痛,冷泻不止。"

《世医得效方·卷第五·大方脉杂医科·泄泻·风证》:"体虚伤风,冷泻。"

《保婴撮要·卷七·冷泻》:"汤氏云:冷泻者,乃脾胃虚寒,水谷不化而泄。"

《医学传灯·卷下·泄泻》:"冷泻者,鼻吸风寒之气,口食生冷之物,皆能作泻,此暴病也。"

(4)伤风吐泻

因感受风寒而引起的吐泻,可见伤风吐泻身热(症见身热多睡,能乳食,呵欠烦闷,口中气热,饮水不止,吐痰,大便黄水),或伤风吐泻身凉(症见吐泻,身凉,昏睡露睛,吐沫,泻青白色,不渴等)。

《幼幼新书·卷第十四·伤风第六》:"钱乙论伤风吐泻身温云:乍凉乍热,时多气粗,大便黄白色,呕吐,乳食不消,时咳嗽;更有五脏兼见证,当煎入脏君臣药,化大青膏,后服益黄散。如先曾下,或无下证,慎不可下也。此乃脾肺受寒,不能入食也。""钱乙论伤风吐泻身热云:多睡,能食乳,饮水不止,吐痰,大便黄水。此为胃虚热渴吐泻也。当生胃中津液,以止其渴,止后用发散药。止渴多服白术散,发散大青膏主之。""钱乙论伤风吐泻身凉云:吐沫、泻青白色、闷乱、不渴、哽气、长出气、睡露睛,此伤风荏苒轻怯,因成吐泻,当补脾后发散。补脾,益黄散;发散,大青膏主之。此二证多病于春冬也。"

《玉机微义·卷五十·小儿门·论吐泻有伤乳食有风有热有寒有虚》:"伤风吐泻,身热,多睡,能食乳,饮水不止,吐痰,大便黄水。此为胃虚热渴吐泻也。""伤风吐泻,身凉吐沫,泻青白,色闷乱不渴,哽气长出气,睡露睛,此伤风荏苒轻怯因成吐泻,当补脾后发散。此二证多病于春冬也。"

《普济方·卷三百九十四·婴孩吐泻门·总论》:"钱氏……又曰:伤风吐泻身温,乍凉乍热,睡多气粗,大便黄白色,呕吐,乳食不消,时咳嗽,更有五脏兼见证。"

《保婴撮要·卷七·霍乱吐下》:"伤风吐泻者,风木克土脾也。"

《幼科释谜·卷三·吐泻·四时吐泻治分表里》:"钱乙曰:春冬之治宜从表……若伤风吐泻,身热多睡,能食乳,饮水不止,吐痰,大便黄水,此为胃虚热渴吐泻也。当生胃中津液,以止其渴……伤风吐泻,身凉吐沫,泻青白。"

《幼科发挥·卷之三·脾经兼证》:"初伤风吐泻,恶风发热,烦急顿闷,此宜发散,惺惺散主之。如先吐泻,后变慢惊风者不治。"

《幼科发挥·卷之三·脾所生病·吐泻》:"如吐泻时不恶风寒,喜人怀抱,此伤风吐泻也,宜发散,惺惺散。"

《幼科发挥·卷之四·因五邪之气所生病》:"如伤风吐泻者……土虚故木乘之,水谷不化,谓之完谷也。"

(5)暑泻(暑泄)

暑泻,又名暑泄。因感受暑热之邪所引起,主要症状有泻下如注,或泻出黏稠、烦渴、尿赤、自汗、面垢、脉濡数等。

《严氏济生方·大便门·泄泻论治》:"暑热乘之亦为泄。"

《丹溪心法·卷二·泄泻十》:"暑泻,因中暑热者。"

《普济方·卷三百九十四·婴孩吐泻门·总论》:"吐泻身热,烦渴心躁,大便黄沫,小便赤少,暑泻也。"

《儒医心镜·各症病原并用药治法要诀·泄泻》:"暑泻者,暴泻如水,面垢,脉虚,烦渴,自汗。"

《秘传证治要诀及类方·卷之八·大小腑门·溏泄》:"暑泻,由胃感暑气,或饮啖日中之所晒物,坐日中热处,证状与热泻略同。"

《万病回春·卷之三·泄泻》:"暑泻者,夏月暴泻如水,面垢、脉虚、烦渴、自汗是也。"

《万氏家抄济世良方·卷五·小儿诸病》:"暑泻引饮不止者,膀胱受热也。"

《先醒斋医学广笔记·卷之一·泄泻》:"伤暑作泻,必暴注、大孔作痛,火性急速,失于传送也。"

《症因脉治·卷四·泄泻论·外感中暑泻》："[中暑泻之症]时值夏秋之令,忽然腹痛,烦闷口渴,板齿干焦,暴泻粪水,肠鸣飧泄,痛泻交作,此暑热之症也。

[中暑泻之因]火令当权,天之热气下降,地之湿气上升,暑湿之气,充塞宇内,人感热淫之邪,伤于肠胃,暑泻作矣。

[中暑泻之脉]虚细中暑,洪滑中热,濡散暑湿,促结郁热。

[中暑泻之治]宜清理暑湿,分利阴阳,脉虚细,藿香参橘煎,调服六一散,脉洪滑热重者,黄连香薷饮,调服六一散,热轻者,木通汤,调下六一散。胸次不舒,平胃六一散。"

《杂病源流犀烛·卷十五·暑病源流》："暑泻,专受暑而成泻利病也。""暑泻症治,《医鉴》曰:腹痛水泻者,胃与大腹受暑。恶心呕吐者,胃口有痰饮而又受暑也。"

《杂病源流犀烛·卷四·泄泻源流》："又有暑泄,因受暑邪,烦渴,尿赤,自汗面垢,暴泻如水。"

《类证治裁·卷之一·暑症论治》："暑为阳邪,感之者从口鼻吸入,先阻上焦气分,则为头胀脘闷,渐至面垢舌苔,烦渴自汗。热则气泄。或呕恶腹痛,泄泻肢冷,倦怠少神,经所谓热伤气也。""(暑泻)暑伤肠胃,或挟食挟湿,烦渴溺赤,腹痛,阵泻如水。"

《六因条辨·卷上·伤暑条辨第二十一》："伤暑发热头痛,泄泻不止,此肺邪下迫。"

《时病论·卷之三·暑泻》："又有烦渴面垢为暑泻。"

"长夏暑湿之令,有人患泄泻者,每多暑泻也。""考暑泻之证,泻出稠黏,小便热赤,脉来濡数,其或沉滑,面垢有汗,口渴喜凉,通体之热,热似火炎。"

《时病论·卷之三·春伤于风夏生飧泄大意·食泻》："暑泻因暑。"

(6) 湿泻(濡泄、洞泄)

湿泻,又名濡泄、洞泄。因水湿阻于胃肠,脾虚不能制水所致,以腹痛不甚,泻下水样便,或水肿,身热,脉濡细或濡数等为常见症的泄泻证候。

《儒门事亲·卷十·〈金匮〉十全五泄法后论》："天之气一也。一之用为风、火、燥、湿、寒、暑。故湿之气,一之一也,相乘而为五变,其化在

天为雨,在地为泥,在人为脾,甚则为泄。故风而湿其泄也,胃暑而湿其泄也。"

《古今医统大全·卷之八十九·泄泻门·治法》："中湿泄泻者,着冷肠鸣,肚腹痛,手足寒,服理中汤。"

《保命歌括·卷之二十一·泄泻》："伤湿泄者,水泄注下,体重微满,困弱无力,四肢不举,不欲饮食,其脉沉细。"

《医学纲目·卷之二十三·脾胃部·泄泻滞下》："口食味,鼻食气,从鼻而入,留积于脾,而为水泄也(此一节湿泄,所谓泄泻也)。"

《证治准绳·杂病·大小腑门》："湿泻,脉濡细,乃太阴经脾土受湿,泄水虚滑。"

《万氏家抄济世良方·卷一·泻》："治湿泄泻,凡水泻腹不痛者是也。"

《东医宝鉴》："湿泄,即濡泄也,亦名洞泄,其证如水倾下,肠鸣身重,腹不痛。(《入门》)"

《济阳纲目·卷二十二·泄泻·治肾虚泻方》："神圣香姜散治晨泄,又名湿泄。"

《医宗说约·卷之一·泄泻》："湿泄,泄水,腹不痛,小便不利,肠鸣动。"

《文堂集验方·卷一·泄泻》："(湿泻)肠鸣,腹不痛,纯出清水,湿也。"

《运气要诀·六气客气主病歌》："太阳寒水司天,辰戌岁也……凡太阳司天,则太阴湿土在泉,故湿行于地而病脾肉也……民病始为寒中终反变热,如痛疳一切火郁之病……湿泻腹满身肿,皆其证也。"

(7) 热泄(热泻、火泻、火泄)

热泄,又名热泻、火泻、火泄。因热致泄,泻下赤黄如糜,甚或注下完谷,且有肠鸣腹痛,肛门灼热,口渴溲赤等肠胃热证。

《黄帝内经灵枢·百病始生》："虚邪之中人也……传舍于肠胃,在肠胃之时,贲响腹胀……多热则溏出糜。"

《黄帝内经灵枢·师传》："肠中热,则出黄如糜,脐以下皮寒。"

《医学入门·外集·卷四·杂病分类》："肠垢即热泻。"

《素问经注节解·外篇·卷之五·至真要大论》："命门水衰,则火迫注遗,热泄也。"

《杂病广要·脏腑类·泄泻》："热泻,粪色赤

黄,弹响作疼,粪门焦痛,粪出谷道,犹如汤热,烦渴小便不利。(《要诀》)""热泻者,肚腹尝热而痛,口干舌燥,小便赤涩,所下之粪皆深黄色,臭秽不可近者是也。(《医镜》)"

《灵枢识·卷四·师傅篇第二十九》:"而热泄谓之肠垢。"

(8)火泄(火泻)

火泄,又名火泻。因火热之邪影响肠胃功能所致泄泻。临床可见腹中痛一阵泻一阵,后去如汤,后重如滞,泻下赤色,小水短赤等症状。

《医学入门·外集·卷四·杂病分类》:"火泻,实火口渴喜冷,痛一阵,泻一阵,肛门焦痛,其来暴速,稠黏。"

《本草汇言·卷之十一·木部·猪苓》:"治腹中痛一阵,泻一阵,后去如汤,后重如滞,或泻下黄色,小水短赤,烦渴引饮,是火泻、热泻也。"

《证治汇补·卷之八·下窍门·泄泻》:"火泄者,暴注下迫,焦黄秽臭。"

《素问灵枢类纂约注·卷下·运气第六》:"少阳所至……为暴泄(火泄)(肉动)瘛(抽掣)暴死(皆火病也)病之常也。"

《杂病源流犀烛·卷四·泄泻源流》:"又有火泄,即热泄,脉数实,腹痛肠鸣,口干喜冷烦渴,小便赤涩,后重如滞,泻水,痛一阵,泻一阵,泻后尚觉涩滞,仲景谓之热自利是也。"

《女科切要·卷四·胎前杂证》:"火泻者,香薷饮,夏月暴注下迫者是也。"

《幼科指南·泻证门》:"火泻者,皆因脏腑积热,或外伤暑气。故泻时暴注下迫,肚腹疼痛,心烦口渴,泻多黄水,小便赤色。"

《傅青主男科·卷下·泄泻门》:"火泻,完谷不化,饮食下喉即出,日夜数十次,甚至百次。人皆知为热也,然而热之生也何故,生于肾中之水衰不能制火,使胃土关门,不守于上下,所以直进而直出。论其势之急迫,似乎宜治其标,然治其标而不能使火之骤降,必须急补肾中之水,使火有可居之地,而后不致上腾也。"

《医学从众录·卷七·泄泻·脉息》:"如脉洪数有力,口中热,舌红,腹痛时作时止,小便短涩,火泻痛也。"

《时病论·卷之三·火泻》:"火泻则脉数溺赤,痛一阵,泻一阵。"

"火泻,即热泻也。"

"其证泻出如射,粪出谷道,犹如汤热,肛门焦痛难禁,腹内鸣响而痛,痛一阵,泻一阵,泻复涩滞也,非食泻泻后觉宽之可比,脉必数至,舌必苔黄,溺必赤涩,口必作渴,此皆火泻之证也。"

《医学说约·杂症分目·湿门·泄泻》:"肠鸣腹痛者,火泻也。"

《溪秘传简验方·卷下·泄泻门》:"火泻者,食入即出。"

《友渔斋医话·第五种·证治指要一卷·泄泻》:"火泻腹痛,即欲如厕,或完谷不化(所谓邪火不杀谷),热兼湿也。"

《大小诸证方论·傅青主先生秘传小儿科方论》:"泻症则专责之脾矣。论理亦用汤可以取效,然而泻有不同,有火泻,有寒泻,不可不分。火泻者,小儿必然身如火热,口渴舌燥,喜冷饮而不喜饮热汤。"

《傅青主男科重编考释·泄泻门·火泻寒泻辨》:"大泄之症,有火泻,有寒泻,然则将何以辨之?热与痛耳。火泻者,口必渴,舌必燥,甚则生刺也。胎必黄,或灰黑色,腹必痛而手不能按也。"

(9)协热自利(火泻、火泄)

协热自利,又名火泻、火泄。指表热入里而致泄泻。《医宗必读》云:"火泄,腹痛泻水,肠鸣,痛一阵泻一阵,火也,黄芩芍药汤,张长沙谓之协热自利。"

《古今医统大全·卷之十三·伤寒门(上)·自利》:"协热自利,脐下必热,白头翁汤。"

《医学入门·卷三·外感·伤寒》:"协热自利而渴曰肠垢(肠间津汁垢腻),热甚纯下清泉;协寒自利不渴曰鸭溏(清白如鸭屎状),湿毒有如豆汁。"

《医学入门·卷三·外感·伤寒用药赋》:"治伤风发热恶寒,头痛无汗而咳嗽,或协热自利,黄芩半夏生姜汤。"

《简明医毂·卷之一·要言一十六则·大黄芒硝》:"如小便短赤,大便秘结,大热大渴,不怕寒,反怕热,扬手掷足,揭去衣被,大便下利,苍黑秽水,名协热自利,脐内梗硬作痛,乃肠中有燥屎,则大黄可用矣。"

《医宗必读·卷之七·水肿胀满·火泄》:"腹痛泻水,肠鸣,痛一阵泻一阵,火也,黄芩芍药汤。

张长沙谓之协热自利。"

《脉诀汇辨·卷九》："医者王月怀,伤寒五六日以来,下利日数十行,懊恼目胀……余独曰,脉沉且数,按其腹便攒眉作楚,此协热自利,谓之旁流,非正粪也,当有燥屎。"

《重订通俗伤寒论·伤寒兼证·漏底伤寒》："协热自利者,一起即身发壮热,背微恶寒,面垢齿燥,口干渴饮,大便虽亦有完谷不化,而状如垢腻。"

《顾松园医镜·卷六·温热·伤寒温病附方》："要知热邪传入太阴,协热自利必咽干口燥,小便黄赤短涩,大便黄赤或黑,形状如垢腻而极臭,肛门如暖汤而泻出,或里急后重,脓血错杂,其所吐之物,必糟粕酸臭。"

《临证指南医案·卷五·暑》："何暑湿皆客邪也?原无质,故初起头胀胸满,但伤上焦气分耳,酒家少谷,胃气素薄,一派消导,杂以辛散苦寒,胃再伤残,在上湿热,延及中下,遂协热自利。"

《临证指南医案·卷七·痢》："蔡,内虚邪陷,协热自利,脉左小右大。"

《伤寒直指·卷五·辨阳明病脉证治第八》："健按:畜血必现喜忘黑矢,若前言善饥六七日不大便,未可即为畜血。如此条脉数不解,而下不止,乃协热自利也。"

《续名医类案·卷一·伤寒》："一人伤寒至五日,下利不止,懊恼目胀,诸药不效……李诊之,六脉沉数,按其脐则痛。此协热自利,中有结粪。"

《温热论笺正》："盖毒火挟浊秽郁伏之证,欲透不透,往往胸见征点,面赤足冷,但大便必结,或协热自利,臭秽腥浊。"

《眉寿堂方案选存·卷下·女科》："寒少热多,即先厥后热之谓……且协热自利,外邪从里而出,有不死不休之戒。"

《凌临灵方·奇正方·正文》："《明医指掌》曰:协热自利,身热,脉数,小便赤涩,木防己汤。"

（10）肠垢

指大便排出垢腻腐败物质。为大肠湿热之证,见于热泻、热痢等病。

《脉经·卷六·大肠手阳明经病证第八》："有热,便肠垢。"

《圣济总录·卷第五十·大肠门·肠垢》："论曰:《内经》谓大肠有热便肠垢;巢氏曰:肠垢者,肠间津汁垢腻也。盖传化之腑,热气积而为痢,痢久不已,肠间虚滑,津垢乃出,是邪热气实,真脏气虚,故有此证。"

《世医得效方·卷第二·大方脉杂医科·瘵疟》："热而利曰肠垢。"

《普济方·卷一百二十二·伤寒门·下利》："肠垢即热也,协热而利,脐下必热。"

《普济方·卷一百四十三·伤寒门·伤寒下脓血痢》："热气乘虚入于肠胃,脐下有热,泄利赤黄白肠垢。"

《普济方·卷二百七·泄痢门·总论》："肠垢者,肠间津液也,由热滞蕴积,肠间虚滑,所以因下痢而便肠垢也。"

《普济方·卷二百十三·肠滑下肠垢》："夫,《脉经》谓大肠有热,便肠垢者,肠间津汁垢腻也。"

《类经·十二卷·论治类·为治之道顺而已矣》："而热泄谓之肠垢。"

《医会元要·六府》："中热则出粪如糜,为肠垢。"

《证治针经·卷二·泄泻》："由来湿多成五泄,飧泄、溏泄、鹜泄、濡泄、滑泄并列。完谷不化者兼风,肠垢积污者兼热。"

（11）食泻（胃泻）

食泻,因食而泻,又名胃泻。多见泻下臭秽,腹痛,胸闷脘痞,嗳腐吞酸,苔腻等伤食诸症。暴食自倍或食物不洁常为诱因,一般泻后腹痛可作缓解,多见于小儿。

《明医杂著·卷之一·枳术丸论》："丹溪先生谓……泻而恶食,而气噫腐臭者,名食泻。"

《保婴撮要·卷七·食泻》："东垣云:伤食则恶食,小儿食泻者,因饮食伤脾,脾气不能健运,故乳食不化而出。"

《幼幼集·中卷·孟氏杂症良方·小儿有病须看虎口三关》："伤食泻者,由乳食过饱,坐卧风冷之所伤,兼食油腻之物,遂成食泻。"

《医镜·卷之二·泄泻》："食泻者,腹中绞痛,痛一阵下一阵,下即稍宽,少顷又痛又下者是也。"

《杂病心法要诀·卷四·诸泄总括》："食泻,饮食后即泻也;过食作泻,名曰食泻,即胃泻也。"

《彤园医书（小儿科）·卷之四·泄泻门·诸泻附法》："食泻、胃泻,粪臭稠黏,嗳气腹痛属滞热。"

《大方脉·杂病心法集解卷四·泄泻门·食泻》:"食泻,与胃泻同,因伤食作泻,气臭稠黏,噫气腹痛。"

《杂病广要·脏腑类·泄泻》:"食泻者,腹中绞痛,痛一阵下一阵,下即稍宽,少顷又痛又下者是也,宜以通利为先。气食兼并而泻者,两胁中脘皆痛,腹中尝闷,泻亦不甚通利者是也,宜以行气消食为先。(《医镜》)"

《时病论·卷之三·春伤于风夏生飧泄大意》:"嗳气作酸,泻下腐臭为食泻。"

《时病论·卷之三·湿泻》:"或问曰:观先生是论,既引《内经》之濡泄,复引《难经》之五泄,何书中不列濡泄之门,又不发五泄之论,如斯简括,讵无挂漏乎?答曰……考'五十七难'中,胃泄、脾泄,即今之食泻也。"

《温病通论·时病论·卷之三·食泻》:"食泻者,即胃泻也。缘于脾为湿困,不能健运,阳明胃腑,失其消化,是以食积太仓,遂成便泻。""或问:先生之书,专为六气而设,今痰泻、食泻,不关六气,亦杂论其中,究系何意?答曰:痰从湿生,湿非六气之一乎?食泻即胃泻,胃泄居五泄之一,越人谓湿多成五泄,食泻岂无湿乎?前论飧泄洞泄,皆因伏气致病,其寒泻因寒,火泻因火,暑泻因暑,湿泻因湿,然痰泻、食泻,虽因痰食,亦难免乎无湿,而飧、洞寒、火、暑、湿等泻,偶亦有痰食相兼,兼证如文字之搭题,弗宜顾此失彼,医者不可不明。"

《鲙残篇·秘授药方须番察论》:"肝气过盛,则克脾,而食泻。"

(12)伤食吐泻

指伤食所致的吐泻,多发生于小儿,盖因小儿脾胃嫩脆,乳食失节,壅塞脾胃所致。其吐有酸气,其泻粪状如糟粕,亦有酸臭气者。

《小儿卫生总微论方·卷九·吐泻论·伤食吐泻》:"吐泻乳食不化,其吐及粪,皆有酸臭气者,此伤食吐泻也。"

《普济方·卷三百九十七·婴孩下痢门·赤白痢》:"有伤食吐泻者,其吐及粪皆有醋臭气,宜感应丸。"

《保婴撮要·卷七·霍乱吐下》:"一小儿伤食吐泻,大便溏泄,或青绿色,睡而露睛,手足指冷,额黑唇青,此中气虚弱,寒水侮土也。"

《明医指掌·卷十·小儿科·积病十一》:"虚积者,或曾伤食吐泻,或曾取转致虚,其积尚伏,故曰虚积,面与手、足俱肿是也。"

《幼科证治准绳·集之三·心脏部一·疮疡》:"因伤食吐泻,患处夭白,饮食少思。"

《钱氏小儿直诀·卷二·吐泻兼变症治》:"一小儿伤食吐泻不已,泻色青绿,或溏白,睡而露睛,手足指冷,额黑唇青。余谓泻痢青绿,肝胜脾土也。或时溏白,脾土虚寒也。额黑唇青,寒水侮土也。悉属中气虚寒。"

《幼科指南·四诊》:"上尖长下微大者,名曰去蛇形,主伤食吐泻。"

《续名医类案·卷二十八·小儿科·伤食》:"吴振公次女四岁,伤食吐泻,发热发颤。予谓此女多食瓜果,致脏气不行,酿成湿热。既经吐泻,湿去,热留脏腑之中,无阴相养,故变成风象。(《慈幼篇》)"

《传信适用方·卷下·治小儿众疾》:"小儿暑月多吐泻,其证不一……有伤食吐泻者,其吐及粪皆有酸臭气。"

《验方新编·卷十·小儿科杂治·吐泻》:"有因伤食吐泻者,有因感寒停食而吐泻者,夏月则有因伏暑吐泻者。伤食吐泻者其吐有酸气,其泻粪状如糟粕,亦有酸臭气者,宜消导之。"

(13)积泻〔食积泻、伤食(吐)泻〕

积泻,指伤食所致的吐泻,可参考"伤食吐泻"。

《幼幼新书·卷第二十八·积泻第二》:"茅先生小儿有积泻候:面带青黄,眼微黄,上渴,肚膨呕逆,遍身潮热,通下臭秽,此候多因食物过度,伤着脾胃。"

《活幼心书·卷中·明本论·诸泻》:"积泻,脾气虚弱,乳食入胃,不能运化,积滞日久,再为冷食所伤,传之大肠,遂成泄泻。"

《脉因证治·卷二·泄》:"积泻,脾脉沉弦,宜逐积。"

《普济方·卷三百九十三·婴孩癖积胀满门·宿食不消》:"或痞泻、积泻,大便酸臭。"

《幼科证治准绳·集之七·脾脏部(上)·泻》:"积泻,脾气虚弱,乳食入胃,不能运化,积滞日久,再为冷食所伤,传之大肠,遂成泄泻,留连不止。"

《儒医心镜·各症病原并用药治法要诀·泄

泻》:"食积泻者,腹痛甚而泻,泻后痛减,脉弦紧者是也。"

《广嗣纪要·卷之十六·幼科医案·泄泻》:"有食积泻,粪酸臭而腹痛,或渴或不渴。此子之疾,所下酸臭,乃积泻也。"

《古今医统大全·卷之八十九·幼幼汇集(中)·泄泻门》:"脉弦者,食积泻。"

《幼科发挥·卷之三·脾所生病·泄泻》:"四时之中,有积泻者,面黄善肿,腹中时痛,所下酸臭者是也。"

《万病回春·卷之三·泄泻》:"食积泻者,腹疼甚而泻,泻后痛减,脉弦是也。"

《医学传灯·卷下·泄泻》:"积泻者,腹痛而泻,泻后痛减,泻去稍宽,偶然而起者,谓之食泻。"

《冯氏锦囊秘录·杂症大小合参卷五·论泻》:"更有食积泻者,积聚停饮,痞膈中满,胁肋疼痛,昼凉夜热,厌口吐酸。"

《症因脉治·卷四·泄泻论·食积泄泻》:"(食积泻之症)腹痛即泻,泻后即减,少顷复痛泻,腹皮扛起,或成块成条,泻下臭如败卵,此食积泄泻之症也。

(食积泻之因)饮食自倍,膏粱纵口,损伤脾胃,不能消化,则成食积泄泻之症。

(食积泻之脉)右脉沉滑。或见沉数,或见沉弦,沉数热积,沉弦寒积。

(食积泻之治)宜消痰者,保和丸、枳术丸。热积脉数,宜清者,栀连平胃散。宜下者,大小承气汤。寒积脉迟,宜温者,红丸子。寒积脉实,宜下者,煮黄丸。"

《续名医类案·卷二十九·小儿科·泄泻》:"食积泻者,屎酸臭而腹痛,或渴或不渴。此子之疾,所下酸臭。"

《幼科释谜·卷三·吐泻·单泻》:"积泻者,脾气虚弱,乳食入胃不消,久又伤冷食,传之大肠,遂成泄泻。"

《文堂集验方·卷一·泄泻》:"(食积泻)或胀或痛,痛甚而泻,泻后痛减,得食又痛,粪色白者是。"

《杂病广要·脏腑类·泄泻》:"积泻:有人因忧愁中伤食,结积在肠胃,故发吐利。自后至暑月,稍伤则发,暴下数日不已。《玉函》云:下利至隔年月日不期而发者,此为有积,宜下之,止。用温脾汤尤佳,若难取效,可佐以干姜丸,后服白术散。(《本事》)"

《医学刍言·泄泻》:"食积泻,胸满痞闷,嗳腐吞酸,泻下臭秽,为食积。"

《重订灵兰要览·卷上·泻》:"食积泻多噫气如败卵臭。"

《慈幼便览·泄泻》:"食积泻,腹痛甚而泻,泻后痛减,泻出酸气,是食积。"

(14)溢饮滑泄(饮泻)

溢饮滑泄指水饮渍于胃而致之滑泄,多见渴能饮水、水下复泄、泄而大渴等症,即饮泻。

《素问病机气宜保命集·卷中·泻痢论第十九》:"诸水积入胃,名曰溢饮,滑泄,渴能饮水,水下复泻而又渴。"

《医学纲目·卷之二十三·脾胃部·泄泻》:"(罗)治水渍入胃为溢饮滑泄,渴能饮水,水下复泄,泄而大渴,此无药症,当灸大椎。"

《张氏医通·卷七·大小府门·泄泻》:"水渍入胃,名为溢饮滑泄。"

《杂病心法要诀·卷四·诸泄总括》:"渴饮泻复渴饮泻,时泻时止却属痰。注:渴而饮,饮而泻,泻而复渴,渴而复饮,饮而复泻,饮泻也。"

《大方脉·杂病心法集解·卷四·饮泻》:"饮泻,渴而饮,饮而泻,泻而复渴,渴而复泻,泻渴相因也。"

《彤园医书(小儿科)·卷之四·泄泻门》:"饮泻,口渴多饮,饮后即泻,反复如是也。"

《杂病广要·脏腑类·泄泻》:"溢饮滑泄、水恣诸泻痢入胃,名曰溢饮滑泄,渴能饮水,水下复泻而又渴,此无药证,当灸大椎。(《保命集》)([按]《医通》入胃上,补水渍二字,盖此证即《厥阴篇》所谓水渍入胃必下利之类)假令渴引饮者,是热在膈上,水多入则下膈入胃中,胃经本无热,不胜其本([按]疑其水讹),名曰水恣,故使米谷一时下。此证当灸大椎三五壮立已,乃泻督也。如用药乃用车前子擂丸,白术、茯苓之类可选用之,五苓散亦可。[按]《医通》溢饮滑泄主五苓散,曰:乃督脉之病也。盖系凑合此段。"

《时病论·卷之三·春伤于风夏生飧泄大意·食泻》:"又有渴能饮水,水下复泻,泻而大渴,名为溢饮滑泻,即《金鉴》中之饮泻,良由水渍于胃而然。"

（15）积热泄泻

因多进膏粱厚味，酒湿辛辣等物，热积肠胃所致的泄泻。临症可见发热口渴，肚腹皮热，时或疼痛，小便赤涩，泻下黄沫，肛门重滞，时结时泻，脉多沉数，或见促结。

《症因脉治·卷四·泄泻论·积热泄泻》："积热泄泻之症：发热口渴，肚腹皮热，时或疼痛，小便赤涩，泻下黄沫，肛门重滞，时结时泻，此积热泄泻之症也。

积热泄泻之因：膏粱厚味，酒湿辛辣香燥之物，时积于中，积湿成热，热蒸于胃，下传大肠，积热之泻成矣。

积热泄泻之脉：脉必沉数，沉则为积，数则为热。右脉沉数，积热在气。左脉沉数，积热在血。积热内伏，脉乃促结。

积热泄泻之治：若右脉数大，宜以黄连枳壳汤，加六一散，清其肠胃。兼腹痛，欲便而不得便者，大黄枳壳汤，或加玄明粉，此通因通用之法也。如元气虚而积热又甚，应清者黄连枳壳汤，加人参，应下者大黄枳壳汤，加人参。若左关脉数，龙胆泻肝汤；右关脉数，清胃汤。"

（16）暴注下迫

暴注者，卒暴注泻也，下迫者，后重里急也。其证泻出如射，粪出谷道，犹如汤热，肛门焦痛难禁，腹内鸣响而痛，痛一阵，泻一阵，泻复涩滞也，非食泻泻后觉宽之可比，脉必数至，舌必苔黄，溺必赤涩，口必作渴，为火泻之证也。

《黄帝内经素问·至真要大论》："暴注下迫，皆属于热。"

《素问病机气宜保命集·卷中·吐论第十七》："《经》曰：诸呕吐酸，暴注下迫，皆属于火。脉洪而浮者，荆黄汤主之。"

《素问病机气宜保命集·卷中·泻痢论第十九》："大便完谷下，有寒有热者，脉疾身多动，音声响亮，暴注下迫，此阳也。"

《针灸大成·卷九·医案》："热气所致，为喘呕吐酸，暴注下迫等病也。"

《景岳全书·卷之三道集·传忠录（下）·辨丹溪》："夫经言暴注下迫皆属于热者，谓暴泻如注之下迫，非肠澼下痢之谓也。""遍考《内经》，则止有暴注下迫皆属于热一句，并无暴注属于火之文，即或以属火之年有言暴注者，然木金土水之年皆

有此证，又何以独言火也？盖其意专在火，故借引经文以证其说，而不知经言二火者，本言六气之理也，岂以泻痢一证为二火乎？"

《伤寒论注·卷四·白头翁汤证》："暴注下迫属于热，热利下重，乃湿热之秽气郁遏广肠，故魄门重滞而难出也。"

《伤寒论翼·卷上·合并启微第三》："《内经》所云'暴注下迫，皆属于热'，其脉必浮大弦大，故得属之阳明，而不系太阴也。"

《古今名医方论·卷三·白头翁汤》："惟厥阴下利属于热，以厥阴主肝而司相火，肝旺则气上撞心，火郁则热利下重，湿热秽气奔逼广肠，魄门重滞而难出，《内经》云暴注下迫者是矣。"

《证治汇补·卷之八·下窍门·泄泻》："火泄者，暴注下迫，焦黄秽臭。"

《伤寒论纲目·卷六·协热利》："所谓暴注下迫，皆属于热。盖微热在表，大热入里者，故与首条脉弱而协热下利不同。"

《一见能医·卷之三·辨症上·肠鸣分辨》："湿多成五泄，肠走若雷奔，此寒湿之患。然亦有火势攻冲，搏击水气而鸣者，兼腹痛，暴注下迫，肛门湿滞，小水色黄，非若湿症之腹不痛也。"

《伤寒论辑义·卷二·辨太阳病脉证并治中》："所谓暴注下迫，皆属于热，与脉弱而协热下利不同。此微热在表，而大热入里，固非桂枝芍药所能和，厚朴杏仁所宜加矣。"

《伤寒论辑义·卷六·辨厥阴病脉证并治》："（鉴）热利下重，乃火郁湿蒸，秽气奔逼广肠，魄门重滞而难出。即《内经》所云暴注下迫者，是也。"

《古今医彻·卷之二·杂症·泄泻论》："热胜则火泻而暴注下迫。"

《针灸逢源·续刻·〈素问〉经文·至真要大论》："暴注下迫皆属于热（肠胃热，则传化失常，故猝暴注泄；下迫，后重里急迫痛也）。"

《寿山笔记·泄泻论》："《经》云：暴注下迫，即泄泻是也。"

《时病论·卷之三·火泻》："火泻，即热泻也。《经》云：暴注下迫，皆属于热。暴注者，卒暴注泻也，下迫者，后重里急也。其证泻出如射，粪出谷道，犹如汤热，肛门焦痛难禁，腹内鸣响而痛，痛一阵，泻一阵，泻复涩滞也，非食泻泻后觉宽之可比，脉必数至，舌必苔黄，溺必赤涩，口必作渴，此皆火

泻之证也。"

《推拿抉微·第一集·认症法》:"涂蔚生曰:暴注下迫,似宜分作两条。暴注者便系溏稀之物,勃然下泻,热甚汹猛,毫无艰难阻止之状也。下迫者便系脓血之物,情急欲出,至下而滞,壅遏塞止之状也。一则由肝火之发,一则由于金性之收。然非内有积热,皆不至此。不过暴注之色,多系深黄黑色,或是一种赤血水耳。"

《推拿抉微·第三集·治疗法·泄泻》:"凡暴注下迫,属火。""热症作泻,泻时暴注下迫,谓其出物多而迅速也,便黄溺赤,口气蒸炙,烦渴少食。"

《成方便读·卷三·清火之剂·香连丸》:"如暴注下迫,火性急速也。"

(17)酒泄(酒湿泄、纵酒泄泻、伤酒泄泻)

因饮酒过度,损伤脾胃所致的泄泻。

《世医得效方·卷第五·大方脉杂医科·酒泄》:"饮酒多,遂成酒泄,骨立不能食,但再饮一二盏泄作,几年矣。"

《杂病源流犀烛·卷四·泄泻源流》:"又有伤酒泄,素嗜酒而有积,或一时酒醉而成病,其症骨立,不能食,但饮一二杯,经年不愈(宜葛花解醒汤)。"

《罗氏会约医镜·卷之十·杂证·论泄泻》:"酒湿泄,用葛花解醒汤,此因酒之湿热也。而亦有因酒生寒湿者,以酒性去,而水性留为寒也,惟峻补命门则可。"

《证治针经·卷二·泄泻》:"酒泄症因湿热(亦有属寒湿,或虚寒者),惟理中土为先。"

《类证治裁·卷之四·泄泻论治》:"伤酒泄,嗜酒伤湿,便青绿色,葛花解醒汤。"

《景岳全书发挥·卷三·泄泻·诸泄泻论治》:"一酒泄症,饮酒之人多有之。夫酒性本热,酒质则寒。只可言湿,不可言寒。因酒而生寒湿者,因其质也,以性去质不去,而水留为寒也。水留为湿则可,若言寒则不可。""若阳虚之人,则与此大异。盖脾虚不能胜湿,而湿胜即能生寒,阳气因寒,所以日败,胃气因湿,所以日虚。湿胜生寒之说,其言大谬。伤脾则有之,为阴寒无是理也。余于四旬之外,亦尝病此,将自己现身说法,以辟前贤而误后人。遍求治法,见朱丹溪曰:伤酒晨泄者,宜理中加葛根,或酒蒸黄连丸。王节斋曰:饮酒便泄者,此酒积热泻也,宜加黄连、茵陈、干姜、

木香之属。薛立斋曰:酒湿未散,脾气未虚,宜用此药分利。若湿热已去,中气被伤,宜用六君调补中气。又曰:酒性大热,乃无形之物,无形元气受伤,当用葛花解醒汤。凡此诸论,若已尽之。然朱、王二家之说,不分寒热,皆用黄连,是但知酒之有热,而不知酒之有寒,乌足凭也。酒湿伤脾而用健脾补中,此说诚是。若言寒湿而用热药,必致害人。""古云酒为腐肠之药,其热可知,凡鱼肉等物,一经酒糟,便即熟腐,观此则不可用热药矣。惟薛氏之说,虽云大热,而所重在脾,诚若善矣。立斋所重在脾,未闻言寒。东垣亦言伤脾,不言寒也。景岳创此见解,大误后人。余因效之,初服葛花解醒,继服六君、补中及理中、八味,俱不效。因潜思熟计,非峻补命门,终无益也。乃自制胃关煎、右归、一气等方,以治其病,竟得全愈。酒伤胃而峻补命门,是不用刃而杀之也。有一马含山者,平昔好酒,软痿乏力,有似类中,余以和脾胃之药加清火之品。酒积下泄,有一医者用金匮肾气汤、八味汤治之,竟至口中臭秽,糜烂不堪而死,信乎酒伤病之不可用热药也。若必以酒为热,则其为古法所误者,诚不少矣。酒为寒之说,亦好奇之言,误者多矣。"

《奉时旨要·卷五·土属·泄泻》:"更有酒泄之症,多留湿热。"

(18)惊泄

多因心受惊则气乱,加之感受寒气,内袭于脾,脾胃受寒,脾阳虚弱,则乳食不化,水道不调以致泄泻色青,或兼有手足时加搐之症状,多见于小儿。

《丹溪手镜·卷之中·泄泻》:"惊泄者,心受惊则气乱,心气不通水入。"

《保婴撮要·卷七·惊泻》:"一小儿久泻青色,肠鸣厥冷。余曰:此惊泄也,脾土既亏,则肝木来侮,须温脾平肝,然后可愈。"

《脉症治方·卷之二·暑门·泄泻》:"脉,右关脉弦大,或弦濡而滑,为泄泻……弦而迟者气泄,心脉止者惊泄。"

《幼科释谜·卷一·惊风·急慢惊诸恶候》:"有惊泄者,肝属木,盛则必传克于脾,脾土既衰,则乳食不化,水道不调,故泄泻色青。或兼发搐者,盖青乃肝之色,搐乃肝之症也。"

《片玉心书·卷之四·泄泻门》:"又见泄多青

色,亦或发热有时,睡卧不安忽惊悸,乃是惊泄之势。此是脾受肝克,速宜及早医之,若变脾风瘈疭时,就是神仙费力。"

（19）七情泻

因情志刺激过度所致的泄泻,包含气泻。

《医学入门·卷四·杂病分类·湿类》:"七情泻,腹常虚痞,欲去不去,去不通泰……调其气而泻自止矣。"

（20）气泻

气机郁滞所致的泄泻,临症可见肠鸣气走,胸膈痞闷,腹急而痛,泻则腹下稍可。属于七情泻。

《丹溪手镜·卷之中·泄泻》:"气泻,躁怒不常,伤动其气,肺气乘脾脉弦而逆,宜调气。"

《秘传证治要诀及类方·卷之八·大小腑门·溏泄》:"气泻,肠鸣气走,胸膈痞闷,腹急而痛,泻则腹下须臾又急,亦有腹急气塞而不通者,此由中脘停滞,气不流转,水谷不分所致。"

《景岳全书·卷之二十四心集·杂证谟·泄泻》:"气泄证,凡遇怒气便作泄泻者,必先以怒时挟食,致伤脾胃。故但有所犯,即随触而发,此肝脾二脏之病也,盖以肝木克土,脾气受伤而然。使脾气本强,即见肝邪,未必能入,今既易伤,则脾气非强可知矣。"

《临证指南医案·卷六·泄泻》:"朱,口腹不慎,湿热内起,泄泻复至。此湿多成五泄,气泻则腹胀矣。"

《王九峰医案·中卷·泄泻》:"曾经暴怒伤肝,木乘土位,健运失常,食滞作泻。过怒则发,已历多年,病名气泻。"

《先哲医话·卷下·多纪桂山》:"俗所谓疝泻、疝痢、疝淋者,医书所谓气泻、气痢、气淋是也。"

《形色外诊简摩·卷上·形诊生形类·辨人身气血盛衰时日篇》:"气阳而应日,血阴而应月。故暑则气泻,寒则气敛,日中则气壮,日下则气衰。"

（21）痰泻（痰泄、痰积泄泻）

痰泻,又名痰泄、痰积泄泻。因痰积于肺,肺与大肠相表里,因而致泻。症见泻无定期,时泻时止,或多或少。泻下物如白胶或如蛋白,常兼有头晕恶心,胸腹满闷,肠鸣,食减,苔微腻,脉弦滑。

《儒医心镜·各症病原并用药治法要诀·泄泻》:"痰泻者,或多或少,或泻或不泻,脉沉滑者是也,用二陈汤加减。"

《万氏家抄济世良方·卷一·泻》:"泄泻有湿、有火、有气虚、有痰积。"

《医学入门·卷四·杂病分类·湿类》:"痰泻多少火暴速,痰泻,或泻不泻,或多或少,此因痰流肺中,以致大肠不固。"

《济阳纲目·卷二十二·泄泻·论痰泻》:"《统旨》云:痰泻者,或泻或不泻,或多或少,粪稠黏如胶者是也。""李氏曰:痰泻,因痰流肺中,以致大肠不固。"

《症因脉治·卷四·泄泻论·痰积泄泻》:"（痰积泻之症）或泻或止,或多或少,或下白胶如蛋白,腹中漉漉有声,或如雷鸣,或两肋攻刺作痛,此痰积泄泻也。

（痰积泻之因）饮食过当,或食后即卧,或肥甘纵口,或临食粗咽,磨化渐难,遂成痰积,下溜大肠,则成泄泻之症矣。

（痰积泻之脉）或见弦滑,弦主寒饮,滑主痰结,弦滑而数,痰兼积热。

（痰积泻之治）二陈平胃散。脉滑实者,导痰汤,有下症者,加大黄、玄明粉,通因通用。又有痰积在肺,肺移于大肠,清肺经之痰,则大肠之泻自止,用节斋化痰丸。"

《医学说约·杂症分目·湿门·泄泻》:"大肠不同者,痰泄也。"

《医宗说约·卷之一·泄泻》:"痰泄泄痰浮水面（泄下沉者是积,浮者是痰）,或多或少脉滑善,半夏南星法必添,吐出痰涎人更便。"

《证治汇补·卷之八·下窍门·泄泻》:"痰泄者,或多或少,胸闷泻沫。"

《张氏医通·卷七·大小府门·泄泻》:"痰泻,则头晕恶心,胸腹迷闷,或时泻甚,或时不泻。"

《医学传灯·卷下·泄泻》:"痰泻者,或多或少,或泻或不泻,中焦有痰,饮食入胃,裹结不化,所以作泻。"

《杂病心法要诀·卷四·诸泄总括》:"时或泻,时或不泻,属痰泻也。"

《杂病源流犀烛·卷四·泄泻源流》:"又有痰泄,脉滑类弦,溲少而赤,肺闷食减,久而神瘁,此积湿成痰,留于肺中,故大肠不固也。"

《时病论·卷之三·痰泻》:"痰泻者,因痰而致泻也。""昔贤云：脾为生痰之源，肺为贮痰之器。夫痰乃湿气而生，湿由脾弱而起。盖脾为太阴湿土，得温则健，一被寒湿所侵，遂困顿矣，脾既困顿，焉能掌运用之权衡，则水谷之精微，悉变为痰。痰气上袭于肺，肺与大肠相为表里，其大肠固者，肺经自病，而为痰嗽；其不固者，则肺病移于大肠，而成痰泻矣。其脉弦滑之象，胸腹迷闷，头晕恶心，神色不瘁，或时泻，或时不泻是也。"

《时病论·卷之三·食泻》："前论飧泄、洞泄，皆因伏气致病，其寒泻因寒，火泻因火，暑泻因暑，湿泻因湿，然痰泻、食泻，虽因痰食，亦难免乎无湿。"

4. 按人群命名

由于小儿、孕妇及产后体质不同，对泄泻的治疗不同，故泄泻又分并命名为小儿泄泻、妊娠泄泻、产后泄泻。

（1）小儿泄泻

指发生于小儿的泄泻。

《普济方·卷三百五十九·婴孩门·证候发端》："小儿泄泻，除痄泻为虚热，余泻皆脏腑虚寒怯弱得之。"

《普济方·卷三百五十九·婴孩门·病源歌》："痄脾泄泻，小儿泄泻精神少，久患脾虚食不闻，碧绿眼睛生白膜，青黄面脸见红筋，有时揉鼻揉眉额，或即牵唇擦齿龈，渴饮停留脾受湿，致令水谷不能分。"

《古今医统大全·卷之八十八·幼幼汇集（上）·慢惊风候第十五》："盖小儿泄泻，病久脾胃虚损，若不早治，则成慢惊，名曰瘛疭，似搐而不甚搐也。"

《古今医统大全·卷之八十九·幼幼汇集（中）·泄泻门·脉候》："小儿泄泻，微缓者生，洪大急数者危。"

《古今医统大全·卷之八十九·幼幼汇集（中）·泄泻门·治法》："小儿泄泻证非一端，有冷泻，有热泻，有伤食泻，有风泻，有惊泻，当详辨其证而治之。"

《小儿推命方脉活婴秘旨全书·卷二·病机纂要》："小儿泄泻，食积之因。水泻皆缘湿盛；完谷盖是脾虚。"

《幼科指南·泻证门》："小儿泄泻一证，多因脾被湿侵，土不胜水而成。然致病之原各异，医者

认之须清。"

《彤园医书（小儿科）·卷之四·泄泻门·总括》："小儿泄泻，多因脾被湿侵，土不胜水而成。然致病之原不一，或乳食停滞，或感受寒暑，或外触惊邪，或脏受寒冷，或脾虚作泻。更有飧泻、水泻等症，或宜分消，或宜温补，分别症治于下。"

（2）妊娠泄泻

多因孕妇脾肾素虚，或外感风寒暑湿之邪，内伤饮食生冷；或肾阳不足，不能温煦脾土，脾失健运；或木横侮土，肝气乘脾而致腹痛泄泻。

《妇人大全良方·卷之十五·妊娠泄泻方论第一》："凡妊娠泄泻，冷热不同。水泻青白或黄白，或水谷不化，腹痛肠鸣，其脉弱而紧，此内伤冷也，谓之洞泄寒中。"

《孕育玄机·卷中·泄泻》："妊娠泄泻，冷热不同，或饮食不节，或暑气相干，致脾胃虚弱而受之，使米谷不化，小肠热结，使水湿不行，清浊相干，肠鸣腹痛，故泄泻不止。"

《冯氏锦囊秘录·女科精要卷十七·胎前杂症门·妊娠霍乱》："妊娠泄泻，不外脾肾二脏，虚者居多。夫血统于脾，血拥胎元，则脾阴虚而食不运化。脾主健运，下焦壅滞而清气难舒，于是水谷难消而作泻。且胎系于肾，胎窃其气以拥护，而肾气既弱，命门火衰，不能上蒸脾土，此妊娠泄泻之由也。虽其间不无风寒暑湿之外感，饮食生冷之内伤，然属于脾肾有亏者乃其本也。"

《胎产心法·卷之上·泄泻论》："妊娠泄泻，有风寒暑湿之外感，饮食生冷之内伤。"

（3）产后泄泻

指妇女产后大便次数增多，粪质稀薄，甚或泻下似水者。多因产褥期产妇脏腑本虚，脾运未复，如饮食失节或感受寒湿、湿热之邪，均可使脾胃受困，水谷下走肠道而致。也可因素体脾肾虚弱，产劳伤气，运化不健，或脾虚久结伤肾，火不生土所致。《张氏医通》列其为"产后三急"之一。

《张氏妇科·产后诸症》："夫产后泄泻，多有不同。或因难产之后，气血两虚而泄泻者，泻久则寒；或因寒气所侵而泻者，久则必虚。""产后泄泻，水谷不化，粪门不闭，此虚寒极也。"

《绛雪丹书·产后上卷·产后诸症总论·泄泻论》："产后泄泻，非杂症食泄、洞泄、濡泄、湿泄、水谷泄同治，盖产（后）泄泻由气虚食积与湿也。

然恶露未尽，又难以骤补其气而峻消急燥也，当先用生化汤三剂加茯苓以利水道，候血分生化，然后加以消食补气燥湿之药可也。"

《张氏医通·卷十一·妇人门下·产后》："产后泄泻，其因有五。一者因胎前泄利未止，产后尤甚。一者因临产过伤饮食，产后滑脱。一者因新产骤食肥腥，不能克运。一者因新产烦渴恣饮，水谷混乱。一者因新产失护，脐腹脏腑受冷。其致泻之由虽异，一皆中气虚寒，传化失职之患。"

《医宗己任编·卷三·四明心法（下）·产后》："产后泄泻，切不可利水（产后泄泻，责在脾虚，若再加利水，则脾肾皆虚，故不可也）。"

《产宝·泄泻》："产后泄泻，悉属脾虚，亦有因寒因食之殊，惟热泻甚少。治法与杂症诸泻不同。"

《胎产心法·卷之下·泄泻及完谷不化并遗屎论》："产后泄泻，不可与杂证同治。大率中气虚弱，传化失职所致，气虚、食积与湿也。"

《杂症会心录·妇人杂症·产后泄泻》："产后泄泻一症，有外因食滞是也，有内因脾肾虚是也。"

【辨病因】

泄泻之病因，有外感、内伤、不内外因三个方面，合称"三因"。其外感，有五运六气变化，有风寒暑湿燥火（热）之六淫、非时而至之"毒风"及伤寒、瘟疫、时行毒气等，以湿为主，常夹寒、热、暑等病邪。诸邪从口鼻皮毛入内，致肠胃功能失调从而致泄。其内伤，乃指因脏腑功能虚弱，运化无权，不能受纳水谷和运化精微，清气下陷，水谷糟粕混夹而下，遂成泄泻。或因喜怒忧思悲恐惊之七情，直伤五脏，致肝失疏泄，木横乘土，致水谷不归正化，下趋肠道为泻。其不内外因，则或饮食不节，酒食伤中，劳倦内伤，久病缠绵，日久湿郁化火、生痰、为瘀等病理产物，影响脾胃运化功能，水谷不化，而为泄泻。

《圣济总录·卷第七十四·泄痢门·泄痢统论》："风寒暑湿袭于外，则留连肌腠。传于脾胃，食饮不节害于内，则肠胃乃伤，不化糟粕……且久风入中则为飧泄，湿胜则为濡泄，寒中则为洞泄。"

《三因极一病证方论·卷之十一·泄泻叙论》："方书所载泻利，与《经》中所谓洞泄、飧泄、溏泄、溢泄、濡泄、水谷注下等其实一也，仍所因有

内外不内外差殊耳。""《经》云：寒甚为泄；春伤风，夏飧泄。论云：热湿之气，久客肠胃，滑而利下，皆外所因。喜则散，怒则激，忧则聚，惊则动，脏气隔绝，精神夺散，必致溏泄，皆内所因。其如饮食生冷，劳逸所伤，此不内外因。"

《严氏济生方·大便门·泄泻论治》："夫泻痢两证，皆因肠胃先虚，虚则六淫得以外入，七情得以内伤，至于饮食不节，过食生冷，多饮寒浆，洞扰肠胃，则成注下，注下不已，余积不消，则成滞下，前论所载，可谓详尽。"

《普济方·卷二十二·脾脏门·兼理脾胃》："或为六淫七情相干，为呕为泄，为满为喘。"

《明医杂著·卷之一·枳术丸论》："东垣先生云：亦有六淫而致泻者，有七情而致泻者，又有饮食所伤而致泻者，有因胃气下流而致泄者，有因风而成飧泄者，有因痰积于上焦，以致大肠不固而泄者，有因脾胃气虚而泄者。"

《万病回春·卷之三·泄泻》："泄泻之症，只因脾胃虚弱，饥寒饮食过度，或为风寒暑湿所伤，皆令泄泻。"

《考证病源·考证病源七十四种·泄泻者脾气伤而不平》："泄泻之病，四时感受不同，或因风寒暑湿所干，或因七情饮食所犯，动伤脾气，故作泄泻。"

《医贯·卷之五·先天要论（下）·泻利并大便不通论》："昔赵以德有云：予闻先师言泄泻之病，其类多端，得于六淫五邪饮食所伤之外，复有杂合之邪。"

《不居集·上集卷之二十一·泄泻总录·相应泄》："饮食自倍，肠胃乃伤，以致泄泻，人所易知也。其有饮食之后，偶有所感触，或内伤七情，外感六淫，跌打损坠，忽尔作泻。"

《叶选医衡·卷上·因病似虚因虚致病论》："所谓因病似虚者，其人本无他恙，或感六淫之邪，或伤饮食之积，或为情志怫郁，或为气血瘀留，以致精神昏昧……厥冷泄泻，种种见证，羸状虽彰，而郁邪内固。"

一、六淫外袭

《内经》言百病之生，皆生于风寒暑湿燥火，则并及于火而为六，病则名曰六淫。六淫皆可致泄，其中又以湿邪为多见。

1. 风邪

风为木气而通于肝,《黄帝内经素问·至真要大论》所言:"风气大来,木之胜也,土湿受邪,脾病生焉",木盛克土,肝脾失调,水谷不分而成泄泻。或因风性开泄,有透泄之性,易犯肌表,从口鼻、皮毛而入肠胃,进而致泄。

《黄帝内经素问·生气通天论》:"是以春伤于风,邪气留连,乃为洞泄。"

《黄帝内经素问·阴阳应象大论》:"春伤于风,夏生飧泄。"

《黄帝内经素问·脉要精微论》:"风成为寒热……久风为飧泄。"

《黄帝内经素问·风论》:"久风入中,则为肠风飧泄。"

《华氏中藏经·卷上·论胃虚实寒热生死逆顺脉证之法第二十七》:"胃中风,则溏泄不已。"

《小品方·卷第二·治头面风诸方》:"春甲乙木,东方清风,伤之者为肝风,入头颈肝俞中。为病多汗,恶风,喜怒,两胁痛,恶血在内,饮食不下,肢节时肿,颜色苍,泄,嗌干颉颃。"

"夏丙丁火,南方汤风,伤之者为心风,入胸胁腑脏心俞中。为病多汗,恶风,憔悴,喜悲,颜色赤,洞泄清谷。""新食竟取风为胃风,其状恶风,颈多汗,膈下塞不通,食饮不下,胀满,形瘦,腹大,失衣则瞋满,食寒则溏泄。""西北方乾之气,立冬王,为不周之风,一名折风,王四十五日……折风为病,则因人,脉绝时而泄利……其气内舍小肠中,外在右手太阳中。"

《圣济总录·卷第七十四·泄痢门·泄痢统论》:"风、寒、暑、湿袭于外,则留连肌腠。传于脾胃,食饮不节害于内,则肠胃乃伤,不化糟粕……且久风入中则为飧泄,湿胜则为濡泻,寒中则为洞泄。"

《普济方·卷二百六·呕吐门·总论》:"呕吐者,皆由脾胃虚弱,受于风邪所为也。在胃则呕,膈间有停饮,胃内有久寒,则呕而吐,其状长太息,心里澹澹然,或烦满而大便难,或溏泄并其候。"

《普济方·卷二百二十·诸虚门·补虚治风》:"风寒冷气入于肠间,使心腹暴痛,背脊酸疼,肠鸣泄泻。"

《普济方·卷一百四十三·伤寒门·伤寒下痢》:"渴欲饮水,屎色不如常,泄下赤黄,发热后

重。凡此皆热毒之风邪入胃。木来胜土,故大肠暴下。其里虚协热者,下利尤多。"

《先醒斋医学广笔记·卷之一·泄泻》:"《经》云:春伤于风,夏生飧泄。春者木令,风为木气,其伤人也,必土脏受之。又风为阳邪,其性急速,故其泄必完谷不化,洞注而有声,风之化也,古之所谓洞风是也。"

《类经·十五卷·疾病类·风证》:"久风入中,则为肠风、飧泄(久风不散,传变而入于肠胃之中,热则为肠风下血,寒则水谷不化而为飧泄泻痢)。"

《证治针经·卷三·杂证补遗·伤风》:"风邪伤肺,气合皮毛,卫气受伤,邪干腠理……袭肠胃则泄澼相随(即胃风、肠风)。"

《时病论·卷之三·春伤于风夏生飧泄大意》:"盖风木之气,内通乎肝,肝木乘脾,脾气下陷,日久而成泄泻。"

2. 寒邪

寒邪侵袭皮毛肺卫,攻及腠理,或寒邪束于肌表,则玄府闭,阳气不得散越,乃郁而为热,表里相干,乱于脾胃;亦寒邪直中脏腑,使脾胃功能失调,运化失常,清浊不分,而成泄泻。

《黄帝内经素问·金匮真言论》:"长夏善病洞泄寒中。"

《黄帝内经素问·举痛论》:"寒气客于小肠,小肠不得成聚,故后泄腹痛矣。"

《黄帝内经素问·至真要大论》:"太阳之胜……寒入下焦,传为濡泻。"

《黄帝内经灵枢·百病始生》:"多寒则肠鸣飧泄,食不化。"

《黄帝内经灵枢·胀论》:"大肠胀者,肠鸣而痛濯濯,冬日重感于寒,则飧泄不化。"

《金匮要略·五藏风寒积聚》:"大肠有寒者,多鹜溏。"

《圣济总录·卷第七十二·积聚心腹胀满》:"论曰:腑脏不和,则气血留滞而成积聚,其积聚蕴结,气不宣通,与脏气相搏。故令人心腹胀满,烦闷短气,若为寒邪所并,则搏于脏腑。阴阳相击而致心腹疼痛,甚则泄利也。"

《圣济总录·卷第七十四》:"久风入中则为飧泄,湿胜则为濡泻,寒中则为洞泄。"

《普济方·卷三百五十五·产后诸疾门·泄

泻》："夫产后腹痛及泄痢者何？答曰：产后脾胃虚怯，寒邪易侵，若未满月，饮冷当风，风冷乘虚袭于肓膜，散于腹胁，故腹痛作阵。""产后气血俱虚，饮食易为伤动，脾胃不和，水谷不化，故腹满肠鸣而为泄泻，更遇寒气，则变为滞下矣。"

《普济方·卷三百六十九·婴孩伤寒门·夹食伤寒》："小儿伤风伤寒……若小儿伤风，因寒邪相搏，或成惊风者，吐痢及寒邪不能发散。"

《医方选要·卷之一·诸寒门》："霍乱转筋，洞泄下利，干呕吐逆，积饮停痰，此寒邪入于肠胃也。"

《伤寒证治准绳·卷四·少阴病·下利》："寒邪气甚，客于二阳，二阳方外实，而不主里，则里气虚，故必下利。"

《素问灵枢类纂约注·卷中·病机第三》："时感于寒则受病，微则为咳（凡伤风寒嗽者为轻），甚者为泻为痛（寒邪入里，则为泄为痛，不传于肺，而不作咳矣）。"

《验方新编·卷九·妇人科产后门·产后泄泻》："产后中风虚损，寒邪易侵，若失调理，外伤风寒，内伤生冷，以致脾胃疼痛，泄泻不止。"

《推拿抉微·第三集·治疗法·霍乱》："盖脾土既因寒邪上下分争之剧，而发生泄泻。"

《成方便读·卷三·清暑之剂·浆水散》："凡寒邪中人，必犯太阴、少阴两脏。以脾肾之阳不虚，寒邪决不能深入，若脾肾阳气虚，则寒邪直入，于是痛泻诸证，所由来矣。"

3. 暑邪

暑为夏日火热之气所化，致泻有明显的季节性，暑季除气候炎热外，且常多雨而潮湿，热蒸湿动，故暑邪易夹湿邪侵犯人体，束表郁脾，蒸化为热，传于小肠，小肠为湿热之气壅闭不宣，以致不克分清而成泄泻。

《医学启源·卷之上·八、六气主治要法》："大暑未上，四之气……四之气为病，多发暑气，头痛身热，发渴……次发脾泄、胃泄、大肠泄、小肠泄、大瘕泄、霍乱吐泻。"

《严氏济生方·大便门·泄泻论治》："暑热乘之亦为泄。"

《丹溪心法·卷二·泄泻十》："暑泻，因中暑热者。"

《普济方·卷二十二·脾脏门·兼理脾胃》："不以生冷之物伤之，不为寒暑所侵，不为七情所伤，如是则气体自然充实，百病不生。将理失宜，或为六淫七情相干，为呕为泄，为满为喘，变生诸证矣。"

《万氏家抄济世良方·卷五·小儿诸病》："暑泻引饮不止者，膀胱受热也。"

《先醒斋医学广笔记·卷之一·泄泻》："人身之气不调，则肠胃失其转输。外则风寒暑湿之交侵，内则饮食劳倦之不节，肠胃因之而变，此泄泻之由也。""伤暑作泻，必暴注、大孔作痛，火性急速，失于传送也。"

《景岳全书·暑证》："但若体本无热，或寒或虚，则外虽伤于暑热，实则阴寒内伏。表现为脉来无力，或背寒恶寒，或呕恶腹痛泄泻，或不喜冷饮，或息短气促乏力等。"

《增订叶评伤暑全书·卷中·古今名医暑证汇论·附余暑论》："人与天地同一橐籥，夏月天之气浮于地表，则人之气浮于肌表，况被盛暑所伤，肤腠疏豁，气液为汗发泄于外，是表里之气俱虚矣。不善摄生者，暑热伤于外，生冷戕于中，若之何而能运化也？是以水谷停积而为湿热，发为呕吐，为泄泻，甚则吐泻俱作，而挥霍闷乱也。"

《古今名医汇粹·卷三·病能集一·吐泻门》："又尝论之：泻泄、痢、疟，同乎一治，多由暑月脾胃气虚，饮食伤损所致。才伤便作，则为泄泻。"

《证治汇补·卷之二·内因门·脾胃》："（内因）寒暑不调，则伤胃寒暑不调，则伤胃……（外症）脾病则怠惰嗜卧，四肢不收，肠鸣泄泻。"

《证治汇补·卷之五·胸膈门·呕吐》："（内因）有暑邪犯胃，心烦口渴，腹痛泄泻而呕者。"

《症因脉治·卷四·泄泻论·附诸贤论》："又尝论泄泻疟痢，同乎一源，皆由暑月伤脾，初伤便作泄泻为轻，停滞既久，而作疟、作痢者重。"

《杂病源流犀烛·卷四·泄泻源流》："又有暑泄，因受暑邪，烦渴，尿赤，自汗面垢，暴泻如水。"

《伤寒指掌·卷四·瘟疫九传·附暑湿秽合邪论》："夫人之正气一虚，暑湿秽浊之邪俱从口鼻吸入，流布三焦，上乘于心为中痧，中入于胃为霍乱，踞于膜原为寒热，归于肠胃为泄泻。盖暑湿之邪，骤发而重者为湿温，迟发而轻者为寒热如疟，为伏暑晚发；触邪随时即发者，为寒热，为泄泻。"

《温病条辨·卷四·杂说·伪病名论》:"又如暑月中恶腹痛,若霍乱而不得吐泻,烦闷欲死,阴凝之痞证也。"

《温病条辨·卷六·解儿难·湿痉或问》:"吾见湿因致痉,先病后痉者多,如夏月小儿暑湿泄泻暴注,一昼夜百数十行,下多亡阴,肝乘致痉之类,霍乱最能致痉,皆先病后痉者也。"

《六因条辨·卷上·伤暑条辨第二十一》:"伤暑发热头痛,泄泻不止,此肺邪下迫。"

《六因条辨·卷中·伏暑条辨第二》:"伏暑微恶寒,发热,呕恶,泄泻,脘闷舌白,此伏邪内动。"

《六因条辨·卷中·伏暑条辨第三》:"伏暑热不解,咳逆欲呕,烦闷泄泻,此伏邪弥漫三焦。"

《寿山笔记·泄泻论》:"暑湿之邪郁于脾,蒸化为热,传于小肠,小肠为湿热之气壅闭不宣,以致不克分清而成泄泻。"

《时病论·卷之三·暑泻》:"长夏暑湿之令,有人患泄泻者,每多暑泻也。夫暑热之气,不离乎湿,盖因天之暑热下逼,地之湿热上腾,人在气交之中,其气即从口鼻而入,直扰中州,脾胃失消运之权,清浊不分,上升精华之气,反下降而为便泻矣。"

《一得集·卷中医案·某暑热泄泻危症治验》:"定海西门外某,从沪上来,感受暑邪,热毒蕴结,身热如炽,大渴引饮,脉象洪数实大,舌苔黄厚浊腻,泄泻日百余次,粒米不进,症已垂危,就诊于余。余谓暑热毒邪,结于阳明,幸而大泻。"

《一得集·卷中医案》:"武林吉祥巷陈维和四岁小儿……越数日又重感暑邪,泄泻复作。"

《柳宝诒医论医案·医案·臌胀门》:"肝气郁陷,发热甚于两足,此即邪郁于厥阴之兆。其外达也,不能从经络疏透,而又内陷于脾,挟时令之暑湿,泄泻数日,转为腹胀,胀势甚于少腹,两便通而不爽,仍属木陷土郁之象。"

《推拿抉微·第三集·治疗法·伤暑》:"涂蔚生曰:天地六淫之气,曰风寒暑湿燥火……再试究诘其何者为暑?暑为何若?则人莫不曰:暑乃天地间一种炎热之气,至亢至烈。人感之而病,身热自汗,面赤口干,烦躁多渴,便赤秘结等症。断未有闻项背强痛,发热恶寒,而名为伤暑者。亦断未有闻寒中腹痛,肠鸣泄泻,而名为中暑者……然患项背强痛,发热恶寒,寒中腹痛,肠鸣泄泻等症,亦

多在于长夏。"

4. 湿邪

六淫之中,引起泄泻的外邪以湿邪最多,又有寒湿、湿热之分,且它邪易与湿邪相合致病,湿有"五兼"即兼风、兼热、兼寒、湿自甚及气脱五类,故有"湿多成五泄"之说。

《黄帝内经素问·阴阳应象大论》:"湿胜则濡泻。"

《圣济总录·卷第七十四·泄痢门·濡泻》:"夫脾为五脏之至阴,其性恶寒湿,今寒湿之气,内客于脾,则不能埤助胃气,腐熟水谷。致清浊不分,水入肠间,虚莫能制,故洞泄如水,随气而下,谓之濡泻。"

《儒门事亲·卷一·霍乱吐泻死生如反掌说七》:"泄注者,土主湿,湿主脾,湿下注,故泄注也。"

《儒门事亲·卷十·〈金匮〉十全五泄法后论》:"天之气一也。一之用为风、火、燥、湿、寒、暑。故湿之气,一之一也,相乘而为五变,其化在天为雨,在地为泥,在人为脾,甚则为泄。故风而湿其泄也,胃暑而湿其泄也,脾燥而湿其泄也,大肠热而湿其泄也,小肠寒而湿其泄也。""凡此二十五变,若无湿则终不成疾。况脾胃二土,共管中州,脾好饮,脾亦恶湿,此泄之所由生也。"

《丹溪手镜·卷之中·下利》:"由风湿热也,轻则飧泄,重则下利脓血。"

《脉因证治·卷二·泄》:"湿多成五泄者,胃泄、脾泄、大肠泄、小肠泄、大瘕泄……五病治虽不同,其湿一也。有化寒、化热之异故也。"

《平治会萃·卷三·小儿科·泄泻从湿治有多法》:"夫泄有五:飧泄者,水谷不化而完出,湿兼风也;溏泄者渐下,汗积粘垢,湿兼热也;鹜泄者,所下澄澈清冷,小便清白,湿兼寒也;濡泄者,体重软弱,泄下多水,湿自甚也;滑泄者,久下不能禁固,湿胜气脱也。"

《丹溪治法心要·卷二·泄泻》:"有湿、有气虚、有水、有痰、有积,世俗类用涩药治痢与泄……殊不知多因于湿。"

《难经集注·五泄伤寒第十》:"'阴阳应象论'曰:湿胜则濡泻。谓湿气内攻脾胃,则水谷不分,故泄注。"

《保命歌括·卷之四·湿病》:"寒湿之病,内

甚则腹痛下利,外甚则四肢沉重疼痛。"

《证治准绳·杂病·大小腑门》:"湿泻,脉濡细,乃太阴经脾土受湿,泄水虚滑。"

《景岳全书·卷之二十四心集·杂证谟·泄泻》:"酒泻证……夫酒性本热,酒质则寒,人但知酒有湿热,而不知酒有寒湿也。"

《神农本草经疏·卷二·〈续序例〉下·春温夏热病大法》:"《经》曰:地之湿气,感则害人皮肉筋脉……湿在中,病腹胀,中满,泄泻。"

《医宗必读·卷之七·水肿胀满·泄泻》:"无湿则不泄,故曰湿多成五泄。"

《傅青主女科·产后编下卷·产后诸症治法·泻》:"产后泄泻,非杂症有食泄、湿泄、水谷注下之论,大率气虚食积与湿也。"

《素问灵枢类纂约注·卷下·审治第七》:"胃中谷气者,便是风化也。胃中湿胜而成泄泻,宜助甲胆,风胜以克之,又是升阳,助清气上行之法也。"

《冯氏锦囊秘录·杂症大小合参卷首上·内经纂要·阴阳应象大论篇》:"湿胜则濡泻(湿胜则内攻于脾胃,脾胃受湿则水谷不分,故大肠传道而注泻也)。"

《医学心悟·卷三·泄泻》:"湿多成五泻,泻之属湿也,明矣。"

《杂病源流犀烛·卷四·泄泻源流》说:"湿盛则飧泄,乃独由于湿耳。不知风寒热虚,虽皆能为病,苟脾强无湿,四者均不得而干之,何自成泄?是泄虽有风寒热虚之不同,要未有不源于湿者也。"

《医学从众录·卷七·泄泻》:"泄泻之症有五,而总不离于湿。"

《高注〈金匮要略〉·痉湿暍病脉证第二》:"暴腹胀长,是寒湿之邪,入腑为即愈,其愈于自下利乎。"

《徐批叶天士晚年方案真本·卷上·异功散》:"四五月暴暖,雨湿泄泻,是劳烦气弱,易受时令之气。"

5. 燥邪

外来燥邪一般不直接导致泄泻,历代医家认为燥甚化火进而致泄较多,更有医家直接否定燥邪可致泄泻,如《伤寒兼证析义·泻痢兼伤寒论》中有:"问:泄泻皆脾胃之疾,何《内经》有风寒湿热之泄,且治泻多有兼用风药者?曰:六气中,除燥气外,皆能为泻。"燥邪致泄概可认为因岁气燥胜,或遇秋燥,伤人阴津。又因燥主收,令肝气不散,肝郁化火乘脾,内扰脾肠,导致泄泻。

《黄帝内经素问·至真要大论》:"阳明司天,燥淫所胜复……民病……腹中鸣,注泄鹜溏……阳明之胜,清发于中,左胠胁痛溏泄……阳明之复……腹胀而泄。"

《医学纲目·卷之二十三·脾胃部·泄泻》:"六曰燥泄。《经》云:岁木不及,燥乃大行,民病肠鸣溏泄。又云:阳明司天,燥淫所胜,民病腹中鸣,注泄鹜溏。又云:阳明之胜,清发于中溏泄。又云:阳明之复,腹胀而泄,治以温剂是也。"

《医学从众录·卷七·泄泻·脉息》:"又有感秋金燥气,始则咳嗽,久则往来寒热,泄泻无度,服温补药更甚,或完谷不化,有似虚寒,而不知肺中之热,无处可宣,急奔大肠,食入则不待传化而直出,食不入则肠中之垢,亦随气奔而出,是以泻利无休也。"

《全国名医验案类编·四时六淫病案·燥淫病案·秋燥化痢案》:"病名:秋燥化痢。原因:素禀阴亏,夏月炎蒸,液为暗耗,里气已燥,适逢秋燥司令,以燥感燥,下侵于腹,初则燥泻,继变燥痢。"

6. 热(火)邪

外感热邪,邪热内传(甚则郁而化火),热邪煎迫;或风寒之邪外束不解,内破于里,郁而化热(甚则进而郁火),致大肠传导失司,水谷不别而致泄。

《黄帝内经素问·至真要大论》:"诸呕吐酸,暴注下迫,皆属于热。"

《素问灵枢类纂约注·卷中·病机第三》:"多热则溏出麋(便溏如麋)。"

《素问玄机原病式·六气为病·热类》:"凡谷消化者,无问色及他证,便为热也。寒泻而谷消化者,未之有也。""由寒则不能消化谷也。或火主疾速而热甚,则传化失常,谷不能化而飧泄者,亦有之矣。"

《医学启源·卷之上·主治心法·泻痢水泄》:"凡谷消化,无问他证及色变,便为热也。"

《儒门事亲·卷一·过爱小儿反害小儿说九》:"泻者,火乘肝与大肠而泻者也。"

《医学正传·卷之二·泄泻》:"夫寒泄而谷消化者,未之有也。或火性急速,转化失常,完谷不化而为飧泄者,亦有之矣。"

《证治准绳·杂病·大小腑门·泄泻滞下总论》:"洁古论曰:脏腑泻利,其证多种,大抵从风湿热论之,是知寒少热多,寒则不能久也。"

二、七情致泻

七情,即喜、怒、忧、思、悲、恐、惊。此七情,皆由五脏所主,则七情过度能损伤五脏,扰乱五脏之气血。忧郁恼怒,精神紧张,导致肝气郁结,横逆克脾或忧思伤脾,土虚木贼,脾失健运;亦有素体脾虚湿盛,逢怒时进食,更易使脾伤失运,升降失调进而致泄。因情志致泄,在古代文献便有"七情泻""气泻"等泄泻。

《黄帝内经素问·举痛论》:"帝曰:善。余知百病生于气也,怒则气上,喜则气缓,悲则气消,恐则气下,寒则气收,炅则气泄,惊则气乱,劳则气耗,思则气结,九气不同,何病之生?""岐伯曰:怒则气逆,甚则呕血及飧泄,故气上矣。"

《黄帝内经素问·调经论》:"岐伯曰:志有余则腹胀飧泄,不足则厥。"

《三因极一病证方论·卷之十一·泄泻叙论》:"喜则散,怒则激,忧则聚,惊则动,脏气隔绝,精神夺散,必致溏泄,皆内所因。"

《儒门事亲·卷十·〈金匮〉十全五泄法后论》:"夫飧泄得之于风,亦汗可愈。或伏惊怖,则胆木受邪,暴下绿水。盖谓戊己见伐于甲木也。"

《丹溪手镜·卷之中·泄泻》:"气泻,躁怒不常,伤动其气,肺气乘脾脉弦而逆,宜调气。""惊泄者,心受惊则气乱,心气不通水入。"

《奇效良方·卷之十五·气门》:"王太仆曰:怒则阳气逆上,而肝木乘脾,故甚则呕吐及飧泄。"

《医学入门·外集·卷四·杂病分类》:"七情泻,腹常虚痞,欲去不去,去不通泰……调其气而泻自止矣。"

《景岳全书·卷之二十四心集·杂证谟·泄泻》:"气泄证,凡遇怒气便作泄泻者。"

《古今名医汇粹·卷五·病能集三·怒伤肝证》:"又有遇怒便欲泄泻,此先因怒气挟食伤胃故也。"

《王九峰医案·中卷·泄泻》:"曾经暴怒伤肝,木乘土位,健运失常,食滞作泻。过怒则发,已历多年,病名气泻。"

三、饮食所伤

脾主运化而为后天之本、气血生化之源。暴饮暴食或长期过量进食、嗜酒或饥而不食,均可损伤脾气。如超过脾胃的消化、吸收和运化能力,以致胃气不能腐熟,脾气不能运化,三焦之气不能升降,水谷内停为湿滞或酒性湿热伤及肠腑,因而引发泄泻。

《黄帝内经素问·太阴阳明论》:"食饮不节起居不时者……入五脏则䐜满闭塞,下为飧泄,久为肠澼。"

《黄帝内经素问·痹论》:"饮食自倍,肠胃乃伤。"

《扁鹊心书·卷中·暑月伤食泄泻》:"凡暑月饮食生冷太过,伤人六腑。伤胃则注下暴泄;伤脾则滑泄,米谷不化;伤大肠则泻白,肠中痛。"

《世医得效方·卷第五·大方脉杂医科·泄泻·酒泄》:"饮酒多,遂成酒泄,骨立不能食,但再饮一二盏泄作,几年矣。"

《证治要诀·卷之二·诸伤门·伤食泻》:"(伤食泻)伤于生冷油腻,停滞膈间,脾气不温,食难消化,或多餐糯食及一切难化之物。"

《普济方·卷一百六十八·积聚门·总论》:"盖日用饮酒,积或过多,停滞难化,或吐或呕,或泄或痢。"

《保婴撮要·卷七·食泻》:"东垣云:伤食则恶食,小儿食泻者,因饮食伤脾,脾气不能健运,故乳食不化而出。"

《幼幼集·中卷·孟氏杂症良方·小儿有病须看虎口三关》:"伤食泻者,由乳食过饱,坐卧风冷之所伤,兼食油腻之物,遂成食泻。"

《景岳全书·卷之二十四心集·杂证谟·泄泻》:"若饮食失节,起居不时,以致脾胃受伤,则水反为湿,谷反为滞,精华之气不能输化,乃致合污下降,而泻痢作矣。"

《症因脉治·卷四·泄泻论·食积泄泻》:"饮食自倍,膏粱纵口,损伤脾胃,不能消化,则成食积泄泻之证。"

《大方脉·杂病心法集解卷四·泄泻门·食泻》:"食泻,与胃泻同,因伤食作泻,气臭稠黏,噫气腹痛。"

《罗氏会约医镜·卷之十·杂证·论泄泻》:

"酒湿泄,用葛花解醒汤,此因酒之湿热也。而亦有因酒生寒湿者,以酒性去,而水性留为寒也,惟峻补命门则可。"

四、劳伤致泄

凡劳力过度,久病失治或劳倦内伤,日久脾胃受损,脾失温煦,水谷不化,水反为湿;亦或劳伤日久伤肾,不能助脾腐熟水谷,而致泄泻。

《妇人大全良方·卷之二十二·产后赤白痢疾及虚羸气痢方论第十二》:"论曰:产后痢疾者,由产劳伤,脏腑不足,日月未满,虚乏未复……若误食生冷、难化之物,伤于脾胃,皆令洞泄水泻,甚者变为痢也。"

《丹溪心法·卷二·泄泻十》:"久病大肠气泄。"

《普济方·卷二十四·脾脏门·饮食劳倦》:"形体劳役则脾病,则怠惰嗜卧,四肢不收,大便泄泻。"

《奇效良方·卷之十七·脾胃门》:"饮食劳倦则伤脾,脾伤则内闭九窍,外壅肌肉,卫气散解,此谓自伤,气之削也。盖脾好干恶湿,或湿邪所淫为五泄,变为痢为疸。"

《针灸大成·卷六·足太阴经穴主治·足太阴脾经穴歌》:"《导引本经》:脾居五脏之中,寄旺四时之内,五味藏之而滋长,五神因之而彰著,四肢百骸,赖之而运动也。人惟饮食不节,劳倦过甚,则脾气受伤矣。脾胃一伤,则饮食不化,口不知味,四肢困倦,心腹痞满,为吐泄,为肠澼。"

《古今名医汇粹·卷五·病能集三·虚劳门》:"尝见劳症之死,多死于泄泻。""思生于心,脾必应之。思之不已,劳伤在脾。脾气结,则为噎膈,为呕吐,饮食不能运,气血日消,肌肉日削,四肢不为用,而生胀满、泄泻等症,此伤心脾之阳也。""劳损既久,再大便泄泻不能禁止者,此肾脏之败也。"

《冷庐医话·卷三·暑》:"暑月之人,元气已自摧残,而劳伤因惫,正藉资扶,乃更饮茶茗,重虚其虚,冷饮则腹痛泄泻。"

《叶天士医案精华·泄泻》:"饥饱劳伤,脾胃受病,脾失运化,夜属阴晦,至天明洞泻黏腻。"

五、运气衰盛致泄

五运六气太过或不及,致脏腑生理功能发生变化,伤脾伤肾影响小肠的分清泌浊功能进而发生泄泻。

1. 五运太过与不及

凡岁木太过,风气流行,或岁木不及,肝气虚逆复感凉气致泻;凡岁土太过,雨湿流行,或岁土不及,脾弱肝强致泄;凡岁火太过,炎暑流行,或岁火不及,寒乃大行伤中致泄;凡岁水太过,寒气流行,或岁水不及,土湿太过伤及肾阴致泄。

《黄帝内经素问·气交变大论》:"岁木太过,风气流行,脾土受邪。民病飧泄食减,体重烦冤,肠鸣腹支满。""岁土太过,雨湿流行,肾水受邪。民病腹痛……病腹满溏泄肠鸣。""岁火太过,炎暑流行,肺金受邪。民病疟,少气咳喘,血溢血泄注下。""岁水太过,寒气流行,邪害心火……上临太阳,则雨冰雪,霜不时降,湿气变物,病反腹满肠鸣,溏泄食不化。""岁火不及,寒乃大行……病骛溏腹满,食饮不下,寒中肠鸣,泄注腹痛。""岁土不及,风乃大行,化气不令……民病飧泄霍乱。""岁金不及,炎火乃行……民病肩背瞀重,鼽嚏血便注下。""岁水不及,湿乃大行……民病腹满身重,濡泄寒疡流水。"

2. 六气的胜负

凡六气变化各异,盛衰不常,客主加临,各有迁正、退位、胜复,所造成的阴阳失调,五脏六腑各有偏颇,亦可致泄泻。

《黄帝内经素问·六元正纪大论》:"凡此少阳司天之政,气化运行先天,天气正,地气扰,风乃暴举,木偃沙飞,炎火乃流,阴行阳化,雨乃时应,火木同德,上应荧惑岁星……民病寒中,外发疮疡,内为泄满。故圣人遇之,和而不争。往复之作,民病寒热疟泄,聋瞑呕吐,上怫肿色变。""凡此少阴司天之政,气化运行先天,地气肃,天气明,寒交暑,热加燥,云驰雨府,湿化乃行,时雨乃降,金火合德,上应荧惑太白……水火寒热持于气交而为病始也,热病生于上,清病生于下,寒热凌犯而争于中,民病咳喘,血溢血泄鼽嚏,目赤眦疡,寒厥入胃,心痛腰痛,腹大嗌干肿上。""厥阴所至为胁痛呕泄。""太阳所至为流泄禁止。"

《黄帝内经素问·至真要大论》:"岁少阳在泉,火淫所胜……民病注泄赤白,少腹痛溺赤,甚则血便。""厥阴司天,风淫所胜……民病……冷泄腹胀,溏泄瘕水闭,蛰虫不去,病本于脾。""少阳司天,火淫所胜……民病头痛,发热恶寒而疟……泄注赤白,疮疡咳唾血,烦心胸中热,甚则鼽衄,病本于肺。""阳明司天,燥淫所胜……民病左胠胁痛,寒清于中,感而疟,大凉革候,咳,腹中鸣,注泄鹜溏。""太阳司天,寒淫所胜,则寒气反至,水且冰,血变于中,发为痈疡,民病厥心痛,呕血血泄鼽衄,善悲时眩仆。"

《医学启源·卷之上·六气主治要法》:"大暑未上,四之气,大暑至秋分,太阴湿土之位,阳气发散之后,阴已用事,故曰太阴旺……四之气为病,多发暑气,头痛身热,发渴,不宜作热病治(宜)以白虎汤,得此病不传染,次发脾泄、胃泄、大肠泄、小肠泄、大瘕泄、霍乱吐泻,(白利)及赤白相杂,米谷不消,肠鸣切痛,面浮足肿,目黄口干,胀满气痞,手足无力,小儿亦如之。"

【辨病机】

泄泻的基本病机,多遵"三因致泄论",即风寒暑湿袭于外,食饮不节或情志过盛害于内,则脾阳受损,肠胃乃伤,不化糟粕,发为泄泻。盖为脾胃受损,运化失司,小肠无以分清别浊,大肠传化失司,水反为湿,谷反为滞,合污而下。故湿邪为主要的病理因素,脾虚湿盛为病机关键。因病变脏腑主要为脾,其他脏腑影响到脾胃得健运,均可导致泄泻。总之泄泻发生的主要病理因素为湿邪,其病机关键是脾虚湿盛。

一、湿袭论

1. 湿成五泄论

早在《黄帝内经素问·阴阳应象大论》便有"湿胜则濡泻"之病机的描述。湿邪是泄泻的主要病理因素,常兼其他五种邪气而感导致泄泻,故有"湿多成五泄"之说。

《儒门事亲·卷十·〈金匮〉十全五泄法后论》:"凡此二十五变,若无湿则终不成疾。况脾胃二土,共管中州,脾好饮,脾亦恶湿,此泄之所由生也。"

《脉因证治·卷二·泄》:"湿多成五泄者,胃泄、脾泄、大肠泄、小肠泄、大瘕泄……五病治虽不同,其湿一也。有化寒、化热之异故也。"

《丹溪治法心要·卷二·泄泻》:"有湿、有气虚、有水、有痰、有积,世俗类用涩药治痢与泄……

殊不知多因于湿。"

《医宗必读·卷之七·水肿胀满·泄泻》:"无湿则不泄,故曰湿多成五泄。"

《医学心悟·卷三·泄泻》:"湿多成五泻,泻之属湿也,明矣。"

《杂病源流犀烛·卷四·泄泻源流》说:"湿盛则飧泄,乃独由于湿耳。不知风寒热虚,虽皆能为病,苟脾强无湿,四者均不得而干之,何自成泄?是泄虽有风寒热虚之不同,要未有不源于湿者也。"

《医学从众录·卷七·泄泻》:"泄泻之症有五,而总不离于湿。"

2. 脾虚湿盛论

脾为湿土,喜燥而恶湿。外邪之湿,易于侵袭脾脏,湿为阴邪,易遏脾阳。脾失健运,湿聚为水,水走肠间,则为泄泻。

《圣济总录·卷第七十四·泄痢门·泄痢统论》:"脾与胃合俱象土。外荣肌肉,腐熟水谷。风寒暑湿袭于外,则留连肌腠。传于脾胃,食饮不节害于内,则肠胃乃伤,不化糟粕,皆能为病。所得之源不一,故立名多端。"

《金匮钩玄·附录·泄泻从湿治有多法》:"泄泻者,水泻所为也。由湿本土,土乃脾胃之气也。得此证者,或因于内伤,或感于外邪,皆能动乎脾湿。脾病则升举之气下陷,湿变注并出大肠之道,以胃与大肠同乎阳明一经也。"

《古今医鉴·卷之五·泄泻》:"夫泄泻者,注下之症也。盖大肠为传送之官,脾胃为水谷之海,或为饮食生冷之所伤,或为暑湿风寒之所感,脾胃停滞,以致阑门清浊不分,注发于下而为泄泻也。"

《景岳全书·卷二十四·杂证谟·泄泻》:"盖胃为水谷之海而脾主地对运化,使脾健胃和,则水谷腐熟而化气化血以行营卫,若饮食失节,起居不时以致脾胃受伤则水反为湿,谷反为滞,精华之气不能输化,乃致合污下降而泻痢作矣"。

《医方简义·卷四·镇肝汤·胃痛》:"若夫泄泻之症,亦由脾虚不能制水,胃虚不能纳水所致。"

《叶天氏医案》:"述产育频多,产后两年,经水至今未来。此为病根,已属下元阴亏。长夏初患泄泻,必天雨地湿,潮雾秽浊,气由口鼻吸受。"

3. 湿热遏肠论

湿邪常兼热邪而感导致泄泻,刘完素多以火

热立论："（洁）论曰：脏腑泻利，其证亦多，大抵从风湿热论之。是知寒少热多，寒则不能久也。"湿、热合邪，郁遏大肠，致其升降失司，清浊不分，水谷混杂而下，进而致泄。

《黄帝素问宣明论方·卷六·伤寒门》："或湿热内甚，而为滑泄。"

《伤寒直格·卷中·伤寒总评·诸可下证》："或少阳病，二三日，口燥咽干者；或自利清水，色纯青，心下痞痛，口燥者。皆湿相搏于肠胃之内而或下利也。然热则郁结，湿则痞闭，故水液不结及浸润于外，则肠胃之外，燥热太甚，而烦渴不止，肠胃之内湿热泻也，本因热郁而留饮以成湿也。"

《古今医统大全·卷之三十五·泻泄门·病机》："脏腑泻利，其证多端，大抵从风湿热论，是知寒少热多，寒则不能久也。"

《伤寒论注·卷四·白头翁汤证》："暴注下迫属于热，热利下重，乃湿热之秽气郁遏广肠，故魄门重滞而难出也。"

4. 寒湿伤中论

寒湿之气，内伤脾胃，脾胃伤则气机升降失司，下及大小肠，清浊不分，水谷混杂而下成泄。

《症因脉治·卷四·泄泻论》："恶寒身痛，不发热，口不渴，小便清白，腹中疼痛，泄泻水谷，此寒邪直中三阴经之寒泻症也。若恶寒身痛，身反发热，口反渴，此寒伤三阳经之热泻症也。（脉）右关沉迟，寒中太阴。左尺沉迟，寒中少阴；左关沉迟，寒中厥阴。若身热脉浮紧，寒伤太阳也。身热脉浮弦，寒伤少阳也。身热脉长，右寸关独大，寒伤阳明也。"

《增订通俗伤寒论·证治各论·伤寒夹证·夹泻伤寒》："头痛身热，胸闷或不闷，溲短大便泄泻，舌苔白为中寒泄泻。"

《古今医统大全·卷之三十五·泻泄门·病机》："鹜泻者，少腹生寒而为此证。盖阴中之至阴，脾也。脾胃虚弱，为风寒所胜，则阴气太盛，阴盛则脏寒，脏寒则糟粕不化，大便黑，状似鹜溏者是也。大肠有寒，证亦如之。"

《一见能医·卷之三·辨症上·肠鸣分辨》："湿多成五泄，肠走若雷奔，此寒湿之患。"

《时方妙用·卷四·传经发明》："盖寒热二气，盛则从化。余揆其故，则有二。一从病体而分，一从误药而变……今试譬之于酒，酒取诸水泉，寒物也。酒酿以曲蘖，又热物也……阴脏之人，过饮之，不觉其热，但觉其寒，寒性凝滞，则停饮腹胀泄泻。"

《叶选医衡·卷上·湿论》："寒湿者，脉必沉细缓弱，证必倦怠濡泄。"

《推拿抉微·第三集·治疗法·伤湿》："寒湿证，为胀满泄泻呕吐，皆寒湿之病也。""盖湿甚壅寒，足以发生肿满咳嗽，呕吐泄泻等症。"

5. 湿聚生痰论

外感湿邪，或素体虚弱，中气不足，脾虚不运，致水湿停留，凝聚为痰；嗜酒、饮食肥甘厚腻，胃中浊气郁蒸，酿湿生热，化为痰浊；思虑过度、劳欲日久伤脾，脾失健运，水湿内停凝结成痰。肺为储痰之器，又与大肠相表里，痰积于肺，以致大肠不固，故而致泻。

《万氏家抄济世良方·卷一·泻》："泄泻有湿、有火、有气虚、有痰积。"

《医学入门·外集·卷四·杂病分类》："痰泻多少火暴速，痰泻，或泻不泻，或多或少，此因痰流肺中，以致大肠不固。"

《症因脉治·卷四·泄泻论·痰积泄泻》："饮食过当，或食后即卧，或肥甘纵口，或临食粗咽，磨化渐难，遂成痰积，下溜大肠，则成泄泻之症矣。"

《医学传灯·卷下·泄泻》："痰泻者，或多或少，或泻或不泻，中焦有痰，饮食入胃，裹结不化，所以作泻。"

《时病论·卷之三·痰泻》："痰泻者，因痰而致泻也。""昔贤云：脾为生痰之源，肺为贮痰之器。夫痰乃湿气而生，湿由脾弱而起。盖脾为太阴湿土，得温则健，一被寒湿所侵，遂困顿矣，脾既困顿，焉能掌运用之权衡，则水谷之精微，悉变为痰。痰气上袭于肺，肺与大肠相为表里，其大肠固者，肺经自病，而为痰嗽；其不固者，则肺病移于大肠，而成痰泻矣。其脉弦滑之象，胸腹迷闷，头晕恶心，神色不瘁，或时泻，或时不泻是也。"

《时病论·卷之三·食泻》："前论飧泄、洞泄，皆因伏气致病，其寒泻因寒，火泻因火，暑泻因暑，湿泻因湿，然痰泻、食泻，虽因痰食，亦难免乎无湿。"

二、气血不调论

1. 气机郁滞论

气机不畅，滞于两肋，或暴怒伤肝，甚则乘脾虚下溜之,导致肝脾气机升降失司,水谷运化失常,下移二肠,致糟粕传化失常,发为泄泻。

《黄帝内经素问·举痛论》:"劳则气耗,思则气结,九气不同,何病之生?岐伯曰:怒则气逆,甚则呕血及飧泄,故气上矣"

《儒门事亲·卷十·〈金匮〉十全五泄法后论》:"夫飧泄得之于风,亦汗可愈。或伏惊怖,则胆木受邪,暴下绿水。盖谓戊己见伐于甲木也。"

《丹溪手镜·卷之中·泄泻》:"气泻,躁怒不常,伤动其气,肺气乘脾脉弦而逆,宜调气。"

《古今医统大全·卷之八十九·幼幼汇集(中)·霍乱吐泻门》:"气逆于下则伤脾胃,致令泄泻。"

《医学入门·卷四·杂病分类·湿类》:"七情泻,腹常虚痞,欲去不去,去不通泰……调其气而泻自止矣。"

2. 气逆血乱论

气为血之帅,气之充盛,气机调畅,气行则血行。然气行逆乱,升降出入失常致血液妄行。气逆者血随气升,血之上行而出为溢。气陷者血随气下,多从大便,也可从小便,或从胞脉而下,或数路齐下而出为泄。

《黄帝内经素问·气交变大论》:"岁火太过,炎暑流行,肺金受邪。民病疟,少气咳喘,血溢血泄注下。"

《黄帝内经素问·至真要大论》:"少阴司天,热淫所胜……民病胸中烦热……唾血血泄。""太阳司天,寒淫所胜,则寒气反至,水且冰,血变于中,发为痈疡,民病厥心痛,呕血血泄鼽衄。"

《黄帝内经素问·示从容论》:"血泄者,脉急血无所行也。"

《素问玄机原病式·六气为病》:"血泄,热客下焦,而大小便血也。"

《奇效良方·卷之十三·痢门》:"陈无择云:滞下之证,《内经》所载血溢血泄、血便注下,古方则有清脓血,今为痢疾,其实一也。多由脾胃不和,饮食过度,停积于肠胃,不能克化,又为风寒暑湿之气所干,故为此疾。"

《医学纲目·卷之十七·心小肠部·诸见血门》:"《经》云:岁火太过,炎暑流行,肺金受邪,民病血溢血泄。又云:少阳之复,火气内发,血溢血泄。王注谓:血上七窍为血溢,泄利便血为血泄者是也。"

《本草汇言·卷之二十·脏腑虚寒寒热主治之药》:"三焦为相火之用,分布命门元气。主升降出入……上主纳,中主化,下主出。本病:诸热……血泄。"

《医灯续焰·卷一·内外因第九》:"阳淫则过于炎燠,而阴气不治,热疾从起,如狂谵烦渴,血泄浸淫之类。"

《素问悬解·卷九·雷公问·示从容论》:"血泄者,是心火上炎,经脉紧而血无所行也(火炎脉紧,血不得从容流布,故从便泄。以水寒土湿,风木郁陷故也)。"

《素问悬解·卷十一·运气·气交变大论》:"水旺土败,升降倒行,金逆则血溢于上,木陷则血泄于下。"

《杂病源流犀烛·卷十七·诸血源流》:"《内经》曰:血由上窍出,为血溢;由大小便出,为血泄。"

《医学指要·卷二·运气论》:"气交(夏至后,立秋前)上火下金,水火寒热持于气交,热气生于上,清病生于下,寒热凌犯而争于中,人病咳喘、血溢、血泄。"

3. 气亏血瘀论

气行则血行,血液的正常运行得以保证。反之,气的亏少则无力推动血行,或气机郁滞不通则不能推动血行,都能够产生血瘀的病变,瘀阻肠络,水不循常道,发为泄泻。

《不居集·上集卷之二十一·泄泻总录·积瘀泄》:"内有积瘀,胸胁腹痛,泄下光亮,如黑漆退光色者是也。"

《医林改错·卷上·膈下逐瘀汤所治症目·肾泻》:"五更天泄三两次,古人名曰肾泄。言是肾虚……病不知源,是难事也。不知总提上有瘀血,卧则将津门挡严,水不能由津门出,由幽门入小肠,与粪合成一处,粪稀溏,故清晨泻三五次。"

三、正气虚弱论

因先天不足,禀赋薄弱或素体脾胃虚弱,不能受纳运化某些食物,进而致泄(禀赋不足论)。或久病失治或劳倦内伤,日久脾胃受损,脾失温煦,水谷不化,水反为湿;亦日久伤肾,运化失职,积谷为滞致泄（病后体虚论）。或年老体弱，肾气不足；久病之后，肾阳受损；房室过度，命门火衰，致脾失温煦，运化失职，水谷不化致五更泄或洞泄（命门火衰论）。

《妇人大全良方·卷之二十二·产后赤白痢疾及虚羸气痢方论第十二》："论曰：产后痢疾者，由产劳伤，脏腑不足，日月未满，虚乏未复。或劳动太早；或误食生冷。若行起太早，则外伤风冷乘虚入于肠胃；若误食生冷、难化之物，伤于脾胃，皆令洞泄水泻，甚者变为痢也。"

《仁斋直指方论·卷之六·附内伤·饮食劳倦论》："苟饮食失节，寒温不适，则脾胃乃伤，喜怒忧恐，劳役过度，而损耗元气，既脾胃虚衰，元气不足，而心火独盛。"

《普济方·卷二十四·脾脏门·饮食劳倦》："形体劳役则脾病，则怠惰嗜卧，四肢不收，大便泄泻。"

《奇效良方·卷之十三·痢门》："严氏云：或有饮冷酒寒物，房欲劳伤精血，而成久痢，则宜化毒以保卫之。"

《奇效良方·卷之十七·脾胃门》："饮食劳倦则伤脾，脾伤则内闭九窍，外壅肌肉，卫气散解，此谓自伤，气之削也，盖脾好干恶湿，或湿邪所淫为五泄，变为痢为疸。"

《针灸大成·卷六·足太阴经穴主治·足太阴脾经穴歌》："《导引本经》：脾居五脏之中，寄旺四时之内，五味藏之而滋长，五神因之而彰著，四肢百骸，赖之而运动也。人惟饮食不节，劳倦过甚，则脾气受伤矣。脾胃一伤，则饮食不化，口不知味，四肢困倦，心腹痞满，为吐泄，为肠澼。"

《古今名医汇粹·卷五·病能集三·虚劳门》："尝见劳症之死，多死于泄泻。""思生于心，脾必应之。思之不已，劳伤在脾。脾气结，则为噎膈，为呕吐，饮食不能运，气血日消，肌肉日削，四肢不为用，而生胀满、泄泻等症，此伤心脾之阳也。""劳损既久，再大便泄泻不能禁止者，此肾脏之败也。"

《冷庐医话·卷三·暑》："暑月之人，元气已自摧残，而劳伤因急，正藉资扶，乃更饮茶茗，重虚其虚，冷饮则腹痛泄泻。"

《医方简义·卷四·镇肝汤·胃痛》："若夫泄泻之症，亦由脾虚不能制水，胃虚不能纳水所致。"

《叶天氏医案》："述产育频多，产后两年，经水至今未来。此为病根，已属下元阴亏。长夏初患泄泻，必天雨地湿，潮雾秽浊，气由口鼻吸受。"

《叶天士医案精华·泄泻》："饥饱劳伤，脾胃受病，脾失运化，夜属阴晦，至天明洞泻黏腻。"

四、脏腑失调论

大小肠的生理功能是分清别浊，传化物而不藏，故主要病位在肠。脾虚则内湿由生，湿盛则脾阳被遏，故病变脏腑主要为脾。其他脏腑影响到脾胃得健运，均可导致泄泻。因肝主疏泄，可调节脾运；肾主命门之火，暖脾助运，腐熟水谷，故病变脏腑与肝、肾密切相关。

1. 肠府失司论

大小肠气机失行，小肠无以分清别浊，大肠失其传导之职，则水反为湿，谷反为滞，清浊相杂，混合而下，发为泄泻。

《八十一难经·五十七难》："大肠泄者，食已窘迫，大便色白，肠鸣切痛。"

《黄帝内经素问·宣明五气》："五气所病……大肠小肠为泄。"

《黄帝内经素问·举痛论》："寒气客于小肠，小肠不得成聚，故后泄腹痛矣。"

《黄帝内经素问·咳论》："大肠咳状，咳而遗失。"

《黄帝内经灵枢·邪气藏府病形》："大肠病者，肠中切痛而鸣濯濯，冬日重感于寒则泄。"

《黄帝内经灵枢·师传》："肠中热，则出黄如糜，脐以下皮寒；肠中寒，则肠鸣飧泄。"

《诸病源候论·小儿杂病诸候·食不知饱候》："小儿有嗜食，食已仍不知饱足，又不生肌肉。其亦腹大，其大便数而多泄，亦呼为豁泄，此肠胃不守故也。"

《太平圣惠方·卷第五十九·治血痢诸方》："肠虚则泄。"

《医学启源·卷之上·五脏六腑除心包络十一经脉证法》："肺病久，则传入大肠，手阳明是其经也。寒则泄，热则结，绝则利下不止而死。热极则便血。""虚寒则泄不止。大肠（者），乍虚乍实，乍来乍去，寒则溏泄热则后重。"

《景岳全书·卷之四十二谟集·痘疹诠·麻疹》："大肠受火邪，则上连脾胃而为泄泻。"

2. 脾胃虚弱论

脾为生湿之源,脾虚不能运化水谷,脾虚湿盛为泄泻发生的基本病机。又脾脏胃腑,表里相合,为人体后天之本,脾胃既虚,则水谷不化,下为泄泻。

《黄帝内经素问·脏气法时论》:"脾病者……虚则腹满肠鸣,飧泄食不化。"

《黄帝内经灵枢·师传》:"胃中寒,肠中热,则胀而且泄;胃中热,肠中寒,则疾饥,小腹痛胀。"

《太平圣惠方·卷第五十九·治水泻诸方》:"夫脾与胃为表里,脾未消于水谷,胃为水谷之海,其精气化为气血,以养脏腑,其糟粕传于大肠也。若肠胃虚弱受于气,或饮食生冷伤于脾胃,水谷不消,大肠虚寒,故成水泻也。"

《丹溪手镜·卷之中·泄泻》:"脾泄腹胀满,肠鸣,食不化,呕吐,宜理中汤(一云肠鸣食不化脾虚)。"

《医学启源·卷之上·五脏六腑除心包络十一经脉证法》:"虚则多潣喜吞,注痢不已。""脾气虚,则大(便滑),小便(利),汗出不止,五液注下,为五色注痢下也。""又脾中寒热,则使人腹中痛,不下食……膨胀,变则水泄不能卧者,十死不治。脾(土)热,则面黄目赤,(季)胁痛满;寒则吐涎沫而不食,四肢痛,滑泄不已,手足厥,甚则战栗如疟也。"

《医贯·卷之五·先天要论(下)·泻利并大便不通论》:"脏腑泻利,其证多端,大抵皆因脾胃而作……特未及乎肾泄也。"

《类经·十四卷·疾病类·五脏虚实病刺》:"脾病者……虚则腹满肠鸣,飧泄食不化(足太阴之脉属脾络胃,脾虚则失其健运之用而中气不治,故为此诸病。飧音孙)。取其经太阴、阳明,少阴血者(脾与胃为表里,故当取足太阴、阳明之经。少阴,肾脉也。脾主湿,肾主水,水能助湿伤脾,故当取少阴之血以泄其寒实)。"

《景岳全书·卷之二十四心集·杂证谟·泄泻》:"泄泻之本,无不由于脾胃。盖胃为水谷之海,而脾主运化,使脾健胃和,则水谷腐熟,而化气化血以行营卫,若饮食失节,起居不时,以致脾胃受伤,则水反为湿,谷反为滞,精华之气不能输化,乃致合污下降,而泻痢作矣。""脾弱者,因虚所以易泻,因泻所以愈虚,盖关门不固,则气随泻去,气

去则阳衰,阳衰则寒从中生,固不必外受风寒而始谓之寒也。且阴寒性降,下必及肾,故泻多必亡阴,谓亡其阴中之阳耳。"

《景岳全书·卷之二十四心集·杂证谟·诸泄泻论治》:"凡脾气稍弱,阳气素不强者,一有所伤,未免即致泄泻。"

《医宗必读·卷之七·水肿胀满·泄泻》:"脾土强者,自能胜湿,无湿则不泄,故曰湿多成五泄。若土虚不能制湿,则风寒与热,皆得干之而为病。""又曰:湿胜则濡泄。土强制水,湿邪不干,肠胃自固,土虚湿胜,濡泄至矣。""泻皆成于土湿,湿皆本于脾虚。"

《冯氏锦囊秘录·痘疹全集卷二十八·论脾胃》:"人良少而便泄泻者,是则脾胃之气益虚也。"

《金匮翼·卷七·泄泻诸症统论·湿泻》:"湿泻……由脾胃有湿,则水谷不化,清浊不分。久雨潮溢,或运气湿土司令之时,多有此疾。"

3. 肝气乘脾论

泄泻一证,其责在脾,其制在肝。木盛克土(若春令木旺,中焦受克;或因惊伤汗而泻;或热病、吐泻后虚风内动等)或土虚木贼(若因虚致克,或木郁土中,脾阳困顿,不能升举,无以鼓动生阳气而泄泻),致肝脾失调,水谷不分而成泄泻。

《黄帝内经素问·至真要大论》:"风气大来,木之胜也,土涅受邪,脾病生焉。"

《伤寒论·辨厥阴病脉证并治》:"厥阴之为病,消渴气上撞心,心中疼热,饥而不欲食,食则吐蛔下之,利不止。"

《儒门事亲·卷十·〈金匮〉十全五泄法后论》:"夫飧泄得之于风,亦汗可愈。或伏惊怖,则胆木受邪,暴下绿水。盖谓戊己见伐于甲木也。"

《医方考·卷二·泄泻门第十二·刘草窗痛泻要方》:"泻责之脾,痛责之肝,肝责之实,脾责之虚,脾虚肝实,故令痛泻。"

《神农本草经疏·卷二十三·果部三品·橘皮》:"脾为运动磨物之脏,气滞则不能消化水谷,为吐逆、霍乱、泄泻等证。"

《医宗必读·卷之七·水肿胀满·泄泻》:"肝应于春,属木主风,春伤于风,肝受邪也。木旺则贼土,夏令助其湿则生飧泄……邪气久而不去,脾土大虚,水来侮之,则仓廪不藏而为洞泄。"

《医述·卷十·杂证汇参·肝风》:"肝病必犯

土,是侮其所胜也。"

4. 肾阳虚衰论

《黄帝内经素问·金匮真言论》云:"人通于肾,开窍于二阴。"故肾主大小便,司开阖。肾阳亏虚,命门火衰,则脾阳失于温煦,运化失职,水谷不化,而致久泄不愈,或滑脱不禁。

《八十一难经·十六难》:"假令得肾脉……其病,逆气,少腹急痛,泄如下重,足胫寒而逆。有是者肾也,无是者非也。"

《医贯·卷之五·先天要论(下)·泻利并大便不通论》:"脏腑泻利,其证多端……特未及乎肾泄也。"《经》曰:肾主大小便。又曰:肾司开阖。又曰:肾开窍于二阴。可见肾不但主小便,而大便之能开而复能闭者,肾操权也。今肾既虚衰,则命门之火熄矣。火熄则水独治,故令人多水泻不止。"

《景岳全书·卷之二十四心集·杂证谟·泄泻》:"盖肾为胃关,开窍于二阴,所以二便之开闭,皆肾脏之所主,今肾中阳气不足,则命门火衰,而阴寒独盛,故于子丑五更之后,当阳气未复,阴气盛极之时,即令人洞泄不止也。"

《张氏医通·卷七·大小府门·泄泻》:"火为土母,此火一衰,何以运行三焦,熟腐水谷乎?"

《医学衷中参西录·医方·治泄泻方·加味四神丸》:"人禀天地之气而生,人身一小天地也。天地之一阳生于子,故人至夜半之时,肾系命门之处,有气息息萌动,即人身之阳气也。至黎明寅时,为三阳之候,人身之阳气,亦应候上升,自下焦而将达中焦。其人或元阳之根柢素虚,当脐之处,或兼有凝寒遮蔽,即互相薄激,致少腹作疼。久之阳气不胜凝寒,上升之机转为下降,大便亦即溏下,此黎明作泻之所由来也。""夫下焦之阳气少火也,即相火也,其火生于命门,而寄于肝胆。"

5. 肛门失约论

《黄帝内经素问·五脏别论》:"魄门亦为五脏使,水谷不得久藏。"魄门,即肛门。魄通粕,肛门为排泄糟粕的门户,故称魄门。肛门之窍为肾所主,其开阖为心神所支配,其作用也是输泻五脏之浊,故如是说。由此可见,泄泻病证与肛门失约亦有关。

《诸病源候论·大便病诸候·大便失禁候》:"大便失禁者,由大肠与肛门虚弱冷滑故也。肛

门,大肠之候也,俱主行糟粕,既虚弱冷滑,气不能温制,故使大便失禁。"

6. 三焦失传论

《黄帝内经素问·六节藏象论》指出三焦具有传化糟粕的作用,"三焦……仓廪之本,营之居也,名曰器,能化糟粕,转味而入出者也。"《黄帝内经灵枢·营卫生会》之"下焦如渎"一说,乃是对下焦排泄粪便和尿液的形象说明。三焦为传化之府,若三焦运行水谷与水液的功能失职,其分别清浊,传化糟粕功能失常,糟粕俱下于大肠成泻。

《备急千金要方·卷二十膀胱腑方·三焦虚实第五·黄连煎》:"论曰:下焦如渎(渎者如沟,水决泄也),其气起胃下脘,别回肠,注于膀胱而渗入焉。故水谷者,常并居于胃中成糟粕,而俱下于大肠。"

《太平圣惠方·卷第四十七·下焦论》:"夫下焦者……主分别清浊……若虚则大小便不止。"

《太平圣惠方·卷第四十七·中焦论》:"夫中焦者……主化水谷之味,泌糟粕,承津液,化为精微……虚则生寒,洞泄便利霍乱。"

《圣济总录·卷第五十四·三焦门·三焦俱虚》:"上焦虚则引气于肺,中焦虚则生寒,腹痛洞泄,便利霍乱,下焦虚则大小便不止。"

7. 肺虚移肠论

泄泻发病的部位主要在大小肠,又肺与大肠相表里,肺气虚,易致大肠失职,水反为湿,谷反为滞,清浊相杂,混合而下致泄。

《运气易览·卷之二·六气主病治例·五运所化之图》:"肺金受邪,病则发疟,少气喘咳,血溢,泄泻,胸胁满痛,背膂痛,身热骨痛。"

《类经·十五卷·疾病类·伤寒》:"且寒之中人……故在外则有寒栗鼻塞等证,在内则有咳喘短气等证,谓不传于肺乎?……其入手阳明也,则有泄泻秘结等证,谓不传于大肠乎?"

《要药分剂·卷六·泻剂上·黄柏》:"如肺火咳嗽,久则移热于大肠而泄泻。"

《灵素节注类编·卷二·阴阳脏腑总论》:"如肺与大肠为表里者,若肺气虚,则大肠失职,或泄泻,或闭塞。"

《灵素节注类编·卷八·咳嗽》:"若非肺脏主令之时,而各脏所受之邪,皆随气而传于肺。假如感寒而微,则为咳,甚则为泄泻、为腹痛也。"

五、失治误治论

若误服、过服苦寒之药，致脾胃升降功能失调，日久伤及脾肾；或泄、痢不分，误治泄泻。

《伤寒论·辨太阳病脉证并治下》："伤寒中风，医反下之，其人下利日数十行，谷不化……医见心下痞，谓病不尽，复下之，其痞益甚，此非热结，但以胃中虚，客气上逆，故使硬也，甘草泻心汤主之。"

"伤寒，服汤药，下利不止，心下痞硬……医以理中与之，利益甚。理中者理中焦，此利在下焦，赤石脂禹余粮汤主之。"

《伤寒论·辨少阴病脉证并治》："少阴病，咳而下利，谵语者，被火气劫故也，小便必难，以强责少阴汗也。"

《严氏济生方·大便门·泄泻论治》："大凡痢疾，不先去其积，虽获暂安，后必为害，或阴阳相搏，冷热不调而成泻利者，当进香连丸，汤使具后；更有脾肾顿虚，腹胁膨疼，饮食不化而泄泻者，宜温助脾肾，枣肉丸是也。今之人，久泻不止，多投来复丹，误矣。盖来复丹内用硝石、硫黄，皆有利性，青皮、陈皮又有导性，岂宜服？如夏月曝下，乃可服也，更当审详。"

《仁斋直指方论·卷之十三·霍乱吐泻·吐泻方论》："其若伤暑所致……昧者指为脾胃虚冷，遽用人参、白术、诃子、肉豆蔻之属，以壮胃涩肠，不思风冷未散，辄以参、术、诃、蔻，拦补寒邪，邪气得之，愈盛愈作，纵得淹延，或下痢，或久泻，或腹胀虚浮，或中满不食，变证百出矣。"

《幼科发挥·卷之三·脾所生病·泄泻》："湿自内生者也，有不内外因者，乃误下之病。"

《医学入门·外集·卷三·外感》："葛根芩连（汤）……治太阳桂枝证，误下自利不止，脉促，喘而汗出。方意以误下则肠胃虚而为热所乘，遂协热自利不止，脉促者为阳盛，知表未解也。若脉微，邪在里也。"

《万病回春·卷之三·泄泻》："大抵久泻多因泛用消食利水之剂，损其真阴，元气不能自持，遂成久泄。""凡泄泻病误服参、芪等甘温之药，能生湿热，故反助病邪；久则湿热甚而为疸矣。唯用苦寒泻湿热、苦温泻湿寒则愈。泻止后，脾胃虚弱，方可用参、芪等药以补之。"

《医贯·卷之五·先天要论（下）·泻利并大便不通论》："秦越人《难经》，有五泄之分……夫所谓大瘕泄者，即肾泄也。注云：里急后重，数至圊而不能便，茎中痛，世人不知此证，误为滞下治之，祸不旋踵（滞下即今所谓痢疾也）。此是肾虚之证，欲去不去，似痢非痢，似虚努而非虚努。"

《神农本草经疏·卷二·〈续序例〉下·三阴治法总要》："或邪未结于下焦，少腹不坚痛，而误用芒硝以伐真阴，洞泄不已，元气将脱，宜用人参、白术、炙甘草、大枣、干姜、芍药，大剂与之；不止，佐以升提，升麻、葛根、柴胡之类。"

《神农本草经疏·卷二·〈续序例〉下·附录诸疟主治》："俗治多借口'迎而夺之'之说，轻用大黄、朴硝及误用巴豆、牵牛，以致洞泄肠开而毙。"

《（痘疹）生民切要·下卷·辨寒泄》："夫寒泄者，脾土受症故也……或为饮食所伤而泄，其色白而青，其气甚而不臭，是为寒泄，宜止泄丸。误服寒凉，损伤脾胃，吐利不止，宜八味豆蔻丸以和中。"

《本经逢原·卷三·苞木部·竹沥》："惟胃虚肠滑及气阻便闷者误投，每致呃逆不食，脱泻不止而毙。"

《伤寒大白·卷四·下利》："伤寒服汤药，下利不止，心下痞硬，服泻心汤已。复以他药下之，利不止……复利不止者，当利其小便。此因误下多下，以致下焦不固，又以理中误治中焦，故用固下焦药。设利不止，又当分利小便，以此条是水谷利耳。"

《景岳全书发挥·卷三·泄泻·诸泄泻论治》："肾泄症，即前所谓真阴不足症也。肾泄属肾虚而不收藏，惟以四神丸为一定之方，不必好奇而用杂乱之方。若云肾泄即为真阴不足，当以养阴之药治之，反增滑泄不禁矣。大误。"

《时病论·卷之三·临证治案》："飧泄误为食泻：城南程某，平素略知医理，于立夏后一日，腹痛而泻，完谷不化，自疑日昨因饼所伤，又执治泻利小便之说，辄用五苓加消食之品，未效。来邀丰诊，诊得两关，一强一弱，气口之脉不紧。乃曰：非伤食也，是飧泄也，此因伏气致病，即《内经》所谓春伤于风，夏生飧泄之候。消食利湿，益使中虚，理当扶土泻木。即用理中汤加黄芩、白芍、煨葛、防风,连服三煎遂愈。"

《经验麻科·泄泻》:"《经》云:热毒冲肠便自频,喜肠传送毒难侵。频频欲解仍难塞,误认脾虚终内攻,久泻者饮食内停中气阻,转运失职脾困苦,纵然顺症亦淹迟,内伤消积止泻吐,热退便塞须加升麻,一提而大小便自顺矣。"

【辨病证】

一、辨症候

(一)辨外感内伤

泄泻首辨外感与内伤,治法大不同也。外感以六淫为主,病分外感风泻、外感寒邪泻、外感中热泻、外感湿泻等。内伤以七情为主,更兼饮食、劳逸,病则多虚少实。

1. 六淫泄泻

《黄帝内经素问·至真要大论》:"岁少阳在泉,火淫所胜……民病注泄赤白,少腹痛溺赤,甚则血便……厥阴司天,风淫所胜……民病……冷泄腹胀,溏泄瘕水闭,蛰虫不去,病本于脾……少阳司天,火淫所胜……民病头痛,发热恶寒而疟……泄注赤白,疮疡咳唾血,烦心胸中热,甚则鼽衄,病本于肺……阳明司天,燥淫所胜……民病左胠胁痛,寒清于中,感而疟,大凉革候,咳,腹中鸣,注泄鹜溏……太阳司天,寒淫所胜,则寒气反至,水且冰,血变于中,发为痈疡,民病厥心痛,呕血血泄鼽衄,善悲时眩仆。"

《医学启源·卷之上·六气主治要法》:"大暑未上,四之气,大暑至秋分,太阴湿土之位,阳气发散之后,阴已用事,故曰太阴旺……四之气为病,多发暑气,头痛身热,发渴,不宜作热病治(宜)以白虎汤,得此病不传染。次发脾泄、胃泄、大肠泄、小肠泄、大瘕泄、霍乱吐泻,(白利)及赤白相杂,米谷不消,肠鸣切痛,面浮足肿,目黄口干,胀满气痞,手足无力,小儿亦如之。"

《儒医心镜·各症病原并用药治法要诀·泄泻》:"悠悠腹痛,泻无休止,其色青,脉沉迟者,是寒泻,用理中汤加减。大泻即热泻也,用芍药汤加减。暑泻者,暴泻如水,面垢,脉虚,烦渴,自汗,是用香薷饮加减。湿水多而腹不痛,腹如雷鸣,脉细者,是用五苓散加减。风湿者,泻而便带清血,脉浮弦者,是用胃风汤加减。"

《医贯·卷之五·先天要论(下)·泻利并大便不通论》:"昔赵以德有云:予闻先师言泄泻之病,其类多端,得于六淫五邪饮食所伤之外,复有杂合之邪。"

《证治汇补·卷之八·下窍门·泄泻》:"(《难经》)又有飧泄、肠垢、鸭溏、濡泄、滑泄之名。飧泄者,湿兼风也,故恶风自汗,完谷不化,肠鸣脉弦。肠垢者,湿兼暑也,故稠黏垢秽,小水赤涩,烦渴脉数。鸭溏者,湿兼寒也,故澄彻清冷,俨如鸭粪,溺白脉迟。"

《医碥·卷之三·杂症·泄泻》:"或因于风。《经》曰:春伤于风,夏为飧泄。言春时伤于风寒,由皮肤而经络,传入肠胃,腹胀肠鸣(风气往来肠胃间,冲击作响也),因而飧泄也(泄出原食不化)。此风非汗不出,始为寒气,久则郁热。又肝木之气,亦名为风。春时肝气宜升,为邪所伤,郁而下陷,郁久成热,热久蒸化为湿,遂至飧泄,此宜升清除湿。二证皆肠鸣(肝风内煽亦鸣响),脉弦,泄时或闭而不下,下多白沫,辟辟有声,其气不甚臭秽,以完谷不化也。夏以久言,勿泥(或谓春木当令,虽不能升,亦不肯下趋,但郁成热,至夏热盛蒸湿,如云蒸而雨降,故至夏乃泄,亦通)。

或因于寒。盖寒则气凝,无以运行水谷,故泄也。寒气攻刺,腹中绵绵作痛,肠鸣,暴下无声,水谷不化,所下清冷,如鸭屎之溏(大便如水,中有少粪也),小便白,脉沉迟,身冷。脉细(心虚)、皮寒(肺虚)、气少(肝虚)、前后泄利(肾虚)、饮食不入(脾虚)为五虚,难治,用参术补剂早救之,迟则不能挽矣。

或因于热。盖火性急迫,逼其水谷下注,往往不及传化即出。勿因其完谷不化,误作虚寒。其脉洪数,小便赤涩,腹中痛刺,痛一阵泻一阵,口燥渴,粪出辟辟有声,肛门热痛。热泻固由火性急迫,亦有热气壅滞不行,不但寒不能运也,所下多垢黏,色黄赤,腹中闷痛。

或因于暑。与热泻同理。证则面垢,多汗,烦渴。

或因于湿。湿盛而小便不利,水走肠间,漉漉有声,腹不痛,脉沉缓,体重软弱。治湿宜利小便。若气虚下陷而利之,是降而又降也,当升其阳,所谓下者举之也。升阳用风药,风药又能胜湿。"

《成方切用·卷七下·燥湿门·五苓散》:"按

机要论泄泻,有属风、属湿、属寒、属火,此因于外感者也。"

《一见能医·卷之五·病因赋上·泄泻者脾气伤而不平》:"泻下青色,腹痛脉弦者,挟风也……泻下白色,腹痛脉迟,四肢清冷,小便澄澈者,挟寒也……泻下焦黄色,口渴烦躁,脉虚身热,挟暑也……泻下清冷或如尘腐水色,腹不痛,身体重,倦怠无力,脉沉而缓者,湿也。"

《重订通俗伤寒论·伤寒兼证·漏底伤寒》:"外感证一起,即直肠洞泻。不因攻下而自利者,世俗通称为漏底伤寒。然有协风、协寒、协热、协食之别。必先其所因而明辨之。"

(1)风泻(协风自利)

《症因脉治·卷四·泄泻论》:"自汗头汗,恶风发热,头痛额疼,泻下水谷,或下清水,此伤风飧泄之症也。(脉)多浮而弦,左关浮弦,风木之邪。大肠脉浮,乃是肠风。右关脉浮,胃风之诊。"

《重订通俗伤寒论·伤寒兼证·漏底伤寒》:"协风自利者,初起头痛怕风,自汗腹疼,肠鸣飧泄,完谷不化,舌苔白薄而润,或淡白而嫩滑。"

(2)寒泻

《症因脉治·卷四·泄泻论》:"恶寒身痛,不发热,口不渴,小便清白,腹中疼痛,泄泻水谷,此寒邪直中三阴经之寒泻症也。若恶寒身痛,身反发热,口反渴,此寒伤三阳经之热泻症也。(脉)右关沉迟,寒中太阴。左尺沉迟,寒中少阴;左关沉迟,寒中厥阴。若身热脉浮紧,寒伤太阳也。身热脉浮弦,寒伤少阳也。身热脉长,右寸关独大,寒伤阳明也。"

《增订通俗伤寒论·证治各论·伤寒夹证·夹泻伤寒》:"头痛身热,胸闷或不闷,溲短大便泄泻,舌苔白为中寒泄泻。"

《重订通俗伤寒论·伤寒兼证·漏底伤寒》:"协寒自利者,初起恶寒蜷卧,身虽发热而手足厥冷,或吐清水,大便色青,完谷不变,形如鹜溏,小便清白,脐下必冷,腹多胀满,舌苔白嫩而滑,或灰滑而淡白。"

(3)热泻(协热下利)

《温疫论·上卷·大便》:"协热下利者,其人大便素不调,邪气忽乘于胃,便作烦渴,一如平时泄泻稀粪而色不败,其色但焦黄而已。"

《症因脉治·卷四·泄泻论》:"发热口渴,唇

干齿燥,面赤烦躁,小便赤涩,小腹中一泛即泻、一泻即止,少顷复痛后泻,肛门如火,粪色多黄,此火热泻症也。(脉)浮大而数,热中在表;若见沉数,热中在里;数而实者,中热之重;数而不实,中热之轻。"

《伤寒瘟疫条辨·卷二·里证》:"协热下利,其人大便素或不调,邪热乘胃,便作烦渴。一如素日泄泻稀粪而色不败,其败色但焦黄而已。"

《重订通俗伤寒论·伤寒兼证·漏底伤寒》:"协热自利者,一起即身发壮热,背微恶寒,面垢齿燥,口干渴饮,大便虽亦有完谷不化,而状如垢腻,色多黄赤黑,且皆热臭,气暖如汤,后重而滞,溺色黄赤,或涩或闭,脐下必热,舌苔黄腻而糙,中后截厚腐垢腻。"

《伤寒论纲目·卷十四·少阴经症·呕吐下利》:"成无己曰:自利者,不因攻下而自泄泻也。有表邪传里,里虚协热而利者;有不因攻下而遂利者,皆协热也。又三阳合病,皆作自利。"

(4)湿泻

《症因脉治·卷四·泄泻论》:"泻水肠鸣,腹反不痛,身重身痛,或呕而不渴,此湿气泄泻也。(脉)多见濡软,或见细涩,或见浮缓。"

(5)暑泻

《普济方·卷三百九十四·婴孩吐泻门·总论》:"吐泻身热,烦渴心躁,大便黄沫,小便赤少,暑泻也。"

《儒医心镜·各症病原并用药治法要诀·泄泻》:"暑泻者,暴泻如水,面垢,脉虚,烦渴,自汗。"

《秘传证治要诀及类方·卷之八·大小腑门·溏泄》:"暑泻,由胃感暑气,或饮啖日中之所晒物,坐日中热处,证状与热泻略同。"

《万病回春·卷之三·泄泻》:"暑泻者,夏月暴泻如水,面垢,脉虚,烦渴,自汗是也。"

《杂病源流犀烛·卷四·泄泻源流》:"又有暑泄,因受暑邪,烦渴,尿赤,自汗面垢,暴泻如水。"

《时病论·卷之三·春伤于风夏生飧泄大意·暑泻》:"考暑泻之证,泻出稠黏,小便热赤,脉来濡数,其或沉滑,面垢有汗,口渴喜凉,通体之热,热似火炎。"

2. 内伤泄泻

《寿世保元·卷三·泄泻》:"凡……或泻或不泻,或多或少者,痰也;腹痛甚而泄泻,泻后痛减

者,食积也;肚腹痛四肢冷者,寒也;常常泄泻者,脾泄也;五更泄者,肾泄也,宜分别而治也。"

《证治汇补·卷之八·下窍门·泄泻》:"濡泄者,湿邪自甚也,故泻多清水,肠鸣身重,溺短脉沉。滑泄者,湿胜气虚也,故所下不禁,大孔如竹筒,直出不止。食积泄者,泻下腐臭,噫气作酸也。痰泄者,或多或少,胸闷泻沫。火泄者,暴注下迫,焦黄秽臭。气泄者,腹常痞满,去不通泰。"

《成方切用·卷七下·燥湿门·五苓散》:"三因言七情感动,脏气不平,亦致溏泻,此因于内伤者也。"

《一见能医·卷之五·病因赋上·泄泻者脾气伤而不平》:"泻下谷肉不化,酸臭异常,胸膈饱闷,恶闻食气,泻后痛减者,伤食也……泻下或多或少,或泻或不泻,或如鱼冻者,挟痰也……腹痛肠鸣,泻如热汤,痛一阵泻一阵者,火也。"

《增订通俗伤寒论·证治各论·伤寒夹证·夹泻伤寒》:"景岳云:泄泻之本,无不由于饮食不节,起居不时,脾胃受伤,则水反为湿,谷反为滞,水谷精华之气不能输化,而泄泻作矣。"

(1)痰积泄泻

《医碥·卷之三·杂症·泄泻》:"或因于饮。渴而饮,饮而泻,泻而复渴,复饮复泻也。或因于痰。痰滞气不行,故水谷不分,腹中隐隐微痛,或觉冷,下如稠饮,时泻时不泻,或多或少,不食不饥,昔肥今瘦,脉滑。"

《儒医心镜·各症病原并用药治法要诀·泄泻》:"痰泻者,或多或少,或泻或不泻,脉沉滑者是也,用二陈汤加减。"

《万病回春·卷之四·眩晕》:"若泄泻多而眩晕,时时自冒者,难治。头旋眼黑,如在风云中者,乃胃气虚停痰而致也。半夏白术天麻汤。"

《症因脉治·卷四·泄泻论》:"或泻或止,或多或少,或下白胶如蛋白,腹中漉漉有声,或如雷鸣,或两肋攻刺作痛,此痰积泄泻也。(脉)或见弦滑,弦主寒饮,滑主痰结,弦滑而数,痰兼积热。"

(2)食积泄泻(协食自利)

《儒医心镜·各症病原并用药治法要诀·泄泻》:"食积泻者,腹痛甚而泻,泻后痛减,脉弦紧者是也,用香砂平胃散加减。"

《医碥·卷之三·杂症·泄泻》:"或因于食。盖伤食则脾滞,不能运行水谷,故泄,噫气如败卵臭,腹中绞痛,痛一阵泻一阵,下过稍宽,少顷又痛,所下臭秽黏腻(前食既滞,则后食继停,陈陈相因,久而乃出,故臭秽)色黄。"

《症因脉治·卷四·泄泻论》:"腹痛即泻,泻后即减,少顷复痛泻,腹皮扛起,或成块成条,泻下臭如败卵,此食积泄泻之症也。(脉)右脉沉滑,或见沉数,或见沉弦,沉数热积,沉弦寒积。"

《增订通俗伤寒论·证治各论·伤寒夹证·夹泻伤寒》:"舌黄而厚,胸满腹疼痛,头痛身热,口黏而秽,为宿食化泻。"

《重订通俗伤寒论·伤寒兼证·漏底伤寒》:"协食自利者,初起虽微恶风寒,而身热口燥,渴饮而呕,胸脘硬痛,嗳腐吞酸,傍流粪水,热臭难闻,矢气亦臭,舌苔黄而垢腻,厚腐堆起,中后愈厚,或如豆腐渣炒黄满布。"

(3)酒积泄泻

《医碥·卷之三·杂症·泄泻》:"或伤于酒,每天明时泻一二次(酒质湿,夜气阴寒,不能久摄,故至明必泻)。"

《症因脉治·卷四·泄泻论》:"每至五更,腹中作痛,痛而后利,利下黄沫,小便赤色,或如米泔,此酒积泄泻之症也。(脉)多见洪数,或见弦数。酒积若甚,脉见促结。右脉洪数,酒热伤胃;左脉洪数,酒热入胆。"

(二)辨经络(六经)

六经辨证,多出现在《伤寒论》中,六经皆可致下利,非为一经所专主,六经下利各有其主证,各有其特点,如三阳下利多属于阳热之利,其所下热臭,灼肛,并具发热、口渴、尿赤、苔黄、脉数等症。三阴下利多属虚寒之利,其所下利清谷,小便清长,口不渴,苔白,脉沉而迟等。

《增订通俗伤寒论·证治各论·伤寒夹证·夹泻伤寒》:"所谓伤寒下利者,不因攻下,自然溏泻也。要在辨寒热而治之,庶几无差。大抵阳热之利,渴欲饮水,溺色赤,发热后重,粪色必焦黄,或为肠垢,所下皆热臭,脐下必热,得凉药则止,得热药愈增;阴寒之利,口不渴,小便色白,肢或厥冷,脉沉迟无力,必洞下清谷,或为鹜溏,粪色或白或淡黄,脐下多寒。三阳证下利身热,太阴下利手足温,少阴厥阴下利,身凉无热,此其大概耳。"

《伤寒论纲目·卷十四·少阴经症·呕吐下利》:"成无己曰:自利者,不因攻下而自泄泻也。

有表邪传里,里虚协热而利者,有不因攻下而遂利者,皆协热也。又三阳合病,皆作自利。"

1. 太阳经下利

(1)太阳与阳明合病下利

《伤寒论·辨太阳病脉证并治》32条:"太阳与阳明合病者,必自下利,葛根汤主之。"

(2)协热下利

《伤寒论·辨太阳病脉证并治》34条:"太阳病,桂枝证,医反下之,利遂不止,脉促者,表未解也; 喘而汗出者,葛根黄芩黄连汤主之。"

163条:"太阳病,外证未除而数下之,遂协热而利,利下不止,心下痞鞭,表里不解者,桂枝人参汤主之。"

2. 阳明与少阳合病下利

《伤寒论·辨阳明病脉证并治》256条:"阳明少阳合病,必下利。"

3. 少阳经下利

(1)太阳与少阳合病下利

《伤寒论·辨太阳病脉证并治》172条:"太阳与少阳合病,自下利者,与黄芩汤。"

(2)少阳兼里实下利

《伤寒论·辨太阳病脉证并治》165条:"伤寒发热、汗出不解,心中痞鞭、呕吐而下利者,大柴胡汤主之。"

4. 太阴经下利

(1)虚寒下利

《伤寒论·辨太阴病脉证并治》273条:"太阴之为病,腹满而吐,食不下,自利益甚,时腹自痛。若下之,必胸下结鞭。"

(2)寒湿下利

《伤寒论·辨太阴病脉证并治》277条:"自利不渴者,属太阴,以其藏有寒故也,当温之。宜服四逆辈。"

5. 少阴经下利

(1)阳虚阴盛下利

《伤寒论·辨少阴病脉证并治》282条:"少阴病,欲吐不吐,心烦但欲寐,五六日自利而渴者,属少阴也。"

283条:"病人脉阴阳俱紧,反汗出者,亡阳也,此属少阴,法当咽痛而复吐利。"

292条:"少阴病,吐、利,手足不逆冷,反发热者,不死。脉不至者(至一作足),灸少阴七壮。"

323条:"少阴病,脉沉者,急温之,宜四逆汤。"

(2)阴盛格阳下利

《伤寒论·辨少阴病脉证并治》317条:"少阴病,下利清谷,里寒外热,手足厥逆,脉微欲绝,身反不恶寒,其人面色赤;或腹痛,或干呕,或咽痛,或利止脉不出者,通脉四逆汤主之。"

(3)阴盛戴阳下利

《伤寒论·辨少阴病脉证并治》314条:"少阴病,下利,白通汤主之。"

315条:"少阴病,下利,脉微者,与白通汤;利不止,厥逆无脉,干呕,烦者,白通加猪胆汁汤主之。"

(4)下焦不固下利

《伤寒论·辨少阴病脉证并治》306条:"少阴病,下利便脓血者,桃花汤主之。"

307条:"少阴病,二三日至四五日,腹痛,小便不利,下利不止,便脓血者,桃花汤主之。"

6. 厥阴经下利

(1)上热下寒下利

《伤寒论·辨厥阴病脉证并治》338条:"蛔厥者,乌梅丸主之,又主久利。"

(2)肝经湿热下利

《伤寒论·辨厥阴病脉证并治》371条:"热利下重者,白头翁汤主之。"

373条:"下利欲饮水者,以有热故也,白头翁汤主之。"

《古今医统大全·卷之十三·伤寒门(上)·证候·自利》:"太阳下利,手足温。少阴厥阴下利,身凉无热。""自利而渴属少阴。""自利不渴属太阴。"

《伤寒论翼·卷上·合并启微第三》:"若见脉微欲绝,即身不恶寒,而面色赤者,又当属之少阴。""盖太阴阳明下利之辨,在清谷不清谷,而太阴少阴之清谷,又在脉之迟与微为辨也。"

(三)辨脏腑

泄泻因不同的脏腑病变而导致,故对于泄泻的辨证,还需结合病变的脏腑。不同脏腑导致的泄泻临床症状,详见篇首的泄泻名义解。

《八十一难经·五十七难》:"'五十七难'曰:泄凡有几,皆有名不? 然:泄凡有五,其名不同。有胃泄,有脾泄,有大肠泄,有小肠泄,有大瘕泄

（名曰后重）。""胃泄者，饮食不化，色黄。脾泄者，腹胀满，泄注，食即呕吐逆。大肠泄者，食已窘迫。大便色白，肠鸣切痛。小肠泄者，溲而便脓血，少腹痛。大瘕泄者，里急后重，数至圊而不能便，茎中痛，此五泄之要法也。"

《普济方·卷二百七·泄痢门·总论》："《难经》云：有胃泄，有脾泄，有大肠泄，有小肠泄，有大瘕泄。盖胃者为黄，胃水谷海也，故泻则色黄，食不化；脾者，为胃行其津液者也，故泻则腹胀满，呕吐；大肠谓白肠，故泻则大便色白，肠鸣切痛；小肠谓赤肠，故泄则便浓血，少腹痛；瘕者血聚也，浊阴之气结聚于内，留滞而不行，则里急后重，数至圊不能便，故谓之大瘕泄也。""《太素》曰：五泄，有溏泄、鹜泄、飧泄、濡泄、滑泄也，此乃是五泄者。""青是感肝木之象，其色青；赤者，受心火之气，其色赤；白者，得肺金之气，其色白；黄者，得脾土之气，其色黄；苍者，土气之下其色黄，肾水随之，其色苍也。""泄泻之症，《经》中所谓，飧泄、濡泄、溢泄、水谷注下，是也。"

《普济方·卷二百八七·泄痢门·诸泻》："夫有脾泻，有肾泻。脾泻者，肢体重着，中脘有妨，面色虚黄，腹肚微满；肾泄者，肤腠怯冷，腰膂酸疼，上咳面黧，脐腹疼痛。"

《儒医心镜·各症病原并用药治法要诀·泄泻》："脾泻者，食后倒饱，泻去即宽，脉细者是也，用香砂六君子汤加减。"

《诊宗三昧·脉象》："胃虚不能纳食，及为泄泻之征也。"

《难经悬解·卷下·五十七难》："胃泄者，甲木之克戊土也。胃以受盛为职，乘以甲木之邪，胃腑郁迫，水谷莫容，则生吐泄。伤寒阳明少阳之泄，皆此证也。脾泄者，乙木之贼己土也。脾土湿寒，不能蒸水化气，水谷并下，脾湿愈滋，土陷木遏，肝气不达，风木冲决，开其后窍，则生泄注。内伤之泄，皆此证也。食则呕吐逆者，脾陷则胃逆也。大肠泄者，金敛而木不泄也。乙木陷于大肠，上达无路，欲冲后窍而出，而大肠敛之，不得畅泄，故窘迫欲后，肠鸣而痛切也。大便白者，金色也。小肠泄者，寒水郁其丙火也。小肠以丙火而化寒水，水寒生泄，不过大便溏注而已，不作脓血也，病则丙火不化寒水，郁于湿土之中（丙火不化寒水，因于土湿）。内热淫蒸，脓血腐化。寒水绝其上

源，故溲溺淋涩。风木郁冲，故小腹痛作也。大瘕泄者，水土之郁陷也。水土湿寒，阴气凝结，瘕块累生。乙木不得温升，陷冲后窍，而疏泄失政，未能顺下，故溲便频数，里急后重，而粪溺艰涩不利也。泄虽有五，唯胃泄为胆胃病，其四皆脾肝之证，而癸水之寒，乃其根本也。"

《笔花医镜·卷二·脏腑证治·肝部》："肝之实，气与内风充之也，脉左关必弦而洪。其症为左胁痛……为泄泻。"

《笔花医镜·卷二·脏腑证治·脾部》："脾虚者，右关脉必细软，其症为呕吐，为泄泻。"

《笔花医镜·卷二·脏腑证治·肾部》："肾之寒，肾之虚也，脉左右尺必迟沉。其症为命门火衰……为鸡鸣泄泻。"

《增订通俗伤寒论·证治各论·伤寒夹证·夹泻伤寒》："若舌淡红，苔青白色，脘闷腹满，鸣响作痛而泄泻，得泻则腹满痛鸣响皆瘥，为肝邪侮脾化泻，再新受外感，亦头痛发热。"

（四）辨阴阳

阴阳有盛衰，病性有虚实。辨泻出物之色，与相兼之症，其阳盛即是热证，阴盛即是寒证。若阴阳有衰，则虚寒、虚热，证有大别，尤不可混。

《脉因证治·卷二·泄》："脉疾身多动，音声响亮，暴注下迫，此阳也、热也。脉沉细疾，目睛不了了，饮食不下，鼻准气息，此阴也、寒也。"

《本草汇言·卷之一·草部·白术》："痼冷虚寒，泄泻下利，滑脱不禁，此脾阳衰陷之证也。"

《医方集解·泻火之剂第十四·白头翁汤》："阳热之利，与阴寒不同；阴利宜理中、四逆温脏；阳利粪色必焦黄、热臭，出作声，脐下必热，得凉药则止。《原病式》曰：泻白为寒，赤黄红黑皆为热也。"

《重订广温热论·第一卷·温热总论·温热复症疗法》："阳不足者，或四肢厥逆，或肌体恶寒，恒多泄泻，至夜益甚，或口鼻冷气。"

《伤寒捷诀·肠垢鹜溏》："三阳利时身必热，三阴但温无热俱。"

（五）辨寒热

无湿不成泄，泄泻发病以湿邪为主，湿可兼它邪，寒化、热化。总体而言，泄泻寒证为多，亦有热证。然寒证、热证，又各有虚实。其因寒、因热不同，泄泻特征亦不同。但热与火同类，故并论不

分；寒与湿同性，常相兼而互阑。

《脉因证治·卷二·泄》："脉疾身多动，音声响亮，暴注下迫，此阳也、热也。脉沉细疾，目睛不了了，饮食不下，鼻准气息，此阴也、寒也。"

《普济方·卷三百二十一·妇人诸疾门·泄泻》："故寒即溏，热则垢。"

《普济方·卷三百四十·妊娠诸疾门·下痢》："凡妊娠泄泻，冷热不同。水泻青白，或黄白，或水谷不化，腹痛肠鸣，其脉弱而紧，此内伤冷也，谓之洞泄寒中。若泄注如水，深黄色及有完谷，小便赤，腹胁胀满，烦躁喜饮，时时呕逆，或下痢清水，或小便不利，得热则极，脉虚大而数，由乘虚热入于胃膜渗下焦，津液不分，并于大肠，谓之协热痢。"

《绛雪丹书·产后上卷·产后诸症总论·泄泻论》："如痛下清水腹鸣，米饮不化者，寒泻也；粪色黄，肛门痛者，热泻也。"

《普济方·卷二百七·泄痢门·总论》："冷则肠鸣肚冷，而手足凉；热则肠燥肚热，而手足温；冷热不调者，乍涩乍溏，由热积于内，不能去其积，徒以冷药水饮之，热气无所发泄，故冷与热兼而下注；其或冷积于中，不能去其滞，徒以热药压之，冷积不得宣，故热与冷合，而成泻泄，或涩或溏，里急后重，是其候也。"

《医学入门·外集·卷四·杂病分类》："肠垢即热泻，鸭溏即寒泻。"

《证治汇补·卷之八·下窍门·泄泻》："热者，小便赤涩，烦渴，肛门热，谷食腐化，或虽不化，而色变焦黄，身能动作，手足温暖。寒者，小便清白，不渴，腹中冷，完谷不化，色亦不变，变亦白色，身懒动作，饮食不下，手足清冷。（河间）"

《冯氏锦囊秘录·杂症大小合参卷五·论泻》："寒泻者，其色必白；热泻者，色必黄赤，或粪沫射出而远，火性迅速，元阳直走，毋轻视也。然有久寒之后，因虚而生火者，有因热极而伤寒者，有因实而致虚者，有因虚不运化而似实者，有因伤后频伤色白似寒者，有因伤久燥涩色黄，津液耗亡作渴而似热者，有因木来克土色青似惊者。"

《症因脉治·卷四·泄泻论·食泻》："食入即泻，有寒热虚实之别。脾胃积热，火性急速，则食入即泻。河间云：食入即泻，肠胃填满，无容物之地故也，栀连平胃散。酒入即泻，肠胃热甚，复得

酒性之热，则寻窍下泻也，川连枳壳汤，加木通、干葛，此湿热之泻也，快脾丸、五味丸主之。夫脾胃虚寒而泄泻，人人知之；脾胃实热而泻，有不知者，大凡著书立说，不能尽举，有虚寒一条，即有实热一条，故著积热食积之脾实热泻，随着脾虚脾寒之不足泻，则虚实并著，学者可以类推矣。"

《症因脉治·卷四·泄泻论·诸贤论》："节斋曰：泻本属湿，多因饮食不节，损伤脾胃而作，须看时令寒热燥湿，患病新久虚实而治。"

《订正仲景全书金匮要略注·卷三·五脏风寒积聚病脉证并治第十一》："大肠有寒者，多鹜溏；有热者，便肠垢。"

《医述·卷九·杂证汇参·泻》："暴泄，肛门迸迫，属火化；暴泄，肛门不禁，属阴寒。（张路玉）"

《温热经纬·卷四·薛生白湿热病篇》："虽泄泻有热证，毕竟寒多于热。"

《望诊遵经·卷下·大便望法提纲》："诸书以为暴注下迫，皆属于热。澄彻清冷，皆属于寒。出黄如糜者肠中热；肠鸣渗泄者肠中寒。濡泄者因于湿，飧泄者伤于风。粪如鹜溏者，泄泻之病，大肠寒；粪如羊矢者，噎膈之病，大肠枯。如水倾下者属湿；完谷不化者为寒。泄利无度者肠绝，下利清谷者里寒，自利清水色纯青者少阴病。急下之证，行其大便，燥且结者。"

《医学刍言·泄泻》："湿热泻：口中热，溺赤，下泻肠垢，为湿热……寒湿泻：溺清，口和不渴，下利清谷，为寒湿……"

《伤寒捷诀·肠垢鹜溏》："不因攻下而泄泻也，此即伤寒自利之症，俗名漏底伤寒是矣。凡伤寒自利，有因三阳传阴经而下利者，为协热利。协热利者，曰肠垢，脐下必热，宜黄芩汤葛根汤主之。有因阴寒直中阴经而下利者，必协寒利，协寒利者，曰鹜溏，脐下必寒，宜理中四逆汤主之。《原病式》曰：泻白为寒，青黄红黑皆热也。大抵阳热之利，与阴寒不同，宜细辨而详治之。凡自利不可发汗，以下利为邪气内攻，走津液而胃虚也。"

《推拿抉微·第三集·治疗法·泄泻》："凡暴注下迫，属火；水液澄清，属寒。老黄色属心脾肺皆实热，宜清解；淡黄色属虚热，宜调补；青色属寒，宜温；白色属脾虚，宜补；酱色属湿，馊酸气属伤食，宜消。"

《增订通俗伤寒论·证治各论·伤寒夹证·夹泻伤寒》："所谓伤寒下利者,不因攻下,自然溏泻也。要在辨寒热而治之,庶几无差。大抵阳热之利,渴欲饮水,溺色赤,发热后重,粪色必焦黄,或为肠垢,所下皆热臭,脐下必热,得凉药则止,得热药愈增;阴寒之利,口不渴,小便色白,肢或厥冷,脉沉迟无力,必洞下清谷,或为鹜溏,粪色或白或淡黄,脐下多寒。三阳证下利身热,太阴下利手足温,少阴厥阴下利身凉无热,此其大概耳。"

1. 积热泄泻

《伤寒直格·卷中·伤寒总评·诸可下证》："或六七日不大便,目不了了,睛不和,无表里证,大便难,身微热者;或小便不利,大便乍难乍易,时发微热,喘冒不能卧者,有燥粪也;或三部脉皆平,心下硬;或脉大而紧者;或下利、脉滑而数者;或下利,脉迟而滑者。迟由热泄不止而致之,实非寒也。"

《证治汇补·卷之一·提纲门·火症》："实火亦有大便泄泻者,如暑湿气食之症也。"

《症因脉治·卷四·泄泻论》："发热口渴,肚腹皮热,时或疼痛,小便赤涩,泻下黄沫,肛门重滞,时结时泻,此积热泄泻之症也。脉必沉数,沉则为积,数则为热。右脉沉数,积热在气;左脉沉数,积热在血。积热内伏,脉乃促结。"

《时病论·卷之三·火泻》："火泻,即热泻也……暴注者,卒暴注泻也,下迫者,后重里急也。其证泻出如射,粪出谷道,犹如汤热,肛门焦痛难禁,腹内鸣响而痛,痛一阵,泻一阵,泻复涩滞也,非食泻泻后觉宽之可比,脉必数至,舌必苔黄,溺必赤涩,口必作渴,此皆火泻之证也。"

《验方新编·卷十·小儿科痘症·痘症泄泻》："泄有二端。泄而粪黄臭秽,小便赤涩者,此毒气奔越,热泄也,痘色必红紫,加味四苓散主之。"

2. 积寒泄泻

《妇人大全良方·卷之十五·妊娠泄泻方论第一》："论曰:凡妊娠泄泻,冷热不同。水泻青白或黄白,或水谷不化,腹痛肠鸣,其脉弱而紧,此内伤冷也,谓之洞泄寒中。"

《古今医统大全·卷之三十五·泻泄门·病机》："鹜泻者,少腹生寒而为此证。盖阴中之至阴,脾也。脾胃虚弱,为风寒所胜,则阴气太盛,阴

盛则脏寒,脏寒则糟粕不化,大便黑,状似鹜溏者是也。大肠有寒,证亦如之。"

《症因脉治·卷四·泄泻论》："腹中绵绵作痛,小便不赤,口唇不干,泻下清白鸭溏之色,此积寒泄泻之症也。沉细而迟,或沉而弦,或沉而结。右关沉迟,肠胃积寒;右寸沉迟,寒饮伤肺。"

《伤寒直指·卷十六·名论二·辨证》："或见腹满,泄泻清谷,不渴,或呕吐恶寒,引衣蜷卧,四肢厥冷,或下利身痛,手指甲唇青,或干呕,小便清白,皆为寒证,急当温之。"

《时方妙用·卷四·传经发明》："盖寒热二气,盛则从化。余揆其故,则有二。一从病体而分,一从误药而变……今试譬之于酒,酒取诸水泉,寒物也。酒酿以曲蘖,又热物也……阴脏之人,过饮之,不觉其热,但觉其寒,寒性凝滞,则停饮腹胀泄泻。"

《傅青主男科重编考释·两病同治门·泄泻又吞酸》："泄泻者,寒也。"

3. 寒湿泄泻

《一见能医·卷之三·辨症上·肠鸣分辨》："湿多成五泄,肠走若雷奔,此寒湿之患。"

《叶选医衡·卷上·湿论》："寒湿者,脉必沉细缓弱,证必倦怠濡泄。"

《推拿抉微·第三集·治疗法·伤湿》："寒湿证,为胀满泄泻呕吐,皆寒湿之病也。""盖湿甚壅寒,足以发生肿满咳嗽,呕吐泄泻等症。"

4. 湿热泄泻

《黄帝素问宣明论方·卷六·伤寒门》："或湿热内甚,而为滑泄。"

《伤寒直格·卷中·伤寒总评·诸可下证》："或少阳病,二三日,口燥咽干者;或自利清水,色纯青,心下痞痛,口燥者。皆湿相搏于肠胃之内而或下利也。然热则郁结,湿则痞闭,故水液不结及浸润于外,则肠胃之外,燥热太甚,而烦渴不止,肠胃之内湿热泻也,本因热郁而留饮以成湿也。"

《普济方·卷二百八·泄痢门·诸泻》："酒入而泻,湿热泻也。"

《伤寒论注·卷四·白头翁汤证》："暴注下迫属于热,热利下重,乃湿热之秽气郁遏广肠,故魄门重滞而难出也。"

《一见能医·卷之三·辨症上·肠鸣分辨》："湿多成五泄,肠走若雷奔,此寒湿之患。然亦有

火势攻冲,搏击水气而鸣者,兼腹痛,暴注下迫,肛门湿滞,小水色黄,非若湿症之腹不痛也。"

5. 虚寒泄泻

《世医得效方·卷第十一·小方科·活幼论》:"虚者面色青白恍惚,微潮,口中清冷,泄泻,虚汗,或乍冷乍温,上壅下利,水谷不分,乃冷热不调。"

《儒医心镜·各症病原并用药治法要诀·泄泻》:"滑泻者,日夜无度,肠胃虚寒不禁,脉沉细者是也,用八桂散加减。"

《古今医统大全·卷之三十五·泻泄门·病机》:"水泻者,脏腑虚寒,四肢厥冷,暴顿洞下者是也。"

《医林绳墨·泄泻》:"胃泻色黄,食饮不化,此胃有虚寒也。"

《成方切用·卷六下·祛寒门·小建中汤》:"肠鸣泄泻而痛者,里虚有寒也,宜小建中汤温中散寒。"

《伤寒广要·卷三·辨证·腹痛》:"阴邪传里,里气停寒,腹软泄泻者,虚也。"

《验方新编·卷十·小儿科痘症·痘症泄泻》:"泄而粪清白滑利者,虚寒也,痘色必淡白,参术散主之。"

6. 虚热泄泻

《普济方·卷三百五十九·婴孩门·病源歌》:"身热发厥,久泻利多,此虚热。"

《推拿抉微·第四集·治疗法·舌病证治》:"泄泻后舌上白胎,此津液不荣,不能上潮于口,为虚热也,理中汤。"

7. 气虚泄泻

《脉因证治·卷二·泄》:"五病治虽不同,其湿一也。有化寒、化热之异故也。虚则无力,不及抯衣而已出,故谓之不禁故也。温之、热之;实则圊不便,虚坐努责,宜下之。"

《儒医心镜·各症病原并用药治法要诀·泄泻》:"气虚泻者,饮食入胃即泻,水谷不化,脉微弱者是也,用参苓白术散加减。"

《内经博议·缪仲醇阴阳脏腑虚实论治》:"虚寒滑泄不禁,属气虚。"

《医门法律·卷二·中寒门·比类〈金匮〉胸腹寒痛十七则》:"中寒其人下利,以里虚也。"

《证治汇补·卷之八·下窍门·泄泻》:"虚泻

者,困倦无力,食减微溏,必兼体瘦。"

《圣济总录·卷第一百六十四·产后泄泻》:"论曰:产后气血俱虚,饮食易为伤动,脾胃不和,水谷不化,故腹满肠鸣而为泄泻。"

《症因脉治·卷四·泄泻论·附录食泻》:"脾气久虚,不受饮食者,食毕即肠鸣腹急,尽下所食之物方快,不食则无事,经年累月,此录食泻之症。"

《一见能医·卷之五·病因赋上·气有九论》:"气虚为病……或泄泻,或遗脱之病生焉。"

《温热经纬·卷四·薛生白湿热病篇》:"泄泻疏利过当,中虚不复,多作脾劳。"

《重订广温热论·第一卷·温热总论·论温热本症疗法》:"里虚者多泄泻。"

8. 气逆泄泻

《儒门事亲·卷十·〈金匮〉十全五泄法后论》:"夫飧泄得之于风,亦汗可愈。或伏惊怖,则胆木受邪,暴下绿水。盖谓戊己见伐于甲木也。"

《丹溪手镜·卷之中·泄泻》:"气泻,躁怒不常,伤动其气,肺气乘脾脉弦而逆,宜调气。"

《古今医统大全·卷之八十九·幼幼汇集(中)·霍乱吐泻门》:"气逆于下则伤脾胃,致令泄泻。"

(六) 辨缓急

泄泻有发病缓急与病程长短之别。一般而言,起病较急,病程较短为暴泻,其泄泻次数频多,常以湿盛为主。起病较缓,病程较长,迁延日久为久泻,泄泻呈间歇性发作,常以脾虚为主;或病及肾,出现五更泄泻,腰酸怕冷等命门火衰,脾肾同病之症。

《素问病机气宜保命集·卷中·泻痢论第十九》:"暴泄非阳,久泄非阴。"

《苍生司命·卷三·泄泻》:"泄泻亦是急症,但暴泻为轻,久泻为重,暴泻元气未衰。""若夫久泻,上亡津液,下损脾胃,补之则热增,涩之则胀剧,分利之则虚甚,甚则成脾泄,五更定泻数次,衰老虚弱之人,多致不救,故久泻为重也。"

《儒医心镜·各症病原并用药治法要诀·泄泻》:"故曰:暴泻非阳,久泻非阴,皆是土虚不能制木,而木来乘脾,方有此病。"

《古今医统大全·卷之三十五·泻泄门·病机》:"脏腑泻利,其证多端,大抵从风湿热论,是知寒少热多,寒则不能久也。故曰暴泻非阴,久泻非阳。"

《证治汇补·卷之八·下窍门·泄泻》:"暴注下迫,食不及化,是无水也;溏泄日久,止发无恒,是无火也。(太仆)"

《症因脉治·卷四·泄泻论·食泻》:"此录食泻之症……此症汤药下咽,即时下泄,与直肠之症相似,但直肠之症,急症暴症,录食之泻,久病缓病。"

《时方妙用·卷三·泄泻》:"《难经》有五泄之分,曰胃泄、脾泄、大肠泄、小肠泄、大瘕泄(即痢疾)。其实不必泥也,总以虚实久暂为辨。"

1. 暴泻

《养老奉亲书·下籍·夏时摄养第十》:"盛夏之月,最难治摄。阴气内伏,暑毒外蒸,纵意当风,任性食冷,故人多暴泄之患。"

《医说·卷六·脏腑泄痢·辨脏腑下痢》:"病暴泄注下,或青白,或黄白米谷,或化,或不化,腹胁或胀,或不胀,或痛,或不痛,但噫生熟气,全不思食,因与温补诸药而后转有异证者有所伤也,此为飧泄。""又春伤以风夏必飧泄,又风气行于肠胃则暴泄下利,其脉浮缓而虚也。"

《医述·卷九·杂证汇参·泻》:"暴泄,肛门迸迫,属火化;暴泄,肛门不禁,属阴寒(张路玉)。"

2. 久泻

《儒门事亲·卷五·久泻不止八十七》:"夫小儿久泻不止者,至八九月间,变为秋深冷痢,泄泻清白,时腹撮痛,乳瓣不化。"

《万病回春·卷之七·泄泻》:"一小儿因惊久泻,面色青黄,余谓肝木胜脾土也。"

《金匮玉函经二注·卷十·腹满寒疝宿食病脉证治第十》:"苟久利之后,中州败坏,致不能食者。"

《订正仲景全书〈金匮要略注〉·卷五·呕吐哕下利病脉证并治第十七》:"久利则为气陷于大肠,而不上举,又当于升补中兼利小便也。"

《医碥·卷之三·杂症·泄泻》:"久泻不已名滑泻,又名洞泄。大孔如竹筒,饮食入口,直出无禁,气将脱矣,饮食不进则无救矣。"

《伤寒瘟疫条辨·卷六·本草类辨·补剂类》:"盖肾主二便,久利多属肾虚,不专责脾胃也。"

《医学刍言·泄泻》:"久泻,久泻诸药不效者,有脏热肠寒、肠热脏寒之辨。"

二、辨色脉

色、脉也属于广义"症"的范畴。但色、脉与普通的症候不同,它具有指示病症性质的特殊作用,是中医临床辨证的特定指标性症候。运用色、脉进行辨证,有单用法,也有相参法。色、脉皆可与症相参,而色与脉也须相参。

1. 从色而辨

色泽,有面之色和便之色,皆可以以此判寒热虚实。凡见面赤明亮,排泄物偏黄色深,则病性属热属实;若见面白淡暗,排泄物偏稀色清属寒属虚。

《普济方·卷三百五十八·婴孩门·辨形色》:"鼻上淡白色,主泄泻食不化。""王氏云:眉心中淡,白色主泄泻,粪白食物不化,人中证。"

《四诊抉微·卷之三·儿科望诊·小儿死候歌》:"[按]《内经》云:下极者,心也。注云:下极,谓两目之间。又云:舌者,心之官也。此云心主颥面,似未当……薛氏曰……白主泄泻水谷,更欲作吐;黑主脏腑欲绝。"

《望诊遵经·卷上·色病宜忌合参》:"霍乱吐下,诸呕泄泻,色皆宜黄,反见青黑者,忌也。"

《望诊遵经·卷上·黄色主病条目》:"黄而兼青者,脾虚泄泻也。""面黄唇白者,虚寒泄泻也。"

《脉义简摩·卷八·儿科诊略·诊虎口法》:"凡小儿三岁以下,有病深重危急者,虎口、指甲、口鼻多作黑色。此脉绝神困,良医莫治也。既辨其色,又当察其形……去蛇形,主脾虚冷积泄泻,神困多睡。"

《脉义简摩·卷八·儿科诊略·诊面五色主病法》:"凡察色之法……黄主积聚……兼白主脾寒脾弱;兼青主脾虚泄泻,主慢脾风。"

《脉义简摩·卷八·儿科诊略·诊唇口法》:"黑气环于唇口者,水侮土也,为泄泻,为水肿,为咳嗽,为饮食不化。"

《脉义简摩·卷八·儿科诊略·诊指爪法》:"久病,爪甲青者,肝绝也……层如浪纹者,有水气,将为水肿、泄泻也。"

2. 寸口脉诊

寸口诊法,始见于《内经》,详于《难经》,推广于晋代王叔和之《脉经》。王叔和确立了寸口脉法，并明确了脏腑与脉位的分配原则，即左手寸部主心与小肠，关部主肝与胆，尺部主肾与膀胱；右手寸部主肺与大肠，关部主脾与胃，尺部主肾与三焦，泄泻亦应之。

《黄帝内经素问·脉要精微论》："胃脉实则胀，虚则泄。"

《黄帝内经素问·平人气象论》："尺寒脉细，谓之后泄。"

《黄帝内经灵枢·邪气脏腑病形》："肺脉小甚为泄……肾脉小甚为洞泄。"

《脉经·卷二·平三关病候并治宜第三》："关脉伏，中焦有水气，溏泄。"

《脉经·卷二·平人迎神门气口前后脉第二》："（心小肠俱虚）左手寸口人迎以前脉阴阳俱虚者，手少阴与太阳经俱虚也。病苦洞泄苦寒，少气，四肢寒，肠澼。""（大肠虚）右手寸口气口以前脉阳虚者，手阳明经也。病苦胸中喘，肠鸣，虚渴唇口干，目急，善惊，泄白。""（脾虚）右手关上脉阴虚者，足太阴经也。病苦泄注，腹满，气逆，霍乱呕吐，黄疸，心烦不得卧，肠鸣。""（脾胃俱虚）右手关上脉阴阳俱虚者，足太阴与阳明经俱虚也。病苦胃中如空状，少气不足以息，四逆寒，泄注不已。""（肾膀胱俱虚）右手尺中神门以后脉阴阳俱虚者，足少阴与太阳经俱虚也。病苦心痛，若下重不自收，篡反出，时时苦洞泄，寒中泄，肾、心俱痛。"

《儒医心镜·各症病原并用药治法要诀·泄泻》："食积，气口紧盛。"

《古今医统大全·卷之四·〈内经〉脉候·脉法部位表里虚实主病提纲》："右关脉候，里虚主病：沉而无力主里虚。胃寒恶食，泄泻，恶心，呕吐翻胃。"

《脉语·卷上·下学篇·诸脉状主病》："两尺濡，曰湿甚，病为泄泻。"

《脉症治方·卷之二·暑门·泄泻》："脉，右关脉弦大，或弦濡而滑，为泄泻。"

《伤寒论条辨·卷之八·庐山刘复真脉诀捷要》："下焦病属尺脉……迟冷，主小腹急疼，外肾偏，大小便频数，大便泄泻。"

《类经·二十卷·针刺类·约方关格之刺》："盛则胀满、寒中、食不化，虚则热中、出糜、少气、溺色变，紧则痛痹，代则乍痛乍止（此言寸口脉也。盛则外实中虚，故为胀满、寒中、食不化。虚则真阴不足，故为热中、出糜、少气、溺色变。糜，谓泄泻糜烂之物）。"

《四诊抉微·卷之六·切诊·微》："滑伯仁曰……尺微，泄泻，脐下冷痛。""汪滑合曰……右尺沉缓，泄泻，肠风入胃。"

《笔花医镜·卷二·脏腑证治·肾部》："肾无实症。肾之寒，肾之虚也。脉左右尺必迟沉。其症为命门火衰，为不欲食，为鸡鸣泄泻，为天柱骨倒，为蜷卧厥冷，为奔豚。"

《类证治裁·卷之四·泄泻论治·泄泻脉候》："胃脉虚则泻，脉滑，按之虚，必下利。肾脉微小则洞泄，肺脉微甚则泄。"

《增订通俗伤寒论·证治各论·伤寒夹证·夹泻伤寒》："左脉濡数，右脉沉弱，为寒泻；若左弦坚或弦劲，右软弱或沉缓，肝强脾弱，为肝邪侮脾。"

3. 泄泻主脉

因湿邪为泄泻之主要病因，故泄泻之脉象多为沉脉、濡脉等。又湿易兼有它邪，其脉象亦有不同，需细而辨之。

《诊家枢要·脉阴阳类成》："尺迟，为藏寒泄泻。""浮缓，肠风泄泻。""尺微，藏寒泄泻脐下冷痛。""尺濡，下元冷惫，肠虚泄泻。"

《脉语·卷上·下学篇·诸脉状主病》："两尺濡，曰湿甚，病为泄泻。"

《脉理集要·原序要略·统属诊法》："尺濡泄泻。"

《四诊抉微·卷之七·切诊·濡》："张路玉曰：濡为胃气不充之象。故内伤虚劳、泄泻少食、自汗喘乏、精伤痿弱之人，脉虽濡软乏力，犹堪峻补峻温，不似阴虚脱血，纯见细数弦强，欲求濡弱，绝不可得也。""濡为少气，为泄泻、为痰、为渴、为眩晕。"

《杂病源流犀烛·卷四·泄泻源流》："《灵枢》曰：病泄脉洪而大者为逆。《素问》曰：泄而脱血脉实者难治。《正传》曰，泄泻脉缓，时小结者生，浮大数者死。《医鉴》曰：泄泻脉多沉，伤风则浮，伤寒则沉细，伤暑则沉微，伤湿则沉缓。《回春》曰：泻脉多沉，沉迟寒促，沉数火热，沉虚滑脱，暑湿缓弱，多在夏月。"

《脉象统类·正文》："右尺（濡）（下元冷惫、肠虚泄泻）。""右尺（迟）（脏寒泄泻、小腹冷痛、腰脚重）。""凡脉微，为虚弱，为虚汗，为泄泻，为少气，为崩漏不止……兼沉，阴不足，必脏寒下利。""右尺（微）（脏寒泄泻、脐下冷痛）。""右尺（缓）（下寒脚弱、风气秘滞。兼浮，肠风泄泻。兼沉，小腹感冷）。"

《脉学辑要·卷中·浮》："泄泻脓血之脉浮。"

《脉理求真·卷二·新增四言脉要》："泄泻下痢，沉小滑弱。"

《脉理求真·卷一·新著脉法心要·濡脉》："濡为胃气不充。凡内伤泄泻自汗喘乏，多有是脉。"

《灵素节注类编·卷四上·四诊合参总论·诊脉辨脏腑病证》："《痹论》曰：肺痹者，烦满喘而呕也，起恶日光，亦火郁之故也；小甚者，肺气下陷而为泄泻，以大肠为肺之腑也。"

《脉义简摩·卷八·儿科诊略·诸脉应病》："阴微脉，主泄泻。不泻必盗汗。""微缓脉，乳不化，泄泻。沉缓亦同。"

（1）沉浮主伤风

《寿世保元·卷三·泄泻》："脉多沉，伤于风则浮。"

（2）微脉主虚

《脉理求真·卷一·新著脉法心要·微脉》："微为阳气衰微之候。凡种种畏寒、虚怯、胀满、呕吐、泄泻、眩晕、厥逆并伤精失血等症，皆于微脉是形，治当概作虚治。"

（3）微沉迟细主寒

《古今医统大全·卷之八十九·幼幼汇集（中）·泄泻门》："脉微小，虚寒泻。"

《寿世保元·卷三·泄泻》："伤于寒则沉细。"

《景岳全书·卷之五道集·脉神章（中）·通一子脉义》："微脉，纤细无神，柔弱之极，是为阴脉。凡细小虚濡之属，皆其类也，乃血气俱虚之候。为畏寒，为恐惧，为怯弱，为少气，为中寒，为胀满，为呕哕，为泄泻，为虚汗，为食不化，为腰腹疼痛，为伤精失血，为眩运厥逆。此虽气血俱虚，而尤为元阳亏损，最是阴寒之候。"

《脉理求真·卷一·新著脉法心要·迟脉》："迟兼细小，则为真阳亏弱；或阴寒留蓄而为泄泻，

或元气不营于表而寒栗拘挛，总皆元气亏损，不可妄施攻击。"

《证治汇补·卷之八·下窍门·泄泻》："泻脉自沉，沉迟寒侵。"

《类证治裁·卷之四·泄泻论治·泄泻脉候》："泻脉多沉，沉迟寒促。"

（4）沉细数促主热（火）

《儒医心镜·各症病原并用药治法要诀·泄泻》："泻脉……有火，沉细数。"

《证治汇补·卷之八·下窍门·泄泻》："（泻脉自沉）沉数火热。"

《灵素节注类编·卷四下·经解·脉象辨病》："脉既数动，则为火，其病在阳，又兼一代，歇止也，名促脉，此火邪下迫而泄泻，热邪入营，则便脓血，邪郁而气血伤，故脉一代也。"

《类证治裁·卷之四·泄泻论治·泄泻脉候》："（泻脉多沉）沉数火热。"

（5）沉缓主湿

《寿世保元·卷三·泄泻》："伤于湿则沉缓。"

《证治汇补·卷之八·下窍门·泄泻》："（泻脉自沉）沉缓湿邪。"

（6）沉虚主脱

《证治汇补·卷之八·下窍门·泄泻》："（泻脉自沉）沉虚滑脱。"

《类证治裁·卷之四·泄泻论治·泄泻脉候》："泻脉多沉，沉虚滑脱。"

（7）缓弱沉微主暑湿

《寿世保元·卷三·泄泻》："伤于暑则沉微。"

《类证治裁·卷之四·泄泻论治·泄泻脉候》："暑湿缓弱，多在夏月。"

（8）弦主食积

《丹溪手镜·卷之中·泄泻》："积泄，脾部脉沉弦，宜逐积。"

《古今医统大全·卷之八十九·幼幼汇集（中）·泄泻门》："脉弦者，食积泻。"

（9）浮而无力主气虚

《儒医心镜·各症病原并用药治法要诀·泄泻》："泻脉气虚浮而无力。"

（10）涩兼呕吐主虚主寒

《脉理求真·卷一·新著脉法心要·涩脉》：

"若涩见呕吐泄泻,则为属虚属寒。"

三、辨吉凶

1. 辨逆顺

《诊宗三昧·逆顺》有云:"诊切之要,逆顺为宝,若逆顺不明,阴阳虚实死生不别也。"因此,脉辨顺逆对泄泻的预后有着重要的诊断意义。泄泻脉之逆顺概括而言,诚如《四诊心法要诀·四诊心法要诀(下)》注解所云:"泻痢里虚,宜见沉小滑弱之脉为顺。若反见实大浮数之脉,则身必发热而成恶候也。"一般而言,泻后身温,心神宁,可食,脉缓细、小结、沉缓等,为顺;若泻后肢冷、身寒,亦身热烦躁不宁,饮食不下,脉实大浮洪等,为逆。

《三因极一病证方论·卷之十一·料简》:"泄利手足厥冷,无脉,灸之不温,脉不还,微喘者死。有微热而渴,自汗,脉或微弦数弱,法并当自愈。或脉沉迟而面少赤,身微热,郁冒汗出而解,必微厥,所以然者,以其面戴阳,下虚故也。"

《仁斋直指方论·卷之一·总论·脉病逆顺论》:"泄泻注谷、下痢,其正者,缓细、小结,其反者,弦数、浮洪。"

《医灯续焰·卷五·泄泻脉证第四十四》:"泄泻下利,沉小滑弱;实大浮洪,发热则恶。"

《诊家正眼·卷一·诸病宜忌之脉》:"下利,宜沉细,忌浮大(同泄泻)。"

《诊宗三昧·逆顺》:"泄泻,脉微小为顺,急疾大数者逆。"

《脉理求真·卷一·新著脉法心要·洪脉》:"泄泻虚脱,脉见洪盛者,皆为难治,不可强也。"

《脉学辑要·卷中·洪》:"若病后久虚,虚劳失血,泄泻脱元,而见洪盛之脉,尤非所宜。惟惛浊下贱,脉多洪实,又不当以实热论也。"

《类证治裁·卷之四·泄泻论治·泄泻脉候》:"泄泻脉洪大者逆,泄而脱血脉实者,难治。"

《脉义简摩·卷八·儿科诊略·诸病应脉》:"泄泻,脉缓小,顺;浮大,逆。"

2. 辨转归

一般而言,泄泻中的暴泻经过恰当的治疗,病情可及时控制,绝大多数患者可治愈。少数患者因失治误治,或反复发作者,导致病程迁延,日久不愈,由实转虚,转为久泻、肠澼等证;亦有患者因暴泻无度,耗气伤津,造成气脱、亡阴亡阳之变。

久泻患者经正确治疗,亦能获愈;部分病例反复发作,可由脾虚而致中气下陷;脾虚可以及肾,或脾肾相互影响,以致脾肾同病,则病情趋向加重;若久泻者,突见泄泻无度,水浆不入,呼吸微弱,形体消瘦,身寒肢冷,脉微细欲绝,是脾气下陷,肾失固摄,阴阳离绝之危候,预后多不良。

《三因极一病证方论·卷之十一·料简》:"五脏气绝于内者,下利不禁,甚者手足不仁。脉沉弦者为下重,脉大者为未止。"

《察病指南·卷下·察五脏色知生死诀》:"面浮黄,脐肤肿满,泄泻下痢,肌涩唇反,十二日死,此脾脏绝也。"

《景岳全书·卷之二十四心集·杂证谟·泄泻》:"所以泄泻不愈,必自太阴传于少阴,而为肠澼。"

《冯氏锦囊秘录·痘疹全集卷三十三·麻疹碎金赋》:"泄泻不止而变利。"

《一见能医·卷之五·病因赋上·痢因湿热及受积停》:"夏秋泄泻、疟痢,同乎一源,多由暑湿伤脾所致,饮食诮伤,便作泄泻为轻,停滞既久,变成疟痢为重。"

3. 辨生死之脉

泄泻之脉,其脉当以沉缓、濡小、虚细、弱而无力等为生;若泻去气绝,脉反强实,诸浮大、弦数、滑紧,脉急等,皆主死。

《脉经·卷四·诊百病死生诀第七》:"洞泄,食不化,不得留,下脓血,脉微小连者,生;紧急者,死。""泄注,脉缓,时小结者,生;浮大数者,死。"

《外台秘要·卷第二·伤寒下痢及脓血黄赤方一十六首》:"伤寒下利,日十余行,其人脉反实者,死。"

《丹溪手镜·卷之中·泄泻·不治证》:"脉大而滑带紧或浮皆死,脉急而食不下者死。"

《古今医统大全·卷之八十九·幼幼汇集(中)·泄泻门》:"小儿泄泻,微缓者生,洪大急数者危。"

《周慎斋遗书·卷二·望色切脉》:"右尺浮而有力,系邪脉,后必泄泻喘促而亡(浮为阴虚,有力为邪火,泄泻下虚不固也,不能纳气归原也)。"

《证治汇补·卷之八·下窍门·泄泻》:"凡泄注,沉缓弱小者生,浮大弦数者死。"

《脉理求真·卷二·新增四言脉要》:"夏月泄

泻,暑湿为殃。脉与病应,缓弱是形。微小则生,浮弦则死。"

《类证治裁·卷之四·泄泻论治·泄泻脉候》:"泄泻脉缓,时小结者生,浮大数者死。"

《医辨·卷之中·泄泻》:"泄注,脉缓时小结者生,浮大数者死。"

4. 辨泄泻死症

泻后其症以身温无寒为佳。泄泻不止,或泻后皮寒,四肢冷,困软不能转侧,亦或泄而腹胀,或兼咳嗽不止,少气亦多死。泻后能食者不死,不能食者死,但骤能食者亦死。

《八十一难经·十七难》:"病若大腹而泄者,脉当微细而涩,反紧大而滑者,死也。"

《脉经·卷四·诊百病死生诀第七》:"咳而呕,腹胀且泄,其脉弦急欲绝者,死。"

《外台秘要·卷第二·伤寒下痢及脓血黄赤方一十六首》:"伤寒六七日下利,便发热而痢,其人汗出不止者,死,但有阴无阳故也。"

《三因极一病证方论·卷之十一·料简》:"泄利手足厥冷,无脉,灸之不温,脉不还,微喘者死。"

《脉因证治·卷二·泄》:"厥逆幽闷,困泻不止,四肢冷,困软不能转侧,下泄不知,脉亡阳,喘者死。"

《医学入门·内集·卷一·诊脉》:"外症肌瘦肉脱,发热作泄,内脉沉急者必死。"

《医辨·卷之中·泄泻》:"下利后脉绝,手足厥冷,晬时脉还,手足温者生,脉不还者死。""下利,手足厥冷无脉者,灸之不温,若脉不还,反微喘者死。"

《寿世保元·卷三·泄泻》:"泄而腹胀,脉弦者死。"

《景岳全书·卷之十六理集·杂证谟·虚损》:"劳损既久,再便,泄泻不能禁止者,此肾脏之败也,必死。"

《医门法律·卷二·中寒门·比类〈金匮〉胸腹寒痛十七则》:"病者痿黄,躁而不渴,胸中寒实,而利不止者死。"

《证治汇补·卷之八·下窍门·泄泻》:"脉细,皮寒,少气,泄利前后,饮食不入,是谓五虚者死。其浆粥入胃,泄注止,则虚者活。(《素问》)"

《冯氏锦囊秘录·痘疹全集卷二十九·收靥三朝顺逆险》:"一两腮干硬,按之如石者,及泄泻不止,遍身溃烂,而声哑足冷者,死。"

《灵素节注类编·卷七·热病·死证》:"泄泻则邪热应去,而腹满反甚者,脾败而邪仍在也。"

《脉诀乳海·卷五·形证相反歌》:"如病泄泻失血,产后形容羸瘦,脉反见洪大而数健者,为病脉相反,亦死证也。"

【论治法】

一、治法概论

泄泻分为寒热虚实不同证型,实则外由六淫邪气所成,虚则因内伤脏腑气血所致。寒热、虚实可互相转化,四者也可拥聚成证,以形成实热、实寒、虚热、虚寒四大主证。因其病变的过程较为复杂,临床常见虚实兼夹,寒热互见,故辨证时,应全面分析。

《妇人大全良方·卷之八·妇人泄泻方论第八》:"《三因》论曰:夫妇人泄泻者……寒者温之,热者凉之,滑者涩之,湿者燥之。治利之法,无以过也。"

《严氏济生方·大便门·泄泻论治》:"医疗之法,寒则温之,风则散之,热则清之,湿则分利之,此不易之法。"

《仁斋直指方论·卷之十三·泄泻·附诸方》:"王节斋曰:泄本属湿……须看时令,分寒热新旧而施治。治法补脾消食,燥湿利小便。亦有升提下陷之气,用风药以胜湿。亦有久泄,肠胃虚滑不禁者,宜收涩之。"

《丹溪手镜·卷之中·泄泻》:"脉沉而细疾或微,欲食不下,目睛不了了。又腹满泄、鹜溏,此阴寒也。脉数疾,声亮,暴注下迫,渴烦,小便赤涩,水谷消化,此阳热也。虚则无力,不禁固也,温之。实则圊不便,虚坐努积,下之。积泄,脾部脉沉弦,宜逐积。"

《脉因证治·卷二·泄》:"许论:泄泻有八。冷泻,脉微,宜暖药。热泻,胃中有热,伤寒多有脉数,宜凉解之。积泻,脾脉沉弦,宜逐积。脾泻,同上条。气泄者,躁怒不常,伤动其气,肝气乘脾而泄,脉弦而逆,宜调气。飧泄者,春伤于风,肝旺受病而传于脾,至季夏土而泄,宜泻肝补土。惊泻者,因心受惊,惊则气乱,心气不通,水入谷道而泄,心脉散大者,是宜调心利水。病亟气败而泻者，《素问》云：门户不要也。"

《玉机微义·卷六·东垣治利大法·泻分三因》："洞泄一证，纵其果有积滞郁结之甚，元气壮实者亦不宜骤用此三法，况有积滞虽甚而元气尤虚者哉，设使果当用此三法者，亦当如仲景察证以辨其吐汗下者，有可不可下之殊况，仲景治痢又有合下合温之法焉。"

《明医杂著·卷之一·枳术丸论》："东垣先生云：亦有六淫而致泻者，有七情而致泻者，又有饮食所伤而致泻者，有因胃气下流而致泄者，有因风而成飧泄者，有因痰积于上焦，以致大肠不固而泄者，有因脾胃气虚而泄者。治法：外淫所伤，当调六气；七情所伤，当平五脏；饮食所伤，当消停滞；胃气下流，当升举之；因风而成，当解散之；痰积于上焦，当去其痰，而不治其泄；脾胃气虚者，当补益之。"

《明医杂著·卷之二·泄泻》："（泄泻）治法：补脾消食，利小便。亦有升提下陷之气，用风药以胜湿；亦有久泄肠胃虚滑不禁者，宜收涩之。"

《古今医统大全·卷之三十五·泻泄门·治法·东垣治泻法》："东垣案云：予病脾胃久衰，视听半失，此阴盛乘阳。加之气短精神不足，此由脉弦令虚，多言之过。阳气衰弱，不能舒伸，伏匿于阴中耳。又值淫雨阴寒，时人多病泄利。此湿多成五泄故也。一曰体重肢节痛，大便泻并下者三，时小便秘涩，思其治法。按《经》云：大小便不利，无问标本，先利大小便。又云：在下者，引而竭之，亦是先利小便也。又云：诸泻痢小便不利，先分利之。又云：治湿不利小便，非其治也。皆当利其小便，多用淡味渗泄之剂利之，是其法也。"

《医宗必读·卷之七·水肿胀满·泄泻》："（泄泻）治法有九：一曰淡渗，使湿从小便而去，如农人治涝，导其下流，虽处卑监，不忧巨浸。《经》云：治湿不利小便，非其治也。又云：在下者，引而竭之是也。一曰升提，气属于阳，性本上升，胃气注迫，辄尔下陷，升柴羌葛之类，鼓舞胃气上腾，则注下自止。又如地上淖泽，风之即干，故风药多燥，且湿为土病，风为木药，木可胜土，风亦胜湿，所谓下举之是也。一曰清凉，热淫所至，暴注下迫，苦寒诸剂，用涤燔蒸，犹当溽暑伊郁之时，而商飚飒然倏动，则炎熇如失矣，所谓热者清之是也。一曰疏利，痰凝气滞；食积水停，皆令人泻，随

证祛逐，勿使稽留。《经》云：实者泻之。又云：通因通用是也。一曰甘缓，泻利不已，急而下趋，愈趋愈下，泄何由止？甘能缓中，善禁急速，且稼穑作甘，甘为土味，所谓急者缓之是也。一曰酸收。泻下有日，则气散而不收，无能统摄，注泄何时而已？酸之一味，能助收肃之权。《经》云散者收之是也。一曰燥脾，土德无惭，水邪不滥，故泻皆成于土湿，湿皆本于脾虚，仓廪得职，水谷善分，虚而不培，湿淫转甚。《经》云：虚者补之是也。一曰温肾，肾主二便，封藏之本，况虽属水，真阳寓焉！少入生气，火为土母，此火一衰，何以运行三焦，熟腐五谷乎？故积虚者必挟寒，脾虚者必补母。《经》曰：寒者温之是也。一曰固涩，注泄日久，幽门道滑，虽投温补，未克奏功，须行涩剂，则变化不愆，撙撙合节，所谓滑者涩之是也。夫此九者，治泻之大法，业无遗蕴。至如先后缓急之权，岂能预设？须临证之顷，圆机灵变，可以胥天下于寿域矣！"

《冯氏锦囊秘录·杂症大小合参卷五·方脉泄泻合参》："河间曰：泻而水谷变色者为热，不变色而澄澈清冷者为寒。若肛门燥涩，小便黄赤，水谷虽不变，犹为热也。此由火性急速，食下即出，无容克化，所谓邪热不杀谷也。然泄泻之症，虽分湿火寒虚痰食六者之殊，必以渗湿燥脾为主，湿则导之，火则清之，寒则温之，虚则补之，痰则豁之，食则消之，是其治也。虽然六症既明，三虚不可不察，脾虚、肾虚、肝虚是也。脾虚者，饮食所伤也。肾虚者，色欲所伤也。肝虚者，忿怒所伤也。饮食伤脾，不能运化；色欲伤肾，不能闭藏；忿怒伤肝，木邪克土，皆令泄泻。然肾泄、肝泄，间必有之，而脾泄恒多，盖人终日饮食，必有所伤，便致泄泻。又尝论之，泄泻痢疾，同乎一源，多由暑月脾胃气虚，饮食伤积所致，饮食才伤便作，则为泄泻为轻；饮食停积既久，则为疟痢为重。而疟与痢，又有分别，饮食为痰，充乎胸胁则为疟疾；饮食为积，胶乎肠胃，则为痢疾，故有无痰不成疟，无积不成痢之论也。"

《古今医彻·卷之二·杂症·泄泻论》："盖土旺则能制水，水旺亦足凌土，湿郁则能成热，热郁亦足助湿，浊气则能侵上，清气亦足陷下，故治泻之法，不可一端而竟，扶脾正也，而有时乎平胃，分利常也。而有时乎升提，温补当也。而有时乎清

热。况于食积宜消，痰积宜降。瘕聚宜调，肾虚宜补，且有面色黄白，似乎脾虚，而补之不效者，以湿热之未清也。亦有久泻不止，习以为恒，而止之反剧者，亦积热之不解也。苟执脾土喜温恶寒，喜燥恶湿之说，而概以温热行之。"

《医述·卷九·杂证汇参·泻》："其间风胜兼以解表，寒胜兼以温中，虚弱补益，食积消导，湿则淡渗，火则清凉，痰则涌吐，陷则升提，随证而用，不拘次序。（《证治汇补》）"

二、寒热虚实缓急论治

泄泻分为寒热虚实不同证型，治疗当辨寒热，寒则温之，热则凉之。然寒证、热证，又各有虚实，邪实故当先祛其邪，正虚必须补正气、调阴阳。

1. 补虚泻实论治

《诸病源候论·五脏六腑病诸候·脾病候》："脾气不足，则四肢不用，后泄，食不化，呕逆，腹胀，肠鸣，是为脾气之虚也，则宜补之。"

《三因极一病证方论·卷之十一·实热泄泻治法》："小承气汤，治下利谵语者，有燥屎故也。夫泄泻却用大黄者，乃通因通用也。非大实热，勿轻用之。"

《金匮钩玄·附录·泄泻从湿治有多法》："夫泄有五：飧泄者，水谷不化而完出，湿兼风也；溏泄者，所下汁积黏垢，湿兼热也；鹜泄者，所下澄澈清冷，小便清白，湿兼寒也；濡泄者，体重软弱，泄下多水，湿自甚也；滑泄者，久下不能禁固，湿胜气脱也。若此有寒热虚实之不同，举治不可执一而言。"

《明医杂著·卷之二·泄泻》："泄本属湿，然多因饮食不节，致伤脾胃而作。须看时令，分寒热、新久而施治。"

《济阳纲目·卷二十二·泄泻·论治泻用吐汗下三法》："[荫按]宗厚曰：子和为治，大率多用此三法。洞泄一证，纵其果有积滞郁结之甚，元气壮实者，亦不宜骤用此三法，况有积滞虽甚，而元气尤虚者。或设使果当用此三法，亦当如仲景察证，以辨其吐汗下，有可不可之殊。况仲景治利，又有合下、合温之法焉。此得非猛浪乎！"

《症因脉治·卷四·泄泻论·诸贤论》："《准绳》云：用收涩以治滑，须分热滑寒滑。寒滑可以收敛，热滑未宜收也。如泻已愈，至明年此月日复发者，有积根于中。如痢症休息痢相等看，然亦分热积寒积治之。热积寒下，寒积温下。真元不足，佐以补元之药。脾虚不运，大安丸以助脾。""赵以德云：泄泻寒脱而虚，殆似绝者，急灸气海，饮人参膏而愈。治肾虚不能司禁闭者，肾气丸峻补其肾。痰积在肺，肺气下降，大肠不禁者，清上焦之痰，则肺气清而大肠之泻自愈。治思虑伤脾，脾气郁结，不能升举，陷入下焦而泄泻者，开其郁结，升举清阳之气。""张三锡曰：泄泻之症，湿火痰虚暑积风冷，八者之殊，必以渗湿燥脾为主，而随症加减。湿则利之，火则清之，寒则温之，虚则补之，痰则豁之，暑则祛之，泻则消之，风则散之。此其大法也。""节斋曰：泻本属湿，多因饮食不节，损伤脾胃而作，须看时令寒热燥湿，患病新久虚实而治。大法渗湿、补脾、消导、分利。若久病脾虚下陷，宜以风药升提，肠胃虚滑，又当补涩。"

《读医随笔·卷一·证治总论·虚实补泻论》："夫治实者，急去其邪；治虚者，治专于补。其顾胃气，人所易知也，独此邪盛正虚，攻补两难之际，只有力保胃气，加以攻邪，战守具备，敌乃可克。"

2. 脾肾虚泄论治

《景岳全书·卷之二十四心集·杂证谟·诸泄泻论治》："凡脾气稍弱，阳气素不强者，一有所伤，未免即致泄泻，此虽为初病，便当调理元气，自非强盛偶伤者之比。如因泻而神气困倦者，宜养中煎，或温胃饮，或圣术煎，或四君子汤，或五君子煎。如微寒兼滞而不虚者，宜佐关煎。若脾虚而微滞者，宜五味异功散。若脾虚而微寒微滞者，宜六味异功煎，或温胃饮。若因饮食不调，忽而溏泻，以渐而甚，或见微痛，但所下酸臭，而颜色淡黄，便是脾虚胃寒不化之证，即宜用五德丸，再甚者，即宜用胃关煎，切勿疑也。

凡兼真阴不足而为泄泻者，则或多脐下之痛，或于寅卯时为甚，或食入已久，反多不化，而为呕恶溏泻，或泻不甚臭而多见完谷等证。盖因丹田不暖，所以尾闾不固，阴中少火，所以中焦易寒，此其咎在下焦，故曰真阴不足也，本与中焦无涉，故非分利所及也，惟胃关煎一剂，乃为最上之乘。且人之患此者最多，勿谓其为新病而不可用也，勿谓其为年少而未宜用也，觉有是证，即宜是药，剂少功多，收利非小。但知者见其先，昧者见其后，见其后,恐见之迟矣,所以贵见先也。

肾泄证,即前所谓真阴不足证也,每于五更之初,或天将明时,即洞泄数次,有经月连年弗止者,或暂愈而复作者,或有痛者,或有不痛者,其故何也?盖肾为胃关,开窍于二阴,所以二便之开闭,皆肾脏之所主,今肾中阳气不足,则命门火衰,而阴寒独盛,故于子丑五更之后,当阳气未复,阴气盛极之时,即令人洞泄不止也。古方有椒附丸、五味子散,皆治此之良方;若必欲阳生于阴,而肾气充固,则又惟八味地黄丸为宜。然余尝用此,则似犹未尽善,故特制胃关煎、一气丹、九气丹、复阳丹之属,斯得其济者多矣,或五味子丸亦佳;其有未甚者,则加五德丸、四神丸,皆其最宜者也。

凡脾泄久泄证,大都与前治脾弱之法不相远,但新泻者可治标,久泻者不可治标,且久泻无火,多因脾肾之虚寒也。若止因脾虚者,惟四君子汤、参术汤、参苓白术散之属为宜。若脾胃兼寒者,宜五君子煎、黄芽丸、五德丸。若脾气虚寒兼滞闷者,宜六味异功煎、温胃饮、圣术煎。若脾气虚寒之甚,而饮食减少,神疲气倦,宜参附汤、术附汤、十全大补汤。若病在下焦,肾气虚而微热者,宜六味地黄汤;微寒者,宜八味地黄汤,或胃关煎。若脾虚溏泄,久不能愈,或小儿脾泄不止者,止用敦阜糕、粘米固肠糕,亦易见效。若脾胃寒湿而溏泄不止者,苍术丸亦佳。若久泻元气下陷,大肠虚滑不收者,须于补剂中加乌梅、五味子、粟壳之属以固之。

大泻如倾,元气渐脱者,宜速用四味回阳饮,或六味回阳饮主之。凡暴泻如此者,无不即效;若久泻至此,犹恐无及,盖五夺之中,惟泻最急,是不可见之不早也。倘药未及效,仍宜速灸气海,以挽回下焦之阳气。仍须多服人参膏。"

3. 缓急标本论治

《经》曰:"先病而后泄者治其本,先泄而后生他病者治其本,必且调之,乃治其他病。"并提出"知标本者,万举万当,不知标本,是谓妄行",故临床当辨泄泻及他病之缓急论治。

《金匮钩玄·附录·泄泻从湿治有多法》:"下利心痛,急当救里。"

《景岳全书·卷之二十四心集·杂证谟·泄泻·诸泄泻论治》:"泄泻之暴病者,或为饮食所伤,或为时气所犯,无不由于口腹,必各有所因,宜

察其因而治之。如因食生冷寒滞者,宜抑扶煎、和胃饮之属以温之。因湿滞者,宜平胃散、胃苓汤,或白术芍药散以燥之痢之。因食滞而胀痛有余者,宜大、小和中饮之属以平之。因气滞而痛泻之甚者,宜排气饮,或平胃散之属以调之。因食滞而固结不散,或胃气之强实者,宜神佑丸、赤金豆、百顺丸之属以行之。凡初感者,病气未深,脏气未败,但略去其所病之滞,则胃气自安,不难愈也。"

《济阳纲目·卷二十二·泄泻·论虚滑久泻》:"丹溪云:脾泻已久,大肠不禁,此脾气已脱,宜急涩之,以赤石脂、肉豆蔻、干姜之类。"

《症因脉治·卷四·泄泻论·附诸贤论》:"赵以德云:泄泻寒脱而虚,殆似绝者,急灸气海,饮人参膏而愈。治肾虚不能司禁闭者,肾气丸峻补其肾。"

《景岳全书·卷之二十四心集·杂证谟·分痢治法》:"盖虚寒之泻,本非水有余,实因火不足……倘不察其所病之本,则未有不愈痢愈虚,而速其危者矣。"

4. 风寒风热辨治

《景岳全书·卷之二十四心集·杂证谟·泄泻》:"风泄证,亦当辨其风寒风热而治之。热者,如伤寒外感热二之属是也,宜以伤寒门自利条诸法治之;寒者,以风寒在胃,而脾土受伤,如《内经》所云春伤于风,夏生飧泄之属是也,宜以前温胃理中之法治之。"

三、病程分阶段论治

泄泻其病因病机主为脾虚湿盛。然湿兼各邪,脏腑、气血变化甚多,且寒热虚实,往往互变相杂,又且标本不一,缓急相参,故治泻当视不同阶段,不同证候,随机而设法,不可一概而论治。古文献记载,其治法多以初用调中分利,继用风药燥湿,久则升提,滑须固涩,风兼解表,寒佐温中,食者消之,痰者化之,虚者补之,热者清之,随证施治。

《儒门事亲·卷六·湿形·泄泻》:"古郾一讲僧,病泄泻数年,丁香、豆蔻、干姜、附子、官桂、乌梅等燥药,燔针、烧脐、燋腕,无有阙者。一日,发昏不省,檀那赠纸者盈门。戴人诊其两手脉,沉而有力。《脉诀》云:下利,脉微小者生,洪浮大者无瘥。以瓜蒂散涌之,出寒痰数升;又以无忧散,泄

其虚中之积及燥粪，仅盈斗；次以白术、调中汤、五苓散、益元散，调理数日，僧已起矣。非术精识明，谁敢负荷如此?"

《严氏济生方·大便门·泄泻论治》："治泻之法，先当分利水谷，车前子煎汤调五苓散是也；次则理正中焦，理中汤及治中汤是也；理中不效，方可断下，乳豆丸、固肠丸是也；或尚腹痛，未宜断下，断下太早，必成痢疾矣，惟当调中化积。痛轻者宜服治中汤、苏合香丸；腹痛更甚者，必然成痢，医经所谓腹痛甚者，必下痢也，宜进灵砂丹，以逐其积。此丹用之屡验，泻者止，痢者断，疼者愈，有积者内化，且不动脏腑。大凡痢疼，不先去其积，虽获暂安，后必为害，或阴阳相搏，冷热不调而成泻利者，当进香连丸，汤使具后，更有脾肾顿虚，腹胁膨胀，饮食不化而泄泻者，宜温助脾肾，枣肉丸是也。""但停滞泄泻一证，直须积滞已消，然后用以断下药。今人往往便固止之，蕴积于中，而成痢疾者多有之。"

《儒医心镜·各症病原并用药治法要诀·泄泻》："若泻初起，不可就用补塞，恐积滞未尽，而成腹痛，饱闷，恶心，烦躁，发呃，而直待泻去四五次，方可补住。"

《片玉心书·卷之四·泄泻门·西江月》："初次且行淡渗，温中以次施行，三升四塞救儿婴，此方古今永定。"

《古今医统大全·卷之三十五·泻泄门·病机》："大抵诸泻泄证各宜以类推求，必先分利，后实脾土，益元气，无不万全。"

《本草纲目·谷部第二十三卷·谷之二·罂子粟》："时珍曰：酸主收涩，故初病不可用之。泄泻下痢既久，则气散不固，而肠滑肛脱。"

《万病回春·卷之三·泄泻》："泄泻之症，只因脾胃虚弱，饥寒饮食过度，或为风寒暑湿所伤，皆令泄泻。治须分利小便、健脾燥湿为主。若泻太多而不止者，当用补住为要。若泻不止，手足寒、脉虚脱、烦躁发呃、气短、目直视、昏冒不识人者，皆死症也。""泄泻初起，不可就用补塞，恐气未尽而成腹疼饱闷、恶心烦躁发呃而死。直待泻去四五次方可补住。此大法也。"

《证治准绳·杂病·大小腑门·泄泻》："餐泄以风为根，风非汗不出。有病此者，腹中雷鸣，泄注水谷不分，小便涩滞，皆以脾胃虚寒故耳，服豆

蔻、乌梅、粟壳、干姜、附子，曾无一效，中脘脐下灸已数千，燥热转甚，津液涸竭，瘦削无力，饮食减少。延予视之，予以应象论曰，热气在下，水谷不分，化生餐泄，寒气在上，则生瞋胀，而气不散何也，阴静而阳动故也。诊其脉两手皆浮大而长，身表微热，用桂枝麻黄汤，以姜枣煎。大剂连进三服，汗出终日，至旦而愈。次以胃风汤和其脏腑，调养阴阳，食进而愈。《经》云：脾虚则腹满肠鸣，泄食不化。又云：餐泄取三阴。三阴者，太阴也。宜补中益气汤，以白芍药代当归主之。又云：肾脏志，志有余，腹胀餐泄，泻然筋血。又云：肝足厥阴之脉，所生病者，胸满呕逆，餐泄，视盛、虚、寒、热、陷下施法。此皆内因无风者也。"

《济阳纲目·卷二十二·泄泻·论治泻用吐汗下三法》："又一僧，初闻家遭兵革，心气不足，又为寇贼所惊，脏腑不调，后入京不伏水土，以至危笃。前后三年，八仙丸、鹿茸丸、烧肝散皆服之，不效，乃求药于戴人。戴人曰：此洞泄也，以谋虑久不决而成。肝主谋虑，甚则乘脾，久思则脾湿下流。乃上涌痰半盆，末后有血数点，肝藏血故也。又以舟车丸、浚川散下数行，仍使澡浴出汗，自尔日胜一日，常以胃风汤、白术散调养之，一月而强食复故。""又李德卿妻，因产后病泄一年余，四肢瘦乏，诸医皆断为死证。戴人曰：两手脉皆微小，乃痢病之生脉。况洞泄属肝经，肝木克土而成，此疾亦是肠澼。澼者，胃中有积水也。先以舟车丸四五十粒，又以无忧散三四钱，下四五行。人皆骇之，病羸如此，尚可过耶。复以导饮丸又导之，渴则调以五苓散，向晚使人伺之，已起而缉床。前后约三四十行，以胃风汤调之，半月而能行，一月而安健。又刘德源，病洞泄逾年，食不化，肌瘦力乏，行步敧倾，面色黧黑，举世治痢之药皆用之，无效。戴人往问之，乃出《内经》洞泄之说，虽不已疑，然畏其攻剂，夜焚香祷神。戴人先以舟车丸、无忧散下十余行，殊不困，已颇喜食。后以槟榔丸磨化其滞，待数日，病已大减。戴人以为去之不尽，当再服前药，德源亦欣然请下之，又下五行。次后数日，更以苦剂越之。往问其家，彼云：已下村中收索去也。"

《医述·卷九·杂证汇参·泻》："凡泻皆兼湿，初宜分理中焦，次则分利下焦，继以风药燥湿，久则升举元气；滑脱不禁，然后涩之。(《证治

汇补》)"

《成方便读·卷四·收涩之剂·诃子散》:"夫泄泻……其治固有或温,或清,或消,或燥之各异。"

四、酒泻论治

《景岳全书·卷之二十四心集·杂证谟·泄泻》:"酒泻证,饮酒之人多有之,但酒有阴阳二性,人有阴阳二脏,而人多不能辨也。夫酒性本热,酒质则寒,人但知酒有湿热,而不知酒有寒湿也。故凡因酒而生湿热者,因其性也,以蘖汁不滋阴,而悍气生热也;因酒而生寒湿者,因其质也,以性去质不去,而水留为寒也。何以辨之? 常见人有阳强气充而善饮者,亦每多泄泻,若一日不泻,反云热闷,盖其随饮随泻,则虽泻不致伤气,而得泻反以去湿,此其先天禀厚,胃气过人者也,最不易得,亦不多见。此而病者,是为阳证,不过宜清宜利,如四苓散、大分清饮,或酒蒸黄连丸之类,去其湿热而病可愈也。若阳虚之人,则与此大异。盖脾虚不能胜湿,而湿胜即能生寒,阳气因寒,所以日败,胃气因湿,所以日虚,其证则形容渐赢,饮食渐减,或脉息见弦细,或口体常怯寒,或脐腹常有隐疼,或眩晕常多困倦,或不安于五鼓,或加甚于秋冬,但无热证可据,而常多飧泄者,则总属虚寒也。凡若此者,若不速培阳气,必致渐衰,而日以危矣。

余于四旬之外,亦尝病此数年,其势已窘,因遍求治法,见朱丹溪曰:因伤于酒,每晨起必泻者,宜理中汤加葛根,或吞酒蒸黄连丸。王节斋曰:饮酒便泄者,此酒积热泻也,宜加黄连、茵陈、干姜、木香之属。薛立斋曰:若酒湿未散,脾气未虚,宜用此药分利湿热。若湿热已去,中气被伤,宜用六君调补中气。又曰:酒性大热,乃无形之物,无形元气受伤,当用葛花解醒汤分消其湿。凡此诸论,若已尽之。然朱、王二家之说,则不分寒热,皆用黄连,是但知酒之有热,而不知酒之有寒,乌足凭也。惟薛氏之说,虽亦云酒性大热,而所重在脾,诚若善矣。余因效之,初服葛花解醒汤,不效,继服六君子、补中益气汤,又不效,再服理中以至八味,俱不效。斯时也,计穷力竭,若无再生之望矣,因潜思熟计,料非峻补命门,终无益也。乃自制胃关煎、右归丸、一气丹等方以治其病,仍绝口不饮以杜其源,调理年余,竟得全愈。自后始明性质之

理,多得济人。向使己无确见,执信湿热之说,而妄用黄连、干葛清凉分利之剂,则焉望其有今日? 即或自用稍迟,则既甚亦难挽矣。

矧今人之病此者最多,而是阴是阳,不可不辨。凡阳盛者,脾强胃健,而气不易夺者也,故治本无难,而泄亦无虑;阳衰者,脾肾既伤,则脱气最易,故宜防其无及,不可不为深虑也。若必以酒为热,则其为古法所误者,诚不少矣。"

五、祛湿乃治泻之要

泄泻发生的主要病理因素为湿邪,亦有寒湿、湿热之分,且他邪易与湿邪相合致病,湿有"五兼"即兼风、兼热、兼寒、湿自甚及气脱五类,故有"湿多成五泄"之说。脾虚湿盛。脾为湿土,喜燥而恶湿。外邪之湿,易于侵袭脾脏,湿为阴邪,易遏脾阳。脾失健运,湿聚为水,水走肠间,则为泄泻。且湿久停于体内,易聚而为痰,痰郁又可为热、化火,致泄泻病情愈发复杂、迁延不止。故临证治疗泄泻,以利湿、化湿、燥湿等祛湿为关键。

《仁斋直指方论·卷之三·湿·诸贤论》:"其湿证有二,湿热证多,湿寒证少,当以脉证明辨之。如脉滑数,小便赤涩,引饮,为湿热证;若小便自利清白,大便泻利,身疼,自汗,为寒湿证。治之宜五苓散加生附、苍术、木瓜主之。"

《金匮钩玄·附录·泄泻从湿治有多法》:"云湿可成泄,垂教治湿大意而言。后世方论泥云:治湿不利小便,非其治也。故凡泄泻之药,多用淡渗之剂利之。"

《医方选要·卷之一·中湿门》:"夫湿能伤脾,脾土一亏,诸证生焉。滞而为喘嗽,溃而为呕吐,渗而为泄泻……中湿之证,其脉多沉缓而微,其证四肢重痛不举,法当利其小便,或轻汗以散之,或温燥以除之。《经》云:治湿不利小便,非其治也。具方于后,随证治之。"

《儒医心镜·各症病原并用药治法要诀·中湿》:"湿伤脾胃者……呕吐泄泻,小便短涩……湿症之病,脉沉缓而濡。俱用渗湿汤加减。治湿不利小便,非其治也。"

《古今医统大全·卷之三十五·泻泄门·治法》:"东垣案云:予病脾胃久衰,视听半失,此阴盛乘阳。加之气短精神不足,此由脉弦令虚,多言之过。阳气衰弱,不能舒伸,伏匿于阴中耳。又值

淫雨阴寒,时人多病泄利。此湿多成五泄故也。一曰体重肢节痛,大便泻并下者三,时小便秘涩,思其治法。[按]《经》云:大小便不利,无问标本,先利大小便。又云:在下者,引而竭之,亦是先利小便也。又云:诸泻痢小便不利,先分利之。又云:治湿不利小便,非其治也。皆当利其小便,多用淡味渗泄之剂利之,是其法也。"

《医方考·卷一·湿门第五·四苓散》:"四苓散……白术(炒)、茯苓(去皮)、猪苓、泽泻。湿生于内,水泻,小便不利者,此方主之。《经》曰:湿胜则濡泻。故湿生于内者,令人水泻;湿并于大肠,故小便不利,白术燥而淡,燥则能健脾,淡则能利湿;茯苓甘而淡,甘则能补中,而淡亦渗湿矣;猪苓枯而淡,泽泻咸而淡,枯者有渗利而无补益,咸者直能润下而兼渗利。丹溪曰:治湿不利小便,非其治也。故主此方。"

《景岳全书·卷之二十四心集·杂证谟·分痢治法》:"泄泻之病,多见小水不利,水谷分则泻自止,故曰:治泻不利小水,非其治也。然小水不利,其因非一,而有可利者,有不可利者,宜详辨之。如湿胜作泻而小水不利者,以一时水土相乱,并归大肠而然也。有热胜作泻而小水不利者,以火乘阴分,水道闭涩而然也。有寒泻而小水不利者,以小肠之火受伤,气化无权而然也。有脾虚作泻而小水不利者,以土不制水,清浊不分而然也。有命门火衰作泻而小水不利者,以真阴亏损,元精枯涸而然也。凡此皆小水不利之候。然惟暴注新病者可利,形气强壮者可利,酒湿过度、口腹不慎者可利,实热闭涩者可利,小腹胀满,水道痛急者可利。又若病久者不可利,阴不足者不可利,脉证多寒者不可利,形虚气弱者不可利,口干非渴而不喜冷者不可利。盖虚寒之泻,本非水有余,实因火不足;本非水不利,实因气不行。夫病不因水,而痢则亡阴,泻以火虚,而痢复伤气,倘不察其所病之本,则未有不愈痢愈虚,而速其危者矣。"

《时病论·卷之三·飧泄》:"或问曰:诸贤论飧泄,皆谓湿兼风也,又谓湿多成五泻,又谓治湿不利小便,非其治也。"

六、渗利水湿论治

淡渗,即使湿从小便而去。泄泻之病机之一则是因脾运失职,水湿偏渗于大肠,清浊不分而

致。临床上必见大便泻利不止而小便不利,治宜利小便、分清浊而实大便,使水湿去而达到止利之目的。

《伤寒论·辨太阳病脉证并治下》:"(利)复不止者,当利其小便。"

《三因极一病证方论·卷之二·叙中湿论》:"泄泻惟利小便为佳。"

《医方集解·补养之剂第一·升阳益胃汤》:"又曰:余病脾胃久衰,一日体重,肢节疼痛,大便泄下,小便闭塞,默思《内经》云:在下者,因而竭之,是先利小便也,又治诸泻小便不利者,先分利之,治湿不利小便,非其治也,当用淡渗以利之,病虽即已,是降之又降,复益其阴,而重竭其阳也,治以升阳风药,是为宜耳。"

《成方便读·卷三·清暑之剂·薷苓汤》:"薷苓汤即四味香薷饮合五苓散为一方,煎服。治暑湿两伤泄泻等证。夫暑为无形之气,感则仅伤上焦心肺之分,惟湿为有形之邪,伤则必及乎脾胃,而为泄泻等证矣。湿多成泻,古训昭然。然暑必兼湿,暑湿相合,故夏月水泻之证尤多。古人云:治湿不利小便,非其治也。是以清心、利小便,为治暑两大法门。"

《订正仲景全书〈伤寒论注〉·卷十三·辨痉湿暍病脉证并治篇》:"成无己曰:湿盛则濡泄。小便不利,大便反快者,湿气内流也。但当利其小便,以宣泄腹中湿气。古云:治湿不利小便,非其治也。"

《时病论·卷之三·飧泄》:"或问曰:诸贤论飧泄,皆谓湿兼风也,又谓湿多成五泻,又谓治湿不利小便,非其治也。"

《症因脉治·卷四·泄泻论·诸贤论》:"《内经》云:小便不利,无问标本,先利小便。又云:诸泄利,小便不利,先分利之。又云:治湿不利小便,非其治也。此正在下者引而竭之之法。但可治湿气侵入,初病暴病者,若漫用之,则降而又降,脾胃失阳和之令,而阴阳愈不能分泄矣。"

《丹溪心法·卷二·泄泻十》:"湿用四苓散加苍术,甚者苍白二术同加,炒用燥湿兼渗泄。""火用四苓散加木通、黄芩,伐火利小水。"

《医方简义·卷四·镇肝汤·胃痛》:"治泻亦必制木,木不戕土,水曷由侵。书云:治泻不利小溲,非其治也。"

七、升提举陷论治

泄泻病位在脾,脾胃互为脏腑,脾胃升降影响气血津液之运行。补脾胃,以升脾阳为主,以达升阳止泻之效。

《症因脉治·卷四·泄泻论·诸贤论》:"东垣云:凡泻而水谷不化,谓之飧泄,乃清气不升,古人皆以升浮之味,升举胃气,脾胃清和,则水谷消而湿自化。不比治湿,利小便,在下者引而竭之之例。故曰胃中湿胜而成泄泻,宜助甲胆,以风胜之,人但知脾病恶湿,利湿则泻自止,不知久泻传虚,脾胃之清气下陷者,反用升举清阳之气,鼓舞脾胃之妙也。"

《金匮钩玄·附录·泄泻从湿治有多法》:"有宜升举而安者,若《试效方》言:胃中湿脾弱,不能运行,食下则为泄,助甲胆风胜以克之。以升阳之药羌活、独活、升麻、防风、炙甘草之属。""有以补养而愈者,若《脾胃论》言,脉弦,气弱,自汗,四肢发热,大便泄泻,从黄芪建中汤。"

《医述·卷九·杂证汇参·泻》:"凡泄,水谷不化,谓之飧泄,是清气在下,胃气不升,古人皆以升浮药治之。《经》曰:湿多成五泄。治湿不利小便,非其治也。惟此证不宜此论,盖其病得之于胃气下流,清气不升,阳道不行,故宜升宜举,不宜利小便。(李东垣)"

《儒医心镜·各症病原并用药治法要诀·泄泻》:"如久不愈,升提下陷之气,实肠胃为主。治泄之法不出于此。"

《明医杂著·卷之一·枳术丸论》:"光禄杨立之,元气素弱,饮食难化,泄泻不已,小便短少,洒淅恶寒,体重节痛。余以为脾肺虚,用升阳益胃汤而痊。大凡泄泻服分利调补等剂不应者,此肝木郁于脾土,必用升阳益胃之剂,庶能保生。"

《丹溪心法·卷二·泄泻十》:"在上者用吐提,在下陷者宜升提之,用升麻、防风。"

《药鉴·新刻药鉴卷之一·论升麻柴胡槟榔木香四味同用功效》:"然或泄泻脱肛后重,疼不可忍,是乃气下陷也,法当举之,以升麻柴胡,和之以木香,攻之以槟榔。"

《素问灵枢类纂约注·卷下·审治第七》:"胃中谷气者,便是风化也。胃中湿胜而成泄泻,宜助甲胆,风胜以克之,又是升阳,助清气上行之

法也。"

八、清解热邪论治

外感暑热之邪,或寒邪郁而化热于内,又或饮食肥甘厚腻,酒湿辛辣香燥之物,时积于中,积湿成热,伤及脾胃,传化失常而发生泄泻,宜用清解之法。

《金匮钩玄·附录·泄泻从湿治有多法》:"有宜寒凉而愈者,若长沙言,协热自利者,黄芩汤主之。"

九、温中祛寒论治

肾主二便,封藏之本。《黄帝内经素问·水热穴论》曰:"肾者,胃之关也,关门不利,故聚水而从其类也。"火为土母,此火一衰,何以运行三焦,熟腐五谷乎?故积虚者必挟寒,脾虚者必补肾。泄泻日久,肾阳虚衰,不能温养脾胃,运化失常而泄,当用温肾之品。

1. 温中散寒法

《注解伤寒论·卷六·辨太阴病脉证并治法第十》:"自利不渴者,属太阴,以其脏有寒故也,当温之。宜服四逆辈。"

《金匮钩玄·附录·泄泻从湿治有多法》:"若长沙言,下利脉迟紧痛未欲止当温之。""下利清白水液澄彻,可与理中四逆汤辈。"

《儒门事亲·卷十·〈金匮〉十全五泄法后论》:"洞泄者,飧泄之甚,但飧泄近于洞泄,洞泄久则寒中,温之可也。"

《医门法律·卷二·中寒门·比类〈金匮〉胸腹寒痛十七则》:"里虚下利,即当温补脏气,防其竭绝。"

《医门法律·卷二·中寒门方》:"虚寒泄泻,宜从温补,固矣。"

2. 温肾补元法

《医述·卷九·杂证汇参·泻》:"命门无火,不能为中宫蒸腐水谷,而湿停在脾,先有其泻料,而藏寒在肾,谁复司其闭藏?故经木气才萌,不待疏泄,遂成其泻令。虽是木邪干土,实肾之脾胃虚也。此际补脾不如补肾,四神丸温能暖肾而使气蒸,辛能破滞而使气壮,则补肾仍是补脾也。(程郊倩)""元阴不足而泄泻者,名曰肾泻。其状则水谷不分,至圊即去,足胫冷,少腹下重。但去有常

度，昼夜或一二次，与他证之泻不同。盖元阴之气衰弱，不能健运其水谷故也。世不知此，但见泄泻，概用参、术补之，殊不知参、术乃补脾胃中阳气之药，况脾属土而肾属水，肾泻补脾，则土愈胜而水愈亏，故肾泻不可用参、术，宜以补阴之药兼山药、芡实、茯苓、莲肉，其泻自止。如挟阳气不足而泻者，则不拘于此。（罗赤诚）"

《医学启源·卷之上·五脏六腑除心包络十一经脉证法》："肾虚则以熟地黄、黄柏补之。肾本无实，不可泻，钱氏止有补肾地黄丸，无泻肾之药。肺乃肾之母，金生水，补母故也，又以五味子补之者是也。"

《瑞竹堂经验方·泻痢门·二神丸》："孙真人云：补肾不若补脾。许学士云：补脾不若补肾，盖肾气怯弱，则真阳衰劣，不能蒸脾胃，脾胃多寒，令人胸膈痞塞，不进饮食，迟于运化，或腹胁虚胀，或呕吐痰涎，或肠鸣泄泻。譬如鼎釜之中，有诸米谷，无火力，虽终日不熟，其何能化？"

《成方切用·卷六下·祛寒门·四神丸》："盖久泻皆由肾命火衰，不可专责脾胃，故大补下焦元阳，使火旺土强，泄泻自止矣。"

十、疏解通利论治

痰凝气滞，食积水停，皆令人泻，随证祛逐，勿使稽留。应攻其邪实，或久邪或宿食。以张子和汗、吐、下攻邪三法为代表。

1. 表里双解法

《注解伤寒论·卷三·辨太阳病脉证并治法第六》："太阳与阳明合病者，必自下利，葛根汤主之。"

《素问病机气宜保命集·卷中·泻痢论第十九》："有厥阴经动，下痢不止，其脉沉而迟，手足厥逆，涕唾脓血。此为难治。宜麻黄汤小续命汗之。法曰：谓有表邪缩于内。当散表邪而愈。"

《神农本草经疏·卷二·〈续序例〉下·小儿门》："多泄泻，慎勿止泻，泻则阳明之邪热得解，是亦表里分消之义也。"

2. 发汗散表法

《儒门事亲·卷二·凡在表者皆可汗式十五》："设若飧泄不止，日夜无度，完谷下出，发汗可也。"

《儒门事亲·卷十·〈金匮〉十全五泄法后

论》："夫飧泄得之于风，亦汗可愈。"

《证治准绳·杂病·大小腑门·泄泻》："又如久风为飧泄者，则不饮水而谷完出，治法当以宣风散导之，后服苍术防风汤。飧泄以风为根，风非汗不出。"

3. 涌吐痰积法

《金匮钩玄·附录·泄泻从湿治有多法》："《格致余论》，夏月患泄，百方不效，视之，久病而神亦瘁，小便少而赤，脉滑而颇弦，格闷食减。因悟此久积所为，积湿成痰留于肺中，宜大肠之不固也。清其源则流自清。以茱萸等作汤，温服一碗许，探喉中，一吐痰半升，如利减半，次早晨饮，吐半升而利止。"

《儒门事亲·卷六·湿形·泄泻八十四》："古鄙一讲僧，病泄泻数年，丁香、豆蔻、干姜、附子、官桂、乌梅等燥药，燔针、烧脐、炳腕，无有阙者。一日，发昏不省，檀那赠纸者盈门。戴人诊其两手脉，沉而有力。《脉诀》云：下利，脉微小者生，洪浮大者无瘳。以瓜蒂散涌之，出寒痰数升；又以无忧散，泄其虚中之积及燥粪，仅盈斗；次以白术、调中汤、五苓散、益元散，调理数日，僧已起矣。非术精识明，谁敢负荷如此？"

《脉因证治·卷二·泄》："痰积下流，因太阴分有积痰，肺气不得下流降而瘀，大肠虚而作泄，当治上焦，以萝卜子等吐之。"

《医学纲目·卷之四·阴阳脏腑部·治上下法》："（丹）一男子病小便不通，医以痢药治之加剧。丹溪云：此积痰病也。积痰在肺，肺为上焦，而膀胱为下焦，上焦闭则下焦塞，譬如滴水之器，必上窍通，而后下窍之水出焉。乃以法大吐之，吐已，病如失。又治一老人泄痢，百方不应，膈闷食减，丹溪与吐剂，吐出胶痰升许，而痢止。"

《丹溪心法·卷二·泄泻十》："在上者用吐提，在下陷者宜升提之，用升麻、防风。"

4. 通里攻下法

《证治准绳·杂病·大小腑门·泄泻》："下利，三部脉皆平，按之心下坚者，急下之，宜大承气汤。下利脉迟而滑者，实也。利未欲止，急下之，宜大承气汤。下利脉反滑者，当有所去，下乃愈，宜大承气汤。下利已瘥，至年月日时复发者，以病不尽故也。当下之，大承气汤。（以上数承气汤，本虚者当别议）"

《金匮钩玄·附录·泄泻从湿治有多法》:"若长沙言,下痢脉滑而数者,有宿食也,当下之。下利已瘥至其时复发者,此为下未尽更下之之安,悉用大承气汤加减之剂。有宜化而得安者。"

《明医指掌·卷四·泄泻四》:"若粪中有积如稠脓,须消化为上。"

《丹溪心法·卷二·泄泻十》:"食积作泻,宜再下之,神曲、大黄作丸子服。"

《严氏济生方·大便门·泄泻论治》:"其如饮食不节,过食生冷而成泄泻者,乃由中州不运,脾胃有伤也。但停滞泄泻一证,直须积滞已消,然后用以断下药。"

《三因极一病证方论·卷之十一·实热泄泻治法》:"小承气汤,治下利谵语者,有燥屎故也(方见伤寒门)。夫泄泻却用大黄者,乃通因通用也。非大实热,勿轻用之。"

5. 活血祛瘀法

《医林改错·卷上·膈下逐瘀汤所治症目·肾泻》:"五更天泄三两次,古人名曰肾泄。言是肾虚,用二神丸、四神丸等药,治之不效,常有三五年不愈者。病不知源,是难事也。不知总提上有瘀血,卧则将津门挡严,水不能由津门出,由幽门入小肠,与粪合成一处,粪稀溏,故清晨泻三五次。用此方逐总提上之瘀血,血活津门无挡,水出泻止,三五副可痊愈。"

十一、急者缓之论治

泻利不已,急而下趋,愈趋愈下,易耗伤正气。急实甘味药以缓之。甘能缓中,善禁急速,且稼穑作甘,甘为土味,所谓急者缓之,是也。

《素问病机气宜保命集·卷中·泻痢论第十九》:"有暴下无声,身冷自汗,小便清利,大便不禁,气难布息,脉微呕吐,急以重药温之,浆水散是也。"

《杂病源流犀烛·卷四·泄泻源流》:"又有暴泄,太阳传太阴,大肠不能固禁,卒然而下,大便如水,其中有小结粪硬物,欲起又下,欲了不了,小便多清,或身冷自汗,气难布息,脉微呕吐,此寒也,急以重药温之(宜浆水散)。"

十二、健脾补虚论治

土德无惭,水邪不滥,故泻皆成于土湿。湿皆本于脾虚,仓廪得职,水谷善分,虚而不培,湿淫转甚。湿、痰、气往往互为病因,"湿聚成痰,炼液为痰",脾病湿胜则为泄泻之根本病机,脾又为生痰之源,故健脾土,助中焦之转输;燥湿则后自除。

1. 健脾利湿法

《金匮钩玄·附录·泄泻从湿治有多法》:"有宜调和脾湿而得止者,若洁古言曰:四肢懒倦,小便不利,大便走泄,沉困,饮食减少,以白术、芍药、茯苓,加减治之。"

《素问病机气宜保命集·卷中·泻痢论第十九》:"若四肢懒倦,小便少或不利,大便走,沉困,饮食减,宜调胃去湿,白术、芍药、茯苓三味,水煎服。以白术之甘,能入胃而除脾胃之湿,芍药之酸涩,除胃中之湿热,四肢沉困,茯苓之淡泄,能通水道走湿,此三味泻痢须用此。"

《医方简义·卷六·产后泄泻》:"若治产后泄泻而不用通络温中之法,非善治者也。世人但知利水治泻而不知补土即所以利水也,疏木即所以扶土也。余制调元益胃汤,以为治泻之主方,加减而用,庶乎挽一时之流弊耳。"

2. 调中燥湿法

《金匮钩玄·附录·泄泻从湿治有多法》:"有宜燥湿而后除者,若脾胃论言:上湿有余,脉缓,怠惰嗜卧,四肢不收,大便泄泻,从平胃散。"

《证治准绳·幼科·集之一·初生门》:"脾主湿,自病则泄泻多睡,体重昏倦,脾苦湿,急食苦以燥之。"

《金匮钩玄·卷第一·泄泻》:"湿,燥湿兼渗泄之。四苓散加苍术、白术。甚者,二术炒。"

十三、固涩收脱论治

脾主运化,肾司二便,脾肾气虚阳衰,统摄无权,关门不固,致大便滑脱,泄不止。泄泻日久,肠道滑脱,治当固涩。此法多用于虚寒泄泻,滑脱不禁证。

1. 涩滑固脱法

《注解伤寒论·卷六·辨少阴病脉证并治法第十一》:"少阴病,下利便脓血者,桃花汤主之。阳病下利便脓血者,协热也;少阴病下利便脓血者,下焦不约而里寒也。与桃花汤,固下散寒。"

《金匮钩玄·附录·泄泻从湿治有多法》:"下久不止,不分所得之因,遽以为寒,而用紧涩热药兜之。""东垣言:寒滑气泄不固,制诃子散涩之。

以上诸法,各有所主,宜独利小便而湿动也。岂独病因寒,必待龙骨、石脂紧重燥毒之属涩之。"

《医宗必读·卷之七·水肿胀满·泄泻》:"《经》曰:寒者温之是也。一曰固涩,注泄日久,幽门道滑,虽投温补,未克奏功,须行涩剂,则变化不愆,撙撙合节,所谓滑者涩之是也。"

《圣济总录·卷第九十六·大便不禁》:"论曰:大肠为传导之官,掌化糟粕,魄门为之候,若其脏寒气虚,不能收敛,致糟粕无所制约,故遗失不时,治之宜涩固津液,方论所谓涩可去脱是也。"

2. 补中收脱法

《脉症治方·卷之二·暑门·泄泻》:"久泻谷道不合。或脱肛。此元气下陷。及大肠不行收令而然也。本方去厚朴、苍术、猪苓泽泻、车前子,加人参、芍药、神曲、诃子、肉果、乌梅、五倍子(各等分)为丸。"

《景岳全书·卷之二十四心集·杂证谟·诸泄泻论治》:"大泻如倾,元气渐脱者,宜速用四味回阳饮,或六味回阳饮主之。凡暴泻如此者,无不即效;若久泻至此,犹恐无及,盖五夺之中,惟泻最急,是不可见之不早也。倘药未及效,仍宜速灸气海,以挽回下焦之阳气。仍须多服人参膏。"

十四、温清并用论治

温清兼施、寒热并用,此乃寒热分治泄泻之法。多治因误下、大下后,脾阳受损,致中焦虚寒,运化失职,水湿内停,与寒相并注于下,而见下利,亦脾虚气陷则泄利不止。

《古今名医方论·卷四·乌梅丸》:"治厥阴病消渴,气上撞心,心中疼热,饥而不欲食,食即吐蛔。又主久利……柯韵伯曰:六经惟厥阴为难治。其本阴,其标热,其体木,其用火。必伏其所主而先其所因,或收,或散,或逆,或从,随所利而行之,调其中气,使之和平,是治厥阴法也……蛔,昆虫也,生冷之物与湿热之气相成,故药亦寒热互用,且胸中烦而吐蛔,则连、柏是寒因热用也。蛔得酸则静,得辛则伏,得苦则下,信为化虫佳剂。久利则虚,调其寒热,酸以收之,下利自止。"

《伤寒溯源集·卷之二·太阳中篇·伤寒证治第二》:"伤寒医以丸药大下之,身热不去,微烦者,栀子干姜汤主之。伤寒表邪未解,医不知而以峻厉丸药大下之,宜乎陷入而为痞结矣。而身热

不去是邪未全陷,尚有留于表者,微觉烦闷,乃下后之虚邪陷膈,将结未结之征也。大下之后,既不可复发其表,又不可再攻其里,瞒邪之犹在胸膈也。速宜以栀子干姜汤涌之。则烦闷之胸邪,得上越而出,身热之表邪,亦因吐而汗解矣,立方之义。盖以身热微烦,用栀子之苦寒,以涌胸中之邪,误下伤胃,取干姜之辛热,以守胃中之阳,则温中散邪之法尽之矣。"

《订正仲景全书〈伤寒论注〉·卷十一·辨坏病脉证并治篇》:"伤寒六七日,邪传厥阴,厥热胜复之时,医不详审阴阳,而大下之,致变中寒下竭之坏证。中寒故寸脉沉迟,手足厥逆;下竭故尺脉不至,泄利不止也。盖未下之前,阳经尚伏表热,大下之后,则其热乘虚下陷,内犯厥阴,厥阴经循喉咙,贯膈注肺,故咽喉不利,唾脓血也。此为阴阳错杂,表里混淆之证,若温其下,恐助上热,欲清其上,愈益中寒,仲景故以此汤主之,正示人以阴阳错杂为难治,当于表里上下求治法也。盖下寒上热,固为难温,里寒无汗,还宜解表,故麻黄升麻汤,以解表和里,清上温下,随证治之也。"

《伤寒论纲要·辨太阳病脉证并治法下》:"伤寒中风(误下作痞不独太阳),医(自为之。故见痞乃攻)反下之(误用巴豆之丸)。其人下利,日数十行(服药之日,大下数十行),谷不化(胃中所在之食物。一日下利尽),腹中雷鸣。心下痞鞕(客气上逆)而满,干呕心烦不得安(邪尾仍围少阳,虚阳不能四布,故作满干呕心烦。插而字者,为示其因之异也)。医见心下痞,谓病不尽,复下之(医见下后作痞,因与大黄黄连泻心汤),其痞益甚(再用利药下之,里阳重虚,其少阳之邪随入故痞益甚)。此非结热(非邪结热实者),但以胃中虚,客气上逆,故使鞕也(客气,客邪之气也,虚阳戴邪而上逆)。甘草泻心汤主之(再误利药,故以甘草干姜复里阳,半夏燥胃,芩连推心下而除痞。盖此方主温而兼攻痞)。"

十五、舒郁调气论治

气虚则无力助脏腑之气机运动,气郁易使脾伤失运,升降失调进而致泄。健脾行气,调畅中焦气机,脾气健运则泄自止。

1. 健脾行气法

《丹溪心法·卷二·泄泻十》:"泄泻,有湿、

火、气虚、痰积……气虚,用人参、白术、炒芍药、升麻。"

《丹溪手镜·卷之中·泄泻》:"脾泄腹胀满,肠鸣,食不化,呕吐,宜理中汤(一云肠鸣食不化脾虚)。"

2. 疏肝调气法

《丹溪手镜·卷之中·泄泻》:"气泻,躁怒不常,伤动其气,肺气乘脾脉弦而逆,宜调气。""惊泄者,心受惊则气乱,心气不通水入。"

《景岳全书·卷之二十四心集·杂证谟·泄泻》:"气泄证,凡遇怒气便作泄泻者,必先以怒时挟食,致伤脾胃。故但有所犯,即随触而发,此肝脾二脏之病也,盖以肝木克土,脾气受伤而然。使脾气本强,即见肝邪,未必能入,今既易伤,则脾气非强可知矣。故治此者,当补脾之虚而顺肝之气,此固大法也,但虚实有微甚,则治疗宜分轻重耳。如禀壮气实,年少而因气泄泻者,可先用平胃散,或胃苓汤。若肝气未平而作胀满者,宜解肝煎先顺其气。若脾气稍弱者,宜二术煎,或粘米固肠糕,或消食导气饮。若脾气稍寒者,宜抑扶煎、吴茱萸散,或苍术丸。若脾弱居多者,宜温胃饮、圣术煎,或六味异功煎。若既畏此证为患,则必须切戒气怒。"

《医贯·卷之五·先天要论(下)·泻利并大便不通论》:"治忧思太过,脾气结而不能升举,陷入下焦而成泄泻者。开其郁结,补其脾胃,使谷气升发也。"

十六、脏腑兼施论治

《医林改错·卷上·医林改错脏腑记叙》曰:"治病不明脏腑,何异于盲子夜行。"大小肠的生理功能是分清别浊,传化物而不藏,故主要病位在肠。脾虚则内湿自生,湿盛则脾阳被遏,故病变脏腑主要为脾。其他脏腑影响到脾胃得健运,均可导致泄泻。因肝主疏泄,可调节脾运;肾主命门之火,暖脾助运,腐熟水谷,故病变脏腑与肝、肾密切相关。肺与大肠为表里,辛温温肺,故大肠亦温而利止也。临证多用疏肝理脾法,肺肾同治法,健脾理胃法。

《医述·卷九·杂证汇参·泻》:"赵以德云:泻类多端,似难执一而治。先师治暴脱顿泻几欲绝者,急灸气海,饮人参膏而愈。治积痰在肺,致

其所合大肠之气不固者,涌出上焦之痰,则肺气下降,而大肠之虚自复。治忧思太过,脾气郁结而不能升举,陷入下焦而成泄泻者,开其郁结,补其脾胃,使谷气升发。治阴虚而肾不能司禁固之权者,峻补其肾而愈。因问:先生治病何神?曰:无他,圆机活法,具在《内经》,熟之自得矣。(赵养葵)"

《儒门事亲·卷十·〈金匮〉十全五泄法后论》:"治法曰:和之则可也,汗之则不可。盖在腑则易治,入脏则难攻。洞泄寒中,自腑而入脏,宜和解而勿争。"

《注解伤寒论·卷六·辨少阴病脉证并治法第十一》:"少阴病,四逆,其人或咳,或悸,或小便不利,或腹中痛,或泄利下重者,四逆散主之。四逆者,四肢不温也。伤寒邪在三阳,则手足必热;传到太阴,手足自温;至少阴则邪热渐深,故四肢逆而不温也;及至厥阴,则手足厥冷,是又甚于逆。四逆散以散传阴之热也。四逆散方:甘草(炙,甘平)、枳实(破,水渍炙干;苦寒)、柴胡(苦寒)、芍药(酸微寒)。《内经》曰:热淫于内,佐以甘苦,以酸收之,以苦发之。枳实、甘草之甘苦(《医统》本作'苦甘'),以泄里热;芍药之酸,以收阴气;柴胡之苦,以发表热。"

《医方考·卷二·泄泻门第十二·刘草窗痛泻要方》:"泻责之脾,痛责之肝;肝责之实,脾责之虚。脾虚肝实,故令痛泻。是方也,炒术所以健脾,炒芍所以泻肝,炒陈所以醒脾,防风所以散肝。或问痛泻何以不责之伤食?余曰:伤食腹痛,得泻便减,今泻而痛不止,故责之土败木贼也。"

《临证指南医案·卷六·泄泻》:"徐(六六),自春季胸胁肌腠,以及腹中疼痛。从治肝小愈,腹鸣泄泻不止,久风飧泄,都因木乘土位。东垣云:治脾胃必先制肝,仿此。(肝犯脾胃),人参、焦术、炙草、木瓜、乌梅、炒菟丝饼。"

《杂病广要·脏腑类·泄泻》:"泄泻诸治法颇详,何独不及虚损之泄泻也。盖肾藏真阴,虚则火邪胜,火邪上升,必伤肺而为咳逆。真阳虚则水邪胜,水气内溢,必渍脾而为泄泻。既嗽且泄,上下俱病,先后天之气并伤,故虚损关捩,全系乎此。余尝用理中丸加五味子以治下泄,异功散加细辛以治上咳,每每获效。若服之作胀发热者,终难挽回,不可以其咳泻俱缓,轻许其治也。"

《本草经解·卷四·谷菜部·干姜》:"肺与大

肠为表里,辛温温肺,故大肠亦温而下痢止也。"

《医方选要·卷之二·泄泻门》:"泄泻之证,其名不同……名虽不同……健理脾胃,分利水谷,此其治要也。"

十七、泄泻据脉调治

泄泻者,有虚实寒热、缓争标本。脉者,证之标也。寸关尺三部,对应上下;左右两手,分治脏腑;浮芤微大,虚实寒热,据此可辨,并指示治疗大法。

《明医杂著·卷之二·泄泻》:"大凡(泄泻)诸症若脾脉弦长者,肝木乘脾土也,当补脾平肝;若脾脉沉弦者,寒水侮脾土也,当温中补肾。"

《医学入门·外集·卷三·脾胃虚实传变论》:"如脉缓,病急惰嗜卧,四肢不收,或大便泄泻,此湿胜也,以平胃散。若脉弦,气弱自汗,四肢发热,泄泻,毛枯发落,从黄芪建中汤。"

十八、身心摄养论治

泄泻等脾胃病的调养,与平日良好的心情密切相关,身心摄养对调理脾胃之后天之本有重要的作用。

1. 导引运动法

《诸病源候论·脾胃病诸候·脾胃气不和不能饮食候》:"脾胃二气,相为表里。胃受谷而脾磨之,二气平调,则谷化而能食。若虚实不等,水谷不消,故令腹内虚胀,或泄,不能饮食,所以谓之脾胃气不和不能饮食也。其汤熨针石,别有正方,补养宣导,今附于后。《养生方·导引法》云:欹身,两手一向偏侧,急努身舒头,共手竞扒相牵,渐渐一时尽势。气共力皆和,来去左右亦然,各三七。项前后两角缓舒手,如是似向外扒,放纵身心,摇三七,递互亦然。去太仓不和、臂腰虚闷也。"

《诸病源候论·痢病诸候·水谷痢候》:"秋三月,此谓容平。天气以急,地气以明,早卧早起,与鸡俱兴。使志安宁,以缓秋刑。收敛神气,使秋气平。无外其志,使肺气精。此秋气之应也,养收之道也。逆之则伤肺,冬为飧泄。""五月勿食未成核果及桃枣,发痈疖。不尔,发寒热,变黄疸,又为泄痢。"

《诸病源候论·痢病诸候·冷热痢候》:"《养生方·导引法》云:泄下有寒者,微引气,以息内腹,徐吹息。以鼻引气,气足复前即愈。其有热

者,微呼以去之。"

2. 音乐疗法

《儒门事亲·卷三·九气感疾更相为治衍二十六》:"昔闻山东杨先生,治府主洞泄不已。杨初未对病人,与众人谈日月星辰缠度及风云雷雨之变,自辰至未,而病者听之,而忘其圊。杨尝曰:治洞泄不已之人,先问其所好之事。好棋者,与之棋;好乐者,与之笙笛,勿辍。"

十九、外治法

泄泻用外治法,既简便又快速,疗效确切。计各家所述,外治法有:① 封脐艾;② 巴豆贴眉心;③ 大蒜贴脐或贴足心;④ 赤小豆贴足心;⑤ 肉桂、枯矾贴脐;⑥ 取池潦水法等。

1. 取池潦水法

《珍珠囊补遗药性赋·卷一·总赋·用药法》:"凡煎药用水,也各有宜……如治脾胃虚弱、泄泻不食等疾,则取池潦水。盖土池中停蓄既久,不流不动,殊有土气,能助脾元也。"

2. 敷贴法(敷脐法、贴足心法)

《瑞竹堂经验方·羡补门·封脐艾》:"治腰膝痛,脐腹冷痛,老人、弱人、妇人、小儿泄泻,又宜用之,每日熨烙为效。海艾、蛇床子(各一两),木鳖子(二对,生用,带壳用)。上为细末,与艾叶三味相和匀,作一纸圈,于内可以容熨斗,将药可用绵包裹定,安在纸圈内,放在脐上,用熨斗熨之。"

《本草纲目·主治第三卷·百病主治药·泄泻》:"外治:田螺(敷脐),木鳖子(同丁香、麝香贴脐上,虚泄),蛇床子(同熟艾各一两,木鳖子四个,研匀,绵包,安脐上,熨斗熨之),蓖麻仁(七个,同熟艾半两,硫黄二钱,如上法用),猪苓(同地龙、针砂末,葱汁和,贴脐),椒红(小儿泄,酥和贴囟),蓖麻(九个贴囟亦可),巴豆纸(小儿泄,剪作花,贴眉心),大蒜(贴两足心,亦可贴脐),赤小豆(酒调,贴足心)。"

《本草纲目·菜部第二十六卷·菜之一·葫》:"治泄泻暴痢及干湿霍乱(时珍)""寒疟冷痢:端午日,以独头蒜十个,黄丹二钱,捣丸梧子大。每服九丸,长流水下,甚妙。(《普济方》)""泄泻暴痢:大蒜捣贴两足心,亦可贴脐中。(《千金方》)下痢禁口及小儿泄痢方:并同上。"

《本草汇言·卷之十二·金石部·金类·针

砂》："顾仁存方：治虚寒下利，或泄泻无度。用针砂一两，肉桂、枯矾各三钱，共为末，以米汤调，用薄布衬摊脐上，下用帛缚之，当觉大热，即愈。"

二十、治泻禁忌

1. 忌误辨寒热虚实

《明医杂著·卷之一·医论·泄泻》："凡泄泻病误服参、芪等甘温之药，则病不能愈，而或变为黄疸。盖泄属湿，甘温之药能生湿热，故反助病邪，久则湿热甚而为疸矣。惟用苦寒泻湿热、苦温除湿寒则愈。泄止后脾胃虚弱，方可用参、芪等药以补之。"

《冯氏锦囊秘录·痘疹全集卷二十五·发热诸论》："热泻投以清凉，更加发散；虚溏投以温补，仍佐开提；内虚误用寒凉，不特助伊作泻；实热如投补剂，必致转增烦剧；安静而能食，勿谓便实而可下；泄泻而烦渴，莫言热症以投凉。"

《医述·卷九·杂证汇参·泻》："治泻，补虚不可纯用甘温，太甘则生湿；清热，不可纯用苦寒，太苦则伤脾；兜涩，不可太早，恐留滞余邪；淡渗，不可太多，恐津枯阳陷。（《见闻录》）"

《杂病广要·外因类·中湿》："夫寒热风湿，皆能并合为病，所谓风湿、寒湿、湿温者，其证各不同，为治亦别，不可不辨。若治单单中湿，只宜利小便，忌不得以火攻并转利。"

2. 老人、产后禁忌

《时方妙用·卷四·妇人科》："一产后泄泻，不可利水，只用补中益气汤加减。"

《类证治裁·卷之四·泄泻论治》："若老人诸泄，不宜多用渗泄分利。"

3. 病初实邪忌涩

《儒医心镜·各症病原并用药治法要诀·泄泻》："若泻初起，不可就用补塞，恐积滞未尽，而成腹痛、饱闷、恶心、烦躁、发呃，而直待泻去四五次，方可补住。"

《神农本草经疏·卷二·〈续序例〉下·小儿门》："痧后泄泻及便脓血，皆由邪热内陷故也，大忌止涩，惟宜升散。"

4. 胃虚邪结忌下

《伤寒论·辨太阳病脉证并治下》："伤寒中风，医反下之，其人下利，日数十行，谷不化，腹中雷鸣，心下痞硬而满，干呕心烦不得安。医见心下

痞，谓病不尽，复下之，其痞益甚。此非结热，但以胃中虚，客气上逆，故使硬也。甘草泻心汤主之。"

《伤寒论·辨太阴病脉证并治》："太阴之为病，腹满而吐，食不下，自利益甚，时腹自痛。若下之，必胸下结硬。"

5. 虚寒泄泻忌攻表

《伤寒论·辨厥阴病脉证并治》："下利清谷，不可攻表；汗出必胀满。""下利腹胀满，身体疼痛者，先温其里，乃攻其表；温里宜四逆汤，攻表宜桂枝汤。"

6. 下焦失固忌理中

《伤寒论·辨太阳病脉证并治下》："伤寒服汤药，下利不止，心下痞硬，服泻心汤已，复以他药下之，利不止，医以理中与之，利益甚。理中者，理中焦，此利在下焦，赤石脂禹余粮汤主之。"

7. 阴虚泄下忌汗

《伤寒论·辨少阴病脉证并治》："少阴病，咳而下利、谵语者，被火气劫故也。小便必难，以强责少阴汗也。"

【论用方】

一、常用治泄方论

1. 论补中益气汤

《医方考·卷三·虚损劳瘵门第十八·补中益气汤》："劳倦伤脾，中气不足，懒于言语，恶食溏泄，日渐瘦弱者，此方主之。脾主四肢，故四肢勤动不息，又遇饥馁，无谷气以养，则伤脾。伤脾故令中气不足，懒于言语。脾气不足以胜谷气，故恶食。脾弱不足以克制中宫之湿，故溏泄。脾主肌肉，故瘦弱。五味入口，甘先入脾，是方也，参、芪、归、术、甘草，皆甘物也，故可以入脾而补中气。中气者，脾胃之气也。人生与天地相似，天地之气一升，则万物皆生，天地之气一降，则万物皆死。故用升麻、柴胡为佐，以升清阳之气，所以法象乎天地之升生也。用陈皮者，一能疏通脾胃，一能行甘温之滞也。"

《医贯·卷之五·先天要论（下）·泻利并大便不通论》："脏腑泻利，其证多端，大抵皆因脾胃而作。东垣先生制脾胃论一篇，专以补中益气汤，升提清气为主其间治脾泄之证，庶无余蕴矣。"

《顾松园医镜·卷九·御集·泄泻》："补中益

气汤,治劳倦伤脾(脾主四肢故也),中气不足,懒于言语(脾为后天生气之原中气虚则懒言,以声由气发故也),恶食溏泄(胃虚不能胜谷气,故恶食,脾虚不能制土湿,故溏泄),日渐瘦弱(脾主肌肉也)……此补之、益之而兼升提之法也。嘉言云:此方后人谓其升清降浊,殊谬。夫以升清之药,岂有降浊之能,若阳气未必下陷,反升举其阴气,干犯阳位,为害不小。更有阴气素惯上干清阳,而胸中之肉隆耸为胸中之气,漫散为胀者,误施此法,天翻地复矣。夫补其中气,以听中气之自为升降,不用升、柴,亦无不可,必清气下入腹中为泄,则可多用而升举之,为合法也。"

《一见能医·卷之五·病因赋上·泄泻者脾气伤而不平》:"又泄泻久不止者,多由泛用消食、利水剂,损其阴,真元气不能自持,遂成久泻,须用参苓白术散、补中益气汤,补其本元。"

2. 论升阳益胃汤

《明医杂著·卷之一·枳术丸论》:"光禄杨立之,元气素弱,饮食难化,泄泻不已,小便短少,洒淅恶寒,体重节痛。余以为脾肺虚,用升阳益胃汤而瘥。大凡泄泻服分利调补等剂不应者,此肝木郁于脾土,必用升阳益胃之剂,庶能保生。"

《明医杂著·卷之二·痢疾》:"愚按前症若数至圊而不能便,或少有白脓者,乃土不能生金,肺与大肠气伤而下坠,当用升阳益胃汤举其阳气,则阴自降而二便自愈矣。"

《古今医统大全·卷之三十六·滞下门·治法》:"甚至先曾通泻,或因凉药太多,气虚下陷,脉微沉细,四肢厥冷,即宜温补,升阳益胃汤、干姜理中汤之属是也。"

《医方集解·补养之剂第一·升阳益胃汤》:"又补中益气汤加炒曲、黄芩,亦名益胃升阳汤(东垣),治妇人经候凝结,血块暴下,脾虚水泻。此足太阴、阳明药也。六君子助阳益胃,补脾胃之上药也(参、术、苓、草、陈皮、半夏),加黄芪以补肺而固卫,芍药以敛阴而调荣,羌活、独活、防风、柴胡以除湿痛(羌活除百节之痛)而升清阳,茯苓、泽泻以泻湿热而降浊阴,少佐黄连以退阴火,补中有散,发中有收,使气足阳升,自正旺而邪服矣。东垣曰:此治肺之脾胃虚也。何故秋旺用参术芍药之类反补脾,为脾胃虚则肺俱受病,故因时而补易为力也。又曰:余病脾胃久衰,一日体重,肢节疼痛,

大便泄下,小便闭塞,默思《内经》云:在下者,因而竭之,是先利小便也,又治诸泻小便不利者,先分利之,治湿不利小便,非其治也,当用淡渗以利之,病虽即已,是降之又降,复益其阴,而重竭其阳也,治以升阳风药,是为宜耳;羌活、独活、升麻、柴胡各一钱,防风、炙甘草各五分,一剂而愈。大法寒湿之胜,风以平之,又曰:下者举之,圣人之法,举一可知百矣。东垣又曰:药中但犯泽泻、猪苓、茯苓、木通、灯草淡味渗泄之类,皆从时令之旺气,以泄脾胃之外邪,而补金水之不足也。或小便已数,肝肾不受邪者而误用之,必大泻真阴,竭绝肾水,先损其两目也。又曰:《灵枢》云:头有疾,取之足,谓阳病取阴也;足有疾,取之上,是阴病取阳也;中有疾,旁取之。中者,脾胃也;旁者,少阳甲胆也,甲胆风木,东方春也。胃中谷气者,便是风化也,胃中湿胜而成泄泻,宜助甲胆风胜为克之,又是升阳助清气上行之法也。"

《幼科证治大全·霍乱吐泻》:"升阳益胃汤,(治)吐泻久不止者,乃清气下陷,胃口阳虚,饮食少进,四肢无力。黄芪二钱,人参、甘草、半夏各一钱,白术、柴胡、白茯苓、泽泻各三分,陈皮四分,羌活、独活、防风、芍药各五分,黄连一分。上姜枣煎服。泉按南丰李氏曰:小儿吐泻,皆当温补。若已虚损,尤当速生胃气。惟寻常时行泻症,不可遽投热药。慎之慎之。"

3. 论理中丸

《伤寒明理论·卷下·诸药方论·理中丸方》:"心肺在膈上为阳,肾肝在膈下为阴,此上下脏也。脾胃应土,处在中州,在五脏曰孤脏,属三焦曰中焦。自三焦独治在中,一有不调,此丸专治,故名曰理中丸。人参味甘温,《内经》曰:脾欲缓,急食甘以缓之,缓中益脾,必以甘为主。是以人参为君,白术味甘温。《内经》曰:脾恶湿,甘胜湿,温中胜湿,必以甘为助,是以白术为臣。甘草味甘平,《内经》曰:五味所入,甘先入脾,脾不足者,以甘补之,补中助脾,必先甘剂,是以甘草为佐。干姜味辛热,喜温而恶寒者胃也,胃寒则中焦不治。《内经》曰:寒湿所胜,平以辛热,散寒温胃,必先辛剂。是以干姜为使,脾胃居中,病则邪气上下左右无所不至,故又有诸加减焉……或曰湿胜则濡泄,术专除湿,是于下多者加之。"

《丹溪手镜·卷之中·泄泻》:"理中丸,治冷

泻、脾泻、虚泄。白术（土炒）、干姜（炮焦）、甘草（炙）、人参，为末粥丸。"

《广嗣纪要·卷之十六·幼科医案·泄泻》："予曰：理中丸之止泻，补中气之药也。"

《医方考·卷二·霍乱门第十四·理中丸》："寒犯太阴脾脏，非止外感寒径中太阴，凡吞寒饮冷，皆是寒气塞于中宫。中、下二焦之阳不得宣发，则乖隔而腹痛，而吐泻，而霍乱也。霍乱与吐泻有别，乃吐泻之久，亡其津液，手足抽掣而挥霍，眼目旋视而瞭乱也。寒者温之，故用干姜之辛热；邪之凑也，其气必虚，故用人参、白术、甘草之温补。"

《成方切用·卷六下·祛寒门·理中汤》："（仲景）治伤寒太阴病，自利不渴（王海藏曰，上吐下泻不止，当渴而反不渴，脉微细而弱者，理中汤主之。三阳传阴经而下利者，为协热利。阴寒直中阴经而下利者，为寒利。三阳下利身热，太阴下利手足温，少阴厥阴下利身冷，其大较也。下利虽有表症，不可发汗。以下利为邪气内攻，走津液而胃虚也），寒多而呕，腹痛粪溏（太阴，脾经也。腹满而吐，食不下，自利腹痛，为太阴病。自利渴者为热，不渴喜呕，腹痛便溏，皆虚寒所致。外邪传里而腹痛者，其痛不常；阴寒在内而腹痛者，痛无休止。时欲作利。大腹属太阴，少腹属少阴，脐下属厥阴，亦有挟食积与痰火者），脉沉无力，或厥逆拘急（寒束于外），或结胸吐蛔（寒凝于中）及感寒霍乱（阴阳不和，而挥霍撩乱。或吐或泻，亦有寒热二症。若虚寒所致者，宜此汤）。凡中宫虚寒，气不能理诸症，俱宜用此，分理阴阳，安和胃气。

白术（陈壁土炒）二两，干姜（炮）、甘草（炙）、人参一两。自利腹痛者，加木香；不痛利多者，倍白术；渴者，倍白术（益气燥湿，故能生津）；倦卧沉重，利不止，加附子（此廉少阴证）；腹满，去甘草（甘令人满）；呕吐，去白术，加半夏姜汁（白术甘壅，姜夏散逆）；脐下动气，去术，加桂（白术补气，桂泄奔豚）；悸，加茯苓（饮停则悸，茯苓利水宁心）；发黄，加茵陈；寒实结胸，加枳实。本方等分，蜜丸，名理中丸。仲景曰：大病瘥后，喜唾久不了了，胃中有寒，宜理中丸温之。宋徽宗食冰太过，病脾疾。国医不效，召杨介，准大理中丸。上曰：服之屡矣。介曰：疾因食冰。臣请以冰煎此药，是

治受病之源也，果愈。

人参补气益脾，故以为君；白术健脾燥湿，故以为臣；甘草和中补土，故以为佐；干姜温胃散寒，故以为使。以脾土居中，故曰理中。人身上脘清气居多，下脘浊气居多，而其所以能升清降浊者，全赖中气为之主。"

《长沙方歌括·卷六·霍乱方·理中丸》："［蔚按］论云：霍乱，头痛，发热，身疼痛，热多饮水者，五苓散主之。寒多不用水者，理中丸主之。曰霍乱者，呕吐而利也。头痛发热身疼痛者，内霍乱而外伤寒也。热渴者，以五苓散助脾土以滋水津之四布。寒而不渴者，用理中丸理中焦而交上下之阴阳。盖以上吐下利，不论寒热，治宜专顾其中也。王晋三云：人参、甘草甘以和阴，白术、干姜辛以和阳，辛甘相辅以处中，则阴阳自然和顺矣。此为温补第一方。"

4. 论四神丸

《医方集解·祛寒之剂第十·四神丸》："治肾泻、脾泻。肾泻者，五更时泻也。《经》曰：肾者，胃之关也。前阴利水，后阴利谷，肾属水，水旺于子，肾之阳虚，不能键闭，故将交阳分则泻也。脾泻者，脾之清阳下陷，不能运化阑门，故元气不足，不能分别水谷，不痛而泻也。两证皆由肾命火衰，不能上生脾土故也。杨仁斋曰：肾命之气交通，水谷自然克化矣。

破故纸四两（酒浸一宿，炒），五味子三两（炒），肉豆蔻三两（面裹煨），吴茱萸一两（盐汤炮）。用大枣百枚，生姜八两，切片同煮，枣烂去姜，取枣肉捣丸。每服二钱。临卧盐汤下。若平旦服之，至夜药力已尽，不能敌一夜之阴寒故也，此足少阴药也。破故纸辛苦大温，能补相火以通君火，火旺乃能生土，故以为君；肉蔻辛温，能行气消食，暖胃固肠；五味咸能补肾，酸能涩精；吴茱辛热，除湿燥脾，能入少阴、厥阴气分而补火；生姜暖胃，大枣补土，所以防水。盖久泻皆由肾命火衰，不能专责脾胃，故大补下焦元阳，使火旺土强，则能制水而不复妄行矣。"

《成方切用·卷六下·祛寒门·四神丸》："破故纸辛苦大温，能补相火以通君火，火旺乃能生土，故以为君；肉蔻辛温，能行气消食，暖胃固肠；五味咸能补肾，酸能涩精；吴茱辛热，除湿燥脾，能入少阴厥阴气分而补火。盖久泻皆由肾命火衰，

不可专责脾胃，故大补下焦元阳，使火旺土强，泄泻自止矣。单用破故纸肉豆蔻，名二神丸，治同。许学士曰：有全不进食者，服补脾药皆不效。予授二神丸，顿能进食。此病不可全作脾治，盖肾气怯弱，真元衰削，是以不能化食。如釜鼎之下无火，物终不熟也。单用五味子、吴茱萸，名五味子散，治同。除五味、吴茱萸，加茴香一两，木香五钱，姜煮枣丸，亦名四神丸。《詹疗》治同。茴香亦暖胃之药，木香行气而实大肠，用以疏肝和脾，不使木盛克土也。《薛氏医案》云：脾胃虚寒下陷者，补中益气汤加木香肉果补骨脂。脾气虚寒不禁者，六君子汤加炮姜肉桂。命门火衰，脾土虚寒者，宜八味丸。脾肾气血俱虚者，十全大补汤送四神丸。大便滑利，小便秘涩，或肢体尽肿，喘嗽吐痰，为脾肾亏损，宜《金匮》加减肾气丸。"

《时方歌括·卷下·滑可去著·四神丸》："柯韵伯曰：泻利为腹疾，而腹为三阴之都会，一脏不调，便能泻利，故三阴下利。仲景各为立方以主之，大阴有理中四逆，厥阴有乌梅丸、白头翁汤，少阴有桃花、真武、猪苓、猪肤、四逆汤散、白通通脉等剂，可谓曲尽病情，诸法备美，然只为一脏立法。若三脏相关，久留不瘥，如子后作泻一症，犹未之及也。夫鸡鸣至平旦，天之阴，阴中之阳也。因阳气当至而不至，虚邪得以留而不去，故作泻于黎明。其由有四，一为脾虚不能制水，一为肾虚不能行水，故二神丸。君补骨脂之辛燥者，入肾以制水，佐肉豆蔻之辛温者，入脾以暖土，丸以枣肉。又辛甘发散为阳也，一为命门火衰不能生土，一为少阳气虚无以发陈，故五味子散。君五味子之酸温，以收坎宫耗散之火，少火生气以培土也。佐吴茱萸之辛温，以顺肝木欲散之势，为水气开滋生之路，以奉春生也。此四者，病因虽异，而见症则同，皆水亢为害，二神丸是承制之剂，五味散是化生之剂也，二方理不同。而用则同，故可互用以助效，亦可合用以建功，合为四神丸。是制生之剂也，制生则化，久泻自瘳矣，称曰四神，比理中八味二丸较速欤。"

《医学衷中参西录·医方十七·治泄泻方》："治黎明腹疼泄泻。补骨脂六两（酒炒），吴茱萸三两（盐炒），五味子四两（炒），肉豆蔻四两（面裹煨），花椒一两（微焙），生硫黄六钱，大枣八十一枚，生姜六两（切片）。先煮姜十余沸，入枣同煮，

至烂熟去姜，余药为细末，枣肉为丸，桐子大。人禀天地之气而生，人身一小天地也。天地之一阳生于子，故人至夜半之时，肾系命门之处，有气息息萌动，即人身之阳气也。至黎明寅时，为三阳之候，人身之阳气，亦应候上升，自下焦而将达中焦。其人或元阳之根柢素虚，当脐之处，或兼有凝寒遮蔽，即互相薄激，致少腹作疼。久之阳气不胜凝寒，上升之机转为下降，大便亦即溏下，此黎明作泻之所由来也。夫下焦之阳气少火也，即相火也，其火生于命门，而寄于肝胆。故四神方中，用补骨脂以补命门，吴茱萸以补肝胆，此培火之基也。然泻者关乎下焦，实又关乎中焦，故又用肉豆蔻之辛温者，以暖补脾胃。且其味辛而涩，协同五味之酸收者，又能固涩大肠，摄下焦气化。且姜枣同煎，而丸以枣肉，使辛甘化合，自能引下焦之阳，以达于中焦也。然此药病轻者可愈，病重者服之，间或不愈，以其补火之力犹微也。故又加花椒、硫黄之大补元阳者以助之，而后药力始能胜病也。"

5. 论痛泻要方

《医方考·卷二·泄泻门第十二·刘草窗痛泻要方》："炒白术三两，炒芍药二两，防风一两，炒陈皮一两半。痛泻不止者，此方主之。泻责之脾，痛责之肝；肝责之实，脾责之虚。脾虚肝实，故令痛泻。是方也，炒术所以健脾炒芍所以泻肝，炒陈所以醒脾，防风所以散肝。或问痛泻何以不责之伤食？余曰：伤食腹痛，得泻便减，今泻而痛不止，故责之土败木贼也。"

《医方集解·和解之剂第六·痛泻要方》："此足太阴、厥阴药也。白术苦燥湿，甘补脾，温和中；芍药寒泻肝火，酸敛逆气，缓中止痛；防风辛能散肝，香能舒脾，风能胜湿，为理脾引经要药（东垣曰：若补脾胃，非此引用不能行）；陈皮辛能利气，炒香尤能燥湿醒脾，使气行则痛止；数者皆以泻木而益土也。"

《汤头歌诀·和解之剂·痛泻要方》："（刘草窗）陈皮芍，防风白术煎丸酌〔白术（土炒）三两，白芍（酒炒）四两，陈皮（炒）半两，防风一两，或煎或丸，久泻加升麻〕，补土泻木理肝脾（陈皮理气补脾，防、芍泻木益土），若作食伤医便错（吴鹤皋曰：伤食腹痛，得泻便减，今泻而痛不减，故责之土败木贼也）。"

《伤寒瘟疫条辨·卷四·医方辨·医方辨

引》：“痛泻要方，治土败木贼，痛泻不止……白术补脾燥湿和中；白芍泻肝火，敛逆气，缓中止痛；防风散肝舒脾胜湿，为理脾引经要药；陈皮利气，尤能燥湿醒脾，使气行则痛止。数者，皆所以泻木而益土也。”

6. 论甘草泻心汤

《医方考·卷一·伤寒门第二》："伤寒下之早，胸满而不痛者为痞，此方主之。伤寒自表入里，传至三阴，三阴亦有在经表证。如太阴有桂枝加芍药汤，少阴有麻黄附子细辛汤，厥阴有当归四逆汤之类。若不治其表，而用承气汤下之，则伤中气，而阴经之邪乘之矣！以既伤之中气而邪乘之，则不能升清降浊，痞塞于中，如天地不交而成痞，故曰痞，泻心者，泻心下之邪也。姜、夏之辛，所以散痞气；芩、连之苦，所以泻痞热；以下之后，脾气必虚，人参、甘草、大枣，所以补脾之虚。"

《古今名医方论·卷三·五泻心汤·甘草泻心汤》："王又原曰：病发于阴而反下之，因作痞。然亦有汗出解之后而痞者，亦有下后复汗而痞者，亦有不经汗下而痞者。大汗结胸属实，痞属虚；结胸热入，痞无热入。药用苦以泻之，辛以散之是也。然仲景立五泻心汤，药有同异。其同者，黄连、干姜，若黄芩、大枣，则异而同也；其异者，人参、附子、大黄，若半夏、甘草、生姜，则同而异者也。试论之：伤寒五六日，柴胡证具，而以他药下之成痞，即用小柴胡汤，以干姜易生姜，以黄连易柴胡，彼以和表里，此以彻上下。而必推半夏为君者，痞从呕得来，半夏之辛以破结，主病之药故也。汗出解之后，已无伤寒矣。胃藏津液，发汗则津液亡，故胃中不和，姜、枣以和荣卫，以生发胃家升腾之气，乃治杂证之标也。一属少阳，一属汗解，人参在所必用耳。若伤寒中风，正在太阳，无用人参之例。虽下而复下，为胃中虚，不可用也。但用甘草缓其下利之急速，和其客气之上逆，温其中气之不调，补其心烦之不安焉耳。心下硬满，痞之候也；紧反入里，痞之诊也。按之濡，关上浮，为痞尚未成，故无用房荆之六十万，但假将军之先声以夺之。此渍以麻沸汤，须臾去滓，仅得其无形之气，不用其有形之味也。心下痞，恶寒者，为兼有之症，明系表邪未解；心下痞而复恶寒者，为续见之证，明系阳气外亡，况加以汗出乎！兼见者，以两汤治之；续见者，以一汤救之。其附子则煮汁者，

是取三黄之气轻，取附子之力重也。然胃居心下，心下痞者，胃痞也。不曰泻胃，而曰泻心，恐混以苦寒，伤其胃阳，又误为传入阳明，以治阳明之法治之也。此仲景之微旨也。"

《伤寒论类方·卷三·泻心汤类·甘草泻心汤》："伤寒中风，医反下之，其人下利日数十行，谷不化，腹中雷鸣，心下痞硬而满，干呕，心烦不得安，医见心下痞，谓病不尽，复下之，其痞益甚，此非结热，但以胃中虚。两次误下，故用甘草以补胃，而痞自除，俗医以甘草满中，为痞呕禁用之药，盖不知虚实之义者也。客气上逆，故使硬也，甘草泻心汤主之。"

7. 论参苓白术散

《太平惠民和剂局方·卷之三·绍兴续添方》："（参苓白术散）治脾胃虚弱，饮食不进，多困少力，中满痞噎，心忪气喘，呕吐泄泻及伤寒咳噫。此药中和不热，久服养气育神，醒脾悦色，顺正辟邪。莲子肉（去皮）、薏苡仁、缩砂仁、桔梗（炒令深黄色）各一斤，白扁豆（姜汁浸，去皮，微炒）一斤半，白茯苓、人参（去芦）、甘草（炒）、白术、山药各二斤，上为细末。每服二钱，枣汤调下，小儿量岁数加减服。"

《医述·卷十三·女科原旨·月经》："一妇，经行必先泻二三日，诊其脉，皆濡弱，此脾虚也。脾主血属湿。经水将动，脾血先已流注血海，然后下流为经。脾虚不能运行其湿，以参苓白术散服之。月余，经行不泻矣。（汪石山）"

《景岳全书·卷之二十四心集·杂证谟·泄泻》："凡脾泄久泄证，大都与前治脾弱之法不相远，但新泻者可治标，久泻者不可治标，且久泻无火，多因脾肾之虚寒也。若止因脾虚者，惟四君子汤、参术汤、参苓白术散之属为宜。"

《医方集解·补养之剂第一·参苓白术散》："治脾胃虚弱，饮食不消，或吐或泻（土为万物之母，脾土受伤，则失其健运之职，故饮食不消；兼寒则呕吐，兼湿则濡泄也。饮食既少，众脏无以禀气，则虚羸日甚，诸疾丛生矣）。人参、白术（土炒）、茯苓、甘草（炙）、山药（炒）、扁豆（炒）、薏仁（炒）、莲肉（去心，炒）、陈皮、砂仁、桔梗，为末。每三钱，枣汤或米饮调服。此足太阴、阳明药也。治脾胃者，补其虚、除其湿、行其滞、调其气而已。人参、白术、茯苓、甘草、山药、薏仁、扁豆、莲肉皆

补脾之药也,然茯苓、山药、薏仁理脾而兼能渗湿;砂仁、陈皮调气行滞之品也,然合参、术、苓、草,暖胃而又能补中(陈皮、砂仁,入补药则补);桔梗苦甘入肺,能载诸药上浮,又能通天气于地道(肺和则天气下降),使气得升降而益和,且以保肺防燥,药之上僭也。"

《周慎斋遗书·卷七·潮热》:"一人夏时,夜则身热,寅卯时即退,大便或溏,或如常,用参苓白术散。嘈杂加川连少许;不嘈杂去连,加白芍。盖此证脾胃中有湿热,夜则身热者,卫气昼行于阳,夜行于阴,三阴之脉布腹中,阳气与湿热相合,故身热。便溏者,湿也,发于夏者,湿热之令助本病也。白术散和中利湿,加芍补脾阴。"

《医学举要·卷四·治法合论》:"脾胃同处中州,亦宜分别治之。滑伯仁曰:刘河间谓补泻脾胃之本者,盖以脾胃中和之气也。燥其湿则为泻,润其燥则为补。喻嘉言曰:补虚有二法,一补脾,一补胃。如疟痢后脾气衰弱,饮食不运,宜补其脾。如伤寒后胃中津液久耗,宜补其胃。叶天士曰:纳食主胃,运化主脾,脾宜升则健,胃宜降则和。又曰:太阴湿土,得阳始运。阳明阳土,得阴自安。仲景急下存阴,其治在胃。东垣大升阳气,其治在脾。肝为刚脏,有泻无补,然四时之所化始于木,究十二经之所养始于肝,肝尤不可不养。肝之治有数种,水虚而木无以生,地黄丸乙癸同源是也。土虚而木无以植,参苓白术散缓肝培土是也。本经血虚有火,用逍遥散清火。血虚无水,用归脾汤养阴。泻火之治,上类乎心。补火之法,下同乎肾。其腑为胆,泻腑之法,则柴胡温胆为要方矣。"

8. 论四君子汤

《太平惠民和剂局方·卷之三·新添诸局经验秘方·四君子汤》:"治荣卫气虚,脏腑怯弱,心腹胀满,全不思食,肠鸣泄泻,呕哕吐逆,大宜服之。人参(去芦)、甘草(炙)、茯苓(去皮)、白术各等分,上为细末。每服二钱,水一盏,煎至七分,通口服,不拘时,入盐少许,白汤点亦得。常服温和脾胃,进益饮食,辟寒邪瘴雾气。"

《医方考·卷三·气门第二十·四君子汤》:"人参、白术、白茯苓、炙甘草各二钱。面色萎白,言语轻微,四肢无力,脉来虚弱者,此方主之。夫面色萎白,则望之而知其气虚矣。言语轻微,则闻之而知其气虚矣。四肢无力,则问之而知其气虚

矣。脉来虚弱,则切之而知其气虚矣。如是则宜补气。是方也,人参甘温质润,能补五脏之元气。白术甘温健脾,能补五脏之母气。茯苓甘温而洁,能致五脏之清气。甘草甘温而平,能调五脏愆和之气。四药皆甘温,甘得中之味,温得中之气,犹之不偏不倚之君子也,故曰四君子。"

《祖剂·卷之三·四君子汤》:"治营卫气虚,脏腑怯弱,心腹胀满,全不思食,肠鸣泄泻,呕哕吐逆,大人小儿脾胃不和,中脘停饮,大病之后,尤宜服之。人参一两,茯苓一两,白术一两,甘草五钱,上㕮咀,水一盏姜七片,枣一枚,煎至七分,去滓服。按《本草》,人参甘温,安精神,能补五脏之元气。白术甘温,理脾胃,能补五脏之母气。茯苓甘平,能致五脏之清气。甘草甘平,能调五脏愆和之气。甘得中之味,温得中之气,诚无愧和衷之君子也。"

《成方切用·卷一上·治气门·四君子汤》:"治一切阳虚气弱。脉来虚软,脾衰肺损,饮食少思,体瘦而黄(或痿白无采),皮聚毛落,言语轻微,四肢无力及脾胃不和,泄痢虚饱。人参、白术(土炒)、茯苓各二钱,甘草一钱,加姜枣。人参甘温,大补元气为君。白术苦温,燥脾补气为臣。茯苓甘淡,渗湿泻热为佐。甘草甘平,和中益土为使。气足脾运,饮食倍进,则余脏受荫而色泽身强矣。"

二、治泄通用方

1. 调脏丸(《杨氏家藏方·卷第十八·小儿中·泄泻方一十二道》)

治脏腑不调,泄泻频并,精神昏困,全不入食。

木香　人参(去芦头)　白术　干姜　肉豆蔻(面裹煨熟)　白芍药(六味各等分)

上件为细末,煮面糊为丸如黍米大。每服三十丸,温米饮送下,乳食前。

2. 丁香平胃散(《杨氏家藏方·卷第六·脾胃方六十一道》)

止腹痛,疗泄泻。

厚朴(去粗皮,生姜汁制,称六两)　白术(六两)　甘草(炙,二两半)　陈橘皮(去白,二两半)　缩砂仁(二两)　丁香(二两)

上件为细末。每服三大钱,水一盏,生姜七片,枣三枚,同煎至八分温服,食前。

3. 乳豆丸(《瑞竹堂经验方·泻痢门》)

治脏腑泄泻不调。

乳香（二两，另研）　肉豆蔻（二两，面裹煨熟，取豆蔻，切碎为末）

上为细末，相和，用陈米粉糊为丸，如梧桐子大。每服五七十丸，空心，米饮汤送下。

4. 九宝饮子（《普济方·卷二百八十七·泄痢门·诸泻》引《医方集成》）

治分利水谷，止泄泻。

罂粟壳（蜜炙）　青皮　陈皮　木通（各一两二钱）　赤茯苓（去皮）　黄芪（微炒）　厚朴（姜制）　粉草　车前子（略炒，各三钱半）

上㕮咀。每服三钱，水一盏，煎至七分温服。

5. 荜茇丸（《普济方·卷二百八十七·泄痢门·诸泻》引《一百选方》）

治滑泄妙甚。

附子（炮，去皮脐）　荜茇　川姜　丁香（不见火）　吴茱萸（炒）　良姜　胡椒（以上各一两）　山茱萸（去核）　草豆蔻（去皮，各半两）

上为末，枣肉丸梧桐子大。每服五十丸，食前陈米饮下，日五服。

6. 升阳汤（《奇效良方·卷之十四·泄泻门·泄泻通治方》）

治一日大便三四次，溏而不多，有时泄泻，腹中鸣，小便黄。

黄芪（三钱）　甘草（二钱）　橘皮（一钱）　升麻（七分）　柴胡　当归身　益智（各五分）　红花（少许）

上作一服，水二盏，煎至一盏，食前温服。

7. 苍术防风汤（《医学正传》卷二引《机要》）

治泄泻，脉弦头痛。

苍术　防风　麻黄（各一钱）　白术（二钱）

上㕮咀。作一服，水盏半、生姜五片，煎八分，食前服。

8. 肉豆蔻验方（《扶寿精方·小儿门》引《太平圣惠方》）

治冷痢腹痛，不能食者，小儿泄泻。

肉豆蔻切去顶，剜空其中，入丁香末三分，仍盖之，面包煨熟，去面为末，米汤调服。

9. 五倍子验方（《急救良方·卷之二·痢泻第二十七》）

治泄泻。

用五倍子为末，白汤调服。又方：生姜二块，

艾叶一把，水煎服。

10. 太平丸（《古今医统大全·卷三十五·泻泄门·治泻通用剂》引《太平惠民和剂局方》）

治泄泻。

黄连一味（同茱萸炒，去萸不用）　芍药（炒）减半

上为末，老米糊丸。同干姜炒，加阿胶一半为丸，名驻车丸。

11. 术茯车前子汤（《古今医统大全·卷三十五·泻泄门·治泻通用剂》）

治一切泻泄，用此为主。

白术　茯苓　车前子　泽泻　芍药　陈皮　炙甘草（各等分）

上㕮咀，每服七钱，水盏半加姜三片、枣一枚，灯心煎七分服。

伤食泄黄或食积，加神曲、麦芽、山楂子各八分，黄连七分以消之。腹中窄狭饱闷，再加厚朴、枳实、木香各五分。小便赤涩短少，加猪苓、木通、山栀各五钱。湿泻者，加茵陈、苍术各一钱。

若夏秋之间，湿热大行，暴注水泻，加炒黄连、苍术、升麻、木通各五分。发热燥渴，加干葛、石膏各一钱。口渴引饮，加葛根、人参、麦门冬各一钱、升麻、乌梅肉各一分。暑月泻泄，加香薷、厚朴。寒月溏泻清冷，腹痛或伤冷食，加神曲、麦芽、干姜（煨）各一钱，砂仁、木香、益智各五分。胜湿须加防风、羌活、白芷、苍术、半夏。胃气下陷，加人参、黄芪、升麻、柴胡，以升清气。久泻肠胃虚滑不禁，加肉蔻（煨）、石脂（煅）、诃子（煨）、木香、炒干姜各五分。清晨溏泄，加破故纸（炒）、茴香（炒）、肉蔻（煨）。

12. 既济丸（《古今医统大全·卷三十五·泻泄门·治泻通用剂》）

治一切泻泄不止。

黄连（切如豆大，四两）　生姜（二两，切成粗丝，同黄连炒黄燥）

上二味为细末，醋打硬糊丸，梧桐子大。每服五十丸，白汤下。

13. 治泄通用验方

1)《医便·卷二·夏月诸症治例》

治泄泻日夜无度，诸药不效者。

针砂　地龙　猪苓（各等分）

为末，生葱捣汁，调方寸匕贴脐心，小便长泻

即止。

2)《景岳全书·卷之五十德集·新方八阵·新方八略引》

治泄泻饮食少进。

糯米（水浸一宿沥干，慢火炒令极熟，磨细，罗如飞面，一升） 怀山药（炒研末，一两，和米粉内）

每日清晨用半盏，入白糖二匙，川椒末少许，将极滚汤调食，其味甚佳，且不厌人，大有资补。久服之，其有精寒不能成孕者亦孕矣。

3)《救生集·卷一·泄泻门》

治泄泻初起。

陈细茶（一钱） 核桃仁（炕烧，五个） 生姜（三钱） 红砂糖（三钱）

水二碗，煎八分，次早服自愈，神效。

14. 人参升胃汤（《证治准绳·类方·第六册·泄泻》）

治一日大便三四次，溏而不多，有时泄泻，腹鸣，小便黄。

黄芪（二钱） 人参 陈皮 炙甘草（各一钱） 升麻（七分） 柴胡 当归身 益智（各五分） 红花（少许）

水二盏，煎至一盏，去滓，稍热，食前服。

15. 温六丸（《证治汇补·泄泻》引丹溪）

治泄泻而呕吐者。

六一散（七两） 干姜（一两）

末之，粥丸。一方，去干姜，加吴萸二两，名参萸丸。六一散用生姜汤调服，或以末和人七分之一汤调。

16. 小建中汤（《成方切用·卷六下·祛寒门》）

治肠鸣泄泻而痛者。

芍药（六钱） 桂枝 生姜（各三钱） 炙草（二钱） 大枣（四枚）

水三杯，煎一杯去滓，入饴糖四钱，烊温服。

三、治中焦脾虚泄泻方

1. 丁香散（《博济方·卷三·大便证》）

治脾泄泻。

厚朴（半两，去皮，用生姜汁涂，炙令香黄） 槟榔（一个，火煨过） 肉豆蔻（二个，去皮，面裹煨） 丁香（二钱，焙干）

上四味，同杵为末。每服二钱，用米饮煎三二

沸，温汤服，以少许清粥饮冲下。

2. 香姜散（一名委姜散，一名姜黄散）（《博济方·卷三·大便证》）

治久患脾泄泻。

宣连（一两，匀锉如豆大） 生姜（四两，匀锉如黑豆大）

上二味一处，以慢火炒令干，姜脆、深赤色即止，去姜取出，只要黄连，研为细末。每服二钱，空心腊茶清下。

3. 草豆蔻散（《博济方·卷三·大便证》）

治胃口冷，吃食无味及脾泄泻不止。

草豆蔻（半两，每个面裹煨，候面焦黄，去面用） 甘草（一两，炙） 肉桂（去皮，一两） 陈皮（去白，一两） 蛮姜（一两）

上五味，同为细末。每服一钱半，更入陈米末一钱，水一盏，枣二枚，同煎七分，温服，其滓，再煎服之。

4. 厚朴汤（《圣济总录·卷第四十五·脾脏冷气腹内虚鸣》）

治脾脏虚冷，腹胀肠鸣，疗痛泄泻，饮食不化。

厚朴（去粗皮，生姜汁炙） 白茯苓（去黑皮） 人参 草豆蔻（去皮） 陈橘皮（汤浸去瓤，焙炒，各三分） 半夏（汤洗去滑，生姜汁制） 桂（去粗皮） 木香 白术（炒） 枳壳（去瓤，麸炒，各半两）

上一十味，粗捣筛。每服四钱匕，水一盏半，生姜三片，枣一枚劈，煎至七分，去滓，食前温服。

5. 吴茱萸丸（《圣济总录·卷第四十六·脾气虚腹胀满》）

治脾虚吞酸呕逆，腹痛泄泻，不思饮食，腹胁膨胀。

吴茱萸（汤洗，焙干，炒，六两） 附子（炮裂，去皮脐，二两半） 桂（去粗皮，四两） 荜茇 厚朴（去粗皮，生姜汁炙） 干姜（炮） 荜澄茄 胡椒（炒，各二两）

上八味，捣罗为末，炼蜜和丸如梧桐子大。每服二十丸至三十丸，米饮下。

6. 建脾汤（《圣济总录·卷第四十四·脾脏门·脾脏虚冷泄痢》）

治脾虚泄滑不止，腹内虚鸣。

诃黎勒（煨，去核） 附子（炮裂，去皮脐，各一两） 陈橘皮（去白，焙） 白术（锉，炒） 干姜

（炮） 陈曲（炒） 吴茱萸（汤洗,焙干,炒,各半两） 肉豆蔻（去壳,三分）

上八味,锉如麻豆大。每服三钱匕,用水一盏,生姜三片,盐少许,煎取六分,去滓,温服不拘时。

7. 肉豆蔻散（一名**肉蔻散**）（《圣济总录·卷第四十四·脾脏门·脾脏虚冷泄痢》）

治脾胃虚冷,泄利水谷,两胁气胀,饮食无味,稍食即壅。

肉豆蔻（去壳,面裹煨令黄） 附子（炮裂,去皮脐,各一两）

上二味,捣罗为散。空心陈米饮调下三钱匕。

8. 人参豆蔻煮散（《圣济总录·卷第四十四·脾脏门·脾脏虚冷泄痢》）

治脾胃虚冷呕逆不思食,脐腹疠痛,大便滑泄。

人参 黄芪（锉,各一两） 干木瓜（锉,焙） 诃黎勒皮（各三两） 肉豆蔻（煨,去壳,一枚） 陈橘皮（汤浸去白,焙） 白术 高良姜 木香 甘草（炙,锉,各半两） 白茯苓（去黑皮,一两半）

上一十一味,捣罗为散。每服三盏匕,水一盏,煎至七分,去滓,温服空腹午时,日二。

9. 姜连散（《圣济总录·卷第七十四·泄痢门·濡泻》）

治久患脾泄泻。

生姜（四两） 黄连（去须,一两）

上二味,咀如麻豆,一处慢火炒令姜赤色,去姜取黄连为细散。每服二钱匕,空腹腊茶清调下,不过二服瘥。

10. 诃黎勒散（《圣济总录·卷第四十四·脾脏门·脾脏虚冷泄痢》）

治脾脏泄滑不止。

诃黎勒皮 白豆蔻 陈橘皮（去白,焙） 干姜（炮,各半两） 丁香（半分） 木香 缩沙仁（各一分）

上七味,捣罗为散。用猪肝一叶,去脂膜细切后,入药末两匙头,分作四处,用面裹作饼子四个,每日将一个以文武火煨令黄熟,空心细嚼,盐汤或米饮下。

11. 健脾汤（《圣济总录·卷第七十四·泄痢门·濡泻》）

治胃虚泄泻,老人冷泻。

乌头（炮裂,去皮脐,三分） 厚朴（去粗皮,生姜汁炙） 甘草（炙,锉） 干姜（炮,各一分）

上四味锉如麻豆。每服三钱匕,水一盏,生姜二片,煎至七分,去滓热服。

12. 二神丸（《普济本事方·卷二》）

治脾胃虚弱,不思饮食,泄泻不止。

肉豆蔻（生用,二两） 破故纸（炒,四两）

上为末,以大肥枣四十九枚、生姜四两切同煮,枣烂去姜,取枣肉研膏入药和丸梧桐子大。每服五十丸,盐汤下。

13. 沉香神曲煎（《鸡峰普济方·卷第八·脾胃肝肾》）

治脾虚食少迟化,饮食减少,大便泄泻。

沉香（二分） 神曲（十六分） 干姜 桂心（各六分） 吴茱萸 椒（各四分） 白术（十分）

上为细末,酒煮,面糊为丸如梧子大。每服三十粒,米饮下,空心。

14. 助脾煎（《鸡峰普济方·卷第八·脾胃肝肾》）

治脾胃虚寒,腹痛,泄泻,饮食无味。

人参 荜茇 胡椒 荜澄茄 桂（各一两） 白术 干姜 良姜 附子（各一两半）

上为细末,水煮,面糊为丸如梧子大。米饮下二十丸,食前服。

15. 乌头健脾散（《鸡峰普济方·卷第八·脾胃肝肾》）

治脾胃虚弱,泄泻,老人脏泄。

乌头 厚朴 甘草 干姜（各一两）

上为细末。每服二钱,水三合,生姜二片,煎至二合,热服。

16. 丁香健脾散（《鸡峰普济方·卷第八·脾胃肝肾》）

治脾元气弱,食少,腹胀,泄泻,肠鸣。

草果（炮,一个） 肉豆蔻（二个） 丁香（一分） 舶上丁香皮（四两） 舶上茴香 白干姜 桂 甘草（各半两） 郁李仁（一分）

上为细末,白汤点之。早晨或腹冷痛服之尤效。如渴,不得饮水。

17. 参苓白术散（《鸡峰普济方·卷第八·脾胃肝肾》）

治脾胃虚弱,饮食不进,呕吐泄泻。

人参　白茯苓　白术　甘草　山药（各二斤）　白扁豆　缩砂仁　桔梗　莲子肉　薏苡仁（各一斤）

上为细末。每服二钱，煎枣汤下。小儿量岁数与之。

18. 霹雳汤（《扁鹊心书·神方》）

治脾胃虚弱，因伤生冷成泄泻，米谷不化。

川附（泡去皮脐，五两）　桂心（去皮尽，二两）　当归（二两）　甘草（一两）

共为细末。每服五钱，水一大盏，生姜七片，煎至六分，和渣通口服。小儿止一钱。

19. 八仙丸（《扁鹊心书·神方》）

治脾胃久冷，大便泄泻，肠中疙痛，米谷不化，饮食不进等证。

附子（炮）　高良姜　荜茇　砂仁　肉豆蔻（各一两）　生姜（三两）　厚朴（姜汁制，四两）

为末，醋糊丸梧子大。米饮下五十丸。

20. 铁刷汤（《太平惠民和剂局方·卷之三·宝庆新增方》）

治滑肠泄泻。

良姜（油炒，六两）　茴香（炒，二两）　甘草（炙，八两半）　苍术（米泔浸一宿，八两）

上为细末。每服二钱，姜三片，盐一捻，水一盏，煎至七分，温服，或热酒调下亦得。

21. 盐煎散（《太平惠民和剂局方·卷之三·宝庆新增方》）

治脾胃虚冷，不思饮食，时发呕吐，霍乱转筋，脐腹冷疼，泄泻不止。

草果仁（去皮，煨）　缩砂（去壳取仁）　槟榔（炮，锉）　厚朴（去粗皮）　肉豆蔻（煨）　羌活（去芦）　苍术（米泔浸二宿）　陈皮（去白）　荜澄茄　枳壳（去瓤，麸炒）　良姜（油炒）　茯苓（去皮）　大麦芽（炒）　茴香（炒）　川芎（洗，锉）　甘草（熟，各二两）

上件碾为细末。每服二钱，水一盏半，入盐一字，同煎至八分，空心，食前服之。

22. 蟠葱散（《太平惠民和剂局方·卷之三·新添诸局经验秘方》）

治男子、妇人脾胃虚冷，攻筑心腹，连胁肋刺痛……时或呕逆，霍乱转筋，腹冷泄泻。

延胡索（三两）　苍术（米泔浸一宿，去皮）　甘草（熟，各半斤）　茯苓（白者，去皮）　蓬莪

术　三棱（煨）　青皮（去白，各六两）　丁皮缩砂（去皮）　槟榔（各四两）　肉桂（去粗皮）　干姜（炮，各二两）

上捣，罗为末。每服二钱，水一盏，连根葱白一茎，煎七分，空心，食前，稍热服。

23. 固肠散（《太平惠民和剂局方·卷之六·吴直阁增诸家名方》）

治脾胃虚弱，内受寒气，泄泻注下，水谷不分，冷热不调，下痢脓血，赤少白多。

陈皮（炒，二十两）　木香（不见火，一两）　肉豆蔻（生用）　罂粟壳（去蒂、盖，蜜炙，各三两）　干姜（炮）　甘草（炙，各二两半）

上件为细末。每服二钱，酒一盏，生姜二片，枣一枚，同煎至七分，温服，不计时候。如不饮酒，水煎亦得。忌酒、面、鱼腥等物。

24. 地榆散（《太平惠民和剂局方·卷之六·宝庆新增方》）

治肠胃气虚，冷热不调，泄泻不止。

石榴皮　莲蓬（去茎）　甘草（炒）　罂粟壳（去瓤，蜜涂炙，各等分）

上为细末。每服二大钱，水一盏半，生姜三片，煎至一盏，通口服，不拘时候。

25. 赤石脂散（《太平惠民和剂局方·卷之六·治泻痢》）

治肠胃虚弱，水谷不化，泄泻注下，腹中雷鸣及冷热不调，下痢赤白，肠滑腹痛，遍数频多。

赤石脂（煅）　甘草（熟，各五两）　缩砂仁（二十两）　肉豆蔻（面裹，煨熟，四十两）

上为末。每服二钱，温粟米饮调下，食前，空心服。

26. 木香散

1)《太平惠民和剂局方·卷之六·治泻痢》

治脾胃虚弱，内挟风冷，泄泻注下，水谷不化，脐下疙痛，腹中雷鸣，胸膈痞闷，胁肋虚胀，及积寒久利，肠滑不禁，肢体羸困，不进饮食。

丁香　木香　当归（去芦，洗，焙）　肉豆蔻仁（炮）　甘草（熟，各二十两）　附子（去皮、脐，醋煮，切片，焙干）　赤石脂（各四十两）　藿香叶（洗，焙，四十两）　诃子皮（十五两）

上为末。每服一大钱，水一盏半，入生姜二片，枣一个，同煎至六分，温服，空心，食前。

2)《杨氏家藏方·卷第七·泄泻方二十道》

治脾胃久虚，泄泻不止，全不思食，脐腹作痛，虚阳上冲，口中生疮，及妇人产后虚冷，下泄冷痢。

木香（一两） 破故纸（炒，一两） 高良姜 缩砂仁 厚朴（生姜汁制炒，各七钱半） 赤芍药 陈橘皮（去白） 肉桂（去粗皮） 白术（各半两） 胡椒（一分） 吴茱萸（汤洗七次，一分） 肉豆蔻（面裹煨香，四枚） 槟榔（一枚）

上件为细末。每服三钱，用豮猪肝四两去筋膜，批为薄片，重重掺药；银、石器内入浆水一碗，醋一茶脚，盖覆煮肝熟，入盐一钱，葱白三茎，细切生姜一弹子大，同煮水欲尽，放温空心为一服。初服微泻不妨，此是逐下冷气，少时自止。

27. 罂粟汤（《太平惠民和剂局方·卷之六·吴直阁增诸家名方》）

治肠胃气虚，冷热不调，或饮食生冷，内伤脾胃，或饮酒过度，脐腹㽲痛，泄泻肠鸣，下痢或赤或白，里急后重，日夜频并，饮食减少，及肠胃受湿，膨胀虚鸣，下如豆汁，或下鲜血，并治之。

艾叶（去梗） 黑豆（炒，去皮） 陈皮（去白） 干姜（炮） 甘草（炙，各二两） 罂粟壳（去蒂，蜜炙，四两）

上件锉为粗散。每服三钱，水一盏半，煎至一盏，去渣，温服，食前。忌生冷、油腻，毒物。小儿量岁数，加减与之。

28. 养脾丸（《太平惠民和剂局方·卷之三·治一切气》）

治脾胃虚冷，心腹绞痛，胸膈满闷，胁肋虚胀，呕逆恶心，噫气吞酸，泄泻肠鸣，米谷不化，肢体倦怠，不思饮食。

大麦糵（炒） 白茯苓（去皮） 人参（去芦，各一斤） 干姜（炮） 缩砂（去皮，各二斤） 白术（半斤） 甘草（锉，爁，一斤半）

上为细末，炼蜜和丸，每两作八丸。每服一丸，细嚼，生姜汤送下，食前服。

29. 诃黎勒丸

1）《太平惠民和剂局方·卷之六·治泻痢》

治肠胃虚弱，内受风冷，水谷不化，泄泻注下，腹痛肠鸣，胸满短气。又治肠胃积寒，久利纯白，或有青黑，日夜无度，及脾胃伤冷，暴泻不止，手足逆冷，脉微欲绝。

诃黎勒皮 川乌头（炮，去皮、脐） 缩砂仁 白矾（煅，各四十两） 肉豆蔻（去皮，炮） 木香 干姜（炮，各二十两） 龙骨（洗） 赤石脂（各八十两）

上为末，用粟米饭为丸如梧桐子大。每服二十丸至三十丸，温粟米饮下，食前服。甚者可倍加丸数。

2）《杨氏家藏方·卷第七·泄泻方二十道》

治脾胃虚损，泄泻不止，脐腹㽲痛。

肉豆蔻（面裹煨香） 草豆蔻（去壳） 诃黎勒（煨去核，各二两） 高良姜（三两） 干姜（三两，以上二姜用好醋一升同煮，醋尽晒干入余药） 赤石脂（二两）

上件为细末，粳米饭丸如梧桐子大。每服五十丸，米饮送下，食前。

30. 丁香豆（《太平惠民和剂局方·卷之六·续添诸局经验秘方》）

治脾胃虚弱，宿寒停积，或饮食生冷，内伤脾胃，泄泻注下，水谷不化，胸满短气，呕逆恶心，脐腹㽲痛，胁肋胀满，腹内虚鸣，饮食减少，及积寒久痢，纯白或白多赤少，日夜无度，或脾胃虚寒，泄泻日久，愈而复发者。

京三棱（炮） 木香（不见火） 厚朴（去粗皮，姜汁制） 芍药 肉豆蔻（炮） 人参 干姜（炮） 茯苓（白者，去皮，各五两） 吴茱萸（汤洗七次，焙） 甘草（炙） 丁香（各三两半） 苍术（去皮，七两）

上为细末。每服三钱，水一盏，生姜三片，枣一个，擘破，同煎至八分，空心，食前温服。如不及煎，入盐少许，汤点服亦得。

31. 千金大养脾丸（《太平惠民和剂局方·卷之三·新添诸局经验秘方》）

治脾胃虚弱，停寒留饮……久病泄泻，肠胃虚滑。

枳壳 神曲 陈皮（去白） 麦糵（炒） 茴香 白姜（炮） 缩砂（去皮） 肉豆蔻 三棱（炮） 茯苓（去皮） 良姜 薏苡仁 益智（去壳） 胡椒 木香 白扁豆（炒） 丁香 白术 红豆 藿香（去梗） 山药 苦梗（炒） 人参 甘草（炙） 蓬莪术（炮）

上各等分为末，炼蜜为丸如弹子大。每服一粒，细嚼，白汤送下，温酒亦得，空心，食前。

32. 姜合丸（《太平惠民和剂局方·卷之三·吴直阁增诸家名方》）

治脾胃久虚,内伤冷物,泄泻注下,腹痛肠鸣;或久痢纯白,时下青黑,肠滑不禁。

丁香(不见火) 木香(不见火) 人参(各一两) 白术(焙) 青皮(去白) 陈皮(去白,各二两) 附子(炮,去皮、脐,二两半) 厚朴(去粗皮,姜汁炙) 肉豆蔻(炮,各二两) 干姜(炮,三两)

上件为细末,入硇砂八钱,姜汁、面打糊为丸,每一两作二十丸。每服一丸,用老姜一块,如拇指头大,切开作合子,安药于内,用湿纸裹,慢火煨一顿饭久,取出去纸,和姜细嚼,白汤送下。孕妇不得服。小儿一粒分四服。

33. 大七香丸(《太平惠民和剂局方·卷之三·绍兴续添方》)

治男子、妇人脾元气冷,胃气虚乏,不思饮食,心膈噎塞,渐成膈气,脾泄泻利。

香附子(炒,一百九十二两) 麦蘖(炒,一百两) 丁香皮(三百三十两) 缩砂仁 藿香(叶,各二百五十两) 甘松 乌药(各六十四两) 肉桂(去粗皮) 甘草(炒) 陈皮(去白,洗,各二百五十两)

上为末,炼蜜为丸如弹子大。每服一粒,盐酒、盐汤嚼下。

34. 育肠丸(《太平惠民和剂局方·卷之六·宝庆新增方》)

治肠胃虚弱,内挟生冷,腹胀泄泻,时时刺痛,里急后重,下痢赤白,或变脓血,昼夜频并,经久不瘥。

乌梅肉 黄连(去须,各一分) 诃子皮 罂粟壳(去盖、筋,蜜炙) 肉豆蔻(包湿纸裹煨,各半两) 当归(去芦,酒浸一宿,焙,一两)

上为细末,炼蜜丸如梧桐子大。每服三十丸至五十丸,空心,食前饭饮下。如小儿,作小丸,煎甘草姜汤下。

35. 大断下丸(《太平惠民和剂局方·卷之六·淳祐新添方》)

治脏腑停寒,肠胃虚弱,腹痛泄泻,全不思食。

高良姜(去芦) 赤石脂(研) 干姜(炮) 龙骨(研,各一两半) 肉豆蔻(面裹,煨) 牡蛎(火煅) 附子(炮,去皮、脐) 白矾(枯) 诃子(煨,去核,各一两) 细辛(去土、叶,七钱半) 酸石榴皮(去瓤,米醋浸一宿,取出,炙令焦黄色,

一两)

上为末,醋煮面糊丸,如梧桐子大。每五十丸,空心温米饮下。

36. 大香连丸(《太平惠民和剂局方·卷之六·吴直阁增诸家名方》)

治丈夫、妇人肠胃虚弱,冷热不调,泄泻烦渴,米谷不化,腹胀肠鸣,胸膈痞闷,胁肋胀满,或下痢脓血,里急后重,夜起频并,不思饮食。

黄连(去芦、须,用茱萸十两同炒令赤,去茱萸不用,二十两) 木香(不见火,四两八钱八分)

上件为细末,醋糊为丸如梧桐子大。每服二十丸,饭饮吞下。

37. 豆附丸(《太平惠民和剂局方·卷之六·吴直阁增诸家名方》)

治丈夫、妇人肠胃虚弱,内受风冷,水谷不化,泄泻注下,腹痛肠鸣,手足逆冷。

肉豆蔻(炮) 白茯苓(焙) 附子(炮,去脐,各四两) 木香(不见火) 干姜(炮) 肉桂(去粗皮,各二两) 丁香(不见火,一两)

上为细末,姜汁面糊为丸如梧桐子大。每服五十丸至一百丸,用生姜汤吞下,粥饮亦得,空心,食前进。

38. 朝真丹(《太平惠民和剂局方·卷之六·治泻痢》)

治肠胃虚弱,内受风冷,或饮食生冷,内伤脾胃,泄泻暴下,日夜无度,肠鸣腹痛,手足厥寒。

硫黄(生,研细,三十两) 朱砂(研,为衣,三两一钱) 白矾(煅,七两半)

上令研匀,用水浸,蒸饼为丸如梧桐子大,以前朱砂为衣。每服三十丸,温米饮下,不计时候,夏月宜备急。

39. 厚朴汤(《太平惠民和剂局方·卷之十·诸汤》)

治脾胃虚冷,腹痛泄泻,胸膈痞闷,胁肋胀满,呕逆恶心,不思饮食。

厚朴(去粗皮,用生姜二斤,制十斤) 枣(一斗六升) 丁香皮(八两) 甘草(炒,十一斤) 丁香枝杖(十二两) 盐(炒,十五斤)

上为末。每服二钱,水一盏,入生姜三片,枣二个,擘破,同煎至七分,热服。每服一钱,沸汤点服,食前。

40. 万金饮(《太平惠民和剂局方·卷之六·

续添诸局经验秘方》）

治脾胃虚弱，内受风寒，或饮食生冷，伤于脾胃，呕吐泄泻，脐腹疼痛，胁肋胀满，肠内虚鸣；及肠胃受湿，脓血相杂，下如豆汁，或下瘀血，里急后重，日夜无度，饮食减少，渐至瘦弱，并能治之。

陈皮（去白）　甘草（半生、半炙）　罂粟壳（去蒂、盖，半生、半蜜炙，各等分）

上为粗末。每服四钱，先用沸汤泡盅热，又于碗内盛重汤，坐盏在内，却抄药末在盅内，用沸汤泡至七分，盏上用盏盖之，良久，纱绵滤去渣，空心，食前温服。

41. 四君子汤（《太平惠民和剂局方·卷之三·新添诸局经验秘方》）

治荣卫气虚，脏腑怯弱，心腹胀满，全不思食，肠鸣泄泻，呕哕吐逆。

人参（去芦）　甘草（炙）　茯苓（去皮）　白术（各等分）

上为细末。每服二钱，水一盏，煎至七分，通口服，不拘时，入盐少许，白汤点亦得。

42. 七枣汤（《太平惠民和剂局方·卷之六·治泻痢》）

治脾胃虚弱，内受寒气，泄泻注下，水谷不分。

茴香（去土，炒）　川乌（炮，去皮、脐）　缩砂（取仁，各八两）　厚朴（去粗皮，姜制，一斤）　益智（去皮，半斤）　干姜（炮，四两）　甘草（六两）

上件为粗末。每服二钱，水一盏，人大枣七个，擘破，同煎至七分，去滓，温服，食前空心服

43. 四君子丸（《洪氏集验方·卷第五》）

治脾虚，受食不克化，停积中脘，吐逆恶心，脏腑泄泻。

缩砂仁　乌梅肉（焙干秤）　陈橘皮（去穰，取仁）　诃子（纸裹，煨，去核，取皮用，各一两）

为末，煮好大枣，取肉为丸，如麻子大。每服三十丸至五十丸，枣汤熟水任下，无时。

44. 象骨散（《黄帝素问宣明论方·卷十·痢门·泄痢总论》）

治脾胃虚弱，心腹胀满，水谷不消，噫气吞酸，食辄呕吐，霍乱，泄泻脓血。

象骨（炒，四两）　诃子（取肉，二两）　肉豆蔻（一两）　甘草（二两）　干姜（半两）

上为末。每服三钱，水一盏半，煎至八分，和滓热服，食前，日三服。

45. 白术厚朴汤（《三因极一病证方论·卷之五·五运时气民病证治》）

治脾虚风冷所伤，心腹胀满疼痛，四肢筋骨重弱，霍乱吐泻。

白术　厚朴（姜炒）　半夏（汤洗）　桂心　藿香　青皮（各三两）　干姜（炮）　甘草（炙，各半两）

上锉散。每服四钱，水盏半，姜三片，枣一枚，煎七分，去滓，食前服之。

46. 茱萸汤（《杨氏家藏方·卷第七·泄泻方二十道》）

治肠胃虚寒，泄泻不止。

当归（洗焙，三钱）　干姜（炮，三钱）　肉桂（去粗皮，二两）　附子（炮，去皮脐，二两）　吴茱萸（汤洗七次，一两）

上件为粗末。每服四钱，水一盏煎至七分，去滓温服，食前。

47. 抵圣散（《杨氏家藏方·卷第七·泄泻方二十道》）

治脾胃虚弱，泄泻不止，腹痛肠鸣，水谷不化，不思饮食。

肉豆蔻（面裹煨香，八枚）　人参（去芦头）　陈橘皮（去白）　木香　白茯苓（去皮，各半两）　肉桂（去粗皮，一两）　附子（炮，去皮脐，一两）　甘草（炙，七钱半）　诃子（煨，去核，一十六枚）

上件为细末。每服三钱，水一盏半，生姜三片，枣子一枚，煎至一盏温服。空心、食前。

48. 枣附丸（《杨氏家藏方·卷第七·泄泻方二十道》）

治胃气虚弱，大肠冷滑，脏腑泄泻，米谷不化，饮食无味，乏力短气。

附子（七钱以上者，不去皮，一十两），同大枣二升于银、石器内，用水慢火同煮，药上常令有两指许水面，水耗则旋添热汤，煮一日取出。附子每个切作三片，再同枣一处又煮半日，取附子削去皮，薄切片，焙干为末，别煮枣肉，烂研和丸如梧桐子大。

每服五十丸，渐加至一百丸，空心、米饮下。

49. 高良姜丸（《杨氏家藏方·卷第六·脾胃方六十一道》）

治脾胃虚弱，中脘停寒，心腹作痛，泄泻不止，不思饮食。

高良姜（二两）　干姜（炮）　肉桂（去粗皮）　人参（去芦头）　白术　甘草（炒，各一两）　丁香（一分）　荜澄茄（一分）　肉豆蔻（面裹煨，七枚）　缩砂仁（半两）

上件为细末，炼蜜为丸，每一两作一十丸。每服一丸，生姜汤化下，食前。

50. 养脏丸（《杨氏家藏方·卷第七·泄泻方二十道》）

治肠胃虚寒，泄泻无度，不进饮食。

生硫黄（一两）　干姜（炮）　肉豆蔻（面裹煨香）　附子（炮，去皮脐）　山药　鹿角霜（各三两）

上件为细末，以面糊为丸如梧桐子大。每服三十丸，渐加至五十丸，温米饮下，空心、食前。

51. 实肠丸（《杨氏家藏方·卷第七·泄泻方二十道》）

治肠胃虚弱，腹胀泄泻，时时刺痛。

黄连（去须，一两）　肉豆蔻（面裹煨香）　丁香　干姜（炮）　白茯苓（去皮）　当归（洗，焙）　诃子（煨，去核，各半两）　木香（一分）

上件同为细末，用猪胆汁煮面糊为丸如梧桐子大。每服五十丸，米饮下，食空。

52. 四倍丸（《杨氏家藏方·卷第六·脾胃方六十一道》）

壮脾胃，去寒湿，治泄泻，疗吐逆。

人参（去芦头，一两）　甘草（炙，二两）　干姜（炮，四两）　白术（八两）

上件为细末，炼蜜为丸如梧桐子大。每服一百丸，温米饮下，空心、食前。

53. 木香橘皮丸（《杨氏家藏方·卷第六·脾胃方六十一道》）

治脾胃虚弱，饮食所伤，久不消化，或成泄泻及气不升降。

木香（一分）　丁香（一分）　陈橘皮（去白）　青橘皮（去白）　京三棱（炮切）　蓬莪术（炮切）　乌梅（连核，各一两）　肉桂（去粗皮，半两）　缩砂仁（半两）　黑牵牛（微炒，一两）

上件为细末，醋煮面糊为丸如梧桐子大。每服一十五丸至二十丸，食后、临卧，熟水、米饮任下。

54. 启脾丸（《是斋百一选方·卷之二·第三门》）

治脾胃虚弱，气不升降，中满痞塞，心腹膨胀，肠鸣泄泻。

人参　白术　青皮（汤洗，去穰）　神曲（炒）　麦糵（炒）　陈皮（汤洗，去穰）　厚朴（去粗皮，锉，姜制一宿，炒）　缩砂仁　干姜（炮，各一两）　甘草（炒，一两半）

上为细末，炼蜜为丸如弹子大。每服一丸，细嚼，米饮汤送下，空心食前服。

55. 附子仓米汤（《是斋百一选方·卷之二·第三门》）

补虚，生胃气，逐冷痰，和五脏，快胸膈，进饮食，止泄泻。

附子（炮，去皮脐，八钱重者一只）　人参（去芦头）　甘草（微炒）　半夏（汤泡七次，切作片，焙干，姜汁制）　黄芪　白术（各半两）　川姜（微炒，二钱）　南木香（一钱半）

上为㕮咀。每服二大钱，水一大盏半，入炒陈仓米半合，同煎至八分，去滓，空心食前温服。

56. 养婆汤（《是斋百一选方·卷之六·第八门》）

治脾胃虚损，脏腑泄泻，不进饮食。

川乌（炮，去皮脐）　梓朴（去粗皮，姜汁制）　干姜（炮，各等分）　甘草（炙，减半之）

上为粗末。每服四大钱，水一盏半，生姜五片，枣二枚，煎至八分，食空服，看病证紧慢增减药味。

57. 桂香散（《是斋百一选方·卷之十八·第二十六门》）

治脾胃虚弱，并妇人脾血久冷。

草豆蔻（去壳，炒）　甘草　高良姜（锉，炒香熟）　白术　缩砂仁（各一两）　青皮（去穰，炒黄）　诃子肉（各半两）　肉桂（一分）　生姜（切）　厚朴（去皮）　枣肉（切，水一碗，煮以上三味令干，同杵为团，焙干，各一两）

上同为细末。每服二钱，入盐少许，沸汤点，空心服。

58. 白术汤（《严氏济生方·诸虚门·五劳六极论治》）

治脾劳虚寒，呕吐不食，腹痛泄泻，胸满喜噫，多卧少起，情思不乐，肠鸣体倦。

白术　人参　草果仁　干姜（炮）　厚朴（姜制，炒）　肉豆蔻（面裹煨）　橘皮（去白）　木香

（不见火） 麦蘖（炒，各一两） 甘草（炙，半两）

上咬咀。每服四钱，水一盏半，姜五片，枣一枚，煎至七分，去滓，食前温服。

59. 加味五苓汤（《严氏济生方·大便门·泄泻论治》）

治伏暑热二气及冒湿泄泻注下，或烦，或渴，或小便不利。

赤茯苓（去皮） 泽泻 木猪苓（去皮） 肉桂（不见火） 白术（各一两） 车前子（半两）

上咬咀。每服四钱，水一盏半，生姜五片，煎至八分，去滓，温服，不拘时候。

60. 加味治中汤（《严氏济生方·大便门·泄泻论治》）

治脾胃不足，饮食不节，过食生冷，肠鸣腹痛，泄泻注下。

干姜（炮） 白术 青皮（去白） 陈皮（去白） 缩砂仁（各一两） 人参（去芦） 甘草（炙，各半两）

上咬咀。每服四钱，水一盏半，生姜五片，枣子一枚，煎至七分，去滓，温服，不拘时候，或兼进感应丸。

61. 白术附子汤（《严氏济生方·大便门·泄泻论治》）

治肠胃虚湿，肠鸣泄泻，或多自汗。

白术（二两） 附子（炮） 茯苓（去皮，各一两）

上咬咀。每服四钱，水一盏半，生姜七片，枣子一枚，煎至七分，去滓，温服，不拘时候。

62. 养胃汤（《仁斋直指方论·卷之六·调理脾胃方论》引《三因方》）

治脾胃虚寒，呕逆恶心，腹胁胀痛，肠鸣泄泻。

藿香（去梗土） 厚朴（姜汁制炒） 半夏（汤泡） 茯苓（去皮，各一钱） 半草果仁 陈皮（去白） 人参（去芦） 橘红（各二钱半） 甘草（炙，一钱） 白术（七分半）

上作一服，水二盅，生姜五片，红枣一枚，乌梅半个，煎至一盅，食远服。

63. 补脾汤（《仁斋直指方论·卷之六·调理脾胃方论》引《三因方》）

治脾胃虚寒，泄泻腹满，气逆呕吐，饮食不消。

人参（去芦） 茯苓（去皮） 草果（去皮） 干姜（炮，各一两） 麦芽（炒） 甘草（炙，各一两

半） 厚朴（去皮，姜制） 陈皮（去白） 白术（各七钱半）

上咬咀。每服四钱，水一盏，煎七分，去渣，空心温服。

64. 升阳除湿汤（《仁斋直指方论·卷之十三·泄泻·附诸方》引《拔粹》方）

治脾胃虚弱，不思饮食，肠鸣腹痛，泄泻无度，小便黄色，四肢困弱。

升麻 柴胡 防风 神曲 泽泻 猪苓（各半两） 苍术（一两） 陈皮 甘草（炙） 大麦芽（各三钱）

上咬咀。水煎，食后热服。

65. 八味理中丸（《仁斋直指方论·卷之六·调理脾胃·调理脾胃方论》引《百一选方》）

治脾胃虚寒，饮食不化，胸膈痞闷，或呕吐痰水，或肠鸣泄泻。

砂仁 川姜 麦芽（各二两） 白茯苓 神曲（炒） 人参（各一两） 白术（四两） 甘草（炙，一两半）

上为末，炼蜜丸，每两分作十丸。空心用一丸，姜汤嚼下，或加半夏曲一两为末，入盐点服亦可。

66. 调中散（《仁斋直指方论·卷之十三·泄泻·泄泻证治》）

治肠虚泄泻，止呕进食。

藿香叶 缩砂 莪术（炮） 干姜（炮） 肉桂 茴香（炒） 草果（各半两） 麦芽（炒） 益智仁 橘红（各三分） 苍术（炒） 神曲（炒） 甜梗（各一两） 甘草（炙，三钱）

上末。每服三钱，姜枣并少盐煎服。

67. 崇土散（《类编朱氏集验医方·卷之四·脾胃门·治方》）

治脾土虚弱，肾水无畔岸，易致腹满、腹痛，时有泄泻之证。

白术（切大片，以黄土半两，水一碗，煮一晌，须洗去泥，焙，一两） 丁香（生用，三钱） 干姜（黄泥裹煨十分干，一两） 草果（黄泥裹煨干，去皮，半两） 人参（黄泥裹煨，半两） 缩砂（连皮，黄土炒少时，去皮，二两） 粉草（黄泥裹煨干，去土，锉，半两）

上为末。每服二钱，沸汤调服，日空心三服，或用伏龙肝煎汤尤妙。

68. 青枣散（《类编朱氏集验医方·卷之四·脾胃门·治方》）

治脾胃泄泻,心腹膨胀疼痛,不纳饮食。

陈皮 甘草 干姜 良姜（各炒）

上等分,细末。每服一钱,盐汤空心点服,姜枣煎亦得。忌生冷、鱼腥、酒、猪肉动气物。只可吃鸠子、雀儿、猪肝、肺等物。

69. 煮朴丸（《类编朱氏集验医方·卷之四·脾胃门·治方》）

治脾胃不足,停寒留饮,泄泻无时。

厚朴（制,一斤） 天南星（去皮,四两） 肉枣（去核,五十个） 生姜（和皮洗,切作片,入大蒜十枚同煮,一斤半）

用水五升同煮。上四味于银器中煮,令干,略炒,去姜不用,却入后药:

干姜（炮） 茴香（炒,各四两） 青盐（煅,一两） 甘草（炙,同前药煮干,去草不用,一两半） 附子（炮） 川椒（择口闭者,去目,炒） 白茯苓（各二两）

上件细末,神曲糊为丸如梧桐子大。每服五十丸,加至七十丸,空心,米饮下。

70. 炙肝散（《御药院方·卷七·治泄痢门》）

治脾胃虚弱,五劳七伤,肌体羸瘦,全不思食,久患泄泻,肠滑不止,心胸满闷,脐腹疼痛。

木香 白术 生犀末 山茵陈（去枝梗） 红豆蔻 缩砂仁 桂（去粗皮） 人参（去芦头） 黑附子（炮制,去皮脐） 石斛（锉,炒） 狗参（去皮） 川芎 良姜 柴胡（去苗） 诃子（炮,去核） 草豆蔻（炮,去皮,各一两半） 陈皮（去白） 白芍药 白芜荑（炒,去皮） 干姜（炮） 桔梗 吴茱萸（洗,焙干） 防风 紫菀（去土） 紫参（去皮,各半两）

上二十五味各修制毕,捣罗为细末。每服二钱,羊肝二两,去筋膜,薄批,掺药,入葱白、生姜丝、盐各少许,拌匀,用纸裹水湿,文武火煨熟,却用生姜粥送下,食前,日进二服。

71. 健脾散（《苏沈良方·卷第四》）

治胃虚泄泻,老人脏泄尤效。

乌头（炮,三分） 厚朴（姜炙） 甘草（炙） 干姜（炮,各一分）

上服一钱,水三合,生姜二片,煎至二合,热服,并二服止。

72. 建中丸（《瑞竹堂经验方·羡补门》）

治脾胃气弱,冒犯风冷,腹痛肠鸣泄泻。

大附子（炮,去皮脐） 大川乌（炮,去皮脐） 桂心 胡椒 荜茇 干姜 良姜（炒） 吴茱萸（去枝,汤泡,各等分）

为细末,醋糊为丸如梧桐子大。每服五七十丸,空心食前,米饮汤送下。

73. 参连丸（《普济方·卷二百八七·泄痢门·诸泻》）

治肠胃虚弱,冷热不调,泄泻肠鸣,日夜无度。

艾叶（用糯米糊拌匀,焙取细末,二两半） 干姜（炮,取末二两,用艾末米醋一升,半慢火熬成膏,二两） 诃子（煨,去核,一两） 宣连（锉如麻豆大,用吴茱萸一两半,同黄连炒,色紫,拣去茱萸不用,一两半） 人参（去芦） 白术 木香（用黄连一两,为粗末,将木香浸水一升,慢火煮尽水,去黄连不用,切焙干,一两半） 乌梅（去核,焙干秤） 百草霜（别研） 白茯苓（去皮） 酸石榴皮（炒） 当归（洗,焙,各一两半） 赤石脂（一两三分） 龙骨（炙煅,一两三分） 地榆（一两半） 阿胶（拌粉炒,二两） 罂粟（蜜炙,二两）

上为末,将前项艾膏和为丸如梧桐子大。每五六十丸,陈米饮下。

74. 朴附丸（《普济方·卷二百八七·泄痢门·诸泻》）

治脾胃久虚,鼓肠滑泄,脐腹绞痛,肠鸣泄泻,肢体无力。

厚朴（去粗皮,锉块子,五两） 附子（锉大块,去皮脐,一两半） 生姜（不去皮,净洗,切片子,五两） 青州枣（一百枚）

先将上四味用水五升一处煮,候水尽,拣出枣子外,将其余三味焙干,与后药同末:

干姜（炮,去皮,一两） 诃子（炮,一两） 肉豆蔻（一两） 人参（一两）

上为末,将枣去皮核,和药为丸如梧桐子大。每服三十丸,早晚食前用陈米饮下。

75. 烧胃丸（《奇效良方·卷之十四·泄泻门·泄泻通治方》）

治脾胃虚冷,疼痛泄泻。

干姜 厚朴（二味同捣炒） 附子（炮,去皮脐） 茯苓（去皮） 陈皮 桂心（不见火） 诃子皮 甘草（炙,各等分）

上为细末,醋煮糊为丸如梧桐子大。每服三十丸,食前用米饮送下。

76. 橘皮散(《奇效良方·卷十四》)

治脾胃虚寒,洞泻不止,肠内雷鸣,气胀膨满,冷气痛。

陈皮 白术(炒,各二两) 诃梨勒(煨) 干姜(炮) 枳壳 官桂(去皮) 木香 甘草(炙) 人参(各一两) 槟榔(炮,一枚) 草豆蔻(煨,五枚) 半夏(制,三分) 厚朴(姜制,各两半)

上为细末。每服二钱,食前姜枣汤调下。

77. 参苓莲子饮(《绛雪丹书·产后上卷·产后诸症总论·泄泻论》)

治脾虚泻年久不止者,杂症脾泻不止,产后泄泻。

人参(二钱) 白术(二钱) 茯苓(一钱) 山药(一钱) 当归(钱半) 白芍(一钱) 炙草(四分) 陈皮(三分) 升麻(三分) 莲子(十二粒)

姜水煎服,次煎即取莲子细嚼,药汤送下。大忌房事,倘遇房劳,则火动而腹复痛矣,加炮姜五分。

78. 火蔹丸(《本草纲目·草部第十五卷·草之四·稀莶》引《圣济总录》)

治风气行于肠胃,泄泻。

火杴草为末,醋糊丸梧子大。每服三十丸,白汤下。

79. 瑞莲丸(《鲁府禁方·卷二·寿集·鼓胀》)

补元气,健脾胃,进饮食,止泄泻。

人参(二两) 白术(土炒,三两) 白茯苓(去皮,二两) 山药(炒,二两) 莲肉(炒,二两) 芡实(去壳,二两) 白芍药(酒炒,一两) 陈皮(一两) 甘草(炙,五钱)

上为细末。用獖猪肚洗令净,水煮烂,杵千余下入药,再捣和为丸如梧子大。每服三钱,米汤送下。

80. 香砂理中汤(《医灯续焰·卷三·弦脉主病第二十二·附方》)

治脾虚气滞,或受外寒,泄泻腹痛喜温。

干姜(炮) 白术(炒) 甘草(炙) 人参 木香 砂仁(各等分)

水煎服,空腹时温服。

81. 黄芽丸(《成方切用·卷六下·祛寒门》)

治脾胃虚寒,或饮食不化,或时多胀满,泄泻,吞酸,呕吐等证。

人参(二两) 焦干姜(二钱)

蜜丸芡实大。常嚼服,甚妙。

82. 五君子煎(《成方切用·卷六下·祛寒门》)

治脾胃虚寒,呕吐泄泻,而兼湿者。

人参(二三钱) 干姜(炒黄,一二钱) 白术 茯苓(二钱) 甘草(炙,一钱)

水煎服。加陈皮一钱,名六味异功煎,证治同前,而兼微滞者。

83. 济生归脾汤(《玉机微义·卷十六·气证治法·理血之剂》)

治脾胃衰弱,饮食少思,大便泄泻。

茯神(一钱) 远志(一钱) 枣仁(一钱) 当归(钱半) 煨姜(一钱) 人参(一钱) 黄芪(二钱半) 冬术(钱半) 龙圆(去壳,五枚) 丹皮(钱半) 麦冬(一钱) 甘草(一钱) 大枣(五个)

水煎服,温服。

84. 附子养荣汤(《临症验舌法·下卷·方略》)

治劳役过度,饥饱失时,脾肺气虚,荣血不足,或呕吐泄泻。

附子(钱半) 远志(一钱) 白芍(酒炒,三钱) 归身(二钱) 五味(钱半) 熟地(六钱) 肉桂(五分) 茯苓(钱半) 人参(钱半或二三钱) 炙芪(无参倍用,五钱) 白术(三钱) 陈皮(钱半) 炙草(钱半) 煨姜(二钱) 大枣(五枚)

水煎服,温服。

85. 七味白术散(《临症验舌法·下卷·方略》)

治脾虚,肌热泄泻,虚热作渴。

干葛(二钱) 木香(五分) 藿香(一钱) 人参(钱半) 白术(二钱半) 茯苓(钱半) 甘草(炙,一钱) 半夏(一钱半) 大枣(三枚) 煨姜(一钱)

上为细末。每服二钱。

86. 治中焦脾虚泄泻验方(《救生集·卷一·

《泄泻门》）

治泄泻脾弱。

山药切片,炒研末,一味入粥内食之。

四、治伤湿泄泻方

1. 白豆蔻汤(《圣济总录·卷第七十四·泄痢门·濡泻》)

治肠胃受湿,濡泻无度,腹痛饮食不化。

白豆蔻(去皮) 诃黎勒(炮,去核) 陈橘皮(汤浸去白,焙炒) 干姜(炮,各半两) 厚朴(去粗皮,生姜汁炙,三分)

上五味,粗捣筛。每服五钱匕,切薤白三寸,水一盏半,煎至七分,去滓空心温服,日再。

2. 厚朴汤(《圣济总录·卷第七十四·泄痢门·濡泻》)

治伤湿濡泻不定。

厚朴(去粗皮,生姜汁炙,一两半) 黄连(去须,炒,一两)

上二味,粗捣筛。每服五钱匕,水一盏半,大枣二枚劈破,煎至一盏,去滓空心温服,日再。如腹痛加当归三分。

3. 白术茯苓汤(《鸡峰普济方·卷十八》)

治湿泻,又治食积,湿热作泻。

白术 茯苓(各五钱)

上作一服,水煎食前服。一方有芍药,三味各等分,名白术散。为末,米汤调下。

4. 如神止泻丸(《太平惠民和剂局方·卷之六·续添诸局经验秘方》)

治脏腑虚寒,脾胃受湿,泄泻无度,肠鸣腹痛,不进饮食,渐致羸瘦。

半夏(汤泡七次去滑) 苍术(米泔浸去黑皮,焙干,各半斤) 川乌(米泔浸软去皮,切作片,焙干,用盐四两同炒,黄色为度,去盐不用,净称四两)

上为细末,姜汁糊为丸如梧桐子大。每服五十丸,空心、食前,饭饮吞下。

5. 人参煮散(《太平惠民和剂局方·卷之三·新添诸局经验秘方》)

治肠胃冷湿,泄泻注下,水谷不分,腹中雷鸣,胁肋虚满。

人参(四两) 青皮(去白,十二两) 甘草(炙,十两) 干姜(炮,六两) 三棱(煨,捣碎,十

二两) 芍药(一斤) 丁皮(六两) 茯苓(去皮) 苍术(去皮,各半斤)

上为末。每服二钱,水一盏,生姜五片,枣三个,同煎至七分,食前,空心温服。

6. 葶苈木香散(《黄帝素问宣明论方·卷八·水湿门·水湿总论》)

治湿热内外甚,水肿腹胀,小便赤涩,大便滑泄。

葶苈 茯苓(去皮) 猪苓(去皮) 白术(各一分) 木香(半钱) 泽泻 木通 甘草(各半两) 辣桂(一分) 滑石(三两)

上为末。每服三钱,白汤调下,食前。

7. 姜附丸(《杨氏家藏方·卷第六·脾胃方六十一道》)

逐寒去湿,温脾胃,止泄泻。

附子(七钱重者,炮,去皮脐,三枚) 白术(四两) 干姜(炮,二两)

上件为细末,面糊为丸如梧桐子大。每服三十丸,温米饮下,食前。

8. 苍术芍药汤(《素问病机气宜保命集·卷中》)

治湿泻,又治食积,湿热作泻。

苍术 芍药(各二钱半) 淡桂(五分)

水煎服。

9. 戊己丸(《严氏济生方·大便门·泄泻论治》)

治脾胃不足,湿热乘之,泄泻不止,米谷不化,肠鸣腹痛。

黄连(去须) 吴茱萸 白芍药(各等分)

上为细末,米糊为丸如梧桐子大。每服五十丸,空心,用米饮送下。

10. 车前子验方(《仁斋直指方论·卷之十三·泄泻·泄泻证治》)

治洞泄。

车前子末,米饮下。

11. 治要除湿汤(《仁斋直指方论·卷之十三·泄泻·泄泻证治》)

治吐泻。

半夏曲 川厚朴(制) 苍术(炒,各二两) 藿香叶 陈皮 茯苓(各一两) 甘草(炙,七钱)

上锉散。每服四钱,姜七片,枣一枚,煎服。

霍乱泻而不吐者,加桂;吐而不泻者,去苍术,

加桂、丁香;吐泻俱作,兼腹痛者,只加桂。

12. 平胃散(《仁斋直指方论·卷之十三·泄泻·泄泻证治》)

治伤湿泄泻,暑泻,湿泻。

橘红 厚朴(制,各三两半) 苍术(炒,五两半) 甘草(炙,一两)

上锉细。每服三钱,姜枣煎服。

13. 白术芍药汤(《仁斋直指方论·卷之十三·泄泻·附诸方》引《机要》)

治太阴脾经受湿,水泄注下,体重微满,困弱无力,不欲饮食,暴泄无数,水谷不化。

白术 芍药(各一两) 甘草(五钱)

上㕮咀,每服一两,水煎。

14. 曲术丸(《世医得效方·卷第五·大方脉杂医科·泄泻》)

治脏腑受风湿,泄泻不止。

芎䓖 神曲 白术 附子(各等分)

上为末,糊丸如梧子大。每服五十丸,米饮下。

15. 倍术二陈汤(《古今医统大全·卷三十五·泻泄门·治泻通用剂》引《辨疑》)

治湿痰泻泄。

白术(加倍) 陈皮 半夏(制) 白茯苓(各等分) 甘草(减半)

上㕮咀。水盏半加姜三片,煎服。

16. 青六丸(《证治准绳·类方·卷六》)

去三焦湿热,治泄泻,多与清化丸同用,并不单用,兼治产后腹痛或自利,能补脾神血,亦治血痢。

六一散(七两) 红曲(炒,二两)

上为末,饭丸梧桐子大。每服七五十丸,白汤下。

17. 苍术丸(《成方切用·卷七下·燥湿门》)

治寒湿在脾,泄泻久不能愈者。

真茅山苍术(米泔浸一宿,切炒;如无,即以好白术代之,八两) 破故纸(酒浸晒干,炒) 白芍(炒黄,四两) 厚朴(姜汁炒) 云苓(各二两) 甘草(炙) 川椒(去闭口者,炒出汗) 小茴香(炒,各一两)

为末,糯米糊为丸桐子大。每服食远,清汤下七八十丸。

五、治脏寒泄泻方

1. 石榴皮汤(《圣济总录·卷第九十六·大便不禁》)

治虚寒客于下焦,肠滑洞泄,困极欲死。

酸石榴皮(微炒) 干姜(炮,各一两) 黄柏(去粗皮,炙) 阿胶(炙令燥,各三分)

上四味,粗捣筛。每服四钱匕,用水一盏,煎至四分,去滓空心温服,或无黄柏,用黄连亦得。

2. 白术散(《圣济总录·卷第四十四·脾脏门·脾脏虚冷泄痢》)

治脏腑寒,泄泻不思食。

白术(锉,炒) 缩砂仁 诃黎勒皮(各三分) 肉豆蔻(去壳,三枚) 甘草(炙,锉,半分) 木香(一分) 人参 丁香 干姜(炮,各半两)

上九味,捣罗为散。每服三钱匕,米饮调下。

3. 如神止泻丸(《太平惠民和剂局方·卷之六·续添诸局经验秘方》)

治脏腑虚寒,脾胃受湿,泄泻无度,肠鸣腹痛,不进饮食,渐致羸瘦。

半夏(汤泡七次,去滑) 苍术(米泔浸,去黑皮,焙干,各半斤) 川乌(米泔浸软,去皮,切作片,焙干,用盐四两同炒,黄色为度,去盐不用,净称四两)

上为细末,姜汁糊为丸如梧桐子大。每服五十丸,空心,食前饭饮吞下。

4. 小安肾丸(《太平惠民和剂局方·卷之五·续添诸局经验秘方》)

治肾气虚乏,下元冷惫,泄泻肠鸣。

香附子 川乌 川楝子(各一斤,上三味用盐四两,水四升同煮,候干锉,焙) 熟、干地黄(各八两) 茴香(十二两) 川椒(去目及闭口者,微炒出汗,四两)

上六味为细末,酒糊为丸如梧桐子大。每服二十九至三十丸,空心卧服,盐汤、盐酒任下。

5. 十补丸(《杨氏家藏方·卷第九·补益方三十六道》)

治元脏虚冷,脐腹刺痛,胁肋胀满,泄泻肠鸣,困倦少力,及小肠气痛等疾。

延胡索(炒) 葫芦巴(炒) 荜澄茄 茴香(炒) 木香 补骨脂(炒) 巴戟(去心) 肉苁

蓉(酒浸一宿,切焙) 川楝子肉(炒,各一两)
附子(炮,去皮脐,半两)

上件并为细末,面糊为丸如梧桐子大,以朱砂为衣。每服五十丸,温酒或盐汤任下,空心、食前。

6. 茱萸断下丸(《是斋百一选方·卷之六·第八门》)

治脏寒腹痛,泄泻不止。

艾叶(炒,半两) 缩砂仁 附子(炮,去皮脐) 肉豆蔻(各一分) 吴茱萸(炒,二两半)
赤石脂 川姜(各半两)

上为细末,面糊为丸如梧桐子大。每服五七十丸,米饮下,食前。

7. 香朴丸(《妇人大全良方·卷之八·妇人泄泻方论第八》)

治肠胃虚冷,泄泻,注下无度。

大厚朴(五两) 北茴香 白术 陈皮(各三两) 诃子 赤石脂(各一两半)

上为细末,面糊丸如梧桐子大。空心,米饮下五十丸。

8. 豆附丸(《严氏济生方·瘤冷积热门·瘤冷积热论治》)

治久虚下寒,泄泻不止,肠滑不禁,日夜无度,全不进食,一切虚实泄泻困乏,并皆治之。

肉豆蔻(面裹煨) 附子(炮,去皮脐) 良姜(锉,炒) 诃子(面裹煨) 干姜(炮) 赤石脂(火煅) 阳起石(火煅) 龙骨(生用) 白矾(枯,各二两) 白茯苓(去皮) 桂心(不见火) 细辛(洗,各一两)

上为细末,酒煮面糊为丸如梧桐子大。每服七十丸,空心食前,米饮送下。

9. 枣肉丸(《严氏济生方·大便门·泄泻论治》)

治脾肾虚寒,或肠鸣泄泻,腹胁虚胀,或胸膈不快,饮食不化。

破故纸(炒,四两) 木香(不见火,一两)
肉豆蔻(面裹煨香,去面不用,二两)

上为细末,灯心煮枣肉为丸如梧桐子大。每服七十丸,用姜盐汤送下,空心食前。

10. 火轮丸(《严氏济生方·大便门·泄泻论治》)

治肠胃虚寒,心腹冷痛,泄泻不止。

干姜(炮) 附子(炮,去皮脐) 肉豆蔻(面

裹煨,各等分)

为细末,米糊为丸如梧桐子大。每服五十丸,空心,米饮送下。

11. 安肾丸(《仁斋直指方论·卷之十三·泄泻·泄泻证治》)

治肾泄,腹痛无定处,似痢非痢,骨痛面黧,腰脚时冷。

炒故纸 生姜 干姜 官桂 木香 当归(各等分)

上药为末,炼蜜为丸。用《和剂》七气汤送下。

12. 二神丸(《仁斋直指方论·卷之十三·泄泻·泄泻证治》)

治脾肾俱虚,泄泻不食,或饭食后常泄。

破故纸(炒,四两) 肉豆蔻(生,二两)

上末,用肥枣蒸烂,取肉研膏,夹和,杵丸桐子大。每服四十丸,清米汤下。

13. 木香散(《仁斋直指方论·卷之十三·泄泻·泄泻证治》)

治脾肾俱虚泄泻。

肉豆蔻(面裹纸煨) 故纸(炒) 白术 白茯苓(各半两) 木香 甘草(炙,各一分)

上锉细。每三钱,食前姜枣煎,温服。

14. 震灵丹(《仁斋直指方论·卷之十三·泄泻·泄泻证治》)

治肾泄。

禹余粮(火煅,醋淬,不计遍次,手拈得碎为度) 丁香 代赭石(如上修制) 赤石脂 紫石英(杵碎)

以上各四两。入坩埚内,以瓦盖口,盐泥固济,候干用硬炭一十斤煅通红,火尽为度,入地坑埋,出火毒二宿,研末。

干乳香(另研) 没药 五灵脂(并去砂石,研,各二两) 朱砂(研,一两)

上并为细末,糯米粉糊丸小鸡头大,风干。每服三丸,用炒故纸入枣煎汤,调钟乳粉少许,空心送下。小儿肾泄白脓褐汁,面黯齿脱,畏人怯寒,震灵丹末,入些钟乳粉,以枣煎炒故纸,取热汁调下。

15. 大巳寒丸(《仁斋直指方论·卷之十三·泄泻·泄泻证治》)

治虚冷肠鸣滑泄。

良姜 干姜(炮,各六两) 肉桂 荜茇(各

四两）

上末，面糊丸桐子大。每五十丸，米饮下。

16. 顺气木香散（《仁斋直指方论·卷之五·诸气·诸气证治》）

治冷证，肿胀，泄泻。

良姜　干姜（炮）　茴香（炒）　缩砂仁　辣桂　橘红　厚朴（姜汁炙，焙）　甘草（爁）　苍术（炒）　丁皮　桔梗（各等分）

上末。每二钱半，姜、枣煎，食前服。

17. 猪肚丸（《类编朱氏集验医方·卷之六·积聚门·治诸色泻痢方》）

治脏寒泄泻。

川乌（炮）　附子（炮，各四两）　干姜（炮）　白术　厚朴（各一两半）　良姜（炒）　肉豆蔻（煨）　禹余粮（火煅，醋淬）　缩砂仁　丁香　桂心（各一两）

上为细末，用獖猪肚一只净洗，以川椒一两，去目，茴香一两，大曲二两，入猪肚内，用线缝定，酒醋煮烂，取出川椒、茴香、大曲，焙干为末。均和前药，以猪肚子杵和，得所为丸，如梧桐子大。每服五六十丸，空心，米饮下。

先用厚朴、附子二味，姜、枣煎，早晨服此猪肚丸。

18. 木香三神丸（《瑞竹堂经验方·泻痢门》）

治脾肾泄泻不止。

破故纸（炒，半斤）　肉豆蔻（生，四两）　木香（二两）

上为细末，用肥枣取肉研膏，和药杵，丸如梧桐子大。每服五七十丸，空心，用米饮汤送下。二神丸论加木香二两，名木香三神丸。

19. 金锁正元丹（《普济方·卷二百八七·泄痢门·诸泻》引《医方集成》）

治肾虚泄泻，小便频数，盗汗遗精，一切虚冷之证。

五倍子　茯苓（各八两）　龙骨（煅，别研）　朱砂（别研，各三两）　紫巴戟（去心，十六齿）　补骨脂（酒浸，炒，十两）　肉苁蓉（洗，焙）　葫芦巴（炒，研，各一升）

上为末，入研细令匀，酒糊丸如桐子大。每服三十丸，空心温酒、盐汤任下。

20. 豆蔻燥肠丸（《普济方·卷二百八七·泄痢门·诸泻》）

治沉寒痼冷，泄泻冷痢，腹疼后重。

附子（炮，去皮）　赤石脂（各一两）　肉豆蔻（面裹煨）　良姜（炮）　舶上硫黄（各半两）

上为细末，醋糊为丸如梧桐子大。每服三十丸，米饮下。

21. 如神丸（《普济方·卷二百八七·泄痢门·诸泻》引《三因方》）

治脏腑虚寒，脾胃受湿，泄泻无度；胃泄泻暴下，日夜无度，腹鸣腹痛，手足厥冷。

川乌头（米泔浸软去皮，切作片子，用盐四两炒黄，去盐不用，四两）　半夏（汤洗七次去滑）　苍术（米泔浸净洗，各半斤）

上为末，姜汁糊为丸如梧桐子大。每服五六十丸，空心米汤下。

22. 豆蔻分气散（《普济方·卷二百八七·泄痢门·诸泻》引《三因方》）

治脏腑虚寒，泄泻，瘦极，及妇人产后洞泄危笃者。

藿香叶　草豆蔻仁　青皮各四两　甘草（炙）　丁香（各半两）　肉豆蔻（炮，十两）　乌梅（去仁，五十枚）

上锉散。每服四钱，水二盏，糯米一撮，煎七分。

23. 玉粉散（《证治准绳·类方·第六册·泄泻》）

治冷极泄泻，久作滑肠不禁，不思饮食。

红豆（拣净）　大附子（炮，去皮脐）　干姜（炮，各半两）　舶上硫黄（另研，二钱半）

上四味，为末，入研药匀。每服二钱，空心，半稀半稠粟米饮下，至晚又一服。

24. 四神丸（《本草备要·草部》）

治五更泄泻。

破故纸（四两）　五味（三两）　肉蔻（二两）　吴茱（一两）

姜煮，枣丸。

六、寒邪直中泄泻方

1. 人参诃子散（《博济方·卷一·伤寒》）

治伤寒气不顺，食呕，胸膈不利，有时泄泻。

人参　干葛　厚朴（去皮）　地黄（各二分）　丁香（一分）　诃子（七枚）　豆蔻（去皮，一个）

上七味,同为末,水一盏,末二钱,入生姜枣同煎。热服。

2. 乌头汤(《圣济总录·卷第六十七·诸气门·冷气》)

治冷气心腹满胀,脐腹撮痛,吐逆泄泻。

乌头(生用,一两) 苍术(二两)

上二味,水浸七日,刮去皮焙干,粗捣筛。每服二钱匕,水一盏,生姜三片,枣二枚劈,煎至七分,去滓热服。

3. 乌头丸(《圣济总录·卷第四十四·脾脏门·脾脏虚冷泄痢》)

治腹中诸冷疾,消食化气止泄泻。

乌头(炮裂,去皮脐) 桂(去粗皮) 莎草根(去毛,微炒) 干姜(炮) 陈橘皮(去白,微炒,各等分)

上五味,捣罗为细末。先用巴豆取肉,麻油内慢火煎,自旦及午后,巴豆如皂子色即止净拭,冷水中浸两日,再换水,又拭干,研一日令如油,新瓦上铺摊出油,再研极细。每巴豆霜一两,入诸药末五两,同研千万匝,再罗过令匀,用陈米一升半为细末,水调成膏,直候微酸气,即煮为硬糊和为丸如绿豆大。每服五七丸,随汤使下。

4. 草豆蔻散(《圣济总录·卷第四十四·脾脏门·脾脏虚冷泄痢》)

治脾胃寒腹中虚鸣,泄泻不止。

草豆蔻(去皮,一两) 高良姜(三分) 桂(去粗皮) 丁香 木香 五味子 白豆蔻(去皮) 陈橘皮(去白,焙) 肉豆蔻(去壳,各半两) 白术(一两)

上一十味,捣罗为散,研匀。每服二钱匕,煨生姜木瓜汤调下。

5. 木香宽中散(《圣济总录·卷第五十五·心痛门·脾心痛》)

治脾心痛,或泄泻不止,虚冷膈气。

木香 肉豆蔻仁 白茯苓(去黑皮) 甘草(炙) 陈曲(炒黄) 诃黎勒皮(炮) 人参(各一两) 麦蘖(炒,一两半) 草豆蔻(去皮) 白豆蔻(去皮) 附子(炮,去皮、脐,各半两)

上一十一味,捣罗为散。每服一钱匕,入盐、生姜各少许,空心沸汤点服。

6. 人参散(《圣济总录·卷第四十五·脾脏冷气腹内虚鸣》)

治脾脏冷气,腹胀虚鸣,饮食不化,泄泻不止。

人参 诃黎勒皮(各三分) 枳壳(去瓤,麸炒) 槟榔(锉,各四钱) 陈橘皮(汤浸去白,焙) 丁香(各半两) 木香(一分)

上七味,捣罗为散。每服二钱匕,用姜米饮调下,空心、食前服。

7. 厚朴煮散(《圣济总录·卷第四十四·脾脏门·脾脏虚冷泄痢》)

治脾胃虚冷肠滑泄利,腹多胀满,呕逆不思食,羸瘦。

厚朴(去粗皮,生姜汁炙) 高良姜 白术 干木瓜(锉,各一两) 人参 白茯苓(去黑皮,各一两半) 肉豆蔻(煨,去壳,二枚) 甘草(炙,锉) 干姜(炮,各半两) 草豆蔻(煨,去皮,三枚)

上一十味,捣罗为散。每服三钱匕,水一盏,煎至七分,去滓,温服空腹,日二。

8. 益黄散(一名**补脾散**)(《圣济总录·卷第四十五·脾脏冷气腹内虚鸣》)

治脾脏冷气,腹内虚鸣泄泻。

木香(半两) 草豆蔻(白面裹,慢火煨令焦,去皮并面) 陈橘皮(汤浸去白,焙) 厚朴(去粗皮,生姜汁炙) 蘹香子(炒) 干姜(炮) 京三棱(炮,各一两) 陈曲(炒) 大麦蘖(炒,各二两)

上九味,捣罗为散。食前炒生姜盐汤调下二钱匕。

9. 温脾汤(《普济本事方·卷第四·脏腑泄滑及诸痢》)

治痼冷在肠胃间,连年腹痛泄泻,休作无时,服诸热药不效。

厚朴(去粗皮,姜制) 干姜(炮) 甘草 桂心(去皮,不见火) 附子(生,去皮脐,各半两) 大黄(生,四钱,碎切,汤一盏渍半日,搦去滓,煎汤时,和滓下)

上细锉。水二升半,煎八合后,下大黄汁再煎六合,去滓澄去脚。不要晚食,分三服温服,自夜至晓令尽,不快,食前更以干姜丸佐之。

10. 圣泽汤(一名**圣散子**)(《鸡峰普济方·卷第三·伤寒 中暑附》)

治手足逆冷,肠鸣泄泻,水谷不消,时自汗出,小便不利。

草豆蔻(十个) 猪苓 菖蒲 良姜 羌活 附子 麻黄 厚朴 藁本 白芍药 枳壳 柴胡 泽泻 细辛 防风 白术 藿香 半夏(各半两) 甘草(一两)

上为粗末。每服四钱,水一盏,半煎至一盏,去滓,热服不以时。一方加术、吴茱萸。

11. 小理中汤(《太平惠民和剂局方·卷之十·吴直阁增诸家名方》)

治肠胃冷湿,泄泻注下,水谷不分,腹中雷鸣,霍乱吐利。

苍术(米泔浸,焙,五两) 生姜(五斤) 甘草(生用,十两) 盐(炒,十五两)

上锉碎同碾,淹一宿,焙干,碾为细末。每一钱,沸汤点,空心服。

12. 理中汤(《太平惠民和剂局方·卷之三·治一切气》)

治肠胃冷湿,泄泻注下,水谷不分,腹中雷鸣,伤寒时气,里寒外热,霍乱吐利。

人参 甘草(炒) 白术 干姜(炮,各三两)

上粗末。每三钱,以水一盏半,煎取中盏,去滓,稍热服,空心、食前。

13. 半硫丸(《太平惠民和剂局方·卷之六·治泻痢》)

治心腹一切痃癖冷气及年高风秘、冷秘或泄泻。

半夏(汤浸七次,焙干,为细末) 硫黄(明净好者,研令极细,用柳木槌子杀过,各等分)

以生姜自然汁同熬,入干蒸饼末搅和匀,入白内杵数百下,丸如梧桐子大。每服空心,温酒或生姜汤下十五丸至二十丸,妇人醋汤下。

14. 大断下丸(《太平惠民和剂局方·卷之六·淳祐新添方》)

治脏腑停寒,肠胃虚弱,腹痛泄泻,全不思食。

高良姜(去芦) 赤石脂(研) 干姜(炮) 龙骨(研,各一两半) 肉豆蔻(面裹,煨) 牡蛎(火煅) 附子(炮,去皮、脐) 白矾(枯) 诃子(煨,去核,各一两) 细辛(去土、叶,七钱半) 酸石榴皮(去瓤,米醋浸一宿,取出,炙令焦黄色,一两)

上为末,醋煮面糊丸如梧桐子大。每五十丸,空心温米饮下。

15. 人参大温中丸(《洪氏集验方·卷第三》)

治三焦不顺,脾胃积冷,心腹大痛,呕逆恶心,两胁刺痛,胸膈满闷,腹胀肠鸣,泄泻频并。

人参(去芦头,一两) 白术(锉,一两) 陈橘皮(去白,一两) 紫苏子(拣净,一两) 高良姜(锉,一两) 官桂(去粗皮,一两) 川干姜(炮,五钱)

上件七味,为细末,炼蜜为丸,每一两作十丸。每服一丸,煎生姜汤嚼下,不拘时。

16. 姜附丸(《杨氏家藏方·卷第六·脾胃方六十一道》)

逐寒去湿,温脾胃,止泄泻。

附子(七钱重者,炮,去皮脐,三枚) 白术(四两) 干姜(炮,二两)

上件为细末,面糊为丸如梧桐子大。每服三十丸,温米饮下,食前。

17. 姜附汤(《仁斋直指方论·卷之十三·泄泻·泄泻证治》)

治冷证泄泻。

干姜(一两) 附子(生,去皮、脐,细切,一枚)

上合匀。每服三钱,水一盏半,煎至一盏,去滓,温服,食前。

18. 大圣散(《御药院方·卷七·治泄痢门》)

治脾胃积寒,心腹疼闷,脏腑泄泻,肠鸣绞痛。

益智(连皮,炒,二两) 川乌头(炮裂,去皮脐) 陈皮(汤浸去白,各一两) 干姜(炮裂,半两) 茴香(炒,七钱半) 甘草(炒,二钱半)

上为末,纱罗子罗。每服二分,水一盏,入盐一捻,同煎至七分,去滓,食前热服。

19. 苍术丸(《成方切用·卷七下·燥湿门》)

治寒湿在脾,泄泻久不能愈者。

真茅山苍术(米泔浸一宿,切炒。如无,即以好白术代之,八两) 破故纸(酒浸,晒干炒) 白芍(炒黄,各四两) 厚朴(姜汁炒) 云苓(各二两) 甘草(炙) 川椒(去闭口者,炒出汗) 小茴香(炒,一两)

为末,糯米糊为丸桐子大。每服食远,清汤下七八十丸。

七、治胃寒肠热泄泻方

1. 诃黎勒汤(《圣济总录·卷第四十七·胃门·胃寒肠热》)

治胃寒肠热,腹胀满闷,泄泻不止。

诃黎勒(去核,一两半) 大黄(锉,炒,半两) 青橘皮(汤浸去白,焙,半两) 干姜(炮,一分) 厚朴(去粗皮,姜汁炙,半两) 陈橘皮(汤浸去白,焙,半两) 高良姜(半两) 甘草(炮,一分) 防风(去叉,一分) 枳壳(去瓤,麸炒,半两)

上一十味,粗捣筛。每服三钱匕,水一盏,入生姜、枣煎至七分,去滓温服,不计时候。

2. 大腹木香汤(《圣济总录·卷第四十七·胃门·胃寒肠热》)

治胃寒肠热,腹胀泄利。

大腹(锉) 木香(锉) 半夏(汤洗七遍,焙,各二两) 枳壳(去瓤,麸炒) 白术(锉) 前胡(去芦头) 白芷(锉) 桂(去粗皮) 陈橘皮(汤浸去白,焙,各一两) 延胡索 当归(切,焙) 甘草(炙,锉) 旋覆花 柴胡(去苗) 芍药(各半两) 干姜(炮) 人参(各三分)

上一十七味,粗捣筛。每服三钱匕,水一盏,入生姜三片、枣三枚劈破,同煎至六分,去滓,稍热、食前服。

3. 和胃丸(《圣济总录·卷第四十七·胃门·胃寒肠热》)

治胃寒肠热,腹胀泄利。

半夏(汤洗十遍,切作片子) 牵牛子(炒,各半分) 生姜(切作片子,一两) 人参 矾蝴蝶 藿香叶(各半两) 丁香(一钱)

上七味,先将半夏、牵牛、生姜,于银石器内慢火煮,候水尽焙干,与人参等药同杵为末,用生姜汁煮面糊和丸,如梧桐子大。每服二十丸,生姜米饮下,空心、食前。

4. 调气温胃丸(《圣济总录·卷第四十七·胃门·胃寒肠热》)

治胃寒肠热,腹胀泄利。

半夏(汤洗七遍,焙干,二两) 肉豆蔻(去壳) 桂(去粗皮) 人参(各半两) 诃黎勒皮 高良姜(各一分) 木香 陈橘皮(汤浸去白,焙) 蜜 枣肉(各一两) 生姜(自然汁一盏,入蜜、枣熬为膏)

上一十一味,将八味捣罗为末,用姜、蜜、枣膏和丸如梧桐子大。每服十丸,米饮下,生姜汤亦得。

5. 妙应丸(《圣济总录·卷第四十七·胃门·胃寒肠热》)

治胃寒肠热,腹胀泄利。

乌头(去皮脐,生用,半两) 栀子(去皮,一分) 干姜(生用,一分)

上三味,捣罗为末,用生姜自然汁和丸如梧桐子大。每服七丸,温酒下、食前,日二。

6. 香橘丸(《圣济总录·卷第四十七·胃门·胃寒肠热》)

治胃寒肠热,腹胀泄利。

丁香皮(六钱) 青橘皮(去白焙,半两) 硇砂(研细,水飞,一分) 木香 京三棱(炮,锉) 蓬莪术(炮,锉) 缩砂仁 桂(去粗皮) 陈橘皮(去白,焙,各半两) 巴豆(和皮同乌梅一处捣,令匀烂,二十二枚) 乌梅(和核用,二两)

上一十一味,捣罗为末,面糊和丸如绿豆大。每服十五丸,温生姜橘皮汤下,食后服。

7. 当归黄连丸(《圣济总录·卷第四十七·胃门·胃寒肠热》)

治胃寒肠热,腹胀泄利。

当归(锉,焙) 黄连(去须,各二两) 木香 吴茱萸(汤洗,焙干炒) 赤茯苓(去黑皮) 厚朴(去粗皮,生姜汁炙) 诃黎勒(炮去核,各一两)

上七味,捣罗为末,炼蜜和丸如梧桐子大。每服三十丸,食前米饮下,日三。

8. 厚朴丸(《圣济总录·卷第四十七·胃门·胃寒肠热》)

治胃寒肠热,腹胀泄利。

厚朴(去粗皮,姜汁炙,一两半) 龙骨 诃黎勒(去核) 干姜(炮) 附子(炮裂,去皮脐) 黄连(去须) 白石脂 吴茱萸(汤洗,焙干炒,各一两)

上八味,捣罗为末,醋浸炊饼和丸如梧桐子大。每服三十丸,空心煎茱萸汤下,米饮亦得,日三。

八、治濡泻不止方

1. 枳壳汤(《圣济总录·卷第七十四·泄痢门·濡泻》)

治濡泻暴下不止。

枳壳(去瓤,麸炒,三分) 黄连(去须,炒)

厚朴(去粗皮,生姜汁炙,各一两) 甘草(炙,锉) 阿胶(炙燥,各半两)

上五味,粗捣筛。每服五钱匕,水一盏半,煎至一盏,去滓,空心温服,日再。

2. 附子汤(《圣济总录·卷第七十四·泄痢门·濡泻》)

治肠胃寒湿,濡泻不止及冷痢色白,食不消化。

附子(炮裂,去皮脐) 甘草(炙,锉) 阿胶(炙燥,各半两) 黄连(去须,炒,一两)

上四味,锉如麻豆。每服五钱匕,水一盏半,煎至一盏,去滓,空心温服,日再。

3. 桂附丸(《圣济总录·卷第七十四·泄痢门·濡泻》)

治濡泻、水痢,久不止。

桂(去粗皮) 附子(炮裂,去皮脐) 干姜(炮) 赤石脂(各一两)

上四味,捣罗为末炼蜜丸如梧桐子大。每服二十丸,空心、食前米饮下,日三。

4. 白术丸(《圣济总录·卷第七十四·泄痢门·濡泻》)

治脾胃受湿,濡泻不止。

白术 干姜(炮,各三分) 厚朴(去粗皮,生姜汁炙,一两) 人参(三分)

上四味,捣罗为末,炼蜜丸如梧桐子大。每服三十丸,空心米饮下,日再。

5. 猪苓丸(《圣济总录·卷第七十四·泄痢门·濡泻》)

治肠胃寒湿,濡泻无度,嗜卧不食。

猪苓(去黑皮,半两) 肉豆蔻(去壳,炮,二枚) 黄柏(去粗皮,炙,一分)

上三味,捣罗为末,米饮和丸如绿豆大。每服十丸,食前熟水下。

6. 附子丸(《圣济总录·卷第七十四·泄痢门·濡泻》)

治寒湿濡泻久不瘥。

附子(炮裂,去皮脐,一两) 甘草(炙,锉,二两)

上二味,捣罗为末,炼蜜丸如梧桐子大。每服二十丸,空心生姜汤下,日再。

7. 肉豆蔻散(《圣济总录·卷第七十四·泄痢门·濡泻》)

治肠胃受湿,濡泻不止。

肉豆蔻(去壳,炮) 黄连(去须,炒) 诃黎勒(炮,去核,各三分) 甘草(炙,锉) 白术 干姜(炮) 赤茯苓(去黑皮,各半两) 厚朴(去粗皮,生姜汁炙,一两)

上八味,捣罗为散。每服二钱匕,空心、食前米饮调下,日三。

8. 当归散(《圣济总录·卷第七十四·泄痢门·濡泻》)

治肠胃寒湿濡泻,腹内疠刺疼痛。

当归(切,焙) 木香 干姜(炮) 肉豆蔻(去壳,炮,各半两) 诃黎勒(炮,去核) 黄连(去须,炒,各三分)

上六味,捣罗为散。先用水四盏,入甘草、生姜各一分、黑豆一合,并半生半炒,同煎至二盏,去滓分作二服,每服用调散三钱匕,空心日午服。

9. 樗根散(《圣济总录·卷第七十四·泄痢门·濡泻》)

治濡泻里急后重,数至圊。

樗根皮(锉,一两) 枳壳(去瓤,麸炒,半两) 甘草(炙,锉,一分)

上三味,捣罗为散。每服二钱匕,粥饮调下,食前,一服止。

10. 诃黎勒散(《圣济总录·卷第七十四·泄痢门·濡泻》)

治寒湿伤脾,濡泻。

诃黎勒(炮,去核) 吴茱萸(汤浸,焙炒) 木香 芜荑(炒,各半两) 黄连(去须,炒,一两)

上五味,捣罗为细散。每服二钱匕,空腹陈米饮调服,日再。

九、治气机不和泄泻方

1. 松脂丸(《太平圣惠方·卷第二十六·治脾劳诸方》)

治脾劳,胃气不和,时有泄泻,食少无力。

松脂(一两) 肉豆蔻(去壳,一两) 诃黎勒〔煨,用皮,三(二)两〕 荜茇(一两) 缩砂(去皮,一两) 人参(去芦头,一两) 干姜(炮裂,锉,一两) 白茯苓(一两) 木香(一两) 白术(一两) 麦糵(炒令微黄,一两) 陈橘皮(汤浸去白瓤,微炒,半两)

上为末,用白蜡熔和丸梧桐子大。每服食前

粥饮下三十丸。

2. 白豆蔻散（《博济方·卷三·大便证》）

治脾胃气不和,止脾泄泻痢。

白豆蔻（用仁,一半生,一半熟,二两） 枳壳（去瓤,以浆水煮软,麸炒令香止,半斤） 肉桂（去皮橘皮二两,去瓤,炒,切细,二两） 诃子（去核,半生半熟,二两） 当归（洗,二两）

上六味,杵为末。每服一钱,水一中盏,姜、枣同煎至七分,稍温服。如要丸,用好枣浆水煮,去皮核,细研,为丸如桐子大,以姜擘破,炒令黑色,入水,煎汤下十五丸。

3. 诃子丸（《普济本事方·卷第四·脏腑泄滑及诸痢》）

治脾胃不和,泄泻不止。

诃子（去核） 川姜（炮） 肉豆蔻 龙骨 木香 赤石脂 附子（炮,去皮脐,各等分）

为细末,糊丸如梧子大。每服四十丸,米饮下。

4. 龙骨厚朴汤（《鸡峰普济方·卷第八·脾胃肝肾》）

治诸肠胃阴阳二气不和,水谷气冷口干,肚痛或则泄泻。

厚朴 当归 龙骨 白术（各半两） 熟艾（一分）

上为细末。每服二钱,水一盏,煎至七分,去滓,温服不以时候。

5. 铁刷汤（《太平惠民和剂局方·卷之十·续添诸局经验秘方》）

治胃气不和,心腹疼痛,饮酒过度,呕哕恶心,脾痛翻胃,内感风冷,肠鸣泄泻。

香附子（六两） 桔梗（一斤半） 甘草（一斤） 干姜（半斤） 肉桂（去粗皮,四两） 茴香（半斤） 良姜 陈皮（各十二两）

上除肉桂外同炒,为细末。每服一钱,入盐少许,沸汤点下,常服快气,不拘时候。

6. 和气散（《太平惠民和剂局方·卷之三·吴直阁增诸家名方》）

治脾胃不和,中脘气滞,宿寒留饮,停积不消,心腹胀满,呕吐酸水,脾疼泄泻,脏腑不调,饮食减少。

香附子（炒去毛） 陈皮（去白） 肉桂（去粗皮） 良姜（去芦） 青皮（去白） 甘草（燔） 茴香（炒） 苍术（米泔浸,各一两） 桔梗（去芦,三两）

上件捣为细末。每服二钱,入盐少许,沸汤点服;或盐酒调下,不拘时候。

7. 挺脾汤（《太平惠民和剂局方·卷之十·吴直阁增诸家名方》）

治脾胃不快,宿醒留滞,呕吐酸水,心腹胀痛,不思饮食,伤冷泄泻。

麻油（四两） 良姜（十五两） 茴香（炒,七两半） 甘草（十一两七钱半）

上炒盐一斤同药炒,为细末。每服一钱,白汤点下。

8. 六和汤（《太平惠民和剂局方·卷之二·续添诸局经验秘方》）

治心脾不调,气不升降,霍乱转筋,呕吐泄泻,寒热交作。

缩砂仁 半夏（汤炮七次） 杏仁（去皮、尖） 人参 甘草（炙,各一两） 赤茯苓（去皮） 藿香叶（拂去尘） 白扁豆（姜汁略炒） 木瓜（各二两） 香薷 厚朴（姜汁制,各四两）

上锉。每服四钱,水一盏半,生姜三片、枣子一枚煎至八分,去滓,不拘时候服。

9. 白术丸（《杨氏家藏方·卷第七·泄泻方二十道》）

治泄泻呕吐,脾胃不和,疾多气逆。

白术 半夏 干姜（炮） 人参（去芦头,各二两） 丁香（半两） 高良姜（油炒,半两） 木香（一两）

上件为细末,生姜汁煮面糊丸如梧桐子大。每服五十丸,温米饮下,食前。

10. 神曲丸（《杨氏家藏方·卷第六·脾胃方六十一道》）

治阴阳不和,脾胃虚弱,气不升降,呕吐泄泻,胁肋刺痛,心腹胀满。

神曲（炒） 荜茇 白豆蔻仁 白术 人参（去芦头,各一两） 附子（炮,去皮脐） 诃子（煨,去核） 厚朴（姜制炙,各二两） 丁香 沉香 荜澄茄（各半两） 陈橘皮（去白,三分）

上件为细末,煮枣肉为丸如梧桐子大。每服五十丸,空心,米饮送下。

11. 白术茯苓丸（《杨氏家藏方·卷第六·脾胃方六十一道》）

治脾胃不和,胸膈痞闷,心腹胀满,干哕噫酸,饮食不化,肠鸣泄泻。

白术(六两) 赤茯苓(去皮) 干姜(炮) 肉桂(去粗皮) 半夏(汤洗七次) 人参(去芦头) 枳实(去瓤,麸炒) 肉豆蔻(面裹煨香,各二两)

上为细末,用神曲碾细,煮糊和丸如梧桐子大。每服五十丸,生姜汤下,不拘时候。

12. 治中汤(《仁斋直指方论·卷之六·调理脾胃·调理脾胃方论》)

治脾胃不和,呕逆霍乱,中满虚痞,或泄泻。

人参 甘草(炒) 干姜(炮) 白术(锉) 青皮(炒) 陈皮(洗,去白,各一两)

上为粗末。每服三钱,水一盏半,煎至一中盏,去滓,稍热服,空心,食前。或霍乱后气虚,未禁热药者,尤宜服之。

13. 流气饮子(《类编朱氏集验医方·卷之三·诸气门·治方》)

治诸般气疾并泄泻。

黄芪 桂心 苦梗 白芍药 甘草 当归 陈皮 大腹皮 桑白皮 紫苏叶 紫苏梗(各一两) 大黄 木通(各三钱)

上㕮咀。每服三大钱,水一盏,生姜三片,枣一枚,煎至八分,空心服。

十、治暑湿泄泻方

1. 茯苓黄连丸(《鸡峰普济方·卷第十五·消渴》)

治渴人引饮既久,夏秋之交,湿气过多,脾胃又弱,时或泄泻。

黄连末(八分) 茯苓(六分) 木香(二分) 诃子皮(一分)

上为细末,水煮面糊为丸梧桐子大。每服三十丸,空心,泻止勿服。

2. 二宜汤(《太平惠民和剂局方·卷之十·诸汤》)

治冒暑引饮,冷热不调,泄泻多渴,心腹烦闷,痢下赤白,腹痛后重。

桂心(四斤四两) 干姜(砂炒,四斤) 甘草(用砂炒,三十斤) 杏仁(去皮、尖,砂炒,别研,四斤四两)

上为末。每服一钱,沸汤点服;如伤暑烦渴,新水调下,不计时。

3. 胃苓汤(《仁斋直指方论·卷之十三·泄泻·附诸方》)

治感暑夹食,泄泻烦渴。

苍术 陈皮 厚朴(姜制) 甘草 白术 茯苓 猪苓 泽泻 桂(各等分)

上㕮咀。水煎,入盐少许服;如作末药,汤服亦可。

4. 黄连阿胶丸(《仁斋直指方论·卷之十三·泄泻·泄泻证治》)

治暑泻,热泻。

阿胶(碎炒,一两) 黄连(去毛,三两) 茯苓(去皮,二两)

上黄连、茯苓同为细末,水调阿胶末搜和丸如梧桐子大。每服二十丸,温米饮下,食前服。用五苓散送下。

5. 加味五苓散(《仁斋直指方论·卷之三·暑·附诸方》引《济生方》)

治伏暑、热二气及冒湿泄泻注下,或烦,或小便不利。

赤茯苓(去皮) 泽泻 猪苓(去皮) 白术(各一两) 官桂(不见火) 车前子(各半两)

上作一服,水二盅,不拘时服。

6. 香薷锉散(《仁斋直指方论·卷之十三·泄泻·泄泻证治》)

治伤暑泄泻。

香薷 厚朴(姜制,各二钱) 茯苓(一钱半) 甘草(半钱) 陈皮 良姜(各一钱)

上作一服,水二盅,入盐些少,煎至一盅,不拘时服。

7. 平胃散(《仁斋直指方论·卷之十三·泄泻·泄泻证治》)

治伤湿泄泻,暑泻,湿泻。

橘红 厚朴(制,各三两半) 苍术(炒,五两半) 甘草(炙,一两)

上锉细。每服三钱,姜、枣煎服。

8. 濯热散(《世医得效方·卷第二·大方脉杂医科·伤暑》)

治伤暑迷闷及泄泻霍乱作渴。

白矾 五倍子 乌梅(去核) 甘草(各一两)

上为末,入飞罗面四两拌匀。每服二钱,新汲水调下。

9. 通苓散（《世医得效方·卷第五·大方脉杂医科·泄泻·暑证》）

分利水谷，解烦热，止泄泻。

猪苓（去皮） 白术（去芦） 泽泻（去毛） 赤茯苓（去皮） 车前子 木通 茵陈 瞿麦（各等分）

上锉散。每服四钱，水一盏半，灯心、麦门冬煎服。

10. 来复丹（《太平惠民和剂局方·卷之五·吴直阁增诸家名方》）

治上盛下虚，里寒外热，伏暑泄泻，下注如水。

玄精石（研细） 硝石 硫黄（二味入铁盏内，以米醋拌湿，微火炒，以竹箸不住手拌搅，火不可大过，研极细，各一两） 五灵脂（水飞去沙石，晒干） 青皮 陈皮（俱微炒，各二两）

三味共为末，次入玄精石末及前硝硫末，拌匀，好米醋打大麦面糊为丸梧子大。每服三十丸，温米汤下。

11. 薷苓汤（《古今医统大全·卷三十五·泻泄门·治泻通用剂》引《太平惠民和剂局方》）

治夏月暑泻，欲成痢疾。

香薷 黄连（姜汁炒） 厚朴（姜炒） 扁豆（炒） 猪苓 泽泻 白术 茯苓（各等分）

上咬咀，每服五六钱，水盏半，姜三片，煎七分服。

12. 黄连丸（《本草纲目·草部第十三卷·草之二》引《和剂局方》）

治伏暑发热，作渴呕恶及赤白痢，消渴，肠风酒毒，泄泻诸病。

川黄连（切，一斤）

以好酒二升半，煮干焙研，糊丸梧子大。每服五十丸，熟水下，日三服。

十一、治协热泄泻方

1. 益元散（一名天水散，一名太白散，一名六一散）（《黄帝素问宣明论方·卷十·痢门·泄痢总论》）

治身热吐痢，泄泻肠癖，下痢赤白，癃闭淋痛。

滑石（六两） 甘草（一两）

上为细末，凉水调服。

2. 柏皮汤（《仁斋直指方论·卷之十三·泄泻·泄泻证治》）

治协热泄泻，亦治血痢。

柏皮（三两） 黄芩（二两） 黄连（一两）

上锉。每服四钱，水大盏，煎七分，入阿胶末半钱，再煎少顷，温服。

3. 柴苓汤（《扶寿精方·伤寒》）

治伤寒七八日，发热泄泻，作渴引饮，烦躁不宁。

柴胡（二钱） 黄芩（炒，一钱） 猪苓（八分） 泽泻（八分） 茯苓（一钱半） 白术（一钱） 官桂（三分） 半夏（一钱） 甘草（二分）

上咬咀。水二钟，姜三片，煎一钟，不拘时服。

4. 半夏汤（《证治准绳·类方·善太息》）

治胆腑实热，精神恍惚，寒湿泄泻。

半夏（一钱五分） 黄芩 远志（各一钱） 生地黄（二钱） 秫米（一合） 酸枣仁（炒，三钱） 宿姜（一钱五分）

上长流水煎服。

十二、治肝经受寒泄泻方

当归厚朴汤（《仁斋直指方论·卷之十三·泄泻·泄泻证治》）

治肝经受寒，面色青惨，厥而泄利。

当归（炒） 厚朴（制，各二两） 官桂（三两） 良姜（五两）

上锉散。每三钱，食前服。

十三、治冷热不调泄泻方

1. 大香连丸（《太平惠民和剂局方·卷之六·吴直阁增诸家名方》）

治丈夫、妇人肠胃虚弱，冷热不调，泄泻烦渴，米谷不化，腹胀肠鸣，胸膈痞闷，胁肋胀满，或下痢脓血，里急后重，夜起频并，不思饮食。

黄连（去芦、须，用茱萸十两同炒令赤，去茱萸不用，二十两） 木香（不见火，四两八钱八分）

上件为细末，醋糊为丸如梧桐子大。每服二十丸，饭饮吞下。

2. 地榆散（《太平惠民和剂局方·卷之六·宝庆新增方》）

治肠胃气虚，冷热不调，泄泻不止。

石榴皮 莲蓬（去茎） 甘草（炒） 罂粟壳

（去瓤,蜜涂炙,各等分）

上为细末。每服二大钱,水一盏半,生姜三片,煎至一盏,通口服,不拘时候。

3. 真人养脏汤（《仁斋直指方论·卷之十三·泄泻·泄泻证治》）

治冷热不调,泄泻,里急后重。

罂粟壳（去筋萼,蜜炙,一两八钱） 木香 白芍药（各八钱） 诃子肉（六钱） 人参 白术 当归（各三钱） 甘草（炙） 肉桂（各四钱）

上粗末。每服二钱,姜、枣煎,食前服。先用缩砂煎汤,下感应丸,俟其积消,然后服此。

十四、治伤食泄泻方

1. 姜合丸（《太平惠民和剂局方·卷之三·吴直阁增诸家名方》）

治脾胃久虚,内伤冷物,泄泻注下,腹痛肠鸣;或久痢纯白,时下青黑,肠滑不禁。

丁香（不见火） 木香（不见火） 人参（各一两） 白术（焙） 青皮（去白） 陈皮（去白,各二两） 附子（炮,去皮、脐,二两半） 厚朴（去粗皮,姜汁炙） 肉豆蔻（炮,各二两） 干姜（炮,三两）

上件为细末,入硇砂八钱,姜汁、面打糊为丸,每一两作二十丸。每服一丸,用老姜一块,如拇指头大,切开作合子,安药于内,用湿纸裹,慢火煨一顿饭久,取出去纸,和姜细嚼,白汤送下。孕妇不得服。小儿一粒分四服。

2. 育肠丸（《太平惠民和剂局方·卷之六·宝庆新增方》）

治肠胃虚弱,内挟生冷,腹胀泄泻,时时刺痛,里急后重,下痢赤白,或变脓血,昼夜频并,经久不瘥。

乌梅肉 黄连（去须,各一分） 诃子皮 罂粟壳（去盖、筋,蜜炙） 肉豆蔻（包湿纸裹煨,各半两） 当归（去芦,酒浸一宿,焙,一两）

上为细末,炼蜜丸如梧桐子大。每服三十丸至五十丸,空心、食前饭饮下;如小儿,作小丸,煎甘草姜汤下。

3. 金粟汤（《太平惠民和剂局方·卷之六·宝庆新增方》）

治伤生冷,脾胃怯弱,饮食不消,腹胀雷鸣,泄泻不止,连月不瘥。

陈皮（去白,一两一分） 车前子（炒,四两） 干姜（炮,二两） 甘草（炒） 罂粟壳（去瓤、蒂,蜜炒,各半斤）

上为末。每服二大钱,水一盏,枣一个,生姜二片,煎至七分,空心、食前稍热服,或饭饮调下亦得。忌生冷、油腻、鱼腥、鲊酱等。

4. 黄连乌梅丸（《杨氏家藏方·卷第七·泄泻方二十道》）

治饮食不节,荣卫不和,风邪进袭脏腑之间,致肠胃虚弱,泄泻肠鸣,腹胁膨胀,里急后重,日夜频并,不思饮食。

黄连（去须） 阿胶（蛤粉炒成珠子） 当归（洗净,各二两） 人参（去芦头） 龙骨（煅红） 赤石脂 干姜（炮） 白茯苓（去皮） 乌梅肉（焙干） 陈橘皮（去白） 诃子（煨,去核） 肉豆蔻（面裹煨香） 木香 罂粟壳（蜜炙,各一两） 白矾（枯,半两）

上件为细末,醋煮面糊为丸如梧桐子大。每服五十丸,米饮下;如腹痛,煎当归汤下;下血,煎地榆汤下,食前。

5. 五香散（《妇人大全良方·卷之八·妇人泄泻方论第八》）

治食鱼伤,泄泻不止,气刺奔冲。

乌药 白芷（炒） 枳壳 白术（炒） 良姜（炒） 甘草 莪术（有孕减半,各等分）

为细末。每服二钱,温酒调下;孕妇脾泄痢,煎陈米饮调下,食前。

6. 治伤食泄泻丹溪方（《仁斋直指方论·卷之十三·泄泻·附诸方》）

治一老人,奉养太过,饮食伤脾,常常泄泻,亦是脾泄。

黄芩（炒,半两） 白术（炒,二两） 白芍药（酒拌,炒） 半夏（泡,各半两） 神曲（炒） 山楂（炒,各一两半） 藿香（一两）

上为末,青荷叶包饭烧熟,研丸如梧子大。食前白汤下。

7. 鸡舌香散（《仁斋直指方论·卷之十三·泄泻·泄泻证治》）

治飧食生冷,久为冷积。

良姜 辣桂 香附（净,炒） 益智仁 天台乌药（各一两） 甘草（炙,半两）

上末。每二钱,入少盐沸汤点,吞感应丸。

8. 木香调中丸（《御药院方·卷三·治一切气门上》）

治因饮食不调,肠胃致伤,心腹疼痛,两胁胀闷,脏腑泄泻,米谷不化,腹中雷鸣,不思饮食。

木香 青皮(去白) 陈皮(去白) 槟榔 肉豆蔻(面裹,煨熟去) 京三棱(炮,锉) 诃子皮 草豆蔻仁(各一两)

为细末,水面糊和丸如梧桐子大。每服六十丸,食前热米饮送下。

9. 红豆丸（《瑞竹堂经验方·八、泻痢门》）

治脏腑泄泻,名为飧泄。

麦糵(炒) 半夏(汤泡七次) 砂仁 神曲(炒,各一两半) 硇砂(醋化) 甘草 青皮(去穰) 陈皮(去白) 郁金 红豆 藿香 棠球 蓬术(煨,各一两) 良姜 荜茇(各二两) 丁香(不见火,半两)

上为细末,水煮面糊为丸如梧桐子大。每服一百丸,米饮或随物空心送下,病甚者日进三服。

10. 橘饼汤（《本草纲目拾遗·卷七·果部上·橘饼》）

治伤食生冷瓜果,泄泻不休。

橘饼一个,切薄片,放碗内,以沸汤泼盖住,泡汁出,即饮汤,连饼食,一饼可作数次服。

十五、治脾劳滑泄方

1. 煮黄丸（《圣济总录·卷第八十六·虚劳门·脾劳》）

治脾劳腹痛滑泄,肌肉瘦瘁,困乏减食。

硫黄(二两) 牛膝(一两) 诃黎勒皮(一两) 附子(生,去皮、脐,一分) 甘草(一两) 干姜(二两) 椒红(二两)

上七味,除硫黄外,各锉碎,入在一生绢袋子盛,硫黄别用小袋子盛,安在大药袋中心,用水一斗煎至一升,分为三服,每日早晨服;其药滓除甘草不用外,将余药焙干,捣罗为末,硫黄别研如粉,后合和令匀,炼蜜和丸如梧桐子大。每服二十丸,空心食前陈米饮下。

2. 羊肾丸（《圣济总录·卷第八十六·虚劳门·脾劳》）

治脾劳脏腑滑泄,夜多盗汗,腹中虚鸣,困倦少力,不美饮食。

羊肾(切作片子,放新瓦上焙干,一对) 艾叶(糯米粥拌匀焙干,为细末,五两) 肉苁蓉(酒浸一宿,焙干,一两) 木香 肉豆蔻(去壳,各一两) 丁香(半两)

上六味,除艾叶外,捣罗为细末,入艾叶末拌匀,煮枣肉和丸如梧桐子大。每服十五丸,温酒下,空心、食前服。

3. 荜茇丸（《圣济总录·卷第四十四·脾脏门·脾脏虚冷泄痢》）

治脾脏虚冷,大便滑泄及白痢,脐腹多疼。

荜茇 高良姜 肉豆蔻(去壳) 桂(去粗皮) 缩砂蜜(去皮) 附子(炮裂,去皮、脐) 白术 胡椒 诃黎勒(炮,去核,各一两)

上九味,捣罗为末,炼蜜和丸如梧桐子大。每服二十丸,粟米饮下,空心、食前服。

4. 石亭脂丸（《圣济总录·卷第四十四·脾脏门·脾脏虚冷泄痢》）

治脾胃一切虚冷,大肠滑泄,下利青白,呕逆翻胃,面色萎黄。

石亭脂(细研,二两) 蚌粉(五两)

上二味,于铫子内,先以蚌粉铺作坑子,投入石亭脂末,以慢火烧,勿令大焰,待药熔及微焰断,取出研细,于地上出火毒一夜,即和蚌粉,以粟米烂饭为丸如绿豆大。每日空心米饮下十丸,疾愈住药。

5. 五香丸（《圣济总录·卷第八十六·虚劳门·脾劳》）

治脾劳虚冷,腹胀肠鸣,泄泻黄水。

木香 丁香 鸡舌香 乳香(研) 沉香(锉) 肉豆蔻(去壳) 甘草(炙令赤色) 厚朴(去粗皮,涂生姜汁炙) 诃黎勒(煨令黄,去核,各半两) 芎䓖(一分) 干姜(炮裂,三分)

上一十一味,除乳香外,捣罗为末,与乳香相和匀,炼蜜为丸如梧桐子大。每日空心及食后,用陈米饮下二十丸。

6. 七伤散（《圣济总录·卷第八十六·虚劳门·脾劳》）

治脾劳腹胀,忧恚不乐,大便滑泄,不思饮食,肌肉羸瘦。

香子(炒) 白术 人参 白茯苓(去黑皮) 陈橘皮(汤浸去白) 芍药 桔梗(炒) 紫菀(去苗土) 白芷(各一两) 苍术(去黑皮,米泔浸,切,焙,五两) 柴胡(去苗,一两半) 干姜

（炮，二两）

上一十二味，捣罗为散。每服三钱匕，用獖猪肾一对，去皮膜，批作片子，入盐一钱，与药拌匀，掺在猪肾内，湿纸裹，灰火内煨令香熟为度。细嚼米饮下。

7. 烧脾散（《普济方·卷二十一·脾脏门·脾劳》）

治脾劳虚损，年深泄泻，久作滑肠。

芍药 桔梗 缩砂仁 附子（炮，去皮） 茴香（炒） 干姜（炮） 苍术（炒） 良姜 桂（各一两） 红豆蔻 川椒（炒） 白术 肉豆蔻 橘皮 干山药（各五钱）

上为细末，每用三钱，猪肝三两，薄批作三片掺药，上铺生姜、葱丝一重，并卷定，麻扎了，湿纸数十重裹，慢火烧熟。分三四次细嚼，米饮下，日均一剂；或细切肝拌药末作馅法，面包作角子五六个烧熟，日均一剂亦佳。

十六、治痞积泄泻方

1. 矾石丸（《圣济总录·卷第七十一·积聚门·痞气》）

治脾积痞气，泄泻，日夜下痢白脓。

矾石（烧令汁枯） 诃黎勒（煨，去核，各二两） 黄连（去须，三两） 木香（一两）

上四味，捣罗为末，水浸蒸饼滤汁如糊为丸如梧桐子大。空心、食前，陈米饮下三十丸，以泄止为度。

2. 芜荑丸（《圣济总录·卷第七十一·积聚门·痞气》）

治脾积痞气，微有滑泄，不思饮食。

芜荑（四两） 陈橘皮（汤浸去白，焙干，四两为末，米醋一升，煎如糊，四两） 附子（炮裂，去皮脐，二两） 莎草根（去毛，三两） 木香 白术（各一两）

上六味，除橘皮外，捣罗为末，入橘皮煎搜和，更入炼蜜为丸如梧桐子大。空心、日午，陈米饮下三十丸。

3. 养脾丸（《鸡峰普济方·卷第八·脾胃肝肾》）

治腹、心、肋胁痞塞，刺痛，呕逆，恶心，吞酸，食气止，腹鸣，洞泄，泻下，痢频滑，后重里急。

黄橘皮（四两） 诃子（三两） 茯苓 白

术 草荳 胡椒 红豆（各三两三钱一字） 大麦蘖 神曲 厚朴（各二两半） 附子（一两半） 干姜（一两二分） 桂（四两一分）

上为细末，炼蜜和丸弹子大。每服一丸，空心白汤化下。

十七、治积滞泄泻方

1. 积气丸（《圣济总录·卷第七十一·积聚门·积聚》）

治一切积滞，痰逆恶心，吐泻霍乱，膈气痞满，胁肋积块，胸膈膨闷，呕哕心疼，泄泻下痢。

大戟 龙胆 木香（各半两） 杏仁（去皮尖、双仁，炒研） 代赭（煅，醋淬） 赤石脂（水飞，研，各一两） 巴豆（去皮心膜，研出油，一钱一字）

上七味，捣研为末，合研极细，以面糊丸如梧桐子大，阴干经十日方可服。每服三丸至五丸，木香汤下，温汤熟水亦得。

2. 面棋子（《圣济总录·卷第一百九十·食治妇人血气》）

治妇人血气，癖积脏腑，疼痛泄泻。

小麦面（四两） 肉豆蔻（去壳为末） 草荳（为末） 胡椒（末） 蜀椒（去目并闭口，炒出汗，各一钱末）

上五味拌匀，以水和作棋子，用精羊肉四两，细切炒令干，下水五升，入葱薤白各五茎细切，以常法煮肉，以盐醋调和，候熟滤去肉，将汁煮棋子，空腹热食之。

十八、治虚损泄泻方

1. 朝真丸（《圣济总录·卷第九十六·大便不禁》）

治虚损泄泻，大便失禁。

硫黄（研飞，一两） 晋矾（熬令汁枯，研，一两） 青盐（研，一钱）

上三味合研匀，水浸炊饼丸如绿豆大。每服十五丸至二十丸，温酒下，空心、食前，或用丹砂为衣亦得。

2. 金花散（《圣济总录·卷第九十·虚劳心腹痛》）

治虚劳心腹疼痛，泄泻肠鸣，面黄肌瘦，胁肋胀满，不思饮食。

半夏（汤洗七遍，切焙） 乌头（炮裂，去皮脐）郁金（用浆水、生姜、皂荚三味煮半日，令软切作片子，焙干，麸炒）　木香　马兰花（酒浸炒，各一两）　胡椒　楝实（取肉炒）　当归（生切）　京三棱　蓬莪术（二味椎碎，用巴豆半两去壳同炒褐色为度，不用巴豆）　大腹（湿纸裹煨过）　芜荑（炒）　白术　黄连（去须，炒，各半两）

上一十四味，捣罗为散。每服三钱匕，用羯羊肝一具，去筋膜批作片子，匀渗药末在内，更入盐三钱、干姜末二钱、芜荑末二钱匕、葱白一寸细切搅拌匀，和白面作角子，慢火烧令香熟，空心吃，温米饮下。

3. 益气散（《圣济总录·卷第九十一·虚劳兼痢》）

治脾肾虚劳滑泄不止，饮食不进，肌体羸瘦。

附子（大者炮裂，去皮脐，片切如纸厚，用生姜四两取汁，以慢火煮附子，令汁尽，焙干，二两）　缩砂（去皮，微炒，半两）　肉豆蔻（去皮，一分）　蜀椒（去目并闭口，炒去汗，一分）　香子（微炒，半钱）

上五味为散。每服三钱匕，用羯羊子肝二枚，去筋膜，切作片，入葱白、盐、醋各少许，拌药令匀，用竹杖子串于猛火上炙令香熟，就热吃，以温酒一盏送下，空心服。

4. 附子散（《圣济总录·卷第九十一·虚劳兼痢》）

治虚劳大便泄泻。

附子（炮裂，去皮脐，半两）　木香（一分）

上二味为细散。每服四钱匕，用猪肾一对，去筋膜批开渗药，并葱白、盐各少许在内，湿纸裹，慢火煨熟，细嚼米饮下，空心服。

5. 烧肝散（《圣济总录·卷第四十一·肝脏门·肝虚》）

治肝元虚损，脏腑不调，泄泻不止，口内生疮，饮食进退。

茵陈蒿　犀角（镑屑）　石斛（去根）　白术　柴胡（去苗）　紫参　芍药（各三分）　人参　桔梗（炒）　防风（去叉）　桂（去粗皮）　吴茱萸（洗，焙炒）　芜荑（炒，各半两）

上一十三味，捣罗为细末。每用白羊肝一具，分作二分，将一分去筋膜细切如竹叶，入药末十钱匕，葱白一握细切，与肝调和令匀，以湿纸裹七八重煨熟，空心服之。

6. 钟乳健脾丸（《本草汇言·卷之六·草部·五味子》）

治男子、妇人虚损羸瘦，身体沉重，脾胃冷弱，饮食不消，腹胀雷鸣，泄泻不止。又治肠虚积冷，下利清谷，或下纯白，腹中疗痛，及久痢赤白，肠滑不禁，少气羸困，不思饮食。

肉桂（去粗皮）　人参　黄连（去须）　干姜（炮）　龙骨　当归（去芦）　石斛（去根）　大麦蘖（炒）　茯苓（去皮）　细辛（去苗土）　神曲（碎，炒）　赤石脂（煅，各二两）　蜀椒（去目及闭口者，微炒出汗，六两）　附子（炮，去皮脐，一两）　钟乳粉（三两）

上为细末，入钟乳粉匀，炼蜜和丸如梧桐子大。每服三十丸，温米饮下，食前，日三服。

7. 鹿茸世宝丸（《洪氏集验方·卷第三》）

治诸虚不足，心脾气弱，腹胁胀急，肠鸣泄泻，腹疼，手足厥逆。

鹿茸（酥涂，炙）　附子（炮，去脐）　白术（炒）　阳起石（烧赤）　椒红（炒出汗）　成炼钟乳粉　苁蓉（酒浸，炙）　人参（去芦）　肉豆蔻（面裹煨）　川当归（炒）　牛膝（去芦，酒浸一宿）　白茯苓　沉香　巴戟（去心，各一两）

上件十三味，依法修制，并为细末，次入钟乳粉拌匀，炼蜜为丸如梧桐子大。每服四十粒，盐饭饮或盐汤送下，食前，一日三服。

8. 茱萸己寒丸（《杨氏家藏方·卷第七·泄泻方二十道》）

治脏腑久弱，肠胃宿寒，泄泻频并。

青橘皮（去白，二两）　陈橘皮（去白，二两）　附子（炮，去皮脐）　川乌头（炮，去皮脐、尖）　干姜（炮）　高良姜　吴茱萸（炒黄）　肉桂（去粗皮，各一两）

上件为细末，醋煮面糊为丸如梧桐子大。每服三十丸至五十丸，温米饮下，食前。

9. 四柱散（《太平惠民和剂局方·卷之三·绍兴续添方》）

治丈夫元脏气虚，真阳耗败，两耳常鸣，脐腹冷痛，头旋目晕，四肢怠倦，小便滑数，泄泻不止。

木香（湿纸裹煨）　茯苓　人参　附子（炮，去皮脐，各一两）

上为细末。每服二钱，水一大盏，生姜二片，枣子一个，盐少许，煎七分，空心、食前服。

10. 豆附丸(《严氏济生方·瘤冷积热门·瘤冷积热论治》)

治久虚下寒,泄泻不止,肠滑不禁,日夜无度,全不进食,一切虚实泄泻困乏,并皆治之。

肉豆蔻(面裹煨)　附子(炮,去皮脐)　良姜(锉,炒)　诃子(面裹煨)　干姜(炮)　赤石脂(火煅)　阳起石(火煅)　龙骨(生用)　白矾(枯,各二两)　白茯苓(去皮)　桂心(不见火)　细辛(洗,各一两)

上为细末,酒煮面糊为丸如梧桐子大。每服七十丸,空心、食前,米饮送下。

11. 瑞莲丸(《鲁府禁方·卷二·寿集·鼓胀》)

补元气,健脾胃,进饮食,止泄泻。

人参(二两)　白术(土炒,三两)　白茯苓(去皮,二两)　山药(炒,二两)　莲肉(炒,二两)　芡实(去壳,二两)　白芍药(酒炒,一两)　陈皮(一两)　甘草(炙,五钱)

上为细末,用猳猪肚洗令净,水煮烂,杵千余下入药,再捣和为丸如梧子大。每服三钱,米汤送下。

十九、治酒泄方

1. 小黄龙丸(《世医得效方·卷第二·大方脉杂医科·伤暑》)

治伤酒过度,脏毒下血或泄泻。

黄连(去须,一斤)　酒(二升半)

上将黄连以酒煮干为度,焙为末,用面糊丸如梧子大。每服三十丸,熟水吞下,日二服。

2. 香茸丸(《普济方·卷二百八七·泄痢门·诸泻》引《危氏方》)

治饮(酒)多,遂成酒泄,骨立不能食。

嫩鹿茸(以火燎去毛酥,炙黄)　肉豆蔻(火煨)　生麝香(别研,各等分)

上为末,白陈米饮为丸如梧桐子大。每服五十丸,空腹米饮下。热者酒蒸黄连丸。

3. 脾泄丸(《脉因证治·卷上》引《医方集成》)

治食积酒湿等泻。

白术(土炒,二两)　苍术(炒)　半夏(制,各两半)　山楂　神曲(炒)　芍药(炒)　黄芩(炒,各一两)

上为末,荷叶煨饭为丸。后重者,加木香、槟榔。

4. 治酒泄验方(《救生集·卷一·泄泻门》)

治饮酒过多泄泻。

花粉一味,捣烂,用袋盛洗出浆来晒干。每服用白糖调数钱,加蜜少许最妙。兼治吐血之症。

二十、治泄泻兼赤白痢方

1. 小七香丸(《太平惠民和剂局方·卷之三·绍兴续添方》)

治赤白痢疾,脾毒泄泻。

甘松(炒,八十两)　益智仁(炒,六十两)　香附子(炒,去毛)　丁香皮　甘草(炒,各一百二十两)　蓬莪术(煨,乘热碎)　缩砂仁(各二十两)

上为末,水浸蒸饼为丸如绿豆大。每服二十丸,温酒、姜汤、熟水任下。

2. 三神丸(《太平惠民和剂局方·卷之六·吴直阁增诸家名方》)

治清浊不分,泄泻注下,或赤或白,脐腹疠痛,里急后重。

草乌(各去皮、尖,一生、一炮、一烧作灰用,三枚)

上为细末,醋糊丸如萝卜子大。大人五七丸,小儿三丸,水泻倒流水下,赤痢甘草汤下,白痢干姜汤下。

3. 茱连丸(《杨氏家藏方·卷第七·泄泻方五道》)

治泄泻及赤白痢。

黄连　吴茱萸　罂粟壳(蜜炙,去顶,各等分)

上件为细末,醋煮面糊为丸如梧桐子大。每服三十丸至五十丸,泄泻米饮下,赤痢甘草汤下,白痢干姜汤下,赤白痢甘草干姜汤下,食前。

4. 渗肠丸(《杨氏家藏方·卷第七·痢疾方一十九道·渗肠丸道》)

治泄泻不止,久痢不瘥,不问赤白脓血,并皆治之。

附子(炮,去皮脐)　阿胶(蛤粉炒)　白术　诃子(煨,去核)　白龙骨　赤石脂　干姜(炮,各等分)

上件为细末,煮面糊为丸如梧桐子大。每服

五七十丸,温米饮下,空心、食前。

5. 借气散(一名神圣香姜散)(《奇效良方·卷之十三·痢门·痢疾通治方》)

治脓血痢,久患脾泄泻。

黄连(去须) 生姜(并细锉,各一两)

上二味,同入银石器内,炒焦赤色去生姜,取黄连为细末。每服二钱匕,食前陈米饮调下。一方用腊茶清下。

二十一、治产后泄泻方

1. 阿胶丸(《普济方·卷三百五十五·产后诸疾门·泄泻》)

治产后泄泻,肠滑不止。

阿胶(炒) 黄柏(去粗皮) 人参 干姜 当归 酸石榴皮(各一两)

上为末,麸糊和丸梧桐子大。每服三十丸,食前,米饮下。

2. 白垩丸(《普济方·卷三百五十五·产后诸疾门·泄泻》)

治产后冷滑泄泻不止。

白垩(火烧,一两) 赤茯苓(去黑皮) 生地黄(焙) 干姜(炮) 陈皮(去白,各半两)

上为末,薄面糊和丸梧桐子大。每服五十丸,食前,米饮下。

3. 的奇散(《世医得效方·卷第十四·产科兼妇人杂病科·产后》)

治产后泄泻,恶露不行,洞泄不禁。

大荆芥四五穗,于盏内燃火烧成灰,不得犯油火,入麝香少许研,沸汤一二呷调下。

二十二、治久泄不止方

1. 木香宽中散(《圣济总录·卷第五十五·心痛门·脾心痛》)

治脾心痛,或泄泻不止,虚冷膈气。

木香 肉豆蔻仁 白茯苓(去黑皮) 甘草(炙) 陈曲(炒黄) 诃黎勒皮(炮) 人参(各一两) 麦蘗(炒,一两半) 草豆蔻(去皮) 白豆蔻(去皮) 附子(炮,去皮脐,各半两)

上一十一味,捣罗为散。每服一钱匕,入盐、生姜各少许,空心沸汤点服。

2. 实肠散(《仁斋直指方论·卷之十三·泄泻·泄泻证治》)

治泄泻不止。

川厚朴(制,一两半) 肉豆蔻 诃子(炮) 缩砂 橘红 苍术(炒) 茯苓(各一两) 木香(半两) 甘草(炒,四钱)

上粗末。每三钱,姜、枣煎服。手足冷加炒干姜。

3. 温脐止泻散(《仁斋直指方论·卷之十三·泄泻·附诸方》)

治大人小儿久泻,滑脱不止。

干姜(微炒) 白芷 附子(生,各一钱)

上为细末。用生白蜜丸如弹子大,按入内一二日,即止。

4. 换肠丸(《御药院方·卷七·治泄痢门》)

治泄泻不止及诸下痢之疾。

御米壳(去蒂蒂,碎,微炒,净秤,一两) 木香 诃子皮 白芍药 甘草(炒) 当归(去芦头,炒) 人参(各一两) 白术 白茯苓(去皮,各一两半)

上件为细末,炼蜜和丸如弹子大。每服一丸,水一盏煎化,稍热食前服。

5. 敛肠丸(《普济方·卷二百八十七·泄痢门·诸泻》)

治久泻。

木香 丁香 附子(炮,去皮脐) 缩砂仁 诃子皮 罂粟壳(炒,去顶瓢) 川姜(炮) 没石子 梓州厚朴(姜制) 白龙骨 赤石脂 肉豆蔻(面包煨) 禹余粮(醋淬七次以上,各一两)

上为细末,面糊丸如桐子大。每服七十丸,米饮下,空心、食前。

6. 参术健脾丸(《本草汇言·卷之六·草部·五味子》)

治脐腹冷痛,泄泻年久不止。

北五味子 川椒 小茴香 木香 白术 茯苓 人参 山药(各二两) 补骨脂 枸杞子 菟丝子 莲子肉 川楝子 川牛膝(各四两)

俱用酒拌炒,苍术切片,米泔水浸一日,再换,食盐二钱,醋、酒、童便各一盏,调和,再浸一日,取起晒干,与前药总和,微炒磨为末,饴糖和为丸梧子大。每早服五钱,晚服三钱,俱食前酒送宁心定志汤。

7. 苍术丸(《成方切用·卷七下·燥湿门》)

治寒湿在脾,泄泻久不能愈者。

真茅山苍术(米泔浸一宿,切炒,如无,即以好白术代之,八两) 破故纸(酒浸,晒干炒) 白芍(炒黄,各四两) 厚朴(姜汁炒) 云苓(各二两) 甘草(炙) 川椒(去闭口者,炒出汗) 小茴香(炒,各一两)

为末,糯米糊为丸桐子大。每服食远,清汤下七八十丸。

二十三、治水泄方

1. 肚蒜丸(《类编朱氏集验医方·卷之六积聚门·治诸色泻痢方》)

治水泄。

獖猪肚一枚,净洗,去脂膜,入大蒜在内,以肚子满为度,煮之,自晨至晚,以肚蒜糜烂为度,杵成膏子,入平胃散同杵,丸如梧桐子大。每服三五十丸,盐汤或米饮空心下。

2. 桂苓甘露散(《御药院方·卷二·治伤寒门》)

流湿润燥,宣通气液。治饮水不消,呕吐泻利、水肿、腹胀,泄泻不能止者。

白茯苓(去皮) 白术 猪苓(去皮) 寒水石(另研细) 甘草(炙) 泽泻(各一两) 滑石(另研,二两) 桂(去粗皮,半两)

为细末。或煎或水调三二钱,任意,或入蜜少许亦得。

二十四、治痛泄方

白术芍药散(《鸡峰普济方·卷十八》)

治痛泻。

白术(炒) 芍药(炒,各二两) 陈皮(两半) 防风(一两)

上咬咀,或煎或散或丸,皆可服。久泻者加升麻六钱。

二十五、治远近泄泻方

百粒丸(《奇效良方·卷之十四·泄泻门·泄泻通治方》)

治远近泄泻,大肠滑。

红椒 胡椒 附子(炮) 丁香 干姜(炮) 麦蘖(各等分)

上为细末,酸醋煮大蒜为丸如梧桐子大。每服百粒,食前用米饮送下。

二十六、治霍乱泄泻方

五苓散(《太平惠民和剂局方·卷之二·治伤寒》)

治霍乱吐利,躁渴引饮。

泽泻(二十五两) 白术 猪苓(去皮) 赤茯苓(去皮,各十五两) 肉桂(去粗皮,十两)

上为细末。每服二钱,热汤调下,不计时候,服讫多饮热汤,有汗出即愈。

二十七、用方禁忌

《黄帝素问宣明论方·卷十·痢门·泄痢总论》:"玄青丸……唯泄泻者勿服。"

《伤寒兼证析义·胎产兼伤寒论》:"新产之……泄泻……也,其用药……禁四物汤,以地黄能作泻也。"

【论用药】

治泄有专方,亦有专药。此类专药功效突出,常成为治泄专方之要药。更有治泻特效单方,可以一味即获大效。其用法因药不同,或有必须饮服者,或有可以外用者。

一、用药概论

泄泻治当分其新久,审其原因。新则伐邪之药为主,而健脾之药为佐;久则以补脾之药为君,而升提之药为佐。

《金匮钩玄·附录·泄泻从湿治有多法》:"夫泄有宜汗解者。《经》言:春伤于风,夏必飧泄;又云:久风为飧泄。若《保命集》云用苍术、麻黄、防风之属是也。有宜下而保安者,若长沙言,下痢脉滑而数者,有宿食也,当下之;下利已瘥至其时复发者,此为下未尽更下之安,悉用大承气汤加减之剂。有宜化而得安者,《格致余论》:夏月患泄,百方不效,视之,久病而神亦瘁,小便少而赤,脉滑而颇弦,膈闷食减。因悟此久积所为,积湿成痰留于肺中,宜大肠之不固也。清其源则流自清,以茱萸等作汤,温服一碗许,探喉中,一吐痰半升,如利减半,次早晨饮,吐半升而利止。有以补养而愈者,若《脾胃论》,言脉弦、气弱、自汗,四肢发热,大便泄泻,从黄芪建中汤。有宜调和脾湿而得止者,若洁古言:四肢懒倦,小便不利,大便走泄,沉困,饮食减少，以白术、芍药、茯苓，加减治之。有宜升举而安者，若《试效方》言：胃中湿脾弱，不能运行，食下则为泄，助甲胆风胜以克之，以升阳之药羌活、独活、升麻、防风、炙甘草之属。有宜燥湿而后除者，若《脾胃论》言：上湿有余，脉缓，怠惰嗜卧，四肢不收，大便泄泻，从平胃散。有宜寒凉而愈者，若长沙言：协热自利者，黄芩汤主之。举其湿热之相宜者，若长沙言，下利脉迟紧痛未欲止当温之；下利心痛急当救里；下利清白水液澄澈，可与理中四逆汤辈。究其利小便之相宜者，河间言湿胜则濡泄，小便不利者，可与五苓散、益元散分导之。以其收敛之相宜者，东垣言：寒滑气泄不固，制诃子散涩之。以上诸法，各有所主，宜独利小便而湿动也。"

《古今医统大全·卷之三十五·泻泄门·治法·杂著治泻法》："王节斋云：泄本属湿，然多因饮食不节致伤脾胃而作，须看时令，分寒热新久而施治。治法补脾消食，燥湿利小便，亦有升提下陷之气，用风药以胜湿。亦有久泄肠胃虚滑不禁者，宜收涩。脾泻已久，大肠不禁者，此脾脱也，宜急涩之。

泻宜汗解者，《经》云：久风为飧泄，若《保命集》用苍术、麻黄、防风之属是也。

泻宜吐痰而愈者，《格致余论》云：夏月患泄，百方不效，久病而神不瘁，小便赤，脉滑而颇弦，膈闷食减。此久积为所郁成湿痰，留于肺中，宜大肠之不固也。导其源则流自清，以茱萸等作汤，温服碗许，探喉中吐痰半升，利减半，再吐而安。

泻宜逐下而安者，若长沙太守言下痢脉滑而数者，有宿食也，当下之。痢已瘥，至其时复发者，此为下未尽，更下之。

泻宜补益而愈者，若东垣《脾胃论》言脉弦气弱自汗，四肢发热，大便泻泄，宜黄芪建中汤。

泻宜调理脾胃而止者，若洁古老言四肢懒倦，小便不利，大便走泄，沉困，饮食减少，以白术、茯苓、芍药治之。

有宜升举而安者，若《试效方》脾湿胃弱，不能运行，食下即泄，助甲胆风胜以克之，以升阳之药，羌活、独活、升麻、防风、炙甘草之属。

泻宜燥湿而后愈者，若《脾胃论》言湿土有余，脉缓而怠惰嗜卧，四肢不收，大便泄泻，从平胃散合二陈汤。

泻用寒凉而愈者，若张长沙言协热自利，黄芩、芍药主之。

泻宜温补而愈者，若长沙言下利脉迟紧，痛未止，当温之。下利心痛，急当救里；下利清白，水液澄澈清冷，可与理中、四逆辈主之。

泻以分利而愈者，若刘河间言湿胜则濡泻，小便不利者，五苓散、益元散分导之。

泻以收涩而愈者，若东垣谓寒滑气泄不固，诃子散以涩之之类。湿胜而泻，四苓散加二术；甚者二术炒为末，米饮调服。

气虚者，用参、术、升麻、芍药，或以四君子汤加芍药、升麻。

火宜伐火，利小便，四苓散加黄芩、活石、栀子、木通。

痰宜豁痰，二陈汤加海石、音黛、黄芩、神曲、蛤粉，或用吐法。

食积宜消导之，疏涤之，用神曲、大黄、枳实，或保和丸。

泄泻水多者，必用五苓散，或用苍术、厚朴、陈皮、炒曲、泽泻、地榆、甘草等分，冬加干姜。夏月水泻，桂苓甘露饮。

脾胃不和伤食者，胃苓汤。

凡治泻药宜作丸散服。

泄泻注下如水，用生料五苓散加苍术、车前子倍白术，为末，米汤调服。

湿热甚者泻下如热汤，四苓散加滑石、黄芩、栀子、木通之类。

腹中疼痛，泻下清冷，喜热手荡熨，口不燥渴，乃寒泻也，五苓散倍桂加肉豆蔻。有气加木香，病甚者更加木香、附子作丸，服之效。

久泻谷道不合，或脱肛，此元气下陷及大肠不行收令而然，用白术、芍药、神曲、陈皮、肉豆蔻、诃子肉、五倍子、乌梅为丸，以四君子汤加防风、升麻煎汤送下。

食积时常腹痛泄泻，先以木香槟榔丸，或束垣枳实导滞丸推逐之，而后以四苓散加厚朴、苍术、神曲、麦芽之类作丸服之，以安胃气。

泻水而腹不痛者，属气虚，宜四君子汤倍白术加黄芪、升麻、柴胡、防风之类，补以提之而愈。"

《万氏家抄济世良方·卷八·用药大略》："诸泄泻用白芍、白术，诸水泻用白术、白茯苓、泽泻，诸痢疾用当归、白芍。"

《本草汇言·卷之十一·木部·猪苓》："张元素方,治时行瘴疟、瘴痢、瘴泻(山谷风湿岚雾之气,人感之,不论伤寒疟痢与泄泻,兼发热头痛、胸满不食、大小同病,名曰瘴邪,病在太阴)。用猪苓二两,茯苓、紫苏叶各五钱,苍术、厚朴各三钱,生姜五片。水六碗,煎三碗。有是患者,俱可服之。"

"治脾胃不和,水谷不化,阴阳不分,腹痛泄泻,名胃苓汤。用猪苓、泽泻、白术、茯苓各二钱,肉桂七分,苍术、厚朴、陈皮各一钱五分,甘草六分,加生姜三片,黑枣二个。水煎服。如水泻,加滑石一钱;暴痢赤白相杂,腹痛,里急后重,去桂,加木香、槟榔、黄连各一钱;久泻不止,加升麻、人参各一钱;湿胜,加防风、升麻各一钱;食积,加枳实、麦芽、神曲;口渴,加葛根一钱五分。"

"治腹中痛一阵、泻一阵,后去如汤,后重如滞,或泻下黄色,小水短赤,烦渴引饮,是火泻、热泻也。以四苓散加味方。用猪苓二钱,泽泻、茯苓、白术各一钱,黄连、黄芩、黑山栀、白芍药各一钱二分,滑石、甘草各二钱。水煎服……泻多不止,加人参一钱,肉豆蔻、乌梅各两个;泻多元气虚脱,加人参、黄芪、干姜,去芩、连栀、滑石。"

《本草求真·下编·卷八·脏腑病症主药》:"脾湿滑而不固,而症见有泄泻,则土当以涩制(土滑宜宣),如莲子、芡实、肉豆蔻之类。"

《一见能医·卷之五·病因赋上·泄泻者脾气伤而不平》:"泻下青色,腹痛脉弦者,挟风也,宜羌活、防风之类。泻下白色,腹痛脉迟,四肢清冷,小便澄澈者,挟寒也,宜干姜、肉桂、附子之类。泻下焦黄色,口渴烦躁,脉虚身热,挟暑也,宜黄连、扁豆、香茹之类。泻下清冷或如尘腐水色,腹不痛,身体重,倦怠无力,脉沉而缓者,湿也,宜苍术、白术、厚朴之类。泻下谷肉不化,酸臭异常,胸膈饱闷,恶闻食气,泻后痛减者,伤食也,宜山楂、草果、神曲、麦芽、莱菔子之类。泻下或多或少,或泻或不泻,或如鱼冻者,挟痰也,宜南星、半夏之类;青州白饼子治之,用半夏七两,南星、白附子各三两,川乌去皮脐五钱,为丸。腹痛肠鸣,泻如热汤,痛一阵,泻一阵者,火也,宜滑石、木通、黄芩、山栀之类。小水不利者,当分阴阳,小便长则大便自实,宜赤苓、滑石、猪苓、泽泻、木通之类。""若久泻脾虚,阳气衰弱,伏于阴中,而用淡渗之药降之,是益其阴而重竭其阳,阳愈削而精神愈衰矣,宜用升阳风药,以羌活、独活、升麻、柴胡、防风、甘草治之。大法云:寒湿之症胜,取风以平之。又云:下者举之,得阳气升腾而病去矣。此东垣之治法也。""治当分其新久,审其原因。新则伐邪之药为主,而健脾之药为佐;久则以补脾之药为君,而升提之药为佐。"

二、治泄专药

此下引录治疗泄泻药论,讨论有关用药理论及要点,此类药物或单用或入于复方之中,使用当辨。

1. 丁香

《本草汇言·卷之八·木部·丁香》:"故《方氏方》主除呕吐(王大生稿),止泄泻。"

2. 丁香枝皮

《本草汇言·卷之八·木部·丁香枝皮》:"味气与香同,攻一切冷气为病,如……泄泻,虚滑,水谷不消诸证,并宜水煮服之。"

3. 土茯苓

《本草纲目·草部第十八卷·草之七·土茯苓》:"(根)主治:食之当谷不饥,调中止泄……止泄泻。(时珍)"

4. 山药

《医学衷中参西录·医方·治泄泻方·薯蓣粥》:"农村小儿,于秋夏之交,多得滑泻证……盖小儿少阳之体,阴分未足,滑泻不止,尤易伤阴分。往往患此证者,数日即浑身发热,津短燥渴,小便不利,干呕懒食,唯嗜凉物。当此之际,欲滋其阴,而脾胃愈泥,欲健其脾,而真阴愈耗,凉润温补,皆不对证……惟山药脾肾双补,在上能清,在下能固,利小便而止大便,真良药也。"

5. 川乌

《本草纲目·草部第十七卷·草之六·乌头》:"水泄寒痢:大草乌一两,以一半生研,一半烧灰,醋糊和丸绿豆大。每服七丸,井华水下。忌生、冷、鱼、肉。(《十便良方》)泄痢注下:三神丸:治清浊不分,泄泻注下,或赤或白,腹脐刺痛,里急后重;用草乌头三个(去皮尖)。以一个火炮,一个醋煮,一个烧灰,为末,醋糊丸绿豆大。每服二十丸,水泻流水下;赤痢甘草汤下;白痢姜汤下。

忌鱼腥、生、冷。(《和剂局方》)"

6. 川芎

《本草图经·草部上品之下卷第五·芎䓖》："江东、蜀川人采其叶作饮香,云可以已泄泻。"

7. 木香

《本草纲目·草部第十四卷·草之三·木香》："(根)治……霍乱、泄泻、痢疾。"

8. 车前子

《雷公炮制药性解·卷三·草部中·车前子》："主……湿疮泄泻。"

《本草新编·卷之二·车前子》："功专利水,通尿管最神,止淋沥泄泻。"

9. 升麻

《药鉴·新刻药鉴卷之一·论升麻柴胡槟榔木香四味同用功效》："然或泄泻脱肛后重,疼不可忍,是乃气下陷也,法当举之以升麻、柴胡,和之以木香,攻之以槟榔。"

《神农本草经疏·卷二·〈续序例〉下·小儿门》："痧后泄泻及便脓血,皆由邪热内陷故也,大忌止涩,惟宜升散,仍用升麻、甘草、干葛、黄连、白芍药、白扁豆。"

10. 乌药

《本草求真·上编·卷三 散剂·乌药》："泄泻霍乱……皆宜用此。"

11. 紫苏

《本草求真·卷三 散剂·紫苏》："心膨气胀,并暑湿泄泻……俱可用此调治。"

12. 玉竹

《本草汇言·卷之一·草部·葳蕤》："治泄泻洞下,霍乱肠鸣游气上下。"

13. 石斛

《本草征要·第一卷·通治部分·石斛》："入胃清湿热,故理痹证泄泻。"

14. 石燕

《证类本草·卷第五·石燕》："治久患肠风痔瘘一二十年不瘥,面色虚黄,饮食无味,及患脏腑伤损,多患泄泻,暑月常泻不止。"

15. 生姜

《本草汇言·卷之十六·菜部·生姜》："生姜止呕,而治泄泻自利。"

16. 白术

《本草备要·草部·白术》："止泄泻(凡水

泻,湿也;腹痛肠鸣而泻,火也,水火相激则肠鸣。痛甚而泻,泻而痛减者食也;完谷不化气虚也。在伤寒下利,则为邪热不杀谷也。久泻名脾泄,肾虚而命火衰,不能生土也。有积痰壅滞,肺气不能下降,大肠虚而作泻者宜豁痰。有伤风泄泻者宜散风。如脾虚湿泻者宜白术。凡治泻,丸散优于汤剂)。"

《本草经解·卷一·草部上·术》："治脾虚泄泻,同茯苓、糯米、枣肉丸。""治久泻肠滑,同熟地丸。""治小儿久泄,同泽泻、车前。""治水泻暑泻,同苦参、牡蛎、猪肚丸。"

17. 白矾

《汤液本草·卷之六·玉石部·白矾》："《本草》云:主寒热泄泻下痢,白沃,阴蚀恶疮。消痰止渴,除痼热。治咽喉闭,目痛。坚骨齿。"

18. 兰熏

《本草纲目拾遗·卷九·兽部·兰熏》："味咸甘,性平……陆瑶云:生津,益血脉,固骨髓,壮阳,止泄泻虚痢。"

19. 半夏

《本草正·毒草部·半夏》："治脾湿泄泻。"

《本经逢原·卷二·毒草部·天南星》："半夏专走肠胃,故呕逆泄泻以之为响导。"

20. 地肤子

《本草图经·草部上品之下卷第五·地肤子》："主大肠泄泻,止赤白痢,和气,涩肠胃,解恶疮毒。"

21. 肉豆蔻

《神农本草经疏·卷九·草部中品之下·肉豆蔻》："肉豆蔻禀火土金之气,故味辛气温而无毒。入足太阴、阳明经,亦入手阳明大肠。辛味能散能消,温气能和中通畅。其气芬芳,香气先入脾,脾主消化。温而辛香,故开胃,胃喜暖故也。故为理脾开胃,消宿食,止泄泻之要药。"

22. 肉桂

《本草备要·木部·肉桂》："湿盛泄泻(土为木克,不能防水。古行水方中,亦多用桂,如五苓散、滋肾丸之类)。"

《本草新编·卷之四·肉桂》："肉桂……治秋冬腹痛、泄泻。"

《本经逢原·卷三·香木部·肉桂》："古方治小儿惊痫及泄泻病,宜五苓散,以泻丙火,渗土湿。"

23. 朱砂

《神农本草经疏·卷三·玉石部上品·丹砂》:"入六一散,治暑气伏于心经,神昏口渴及泄泻如火热。"

24. 竹帚子

《滇南本草·第一卷·竹帚子》:"一治大肠热泄泻。"

25. 防己

《本草正义·卷之六·草部·防己》:"防己……此能利膀胱之水,溺道分清,而泄利自止,亦非治虚寒之泄。"

26. 赤石脂

《本草新编·卷之五·赤石脂》:"或问赤石脂酸涩之味,过于收敛,似不可轻用?曰:病有泄泻太滑者,非此不能止。有不可不用之时,亦不宜慎重而失之也。"

27. 花椒

《本草纲目·果部第三十二卷·果之四·蜀椒》:"止泄泻(时珍)。"

28. 苍术

《本草汇言·卷之一·草部·苍术》:"《本草》主健脾胃,疗泄泻。""又如瓜果鱼腥,有伤脾胃,或腹痛泄泻,胀满痞塞,或积聚不清,霍乱吐利,是皆积湿停寒之症,惟苍术可以理之。"

29. 芡实

《本草征要·第四卷·食疗·芡实》:"益脾养气,而泄泻无虞。"

30. 吴茱萸

《古今医统大全·卷之三十五·泻泄门·杂著治泻法》:"《格致余论》云:夏月患泄,百方不效,久病而神不瘁,小便赤,脉滑而颇弦,膈闷食减。此久积为所郁成湿痰,留于肺中,宜大肠之不固也。导其源则流自清,以茱萸等作汤,温服碗许,探喉中吐痰半升,利减半,再吐而安。"

《本草纲目·果部第三十二卷·果之四·吴茱萸》:"多年脾泄:老人多此,谓之水土同化。吴茱萸三钱泡过,入水煎汁,入盐少许,通口服。盖茱萸能暖膀胱,水道既清,大肠自固也。他药虽热,不能分解清浊也。(孙氏《仁存方》)

脏寒泄泻,倦怠减食:吴茱萸(汤泡过,炒),猪脏半条,去脂洗净,装满扎定,文火煮熟,捣丸梧桐子大。每服五十丸,米饮下,日二服。(《普济》)滑痢不止:方同上。

下痢水泄:吴茱萸(泡,炒)、黄连(炒)各二钱,水煎服。未止再服。(《圣惠方》)

赤白下痢:《和剂局方》戊己丸,治脾胃受湿,下痢腹痛,米谷不化。用吴茱萸、黄连、白芍药各一两,同炒为末,蒸饼丸梧桐子大。每服二三十丸,米饮下。(《百一选方》)

变通丸:治赤白痢日夜无度及肠风下血。用川黄连二两,吴茱萸二两(汤泡七次),同炒香,拣出各自为末,粟米饭丸梧桐子大,另收。每服三十丸,赤痢,甘草汤下黄连丸;白痢,干姜汤下茱萸丸;赤白痢,各用十五丸,米汤下。此乃浙西河山纯老以传苏韬光者,救人甚效。"

31. 龟甲

《本草通玄·卷下·介部·龟甲》:"止泄泻。"

32. 没食子

《本草求真·卷二·收涩·没石子》:"凡……腹冷泄泻……一切虚火上浮,肾气不固者。取其苦以坚肾,温以暖胃健脾,黑以入肾益气补精。"

33. 诃子

《本草汇言·卷之九·木部·诃黎勒》:"诃黎勒,涩肠止痢之药也(萧炳)。味本苦涩,苦能泄滞,涩能敛脱(周志含稿)。"

34. 矾石

《本草纲目·石部第十一卷·金石之五·矾石》:"霍乱吐泻:枯白矾末一钱,百沸汤调下。(华佗《危病方》)

伏暑泄泻,玉华丹:白矾煅为末,醋糊为丸。量大小,用木瓜汤下。(《经验方》)

老人泄泻不止:枯白矾一两,诃黎勒(煨)七钱半。为末。米饮服二钱,取愈。(《太平圣惠方》)

赤白痢下:白矾飞过为末,好醋、飞罗面为丸梧子大。赤痢甘草汤、白痢干姜汤下。(《生生方》)

气痢不止,巴石丸:取白矾一大斤,以炭火净地烧令汁尽,其色如雪,谓之巴石。取一两研末,熟猪肝作丸梧子大。空腹,量人加减。水牛肝更佳。如素食人,以蒸饼为丸。或云白矾中青黑者,名巴石。(刘禹锡《传信方》)

冷劳泄痢食少,诸药不效:白矾三两(烧),羊肝一具(去脂),酽醋三升煮烂,擂泥和丸梧子大。每服二十丸,米饮下,早夜各一服。(《普济方》)

泄泻下痢,白龙丹:用明矾枯过为末,飞罗面醋打糊丸梧子大。每服二三十丸,白痢姜汤下;赤痢甘草汤下;泄泻米汤下。(《经验方》)"

《雷公炮制药性解·卷一·金石部·矾石》:"味酸……主寒热泄痢……禁泄泻。"

35. 使君子

《本草述钩元·卷十一·蔓草部·使君子》:"疗疳浊泄泻,是由土而含金之用也。"

36. 金钱草

《本草纲目拾遗·卷三·草部上·金钱草》:"张介宾《本草正》:佛耳草味微酸,性温,大温肺气,止寒嗽,散痰气,散风寒寒热,亦止泄泻。"

37. 草豆蔻

《本草汇言·卷之二·草部·草豆蔻》:"专主中膈不和(何其玉稿),吞酸吐水,心疼肚痛,泄泻积冷,凡一切阴寒壅滞之病,悉主治也。"

38. 草果

《本草汇言·卷之二·草部·草果仁》:"而为冷积泄泻,是皆寒与湿之为病也,用草果并能治之。"

39. 茯苓

《本草求真·卷四·泻剂·渗湿》:"肿嗽泄泻,宜用茯苓以利之。"

《本草征要·第三卷·肾与膀胱经·茯苓》:"止呕吐而定泄泻。"

《本草备要·木部·茯苓》:"泄泻(渗湿)。"

40. 枳实

《神农本草经疏·卷十三·木部中品·枳实》:"其《别录》所主除胸胁痰癖,逐停水,破结实,消胀满,心下急痞痛,逆气胁风痛,安胃气,止泄泻者,是其本分内事,皆足阳明、太阴受病。二经气滞则不能运化精微,而痰癖、停水、结实、胀满所自来矣。"

41. 柽柳

《药性切用·卷之三中·木部·西河柳枝叶》:"一名赤柽柳……清阳下陷而泄泻者,须炒焦用之。"

42. 砂仁

《本草经解·卷二·草部下·缩砂仁》:"砂仁……主虚劳冷泻者。砂仁气温益气,味涩可以止泄也,辛温温胃。""味涩止泄也。"

43. 骨碎补

《本草征要·第二卷·形体用药及专科用药·骨碎补》:"主……上热下冷,肾虚泄泻。"

44. 香附

《汤液本草·卷之三·草部·香附子》:"《图经》云:膀胱、两胁气妨,常日忧愁不乐,饮食不多,皮肤瘙痒瘾疹,日渐瘦损,心忪少气。以是知益气,血中之气药也。方中用治崩漏,是益气而止血也。又能逐去凝血,是推陈也。与巴豆同治泄泻不止,又能治大便不通,同意。"

《本草正·芳草部·香附》:"疗霍乱吐逆、气滞泄泻。"

45. 保心石

《本草纲目拾遗·卷二·石部·保心石》:"治大热燥渴,小便不通,泄泻俱水,调服。"

46. 姜叶

《本草汇言·卷之十六·菜部·姜叶》:"治……呕吐泄泻。"

47. 神曲

《本草汇言·卷之十四·谷部·神曲》:"及老弱久泻、虚人久泻、产后食少作泻、小儿疳积泄泻等病,并宜用之。"

48. 蚕沙

《本草新编·卷之五·晚蚕蛾》:"蚕沙,即晚蚕之屎,其性亦温,治湿痹、瘾疹、瘫风,主肠鸣热中泄泻。"

49. 莲子

《本草求真·下编·卷八·脏腑病症主药》:"脾湿滑而不固,而症见有泄泻,则土当以涩制(土滑宜宣),如莲子、芡实、肉豆蔻之类。"

《本草求真·卷二·收涩·温涩》:"如莲子、肉豆蔻是治脾胃虚脱之药也,故泄泻不止者最宜。"

50. 莲须

《本草求真·卷二·收涩·莲须》:"惟其味甘补脾,故能利湿,而使泄泻腹痛可治(补脾同山药、茯苓、白术、人参、莲肉、薏苡仁、扁豆)。"

51. 臭草

《本草纲目拾遗·卷五·草部下·臭草》:"泄泻及小便不通:取臭草叶或生或煮食之。"

52. 益智仁

《要药分剂·卷十·燥剂·益智仁》:"止泄泻。"

53. 黄连

《本草汇言·卷之一·草部·黄连》:"泄泻腹痛(当用于术、肉桂、陈皮之类)。""小儿痘疮,阳虚作泻,行浆后泄泻(当用参术异功散之类)。""老人脾胃虚寒作泻,阴虚天明溏泻(当用参、耆、吴萸、白术、补骨脂之类)。""同甘草、升麻、白芍药,治痧痘已透而泄泻不止。"

《雷公炮制药性解·卷二·草部上·黄连》:"主……痞满泄泻小儿疳热。"

54. 菟丝子

《本草述钩元·卷十一·蔓草部·菟丝子》:"治男女虚冷泄泻。"

55. 蛇黄

《本经逢原·卷一·石部·蛇黄》:"为小儿镇摄惊痫之重剂,脾风泄泻者宜之。"

56. 鹿茸

《本草汇言·卷之十八·兽部·鹿茸》:"治小儿痘疮虚白,浆水不充,或大便泄泻,寒战咬牙。""治老人脾肾衰寒,命门无火,或饮食减常,大便溏滑诸证。"

57. 葫芦巴

《本草述钩元·卷九·隰草部·葫芦巴》:"虚劳寒疝,泄泻小便数,皆属元阳之虚。取此以回虚冷,必明于火出水中,并水能敛火以为交互之义,乃得投剂以救其偏。"

58. 葛根

《本草纲目·草部第十八卷·草之七·葛》:"杲曰:干葛其气轻浮,鼓舞胃气上行,生津液,又解肌热,治脾胃虚弱泄泻圣药也。"

59. 硫黄

《本草通玄·卷下·金石部·硫黄》:"寇宗奭云:下元虚冷,真气将绝,久患泄泻,垂命欲尽,服无不效,但中病当便已,不可尽剂。"

60. 滑石

《本草汇言·卷之十二·土石类·滑石》:"滑石,清暑解热、利水窍之药也……故龙潭本草主小便癃闭不通,泄泻暴注。"

《温热经纬·卷四·薛生白湿热病篇》:"泄泻多由寒湿,寒则宜温,湿则宜燥也……寒湿者,寒从湿生,故宜苦温燥其中。湿热者,湿从热化,故宜甘淡(滑石之类。[汪按]茯苓、通草亦是),利其下。"

61. 椿樗

《本草纲目·木部第三十五卷·木之二·椿樗》:"治泄泻,有除湿实肠之力。"

62. 蜣螂

《本草纲目·虫部第四十一卷·虫之三·蜣螂》:"赤白下痢:黑牛散:治赤白痢、噤口痢及泄泻。用黑牛儿(即蜣螂,一名铁甲将军),烧研。每服半钱,或一钱,烧酒调服(小儿以黄酒服),立效。(李延寿方)"

63. 鼠曲草

《本草正·隰草部·佛耳草》:"亦止泄泻。"

《本草分经·原例(次序略经更定)·手太阴肺·佛耳草》:"微酸,大温肺气,止寒嗽,消痰,治寒热泄泻。"

64. 罂粟壳

《本草汇言·卷之十四·谷部·罂粟壳》:"罂粟壳,敛气涩肠,禁泻痢之药也。"

65. 樱额

《本草纲目拾遗·卷七·果部上·樱额》:"味甘涩,性温暖,补脾止泄泻。"

66. 薏苡仁

《本草汇言·卷之十四·谷部·薏苡仁》:"(《方脉正宗》)治风湿痹气,时作泄泻,大便不实:用薏苡仁一斤(炒),砂仁三两二钱(研),木香二两(研),白术(炒)四两,甘草(炙)一两二钱,分作十六剂,水煎服。"

67. 藁本

《本草正·芳草部·藁本》:"疗……风湿泄泻。"

《本草备要·草部·藁本》:"胃风泄泻(夏英公病泄,医以虚治不效。霍翁曰:此风客于胃也,饮以藁本汤而愈。盖藁本能除风湿耳)。"

《本经逢原·卷二·芳草部·藁本》:"风客于胃泄泻,脾胃药中宜加用之。"

68. 覆盆子

《本草述钩元·卷十一·蔓草部·覆盆子》:"消瘅泄泻赤白浊。"

69. 藿香

《本草汇言·卷之二·草部·藿香》:"凡呕逆

恶心而泄泻不食,或寒暑不调而霍乱吐利……是皆脾肺虚寒之证,非此莫能治也。"

70. 霹雳砧

《本草纲目·石部第十卷·金石之四·霹雳砧》:"刮末服,主瘵疾,杀劳虫,下蛊毒,止泄泻。"

71. 蘑芜

《本草纲目·草部第十四卷·草之三·蘑芜》:"作饮,止泄泻。(苏颂)"

《本草乘雅半偈·第二帙·蘑芜》:"颐曰:风性宣发,久老身中,无风大性故。先须甲胆逗破端倪,乙木方能抽发。虽行木用,实补木体。客曰:止泄泻,亦属甲乙乎?颐曰:此正风木失制,败乱所胜,亦须甲乙体用,从土甲拆,则土中之水,假借木力吮拔,虽属仇雠,转成三缘和合矣。"

三、治泄药对

1. 白术+车前子

《华佗神方·卷四·华佗治暑泄神方》:"暑泄……治用:白术一两,车前子五钱。上二味,姜水煎服,神效。"

2. 橘红+茯苓

《仁斋直指方论·卷之十三·霍乱吐泻·附诸方》:"若泄泻者,加橘红、茯苓各一两,名补中汤。"

3. 龙骨+白石脂

《本草经解·卷四·禽兽部·龙骨》:"(龙骨)同白石脂,治泄泻。"

4. 龙骨+赤石脂

《本草汇言·卷之十八·鳞部 龙类·龙骨》:"治泄泻不止。用龙骨、赤石脂各等分,俱火煅,研极细末,饭丸梧子大,大人用二钱,小儿用五分,用木瓜汤下。亦治休息久痢。"

四、泄泻主治药

《本草纲目·主治第三卷·百病主治药·泄泻》

1. 湿热泄泻

白术:除湿热,健脾胃。湿泄,同车前子,末服;虚泄,同肉豆蔻、白芍药丸服;久泄,同茯苓、糯米丸服;小儿久泄,同半夏、丁香丸服;老人脾泄,同苍术、茯苓丸服;老小滑泄,同山药丸服。

苍术:湿泄如注,同芍药、黄芩、桂心煎服;暑月暴泄,同神曲丸服。

车前子:暑月暴泄,炒研服。

苎叶:骤然水泄,阴干研服。

秦艽:暴泄引饮,同甘草煎。

黄连:湿热脾泄,同生姜末服;食积脾泄,同大蒜丸服。

胡黄连:疳泄。

泽泻、木通、地肤子、灯心、粟米:并除湿热,利小便,止烦渴,燥脾胃。

青粱米、丹黍米、山药:湿泄,同苍术丸服。

薏苡仁、栀子:食物直出,十个微炒,煎服。

黄柏:小儿热泄,焙研米汤服,去下焦湿热。

茯苓、猪苓、石膏:水泄,腹鸣如雷,煅研,饭丸,服二十丸,不二服愈。

雄黄:暑毒泄痢,丸服。

滑石、猪胆:入白通汤,止少阴下利。

2. 虚寒泄泻

甘草、人参、黄芪、白芍药:平肝补脾,同白术丸服。

防风、藁本:治风泄,风胜湿。

火锨草:风气行于肠胃,泄泻,醋糊丸服。

蘑芜:湿泄,作饮服。

升麻、葛根、柴胡:并主虚泄风泄,阳气下陷作泄。

半夏:湿痰泄,同枣煎服。

五味子:五更肾泄,同茱萸丸服。

补骨脂:水泄日久,同粟壳丸服;脾胃虚泄,同豆蔻丸服。

肉豆蔻:温中消食,固肠止泄。热泄,同滑石丸服;冷泄,同附子丸服;滑泄,同粟壳丸服;久泄,同木香丸服;老人虚泄,同乳香丸服。

木香:煨热,实大肠,和胃气。

缩砂:虚劳冷泄,宿食。

益智子:腹胀忽泄,日夜不止,诸药不效,元气脱也,浓煎二两服。

荜茇:暴泄,身冷自汗脉微,同干姜、肉桂、高良姜,丸服,名已寒丸。

附子:少阴下利厥逆,同干姜、甘草煎服;脏寒脾泄,同肉豆蔻丸服;大枣煮丸服;暴泄脱阳,久泄亡阳,同人参、木香、茯苓煎服;老人虚泄,同赤石脂丸服。

草乌头:水泄寒利,半生半炒丸服。

艾叶：泄泻,同吴茱萸煎服。同姜煎服。

莨菪子：久泄,同大枣烧服。

菝葜、陈廪米：涩肠胃,暖脾。

糯米粉：同山药、沙糖食,止久痢泄。

烧酒：寒湿泄。

罂粟壳：水泄不止,宜涩之,同乌梅、大枣煎服。

神曲、白扁豆、薏苡仁、干姜：中寒水泄,炮研饮服。

葫蒜、薤白、韭白、栗子：煨食,止冷泄如注。

乌梅：涩肠止渴。

酸榴皮：一二十年久泄,焙研米饮服,便止。

石莲：除寒湿,脾泄肠滑,炒研米饮服。

胡椒：夏月冷泄,丸服。

蜀椒：老人湿泄,小儿水泄,醋煮丸服;久泄、飧泄不化谷,同苍术丸服。

吴茱萸：老人脾冷泄,水煎入盐服。

橡斗子、大枣、木瓜、榅桲、都桷、楮子、诃黎勒：止泄实肠。久泄,煨研入粥食。同肉豆蔻末服。长服方：同厚朴、橘皮丸服。

厚朴：止泄厚肠温胃,治腹中鸣吼。

丁香：冷泄虚滑,水谷不消。

乳香：泄澼腹痛。

桂心、没石子、毗梨勒、白垩土：水泄,同干姜、楮叶丸服。

石灰：水泄,同茯苓丸服。

赤石脂：滑泄痔泄,煅研米饮服。大肠寒泄遗精,同干姜、胡椒丸服。

白石脂：滑泄,同干姜丸服,同龙骨丸服。

白矾：止滑泄水泄,醋糊丸服。老人加诃子。

硝石：伏暑泄泻,同硫黄炒,丸服;同硫黄、白矾、滑石、飞面,水丸服。

硫黄：元脏冷泄,黄蜡丸服;久泄加青盐;脾虚下白涕,同炒面丸服。气虚暴泄,同枯矾丸服。伏暑伤冷,同滑石末服,或同胡椒丸服。

禹余粮：冷劳肠泄不止,同乌头丸服。

阳起石：虚寒滑泄,厥逆精滑,同钟乳、附子丸服。

钟乳粉：大肠冷滑,同肉豆蔻丸服。

霹雳砧：止惊泄。

五倍子：久泄,丸服。水泄,加枯矾。

龙骨：滑泄,同赤石脂丸服。

龟甲：久泄。

乌鸡骨：脾虚久泄,同肉豆蔻、草果煮食。

黄雌鸡、羖羊角灰：久泄,同矾丸服。

鹿茸：饮酒即泄,同苁蓉丸服。

猪肾：冷利久泄,掺骨碎补末,煨食。

猪肠：脏寒久泄,同吴茱萸蒸丸服。

猪肝：冷劳虚泄。

牛髓：泄利。

3. 积滞泄泻

神曲、麦蘖、荞麦粉：脾积泄,沙糖水服三钱。

芜荑：气泄久不止,小儿疳泄,同豆蔻、诃子丸服。

楮叶：止一切泄利,同巴豆皮,炒研蜡丸服。

巴豆：积滞泄泻,可以通肠,可以止泄。夏月水泄及小儿吐泻下痢,灯上烧,蜡丸水服。

黄丹、百草霜：并治积泄。

五、疗泄食物

泄泻等脾胃病的调养,与平日健康饮食密切相关,饮食调理对调理脾胃之后天之本有重要的作用。孙思邈有云:"安身之本,必资于食;救疾之速,必凭于药。"古代多数医家秉承用药如用兵,其性刚烈,若发用乖宜,非但不能愈疾,还会损伤正气这一观念,主张若用调节饮食的方法治愈疾病,便可不用药。若食疗不愈,再用药。

《备急千金要方·卷二十六·食治方·鸟兽第五》:"羖羊角,味酸苦温微寒无毒,主青盲,明目,杀疥虫,止寒泄心畏惊悸。""沙牛髓,味甘温无毒,安五脏,平胃气,通十二经脉,理三焦约,温骨髓,补中,续绝伤,益气力,止泄利,去消渴,皆以清酒和,暖服之。""雉肉,味酸微寒无毒,补中益气,止泄利,久食令人瘦。"

《备急千金要方·卷十四·小肠腑方·天门冬酒》:"通治五脏六腑大风洞泄、虚弱、五劳七伤,癥结滞气,冷热诸风,癫痫恶疾,耳聋头风,四肢拘挛,猥退历节,万病久服身轻延年,齿落更生,发白变黑方。天门冬捣绞取汁二斗,曲二升,曲发以糯米二斗,准家酿法造酒,春夏极冷下饭,秋冬温如人肌酘之,酒熟取服一盏,常令酒气相接,勿至醉吐。慎生冷醋滑鸡猪鱼蒜,特慎鲤鱼及忌油腻,此是二斗汁法,一石二斗亦准此。"

《太平圣惠方·卷第九十七·食治脾胃气弱

不下食诸方》："夫脾胃者,位居中宫,象之土也。土生万物,四脏含其气。故云:人之虚者补之以味,味以行气,气以实志,言滋形润神,必归于食。庄子云:纳滋味百节肥焉,脾养肌肉,脾胃气弱,即不能消化五谷,谷气若虚,则肠鸣泄痢。泄痢既多,则诸脏气竭,肌肉消瘦,百病辐凑,宜以饮食和益脾胃之气。滋润脏腑,养于经脉,祛疾之甚,可谓上医。故《千金》云:凡欲治疗,先以食疗,既食疗不愈,后乃用药尔。"

《医学入门·卷二·本草分类·食治门》："肉桂酒,治感寒身体疼痛。用辣桂末二钱,温酒调服。腹痛泄泻,俗以生姜、茱萸擂酒俱好。如打扑伤坠,瘀血疼痛,用桂枝。"

"糯米糊,治泄泻,少进饮食,大有滋补,精冷者服之有孕。用糯米一升,水浸一宿,慢火炒干,入山药一两为末。每半盅加砂糖二匙,胡椒末少许浸,晨极滚汤调服。"

1. 干糕

《本草纲目·谷部第二十五卷·谷之四·糕》："老人泄泻:干糕一两,姜汤泡化,代饭。(《简便方》)"

2. 大麦

《神农本草经疏·卷二十五·米谷部中品·大麦》："陈士良云:补虚劣,壮血脉,化谷食,止泄泻。"

3. 大蒜

《本草纲目·菜部第二十六卷·菜之一·葫》："治泄泻暴痢及干湿霍乱(时珍)""寒疟冷痢:端午日,以独头蒜十个,黄丹二钱,捣丸梧子大。每服九丸,长流水下,甚妙。(《普济方》)""泄泻暴痢:大蒜捣贴两足心。亦可贴脐中。(《千金方》)"

4. 小麦

《本草述钩元·卷十四·谷部·小麦》："疗白浊白带,脾积泄泻,治痢疾。用面二钱,沙糖水调,炒服。"

5. 牛肉、牛髓

《医学入门·卷二·本草分类·兽部》："(肉)无毒。安中益气,养脾胃,消水肿,除湿气,止消渴并吐泄。补虚弱,强筋骨,壮腰脚。(髓)甘,无毒。填骨髓,补中益气,续绝伤,止泄泻,消渴,以酒服之。"

6. 乌贼鱼

《本草求真·上编·卷七·乌贼鱼》："泄泻腹痛,阳脏服之,则能敛阴秘阳。"

7. 赤小豆

《神农本草经疏·卷二十五·米谷部中品·赤小豆》："凡水肿胀满,泄泻,皆湿气伤脾所致。小豆健脾燥湿,故主下水肿胀满,止泄,利小便也。"

8. 陈仓米

《备急千金要方·卷二十六·食治方·谷米第四》："陈廪米,味咸酸微寒无毒,除烦热,下气调胃,止泄利。"

《证类本草·卷第二十六·陈廪米》："臣禹锡等谨按陈士良云:陈仓米,平胃口,止泄泻,暖脾,去惫气,宜作汤食。"

9. 荞麦

《本草纲目·谷部第二十二卷·谷之一·荞麦》："主治……脾积泄泻。以沙糖水调炒面二钱服,治痢疾。"

10. 栗子

《本草求真·卷七·食物·栗》："而见肠鸣泄泻,服此治无不效。"

11. 烧酒

《本草纲目·谷部第二十五卷·谷之四·烧酒》："寒湿泄泻,小便清者:以头烧酒饮之,即止。"

12. 黄鲴鱼

《本草品汇精要·续集卷之七上·虫鱼部·黄鲴鱼》："黄鲴鱼肉白煮汁饮,主止胃寒泄泻。"

13. 野鸭

《本经逢原·卷四·禽部·凫》："即野鸭……以其肥而不脂,而易化,故滞下泄泻……无不宜之。"

14. 蛇肉

《本草纲目·鳞部第四十三卷·鳞之二·金蛇》："(肉)解众毒,止泄泻,除邪热。(苏颂)疗久痢。(时珍)"

15. 猪大肠

《本草纲目·兽部第五十卷·兽之一·豕》："肠风脏毒,《救急》:用猪大肠一条,入芜荑在内,煮食。《奇效》:用猪脏,入黄连末在内,煮烂,捣丸梧桐子大。每米饮服三十丸。又方:猪脏入槐花末令满,缚定,以醋煮烂,捣为丸如梧桐子大。每服五十丸,温酒下。胁热血痢:方法同上。"

"脏寒泄泻,体倦食减:用猪大脏一条,去脂膜洗净,以吴茱萸末填满,缚定蒸熟,捣丸梧桐子大。每服五十丸,食前米饮下。(《奇效良方》)"

《本草汇言·卷之十八·兽部·猪大肠》:"(《奇效良方》)治脏寒泄泻,体倦食减:用猪大肠(如前法制),以於白术四两、吴茱萸一两(俱炒研末),和为丸梧子大,每服三钱,白汤下。"

16. 锅焦

《本草纲目拾遗·卷八·诸谷部·锅焦》:"味苦甘,性平,补气运脾,消食止泄泻,八珍粉用之。"

17. 番薯

《本草纲目拾遗·卷八·诸蔬部·甘储》:"酒积热泻。《传习录》云:泄泻之症不一,或水土相乱,并归大肠而泻;或土不制水,清浊不分而泻;或小肠受伤,气化无权而泻;或真阴亏损,元阳枯涸而泻者,此皆各从其类治之。若酒湿入脾,因而飧泄者,用此薯煨热食。"

18. 樱桃

《滇南本草·第一卷·樱桃》:"主治和脾胃,美颜色,止泄泻、水谷痢疾。"

19. 糯米粥

《药性切用·卷之四下·谷部·糯米粥》:"止泄泻吐逆,为温养胃气妙品。"

六、泄泻禁药

1. 土瓜根

《本草汇言·卷之六·草部·土瓜根》:"如胃虚内寒,泄泻少食之人戒用。"

2. 大蓟、小蓟

《本草汇言·卷之三·草部·小蓟》:"按大小二蓟,性寒下行,以其能下气,故主崩衄热血多效,惟不利于气虚、血虚及脾胃虚泄泻,饮食不思之证。"

3. 千金子

《本草求真·上编·卷四泻剂·续随子》:"若脾胃虚寒泄泻,服之必死。"

4. 女贞子

《本草汇言·卷之十·木部·女贞实》:"如命门火衰,肾间阳气虚而脾胃薄弱,饮食不增,腹病泄泻者,又当禁用。"

5. 天冬

《神农本草经疏·卷六·草部·天门冬》:"天门冬,味苦平辛,其气大寒……然大寒而苦,不利脾胃阴虚之人。脾胃多弱,又以苦寒损其胃气,以致泄泻恶食则危殆矣。"

6. 天花粉

《本草征要·第一卷·通治部分·天花粉》:"天花粉禀清寒之气,脾胃虚寒及泄泻者忌用。"

《本经逢原·卷二·蔓草部·栝蒌根》:"其性寒降,凡胃虚吐逆,阴虚劳咳误用,反伤胃气,久必泄泻喘咳,病根愈固矣。"

7. 贝母

《冯氏锦囊秘录·杂症痘疹药性主治合参卷三十七·草部上·贝母》:"贝母,苦泻心火,辛散肺郁……但胃寒脾虚,寒痰停饮,痰厥头痛,恶心泄泻者并忌之。"

8. 牛蒡子

《神农本草经疏·卷九·草部中品之下·恶实》:"若气虚色白,大便自利或泄泻者,慎勿服之。"

《得配本草·卷三·草部·恶实》:"泄泻,痘症虚寒,气血虚弱,三者禁用。"

9. 巴豆

《脉义简摩·卷八儿科诊略·小儿五脏证治》:"申论脾胃,小儿伤乳,或乳食夹滞,最难治,久则成疳。古人多用硇砂、巴豆攻之。以乳属血质,沾滞肠胃,非此不化。今人不敢用,每致虚寒者泄泻臌胀,实热者肠胃痈腐而死。"

10. 石硷

《神农本草经疏·卷三十·石硷》:"硷乃软坚消积之物,食之使人泄泻。以其阴湿之性,润下软坚透肉,故于肠胃非宜。作泄胃薄者忌之。"

11. 生地黄

《神农本草经疏·卷六·草部上品之上·干地黄》:"一见脾胃薄弱,大便不实,或天明肾泄,产后泄泻,产后不食,俱禁用生地黄、当归。"

《本经逢原·卷二·隰草部·干地黄》:"若产后恶食泄泻……咸须远之。"

12. 白头翁

《神农本草经疏·卷十一·草部下品之下·白头翁》:"白头翁苦寒,滞下胃虚不思食及下利完谷不化,泄泻由于虚寒寒湿,而不由于湿毒者,忌之。"

13. 白薇

《本草汇言·卷之一·草部·白薇》:"但苦咸大寒之性,病汗多亡阳,或内虚不食,腹中虚冷,泄泻不止,皆不可服。"

《神农本草经疏·卷八·草部中品之上·白薇》:"白薇苦咸大寒之药……或因下过甚,泄泻不止,皆不可服。"

《本经逢原·卷一·山草部·白薇》:"凡胃虚少食,泄泻及喘咳多汗……者禁用。"

《要药分剂·卷六·泻剂上·白薇》:"《经疏》曰……或因下太甚泄泻不止,均忌。"

14. 玄参

《本草汇言·卷之一·草部·玄参》:"脾虚泄泻,并不宜服。"

《本草征要·第二卷·形体用药及专科用药·玄参》:"玄参寒滑,脾虚泄泻者禁之。"

15. 地榆

《本草汇言·卷之一·草部·地榆》:"若脾胃虚寒泄泻,痈疮久病无火,并阳衰血证,并禁用之。"

《神农本草经疏·卷九·草部中品之下·地榆》:"凡脾胃虚寒作泄,白痢久而胃弱,胎产虚寒泄泻,血崩脾虚作泄,法并禁服。"

《雷公炮制药性解·卷二·草部上·地榆》:"地榆沉寒属阴……若虚寒下陷,血衰泄泻者勿用。"

16. 地骨皮

《本草汇言·卷之十·木部·地骨皮》:"如虚劳火胜而脾胃薄弱,食少泄泻者宜减之。"

17. 当归

《神农本草经疏·卷一·〈续序例〉上》:"胎前泄泻之忌当归。"

《神农本草经疏·卷六·草部上品之上·干地黄》:"一见脾胃薄弱,大便不实,或天明肾泄,产后泄泻,产后不食,俱禁用生地黄、当归。"

《神农本草经疏·卷八·草部中品之上·当归》:"当归性辛温,虽能活血补血,终是行走之性,故致滑肠。又其气与胃气不相宜,故肠胃薄弱,泄泻溏薄及一切脾胃病,恶食不思食及食不消,并禁用之。"

《本草征要·第二卷·形体用药及专科用药·当归》:"当归,善滑肠,泄泻者禁用。"

《本经逢原·卷二·芳草部·当归》:"惟泄泻家、痰饮家禁用。"

18. 肉苁蓉

《神农本草经疏·卷七·草部上品之下·肉苁蓉》:"泄泻禁用。"

《本草征要·第三卷·肾与膀胱经·肉苁蓉》:"苁蓉性滑,泄泻及阳易举,而精不固者忌之。"

《本经逢原·卷一·山草部·肉苁蓉》:"老人燥结,宜煮粥食之,但胃气虚者,服之令人呕吐泄泻。"

《要药分剂·卷九·滑剂·肉苁蓉》:"《经疏》曰:凡泄泻,肾中有热,强阳易兴而精不固者,均忌。"

19. 肉豆蔻

《神农本草经疏·卷九·草部中品之下·肉豆蔻》:"大肠素有火热及中暑热泄暴注,肠风下血,胃火齿痛及湿热积滞方盛,滞下初起,皆不宜服。"

20. 竹沥

《本草征要·第一卷·通治部分·竹沥》:"竹沥滑肠,脾虚泄泻者勿用。"

21. 刘寄奴

《得配本草·卷三·草部·刘寄奴》:"脾虚作泻者禁用,多服令人泄泻。"

22. 羊蹄

《本草汇言·卷之七·草部·羊蹄根》:"苦寒而腥,如脾胃虚寒,泄泻不食者,切勿入口。"

23. 防风

《本草备要·草部·防风》:"泄泻不因寒湿……禁用。"

24. 麦冬

《神农本草经疏·卷六·草部上品之上·麦门冬》:"麦门冬性寒,虽主脾胃,而虚寒泄泻及痘疮虚寒作泄,产后虚寒泄泻者,咸忌之。"

《本草征要·第二卷·形体用药及专科用药·麦门冬》:"麦门冬与天门冬,功用相当,寒性稍减,虚寒泄泻,仍宜忌之。"

《本草征要·第三卷·肺经及大肠经·天门冬》:"天门冬性寒而滑,若脾虚而泄泻、恶食者大非所宜。"

25. 赤芍

《神农本草经疏·卷八·草部中品之上·芍药》："赤芍药破血，故凡一切血虚病及泄泻，产后恶露已行，少腹痛已止，痈疽已溃，并不宜服。"

26. 花椒

《神农本草经疏·卷十四·木部下品·蜀椒》："凡泄泻由于火热暴注，而非积寒虚冷者忌之。"

27. 苎麻根

《本草汇言·卷之三·草部·苎根》："如病人胃弱泄泻者勿服，诸病不由血热者，亦不宜用。"

28. 芦荟

《本草汇言·卷之八·木·卢会》："内虚泄泻食少者，禁之。"

《本经逢原·卷三·香木部》："芦荟，若胃虚少食人得之，入口便大吐逆，每致夺食泄泻而成羸瘦怯弱者多矣。"

29. 豆蔻

《神农本草经疏·卷九·草部中品之下·豆蔻》："豆蔻性温热，味大辛，本是祛寒破滞，消食除瘴之药。凡疟不由于瘴气……湿热瘀滞，暑气外侵而成滞下赤白，里急后重及泄泻暴注，口渴；湿热侵脾因作胀满，或小水不利，咸属暑气湿热，皆不当用，犯之增剧。"

30. 诃子

《本草汇言·卷之九·木部·诃黎勒》："如泄泻痢疾因于湿热，肠红带下因于郁火……咸宜忌之。"

《神农本草经疏·卷十四·木部下品·诃黎勒》："泄泻因于湿热所致……法并忌之。"

31. 青蒿

《本草汇言·卷之三·草部·青蒿》："倘劳热之人，有胃虚不食、泄泻者，产后气虚内寒作泻者，咸宜戒之。"

《神农本草经疏·卷十·草部下品之上·草蒿》："产后气虚，内寒作泻及饮食停滞泄泻者，勿用。"

《本草征要·第一卷·通治部分·青蒿》："寒而泄泻者，仍当避之。"

32. 败酱草

《本草汇言·卷之四·草部·败酱草》："但苦寒之物，如久病胃虚脾弱，泄泻不食之证，一切虚寒下脱之疾，咸忌之。"

33. 知母

《神农本草经疏·卷八·草部中品之上·知母》："泄泻脾弱，饮食不消化，胃虚不思食，肾虚溏泄等证，法并禁用。"

《本草通玄·卷上·草部·知母》："多服令人泄泻。"

《本草征要·第一卷·通治部分·知母》："知母阴寒，不宜多服。近世理痨，尊为上品，往往致泄泻而毙。故肾虚阳痿，脾虚溏泄，不思食，不化食者，皆不可用。"

34. 金银花

《本草害利·脾部药队·凉脾次将·净银花》："其气寒凉，凡虚寒体及脾胃薄弱者勿服。恐有寒中腹痛，便溏泄泻之患。"

35. 金樱子

《本草汇言·卷之十·木部·金樱子》："但其气味既酸且涩，如泄泻由于虚脱者可用，由于火热暴注，或有积滞者，不可用也。"

《神农本草经疏·卷十二·木部上品·金樱子》："泄泻由于火热暴注者，不宜用。"

36. 茜草

《神农本草经疏·卷七·草部上品之下·茜根》："病人虽见血证，若加泄泻，饮食不进者，勿服。"

37. 草果

《本草汇言·卷之二·草部·草果仁》："泄泻暴注，口渴，由于暑热，不由于鱼腥生冷伤者；痢疾赤白，后重里急，小水不利，因作胀满，由于暑气湿热，不由于暑气湿寒者，皆不当用，用之增剧。"

38. 柏子仁

《本草求真·卷一补剂·平补·柏子仁》："阴寒泄泻者切忌。"

39. 枸杞

《本草汇言·卷之十·木部·枸杞子》："缪氏曰：虽为益阴除热之上药，但质性甘滑而润，如脾胃有寒痰冷癖，时作泄泻者勿入，如不得已，必须用者，当与苓、术、骨脂诸实肠药同用方稳。"

《神农本草经疏·卷十二·木部上品·枸杞》："枸杞虽为益阴除热之上药，若病脾胃薄弱，时时泄泻者勿入，须先治其脾胃，俟泄泻已止，乃可用。即用尚须同山药、莲肉、车前、茯苓相兼，则无润肠之患矣。"

《本草求真·上编·卷一补剂·枸杞》:"试以虚寒服此,不惟阳不能补,且更见有滑脱泄泻之弊矣。"

《本草征要·第三卷·肝胆二经·枸杞子》:"枸杞能利大小肠,故泄泻者勿用。"

40. 厚朴

《神农本草经疏·卷十三·木部中品·厚朴》:"泄泻因于火热暴注,而非积寒伤冷,腹满因于中气不足,气不归元,而非气实壅滞……产后泄泻反胃,以上诸证,法所咸忌。"

41. 砂仁

《本草汇言·卷之二·草部·缩砂仁》:"泄泻由于火邪……咸宜禁之。"

《神农本草经疏·卷九·草部中品之下·缩砂蜜》:"凡腹痛属火,泄泻得之暑热,胎动由于血热,咽痛由于火炎,小儿脱肛由于气虚,肿满由于湿热,上气咳逆由于火冲迫肺,而不由于寒气所伤,皆须详察简别,难以概用。"

42. 香薷

《雷公炮制药性解·卷四·草部下·香薷》:"香薷性温……而伤暑之证,从兹远矣。热服令人泄泻,久服耗人真气。"

43. 柴胡

《本草求真·上编·卷三散剂·柴胡》:"肾虚泄泻,书载不应服。"

44. 高良姜

《本草求真·上编·卷三散剂·良姜》:"若伤暑泄泻,实热腹痛,切忌。"

45. 益智仁

《神农本草经疏·卷十四·木部下品·益智子》:"泄泻由于湿火暴注,而不由于气虚肠滑,法并忌之。"

46. 预知子

《神农本草经疏·卷十一·草部·预知子》:"预知子,苦寒能利,凡病人脾虚作泄泻者,勿服。"

47. 桑蠹虫

《本经逢原·卷四·虫部·桑蠹虫》:"但皮薄脚散及泄泻畏食者服之,每致驳裂而成不救,不可不慎。"

48. 黄芩

《本草汇言·卷之一·草部·黄芩》:"故凡中寒作泄……脾虚泄泻,肾虚溏泻……法并禁用。"

《神农本草经疏·卷八·草部中品之上·黄芩》:"故凡中寒作泄,中寒腹痛,肝肾虚而少腹痛,血虚腹痛,脾虚泄泻,肾虚溏泻……法并禁用。"

49. 黄连

《要药分剂·卷六·泻剂上·黄连》:"《经疏》曰……小儿痘疮阳虚作泄,行浆后泄泻,老人脾胃虚寒泻,阴虚人肾泄……均忌。"

50. 黄柏

《神农本草经疏·卷十二·木部上品·檗木》:"黄柏固能除热益阴,然阴阳两虚之人,病兼脾胃薄弱……或兼泄泻……肾虚天明作……脾阴不足作泄等证,法咸忌之。"

《本草征要·第一卷·通治部分·黄柏》:"[按]苦寒之性利于实热,不利于虚热,凡……肾虚五更泄泻……法咸忌之。"

51. 黄精

《本经逢原·卷一·山草部·黄精》:"但阳衰阴盛人服之,每致泄泻痞满。"

52. 菊花

《本草汇言·卷之三·草部·甘菊花》:"若气虚胃寒,食少泄泻之病,宜少用之,与温补之类同用无伤也。"

53. 剪草

《神农本草经疏·卷九·草部中品之下·剪草》:"剪草,大苦大寒之药,虽治血热妄行神效。若脾肾俱虚,胃口薄弱,见食欲呕及不思食,泄泻者,勿遽投之。"

54. 紫苏

《本草求真·上编·卷三散剂·紫苏》:"但久服亦能泄人真气,虚寒泄泻尤忌。"

55. 紫河车

《本草正·人部·紫河车》:"又尝见有以酒煮而食之者,后必破腹泄泻,总亦因其性滑也。"

56. 紫草

《神农本草经疏·卷八·草部中品之上·紫草》:"泄泻不思食,小便清利者,俱禁用。"

《要药分剂·卷九·滑剂·紫草》:"《经疏》曰……脾胃弱,泄泻……均忌。"

57. 紫草茸

《本草害利·胆部药队·泻胆次将·紫草

茸》："苦寒性滑，通利九窍，痘疮家气虚，脾胃弱，泄泻不思食，小便清白者，俱禁用。痘疹若出而红活及白陷，大肠利者，切宜忌之。"

58. 滑石

《本草汇言·卷之十二·土石类·滑石》："如作泄泻因于脾肾俱虚者，亦勿服也。"

59. 蒲黄

《本草新编·卷之二·蒲黄》："虚人用之，必有泄泻之病，不可不慎也。"

60. 槐角

《本草汇言·卷之九·木部·槐实》："此剂但苦寒纯阴，如脾胃虚寒之人，时有泄泻之证……非实热者，或外象似同，内因实异者，切宜忌服。"

61. 漏芦

《本草汇言·卷之三·草部·漏卢》："设患人胃寒不食，并泄泻者，疮疡阴证，平塌不起发者，有妊娠者，俱禁用之。"

62. 熟地黄

《伤寒兼证析义·胎产兼伤寒论》："新产之……泄泻……也，其用药……禁四物汤，以地黄能作泻也。"

63. 鳖甲

《神农本草经疏·卷二十一·虫鱼部·鳖甲》："鳖甲，妊娠禁用。凡阴虚胃弱，阴虚泄泻，产后泄泻，产后饮食不消，不思食及呕恶等证，咸忌之。"

七、泄泻食禁

1. 大枣

《本草征要·第四卷·食疗·大枣》："《经》言：枣为脾果，脾病宜食之。又曰：脾病人，毋多食甘，毋乃相戾耶？不知言宜食者，指不足之脾也，如脾虚泄泻之类。毋多食者，指有余之脾也，如中满肿胀之类。"

2. 白乳菇

《滇南本草·第三卷·羊脂菌》："痛泄泻者，忌食。"

3. 芋头

《本草求真·卷七·食物》："熟则滑滞（性滑则可以下石毒），故书载此多食则不免有动气发冷泄泻。"

4. 鸡子

《本草汇言·卷之十八·禽部·鸡卵》："脾脏冷滑常泄泻者，胸中有宿食积滞未清者，俱勿宜用。"

5. 茄子

《本草求真·卷七·食物》："质滑而利，服则多有动气……腹痛泄泻之虞。"

6. 枇杷

《本草求真·卷七·食物》："生食则有助肝伐脾之力。"

7. 油菜

《本草求真·卷七·食物》："须以藏久者为佳，否则恐有泄泻之虞。"

8. 荞麦

《本草纲目·谷部第二十二卷·谷之一·荞麦》："（叶）多食即微泄。"

9. 柑

《本草通玄·卷下·食物性鉴赋·寒凉为一例》："柑子多食者亦令泄泻。"

10. 核桃仁

《得配本草·卷六·果部·胡桃》："肺有痰热，命门火盛，泄泻不已者，禁用。"

11. 笋

《本草求真·上编·卷七·诸笋》："泄泻者忌。"

12. 荼菜

《本草求真·卷七·食物》："与肠滑人服之，则有泄泻之虞。"

13. 梨

《神农本草经疏·卷二十三·果部·梨》："脾家泄泻……法咸忌之。"

《本草备要·果部·梨》："多食冷利，脾虚泄泻及乳妇、血虚人忌之。"

14. 越瓜

《本草求真·卷七·食物》："若多食之，则令人心痛腹痛，泄泻癥结。"

15. 葡萄

《本经逢原·卷三·水果部》："葡萄之性寒滑，食多令人泄泻。"

16. 蜂蜜

《本草备要·鳞介鱼虫部·蜂蜜》："然能滑肠，泄泻与中满者忌用之。"

17. 橄榄

《本草求真·卷七·食物》："过服则有呕吐泄泻之虞。"

18. 螺蛳

《本经逢原·卷四·介部》："但性冷利人，过食令人腹痛泄泻，急磨木香酒解之。"

19. 蟹

《本经逢原·卷四·介部·蟹》："多食腹痛泄泻，生姜、紫苏、豉汁、芦根汁并可解之。""凡物之赤者皆热，惟蟹与柿性寒，所以二物不宜同食，令人泄泻发癥瘕。"

【医论医案】

一、医论

1. 概论泄泻

《医镜·卷之二·泄泻》

泄者如水之泄也，势犹纡徐；泻者如水之泻也，势已直下，微有不同，而为病则一，故总名之曰泄泻。要其致病之由，皆因内伤饮食，外感寒湿，脾土受伤，不能运化，以致阴阳不分，偏渗大肠，而病斯作矣。然亦有先感怒气，而后伤饮食者，有先伤饮食，而后感怒气者，有适值饮食之时，而忽暴怒者，有忧郁内结，而含悲以食者，有饮食后即入水洗浴者，有饮食未久复饮食者，凡此皆足以成此病。善调摄者，不饥不食，不渴不饮，喜怒有节，不使太过，何致有泄泻之患哉！大抵泄泻与下利，皆脾家之疾，而受病之新久不同，故势有轻重，而治之亦有难易。然果何以知之，盖宿食停于中，得湿热而始变，则有赤白诸般之色，而为下利，此受病已久，故有积而无粪也。饮食过饱，挟寒湿而不尽化，则大便通利，无里急后重之苦，而为泄泻。此受病未久，故有粪而无积也，此泻与痢之别也。如是，用药者，其可以概施乎？然诸痢多热，而寒者少，诸泻多寒，而热者少，或有之，惟完谷不化，属于客热在脾，火性急速，不及传化，而自出也。然亦有脾寒不能运，而完谷不化者，此其尝也。治此病者，当视小便之赤白，察其脉之洪数沉迟而已。小便赤，脉洪数，则为热，小便清，脉沉迟，则为寒，医者不可以不辨也。

《临证指南医案·卷六·泄泻》

泄泻，注下症也。《经》云：湿多成五泄。曰飧，曰溏，曰鹜，曰濡，曰滑。飧泄之完谷不化，湿兼风也；溏泄之肠垢污积，湿兼热也；惊溏之澄清溺白，湿兼寒也；濡泄之身重软弱，湿自胜也；滑泄之久下不能禁固，湿胜气脱也。是以胃风汤治有血之飧泄，清六丸疗肠垢之热溏。鹜溏便清溺白，中有硬物，选用理中治中。滑泄脉微气脱，洞下不禁，急投四柱六柱饮。惟濡泄有虚有实，或以胃苓，或以术附。至于脾泄、胃泄、肾泄、大肠泄、小肠泄、大瘕泄、痰泄、郁泄、伤酒伤、食泄，古方古法，条载甚详。其急则治标，必使因时随症理固然也，及其缓则治本。惟知燥脾渗湿，义有未尽者乎？盖脾同坤土，本至静之体，而有干健之用，生万物而役于万物，从水从火，为寒为热。历观协热下利者，十不得一二。从水之寒泄者，十常八九焉，言当然者，主治在脾，推所以然者，必求之水火。因思人身水火，犹权衡也，一胜则一负，火胜则水负，水胜则火负。五泄多湿，湿水同气，水之盛，则火之衰也。于是推少阳为三阳之枢，相火寄焉，风火扇胃，而熟腐五谷。少阴为三阴之枢，龙火寓焉，熏蒸脏腑，而转输糟粕。胃之纳，脾之输，皆火之运也。然非雷藏龙驯，何能无燥无湿，势有冒明燎上之。如果土莫水安，从此不泛不滥，定无清气在下之患矣。吾故曰：五泄之治，平水火者清其源，崇堤土者塞其流耳，令观叶氏诊记，配合气味，妙在清新。纵横治术，不离规矩，依然下者升。滑者固，寒者温，热者清，脉弦治风，脉濡渗湿，总之长于辨症立方，因而投剂自能辄效。所谓读古而不泥于古，采方而不执于方，化裁之妙。人所难能者，余友吴子翼文，昔在叶氏门墙。

《友渔斋医话·第五种·证治指要一卷·泄泻》

泄泻，湿热居多。洞泄者，如沟渠决水，一往无留，湿兼热也；火泻腹痛，即欲如厕，或完谷不化，（所谓邪火不杀谷）热兼湿也。多由挟暑伤食，夜卧大腹受寒，火郁于内成者。治法须清热利水消导，芳香开脾药，如黄芩、黑栀、焦白芍、茯苓、泽泻、猪苓、楂肉、神曲、陈皮、谷芽、厚朴、砂仁壳之类，随症选用。如热甚完谷不化，当重用黄连，治湿而不利小便，非其治也。然有春伤于风，夏生飧泄。盖谓风主木，木克土也，宜加散风之药，防风、葛根、羌活、柴胡、薄荷之类。惟湿热已靖，久而不愈者，当补脾胃，参苓白术散。更如五更作泻者，为肾虚,四神丸治之。

《研经言·卷三·下利解》

古书多言下利。下即泄字;利言其快,加疒旁即为痢字。下利与吐利文同,吐利为快吐,则下利即为快泄已。两经或称其甚者为洞泄,又为肠澼。王注谓肠门开澼,知本作澼,读为澼,其病即下利也。所云肠澼下白沫,即今之白积;肠澼下脓血,即今之红白积;肠澼下血,即今之赤痢、肠红等。近世分下为泄泻,利为痢疾,于是今之痢,异于古之利矣。岂知今之痢,即《难经》五泄中之大瘕泄。《难经》与余四泄同称泄,是古之下,赅今之痢。仲景书亦止加"下重"二字以别之,不另立一名。隋唐时或称滞下,或称重下,皆不脱"下"字,存古义也。徐氏《轨范》泛指肠澼为肠红,而以《难经》五泄概入泄,仲景下利概入痢。于此叹论古之难!

《叶选医衡·卷上·泄泻九法论》

《内经》之言泄泻,或言风,或言湿,或言热,或言寒,此明四气皆能泄也。又云清气在下,则生飧泄,此明脾虚下陷之泄也。统而论之,脾土强者,自能胜湿,无湿则不泻,故曰湿多成五泄。若土虚不能胜湿,则风寒与热皆得干之而为病。其治法有九,一曰淡渗,使湿从小便而出。如农人治潦,导其下流,虽处卑湿,不忧巨浸。《经》云:治湿不利小便,非其治也。又云:在下者,引而竭之是也。一曰升提,气属于阳,性本上升。胃气迫注,辄尔下陷,升柴羌葛之类,鼓舞胃气上腾,则注下自止。又如地下淖泽,风之即干,故风药多燥,且湿为土病,风为木药,木可胜土,风亦胜湿。所谓下者举之是也。一曰清凉,热淫所致,暴注下迫,苦寒之剂,用涤烦蒸,犹溽暑伊郁之时,而商飚飒然倏动,则炎熇如失矣。所谓热者清之是也。一曰疏利,痰凝气滞,食积所停,皆令人泄。随证祛逐,勿使逗留。《经》云:热者泄之。又云:通因通用也。一曰甘温、泄利不已,急而下趋,愈趋愈下,泄何由止? 夫甘能缓急,善禁急速,且稼穑作甘,甘为土味,所谓甘以缓之是也。一曰酸收,泻下有日,则气散不收,无能统摄,则注下何时而已。酸之一味,能助收摄之权,《经》云:散者收之是也。一曰燥脾,土德无惭,水邪不溢,故泻者,皆成于土湿,湿皆本于脾虚。仓廪得职,水谷善分,虚而不培,湿淫转甚。《经》云:虚者补之是也。一曰温肾,肾主二便,封藏之本,位虽属水,真阳之火寓焉。

少火生气,火为土母,此火一衰,何以运行三焦,熟腐水谷乎? 故积虚者必挟寒,脾虚者必补母。《经》云:寒者温之是也。一曰固涩,注泻日久,幽门道滑,虽投温补,未克奏功,须以涩剂,久则变化不愆,揆度合节,所谓滑者涩之是也。夫是九者,治泄之大法。业无遗蕴,至于先后缓急之权,岂能预拟,临证之顷,圆机灵变,可以胥天下并登于寿域矣。

《先醒斋医学广笔记·卷之一·泄泻》

天地之间,动静云为者,无非气也。人身之内,转运升降者,亦气也。天地之气不和,则山川为之崩竭。人身之气不调,则肠胃失其转输。外则风寒暑湿之交侵,内则饮食劳倦之不节,肠胃因之而变,此泄泻之由也。致疾之端匪一,治疗之法自殊。《经》云:春伤于风,夏生飧泄。春者木令,风为木气,其伤人也,必土脏受之。又风为阳邪,其性急速,故其泄必完谷不化,洞注而有声,风之化也,古之所谓洞风是也。宜先以风药发散升举之;次用参、芪、白术、茯苓、大枣、甘草、肉桂等药,以制肝实脾。芍药、甘草乃始终必用之剂。伤暑作泻,必暴注、大孔作痛,火性急速,失于传送也;口多渴,小便多赤或不利,身多发热;泻后则无气以动,热伤气也。清暑,用十味香薷饮、清暑益气汤。内虚之人,中气不足,用六和汤;不止,用黄连理中汤,或加桂苓甘露饮。肾泄者,《难经》所谓大瘕泄也。好色而加之饮食不节者多能致此。其泄多于五更或天明,上午溏而弗甚,累年弗瘳,服补脾胃药多不应,此其候也。夫脾胃受纳水谷,必藉肾间真阳之气薰蒸鼓动,然后能腐熟而消化之。肾脏一虚,阳火不应。此火乃先天之真气,丹溪所谓人非此火不能有生者也。治宜益火之原,当以四神丸加人参、沉香,甚者加熟附、茴香、川椒。

《医辨·卷之中·泄泻》

赵以德云:昔闻先生言泄泻之病,其类多端,得于六淫、五邪、饮食所伤之外,复有杂合之邪,似难执法而治。乃见先生治气暴脱而虚,顿泻,不知人,口眼俱闭,呼吸微甚,殆欲绝者,急灸气海,饮人参膏十余斤而愈。治阴虚而肾不能司禁固之权者,峻补其肾。治积痰在肺,致其所合大肠之气不固,涌出上焦之痰,则肺气下降,而大肠之虚自复矣。治忧思太过,脾气结而不能升举,陷入下焦而成泄泻者,开其郁结,补其脾胃,使谷气升发也。

凡此之类,不可枚举。因问:先生治病何其神也?先生曰:无他,圆机活法,具在《内经》,熟之自得矣。

2. 论风泄

《医验大成·泄泻章》

一人病泄,脉浮而缓,恶风自汗,痛引腰背,泻多白沫,有声,便时又闭而不下,或沫中带血。此为风泄,乃风邪乘虚入客肠胃。《经》云:久风入中,则为肠风飧泄。郝允治所谓藁本汤症也。藁本是治头风之药,以之治泄,何哉?盖风药性升,升其阳气而下泄自止。下者抑之,非此之谓欤?方:白术、茯苓、猪苓、泽泻、肉桂、升麻、防风、藁本、白芍。

3. 论(中)寒泄

《医验大成·泄泻章》

一人六脉沉迟,水泻澄澈清冷,糟粕不化,腹痛肠鸣,小便清白。此中气虚寒,不能防水,泻则脾虚,痛责肝实,此贼邪之症也。理宜疏泄肝气,湿补传化为主,则水谷腐熟,大便如常矣。方:白术、茯苓、陈皮、厚朴、猪苓、泽泻、吴茱萸、肉桂、砂仁。

《种福堂公选良方·卷一·温热论·续医案》

刘。(山西)泄泻二年,食物不减,胃气未损,脾阳已弱,水湿阴浊,不易输运。必须慎口,勿用寒滑厚味,议用暖中佐运法。生茅术、生於术、炒香菀丝子、茯苓。

4. 论热泄

《本草汇言·卷之二·草部·肉豆蔻》

一人患泄泻,凡食一应药粥蔬菜入喉,觉如针刺,下咽即辣,因而满腹绞辣,随觉腹中有气,先从左升,次从右升,氤氲遍腹,即欲登厕,弹响大泄,粪门恍如火灼,一阵方毕,一阵继之,更番转厕,逾时方得离厕。谛视所泄,俱清水,盈器白脂,上浮药粥,及蔬菜,俱不化而出,甚至梦中大泄,了不收摄,诸医或云停滞,或云受暑,或云中寒,百药虽投,竟如沃石,月余大肉尽脱,束手待毙。诊其脉洪大而数,知其为火热所生,以川黄连三钱,白芍药二钱,甘草八分,水煎一服即止。

《先醒斋医学广笔记·卷之一·泄泻》

庄敛之平日素壮,食善啖。丁巳四月,忽患泄泻,凡一应药粥蔬菜,入喉觉如针刺,下咽即辣,因而满腹绞辣,随觉腹中有气先从左升,次即右升,氤氲遍腹,即欲如厕,弹响大泄,粪门恍如火灼,一阵甫毕,一阵继之,更番转厕,逾时方得。离厕谛视,所泄俱清水,盈器白脂上浮,药粥及蔬菜俱不化而出,甚至梦中大遗,了不收摄。诸医或云停滞,或云受暑,或云中寒,百药杂投,竟如沃石。约月余,大肉尽脱,束手待毙。敛之有嬭母,朝夕相视,哀号呼天,恨不以身代也。余于仲夏末,偶过金坛,诊其脉洪大而数,知其为火热所生病,为疏一方,用川黄连三钱,白芍药五钱,橘红二钱,车前子三钱,白扁豆三钱,白茯苓三钱,石斛三钱,炙甘草一钱。嘱其煎成将井水澄冷,加童便一杯始服。临别再三叮咛云:此方勿出以示人,恐时师见之,大笑不已也。若为躯命计,须坚信服之耳!敛之却众医,下键煎服。药方入喉,恍如饮薄荷汁,隐隐沁入心脾,腹中似别成一清凉世界。甫一剂,夜卧达旦,洞泻顿止;连服三剂,大便已实。前泄时药粥等物,凡温者下咽,腹中遂觉气升,即欲大解,一切俱以冷进方快,家人日以为常;至是啜之,觉恶心畏冷,旋易以温,始相安。余曰:此火退之征也。前方加人参二钱半,莲肉四十粒,红曲一钱五分,黄芪三钱,升麻五分,黄连减半。五六剂后,余将返长兴,敛之持方求余加减。余曰:此已试效,方宜固守多服,但去升麻可耳!越月余,余再过金坛,敛之频蹙向余曰:自先生去后,守方煎服,几三十余剂矣。今泻久止而脾气困顿,不知饥饱,且稍饮茶汤,觉肠满急胀,如欲寸裂,奈何?余曰:大泻之后,是下多亡阴也,法宜用补。倘此时轻听盲师,妄用香燥诸药,取快暂时,元气受伤,必致变成蛊胀,即不救矣。复为疏一丸方:人参五两,白芍药六两,炙甘草一两,五味子六两,绵黄芪五两,山茱萸肉五两,怀山药五两,熟地黄八两,牛膝六两,紫河车二具,蜜丸。空心饥时各一服,而日令进前汤液方。敛之相信甚力,坚守二方,服几三年,脾胃始知饥而嗜食,四体亦渐丰矣。敛之恒对余言,每遇脾胃不和时,或作泻,觉腹中有火,则用黄连,否则去之,一照余方修治煎服,泄遂止而脾顿醒。迄今以余所疏方,俨如重宝,十袭珍藏,谓余不啻起死而生之也。其病初平后,余劝其绝欲年余。敛之因出妾,得尽发家人私谋,乃知向之暴泄,由中巴豆毒。本草中巴豆毒用黄连、冷水解之。余用大剂黄连澄冷方服,正为对治。向使如俗医所疑停滞、受寒、中暑法治之,何啻千里?即信为是火,而时师所投黄连,不过七八分至钱许止矣。况一月之泻,未有不疑为虚寒者,用黄连至四钱,此俗医所必不解也。向余嘱其勿出以示人,为是故耳!始知察脉施治,贵在合法,神而明之,存乎其人耳!

5. 论暑泻

《儒门事亲·卷六·湿形·暑泄八十七》

殷辅之父,年六十余,暑月病泄泻,日五六十行,自建碓镇来请戴人于陈州。其父喜饮,二家人辈争止之。戴人曰:夫暑月年老,津液衰少,岂可禁水?但劝之少饮。比及用药,先令速归,以绿豆、鸡卵十余枚,同煮,卵熟取出,令豆软,下陈粳米作稀粥,搅令寒,食鸡卵以下之,一二顿,病减大半。盖粳米、鸡卵,皆能断痢。然后制抑火流湿之药,调顺而方愈。

《周慎斋遗书·卷六·热、暑、燥》

一人年十七,初秋病身热如火,至六日郑语不止,寻衣撮空,昏不识人,泻利日三四十次,目开不眠。用甘草四钱,归身三钱,麦冬五钱饮之,目稍合,脉之豁大者稍敛,重用生地黄、白芍、归身、麦冬、五味子、甘草,然后神清泻止,调理而愈。此真象白虎汤之燥病也。其泄泻者,肾燥也。故以生地黄涩之。

《医验大成·泄泻章》

一人时值夏月,过食瓜果,大泻不止,中脘大痛,烦渴引饮,右寸关俱沉伏。此阳气下陷,抑郁之故,宜升阳益胃之剂。方:半夏、茯苓、甘草、橘红、白术、炮姜、厚朴、白芍、防风、柴胡、木香、砂仁。

一妇长夏患泄泻,身凉四末厥冷,昼夜数次,皆完谷不化,清水如注,饮食下咽即泄出不变,已经六、七日矣。予诊之:六脉沉伏无力而涩,脾虚受湿,为肝木所侮。此五泄之一,非怪症也。宜健脾疏风燥湿,升提下陷之气。方:白术、茯苓、猪苓、泽泻、肉桂、苍术、羌活、防风、炮姜、半夏、厚朴、白芍、砂仁。

一瘦人暑月,右手脉阳虚阴微。《脉经》曰:阳虚为中暑,阴微则下利,所以身热烦渴,腹痛泄泻,自汗溲赤,四肢疲困也。正东垣所谓夏月中暑,饮食劳倦之症。当服清暑益气之剂。方:人参、白术、神曲、广皮、泽泻、黄芪、苍术、升麻、甘草、干葛、五味。

《类证治裁·卷之四·泄泻论治·泄泻脉案》

汤氏。冒暑重感新凉,寒热头晕,口干舌燥,呕泻不已,头汗剂颈而还。医用消导,转益烦渴,脉不数而滑大,此邪郁蒸痰。先挑姜汁止呕,用正气散加减。藿香、薄荷以辟恶,丹皮、栀、芩以解热,夏、曲、煨姜以除痰,赤茯、猪苓、薏仁以利湿,花粉、麦冬以生津,一服汗凉脉和舌润矣。因有年体弱,明晨怯寒,手足微凉,此脾阳虚也。用理中汤,炮姜改煨姜,加砂仁。芩、薏、炙草,一剂呕泻止,手足和。但气微坠,宵分少寐,原方去煨姜,加茯神、炙芪、枣仁、白芍、升麻,一服而安。

6. 论湿泄

《医验大成·泄泻章》

一老宦夏月泄泻,日数行,口渴便赤,众以为暑,用香薷饮不效。余曰:"此湿气也。须用五苓散,行湿利小便。"先生曰:"散中用桂,得无热乎?"余曰:"非桂不能致津液通气也。"先生曰:"盍少用之?"余曰:"用一二分足矣。"先生复减其半,服至三剂而瘥。

一人丁丑年,脉息沉细,濡溺而缓,泻水肠鸣,虚浮困倦,头痛腹胀,此湿上太过之年,民病湿泻,太阳受病也。脾主四末,脾病不能为胃行其津液,四末不能禀水谷之气,气日以衰,脉道不利,筋骨肌肉皆无气以生矣。土虚则不能四布津液,水谷常流于胃而生湿,湿胜则濡泄也。《经》云:诸湿肿满,皆属于脾,脾气虚而停滞上焦,壅塞而为肿、为胀、为头痛也。宜用胜湿渗湿之剂,湿去土旺,泻自止矣。方:陈皮、防风、泽泻、白术、茯苓、白芍、苍术、厚朴、肉桂。

《回春录·内科·泄泻》

姚欧亭,初夏偶患大泻,后苦脾约,更旬始一更衣,既而匝月一行,极其艰滞,而先硬后溏,汗出神愈。年逾六秩,步履蹇滞。虽广服人乳及润导诸药,率不效。间或纳食如哽,呕吐酸辣,六脉迟软,苔色白润,不渴,小便清长,腹无胀痛。此中气不足,"溲便为之变"也。岂肠燥便秘,可以润药濡之哉?既不宜润,更不可下,以中虚开阖无权,恐一开而不复阖,将何如耶。亦不可升提。盖吐酸食哽,已形下秘上冲之势,又素吸洋烟,设一阖而竟不开,又将何如耶?爰以:(人)参,菊(花),半(夏),旋(覆),(白)芍,鸡金,木瓜,枇杷叶为方,服六剂,更衣两次,解四弹丸,又三剂,解出十五六丸，又三剂，下九丸而始畅。并不坚燥，亦无溏矢，毫不怯力，是药证已符，为留调理法而别。设或吐酸食哽，则暂用（人）参、（黄）连、橘（皮）、半（夏）、旋（覆）、（竹）茹、苏叶、枇杷叶、紫石英以清肃镇熄之。

孟英次女，八月廿三日，忽患痛泻，肢冷脉伏，崔某进附子理中汤加减，泻不止而苔黑唇燥，颇露热象，改投犀（角）、（石）斛、生脉散等药，形渐脱，又用桂附八味汤，遂于八月廿九日，舌焦如炭而逝。噫！据此病情，是伏暑也。痧证霍乱，挟食者，必先去食。伤寒亦然。秦氏论之详矣，然竟有病始饱食之余，初非因食为患者，半痴（孟英别号半痴）尝云："既无枵腹待病之理，岂可专以攻消为治？"故临证必审问慎思而明辨之，庶免颠顸贻误之弊。

7. 论伤食泄泻

《扁鹊心书·卷中·暑月伤食泄泻》

一女人因泄泻发狂言，六脉紧数，乃胃中积热也。询其丈夫，因吃胡椒、生姜太多，以致泄泻，五日后发狂言，令服黄芩知母汤而愈。平日恣啖炙爆，喜食椒姜，胃中积热者，有此一证，临证自明，然亦希遇。更有泻脱津液，致舌胎干燥，发热神昏，谵妄不宁者，此脾胃大虚，法当温补，若用寒凉，虚脱立见。

《明医杂著·卷之一·枳术丸论》

金宪高如斋，饮食难化，腹痛，泄泻，用六君子加砂仁、木香治之而瘥，后复作完谷不化，腹痛，头疼，体重困倦。余以为脾虚受湿，用芍药防风汤而愈。

太仆杨举元，先为饮食停滞，小腹重坠，用六君子加升麻、柴胡渐愈，后饮食难化，大便不实，里急后重，数至圊而不得，用升阳除湿防风汤而瘥，后心腹作痛，饮食不甘，用和中丸倍加益智仁而寻愈。

光禄杨立之，元气素弱，饮食难化，泄泻不已，小便短少，洒淅恶寒，体重节痛。余以为脾肺虚，用升阳益胃汤而瘥。大凡泄泻服分利调补等剂不应者，此肝木郁于脾土，必用升阳益胃之剂，庶能保生。

《寿世保元·卷三·泄泻》

一泄泻因内伤劳倦，饮食化迟而泻，及脾胃素蕴湿热，但遇饮食劳倦即发，而肢体酸软沉困泄泻者。以益气汤去当归，加炒芍、茯苓、苍术、猪苓、泽泻，姜、枣煎服。

《医验大成·泄泻章》

一人右寸脉滑而数，患泻痛甚欲便，便后痛减，粪如败卵。此系食积伤脾，湿热相搏之病也。先宜消其食积，而后补其脾土。方：苍术、厚朴、广皮、甘草、神曲、麦芽、山楂、草果。后用参苓白术散调理而愈。

一人饮食不调，致伤脾胃，气口脉弦。浊气在上，则生腹胀；清气在下，则生飧泄。盖飧胀，即是倒饱；飧泄，乃为饮食而泻也。《素问》云：饮食有节，起居有常，不妄作劳，则形与神俱可以却疾矣。方：米仁、车前子、石斛、茯苓、山药、泽泻、扁豆、白豆蔻、白术、山楂。

《脉诀汇辨·卷九》

闽中太学张仲辉，纵饮无度，兼嗜瓜果，忽患泄泻，自中夜至黎明，洞下二十余次。先与分利，不应；继与燥剂，转见沉剧。余以其六脉俱浮，因思经云："春伤于风，夏生飧泄。"非大汗之，不能解也。麻黄、升麻、干葛、甘草、生姜煎服。原医者笑云，书生好奇妄行险峻。麻黄为重剂，虽在伤寒，且勿轻用，斯何证也，而以杀之耶！仲辉惑之。已而困甚，叹曰，吾命将尽，姑服此剂，以冀万一。遂服而取汗，泄泻顿止。

《客窗偶谈·正文·辨天地六气标本》

客曰："东垣《脾胃论》云：饮食不节则胃病，形体劳役则脾病。胃病短气精神少怯，而生大热，显火上行，独燎其面；脾病则四肢怠惰，嗜卧不收，大便泄泻，据此则当补脾胃，是无疑乎？"

曰：东垣因虚立论，果当补之，但脾虚补脾，胃虚补胃，人咸知之，然脾胃既虚，必因母气失阴，又当补其母。盖因脾土相火生之，胃土心火生之，故胃虚则当补心，而生戊土。若脾虚，当补肾中真阳，而生己土，所以有补脾不如补肾之说。若肾水不足，又当补后天脾胃营血，有形之质，以济肾水，故有补肾不如补脾之说。后人不解，内有土生水，水生土，互济之妙，但说补脾不如补肾，补肾不如补脾，徒读其书，泛然用药，故不效也。东垣但以虚言，不可概论，倘遇小邪入里，邪气壅逆为病，又当泻之，慎毋胶柱鼓瑟。

《临证指南医案·卷十·幼科要略·食瓜果泄泻》

稚年夏月，食瓜果水寒之湿，着于脾胃，令人泄泻。其寒湿积聚，未能遽化热气，必用辛温香窜之气。古方中消瓜果之积，以丁香肉桂，或用麝香，今七香饼治泻，亦祖此意。其平胃散胃苓汤亦可用。

《回春录·内科·泄泻》

继有高小垞孝廉令弟雨生，因食蟹患泻，黄某用大剂温补药，泻果止，而颈筋酸痛，舌绛呕渴，口气甚臭。孟英持脉，沉数。曰：食蟹而后泻，会逢其适耳。脉证如斯，理应清润。奈人自畏凉药，复质于吴某，亦主温补。服及旬日，昏痉舌黑而毙。

8. 论药后泄泻

《儒门事亲·卷二·凡在表者皆可汗式十五》

又贫家一男子，年二十余，病破伤风，搐，牙关紧急，角弓反张。弃之空室，无人问者，时时呻呼。余怜其苦，以风药投之。口噤不能下，乃从两鼻窍中灌入咽喉，约一中碗，死中求生。其药皆大黄、甘遂、牵牛、硝石之类。良久，上涌下泄，吐且三四升，下一二十行，风搐立止，肢体柔和，且已自能起。口虽开，尚未能言，予又以桂枝麻黄汤三两，作一服，使啜之。汗出周匝如洗，不三日而痊。

《顾松园医镜·卷九·御集·泄泻·举例》

一人平素壮实善啖，四月间，忽患泄泻，凡一切药食，温者到喉，觉如针刺，下咽即辣。因而满腹绞辣，随觉腹中有气，先从左升，次即右升，氤氲遍腹，即欲入厕，弹响大泄，肛门恍如火灼，一阵甫毕，一阵继之，更番转厕，逾时方可得离。所泄俱清水盈器，白脂上浮，药食俱不化而出。甚至梦中大遗，了不收摄。月余大肉尽脱，束手待毙，仲淳诊之曰：脉大而数，此症浑是火热所致，遂用白芍五钱，炙甘草一钱，黄连、扁豆、石斛、橘红、茯苓、车前各三钱，加童便一杯，冰冷与服。药入腹中，似别成一清凉世界。甫一剂，夜卧达旦，洞泄顿止。连服三剂，大便已实，药粥等物，温进始安，此火退之征也。前方加参、芪、莲肉。减黄连，服三十余剂。泻虽止，久而脾气困顿，不知饥饱，稍饮茶汤，觉肠满急胀，如欲寸裂。此因下多亡阴，若用香燥诸药，致变鼓胀，遂成不救，法宜脾肾兼补，丸药用参、芪、芍、甘、山药补脾，熟地、萸肉、五味、河车补肾，服几三年，脾胃始知饥而嗜食，四肢渐丰。此三年内，每遇脾胃不和，时作或泻，即用前方。觉腹中有火，则加黄连，否则去之。（此由暗中巴豆毒，仲淳亦不知，而用大剂黄连，攻解其毒，

故神效。）

《先醒斋医学广笔记·卷之一·泄泻》

余治敛之泻止后，恐其元气下陷，急宜升举，用升麻以提之。初不知其为中毒也，乃因用升麻太早，致浊气混于上焦，胸中时觉似辣非辣，似嘈非嘈，迷闷之状，不可名状。有时滴酒入腹，或啖一切果物稍辛温者，更冤苦不胜。庄一生知其故，曰：此病在上焦，汤液入口即下注，恐未易奏功，宜以嚼化丸治之。用贝母五钱，苦参一两，真龙脑薄荷叶二钱，沉香四钱，人参五钱。为极细末，蜜丸如弹子大。午食后临卧时各嚼化一丸。甫四丸，胸中恍如有物推下，三年所苦，一朝若失。

9. 论七情泄

《医验大成·泄泻章》

一人忧思太过，六脉沉结而病泄。盖忧思过度则伤脾，致气结而不升举，陷入下焦也。宜开郁健脾，使谷气升发，泻当自止。方：柴胡，升麻，人参，白术，茯苓，甘草，黄芪，白芍，广皮，木香。

《种福堂公选良方·卷一·温热论·续医案》

程（二八）。摽梅逾期，病由情志郁伤。庸医不究病因，朝暮更方，病延日久。《内经》谓二阳之病发心脾，盖思伤心，郁伤脾，二脏有病，不可统血。笄年莫重于经水通调，今经闭半载，呕吐清涎，腹痛泄泻，心热皮寒，显是木郁乘土。胃口渐败，生气曷振，病成干血劳怯。考古通经等丸，难施于胃惫乏谷之体，姑议安胃和肝，俟秋深时再议。人参、白芍、川楝子、生淡干姜、川连、乌梅、粗桂枝、炒焦归身。

10. 论惊泄

《医验大成·泄泻章》

一儿因惊，面带青色，泻多青沫。夫青者，肝之色也。肝主惊，故虚风自甚，因乘脾而成泄。法当平木之太过，扶土之不及。方：青皮，肉桂，白术，茯苓，猪苓，柴胡，白芍，泽泻。

《奇方类编·奇疾方·溺油异疾》

广陵有田妇患泄泻，下恶如油。邻童以纸捻蘸，然与油无异，医不能疗。孙滋九先生闻而往视，令买补中益气汤十剂，天生补心丹四两，以煎剂下丸，服讫而愈。众医问之，曰：人惊恐则气下，大肠胀损所致，此妇必受惊后得此疾也，问之果力作于场，见幼子匍匐赴火，惊而急救得免，遂得此疾。此方书所未载。

11. 论痰泻

《医验大成·泄泻章》

一人脉沉弦而滑，或泻或止，或多或少，或下白物，胸中懊恼不舒。此太阴经有积痰，肺气壅遏，不能下降，脏病则传腑，是以作泻，当澄其源而流自清。方：陈皮、半夏、茯苓、甘草、白术、黄芩、苍术、厚朴。

12. 论酒泻

《医验大成·泄泻章》

一儒沉湎于酒，便滑溺涩。食减胸满，腿足渐肿，六脉沉迟。属脾肾虚寒，少火无焰，中黄不蒸，则阴阳不得分理，清浊安能泌别。惟宜滋坎中之戊，益离中之已，坎离交媾，诸症自退避三舍，服金匮肾气丸而果愈。

《本草汇言·卷之六·草部·天花粉》

倪朱谟曰：先君在粤，饮酒多日忽患泄泻，粤人丘杏山名医也，屡用健脾燥湿之剂，泄泻愈甚，更用止涩之药，其病照常不减，偶过友人薛东轩寓中有天花粉散子，彼因吐血，一医用天花粉一味捣烂，用布袋盛取浆沥干，晒成白粉，用白汤调数钱，和白蜜少许，日服二次，先君过彼，口渴索茶，彼亦调一碗劝服，勉应彼意，即觉腹中爽快，是日晚不泄泻，次早恳彼一包，计十两余，如彼法服之，七日泄泻竟止。余细思此系酒热伤脏气，故泄泻也，服健脾香燥药，故转剧耳，宜乎甘寒天花粉之与蜂蜜也。

13. 论久泻（不止）

《儒门事亲·卷六·湿形·泄泻八十四》

古郾一讲僧，病泄泻数年，丁香、豆蔻、干姜、附子、官桂、乌梅等燥药，燔针、烧脐、熥腕，无有阙者。一日，发昏不省，檀那赠纸者盈门。戴人诊其两手脉，沉而有力。《脉诀》云：下利，脉微小者生，洪浮大者无瘥。以瓜蒂散涌之，出寒痰数升；又以无忧散，泄其虚中之积及燥粪，仅盈斗；次以白术、调中汤、五苓散、益元散，调理数日，僧已起矣。非术精识明，谁敢负荷如此？

《普济方·卷二百七·泄痢门·总论》

《儒门事亲》书云：东门一男子，病泄痢不止，腹鸣如雷，不敢令坐，坐则下注如倾，诸医例断为寒症。干姜、官桂、丁香、豆蔻之属，枯矾龙骨皆服之矣，何针不燔，何艾不炷，迁延将二十载矣。一日问于戴人，戴人曰：两手寸脉皆滑，余不以为寒，

然其所以寒者，水也。以茶调散涌寒水五七升，无忧散泄积，水数十行，乃通因通用之法也。决以五苓散淡剂，渗泄通利之，又以甘露散止渴，不数日，冷食寒饮皆如故。此法王启玄稔言之，奈无人用之哉。而又云，凡大人小儿暴注水痢不止，《内经》曰此名曰暴注速泻，久而不愈者，为洞泻注下，此乃火运太过之病也。火星暴注故也，急宜用新汲水调下甘露饮子，五苓散，天水散，或用井花水煎此药于冷服之，病即瘥矣。不可用御米壳、干姜、豆蔻、圣散子之类，纵然泄止，肠胃气滞不通，变为腹胀，此法宜分阴阳，利水道，乃为治法之妙也。

《医学纲目·卷之二十三·脾胃部·久泄久痢》

朱仲符，年近七十，右手风挛多年。七月患泄泻，百药不愈。诊其脉右手浮滑而洪数。予曰：此必太阴分有积痰，肺气壅郁，不能下降，大肠虚而作泄，当治上焦。遂用萝卜子加浆水蜜探之而吐，得痰一块大如碗，色如琥珀，稠粘如胶，痢遂止，不服他药。

《周慎斋遗书·卷八·自下》

一人春日患泄泻霍乱三年，每发服理中汤病愈。药止后，胸中痛若刀割，略吃一味，不谨即泻，喉中常若飞丝入喉，喉碎出血。用四圣丸，临卧清米汤下，其病不除，或发疟疾，丹田下一点疼痛三四日，泄泻如红曲肉汤，用养血药，半年后腹痛六日，用四君子加附子、炮姜、白芍，兼灸气海穴而愈。

《寿世保元·卷三·泄泻》

一论肾虚久泻不止，用六味地黄丸。加五味子、破故纸、肉豆蔻、吴茱萸。大抵久泻，多由泛用消食利水之剂，损其真阴，元气不能自持，遂成久泻。若非补中益气汤、四神丸。滋其本源，后必胸痞腹胀，小便淋涩，多致不起。

一人患泄泻，日久不止，以致元气下陷，饮食入胃不住，完谷不化，肌肉消削，肢体沉困，面目两足肿满，上气喘急，此元气脾胃虚之甚也。宜补中益气汤。依本方减当归，加酒炒白芍、茯苓、泽泻、山药、莲肉、木香、干姜炒黑，止泄泻之良方也。

一治久泻，大肠滑泄。五倍子炒五两为末，面糊为丸。如梧子大，每服五丸，米饮下，日三服。

一治许州黄太守患泄泻，二三年不愈，每饮烧

酒三盅则止二三日以为常。畏药不治，召余诊之。六脉弦数，先服此药，以解酒毒。后服理气健脾丸，加泽泻而愈。宣黄连一两，生姜四两，为一处。以慢火炒令干姜脆色。去姜取连。捣末。每服二钱。空心。腊茶清下。甚者不过二服。专治久患脾泄。

《医验大成·泄泻章》

一儿久泻不止，肛门脱出，此脾土衰弱，真元下陷也。《经》云：实热则大便秘结，虚寒则肛门脱出。法当补脾，兼带升提，则泻自止矣。方：山药、甘草、人参、白术、茯苓、升麻、广皮、柴胡、白芍。如小便不利加车前草，虚汗加黄芪。

一儿四岁，泻久不止，每日夜必数次，间发潮热，作渴唇红，而貌羸瘦，其腹如鼓，喜其善饮，故可治耳。若竟投诃果，必致不救。丹溪云：善食而瘦者，此胃中有伏火，易于消化也。此儿平日善饭，且系痞火作泻，如用木香、肉果等类，反助其火，则清纯中和之气，变为燥热燔燎之症，火愈甚，则泻愈迫矣。予先用化食消积药，次投以平胃散，加黄芩、黄连、白术、神曲、麦芽，二剂而泻减，后以五痞丸调理而愈。此乃实症似虚之候，切勿防其慢惊而投温补之剂也。

一人久患泄泻，以暖药补脾，及分利小水，升提下陷，俱罔效。予诊之，心脉独弱，正《经》所谓：独弱者，病也。盖心火也，脾土也，火生土，脾之旺，赖火燥之。心气不足，则火不燥，脾土受湿，故令泄泻。法当益火以消阴医，比如诸太阳中天而阴湿自干矣。方：人参、白术、茯苓、甘草、益智仁、广皮、山药、泽泻、诃子、肉果。

《临证指南医案·卷六·泄泻》

黄（九岁）。久泻兼发疮痦，是湿胜热郁，苦寒必佐风药，合乎东垣脾宜升、胃宜降之旨。人参、川连、黄柏、广皮、炙草、生於术、羌活、防风、升麻、柴胡、神曲、麦芽。

朱（三四）。形瘦尖长，木火体质，自上年泄泻。累用脾胃药不效，此阴水素亏，酒食水谷之湿下坠，阴弱不能包涵所致。宜苦味坚阴，淡渗胜湿。炒川连、炒黄柏、厚朴、广皮白、茯苓、猪苓、泽泻、炒楂肉。

《续名医类案·卷七·泄泻》

一僧病泄泻数年，丁香、豆蔻、干姜、附子、官桂、乌梅等燥药，燔针烧脐炀脘，无有缺者。一日发昏不省，张诊两手脉沉而有力。《脉诀》云：下利微小者生，脉浮大者无瘥。以瓜蒂散涌之，出寒痰数升。又以无忧散泄其虚中之积，及燥粪盈斗。次日，以白术调中汤、五苓散、益元散，调理数日而起。

刘仓使大便少而频，日七八十次，常于两股间，悬半枚瓠芦，如此十余年。张见而笑曰：病既频，欲通而不得通也，何不大下之？此通因通用也，此一服药之力耳。乃与药大下之，三十余行，顿止。

一男子病泄十余年，豆蔻、阿胶、诃子、龙骨、乌梅、枯矾，皆用之矣，中脘、脐下、三里，岁岁灸之，皮肉绉槁，神昏足肿，泄如泔水，日夜无度。张诊其两手脉沉微，曰：生也。病人忽曰：羊肝生可食乎？曰：羊肝止泄，尤宜食。病人悦，食一小盏许，以浆粥送之，几半升，续又食羊肝生，一盏许，次日泄减七分，如此月余而安。夫胃为水谷之海，不可虚怯，虚怯则百邪皆入矣。或思荤蔬，虽与病相反，亦令少食，图引浆粥，此权变之道也。若专以淡粥责之，则病人不悦而食减，久则增损命，世俗误甚矣。子和之持论如此，岂放手攻泻，而不顾元气者哉？第其用补，专重饮食调摄，而不恃药饵，故万全无弊，而亦无可举之功。其书具在，惟好学深思之士，能通其意耳。

李时珍治魏刺史子，久泄，诸医不效，垂殆。李用骨碎补为末，入猪腰中，煨熟与食，顿愈。盖肾主大小便，久泄属肾虚，不可专从脾胃也。（《本草纲目》）

一妇年七十余，病泻五年，百药不效。李以感应丸五十丸投之，大便二日不行。再以平胃散加椒红、茴香、枣肉为丸与服，遂瘳。每因怒食举发，服之即止。（《本草纲目》）

《友渔斋医话·第四种·肘后偶钞下卷·泄》

陈（二一）。久泄不止，纳食作胀，失聪雀目，唇燥腿软，脉左细弱右弦，属木旺土虚。经营劳力，是为重伤，宜补脾胜湿和肝。党参、蒸冬术、茯苓、焦白芍、猪苓、泽泻、橘皮、厚朴、钩藤、炙草。

《先醒斋医学广笔记·卷之一·泄泻》

肾司二便，久泄不止，下多亡阴，当求责肾，破故纸、肉豆蔻、茴香、五味子之属不可废也。白术、陈皮，虽云健胃除湿，救标则可，多服反能泻脾，以其燥能损津液故耳！

《回春录·一、内科·泄泻》

姚树庭,以古稀之年而患久泻,群医杂治不效。金以为不起矣。延至季秋,邀孟英决行期(行期二字,此处作死亡解)之早晚,非敢望愈也。孟英曰:弦象独见于右关,按之极弱,乃土虚木贼也。调治得法,犹可引年,何以遽尔束手乎?乃出从前诸方阅之,皆主温补升阳。曰:理原不背,义则未尽耳!如姜、附、肉蔻、骨脂之类,气热味辣,虽能温脏,反助肝阳,肝愈强,则脾愈受戕,且辛走气而性能通泄,与脱者收之之义大相刺谬,而鹿茸、升麻可治气陷之泄,而非斡旋枢机之品,至熟地味厚滋阴,更非土受木克,脾失健行之所宜。纵加砂仁酒炒,终不能革其腻滑之性,方方用之,无怪乎愈服愈泄。徒藉景岳"穷必及肾"为口实也。予异功散加山药、扁豆、莲子、乌梅、木瓜、芍药、蒺藜、石脂、余粮,服之果效,恪守百日,竟得康强,越三载,以他疾终。

杨氏妇,孀居患泻,久治不瘳。孟英曰:风木行(刑)胃也。彼不之信,另招张某大进温补,乃至腹胀不食,夜热不眠,吐酸经秘,头痛如劈。复乞孟英视之。先投苦泄佐辛通以治其药,嗣以酸苦熄风安胃。匝月乃瘳,续与调补,汛至而康。

方氏女,久患泄泻脘痛,间兼齿痛,汛事不调,极其畏热,治不能愈。上年初夏,所亲崔映溪为延孟英诊之,体丰,脉不甚显、而隐隐然弦且滑焉。曰:此肝强痰盛耳。然病根深锢,不可再行妄补。渠母云:溏泻十余年,本元虚极,广服培补,尚无寸效,再攻其病,岂不可虞?孟英曰:非然也。今之医者,每以漫无着落之虚字,括尽天下一切之病,动手辄补,举国如狂。目击心伤,可胜浩叹。且所谓虚者,不外乎阴与阳也。今肌肉不瘦,冬不知寒,是阴虚乎?抑阳虚乎?只因久泻,遂不察其脉证,而金疑为虚寒之病矣。须知痰之为病,最顽且幻,益以风阳,性尤善变。治必先去其病,而后补其虚,不为晚也。否则养痈为患,不但徒弗参药耳。母不之信,遍访医疗,千方一律,无非补药。至今秋颈下起一痰核,黄某敷之始平,更以大剂温补,连投百日,忽吐泄胶痰斗余而亡。予按:此痰饮滋蔓,木土相仇,久则我不敌彼,而溃败决裂,设早从孟英之言,断不遽死于今日也。

康侯司马之夫人,泄泻频年,纳食甚少,稍投燥烈,咽喉即痛,经治多手,不能获效。孟英诊曰:脾虚饮滞,肝盛风生之候也。用:(人)参、(白)术、橘(皮)、半(夏)、桂(木)、茯(苓)、楝(实)、(白)芍、木瓜、蒺藜,投之渐愈。今冬又患眩晕,头汗、面热、肢冷、心头似绞、呻吟欲绝。孟英以:石英,苁蓉,牡蛎,(绿萼)梅,(茯)苓,蒺(藜),楝(实),(白)芍,旋复为方,竟剂而康。

《类证治裁·卷之四·泄泻论治·泄泻脉案》

於。五泄无不由湿,寓居斥卤,水味咸浊,便泻三年不止。凡运脾利湿,温肾补土,及升提疏利固涩诸法,毫不一效。今夏诊右脉寸微关滑,乃湿中伏热,大小腑清浊不分,火性急速,水谷倾注无余,脾失输精,肺苦燥渴,气不化液,肾不司关,所下污液,自觉热甚,或痛泄,或不痛亦泄,日夕数行,口干溺少,时想凉润。略用守补,即嫌胀满,可知气坠全是腑症。若清浊分,则泄泻渐已。煎方:茯苓、猪苓、车前、山栀、神曲、薏苡、大腹皮、乌梅、黄连,午前服。丸方:益智仁(煨)、补骨脂、南烛子、诃子、茴香、茯苓、山药、广皮、砂仁、半夏曲、杜仲、首乌、莲子,蒸饼为丸,晚服,至秋渐愈。

14. 论肾泄

《周慎斋遗书·卷八·自下》

一人夜间去后方觉腹宽,不去作胀。心部脉洪,肝部浮,肾脉紧。此心不主令,相火代之,肾水被肝木吊动,其泄在肾。补肾不若补脾,脾温肾亦坚也。用芡实、山药、茯苓各一钱,人参五分,熟地四分,益智仁三分,煎服。丸用五味二两,吴萸四钱,枣肉丸,白汤下三十丸。

一妇命门脉弱,责其无火,鸡鸣将作泄,腹响饱闷,此肾虚不纳气也。用补骨脂四两补命门火,小茴香一两行饱闷,姜汁炒杜仲二两兼补脾肾,乌梅一两固大肠,肉桂一两温土,姜煮枣肉丸以益气厚肠。

《寿世保元·卷三·泄泻》

一人病泄,每至五更辄即利,此肾泄也,用五味子散数服而愈。因起居不慎,泄复作,年余不瘳。此命门火虚,不能生脾土,法当补其母,火者土之母也,遂用八味丸补其母。泻即止,食渐进。东垣云:脾胃之气盛,则能食而肥,虚则不能食而瘦,全赖命门火为生化之源,滋养之根也。故用八味丸奏效,只用六味丸亦可。

《医验大成·泄泻章》

一人两尺沉虚,每每五更初晓必洞泻一次,名曰肾泄。肾主二便，开窍于二阴，受时于亥子，命门火衰，而水独治，故令此时作泄也。《内经》又云：肾为胃之关。关门不利，则聚水而生病也。不可概用参、术补脾胃中阳气。盖脾属土，肾属水，补脾则土愈胜，而水愈亏。宜补阴药中稍兼健脾。方：小茴香、山药、芡实、茯苓、白术、甘草、莲肉、肉果、补骨脂、陈皮、升麻。为末，每服二钱，莲肉汤下。

《本草汇言·卷之二·草部·肉豆蔻》

《广笔记》：脾肾双补丸治天明肾泄。用肉豆蔻、车前子各十两，人参、莲肉、菟丝子、北五味、山茱萸肉、补骨脂、巴戟天、怀山药各一斤，广陈皮、缩砂仁各六两。俱炒燥黄为末，饧糖为丸，如绿豆大，每服五钱，早晚各食前服。如元虚而有火者，或火盛肺热者，俱去人参、肉豆蔻、巴戟天、补骨脂。无锡秦公安患中气，虚不能食，食亦难化，时作泄泻，胸膈不宽。一医误投青皮、枳、朴等破气药，下利完谷不化，面色黯白，仲醇即用脾肾双补丸，一料而愈。

15. 论脾泄

《周慎斋遗书·卷八·自下》

一人久患脾泄，热在肾故也。用白术八两，茯苓五两，元米五合，同入猪肚内，煮熟捣成饼，晒干为末，米糊丸，沉香三钱为衣服。

《寿世保元·卷三·泄泻》

一治许州黄太守患泄泻，二三年不愈，每饮烧酒三盅则止二三日以为常。畏药不治，召余诊之。六脉弦数，先服此药，以解酒毒。后服理气健脾丸，加泽泻而愈。宣黄连一两，生姜四两，为一处。以慢火炒令干姜脆色。去姜取连。捣末。每服二钱。空心。腊茶清下。甚者不过二服。专治久患脾泄。

《医验大成·泄泻章》

一人患脾泄数年，每自黎明始，至旁午前，腹痛而泻七、八度，日以为常，食少倦怠，脉得右关滑数，左关微弦，此肾虚而脾中有积热也。宜先投黄连枳术丸以去其积热，继以八味丸以滋其化源。

16. 论肝泄

《医验大成·泄泻章》

一人左关沉弦，右关沉濡，胁痛腹泻，此肝泄也。因暴怒伤肝，甚则乘脾虚下溜之，故宜伐肝和脾之剂主之。方：白术、苍术、白芍、甘草、茯苓、厚朴、青皮。

17. 论"肾燥不合"泄泻

《周慎斋遗书·卷八·自下》

一妇泄泻，两尺无神，此肾燥不合也。一医用茯苓、益智即发晕，因用肉苁蓉三钱以润之，北五味八分以固之，人参一钱以益气，归身八分以养其血，白芍、甘草以和其中，炮姜二分以安其肾。二帖效，十帖愈。丸即前方加倍蜜丸。张东扶曰："肾燥不合"四字妙极。凡物润则坚密无缝，燥则破绽有痕。肾开窍于二阴，肾耗而燥，其窍开而不合，真至理也。

18. 论脾肾两虚泄泻

《类经·序》

余以苦心诵著，耗脾家之思虑，兼耗肾家之伎巧，于是病泄泻者二十年，医家咸以为火盛，而景岳独以为火衰，遂用参术桂附之剂，培命门之火，而吠者竞起，余独坚信不回，服之五年而不辍，竟使前病全瘥而脾肾还元。

《医验大成·泄泻章》

一人患泻，时作时止，面带红色，吐痰口干。诊之左关弦紧，肾水不能生肝木也；右关弦大，肝木乘脾土也。此乃脾肾两亏，不能生克制化，内真寒而外假热之症。法当温补以滋化源。方：人参、白术、吴茱萸、山药、黄芪、肉果、干姜、补骨脂、五味、茯苓、甘草。

19. 论脾胃两虚泄泻

《张氏医通·卷七·大小府门·泄泻》

滑伯仁治一人年老色苍，夏月与人争辩，冒雨劳役受饥，且犯房事。夜半忽病发热恶寒，上吐下泻，昏闷烦躁，头身俱痛。因自发汗，汗遂不止，脉皆洪数。盖吐泻内虚，汗多表虚，兼之脉不为汗衰泻减，法在不治。姑以大剂参、芪，兼白术、干姜、甘草、茯苓、陈皮，水煎不时服，至七剂见面赤、四肢发出红斑，凡斑证自吐泻者吉，谓邪从上下出也。但伤寒发斑，胃热所致。今之发斑，由胃虚而无根之火游行于外，可补不可泄，可温不可凉，若用化斑、升麻、黑参之类，则死生反掌矣，仍服前方十余剂而愈。

又治一人，每日早起大泻，或时腹痛，或不痛，空心服热药不效，令至晚食前服即效。以暖药一夜在腹，可胜阴气也，与酒客湿泄，服汤药不效，服丸散即效同意。

石顽治总戎陈孟庸,泻利腹胀作病,服黄芩、白芍之类,胀急愈甚。其脉洪盛而数,按之则濡,气口大三倍于人迎,此湿热伤脾胃之气也。与厚朴、生姜、甘草、半夏、人参汤二剂。痛止胀减,而泻利未已,与干姜、黄芩、黄连、人参汤二剂,泻利止而饮食不思,与半夏泻心汤二剂而安。

《金匮翼·卷七·泄泻诸症统论·湿泻》

升阳除湿汤。东垣云:予病脾胃久衰,视听半失,气短精神不足,此由阳气衰弱,不得舒伸,伏匿于阴中耳。癸卯岁六七月间,淫雨阴寒,逾月不止,时人多病泄利。一日予体重肢节疼痛,大便泄下,而小便闭塞。治法诸泄利,小便不利,先分利之。又云:治湿不利小便,非其治也。噫!圣人之法,布在方策,其不尽者,可以意求耳。今客邪寒湿之淫,从外而入里,若用淡渗之剂以除之,是降之又降,复益其阴,而重竭其阳,则阳气愈削而精神愈短矣。故必用升阳风药,羌活、独活、柴胡、升麻各一钱,防风、葛根半钱,炙甘草半钱,同㕮咀,水二盏,煎至一盏,去滓稍热服。大法云:湿寒之胜,助风以平之。又曰:下者举之,得阳气升腾而去矣。又云:客者除之,是因曲而为之直也。医不达升降浮沉之理,而一概施治,其愈者幸也。

《古今医案按选·卷一·泄泻》

黄子厚治一富翁案。

[俞按]《医说会编》注云:百会属督脉,居巅顶,为天之中,是主一身之气者。元气下脱,脾胃无凭,所以泄泻,是谓阁不得地。经云下者上之,所以灸百会穴愈者,使天之气复健行,而脾土得以凭之耳,《铜人经》谓百会灸脱肛,其义一也。余谓仲景《伤寒论》已言之矣。其曰:少阴病下痢,脉微涩,呕而汗出,必数更衣,反少者,当温其上灸之。"上"字即指百会穴,何待子厚始悟出耶!及读《资生经》云:旧传有人年老而颜如童子者,盖每岁以鼠粪灸脐中神阙穴一壮故也。余尝久患溏利,一夕灸三七壮,则次日不如厕,连数夕灸,则数日不如厕,足见《经》言主泄利不止之验,是又与灸百会穴同一捷法。

[雄按]陷者举之,不过治泄泻之一法耳。有某妇者,年三十余,嫠居数载,体素羸弱,月事按年一行,仲夏偶患泻,医知其虚也,即进六君子加味,反腹痛而下白垢,以为寒甚也,因灸之,痛利加剧,改用升阳法,遂呕吐痰嗽,不寐不饥,且利时觉腰

内有冷风飒飒,于是理中、肾气、四神、乌梅等丸,及余粮、石脂,遍试不效。至季秋,乃父金某浼许某延余诊。脉甚弦涩,暮热晡寒,舌色鲜红,苔白口苦,小溲短少,吐水极酸。此由情志不舒,木乘土位,治不中窾,煽动内风。予橘、半、苓、茹、芩、连、柏、苡、木瓜、芍药为方,服后二便如火,呕嗽腹痛,腰风皆止。三剂后复诊:弦涩渐退,苔化知饥,大便犹溏,日仅一二行。病者以为遇仙,乃以养胃和肝善其后。又治高又苏令姊,年十六岁,经甫行一次,遂患泻而月事不至,形日瘦,愈疑成损,妄通其血,而痛泻益剧,饮食不思,改用滋填亦无效。余诊脉微弱略弦,曰此歇经也,泄泻乃脾弱耳。予参、芪、甘、芍、桂枝、山药而愈。

20. 论肝乘脾胃泄泻

《友渔斋医话·第四种·肘后偶钞下卷·泄》

盛(六一)。便泄盗汗,腿软纳少而胀,脉弦涩,属木侮脾土。蒸于术,白芍,茯苓,橘皮,丹皮,砂仁壳,党参,桑叶,炙草,淮麦,大枣。四帖痊愈。

曹氏(三四)。胸闷便泄,纳少而胀,脉左弦右软,木来乘胃,泄肝通腑治法。金铃子散加云苓、白芍、栝蒌皮、老姜。

《续名医类案·卷七·泄泻》

一人脾胃素弱,少有伤即泄泻,此肝气乘脾,且久泻湿热在肾故也。用白术八两,红枣去核四两,二物间衬,煮至焦色,捣饼烘干,入松花七钱,白豆蔻五钱,新米糊为丸,午前服,愈。

沈少西女年二十,自小脾胃受伤,不时作泄作呕,近则寒热不时,手足厥冷,胸膈不舒,胁胀嗳气。左眠则气不通畅,左胁胃脘时疼时止,渴而不欲饮,小便短,大便日二三行,腹中雷鸣,弹之如鼓,揉之如水。大约气上塞则胀而痛,气下坠则泄而痛。幸饮食不甚减。常服胃苓、白术、黄连及消导之药,或调气补血之品,不应。谓此证非参、术不能取效,但今微有表邪,先与小柴胡加桔梗二三帖。寒热稍和(近时庸师专得此诀),易以调中益气汤去黄柏,加青皮以伐肝,神曲以助脾,炮姜以温中。四帖,胀痛俱减,大便稍实,但微有寒热,中宫不实不坚,且聚且散,无积可攻,法当补益脏气。用人参、黄芪、白术、茯苓、枣仁、柴胡、远志、炙草、炮姜、龙眼肉,大益元气以退虚热。数剂后,夜来略胀,更以六君子料加枳实、黄连、神曲、木香、砂仁为丸,与煎剂间服,月余而安。

黄履素曰：乙巳之夏，余患中脘痛，既而泄泻。偶遇姑苏一名医，令诊之。惊曰：脾胃久伤，不治将滞下。予体素弱，惮服攻克之药，因此医有盛名，一时惑之，遂服枳、术、黄连、厚朴、山楂、木通等药数剂，又服枳术丸一月，以致脾胃大伤。是秋，遂溏泄不止，渐觉饮食难化，痞闷胀饱，深自悔恨。乃服参、芪等药，及八味丸十余年，始得愈。然中气不能如故，苦不耐饥，稍饥则中气大虚，愈不可状。凡山楂消导之物，入口即虚，脾胃之不可妄攻如此。方书极言枳术丸之妙，孰知白术虽多，不能胜枳实之迅利。予友胡孝辕刺史，亦误服枳术丸而大病，可见此丸断非健脾之药。或饮食停滞，偶一二服则可耳。又曰：脾胃喜暖而恶寒，脾虚必宜温暖之药。或饮食停滞，偶一二服。患呕吐不止，服聂逆源五气。丹数丸，遂不复发。予近患脾不和，不时溏泄，服参、术三日不效，服胡与辰金铅一丸，脾气顿佳，得两三月安妥。家庵中一比邱尼，患脾疾甚殆，肛门不收，秽水任出，服金铅一丸，肛门顿敛，渐调而愈。其神效有如此者，故知脾病之宜于温暖也。

《先醒斋医学广笔记·卷之一·泄泻》

无锡秦公安患中气虚不能食，食亦难化，时作泄，胸膈不宽，一医误投枳壳、青皮等破气药，下利完谷不化。面色黯白。仲淳用人参四钱，白术二钱，橘红钱许，干姜（泡）七分，甘草（炙）一钱，大枣，肉豆蔻，四五剂渐愈。后加参至两许全愈。三年后，病寒热不思食，他医以前病因参得愈，仍投以参，病转剧。仲淳至曰：此阴虚也，不宜参。乃用麦门冬、五味子、牛膝、枸杞、芍药、茯苓、石斛、酸枣仁、鳖甲等十余剂愈。

从妹患泄后虚弱，腹胀不食，季父延诸医疗之。予偶问疾，见其用二陈汤及枳壳、山楂等味。予曰：请一看病者。见其向内卧眠，两手置一处，不复动。曰：元气虚甚矣，法宜用理中汤。恐食积未尽，进以人参三钱，橘红二钱，加姜汁竹沥数匙。夜半思粥，神思顿活。季父大喜，尽谢诸医。再以六君子汤加山楂肉、砂仁、麦门冬调理之，数剂立起。

《吴鞠通医·卷三·泄泻》

陆，二十七岁。乙酉年五月十九日，六脉弦细，面色淡黄，泄则脾虚，少食则胃虚，中焦不能建立，安望行经，议先与强土。藿香梗二钱，广皮炭钱半，广木香钱半，白蔻仁一钱，云苓块三钱，苏梗钱半，苡仁二钱，姜半夏三钱，益智仁一钱。煮三杯，分三次服，七帖。

二十八日，右脉宽泛，缓也。胃口稍开，泄则加添，小便不通，加实脾利水。猪苓三钱，泽泻三钱，茯苓五钱，苡仁五钱。

六月十八日，前方服十四帖，泄止，胃稍醒，脘中闷，舌苔滑，周身痹痛，六脉弦细而沉，先与和中，治痹在后。桂枝三钱，防己三钱，益智仁钱半，藿香梗三钱，杏仁三钱，苡仁五钱，姜半夏五钱，白蔻仁二钱，广皮三钱。煮三杯，分三次服。

21. 论肝肾俱虚泄泻

《周慎斋遗书·卷八·自下》

一人泄泻，心脉微洪，肝肾脉俱虚，单治泄泻，恐土来克水。用白芷三钱，升动胃气；五味、人参各五钱，补肺而生肾；白术三两，山药一两，甘草七钱，莲肉、白芍各一两半，健脾止泄而平水土，米糊丸，午前清米汤下五十丸。

22. 论暴注下泄

《医验大成·泄泻章》

一人腹痛肠鸣，烦渴，前溲赤涩，暴注下泄，粪色黄褐，食不及化，肛门焦痛，六脉沉濡，有关带数。濡者，湿也；数者，脾有伏火也。此太阴经伏火邪，湿热下流为病。《原病式》曰：热郁于内，则腹满而痛，所以痛一阵、泻一阵也。叔和云：湿多成五泄，阳走若雷鸣，火击其水，所以肠鸣一阵而痛一阵也。烦渴者，胃中之津液少也；食不及化音，火性急速，传失其常。仲景所谓邪热不杀谷也。前溲赤涩者，湿热拂郁而气不能化也。法当升阳散火，佐以利水道药。方：泽泻、苍术、厚朴、广皮、甘草、白术、茯苓、猪苓、黄连、干葛、防风、白芍。

23. 论洞泄

《济阳纲目·卷二十二·泄泻·论治泻用吐汗下三法》

又一僧，初闻家遭兵革，心气不足，又为寇贼所惊，脏腑不调，后入京不伏水土，以至危笃。前后三年，八仙丸、鹿茸丸、烧肝散皆服之，不效，乃求药于戴人。戴人曰：此洞泄也，以谋虑久不决而成。肝主谋虑，甚则乘脾，久思则脾湿下流。乃上涌痰半盆，末后有血数点，肝藏血故也。又以舟车丸、浚川散下数行，仍使澡浴出汗，自尔日胜一日，常以胃风汤、白术散调养之，一月而强食复故。

又李德卿妻，因产后病泄一年余，四肢瘦乏，诸医皆断为死证。戴人曰：两手脉皆微小，乃痢病之生脉。况洞泄属肝经，肝木克土而成，此疾亦是肠澼。澼者，胃中有积水也。先以舟车丸四五十粒，又以无忧散三四钱，下四五行。人皆骇之，病羸如此，尚可过耶？复以导饮丸又导之，渴则调以五苓散，向晚使人伺之，已起而缉床。前后约三四十行，以胃风汤调之，半月而能行，一月而安健。又刘德源，病洞泄逾年，食不化，肌瘦力乏，行步欹倾，面色黧黑，举世治痢之药皆用之，无效。戴人往问之，乃出《内经》洞泄之说，虽不已疑，然畏其攻剂，夜焚香祷神。戴人先以舟车丸、无忧散下十余行，殊不困，已颇喜食。后以槟榔丸磨化其滞，待数日，病已大减。戴人以为去之不尽，当再服前药，德源亦欣然请下之，又下五行。次后数日，更以苦剂越之。往问其家，彼云：已下村中收索去也。

《古今医案按选·卷一·泄泻》

庞从善治著作王公苹泄利，诊之曰：两手三部中得脾脉，浮而弦，浮主风，弦主湿（杨曰：湿不能弦），又弦为肝脉，病因风湿外伤，致肝木刑于脾土，而为洞泄，又名飧泄也。《内经》云：春伤于风，邪气留连，乃为洞泄。又云：春伤于风，夏生飧泄。其利下物主浑白而完出是也。遂以五泄丸煎服之，数服而瘥。王公曰：从善年未四十，亦医之妙选。曾撰《脉法镵源论》一部，共二十篇，示愚观之，诚得叔和未尽之趣者也。

[俞按]庞公此条，已为张戴人导其先路矣。然余所阅历，凡直肠泻者多死，不可概许以风药能治也。读太仓公治赵章一案可知矣。

24. 论濡泄

《医验大成·泄泻章》

一人泄泻，右三部脉紧而沉，由脾土不能制湿，湿胜则儒泄也。兼之喉膈稍觉有痰，盖痰之本源于肾，痰之动主于脾，宜健脾土、和胃气、利湿邪，则津液流通，阴阳泌别，恙斯安矣。方：山药、白扁豆、藿香、茯苓、白术、木香、白蔻、橘红、砂仁。

《类证治裁·卷之四·泄泻论治·泄泻脉案》

汤氏。初秋寒热吐泻，或以为感暑，用香薷饮；或以为霍乱，用藿香正气散；其家两置之。诊

其脉濡而弱，烦热无汗，自利呕渴。予谓湿甚则濡泻，今湿郁生热，热蒸更为湿，故烦而呕渴也，宜猪苓汤去阿胶主之。猪苓二钱，茯苓三钱，泽泻八分，滑石六分，加半夏钱半，薄荷梗八分，薏苡、煨姜各三钱，灯心六分。一服呕止泄稀，去滑石、煨姜、半夏，再加麦冬、山栀、车前。二剂而安。

潘。色苍嗜饮，助湿酿热，濡泻经年，脉寸关实大，岂温补升提所得效。细询平昔吞酸，去秋连发腿疡，明系湿邪蕴热，流注经络所致。治者不察，当夏令主火，仍以四神丸加炮姜、乌梅，补中汤加吴萸、肉果，愈服愈剧，致头晕口燥，气坠里迫，溺涩肛痛，皆火性急速征据，必清理湿热之邪，乃为按脉切理，仍当戒饮，毋谓六旬外久泻延虚也。四苓散加薏仁、车前子、麦冬、山栀、灯心，二服已效。加神曲、砂仁壳、枳椇子以理酒伤而泻稀，加黄芩、白芍而脉敛，后用参苓白术散加减而痊。

25. 论痛泻

《周慎斋遗书·卷八·自下》

一人六脉沉阴，重按又无力不清，肾虚也。胃脘痛即泻，痛一阵，泻一阵，肾之脾胃虚火浮于上也。补脾则肾水亏，滋阴则水来侮土，治法惟温肾即可温脾。三十年来未生子，肾寒可知。肾主骨，骨胫痛，肾虚之验也。用地黄汤、补中益气汤加减；丸方用山药、茯苓各二两，补骨脂、小茴香、熟地、杜仲、北五味各一两，人参七钱，陈火肉骨灰一两，吴萸五分，共末，米糊丸。

一人当脐痛，痛则大便泄，此是脾虚，肾水犯上，寒在肾也。宜温肾则水安，升胃气则土旺，而痛不作，泻从何来？用白芷七钱，北五味、鹿茸、人参、炮姜各一两，元米糊丸，白汤下。

《类证治裁·卷之四·泄泻论治·泄泻脉案》

曹。脉左濡，右关尺弦大，腹鸣则痛坠泄泻。前因怫悒，木制脾土，为中焦痞痛。服破气燥剂，再伤中气，每日晡少腹痛泄，下焦阴气又伤，急须甘缓和中，佐以温摄。潞参、炙草、白芍、茯苓、小茴、橘核（俱酒焙）、益智、木香（俱煨）、饴糖、红枣，十数剂，痛泻止。

26. 论晨泻

《回春录·内科·泄泻》

某人，患晨泻有年，累治不效，春间尤甚。孟英按其脉，曰：汝虽苦于泻，而泻后腹中反觉舒畅

乎？曰：诚然。苟不泄泻，又胀闷减食矣。而服四神附、桂之药，其泻必加。此曷故也？曰：此非温升补涩之证。乃肝强脾弱，木土相凌。处一方令其常服，数帖即安。复竟无此恙也。方用：白术、苡仁、黄连、楝实、桂枝、茯苓、木瓜、芍药、蒺藜、橘皮而已。

《类证治裁·卷之四·泄泻论治·泄泻脉案》

予馆新洲(江水泛潮，地最卑湿)，长夏晨泄，每阴雨前尤验。痰多不渴，或吐白沫，清晨左胁气响，必阵泻稀水，此湿多成五泄也。胃苓汤加神曲(炒)、半夏(制)、干姜(少许)。一则劫阳明之停饮以燥湿，一则开太阳之里气以导湿，故一啜辄止。良由长夏湿淫，水谷停湿，脾阳少运故也。嗣后去桂，加砂仁、小茴、二术生用，或苍术、姜、曲煎服，亦止。

27. 论溏泻

《回春录·内科·泄泻》

孔广愚司马，久患溏泻，而舌黑气短。自春徂(作往字解)冬，治而不愈。孟英视之，曰：劳心太过，阳烁其阴。人见其溏泻，辄与温中，不知肺受火刑，气失清肃而短促于上，则水源不生，自然溺少而便泻矣。投以肃肺清心，凉肝滋肾之法，果得渐瘳。

陈某，偶患溏泻。所亲鲍继仲云：余往岁患泻，治不中肯，延逾半载，几为所困，今秋患此，服孟英方，数剂霍然，故服药不可不慎也。盍延孟英视之。陈因中表二人皆知医，招而视之，以为省便。辄投以温补健脾之药。数日后，泻果减。而发热昏痉，咽喉黑腐。其居停瞿颖山，疑病变太速，嘱其请援于孟英。孟英诊曰：迟矣。病起泄泻，何必为寒。正是伏邪自寻出路，而温补以固留之。自然内陷厥阴，不可救药。果即殒焉。

28. 论滑泻

《医辨·卷之中·泄泻》

滑泻。东垣云：中焦气弱，脾胃受寒冷，大便滑泄，腹中雷鸣，或因误下，末传寒中，复遇时寒，四肢厥逆，心下绞痛，冷汗不止，此肾之脾胃虚也，沉香温胃丸治之。薛氏曰：前证若脾胃虚寒下陷者，用补中益气汤加木香、肉豆蔻、补骨脂。若脾气虚寒不禁者，用六君子汤加炮姜、肉桂。若命门火衰，脾土虚寒者，用八味丸。若脾肾气血俱虚者，用十全大补汤送四神丸。若大便滑利，小便闭涩，或肢体渐肿，喘嗽唾痰，为脾肾亏损，宜《金匮》加减肾气丸。

二、医案

1. 治热泄

《种福堂公选良方·卷一·温热论·续医案》

李。温湿热蒸伤脾胃，身热泄泻。黄芩，生白芍，滑石，猪苓。

《回春录·内科·泄泻》

叶杏江仲郎，患发热泄泻，医治十七日不效，骨瘦如柴，音嘶气逆。所亲许芷卿，荐孟英诊之。脉数大渴，汗多苔黄。以竹叶石膏汤加减，十余剂渐以向愈，大便反极坚燥，继予滋养而康。

《续名医类案·卷七·泄泻》

一女人因泄泻发狂言，六脉紧数，乃胃中积热也。窦询其丈夫，因吃胡椒、生姜太多，以致泄泻，五日后发狂言，令服黄芩知母汤而愈。(《医学纲目》)

一人食物入口，顷从大便出，其脉洪数，此火性急速也。用黄连、滑石、木通、泽泻、人参，徐徐服，二帖愈。

易思兰治瑞昌王妃，患泄泻，屡用脾胃门消耗诸药，四五年不能止。一医用补中益气汤，加人参三钱，服一月不泄。忽一日，胸膈胀满，腹响如雷，大泻若倾，昏不知人，口气手足俱冷，浑身冷汗如雨，用人参五钱，煎汤灌苏，如是者三。病者服久，自觉口中寒逆，医者以为汗出过多，元气虚弱，于前汤内加人参三钱、枣仁、大附子、薄桂各一钱，昏厥尤甚，肌肤如冰，夏暑亦不知热。二年，计服过人参念五斤，桂、附各二斤，枣仁七十斤。至己巳冬，饭食入口，即时泻出，腹中即饥，饥即食，食即泻，日十数次(邪火不杀谷，火性迫速，愈盛而愈迫也)，身不知寒，目畏灯(火热明显)。初诊之，六脉全无，久按，来疾去缓，有力如石，闻其声尚雄壮，此乃大郁火证也。以黄连四钱，入平胃散与之。盖此病火势甚烈，不可偏用苦寒，故以平胃之温，为脾胃之引。饮下少顷，熟睡二时，不索食，不泄泻。饮五日，方知药味甘苦。既用通元二八丹，与汤药间服，一月，饮食调和，其病遂愈。

《医学衷中参西录·医案·温病门·温热泄泻》

天津钱姓幼男，年四岁，于孟秋得温热兼泄

泻,病久不愈。

病因：季夏感受暑温,服药失宜,热留阳明之腑,久则灼耗胃阴,嗜凉且多嗜饮水,延至孟秋,上热未清,而下焦又添泄泻。

证候：形状瘦弱已极,周身灼热,饮食少许则恶心欲呕吐。小便不利,大便一昼夜十余次,多系稀水,卧不能动,哭泣无声,脉数十至且无力(四岁时,当以七至为正脉),指纹现淡红色,已透气关。

诊断：此因外感之热久留耗阴,气化伤损,是以上焦发热懒食,下焦小便不利而大便泄泻也。宜治以滋阴、清热、利小便兼固大便之剂。

处方：生怀山药一两五钱,滑石一两,生杭芍六钱,甘草三钱。

煎汤一大盅,分数次徐徐温服下。

方解：此方即拙拟滋阴清燥汤也。原方生山药是一两,今用两半者,因此幼童瘦弱已极,气化。

太虚也。方中之义,山药与滑石同用,一利小便,一固大便,一滋阴以退虚热,一泻火以除实热。芍药与甘草同用,甘苦化合,味近人参,能补益气化之虚损。而芍药又善滋肝肾以利小便,甘草又善调脾胃以固大便,是以汇集而为一方也。

效果：将药连服两剂,热退泻止,小便亦利,可进饮食,惟身体羸瘦不能遽复。俾用生怀山药细末七八钱许,煮作粥,调以白糖,作点心服之。且每次送西药百布圣一瓦,如此将养月余始胖壮。

2. 治冷泄

《寿世保元·卷三·泄泻》

一治泄泻手足冷,不渴腹痛。用人参、白术、干姜、甘草,水煎,热服。中寒重者,加附子。

3. 治寒泄

《续名医类案·卷七·泄泻》

《衍义》治一人,大肠寒清,小便精出,诸热药服及一斗二升,未效。后教服赤石脂、干姜各一两,胡椒半钱,同为末,醋糊为丸如梧子大,空心及食前米饮下五七十丸,终四剂,遂愈。(《医学纲目》)

4. 治暑泄

《临证指南医案·卷六·泄泻》

某。阴疟久伤成损,俯不能卧,脊强,脉垂,足跗浮肿。乃督脉不用,渐至伛偻废疾,近日暑湿内侵泄泻,先宜分利和中。厚朴、藿香、广皮、茯苓、泽泻、木瓜、炒扁豆、炒楂肉、炒砂仁。

蔡(二一)。气短少续为虚,近日腹中不和,泄泻暑伤,先以清暑和脾,预防滞下。厚朴、广皮、炙草、茯苓、泽泻、炒扁豆、麦芽、木瓜、炒楂肉、砂仁。又,香砂异功散。

王(氏)。头胀,喜冷饮,咳呕心中胀,泄泻不爽。此为中暑,故止涩血药更甚。舌色白,议清上焦气分。(中暑)石膏,淡黄芩,炒半夏,橘红,厚朴,杏仁。

《续名医类案·卷七·泄泻》

宋高宗尝以泻疾召王继先。继先至则奏曰：臣渴甚,乞先宜赐瓜,而后静心诊脉。上急召大官赐瓜,继先即食之。既上觉其食瓜甘美,则问继先,朕可食此乎？继先曰：臣死罪,索瓜固将以起陛下食此也。诏进瓜,上食之甚适,泻亦随止。左右惊,上亦疑。问继先曰：此何方也？继先曰：上所患中暑,故泻,瓜亦能消暑耳。(《四朝闻见录》叶绍翁)

殷辅之父年六十余,暑月病泄泻,日五六十行,喜饮,而家人辈争之。张曰：夫暑月,年老津液衰少,岂可禁水？但劝之少饮。先令以绿豆、鸡卵十余枚同煮,卵熟取出,令豆软,下陈粳米作稀粥,搅令寒,食鸡卵以下之,一二顿,病减大半。盖粳米、鸡卵,皆能断利,然后制抑火流湿之药,与调理而愈。

《回春录·内科·泄泻》

吴蕴香孝廉令孙兑官,患发热洞泻,大渴溲少,涕泪全无。孟英曰：暑风行于脾胃也。以：沙参,生薏苡,生扁豆,银花,石斛,滑石,甘草,竹叶,冬瓜皮,澄地浆煎服,数日而痊。按此等证,幼科无不作惊风治,因而夭折者多矣。

《吴鞠通医·卷三·泄泻》

孟,十五岁。八月初八日,伏暑泄泻,加以停食,欲泻腹痛,泻后痛减,防成滞下,予五苓散加消食,脉细弦而缓。桂枝三钱,云苓皮五钱,楂炭二钱,苍术炭三钱,神曲(炒)四钱,小枳实二钱,猪苓三钱,广皮炭四钱,川椒炭二钱,泽泻三钱。

一月后复诊,病已大愈,善后方与调和脾胃。

张男,八个月。泄泻四五日,暑邪深入下焦,头热如火,手冷如冰,谓之暑厥。羸瘦难堪,脉迟紧,未必得愈,姑立方以救之。先与紫雪丹五分,三次服。猪苓二钱,制苍术一钱,泽泻一钱,茯苓二钱,桂枝木一钱,广皮炭七分,白扁豆一钱,木香七分。

略有转机,然终可畏也。猪苓二钱,白扁豆(炒)钱半,泽泻钱半,半夏钱半,生苡仁三钱,广木香八分,茅术炭一钱,厚朴六分,广皮炭五分。

《医学衷中参西录·医案·温病门·暑温兼泄泻》

天津侯姓学徒,年十三岁,得暑温兼泄泻。

病因:季夏天气暑热,出门送药受暑,表里俱觉发热,兼头目眩晕。服药失宜,又兼患泄泻。

证候:每日泄泻十余次,已逾两旬,而心中仍觉发热懒食,周身酸软无力,时或怔忡,小便赤涩发热,其脉左部微弱,右部重按颇实,搏近六至。

诊断:此暑热郁于阳明之腑,是以发热懒食,而肝肾气化不舒,是以小便不利致大便泄泻也。当清泻胃腑,调补肝肾,病当自愈。

处方:生怀山药两半,滑石一两,生杭芍六钱,净萸肉四钱,生麦芽三钱,甘草三钱,共煎汤一大盅,温服。

复诊:服药一剂泻即止,小便通畅,惟心中犹觉发热,又间有怔忡之时,遂即原方略为加减俾再服之。

处方:生怀山药一两,生怀地黄一两,净萸肉八钱,生杭芍六钱,生麦芽二钱,甘草二钱,共煎汤一大盅,温服。

效果:将药连服两剂,其病霍然全愈。

说明:初次所用之方,即拙拟之滋阴清燥汤加山萸肉、生麦芽也。

从来寒温之热传入阳明,其上焦燥热下焦滑泻者,最为难治,因欲治其上焦之燥热,则有碍下焦之滑泻;欲补其下焦之滑泻,则有碍上焦之燥热,是以医者对之恒至束手。然此等证若不急为治愈,则下焦滑泻愈久,上焦燥热必愈甚,是以本属可治之证,因稍为迟延竟至不可救者多矣。惟拙拟之滋阴清燥汤,山药与滑石并用,一补大便,一利小便。而山药多液,滑石性凉,又善清上焦之燥热,更辅以甘草、芍药以复其阴(仲景谓作甘草芍药汤以复其阴),阴复自能胜燥热,而芍药又善利小便,甘草亦善调大便,汇集四味为方,凡遇证之上焦燥热下焦滑泻者,莫不随手奏效也。间有阳明热实,服药后滑泻虽止而燥热未尽清者,不妨继服白虎汤。其热实体虚者,或服白虎加人参汤,若虑其复作滑泻,可于方中仍加滑石三钱,或更以

生山药代粳米煎取清汤,一次只饮一大口,徐徐将药服完,其热全消,亦不至复作滑泻。愚用此法救人多矣,滋阴清燥汤后,附有治愈多案可参观也。至此案方中加萸肉、生麦芽者,因其肝脉弱而不舒,故以萸肉补之,以生麦芽调之,所以遂其条达之性也。至于第二方中为泻止小便已利,故去滑石。为心中犹怔忡,故将萸肉加重。为犹有余热未清,故又加生地黄。因其余热无多,如此治法已可消除净尽,无须服白虎汤及白虎加人参汤也。

5. 治湿泄

《医学原理·卷之三·湿门·丹溪治湿活套》

湿木土气,太热则能生之,故夏热则万物润湿,犹热郁而生湿也。大法以二陈汤加酒芩、羌活、防风为主。盖风能胜湿之故也。大抵治湿宜利小便。

如一身尽痛,或无汗,乃湿流关节。

邪气在表,宜五苓散加羌活、苍术以微汗之,不可以大汗。湿微者,白术、甘草亦效。小便自利,色青白,大便泄泻,身疼,自汗。此乃寒湿相搏。宜五苓散加附子、苍术、木瓜。

《临证指南医案·卷六·泄泻》

叶(五七)。平素操持积劳,五志之火易燃,上则鼻窍堵塞,下有肛痔肠红。冬春温邪,是阳气发越,邪气乘虚内伏。夫所伏之邪,非比暴感发散可解。况兼劳倦内伤之体,病经九十日来。足跗日肿,大便日行五六次,其形粘腻,其色黄赤紫滞,小便不利,必随大便而稍通,此肾关枢机已废,二肠阳腑失司,所进水谷,脾胃不主运行,酿湿坠下,转为瘀腐之形。正当土旺入夏,脾胃主气,此湿热内淫。由乎脾肾日伤,不得明理之医,一误再误,必致变现腹满矣。夫左脉之缓涩,是久病阴阳之损,是合理也。而右脉弦大,岂是有余形质之滞?即仲景所云:弦为胃减,大则病进,亦由阳明脉络渐弛,肿自下日上之义,守中治中,有妨食滋满之弊。大旨中宜运通,下宜分利,必得小溲自利,腑气开阖,始有转机。若再延绵月余,夏至阴生,便难力挽矣。四苓加椒目厚朴益智广皮白。

又,服分消方法五日,泻减溺通,足跗浮肿未消,要知脾胃久困,湿热滞浊,无以运行。所进水谷,其气蒸变为湿。湿胜多成五泻,欲使湿去,必利小便。然渗利太过,望六年岁之人,又当虑及下

焦,久病入夏。正脾胃司令时候,脾脏宜补则健。胃腑宜疏自清,扶正气,驱湿热,乃消补兼施治去。晚服资生丸炒米汤送下。(早服)人参、广皮、防己、厚朴、茯苓、生术、泽泻、神曲、黄连、吴萸。

王(二七)。自春徂冬,泻白积,至今腹痛,小水不利。想食物非宜,脾胃水寒偏注大肠,当分其势以导太阳,胃苓汤主之。(中阳湿滞)

6. 治湿热泄泻

《临证指南医案·卷六·泄泻》

周。因长夏湿热,食物失调,所谓湿多成五泄也。先用胃苓汤分利阴阳(暑湿热),胃苓汤去甘草。

温。长夏湿胜为泻,腹鸣溺少,腑阳不司分利。先宜导湿和中,胃苓汤。

又,向年阴分伤及阳位,每有腹满便溏,长夏入秋,常有滞下,此中焦气分积弱。水谷之气易于聚湿,或口鼻触入秽邪,遂令脾胃不和。是夏秋调摄最宜加意,拟夏秋应用方备采。天暖气蒸,南方最有中痧痞胀诸恙,未受病前,心怀疑虑,即饮芳香正气之属。毋令邪入为第一义。藿香梗、白蔻仁、橘红、桔梗、杏仁、郁金、降香、厚朴。夏至后,热胜湿蒸,气伤神倦,用东垣益气汤。若汗出口渴,兼生脉散敛液。

某。秋暑秽浊,气从吸入,寒热如疟,上咳痰,下洞泄。三焦蔓延,小水短赤,议芳香辟秽,分利渗湿。藿香、厚朴、广皮、茯苓块、甘草、猪苓、泽泻、木瓜、滑石、檀香汁。又,进药稍缓,所言秽浊,非臆说矣。其阴茎囊肿,是湿热甚而下坠入腑,与方书茎款症有间,议河间法。厚朴、杏仁、滑石、寒水石、石膏、猪苓、泽泻、丝瓜叶。

朱。口腹不慎,湿热内起,泄泻复至。此湿多成五泄,气泻则腹胀矣。(湿热)人参、茅术、川连、黄芩、白芍、广皮、茯苓、泽泻、楂肉。

陈。寒湿已变热郁,六腑为窒为泻。生台术、厚朴、广皮、白茯苓、益智仁、木瓜、茵陈、泽泻。

《续名医类案·卷七·泄泻》

一僧授方,用荞麦面一味作饭,连食三四次即愈。(《简便方》《本草纲目》。李时珍谓:气盛有湿热者宜之,虚寒人食,则大脱元气而落须眉也。)

《友渔斋医话·第四种·肘后偶钞下卷·泄》

黄(四六)。目黄腹痛,泄泻咳呛,胸闷不纳。此由湿热内侵,风凉袭肺,治以彻表清暑利小便。

杏仁、防风、薄荷、前胡、黄芩、黑栀、楂肉、广皮、茯苓、猪苓、泽泻、木香。

《回春录·内科·泄泻》

某,新秋陡患洞泻如注,即浑身汗出如洗,恹恹一息。孟英往勘,脉来沉细,身不发热,俨似虚寒之证。惟苔色黄腻,小溲全无。乃湿热病也。与:桂苓甘露饮加厚朴,投匕而瘳。

《先醒斋医学广笔记·卷之一·泄泻》

长夏湿热令行,又岁湿太过,民多病泄。当专以风药,如羌活、防风、升麻、柴胡、白芷之属。必二三剂,缘除风能胜湿故也。

《吴鞠通医·卷三·泄泻》

王,三十五岁。渴而小便后淋浊,此湿家渴也,况舌苔黑滑乎,议《金匮》渴者猪苓汤法。但前医大剂地、萸、五味、麦冬、龟胶等,纯柔黏腻补阴封固日久,恐难速愈。戒猪肉介属滑腻。猪苓六钱,草薢六钱,泽泻五钱。

初五日,渴而小便短,便后淋浊,与猪苓汤法,小便长而淋浊大减,渴止舌黑苔退,惟肩背微有麻木酸楚之象。是脏腑之湿热已行,而经络之邪未化也。与经腑同治法。生石膏八钱,云苓块(连皮)五钱,晚蚕砂三钱,杏仁四钱,广皮钱半,通草一钱,防己二钱,草薢四钱,生苡仁四钱,桂枝三钱,黄柏炭钱半。

7. 治酒泻

《周慎斋遗书·卷八·自下》

一人善饮,酒醉,清晨作泻,腹腿痛,骨节痛,湿热在内也。用白术、茯苓、猪苓、羌活、北味、泽泻、秦艽。一帖即止,随发随服即愈。

8. 治伤食泄泻

《寿世保元·卷三·泄泻》

一人食下即响,响而即泻,不敢食一些,食之即泻。诸药不效,以生红柿核,纸包水湿,灰火烧熟食之,不三四个即止。

《临证指南医案·卷六·泄泻》

某(三三)。酒湿内聚痰饮,余湿下注五泄,常用一味茅术丸。炒半夏、茯苓、苡仁、刺蒺藜、新会皮。

《续名医类案·卷七·泄泻》

何洗心每饮食稍冷,馐粥或稀,必作胀泻,理脾之剂历试不瘳。孙诊之,左三部皆濡弱,右寸亦然,关滑,尺沉微,此下元虚寒所致,法当温补。以补骨脂、杜仲、菟丝各二钱,山萸肉、人参、山药各一钱,茯苓、泽泻各八分,肉果三分,数剂愈。

陈三农治一士,喜食瓜果,纵饮无度,忽患大泻。先用分利不应,再用燥湿,反加沉困。诊其脉浮,因思经曰:春伤于风,夏生飧泄。非汗不解,以麻黄三钱,参、术各二钱,甘草、升麻各一钱与之,泄泻顿止。以四君子调治而愈。

一人脚膝常麻,饮食多即泄泻,此脾虚湿热下流。用补中益气汤加防己、黄柏而愈。

9. 治痰泻

《续名医类案·卷七·泄泻》

孙文垣治张怀赤,每早晨肠鸣泻一二次,晚间泻一次,年四十二,且未有子。诊之,尺寸短弱,右关滑大,曰:此盖中焦有湿痰,君相二火皆不足,故有此证。以六君子汤加破故纸、桂心、益智仁、肉豆蔻煎服,泻遂减半。前方加杜仲为丸,服之愈,次年生子。

吴鹤洲母年八十六,素有痰火,大便日三四行,一夜两起,肠鸣,脐腹膨胀,脉三四至一止,或七八至一止。医以苦寒入平胃散投之,克伐太过,因致腹疼。且谓年高而脉歇至,是为凶兆,辞不治。孙诊之曰:脉缓而止曰结,数而止曰促,此乃结脉,非凶脉也。由寒湿之痰,凝滞所致。法当温补下元,俾火得以生土,所谓虚则补其母是也。吴问寿算如何? 曰:两尺迢迢有神,寿征也。以补骨脂、白术各三钱为君,杜仲二钱为臣,茯苓、泽泻、陈皮、甘草各一钱为佐,肉豆蔻、益智仁各五分为使。四帖,大便实。惟肠鸣未止,减肉果,加炮姜五分而安,寿至九十有八。

10. 治七情泻

《续名医类案·卷七·泄泻》

窦材治一人患暴注,因忧思伤脾也。服金液丹、霹雳汤,不效,盖伤之深耳。命灸二百壮,小便始长,服草神丹而愈。

11. 治脾泄

《周慎斋遗书·卷八·自下》

一人久患脾泄,热在肾故也。用白术八两,茯苓五两,元米五合,同入猪肚内,煮熟捣成饼,晒干为末,米糊丸,沉香三钱为衣服。

《续名医类案·卷七·泄泻》

崔万安分务广陵,苦脾泻,家人祷于后土祠。是夕,万安梦一妇人,珠耳珠履,衣五重,皆编贝珠为之,谓万安曰:此痰可治,今以一方相与,可取青木香、肉豆蔻等分,枣肉为丸,米饮服下二十丸。此药太热,痰平即止。如其言愈。(《稽神录》)

王泾亦颇宗继先术,亦有奇验,然用药多孟浪。高宗居北宫,苦脾疾,泾误用泻药,竟至大渐,孝宗欲戮之市朝,宪圣以为恐自此医者不肯进药。止命天府杖其背,黔海山。泾先怀金箔以入,既杖,则以敷疮。若未尝受杖,后放还,居天街。独揭于门曰:四朝御医王防御。有轻薄子以小楮贴其旁云:本家兼施泻药。王惭甚。(《四朝闻见录》叶绍翁)

许州黄太守,患泄泻二三年不愈,每饮烧酒三钟,则止二三日,以为常,畏药不治。龚诊之,六脉弦数,先服药以解酒毒,后服理气健脾丸而愈。宜黄连一两,生姜四两,以慢火炒令姜干,去姜,取宣连捣末,每服二钱,空心腊茶汤下。甚者不过二服,专治久患脾泄。

陆祖愚治潘古臣母,患脾泄久,多啖水果,泻更甚。尝因经行腹痛,服攻瘀去血之剂,致淋沥不止,肌肉枯槁,身体发热,不能转侧,不思饮食,气短口渴,夜卧不安。服养血健脾药,内有麦冬、生地、枣仁等物,而泻不止,渴益甚。脉之,两寸关虚数,两尺隐隐若无,此下元不足,中气虚寒,虚火上炎之证。乃用人参、炮姜、白术、陈皮、山楂、木香、薏仁、木通、山药、甘草、蔻仁服之,颇觉相宜。又用肉果、人参、白术、炮姜、枣肉为丸,日服两次,一月泻止,两月肌肉渐长,月事亦调。

12. 治肝泄

《吴鞠通医·卷三·泄泻》

陶,四十五岁。乙酉年四月十五日,久泄脉弦,自春令而来,古谓之木泄,侮其所胜也。

柴胡三钱,猪苓三钱,生姜五钱,姜半夏五钱,炙甘草二钱,大枣(去核)三枚,泽泻三钱,广陈皮三钱,茯苓块五钱,桂枝三钱。

十九日,泄泻已减前数,加:苍术三钱。

前后共计服十三帖全愈。

五月初六日,前曾木泄,与小柴胡汤十三帖而愈。向有粪后便红,乃小肠寒湿之症,现在脉虽弦而不劲,且兼缓象,大便复溏,不必用柴胡汤矣,转用黄土汤法。灶中黄土四两,黄芩炭二钱,熟附子三钱,茯苓块(连皮)五钱,炒苍术五钱,广皮炭二钱。煮三杯,分三次服。

十二日,湿温成五泄,先与行湿止泄,其粪后便红,少停再拟。猪苓五钱,苍术四钱,泽泻五钱,茯苓(连皮)六钱,桂枝五钱,苡仁五钱,广皮四钱,广木香二钱。煮三杯,分三次服,以泄止为度。

八月初六日,胃不开,大便溏,小便不畅,脉弦。猪苓三钱,白蔻仁二钱,泽泻三钱,生苡仁五钱,茯苓皮五钱,广皮二钱,姜半夏三钱,柴胡一钱。煮三杯,分三次服。

13. 治肾泄

《续名医类案·卷七·泄泻》

一妇人年逾五十,不食夜饭,五更作泻,二十年矣。后患痢,午前用香连丸,午后用二神丸,各二服而痢止。又以二神丸数服,而食夜饭,不月而形体如故。

薛立斋治沈大尹,病泻,五更辄利,此肾泻也。用五味子散,数服而愈。因起居不慎,泻复作,年余不瘥。此命门火虚不能生土,法当补其母。火者,土之母也。遂用八味丸,泻即止,食渐进。东垣云:脾胃之气盛,则能食而肥,虚则不能食而瘦,全赖命门火,为生化之源,滋养之根也。故用八味丸屡效,只用六味亦可。

府博赵宜人患泄泻,诸药无效。诊之曰:此肝肾虚也,服木香散而愈。《经》曰:泄痢前后不止,肾虚也。又曰:诸厥洞泄,皆属于下。下谓下焦肝肾之气也。门户束要,肝之气也。肝气厥而上行,故下焦不能禁固而泄痢。肾为胃关,门户不要,故仓廪不藏也。

薛立斋治侍御沈东江之内,停食腹痛作泻,以六君加木香、炮姜而愈。后复作,传为肾泻,用四神丸而安。

《先醒斋医学广笔记·卷之一·泄泻》

脾肾双补丸(治肾泄)。

人参(去芦)一斤,莲肉(去心,每粒分作八小块,炒黄)一斤,菟丝子(如法另末)一斤,半五味子(蜜蒸烘干)一斤半,山茱萸肉(拣鲜红肉厚者,去核,烘干)一斤,真怀山药(炒黄)一斤,车前子(米泔淘净,炒)十二两,肉豆蔻十两,橘红六两,砂仁(炒,最后入)六两,巴戟天(甘草汁煮,去骨)十二两,补骨脂(圆而黑色者佳,盐水拌炒,研末)一斤。为细末,炼蜜为丸如绿豆大。每五钱,空心饥时各一服。如虚而有火者,火盛肺热者,去人参、肉豆蔻、巴戟天、补骨脂。忌羊肉、羊血。

梁溪一女人,茹素,患内热,每食肠鸣,清晨大瘕泄。脾胃双补丸内去肉豆蔻,以白芍药代之,外加白扁豆(十二两),立愈。

14. 治脾肾两虚泄泻

《寿世保元·卷三·泄泻》

一人善饮便滑,溺涩食减,胸满,腿足渐肿,症属脾肾虚寒,以金匮肾气丸治之。食进肿消,更用八味丸,胃强脾健而愈。

一论大便滑利,小便闭涩,或肢体渐肿,喘嗽唾痰,为脾肾气血俱虚,用十全大补汤。送下四神丸。

15. 治晨泄

《友渔斋医话·第四种·肘后偶钞下卷·泄》

钱(二十)。三日疟起匝月,旬日前后患晨泄,热重寒轻,胸闷不思纳食,两脉小数,舌苔微黄。此邪踞膜原,阳气下陷,治宜分理。川郁金、厚朴、橘皮、茯苓、半夏、黄芩、柴胡、升麻、防风、葛根。一服泻止,又两服发轻如不知矣。又前投扶中升提,已得桴应,纳食大增,今但平理营卫,更须小心食物,弹指可愈。半夏、橘皮、柴胡、知母、厚朴、茯苓、黄芩、红枣。

16. 夜多泄泻

《孙文垣医案·卷二·三吴治验》

姚惠斋先生,夜多泄泻,泻必三五次,甚且十数次,小腹时作疼,按亦疼,口不渴,小便长,医半年不愈。予诊之,左寸滑,余五部皆濡弱。此阳气大虚,虚中有寒也。治当温补下元,兼之升举。人参一钱半,黄芪、白术各二钱,白芍药酒炒三钱,大附子五分,肉桂一钱,杜仲、补骨脂各一钱半,升麻、防风各七分,姜枣煎服。其夜大便减半,次早虽泻,俱是白积,如生豆汁状,小腹痛止。再诊之,右脉稍起,连服四帖而瘳。翁喜言曰:抱病半年,药无虚日,今收功于四剂,何速哉! 认病真而投剂确也,敢不铭心。

17. 治溏泄

《寿世保元·卷三·泄泻》

一大便溏泄,米谷不化。用黄连(酒炒)、白芍(煨)、吴茱萸(炒)各等分,上为细末。用小米饭为丸,如梧子大。每服五六十丸,空心,米汤送下。

《续名医类案·卷七·泄泻》

一妇人年六十余,病溏泄已五年,肉食油物生冷,犯之即作痛,服调脾升提止涩诸药,则转甚。

诊之,脉沉而滑,此乃脾胃久伤,冷积凝滞所致,王太仆所谓大寒凝内,久利溏泄。绵历多年者,法当以热药下之,则寒去利止,遂用蜡匮巴豆丸五十粒与服,二日大便反不行,其泻遂愈。自是每用治泄痢积滞诸病,皆不泻而病愈者,近百人。盖妙在配合得宜,药病相对耳。苟用所不当用,则犯轻用损阴之戒矣。(《本草纲目》)。

谢武功素患大便溏泄,兼病咳嗽。用凉药则咳减而泻增,用热药则泻减而咳剧,用补脾则咳泻俱盛。诊之,右尺软如烂绵,两寸实数抟指。酌用附子、肉果以温下焦之寒,麦冬、川连以清心肺之火,茯苓、甘草一以降气,一以和中(上实下虚,上热下寒,最为棘手之症。其用药规矩森然,足为后学程式),甫四剂而证顿减。不加人参者,缘肺有郁热耳。

《友渔斋医话·第四种·肘后偶钞下卷·泄》

退庵自记:乾隆己酉七月,患肢软倦怠,见风洒淅,后重便溏。此大肠之气下迫,由于肺气不宣,治须开畅手太阴,使脏气通达,腑气无有不利也。杏仁三钱、桔梗一钱、防风一钱、广皮一钱四味(开畅肺气为君),楂肉三钱、黄芩一钱五分、槟榔一钱、郁金一钱二分、厚朴一钱五味(导滞开大肠之气为臣使),一服愈。

《回春录·内科·泄泻》

沈辛甫,善岐黄之学,其妻体素弱而勤于操作。年逾四秩,汛事过多,兼以便溏,冷汗气逆。参、芪屡进,病日以危。孟英诊曰:心脾之脉尚有根,犹可望也。与:龙骨、牡蛎、龟板、鳖甲、海螵蛸、石英、余粮石、熟地、茯苓为方,一剂转机,渐以向愈。

18. 治痛泄

《临证指南医案·卷六·泄泻》

陈。脉缓大,腹痛泄泻,小溲不利,此水谷内因之湿。郁蒸肠胃,致清浊不分,若不清理分消,延为积聚黏腻滞下,议用芩芍汤。淡黄芩、生白芍、广皮、厚朴、藿香、茯苓、猪苓、泽泻。

张。脉缓涩,腹满,痛泻不爽,气郁滞久,湿凝在肠,用丹溪小温中丸。针砂、小川连、苍术、白术、香附、半夏、广皮、青皮、神曲浆丸。

程。诊脉肝部独大,脾胃缓弱,平昔纳谷甚少,而精神颇好。其先天充旺不待言矣,目今水泻。少腹满胀,少腹为厥阴肝位。由阴阳不分,浊

踞于下,致肝失疏泄。当以五苓散导水利湿,仿古急开支河之法。

胡(二三)。三疟劫截不效。必是阴脏受病。衄血热渴。食入不化痛泻。二者相反。思病延已久。食物无忌。病中勉强进食。不能充长精神。即为滞浊阻痹。先以胀泻调理。不必以疟相混。草果、厚朴、陈皮、木香、茯苓皮、腹皮、猪苓、泽泻。

《先醒斋医学广笔记·卷之一·泄泻》

治腹痛作泄。予患腹痛泄,日十余度,仲淳以一剂止之。人参一钱五分,苍术(米泔浸炒)三钱,黄连(姜汁炒三次)一钱,北五味(蜜蒸)一钱,橘红一钱五分,肉豆蔻、吴茱萸(汤泡)、白茯苓各一钱,藿香五分。

19. 治洞泄

《续名医类案·卷七·泄泻》

张子和曰:昔闻山东杨先生,治府主洞泄不止。杨初至,对病人与众人谈日月星辰缠度,及风云雷雨之变,自辰至未,而病者听之忘其圊。杨尝曰:治洞泄不已之人,先问其所爱之事,好棋者与之棋,好乐者与之笙笛,勿辍(脾主信,又主思虑,投其所好以移之,则病自愈)。

维阳府判赵显之,病虚羸,泄泻褐色,乃洞泄寒中证也。每闻大黄气味即注泄。张诊之,两手脉沉而软。令灸分水穴一百余壮,次服桂苓甘露散、胃风汤、白术丸等药,不数月而愈。

刘德源病洞泄,逾年食不化,肌瘦力乏,行步倾敧,面色黧黑。凡治利之药,遍用无效。张乃出示《内经》洞泄之说以晓之。先以舟车丸、无忧散,下十余行,殊不困,已颇善食。后以槟榔丸,磨化其滞。待数日,病已大减,又下五行。后数日,更以苦剂越之,病渐愈。而足上患一疖,此里邪去而之外,病痊之候,凡病皆如是也。

20. 治滑泄

《续名医类案·卷七·泄泻》

麻知几妻,当七月间,脏腑滑泄,以降火之药治之,少愈。后腹胀及乳痛,状如吹乳,头重壮热,面如渥丹,寒热往来,嗌干呕逆,胸胁痛不能转侧,耳鸣,食不可下,又复泄泻。麻欲泻其火,则脏腑已滑数日矣;欲以温剂,则上焦已热实。不得其法,请张未至,因检刘河间方,惟益元散正对此证,能降火,解表止渴,利小便,定利安神。以青黛、薄

荷末调二升(青黛、薄荷用得妙,所以能散少阳之邪也),置之枕右,使作数次服之。夜半,遍身冷汗出如洗,先觉足冷如冰,至此,足大暖,头顿轻,肌凉痛减,呕定利止。及张至,麻告之已解。张曰:益气固宜,此是少阳证也。能使人寒热偏剧,他经纵有寒热,亦不至甚。既热而又利,何不以黄连解毒汤服之?乃令诊脉,张曰:娘子病来,心常欲痛哭为快否?妇曰:欲如此,予亦不知所谓。张曰:少阳相火,凌烁肺金,金受屈制,无所投舍。肺主悲,故但欲痛哭而为快也(子和之学如此,是真能洞见藏结者,岂后学所可轻议)。麻曰:脉初洪数有力,服益元散后已平,又闻张之言,便以当归、白芍和解毒汤味数服之,大瘥。

21. 治飧泄

《续名医类案·卷七·泄泻》

赵明之米谷不消,腹作雷鸣,自五月至六月不愈。诸医以为脾受大寒,故泄,与圣散子、豆蔻丸,虽止一二日,药力尽而复作。诸医不知药之非,反责病之不忌口。张至而笑曰:春伤于风,夏必飧泄。飧泄者,米谷不化,而直过下出也。又曰:米谷不化,热气在下,久风入中。中者,脾胃也。风属甲乙,脾胃属戊己,甲乙能克戊己,肠中有风,故鸣。《经》曰:岁木太过,风气流行,脾土受邪,民病飧泄。诊其两手,脉皆浮数,为病在表也,可汗之,直断曰:风随汗出。以火二盆,暗置床下,不令病人见火,恐增其热,招之入室,使服涌剂,以麻黄投之,既乃闭其户,从外锁之。汗出如洗,待一时许,开户,减火一半,须臾汗止,泄亦止(喻嘉言治周信川用火之法,殆祖于此)。

《吴鞠通医案·卷五·飧泄》

章男,十一个月。六月十三日,泄久伤脾,恐成柔痉,俗所谓慢脾风,议疏补中焦。茯苓块三钱,厚朴一钱,煨肉果一钱,苡仁(炒)三钱,扁豆(炒)二钱,莲子(连皮去心)三钱,广皮炭八分,芡实(连皮)钱半,木香五分。

十四日,仍用通补而进之。人参五分,厚朴八分,煨肉果一钱,茯苓块二钱,广皮炭八分,木香七分,苡仁(炒)二钱,藿梗八分,焦神曲八分,白扁豆(炒)三钱,半夏二钱,小茴香一钱。

十六日,疏补中焦,业已见效,仍不能外此法。人参五分,厚朴八分,半夏二钱,木香八分,茯苓三钱,煨肉果钱半,苡仁(炒)三钱,扁豆(炒)三钱,

藿梗八分,广皮炭八分,焦于术一钱。

十七日,神气声音稍健,皮热亦觉平和,大有起色,但积虚且晚可充。人参五钱,莲子二钱,肉果霜钱半,茯苓三钱,半夏二钱,木香八分,白扁豆(炒)二钱,广皮钱半,山药钱半。

十八日,舌有黄苔,小便色黄,微有积,皆脾虚不运之故,且暂停参药,加宣络法。茯苓三钱,厚朴一钱,煨肉果一钱,半夏(炒)二钱,鸡内金一钱,白蔻仁二钱,莲子(去心)二钱,木香七分,生苡仁三钱,生于术一钱,广皮炭八分。

十九日,大便有不化形,思乳食,为血肉有情,应于疏补之中,加消血肉积者。鸡内金(炒)一钱,楂炭一钱,广皮炭一钱,茯苓块三钱,煨肉果一钱,范曲炭八分,木香七分,川朴钱半,白蔻仁三分,生苡仁三钱。

二十日,脾虚火衰,则食物有不化之形,肝肾与冲脉伏寒,怒甚则疝痛。小茴香二钱,生苡米三钱,木香一钱,黑楂炭钱半,煨肉果钱半,制茅术一钱,茯苓一钱,广皮炭八分,白蔻仁五分,青皮六分,乌药八分。

二十二日,补下通中。小茴香(炒黑)钱半,生苡仁钱半,人参三分,楂炭八分,煨肉果一钱,茯苓三钱,制茅术八分,白蔻仁五分,木香六分。

22. 治暴泄

《寿世保元·卷三·泄泻》

一治暴泄不止,小便不通。车前子炒为末,每服二钱,米饮调下,其根叶亦可捣汁服。此药利水道,而不动元气。

《续名医类案·卷七·泄泻》

有人患内寒暴泄如注,或令食煨栗二三十枚,顿愈。肾主大便,栗能通肾,于此可验。(《本草纲目》)

《全国名医验案类编·四时六淫病案·风淫病案·风温暴泄案》

华镜文室,年三十岁,住苏城皮市街。

病名:风温暴泄。

原因:产后弥月,新感风温,发热咳嗽。第三日经邻医徐某,投桂枝汤,乃作暴泄,证势大剧。

证候:泄泻一昼夜十余次,津涸神昏,气促痰鸣,舌苔焦黄干燥,齿板面黯,目闭多眵,身灼热,渴饮无度。

诊断:脉弦而驶,证本风温犯肺,不与清解,反

投辛温,肺热下移于大肠,乃作暴泄,《内经》所谓暴注下迫、皆属于热也。况产后营液先伤,利多又足亡阴,当此一身津液倾泻无余,非甘寒急救其津液,不足以挽兹危局,若误认为脾病,与以温燥升补之药,必阴下竭而阳上厥矣。

疗法:欲存阴必先止下利,欲止泻必先清肺热。因以白虎汤为君,专救肺热,佐以甘凉诸品以救津液,不得谓泄泻之症,忌进寒凉也。

处方:鲜霍斛二两,鲜沙参三钱,川贝母三钱,生甘草一钱,生石膏二两,鲜生地二两,鲜竹叶三钱,鲜芦根二两,肥知母三钱,麦冬肉三钱,竺黄片三钱。又方:塘西青皮甘蔗榨清汁一大碗,频频服之。

效果:用大剂甘寒,服竟日,而泻止津回,热解身凉,竟以大愈。后加西洋参、扁豆衣等,两日即瘥。

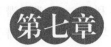

痢 疾

痢疾是一种以大便次数增多,里急后重,痢下赤白黏冻或带脓血为主症的疾病,目前通常认为主要相当于西医学中的细菌性痢疾、阿米巴痢疾等疾病。然而在古代中医文献记载中,痢疾的内涵十分丰富,属于脾胃系统中的一类疾病,其发病过程中常出现与泄泻、便血、脏毒、肠风相同的病机与证候,在治疗上不可避免地存在着交叉。因此研究古代中医对痢疾认识与治疗,宜与"泄泻"章节等进行参照。

【辨病名】

以"痢"为病名,早在三国时期即已出现,但在古代一般作为泄泻、便血等具有便质异常表现的疾病的统称,通常是作为泄泻的一种加以论述。直到南宋时期,才通过有无积滞,与泄泻作出区分,并开始作为一个独立的病种出现。除泄、痢之外,历代医家还常用肠澼、滞下来称呼痢疾。同时,由于中医疾病命名角度的多样性,过去医家所使用的肠风、脏毒、便血等病名,在某些情况实际所指的也是痢疾。

此外,依据痢疾在病因、发病的特点、所下之物的性状等方面的不同,它们被给予了不同的称谓,以做出更为细致的区分。

一、痢疾的不同称谓

古代文献中常以肠澼(癖)、滞下、大瘕泄、小肠泄指代痢疾。重下痢、重下、晚发、赤沃较为少见,但也是痢疾的异名。部分情况下,肠风、脏毒、便血实际所指也为痢疾。需要额外说明的是水谷痢属于今日泄泻的范畴,所以虽然某些古代文献会有所涉及,但在本章不作讨论,可以参阅"泄泻"章节。

1. 痢疾病名概论

《类经·十七卷·疾病类·肠澼》:"[愚按]肠澼一证,即今之所谓痢疾也。自仲景而后,又谓之滞下。"

《证治汇补·卷之八·下窍门·痢疾》:"滞下者,谓气食滞于下焦;肠癖者,谓湿热积于肠中,即今之痢疾也。"

《医宗金鉴·杂病心法要诀·卷四·痢疾总括》:"古名大瘕泄者,里急后重,数至圊而不能便,茎中痛也。小肠泄者,尿涩而便脓血,少腹痛也。大肠泄者,食已窘迫,大便色白,肠鸣切痛也。肠癖者,饮食不节,起居不时,阴受之,则入五脏,膜胀闭塞,下为飧泄,久为肠癖,腹痛下血也。滞下者,积滞垢腻与湿热滞于肠中,因而下也。此皆古痢之名也。"

《难经古义·卷之下》:"按《内经》谓泄痢居多,所谓飧泄、洞泄、濡泄、鹜溏、瘕泄、暴注下迫是也。其所谓痢,则曰肠澼便血,曰下白沫,曰下脓血。扁鹊乃去繁而就简,故脾胃大肠三焉者。此谓泄泻,小肠、大瘕二泄。此谓痢疾,轩岐谓之肠澼,仲景谓之滞下,其义一也。总言之,则为五泄。泄一变至于后重,则为痢。然则泄与痢,固一源而二岐。盖《灵》《素》所载,其证多端,若无系属。扁鹊约为五泄,且以脏腑名蒙泄字上,则有所归著。而至其审证施治,则有大裨于后人。后世方书,汗牛充栋,至其分泄、痢之名。亦或倍蓰之,或什百之,乃使后人有多岐亡羊之惑。学者务本,则其道自成矣。"

《三指禅·卷三·痢症脉论》:"痢有不与世相递嬗,而名则因时而变易。方策所传,其来有自,不容不据古以准今。《素问》谓之肠澼;《难经》谓之里急后重;汉谓之滞下;晋谓之秋燥;至唐方谓之痢。即其名而绎其义,便血曰澼,痛甚曰急,壅塞曰滞,皱裂曰燥,不利曰痢,痢之情形已显示于称名之表。"

《杂病广要·脏腑类·滞下》:"痢之为病,与泄泻相似不同,《内经》名之肠澼,仲景则以下利括之。滞下之目亦出于汉晋,今标于篇以与彼为别。"

《痢疾明辨·辨痢疾之源》:"故曰滞下也。盖滞者,气血被邪迁滞之谓;下者,暴注下迫之谓也。其病名最确。又曰肠澼,并无痢疾之称;后世谓之痢疾,命名不切,盖利者通利之谓也,而非滞下之后重窘迫明矣。医书每列于杂症门中,初不指为温暑时邪之疾,又与泄泻连类而及,混同论治,不分虚、实、寒、热,致后人误以泄泻之法治痢,而于《难经》五泄之义,茫然无所分别,徒知理脾、健胃、消导、破气,温燥乱投,杀人无算。"

2. 肠澼

《类经·六卷·脉色类·二十四·诸经脉证死期》:"肠澼,下痢也。凡心肝脾肾,皆主阴分,或寒湿,或热,各有所伤,乃自大肠下血,均谓为肠澼(澼,音劈)。"

《诊家正眼·卷一·诸病宜忌之脉》:"肠澼,宜沉小,忌数大,即痢疾。"

《素问经注节解·内篇·卷之三·太阴阳明论》:"肠澼,痢也。"

《金匮翼·卷七·诸痢治法统论》:"痢疾古名滞下,亦名肠澼,以其滞涩肠脏,下多不快而澼澼有声也。"

《素问识·卷三·通评虚实论篇第二十八》:"[简按]《病源候论》血痢门举此二句,知巢氏以肠澼便血为血痢也。"

3. 滞下

《古今医统大全·卷之三十六·滞下门》:"大便急迫欲出而不通,故曰滞下。俗谓之痢下,此反说也,故从古。"

《古今医统大全·卷之三十六·滞下门》:"夫滞下者,古之义;曰痢疾者,今之名。"

《医学入门·外集·卷四·杂病分类》:"下为飧泄、肠癖,言湿火滞于肠中,故名滞下。又云痢者,利也,法当利下耳。"

《素问识·卷三·通评虚实论篇第二十八》:"按滞下之称,《范汪》诸方已载之,见于《外台秘要》,仲景书无考,张言恐杜撰。"

《杂病广要·脏腑类·滞下》:"初虞世《养生必用方》云:古人凡奏圊频并皆谓之利,寻常水泻谓之利,米谷不化谓之米谷利,或言下利清谷。痢

谓之滞下,谓所下濡滞,脓血点滴,坐圊迟久,岂不谓之滞下也(《万安方》)。"

《世补斋医书·文十六卷·卷七·暑疟暑痢论》:"痢者,古称滞下。下字,亥驾切。去声。读作'自上下下'句之第三字。盖谓滞而不下,非谓下之多也。凡里急腹痛后重,频并虚坐努责,数至圊而不能便,皆以滞而不下之故。"

4. 大瘕泄

《医学碎金·卷之一·论人之育孕胚胎》:"大瘕泄者,结也。里急后重,数至圊而不能便,茎中痛。此五泄之要法也,即肠澼也。下痢赤白者,灸小肠俞是也,穴在十六椎下两傍各一寸五分,累验。"

《内经知要·卷下·病能》:"瘕者,痢疾也。"

《素问识·卷三·通评虚实论篇第二十八》:"马云:《邪气脏腑病形篇》谓之瘕泄,《难经》谓之大瘕泄,后世曰痢。"

5. 小肠泄

《难经古义·卷之下》:"小肠泄者,即谓血泄。溲,小便通而便脓血。赤白兼下,小腹痛,痛在脐下是为痢候。"

《三指禅·卷二·泄症脉论》:"《难经》训泄有五。胃泄,饮食不化;脾泄,腹胀呕吐,所谓大肠泄者,食已窘迫,可该脾泄论;所谓小肠泄者,便血腹痛;大瘕泄者,数至圊而不便,宜以痢门论,则泄止可言脾胃二经。"

《难经正义·卷四·五十七难》:"小肠泄者……此即血痢之类耳。"

6. 重下痢、重下、赤沃、晚发

《诸病源候论·小儿杂病诸候·重下痢候》:"重下痢者,此是赤白滞下,利而挟热多者,热结肛门,痢不时下,而久躯气,谓之重下痢也。"

《外台秘要·卷第二十五·重下方六首》:"《病源》此谓今赤白滞下也,令人下部疼重,故曰重下,去脓血如鸡子白,日夜数十行,绕脐痛也。"

《素问悬解·卷十二·运气·至真要大论》:"赤沃,红痢也。"

《三指禅·瘟疫脉论》:"水火木金之各据其偏者,为八方之厉气。合厉与沴,酿而为毒,人感之而病者,为瘟疫。杂见于四时,在春,谓之春瘟;在夏,为之热病;在秋,谓之晚发(痢亦名晚发);在冬,谓之寒疫。"

7. 脏毒、便血、肠风

《备急千金要方·新校备急千金要方例》:"肠风乃肠痔下血,脏毒乃痢之蛊毒。"

《三因极一病证方论·卷之十二·滞下叙论》:"《经》中所载,有血溢、血泄、血便、注下,古方则有清浓血及泄下,近世并为痢疾,其实一也。"

《儒门事亲·卷十·〈金匮〉十全之法》:"肠澼:大、小便脓血。"

"天之气一也,一之用为风火燥湿寒暑。故湿之气,一之一也。相乘而为五变,其化在天为雨,在地为泥,在人为脾,甚则为泄;故风而湿,其泄也胃;暑而湿,其泄也脾;燥而湿,其泄也大肠;热而湿,其泄也小肠;寒而湿,其泄也大瘕……

若小肠泄不已,变而为肠澼,肠澼不已,变而为脏毒,脏毒不已,变而为前后便血,此热乘湿之变也。若大瘕泄不已,变而为脱肛,脱肛不已,变而为广肠痛,广肠痛不已,变而为乳痔肠风,此寒乘湿之变也。"

《仁斋直指方论·卷之十四·泻痢·泻痢方论》:"下痢虽曰有积、有暑,如用药不效,即是肠胃有风邪。"

二、痢疾的分类命名

古代文献通常依据发病特点、病因对痢疾进行命名,此外也依据特殊人群、特殊时间对痢疾进行命名。

(一)痢疾分类命名概论

《外台秘要·卷第二十五·许仁则痢方七首》:"许仁则云:此病有数种,有水痢,有谷痢,有血痢,有脓痢,有脓血相和痢者,有肠澼痢。其水痢者,本由脾气热,消谷作水,谷气不得消,便生此痢。谷痢者,由脾气冷,谷气不消,而生此痢。血痢者,由毒热在腹,血流入肠,致有此痢。脓痢者,由积冷所致。脓血相和痢者,由冷热相击,便致此痢。肠澼痢者,由积冷在肠,肠间垢涕不能自固,便有此痢。色数虽多,其源则一,皆缘饮食不节,将息失宜也。"

《史载之方·卷下·痢论》:"以赤为热,以白为冷,赤白为冷热不和。独知大纲,而痢之有变化重轻之别,得其粗而不得其详,知其一不知其二者矣。夫痢之为痢,一名而具八种,一曰白痢,二曰赤痢,三曰赤白痢,四曰水谷痢,五曰血痢,六曰疫毒痢,七曰休息痢,八曰小儿痈痢,此皆受之不同,治之不得不异。"

《冯氏锦囊秘录·杂症大小合参卷十三·儿科痢疾》:"以痢之数而总计有八,曰冷,曰热,曰疳,曰惊,曰冷热不调,曰休息,曰瀼痢,曰虫毒。其冷痢色白,热痢色赤,疳痢黄白下无时度,惊痢青色,冷热不调之痢,赤白之色相兼,休息痢粪黑而如鱼肠,愈而复作,瀼痢肚大停积而又下,饮食不为肌肤,气臭而大便闭涩,虫毒痢则下紫黑。"

《医宗金鉴·杂病心法要诀·卷四·痢疾总括》:"白痢自大肠来……赤痢自小肠来……初痢多属湿热,久痢多属寒虚也……噤口饮食俱不纳,水谷糟粕杂血脓,风痢坠重圊清血,休息时作复时停,热痢鱼脑稠黏秽,寒痢稀跌白清腥,湿痢黑豆汁浑浊,五色相杂脏气凶。"

《望诊遵经·卷下·大便望法提纲》:"白痢者,属乎气。赤痢者,属乎血。便色白者,大肠泄。便脓血者,小肠泄。泄青白者,大肠虚。便肠垢者,大肠实。纯下青水者,风痢。泄如蟹渤者,气痢。黑如豆汁者,湿痢。黄如鱼脑者,积痢。白如鼻涕者,虚痢。黑如鸡肝者,蛊疰痢。"

(二)按病发特点命名

痢疾按其粪质特点,可以分为赤痢(红痢)、白痢(白滞痢)、赤白痢(赤白滞下)、五色痢、杂痢、脓痢(醲痢)、血痢、脓血痢(鱼脑痢)、便肠垢、痢如膏、痢如膏血、蛊疰痢(肠蛊痢、蛊毒痢、蛊痢);按其临床表现,可以分为噤口痢、休息痢、奇恒痢、渴痢、疟痢、发痢、疳痢、劳痢;按其发病时间,有秋痢;按其病程长短,又有卒痢、初痢、久痢。

1. 赤痢(红痢)

赤痢是所下以血为主,痢色表现为红赤色的痢疾。

《圣济总录·卷第七十五·赤痢》:"论曰:热痢之甚者,为赤痢,本由肠虚为风邪所伤,又挟邪热。血得热而妄行,乘虚必凑,渗入肠中,与痢相杂,其色纯赤,名为赤痢,若肠虚不复,则为久赤痢。"

《古今医鉴·卷之十六·通治》:"痢疾用枯矾一钱,石膏二钱,共为末,白痢桂皮汤下,红痢甘草汤下。"

2. 白痢(白滞痢)

白痢是所下以白色黏液为主,痢色表现为白

色的痢疾。《诸病源候论》中将它称为白滞痢。

《诸病源候论·痢病诸候·白滞痢候》:"白滞痢者,肠虚而冷气客之,搏于肠间,津液凝滞成白,故为白滞痢也。"

《圣济总录·卷第七十五·白滞痢》:"论曰:白滞痢者,冷气之类。"

《秘传证治要诀及类方·卷之八·大小腑门·痢》:"白痢下如冻胶,或如鼻涕,此属冷痢。"

3. 赤白痢(赤白滞下)

赤白痢是所下兼有黏液和血,痢色表现为赤白相兼的痢疾。《诸病源候论》中也将它称为赤白滞下。

《诸病源候论·痢病诸候·赤白痢候》:"凡痢皆由荣卫不足,肠胃虚弱,冷热之气,乘虚入客于肠间,肠虚则泄,故为痢也。然其痢而赤白者,是热乘于血,血渗肠内则赤也;冷气入肠,搏于肠间,津液凝滞则白也;冷热相交,故赤白相杂。重者,状如脓涕而血杂之;轻者,白脓上有赤脉薄血,状如鱼脂脑,世谓之鱼脑痢也。"

《诸病源候论·小儿杂病诸候·赤白滞下候》:"小儿体本挟热,忽为寒所折,气血不调,大肠虚弱者,则冷热俱乘之。热搏血,渗肠间,其利则赤;冷搏肠,津液凝,其痢则白。冷热相交,血滞相杂,肠虚者泄,故为赤白滞下也。"

4. 五色痢(杂痢)

五色痢是所下之物混有五色脓血,颜色不一的痢疾。早期也被称为杂痢。

《诸病源候论·痢病诸候·杂痢候》:"杂痢,谓痢色无定,或水谷,或脓血,或青,或黄,或赤,或白,变杂无常,或杂色相兼而痢也。挟热则黄赤,热甚则变脓血也;冷则白,冷甚则青黑,皆由饮食不节,冷热不调,胃气虚,故变易。"

《备急千金要方·卷三·妇人方中·下痢第十五》:"治产后三日内下诸杂五色痢方。"

《济阳纲目·卷二十二下·滞下·治食积痢方》:"通神丸,治脓血杂痢,后重疼痛,日久不瘥。"

《医宗金鉴·杂病心法要诀·卷四·痢疾总括》:"五色痢者,五色脓血相杂而下也,若有脏腑尸臭之气则凶。"

5. 脓痢(酸痢)

脓痢是白痢的别名,见《外台秘要》所引许仁则论中,后世较少使用。

《外台秘要·卷第二十五·许仁则痢方七首》:"脓痢者,由积冷所致。"

《外台秘要·卷第二十五·许仁则痢方七首》:"又脓痢之候,腹亦刺痛,食亦不大稀,但大便兼脓,遇冷而剧,有此候者,宜依后神曲等五味散服之良。"

《医学入门·外集·卷五·小儿门·附:小儿病机·内伤乳食类》:"酸痢,停积又来,腹胀便臭,肚痛。"

6. 血痢

血痢是赤痢常见的别名。

《诸病源候论·痢病诸候·血痢候》:"血痢者,热毒折于血,血渗入大肠故也。血之随气,循环经络,通行脏腑,常无停积。毒热气乘之,遇肠虚者,血渗入于肠,肠虚则泄,故为血痢也。"

《诸病源候论·妇人产后病诸候·产后赤痢候》:"赤痢,血痢也。因产后血虚,为热气所乘,热搏血渗入肠,肠虚而泄,为血痢。凡血痢,皆是多热,热血不止,蕴瘀成脓血痢也。"

《素问病机气宜保命集·卷中·泻痢论第十九》:"四时以胃气为本,久下血痢则脾虚损,而血不流于四肢入于胃中,为血痢。"

7. 脓血痢(鱼脑痢)

一般认为,脓血痢和鱼脑痢均是赤白痢的别名,后世较少使用。

《诸病源候论·痢病诸候·脓血痢候》:"夫春阳气在表,人运动劳役,腠理则开。血气虚者伤于风,至夏又热气乘之,血性得热则流散。其遇大肠虚,血渗入焉,与肠间津液相搏,积热蕴结,血化为脓,肠虚则泄,故成脓血痢也。所以夏月多苦脓血痢,肠胃虚也。"

《诸病源候论·痢病诸候·赤白痢候》:"然其痢而赤者,是热乘于血,血渗肠内则赤也;冷气入肠,搏于肠间,津液凝滞则白也;冷热相交,故赤白相杂……轻者,白脓上有赤脉薄血,状如鱼脂脑,世谓之鱼脑痢也。"

《卫生宝鉴·卷十六·泄痢门·痢疾》:"玉粉丹,逐化虚中积,止脓血痢。撮痛、里急后重并皆治之。"

8. 便肠垢

便肠垢是指所下之物为肠中津汁垢腻的一种痢疾。为久白痢中属热的一种,由邪热蒸郁日久,正气虚滑而成。

《诸病源候论·痢病诸候·下痢便肠垢候》："肠垢者，肠间津汁垢腻也。由热痢蕴积，肠间虚滑，所以因下痢而便肠垢也。"

《圣济总录·卷第五十·大肠门·肠垢》："论曰：《内经》谓大肠有热便肠垢；巢氏曰肠垢者，肠间津汁垢腻也。盖传化之腑，热气积而为痢，痢久不已，肠间虚滑，津垢乃出，是邪热气实，真脏气虚，故有此证。"

《杂病源流犀烛·卷十五·痢疾源流》："其冷热蕴积肠胃间，滑泄垢腻者，名肠垢，即为热痢。"

9. 痢如膏

痢如膏是指所下之物凝如脂膏的一种痢疾，为久白痢中属寒的一种，由寒凝日久，正气虚滑而成。

《诸病源候论·痢病诸候·痢如膏候》："痢如膏者，是由脏腑虚冷，冷气入于大肠成痢，冷气积肠，又虚滑，脂凝如膏也。"

10. 痢如膏血

痢如膏血是指所下之物为血液和脂膏的一种痢疾，是久赤白痢的一种重症。

《诸病源候论·小儿杂病诸候·痢如膏血候》："此是赤痢肠虚极，肠间脂与血俱下，故谓痢如膏血也。"

11. 蛊注痢（肠蛊痢、蛊毒痢、蛊痢）

下痢脓血，色如鸡肝，有如身中蛊毒之状，故名，属于一种十分严重的脓血痢。

《诸病源候论·痢病诸候·蛊注痢候》："此由岁时寒暑不调，则有湿毒之气伤人，随经脉血气，渐至于脏腑。大肠虚者，毒气乘之，毒气挟热，与血相搏，则成血痢也。毒气侵食于脏腑，如病蛊注之家，痢血杂脓瘀黑，有片如鸡肝，与血杂下是也。"

《诸病源候论·痢病诸候·肠蛊痢候》："肠蛊痢者，冷热之气入在肠间，先下赤，后下白，连年不愈，侵伤于脏腑，下血杂白，如病蛊之状，名为肠蛊痢也。"

《诸病源候论·小儿杂病诸候·蛊毒痢候》："岁时寒暑不调，而有毒疬之气，小儿解脱，为其所伤，邪与血气相搏，入于肠胃，毒气蕴积，值大肠虚者，则变痢血。其痢状，血色蕴瘀如鸡鸭肝片，随痢下。此是毒气盛热，食于人脏，状如中蛊，故谓之蛊毒痢也。"

《圣济总录·卷第七十七·蛊痢》："论曰：凡下痢脓血间杂瘀黑有片，如鸡鸭肝，与血皆下者，蛊痢也。此由岁时寒暑不调，湿毒之气，袭人经脉，渐至脏腑，毒气挟热，与血相搏，客于肠间，如病蛊注之状。故名蛊痢也。"

12. 噤口痢（禁口痢）

噤口痢是指兼有不纳饮食表现的一种痢疾，它是痢疾中的一种危重情况。

《金匮钩玄·附录·滞下辩论》："又有胃弱而闭不食，此名禁口痢病，七方未有详论者。以《内经》大法推之，内格呕逆火起炎上之象。究乎此，则胃虚木火乘之，是土败木贼也，见此多成危候。"

《医学纲目·卷之二十三·脾胃部·滞下》："（世）痢疾不纳饮食者，俗谓之噤口痢。"

13. 休息痢

休息痢是以痢疾时发时止，经年不愈为主要表现的一种痢疾。是因为病邪留滞体内不去所致。

《诸病源候论·痢病诸候·休息痢候》："休息痢者，胃脘有停饮，因痢积久，或冷气，或热气乘之，气动于饮，则饮动，而肠虚受之，故为痢也。冷热气调，其饮则静，而痢亦休也。肠胃虚弱，易为冷热，其邪气或动或静，故其痢乍发乍止，谓之休息痢也。"

《秘传证治要诀及类方·卷之八·大小腑门·痢》："休息痢，因兜住太早，积不尽除，或因痢愈而不善调理，以致时止时作。"

14. 奇恒痢

奇恒痢字面上的意思是不同寻常的痢疾，指一种气病急骤，预后不良，以咽干喉塞，脉小沉涩为表现的一种由阴虚所致的痢疾。这一命名源自《黄帝内经素问·著至教论》，在清代才开始出现，平时较少使用。

《医学实在易·卷三·里证·阴虚下痢诗》："奇恒痢……奇恒者，异于恒常也。即以奇恒之下利而言，乃三阳并至，三阴莫当，积并则为惊，风病起疾，至如礔砺，九窍皆塞，阳气旁溢，嗌干喉塞。痛并于阴，则上下无常，薄为肠澼。其脉缓小迟涩，血温身热死，热见七日死。盖因阳气偏剧，阴气受伤，是以脉小沉涩。"

《医学衷中参西录·医方十八·治痢方·通

变白虎加人参汤》:"有奇恒痢者……其脉缓小迟涩……盖因阳气偏盛,阴气受伤,是以脉小迟涩。此证急宜用大承气汤泻阳养阴,缓则不救。若不知奇恒之因,见脉气平缓,而用平易之剂,必至误事。"

15. 渴痢

渴痢是指兼有口渴表现的痢疾。

《外台秘要·卷第二十五·痢兼渴方二首》:"《古今录验》疗热渴痢方:冬瓜一枚。上一味,以黄土厚一尺,火炮,稳约以水烂去土净洗,绞取服之。"

《古今医统大全·卷之八十八·幼幼汇集上·小儿得病之源》:"又云:儿食酱肉,渴饮水浆,则成渴痢。"

16. 疟痢

疟痢是指与疟一并发作,兼有疟疾寒热往来等表现的痢疾。

《圣济总录·卷第三十七·疟痢》:"治疟痢无度,赤白相杂。黄连丸方。"

《杂病广要·外因类·疟》:"疟痢者,疟久不瘥,寒热邪气内传肠胃也。其病寒热往来,痢下脓血,赤白相杂,肠中切痛,随其阴阳而治之。(《圣济》)"

17. 发痢

发痢是指与黄疸一并发作,兼有黄疸身黄等表现的痢疾。这个命名比较罕见。

《诸病源候论·黄病诸候·因黄发痢候》:"此由瘀热在于脾胃,因而发黄,挟毒即下痢,故名为发痢。"

18. 疳痢

疳痢是指小儿与疳病一并发作,兼有疳病肌瘦盗汗等表现的痢疾。一般认为疳病是一种虫病,且痢与疳的关系是小儿痢久继发疳疾,所谓"久痢成疳"就是这个意思。

《备急千金要方·卷十五·脾脏方·疳湿痢第九》:"治疳痢不止方:苦参、甘草、熏黄各二两,豉一升半,葱白三茎,蜀椒三十粒。"

《千金翼方·卷第二十四·疮痈下·甘湿第六》:"论曰:夫甘湿之为病也,或热或寒如病虎状,或时下痢,或痢则断,或常痢不止,无有时节,或时睡眠,有时思食,而气力渐弱,日日羸瘦,腹背挛急,头项无力,嗜卧食少,试法先指琢其脊上两

边,若逐指即起如粟者,即是疳病,若不起者,非是疳也。若起者可渐向上琢之,若起至颈骨两边者,即是虫已入脑矣,病难愈矣。疗十得二,终须多灸,若未入脑,医之可瘥。"

《外台秘要·卷第二十五·久疳痢及久痢成疳方九首》:"又疗痢初较后脓血,或变纯白,或成鱼脑,五十日以上或一二年不瘥,变成疳,所下如泔淀方。"

《太平圣惠方·卷第九十三·治小儿疳痢诸方》:"夫小儿疳痢者,由因乳哺不节,生冷过度,伤于脾胃,致脏腑不调,冷热相搏,大肠虚弱,水谷不聚,变为下痢也。其候,面色赤黄,肌体羸瘦,盗汗壮热,皮毛干枯,嗜食酸咸,心腹虚胀,泄痢恶物,日夜无恒,故名疳痢也。"

《冯氏锦囊秘录·杂症大小合参卷五·小儿疳症总要》:"又有无辜疳者,因浣衣夜露,为无辜落羽所污,小儿服之令身体发热,日渐黄瘦,便痢脓血者是也。《心鉴》曰:其脑后项边有核如弹,按之转动,软而不痛,其间有虫如米粉,如有速破而去之,则虫随热气流散,遍体主疮,一入脏腑,便痢脓血,须以银针刺破,贴以膏药可也。"

《医林改错·卷上·通窍活血汤所治症目·小儿疳证》:"疳病初起,尿如米泔,午后潮热,日久青筋暴露,肚大坚硬,面色青黄,肌肉消瘦,皮毛憔悴,眼睛发哪。古人以此症,在大人为劳病,在小儿为疳疾,照前症再添某病,则曰某疳,如脾疳、疳泻、疳肿、疳痢。"

19. 劳痢

劳痢是指成人与虚劳一并发作,兼有劳病消瘦盗汗等表现的痢疾。

《秘传证治要诀及类方·卷之八·大小腑门·痢》:"劳痢,因痢久不愈,耗损精血,致肠胃空虚,变生他证,或五心发热如劳之状。宜蕺莲饮,赤多倍莲肉,白多倍山药。"

《济阳纲目·卷二十二·滞下·论劳痢》:"李氏曰……虚劳挟痢者,香连猪肚丸。凡痢经下后痛坠不减,虚坐努责,及久不愈者,皆阴血虚也。"

20. 秋痢

秋痢指在秋季发生的痢疾,使用这个名字来与暑痢作区分。不是很常见的命名。

《证治准绳·杂病·大小腑门·滞下》:"盖夏月之痢,多属于暑。洁古治处暑后秋冬间下痢,用

厚朴丸大效者,盖秋之痢多属于寒积,《经》所谓必先岁气,无伐天和者也。"

21. 卒痢

卒痢是指痢疾中起病急骤的一种。

《诸病源候论·小儿杂病诸候·卒痢候》:"小儿卒痢者,由肠胃虚,暴为冷热之气所伤,而为卒痢。"

22. 初痢

初痢是指处于初起阶段的痢疾。多表现为实证,当用泻法。

《寿世保元·卷二·中暑》:"五苓散,一方加大黄,治初痢。"

23. 久痢

久痢是指旷日持久,迁延不愈的痢疾。多表现为虚证或虚中夹实,当治补法为主。

《备急千金要方·卷十五·脾脏方·冷痢第八》:"羊脂煎,治久痢不瘥者方。"

(三)按病因命名

痢疾按病因命名有风痢、协热下利、协寒下痢、冷热痢、冷痢(寒痢)、热痢(火痢)、暑痢、湿痢、气痢、瘀血痢、积痢(食积痢)、酒痢、虚痢、石痢、蛲虫痢、疫痢(时疫痢、疫毒痢)、毒痢。

1. 风痢

因为肝主藏血,风气通于肝,风痢在早期指便血,可以是肠风,也可以是脏毒。从元明时期开始,渐作为外感所致痢疾的统称使用。

《三因极一病证方论·卷之九·风痢下血证治》:"病者因风停于肤腠,乘虚入肠胃,风动血,故便清血,或下瘀血,注下无度,名曰风利。古方以此为蛊痢,非也。"

《医学入门·外集·卷四·杂病分类·外感·暑类》:"风痢,恶风鼻塞身痛,色青,或纯下清水,古苍防汤、神术散……以上外感痢疾。"

《济阳纲目·卷二十二·滞下·治风痢方》:"仓廪汤,治痢疾赤白,发热不退,肠胃中有风邪热毒,及时行瘟疫,沿门阖境皆下痢噤口者,服之神效,即人参败毒散加陈仓米。"

2. 协热下利(挟热痢、挟热下痢、协热下痢、挟热下利、协热痢)

协热下利一名源自《伤寒论》,一般也指外感所致的痢疾。病名中的协与挟,痢与利,过去经常混用,只是文字上的不同,没有实际的差异。此外,《诸病源候论》中还用挟热痢来指代热痢,后世较少使用。

《备急千金要方·卷十五·脾脏方·热痢第七·陟厘丸》:"陟厘丸,治百病下痢及伤寒身热,头痛目赤,四肢烦疼不解,协热下利。"

《诸病源候论·痢病诸候·下痢口中及肠内生疮候》:"凡痢,口里生疮,则肠间亦有疮也。所以知者,犹如伤寒热病,胃烂身则发疮也。此由挟热痢,脏虚热气内结,则疮生肠间;热气上冲,则疮生口里。然肠间、口里生疮,皆胃之虚热也。胃虚谷气弱,则九虫、三尸发动,则变成䘌。"

《医学纲目·卷之二十三·脾胃部·泄泻滞下》:"太阳病为挟热痢,凉膈散主之(表症误下,因而下痢不止,为挟热利)。"

《景岳全书·卷之八须集·伤寒典·协热下痢》:"仲景曰:若不宜下而便攻之,内虚热入,协热遂痢,烦躁,诸变不可胜数,轻者困笃,重者必死矣……[按]此四条乃皆言表证未除而误下之,因致外热未退,内复作痢,故云协热下痢,此一热字,乃言表热也,非言内热也。夫协者,协同之协,非挟藏之挟,即表里俱病之谓,故治此者,止有桂枝人参汤一方,其义显然可见。即如成无己《明理论》曰:表邪传里,里虚协热则痢,乃亦以表邪为言。奈何后学不明此义,止因协热二字,每每以表作里,以寒作热,但见作痢者,无论表里虚实,即认为内热,便云协热下痢。"

《灵素节注类编·卷八·病邪传变·五脏移热》:"若肾移热于脾,是传所不胜,其脾虚可知,脾虚则生湿,遂致挟热下利,而成肠澼。"

《医学妙谛·卷上·杂症·痢疾章》:"协热痢,白头翁汤。"

3. 协寒下痢

赵献可用来与协热下利对举的病名,指一种外感寒邪入里所致的痢疾,属于外感痢疾中的一种。这个病名一般不用,在古代文献中提到挟寒,只是兼夹寒邪或兼有寒证表现的意思。

《医贯·卷之六·后天要论·痢疾论》:"若腹痛口不渴,喜热饮,小便清长,身不热,腹喜热手熨者,是为挟寒下痢。"

4. 冷热痢

冷热痢是指肠胃为寒热之邪所乘,所下之物表现出乍黄乍白的颜色的痢疾。若预后不良,会转变为赤白痢。后世医家则一般直接将它视作赤白痢的别称。

《诸病源候论·痢病诸候·冷热痢候》:"夫冷热痢者,由肠胃虚弱,宿有寒,而为寒热所伤,冷热相乘,其痢乍黄乍白是也。若热搏于血,血渗肠间,则变为血痢也。而冷伏肠内,搏津液,则变凝白,则成白滞,亦变赤白痢也。"

《济阳纲目·卷二十二·滞下·治冷热痢方》:"香连丸,治冷热不调,下痢赤白,脓血相杂,里急后重。"

《医学从众录·卷五·痢疾续论》:"和中散(《圣济总录》)治冷热痢,腹痛里急:附子一钱四分(赤痢减半),川连一钱四分(白痢减半),乳香一分五厘。共为末,米饮汤下。未止,用青皮再下二服。"

5. 冷痢(寒痢)

冷痢是指肠胃感受寒邪所致的痢疾。其所下之物一般为白色黏液。

《诸病源候论·痢病诸候·冷痢候》:"冷痢者,由肠胃虚弱,受于寒气,肠虚则泄,故为冷痢也。凡痢色青、色白、色黑,并皆为冷痢。色黄、色赤,并是热也。故痢色白,食不消,谓之寒中也。"

《备急千金要方·卷十五·脾脏方·冷痢第八》:"(仓米汤)治小腹冷气积聚结成冷痢,日夜三四十行方。"

《秘传证治要诀及类方·卷之八·大小腑门·痢》:"若血色黯如瘀,服冷药所下愈多,去愈频者,当作冷痢。"

《医学入门·外集·卷四·杂病分类》:"要知诸痢皆血瘀,惟黑为瘀甚耳。寒痢白如鸭溏,肠鸣痛坠不甚,不换金正气散。"

6. 热痢(火痢)

热痢是指肠胃感受热邪所致的痢疾。虽然过去有冷白热赤之说,认为热痢多为赤痢,但实际上,赤白均可为热痢,当据脉证进一步地加以判断。

《诸病源候论·痢病诸候·热痢候》:"此由肠胃虚弱,风邪挟热乘之,肠虚则泄,故为热痢也,其色黄。若热甚,黄而赤也。"

《圣济总录·卷第七十五·热痢》:"论曰:凡痢色黄色赤,并热也。甚则下血汁,此由肠胃虚弱,邪热之气,乘虚入客于肠间,故其证下痢黄赤,

或血杂下。腹间热痛,小便赤涩。身热烦渴。故谓之热痢。"

《秘传证治要诀及类方·卷之八·大小腑门·痢》:"赤痢血色鲜红,或如蛇虫形,而间有血鲜者,此属热痢。"

《症因脉治·卷四·痢疾论·湿热痢》:"同一火痢也,当分燥湿。"

7. 暑痢

暑痢是指感受暑邪所致的痢疾。因为暑邪是一种季节性的邪气,一般发生于夏季。但也有医家认为伏暑之邪可以逾季而发。

《丹溪心法·卷二·痢九》:"若暑痢而脉虚者,香薷饮,或清暑益气,又或六和汤、藿香正气各加木香半钱,名木香交加散。"

《证治准绳·杂病·大小腑门·滞下》:"若感暑气而成痢疾者,其人自汗发热,面垢,呕逆,渴欲引饮,腹内攻刺,小便不通,痢血频并,宜香薷饮加黄连一钱,佐以五苓散、益元散,白汤调服。不愈,则用蜜水调。感暑成痢,疼甚,食不进,六和汤、藿香正气散各半帖,名木香交加散。"

《痢疾明辨·辨痢大纲有四》:"童佩芬茂才,冬初伏暑兼挟秋燥患痢,守不服药之戒,已将匝月。"

8. 湿痢

湿痢是指感受湿邪所致的痢疾。按照夹寒和夹热的不同,又可以分为寒湿痢和湿热痢。

《医方集宜·卷之三·痢门·胃风汤》:"治因湿痢如黑豆汁或如浊酒加味用。"

《医学入门·外集·卷四·杂病分类》:"湿痢,腹胀身重,下如豆汁,或赤黑混浊,危证也。"

《症因脉治·卷四·痢疾论·寒湿痢》:"寒湿痢之症:初起恶寒发热,身痛头疼,呕吐不食,不作渴,痢下脓血,或下黑水,腹反不痛,谨察时令,无湿热燥热,但有阴寒雨湿,此寒湿痢症也。"

《症因脉治·卷四·痢疾论·湿热痢》:"湿热痢之症:初起先水泻,后两三日,便下脓血,湿气胜,腹不痛,热气胜,腹大痛,肛门重滞,里急后重。"

9. 气痢

气痢是指由气滞引起的,以所下有如蟹渤或腹痛肠鸣为主要表现的痢疾。

《圣济总录·卷第七十七·气痢》:"论曰:气

痢者,由冷气停于肠胃间,致冷热不调,脾胃不和,腹胁虚满,肠鸣腹痛。便痢赤白,名为气痢。"

《医学入门·外集·卷四·杂病分类》:"气痢,去如蟹渤,拘急独甚。"

《济阳纲目·卷二十二·滞下·治寒痢方》:"一方治气痢。乳汁煎荜拨服之。《太平广记》:贞观中,太宗苦于气痢,众医不效,诏问群臣中有能治者,当重赏之,有卫士进此方,服之立瘥。"

10. 瘀血痢

瘀血痢是指由瘀血引起的,以下血之色多黯淡为表现的痢疾。过去部分医家也直接用血痢来指代瘀血痢。

《史载之方·卷下·痢论》:"五曰血痢,其人多淤怒,因更相殴击忽因焦热极,骤食生冷,脾胃损虚之成也,所下之痢,多黯赤色。"

《脉因证治·卷二·下利》:"没乳丸,治瘀血痢:乳香、没药、桃仁、滑石,佐以木香、槟榔。苏木汤下。"

11. 积痢(食积痢)

积痢是指因饮食失节,饥饱失常导致腹中饮食停积不化而造成的痢疾。

《太平惠民和剂局方·指南总论·卷下·论泻痢证候》:"凡痢下赤白,或纯脓,或鹜溏,若先脐腹撮痛,遇痛即痢下,下后痛止者,此为积痢。"

《医学入门·外集·卷四·杂病分类》:"积痢,色黄或如鱼汤浆,腹胀痛恶食者,保和丸、急痛神保丸。"

《症因脉治·卷四·痢疾论·外感休息痢》:"保和丸,治食积痢:莱菔子、楂肉、神曲、麦芽、陈皮、甘草。"

12. 酒痢

酒痢是指因饮酒太过所致的,以腹痛,下痢黄沫为主要表现的痢疾。属于积痢的范畴。

《三因极一病证方论·卷之九·料简》:"夫便血,有肠痔、蛊毒、热痢、酒痢、血枯、肺痿等,别有门类,其如风痢,亦当在痢门,以纯下清血,故附于此,不可不知。"

《医方集宜·卷之三·内伤门·神妙列仙散》:"治饮酒成积,下痢黄沫,腹中作痛。"

《古今医统大全·卷之八十三·妇科心镜下·妇人大便下血候》:"肠风黑散:治酒色太过……或久患酒痢,大便频并,并可治之。"

13. 虚痢

虚痢是指因虚邪伤人,或者说因气血亏虚所致的痢疾。

《医学入门·外集·卷四·杂病分类》:"虚痢,困倦,谷食难化,腹微痛,或大痛,并无努责。血虚淡红,通玄二八丹……凡痢经下后,痛坠不减,虚坐努责及久不愈者,皆阴血虚。"

14. 石痢

石痢是指因服石而引发的痢疾。服石是晋唐时代的社会风尚,所引发的疾病也是当时医家关注的重点。在后世这一流行渐渐消退,相关的病名也渐渐消失。此种痢疾今日已不复得见。此外,《圣济总录》总结石痢的病机,认为它实际上是指一种泄泻,而非痢疾,摘录以供读者参考。

《千金翼方·卷第二十二·飞炼·解石及寒食散并下石第四》:"治乳石痢及常服压石方:取好豉炒令黄香,待冷捣筛,心未熟更炒,待冷还捣,若心熟皮即焦苦,所以须再炒。日别空腹再服二大匙,以冷水服之佳。

治石痢方:淡煮真好茶汁,服二三升,重者三服,轻者一二服,即瘥。"

《圣济总录·卷第一百八十四·乳石发下利》:"论曰:乳石之性刚猛,气多炎上,理之伤温,则火转为炽,内煎脾肺,苦热遂成。其渴饮水过多,则溲肠胃,胃得水则吐,肠得水则寒,而肠虽寒,火炎不灭,水渐流下而为行潦,遂变下痢。胃气虚冷,水谷不消,在阳则益热不食,在阴则肠鸣而泄也。"

15. 蛲虫痢

蛲虫痢是指由蛲虫所致的痢疾。

《病机沙篆·卷上·痢》:"蛲虫痢,其形极细,肠虚则生,从谷道出。"

《张氏医通·卷七·大小府门·痢》:"蛲虫痢,其证腹大,皮肤黄粗,循循戚戚然。得之于寒湿,寒湿之气,菀笃不发,化为虫。"

16. 疫痢(疫毒痢、时疫痢)

疫痢是指一种以痢疾为主症的瘟疫。

《史载之方·卷下·治痢诸方》:"缘疫痢之状,变证多端,予请以太岁推之。"

《妇人大全良方·卷之八·妇人滞下方论第十》:"治疫毒痢者,虽当察五运六气之相胜,亦不可狃泥此说。"

《证治汇补·卷之八·下窍门·痢疾》:"若时疫痢者,用防风汤,加羌活、白芷、柴胡、川芎。此发散之例。"

《症因脉治·卷四·痢疾论·疫痢》:"疫痢之症,长幼相似,沿门合境,一齐发作,下痢脓血,或下纯血,或下黄水,或下紫血水,身热头痛,胸满不食,此疫痢之症也。"

17. 毒痢

毒痢是指感受上述病邪的时间较久,或所感受的病邪邪气较重所致的一种比平时的痢疾更为严重的情况,它本身并不是一个病因。除瘟疫之外,热、食、虫等上述病邪均可化毒,而被称为毒痢。

《备急千金要方·卷十五·脾脏方·热痢第七》:"余以贞观三年(七月十二日)忽得此热毒痢。"

《济阳纲目·卷二十二·滞下·论食毒痢》:"陈无择云:饮食冷热,酒醴醲醲,肠胃黏溢,久积冷热,遂成毒痢。严用和云:或有饮食冷酒寒物,房室劳伤精血,而成久毒痢,则宜化毒以保卫之。"

《冯氏锦囊秘录·杂症大小合参卷十三·儿科痢疾》:"虫毒痢则下紫黑。"

(四)按人群命名

由于小儿、孕妇及产后被认为与一般体质不同,对痢疾的治疗也不尽相同,故痢疾又可命名为小儿痢、妊娠下痢(胎前下痢)、产后痢(产子痢、产后下痢、产后痢疾)。

1. 小儿痢

小儿痢指发生于小儿身上的痢疾。尽管从隋代《诸病源候论》开始便一直为小儿痢设置专篇,甚至一度成为八痢之一,但后世医家一般认为相比成人,小儿痢也仅需作剂量的调整,在辨治上并没有什么不同。

《备急千金要方·卷十五·脾脏方·小儿痢第十》:"治小儿热痢方:煮木瓜叶饮之。"

《史载之方·卷下·痢论》:"八曰小儿痢者,盖小儿肝受热,而相刑于脾之所成也,肝之刑脾,则所下之痢,全是赤色,或赤白相杂,至脾之自受疳气,则骨肉消瘦,所下之痢,多黄涕白沫,少有赤色相杂也。"

2. 妊娠下痢(胎前下痢)

妊娠下痢指妇女怀孕时所发生痢疾。

《备急千金要方·卷二·妇人方上·妊娠诸病第四》:"(香豉汤)治妊娠下痢方。"

《医学从众录·卷五·痢症》:"伏龙肝汤丸:治胎前下痢,产后不止。"

3. 产后痢(产子痢、产后下痢、产后痢疾)

产后痢是指妇人新产后所患的痢疾,不可以常法治之。

《诸病源候论·妇人产后病诸候·产后痢候》:"产后痢若变为血痢,则难治,世谓之产子痢也。"

《备急千金要方·卷三·妇人方中·下痢第十五》:"黄散:治产后下痢方。"

《冯氏锦囊秘录·杂症大小合参卷十三·方脉痢疾合参》:"产后痢疾,积滞虽多,腹痛虽极,不可用大黄等药行之,致伤胃气,遂不可救。"

【辨病因】

痢疾的病因较多,一般认为,大致可以分为外因、内因、不内外因三类,合称"三因"。其外因有风、寒、暑、湿、燥火(热)的六淫,有非时而至的疫气。其内因为喜、怒、忧、思、悲、恐、惊的七情。其不内外因则有饮食失宜、劳倦所伤、蛊虫、药毒等。此外,痰饮、瘀血等病因产物以及五运六气之变化也可引发痢疾。

一、痢疾病因概论

《三因极一病证方论·卷之十二·滞下三因证治》:"病者滞下,人皆知赤为热,白为寒,而独不知纯下清血为风,下如豆羹汁为湿。夫六气之伤人,初无轻重,以暑热一气,燥湿同源,收而为四,则寒热风湿,不可偏废。古方云:风停于肤腠后,乘虚入客肠胃,或下瘀血,或下鲜血,注下无度,湿毒下如豆羹汁,皆外所因之明文也。古方有五泄,因脏气郁结,随其所发,便利脓血,作青黄赤白黑之不同者,即内所因也。又饮服冷热酒醴醲醲,纵情恣欲,房室劳逸,致损精血,肠胃枯涩,久积冷热,遂成毒痢,皆不内外因。"

《玉机微义·卷五·滞下门·滞下亦有挟虚挟寒》:"夫病有从外感而得者,须分六气之异。外既受伤,肠胃郁结,遂成赤白等证,当随其寒热温凉以调之。有因脏气发动,干犯肠胃而得者,须察其何脏相乘,以平治之。又有因饮食失节而得者,则又审其何物所伤，以消克之。世之感此疾者，其因诚不越乎是三者。但其受病之后，肠胃怫郁，脓血稠黏，里急后重。"

《医方集宜·卷之八·小儿门·形证》："痢疾之由脾胃气弱，或外受暑湿之邪，或内伤生冷油面之物积滞于肠胃之间，令人腹痛而里急也。"

《赤水玄珠·第八卷·痢门·里急后重有寒热虚实及在气在血之异》："愚谓此皆脾胃不和，或为风寒暑湿令气所干，或为积滞胶固缠坠，或病久阳气下陷。"

《寿世保元·卷三·痢疾》："多由感受风寒暑湿之气，及饮食不节，有伤脾胃，宿积郁结而成者也。"

《明医指掌·卷四·痢疾三》："［达按］痢之作也，非一朝一夕之故，其所由来者渐矣。盖平素饮食不节，将息失宜，油腻生冷恣供口腹，醉之以酒，劳之以色，游行冒暑，奔驰忍饥，尘事关心，冗言生恼，七情六欲日夜交攻。"

《济阳纲目·卷二十二下·滞下·痢后调理方》："或因暑月烦渴，纵食瓜果生冷，内伤肠胃；或夜卧失被，早起入水，寒湿外袭肚腹。"

《冯氏锦囊秘录·杂症大小合参卷十三·儿科痢疾》："然卒成有五，积渐有七，有因饮食冷热不调，脾胃骤伤者，有因受暑而发者，有因风寒相感而发者，有因吐泻失调而成者，有因误食毒物冷物，与惊恐相乘而得者，此为卒乘五症也。其七症者何？有因食积日久而成者，有因气虚夹寒而成者，有因脾气久伤不能统血而下血者，有因湿热伤脾而成者，有因阳气下陷，积乘脾败而成者，有因膏粱爆炙，太过燥热蕴积者，有因疫气时行，秽毒相感者。"

《杂病源流犀烛·卷十五·痢疾源流》："或发痢冒暑而成，自汗发热面垢，呕渴，腹痛，小便不通，此暑湿积滞皆有之……或初发时即里急后重，所下无多，才起腹又痛，此湿热凝滞之故……或里急，登圊反不出，则由于气滞……或里急而频见汗衣，则为气脱……或后重而至圊稍减，则为火迫……或后重而至圊不减，则为虚滑……或后重而到圊转甚，则为下陷。"

《杂病源流犀烛·卷十七·诸血源流》："而其条分缕判，则有唧出之血，远散如筛，色紫黑，腰腹沉重，名曰湿毒肠澼者……有唧出血色紫黑，腹痛恶寒，右关脉按之无力，喜热物熨之，而由于内寒者……有因饱食发为肠澼者……有下血作派，唧出有力，而远射四散如筛，腹中大痛者……皆当治。"

《痢疾明辨·噤口痢》："胃中有湿热之气，蒸熏清道，以致浊气上干，胃口壅塞，或作恶、或作呕吐，汤水不能纳，虽曰极重之症，然致疾之由不一，有挟肝火者，木克土也。有火逆上冲者，'诸逆冲上，皆属于火'也。有挟痰、挟饮、挟湿，或寒热错杂者，皆浊在上也。宜谛审其因而治之，无不中窍。"

《痢疾明辨·痢因暑湿热三气》："痢疾一症，盛于夏秋，暑、湿、热三气与食滞交蒸互结为病。盖湿为黏滞之邪，热为无形之气，积为有形之滞，必用苦、辛、寒，清热导滞，如沟渠壅积污浊，不能一通即愈，一下即安，故七日内初进喻氏法，次宗河间法、丹溪法，无不应手。"

《校注医醇賸义·卷四·下痢》："其专主肠胃而言者，固属挂漏；其主湿热及招凉食冷者，亦不过时痢一门。至分别内伤外感，三阴三阳，虚实寒热，则颇为详明周至矣……愚意尚有吃紧两条，试申言之。外感各有主病，内伤各有主经，从此分别，更易下手。外感之邪，不外风寒暑湿燥火。风入肠胃，故为飧泄，内犯于肝。寒气中人，腹痛下痢，内犯于肾。暑湿郁蒸，腹痛下痢，兼有赤白，内犯于脾。燥气中人，口渴心烦，下痢白滞，内犯于肺。火邪炽盛，渴饮不止，下痢脓血，频数不休，内犯于心。此外感六淫，与五脏相应者也。至内伤之症，伤于肝者，胁痛腹痛，作哕下痢。伤于肾者，腹痛腰痛，身冷下痢。伤于脾者，胸满身重，哕恶食少下痢。伤于肺者，口燥咽干，微咳下痢。伤于心者，烦躁渴饮，下痢不休。此内伤之所致也。"

二、外感六淫

风、寒、暑、湿、燥、火（热），六淫之邪侵入人体均可致痢。早期认为风为百病之长，六淫伤人总以风为向导，后世则将湿视作致痢的主要病因，而认为风邪只与兼有表证的痢疾有关。此外，刘完素的火热病邪论在后世产生了极大的影响，一般认为痢疾一病的病因，虽然不可废寒邪不讲，但主要责之于湿与热。

1. 风

《诸病源候论·痢病诸候·热痢候》："此由肠

胃虚弱，风邪挟热乘之，肠虚则泄，故为热痢也，其色黄。若热甚，黄而赤也。"

《三因极一病证方论·卷之九·风痢下血证治》："病者因风停于肤腠，乘虚入肠胃，风动血，故便清血，或下瘀血，注下无度，名曰风利。古方以此为蛊痢，非也。"

《类经·十七卷·疾病类·肠澼》："如《论疾诊尺》等篇曰：春伤于风，夏为后泄肠澼。"

《金匮翼·卷七·诸痢治法统论·疏解之剂》："下利虽曰有积有热，如用药不效，即是肠胃有风邪。"

2. 寒

《诸病源候论·痢病诸候·久冷痢候》："宿寒之家，其人常自患冷。蹋湿地，若足踏冻地，或衣被薄，皆发。风下最恶，何谓风下？当风吹腰腹，冷气彻里而暴下者，难治也。"

"久冷痢者，由肠虚而寒积，故冷痢久不断也。而廪丘公说云：诸下悉寒也。"

《玉机微义·卷五·滞下门·滞下亦有挟虚挟寒》："诸方虽有寒热虚实之论，刘河间则以为一出于热。然考之《内经》似亦热多而寒少也。我丹溪先生则以为亦有挟虚挟寒之证，深戒学者须宜识此……刘河间分别在表、在里，挟风、挟热、挟寒等证，后之作者，无越于斯。"

《类经·十七卷·疾病类·肠澼》："故凡风寒之中于外者，其邪在经，病多为疟；生冷之伤于内者，其邪在脏，病多为痢。"

《景岳全书·卷之三道集·传忠录下·辨丹溪》："据此说，以二火一水言泻痢之由，殊未当也。夫《经》言暴注下迫皆属于热者，谓暴泻如注之下迫，非肠澼下痢之谓也。观《太阴阳明论》曰：阴受之则入五脏，下为飧泄，久为肠澼。然肠澼言久，岂同暴注而皆为热乎？且《内经》所言泻痢之证，寒者极多。今于泄泻门详列可考，何丹溪俱不引证，而独引二火之说，亦勉强矣。及遍考《内经》，则止有暴注下迫皆属于热一句，并无暴注属于火之文，即或以属火之年有言暴注者，然木金土水之年皆有此证，又何以独言火也？盖其意专在火，故借引经文以证其说，而不知《经》言二火者，本言六气之理也，岂以泻痢一证为二火乎？观之《经》曰长夏善病洞泄寒中，何不曰洞泄热中，其义可知，而丹溪何不察也。"

3. 暑

暑邪致病，有阴暑、阳暑之分。考阴暑之病，如张景岳"夫疟痢痎发于夏秋，本因溽暑，岂云非热？但炎蒸之令，出乎天也，苟能顺天之气，焉得为病？惟因热求凉而过于纵肆，则病由乎人耳"（《类经·十七卷·疾病类·肠澼》）所说，乃人于天暑炎热之时，贪凉饮冷而致病，本非感受暑热邪气而成，所以本节只论阳暑，不涉及阴暑。

《妇人大全良方·卷之八·妇人滞下方论第十·四顺附子汤》："大凡痢疾，虽体寒、手足逆冷，冷汗自出，六脉沉伏，不宜轻用附子。多因伏暑而得此疾，亦有冷汗自出，四肢逆冷，六脉虚弱，但背寒面垢，或面如涂油，齿干烦冤，燥渴引饮，此伏暑证也。小柴胡汤、五苓散、酒蒸黄连丸必能奏效。学者宜精思耳。"

《医经小学·卷之四·病机第四·病机略一首》："痢本湿热，或暑暍郁于下焦，或热甚而不食，欲云噤口痢，或因食致。"

《杂病广要·脏腑类·滞下》："夏月下痢，或赤或白，烦渴呕逆，腹中搅痛，小便不利者，此因暑致之，可以五苓散、香茹散、小柴胡汤之属。若以此呕症为脾胃虚寒，则误矣（《济世全书》）。"

《杂病广要·脏腑类·滞下》："盖痢疾多因伤暑伏热、酒面炙煿酝酿而成。"

《辨舌指南·卷三·辨舌证治·吴坤安察舌辨证歌》："暑热之邪……入于肠胃则成痢。"

4. 湿

湿邪有寒湿、湿热之分。古代文献中所讨论的湿热病湿热各自轻重的问题，也可视作区分寒湿、湿热的讨论。

《玉机微义·卷十二·湿门·论湿为痿为痹为痛为肿所挟寒热不同》："［谨按］湿证挟寒，内甚则腹痛下利，外甚则四肢沉重疼痛，或肌肉濡溃痹而不仁也。挟风多外甚而身重痛汗出，挟热内甚则泻痢，外甚则或痛或热或肿发黄。如此等证虽内伤外感不同，况有错杂之邪合至，当论其先后多少分治可也。"

《辨证录·卷之七·痢疾门》："人有湿热作痢，大渴引饮，饮后又不甚快，心中懊恼，小便不利，红白相间，似脓非脓，似血非血，此是火热未解之故也。夫湿热之极，始成痢疾，但其中有湿轻热重，热轻湿重之分耳。如此等之痢，明是湿热两重之症。"

《症因脉治·卷四·痢疾论·寒湿痢》："寒湿痢之因：寒水湿土之政，流衍卑监，寒湿时行，内气不足，乘虚感人，郁遏营卫，卫郁营泣，内传肠胃，则水谷不化，气血与糟粕互相蒸酿，而痢下赤白之症作矣。"

《症因脉治·卷四·痢疾论·湿热痢》："湿热痢之因：湿土之年，君相二火行令，天之湿气下临，地之湿气上升，当长夏火令司政，人在气交之中，受其蒸酿，则日饮水谷，不能运化，与天行湿热之气，互相郁蒸，则成赤白深黄三色之积。湿郁主否，反似其燥，而里急后重、努责不宣之症作矣。"

5. 燥

《痢疾明辨·辨痢大纲有四》："秋燥者，火之余气也，湿之复气也。其时大火西流，燥气盛行，故痢每甚。四气、五气之间，因湿热最伤肺气，肺气不肯受邪，传之于腑，肺火郁于大肠，其腹痛甚，所下皆赤白脓血黏稠，其症甚重，阴虚者尤多患之。"

《症因脉治·卷四·痢疾论·燥热痢》："燥热痢之因：燥火之年，赫曦流涸，时当夏秋，丙丁用事，膀胱壬水，已绝于巳，肾家癸水，又绝于午。子令母虚，则庚辛肺与大肠，互相交困，金不生水，反现燥金之火，燥火伤气，则气液凝聚而成白积。燥火伤血，则血液凝聚而成赤积。气血俱伤，则成赤白之痢矣。"

6. 火（热）

《诸病源候论·痢病诸候·久热痢候》："此由肠虚热积，其痢连滞，故久不瘥也。"

《局方发挥》："或曰：然则泻痢与滞下为病不同，治法亦别，吾子其能通之乎？予曰《经》曰暴注下迫，皆属于热。又曰暴注属于火。又下痢清白属于寒，热君火之气，火相火之气，寒寒水之气，属火热者二，属水寒者一泻痢一证似乎属热者多，属寒者少。详玩《局方》专以热涩为用，若用之于下痢青白而属于寒者，斯可矣。经所谓下迫者，即里急后重之谓也，其病属火，相火所为，其毒甚于热也，投以涩热，非杀之而何。"

《医学入门·外集·卷四·杂病分类》："其因有外感暑湿，内伤酒面，炙爆消烁，或七情气郁，而为火之实者；有外感寒湿，内伤生冷，硬物积滞，或房欲损伤精血，而为火之虚者，皆令肠胃黏溢，久积成毒。"

三、疫气

天行、时毒或称之为疫疠之气可以导致疫痢发生，早期认为疫痢是由运气反常变化所引起的，后世则认为是一种不同于普通六淫的杂气所引发的。

《诸病源候论·小儿杂病诸候·蛊毒痢候》："岁时寒暑不调，而有毒疠之气，小儿解脱，为其所伤，邪与血气相搏，入于肠胃，毒气蕴积，值大肠虚者，则变痢血。其痢状，血色蕴瘀如鸡鸭肝片，随痢下。此是毒气盛热，食于人脏，状如中蛊，故谓之蛊毒痢也。"

《症因脉治·卷四·痢疾论·疫痢》："疫痢之因，运气所主，或流衍之纪，雨湿连绵，寒水时行；或二火司政，赫曦行令，湿热大作；或燥金行令，燥火时行。三者皆成疫毒症，此所谓天行病也。"

《医碥·卷之三·杂症·痢》："时行疫痢，当求其时气而治之。盖必有彼此相同之证候，即其气也。如皆见身肿，即为时气之湿也。"

《杂症会心录·卷上·痢症》："愚按痢疾一症，非六淫之邪所感，瓜果生冷所伤，而后始有此患也。余尝观古法相传，谓炎暑大行，相火司令，酷热蓄积为痢。近日医家，皆宗其说。不知暑乃六淫之一，中暑而发热者有之，受暑而发疟者有之，与痢症毫无关涉。医用其法者，往往取效少而伤人多。夫痢症即时疫中，浊邪中下，名曰浑者是……盖天地不正之杂气，种种不一，而痢症疾速，亦杂气所钟，病遍于四方，延门阖户，一人病此，人人亦病。此始也感受于天，继也传染于人，其为气所感召，已明验矣，且经不云乎。夏伤于暑，秋为痎疟，未见传染也。因于暑，烦则喘喝，静则多言，未见传染也。脉虚身热，得之伤暑，未见传染也。而痢疾之传染，益信暑热之无与。况杂气所著无方，或发于城市，或发于村落，他处安然，无有杂气之所发无定。或村落中偶有一二所发，或一年中竟无一人所感。而暑热则每岁时之所必有，瓜果每夏秋之所必熟。何值此痢疾不发之年，虽暑热酷烈，瓜果多食，卒未见滞下而广行如此，则不辨而自明矣。而余谓疫邪作痢之说，亦不为无据矣。"

《杂症会心录·卷上·痢症》："夫痢症，即时疫中浊邪中下,名曰浑者是也。邪毒入胃脘之上焦,则浮越于肌表,而恶寒发热。邪毒中胃脘之下焦,而走入大小肠,则剥脂膏之脓血,而后重里急。邪毒出肌表,由三阳而传入三阴,入里杀人。邪毒在肠脏,致恶饮食而败脾胃,绝谷杀人。若下痢而兼寒热者,杀人尤速。此疫邪入胃之不同,而见症之各别也。"

《杂病广要·脏腑类·滞下》:"疫痢,外有时行疫痢一证,三十年前间或有之,今则往往夏末秋初,沿门阖境患此……世医妄指为漏底,殊不知此是时气使然。因世人禀赋渐薄,积感湿热厉气所致……(《广笔记》按疫毒痢,杨子建《万全护命方》《史载之方》《妇人良方》所说稍详,然殊少其要,仍不繁载。杨说见《奇效良方》引)。"

《痢疾明辨·辨痢大纲有四·一曰时毒》:"时毒乃疫气流行,或因天气亢旱,暑热异常,或因天时大水,湿热郁蒸,或因水气偏胜,一方盛衰不同,其病速,其症重,每有二三日告毙者。"

四、内伤七情

七情,即喜怒忧思悲恐惊七种情绪,七情郁结,能致使气血凝滞而发为痢疾。部分医家认为所谓的气痢,其病因也为七情郁结。

《素问经注节解·内篇·卷之三·通评虚实论》:"下利之病,多由七情郁结,食饮内伤,积而未化。"

《证治汇补·卷之八·下窍门·痢疾》:"七情乖乱,气不宣通,郁滞肠间,触发积物,去如蟹渤,拘急独甚,必兼胸宇不宽,首宜化气。"

《症因脉治·卷四·痢疾论·七情痢》:"七情内伤痢之症,初起先见饮食难化,后复大便不实,时常清泄,久久不愈,渐下脓血,宛似外感湿热痢,先水泻,复便脓,但病来迟缓,与外感暴发为异。此即方书所谓脾泄痢,《内经》所谓脾邪传肾,为贼邪症也。

七情内伤痢之因,忧愁思虑则伤脾,脾阴既伤,则转输失职,日饮水谷,不能运化,停积肠胃之中,气至其处则凝,血流其处则泣,气凝血泣,与稽留之水谷互相胶固,则脾家壅滞,而贼邪传肾之症作矣。"

五、饮食失宜

饮食失宜,或过冷,或过热,或过饱,或过饥,

均可损伤脾胃,以致脾胃运化功能减弱,饮食停积,所下不畅而为痢疾。

《黄帝素问宣明论方·卷十·痢门·泄痢总论》:"或伤冷饱食,或服暖药过多,郁而成痢。"

《玉机微义·卷五·滞下门·论食毒作痢》:"[按]人之饮食过伤、恣食辛热寒冷之物皆能致伤肠胃,肠胃一伤不能运化传送,遂蓄积停滞而为痢。"

《松厓医径·卷下·痢》:"痢者多是湿热,亦有食积者。初不可便用止涩之剂,宜早据虚实,通因通用为先,以断下为后。"

《明医指掌·卷十·小儿科·痢疾十》:"小儿痢疾,不问新久,皆以食积治。"

《济阳纲目·卷二十二·滞下·论食毒痢》:"陈无择云:饮食冷热,酒醴醲醲,肠胃黏溢,久积冷热,遂成毒痢。严用和云:或有饮食冷酒寒物,房室劳伤精血,而成久毒痢,则宜化毒以保卫之……《经》曰:饮食不节,起居不时者,阴受之,阴受之则入五脏,膜满闭塞,下为飧泄,为肠澼是也。"

《医灯续焰·卷二十一·尊生十二鉴》:"《食治通说》云:好食生冷者,将为腹痛、心疼、呕吐、泄痢之疾。"

《症因脉治·卷四·痢疾论·饮食痢》:"饮食内伤痢之因胃强脾弱,过食伤脾,损伤肠胃,气凝血泣,停积于中,与损伤之血,互相胶结,结久不愈,而成赤白之积,此饮食内伤痢也。"

《杂病广要·脏腑类·泄泻》:"若饮食失节,起居不时,以致脾胃受伤,则水反为湿,谷反为滞,精萃之气不能输化,乃致合污下降而泻痢作矣。"

六、劳倦所伤

起居不谨,劳役过度,致使脾胃伤损,血气不调而成痢疾。

《素问经注节解·内篇·卷之三·大奇论》:"肠澼者,思虑劳役之人,伤于饮食,积而成痢。"

《证治汇补·卷之八·下窍门·痢疾》:"劳役过度,中州衰损,四肢困倦,谷食难化,下痢糟粕,腹中微痛,但有虚坐,并无努责。六脉沉伏,或应指模糊。治宜调补,不可以常例治之,亦有痢久不愈而变成者,治法相同。"

《症因脉治·卷四·痢疾论·劳役痢》:"劳役

痢之因：起居不谨，劳役无度，或饥饿不节，负重远行，营伤卫损，则血下溜大肠，而劳役内伤之症作矣。"

七、蛊毒药毒

蛇虫、药物等中毒也可引发痢疾，其中，药毒不仅指有毒的药物或者药物配伍，与证情相反，不当使用的药物也可酿成药毒。

1. 蛊毒

《诸病源候论·小儿杂病诸候·蛊注候》："人聚虫蛇杂类，以器皿盛之，令相啖食，余一存者，即名为蛊，能变化。或随饮食入腹，食人五脏。小儿有中者，病状与大人、老子无异，则心腹刺痛，懊闷。急者即死，缓者涉历岁月，渐深羸困，食心脏尽，痢血，心脏烂乃至死。死又注易蛊人，故为蛊注也。"

《诸病源候论·痢病诸候·久赤白痢候》："亦变为蟨，虫食人五脏也。三尸九虫，常居人肠胃，肠胃虚则动，上食于五脏，则心懊而闷，齿龈、唇口并生疮；下食于肠，则肛门伤烂，而谷道开也。轻者可治，重者致死也。"

《证治汇补·卷之二·内因门·虫病》："九曰蛲虫，状如菜虫，形至微细，居洞肠间，令人痔痢。"

《张氏医通·卷九·杂门·蛊毒》："南粤蛊毒有数种，曰蛇毒、蜥蜴毒、虾蟆毒、蜣螂草毒、金蚕等毒，皆是变乱元气。人有过造作之者，即谓之蛊也。多于饮食内行之，与人祸患，祸患于他，则蛊主吉利，所以人蓄事之……凡岭南蛊毒之乡，卒患血痢，或赤或黑，无问多少，皆是蛊毒。或偏身肿满，四肢如故，小便不甚涩滞，粗医不察，误作痢治水治，日复增加，奄至殒殁。以败鼓皮烧作末，饮服方寸匙，令其解散自愈。

孙真人云：凡山水有毒虫，人涉水之时中人，似射工而无物……过六七日，下部出脓，虫上蚀人五脏，热盛毒烦，下痢不禁。"

2. 药毒

《儒门事亲·卷二·攻里发表寒热殊涂笺十二》："若司气用寒之时，病在表而不在里，反以寒药冰其里，不涌不泄，坚腹满痛急，下痢之病生矣。"

《张氏医通·卷九·杂门·药对解法》："硫黄对防风，又对细辛。其治主脾肾，通主腰。防风动

硫黄，烦热脚疼腰痛，或嗔忿无常或下痢不禁。"

八、病理产物

气滞血瘀则为痰饮、瘀血。痰饮瘀血留于胃中不去，亦可发为痢疾。

1. 痰饮

《诸病源候论·痢病诸候·休息痢候》："休息痢者，胃脘有停饮，因痢积久，或冷气，或热气乘之，气动于饮，则饮动，而肠虚受之，故为痢也。冷热气调，其饮则静，而痢亦休也。肠胃虚弱，易为冷热，其邪气或动或静，故其痢乍发乍止，谓之休息痢也。"

《济阳纲目·卷二十四·痰饮·论》："食痰成疟痢，口出臭气。"

《医学妙谛·卷上·杂症·痢疾章》："（痢疾）白脓结腻是属痰。"

2. 瘀血

《医学纲目·卷之二十三·脾胃部·滞下》："自古治里急后重，但用槟榔、木香调气，及大黄下积。至丹溪，始用桃仁、滑石活死血，如鼓应桴，实发前人之所未发也。"

《证治汇补·卷之八·下窍门·痢疾》："淡黄挟白者，食积也。微红焦黄者，热毒也。紫黑血丝者，瘀血也。杂下散血者，损伤也。"

《医学入门·外集·卷四·杂病分类》："热积紫黑色者，瘀血也……要知诸痢皆血瘀，惟黑为瘀甚耳。"

九、运气变化

五运六气太过不及，引发五脏功能失调，也是引起痢疾发生的原因之一。

《史载之方·卷下·治痢诸方》："缘疫痢之状，变证多端，予请以太岁推之。

子午之年，君火司天，土性生金，火性制金，土火交生，湿蒸相搏，则宜其土有所润，火有所溽，火气见郁，心气内伤，乃生赤白血痢，寅申之年，相火司天，土火并化，气味交通，与此同候，丑未之年，太阴司天，土化流行，土火交通，湿热并至，子母同化，性不相侔，温湿攻心，脾郁，心气内变，血瘀于中，注下赤白，且子午年、丑未年、寅申年、土之司天则异，而气化之生病则同，何也，答曰，夏秋相交，火金相继，土之一气，常游于其间，土有所润，

暑有所滂，然后金生，是以火土二位，气位交通，事理相混，其所以司天之岁虽殊，相郁而生痢则一也，方见下，卯酉之年，阳明司天，金行其令，气化凄清，人少脾病，六月七月，水火相犯，八月九月，金木相攻，水之与木，一化有余，赤白下注，从此而生，是岁，君火司地，少阴在泉，火能制金，一旦于岁中火淫所胜，焰明郊野，则化来救寒，更作人病，赤白在下，己亥之年，少阳在泉，相火司地，与此同化，然君火之化善，相火之化恶，善则伤人迟，恶则伤人速，治同法，方并见下。辰戌之年，太阳司天，水化流行，寒邪犯心，血气内变，伤损于中，因而下注赤白，此病世之罕有，盖伤犯人之急也，但辰戌年之痢，发热如火，当痛，所下之痢，如紫草水，如胶涩，如茶脚，不急治之，其亡也如反掌，方并见下。己亥之年，厥阴司天木化流行，土木相交，风湿相争脾土受邪，此肝之热血，乘脾之困，渗入大肠，而生赤白泻痢之病，方见下。

以上天地气候，推之未详，予请以五运之政推之。

甲子、甲午，湿化有余丙子、丙午，寒运太过，庚子、庚午，上受天刑，必有水救，以上年辰，天地相过，刚柔始交，月气是水与天相犯水火相持，以为一年病始，更遇寒湿之运，与水相助，忽受刑之运，有水相救，以上年辰，岁半之前多有清肃之化，至于夏月，气候反，寒热交争，乃生赤白之痢，为此寒湿犯火德之与常例不同，自有方在下，子年为甚，而午年少减，若寒化偏多，阳化少举，乃生寒疟伤寒麸疮之病，痢疾乃加。戊子年，上为天符，戊午年，天符岁会气以之详，人以之宁，一旦寒湿之气，少犯于心，忽注下赤白，人多患暴死，有此证候，治之亦与丙申年同，议者谓戊子、戊午年，天气运气皆是火，今乃言忽有寒湿犯心，何也，答曰，己午之上，有戊己之土，当有寒湿之化，与火相持，然后使金得而生，此戊辰、戊午年，亦疑有寒湿之化相犯于心也，《经》言，中执法者，其病速而危，中行令者，其病徐而持，中贵人者，其病暴而死，盖以此也！壬子、壬午，木运相助，风热大盛，木能制土，脾乃受邪，若此岁中，忽有大风炎热之胜，人生泻痢之病，其鬼在肝，方具于下，然子午之岁，地之初岁，寒邪与天相争，丙丁之位，与戊己共居，若于岁中反有寒湿之多，所生之痢，治亦与甲子、丙午、甲寅、甲申、丙寅、丙申、戊申、庚寅、庚申、壬寅、壬申

年，气候大约与子午年同，所生之痢亦同，法方并见下。乙丑、乙未、丁丑、丁未、己丑、己未、辛丑、辛未、癸丑、癸未，以上年辰，每一年之运，各管三气化，乙丑、乙未，金运本凉，以其气之不足，反与少徵同化，然火土交味，太阴所寓，热化并行，湿热相持，心气内郁，血损于中，注下赤白，忽火之不常其德，侵伤其不足之金，则水必相救，寒邪犯心，因而生痢，此乙丑、乙未年之痢，忽有以土之郁火而生，忽有水之郁心而成。其受病脏腑虽不同，然土水共胞，寒湿同化，则其治大同而小异也，方并见下，《经》言，其运凉热寒，盖以此矣，向下准此而推。丁丑、丁未、木运正，风与天土相犯，然以气之不足，反与少商同化，若于岁内，金之不常其德，多有清肃之化，则火必相救，炎暑将至，与土相持，而湿热相交，血气内损，乃注下赤白，然丑未之年，天能制色，土将犯水，木虽不足，而其怒无时，忽若风化大来，土木相战，则肝发伤脾，此丁丑、丁未年之痢，忽起于肝，忽生于脾者矣，方见下，《经》言，丁丑未之年，其运风凉热，盖以此也。己丑、己未年，天符岁会，气以之详，物以之宁，人以之安，然太阴之味，先苦后甘，气化相交，土性生金，火性克金，忽于岁中火土相攻，心血内变，痢疾所生，人多暴死，此盖邪之不可侵伤于贵人也，方见下，遇此年辰，常吃调和脾气药，以安贵人，是服食之宜也。辛丑、辛未，水运不足，虽上受天刑，然下加太阳，反归乎气，是岁，天土地水，寒湿偏多，火气见郁，若有痢之疾生，其起在心，其鬼在于脾肾，方并见下。癸丑、癸未，火当其运，其气不足，反与少羽同化，是岁，太阳在泉，寒气不减，寒湿更作，火气见伤，痢之所生，其病在心，其鬼在脾肾胃，方并见下。寅申之年，大约与子午年同，但相火之政暴，遇其独胜，则其害立至，若与水土相犯，其候变证多端，方具于下。乙卯、乙酉年，金运不足，本与少徵同，然乙在卯上，为天符，反归平气，在酉上，为三合。名曰贵人，邪不可犯，然是岁，金位在上，火位在下，名为逆化，金燥交合，切忌火气之胜，若火有所胜，水必来救，此年忽有痢疾之生，天气炎热，病于心，气候清寒，病起于肾，方具于下，丁卯之年，木运不足，下加于卯，虽上受天刑，其政不减，是为岁中，忽有风热之胜，痢疾之生，其鬼在肝，乙酉之年，木受天刑，然是岁火司于地，与木相得，忽于岁中反有风热之作，方见下。己卯、己酉年，土

运不足,然木受天刑,必难相犯,忽于岁中风湿交争,痢之所作,其鬼在脾,卯年宜有此候,酉年差减,若有此疾,治之亦同,辛卯、辛酉年,水运不足,反与土同化,而岁水不及,火化妄行,与土相持,胜热客于胃,多下赤痢,忽作便血,土胜则溽火而注下赤白,是岁若有痢疾之生,一起于心,一起于脾,有方治之,具见于下。甲辰、甲戌、丙辰、丙戌之年,寒湿过多,火气见溽,庚运之年,清化亦甚,是岁运气,与天水相生,与地土相得,以上年辰,痢疾之生,切为大害,不可妄投凉药,戊辰、戊戌之年,水火相战,壬辰、壬戌之年,土木相攻,所生之痢,其证自各不同,方具于下。乙巳、乙亥之年,金运不足,无能与天相犯,乃与少徵同化,丁巳、丁亥之年,上为天符,木化之甚。己巳、己亥之年,木能制土,脾将受邪,辛巳、辛亥年,水运不足,与土化同,土木相攻,脾气偏弱,癸巳、癸亥,不足之火,与天相得,与地相符,火致政不减,是痢疾所生,起在肝心,方并见下。

以运言之,犹且未足,予请以六气推之。

子午年、丑未年、寅申年、四月、五月,火土相交,辰戌年,四月、五月,水火相犯,巳亥年,四月、五月、木土相攻,卯酉年,四月、五月,金火相持,水若相救,邪乃犯心,子午年,六月、七月,土火相郁,卯酉年,六月、七月,水火相犯,辰戌年,六月、七月,土木相攻,巳亥年,六月、七月,火土相持,以上年月,忽生痢疾,皆随其月气相攻而成也。善为医者,先治其鬼,其病自愈。议者谓:六气推迁,于十二月中各纪一步,今独举四月、五月、六月、七月,两气,以言痢疾,何也?答曰,夏秋相交,火金相继,土水二化,长游行于其间,土寄于巳,所以生金,火位于申,所以制金,土生于申,所以传金,水生于申,所以救金,然后夏秋有相承之理,五行六气,玄妙从此而著,人之痢疾从此五行玄妙中生,是故圣人名之曰大奇之病,予故陈逐年四月、五月、六月、七月之气候以言之,其余他气生痢,皆仿此而推。

议者谓:如子所言,自甲子至于癸亥,每六十年中,未尝有一年不生痢疾,今世人所患痢疾,于数年中间,忽止有一年,其故何也?答曰:六十年中,未尝有一年无木土相攻,未尝无土火相郁,未尝无水火相犯,但五运之政,譬如权衡,一年间五行气数更相承制,得其平等,则其疾自然不作。若

或一气大过,一脏有余,痢疾之生,应不旋踵。予故备陈其粗,以开后学之未悟,庶几诊疗之间无差误之过者矣。

毒痢之病有轻重,以白多为轻,以赤多为重,治之之法,先夺其寒,则所下之药一也,以太岁分之,则丙子、丙午、甲子、甲午、庚子、庚午、丙寅、丙申年、甲寅甲申年,庚寅、庚申并辰戌之年,运过丙申及庚运所临,其害尤甚,及丑未之年,宜有此候,又更无问太岁,盖天地变化,其候多端,难可穷尽,今立此方,但世人亦不必椿定太岁,但看一年中春夏之内,多有寒肃之化,阳光少见,忽寒热二气更相交争,忽于夏月多寒湿之化。”

《医学碎金·卷之三》:“甲己土运属中央,太宫太过崇阜桩(雨湿流行);少宫不及卑监纪(风气乃行),平气备化心中藏。太过,心气传脾,火生于土,主胃热,内热,脾经邪热,憎寒,口气生疮,多渴,好睡,更加紧脉,须下恶血,积痢,肚疼,胸膈不快,如紧腹疼,积热,脏腑不匀,胃经有热痰呕逆,吃食无味、神昏、唇焦、吞酸、食不消也。不及,主胃气虚弱,四肢倦怠,兼胃积热,泻痢频并,憎寒,酸心冷痃,翻吃胃,食不下,呕逆,腹痛肠鸣,胸膈不通而郁闷也。”

《脉诀汇辨·卷八·不及之纪·火曰伏明之纪》:“(阳气潜藏)谓癸丑、癸未、癸卯、癸酉四年也,岁火不及,寒气妄行,心反受邪,雪霜时降,寒气凛冽,辰星光芒,民病吐痢腥秽,食已不饥。”

《内经博议·卷之二·病能部·少阳岁气病疏》:“相火当乎巳午,巳为五阳,午为六阳,此太阳之正候,所以主夏令者也。而曰少阳者,其时虽六阳出地,而未极乎上,故犹曰少阳,非以春生之少阳为少阳也。火长生于寅,而六阳极于申,此专以暑热从事者也。暑热为本,少阳为标,少阳所至,为嚏呕、疮疡、惊躁、瞽昧、暴病、喉痹、耳鸣、呕涌、暴注、瞤瘛、暴死。”

【辨病机】

痢疾的基本病机是食积湿火等邪积聚于内,或失于饥饱,损伤脾胃,或复为外邪所干,使邪气更为郁结,发为痢疾。其中以湿为主要的致病因素和中心环节,且每多与热相兼。发病部位常在脾胃,也与肝、肺、肾、大小肠等脏腑相关。此外,痢疾的产生亦常由气血的失调引起。

一、病机概论

《证治准绳·杂病·大小腑门·滞下》:"古以赤为热,白为冷。至金河间、李东垣始非之。刘谓诸痢皆由乎热,而以赤属之心火,黄属之脾土,白属之肺金,青属肝木,黑乃热之极而反兼肾水之化。其诸泻利皆兼于湿,湿主于痞,以致怫郁,气不得宣通,湿热甚于肠胃之中,因以成肠胃之燥,故里急后重,小便赤涩。谓治诸痢,莫若以辛苦寒药而治,或微加辛热佐之。辛能开郁,苦能燥湿,寒能胜热,使气宣平而已。行血则便血自愈,调气则后重自除。李从脾胃病者而论,则曰上逆于肺为白,下传于阴为赤。《卫生宝鉴》因谓太阴主泻,传于少阴为痢。由泄亡津液而火就燥,肾恶燥,居下焦血分也,其受邪者,故便脓血。然亦赤黄为热,青白为寒。丹溪谓滞下,因火热下迫而致里急后重,用刘氏之治湿热,李氏之保脾土,更复一一较量气血虚实以施治。三家皆发前代之未发,而举其要也。"

二、正虚不足论

因先天不足,禀赋素弱,或饮食失节、劳逸过度,或情志不舒,或旧为六淫等邪气所伤,以致素体正气不足,脾胃虚弱。今邪气乘间而入,或一时失于饥饱,则食饮不归正化,酿生痢疾。

《黄帝内经灵枢·五变》:"黄帝曰:人之善病肠中积聚者,何以候之?少俞答曰:皮肤薄而不泽,肉不坚而淖泽,如此肠胃恶,恶则邪气留止,积聚乃伤,脾胃之间。寒温不次,邪气稍至,蓄积留止,大聚乃起。"

《诸病源候论·虚劳病诸候·虚劳兼痢候》:"脏腑虚损,伤于风冷故也。胃为水谷之海,胃冷肠虚则痢也。"

《扁鹊心书·卷中·休息痢》:"痢因暑月食冷,及湿热太过,损伤脾胃而致。"

《三因极一病证方论·卷之十七·产科二十一论评》:"第十论曰:产后腹痛又泻痢者何?答曰:产后肠胃虚怯,寒邪易侵,若未满月,饮冷当风,乘虚袭留于肓膜,散于腹胁,故腹痛作阵,或如锥刀所刺,流入大肠,水谷不化,洞泻肠鸣。"

《妇人大全良方·卷之八·妇人滞下方论第十》:"大抵四时皆以胃气为本,未有不因外感寒、暑、燥、湿、风之气而伤于脾胃,脾胃既亏,而又内伤饮食,饮食不能克化,致令积滞而成滞下。古人云:无积不成痢者,此也。《经》云:春伤于风,夏生飧泄。盖风喜伤肝,然春时肝木正旺而不受邪,反移气克于脾土。然脾既受克,又不能忌慎口腹,恣食生冷、黏硬之物,致令脾胃不能克化,因此积滞。又夏、秋之间,或再感暑湿、风冷之气,发动而成痢也。"

《严氏济生方·大便门·痢疾论治》:"夫人饮食起居失其宜,运动劳役过其度,则脾胃不充,大肠虚弱,而风冷暑湿之邪,得以乘间而入,故为痢疾也……殊不知痢疾多因饮食停滞于肠胃所由致。"

《玉机微义·卷六·泄泻治法·升发之剂》:"按饮食入,胃气上升,输精心肺,然后下降,若脾胃有伤,不能上升,反下流肾肝而成泄痢者,法宜填补中气,升之举之,不可疏下,此东垣发前人所未论也。"

《内科摘要·卷上·脾胃亏损疟疾寒热等症》:"夫人以脾胃为主,未有脾胃实而患疟痢者。"

《医方集宜·卷之三·脾胃门·枳术丸方论》:"人之一身,脾胃为主。胃阳主气,脾阴主血,胃司纳受,脾司运化,一纳一运,化生精气。津液上升,糟粕下降,斯无病矣。人或饮食不节,起居不时,损伤脾胃。胃损则不能纳,脾损则不能化,脾胃俱损,纳化皆难。元气斯弱,百邪易侵而饱闷、吞酸、呕吐、痞积、泻痢等症,无不作矣。况人饮食起居,岂能一一调节,一或有伤,脾胃虚矣。"

《类经·十三卷·疾病类·生气邪气皆本于阴阳》:"因而饱食,筋脉横解,肠澼为痔。此下三节,皆兼上文风客淫气而言也。风气既淫于外,因而饱食,则随客阳明,必肠胃横满,横满则有损伤,故筋脉弛解,病为肠澼为痔而下痢脓血也。'痹论'曰:饮食自倍,肠胃乃伤,此即其类。"

《石室秘录·卷一·正医法》:"按血痢症,张公概指为火邪挟湿,此特就壮实人之血痢言之也。然内伤劳倦,与中气虚寒人,脾不摄血,往往脾湿下乘而成血痢。"

《冯氏锦囊秘录·杂症大小合参卷十三·儿科痢疾》:"痢者,古名滞下,《经》谓肠癖。洁古云:壮盛人无积,虚人则有之,可见积由虚召,皆因脾胃既虚,饮食不节,七情不适,肠胃怫郁,气血有伤,酿成脓血而为滞下也。"

《杂病广要·脏腑类·滞下》:"泄泻、痢疾,同乎一源,多由暑月脾胃气虚、饮食伤积所致。饮食才伤便作,则为泄泻为轻;饮食停积既久,则为疟为重。而疟与痢又有分别,饮食为痰,充乎胸膈则为疟疾;饮食为积,胶乎肠胃则为痢疾。古人有言曰:无痰不是疟,无积不是痢,良有以也(《丹溪心法附余》)。"

"夫痢疾者,因夏月初秋忽有暴冷,折于盛热,无可分散,客搏肌中,发于外则为疟,发于内则为痢,内外俱发则为疟痢。皆由荣卫不和,肠胃虚弱,冷热之气乘虚客于肠胃。又因饮食有冷,冷气在肠胃,复为热气所伤,肠胃宿虚,故受热气,夹热则赤,夹冷则白,冷热交攻则脓血相杂。亦因沉积所作,赤痢积热,白痢积冷,赤白痢冷热之积。若脾胃气虚,不能消化水谷,则糟粕不聚;或春间解脱,风冷所伤,肠虚胃弱,卒被寒所折,便为下痢多矣。(《全婴方论》)"

《脉义简摩·卷六·名论汇编·烟利烟脱》:"瘾者泄利,乃元气耗竭,阳不上升,阴从下注,加冷食杂积,淤腐于肠胃之中。初时元气未竭,兼受烟之涩滞,故便结不泄;今元气久虚,提摄全无,脾湿下陷,因而成痢。"

三、引动伏邪论

起先或因于外感,或因于饮食劳逸之失节,致使食积血瘀等邪气伏藏于内,后因时令变化,调摄失宜,或复为外邪所干,引动伏邪,发而为痢。

《黄帝内经灵枢·百病始生》:"黄帝曰:积之始生,至其已成,奈何?岐伯曰:积之始生,得寒乃生,厥乃成积也。黄帝曰:其成积奈何?岐伯曰:厥气生足悗,足悗生胫寒,胫寒则血脉凝涩,血脉凝涩则寒气上入于肠胃,入于肠胃则䐜胀,䐜胀则肠外之汁沫迫聚不得散,日以成积。卒然多食饮则肠满,起居不节,用力过度,则络脉伤。阳络伤则血外溢,血外溢则衄血。阴络伤则血内溢,血内溢则后血。肠胃之络伤则血溢于肠外,肠外有寒,汁沫与血相搏,则并合凝聚不得散,而积成矣。卒然外中于寒,若内伤于忧怒,则气上逆,气上逆则六输不通,温气不行,凝血蕴里而不散,津液涩渗,着而不去,而积皆成矣。"

《太平惠民和剂局方·指南总论·卷下·论泻痢证候》:"论痢疾证候,皆因饮食失调,动伤脾胃,水谷相拌,运化失宜,留而不利,冷热相搏,遂成痢疾。"

《黄帝素问宣明论方·卷十·痢门·泄痢总论》:"夫痢者,五脏之积浊而不散。"

《金匮钩玄·附录·滞下辩论》:"其下痢出于大肠,传送之道,了不干于肾气。所下有形之物,或如鱼脑,或下如豆汁,或便白脓,或下纯血,或赤或白,或赤白相杂……尝原其本,皆由肠胃日受饮食之积,余不尽行,留滞于内,湿蒸热瘀,郁结日深,伏而不作;时逢炎暑,不行相火司令,又调摄失宜,复感酷热之毒;至秋阳气始收,火气下降,蒸发蓄积,而滞下之证作矣。以其积滞之滞行,故名之曰滞下。"

《医经小学·卷之二·脉诀第二·方脉举要》:"无积不痢。"

《古今医统大全·卷之八十九·幼幼汇集中·痢疾门》:"小儿痢疾大抵多由脾胃不和,饮食过伤、停滞不能克化;又为乳母恣食生冷、热毒、厚味以传之;又为风寒、温热之邪以干之,故有此疾。"

《寿世保元·卷八·痢疾》:"大抵多由脾胃不和,饮食过度,停积于脾胃,不能克化,又为风寒暑湿干之,故为此疾。"

《明医指掌·卷四·痢疾三》:"痢者,古名滞下,以其积滞不行故也。盖人日受饮食之积留滞于内,湿蒸热瘀,伏而不作,偶或调摄失宜,复感酷热之毒,至秋,阳气始收,火气下降,蒸发蓄积,而滞下之病作矣。"

《丹台玉案·卷之五·泄泻门》:"盖宿食停于中,得湿热而始变,则有赤白诸般之色,而为下痢……惟完谷不化,属于客热在脾,火性急速,不及传化而自出也。然亦有脾寒,不能运而完谷不化者,此其常也。"

《内经博议·卷之四·述病部下·胀卒痛肠澼如疟积消瘅病第七》:"痢以暑邪及夏月饮食滞腻停积而成,及秋而发。亦有非时而发者,此非肠澼之厉也。"

《证治汇补·卷之八·下窍门·痢疾》:"故曰无积不成痢,痢乃湿热食积三者。"

《症因脉治·卷四·疟疾总论·附诸贤论》:"王节斋云:夏秋暑湿热三气,伤于阳明胃家,轻者即发为疟等症，重则伏而不发，积久则发外感热病。若伤阳明大肠，轻者即发霍乱泄泻之症，重则伏而不发，煅炼煎熬，而发赤白痢下矣。"

《医学实在易·卷三·里证》："痢疾，伏邪之为病也。夏月受非时之小寒，或贪凉而多食瓜果。胃性喜寒，初不觉其病，久则郁而为热，从小肠以传大肠。大肠喜热，又不觉其为病。至于秋后，或因燥气，或感凉气，或因饮食失节，引动伏邪，以致暴泻。以致里急后重，脓血赤白，小腹疼痛，甚则为噤口不食之危证。"

《医学妙谛·卷上·杂症·痢疾章》："古称滞下，乃湿热气薄肠胃。河间、丹溪金用清热导法。六脏属阳，以通为用，五脏皆阴，藏蓄为本。先泻后痢，脾传肾则逆，即土克水意。由伏邪垢滞从中不清，因而下注矣。"

《疟利成法·治痢三方》："痢病非骤而致，平日阴受寒热暑湿，又多吃油腻生冷之物，积滞于肠胃间，不能消化，久而成痢。寒多者，色白；热多者，色红。阻滞中焦，以致上不能食，下不能通，虽用厚朴、木香、槟榔、枳实一切破滞之品，而气仍不能畅，且因攻伐太过，大伤元气，以至于死。幸而不死者，往往淹至数月之久，不期而自愈，且其余孽尚留，有次年而复发者。"

四、火热拂郁论

或素体阳盛，或感受暑热之邪，或贪食炙爆之物，火热内生，复因夏月贪食生冷，或为风寒水湿之邪所伤，使热邪或为客寒所折，为水湿所蕴，拂郁于内，宣发不畅，发为痢疾。

《素问病机气宜保命集·卷中·泻痢论第十九》："论曰：脏腑泻痢，其证多种，大抵从风湿热论。是知寒少而热多，寒则不能久也。故曰暴泻非阳，久泻非阴。论曰：春宜缓形，形缓动则肝木乃荣，反静密则是行秋令。金能制木，风气内藏，夏至则火盛而金去，独火木旺而脾土损矣。轻则飧泄身热脉洪，谷不能化，重则下痢脓血稠黏，皆属于火。"

《玉机微义·卷十二·治湿大法》："贾真孙曰：湿为土气，火热能生湿土，故夏热则万物湿润，秋凉则万物干燥，湿病本不自生，因热而拂郁，不能宣行水道，故停滞而生湿也。况脾土脆弱之人，易为感冒，岂必水不流而后为湿哉？人只知风寒

之威严，不知暑湿之炎暄，感人于冥冥之中也。《病式》云：诸痉强直、积饮等证皆属于湿，或胕肿体寒而有水气，里必小便赤少不通，或渴，是蓄热入里极深，非病寒也。"

《寿世保元·卷八·痢疾》："忽有暴折于盛热无所发，故客搏肌肤之中。发于外则为疟，发于内则为痢，内外俱发则为疟痢。"

《医贯·卷之六·后天要论·痢疾论》："前论皆专主寒治之说，以为痢发于秋，是暑月郁热所致，其理甚著，其议论亦和平。但不详所以致郁热者，多因暑热酷烈，过饮冰水，过食生冷，热为寒郁。久而为沉寒积冷者亦有之，不可泥定是热。"

《内经博议·卷之四·述病部下·胀卒痛肠澼如疟积消瘅病第七》："肠澼之成，以阴不胜阳，阳入阴而乘之，使热郁下焦，传道之官失职，久而乃成，成则数欲大便而不得快，或刮积而痛，或下澼澼声，聚如蟹渤，其病如今之痢，实痢之别种也……夫下气厥而上，阳不胜阴则为膜胀；阴自乘阴，寒气聚沫留着则为澼积。唯五脏阴伤，阴不胜阳，遂致阳陷下焦而阻其传道，是以为肠澼也……《经》曰：因而饱食，筋脉横解，肠澼为痔。此症以热郁食塞，阳气不能流散而下乘尻阴，故为痔，痔亦肠澼之类也，推此可以知矣。然其症伤阴特甚，故多下血，而唯肾传脾者为最甚，以酒色两伤之故也。"

《石室秘录·卷一·正医法》："张公曰：血痢虽有痛、不痛之分，其实皆火邪而挟湿气也。论理二方俱可通治，而天师分别痛、不痛之分，乃慎之也。二方出入加减，各为神效，正不必畏首畏尾，一用之于痛，一用之于不痛也。盖火邪带湿气，居于肠脾之际，不得奔下，未有不急而后重者。"

《伤寒溯源集·卷之九·少阴篇·少阴前篇证治第十九》："少阴病，下利脉微涩，呕而汗出，必数更衣。反少者，当温其上，灸之。阳气衰少则脉数，寒邪在经则脉涩，阴邪下走则利……必数更衣，反少者，即里急后重之谓也，盖古之所谓滞下。今之所谓痢疾，利与痢同，盖古人所通用也，此因寒邪下利，非湿热痢之可比，乃下焦阳虚，清阳不能升举，少阴寒甚，阴气内迫而下攻也。阳气陷入阴中，阴阳两相牵掣，致阴邪欲下走而不得，故数更衣。阳气虽不得上行，犹能提吸而使之反少。《经》云：清气在下，则生飧泄。清气者，下焦清阳

之气也,皆寒在下焦,清阳不升之病也。"

《伤寒溯源集·卷之十·厥阴篇·厥阴证治第二十一》:"若发热而利不止者,热邪必随势下流,重伤阴分,腐化而为脓血矣,便脓血而成痢者。"

《医学心悟·卷三·痢疾》:"予为此症,仔细揣摩不舍置,忽见烛光,遂恍然有得,因思火性炎上者也,何以降下于肠间而为痢?良由积热在中,或为外感风寒所闭,或为饮食生冷所遏,以致火气不得舒伸,逼迫于下,里急而后重也。医者不察,更用槟榔等药下坠之,则降者愈降而痢愈甚矣。"

《医碥·卷之三·杂症·痢》:"夏时受邪,至秋病发,或疟或痢,其流虽异,其源则同(盖夏月感受风凉,喜食生冷,风寒客于肌肤,邪正杂处,生冷停于肠胃,湿热相蒸,其时腠理开通,未至郁闭,胃气升发,未至遏抑。至秋而气敛火降,邪在肌肤者,被敛而内蒸为疟,在肠胃者,被降而下迫为痢也)。"

"凡痢初起,必无寒证。然其人平素阳虚,元气衰弱,又复过食生冷,以致火郁蒸成湿热,其标虽热,其本则寒,治当求本。"

《笔花医镜·卷一·疫痢疟肿论治》:"痢症则生死所关,良由夏秋之际,暑热在中,而为风寒生冷所遏,火不得舒,迫而为痢也。"

《三指禅·卷三·痢症脉论》:"夫痢不分赤白,既出于热,翻服辛热而愈者(附子、肉挂、干姜、焦术、砂仁、炙草),此乃从治之法。盖人之禀赋,有寒有热,邪热之中人,每从其类而化。辛热药能开郁解结,使气血得以宣通,特宜于以寒化热之人,若遇以热化热而误用之,其祸将不可胜言矣!存心济世者,倘遇以寒化热之痢,用温补而大获其效,慎毋执以为例。"

《杂病广要·脏腑类·滞下》:"痢因邪热胶滞、津液枯涩而成(《活幼心法》)。"

《医学衷中参西录·医方十八·治痢方·燮理汤》:"痢证,多因先有积热,后又感凉而得。或饮食贪凉,或寝处贪凉,热为凉迫,热转不散。迫历日既多,又浸至有热无凉,犹伤于寒者之转病热也。"

五、湿袭论

湿邪是致痢的主要因素之一,也是痢疾病机的中心环节。脾主湿,脾恶湿,痢疾的发生必然伴随脾胃功能的失调。"湿多成五泄",痢疾的小肠、大瘕两泄也与湿有关。

《脉义简摩·卷六·名论汇编·烟利烟脱》:"凡人病泄利,以其脾湿而有积滞也。"

《冯氏锦囊秘录·杂症大小合参卷十三·方脉痢疾合参》:"可见湿为内主,而寒热为之外因,白者寒滞肠胃之气道,赤者热伤肠胃之血络,白者为轻,气滞于脂膏,而未伤其血络也。赤者为重,热伤血络,而深入于阴分也。湿热虽分气血之伤,积滞实由饮食之化,生冷炙爆,酝酿日久,湿从冷生,热从暑袭,冷热郁遏,湿热成焉。夏月湿热太甚,客气盛而主气弱,渗入大肠,脂膜腐烂,痢疾之由,始于此矣。"

《寿世保元·卷一·六气为病·热类》:"夫痢何也?盖因六七月之交,世之谷肉果菜,饮啖无度,湿热大甚,人受之,感其毒气于肠胃之间,而为下脓血赤白也。"

《丹溪心法·卷二·痢九》:"赤痢乃自小肠来,白痢乃自大肠来,皆湿热为本,赤白带浊同法。"

《济阳纲目·卷二十二下·滞下·痢后调理方》:"或因暑月烦渴,纵食瓜果生冷,内伤肠胃;或夜卧失被,早起入水,寒湿外袭肚腹。二者皆令水谷不化,郁而生热,则为湿热。湿热伤气,则成白痢;湿热伤血,则成赤痢;气血俱伤,则成赤白痢。"

《病机沙篆·卷上·丸·痢》:"痢症起于夏秋,湿热郁蒸因乎天也,生冷停滞由乎人也。当炎暑之令,不能保摄脾胃,大食瓜果肥甘,土气受伤,无以制湿,湿蒸热壅以致怫逆,气不宣通,因而肠胃反窒,里急后重,小便赤涩。"

《伤寒溯源集·卷之九·少阴篇·少阴前篇证治第十九》:"少阴病,下利便脓血者,桃花汤主之。见少阴证而下利,为阴寒之邪在里,湿滞下焦,大肠受伤,故皮坼血滞,变为脓血,滑利下脱,故以温中固脱之桃花汤主之。"

《医碥·卷之三·杂症·痢》:"痢由湿热所致。或饮食湿热之物,或感受暑湿之气,不论外感六淫,内伤七情,饮食劳倦,皆能致湿热。积于肠胃,不论何脏腑之湿热,皆得入肠胃,以胃为中土,主容受而传之肠也。则正为邪阻,脾胃之运行失常,于是饮食日益停滞,化为败浊,胶黏肠胃之中,运行之机,益以不利。"

《医碥·卷之三·杂症·痢》:"泻痢皆由于湿,而湿有寒热,皆能作泻。痢则因湿热,若是寒湿,即当洞泄,无结滞不通,欲出不出等证。谓痢有因寒湿者谬也,均之湿热而或泻或痢,何也?曰:泻因湿热骤盛,火性急速,遽迫水谷暴下,不及蒸为腐败,倾盆而出,肠胃即清,故无胶固垢积。积滞既无,气行弗碍,浊降而清随升,故无里急后重。病发既速,则血气未伤,故无赤白血脓。痢则初起湿热尚微,积渐乃盛,盛而后发,为日既久,遂蕴酿出如许证候耳……有先泻后痢者,因湿少热多,湿已泻出,热尚未除,且泻久亡阴,阴虚又复生热,湿火转成燥火,刮逼肠垢与血而下,故转而为痢也(古谓此为脾传肾,以脾恶湿,肾恶燥。此证先湿伤脾,后燥伤肾,故曰脾传肾也。其病为进,贼邪也)。有先痢后泻者,因湿多热少,痢久热去,而湿犹存。火与元气不两立,邪热既去,则正气得复,正不容邪,所余垢积与湿,至是尽行扫荡(热邪在中,肺气被壅,热去则肺气下行,化水四布,有若时雨,沟浍皆盈,垢积尽荡矣),故转为泻也(此为肾传脾,其病为退,微邪也)。"

六、脏腑病机论

1. 肝肺不调论

肝胆之气,陷于肠中,郁而生火,损伤肠腑,催逼血液脂膏杂下,故下脓血。肺金之气主肃降收敛,肝胆火邪欲泄而不得,故后重里急,数至圊而不得便,痢疾由此而生。

《诸病源候论·痢病诸候·呕逆吐痢候》:"呕逆吐痢者,由肠胃虚,邪气并之,脏腑之气自相乘克。《脉经》云:心乘肝则吐痢。心,火也;肝,木也;火木,子母也。火乘于木,子扶母也,此为二脏偏实也。大肠,金也;胃,土也;金土,母子也。大肠虚则金气衰微,不能扶土,致令胃气虚弱,此两腑偏虚也。木性克土,火性克金,是为火木相扶,心肝俱盛;而金畏于火,土畏于木,则为肠胃皆弱。肠虚弱则泄痢,胃虚弱则呕吐,故呕逆而复吐痢也。"

《四圣心源·卷六·杂病解中·痢疾根原》:"痢疾者,庚金乙木之郁陷也。金主气而木主血,金生于土,木生于水,水温土燥,则金融而气调,木荣而血畅,水寒土湿,不能升庚金而达乙木,则金

木俱陷。魄门者,肾之所司而阳明燥金之府也。金性敛而木性泄,其出而不至于遗矢者,庚金敛之也,其藏而不至于闭结者,乙木泄之也。湿土与金木俱陷,则金愈郁而愈欲敛,木愈郁而愈欲泄。金愈欲敛,故气滞而不通,木愈欲泄,故血脱而不藏。木气疏泄,而金强敛之,隧路梗阻,传送艰难,是以便数而不利。金气凝涩,而木强泄之,滞气缠绵,逼迫而下,血液脂膏,剥蚀摧伤,是以肠胃痛切,脓血不止。其滑白而晶莹者,金色之下泄,其后重而腥秽者,金气之脱陷也。久而膏血伤残,脏腑溃败,则绝命而死矣。此其病湿寒为本,而湿热为标。病在少阴,则始终皆寒,病在厥阴,则中变为热,故仲景于少阴脓血,用桃花汤,于厥阴下重,用白头翁汤。缘水病则生寒,木病则生热,而寒热之原,总归于太阴之湿。盖土湿而水侮之,则郁而为湿寒,土湿而木克之,则郁而为湿热之故也。"

"淋痢皆作。淋痢一理,悉由木陷,乙木后郁于谷道则为痢,前郁于水府则为淋。"

《素问悬解·卷十二·运气·至真要大论》:"脐痛腹满,溏泄赤沃者,相火下陷,大肠被克之病(手少阳三焦以相火主令,病则下陷,足少阳胆从相火化气,病则上逆)。"

《痢症三字诀·正文》:"金木渗,湿热煎。所以秋时此症更多者,盖五行之序由春入夏为木生火,火热气主事之时也;由夏至长夏,六月为火生土,是为湿土,主事之时热来蒸湿,合气为暑,故六月节名小暑。大暑至立秋以后,则土来生金,湿热当止,故其节名处暑,言暑气自此止也。暑气止则热变为凉气,而凉风至矣,湿气变为清气而清肃下降矣。如此则秋金气旺,木火自戢中土,不致受邪矣。若其人之肝木太旺,遇金来制之,而木不受制,遏郁生火,则热气不退,火反克金,金气不得清肃,因之湿亦不化,与热相蒸,蕴结血气,于三焦肠胃之间酿为腐秽胶黏之汁,则成痢矣。"

《血证论·卷四·便脓》:"黄坤载曰:人之大便所以不失其常者,以肺主传送,而肠不停。肝主疏泄,而肛不闭,宜用参术以助肺之传送,用桂枝以助肝之疏泄,此黄氏论大便秘结之语也。吾从此语旁通之,而因得痢证之原。以知痢者,肺气传送太力,故暴注大肠,肝气郁而不疏,故肛门闭塞,欲便不便,而为逼胀。此从黄氏之论推求之,而痢证迫而不通之故,诚可识矣。"

《医学衷中参西录·医论·论痢证治法》："愚今特引伸其说,复为详悉言之。盖木虽旺于春,而其发荣滋长实在于夏。故季夏六月为未月,未者,木重叶也,言木至此旺之极也。而肝脏属木,故于六月亦极旺。肝木过旺而侮克脾土,是以季夏多暴注下泻之证,而痢证甚少,因肺金犹未当令,其收涩之力甚微也。即其时偶有患痢者,亦多系湿热酿成,但利湿清热,病即可愈。是以六一散为治暑痢之定方,而非所论于秋日之痢也。迨至已交秋令,金气渐伸,木气渐敛,人之脏腑原可安于时序之常,不必发生痢证也。惟其人先有蕴热,则肝木乘热恣肆,当敛而不敛,又于饮食起居之间感受寒凉,肺金乘寒凉之气,愈施其肃降收涩之权,则金木相犯,交迫于肠中,而痢作矣。是知痢之成也,固由于金木相犯,而金木之相犯,实又因寒火交争之力以激动之也。若唐氏所谓开肺清肝,原为正治之法。然止可施于病之初起,非所论于痢病之已深也。且统观古今治痢之方,大抵皆用之于初期则效,用之于末期则不效。"

《医学衷中参西录·医方十八治痢方·燮理汤》："且痢证之噤口不食者,必是胆火逆冲胃口,后重里急者,必是肝火下迫大肠。"

《治疟机要·卷二·论疟痢》："疟痢一症,言之难矣。《内经》不论,《金匮》不详,近世之治此者,皆以高鼓峰、赵养葵、张石顽为宗旨,谓阳气下陷,则用补中益气之属;谓脾肾虚脱,则用桂附八味之属。不知病由暑湿蕴积,惟温补是图,死亡接踵,伤心惨目。喻嘉言虽知为伏邪,而其按经用药,不离少阳一经,亦拘矣。徐灵胎谓寒热未止,必有外邪,血痢未清,必有内邪,以一病分为两歧,殊少把握。盖暑湿伏于荣舍,动于膜原,于与卫气相阻则为疟。若溃于肠胃,肝肺不调,则为痢矣。"

2. 肝脾不调论

肝木克脾土,土壅木郁,郁而化火,木火催剥脂膏,又为湿土所郁,不得畅下,故便脓血而为痢疾。

《石室秘录·卷一·正医法》："天师曰:血痢者,乃肝经来克脾土也。虽因脾土之湿,又加暑热暗侵,瓜果内伤所致。然终因肝木太旺无制,凌脾土而然也。"

《四圣悬枢·卷四·疹病解第四·疹后脓血》："疹后泄利不止,肝脾郁陷,致成下痢脓血之

疾。庸工谓是疹后余热,非也,此缘土湿木遏,郁生下热,膏血腐败,故便脓血。"

《素灵微蕴·卷四·气鼓解》："此缘脾土湿陷,木郁不达。肾司二便,而粪溺之输泄,其职在肝,阳衰土湿,脾气郁陷,抑遏乙木升发之气,下冲魄门,泄其积郁,而传道阻梗,是以病痢。"

《素灵微蕴·卷三·肠澼解》："常人胃土右降,则甘饮食,脾土左升,则化水谷,胃降则甲木不逆,脾升则乙木不陷,木气无郁,故上下冲和,痛胀不生。饮食寒冷,伤其脾阳,不能蒸水化气,水谷并下,注于二肠,水气浸淫,脾土湿陷,抑遏乙木,不能升达,肝气郁冲,故生痛胀。木以升泄为性,既不上达,则下决二阴,以泄粪溺,水在二肠,不在膀胱,故小便不开而大便不阖。水去土燥,肝脾升运,泄利自止,脾阳陷败,寒湿愈增,则泄利不止,遂便脓血。盖乙木直升,糟粕顺下,隧道无阻,故脂血不伤,乙木郁陷,滞气梗塞,糟粕不能顺行,脂血摧剥,与之俱下,是以作痛。君火胎于乙木,温气陷遏,不得上化君火,故生下热。湿邪淫蒸,脂血腐化,是以成脓。乙木陷于大肠,沉坠不升,是以后重。久而脂血伤残,刮迹而去,侵及脏腑,中气溃败,是以死也。"

《杂病广要·脏腑类·滞下》："夫赤白痢疾,古人谓之滞下,近代云无积不成痢。以仆思之,一岁之中,岂惟夏秋之间有积而春冬无之。得非致疾之由,皆因春伤风邪。然风喜伤肝,春时肝木正旺而不受邪,移气克于脾土。脾受贼邪,故不能克化食饮,又乃饮食不节,恣餐生硬瓜果鱼肉黏腻等物,积聚不化,更因外感五邪,如当风取凉、露卧湿地等,不为霍乱,则成滞下必矣。(《管见良方》)"

3. 肠胃失调论

脾胃或为湿热,或为寒湿所伤,母子相及,下传肠腑,侵刮脂液,而为痢疾。

《诸病源候论·腹痛病诸候·久腹胀候》："久腹胀者,此由风冷邪气在腹内不散,与脏腑相搏,脾虚故胀。其胀不已,连滞停积,时瘥时发,则成久胀也。久胀不已,则食不消而变下痢。所以然者,脾胃为表里,脾主消水谷,胃为水谷之海,脾虚,寒气积久,脾气衰弱,故食不消。而冷移入大肠,大肠为水谷糟粕之道路,虚而受冷,故变为痢也。"

《诸病源候论·心腹痛病诸候·久心腹胀

候》："久心腹胀者，由腑脏不调，寒气乘之……久胀不已，脾虚寒气积，胃气亦冷。脾与胃为表里也，此则腑脏俱冷，令饮食不消；若寒移入大肠，则变下痢。"

《诸病源候论·痢病诸候·久水谷痢候》："亦有变为水肿。所以然者，水气入胃，肠虚则泄。大肠金也，脾土也，金土母子也。脾候身之肌肉，性本克消水谷也。痢由脾弱肠虚，金土气衰，母子俱病，不复相扶，不能克水，致水气流溢。"

《明医指掌·卷四·痢疾三》："七情六欲日夜交攻，以致气血俱伤，饮食停积，湿热熏蒸，化为秽浊。足太阴脾经之病传于手阳明大肠经，大肠为肺之腑，肺主清化，脾土受病则不能生金，而肺失清化之令，脏不受病而病其腑，故大肠受之。大肠于五行为金，于时令为秋，故痢多发于秋也。"

《类证治裁·卷之四·痢症论治》："症由胃腑湿蒸热壅，致气血凝结，挟糟粕积滞，进入大小腑，倾刮脂液，化脓血下注。"

《医宗己任编·卷三·四明心法·痢疾》："至损庵以为种种痢疾，总由湿热入胃，此一句，便可悟病形矣……痢疾腹痛，必是绕脐以下，当小肠之分野。饮食入胃，挟暑毒而归于中脘，初食未成糟粕，后食以继之，则初食挟毒而归于下脘矣。夫中无毒邪，则气血升降，得以循其正，所入之食变糟粕而从下脘归小肠矣。若毒与食在下脘，则升降不得循其正，糟粕欲行而不行，然毕竟要行，而不得行，则将脏腑脂膏逼迫而下……迫交入小肠之后，脓血由小肠而刮下……小肠缘无毒而是糟粕，则得循其正，故小肠虽曲，而顺下无碍。惟脓血则不得循其正而不肯下，故痛绕脐而下，属胃之下口（此小肠交界处，正将脂膏逼迫而下之地也）及小肠也（此是不得循其正而不肯下之脓血，由此而刮下之地也）。小便不利者，小肠为毒邪所迫，不能分利，故短缩也（又有膀胱为毒火所逼而不利者）。噤口者，乃毒气原盛，或破药太过，挟伤上中二脘宗气，邪毒乘虚而上逆也……有不从暑毒而得者，或食瓜果……或卧高室大厦，皆由虚得，但随感随发，病止在下脘。寒气所乘，脾亦不运，故为痢。如逾二三日，寒化为热，其病形与暑毒同也（正惟此处要误人耳，不可不知）。"

4. 脾肾不调论

泻属脾而痢属肾，泄泻久不愈，脾病传肾则为

痢疾。也有医家认为是阴寒过盛，致使肾中相火外泄，热在下焦而为痢疾。

《金匮钩玄·卷第一·痢》："先水泄，后脓血，此脾传肾，贼邪难愈。先脓血，后水泄，此肾传脾，微邪易愈。"

《医学纲目·卷之二十三·脾胃部·泄泻滞下》："（垣）胃气和平，饮食入胃，精气则输于脾，上归于肺，行于百脉，而养荣卫。若饮食一伤，起居不时，损其胃气，则上升精华之气反下降，是为飧泄。久则太阴传少阴而为肠澼。"

《医学正传·卷之三·痢》："夫古方以泻痢滚同论治，朱紫混淆，殊不知泻属脾而痢属肾也。丹溪曰：先水泻而后脓血者，此脾传肾，贼邪难愈。先脓血而后水泻者，此肾传脾，微邪易愈。是皆先哲之格言，以为后学之绳墨，医者其可不详究乎。"

《素灵微蕴·卷三·肠澼解》："是其上热在于少阳，下热在于厥阴，而上下郁热之根，则由己土之湿，土湿之故，则由癸水之寒。"

《灵素节注类编·卷八·病邪传变·五脏移热》："肾移热于脾，传为虚，肠澼，死不可治。若肾移热于脾，是传所不胜，其脾虚可知，脾虚则生湿，遂致挟热下利，而成肠澼，如近时所名休息痢者，其邪结而正败，故死不可治也。"

《医略十三篇·卷十·痢疾第十》："《经》言：食饮有节，起居有常，饮食不节，起居不时，脾胃受伤，则上升精华之气，翻从下降而为飧泄，久则戊邪传癸，变生肠澼。延绵不已，变态多歧。"

《脉诀乳海·卷六·小儿生死候歌》："下痢之证，里急而腹痛。其本在脾肾，其现证在手阳明大肠。"

5. 水犯小肠论

感寒饮冷，寒水之邪客小肠犯心，水火相战，血变于中，而生痢疾。

《济阳纲目·卷二十二下·滞下·论寒痢》："海藏云：六脉沉紧，按之不鼓，膀胱胜小肠也。或泻痢不止而腹胀，或纯便赤血，或杂以血脓，小便不多而不渴，精神短少，或面白色脱，此失血之故也。或面黄气短，此本气损少之故也。小肠者，手太阳丙火也。膀胱者，足太阳壬水也。是壬水乘于小肠之位，小肠被壬所克而外走也。诸手经短而足经长，兼五行相克论之，又足经来克手经。此火投于水，大寒水之证，宜温之可安。其与《难

经》一证寒热相反,亦名曰小肠泻。此名火投于水,变为寒证。又外伤足太阳膀胱经,左脉俱浮,表阳之候也,忽变为内寒,亦旺火投盛水,而屈丙就壬化,脉反不浮而微沉,此内病与外病俱有。此火投水例,非精于脉诊者,孰能辨之。"

6. 心火致病论

心属火,又与小肠相表里,致痢之火乃自心与小肠而发。

《内经博议·卷之四·述病部下·胀卒痛肠澼如疟积消瘅病第七》:"肠澼起足三阴厥热留滞,与手少阴手厥阴热邪移下而大肠受之,故其症虽与痢同,而实为诸阴根柢之邪所致。何则?阴者地气也,其气主内,若起居不时,饮食不节,积虑房劳,皆足伤阴,阴伤则一身之阳袭而下陷,因入五脏而乘阴位,阳陷于阴而不得舒升,则膜满闭塞,久为肠澼。"

《难经正义·卷四·五十七难》:"小肠泄者,小肠属丙火,不化寒水。郁于湿土之中,内热淫蒸,脓血腐化。又小肠与心为表里,心主血,盖气不相摄,而便脓血。"

七、气血不调论

寒凝伤气,热郁伤血,气血为邪气所伤,通行不畅,则腐化而下脓血,变生痢疾。

《诸病源候论·痢病诸候·久脓血痢候》:"久脓血痢者,热毒乘经络,血渗肠内,则变为脓血痢。"

《注解伤寒论·卷六·辨少阴病脉证并治法第十一》:"少阴病,下痢(赵本医统本并作'利')便脓血者,可刺。下焦血气留聚,腐化则为脓血。刺之,以利下焦,宣通血气。"

《医学正传·卷之三·痢》:"《内经》曰:溲而便脓血,知气行而血止也。[愚按]经文'溲'字下,必缺一涩字。溲即尿也,溲涩而便脓血者,言病因也,盖血因气滞,而大小二便俱不利耳。气行而血止者,言治法也。故河间阐明其说,所谓和气则后重自除,用木香、槟榔、枳壳等药以和之,即此意也。"

《证治准绳·杂病·大小腑门·滞下》:"予尝因是而研究之,自其五色分五脏者言,则可见湿热之中,具有五邪之相挟。自其上逆下传气血者言,则可见五脏六腑十二经脉之气血,诸邪皆得伤之,

而为痢之赤白。本自其湿热为病者言,则可见由来致成湿热之故非一端。自其分痢有虚实者言,则可见凡在痢病者中所有之证,如烦躁者,咽干舌黑者,哕噫后重者,腹痛者,胀满者,脚痛肿弱之类,悉有虚实之殊。是故予于痢证,直断之种种为邪入胃以成湿热,经脏受伤,其气伤则病于肺,血伤则传于心,心肺者,气血之主也,气血所行之方既病,安得不归所主之脏乎。而大小肠者,心肺之合也,出纳水谷,糟粕转输之官。胃乃大小肠之总司,又是五脏六腑十二经脉禀气之海。苟有内外之邪,凡损伤于经脏者,或移其邪入胃,胃属土,湿之化,胃受邪则湿气不化,怫郁而成湿热矣。或心肺移气血之病,传之于合,大肠独受其病,则气凝注而成白痢,小肠独受其病,则血凝注而成赤痢,大小肠通受其病,则赤白相混而下。胃之湿热,淫于大小肠者亦如之,其色兼黄。若色之黑者有二,如色之焦黑,此极热兼水化之黑也。如黑之光若漆者,此瘀血也。"

《病机沙篆·卷上·痢》:"心者血之主也,肺者气之主也,凝滞则伤气,郁热则伤血,气血既病,则心肺亦病矣。"

《素问经注节解·内篇·卷之三·太阴阳明论》:"既利水谷,何以更痢?盖泄利既久,则阴血大伤,故痢也。"

《医学传灯·卷下·痢疾》:"夫痢疾之起,由于暑食伤脾,不能运化,并于血分,作成痢疾。"

《杂病源流犀烛·卷十五·痢疾源流》:"诸痢,暑湿病也。大抵痢之病根,皆由湿蒸热壅,以至气血凝滞,渐至肠胃之病。惟由湿热,故多偏干燥,里急后重,小便赤涩,皆其症也。惟由气血郁滞,故血主于心,而热郁伤血者,心亦由是而病。气生于肺而凝滞伤气者,肺亦由是而病。至心之表为小肠,肺之表为大肠,二经出纳水谷,转输糟粕,而胃又为二经之总司,故心移病小肠,则血凝而成赤痢,肺移病大肠,则气结而成白痢,而血与气之凝结,必挟饮食痰涎,始成积滞。其饮食痰涎,皆贮于胃,故痢之病,不离乎胃,此病起心肺而及于胃者也。亦有胃家本经湿热,传染于大小肠者,则以大小肠为出纳转输之官,而胃家饮食痰涎之积滞,必由大小肠出,故病又从胃而及二经,其所痢又必兼黄。盖以黄为土色也。"

《医学衷中参西录·医方十八·治痢方·燮

理汤》："痢证古称滞下。所谓滞下者,诚以寒火凝结下焦,瘀为脓血,留滞不下,而寒火交战之力又逼迫之,以使之下也。"

八、痈疡病机论

部分医家认为痢疾的病机与肠道肛周的痈疡痔漏相类,均为暑湿食毒郁蒸气血脂膏,化为脓血而发,在辨治上也可参考。

《医略十三篇·卷十·痢疾第十》："蒋宝素曰:痢疾者注下赤白,里急后重,腹痛,昼夜无度数,至圊而不能便,乃暑湿食毒,郁蒸酝酿于藏府肠胃膜原连络之间,津液脂膏化为脓血,渗入肠中而下。盖痈疖流注疮疡之类,即《内经》肠澼之证也。《素问·生气通天论》曰:因而食饱,经脉横解,肠澼为痔(此即痢与外症相通之意)。又'脉要精微论'曰:脉数动一代者,病在阳之脉也。泄及便脓血(脓血二字,明与痈疡相似)。又'通评虚实论'曰:肠澼便血,身热则死,寒则生(此与痈疡逆顺相似)。又曰:肠澼下脓血,脉悬绝则死,滑大则生(此与痈疡阳症阴症意合)。又'太阴阳明论'曰:饮食不节,起居不时者,阴受之。入五藏则膜满闭塞,下为飧泄,久为肠澼(可见暑湿食毒,薰蒸酝酿于藏府膜原之间,脂液化为脓血,而为肠澼)。又'六元正纪大论'曰:风湿交争,注下赤白。又'至真要大论'曰:少阳在泉,火淫所胜,注下赤白(此风湿相火伤于阴络,血液化为赤白,即痈疡化脓之意)。此《内经》诸篇,分明以痢疾与痈疡相似,曰肠澼为痔,曰便脓血,尤彰明较著者。《难经》云:溲而便脓血(此以痢之赤白名脓血,即是痈疡之类)。《金匮要略》云:脉数而渴,今自愈。设不瘥,必清脓血,以有热故也(《伤寒论·厥阴篇》与此同。[按]《伤寒论》云:数脉不时,则生恶疮,与此意同)。又云:下痢便脓血者,桃花汤主之(《伤寒论·少阴篇》同)。此《难经》《金匮》论证论治,与痈疡相合。《北史》载司马膺之,患痢十七年不愈,巢元方论休息痢之乍发乍止,肠蛊痢之先赤后白,连年不愈,此上二条,即痈疡成漏之属。孙思邈云:脏毒为痢。刘河间云:下痢赤白,俗言寒热相兼,其说尤误。如热生痈疡,而出白脓,岂可以白为寒欤。由其在皮肤之分,属肺金,故色白也。次在血脉之分,属心火,故色赤也(此即痈疡化脓之理)。李东垣云:肠澼为水谷与血,

另作一派,如箕桶涌出(此即痈疽出头之意)。朱丹溪云:赤属血,白属气,下如鱼脑者半生半死,下如尘腐色者死,下纯血者死,下如屋漏水者死(此与痈疽败症无异)。张景岳云:痢之脓垢,非糟粕,乃附肠着藏之脂膏,皆精血之属也(此即痈疽化脓之理)。吴又可云:温疫愈后,及战汗后,反腹痛里急,欲作滞下也(此即留热发病遗之意)。又曰:下痢脓血,更加发热而渴,此疫痢兼症。此即热极生痈之意。此上十一条,论痢疾证治之理,正与痈疡机宜暗合,但未有直言痈疖流注疮疡之属,生于膜原连络肠胃之间,脓血内溃,渗入肠中,漂澼而下,为痢之赤白者。由是观之,治痢之法,当参入治痈之义。如痢之初起用芍药等汤,即痈疽初起宜攻之意也。正气偏虚,用补中益气等汤,即痈疽托里之意也。旷日持久,用收涩等法,即痈疡合口之意也。如痢之所忌,身热脉大,禁口不食,亦痈疡之所忌也。痈疡所忌,脓色清稀,尘腐如屋漏水,亦痢疾之所忌也。前贤治痢诸方已备,今参以治痈之法,无遗义矣。"

《医略十三篇·卷十·痢疾第十》："《椿田医话》曰:痢疾多发于三秋,显系暑湿之毒,蕴结于肠胃之间,如暑疖湿痰流注脓窠疮之类,溃流脓血,即痢之赤白里急后重者,脓血淋漓涓滴而下也。与内痈同法。"

【辨病证】

一、辨症状

1. 辨主症与相似症

痢疾的命名与症状历来十分复杂,并常与泄泻混杂,因此不可不辨。

（1）主症

古代文献中称为痢疾者,多见痢下赤白,并有里急后重,或见腹痛,或无腹痛。

1）痢下赤白脓血,兼有里急后重,并见腹痛。

《妇人大全良方·卷之八·妇人滞下方论第十》："其证必先脐腹疗痛,洞泄、水泻,里急后重,或有或无,或赤或白,或赤白相杂,日夜无度。"

《金匮钩玄·卷第一·痢》："痢:身热、后重、腹痛、下血。"

《寿世保元·卷三·痢疾》："其症大便窘迫,里急后重数至圊而不能便,腹中疼痛。"

《古今医鉴·卷之一·病机·病机抄略》:"痢本湿热,或因食致,腹痛下血,后重不利,治可通散,勿使涩住,湿热未消,成休息痢。"

《万病回春·卷之三·痢疾》:"起于肚腹疼痛,大便里急后重,小水短赤不长。"

《医阶辨证·泄痢辨》:"泄泻者,大便注下水谷,一并而后出也,有腹满腹痛,食下则泻之症,所下有泡水、黄赤汁、白物、完谷不化之粪,不裹急后重与痢别,但有大瘕泄亦裹急后重如痢状,却无脓血稠黏之症。痢即滞下,经名肠澼,其状大便频利,腹痛,里急后重,逼近恼人,所下或赤或白或脓血稠黏或肠垢或清水或如豆汁之不同。"

《灵素节注类编·卷八·肠澼便红下白沫脓血》:"后世名痢疾者,与此病相类,惟痢疾有积而必腹痛,故《内经》名滞下,以其数便不得畅下也。此不言腹痛,则与痢疾大同小异耳。"

《医学妙谛·卷上·杂症·痢疾章》:"参曰:痢久阴液消亡,无以上承,必唇燥舌干,肛坠胀,阴液涸则小便不通,胃气逆则厌食欲呕。此皆痢之疑症也。久痢久泻为肾病。"

《杂病广要·脏腑类·滞下》:"患痢未有不腹痛者,皆缘有积也。暑积及热积多患赤痢,冷积多患白痢。亦有肠胃有风而患赤痢者,有冷热不调而患赤白痢者。暑积痢可用黄连阿胶丸、绵煎散加滑石。白痢可用驻车丸、感应丸之类。冷热不调用戊己丸、巴豆丸子之类。(《医说》引《医余》)"

《杂病广要·脏腑类·滞下》:"诸有积,以肚热缠痛推之。诸有气,以状如蟹渤验之。(《直指》)"

《通俗内科学·传染病·赤痢》:"(症候)全身违和,腹痛,恶寒发热,食思缺损,下痢频次,泄黏液,或混血胶状之大便,与触鼻之恶臭,然其量极少,不能快通,故感里结后重,肛门灼热,痛苦不堪,一日竟有二十至七十次之多。小便减少,舌生白苔,重者发热特甚,食物不进,腹痛异常。舌苔煤黑,眼球陷落,声音嘶哑,以致衰弱而死。否则变为慢性赤痢,是症不问老幼,均不得望其全快。"

2)痢下赤白脓血,兼有里急后重,可无腹痛。

《太平惠民和剂局方·指南总论·卷下·论泻痢证候》:"大抵人说证,须用仔细询问,有里急后重者,腹痛者或不痛者,频频登厕,一日三五次至五七次无物者。又说大便不通,既里急后重,脐腹痛不止,不问老少、孕妇,皆是痢也。非无物出,不识此证,只言大便不通,可仔细辨之。病人登厕,才有三两点物,或赤或白,或如鱼脑者,此皆痢证也。"

《局方发挥》:"泄痢之病,水谷或化或不化,并无努责,惟觉困倦。若滞下则不然,或脓或血,或脓血相杂,或肠垢,或无糟粕,或糟粕相混。虽有痛、不痛、大痛之异,然皆里急后重,逼迫恼人。考之于经,察之于证,似乎皆热证实证也。余近年涉历,亦有大虚大寒者,不可不知。"

《医贯·卷之六·后天要论·痢疾论》:"痢者,古名滞下是也,里急后重,逼迫恼人,或脓或血,或脓血相杂,或无糟粕,或糟粕相杂,或肠垢,或痛或不痛,或呕或不呕,或发热或不发热,当详辨其阴阳寒热虚实而施治,不可偏执一见也。"

《石室秘录·卷一·礼集·正医法》:"血痢不同,有腹痛、不痛之分。"

《杂病心法要诀·卷四·痢疾总括》:"然痢之为病,里急后重,下利脓血,小便赤涩。"

《杂病广要·诸血病·大便血》:"有腹痛者,乃是血不循经,故尔作痛,却无里急后重及缠坠等患,不可因痛而认为血痢。"

《痢疾明辨·辨痢疾之源》:"痢疾一症,古称滞下,乃时邪病也。暑、湿、热三气之邪滞于肠胃,三焦流行之机因之阻滞,所以无非湿火蕴酿之积垢,久之便伤肠中之脂液。其现症也,则里急后重,数至圊而不能爽,其腹或痛或不痛,或痛之极。"

《痢疾明辨·辨痢不腹痛》:"痢有不腹痛者,乘其元气未伤,投剂宜峻,如发表、攻里、清热、化湿,盖湿热极盛,正不与邪争,故不痛也。若是寒邪,邪正相争,亦必腹痛,医家、病家,每以不腹痛而忽之,迁延日久,必多误事。"

3)仅痢下赤白脓血。

《仁斋直指方论·卷之十三·泄泻·泄泻方论》:"冷热不调者,由热积于内,不能去其积,徒以冷药水之,热气无所发泄,故冷与热搏而下注。其或冷积于中,不能去其滞,徒以热药压之,冷积不得宣行,故热与冷干而成泄,或涩或溏,里急后重。是其候也。"

《医学纲目·卷之二十三·脾胃部·泄泻》:"下痢,水谷不入,里急后重,是泄泻也。"

《医学入门·外集·卷四·杂病分类》:"似痢非痢,寒热不调之证,或热积于中,而以冷物冷药冰之;或冷积于中,而以热物热药压之,故热与冷搏而成泻,或涩或溏,里急后重者,戊己丸、香连丸,或理中汤加黄连、木香。"

《类经·十七卷·疾病类·肠澼》:"且凡病痢者,必有脓血,使无脓血,焉得为痢?盖伤其脏腑之脂膏,动其肠胃之脉络,故或寒或热皆能脓血。"

《黄帝内经素问集注·卷四·通评虚实论篇第二十八》:"肠澼便血者,阴络之血溢也。肠澼下白沫者,肠外之寒汁沫也。肠澼下脓血者,汁沫与血相搏,并合而下者也。"

《伤寒论纲目·卷十五·厥阴经症·厥阴经脉》:"寇宗奭曰:下利而下重,即痢症也。"

4)痢下赤白脓血,兼有里急后重和腹痛,且内有所积,必是实证。

《太平惠民和剂局方·指南总论·卷下·论泻痢证候》:"若只下痢,脐腹不撮痛者,乃无积滞,不须先服感应丸。"

《传信适用方·卷下·治小儿众疾》:"凡病痢者,皆因有积,赤痢,热积也;白痢,冷积也;赤白痢,冷热不调积也;赤多白少者,热多而冷少也;白多赤少者,冷多热少也。"

《妇人大全良方·卷之八·妇人滞下方论第十》:"甲子夏秋间,仆处赵经略厅有侄孙,年九岁,病疾甚重,召小方脉未至,遂令仆诊之。六脉平细,以证观之,云是血痢。其实非也,只是血水而已。仆云:记得调中汤治状,云治夏月初秋,忽有暴寒折于盛热,结于四肢,则壮热头痛。寒伤于胃则下痢,或血、或水、或赤,壮热冥闷,脉数,宜服此。遂合之,去大黄,服之而愈。"

《仁斋直指方论·卷之二·证治提纲·大便脱泄白脓》:"大人小儿,泄痢无已,其后变作白脓点滴而下,或于粪尾见之,为之温脾不愈,法当温肾。盖肾主骨髓,白脓者,骨髓之异名也。要之始作白痢,其气腥臭,已经转下,而且淹涎日久,无所谓痢矣……虽然,又有妇人一证,似痢非痢,泄下白脓,心腹暴痛,吼不忍闻,此当为之通血,投通血之剂,却以养正丹辅之。"

《医学真传·痢》:"痢,泻也。大便通利,常也。痢者,乃里急欲利,复后重而不利。后重,即后坠,痢之发也,身作寒热,呕吐,烦闷,水浆不入,

腹痛,下痢或赤或白,或赤白相兼,里急后重,昼夜数十余次。此痢之重者也……又凡下痢必痛,痛者可治,谓有积也;不痛者,是为肾泄,难治,一起便宜温补,不宜行泄,若行泻于前,温补于后,亦难生矣……亦有下痢无积,日夜十余次,解时微痛,是名脾泻,又名洞泄,亦宜温补,不宜通利。有脾家实,而腐秽当下者,乃新病为然,必非久也。"

《景岳全书发挥·卷一·传忠录·辨河间》:"泻与痢大不相同,泻者无积而不后重逼迫;痢者有积而后重逼迫腹痛。河间言痢不言泻,景岳以泻而言,脱去痢字而议河间之非,真认错关头。"

《杂病广要·脏腑类·滞下》:"瘀血似痢。东阳胡兄年四十岁,患痢百余日,百法治不效。时正九月初旬,予诊其六脉促急沉弦细弱芤,左手为甚,昼夜十行,视之秽物甚少,虽下清涕,中有紫黑血丝,食全不进。予曰:此非痢也,当作瘀血治之。其兄问瘀血何事而致。予曰:饱食急走,极力叫骂,殴打撷扑,多受疼痛,盛怒不泄,补塞太过,大酒大肉,皆能致之。彼云:去岁枉受责杖,经涉两年,恐非此等瘀血。予曰:服吾药,得瘀血下则生矣。以桃仁、乳香。没药、滑石,佐以槟榔、木香,用神曲糊为丸,以米饮下五十粒。至夜半又不动,又依前法下二百粒,至天明下秽如烂鱼肠者二升半,困顿终日。渐与粥食而安。(《医纲》引《丹溪》)"

(2)相似病症

痢疾常需与泄泻鉴别,痢疾通常以痢下赤白、里急后重为标准。凡大便利下稀薄,而于痢疾标准中的两项不能同时满足者即为泄泻。并有认为,痢疾多表现为热证,泄泻多表现为寒证;泄泻起病较急,而痢疾起病较缓的看法,可作为参考。虚损和刮肠两病是与元明时期那个仅指实证的痢疾做鉴别的,在今日也可划进久痢的范畴中。

1)泄泻:古代泻与痢不分十分普遍,直到元代之后,痢疾作为一种单独的疾病才成为主流。

《仁斋直指方论·卷之十七·胀满·胀满证治》:"虽然感应丸只可治痢,不可治泻,盖痢家服之,有积则行,无积则止,若以此亦可治泻,误人。"

《局方发挥》:"泄痢之病,水谷或化或不化,并无努责,惟觉困倦。若滞下则不然,或脓或血,或脓血相杂,或肠垢,或无糟粕,或糟粕相混。虽有痛、不痛、大痛之异,然皆里急后重,逼迫恼人。考之于经,察之于证,似乎皆热证实证也。余近年涉

历,亦有大虚大寒者,不可不知。"

《金匮钩玄·附录·滞下辩论》:"夫泄者,水谷湿之象。滞下者,垢瘀之物同于湿热而成。治分两歧,而药亦异。若淡渗之剂,功能散利水道,浊流得快,使泄自止。此有无之形,岂可与滞下混同论治而用导滞行积可乎?"

《医学入门·外集·卷四·杂病分类》:"抑考《难经》云:胃泄,饮食不化,色黄;脾泄,腹胀呕逆,言泻也;大肠泄,食已窘迫,色白,肠鸣切痛;小肠泄,溲而便脓血,小腹痛;大瘕泄,里急后重,数至圊而不能便,茎中痛而溺涩,言痢也。观此泻与痢,亦惟脓血与粪之异,除伤寒三阳、三阴传变自利,杂病湿热,食积之根,皆责肠胃。盖泄泻、疟、痢,同由暑月饮食所致,轻者便作泄泻,重者停为疟痢,痰冲胸胁则为疟,积滞肠胃则为痢。《局方》有分《难经》五泻者,不免失之牵强。"

《丹台玉案·卷之五·泄泻门》:"大抵泄泻与下痢,皆脾家之疾,而受病之新久不同,故势有轻重,而治之有难易也。然果何以知之,盖宿食停于中得湿热而始变,则有赤白诸般之色,而为下痢。此受病已久,故有积而无粪也。饮食过饱,挟湿而不尽化,则大便通利,无里急后重之苦,而为泄泻。此受病未久,故有粪而无积也。此泄痢之别,用药者其可以概施乎?诸痢多热,而寒者少。诸泻多寒,而热者间或有之。惟完谷不化,属于客热在脾。火性急速,不及传化而自出也。然亦有脾寒,不能运而完谷不化者,此其常也。治此病者,当视其小便之赤白,察其脉之洪数沉迟而已。小便赤,脉洪数则为热。小便清,脉沉迟则为寒。不可不辨也。"

《寓意草》:"肺中之热,无处可宣,急奔大肠,食入则不待运化而直出,食不入,则肠中之垢污,亦随气奔而出,是以泻痢无休。"

《医门法律·卷五·痢疾门·痢疾论》:"故胃受湿热,水谷从少阳之火化,变为恶浊,而传入于大肠。不治少阳,但治阳明,无益也。"

《石室秘录·卷二·乐集·通治法》:"然而水泻之中,亦有不可遽止之病,如疼痛于腹中,后重于门口,皆是有火而泻。"

《冯氏锦囊秘录·杂症大小合参卷十三·方脉痢疾合参》:"凡治滞下,与大肠滑泄自利不同,滑泄有可涩之道,故古人间有用粟壳诃子以正其

滑。若滞下本属湿热涩滞,法宜疏利,最忌兜涩,大肠为肺之腑,大肠既有湿热留滞。则肺家亦必有郁滞不清,言人用药,每利肺气,知其性喜通利,清脏以及腑也。倘误用兜涩,则湿热无所宣泄,肺气不得下行,非惟痢疾增剧湿热熏蒸,上及于肺,则胀满气逆,不眠恶食诸证见矣。"

《症因脉治·卷四·泄泻论·附诸贤论》:"如泻已愈,至明年此月日复发者,有积根于中。如痢症休息痢相等看,然亦分热积寒积治之。"

《难经古义·卷之下》:"《素问》云:下为飧泄,久为肠澼,是也。泄多属寒,痢多属热,且其泻与后重,亦自有别。"

《医碥·卷之三·杂症·痢》:"均之湿热,而或泻或痢,何也?曰:泻因湿热骤盛,火性急速,遽迫水谷暴下,不及蒸为腐败,倾盆而出,肠胃即清,故无胶固垢积。积滞既无,气行弗碍,浊降而清随升,故无里急后重。病发既速,则血气未伤,故无赤白血脓。痢则初起湿热尚微,积渐乃盛,盛而后发,为日既久,遂蕴酿出如许证候耳。"

《类证治裁·卷之四·痢症论治》:"凡治痢与治泻异,水泻由清浊不分,可利小便。痢则邪毒胶滞,津液枯涩,大忌分利。"

《杂病广要·脏腑类·泄泻》:"泻痢异同。凡《内经》有言飧泄者,有言濡泄者,皆泄泻也。有言肠澼者,即下痢也。然痢之初作,必由于泻,此泻之与痢本为同类,但泻浅而痢深,泻轻而痢重。泻由水谷不分,出于中焦,痢以脂血伤败,病在下焦。然病实相关,不可不兼察以为治也。(《景岳》)"

《杂病广要·脏腑类·滞下》:"痢与泄泻,其病不同,其治亦异。泄泻多起寒湿,寒则宜温,湿则宜燥也……痢病多成湿热,热则宜清,湿则宜利也。虽泄泻亦有热症,然毕竟寒多于热;痢病亦多寒症,然毕竟热多于寒。是以泄泻经久,必伤胃阳,而肿胀喘满之变生;痢病经久,必损其阴,而虚烦痿废之疾起。痢病兜涩太早,湿热流注,多成痛痹。泄泻疏利或过,中虚不复,多作脾劳。此予所亲历,非臆说也。(《读书记》)"

《痢疾明辨·辨治痢与治泻不同》:"泄泻有寒,有热,有湿、有食积、有清气下陷之不同,用药有温燥、分利之异。痢则纯乎暑、湿、热与燥火交结为病,复有邪陷、秋燥、时毒之别,或凉、或润,或宜推荡,或宜清暑;最要清暑化热,不忌清滋滑润,

温燥万不可投,芪、术万不可用,与治泻有天渊之别。每见治痢者辄进姜、附、二术温燥之剂,误人不少。明乎仲景六经辨证之法,可无此等之弊。"

《痢疾明辨·辨痢属脾胃湿热当分阴阳虚实》:"脾为己土,属阴,湿袭之便为寒湿。胃为戊土,属阳,湿袭之化为湿热。痢者湿热病也,脾不运化,湿热袭于阳明者居多,故痢疾每多见阳明病,或通因通用,或寒因热用,导去肠中之热,则湿亦渐化矣;若脾之寒湿为病,当温脾化湿,此属太阴病,不可混治。"

《辨脉平脉章句·卷上辨脉法篇第一》:"趺阳浮涩主下利,少阴滑数主屎脓,即泄与痢之辨也。泄属脾,利属肾。"

2)转胞

《杂病广要·脏腑类·小便不通》:"转胞证候,孕妇多有之,患在忍缩小便,或喜食煎爆,故饱后为热所迫,遂使小肠之气逆而不通,大肠之气与之俱滞,外水不能入膀胱,内水不能出膀胱,淋沥急数,每欲尿时,痛不可言,大便亦里急频并,似痢非痢。必以手从胸间按至脐下,庶可立出小便,否则逆上出而不禁,甚者因此腹胀浮肿。治法用凉药疏利小肠中热,仍与通泄大肠,迨其腹中搅痛,大便大下,则溺胞随即归正,于是小便顺流。(《直指》)

男子亦有转胞,妇人转胞不必尽由胎压,多因尿急胕胀,而骤马驰车,飞跑急走,致胕颠翻,或水溢中焦,食满肠胃,下压膀胱,无处退避,以致闪侧翻转(热攻气迫者可推),并须吐法。(《医碥》)"

3)虚损

《慎柔五书·卷三·虚损第三·虚损误药之辨》:"虚损由于内伤证,与外感相似。外感头疼、发热、恶寒,其脉浮数有力,宜汗解而愈,从表入里,脉洪大,大便燥,宜和解通利之。内伤亦头痛、发热、恶寒,其脉紧数无力,宜补中加羌、防。元气一足,邪气自散。羌活领太阳经而出,前证俱退矣。不效,再一剂,自然见汗,乃愈。庸医不知此理,仍用发表,汗至颈而还,一旦发似疟,作疟治之,又似痢,作痢治之,更加发热,庸医无措手处矣。伤寒脉洪大有力,内伤豁大,似洪而无力,亦大便结燥,仍用清凉汗下解散之法,大伤脾胃,则肺已亏矣。咳嗽吐痰,或吐红痰,又作阴虚火动治之。脾土一损,杂病多端,潮热似痢似疟,且脾虚

不能统血,而吐血之症成矣。若因火盛,脾阴不足,血枯之症,亦不可用滋阴剂,当用救阴之法。阴从阳生,阳从阴长之义。人参、白术、莲子、五味、甘草、白茯苓之类是也。恶心,加干姜;不思饮食,加砂仁;胸中气滞,加陈皮;泄泻,去陈皮;汗多,加白术、黄芪;恶寒,加肉桂;吐红,去桂。若泄泻而诸药不愈,胃虚而难受药者,陈腊肉骨灰、陈米锅焦,共三分,炒松花一分,米糊丸,人参看轻重虚实用之,煎汤送下六七十丸。此法活人多矣。"

《轩岐救正论·卷之二·四诊正法·问证》:"东垣内外伤辨……问其小便频数而不渴。初以劳役得之,食少小便黄赤,大便尝难,或涩或结或虚坐,常有些少如痢非痢,或泻黄糜,或溏泄,或结而不通,皆内伤证也。"

《轩岐救正论·卷之四·治验医案上·伤寒脱血非血痢》:"余曰:风寒内攻,阴络受伤,故致脱血,非血痢也。脉洪数,乃真气虚邪气胜也。"

《辨症玉函·卷之四·真症假症辨·痢疾》:"痢疾之真假人多不识,不可不辨明之,以昭示万世也。大约白痢多真,红痢多假,人以白痢为寒,红痢为热误矣。何以见白痢之为真,红痢之为假也?白痢如白脓如鱼冻如黄精,皆湿热之真象也,以去湿逐秽之药治之,大抵无甚差错,予亦不必再立方也。惟是如红痢而非痢,最能惑人,倘亦以痢药下之,是虚其虚矣,其症必皆纯血而无粪,间有秽物亦必如脓而稀少,更或久痢之后,即有血下,亦如败脓而黯黑相间,无神无色,此皆不可作痢治之,盖似痢而非痢也。此等之症,一作痢治,去生不远。吾今特传一方治似痢之假症,无不如神,方名急生丹。一剂而血止,再剂而身安,四剂而全愈。惟有久痢而有败脓,黯黑相间者,本方去附子加萝卜子三钱煎服,余则俱照本方所定药味分两也,此方止血于补气补血之中,而绝不去治痢,故尔收功如响。此治假痢之法实宜如此,愿人遵守之也。急生丹:人参五钱,白芍一两,附子一片,黄芪一两,干姜二钱(炒黑),熟地二两,茯苓五钱,三七根(末)三钱,当归五钱,水煎服。"

《冯氏锦囊秘录·杂症大小合参卷十三·方脉痢疾合参》:"夫既为疟后,发泄已尽,必无暑热之毒,复为痢疾,此是元气下陷,脾气不能升举,似痢非痢也。"

《冯氏锦囊秘录·女科精要卷十七·胎前杂

症门·妊娠痢疾》："况似痢非痢者，多中气虚则不能上升，脾气虚则不能渗湿，肾气虚则不能闭藏。慎勿以有形之假滞，而伤无形之元气，至元气一伤，变症百出矣。胎能保乎？"

《冯氏锦囊秘录·痘疹全集卷二十三·论身痛》："况有迹之疾病未除，而无形之元气先竭，则痘不待痢痊而先毙矣。且世间似痢非痢者多，以青皮、槟榔而致毙者，不可胜举！"

《方症会要·卷三·劳病·附五脏之气绝于内论》："或谓：五脏之气绝于内者，利不禁，下甚者，手足不仁，何谓也？师曰：五脏者，心肝脾肺肾，皆阴也，营气亦阴也。平人五脏气旺协和，营气主维于其内，故血液充，阴精固，大便润，小便长，奚病焉？惟火邪燔炽而五脏齐槁，五行相克而七传者，死。此五脏之气绝矣。五脏气绝则营气无所管而陷下不禁。在病劳则肠垢虚脱；在恶利则洞泄异常；气虚血陷，手足自尔不仁，此症之急危也，阴气已绝故也。或又言：常见痢疾每下百度，昼夜无休，完谷不化，下体麻木，治之可生。亦脏气绝而犹有可救者欤？师曰：此非藏气绝也，症虽相似而实殊。此人春夏受热藏于脏腑，复出肠胃，火性猛烈，奔迫后重。河间所谓火性疾速不能停留于胃也。其完谷不化，非胃气绝也。仲景谓邪热不杀谷者是也。下体虽麻木而犹未至于手足不仁，不仁则并麻木而不知。势虽急而犹未至不禁，不禁则上无胀闷，中无痛楚，下无奔迫，但孔如竹筒，漫无约束，直流不休，诃子罂粟咸无功矣。虽有卢扁，将安施乎？以上二症，病虽相似而虚实生死不同，辨之当精。"

4）刮肠

《证治准绳·杂病·大小腑门·滞下》："诸病坏证，久下脓血，或如死猪肝色，或五色杂下，频出无禁，有类滞下，俗名刮肠。此乃脏腑俱虚，脾气欲绝，故肠胃下脱，若投痢药则误矣。六柱饮去附子，加益智仁、白芍药、或可冀其万一。"

《冯氏锦囊秘录·杂症大小合参卷十三·儿科痢疾》："至有毒气侵胃，是以饮食不餐，肛门宽大，深黑可畏。肚腹疼痛，里急后重，频滴鲜血者，名曰刮肠。"

5）其他相似病症

《三因极一病证方论·卷之十二·滞下叙论》："但以寒、热、疳、蛊，分为四门，未为至当。且

疳蚀疮脓，中蛊下血，与利脓血，证状大别。疳蚀虽下赤白，当在疳湿疮门；蛊利清血，当在中毒蛊门。今之滞下赤白者至多，皆是冷热相搏，非干疳湿蚀疮类；下利清血亦多，与中蛊毒者大异。"

《仁斋直指方论·卷之二·证治提纲·孕妇胎热似痢》："孕妇胎热似痢。孕妇七八个月，伤暑伤热以致子烦。胎气迫近于上，咽喉窒碍，心腹胀满，下坠似痢。每登厕时，坐一炊久，忽而气下，方得大便一通。世俗率用痢药，不知病在胎热子烦，可小柴胡汤下黄连阿胶丸，或用炒阿胶、净黄连各一分，枳壳、北大黄半之，分作两剂，乌梅、姜、蜜煎服，俟其大便调导，却以川芎、茯苓、缩砂、甘草继之。若五苓散、感应丸、香连、驻车，非其治也。"

《秘传证治要诀及类方·卷之八·大小腑门·泻血》："有腹痛者，乃是血不循理，故尔作痛。却无里急后重及缠坠等患，不可因痛认为血痢。"

《辨证录·卷之七·痢疾门》："皆能致瘀而成痢也。及致成痢，以治痢之药投之，绝无一验者，以所成之痢，乃似痢而非痢也。"

《冯氏锦囊秘录·杂症大小合参卷十三·癥瘕痞癖》："癖者，是因积得之，其症如肠癖之疾，便利无度，似痢非痢，似虫非虫，或下鲜血，肚腹干痛，心胸满闷，久而不治，则顽结不散，有类痞状。盖由乳哺失调，停滞为积，久则血膜并聚，胁傍结癖，时时作痛，或发潮热，又有食癖、乳癖、疳癖、惊癖、虚癖、痰癖之分，其伤气血一也。"

《类证治裁·卷之七·便血论治》："便血与痢血异，便血宿疾，痢血新邪，兼有脓杂。与肠风脏毒尤别。便血火淫，肠风风淫，脏毒湿热淫，兼积毒。便血由肠胃火伤，阴络血与便下。"

2. 辨禁口痢

正气虚损，兼有邪热内郁而见下痢，兼有噤口不食者，称为噤口痢，多与脏腑功能失调有关，但属于何脏何腑出现问题，历来医家有不同的看法。

（1）腑脏紊乱

1）病在脾胃

《金匮钩玄·附录·滞下辩论》："又有胃弱而闭不食，此名禁口痢病，七方未有详论者。以《内经》大法推之，内格呕逆火起炎上之象。究乎此，则胃虚木火乘之，是土败木贼也，见此多成危候。"

《证治准绳·杂病·大小腑门·滞下》："痢疾不纳食，或汤药入口，随即吐出者，俗名噤口。有

因邪留，胃气伏而不宣，脾气涩而不布，故呕逆而食不得入者；有阳气不足，胃中宿食因之未消，则噎而食卒不下者；有肝乘脾胃发呕，饮食不入，纵入亦反出者；有水饮所停，气急而呕，谷不得入者；有火气炎炽，内格呕逆，而食不得入者；有胃气虚冷，食入反出者；有胃中邪热不欲食者；有脾胃虚弱不欲食者；有秽积在下，恶气熏蒸而呕逆，食不得入者。当各从其所因以为治。（世云）以脉证辨之，如脾胃不弱，问而知其头疼心烦，手足温热，未尝多服凉药者，此乃毒气上冲心肺，所以呕而不食……若其脉微弱，或心腹膨胀，手足厥冷……又方，用石莲捶去壳，留心并肉，碾为末。每服二钱，陈米饮调下。此疾盖是毒气上冲心肺，借此以通心气，便觉思食效。"

《济阳纲目·卷二十二下·滞下·论下痢呃逆》："丹溪云：噤口痢，胃中热甚，大虚大热故也。"

《杂病广要·脏腑类·滞下》："按痢而能食，知胃未病也。若脾胃湿热之毒，熏蒸清道而上，以致胃口闭塞而成禁口之证（［按］此说本于丹溪，宜参后调停诸方），理宜除胃口之邪热，而此云毒气上冲心肺（［按］此斥《百一选方》，其文出石莲肉方中），其毒不知指何者之邪。然亦有脾胃虚而得者，亦有误服利剂药毒犯胃者，又有服涩热之剂太早而邪气闭遏于胃口者，必当求责。（《玉机》）"

《杂病广要·脏腑类·滞下》："痢不纳食，俗名噤口。如因邪留胃中，胃气伏而不宣，脾气因而涩滞者，香、连、枳、朴、橘红、茯苓之属。热毒冲心，头疼心烦，呕而不食，手足温暖者，甘草泻心汤去大枣易生姜。此证胃口有热。不可用温药。若阳气不足，宿食未消，噎而不食，枳实理中加砂仁、陈皮、木香、豆蔻或山楂、曲、柏之类。（《医通》）［按］此说本于《必读》，彼更曰：有积秽在下，恶气熏蒸者，承气汤。"

《痢症三字诀·正文》："若噤口，津液伤，不速治，腐胃肠。诸病不食皆是中寒，唯痢证噤口不食是肠胃热灼，津液不升，舌干咽涩，食不得下。西医言，人之食皆以津吸之也，此症胃津灼枯是以噤不食。喻嘉言仓廪汤循名失实，朱丹溪石莲汤依稀仿佛，皆不知胃津用事之故也。此时沃焦救焚，若迟不及则腐肠烂胃而死。世之用香砂橘半者不知误杀多人，试者噤口必舌上无津液，但令津液盖

过舌心则食即下，百验不爽，勿为旧说所误也。

救胃煎、开噤汤，毋利水，免津汤。

痢证、呕吐是火逆拂郁，宜三黄酒止呕，呕止即进食，此非真噤口也，唯不呕不食舌上无津是为真噤口，宜救胃煎、开噤汤大生津液，以救肠胃。凡泄皆宜利水，唯痢证胶结之邪只当滑以去着，不可渗利反伤津液也。"

2）病在心肺

《济阳纲目·卷二十二下·滞下·论下痢呃逆》："《百一选方》云：噤口痢是毒气上冲心肺所致，用石莲肉以通心气。"

《病机沙篆·卷上·痢》："噤口痢食到便吐，上焦火逆也，黄连、木香、茯苓、桔梗、枳壳、陈皮、半夏、菖蒲、生姜。噤口虚者，陈米三钱，莲肉五钱，人参一钱，煎好入姜汁少许，细细呷之，如吐出，再呷，但得一呷下咽便开。"

《大方脉·杂病心法集解卷四·痢疾门·噤口痢》："噤口痢者，下利不食，或呕不能食也。因里热盛，毒上冲心，口噤作呕，脉大身热而赤，唇红呃逆，饮冷，不能食而痢甚。"

《杂病广要·脏腑类·滞下》："下痢噤口不食，虽曰脾虚，盖亦热气闭隔心胸所致也。（《直指》）"

（2）寒热失调

《寿世保元·卷三·痢疾·下痢不治症》："一论噤口痢，其疾有冷有热，有冷热不调，皆须先发散表邪。如手心热目赤，是热，宜败毒散加陈米煎服。如手心冷，及纯下白痢者，是寒，宜用莲肉不去心为末，用米饮调服三钱。"

《景岳全书·卷之二十四心集·杂证谟·痢疾·论治》："禁口不食，乃痢疾最危之候，而自古未有明辨……岂皆胃口热甚而总以黄连可治乎？盖噤口者，以食不得入，虽亦有实热证，而惟脾胃虚寒者居多。若因食积胃中而噤口者，其胸腹必有胀满，或见硬痛，此当行滞去积，积滞去而食自入，如青、陈、楂、朴之属是也。有因火郁胃中而噤口者，其脏腑必多炽热，或脉见洪数，此当泻火去热，邪热去而食自入，如芩、连、栀、柏之属是也。凡此者，皆以邪蓄于中，乃噤口之实证也。

然实证无几，而近之病者，每察其胃口，则多无胀满等证，或察其大邪，则亦非实热等证，但见其出无入，而胃口日穷，精神日败。盖其既无胀

満,本非积也,又无真热,本非火也,无积无火而食不能入,其故何也? 以脏气不能容受也。不能容受,其故有二:盖一由脾气之弱,故或为呕恶,或为吞酸,或恶闻食气而泛泛不宁,或饥不能食而枵枵待困,此以中焦不运,故食不能入,责在脾也。一由肾气之弱,故命门不能暖……下焦失守而化源无主,责在肾也。欲健中焦,非人参、白术、干姜、甘草之属不可;欲实下焦,非熟地、附子、吴茱萸、肉桂之属不可。"

（3）虚实相杂

《医学纲目·卷之二十三·脾胃部·滞下》:"（世）痢疾不纳饮食者,俗谓之噤口痢,以脉症辨之。如脾胃不弱,问而知其头疼心烦,手足温热,未尝多服凉药者,此乃毒气上冲心肺,所以呕而不食。宜用败毒散,每服四钱,陈仓米一百粒,姜三片,枣一枚,水一盏半,煎八分温服。若其脉微弱,或心腹膨胀,手足厥冷,初病则不呕,因服罂粟壳、乌梅苦涩凉药太过,以致闻食先呕者,此乃脾胃虚弱,用山药一味,锉如小豆大,一半入银瓦铫内炒熟,一半生用,同为末,饭饮调下。"

3. 辨休息痢

休息痢是以时发时止为表现的一种痢疾,或出于正气虚损,或出于邪气内伏。

《诸病源候论·痢病诸候·休息痢候》:"休息痢者,胃脘有停饮,因痢积久,或冷气,或热气乘之,气动于饮,则饮动,而肠虚受之,故为痢也。冷热气调,其饮则静,而痢亦休也。肠胃虚弱,易为冷热,其邪气或动或静,故其痢乍发乍止,谓之休息痢也。"

《扁鹊心书·卷中·休息痢》:"痢至休息无已者,非处治之瘥,即调理之误,或饮食之过,所以止作频仍,延绵不已,然欲使其竟止亦颇费手。有肺气虚陷者,有肾阴不足者,有脾肾两亏者,有经脉内陷者,有肝木乘脾者,有腐秽不清者,有固涩太早者,有三焦失运者,有湿热伤脾者,有生阳不足者,有孤阴注下者,有暑毒未清者,有阴积肠蛊者,有风邪陷入者,一一体察,得其病情,审治的当,自能应手取效。"

《张氏医通·卷七·大小府门·痢》:"休息痢,此证多因兜涩太早,积热未尽,加以调摄失宜,不能节食戒欲,所以时止时作……有服补中益气数服,不应,反下鲜紫血块者,此久风成飧泄,风气

通于肝,肝伤不能藏血也。"

《症因脉治·卷四·痢疾论·外感休息痢》:"外感休息痢之症:暴发热痢而起,后乃久久不愈,或暂好一月半月,旋复发作,缠绵不愈,积滞不除,此外感休息痢症也。

外感休息痢之因:外感六淫之邪,以成痢疾,或失于解表,或寒凉抑遏外邪,或早食膏粱助其邪热,或补涩太早,邪伏肠胃,则成休息之痢矣。

外感休息痢之脉:脉若见涩,气凝积滞。或见沉滑,食积未彻。或见沉数,内有积热。或见沉弦,脾伤气血。"

《症因脉治·卷四·痢疾论·内伤休息痢》:"内伤休息痢之症:无外感之邪,非暴发暴痢之症,但因脾胃亏损,渐成积痢,或发或止,经年不愈,此内伤休息痢症也。

内伤休息痢之因:或因劳心过度,思虑伤脾,或因胃强脾弱,饮食伤损,或因寒凉不谨,肠胃受伤,脾肾相传,则内伤休息之痢作矣。

内伤休息痢之脉:脉见弦细,思虑所伤。或见虚大,脾气亏损。或见细涩,脾血有伤。或见沉弦,食积伤脾。或见迟弦,寒凉伤损。"

4. 辨疫痢

疫痢,是传染性强、起病急骤的一类痢疾。

《济阳纲目·卷二十二下·滞下·治时疫痢方》:"以太岁分之,则丙子、丙午、甲子、甲午、庚子、庚午、丙寅、丙申年、甲寅、甲申年、庚寅、庚申年,并辰戌之年,运遇丙甲及庚运所临,其害尤甚,及丑未之年,宜有此候。又兼无问太岁,盖天地变化,其候多端,难可穷尽。今此但世人亦不必撞太岁,但看一年中春夏之内,多有寒肃之化,阳光少见,忽寒热二气更相交争,忽于夏月多寒湿之化,寒邪犯心,所受之痢先发寒热,忽头痛,忽先转数行,后有赤痢,忽赤白相杂,忽止下痢。"

《痢疾论·外感痢疾·疫痢》:"（有外感无内伤）疫痢之症,长幼相似,沿门合境,一齐发作,下痢脓血,或下纯血,或下黄水,或下紫血水,身热头痛,胸满不食,此疫痢之症也。

疫痢之因:运气所主,或流衍之纪,雨湿连绵,寒水时行;或二火司政,赫曦行令,湿热大作;或燥金行令,燥火时行。三者皆成疫毒症,此所谓天行病也。

疫痢之脉:寒湿所伤,脉多濡散;或见微迟,或

一手脉伏,脉若洪数,湿热之邪;脉若躁疾,燥火之诊。"

《医碥·卷之三·杂症·痢》:"时行疫痢,当求其时气而治之。盖必有彼此相同之证候,即其气也。如皆见身肿,即为时气之湿也。"

《大方脉·杂病心法集解卷四·痢疾门·时疫痢》:"因患痢时,忽感时疫,亦有气候相传者,若热为邪束,恶寒无汗,发热呕逆,身痛头疼,下利脉浮。"

《三指禅·卷三·痢症脉论》:"当此暑炎方退,金飚初起,土间其中(土旺于四季,五、六得天地之中,以未土为正)。热、燥、湿汇于一时,三气凑而为病。有时行者,从皮毛入,微恶寒,腹痛,泻尽宿食方转红白。风之所过,行于一家,则病一家;行于一境,则病一境。有传染者,从口鼻入,不恶寒,腹痛,随泻宿食即转红白。气之所触,染于一人,则病一人,染于一方,则病一方。"

《杂病广要·脏腑类·滞下》:"疫痢,外有时行疫痢一证,三十年前间或有之,今则往往夏末秋初。沿门阖境患此。其证大都发热头疼,口渴烦躁,下痢溺涩,甚者一日夜行百次,或兼发斑疹,势甚危迫。世医妄指为漏底,殊不知此是时气使然。因世人禀赋渐薄,积感湿热厉气所致。治法当清热解毒表散为急,如升麻、葛根、柴胡、黄连、黄芩之类(《广笔记》)。"

5. 辨水谷痢

水谷痢病名出自元翻南宋绍圣本《诸病源候论》,据《医心方》当为水谷利的误刻,也就是说,水谷痢是一种泄泻,一般是用来指那种完谷不化的泄泻,但是后世以讹传讹,也有人认为是一种痢疾,并给出了相关症状的描述。

《大方脉·杂病心法集解卷四·痢疾门·水谷痢》:"此因脾胃虚,腐化不及,清浊相干,痢下水谷,腹或胀痛而成此症。如初起水谷糟粕与脓血杂下者,主以调中益气汤,若日久不止,用六君子汤加蜜芪、木香、炒砂仁、山药。"

6. 辨产前产后痢

《冯氏锦囊秘录·女科精要卷十七·胎前杂症门·妊娠痢疾》:"妊娠饮食生冷,脾胃不能克化,致令心腹疼痛。伤血则赤,伤气则白,血气俱伤,则赤白相杂。至若腹内重坠,胎气不安者,此腹重坠下,元气虚而不能升举,真气下陷也,大用

补中汤而自安,切勿顺气、行气,益增坠下之患。胎系于肾,如钟系于梁,栋柱不固,栋梁必挠,而钟岂能独全哉。"

《张氏医通·卷十一·妇人门下·产后》:"产后下痢有三,一者因胎前患痢,产后不止。昔人以为七日必死之候。若元气未败,脉有胃气,可进粥食者,伏龙肝汤丸随证加减,多有得生者。一者因产后脐腹受冷,饮食不化,腹痛恶露不行,理中汤为主。白,加吴萸、木香。赤,加桂心、茯苓。一者因产后误食生冷,或临产饮食过度,产后泄泻下痢,亦宜理中汤。白,加枳实、茯苓、厚朴、木香;赤,加香附、炮楂熬糖,虚,加人参、肉桂。间有热痢下重,白头翁加甘草阿胶汤清理之。恶露已净,痢久不止,腹痛后重,补中益气升举之。大抵产后下痢,惟宜顾虑元神,调和血气,则积滞自下,恶露自行。非若妊娠之有胎息,难于照顾也。"

《冯氏锦囊秘录·女科精要卷十八·产后杂症门·产后痢疾》:"产后腹痛泻痢者,由产后肠胃虚怯,寒邪易侵,故腹痛如刺,水谷不化,洞泻肠鸣,或下赤白,急服调中汤立愈。若非外因所伤,乃属肾气亏损,阳虚不能生土,阴虚不能闭藏耳。必用四神八味补肾,倘误投分利导水之剂,是益虚其虚也。"

《痢疾明辨·产后痢》:"[陈韶九按]胎前患痢,产后不止,七日必死,此言营虚而邪火炽甚,忌于禁用苦寒,不死何待,医者不知变通之过也,然亦不可执一,若久而虚滑者,宜术、附、诃、粟并进,下陷者、升麻兼用。予曾验过,初谓独得之秘,不知先生已先得我心矣。"

7. 辨厥痢

《张氏医通·卷七·大小府门·痢》:"仲景云:下痢手足不逆冷,反发热者不死。此论其暴也。盖暴病有阳则生,无阳则死。故虚寒下痢,手足不逆冷,反发热者。或其人脏中真阳未漓,或得温补药后,真阳随返,皆是美征……伤寒厥痢发热,与下痢发热,迥然不同。伤寒厥而且痢,为虚寒之极,所以反能食者则死,反发热者不死。若痢证则能食者不死,发热者多死也。"

8. 辨蛲虫痢

《张氏医通·卷七·大小府门·痢》:"蛲虫痢 其证腹大,皮肤黄粗,循循戚戚然,得之于寒湿。寒湿之气,菀笃不发,化为虫。此九虫之一,

其形极细,胃弱肠虚,则蛲虫乘之。或痒,或从谷道中溢出,仓公以芫花一撮主之。乌梅丸、黄连犀角散亦主之。然虫尽之后,即用六君子加犀角、黄连、乌梅肉丸服,以补脾胃,兼清湿热,庶不再发。若一味攻虫,愈攻愈盛,漫无止期也。"

二、辨症候

1. 症候概论

《扁鹊心书·卷中·痢疾》:"若无大便,止下赤脓者,乃胃有大热伤血也,宜当归芍药汤、阿胶汤;若下白脓者,乃饮食冷物伤大肠也,服桃花汤、全真丹而愈;若腹痛发热昏睡,六脉洪数,纯泄赤脓,乃热气滞于肠胃也,名疳蛊痢。"

《慎柔五书·卷三·虚损第三·虚损误药之辨》:"白痢者,属乎气。赤痢者,属乎血。便色白者,大肠泄。便脓血者,小肠泄。泄青白者,大肠虚。便肠垢者,大肠实。纯下青水者,风痢。泄如蟹渤者,气痢。黑如豆汁者,湿痢。黄如鱼脑者,积痢。白如鼻涕者,虚痢。黑如鸡肝者,蛊疰痢。五液注下,痢兼五色者。"

《杂病心法要诀·卷四·痢疾总括》:"白痢自大肠来,大肠与肺为表里,肺主气,故属伤气也。赤痢自小肠来,小肠与心为表里,心主血,故属伤血也。寒闭痛甚,寒开痛微,痢开病减,故痛微也……初痢多属湿热,久痢多属寒虚也。

噤口饮食俱不纳,水谷糟粕杂血脓,风痢坠重圊清血,休息时作复时停,热痢鱼脑稠黏秽,寒痢稀跌白清腥,湿痢黑豆汁浑浊,五色相杂脏气凶。

[注]噤口痢者,下利不食,或呕不能食也。水谷痢者,糟粕脓血杂下也,风痢者,似肠风下清血而有坠痛也。休息痢者,时发作时停止也。五色痢者,五色脓血相杂而下也,若有脏腐尸臭之气则凶。"

《医碥·卷之三·杂症·痢》:"邪能伤正,伤在血分则便血,曰赤痢(当与肠风参看)。伤在气分则便脓,曰白痢(脓有二,一则胃中津液,一则水谷汁浆,均为邪火煎熬成脓。观饭食腐败,往往化为白脓可见。而津液稠浊,上出为痰,下出为脓,尤其明著。景岳谓是肠间脂膏剥刮而下。不思肠胃之里,并无脂膏,止有涎沫,观猪肠可见矣。又大肠合肺主气,小肠合心主血,故古谓血从小肠来,脓从大肠来,不必泥也)。若血气并伤,则赤白兼见。又或湿盛血败而色如豆汁,或热极而色见

紫黑(黑而光如漆者,为瘀血,有血丝者亦然)。或久痢而元气虚弱,湿痰败浊,色尘腐如屋漏水(中原盖屋用泥,故漏水尘浊晦黑)。或证转虚寒,色如鱼脑,如鼻涕,如冻胶(色同白痢,但有初起后剧,及寒热不同)。或脏腑败坏,面色如死猪肝鸡肝(其色青黯)。此痢之所以有各色也。"

2. 辨外感内伤

痢疾病因亦不外内因、内因或不内外因,外因包括外感六淫、内生五邪,即风寒暑湿燥火;内因包括七情内伤,九气不调,失于饥饱,劳倦所伤;还包括痰湿、积滞、瘀血等病理产物。

(1)外感内伤概论

《备急千金要方·卷十五·脾脏方·热痢第七》:"大凡痢有四种,谓冷热疳蛊,冷则白,热则赤。疳则赤白相杂无复节度,多睡眼涩,蛊则纯痢瘀血。热则多益黄连,去其干姜,冷则加以热药。疳则以药吹灌下部,蛊毒则以蛊法治之药。"

《三因极一病证方论·卷之十二·滞下三因证治》:"病者滞下,人皆知赤为热,白为寒,而独不知纯下清血为风,下如豆羹汁为湿。夫六气之伤人,初无轻重,以暑热一气,燥湿同源,收而为四,则寒热风湿,不可偏废。古方云:风停于肤腠后,乘虚入客肠胃,或下瘀血,或下鲜血,注下无度,湿毒下如豆羹汁,皆外所因之明文。古方有五泄,因脏气郁结,随其所发,便利脓血,作青黄赤白黑之不同者,即内所因也。又饮服冷热酒醴醾醾,纵情恣欲,房室劳逸,致损精血,肠胃枯涩,久积冷热,遂成毒痢,皆不内外因。"

《严氏济生方·大便门·痢疾论治》:"大凡伤热则为赤,伤冷则为白,伤风则纯下清血,伤湿则下如豆羹汁,冷热交并,则赤白兼下。"

《金匮钩玄·卷第一·痢》:"戴云:痢虽有赤、白二色,终无寒热之分,通作湿热治。但分新旧,更量元气。用药与赤白带同。"

《医学纲目·卷之二十三·脾胃部·泄泻》:"(罗)《内经》曰:湿胜则濡泄。《甲乙经》云:寒气客于下焦,传为濡泄。夫脾者,五脏之至阴,其性恶寒湿。令寒湿之气内客于脾,故不能裨助胃气,腐熟水谷,致清浊不分,水入肠间,虚莫能制,故洞泄如水,随气而下,谓之濡泄。法当除湿利小便也。"

《玉机微义·卷五·滞下门·滞下亦有挟虚

挟寒》："诸方虽有寒热虚实之论,刘河间则以为一出于热。然考之《内经》,似亦热多而寒少也。我丹溪先生则以为亦有挟虚挟寒之证,深戒学者须宜识此……刘河间分别在表、在里,挟风、挟热、挟寒等证,后之作者,无越于斯。但气血一条,未尝表出立论,其于芍药汤下,有曰行血则便脓愈,调气则后重除。盖谓溲便脓血,血之滞也,故曰行血自愈;奔迫后重,气之实也,故曰调气自除。诚哉是言,但脓血赤白亦有气病血病之分,后重里急亦有气实血虚之异,学者又不可不察。"

《玉机微义·卷五·滞下门·论泄痢腹痛》："[按]泄痢腹痛,其证甚多,皆因内气郁结不行所致,理宜行气散郁为先,然亦有挟寒,有挟火热者,有因积滞者,有血虚者,又宜随证处治为当也。今机要云和之一字总言之耳,盖加当归倍芍药之法,惟血虚可用。"

《秘传证治要诀及类方·卷之八·大小腑门·痢》："赤痢血色鲜红,或如蛇虫形,而间有血鲜者,此属热痢。若血色黯如瘀,服冷药所下愈多,去愈频者,当作冷痢。若感暑气而成痢疾者,其人自汗发热,面垢呕逆,渴欲引饮,腹内攻刺,小便不通,瘀血频并……感暑成痢,疼甚而食不进者……白痢下如冻胶,或如鼻涕,此属冷痢。劳痢,因痢久不愈,耗损积血,致肠胃虚空,变生他证,或五心发热,如劳之状。"

《丹溪心法·卷二·痢九》："痢有气虚兼寒热,有食积,有风邪,有热有湿,有阳气下陷,而感受不一,当分治。泻轻痢重,诸有积以肚热缠痛推之,诸有气以肚如蟹渤验之。"

《丹溪心法·卷二·痢九》："下痢有风邪下陷,宜升提之,盖风伤肝,肝主木故也;有湿伤血,宜行湿清热。"

《松厓医径·卷下·痢十二》："痢者多是湿热,亦有食积者,初不可便用止涩之剂。宜早据虚实,通因通用为先,以断下为后。祛外邪,分阴阳,清积滞。淡以渗泄,苦以坚之,又中间有权变。痢久不可下,当察证调之。此乃概论,痢方纷杂,治者慎按焉。"

《古今医统大全·卷之八十三·妇科心镜下·妇人滞下候》："治此者,当审贫富而别病机。贫人之妇,未有不因外感寒、暑、燥、湿、风、火之气而伤于脾胃。脾胃既伤,而又内伤饮食劳倦,不能克化,致令积滞而成滞下。富家妇女,尽是膏粱之变,兼受外邪,内伤生冷湿热之邪而成滞下。古人云:无积不成痢者,此也。"

《明医指掌·卷四·痢疾三》："善治者,审其冷、热、虚、实、气、血之证。"

《明医指掌·卷四·痢疾三》："故湿热之积干于血分则赤,干于气分则白,赤白兼下者,气血俱病也。豆汁色者,湿胜也。如五色之相染,五脏俱病也。纯红者,热毒入深也。鱼脑色者,脾虚不运,陈积脱滑下凝也。如鼻冻胶者,脏腑虚冷脱滑也。如白脓者,虚坐努责而出,气受热邪瘀结也。如屋漏水,枣腐色者,元气愈弱之盛也。[注]枣疑为尘,《证治汇补》引为尘,另《汇补》引用时改气为津液。[达按]……若无赤白,惟见黄色稠浊者,以食积治。后重者,以火治。杂下散血者,以伤治。"

《石室秘录·卷一·礼集·正医法》："但火邪之血,色必鲜红,脉必洪缓。口必消渴,而喜饮冷,小便必热涩而赤浊。内伤之血,色必鲜而紫暗,或微红淡白,脉必微细而迟,或浮涩而空,口不渴,即渴而喜饮热汤,小便不涩不亦,即赤而不热不浊可辨。(李子永识)"

《证治汇补·卷之八·下窍门·痢疾》："淡黄挟白者,食积也。微红焦黄者,热毒也。紫黑血丝者,瘀血也。杂下散血者,损伤也。如鱼脑者,脾失运而陈积不腐也。如冻胶者,肠胃冷而真液下脱也。如白脓者,虚而挟热,津液努责而结也。如屋漏水尘腐色者,元气弱极也。如鸡肝色者,百脉皆伤也。(《汇补》)"

《证治汇补·卷之八·下窍门·便血》："纯下清血者,风也。色如烟尘者,湿也。色黯者,寒也。鲜红者,热也。糟粕相混者,食积也。遇劳频发者,内伤元气也。后重便减者,湿毒蕴滞也。后重便增者,脾元下陷也。跌伤便黑者,瘀也。先吐后便者,顺也。(《汇补》)"

《傅青主男科重编考释·痢疾门·血痢腹不痛》："血痢虽有痛、不痛之分,其实火邪,而挟湿气也。论理二方俱可通用,而分痛、不痛,乃慎之也。"

《冯氏锦囊秘录·杂症大小合参卷十三·儿科痢疾》："然卒成有五,积渐有七,有因饮食冷热不调,脾胃骤伤者,有因受暑而发者,有因风寒相感而发者,有因吐泻失调而成者,有因误食毒物冷物,与惊恐相乘而得者,此为乍乘五症也。其七症者何? 有因食积日久而成者,有因气虚夹寒而成者,有因脾气久伤不能统血而下血者,有因湿热伤脾而成者,有因阳气下陷,积乘脾败而成者,有因膏粱爆炙,太过燥热蕴积者,有因疫气时行,秽毒相感者。

以痢之数而总计有八,曰冷曰热,曰疳曰惊,曰冷热不调,曰休息,曰瀼痢,曰虫毒,其冷痢色白,热痢色赤,疳痢黄白下无时度,惊痢青色,冷热不调之痢,赤白之色相兼,休息痢粪黑而如鱼肠,愈而复作,瀼痢肚大停积而又下,饮食不为肌肤,气臭而大便闭涩,虫毒痢则下紫黑。"

《症因脉治·卷首·论〈医宗必读〉症因差误治法不合》:"余今较正伤寒例,仍遵仲景先生之法,夏秋之痢,当分燥火湿火;四时之痢,当分外感内伤,时行疫痢,当分六气岁气,如雨湿之年,流衍之纪,宜用发表者,以辛凉辛温之法治之。亢旱之年,赫曦之政,宜用攻里者,以苦寒咸寒之味治之,深彰先生之道,而全先生之书也。"

"至痢症中腹痛一门,有积滞壅塞之痛,用下药以行之;有气郁大肠之痛,用苦梗以开之;有气血不和之痛,用芍药以和之。今止举气郁一条,曰以桔梗开之,下曰以芍药为主,不分二味收散不同,混叙气郁条内,又无积滞作痛应下本条,似乎腹痛之痢,再无下行之法。又云恶寒者加干姜,恶热者加黄连。夫症有似阴似阳兼化之假象,宜察内症脉息,未可以恶寒恶热为据也。"

《症因脉治·卷四·痢疾论·内伤休息痢》:"凡痢,第一要戒荤腥;外感痢不论日久,第一要先散表邪。若风寒、寒湿而见太阳表症,羌独败毒散,兼见阳明少阳者,羌防柴葛汤。若胸次不宽,兼平胃保和散。若内伤之痢,不带外感,则不用表药。若下纯红者,治以家秘独圣散,或煎汤频服。赤白相杂者,家秘消积散。积滞未除,脾气已虚,大安丸作散,白汤调服。大凡病症,各有分别,例如咳嗽吐血,水肿痹癖,筋挛痉痿,以外感为轻,内伤为重。若泄泻痢疾,则以内伤为轻,外感为重,故发热泄痢者,常有不治。夫外感之邪,必要仍从毛窍而出,凡病一见表邪起影,即当先散表邪。如内伤痢,兼见外邪,必当先散表邪。夫痢本于内伤,但夏秋时行疫痢,乃是疫毒致病。内伤者,一

人自作之孽。疫症者,天灾流行之病也。古人立败毒散,以治外感疫毒,最为妙诀。乙酉年,夏秋多雨,连次风潮,后发疫痢,恶寒身痛,发热呕吐,病形相似,服寒药多有变症,时余酌一方,表症甚者,重用败毒散,佐以苍朴,名败毒平胃散;胸次不宽,里症甚者,重用平胃散,佐以羌、独、柴胡,名平胃败毒散,随手取效。此系寒湿之邪,伤人肌表,侵入肠胃,而成有表邪之疫痢也。又于丁卯年,夏秋亢旱,赤日燥裂,沿门合境,下痢赤积,腹痛频并,肛门如火,积滞难出,用香连丸等,痢势反加。余因悟燥火伤血,不比湿火同治,香连丸治湿火伤气之药,遂化立当归大黄汤,清血分之燥火,血积潜消,顷刻平安。此系燥火之邪,伤人口鼻,直入肠胃,而成无表之疫痢也。同一外感,而有表症无表症,天壤各别;同一火,而湿火燥火,伤气伤血,治各不同。"

《症因脉治·卷四·痢疾论·疫痢》:"以上三阳之症,系外感,故与内伤诸痢不同。内伤痢,身热脉大者死;外感痢,身热脉大者吉,沉细虚小者凶,此脉不同也。内伤痢,其来也缓;外感痢,其发也暴,此症之不同也。外感三阳之痢,久则亦入三阴,然肠胃之热,传入三阴者,经虽属阴,症则属阳。如太阳之邪,或传少阴;阳明之邪,或传太阴;少阳之邪,或传厥阴;此外感三阳不解,阳邪传入阴经之痢,非内伤痢阴经自病也。前书从未发明,惟刘河间治厥阴动而泻痢,寸脉沉而迟,手足厥逆,甚则下部脉不至,用升麻葛根汤、小续命汤法,云此表邪缩于内,故下痢不止,当散表邪,布于四肢经络;外泄其表邪,则脏腑自安;后喻嘉言用败毒及柴胡汤,皆得此旨。故治痢必要分外感内伤,在表在里;无表邪,单是里症,可用清利之药;若有身热恶寒,头痛胸满等表症,当散表邪,不可清凉顺下,此治外感痢要诀也。若疫痢,则时行之毒,更宜散邪,故败毒散为疫痢首方耳。夏秋雨湿伤表,治宜辛散,世多忽之,故余加意焉。"

《杂病源流犀烛·卷十五·痢疾源流》:"或发痢冒暑而成,自汗发热面垢,呕渴,腹痛,小便不通,此暑湿积滞皆有之(宜香茹饮、五苓散,藿香正气散中加木香、黄连、香茹)。或初发时即里急后重,所下无多,才起腹又痛,此湿热凝滞之故(宜藿香正气散加木香、黄连、枳壳,或檀香、乳香、冰片、麝香)。或里急,登圊反不出,则由于气滞(宜苏子

降气汤、木香化滞汤,重者承气汤)。或里急而频见汗衣,则为气脱(宜理中汤,补中益气汤去当归加肉果)。或后重而至圊稍减,则为火迫(宜治痢方中加黄连为主)。或后重而至圊不减,则为虚滑(宜真脏汤)。或后重而到圊转甚,则为下陷(宜治痢方中加升麻举之,甘草缓之)。"

"而赤白之人发,亦有宜别者。赤则如下脓血,由脾经受湿也(宜苍术地榆汤)。下血不止,热毒凝滞也(宜郁金散)。纯下血而色鲜红,心家伏热也(宜犀角丸)。赤痢久而百法不效,脉沉弦而左为甚,秽物甚少,但有紫黑血水,此瘀血也(宜乳香、没药、归尾、桃仁、木香、槟榔,甚者加大黄)。白则如鼻涕,如冻胶,此由气分致病,亦名冷痢(宜先用沉香、木香、蔻仁、砂仁,次用理中汤加木香)。甚有不能食者(宜肉果、陈米)。赤白痢则赤白各半,此由冷热不调也(宜小驻车丸)。"

《大方脉·杂病心法集解·卷四·痢疾门》:"要之,痢疾里急者,腹痛积滞也;后重者,下坠气滞也;小便赤涩,湿热郁滞也。皆因外受风暑湿蒸之气,内伤生冷,饮食过度而生也……虚者少气,气无壅滞,故亦痛微也。热者多实,性急不得舒通,故窘痛甚也。"

《医学妙谛·卷上·杂症·痢疾章》:"食积为黄是真的,白脓结腻是属痰,黑者须知死血色,诸痢下迫皆属火,勿妄以白为寒则。"

《类证治裁·卷之四·痢症论治》:"痢后便秘后重,由气虚下陷者,升其阳则阴自降,补中益气汤加防风。脓血稠黏,挟热后重,烦渴脉洪者,白头翁汤。湿热下痢后重者,升阳除湿汤。风邪伤卫,后重不除者,三奇散。虚滑而后重者,痢后不减,真人养脏汤。虚滑而腑阳向衰者,桃花汤加人参。"

《杂病广要·脏腑类·滞下》:"里急后重,脉大而洪实,为里热而甚蔽,是有物结坠也。若脉浮大甚,不宜下。虽里急后重而脉沉细弱者,谓寒邪在内而气散也,可温养以自愈。里急后重闭者,大肠经气不宣通也,宜加槟榔、木香宣通其气。(《保命集》)

按里急者,窘迫急痛是也。后重者,大肠坠重而下也。夫里急后重,其证不一。有因火热者,所谓火性急速而能燥物是也。有因气滞,此大肠经气壅而不宣通也。有因积滞壅盛者,是有物结坠

也。有气虚者,此大肠气降而不能升也。有血虚者,所谓虚坐努责是也。(《玉机》)"

"凡痢证初起,形气尚强,胀实坚痛者,可速去其积,积去则痢自止,此通因通用、痛随利减之法也。若烦热好冷,脉实腹满,或下纯红鲜血者,此为湿热内盛而宜清利者。若痢症经久,未有不伤其正者,但有伤阴伤阳之两途。伤阴者,精血脂膏悉从利去,多有烦躁热渴之候,此宜亟行清润以养其阴;伤阳者,脾肾元神悉从利散,多有滑脱厥逆之候,此宜亟行温补以回其阳。总之,暴病则多实,久病则多寒,滑脱者多寒,涩滞者多热,参之脉症,合之新久,百无一失矣。(《病机汇论》)

久痢不愈,当观气虚血虚,并内有流连之热,或有秽血之停,审而辨之,不可一途而治。(《苍生司命》)"

《痢疾明辨·噤口痢》:"胃中有湿热之气,蒸熏清道,以致浊气上干,胃口壅塞,或作恶、或作呕吐,汤水不能纳,虽曰极重之症,然致疾之由不一,有挟肝火者,木克土也。有火逆上冲者,'诸逆冲上,皆属于火'也。有挟痰、挟饮、挟湿,或寒热错杂者,皆浊在上也。宜谛审其因而治之,无不中窍。"

《痢疾明辨·吴序》:"其门下传抄有《痢疾明辨》一书,云:传自喻嘉言之甥舒进贤,其大旨以南阳《伤寒论》六经为主,中分邪陷(外感六经陷下之邪)、秋燥及时毒(即疫痢)、滑脱四门。"

《痢疾明辨·辨痢大纲有四·一曰滑脱》:"以上四大纲,邪陷、秋燥二证,患者极多,亦有邪陷兼秋燥者,亦有邪陷继而阴伤化燥者。至于时毒疫痢,每盛于亢旱酷暑之年;暑湿病亦多有之,若滑脱则不多见,久痢之后、邪净正虚者始有,此症患者极少,切勿以里急后重者误作滑脱治之,致成久痢或正虚邪恋,邪正同归于尽而死,不可不慎。"

《校注医醇賸义·卷四·下痢》:"其专主肠胃而言者,固属挂漏;其主湿热及招凉食冷者,亦不过时痢一门。至分别内伤外感,三阴三阳,虚实寒热,则颇为详明周至矣……愚意尚有吃紧两条,试申言之。外感各有主病,内伤各有主经,从此分别,更易下手。外感之邪,不外风寒暑湿燥火。风入肠胃,故为飧泄,内犯于肝。寒气中人,腹痛下痢,内犯于肾。暑湿郁蒸,腹痛下痢,兼有赤白,内犯于脾。燥气中人,口渴心烦,下痢白滞,内犯于

肺。火邪炽盛,渴饮不止,下痢脓血,频数不休,内犯于心。此外感六淫,与五脏相应者也。至内伤之症,伤于肝者,胁痛腹痛,作哕下痢。伤于肾者,腹痛腰痛,身冷下痢。伤于脾者,胸满身重,哕恶食少下痢。伤于肺者,口燥咽干,微咳下痢。伤于心者,烦躁渴饮,下痢不休。此内伤之所致也。”

《医法圆通·卷二·痢证》:“按痢证一条,舒驰远先生分为四纲,曰秋燥,曰时毒,曰滑脱,曰虚寒,甚为恰切。予谓此四法中,燥证十居其八,时毒十居二三,滑脱与虚寒十居四五。但辨察之间,不可无法。

燥证之痢,里急后重,日虽数十次,精神不衰,喜饮清凉。法宜清润,始甘桔二冬汤是也。

时毒之痢,里急后重,多见发热身疼,一乡一邑,病形皆相似也,乃是时行不正之气,由外入内,伏于肠胃,与时令之燥气相合,胶固肠胃而成痢。法宜升解,如人参败毒散、葛根芩连之类。

滑脱与虚寒之痢,二证情形虽异,病原则同,总缘中宫阳衰,运转力微,阴邪盘踞肠胃,阻滞元气运行之机,虽有里急后重之势,粪出尚多,非若秋燥时毒之痢,每次便时,不过几点而已,其人多见面白无神,四肢困倦。法宜温固为主,如附子理中汤、理脾涤饮之类。

总之,白痢、赤痢、痛甚,里急后重剧者,燥热之征。不痛,里急后重微者,虚寒之验。他如纯白如鱼脑,如猪肝,如尘腐,大热不休,口噤不食,呃逆频添,种种危候,虽在死例,然治得其法,十中亦可救二三。予亦尝遇此等危证,审无外感,无邪热,每以回阳收纳法治之多效。但大热不休一条,审察其人烦躁饮冷有神者,以调胃承气治之。若无神,安静不渴,急以回阳大剂治之,亦易见效。若妄以为阴虚,而以养阴法治之,百无一生。”

(2) 风痢

古时以《诸病源候论》为代表,认为举凡痢病之起,不离外感风邪,后世则仅将见表证之痢称为风痢。

《三因极一病证方论·卷之九·风痢下血证治》:“病者因风停于肤腠,乘虚入肠胃,风动血,故便清血,或下瘀血,注下无度,名曰风利。古方以此为蛊痢,非也。”

《卫生宝鉴·卷十九·小儿门·洁古老人辨急慢惊风》:“小儿吐泻病久,脾胃虚损,大便下痢,

当去脾胃间风。先以宣风散导之,后用使君子丸、益黄散。其痢即止。”

《医学入门·外集·卷四·杂病分类》:“风痢,恶风鼻塞身痛,色青,或纯下清水,古苍防汤、神术散;青色带白者,风寒,五积散;带红,胃风汤。青绿杂色,属风火湿,及五色俱下者,乃脾胃食积,及四气相并而作,古萸连丸救之。以上外感痢疾。”

《杂病源流犀烛·卷十五·痢疾源流》:“又有风痢,恶风,鼻塞身重,色青或纯下清水(宜苍术防风汤)。或所下似痢非痢,似血非血(宜仓廪汤)或纯下清血(宜露风汤)。”

(3) 寒痢

《诸病源候论·痢病诸候·冷痢候》:“冷痢者,由肠胃虚弱,受于寒气,肠虚则泄,故为冷痢也。凡痢色青、色白、色黑,并皆为冷痢。色黄、色赤,并是热也。故痢色白,食不消,谓之寒中也。”

《诸病源候论·痢病诸候·久冷痢候》:“久冷痢者,由肠虚而寒积,故冷痢久不断也。而廪丘公说云:诸下悉寒也。凡人肠中大便,有寒则常鸭溏,有热则便硬。人见病身体发热而下,便谓热下,非也。平常恒自将节,饮食衣被调适,其人无宿寒者,大便自调。强人适发越,薄衣冷饮食,表有热不觉里冷,而胃内潜冷,冷即下也。今始发热而下,当与理中汤加大附子一枚,连服三四剂,重覆令微汗出,微汗出则热除,不复思冷,胃气温暖,下与发热俱瘳矣。”

《杂病源流犀烛·卷十五·痢疾源流》:“又有寒痢,所下白如鸭溏,肠鸣,痛坠不甚(宜理中汤、诃子肉汤)。日久则宜补肠(宜黄连补肠汤)。”

(4) 暑痢

《妇人大全良方·卷之八·妇人滞下方论第十·四顺附子汤》:“大凡痢疾,虽体寒、手足逆冷,冷汗自出,六脉沉伏,不宜轻用附子。多因伏暑而得此疾,亦有冷汗自出,四肢逆冷,六脉虚弱,但背寒面垢,或面如涂油,齿干烦冤,燥渴引饮,此伏暑证也。小柴胡汤、五苓散、酒蒸黄连丸必能奏效。学者宜精思耳。”

《仁斋直指方论·卷之三·暑·中暑论》:“伤暑脉虚,面垢,自汗,身热背寒,烦闷大渴,倦怠少气,毛耸恶寒,或头疼,或霍乱,或四肢厥冷,但身体无痛。《经》云:热则诸毛孔开,故洒然恶寒。

体认不精,妄以伤暑为伤寒,误人不小。然而暑家何以脉虚?暑能消气,气消则血散,脉安得而不虚?其或六脉沉伏,冷汗自出,闷绝而昏不知人,此则中暑证候又加重耳……虽然,夏月伏阴在内,暑家气虚脉虚,或饮水过多,或冷药无度,伤动其中,呕吐不食,自利不渴,此则外热里寒,无惑乎伤暑伏热之说,非理中汤不可也。又有冷药过度,胃寒停水,潮热而呕,或身热微烦,此则阳浮外而不内,非小半夏茯苓汤不可也。抑犹有戒焉,暑家脉虚,面黧,冷汗,洒然毛耸,手足微寒,苟不明辨其里热之证,误以刚剂投之,抱薪救焚,不发黄则发斑,甚者蓄血,闷乱而毙矣,吁!可畏哉。"

（5）湿痢

古有胃风汤,《济阳纲目》《证治准绳》《丹溪心法》载其治风邪入肠胃下血,《医方集宜》《续易简后集》载其治脾受湿气。又《大方脉》不分湿痢、风痢之治,以为症虽微有出入,治无二。《证治汇补》用治中焦虚寒。盖脾为之寒,则内湿生。

《诸病源候论·痢病诸候·蛊注痢候》:"此由岁时寒暑不调,则有湿毒之气伤人,随经脉血气,渐至于脏腑。大肠虚者,毒气乘之,毒气挟热,与血相搏,则成血痢也。"

《金匮钩玄·卷第一·痢》:"如豆汁者,湿也。盖脾胃为水谷之海,无物不受,常兼四脏。故如五色之相杂。"

《金匮钩玄·附录·滞下辩论》:"其热伤血深,湿毒相瘀,黏结紫色,则紫黑矣。"

《玉机微义·卷十二·湿门·论湿为痿为痹为痛为肿所挟寒热不同》:"[谨按]湿证挟寒,内甚则腹痛下利,外甚则四肢沉重疼痛,或肌肉濡溃痹而不仁也。挟风多外甚而身重痛汗出,挟热内甚则泻痢,外甚则或痛或热或肿发黄。如此等证虽内伤外感不同,况有错杂之邪合至,当论其先后多少分治可也。"

《医学入门·外集·卷四·杂病分类》:"湿痢,腹胀身重,下如豆汁,或赤黑混浊,危证也。"

《明医指掌·卷四·痢疾三》:"后重里急,至圊不能便,下迫窘痛,大肠经滞不通,湿热内盛也。"

《济阳纲目·卷二十二·滞下·论风寒暑湿皆能作痢》:"刘宗厚曰:按赤白分冷热之说,河间论之甚详。其云风下清血,湿下豆羹汁者,盖谓风

喜伤肝,肝主血,故下清血者为风也;湿喜伤脾,脾胃为五谷之海,无物不受,常兼四脏,盖豆汁之色,如五色之相杂,故下豆羹汁者为湿也。"

《辨证录·卷之七·痢疾门》:"人有湿热作痢,大渴引饮,饮后又不甚快,心中懊恼,小便不利,红白相间,似脓非脓,似血非血,此是火热未解之故也。夫湿热之极,始成痢疾,但其中有湿轻热重,热轻湿重之分耳。如此等之痢,明是湿热两重之症,单消水则热存而水难降;单清火则湿在而火难除,必须两泻之,热与湿俱不能独存也。然而泻热必致伤阳,泻湿必致伤阴。治法必于补阴之中,佐以泻热湿之剂,则阴既不亏,阳亦无害。夫泻之既能损伤阴阳,则补阴亦宜补阳矣,何仅补其阴,即能不伤其阳也?不知阴阳原两相根也。泻热之药,仍走于大肠之内,虽损其阳,仍损其阴也。今补其阴,则阴不伤矣,何害于阳乎?此补阴之所以不必再补阳耳。"

《辨证录·卷之七·痢疾门》:"人有夏秋之间,先泻后痢,腹中疼痛,后重之极,不痢不可,欲痢不得,口渴饮水,小便艰涩,小肠作胀,人以为火邪之重也,谁知是湿热之盛乎,盖夏伤于热,必饮水过多,热虽解于一时,湿每留于肠胃,迨至秋天,寒风袭于皮毛,热必秘于脏腑,于是热欲外泄而不能,热不得不与湿相合。然而湿与热非好相识也,相合相争,而疼痛生矣,热欲下出,湿欲相留,彼此牵掣于大肠之间,而后重现矣。热欲出而不得出,则热必上焚,不得不求救于水。然而湿留于下焦,而火则忌水也,使水不能传入于膀胱,水火战斗,仍从大肠而出,此小腹之所以发胀耳。"

《冯氏锦囊秘录·杂症大小合参卷十三·儿科痢疾》:"凡伤气则白,伤血则赤,气血俱伤,赤白乃出,黄是食伤,绿是伤湿,然总因湿热,犹脓出痈肿,虽有赤白之分,实无寒热之别,其理其治,与妇人之赤白带同也。"

《症因脉治·卷首·论〈医宗必读〉症因差误治法不合》:"又曰《局方》、复庵,例用辛热;河间、丹溪,例用苦寒,何其执而不圆。不知夏秋之痢,与四时之痢不同。夏秋之痢,本于湿热,但有湿淫燥淫之别,从治正治之分,有邪凝内伏之虞。是以用辛散以治寒湿之痢,此宗《内经》湿淫于内,治以苦热,湿淫所胜,半以苦热,而开湿淫为痢,表症居多之法门也。河间、丹溪,例用苦寒,盖谓夏秋之

痢,燥火为患,热毒壅害肠胃,此时若效从治之法,则燥火而遇辛温,肠胃顷刻焚烂,是以用苦寒宣利之剂,以为正治之法,此宗《内经》热淫于内,治以咸寒,热淫所胜,治以苦寒,而开燥热为痢,里症居多之法门也。用温用寒,因发表攻里二法各别。"

《症因脉治·卷四·痢疾论·寒湿痢》:"寒湿痢之症:初起恶寒发热,身痛头疼,呕吐不食,不作渴,痢下脓血,或下黑水,腹反不痛,谨察时令,无湿热燥热,但有阴寒雨湿,此寒湿痢症也。身痛头疼,感于太阳,呕吐饱闷,感于阳明,寒热往来,感于少阳,三阳不解,传入于里,在伤寒曰传经之邪,在痢疾曰风邪内缩,从阳经传入于里之症也。

寒湿痢之因:寒水湿土之政,流衍卑监,寒湿时行,内气不足,乘虚感入,郁遏营卫,卫郁营泣,内传肠胃,则水谷不化,气血与糟粕互相蒸酿,而痢下赤白之症作矣。

寒湿痢之脉:左脉浮紧,太阳寒湿,右脉浮大,阳明寒湿。寒湿内伏,脉乃沉紧。若是少阳,脉见弦紧。"

《症因脉治·卷四·痢疾论·湿热痢》:"湿热痢之症:初起先水泻,后两三日,便下脓血,湿气胜,腹不痛,热气胜,腹大痛,肛门重滞,里急后重,此外感湿热症也。若呕吐不食,目痛口渴,湿热伤阳明也。恶寒发热,身痛头疼,湿热伤太阳也。寒热往来,胁痛口苦,湿热伤少阳也。如三阳不解,则湿热内陷,传里而成痢矣。

湿热痢之因:湿土之年,君相二火行令,天之湿气下临,地之湿气上升,当长夏火令司政,人在气交之中,受其蒸酿,则日饮水谷,不能运化,与天行湿热之气,互相郁蒸,则成赤白深黄三色之积。湿郁主否,反似其燥,而里急后重、努责不宣之症作矣。

湿热痢之脉:脉必数大,浮数表热,沉数里热,表热宜汗,里热宜下,洪大伤气,细数伤血。"

《大方脉·杂病心法集解卷四·风湿痢》:"风痢,似肠风下血,只多坠痛也。湿痢,治同风痢,但不甚痛,只多重坠也。"

《血证论·卷一·脏腑病机论》:"若湿气太甚,则谷亦不化,痰饮泄泻肿胀腹痛之证作焉。湿气挟热则发黄发痢,腹痛壮热,手足不仁,小水赤涩。"

(6) 痰痢

《医学入门·外集·卷四·杂病分类》:"有滑脱痛甚者,痰火盛也,宜吐宜升,痰消火降,而大肠自敛,须凭脉证断之。"

(7) 燥痢

《症因脉治·卷四·痢疾论·燥热痢》:"燥热痢之症:内热烦躁,口燥舌干,腹痛频并,脓血稠黏,枯涸难下,肛门热痛,小便全无,夜卧不宁,此燥热痢症也。如口渴唇干,燥伤阳明也。热结膀胱,燥伤太阳也。寒热口苦,燥伤少阳也。

燥热痢之因:燥火之年,赫曦流涸,时当夏秋,丙丁用事,膀胱壬水,已绝于巳,肾家癸水,又绝于午。子令母虚,则庚辛肺与大肠,互相交困,金不生水,反现燥金之火,燥火伤气,则气液凝聚而成白积。燥火伤血,则血液凝聚而成赤积。气血俱伤,则成赤白之痢矣。

燥热痢之脉:脉必洪数,浮数伤表,沉数伤里,洪数伤气,细数伤血,浮沉皆数,气血皆伤。"

《医碥·卷之三·杂症·痢》:"痢本湿热,痢久阴伤,湿热转成燥热,肛门如火,广肠血枯,虽极力努责(责,求也,努力以求其出也),而糟粕干涩,欲出不能,但虚坐而无所出,是为虚坐努责。"

(8) 火痢

《诸病源候论·痢病诸候·热痢候》:"此由肠胃虚弱,风邪挟热乘之,肠虚则泄,故为热痢也,其色黄。若热甚,黄而赤也。"

《诸病源候论·妇人产后病诸候下·产后赤痢候》:"赤痢,血痢也。因产后血虚,为热气所乘,热搏血渗入肠,肠虚而泄,为血痢。凡血痢,皆是多热,热血不止,蕴瘀成脓血痢也。"

《局方发挥》:"泻痢一门,其用钟乳健脾丸、朝真丹……皆用热药为主治,以涩药为佐使,当为肠虚感寒而成滑者设也。彼泻痢者,将无热证耶?将无积滞耶?《内经》曰:春伤于风,夏为脓血,多属滞下。夫泻痢证,其类尤多,先贤曰湿多成泄,此确论也。曰风曰湿,固不可得而通治矣。况风与湿之外,又有杂合受邪,似难例用涩热之药。今方中书证有兼治里急者。有兼治后重者,有兼治里急后重者,此岂非滞下之病乎?今泻痢与滞下衮同论治,实实虚虚之患,将不俟终日矣。或曰:然则泻痢与滞下为病不同,治法亦别,吾子其能通之乎?予曰《经》曰:暴注下迫,皆属于热……热君火之气,火相火之气……《经》所谓下迫者,即里急后重之谓也,其病属火,相火所为,其毒甚于热也,投以涩热,非杀之而何。"

《医学入门·外集·卷四·杂病分类·外感·暑类》:"其因有外感暑湿,内伤酒面,炙爆消烁,或七情气郁,而为火之实者;有外感寒湿,内伤生冷,硬物积滞,或房欲损伤精血,而为火之虚者,皆令肠胃黏溢,久积成毒。"

《证治汇补·卷之八·下窍门·痢疾》:"里急而不及更衣者,火也。火性急速,能燥物也。里急而频见更衣者,虚也。元气滑脱,不禁固也。"

《医贯·卷之六·后天要论·痢疾论》:"倘有遇血痢者,不可偏见以为热也。"

《症因脉治·卷四·痢疾论·外感痢疾·湿热痢》:"同一火痢也,当分燥湿。同一湿火之痢也,当分伤气伤血。如湿火伤气分,则用香连丸。湿火伤血分,则用河间黄连汤。余以大黄枳壳汤,治燥火伤气分之痢,用大黄当归汤,治燥火伤血分之痢,桢岂无师忆见哉。"

《医碥·卷之三·杂症·痢》:"气郁为火,与所受湿热之气,混合为邪,攻刺作痛,此痢症所以腹痛也(旧谓肺金之气,郁于大肠间,盖以气属肺为言耳,不必泥定是肺气也。实热者,火性急迫,不得宣通,其痛必甚。虚寒则痛微,盖寒闭则痛甚,寒开则痛微。痢者虽滞而不畅,终是开而非闭,虚者少气,不甚壅故痛微)。"

(9)七情痢

在病因辨证中七情郁证就是气病,血病归在了火证之下。

《医学入门·外集·卷四·杂病分类·外感·暑类》:"七情蟹渤食积黄:气痢,去如蟹渤,拘急独甚。"

《症因脉治·卷四·痢疾论·内伤痢疾·七情痢》:"七情内伤痢之症:初起先见饮食难化,后复大便不实,时常清泄,久久不愈,渐下脓血,宛似外感湿热痢,先水泻,复便脓,但病来迟缓,与外感暴发为异。此即方书所谓脾泄痢,《内经》所谓脾邪传肾,为贼邪症也。

七情内伤痢之因:忧愁思虑则伤脾,脾阴既伤,则转输失职,日饮水谷,不能运化,停积肠胃之中,气至其处则凝,血流其处则泣,气凝血泣,与稽留之水谷互相胶固,则脾家壅滞,而贼邪传肾之症作矣。

七情内伤痢之脉:脉必重虚,虚大伤气,虚细血亏,虚缓者生,弦大者死。弦而有胃,尚可挽回,弦多无胃,必死不活。"

(10)劳役痢

《证治汇补·卷之八·下窍门·痢疾》:"劳役过度,中州衰损,四肢困倦,谷食难化,下痢槽粕,腹中微痛,但有虚坐,并无努责,六脉沉伏,或应指模糊,治宜调补,不可以常例治之。亦有痢久不愈而变成者,治法相同。"

《症因脉治·卷四·痢疾论·劳役痢》:"劳役痢之症:起于大劳之后,下痢纯血,或腰背作楚,胁肋作痛,四肢倦怠,嗜卧减食,节劳稍缓,劳重即发,此劳役痢症也。

劳役痢之因:起居不谨,劳役无度,或饥饿不节,负重远行,营伤卫损,则血下溜大肠,而劳役内伤之症作矣。

劳役痢之脉:必见虚损,虚数伤血,虚大伤气。虚缓者生,数实者死。"

(11)食毒痢(食积痢)

《医学纲目·卷之二十三·脾胃部·久泄久痢》:"有人因忧愁中伤食结,积在肠胃,欲发吐利。自冬后至暑月,积伤发暴下,数日不已。《玉函》云:下痢至隔年月日应期而发者,此为有积,宜下之。止用温脾汤尤佳。如难下,可佐以干姜丸,后服白术散。"

《医学入门·外集·卷四·杂病分类》:"积痢,色黄或如鱼汤浆,腹胀痛恶食者,保和丸、急痛神保丸。一切酒食积聚,或黄或赤,通玄二八丹;伤酒甚,酒蒸黄连丸;伤水挟腹胀痛者,温六丸;体实者,导水丸。"

《济阳纲目·卷二十二·滞下·论食毒痢》:"陈无择云:饮食冷热,酒醴醺醺,肠胃黏溢,久积冷热,遂成毒痢。严用和云:或有饮食冷酒寒物,房室劳伤精血,而成久毒痢,则宜化毒以保卫之。

刘宗厚曰:人之饮食过伤,恣食辛热寒冷之物,皆能致伤肠胃。肠胃一伤,不能运化传送,遂蓄积停滞而为痢。《经》曰:饮食不节,起居不时者,阴受之,阴受之则入五脏,膜满闭塞,下为飨泄,为肠澼是也。"

《症因脉治·卷四·痢疾论·饮食痢》:"饮食内伤痢之症:胸前饱满,不思饮食,腹痛胀满,或泻下飨馊,久久不愈,或下脓血,痛而欲痢,痢后稍减,或饮食太过,即食积痢。又有发积下痢,痢下纯血,如肠风血者,凡此饮食内伤痢也。

饮食内伤痢之因:胃强脾弱,过食伤脾,损伤肠胃,气凝血泣,停积于中,与损伤之血,互相胶结,结久不愈,而成赤白之积,此饮食内伤痢也。

饮食内伤痢之脉:多见滑大,或见弦紧,滑大实积,弦小虚滞。"

(12) 瘀血痢

《医学纲目·卷之二十三·脾胃部·滞下》:"自古治里急后重,但用槟榔、木香调气,及大黄下积。至丹溪,始用桃仁、滑石活死血,如鼓应桴,实发前人之所未发也。其或下坠在血活之后,此为气滞症,宜前药加槟榔一枚。后重当和气,积与气坠下者,当兼升兼消(升谓升麻之类,消谓木香、槟榔之类)。"

《医学入门·外集·卷四·杂病分类》:"热赤紫黑寒白清,偏热纯赤见暑证,轻者,黄芩汤;重者,导滞汤;日久,黄连阿胶汤。热积紫黑色者,瘀血也……要知诸痢皆血瘀,惟黑为瘀甚耳。寒痢白如鸭溏,肠鸣痛坠不甚,不换金正气散。"

《证治汇补·卷之八·下窍门·痢疾》:"下痢色黑有三,黑而焦色者,热极反见水化也。黑而有光如漆者,瘀血也。黑如尘腐者,乃死症耳。(《汇补》)"

《医林改错·卷上·通窍活血汤所治症目·小儿疳证》:"后细阅其论,因饮食无节,停滞中脘,此论是停食,不宜大寒之品。以传化迟慢,肠胃渐伤,则生积热之句而论,当是虚热,又不宜用大寒之品。后遇此症,细心审查,午后潮热,至晚尤甚,乃瘀血也。青筋暴露,非筋也,现于皮肤者,血管也,血管青者,内有瘀血。至肚大坚硬成块,皆血瘀凝结而成。"

(13) 蛊毒痢

《张氏医通·卷九·杂门·蛊毒》:"南粤蛊毒有数种,曰蛇毒、蜥蜴毒、虾蟆毒、蜣螂草毒、金蚕等毒。皆是变乱元气,人有过造作者,即谓之蛊也。多于饮食内行之,与人祸患。祸患于他,则蛊主吉利。所以人蓄事之。

凡岭南蛊毒之乡,卒患血痢,或赤或黑,无问多少,皆是蛊毒。或偏身肿满,四肢如故,小便不甚涩滞,粗医不察,误作痢治、水治。日复增加,奄至殒殁,以败鼓皮烧作末,饮服方寸匕,令其解散自愈。

孙真人云:凡山水有毒虫,人涉水之时中人,似射工而无物……过六七日,下部出脓,虫上蚀人五脏,热盛毒烦,下痢不禁。"

(14) 药毒痢

《张氏医通·卷九·杂门·蛊毒》:"硫黄对防风,又对细辛。其治主脾肾,通主腰。防风动硫黄,烦热脚疼腰痛,或嗔忿无常,或下痢不禁。"

3. 辨经络

经络辨证可以分为两类,一类以十二正经为辨证基础,通过症状和体征辨其归属于何经疾病,后来渐与脏腑辨证合流;一类以张仲景六经辨证为基础,后世不断补充发挥。在传统经络辨证上,认为痢疾与手阳明大肠经、足太阴脾经或足少阴肾经有关。在六经辨证上,邪入六经,皆可致痢,而表现各个不同。

(1) 辨传统经络

《素问病机气宜保命集·卷中·泻痢论第十九》:"大瘕泄者,里急后重,数至圊而不能便,足少阴是也。茎中痛,急利小便,此五泄之病也。"

《金匮钩玄·滞下辩论》:"其污浊积而欲出,气滞而不与之出,所以下迫窘痛,后重里急,至圊而不能便,总行频并亦少,乍起乍止而不安,此皆大肠经有所壅遏窒碍,气液不得宣通故也。"

《丹溪心法·十二经见证·足少阴肾经见证》:"手指清厥,足下热,嗜卧,坐而欲起,冻疮,下痢,善思,善恐,四肢不收,四肢不举。"

《伤寒溯源集·卷之九·少阴篇·少阴前篇证治第十九》:"少阴病,二三日至四五日,腹痛小便不利,下利不止,便脓血者,桃花汤主之。

(辨误)腹痛小便不利,下利不止便脓血者,痢疾也。盖夏秋时行疫痢,或湿热流行,或寒湿浸淫,皆六气淫疠之所致。凡湿火所犯,从下而上,先伤手阳明大肠。使广肠肿溃,皮伤血瘀,变为脓血积滞。气道闭塞,清阳不升,浊气下坠,肠肿路窄,时时欲便而不快,故少腹痛而下重。治宜清湿热,泻大肠,宜通不宜涩,《经》所谓通因通用也。若不急治而邪气上行犯胃,则必至于胸满不食,恶心干呕,胃气伤败而死矣,今所谓噤口痢者是也。更有时行厉气,随犯随禁者,皆难治之证也。

至若寒湿阴邪,动则先犯阴经,中满腹痛,脾胃受伤,小腹绞痛,下利脓血,气化不行,小便点滴。治之之法,宜温宜升,久则宜补宜涩,所谓治寒以热也。其更甚者,大孔开张,血不成积,胃口败绝而殒矣。痢虽一证,而阴阳虚实之治法不同。"

（2）辨伤寒六经

《医学纲目·卷之二十三·脾胃部·泄泻滞下》:"有厥阴经动,下痢不止,其脉沉而迟,手足厥逆,涕唾脓血,此为难治,宜麻黄汤小续命汗之。"

"太阳病为挟热痢,凉膈散主之。（表症误下,因而下痢不止,为挟热利）阳明为癥瘕进退,大承气汤主之。太阴湿胜濡泻,不可下而可温,四逆汤主之。少阴蛰风不动,禁固可涩,赤石脂丸、干姜汤主之。厥阴风泄以风治,宜小续命汤、消风汤主之。少阳风气自动,大柴胡汤主之。"

《医门法律·卷五·痢疾门·痢疾论》:"喻昌曰:痢疾一证,难言之矣。在《灵》《素》谓之肠澼,亦曰滞下;《金匮》以呕吐哕下利,列为一门。盖以三者,皆足阳明胃手阳明大肠所生之病也。至其所论下利,则皆《伤寒论》中厥阴经之本证,与二阳明呕吐哕同列之义,殊不相合。观其论中,厥与利每每并言,始先即云:六腑气绝于外者,手足寒;五脏气绝于内者,下利不禁,是则厥而且利,为虚寒之极。所以反能食者则死,反发热者不死。若痢证则能食者不死,发热者多死。何其相反若是耶?此必《金匮》呕吐哕之下,脱失下痢一证,乃取伤寒厥阴下利之文,补入其中,后人屡试不验,投杼而起者多矣。

[再按]治疟之法,当从少阳而进退其间,进而就阳,则从少阳为表法,固矣。乃痢疾之表,亦当从于少阳,盖水谷之气,由胃入肠,疾趋而下,始焉少阳生发之气不伸,继焉少阳生发之气转陷,故泛而求之三阳,不若颛而求之少阳。俾苍天清净之气,足以升举,水土物产之味,自然变化精微,输泄有度,而无下痢奔迫之苦矣。况两阳明经所藏之津液,既以下泄,尤不可更发其汗……所以当从少阳半表之法,缓缓逆挽其下陷之清气,俾身中行春夏之令,不致于收降耳。究竟亦是和法,全非发汗之意。津液未伤者,汗出无妨;津液既伤,皮间微微得润,其下陷之气已举矣。夫岂太阳外感风寒,可正发汗之比乎?又岂太阳阳明合病下利,可用葛根之比乎?噫,微矣!微矣!"

《医学真传·痢》:"凡痢属三阳,精神不惫而能食者,当分新久,或泻或补,或泻补兼施;若身体疲倦,不能饮食,而属三阴者,止宜温补,不宜通利。"

《医学从众录·卷五·痢症》:"王损庵云:痢症不外湿热二字,所受不外阳明一经。阳明为多气多血之府。湿,阴邪也,湿胜于热,则伤阳明气分,而为白痢;热,阳邪也,热胜于湿,则伤阳明血分,而为赤痢,湿热俱盛,则为赤白俱见。"

《痢疾明辨·辨痢大纲有四·一曰邪热》:"甲寅夏,与及门论痢疾:三阳湿热,最易下陷于手、足阳明之腑,失治则陷入三阴,便属棘手。[愚按]三阳经邪陷有虚、实之分,实者必陷阳明之腑,俗云'无积不成痢',盖因积滞引邪而入也。虚者,中气之虚也,活人败毒散中有人参,夹虚者必须加入,以鼓舞胃气。至三阴陷邪,宜遵仲景心法。"

《痢疾明辨·辨六经表里阴阳虚实寒热乃治痢要诀》:"阳之气,察其邪从太阳陷人者,宗仲圣太阳例,桂枝、羌活为主;从阳明陷人者,'葛根'为主;从少阳陷人者,'柴胡'为主;陷入阳明之腑,有结有热者,三'承气'选用,有热无结者,'黄芩汤'、诸'泻心汤'选用,此外感三阳痢之成法也。失治,则由三阳陷入三阴,少阴经有寒症、有热症,热则'黄连阿胶汤''猪肤汤',寒则'桃花汤''真武汤''四逆'辈;厥阴经有寒症、有热症、有寒热错杂症,热用'白头翁汤',寒投'吴茱萸汤',寒热错杂进'乌梅丸';独太阴有寒症、无热症,所谓鹜溏是也,'理中汤'为主方。此是例也,不独痢疾为然,一切病皆当察脉辨证,使寒、热、虚、实、阴、阳、表、里八字,胸中了然,庶几下笔无误,学者当先明此理。"

《中国内科医鉴·证候与治法概编·热·热》:"伤寒杂病辨证曰:潮热者,邪气入胃而现之证也。若脉浮而紧,潮热下痢,或小便难出,大便溏者,邪气入胃而犹未入之,兼少阳证者也。"

4. 辨四时五行

以五色五行五脏相互配属而产生的一种辨证方法,多责于肝木、脾土、肺金和大肠金。有时也与四时相连,配合季节变化加减用药。

（1）辨四时

《证治准绳·杂病·大小腑门·滞下》:"（洁古云）溲而便脓血者,小肠泄也。脉得五至以上洪大者,宜七宣丸。脉平和者,立秋至春分,宜香连丸。春分至立秋,宜芍药柏皮丸。四时皆宜,加减平胃散。如有七宣丸证者,亦宜服此药,去其余邪,兼平胃气。"

（2）辨五行

《素问玄机原病式·六气为病·热类·分述》："又曰:泻白为寒,青、黄、红、赤、黑,皆为热也。盖泻白者,肺之色也。由寒水甚而制火,不能平金,则肺金自甚,故色白也。如浊水凝冰,则自然清莹而明白。利色青者,肝木之色也,由火甚制金,不能平木,则肝木自甚,故色青也。或言利色青为寒者,误也。仲景法曰:少阴病下利清水,色纯青者,热在里也,大承气汤下之。及夫小儿热甚急惊,利色多青,为热明矣。利色黄者,由火甚则水必衰,而脾土自旺,故色黄也。利色红为热者,心火之色也;或赤者,热深甚也。至若利色黑,亦言为热者,由火热过极,则反兼水化制之,故色黑也,如伤寒阳明病,热极则日晡潮热,甚则不识人,循衣摸床,独语如见鬼状,法当大承气汤下之。大便不黑者易治,黑者难治,诸痢同法。"

"或言下痢白为寒,误也。若果为寒,则不能消谷,何由反化为脓也?所谓下痢谷反为脓血,如世之谷肉果菜,湿热甚,则自然腐烂溃发,化为污水。故食于腹中,感人湿热邪气,则自然溃发,化为脓血也,其热为赤,热属心火故也。其湿为黄,湿属脾土故也。燥郁为白,属肺金也。《经》曰:'诸气膹郁,皆属于肺。'谓燥金之化也。王冰曰:'郁,谓奔迫,气之为用,金气同之。'然诸泻痢皆兼于湿,今反言气燥者,谓湿热甚于肠胃之内,而肠胃怫热郁结,而又湿主乎痞,以致气液不得宣通,因以成肠胃之燥,使烦渴不止也。假如下痢赤白,俗言寒热相兼,其说犹误。岂知水火阴阳寒热者,犹权衡也,一高则必一下,一盛则必一衰,岂能寒热俱甚于肠胃,而同为痢乎?如热生疮疡,而出白脓者,岂可以白为寒欤?由其在皮肤之分,属肺金,故色白也;次在血脉之分,属心火,故为血疖也;在肌肉,属脾土,故作黄脓;在筋部,属肝木,故其脓色带苍;深至骨,属肾水,故紫黑血出也。各随五脏之部而见五色,是谓标也;本则一出于热,但分浅深而已。大法下迫窘痛,后重里急,小便赤涩,皆属燥热,而下痢白者,必多有之,然则为热明矣。"

《儒门事亲·卷一·证妇人带下赤白错分寒热解六》："因余经上下往来,遗热于带脉之间。热

者,血也。血积多日不流,火则从金之化,金曰从革而为白,乘少腹间冤热,白物滑溢,随溲而下,绵绵不绝,多不痛也。或有痛者则壅碍,因壅而成痛也。《内经》曰:少腹冤热,溲出白液。冤者,屈滞也,病非本经,为他经冤抑而成此疾也。冤,一作客。客,犹寄也。遗客热于少腹,久不去,从金化而为白。设若赤白痢,赤者,新积也,从心火;白者,旧积也,从肺金。故赤白痢,不可曲分寒热,止可分新旧而治之……且赤白痢者,是邪热传于大肠。"

《玉机微义·卷五·滞下门·辨痢色分五脏》："按世人多以泻痢之青白黑三色为寒,黄赤二色为热,今观河间分五脏之论,焕然耳目,而知世人之非也。或曰《内经》视络脉之色,曰寒多则凝泣,凝泣则青黑,热多则淖泽,淖泽则黄赤。又曰:黄赤则热多,白则寒。世俗之论,岂非本于此欤。愚曰:《内经》论经脉之常色,心赤肺白肝青脾黄肾黑也。阴络之色应其经,但阳络之色随四时而行,应无常色。遇天气之寒,则经络凝泣,故其色多青黑;遇天气之热,则经络淖泽,故其色多黄赤。此盖因外气之寒热,而浮络相应而然。凡人之在冬月炎天,与夫久坐远行,其面色相应亦皆然,非痢色之出于脏腑,随内气所感而生也。况滞下之证,多因湿热所致。《内经》曰:肺热者,色白而毛败;心热者,色赤而脉络溢;肝热者,色苍而爪枯;脾热者,色黄而肉蠕动;肾热者,色黑而齿槁。此虽论痿,亦可见五脏之内热,皆能显此五色。今滞下之论五色,意实相同,然此不可与浮络之因外气相应者同语也。"

《景岳全书·卷之二十四心集·杂证谟·泄泻》："泄泻之因,惟水火土三气为最。夫水者寒气也,火者热气也,土者湿气也,此泻痢之本也。虽曰木亦能泻,实以土之受伤也;金亦能泻,实以金水同气,因其清而失其燥也。知斯三者,若乎尽矣,然而三者之中,则又惟水火二气足以尽之。盖五行之性,不病于寒则病于热,大都热者多实,虚者多寒。凡湿热之证,必其脉盛形强,声音壮亮,食饮裕如,举动轻捷者,此多阳也。虚寒之证,必其脉息无力,形气少神,言语轻微,举动疲倦者,此多阴也。"

《景岳全书·卷之三道集·传忠录下·辨河间二十八》："据此说,以五色分五脏,其理颇通。

若谓本则一出于热,则大不通矣。且五脏之分五色之证,则犹有精义,余因其说,并为悉之。夫泻出于脏,无不本于脾胃,脾胃之伤,以五气皆能犯之。故凡其兼赤者,则脾心证也;兼青者,脾肝证也;兼白者,脾肺证也;兼黑者,脾肾证也;正黄者,本脏证也。若以脾兼心,火乘土也,其土多热,言火可也。以脾兼肝,土受克也,其土多败,非火也。以脾兼肾,水反克也,其土多寒,非火也。以脾兼肺,母气泄也,其土多虚,非火也。本脏自病,脾受伤也,其土多湿,非火也。此兼证之盛衰,其逆顺有如此。且凡脾肾之强者有实热,脾肾之弱者皆虚寒,此脏气之可辨也。知火本热,而尚有虚火实火之异;风本阳也,而亦有风热风寒之异;土本乎中气也,而亦有湿热寒湿之异。至于金之寒,水之冷,同归西北之化,则其寒多热少,理所必致。岂可谓五脏之痢,本则一出于热乎?因致寒证之含冤者,此言之不得辞其责也。”

《傅青主男科重编考释·痢疾门·血痢》:“血痢者,乃肝经来克脾土也。虽因脾土之湿,又加暑热暗侵,瓜果内伤所致。然终因肝木太旺无制,凌脾土而然也。滋肝而平木,肝木得养,不来下克脾土,则土亦得养,而血痢自痊矣。”

《症因脉治·卷首·论〈医宗必读〉症因差误治法不合》:“夫夏秋之痢,先要究其致病之根,当五六月巳午丙丁行权,而庚金大肠受克于夏令之时,预伤其金水,至秋燥金行令,金被火刑,熏烁下溜,赤属火之本来,白属金之本色,而赤白相杂之痢作矣。即或纯白无红,虽非心火所乘,亦为素秋燥火太旺,伤其金位本身,故白色溶化而下,此为乘令而得病者也。”

《血证论·卷一·脏腑病机论》:“木火克土,则口燥泄痢,饥不能食,回食逆满,皆系木郁为火之见证也。”

5. 辨脏腑

过去较常使用的一种辨证方法。较早之前的文献认为痢病的病位在肾,有一段时间认为与心肺有关,现在则一般认为病位在脾胃,与肝肺有关。也有医家通过外感和内伤的不同论治来调和这种观点的差异。

(1) 脏腑概论

《史载之方·卷下·痢论》:“索其详而论之,则其痢之为病,虽变化重轻之不同,然一归之脾气之虚而已……万物非土不生,五行非土不载,五脏非脾不养。脾者,中州之土,能化腐水谷,设滋味于肌肤,行糟粕于大肠,脾脏温和,而诸脏之有冷热不调,即自生他病,不为之痢也。是故赤痢虽热,本因脾肾之虚。赤白相杂,虽为冷热不和,而又有重轻之别。若今人之下赤痢,先转数行,而后有赤痢之变,若以赤痢为热,何乃有先转之说欤?以赤白为冷热不和,而复有赤少白多,赤多白少,能无重轻之别乎?此病有变化之不同,予得以命其祖而言之也。一曰白痢者,五脏伤冷,脾胃极虚之所成也。其得之重,出后如鸡卵清、如鱼脑浆者,肾有所伤也,急以补脾肾药以暖之,加以舶上硫黄丸,无问多少,空心即服,以止为度,盖病势之重,治之不可后时也。二曰赤痢者,三焦之热血有余,而脾肾感寒之所成也。夫肝心积热之人,多食生冷,爱吃凉水,口之所纳,都聚于脾肾,寒温之气所伤,而肝心气变,血损于中,此肝心之血,乘脾之虚,渗入大肠而赤痢者也。先服解寒气药,次吃暖脾药,其治之如反掌尔。三曰赤白痢者,心肝血损,而脾之与胃,脏腑皆虚之所成也。脾气之虚,则肝气相乘,胃气之虚,则停水滞谷,凝而为涕,肝气乘脾气,则肝心之热血,乘脾之虚,渗入于大肠,与胃中之涕,相杂而下,此所以为赤白也。忽有赤少而白多,忽有赤多而白少,忽有赤白相等,此受病有浅深,下药有轻重,当在临时度宜,随机应变,不可差之分毫也。愚初以谓赤多而白少者,清利肝气,而轻暖脾胃也。白多而赤少者,微清肝心之气,而甚暖脾胃也。赤白相等者,微利肝心,平益脾胃气而自愈。但发寒热为最重,方见痢方中。四曰水谷痢,其人多饮凉水,忽餐生冷之所成也。所下之痢,悉皆黄色,忽时下白沫。治之之法,补暖脾胃,而其疾自愈。五曰血痢,其人多淤怒,因更相殴击忽因焦热极,骤食生冷,脾胃损虚之成也。所下之痢,多黯赤色。无寒热者,清其肝心之气,而疾自去矣。六曰疫毒痢者,毒气所传,一坊一境,家家户户,更相染易,无有不病。凡下痢之时,忽先发寒热,忽先转数行,忽生冷所伤,因而下痢,所下之利浑是赤色,浓如脓涕,忽时半盏下浓血,腹中刺痛,忽心中烦躁,三焦痞隔,全不思食,此名为疫毒痢也。然则疫毒所主五脏,从何而得,《经》言春若伤阳,夏必人多泻痢,此疫毒之根,先受之于肝也。夫春气本和,而反伤于热,此阳气所胜，肝家受热，而其气有余者也。《经》言五行受病，必先传其所胜。则肝之得病，必先传之与脾，而世人于夏月之间，多食生冷，伤损脾气，脾气虚，肝邪得以乘之，而脾受肝邪，伏而不动，莫能消水化谷，此疫毒之痢，必先转数行，而后有赤痢之变也。先转数行者，脾受邪而脾已生病也。后有赤痢之变者，肝之血热乘脾之虚，渗入大肠，而为赤痢也。中间忽有赤白相等者，此肝之毒血，杂胃中之寒涕也。若发寒热，方见痢方中。有白少而赤多，或有白多而赤少，肝之邪毒，有轻重之不等也。七曰休息痢者，盖患痢之人，其治痢之时，不能解肝邪，而肝家余毒之所成也。脾脏久受肝邪，则不能强健消化水谷，是毒痢之所下，缠绵久远而不较，此所以为休息也。八曰小儿痢者，盖小儿肝受热，而相刑于脾之所成也。肝之刑脾，则所下之痢，全是赤色，或赤白相杂，至脾之自受疳气，则骨肉消瘦，所下之痢，多黄涕白沫，少有赤色相杂也。如此数端，亦治痢之大略而已，至于医道之渊微，愚不能知其妙。"

（2）肾

《鸡峰普济方·卷第一·诸论·泻痢》："诸方论泄痢，止言是脾胃病，不过谓风冷湿毒之所侵入及饮食伤滞遇肠虚则泄痢。而不知肝肾气虚亦能为泄痢。古书所载甚明，不可不辩。《经》曰：泄痢前后不止肾虚也。又曰：诸厥固泄皆属于下。下谓下焦肝肾之气也。门户束要，肝之气也。守司于下，肾之气也。肝气厥而上行，故下焦不能禁固而泄痢，肾为胃关，门户不要，故仓廪不藏也。苟病泄痢，其源或出于此，而专以脾胃药治之则谬固千里矣。故古人有曰：下痢不止，心下痞，靳服泻心汤，后以它药下之。痢不止，医以理中与之，痢益甚。盖理中治中焦，此痢在下焦，赤石脂禹余粮汤主之。服不止，当利其小便。以余见，如此泄痢乃肝肾气虚之所致者矣。"

《卫生宝鉴·卷十六·泄痢门·痢疾》："《内经》曰：脓血稠黏，皆属于火。夫太阴主泻，少阴主痢，是先泄而亡津液。火就燥，肾恶燥。居下焦血分，其受邪者，故便脓血也。"

《玉机微义·卷二十七·喉痹门·论喉痹为伤寒所致》："庞氏曰：《经》云伏气之病，古方谓之肾伤寒，谓非时有暴寒中人，伏毒气于少阴经，始衰不病旬月乃发，脉微弱，法当咽痛，以伤寒非喉

痹之病，次必下痢。"

《古今医统大全·卷之二·内经要旨下·论治篇第四》："肾欲坚，急食苦以坚之，用苦补之，咸泻之。肾主二便，泻痢则下虚，以黄连、黄芩之苦坚之，则下元固闭，而为补。以芒硝之咸软之，则下元失守，而为泻。"

《寿世保元·卷一·血气论》："心为血之主，肝为血之藏，肺为气之主，肾为气之藏。止知血之出于心，而不知血之纳于肝，知气之出于肺，而不知气之纳于肾，往往用药，南辕北辙矣。假如血痢，以五苓、门冬等剂行其心，巴豆、大黄逐其积。其病犹存者，血之所藏，无以养也。必佐以芎、归，则病自止。假如喘嗽，以枳壳、桔梗、紫苏、桂、姜、橘等剂调其气，以南星、半夏、细辛豁其痰，而终不升降者。气之所藏，无以收也，必佐以补骨脂辈，则气归原矣。病有标本，治有先后，纲举而目斯张矣，噫此传心至妙之法，敢不与卫生君子共之。"

《医贯·卷之五·先天要论下·泻利并大便不通论》："秦越人《难经》，有五泄之分，曰胃泄，曰脾泄，曰大肠泄，曰小肠泄，曰大瘕泄。夫所谓大瘕泄者，即肾泄也。[注云]里急后重，数至圊而不能便，茎中痛，世人不知此证，误为滞下治之，祸不旋踵（滞下即今所谓痢疾也）。此是肾虚之证，欲去不去，似痢非痢，似虚努而非虚努，盖痢疾后重，为因邪压大肠坠下，故大肠不能升举而重，治以大黄、槟榔辈，泻其所压之邪而愈。又有久泻大肠虚滑，元气下陷，不能自收而重，乃用粟壳等涩剂，以固其脱升其坠而愈。其虚坐努责，此痢后积已去尽，无便而但虚坐耳，此为亡血过多，倍用归、芎以和之而愈。惟肾虚后重者，亦数至圊而不能便，必茎中痛，或大便不能得，而小便先行而涩，或欲小便，而大便反欲去而痛。独褚氏精血论中云：精已耗而复竭之，则大小便道牵痛，愈痛则愈便，愈便则愈痛，须以补中益气汤，倍升麻送四神丸，又以八味地黄丸料，加五味吴茱萸、补骨脂、肉豆蔻，多服乃效。此等证候，以痢药致损元气，肢体肿胀而毙者，不可枚举，肾既主大小便而司开阖，故大小便不禁者责之肾。"

《丹台玉案·卷之六·痢疾门》："凡泻在脾，而痢在肾，故先泻而后痢者，则曰脾传肾，为贼邪，其病难愈。先痢而泻者，则曰肾传脾，为微邪，其病易愈。此前人之说也，以愚论之，泻为在脾不暇

言矣。而后谓痢为在肾，不能无议焉。泻固多由于饮食，而痢独非饮食之所伤乎？饮食停积，因湿热而化遂为稠浊胶固于肠胃之中，欲下不下，是以有里急后重之苦，明是脾经之病矣。而顾以痢属于肾者，何所谓欤？吾未闻饮食之人，不由于脾，而反由于肾也。大概谓之肾病矣。然治痢之药，悉用苍术、厚朴、黄连、木香、白术、陈皮之类，并未有用杜仲、黄柏、牛膝、地黄补肾等药治肾之疾，而乃用脾家之剂，必其非肾病故也。要之先痢后泻而易愈者，以其积滞已尽，而脾尚虚也，岂肾传脾之谓耶？先泻后痢而难愈者，以脾土已坏，而积滞方壅也，岂脾传肾之谓耶？肾能藏精，不能藏饮食，若以痢属于肾，则饮食皆藏于肾矣，岂理也哉？大约治痢之法，与大人无异，但下痢纯血者，在大人则为难治，在小儿则为食积，而无所妨。而治小儿之痢，又宜多以消积为主。"

《景岳全书·卷之二十四心集·杂证谟·泄泻》："泻由水谷不分，出于中焦；痢以脂血伤败，病在下焦。在中焦者，湿由脾胃而分于小肠，故可澄其源，所以治宜分痢；在下焦者，病在肝肾大肠，分痢已无所及，故宜调理真阴，并助小肠之主，以益气化之源。"

《辨证录·卷之七·痢疾门》："此是肝克脾土也。盖夏秋之间，寒热必然相杂，肝遇凉风，则木气不舒，上不能宣，必至下克。而脾胃之中受三夏暑热，欺肝木凋零，乃与肝木相争。肝木激而成怒，克土更甚。脾胃之土伤，难容水谷，遂腹痛而作泻矣。泻久而糟粕已尽，脾乃传肝木之气于肾，而肾见其子之气，乃相助而作恶，忘其自损母气也。红白相间者，肝不藏血而红见，肾不藏精而白见也。惟是肝内之血无多，肾中之精有限，何以能绸缪不断，如水之倾，如泉之涌也，不知六腑畏肝木之横，五脏助肾之困，交相成之也。治法急平其肝气之怒，少佐祛秽之药，则肝气不降而肾气顿收。不必止痢，脾胃之土自安，脾胃既安，何惧痢之有？"

《类证治裁·卷之四·痢症论治》："以肾为胃关，开窍于二阴也。故痢久先温脾，不应，即温肾。丹溪以先泻后痢为脾传肾，为贼邪，难治；先痢后泻为肾传脾，为微邪，易愈。故治痢以脾肾为要。"

《类证治裁·卷之四·痢症论治》："五色痢乃五脏气化并伤，昔人以为肾损。"

（3）心肺

《史载之方·卷下·痢论》："但初下痢时，先发寒热头痛，即是寒邪犯心，寒气犯心，水火相战，故初得病先发寒热，水火相犯，血变于中，所以多下赤痢，如紫草水，如苋菜水，无色泽者，寒邪犯心之重也，先发寒热，而所下之痢止白色者，寒邪犯心之未重也，先下白痢，而后有赤痢之变者，寒邪犯心，其势渐加也，先下赤痢，而后变成白痢者，寒邪犯心，其势渐减也。赤白相等者，水火相犯其气相等，寒湿之气相搏而成也，忽有赤少而白少，此寒邪之势有多少，毒痢之病有轻重，以白多为轻，以赤多为重……且痢之有寒热，其证一也，前方以暖药解之，此方以凉药投之，其说何也？答曰：水邪犯心，身能发热，土湿郁火，身亦发热，肝热刑脾，身亦发热，惟至精者，识其秋毫之变，切恐世人未能通其妙旨，予因设此两方以救其失，然毒痢之伤人，惟水邪犯心最为极重。但患痢疾之人，有憎寒壮热，先吃上面通神散两三服，寒热不退，下痢不止，然后进此药，以太岁分之，惟六壬、六戊、寅申、巳亥之年，宜有此候，而六戊之年，尚有差变，盖火盛之年，必有寒湿相犯故然。以六气推迁不定，又不可局定年辰，但一年之间，春夏之内，热气偏多，湿化不举，人有痢疾，肝脉弦，心脉洪，然后吃此药。若吃两盏后，不见效验，更勿进服，盖痢之所起，切忌水之犯心，不可妄投凉药，故此方两盏后无验，更不可服。治赤痢，或赤白相杂，初得时，并无憎寒壮热，经及数日，身体不热，只闻小腹内躁热，下血不止，或血便，暖药不见验效，宜服此方。寅申、巳亥年，六壬之年，宜有此候。但吃两盏后不见效，更不请吃此药，但唇皮赤，忽肿，黯色，小便黄白，身体凉，夜间则发热，如此，即肝热刑脾之证也。"

《儒门事亲·卷一·证妇人带下赤白错分寒热解六》："设若赤白痢，赤者，新积也，从心火；白者，旧积也，从肺金。故赤白痢，不可曲分寒热，止可分新旧而治之。假如痈疖，始赤血，次溃白脓，又岂为寒者哉？而病者未信也，此今之刘河间常言之矣！皆云寒多则白，以干姜、赤石脂、桃花丸治痢，虽愈，后必生血疾。如白带下病，径以白芍药、干姜，白带虽愈，则小溲必不利。治泻痢与治带下，皆不可骤用峻热之药燥之。燥之则内水涸，内水涸则必烦渴，烦渴则小溲不利，小溲不利则足肿面浮,渐至不治。"

《玉机微义·卷五·滞下门·辨赤白分冷热之误》:"按河间谓赤白不当分冷热,乃属肺金心火之化,又谓五色各属五脏,本则一出于热,其论至当。但世患此疾者,赤白居多,今既以不当分冷热为治,若专以辛苦寒退热,此则治本之法,所谓心火肺金之化者,抑有别欤。盖心主血,肺主气,白属肺金,此气受病。赤属心火,此血受病也。赤白相杂,血气俱受病也。知此则肝青脾黄肾黑之说,亦可得而互明矣。"

《冯氏锦囊秘录·杂症大小合参卷十三·方脉痢疾合参》:"白痢自大肠,赤痢自小肠,此丹溪以赤白分气血言也。大肠为传道之官,痢属伤肠胃之血络。动脏腑之脂膏,故赤白俱并入大肠而下,若小肠则为出溺之所,未见小肠为下痢之腑也。谓心主血,心与小肠表里,故赤痢本小肠之所化则可,若谓从小肠而来,未之有也。"

《杂病源流犀烛·卷十五·痢疾源流》:"则就所痢之色,其或是赤,可知病因于血,即病根于心;其或是白,可知病因于气,即病根于肺;其或是黄,可知病因于饮食痰涎,即病根于胃。"

《古今医彻·卷之二·杂症·痢疾论》:"盖痢古称滞下,又名肠澼。分明指湿热伤手太阳小肠、手阳明大肠蕴酿而成。丙火自焚,庚金受囚,化物传道之令俱废。脓血稠黏,后重逼迫,滞而不舒也。"

《医学妙谛·卷上·杂症·痢疾章》:"白自大肠来气伤,赤是血伤小肠中。气血俱伤兼赤白。"

(4)肝肺

《医方集宜·卷之三·痢门·病源》:"其症腹痛,急迫后重,如厕不能纵行者是也。盖肺主气,与大肠通为表里,因肺气留陷于大肠,不得升提是故里急而后重也。"

《轩岐救正论·卷之五·治验医案下·诸失血》:"及痢血而青黯如苔者,此肝脏已败,皆不治也。"

《辨证录·卷之七·痢疾门》"人有受暑湿之毒,水谷倾囊而出,一昼夜七、八十行,脓血稠黏,大渴引水,百杯不止,人以为肠胃为热毒所攻也,谁知是膀胱热结而气不化乎。夫水湿之邪,从膀胱而出,乃上由于肺气之清肃下行,膀胱奉之而能化也。今胃受暑热之毒,蒸熏于肺,肺不能受,乃

移其热于大肠,而大肠奔迫,必郁结于膀胱矣。膀胱热结,则气不化而小溲短赤,邪热邪湿,尽趋于大肠而出,不啻如决水转石之骤猛也。治法必须清膀胱之热,以迅利其小便。但肺与大肠为表里,肺热而大肠始热,故不若先清肺经之热也。方用清源止痢汤:黄芩三钱,茯苓五钱,紫参三钱,诃黎勒三钱,甘草一钱,天花粉三钱,地榆三钱。水煎服。一剂减半,三剂痢止。"

此方清肺金化源之方也。用黄芩、地榆以凉肺,即所以凉大肠之热也。紫参疗肠胃之热,能消积聚,而通大小之便。诃黎勒能固肠脱,合而用之于茯苓、甘草诸药之内,则通中有塞,而塞中又有调和之妙,所以奏功特神也。"

《杂病源流犀烛·卷十五·痢疾源流》:"或腹中疼痛不止,则由肺邪郁在大肠(宜桔梗、苏子为君,白芍、甘草、陈皮、木香、当归以佐之;恶寒加干姜,恶热加黄连,虚弱用建中汤。一方,枳壳、黄连等分,槐花一两拌炒,去槐花,用二味,煎好入乳香、没药各八分,为治腹痛神妙之品)。"

《痢症三字诀·正文》:"西医云:肠胃炎,膜油肿,溃痛兼。中国自宋元后皆不知痢症何故腹痛?何故便脓?至有以便脓为虚脱,以腹痛为中寒者,误人不少。唯西医云,将痢症病死之人剖割视之,见其肠胃发赤,膜油发肿,甚则溃烂,乃知腹痛便脓之故矣。此说似奇,实正盖油膜者脾经所属也。肝火从肝膜入膏油蒸发红肿,肺金不能利水,水火蕴结在油膜中,而油膜又全连肠胃,是以肠胃赤肿发痛,甚则溃烂,与寒中洞泄迥然不同。"

《痢症三字诀·正文》:"病有脾,治肝肺。凡泻泄之症皆出于肠胃,而胃与大小肠又皆统于脾经,故此痢症亦无不归属于脾者。然其致痢之由实不责脾而责在肝肺,肺金不能顾母,肝木郁而克土,以致脾王受邪,但当治肝肺,则脾经自治。"

"肝迫注,故下逼,肺收摄,故滞塞。人身肝主疏泄,疏者条达而上也,泄者顺利而下也。木气不疏则郁郁者,草木多而壅遏也。木气太泄则暴注,暴注者泄力太过之故也。然使金不与木争则泄而不敛,何至滞塞哉!唯当秋金收敛之令,肺金不应受邪,故金必与木争,木愈泄金愈收,是以逼迫艰涩而成其里急后重也。"

《治疟机要·卷二·论疟痢》:"如脉左弦数,腹痛夜热,舌绛,消渴,痢下红积,病偏于肝者,以

肺金当秋,克制肝木,肝失条达,风火内动,逼血妄行,发为红痢。暴注者、肝之疏不通者,木之郁也。宜白头翁汤加芍药、鳖甲,清潜相火,即能攻倒荣舍;合四逆散疏泄肝木,即能宣达肝膜也。"

(5) 其他

《金匮钩玄·附录·滞下辩论》:"若脾气下陷,虚坐努责,便出色如白脓矣。"

"久而不愈,气血不运,脾积不磨,陈积脱滑下凝,犹若鱼脑矣。"

"甚则肠胃空虚,关司失守,浊液并流,色非一类,错杂混下注出,状如豆汁矣。"

《景岳全书·卷之二十四心集·杂证谟·痢疾》:"凡里急后重者,病在广肠最下之处,而其病本则不在广肠,而在脾肾。凡热痢、寒痢、虚痢皆有之,不得尽以为热也。盖中焦有热,则热邪下迫,中焦有寒,则寒邪下迫,脾肾气虚,则气陷下迫。欲治此者,但当察其所因,以治脾肾之本,则无有不愈。然病在广肠,已非食积,盖食积至此,泻则无留,而所留者,惟下陷之气,气本无形,故虽若欲出而实无所出,无所出而又似欲出,皆气之使然耳。故河间之用芍药汤,谓行血则便自愈,调气则后重除,是固然矣。然调气之法,如气热者凉之则调,气寒者温之则调,气虚者补之则调,气陷者举之则调,必使气和,乃为调气行血之法,其义亦然。若但以木香、槟榔、当归、大黄行血散气之属谓之调和,不知广肠最远,药不易达,而所行所散者,皆中焦之气耳。且气既下陷,而复以行之散之,则气必更陷,其能愈乎?剡痢止则后重自止,未有痢不愈而后重能愈者也,故凡欲治此者,但当以治痢为主。"

《医门法律·卷五·痢疾门·痢疾论》:"以肠胃论,大肠为标,胃为本;以经脉论,手足阳明为标,少阳相火为本。故胃受湿热,水谷从少阳之火化,变为恶浊,而传入于大肠。不治少阳,但治阳明,无益也。"

《内经博议·卷之四·述病部下·胀卒痛肠澼如疟积消瘅病第七》:"顾心肝澼亦下血,而以酒伤脾者为酒积,所谓下白沫者,如酒积之类,下纯血者,如手少阴足厥阴则乘之类,下脓血者,如肾移脾之类也。"

《证治汇补·卷之八·下窍门·痢疾》:"邪迫而后重者,至圊积减,未几复作,此大肠经积滞,不

能宣通也。虚滑而复重者,至圊不减,后反加甚,此肺脾气降,不能发升也(《医统》)。"

《症因脉治·卷首·论〈医宗必读〉症因差误治法不合》:"至痢疾一症,有四时寒热之不同,今先生混引《卫生宝鉴》所引经文,脾泄、肾泄、内伤痢症之说,而归重于脾肾二经立论。不知脾传肾,肾传脾,乃论五脏相承内伤痢,非所论夏秋热痢之条。今先生论中,既曰痢起夏秋,湿蒸郁热,亦论夏秋之痢矣。即当从秋令燥金阳明司令立论,而归重于肠胃二经,不宜牵入脾肾去。夏秋之先水泄,后脓血,先脓血,后水泄,乃是手足阳明肠胃之湿热症,非脾肾相传之微邪贼邪内伤症也。古人云:大肠受病,则气凝注而成白痢;小肠受病,则血凝注而成赤痢;大小肠均受其病,则赤白相杂而下。胃之湿热,下淫于大小肠者亦如此。即按经文,曰肠澼下血,曰肠澼下白沫,曰肠澼下脓血,诸条之论,皆以肠字立言,不曰脾澼、肾澼,而曰肠澼,则知痢症当以肠字为主矣。今先生论中,脱却肠字本题,而独重于脾肾二脏,则夏秋之痢,先生欲补此两脏乎,抑欲温此两脏也。夫脾泄肾泄,藏气不足,内伤之虚症,藏症也。夏秋之痢,肠胃受邪,外感之实症,腑症也。内伤不足,外感有余,二者天壤,即有少阴下痢脓血一症,乃是手少阴心主为患,非足少阴脾传肾之一症,故《保命集》以少阴痢曰小肠泄,以心与小肠为表里,心移热于小肠,小肠移热于大肠,则下痢脓血,以手少阴心经主血故也。经虽属阴,症则阳邪,如伤寒阳症传阴经之比也。"

《医学三字经·卷之一·痢症第六》:"热胜于湿,则伤胃之血分而为赤痢……湿胜于热,则伤胃之气分而为白痢。"

《医学实在易·卷三·里证》:"痢为肠胃之病,故列于里证。"

《医学从众录·卷五·痢症》:"五色痢是精气受伤、五液不守之患。宜益火消阴,实脾堤水,兼分理其精气。即噤口不食者,亦不出此法。"

《笔花医镜·卷二·脏腑证治·脾部》:"脾寒之症,右关必沉迟,唇舌必白,其症为呕吐,为泄泻,为白痢。"

《杂病广要·脏腑类·滞下》:"亦有不及成肿,而五脏伤败,水血并下,而五脏五色随之而出,谓之五液俱下也。凡如此者多死([按]《辨脉法》

曰：阴阳俱厥，脾气孤弱，五液注下。此巢氏所本。《金鉴》曰：五色痢者，五色脓血相杂而下也。若有藏腐尸臭之气，则凶）。"

《痢疾明辨·下痢血水》："下痢血水，或如洗鱼之血水，或如猪肺之血水者，此湿热俱重，蕴结于魄门，煎汤不能到其处，用桂元肉七枚，每个包苦参子仁七粒，空心淡盐水送下，宜间日服之，以待脾之运化，若日日服之，囫囵之物一时消化不及，恐反妨饮食耳。此方先大夫得之都中，本治湿热便血，百药无效，用此愈人甚多。治病在广肠，必用有形之物苦泄之，而又恐苦寒败胃，用桂元之甘温包于苦参之外，先到胃中，甘温之味先化，苦寒之味未彰，直至小肠、大肠以至魄门，苦乃直趋于下，俾湿热之陷于极下者，始得清耳！用药之妙如此。方书以下痢血水为死证，未必尽然。"

6. 辨气血

对白痢和赤痢的病机加以分析所产生的一种辨证方法，一般认为白痢，下如蟹渤，即夹有泡沫的，为气痢，而赤痢为血痢。是明清之际痢疾卫气营血辨证的前身，将病因局限为湿之后，就产生了痢疾的卫气营血辨证。

《扁鹊心书·卷中·休息痢》："若伤气则成白痢，服如圣饼、全真丹、金液丹亦可；若伤血则成赤痢，服阿胶丸、黄芩芍药汤。初起腹痛者，亦服如圣饼，下积血而愈，此其轻者也；若下五色鱼脑，延绵日久，饮食不进者，此休息痢也，最重，不早治，十日半月，害人性命。治法：先灸命关二百壮，服草神丹、霹雳汤三日便愈，过服寒凉下药必死。"

《金匮钩玄·附录·滞下辩论》："其湿热瘀积干于血分则赤；干于气分则白；赤白兼下，气血俱受邪矣。"

《医方集宜·卷之八·小儿门·形证》："色有赤白之殊以分气血之为病，亦当分气分血而求治焉。"

《寿世保元·卷二·中暑》："不便了而不了者，血虚也。数至圊而不便者，气虚也。"

《丹台玉案·卷之三·痢疾门》："所积之物，煅炼稠黏。有赤白相杂与纯黄之异。不见其粪，而惟见其积者，盖籍气血而变成也。伤于血则变为赤，伤于气则变为白，气血俱伤，则赤白兼。黄则脾家亦伤。而纯于赤白者。亦未必非伤脾之所致也。使其无赤白，而其色纯黄，则专伤脾土。而

气与血犹未甚动焉，至若下痢如黑尘之色及屋漏水者，皆不治之症。"

《医医偶录·卷二·脾部》："白痢者，积寒伤气也，六君子汤加木香主之……赤痢者，暑热伤血也，治痢奇方主之，或葛根治痢散，噤则开噤散。"

《医略十三篇·卷十·痢疾第十》："痢成休息，本是缠绵，气伤则白，血伤则赤，痢下纯血，血分受伤。"

《痢疾明辨·辨痢疾之源》："热伤气分白冻多，热伤血分红冻多，赤白相兼、气血交病，并非赤为热、白为寒也。李士材、王损庵诸贤，皆有名论，惜未究其本。海虞吴本立，有《痢证汇参》一书，不过撮拾前人方论，瑜瑕并收，不知弃短取长，编者既少卓识，又不能阐发此中精义，不可为治痢指南。至倪涵初治痢三方，徒令印定后人心目，皆无足取。惟嘉言喻子，议论颇详，时医亦不参考。"

《痢疾明辨·辨腹痛有火有滞有肝邪横逆有伤脏阴之不同》："湿热与食滞互结，定然腹痛。痛在中脘，阳明病也。痛在当脐及少腹，大、小肠病也。皆因食滞与湿热阻滞气分，并伤及血分，不能运行所致。治当清火、理气、导滞，所谓和血则便脓自愈，调气则后重自除。至于肺火郁于大肠，小腹之痛尤剧，宜桔梗以开提之，紫菀以辛润之，痛或挟肝邪，白芍在所必用，脓血剥膏从中刮下，焉得不痛，吴人谓之'刮积'，正是此意。若伤阴而痛，皆因痢久肠膏竭绝；邪已尽去，扶正补阴可愈，邪未尽出，虽补无益，必至邪正同归于尽而已。再按，邪正相搏则痛，气分郁结则痛，血分凝结则痛，其有不痛者，人多忽之，不知邪正混合为痢，虽重，腹亦不痛，最宜详审。[陈韶九按]此节却道人所未道，最宜注意，不可以不见痛而便断为虚寒，遽投温补也。"

《评琴书屋医略·卷一》："痢症，见症里急后重，腹痛欲便不便，湿热食积相并，则成此症。痢色有赤有白之不同，亦因其受病有热重湿重之各异，热胜于湿则伤胃之血分而为赤痢，湿胜于热则伤胃之气分而为白痢，若赤白各半气血两伤，治法当宗刘河间先生调气和血之旨（和血则脓血自愈，调气刚后重自除）。"

《血证论·卷四·便脓》："病在水分者，痢下白浊，此如暑雨不时，行潦污涨，是湿甚而伤气也……白痢之故，总是水不清之故。水即气也，吾

于水火论已详言之……病在血分者,则利下纯红……红痢之故,总是血分为病。"

《痢症三字诀》:"白气腐,红血溃。俗以白痢为寒,非也。白痢只气分之热腐化成汁,有如烈日流金烁石也。今之治白痢者每用姜、桂、吴萸而成死证,戒之戒之。盖红白二色不分寒热,只分气血而已。陈平伯云:气调则后重自愈,血和则便脓自除,可谓得法。"

（1）病在气

《圣济总录·卷第七十七·气痢》:"论曰:气痢者,由冷气停于肠胃间,致冷热不调,脾胃不和,腹胁虚满,肠鸣腹痛。便痢赤白,名为气痢,治法宜厚肠胃,调冷热。补脾气,则痢当自愈。"

《证治汇补·卷之八·下窍门·痢疾》:"七情乖乱,气不宣通,郁滞肠间,触发积物,去如蟹渤,拘急独甚。必兼胸宇不宽,首宜化气。"

《张氏医通·卷十·妇人门上·胎前》:"下痢后重,浊气壅滞也。夫开通壅滞,必以调气为本,在妊娠尤为切要。调气则后重自除,而胎息自安矣。但初痢后重,首宜开发其滞,若久痢后重,又当升举其阳,阳气升则胃气运,胃气运则周身中外之气皆调达。而无壅滞之患矣。故治孕妇之后重,无问胎之大小,但脉见有余,则宜调气。脉见不足,便与升提,虽血痢亦宜阳药。一切滋腻血药,总无干预。以气有统血之功,则血无妄行之虑也。"

《类证治裁·卷之四·痢症论治》:"里急仍不得便,属气滞,苏子降气汤。里急频见污衣者,为气脱,补中益气汤去当归、加肉果。洞泻不止,真人养脏汤。"

（2）病在血

《诸病源候论·痢病诸候·赤白痢候》:"凡痢皆由荣卫不足,肠胃虚弱,冷热之气,乘虚入客于肠间,肠虚则泄,故为痢也。然其痢而赤白者,是热乘于血,血渗肠内则赤也。"

《证治准绳·杂病·大小腑门·滞下》:"其或气行血和积少,但虚坐努责,此为亡血证。倍用当归身尾,却以生地黄、生芍药、生桃仁佐之,复以陈皮和之,血生自安。虚坐而不得大便,皆因血虚也。血虚则里急,加当归身。凡后重逼迫而得大便者,为有物而然。今虚坐努责而不得大便,知其血虚也。故用当归为君,生血药佐之（以上虚坐

努责）。"

《医贯·卷之五·先天要论下·泻利并大便不通论》:"其虚坐努责,此痢后积已去尽,无便而但虚坐耳,此为亡血过多,倍用归、芎以和之而愈。"

《济阳纲目·卷五十九·吐血呕血·论》:"[荫按]李氏曰:血证总论:血乃水谷之精变化,生化于脾,主息于心,藏于肝,布于肺,施于肾,脉络、脏腑、耳目、手足,资为运用。然阴道易亏,一有感伤,调理失宜,以致阳盛阴虚,错经妄行,火载则上升,挟湿则下行,是以上溢清道,从鼻而出为衄;留滞浊道,从胃脘而出为吐唾;渗入肠间,从下部而出为血痢;结于肠胃,则成积而为血瘕。分经言之,呕吐,胃也;咳、唾、衄,肺也;痰带血,脾也;咯血丝,肾也;溺血,小肠膀胱也;下血,大肠也;牙宣,胃或肾虚炎也……大概逆行难治,顺行易治。无潮者轻,有潮者重,潮盛脉大者死。"

《血证论·卷四·便脓》:"此证有二:一是内痈,一是痢疾……客问积血何以变而成脓?答曰:血者阴之质也,随气运行。气盛则血充,气衰则血竭。气着则血滞,气升则血腾。故血之运,气运之,即瘀血之行,亦气之行。血瘀于经络脏腑之间,既无足能行,亦无门可出,惟赖气运之……若气不运之,而反与相结,气为血所郁则痛,血为气所蒸则化为脓……有之,则毒聚肠胃,将肠胃膏脂血肉,蒸化为脓。或下如烂瓜,或如屋漏水,此腐肠溃胃之危候,与癰疽之腐烂无异。"

7. 辨八纲

（1）八纲概论

《证治准绳·杂病·大小腑门·滞下》:"或曰治后重,疏通之剂,罗谦甫水煮木香膏,东垣白术安胃散等方已尽矣。又有用御米壳等固涩之剂亦愈者何也? 曰:后重本因邪压大肠坠下,故大肠不能升上而重,是以用大黄、槟榔辈,泻其所压之邪。今邪已泻,其重仍在者,知大肠虚滑不能自收而重,是以用御米壳等涩剂固其滑,收其气,用亦愈也。然大肠为邪坠下之重,其重至圊后不减;大肠虚滑不收之重,其重至圊后随减。以此辨之,百不失一也。其或下坠异常,积中有紫黑色,而又痛甚,此为死血证……或口渴及大便口燥辣,是名挟热……或口不渴,身不热,喜热手熨汤,是名挟寒……其或下坠在血活之后,此为气滞证……凡

用诸承气等药挫积之后，仍后重者，乃阳不升也，药中当加升麻升其阳，其重自去也。"

《类经·十七卷·疾病类·肠澼》："其所下者，或赤或白，或脓或血，有痛者，有不痛者，有里急后重者，有呕恶胀满者，有噤口不食者，有寒热往来者。虽其变态多端，然总不外乎表里寒热，而尤于虚实之辨更为切要，知此六者，庶不致杀人矣。

若以表里言之……凡邪因表者必有表证……如无表证，则必由口腹，悉属内伤。但伤于内者极多，因于表者则间或有之，此内外之不可不辨也。

若以寒热言之，则古以赤者为热，白者为寒……此自古法，本不为谬……若以愚见言之，则赤中岂必无白，白中岂必无赤，赤白相兼者，岂真寒热同病乎？但其清浊微甚，自有阴阳可辨耳。虽赤痢亦有寒证，然终是热多；白痢亦有热证，然终是寒多。其有白而热者，则脉证必热，赤而寒者，则脉证必寒，亦易辨也。

再以虚实言之，如头疼身热，筋骨酸痛者，表邪之实也；胀满恶实，急痛拒按者，里邪之实也；烦渴引饮，喜冷畏热者，阳邪之实也；举按滑数，来往有力者，脉息之实也；火土之胜，而见敦阜、赫曦之化者，时气之实也。舍此之外，则无可言实，多属虚矣。今有以口渴为实热者，不知凡系泻痢，必亡津液，液亡于下，则津涸于上，焉得不渴？故当以喜热喜冷分虚实也。有以腹痛为实者，不知痢出于脏，则肠胃必有损伤，脓血切肤，安能无痛？故当以痛之缓急、按之可否、脏之阴阳、腹之胀与不胀分虚实也。有以小水之黄赤短少为实热者，不知水从痢去，溲必不长，汁以阴亡，溺因色变，故当以便之热与不热、液之涸与不涸分虚实也。有以里急后重为实热者，但知湿热壅于大肠，因而重坠，不知气陷则仓廪不藏，阴亡则门户不摄，故当以病之新久、质之强弱分虚实也。若邪正不明，则祸如反掌，此虚实之不可不辨也。"

《张氏医通·卷十·妇人门上·胎前》："妊娠痢下，有三禁五审……所谓五审者，一审饮食之进与不进。夫下痢乃肠胃受病，若痢势虽甚，饮食无妨者易已，故痢以噤口为最剧。在初起浊邪全盛之时，不足为虑，但要清理积滞，饮食自进矣。若七日以后，尚不能食，脉反数盛，此必初时失于清理之故。急需调气理中，则积沫渐下，饮食渐进矣。或初时能食，至一旬一气后，反不能食，脉息不振，此必荡涤太过，胃气受伤所致。亦有过用芩、连、槟、朴，苦寒破气，而致呃逆呕哕者，胃气大败，最危之兆。惟峻与温补，庶可挽回。若脉见数疾无伦，或翕翕虚大，或歇止不前，或弦细搏指者，皆胃气告匮，百不一生矣。二审溲之通与不通，下痢清浊不分，若痢虽频，而水道顺利者，胎必无虞。若月数将满，胎压膀胱，每多溲便频数，转胞胀秘之患。切禁利水伤津，急与开提自通。但须察其脉无过旺过硬之形，便宜补中益气，稍加泽泻、车前以升清降浊，投之无不辄应。非特妊娠为然，即平人久痢，津液大伤而溲涩不通者，亦宜上法也。三审腹之痛与不痛……四审后之重与不重……五审身之热与不热，下痢为里气受病，若见身热，表里俱困，元神将何所恃而得振祛邪之力哉？惟人迎之脉浮数，可先用和营透表之法分解其势，然后徐行清理。若初痢不发热，数日半月后发热，脉来渐小，或虚大少力者，此真阴内亡。虚阳发露于外，在平人或可用辛温峻补，敛之以归其源。若妊娠则桂、附又难轻用，惟藉参、术、姜、萸、胶、艾之属，非大剂浓煎峻投。难望其转日回天之绩也。或痢久卫虚，起居不慎，而感冒虚风发热者，但当察其左手三部，必显浮缓之象。又需理中汤加桂枝，合表里而治之。以内气久虚之邪，不得参、术助其中气，则客邪不得解散也。五审既明，三禁勿犯。又当审察其积之稠与不稠，色之鲜与不鲜，则元气之厚薄，病患之寒热，可晓然无惑矣。"

《张氏医通·卷十一·婴儿门上·痢》："钱仲阳云：泻利黄赤黑，皆热也，泻利清白，米谷不化，皆冷也。东垣云：白者湿热伤于气分，赤者湿热伤于血分，赤白相杂，气血相乱也。罗谦甫云：小儿下利色白，大都受寒，下利脓血，大都受热与食积。薛云：手足指热，饮冷者为实热，香连丸。手足指冷，饮热者为虚寒，理苓汤。若兼体重肢痛，湿热伤脾也，升阳益胃汤。小便不利，阴阳不分也，五苓散。若湿热退而久痢不愈者，脾气下陷也，补中益气汤倍升、柴。泻利兼呕，或腹中作痛者，脾胃虚寒也，异功散加炮姜、木香。或变而为疟者，六君子加升、柴。若积滞已去，利仍不止者，脾气虚也，四君子加肉果。有寒，加吴茱萸、炮姜，有热，加炒黑宣连，丸服尤妙。"

《金匮翼·卷七·诸痢治法统论》："《准绳》：

谓后重因邪压大肠坠下者……议论自正,但水煮木香、白术安胃二方,皆以御米壳为君,且有乌梅、五味子、白芍、诃子,并无槟榔、大黄,而云然者,岂未之察耶……又谓大肠为邪坠下之重,其重至圊后不减,大肠虚滑不收之重,其重至圊后随减。愚谓邪坠之重,圊后当减;虚滑之重,圊后不减。兹反言之,亦有误耶。"

《杂症会心录·卷上·痢症》:"第疫气之来,有一无二,而人生禀赋不齐,虚实寒热各殊。虚体受邪,则为虚痢;实体受邪,则为实痢;寒体受邪,则为寒利;热体受邪,则为热利。"

《类证治裁·卷之四·痢症论治》:"而症之寒热虚实,宜细审焉。凡痢挟热者多实,初起外受暑热,内因停滞,绕脐痛胀,烦渴迫迫,下痢鲜红,脉洪滑者,宜清火导滞。导气汤、芍药汤去桂。如挟虚感寒,生冷不节,脾失转输,因而呕逆,下痢白脓,脉弦弱者,宜温理脾胃,兼佐行气。香砂温胃饮。盖因寒伤脏,忌用苦寒下夺也。况所痢脓垢,皆大小肠脂液所化,已非胃腑宿食,不得误认积滞,肆行攻下,剥削殆尽,但见下利血水,或如屋漏水,即须温摄。黑豆散加苓、术、茴香、肉果。如痢纯血,鲜红成块者,多心脾伏热(观其方为血热)。用黄连、白芍、丹皮。黑栀、黑荆芥、生地。若未止,地榆丸。其血紫黯稀淡,乃阳虚不能摄阴,宜温调其气,非炮姜不治。理中汤加木香……纯下清血者,为肠胃风袭,胃风汤加枳、荆、防……赤白痢由冷热不调……痢纯白乃脏寒气滑,与暴注属热不同,或如冻胶,如鱼脑,由气分致病,为脏寒滞下。先用沉香、白蔻、木香、小茴、砂仁。次用理中汤加香、砂。白痢初起,里急后重,为湿郁化热。平胃散加香、砂。痢稀白肢冷腹痛不已,附子理中汤。"

《杂病广要·脏腑类·滞下》:"医书云:下痢纯血者死,下痢如屋漏水者死。按其治法,不过用阿胶、地榆、槐花、苍术之类,安能以救死症。如果下奔鲜血、口渴便短、里急后重、脉盛者,为火症,宜白头翁汤,一日两服,虚人及产后加阿胶、甘草,亦有下鲜血而非火症者。若血带黯而成块者,属热少,属寒者多,俱宜从脉症细辨之。若口中和、脉细、小便长、手足冷者,属虚寒无疑,宜以理中汤加灶心土八钱主之;下血多者,宜间服黄土汤,一日二服,三日渐愈。盖以脾胃如分金之炉,

理中汤分其清浊,是治其本源也。屋漏水即血水之黯滞不稠者,为虚寒症误用寒凉攻破所致。若见咽痛、语言无序,半日必死,亦用理中汤救之。(《时方妙用》)"

(2)辨阴阳

《景岳全书·卷之二十四心集·杂证谟·泄泻》:"且阴寒性降,下必及肾,故泻多必亡阴,谓亡其阴中之阳耳。所以泄泻不愈,必自太阴传于少阴,而为肠澼,肠澼者,岂非降泄之甚,而阳气不升,脏气不固之病乎?"

《黄帝内经素问集注·卷五·大奇论篇第四十八》:"[按]此系奇恒之病,缘于阴阳不和,非关外淫之气,医者大宜体析。如因表邪而发热者,其脉必浮,或见滑大。初起之时,必骨痛头疼,或恶寒喘急。表证始盛,里证尚微,盖先表而后入于里也。此系三阳之气直并于阴,阴气受伤,是以脉小沉涩。一起之时,里证即急,或噤口腹痛,或下重痢甚,或发惊昏沉,或嗌干喉塞,身虽热而热微,外证轻而里急。"

《医学衷中参西录·医方十八·治痢方·通变白虎加人参汤》:"有奇恒痢者……其脉缓小迟涩……盖因阳气偏盛,阴气受伤,是以脉小迟涩。此证急宜用大承气汤泻阳养阴,缓则不救。若不知奇恒之因,见脉气平缓,而用平易之剂,必至误事。"

《中国内科医鉴·证候与治法概编·便秘下痢下血子宫出血·下痢》:"今日西医界凡遇里急后重而兼下痢者,即以投下剂为其定则,里急后重,诚然多现于阳实之证,然有时阴虚之证,亦有里急后重者,此则不可忘忽者也。在证之不适用下剂时,可用真武汤之附子剂。大肠加答儿或赤痢之里急后重者,或有表证者,投葛根汤以发汗,能见速效。余对于慢性大肠加答儿之历久未愈者,投以猪苓汤以图利尿,果见速治。猪苓汤之阿胶,与白头翁加甘草阿胶汤之阿胶,对于里急后重,大有缓解之力。凡有湿热,即炎症充血肛门感灼热者,多用白头翁汤。凡里急后重,而不感紧迫,压出之力不足,大便有残留之气味而不能通快者,真武汤治之。故在诊断之际,有无里急后重。宜丁宁讯问,里急后重而有紧迫之感者阳证也,脉舌均现阳性之症状。脉弛缓而弱者阴证也,在按脉之际,即能区别之。此阴阳之相异,为治疗方针

之根干,不可轻轻看过。证治摘要:甘草泻心汤之治下痢,以腹中雷鸣者为目的,若腹不雷鸣为谷不和之下痢,四逆汤主治之。"

（3）辨表里

《证治汇补·卷之八·下窍门·痢疾》:"若初起有恶寒发热,头疼身痛者,带表症也。初起有心烦口渴,腹痛呕吐者,里实症也。"

（4）辨虚实

一般来讲,痢病初起,脉息滑实,腹痛拒按,胀闷不食,便秘,泻下后后重得减为实证;痢病迁延日久,脉息虚软,腹痛喜按,能食,泄注,泻下后后重不减为虚证。

《医学入门·外集·卷四·杂病分类》:"虚痢,困倦,谷食难化,腹微痛,或大痛,并无努责。血虚淡红,通玄二八丹……凡痢经下后,痛坠不减,虚坐努责及久不愈者,皆阴血虚也,胃风汤去桂加熟地主之。"

《寿世保元·卷八·痢疾》:"凡痢病久则令肿满,下焦偏冷,上焦偏结,则为上实下虚。"

《景岳全书·卷之二十四心集·杂证谟·痢疾》:"凡治痢疾,最当察虚实,辨寒热,此泻痢中最大关系,若四者不明,则杀人甚易也。

实证之辨,必其形气强壮,脉息滑实,或素纵口腹,或多胀满坚痛,及年少新病,脾气未损者,方可用治标之法,微者行之,利之,甚者泻之。

虚证之辨,有形体薄弱者,有颜色清白者,有脉虽紧数而无力无神者,有脉见真弦而中虚似实者,有素禀阳衰者,有素多淡素者,有偶犯生冷者,有偶中雨水阴寒者,有偶因饮食不调者,有年衰脾弱者。以上诸证,凡其素无纵肆,而忽患泻痢,此必以或瓜或果,或饮食稍凉,偶伤胃气而然,果何积之有?又何热之有?总惟脾弱之辈,多有此证。故治此者,只宜温调脾肾,但使脾温则寒去,即所以逐邪也。且邪本不多,即用温补健脾,原无妨碍,不过数剂,自当全愈。切不可妄云补住邪气,而先用攻积、攻滞及清火等药,倘使脾气再伤,则轻者反重,重者必危矣。"

"今人不能辨察,但见痢如脓垢者皆谓之积,不知此非渣粕之属,而实附肠着脏之脂膏,皆精血之属也……今之凡患泻痢者,正以五内受伤,脂膏不固,故日剥而下。若其脏气稍强,则随去随生,犹无足虑。若脏气至败,剥削至尽,或以久泻久

痢,但见血水及如屋漏水者,此在庸人,云其积聚已无,反称为善,而不知脂膏刮尽则败竭,极危之候也。使今后医家,但识此为脂膏而本非积聚,则安之固之且不暇,而尚敢云攻之逐之或用苦寒以滑之利之者否。"

《轩岐救正论·卷之五·治验医案下·肝经暴郁吐血》:"诸血无寒,岂知诸血无实乎?无实则虚,虚则不得以无寒论也。"

《辨症玉函·卷之一·阴症阳症辨·痢疾》:"痢亦不同,有阳痢、阴痢之分,世人不知也。皆为湿热所致,动言痢无止法,而不辨其阴阳之异,故往往杀人,可慨也。阴阳之痢,《内经》亦未分别,我今日亦泄天地之奇。大约便血、腹疼、后重、噤口者,阳痢也。腹不痛以手按之而快者,粪门无急迫之状,日能食,无血而白痢者,乃阴痢也。虽用药得宜,一方可以兼治,然终不识症之阴阳,犹为不知痢症之人也。不可不明辨之。庶几用药可分轻重,尤易奏功如响。吾今立二方,一治阳痢一治阴痢,阳痢方名为扫痢神丹,一剂即止血,二剂即止痢,不必三剂。阴痢方名为化痢仙丹,一剂轻,二剂止,三剂全愈,人见血痢为重,而不知白痢,感于阴分未尝轻也。但阳痢火重而湿轻,阴痢火轻而湿重耳。阳痢之方妙在用黄连于大黄之中,使火毒迅扫而去,不久留肠胃之中。阴痢之方,妙在用芍药之多,平肝以扶脾土,使土安而水易去。其余皆是祛逐邪秽之物,各用之咸宜,所以奏功尤易也。"

《医碥·卷之三·杂症·痢》:"虚实当辨。如腹痛拒按者为实,喜按者为虚。脓血稠黏,数至圊而不能便者为实,不及拈衣而即泄出者为虚。未经泻荡而后重者为实,已经泻荡而仍后重者为虚。邪实之重,粪出少减(名粪前坠,滞也),少顷又重(邪未尽也);虚滑之重,粪出愈甚(名粪后坠),少顷略可(较愈甚时略松也,气复升故也)。凡痢中所有之证,如烦渴,咽干,舌黑,肿胀,悉有虚实之殊,无得概指为实,当细别之。"

《类证治裁·卷之四·痢症论治》:"下痢发热者,疏其邪,仓廪散。腹痛身微热者,和其营。小建中汤。一种阴虚下血发热,烦渴至夜转剧者,急宜救液存阴。阿胶丸、阿胶梅连丸、黄连阿胶丸。"

《杂病广要·脏腑类·滞下》:"邪迫而后重者,至圊稍减,未几复甚(芍药汤)。虚滑而后重

者,圊后不减,以得解愈虚故也(真人养脏汤)。下后仍后重者,当甘草缓之,升麻举之。(《必读》)[按]《医贯》曰:后重有二,邪气坠下者,圊后不减;虚努不收者,圊后随减。此可辨虚实。此说慎矣。

后坠下迫肛门,粪出坠止,为粪前坠,乃滞也,故曰实坠,粪出更坠,为粪后坠,非滞也,故曰虚坠。(《金鉴》)"

"凡腹中积聚之辨,乃以饮食之滞,留蓄于中,或结聚成块,或胀满硬痛,不化不行,有所阻隔者,乃为之积,此皆渣粕成形之属,所当逐也。今人不能辨察,但见痢如脓垢者皆谓之积,不知此非渣粕之属,而实附肠着脏之脂膏,皆精血之属也。无论瘦人肥人皆有此脂,但肥者脂厚,瘦者脂薄,未有无脂者也。若果无脂,则肠脏之间,岂容单薄赤露,非惟藩篱不固,而且脏必易伤,无是理也。今之凡患泻痢者,正以五内受伤,脂膏不固,故曰剥而下。(《景岳》)"

"至以赤为热,白为寒,亦非确论。果尔则赤白相兼者,岂真寒热同病乎。必以见证与色脉辨之,而后寒热不淆。须知寒者必虚,热者必实,更以虚实细详之,而寒热愈明耳。胀满恶食,急痛惧按者,实也;烦渴引饮,喜冷畏热者,热也;脉强而实者,实也;脉数而滑者,热也。外此则靡非虚寒矣,而相似之际尤当审查。如以口渴为实热,似矣;不知凡系泻痢,必亡津液,液亡于下则津涸于上,安得不渴,更当以喜热喜冷分虚实也。以腹痛为实热,似矣;不知痢出于脏,肠胃必伤,脓血剥肤,安得不痛,更当以痛之缓急、按之可否、藏之阴阳、腹之胀与不胀、脉之有力无力分虚实也。以小便黄赤短少为实热,似矣;不知水从痢去,溲必不长,液以阴亡,溺因色变,更当以便之热与不热、液之涸与不涸、色之泽与不泽分虚实也。以里急后重为实热,似矣;不知气陷则仓廪不藏,阴亡则门户不闭,更当以病之新久、质之强弱、脉之盛衰分虚实也。(《必读》)"

《证治汇补·卷之八·下窍门·痢疾》:"如口渴而喜冷者为热,口渴而喜热者为寒。腹痛而胀闷者为实,腹痛而喜按者为虚。溺短而赤涩者为热,溺短而清白者为寒。后重而新病为实,后重而久病为虚。脉大而沉实为实,脉大而浮洪亦虚。(必读)"

《中国内科医鉴·病证各论·赤痢》:"(津田玄仙之说)痢疾中有邪实之痢,腐肉之痢,二证之分,至为紧要,苟不知此点,决难无过。邪实之痢者,诸邪会集于大肠,下青白等之秽物,外证不热,脉实而数,口渴,舌有苔,有种种之实证,入厕必若于有后重之气味,是证宜用《伤寒论》之白头翁汤或芍药汤,或芩连汤等凉剂,去邪之品味,以去其会集之肠邪,此则无论何人,无不知为痢病正面通治之法也。腐肉之痢者,大肠中之气邪不下,则元气虚脱,大肠之内皮因之而腐,其肉下落,致成腐肉痢之虚证,血亦随之而多下,此极虚之危症也。其外证亦手足厥冷,好热汤,与冷物,脉勿论已,即其他各方面,无处不呈虚证,后重比之邪实之证且甚之,粪中向无臭味,此为虚实分别之大概。但邪气之中,因元气虚而下赤肉者,其时必从邪气之脉,而不见虚脉,此时世医,往往难辨虚实,遂用钱氏白术散以敷衍之,抑亦不思大便中下脓血之点滴者,非腐肉痢之下地乎,轻者桂附之中加相当之剂,重者与温补剂,决无所用其疑焉。

附:阴虚痢

痢病下劫津液,虚损多致亡阴,可见发热烦渴,当参合脉证,不可与实热证混同论治。"

《济阳纲目·卷二十二下·滞下·论赤痢》:"丹溪云……血痢久不愈者属阴虚,四物汤为主。"

《济阳纲目·卷二十二下·滞下·论虫疰痢》:"李氏曰:虫疰痢,黑如鸡肝,发渴,五内切痛,乃服五石汤丸。逼损真阴,其血自百脉经络而来,茜根丸救之,亦有宜温热药者。"

《杂病广要·脏腑类·滞下》:"一种阴虚痢疾,切戒攻积之药。凡见痢下五色,脓血稠黏,滑泄无度,发热烦渴,脐下急痛,至夜转剧而恶食,或下鲜血者,便属阴虚,急宜救热存阴为主,如驻车丸、阿胶丸、归连丸、阿胶梅连丸、千金黄连汤、黄连阿胶汤、白头翁加甘草阿胶汤等方选用(《医通》)。"

《痢疾明辨·久痢伤阴》:"大肠主津,小肠主液,故痢久必伤津液,每见液涸舌干,齿燥唇裂,言语不清者,其症多险,舌黑、舌绛、舌光、舌碎、舌糜,均为恶候;邪尽正虚者,受补可愈,邪少正虚者,育阴却邪,可救二三,邪盛者必致津枯液尽而毙。"

(5)辨寒热

一般认为,小便清白不涩,身凉,完谷不化,肠鸣切痛为寒证；身热消渴，渴喜冷饮为热证。痢色紫黯，口不渴或渴喜热饮，四肢厥冷多为寒证；痢色鲜红，小便黄赤而涩多为热证。但这些只是多为，并不绝对，这些表现见寒证可能为邪热郁结于中，见热证可能为阴虚火旺或中虚阳迫于下，总需色脉合参，方可定明寒热。

1）总论寒热

《素问玄机原病式·六气为病二·热类·分述》："然辨痢色以明寒热者，更当审其饮食药物之色。如小儿病热，吐利霍乱，其乳未及消化，而痢尚白者，不可便言为寒，当以脉证别之。大法泻痢小便清白不涩为寒，赤涩为热。又完谷不化而色不变，吐利腥秽，澄澈清冷，小便清白不涩，身凉不渴，脉迟细而微者，寒证也；谷虽不化，而色变非白，烦渴小便赤黄，而或涩者，热证也。凡谷消化者，无问色及他证，便为热也。寒泻而谷消化者，未之有也。由寒则不能消化谷也。或火主疾速而热甚，则传化失常，谷不能化而飧泄者，亦有之矣。仲景曰：邪热不杀谷。然热得于湿，则飧泄也。"

《医学入门·外集·卷四·杂病分类》："痢凭色证分热寒。身热口渴，溺涩，大便急痛色赤者，为热；身凉不渴，溺清，大便顺利色白者，为寒。但痢因于暑，热者多，寒者少。然阴阳变化，赤而淡者为寒，白而稠者亦热，必色证两参，而后寒热可辨。"

《寿世保元·卷一·六气为病·热类》："又如赤痢，本湿热之相兼也。举世皆言赤痢为热，白痢为寒者，误之久矣。殊不知阴阳之道，犹权衡也。一高则必一下，一盛则必一衰。故阳盛者阴必衰，阴盛者阳必衰，自然之理也。岂有阴阳二气，俱盛于肠胃，而同为赤白之痢乎。"

《寿世保元·卷五·痔漏》："百病中多有始热百终寒者，如泻痢，如呕吐。初作则肠胃气实而热，久则肠胃气虚而为寒矣。"

《济阳纲目·卷七十三·腹痛·论》："龚氏曰：凡腹中痛甚，饮凉水一盏，其痛稍可者，属热痛，当用凉药清之。清之不已，而或绕脐硬痛，大便闭实，烦渴，用凉药下之，利气丸之类。若饮水愈加作痛，属寒痛，用温药和之。和之不已，而或四肢厥冷，腹痛呕吐泻痢，急服热药救之，附子理中汤之类，须详脉来有力无力。"

《景岳全书·卷之四十一谟集·小儿则下·论泻痢粪尿色》："古人有以小儿泻痢粪黄酸臭者，皆作胃热论治，此大误也。盖饮食入胃，化而为粪，则无有不黄，无有不臭者，岂得以黄色而酸臭者为热乎？今以大人之粪验之，则凡胃强粪实者，其色必深黄而老苍，方是全阳正色。若纯黄不苍而粪有嫩色，则胃中火力便有不到之处，再若淡黄则近白矣。近白之色则半黄之色也，粪色半黄则谷食半化之色也，粪气酸腥则谷食半化之气也，谷食半化，则胃中火力盛衰可知也。若必待粪青粪白，气味不臭，然后为寒，则觉之迟矣。故但以粪色之浅深，粪气之微甚，便可别胃气阳和之成色，智者见于未然，而况于显然乎？余故曰：古人以粪黄酸臭为火者，大误也。再若小水之色，凡大便泻痢者，清浊既不分，小水必不利，小水不利，其色必变，即清者亦常有之，然黄者十居八九。此因泻亡阴，阴亡则气不化，气不化则水涸。水涸则色黄不清，此自然之理也。使非有淋热痛涩之证，而但以黄色便作火治者，亦大误也。"

《景岳全书·卷之三道集·传忠录下·辨河间》："据河间此说，似是而非，误人不浅。夫泻白为寒，人皆知也，而青挟肝邪，脾虚者有之，岂热证乎？红因损脏，阴络伤者有之，岂尽热乎？正黄色浅，食半化者有之，岂热证乎？黑为水色，元阳衰者有之，岂热证乎？若此者皆谓之热，大不通矣。且凡泻痢者，水走大肠，小水多涩，水枯液涸，便尿多黄，此黄涩之证未必皆由热也。亡液者渴，亡阴者烦，此烦渴之证未必尽为热也。至如完谷不化，澄澈清冷，诚大寒矣。然人偶有寒邪伤脏，或偶以生冷犯脾，稍失温和即病泻痢者，此本受寒，然未必即大寒证也。且凡脾胃初伤，阳气犹在，何能卒至清冷，遂成完谷不化？若必待清冷不化始云为寒，则阳已大败。又岂无渐寒而遽至若是哉？夫渐寒者，即寒证也。此等证候，犯者极多。若作热治，必用寒凉。夫既以生冷伤于前，复以寒凉败于后，乃至冰坚于霜而遭其厄者，皆此论之杀也。再观其前条，则犹云泻白为寒；观其后条，则又云或言下痢白为寒者误也。然则凡治此者，舍清凉之外，则必无寒证矣，谬甚！谬甚！"

《景岳全书·卷之八须集·伤寒典下·下痢》："凡杂证下痢，多责于寒，伤寒下痢，有寒有热。盖热邪传里，则亦有下痢之证，但寒痢最多，热痢则仅见耳。治者当辨寒热，若误用之，则为害最大。

[按]此(仲景少阴病)诸论,乃皆言寒痢之当温也。如所云手足厥逆,恶寒腹痛,脉微欲绝,下痢清谷之类,此固阴寒之甚者也。其于疑似之间,则犹有真辨:凡伤寒下痢由热邪者,必有烦躁大热,酷欲冷水等证,亦必有洪滑强盛数实等脉,如果表里俱热,方可作火证论治。若其脉虽数而无力,外虽身热而不恶热,内虽渴而不喜冷,此其内本不热,而病为下痢者,悉属虚寒,治宜四逆汤、理中汤、温胃饮、胃关煎、五苓散之类,酌用可也。或表里寒邪俱甚,则当以麻桂饮相兼用之为最妥。若以寒痢作热痢,妄用寒凉,再损胃气,则无有不死。

然寒邪在表,脉无不数,但数而有力者为阳证,数而无力者,即阴证矣。泻痢亡津,无有不渴,但渴欲饮水,愈多愈快者为阳证,若口虽欲水,而腹不欲咽者,即非阳证矣。此外,如渴欲茶汤者,乃泻渴之当然也,不得悉认为热证。"

《景岳全书·卷之二十四心集·杂证谟·痢疾》:"凡五色之辨,如下痢脓垢之属,无非血气所化,但白者其来浅,浮近之脂膏也。赤者其来深,由脂膏而切肤络也。下纯血者,多以血为热迫,故随溢随下,此其最深者也。若紫红、紫白者,则离位稍久,其下不速,而色因以变,或未及脉络,此其稍浅者也。若红白相兼者,此又其浅深皆及者也。大都纯血鲜红者多热证,以火性急速,迫而下也;紫红紫白者少热证,以阴凝血败,损而然也,纯白者无热证,以脏寒气薄,滑而然也。然有以无红而亦因热者,此以暴注之类,而非下痢之谓也;有以紫红虽多而不可言热者,此以阴络受伤,而非暴注之比也。若辨黄黑二色,则凡黄深而秽臭者,此有热证,亦有寒证;若浅黄色淡不甚臭,而或兼腥馁气者,此即不化之类,皆寒证也;黑而浓厚大臭者,此焦色也,多有火证;若青黑而腥薄者,此肝肾腐败之色也,犹以为热,其谬甚矣。虽五色之辨,大约如此,然痢之见血者,无非阴络受伤,即或寒或热,但伤络脉,则无不见血,故不可以见血者,必认为热也。凡临此证,当必以脉色、形气、病因兼而察之,庶不致有疑似之误。"

"凡泻痢寒热之辨,若果是热,则必畏热喜冷,不欲衣被,渴甚饮水,多亦无碍,或小便热涩而痛,或下痢纯血鲜红,脉息必滑实有力,形气必躁急多烦。若热证果真,即宜放手凉解,或兼分利,但使邪去,其病自愈。若无此实热诸证,而泻痢有不止者,必是虚寒,若非温补脾肾,必不能愈,即有愈者,亦必其元气有根,待其来复而然。勿谓虚寒之证,有不必温补而可以愈者,或治痢必宜寒凉,而寒凉亦可无害者,皆见有未真也。"

"凡泻痢腹痛,有实热者,有虚寒者。实热者,或因食积,或因火邪。但食积之痛,必多胀满坚硬,或痛而拒按,此必有所停滞……火邪之痛,必有内热等证……再若虚寒刮痛之义,则人多不知……凡以寒侵腑脏,及脉络受伤,血动气滞者,皆能为痛。但察其不实不坚,或喜揉按,或喜暖熨,或胸腹如饥而不欲食,或胃脘作呕而多吞酸,但无实热等证,则总属虚寒,安得谓痛必因积,痛皆实证耶。"

《景岳全书·卷之二十四心集·杂证谟·痢疾·论口渴》:"凡泻痢之证,必多口渴,今人但见口渴,即认为火,而不知有火者固能渴,无火者亦能渴,此不可不辨也。如火盛于中,则熏脾烁胃,津液耗干,故酷好冰水,多而不厌,愈凉愈快,随饮随消者,此因热而渴,治宜凉也。又如口热作渴,虽欲饮水而饮不能多者,即非真火,不宜凉也。凡口虽干渴喜凉,而复不喜凉者,是即寒聚于中,而无根之火浮戴于上,此最忌寒凉者也……然泻痢之证,因其水泄于下,必津涸于上,故不免于渴,渴而欲饮,正以内水不足,欲得外水以相济也,岂必皆因于火乎?诸如此者,必当详审其有火无火,若火有余者,自当清火,水不足者,自当滋阴,是固然矣。然气为水母,其有气虚不能生水者,不补其母则水不能生,而渴不止也。土为水主,其有脾虚不能约水者,不强其主则水不能蓄,而渴不止也。使能不治其渴而治其所以渴,又何渴病之有?"

《景岳全书·卷之二十四心集·杂证谟·痢疾·论阴阳疑似》:"若今之患痢最甚者,多见上下皆有热证而实非真热者,何以见之?如烦则似热非热,躁则似狂非狂,懊憹不宁,莫可名状,此非真阳证也。盖以精血败伤,火中无水,而阴失其静,故烦躁若此。又如飞者飞于上,走者走于下,飞于上则为口渴、喉疮,或面红身热,走于下则为孔热、孔痛,或便黄、便血,此非实热证也。盖以水火相刑,阳为阴逐,而火离其位,故飞走若此。今之人,但见此等证候,金曰察病不离形证,形证之热既已若此，而犹谓之寒，何其妄也。是但知外之有热，而不知内之有寒也，知上下之有热，而不知中焦之有寒也，又岂知烦躁之为阴虚，而飞走之为阳虚也。余言若此，闻者果能信乎？将犹疑乎？疑似之间，犹不可不辨也。

且如肌表皆有热证，本当恶热而反不舍衣被，或脐腹喜暖而宜熨宜按者，此则外虽热而内则有寒也。又如九窍皆有热证，必喜冷饮，然有口欲寒而腹畏之，故凡寒冷下咽，则或增呕恶，或加腹疼，或噎塞不行而反生胀闷，或口舌虽有疮痛而反欲热汤饮者，此则上下虽热而中焦之有寒也。此外，有阳气素弱及脉色少神如前论等证，若止知为火，治以寒凉，其奈内本因寒，而再加以寒，则寒凉入胃，直犯中焦，是外热不相及，而中寒必更甚。"

《证治汇补·卷之八·下窍门·痢疾》："气壮而伤于天者，郁热为多，气弱而伤于人者，阴寒为甚。湿土寄旺四时，或从火化，则阳土有余，而湿热为病。或从水化，则阴土不足，而寒湿为病。（《必读》）

世俗多以白为寒，赤为热，似矣。然白色亦有属热者，如谷食腐熟而成脓也。赤色赤有属寒者，因血瘀凝泣而入肠也。不可以赤白为准，但当以脉辨之。（《医统》）"

《傅青主男科重编考释·痢疾门·血痢》："血痢有腹痛，不痛之分：痛者，乃火也；不痛者，乃寒也。"

《张氏医通·卷十·妇人门上·胎前》："如赤白寒热之辨，昔人拟议纷纭。要非正论，以大略言，气分之病其色白，血分之病其色赤，气血紊乱，则赤白兼并。盖气属阳，阳伤则受冷居多，即有火注下迫。皆阳气郁遏，本寒标热之证。不可纯归于热，但当验其积之稠黏如糊，色白如脂，方可暂与清热治标。若汁沫如水，色晦如尘，急须温理其气，即有热证，皆假象无疑也。血属阴，阴伤则受热居多，然多有气伤阳不统阴之血，又不得不从事于辛温也。故治血痢，尤当以色之显晦，验其虚实寒热，此义前人未发也。故凡积之瘀晦不鲜，清稀不稠者，皆系虚寒之候。即前所云阳不统阴之血，急投人参、姜、艾。庶或保全。倘不审而误饵芩、连。是速其毙也。惟积之稠黏紫赤而光泽者，合用苦燥以坚肠胃之滑脱，又必佐以调气之药，则阴邪得以解释。非若白痢之不可杂以芩、连、苓药等

味，引领滞秽，袭伤阴血也。况有病后疟后，或本质虚羸之人，及秋冬天令寒冷时下痢，加以胎孕扼腕，可与平人夏秋之痢同日而语哉？"

《张氏医通·卷七·大小府门·痢》："亦认定脓血为热，曷知血色鲜紫浓厚者，信乎属热。若瘀晦稀淡，或如玛瑙色者，为阳虚不能制阴而下。非温理其气，则血不清，理气如炉冶分金，最为捷法。设不知此，概行疏利之法。使五液尽随寒降而下，安望其有宁止之日哉？"

《张氏医通·卷十·妇人门上·胎前》："下痢腹痛，必然之理。然间有浊湿下趋，而无郁沸之火者，则不痛也。但此多见于肥白人之白痢。若血痢与瘦人多火者，罕见也。治宜调气运积，不用清火明矣。原其腹痛有寒热之分，痛有止歇，痛则奔迫下坠，至圊不及者，火也。痛自下而攻击于上者，火也。痛而胀满，不胜摩按，热饮愈甚者，火也，实也。痛无止歇，常时痛而无绞刺者，寒也。痛自上而奔注于下者，寒也。痛而不满，时喜温手摩按，饮热暂缓，欲至圊而可忍须臾者，虚也，寒也。大约初痢胀痛，为热为实，久利疼痛，为虚为寒。即初因火注切痛，痢久气伤，亦必变为虚寒也。故久痢腹痛之脉，无论大小迟数，但以按之渐渐小者，并属虚寒，急须温补，慎勿利气。惟急痛脉实，久按不衰者，可稍用炮黑姜、连和之。"

《医学真传·痢》："痢后则肠垢已竭，下血水乃从阳入阴，胞中并伤，世有下屋漏水之说，则血水其渐也。若色如鱼脑，此热毒入肠，当清热和血也。色如酱褐，乃下焦虚寒，亦非善证，当温经散寒。如白沫冻汁，则为寒积。世医有赤属火、白属寒之说，于理亦似，但赤色而中土虚胃气弱者，当用温药以从治，不宜凉药以对治也。"

《医学传灯·卷下·痢疾》："其色红者，从食中之热化。其色白者，从食中之冷化。不可以赤为热而白为寒也。"

《顾松园医镜·卷八·御集·痢》："乃阅历久之久之而卒少见者，岂诸贤欺我哉！因癓寐思之，久而恍然。知古人乃究病情之变幻，恐后人明于此而不明于彼，或误治遗祸，原非常有之症。乃世之医者，不深察其旨，往往好奇自高，不辨寒、热、虚、实，一遇痢疾概用理中，桂、附，竟为家常茶饭，不用操刃，沿门被戮，接踵死亡，乃尤谓如此大剂温补，而弗能挽回，此真天命使然。噫！岂不谬

哉……统而论之,景岳诸氏之说,尽痢疾之变也,欲以广学者之识也,河间诸氏之说,言痢疾之常也,所以适学者之用也,能明此义,而用其常,识其变,庶治痢不致杀人矣。"

《金匮翼·卷七·诸痢治法统论》:"痢疾古有赤热白冷,及五色分属五脏之辨,然脏腑寒热,当以脉症互参,虽有前说,存之而已,若执此认病,泥矣。"

《一见能医·卷之三·辨症上·阳症似阴辨》:"阳症似阴者,乃火极似水也。盖伤寒热甚,失于汗下,阳气亢极,郁伏于内,反见胜已之化于外,故其身凉,手足厥冷,状若阴症,唇焦舌燥,能饮水浆,大便闭硬,小便赤涩,没有粪水利出,内有燥屎结聚,乃傍流之物,非冷痢也。再审,有屁极臭者是也。其脉虽沉,切之必滑数有力,或时燥热,不欲衣被,或扬手掷足,或谵语有力,此阳症也。轻则用四逆散合小柴汤,渴用白虎汤合解毒汤(黄连解毒汤:川连、黄柏、黄芩、山栀)。渐热大便实者,用大柴汤(大柴胡汤:柴胡、半夏、黄芩、大黄、枳实、芍药、生姜、大枣)。重则燥实坚硬,痞满全具者,用大承气汤下之。"

《医学实在易·卷五·肿证》:"张石顽注云:世医治病,但知热以寒治,寒以热治,外此总不讲也。设病中热消脾,而见悬心善饥,洵为热症无疑,然必审其脐以上皮热,方是胃中热气蕴隆。若出黄如糜,不但胃中有热,而肠中亦为热邪奔迫可知。倘脐以下皮寒,而见腹胀,有似乎实热固结,实为胃中虚寒之候,或见肠鸣飧泄,非特胃有寒,且移寒于二肠矣。盖热泄则肠垢黄赤,寒泄则鹜溏清冷,此病机之最显著者,可以明辨。况有胀而泄利,此胀为胃寒阳气不布之胀,泄为肠热便垢之泄,复有消谷易饥,小腹胀痛之病,岂非胃中有热,肠中有寒之一验乎。若此种种,苟未明仲景三泻心汤、黄连汤、干姜黄芩黄连人参汤、厚朴生姜半夏甘草人参汤、干姜人参半夏丸等法,必不可以语至治也。"

《杂病广要·脏腑类·滞下》:"祭酒林谦之说:韶州医人刘从周治病有功,议论殊不凡,且有验,云:大凡痢疾,不问赤白而后为冷热之证。若手足和暖则为阳,只须先服五苓散,用粟米饮调下,次服感应丸二十粒即愈。若觉手足厥冷则为阴,当服暖药,如已寒元、附子之类。如此治痢无

不效。此方亲曾用有效。有人夏月患痢,一日六七十行,用五苓散者两服立止。(《百一选方》)[按]此治法难信,姑存之。

凡腹痛后重,小便短少,口渴喜冷饮,大肠口燥结,是为挟热下痢。若腹痛,口不渴,喜热饮,小便清长,身不热,腹喜热手熨者,(评曰:痢疾与伤寒不同,颇有不渴喜热饮,便清身不热,腹喜热熨而仍属火症者,此不可以为据也)是为挟寒下痢。(《医贯》)

凡泻痢之证,小水必多不利,或多黄赤,此其寒热虚实大有关系,不可不察也。若暴注之泻,以其清浊不分,水谷并归于大肠,故水有不利者,惟其暂也。若痢疾之小水,则病本不一。今人但见黄赤不利,无不云其为热,误者多矣。凡因于热者,必其热赤之甚,或多涩痛,或见鲜血,然必上下皆有热证,方是真热,此宜清凉治之。若非真热,则或以中寒而逼阳于下者有之,或以泻痢亡阴而水亏色变者有之,或以下焦阳气不暖而水无以化者有之,或以妄用渗利而泌逼干汁者亦有之。但察其三焦无火,则虽黄虽涩,总皆亡阴亡液之证,不得通以热论,速当培补真阴,乃为良法。(《景岳》)

以赤为热,以白为冷,医者之辞,万口一说。(《史载之方》)"

《血证论·卷四·便脓》:"成无己注桃花汤谓:阳证内热则溢出鲜血,阴证内寒则下紫血如豚肝,是明以桃花汤为治阴证之方,惟即鲜血分阴阳未能的确,盖色不足凭。凡痢证须审脉微沉迟,手足厥冷,腹痛喜按,唇淡口和,为阴证……消渴口热,胸腹胀满,坚实拒按,为热证。"

《医学衷中参西录·医方十八·治痢方·三宝粥》:"且尝实验痢证,若因寒者,虽经久不愈,犹可支持。且其后重、腹疼,较因热者亦轻也。且《伤寒论》有桃花汤,治少阴病下利、便脓血者,原赤石脂与干姜并用,此为以热药治寒痢之权舆。注家不知,谓少阴之火伤阴络所致,治以桃花汤,原系从治之法。又有矫诬药性,谓赤石脂性凉,重用至一斤,干姜虽热,止用一两,其方仍以凉论者。今试取其药十分之一,煎汤服之,果凉乎热乎?"

《医学衷中参西录·医方十八·治痢方·通变白虎加人参汤》:"即系凉痢,其凉在肠胃,而其肝胆间必有伏热。"

《中国内科医鉴·病证各论·赤痢》："手足逆冷，手尖冷者，热证也。阳脱于上，热痢下而不下，虚极者，必手冷至肩，足仅不过踝，此证宜用温补之剂。"

2）实寒证

《素问病机气宜保命集·卷中·泻痢论第十九》："治寒积痢，男子小儿妇人皆不问赤白，或清痢如水。不后重者寒也。《经》云：澄彻清冷，皆属于寒，皆为虚。寒中有积也，宜附子巴豆之类下之，见痢则愈。空心服。"

《济阳纲目·卷二十二下·滞下·论滞下亦有挟虚挟寒》："叶氏曰：按《原病式》谓痢虽有赤白，而一本于热，此足以破《局方》好行辛热者之弊。然痢之白者，不可尽归于热，亦有因于寒者。痢如冻胶，或如鼻涕，明是冷证。此缘多啖生冷，脾胃受伤，气凝而滞下生焉，非姜、桂之辛热不可也，但患此者，十之四五耳。且寒郁之久，多变为热，姜、桂之类始则可用，久则又宜通变矣。又有湿热为痢者，日久不愈，肠胃气虚，未传寒变，或过用冷药，以致肠胃中寒，此亦宜有以温之也。"

《素灵微蕴·卷三·肠澼解》："后世庸工以为痢证无寒，不知其热并不在于中焦，况三焦皆寒、上下无热者亦复不少。"

3）虚寒证

《辨证录·卷之七·痢疾门》："人有湿热作痢，数日之后，腹不疼痛，如脓如血，阵阵自下，手足厥冷，元气欲绝，此是火变为寒而阴绝也。夫痢无止法，古人之语也。然痢实不同：有初起即宜止者，有日久而不可止者，未可执痢无止法一语，竟不用止也。然不止痢，不过久病之难痊；若止痢，每至变生于不测，是痢又不可轻言止也。此等之症，正不可不止者，盖腹中作痛为邪，腹既不痛，何邪之有？腹不痛而脓血阵阵自下，乃气脱而欲崩也。手足厥冷，乃气脱而不能运也。必须看其舌之滑燥何如耳，热极则舌必燥，寒极则舌必滑也。热变为寒其舌必滑，须先止其痢以救脱，不可泻其痢以攻邪矣。"

《医碥·卷之三·杂症·痢》："如始见烦渴引饮，喜冷畏热，小便赤涩，面色黄赤，手足温暖，脉见数盛。久之则心不烦，口不渴，即渴而喜热饮，小水由赤而黄，由黄而白，面色亦转青白，手足不温而冷，脉变虚弱，则证转虚寒无疑。"

《大方脉·杂病心法集解卷四·痢疾门·寒痢》："因寒冷伤胃，痢时肠鸣切痛，泻下清冷，面唇青白，口渴饮热，气乏脉微。"

《医略十三篇·卷十·痢疾第十》："二气素虚，七情不节，致伤脾胃，传化失常，清不能升，浊无由降，清气在下，则生飧泄，戊邪传癸，转为肠澼。色白如脓，日十余次，下时里急后重，脾阳肾水潜伤，舌苔色常黧黑，中寒格阳于上，腹中隐痛，澼久剥及肠胃脂膏，食减神疲，夜多妄梦，肾不交心，而中虚气馁，因循怠治。"

4）实热证

《简明医彀·卷之二·痢疾》："干于气分则白，干于血分则赤。及如尘腐屋漏、豆汁鱼脑色，里急后重，窘迫不通，腹中绞痛者，皆属实热。"

《大方脉·杂病心法集解卷四·痢疾门·热痢》："因湿热结于肠胃，腹中窘痛，里急下痢，脓血稠黏，尿赤涩痛，口渴饮冷，舌赤唇焦。"

5）虚热证

《医略十三篇·卷十·痢疾第十》："《经》言：食饮有节，起居有常，饮食不节，起居不时，脾胃受伤，则上升精华之气，翻从下降而为飧泄，久则戊邪传癸，变生肠澼。延绵不已，变态多歧。见在下血或少或多，鲜瘀不一，此血不归经，气失统摄，下时里急后重，脾阳肾水俱伤，下后魄门瘙痒，中虚逼阳于下，脐旁动气有形，或左右上下，殆越人所谓动气之状，腹胁胀坠，不为便减，土困于中，魄门锁束，小溲不利，水亏于下，均非热象，矢气欲解不解，则肛门胀坠，时或燥热直逼前阴，肾囊收缩，气随上逆，皆水亏土弱之征，小腹坠，大腹膨，矢气解则舒，不解则胀连胁肋，右胜于左，以脾用在右，脾病故得后与气，则快然如衰，常觉中下二焦否塞，大便有时畅下，则诸证较减，以肾居于下，为胃之关，开窍于二阴，大便既畅，土郁暂宣，水源暂畅，故减至于或为之，犹浮云之过太虚耳。"

8. 辨标本

《证治准绳·杂病·大小腑门·滞下》："或曰治利从肠胃，世人所守之法也。今乃复求其初感之邪，与初受之经，将何为哉？曰：病在肠胃者，是其标也，所感之邪与初受之经者，是其本也。且《内经》于治标本，各有所宜，施之先后，况所传变之法，又与伤寒表里无异，何可不求之乎，岂止此而已。至若肠胃自感而病，亦当以邪正分，或正气先虚而受邪,或因邪而致虚,则以先者为本,后者为标。与夫积之新旧亦如之。旧积者,停食结痰所化之积也。新积者,旧积去后而气血复郁所生者也。旧积当先下之,新积则不宜下。"

三、辨色脉

四诊合参是中医辨治的一大原则,细别色脉,对痢疾的辨治也有极其重要的意义。痢疾的面色宜见黄色,若见面色红赤,为阴损于下,阳浮于上,是病情加重的表现。痢疾的舌苔大体以黄为热,白为寒,因痢疾多挟湿邪,常见厚腻苔。亦须注意四诊合参,不可见舌苔较薄,就认为痢疾病情不重。痢疾的脉象,则常诊察三部中的尺部。这是因为尺部属阴,配肾,候下焦病证。常见的脉象有大小滑涩芤濡等,其中大小芤濡微动代脉主于虚证,沉弦滑实脉主于实证。总体而言,脉以沉小细微者为吉,洪大滑数者为凶。又当四诊合参,以脉证相得为善,不可单纯执脉。

1. 从色而辨

(1) 面色

《医学入门·卷五·小儿门·观形》:"脾应唇际……黑色,痢疾……久病两眉……皱者,痢疾。"

《医灯续焰·卷十九·望诊·目》:"白睛黄淡,脾伤泄痢。"

《医宗说约·小儿科卷之四·面部验色主病》:"山根黑黄死来侵,年寿平陷亦主天。青色发热更生惊,黑主泻痢红主躁(俱危),微黄隐隐始为平(黄甚主霍乱)。伤乳胃逆人中黄,青主下痢乳食妨,嗳气酸腐食不进,黑色虫痛定须防……食时被惊承浆青,黄主吐逆血痢因,黑色惊风须急救,颏长肾足寿元形,吐血便血唇色白(或吐呕涎沫)。干燥而皱脾热极,消渴烦热并不寐,大便不通下之则……两眉青色是为平,红主烦躁夜啼勤,黄主霍乱并吐泻,久痢红者定伤人。"

《冯氏锦囊秘录·杂症大小合参卷二·五脏部位气色外见》:"凡五位总作黄色者,主食积症聚,更必其神散漫,昏昏沉沉,其候寒热潮发,饮食不欣,气粗烦满,困倦喜踡,或呕哕,或泻痢。凡五位总作白色者,主肺气不利,大肠滑泄。水谷不分,欲作痢吐,其眸凝浊,失其精神,朦朦胧胧……更凡人中黑者,主乎腹痛虫动。若点点黑者,主乎吐痢。"

《望诊遵经·卷上·色病宜忌合参》:"下痢便脓血,色宜黄涩,反见身热面赤者,忌也。"

《形色外诊简摩·卷下·色诊面色总义》:"颊下逆颧为大瘕(逆,连也,大瘕泄,即痢疾也)。[注]指颊下荣色或赤色上连颧部,可能色盛于寻常。"

(2) 舌色

《古今医统大全·卷之十四·伤寒门下·杜学士三十六般辨视舌色法》:"舌见尖上白胎二分根下黑一分 必有恶寒身疼,如饮水者,五苓散。自汗渴者,白虎汤。下痢者,解毒汤(此亦危证)。"

《形色外诊简摩·卷下·色诊舌色应病类·杂病舌苔辨证篇》:"其脾胃湿热素重者,往往终年有白厚苔,或舌中灰黄,至有病时,脾胃津液为邪所郁,或因泻痢,脾胃气陷,舌反无苔,或比平昔较薄。"

《辨舌指南·卷二·观舌总纲·辨舌之颜色》:"红兼青:凡舌淡红带青者,血分虚寒也,妇人子宫冷者常有之,久痢虚极者亦有之。"

《辨舌指南·卷四·辨舌各论·白苔类诊断鉴别法》:"辨正:白苔黄边舌,如刮之净者,无病人也(所谓净者,必须清洁光明,见淡红润泽之底。若底留粗涩垢腻,如腐浆一层者,为不净,即是内热)。刮不脱或不净者,是脾胃真热假寒(黄色是真热,白色是假寒)……或泻红白痢(热极则脾缩不灵,故亦泻)不等……红白痢者,宜芩连治痢汤。《舌鉴》拘于白为寒,误也。"

"舌尖中心红,舌根灰黑。《舌鉴》为少阳邪热传府,热极而伤冷饮也……下痢而渴者,解毒汤;如黑根多,白尖少、中不甚红者,难治。"

(3) 小儿指纹

《古今医鉴·卷之十三·幼科·三关脉纹变见歌》:"初节悬针泻痢生,气关肺热更疳凝,三关直透黄泉近,此候须知是慢惊。"

《丹台玉案·卷之六·三关观指脉法》:"寝后方将形脉看,要分寅卯辰三关。男看左手女看右,气寅风卯命辰安。纹青枝紫惊为病,纹紫枝红伤寒症。红为米粒肺结热,黑色透辰伤暑论,青纹泻痢胃家寒。"

《医宗说约·小儿科卷之四·虎口三关脉纹》:"三关脉色如何断……紫色泻痢热多张,白色为疳黑中恶(黑主人惊),红黑相兼痢不良(青多白痢,红多赤痢)。"

《兰台轨范·卷八·小儿·脉法》:"如因惊必青,泻痢必紫,当以类而推之。一岁后,则可用一指转侧,辨其三部脉弦急浮沉。四五岁后,脉七八至而细数者为平。九至者伤,十至者困,六至五至者为虚为寒,弦紧为风痫,弦急为客忤。"

2. 从脉而辨

(1)脉象概论

《脉理集要·原序要略·统属诊法》:"初兴之痢,沉短而涩,久痢不足,沉微与芤,下红脏毒,沉弦涩满,泻因食阻,短滑下红。"

《杂病广要·脏腑类·滞下》:"凡痢疾有冷热虚实,一时脉证未明,全在医者子细详察,不可执脉。(《管见良方》)"

《诊脉三十二辨·辨滑脉所统有一》:"见于寸为阳,阳动为惊为汗。见于尺为阴,阴动则发热形冷。"

(2)数脉

《脉语·卷下·上达篇·阴阳大法》:"关前为阳,关后为阴。阳数则吐血,阴数则下痢。"

《慎柔五书·卷一·师训第一》:"凡右关浮缓,此阳气在上,中已虚寒,主肚疼之疾,秋来主有疟痢。盖内已虚寒,受邪已深,至秋,阳气下降入腹,而正气已旺,宿邪不能容,故发此二疾。邪轻则疟,重则痢,皆正旺而邪退故也。"

《慎柔五书·卷二·医劳历例第二》:"尝医新病,或痢或杂病,初时有邪,脉浮数。用按脉病药数剂,数脉即退,病亦向安。再数剂,即倦,脉反觉浮数,此时不可谓尚有邪也。盖邪退而神气初转,故浮,只宜保元汤养元气。浮数之脉,得微汗而退,此乃阳气升,元神足,而邪自退之法也。倘不识此,仍以祛邪之药治之。精神日损,肌肉日消,久之变为虚劳矣。"

《景岳全书·卷之五道集·脉神章中·通一子脉义》:"痢疾有数脉。凡痢疾之作,率由寒湿内伤,脾肾俱损,所以脉数但兼弦涩细弱者,总皆虚数,非热数也,悉宜温补命门,百不失一。其有形证多火,年力强壮者,方可以热数论治。然必见洪滑实数之脉,方是其证。"

《伤寒溯源集·卷之九·少阴篇·少阴前篇证治第十九·少阴寒利》:"阳气衰少则脉数。寒邪在经则脉涩。"

《医学指要·卷三·二十八脉指要》:"痢疾有数脉,凡痢疾之作,率由寒湿内伤,脾肾俱亏,所以脉数。但兼弦涩细弱者总皆虚,数非热数也,悉宜温补命门,百不失一。其有形症多火,年力强壮者,方可以热数论治。"

《中国内科医鉴·病证各论·赤痢》:"(有持桂里之说)痢之初发,不忌脉之浮数,但痢之末期,则忌浮数。大冢曰:初期之浮数者,表证也,有太阳病之脉状,故不忌浮数,末期之浮数者,阴虚证也(例如四逆汤辈之脉状),故忌之。细数者,不可为也,痢之脉不沉实者,善候也。万病均以脉为目的,其中尤以痢疾须以脉为标准,故此病如见恶脉,断不能视为轻症。"

(3)小脉

《济阳纲目·卷二十二·滞下·诊法》:"《脉经》曰:肠澼下脓血,脉沉小留连者生,洪大数,身热者死。又曰:肠澼筋挛,脉小细安静者生,浮大而紧者死……《脉诀举要》曰:涩则无血,厥寒为甚,尺微无阴,下痢逆冷。又曰:无积不痢,脉宜滑大,浮弦急死,沉细无害。"

《医灯续焰·卷五·泄泻脉证第四十四》:"泄泻下利,沉小滑弱。实大浮洪,发热则恶。泻痢见于下部,时时惟出,无论因之内外,总属伤阴耗里之虚证。沉小滑弱,乃为相宜(滑乃有余,似乎相反。然喜其有水液,而不因泻痢枯涸耳……)。若实大浮洪则恶矣。实大与虚反,浮洪与里反。邪盛正衰,不言可喻。再加发热,则阴气弥伤,而里气弥耗,不至躁亡不已也。"

《病机沙篆·卷上·痢》:"脉法:沉小细微者吉;洪大滑数者凶;脉大为未止;微弱为欲止,身虽发热不死。"

《医学传灯·卷下·痢疾》:"《脉诀》云:痢疾脉沉细者生,洪大者死,此言久病也。初起之时,元气未虚,谷气尚强,其脉未有不滑而大者。惟久病之后,元气已虚,谷食又少,故脉宜沉细,不宜洪大也。夫痢疾之起,由于暑食伤脾,不能运化,并于血分,作成痢疾。"

(4)大脉

《素问病机气宜保命集·卷中·泻痢论第十九》:"又里急后重,脉大而洪实,为里热而甚蔽,是有物结坠也。若脉浮大甚,不宜下,虽里急后重,而脉沉细弱者,谓寒邪在内而气散也,可温养而自愈。"

《脉义简摩·卷四主病类·郭元峰二十八脉集说·实脉》:"或平人实大,主有痢疾,宜先下之。"

(5) 芤脉

《察病指南·卷中·辨七表八里九道七死脉·七表脉》:"右手尺内脉芤,主大肠血痢或下血。"

《四诊抉微·卷之七·切诊·芤》:"分部主病诗:寸芤失血病心忪,关芤呕血肠胃痛。尺部见之多下血,赤淋红痢漏崩中。"

(6) 濡脉

《察病指南·卷中·辨七表八里九道七死脉·八里脉》:"右手关上脉濡,脾气弱,苦虚冷重下痢。"

(7) 微脉

《脉语·卷上·下学篇·诸脉状主病》:"微:脉来极细而软,或欲绝、若有若无也,阴也……两尺微,曰下痢逆冷。"

《济阳纲目·卷二十二·滞下·治时疫痢方》:"杨子建万全护命方:今有人患痢,其脉微小,再再寻之,又沉而涩,此之一候,若下白痢,其势虽重,庶几可治,若是下血,切忌发热,通身发热者死,热见七日死。以上所陈,虽未足以达痢之渊源,亦足以明其粗迹。"

《四诊抉微·卷之六·切诊二十九道脉析脉体象主病·微》:"分部主病:滑伯仁曰,浮而微者阳不足,必身恶寒;沉而微者阴不足,主脏寒下痢……沉而细者,属阴分,则见下血血痢等症。"

(8) 滑脉

《备急千金要方·卷十五脾脏方·热痢第七》:"下痢脉滑而数,有宿食,当下之……下痢脉迟而滑者,实也。利为末止,急下之……下痢脉反滑,当有所去,下乃愈。"

《察病指南·卷中·辨七表八里九道七死脉·七表脉》:"右手尺内脉滑,下焦有实热,渴而引饮,饮冷过度,脐似冰冷,腹鸣时痛或下痢。"

《四诊抉微·卷之六·切诊二十九道脉析脉体象主病·滑》:"分部诗:寸滑膈痰生呕吐,吞酸舌强或咳嗽,当关宿食肝脾热,渴痢颓淋部尺看。"

(9) 涩脉

《察病指南·卷中·辨七表八里九道七死脉·八里脉》:"右手尺内脉涩,主小腹冷,作雷鸣,及下痢,足胫逆冷。"

(10) 实脉

《察病指南·卷中·辨七表八里九道七死脉·七表脉》:"右手尺内脉实,主忽下痢(此则热痢,黄帝脉经于关部之脉实,腹满寒疝下痢,夫其阳脉如何主寒疝,必传之讹也,今下痢移于尺部,属下焦也)。"

(11) 沉脉

《四诊抉微·卷之六·切诊二十九道脉析脉体象主病·沉》:"分部诗:寸沉痰郁水停胸,关主中寒痛不通,尺部浊遗并泄痢,肾虚腰及下元病……右尺沉……有力里实,疝痛腰痛,或痢积。"

(12) 弦脉

《景岳全书·卷之五道集·脉神章中·通一子脉义》:"泻痢者,亦多弦滑之脉,此脾肾受伤也,不得通以火论。"

《医学指要·卷三·二十八脉指要》:"紧脉……为泻痢……弦脉……为疟痢。"

《中国内科医鉴·病证各论·赤痢》:"论曰:脉沉弦者,下重之候也。沉弦者,内中积满之候也。通例下痢之脉常微弱,今见沉弦者,病毒积滞之故也。故疝癖亦见沉弦之时,内有毒也,疝亦有下痢之症者,有下重也,是以虚极之症,亦有下重者,施治得见功效,虽似阴症而下重者,毕竟为阳症也。"

(13) 动脉

《四诊抉微·卷之七·切诊·动》:"动脉专司痛与惊,汗因阳动热因阴,或为泄痢拘挛病,男子亡精女子崩。"

《脉诀新编·卷一·诊脉入式歌》:"虚惊动脱血频来(虚主气血俱虚,故多恍惚惊悸;又主伤暑自汗;动亦虚劳之脉,主脱而崩中,带下泄痢,血分之疾也)。"

(14) 代脉

《四诊抉微·卷之七·切诊·代》:"主病诗:代脉元因脏气衰,腹疼泄痢下元亏。或为吐泻中宫病,女子怀胎三月兮。"

四、辨吉凶

痢病之患,以阴液耗伤,阳气外脱,肠胃功能严重损伤,见脉洪大,手足逆冷、身热不止,不能进食,下痢不止,痢下纯血,痢色如豆汁,如鱼脑,如猪肝等症状为难治。

1. 辨逆顺

《丹溪心法·卷二·痢九》:"《内经》所谓身热则死,寒则生,此是大概言,必兼证详之方可。今岂无身热而生,寒而死者?脉沉小留连或微者易治,洪大数者难治也。脉宜滑大,不宜弦急。"

《证治准绳·杂病·大小腑门·泄泻滞下总论》:"下利脉沉弦者,下重。下利寸口反浮数,尺中自涩者,必清脓血。"

《明医指掌·卷四·痢疾三》:"痢:身不热者轻;身热者重;能食者轻;不能食者重;绝不食者死;发呕者死;直肠自下者死;久痢忽大下结粪者死;小儿出痘后,即发痢者死;妇人新产,即发痢者死。"

《类经·十七卷·疾病类·肠澼》:"(《素问·通评虚实论》附:痢疾治法)帝曰:肠澼便血何如?岐伯曰:身热则死,寒则生(便血,赤利也。身热者,阳胜阴败,故死。寒则营气未伤,故生。澼音匹)。帝曰:肠澼下白沫何如?岐伯曰:脉沉则生,脉浮则死(白沫,白利也。病在阴而见阴脉者为顺,故生。见阳脉者为逆,故死)。帝曰:肠澼下脓血何如?岐伯曰:脉悬绝则死,滑大则生(下脓血者,兼白赤而言也。悬绝者,谓太过则坚而搏,不足则微而脱,皆胃气去而真藏见也,邪实正虚,势相悬绝,故死。滑因血盛,大以气充,血气未伤,故生)。帝曰:肠澼之属,身不热,脉不悬绝何如?岐伯曰:滑大者曰生,悬涩者曰死,以藏期之(以藏期之者,肝见庚辛死,心见壬癸死,肺见丙丁死,脾见甲乙死,肾见戊己死也)。"

《济阳纲目·卷二十二·泄泻滞痢·论五泄之变无湿不成》:"凡下痢之脉,微且小者生,浮大者死。水肿之脉,反是浮大者生,沉细者死。夫病在里脉沉,在表脉浮。里当下之,表当汗之。下痢而脉浮滑,水肿者脉沉细,表里受病,故不治也。凡脏血便血,两手脉俱弦者死绝,俱滑大者生,血温身热者死。王太仆则曰:若下血而身热血温,是血去而外逸也,血属火故也。七日而死者,火之成数也。"

《轩岐救正论·卷之一·医论·辨利痢脉病之殊》:"余每疗此病,多有洪大滑数,或沉实者,治却易愈。而脉见沉小迟弱,及浮大无力者,殊为乖候。大费心力,极意温补。始得渐瘥。奈何高阳生之脉诀,乃谓下痢微小却为生,脉大浮洪无瘥日。此非积热实病乎?既为积热实病,乃阳病也。阳病而得微小阴脉,而投以苦寒,果可得全生乎?不通害理,莫此为甚。"

《张氏医通·卷七·大小府门·痢》:"再推仲景论痢,以身热手足温为阳回可治,厥逆不返为阳绝主死。此盖指伤寒阴证而言,不可与夏秋肠澼并列而论也。然下痢岂无身热得生者。凡挟邪之痢与时行疫痢,皆有身热。但当先撤表邪,自然身凉痢止。当知内经所言血温身热乃阴虚之本证,此则兼并客邪耳。"

《四诊抉微·卷之六·切诊二十九道脉析脉体象主病·洪》:"或曰:危症从阳散而绝,脉必先见洪大滑盛,乃真气尽脱于外也,凡久嗽久病之人,及失血下痢者,俱忌洪脉。《经》云:形瘦脉大,多气者死,可见形证不与脉合,均非吉兆。"

《医碥·卷之三·杂症·痢》:"凡痢证,有身热者为重,若兼外感者(外感风寒郁为湿热致痢),不在此论。苟非外感,而初起身热,是毒盛于里而达于外也。久痢身热,是阴虚而阳越于外也,故皆为重证。呕逆为火邪上冲,亦不宜见此,即防噤口。"

《一见能医·卷之五·病因赋上·痢因湿热及受积停》:"况诸痢疾虽属里症,多染时行,故七日前甚者,积多人壮,虽早不死,善于调理,七日后其症当渐愈。若初起不甚,人多忽略,七日之后,积气逗留,人衰胃弱,痢势大作,每多难治,不可不知。"

《杂病源流犀烛·卷十五·痢疾源流》:"八痢危症,《入门》曰:一冷痢白积;二热痢赤积;三冷热不调,积下赤白;四疳痢黄白积,或见五色;五惊痢青积,不臭;六休息痢,屎黑如鱼肠;七脓痢,腹胀肛痛便臭;八蛊疰痢,下紫黑血如猪肝。总以小驻车丸、真人养脏汤治之。"

《杂病广要·脏腑类·滞下》:"病肠澼者,下脓血,病人脉急皮热,食不入,腹胀目瞪者死;或一身厥冷,脉沉细而不生者,亦死;食如故,脉沉浮有力而不绝者生。(《中藏》)

世人初患痢时,先发寒热,投药治之,其热不退,发热太甚,食则呕逆,下痢不止,心热如火,只要入凉处,只思吃冷水,忽思狂走,浑身肌肉疼痛,

着手不得,此候十难治其三四也。(《奇效》引《万全护命方》)

不治证:脉大、身热、鸭屎、发渴、咳逆、五色、噤口、红水、唇红、手足冷、噤口气喘。痢后烦引饮,为心绝,小便绝不通,为肾绝。(《永类》)

口疮绽裂、脉洪急搏手者,身大热久不退者,喘而不休,大汗不止者,皆不救也。(《司命》)

湿痢腹胀身重,下如豆汁,或赤黑混浊,危症也。(《入门》)

粪以取起如系不断者生,断续不接如水泡者死。(《会解》)

下痢日百度,精神萎顿,反不痛者,此邪气胜,正气微,不能鼓激也,难治。(《医通》)

为治之法,慎之于初者易愈,失之分利者难治,若误医传藏者必死,及以外感为内伤者必死。(《证治百问》)"

《杂病广要·诸血病》:"上下逆顺:血证上行,或唾或呕或吐,皆逆也;若变而下行为恶痢者,顺也。血上行为逆,其治难;下行为顺,其治易。故仲景云:蓄血证下血者,当自愈也。与此意同。若无病之人,忽然下痢,其病进也。今病血证上行而复下行恶痢者,其邪欲去,是知吉也。(东垣)"

《望诊遵经·卷下·诊舌气色条目》:"痢疾而舌青黑者,胃腐也。"

《脉诀新编·卷二·诊杂病脉法》:"痢脉多滑,按之虚绝,尺微无阴,涩则少血。沉细者生,洪弦死决(肠澼下痢,最忌身热脉大,亦忌四肢厥冷脉浮绝)。"

2. 决死生

《金匮钩玄·卷第一·痢》:"诸不治证:下痢纯血者必死。下痢如尘腐色者死。下痢如屋漏者死。下痢如竹筒注者,不可治。下痢如鱼脑者,半生半死。"

《医方集宜·卷之八·小儿门·形证》:"若呕吐噤口而四肢逆冷,谷道空虚常流黄汁者,不治。"

《濒湖脉学·洪(阳)》:"洪主阳盛阴虚之病,泄痢、失血、久嗽者忌之。《经》曰:形瘦脉大多气者死。曰:脉大则病进亦不治。"

《景岳全书·卷之七须集·伤寒典上·论下》:"湿家下之,额上汗出,微喘,小便不利者死,下痢不止亦死。"

《病机沙篆·卷上·丸·痢》:"死症:(痢色)……如猪肝半死半生。"

《冯氏锦囊秘录·杂症大小合参卷十三·儿科痢疾》:"久痢身热汗出者,肠疼渴喘,体肿如吹者,秋深久痢,呕逆昏沉,烦躁形脱者,久泻变痢,而为脾传肾者;及下痢黑色,腹胀喘粗,唇枯目陷,瞳神散大;及生云翳赤脉者,头温足冷,口臭生痰,贪酒痢多,肚皮陷落,面色青黑,泻如痈脓,或如臭鸡子气,其肾黑缩,唇青焦赤,汗出如雨,目闭不开,长气鸦声,面如绯纸,胸陷口开,手足甲黑,口吐白虫或白沫青血,项软鱼口,肚如雷鸣,泻下黑血而腥臭者;及久痢舌黑者,五脏伤也。久痢舌黄者脾气败也。并皆不治。"

《杂病心法要诀·卷四·痢疾死证》:"水浆不入利不止,气少脉细皮肤寒,纯血噤口呕脏气,身热脉大命难全。[注]下利不止,水浆不入,气少脉细,皮肤寒,死于阳绝也。下利纯血,噤口,呕逆,脏气身热脉大,死于阴绝也。"

《杂病源流犀烛·卷十五·痢疾源流》:"省翁曰:小儿之痢,重伤胃气,全不饮食,名曰噤口……又曰:小儿痢,谷道不闭,黄汁长流者,不治。"

《形色外诊简摩·卷下·外诊杂法类·诊人中法》:"下痢,脐下忽大痛,人中黑色者死。[按]此寒中于命门,而胞中之血死也。(丹溪)"

《形色外诊简摩·卷下·外诊杂法类·诊唇法》:"凡下痢病剧而唇如朱红者死。[按]凡脱血病,皆以此例决之。(丹溪)"

《辨舌指南·卷二·观舌总纲·辨舌之颜色》:"如见舌色紫如猪肝,枯晦绝无津液者,此肾液已涸。痢疾见此苔,胃阴已竭,必死。"

【论治法】

一、治法概论

痢疾起病,多兼湿与积滞,亦常见气血的损伤。故治疗总以开散郁结,推行积滞,祛湿和胃,调和气血为法。积滞未消之时,切记不可骤用补涩。否则将留住邪气,使痢疾朝休息痢的方向进展。若患者正气大虚,不耐克伐,又不在此例,可先予补益。但痢病之补,因夹有积滞,不可纯补,当补而兼通。除非疾病或治疗后期,积滞尽去,方可纯补或兼兜涩。又兼有外感表证之时,务必先解其表或表里双解，徒治其里，将引表邪入里，反使病情加重。除此以外，痢疾发病虽有一定之病程可以参照，治疗却不必死板地拘泥于病程新久，仍当根据所感之邪的不同，辨证论治，或执痢门套药，或一味用攻用补，尤为医家所忌。

《金匮钩玄·卷第一·痢》："仲景治痢，可温者五法，可清者十法。或解表，或利小便，或待其自已，区分易治难治极密。但与泻同，立法不分。学者当辨之。

大孔痛，一曰温之，一曰清之。（《丹溪心法》：'孔'作'抵'）

久病、身冷、自汗、脉沉小者，宜温。暴病、身热、脉浮洪者，宜清。有可吐者、有可下者、有可汗者。

初得时，原气未虚，必推荡之，此通用之法。稍久气虚，则不可。

如豆汁者，湿也。盖脾胃为水谷之海，无物不受，常兼四脏。故如五色之相杂，当先通利，此迎而夺之之义。如虚者，亦宜审之。

因热而作，不可用巴豆等药。如伤冷物者，或可用，亦宜谨之。

又有时疫作痢，一方一家之内，上下传染相似，却宜明运气之胜，复以治之。"

《杂病治例·泻痢》："气虚兼寒热，食积、风邪、惊邪、热湿，阳气下陷，痰积。当分治，泻轻痢重。

升散：胃风汤、防风芍药汤、神术散、苍术防风汤、败毒散皆可汗之。

攻里：湿热用导水丸，兼郁承气汤、和中丸。积滞用圣饼子、脾积丸。冷积局方苏感丸。下后用药调理。痢初得者，必用下，通因通用。湿热甚者，宣明玄青膏。

和气：后重窘迫用木香槟榔。白属气，赤白者气血受病，赤黑相兼属湿热，青绿杂风与火湿。

凉血：下血者当凉血，归、芎。赤属血，《保命集》四物加槐花、黄连、米壳。

温：脉沉弱而腹痛，用姜附加对五苓、理中丸、机要浆水散。色青者，寒兼风。

升提：阳气下陷，升阳益胃加桔梗，醋沃南星。用一叶梅外贴极效，起泡便止。

收敛：实肠散、桃花汤、养脏汤、严氏乌梅丸、元戎乌梅散，如米壳、榴皮、龙骨之类。

胜湿：平胃散、曲芎丸之类。老人奉养太过，饮食伤脾，为脾泄，机要白术芍药汤、茯苓汤。湿胜，仙术炒用。

渗泄：阴阳不分，淡以渗之，五苓、猪苓之类。或单用薏苡实炒为末服之。

补：初不可便补。气虚者补中益气。血虚神弱，人参、白术、当归、川芎、炒芍药、茯苓，少加黄连之类。钱氏白术散、十全大补汤。

劫：泻痢，脉沉伏细弱下陷者，用来复丹、灵砂丹以劫之。

清暑：中暑喝而脉虚者，香薷散、桂苓甘露、清暑益气汤。

灸：陷下则灸之。脾俞、关元、肾俞、复溜、腹哀、长强、太溪、大肠俞、三里、气舍、中脘。

解热：外热者先退热，柴、芩、连。内热者香连丸、芍药柏皮丸、黄连阿胶丸。噤口者解毒。

分利：胃苓汤，与淡渗同五苓。或独用苓香散。

外贴：以一叶梅于印堂贴之。

宣：有痰饮在膈上，气不能降，以致大肠不能收敛而泻利。痰在肺中，宣大肠之不固也，宜吐之。

盒脐：噤口痢用田螺于脐中盒之，以引下其热，黄连多加参术，终日呷之，如吐再进。

补肾：肾泄久不止，脉沉细无力，二神丸、本事五味子散、金锁正元丹。

和脾气：脾气不和，浊气下干，不能愈者，问病人思食何物，与食之，脾气和而愈矣。

消积：因积作者，脾积丸。"

《丹溪心法·卷二·痢九》："大要以散风邪，行滞气，开胃脘为先，不可遽用肉豆蔻、诃子、白术辈以补住寒邪，不可投米壳、龙骨辈以闭涩肠胃。邪得补而愈盛，故证变作，所以日夕淹延而未已也。"

《医方集宜·卷之三·痢门·病源》："治法当先疏通积滞，分利阴阳，补养脾胃，不可使用止涩之药，况郁毒未散，止涩太早而成噤口者多矣，可不慎哉可不慎哉。"

《脉症治方·卷之二·暑门·痢疾》："河间云滞下症属湿热郁遏肠所致，又云无积不利。初起一二日，元气未虚者下之，枳壳大黄之类，此通因通用法也。又云行血则便脓自愈，当归、白芍药、桃仁、红花之类。调气则后重自除,木香槟榔之类,切忌止涩。又云后重则宜下,木香槟榔丸主之。腹痛则宜和,白术、白芍药、甘草、陈皮、当归之类。身重则宜温,姜附之类。脓血稠黏以重药竭之,身冷自汗以重药温之。风邪内缩宜汗之,防风羌活之类。鹜溏为利者温之,附子理中之类。在表者汗之,在里者下之。在上者涌之谓吐也,在下者竭之谓下也。身表热者内疏之,柴胡葛根之类。小便涩者分利之,五苓之类。火热者寒之清之,芩连之类。气滞者调之,木香、槟榔、枳壳之类。积滞者去之,枳实、厚朴、大黄之类。气虚而下陷者升举之,人参、黄芪、白术、甘草、升麻之类。血虚者补之,人参、当归、芍药之类。呕者和之,生姜、半夏、陈皮之类。噤口者胃热也,人参黄连补而清之,各从其类也。变症多端,难以枚举,姑撮其要,以俟知者。"

《古今医鉴·卷之五·痢疾》:"治法行气和血,开郁散结。泻脾胃之湿热,消脏腑之积滞。"

《明医指掌·卷四·痢疾三》:"初病元气未虚,里急甚者下之。下后余积未清,不可骤补,宜化滞清热荡涤之,直候积尽,方可调补气血。今人不问新久便兜涩,为患匪轻。善治者,审其冷、热、虚、实、气、血之证,而行汗、吐、下、清、温、补、兜、涩之法可也。"

《类经·十七卷·疾病类·肠澼》:"再以治法言之,则当必求其所感之邪,所受之藏,以明致病之本,其他所变,皆为标也。如因于湿热者,去其湿热则愈;因于积滞者,去其积滞则愈。因于气者调其气,因于血者和其血。新感而实者,可以通因通用;久病而虚者,当以塞因塞用。是皆常法,无待言矣。"

《济阳纲目·卷二十二下·滞下·论久痢》:"李氏曰:初病元气实者可行,若五六日脾胃虚者只宜和解,及分利小便,消导食积,无积不成痢也。稍久,以气血药中加升麻、柴胡、防风、苍术以提之。久甚,乃用粟壳、肉豆蔻、龙骨、牡蛎、诃子以涩之敛之。食少者,专调脾胃,饮食进而气血自和。盖痢,胃气为本也,其间有里急甚而无表者,即宜通利。有虚而不敢通者,或和解,或即升举。有气陷下痢如注者,即暂止涩。有滑脱痛甚者,痰火盛也,宜吐宜升,痰消火降,而大肠自敛。须凭脉证断之。虚痢困倦,谷食难化,腹微痛,或大痛,

并无努责。血虚,淡红,通元二八丹,日久四物汤加升麻、香附、侧柏叶;气虚,色白如鼻涕冻胶,四君子汤、理中汤。俱加木香、肉桂、厚朴、茯苓,散风邪,利水道,开胃脘,日久者补中益气汤。虚甚,厥逆脉微者,四顺散、黑锡丹。"

《济阳纲目·卷二十二下·滞下·痢后调理方》:"不可骤用米壳、龙骨、豆蔻、诃子、赤石脂等收涩,病邪则淹缠而不已也。其法:痢疾初得一二者,元气未虚,以推逐为善。若五六日以后,脾胃已虚,以消导为佳。分利小便,消导饮食,盖无积不成痢也。所用之药,不过辛苦寒凉之剂,以开除湿热郁积,行气和血,使气血宣行而已。若病久挟虚者,又当以滋补气血,收涩滑脱,甘温辛热之药兼之。然湿热伤气成白痢者,宜调气理湿为主,而兼清热;湿热伤血成赤痢者,宜凉血清热为主,而兼理湿;至于气血俱伤,成赤白痢者,则相兼而治。观丹溪、节斋之用药可见矣。大抵痢疾多属乎热。热者,火者也。火性炎上,何以降下于肠间而为痢乎?譬之烛光,炎上者也,为风所感,则油遂下流矣。痢者皆由积热在中,或为外感风寒所闭,或为饮食生冷所遏,以致火气不得舒伸,逼迫于下,里急而后重也。医者不察,更用槟榔等药下坠之,则降者愈降,而痢愈甚矣。"

《济阳纲目·卷二十二下·滞下·论里急后重》:"治法:火热者寒之清之,气滞者调之,积滞者去之,气虚而降者升之举之,血虚者补之。各察其所因而已。"

《济阳纲目·卷二十二下·滞下·论滞下亦有挟虚挟寒》:"世之《局方》,不辨三因,专用涩热之药,其失甚矣。至河间立说,专用苦寒疏下之药,则亦未甚为当。何则,盖病有虚实,治有先后。若病势暴至,元气壮实,积滞胶固,须宜下之。病久气脱,虚滑不禁者,亦宜温之涩之。大抵治利,当从仲景、河间之法,可温则温,可下则下,或解表,或利小便,或待其自己。"

《济阳纲目·卷二十二下·滞下·论滞下分三因》:"治之先推其岁运,以平其外,察其郁结,以调其内,审其所伤,以治不内外,条然明白,不致妄投也。"

《济阳纲目·卷二十二下·滞下·论风寒暑湿皆能作痢》:"陈无择云……治法当先用通利之药,疏涤脏腑。

严氏云：先以巴豆等剂推其积滞，后辨以冷热风湿之证，用药调治。热赤者清之，冷白者温之，伤风而下清血者则祛逐之，伤湿而下豆汁者分利之，冷热相并，温凉以调之。仍须先调胃气，切不可骤用罂粟、诃子之药止之涩之，使停滞不泄，多致危殆。

刘宗厚曰……又云：治法当先通利，此迎而夺之之义。若有虚者亦宜审之，使果有积滞在肠胃者，方所当通利。然严氏谓巴豆等药，使用之于伤冷物则可，若用之于热者，为害非轻。又云风则祛逐，所谓祛逐者，果何法何药欤？若以邪气当祛逐，则岂独于风而寒湿热为不可耶，此又失于明白。"

《杂病源流犀烛·卷十五·痢疾源流》："若但拘痢无止法一言，概行攻伐，必愈损血耗气，或又拘初则行、久则涩之语，每至固涩之后，壅滞气血，变为肿胀喘急（宜木香调气汤，苏子降气汤），非不审其经以治其根而及其流之过哉。总之，痢之由于气者，必疏通之。由于血者，必调和之。由于饮食痰涎者必推荡之。以至由气血而伤及脾胃，必培补中宫（宜归脾汤、六君子汤）。由气血与脾胃而伤肾，必峻补元阳（如附、桂、五味、补骨脂、赤石脂、禹余粮等，俱可选用）。此治痢之大凡也。"

《周慎斋遗书·卷八·痢》："凡痢疾一见表证，必先解表而后治痢，若表不解，则表邪传里，痢必不愈。痢疾初起，宜先通之，厚朴、大黄、枳实、朴硝。小水不利加栀子，上胀加槟榔，腹痛加木香。久痢必用制过乳香、没药，行气行血。盖气行则后重自除，血行则便脓自止。再用白芷以醒脾，人参以补气，甘草、芍药以和中。久痢不止，宜涩之。内伤痢疾，阳气下陷，化为燥火，肛门肿胀，必待阳气上升而后邪热可去。补中益气汤加杏仁、苏梗之属。"

《罗氏会约医镜·卷之十·杂证·论痢疾》："凡痢病，宜泻宜补，因脉因证，原无一定。若执痛无补法，不知因虚寒而痛者，愈攻则愈痛，元气自脱，悔之晚矣！"

《杂病广要·脏腑类·滞下》："痢之为病，由湿热蕴积胶滞于肠胃之中。清邪热，导滞气，行滞血，则其病速除。若用参、术等温补，则热愈盛，气愈滞，久之正气虚，邪气炽，至于不可救疗者，初投温补之祸也。（《活幼心法》）"

"初痢身热脉浮者，可解表；初痢身热脉沉者，可攻下。久痢身热脉虚者，正虚可治；久痢身热，脉大者，邪盛难医。（《汇补》）"

"痢疾多因饮食停滞于肠胃所由致，倘不先以巴豆等药，以推其积滞，逐其邪秽，鲜有不致精神危困、久而羸弱者。余尝鉴焉，每遇此证，必先荡涤肠胃，次正根本，然后辨其风冷暑湿而为之治法。故伤热而赤者则清之，伤冷而白者则温之，伤风而纯下清血者则祛逐之，伤湿而下豆羹汁者则分利之。又如冷热交并者，则温凉以调之；伤损而成久毒痢者（［按］上文曰，或饮服冷酒物，恣情房室，劳伤精血而成久毒痢者），则化毒以保卫之。夫如是，药无不应而疾无不愈者矣。（《济生》）"

"大抵治痢之法，虚者补之，实者泻之，滑者涩之，闭者通之，有积者推之，风则散之，暑则涤之，湿则燥之，热则凉之，冷则温之，冷热者调之，以平为期，不可过，此为大法。（《妇人良方》）"

"是证此间所见多属热疫，而考之往籍，宋代之方概不过逐积、涩肠二端，明人往往本之脾肾，专务调补，均歉于事用。今通融诸家，无所偏主，庶足以应变乎。"

《痢疾明辨·治痢又不宜卤莽峻攻致伤》："治痢宜相人之虚实，察寒、热、表、里、阴、阳，斟酌用药，庶无太过不及之弊。若一味孟浪，攻补乱投，祸不旋踵，必须察脉辨证，而又不拘于俗见，不泥于成见，当清则清，当下则下，当补则补，实有把握，方不愧为司命。"

《痢疾明辨·辨痢大纲有四·一曰滑脱》："陆润生评曰：病有反治，有正治，有常治，有变治。痢久而通因通用者，反治也，通久而塞者，正治也。然而初起用通者，常治也，初起用塞者，变治也。知反知正，尤宜知常知变，方为合法。吴南丘诸公子执无积不成痢之常法，而不知尊君脉症之虚，若非神手，几败乃事。"

《医法圆通·卷二·痢证》："近来市习，一见痢证，以黄芩芍药汤与通套痢疾诸方治之，究其意见，无非清热导滞、调气行血而已，不知气血之不调，各有所因。知其所因而治之，方是良相；不知其所因而治之，皆是庸手。"

《血证论·卷四·便脓》："休息痢者，止而复作，乃固涩太早，留邪在内，故时复发作。治宜按上治痢之法，视何经见证则用何经之药，以消除其邪。伏邪既去而邪自不作。如羊脂白蜜黄连末服,不过取滑去着,寒去火之义。尤未若视其邪所发见之情,而分经用药。更为对证。"

"查对各书,言痢证者,说法不一。张景岳主温,朱丹溪主凉,喻嘉言主发汗利水,陈修园主寒热合治,皆有至理。景岳谓夏月贪凉,过食生冷,至秋伏阴内动,应时而为下痢,佐关煎治之,此即仲景下利不止,用四逆汤桃花汤之意,乃虚寒治法。然必须有虚寒实据,乃用此法。朱丹溪谓湿热蒸灼,气血为黏腻,用黄连解毒汤,是即仲景白头翁汤意也,此类最多,然必有热证之实据,乃用此法。喻嘉言谓宜从汗先解其外,外邪内陷而为痢,必用逆流挽舟之法,引其邪而出于外,人参败毒散主之,此即仲景协热下痢,用葛根黄连黄芩汤之意。第仲景升发邪气,兼清其热,而喻则辛温升散,未能两面俱到,即如仲景白头翁汤,亦取白头翁,能升达其气,知开提疏发,为治下迫后重之良方。喻嘉言自以逆流挽舟,独得其秘,而未能根柢仲景,是以得半遗全。吾拟用柴胡汤,去半夏加花粉、当归、白芍、枳壳、粉葛,自谓升发清降,两得其治。喻氏又谓若热已奔迫大肠者,毋庸更从外解,急开支河,从小便而顺导之,《金匮》紫参汤、诃黎勒散主之,此即仲景利不止者,当利其小便之意。大清凉散,药彻内外,最有力,从高原导水,使不浸渍肠胃,拟用甘桔汤加桑皮、杏仁、枳壳、防己、木通、石膏、云苓、苡仁、柴胡、薄荷、生姜、白芍治之,斯于喻氏发表利水之法,或更有发明。陈修园谓:此证有脏寒腑热,胃寒肠热之辨,仲景泻心汤,择用如神。余谓寒热合病,必有寒热兼见之实证,不得笼统言之,而混用寒热杂方也。即如仲景乌梅丸,所治之证,消渴气上冲心,心中疼热,饥不欲食,此热证之实据也,食即吐蛔,下之利不止,此寒证之实据也,惟其有此腑热脏寒之实据,故用乌梅丸,兼寒热治之。又如仲景生姜泻心汤所治之证云:心下痞硬,干噫食臭,此火证也,胁下有水气,腹中雷鸣,此水病也,惟其有此火在胃中,水在肠间之实据,故用生姜泻心汤治之。初头硬,大便后半溏者,此胃中有寒,肠中有热,陈修园拟用理中汤,加大黄,此皆有寒热兼见之实据。医者辨证必如是之严,而后用药处方,不失铢黍,以上四家治法,合而用之,而治痢不虞束手矣。"

二、治疗禁忌

1. 痢门四忌

所谓四忌,忌发汗、忌大下、忌利小便、忌温补。不是说这四种方法不能使用,而是说在以往的临床中,这四种方法经常误用,所以使用时当尤其注意。因为痢病每伴津液亡失,所以汗法只用在兼有表证的情况;因为痢病每伴脾胃损伤,所以攻下应当适宜,可下但不可大下,主用消导,慎用巴豆、硇砂等暴烈之物;痢疾常伴津液亡失,所以纯利小便亦在所忌,但后世与滋阴清热等法同用,避其伤津之过,而收行气宣郁之功,则又不在所忌了;痢疾每兼积滞,不可骤用温补,但虚人等不在此例。录有《医学从众录》驳禁忌之说,可以参看。又《张氏医通》独论孕妇禁忌,可为参考。

《张氏医通·卷十·妇人门上·胎前》:"妊娠痢下,有三禁五审。一禁荡涤肠胃,二禁渗利膀胱,三禁兜涩滞气。盖荡涤则阳气下陷,胎气愈坠;渗利则阴津脱亡,胎失荣养;兜涩则浊气愈滞,后重转加。"

《顾松园医镜·卷八·御集·痢》:"论曰:古人治痢,皆曰热则清之,寒则温之,初起热盛则下之,有表症则汗之,小便赤涩则分利之。此五者举世信用,若规矩准绳之不易者。予独谓五者惟清热一法无忌。其四法则犯大忌,必不可用。一忌温补。痢之为病,乃湿热蕴积,胶滞于肠胃之中,清邪热,导滞气,行瘀血。则其病速除。若即用参、术等温补,则热愈盛,气愈滞,而血亦凝。久之正气虚,则邪气犹炽;缠绵不已,欲补而涩之,则助邪。清而疏之,则愈滑。遂至不可救疗者,初投温补之祸也。一忌大下,痢自邪热胶滞肠胃而成,与沟渠壅塞相似,惟用药磨刮疏通,则愈。若用承气大下之药,譬如清荡壅塞之渠,必不可去,徒伤胃气、损元气而已。正气损伤,邪气不除,强壮者犹可,怯弱者必危矣。一忌发汗。痢有身发热汗,头疼目眩者,此非外感,乃内毒熏蒸,自内达外,虽有表症,实非表邪也。若发汗则泄其正气,而邪气得以恣肆。且风剂燥热。愈助邪热,表虚于外,邪炽于内,鲜不毙矣。一忌分利小便。利小便者,治水泻之圣法也。而以之治痢则乖,痢自邪热胶滞,津液枯涩而成,若用五苓等剂分利,津液愈枯,涩滞愈甚,遂至缠绵不愈,则即分利之害也。若清热导滞,则痢自愈,而小便自利,安用分利为哉。"

《医碥·卷之三·杂症·痢》:"用药禁忌:初起忌温补,即胃气虚弱亦不宜,黄芪尤禁,用之则发胀。忌兜塞,亦禁升麻,非元气下陷而用之,升毒上干,速死之道。忌利小便,非湿盛小便不通而利之,致津竭热炽,必剧。忌发汗,非表证而妄汗,致津涸热盛,必剧。禁酒,痢时酒则难愈,愈后酒则复发。"

"初起宜利湿清热,疏通积滞。若久痢亡阴,湿转为燥,则利湿又在所禁。(不特此也,湿不盛者,初起亦不可利,恐致津液干涸,邪热愈炽,不救)本寒标热,证见阳虚,则寒剂又在所禁。旧积已去,新积旋生,则下剂又在所禁矣(积去而复生者,血气凝滞故也,但当调其血气耳。不特此也,旧积而挟虚亦不可下。丹溪治叶氏,先补完胃气而后下之。再按积垢胶固肠胃,与沟渠壅塞相似,刮磨疏通则可,木香槟榔丸之类是也。轻用硝、黄、牵牛、巴豆等,辟以清水荡壅塞之渠,安得疏畅。必壮实人初起,始可以一下而愈,胃气弱者不宜)。"

《医学从众录·卷五·痢疾续论》:"[次男元犀按]近传治痢有三禁。一曰发汗。盖以下利一伤其津液,发汗再伤其津液,津液去则胃气空,而下出之浊气,随汗势而上入胃中,遂成胀满难治。二曰利水。盖以痢疾里急后重,滞痛难忍,若前阴过利,而后阴愈涩,而积滞之物欲下甚难。三曰温补。盖以痢为湿热所伤,得温则以火济火,恐致腐肠莫救。得补则截住邪气,多致流连难愈。此三者,时医传授之心法也。然亦有不可泥者。《医学真传》曰:凡痢疾初起,发热不休,非肌表有邪,即经络不和。温散而调营卫,外邪一解,其痢自松。若概以为热,开手即用寒凉,多有陷入变剧者不少。故喻嘉言所谓下痢必从汗,先解其外,后调其内。首用辛凉以解其表,次用苦寒以清其里,一二剂愈矣(用治痢之方再加发表之药)。失于表者,外邪但从里出,不死不休,故虽百日之远,仍用逆流挽舟之法,引其邪而出之于外,则死症可活,危症可安。人参败毒散主之(服后逼其暂时燥热,顷之邪从表出,热自解矣)。此可见发汗是治痢之要法也。又喻嘉言有急开支河一法。谓热邪之在里者,奔逼于大肠,必郁于膀胱。膀胱结热,则气不化而小便短赤。不可用逆挽,宜从其小便而顺导

之。然而水出高源,尤宜用辛凉之药,清肺之化源。《金匮》有下利肺痛者,紫参汤主之(通因通用)。气利,诃藜勒散主之(通以下涩液,消宿食,破结气,涩以固肠脱,通塞互用之意也)。亦见利水非古人之所忌也。至于温补法,详于《景岳全书》。如佐关抑扶二煎,非温剂乎? 胃关煎非补剂乎? 虽矫枉之说,不能无偏,亦堪为肆用芩连楂朴者之救弊也,谁曰治痢有三禁乎? 喻嘉言曰:又有骤受暑湿之毒,水谷倾囊而出,一昼夜七八十行,大渴引水自救,百杯不止。此则肠胃为热所攻,顷刻腐烂。更用逆挽之法,迂矣! 远矣! 每从《内经》'通因通用'之法,大黄、黄连、甘草,一昼夜连进三五十杯,俟其利止渴缓,乃始乎调于内,更不必挽之于外。盖邪如决水转石,乘势出尽,勿可挽也。又曰:治疟之法,当从少阳而进退其间。进而从阳,则从少阳为表法固矣。乃痢疾之表亦当从于少阳。盖水谷之气,由胃入肠,疾趋而下,始焉少阳生发之气不伸,继焉少阳生发之气转陷。故泛而求之三阳,不若专而求之少阳。俾苍天清净之气,足以升举水土物产之味,自然变化精微,转输有度,而无下利奔迫之苦矣。况两阳明经所藏之津液,既已下泄,尤不可更发其汗,当从少阳用和法,全非发汗之意。津液未伤者,汗出无妨;津液既伤者,皮间微微得润,其下陷之气已举矣。"

《杂病广要·脏腑类·滞下》:"[按]《玉案》曰:下痢若服黄芪,即发膨胀,多服升麻,则小便与积皆升至上焦,此速死之道也。今验升麻不必为害。"

"泻痢不分,两证混言,湿热不利小便,非其治也。夫泄者水谷湿之象,滞下者垢瘀之物,同于湿热而成,治分两歧而药亦异。若淡渗之剂,功能散利水道,浊流得快,使泄自止,此有无之形,岂可与滞下混同论治,而用导滞行积可乎。其下利出于大肠传送之道,了不干于胃气,所下有形之物,或如鱼脑,或如豆汁,或便白脓,或下纯血,或赤或白,或赤白相杂,若此者岂可与泻混同论治,而用淡渗利之可乎。(薛氏《平治会萃·附论》)"

2. 不可骤用兜涩

《明医指掌·卷一·病机赋》:"皆有形物。不可以淡渗独利小便,亦不可用兜涩之剂及巴、硇毒药下之。"

《傅青主男科重编考释·泄泻门·水泻》:"痢

无止法。"

《杂病广要·脏腑类·滞下》："大凡治痢疾，未可便投罂粟壳、地榆、石榴皮紧涩之药。夫罂粟壳其性紧涩，能损脾胃，留滞毒气而反增其疾。正如沟渠停积不洁秽污之物，若不先荡涤，却室塞其路，使秽污无路而出可乎。是以多因服此，不进食饮，日渐羸困，强名曰噤口者多矣。如古和剂方中，未曾见用罂粟壳，多用黄连之药。然罂粟壳非无功也，而施之久痢则可，更宜去尽筋膜穰蒂锉碎，以白蜜和水淹一宿，次日慢火炒令焦黄色，庶得稳当。若投之太早，令人毒气闭塞心络，噤口不食，无法可施，悔将噬脐。（《管见良方》）"

"士人李潜善医，曰：蓐中下痢与他痢不同，常痢可用苦涩药止之，蓐中痢生于血不足，投涩药则血愈不行，痢当更甚。（《苏沈》）"

《痢疾明辨·辨痢大纲有四·一曰滑脱》："曰滑脱也，岂可以里急后重、至圊而不爽、日夜无度者亦曰滑脱哉。生死关头，不容不辨，每见市医治痢，并非滑脱，误进粟壳、肉果、补骨脂、杜仲、菟丝子等兜涩之剂，杀人无算。

缪仲醇曰：凡治滞下，与大肠滑泄自利不止不同，滑泄自利不止，有可涩之道，故古人有间用罂粟壳及诃黎勒，以止其滑脱并泄；若夫滞下，本属湿热涩滞不行，法宜疏利，药忌兜涩。大肠，腑之病也，大肠既有湿热留滞，肺家亦必有热，肺为华盖之脏。《经》曰：脾气散精，上归于肺，通调水道，下输膀胱。是肺气喜通利，恶闭塞，故古人药性中每云'利肺气'，大意概可知矣。倘误用粟壳、诃黎勒，使湿热无所宣泄，肺气不得下行，非惟滞下增剧，湿热熏蒸上干乎肺，则且胀闷气逆，不得眠，不思食诸症至矣。[陈韶九按]滑脱可涩，滞下不可涩。盖谓脱者，邪气已尽，元气已虚；滞下者湿热未清，邪积犹留。审证不确，死生反掌，可惧乎。"

《中国内科医鉴·病证各论·赤痢》："痢疾愈下愈疲，病家思欲早早制止，买服调痢丸、痢病丸、活儿丸等之鸦片剂，下痢虽立止，但卒然腹满呕吐，四肢逆冷，诸证并起，至于死者，往往有之。《续疡科秘录》辨其害云：痢毒著肠，数数下痢，有如淋疾，小便频数，扫除其毒，而下痢不止，此时若与涩药以止其下痢，所得大害，为必然之事，却宜报以下剂，除去其毒，则下痢亦从而减矣。"

3. 慎用酷烈之品

痢病的治疗当中，凡砒石、巴豆、丹砂、硇砂、牵牛、罂粟壳等暴烈之品皆当慎用或不用。

《金匮钩玄·附录·滞下辩论》："果肠胃积滞不行，法当辛苦寒凉药，推陈致新，荡涤而去，不宜巴硇毒热下之。否则郁结转甚，而病变危者有之矣。众言难处，何法则可求之？长沙论云：利之可下者，悉用大黄之剂。可温者，悉用姜附之类。何尝以巴硇热毒下之，紧涩重药兜之。又观河间立言……治实治虚之要论。而丹溪又谓大虚大寒者，其治验备载《局方发挥》。观此治法，岂可胶柱而调瑟。"

《玉机微义·卷五·滞下门·论热药治痢之误》："按治痢用辛苦寒之剂，开郁燥湿胜热三法俱备，世之用辛热金石毒药者诚非也，然亦有久痢肠胃虚滑者亦当求责。"

《医门法律·卷五·痢疾门·痢疾论》："凡治痢不分所受湿热多寡，辄投合成丸药误人者，医之罪也。痢由湿热内蕴，不得已用苦寒荡涤，宜煎不宜丸。丸药不能荡涤，且多夹带巴豆、轻粉、定粉、硫黄、瑙砂、甘遂、芫花、大戟、牵牛、乌梅、粟壳之类，即使病去药存，为害且大。况病不能去，毒烈转深，难以复救，可不慎耶！"

《杂病源流犀烛·卷十五·痢疾源流》："[鳌按]此条之论，应为凡治痢而必用大下者戒，固不可不遵。若邪积滞，壅遏太甚，三焦不能宣通，饮食不能容纳，并有气闭不得升降者，痢下虽多，终不能一时通，而正气为邪气遏塞日久，亦不免伤残，如此等症，非用大黄等推荡之，亦未易奏效，总在临时酌剂，不可固执耳。但即用下药，亦惟大黄一味为无弊，不得已佐以元明粉亦可，其余如牵牛、巴豆等，慎勿轻投也。"

"总之，痢之为患，艰涩难出者，急与疏通，滑润易出者，酌为兜涩。然或疏通而误用巴豆、牵牛等味，以致洞泄肠开而毙，或兜涩而误投诃子、粟壳、亚芙蓉、肉豆蔻等味，以致便闭腹胀，或湿热上攻，肢节肿胀，拘挛作痛而死，罪皆由医者之妄耳，可不慎乎哉。"

三、分经论治

治疗时根据所主之经络、脏腑之不同，加以针对性地治疗，效果更好。

《医方考·卷二·痢门第十一》："叙曰：始痢宜下，夫人之所共知也；久痢宜补，亦夫人之所共知也。至如二阳合病皆下痢，太阳、阳明合病自下痢者宜发汗，太阳、少阳合病自下痢者宜和解，阳明、少阳合病自下痢者宜攻里，非得伤寒之玄关者，不足以语此也。今考十方于后，大都口耳之见而已。"

《素灵微蕴·卷三·肠澼解》："治法当泻土湿而疏木郁，其热盛者，凉行其滞，其寒盛者，温行其结，令其脾燥肝升，凝结通达，瘀清腐扫，脂血调和，则痛坠全瘥，脓血弗下矣。至于历代医书痢证诸方，荒唐不经，未足深辨也……用燥土温中、行阏散滞、清胆达木之方。"

《内经博议·卷之四·述病部下·胀卒痛肠澼如疟积消瘅病第七》："大约治法，肠胃自伤者调节饮食，升其阳气以和其阴。自肝来者，于土中泻水。自肾来者，温养命门，以升中土，此其法矣。"

《校注医醇賸义·卷四·下痢》："感于风者表解之，感于寒者温通之，感湿热者清利之，感于燥者清润之，感于火者荡涤之，当各随所主之病以施治。伤肝者解其郁，伤肾者保其阳，伤于脾者运其中，伤于肺者存其津，伤于心者泄其亢，当各随所主之经以施治。"

《血证论·卷一·脏腑病机论》："大肠司燥金，喜润而恶燥。寒则滑脱，热则秘结。泄痢后重，痔漏下血，与肺相表里，故病多治肺以治之，与胃同是阳明之经。故又借多治胃之法以治之。"

《血证论·卷四·便脓》："调血则便脓自愈，调气则后重自除，此二语，为千古治痢之定法，而亦相沿治痢之套法耳。盖泛言调血，则归、芍、地榆用尽而不效，泛言调气，而陈皮、木香多服而无功，不知木香陈皮，乃调脾气之药，痢虽脾病，而其所以逼迫者，肝肺之咎也，知调肝肺，则善调气矣。血乃血海所总司，血海居大肠之间，故痢症脐下极痛者，必有脓血，痛不甚者无脓血，以脐下血海之血痛故也，知理血海，则善治血矣。"

"黄坤载曰：人之大便，所以不失其常者，以肺主传送而肠不停，肝主疏泄而肛不闭，宜用参、术以助肺之传送，用桂枝以助肝之疏泄，此黄氏论大便秘结之语也。吾从此语旁通之，而因得痢证之原。以知痢者，肺气传送太力，故暴注大肠；肝气郁而不疏，故肛门闭塞，欲便不便而为逼胀，此

从黄氏之论推求之。而痢证迫而不通之故，诚可识矣。第桂枝、参、术与痢证不合，痢证肺气之奔迫，以其火热暴注也，故伤寒论饮食入胃即下利清水完谷者，乃肺之传送太急，热之至也，宜急下之。据此，则治奔迫者，当以清火为主，人参清肺、泻肺二汤治之。肝气不得疏泄，亦由木郁为火，结而不畅，桂枝温木，是益其火，得毋虑不戢自焚乎？观仲景白头翁汤，用秦皮、白头翁以凉达肝木；四逆散，里急后重者加薤白以疏郁，则知助肝疏泄之法矣，当归芦荟丸、泻肝汤、丹栀逍遥散加减治之。至于和肝调肺，止奔迫，解郁闭，一方而肝肺并治者，自古无之。余拟用白头翁汤加石膏、知母、杏仁、桔梗、枳壳、槟榔、柴胡、麦芽、当归、白芍、甘草治之，轻剂则用小柴胡加归、芍、杏仁、桔梗、枳壳、槟榔、麦芽、花粉，调和肺肝，则肺气不迫注，肝气得开利矣。又或肝气欲泄而下注，肺气欲收而不开，故痢多发于秋，秋金肺气闭而不开，肝气决裂而不遏，是以迫痛，此又从黄氏之义，另翻一解，而各书均不载者也。治宜甘桔汤加白芍，以桔梗开提肺气，以白芍平治肝木，本此意以为加减，则鳖甲、龙胆草、青皮、秦皮、芦荟皆平肝之药；当归、生地、桃仁、五灵脂、延胡索皆治肝经血分之药；黄芩、麦门冬、桑皮、知母皆清肺之药；枳壳、贝母、杏仁、陈皮皆肺经调气之药，随宜致用，变化在人，乌有不治之痢哉！"

四、解表祛邪论治

痢疾见表证者，当先解表，若兼里证，可先表后里或表里双解。徒治其里，有引邪入里之患。具体治疗可以依伤寒分经论治，可参考所录《痢疾明辨》引舒进贤语。此外，疫痢自外而来，治疗亦参照本条。

《仁斋直指方论·卷之十三·霍乱吐泻·又论》："泻痢之疾，固肠断下，终不作效，非肠胃间留蓄风寒邪气之所致乎？故必随其感受，解散于其先，则某病某药庶乎其对证矣。解散风寒，不换金正气散为上，其间增益，则青皮、官桂、良姜、干姜择用最良。若欲其清解，则紫苏、荆芥、干葛、柴胡等辈剂量可也。惟暑亦然，每每隐伏作病，或为热呕、或为焦烦、或为腹痛、或泄痢不止，暑中类多有之。炎烁蕴隆，念虑又当及此。此说虽详于卷首，敬用申之。"

《类经·十七卷·疾病类·肠澼》:"若以表里言之……凡邪因表者必有表证,但兼其表而行散之,表邪解而痢自愈。"

《医门法律·卷五·痢疾门·痢疾论》:"昌谨以黄岐仲景之法,拟议言之:在《内经》冬月伤寒,已称病热,至夏秋热暑湿三气交蒸,互结之热,十倍于冬月矣!外感三气之热而成下痢,其必从外而出之,以故下痢必从汗,先解其外,后调其内。首用辛凉以解其表,次用苦寒以清其里,一二剂愈矣。失于表者,外邪但从里出,不死不休,故虽百日之远,仍用逆流挽舟之法,引其邪而出之于外,则死证可活,危证可安。治经千人,成效历历可纪。[按]《金匮》有云:下痢脉反弦,发热身汗者自愈。夫久痢之脉,深入阴分,沉涩微弱矣。忽然而转弦脉,浑是少阳生发之气,非用逆挽之法,何以得此。久利邪入于阴,身必不热,间有阴虚之热,则热而不休。今因逆挽之势,逼其暂时燥热,顷之邪从表出,热自无矣。久痢阳气下陷,皮肤干涩,断然无汗。今以逆挽之法,卫外之阳领邪气同还于表,而身有汗,是以腹中安静,而其病自愈也。昌岂敢用无师之智哉?又有骤受暑湿之毒,水谷倾囊而出,一昼夜七八十行,大渴引水自救,百杯不止,此则肠胃为热毒所攻,顷刻腐烂。比之误食巴豆、铅粉,其烈十倍,更用逆挽之法,迂矣!远矣!每从《内经》通因通用之法,大黄、黄连、甘草,一昼夜连进三五十杯,俟其下利、上渴之势少缓,乃始平调于内,更不必挽之于外。盖其邪如决水转石,乘势出尽,无可挽耳。更有急开支河一法,其邪热之在里者,奔迫于大肠,必郁结于膀胱。膀胱热结,则气不化而小溲短赤,不用顺导而用逆挽,仍非计也。清膀胱之热,令气化行而分消热势,则甚捷也。仲景谓下利气者,当利其小便。夫气者膀胱之化也,反从大肠而出,当利其小便,非急开支河之谓乎?然而水出高源,肺不热则小溲自行。肺与大肠为表里,大肠之热,皆因肺热所移,尤宜用辛凉之药,先清肺之化源矣。"

《杂病广要·脏腑类·滞下》:"初起时若有风寒表证,于治痢药中,当加发散。若不发散,径治其痢,必乱其经脉,逆其气机,病转剧矣。(《医学真传》)"

《痢疾明辨·辨痢大纲有四·一曰邪热》:"凡一切外感恶寒发热,忽而里急后重,下冻白色,或出黄如糜,此三阳经之邪热下陷也,而暑、湿、热三气尤多。此病无论发热与不发热,审其为三阳邪陷,嘉言喻子用人参败毒散,先解其外,次调其内,首用辛凉以解其表,次用苦寒以清其里,一二剂愈矣……嘉言喻子恐浅学不能分经用药,举'活人败毒散'以为矩矱,首用辛凉以解其表,不使邪陷入里,次用苦寒以清其里,则河间、丹溪清热导滞之法,跃然于言外矣。[陈韶九按]逆流挽舟,提举陷邪,喻氏设一'人参败毒散'为例,非谓不据何经悉可用此以主治也。得此一说,开悟后学不少。引证:舒进贤曰:所谓邪陷者,邪陷入六经而为痢也,治法当从《伤寒》六经之例,有何经之证,即加何经之药于其间,合而治之,如兼太阳表证,有汗主桂枝,无汗主麻黄,兼太阳腑证,仍主五苓;兼见阳明表证,加葛根,兼见阳明腑证,察其浅深,而斟酌于白虎、承气;兼少阳表证,用柴胡,里证用黄芩;兼太阴虚寒之症,附子理中汤;少阴助相火而动者,生津解热;厥阴纯阳无阴之症,破阳行阴,纯阴无阳之症,温经止泄,阴阳错杂之症,寒热互用,阴阳并驱。凡六经陷邪,以六经合而治之,无不立验。"

"以上略举三阳下痢症万不可用温补,引邪入里,致伤人命,切戒!切戒。[又按]外感三阳痢夹内伤者颇多,一时难辨;有内伤多而外感少者,有外感重而内伤轻者,宜分别先、后、缓、急而治,故举一二成案为则。"

《痢疾明辨·辨痢大纲有四·一曰时毒》:"缪仲醇曰:时行疫疠一症,三十年前间或有之,今则往往夏末秋初,沿门阖境患此。其症发热头痛,口渴,躁烦,痢而溺涩,甚者一日夜仅百余次,或兼发斑疹,热甚危迫,世医妄指为漏底,殊不知此时气使然,因世人禀赋渐薄,积感湿蒸疠气所致,法当清热解毒、表散为急,如升麻、葛根、柴胡、黄芩、黄连之类;或热遇甚,前药可加寒水石,更有别症,以意加减,切忌破气、收涩,犯此多致不救。[愚按]仲景《伤寒论》中,凡寒热泄泻,热结旁流等症,统曰下利,毫无分别,故方书每以泄痢二者混同立论,缪氏此论,亦举泄痢而统言之,学者未免混蒙。须知滞下亦属时行杂感,与暑湿、霍乱、洞泄、飧泄、协热下利、热结旁流,同源异流,皆时毒所致;有赤白积垢,里急后重者,痢疾也;无是者非也。治法总是表里双解,下手稍缓,去生便远,时行之病，大率类是。"

《血证论·卷六·暑疫》："疫者，四时不正恶戾臭秽之气，触人为病。病气又能传染，是名曰疫。沉冬则无，夏秋常有。其气触人，皆从口鼻而入，内伏脏腑之中。发作则壮热头痛，变疟动痢，狂躁肿急，不一其形。虽有外证，不得发表，但解其里，则表气自和。清温败毒饮加酒大黄治之。血家阴虚，疫邪易发，故并言之。"

五、和中论治

寒则温之，热则清之。

《秘传证治要诀及类方·卷之八·大小腑门·痢》："禁口痢者，有得病即不能进食者，或因冷药并药过多不食者，却不可拘于赤痢难用热药之说，当以温中进食为先，宜治中汤加木香半钱，或缩砂一钱。"

《医方集宜·卷之三·痢门·病源》："又有脾胃虚弱，为寒所凝，以致身冷汗，利如鱼脑者，治当温之。"

《证治准绳·杂病·大小腑门·滞下》："其或在下则缠滞，在上则呕食，此为毒积未化，胃气未平证。当认其寒则温之，热则清之，虚则用参、术补之，毒解积下，食自进矣。"

《杂病广要·脏腑类·滞下》："下利腹痛异常，脉沉而紧，无热证者，先以姜桂之类温之，后理积滞。"

《血证论·卷四·便脓》："又补论曰：凡噤口痢上噤下痢，法宜和中。此与霍乱对看自明。霍乱上吐下泻，必以和中而愈。则知噤口痢上噤下痢，亦必以和中而愈。第霍乱是中寒而发，为上下俱脱之证，法主理中汤以温之。噤口痢上闭下滞，其为中热可知。热结于中，上下不开。和中之法，宜反理中汤诸药，以寒凉治之。生姜泻心汤去干姜为宜，人参白虎汤亦佳。"

六、化湿论治

湿邪按其病性分而治之。属寒湿者，以苦温燥湿，兼用风药；属湿热者，以苦寒清热，辛温祛湿，甘淡利湿。

《济阳纲目·卷二十二上·泄泻滞痢·论五泄之变无湿不成》："湿气周身，难专一法。越其高而夺其下，发其表而渗其中。酸收而辛散，淡渗而

苦坚，用攻剂以救其甚，缓剂以平其余。如是则孤精得气，独魄反阳。亦可保形，陈莝去而净腑洁矣。彼豆蔻、乌梅、罂粟囊勿骤用也。设病形一变，必致大误，或通而塞，或塞而通，塞塞通通，岂限一法。世俗止知塞剂之能塞，而不知通剂之能塞者，拘于方也……莫若以张长沙治伤寒法治之。盖泄者，亦四时伤寒之一也。仲景曰：上涌而下泄，表汗而里攻，半在表，半在里，则宜和解之。表里俱见，随证渗泄。此虽以治伤寒，其于治湿也同。仍察脉以视深浅，问年壮以视虚实，所投必如其意矣。"

《病机沙篆·卷上·痢》："痢症起于夏秋，湿热郁蒸因乎天也，生冷停滞由乎人也。当炎暑之令，不能保摄脾胃，大食瓜果肥甘，土气受伤，无以制湿，湿蒸热壅以致怫逆，气不宣通，因而肠胃反窒，里急后重，小便赤涩，宜以苦寒之药燥湿涤热，佐之以辛温，便能开郁运气，故行血则便脓自愈，调气则后重自除。然虚实寒热、浅深新久之不同，未可以一例治也。"

《证治汇补·卷之一·提纲门·湿症》："痢疾后重，皆湿热所致也，当分治之。如湿胜者，宜清其湿；热胜者，宜清其热。夫湿胜其热，不可以热治而用寒药，使湿愈重。热胜湿者，不可以湿治而用燥药，使热愈甚也。然则初受湿者，当以利水为要，使湿不致成热也。久而湿化为热者，当以清热为要，使热不致蒸湿也。"

《罗氏会约医镜·卷十二·杂证·论湿证》："在上则为痰，在下则为痢。然湿证虽多，不出湿热、寒湿二者而已。热者宜清、宜利，寒者宜温、宜燥。《经》曰：'诸湿肿满，皆属脾土。'东垣曰：'治湿不利小便，非其治也。'观此，宜以补脾利水为主，而湿自治。但当分其表里虚实，庶无差谬。盖湿从表入者，汗以散之；在上者，宜微汗之；在中、下二焦者，宜疏利二便，或单用淡渗以利小便。然又有说：湿热之证及微虚微热者，利之可也。至于大虚大寒，最忌下利。即有湿热，而体虚寒，精血已亏，而复利之，害必甚矣！宜用升阳风药，兼实脾土，乃为精工。论曰：'湿淫所胜，风以平之'；又曰：'下者举之'，得阳气升腾而愈是也。"

《杂病广要·脏腑类·滞下》："或曰：热则清而寒则温是已，均是湿也，或从利或从燥何欤？曰：寒湿者寒从湿生，故宜苦温燥其中，湿热者湿

从热化，故宜甘淡利其下。且燥性多热，利药多寒；便利则热亦自去，中温则寒与俱消。寒湿必本中虚，不可更行渗利；湿热郁多成毒，不宜益以温燥也。(《读书记》)"

七、通里攻下论治

一般而言，痢病治疗，若审其确有积滞，即当攻下，证轻则消导，重则泻下。热则寒下，寒则热下。老人、孕妇、虚人、小儿亦不避忌，量其体质强弱，选择适宜方剂，加以通下。若积滞不可为消导所除，则属新积，但行补益则邪自去。若患者正气不足，不耐攻伐，可先补，而后泻。若积滞尽去，可纯用补涩以善其后。

1. 通里攻下概论

《黄帝素问宣明论方·卷十·痢门·泄痢总论》："若下利热极，频并窘痛，或久不愈，诸药不能止者，须下之，以开除湿热痞闭积滞。而使气液宣行者，宜以逐之，兼宣利积热也。"

《玉机微义·卷五·滞下门·治痢通因通用之法》："按此用吐下以治痢，本内经通因通用之说。使肠胃虚滑者，其可下乎? 中气虚弱者，其可吐乎? 今云可下者，谓有积滞在肠胃壅不通者也。可吐者，谓有痰饮在膈上，气不能降以致大肠不能收敛者也。丹溪曰：积湿成痰在肺中，宜大肠之不固也，清其源则流自清矣，正是此意。"

《古今医统大全·卷之三十五·泻泄门·治法》："泻宜逐下而安者，若长沙太守言下痢脉滑而数者，有宿食也，当下之。痢已瘥，至其时复发者，此为下未尽，更下之。"

《证治准绳·杂病·诸气门·郁》："土郁夺之，夺者，攻下也，劫而衰之也。如邪热入胃，用咸寒之剂以攻去之。又如中满腹胀，湿热内甚，其人壮气实者，则攻下之，其或势盛而不能顿除者，则劫夺其势而使之衰。又如湿热为痢，有非力轻之剂可治者，则或攻或劫，以致其平。凡此之类，皆夺之之法也。"

《医贯·卷之六·后天要论·痢疾论》："大凡下热痢用大黄，下寒痢用巴豆，有是病则服是药，详按古人之成法，不容毫发差谬。内经通因通用原有两条，有酒蒸大黄，有蜡丸巴豆，分析甚明，不可不考。又谓温热之药，用于下痢清白者犹可，则纯红血痢者，必不可用温热矣。然王海藏有云：

暑月血痢，不用黄连，阴在内也……寒毒内伤，复用寒凉。非其治也。况血为寒所凝，浸入大肠间而便下，得温乃行，所以用热药其血自止。《经》曰：治病必求其本，此之谓也。胃既得温，其血不凝而自行，各守其乡矣。"

《杂病广要·脏腑类·滞下》："痢疾初得一二日间，以利为法，切不可便用止涩之剂。若实者，调胃承气、大小承气亦可用。有热先退热，亦不可便用参、术；然气虚者可用，胃虚者亦用之。初得之时，元气未虚，必推荡之，此通因通用之法；稍久气虚，则不可下。壮实初病宜下，虚弱衰老久病宜升之。(《丹溪心法类集》)"

"痢出于积滞。积，物积也。滞，气滞也。物积欲出，气滞而不与之出，所以下坠里急，乍起乍止，日夜凡百余度。病家所请，莫不求其止，孰知物积气滞致有如是之证耶? 继人但见有上项证候，不论色之赤白，脉之大小，一皆以通利行之。物积用巴豆、大黄辈，气滞用枳壳、桔梗、青皮、蓬术辈，二者兼济，必能收功。其间佐以黄连阿胶丸，效验尤著……积既去，遍数自疏。嗣是却以木香、茯苓、缩砂、白豆蔻、陈皮、甘草调之，自然喜食。食则糟粕入于大肠，然后真人养脏汤、易简断下汤，可止则止矣。(《直指》)"

"其病初得一二日，皆宜荡涤邪秽，消溶渣滓，以通利为先，次辨冷热虚实，以调理而扶脾助胃，为上策也。其通利之法有二：积滞胜宜用丸，丸者缓也，缓以消之，除其积也；邪毒胜宜用汤，汤者荡也，荡而荡之，去其毒也。当用丸而用汤，毒去而积不除；当用汤而用丸，积除而毒不行。治失其宜，故病皆难愈也。(《医经会解》)"

2. 消导法

《玉机微义·卷五·滞下门·论食毒作痢》："治法当先消化食毒，或可攻伐，然后随寒热温凉以调之。此二论本诸内经而世所未言者也。"

《明医指掌·卷四·痢疾三》："痢之初作时，须先服大剂消血化积之药，浮动其根，次服下剂，荡涤肠垢，旋为调补，以收全功。"

《丹台玉案·卷之五·产后诸症》："产后泻痢甚者，死多生少，不甚犹可施治，然泻比于痢则痢为犹难而泻全在调理。大抵泻者以补脾为主，而以消食药佐之，痢则以扶脾消食为主，而以血药佐之。"

《冯氏锦囊秘录·杂症大小合参卷十三·方脉痢疾合参》:"初起肠中有积,后重腹痛,又恶心,胸膈作胀,乃新饮食未曾化熟也。不可遽用凉药及下,凉则愈结,下则伤胃,须先消导之,俟下膈不恶心不胀急,方可攻下,如恶心甚者,先以淡盐汤探吐,如初热有里者宜下,恶寒者忌下。"

3. 寒下法

《医门法律·卷五·痢疾门·痢疾论》:"治痢用通因通用之法,亦有金针。盖火湿热之邪,奔迫而出,止宜用苦寒之药,如大小承气之类。方书每杂以温中厚肠胃之药,是欲为火湿热立帜也,其孰辨之?"

《世补斋医书·卷七·暑疟、暑痢论》:"痢者,古称滞下……凡里急腹痛后重,频并虚坐努责,数至圊而不能便,皆以滞而不下之故。不可升提兜涩,不可滋腻温补。必用厚朴以泄满,枳实以导滞,槟榔以达下。重则须用生军。其挟暑者,必兼香薷饮、天水散诸方。此则治暑痢之要道也。彼四神丸、乌梅丸,则治五更泄泻,厥冷久利,与此时无涉。如其腹痛之甚,正是滞下之甚,当从痛则不通,通则不痛之说,不可误引痛者寒也,有寒故痛之文。倪涵初'疟痢三方',虽未赅括,大段不差。诚以疟无截法,以发为截。痢无止法,以通为止。发,正所以截之也。通,正所以止之也。欲截欲止者,不可误也。夏秋疟、痢,寻常之病耳。此种浅语,本不当说,乃病家于暑疟、暑痢亦无不以虚寒为词,将腑病认作脏病,故亦不得不辨耳。"

《脉义简摩·卷六·名论汇编·烟利烟脱》:"众利初起,宜重用归、芍润下,久病宜消补兼施。"

4. 温下法

《周慎斋遗书·卷三·二十六字元机·通》:"痢疾泄痛用通因,验色分明辨久新,寒则当温热当下,有余不足妙如神。通治之法,不出于泻利二端。若泻利后重逼急,而痛太甚,速去无度,或滞不行,或身热色赤,此等理宜急下。如不痛者,此乃积也,所有不通旁流之物,俱宜下之,所谓通因通用之法也。若用止药,则泻愈甚而病愈增矣!至于痢久色白,或兼红色,气息腥秽,身冷脉弱,下泄无度,腹痛喜按,切忌芩、连、栀、秦、寒凉之剂,急用桂、附、干姜温补为要。若泻久而鹜溏者,亦宜加参、苓、山药之类温之。古云诸积诸痛,喜温而恶寒者,斯言信矣。人有贵贱,贵虚而贱实,尤宜识此。"

《杂病广要·脏腑类·滞下》:"有一等休息痢,经年累月,愈而复发,此系寒积在大肠底,诸药所不到,独巴豆一味研炒,蜡丸如龙眼大,空腹服之,再不复发,此亦通因通用之法也。(《医贯》)[按]龙眼大可疑。"

5. 虚人下法

《素问病机气宜保命集·卷中·泻痢论第十九》:"胃小肠大瘕三证,皆清凉饮子主之,其泄自止。后厥阴少阴二证,另有治法,厥阴证加甘草,谓主茎中痛,是肝也。《内经》曰:肝苦急,急食甘以缓之。少阴经证,多里急后重,故加大黄,令急推过,物去则轻矣。《内经》曰:因其重而减之。又曰:在下者引而竭之。又有太阴阳明二经证,当进退大承气汤主之,太阴证不能食也,当先补而后泻之,乃进药法也。先煎厚朴半两,俱依本方加制,水一盏半,煎至一半服之;若三两服后未已,谓有宿食不消,又加枳实二钱,同煎服;三两服泄又未已,如稍加食,尚有热毒,又加大黄三钱,推过泄止住药;如泄未止,谓肠胃有久尘垢滑黏,加芒硝半合,宿垢去尽,则愈矣。阳明证,能食是也,当先泻而后补,谓退药法也。先用大承气汤五钱,水一盏,依前法煎至七分,稍热服;如泄未止,去芒硝;后稍热退,减大黄一半煎两服;如热气虽已,其人心腹满,又减去大黄,枳实厚朴汤,又煎三两服,如是腹胀满退,泄亦自愈,后服厚朴汤数服则已。"

《古今医统大全·卷之八十三·妇科心镜·妇人滞下候》:"惟妊娠之妇,不可峻下,比之常妇,减药之半而下之,亦无伤于胎孕也。若不微下,其积不去,而痢终莫能止,此又量人之虚实轻重而施之可也。"

《古今医统大全·卷之三十六·滞下门·治痢通因通用之法》:"夫痢疾滞下,实由湿热郁久,食积停滞,而后滞下之疾作焉。初须通因通用之法,以涤去肠胃积滞,然后调和胃气,则可愈矣。若不疏涤,便欲止之,虽愈必发。此其所以为休息痢者是也。"

《古今医统大全·卷之三十六·滞下门·治痢要察新久虚实》:"痢疾初起须去邪,久而虚者必是滑脱下陷,须提升涩脱,方可愈也。若初疏涤过而邪气尚未尽除,脉犹弦急,其人壮健,须再下之。"

《医门法律·卷五·痢疾门·痢疾论》："凡治痢不审病情虚实，徒执常法，自恃颟顸者，医之罪也。实者邪气之实也，虚者正气之虚也。七实三虚，攻邪为先。七虚三实，扶正为本。十分实邪，即为壮火食气，无正可扶，急去其邪，以留其正。十分虚邪，即为淹淹一息，无实可攻，急补其正，听邪自去。故医而不知变通，徒守家传，最为误事。"

"休息痢，止而不止，正气既虚，邪复不尽，未可言下。此证止之已久，其正已复，其积未除。故须下之。"

《黄帝内经素问集注·卷五·大奇论篇第四十八》："此三阳之气，疾起如风，至如礔砺，当急用抑阳养阴之药以救援。若见身有微热，而用表散之轻剂，因脉小涩，而用和调之缓方，三日之后，即成不救矣。存德好生之士，当合参诸经，细心体认，幸勿以人命为轻忽也。张兆璜曰：危险之证，当用瞑眩之药以急救，若用平和汤而愈者，原不死之病也，服平和汤而后成不救者，医之罪也。张应略曰：当汗而急汗之，正所以养阳也，当急下而大下之，正所以养阴也，常须识此，勿令误也。"

《证治汇补·卷之八·下窍门·痢疾》："旧积者，湿热食积也，当推荡。新积者，下后又生也，当调补，不可轻攻，脾运而积自化。若因虚而痢，虽旧积亦不可下，虚回而痢自止。丹溪有先用参术，补完胃气而后下者，亦一时之权宜也。"

《杂病心法要诀·卷四·五色痢休息痢治法》："（五色痢、休息痢）诊其脉若有力，虽日久仍当攻也。其余治法，与诸痢同。"

《古今医彻·卷之二·杂症·痢疾论》："大凡治疟之法，宜先缓而后急。治痢之法，宜先急而后缓。何哉……痢之始作也，其来弥漫，而不急以夺之，则浸淫而溃决。即当其少缓，尤须有以调焉。邪尽气和，庶不成乎休息。所谓及锋而用，善刀而藏，此又一法也。"

《杂病广要·脏腑类·滞下》："叶先生患滞下，后甚逼迫，正合承气证。予曰：气口虚，形虽实而面黄稍白，此必平昔食过饱而胃受伤，宁忍一两日辛苦。遂与参、术、陈皮、芍药等补药十余帖，至三日后胃气稍完，与承气两帖而安。苟不先补完胃气之伤而遽行承气，吾恐病安之后，宁免瘦惫乎。（《格致余论》）"

"旧积者，停食结痰所化之积也（《医通》作气血食痰所化也）。新积者，旧积去后而气血复郁所生者也。旧积当先下之，新积则不宜下，其故何哉？盖肠胃之腐熟水谷、转输糟粕者，皆荣卫洒陈六腑之功。今肠胃有邪，则荣卫运行至此，其机为之阻，不能施化，故卫气郁而不舒，荣血泣而不行，于是饮食结痰停于胃，糟粕留于肠，与所郁气泣血之积，相挟成滞下病矣。如是者必当下之，以通壅塞，利荣卫之行。至于升降仍不行，卫气复郁，荣血复泣，又成新积，故病如故，若是者不必求邪以治，但理卫气以开通腠理，和荣血以调顺阴阳。阴阳调，腠理开，则升降之道行，其积不治而自消矣。然而旧积亦有不可下者，先因荣卫之虚，不能转输其食积，必当先补荣卫，资肠胃之真气充溢，然后下之，庶无失矣（《医通》作必当调补脾胃，兼行气之药，虚回而利自止）。予数见俗方，惟守十数方治痢，不过攻之涩之而已。安知攻病之药，皆是耗气损血之剂，用之不已，甚至于气散血亡，五脏空虚，精竭神去而死。其固涩之，又皆足以增其气郁血泣之病，转生腹胀，下为足肿，上为喘呼，诸疾作焉。世人之法，何足守乎。（《准绳》）"

《痢疾明辨·老人虚人患痢》："老人、虚人，气血两亏，暑、湿、热与食滞交蒸而致成痢，治法尤难，万不可因循，乘其初起元气未漓，发表攻里，相须图治，所谓无粮之师，贵在速战也，若畏虚养病，迁延时日，多致不救。"

《痢疾明辨·治痢七日以内用药宜峻不可因循误事》："痢疾初起，乘其元气未伤，投剂宜峻，如发表、攻里、清热、导滞、理气等法，万不可缓。若胆小用疲药，因循误事，致延成久痢或休息痢，甚至因邪致虚，正虚邪实，误人性命者，医之过也。"

《痢疾明辨·胎前痢》："妇人胎前患痢疾，邪陷者宜提散，邪滞者宜疏利，有火者宜清润，与治常人下痢之法同，但不可用伤胎药，大黄可用，青麟丸不可用，因中有车前、滑石故也，槟榔虽下气，其性下坠，亦宜酌用。每见遇此等病，动欲安胎，执用芩、术，不知芩可用而术断不可用，每多误事，须知痢一日不止，胎气一日不安，急去其邪，邪去痢止，则胎不安而安也。"

《痢疾明辨·辨治痢用补中益气之谬》："痢为滞下，因气滞血凝，失流利之常度而成，宜利气，不宜益气；宜疏通，不宜壅滞。芪、术呆钝之物，非特闭气留邪，抑且就火化燥。若为因后重而用之，则有形之燥矢压重肛门，用升、柴升之无益，徒使虚火上升而后重窘迫如故也。若谓中虚而补之，则留邪遗祸也。予表叔曹士祯先生，年近古稀，患痢，医者初起亦用败毒散以解表，苦寒以清里，旬日外未瘥，虑其年老，用补中益气汤，从此更重矣。延至十一月，延予治，予曰：此因补留邪之误也，用香连丸、青麟丸以撤邪，至正月方愈。予见此证误治甚多，不可不辨，至人参，仿人参败毒散外，亦不可轻用。"

八、补虚论治

痢疾实证已除，更见虚损脉证，当行补益，因为痢证多夹积滞，又不可纯补，当补中兼通，虚寒则温补，阴虚则清滋。见痢久、肾虚或单补脾气不效，可参以补肾。休息痢，久痢等一般属于虚损当补的痢疾，可用补法。

1. 补虚概论

《明医指掌·卷四·痢疾三》："经年累月，时愈时发者，名休息痢，宜调胃气，服大补之剂。"

《类经·十七卷·疾病类·肠澼》："第见今人之病痢者，虚常六七；而今之治痢者，补无一二焉。若气本陷矣，而复行其气，后重不将甚乎？中本虚矣，而再攻其积，元气不将竭乎？湿热伤血，自宜调血，若过用推陈，血愈伤矣。津亡作渴，自宜止泄，若专于渗利，津愈耗矣。使必待血清痛止而后补，则事已无及矣。此无他，特以本末未明，故但据见在者为有形之疾病，而不知可虑者在无形之元气也。夫元气既虚，不补将何以复？诸当补者，自有所据，请尽悉之。凡脉息微弱者可补，知其非实邪也。形体虚羸者可补，知其不可攻也。口腹素慎者可补，知其本无所积也。胸膈宽快者可补，知其中无留滞也。因病后而偶感者可补，以元气之有所伤也。因攻伐而愈剧者可补，以攻所不当攻也。后重之可补者，陷则升而补之，热则凉而补之。腹痛之可补者，滑泄则涩而补之，虚寒则温而补之。凡阳邪盛则阴虚者病，非纯美甘凉之剂，不足以养藏气。阴邪胜则阳虚者病，非辛甘温厚之剂，不足以回元阳。是皆用补之法也。"

《景岳全书·卷之三道集·传忠录·辨丹溪》："据此散风邪，行滞气，开胃脘三法，亦不过言其大概，固未尽也。至若补住寒邪之说，则大有不通，而且最易惑人，为害不浅。夫既受寒邪，即当辨其虚实，然实者必有实证，本不宜补，不宜补而补之，则随补随甚，即显见也。又何待乎变证？若因脏气受伤者，则无非虚证，即宜温补。盖温可以逐寒邪，补可以健脾肾，脾肾既健，寒邪既去，则无不速愈。何反有补住之理？又何有变证之说？且温补之法，原不在米壳、龙骨之属。又岂止豆蔻、白术而已乎？若执补住之说而禁用之，则必致虚者日虚，而变证百出矣。余所见者，惟寒凉变证之害，不可胜纪，或近则旬日，远则累月经年，终于殒命而后已。未闻有以温补变证而日夕淹延不已者。兹余年出古稀，涉历不少。凡遇人言，率多不分虚实，无不曰补住寒邪，无不曰邪得补而愈盛。正以信之者多，所以害之者甚。因致抱疾之辈，宁受寒凉而死，不愿温补而生。"

"则强盛之人，随食随化，故饮食不易伤，泻痢不易犯，即有所犯，亦无不随病而随愈也。其有易病者，必其易伤者也。易伤者，必其本弱者也。所以凡患泻痢而有久延难愈者，必其弱者多，而强者少也。是以治宜推荡者，亦不过数十中之一二耳。"

《景岳全书·卷之二十四心集·杂证谟·痢疾》："凡治虚寒之痛者，速宜温养脏气，不得再加消伐，致令动者愈动，滑者愈滑，必至危矣。但其痛之甚者，当于温补药中，稍加木香以顺其气，或多加当归以和其血。俟痛稍减，则当去此二味，盖又恐木香之耗气，当归之滑肠也。若寒在下焦而作痛者，必加吴茱萸。其或痛不至甚，则但以温补脾肾为主，使脾肾渐安，则痛当自止，此不必治其痛也。"

《轩岐救正论·卷之一·医论·辨利痢脉病之殊》："设若元气胃气两虚病气独炽，尤须察气施治。必先扶元为主，或少佐以清热之品，可期后效。甚有虚痢而脉病俱病，此《经》所谓五虚者，是势属危困。令人束手，敢曰积热，为患尚须清涤乎？故立斋有云：夫人以胃气为主，未有脾胃实而能患疟痢者。"

《证治汇补·卷之八·下窍门·痢疾》："痢有补法，脉来微弱者可补，形色虚薄者可补，病后而痢者可补，因攻而剧者可补。（《必读》）"

"痢久补脾。久痢体虚气弱滑脱，徒知止涩，竟难奏效。殊不知元气下陷，当用升提补气。如参、芪、白术、升麻之属，自能渐愈。甚者灸气海、天枢、百会穴(《医统》)。如食少者,专调脾胃,饮食进而气血和,盖痢以胃气为本也。(《入门》)"

"初痢忌涩。初痢之法,化滞清热,直候积消毒散,脾胃已和,气血将复,方可调补。不可遽用肉蔻、诃子、白术辈,以补住湿热。不可妄投粟壳、龙骨、乌梅等,以秘涩肠胃。恐邪得补而愈甚,腹痛欲死。变症百出。日久延迁而未已也。(《心法》)"

《冯氏锦囊秘录·杂症大小合参卷十三·方脉痢疾合参》:"徒知见在者,有形之疾病,不知可虑者,无形之元气,盖有形之疾病无期,而无形之元气易竭也。元气既虚,不补何复?补元气者,治痢之本也。然元气在脾肾之中,故痢之为证,多本脾肾,脾司仓廪,土为万物之母,肾主蛰藏,水为万物之元,二脏皆根本之地也。补中气以扶脾胃,助命门以复真阴,则元气旺而健运,得阴阳和而闭藏固,何有肠胃拂郁而为患哉?"

《医学妙谛·卷上·杂症·痢疾章》:"痢日久则望脏腑自复,非助以提补不可。"

2. 温补法

《扁鹊心书·卷中·痢疾》:"盖热药之误,易于转手,凉药之误,救治殊难。虚衷以应,临证误人自少。"

《妇人大全良方·卷之八·妇人滞下方论第十》:"治痢欲投补药,必须有温通之意在焉!如四君子汤、理中汤、十全汤加木香、白豆蔻、茯苓、官桂、厚朴之属,可以散风邪,可以分水道,可以开胃管,可以治缠扰,可以通秘涩。此攻守之意两全也。"

《古今医统大全·卷之三十六·滞下门·治痢温补要合时宜》:"或因凉药太多,气虚下陷,脉微沉细,四肢厥冷,即宜温补,升阳益胃汤、干姜理中汤之属是也。夫治初痢者,当以苦寒治之,或略加辛药佐之则可。盖辛能发散开郁,如钱氏香连丸之类是也。至云概不可用热药,亦非治法通变之精妙也。故曰:治痢温补,要合时宜。"

《古今医统大全·卷之三十六·滞下门·温涩药不宜早用》:"凡痢疾之证,要审患人体气厚薄,曾无通泻,及用攻积苦寒之药多寡,诊其脉有力无力,及正气邪气有余不足,对证施治,未为弗效也。今医治痢,峻用下剂及苦寒破滞太过,鲜不以为后艰,况年高与体弱者,遂致元气虚陷,反不

能支。胃气既虚,其痢益甚。有脉微阳气下陷入阴中,则脱血阵阵而下者,医尚谓为血痢不已,仍用苦寒,寝至脉绝,四肢厥逆而死者,曷可胜纪?且今世之人患痢疾者,多有脾胃先虚而后积滞,通滞下剂亦惟酌量斯可矣。稍有过之,遂至虚脱,难收桑榆之效,盖有由焉。"

3. 清滋法

《冯氏锦囊秘录·杂症大小合参卷十三·方脉痢疾合参》:"虽当补血,亦必兼以补气,若单于补血,徒伤脾胃,盖气有生血之功也。阴虚有火,又加暑热交攻,不宜便补,更不宜燥,惟微寒清平之剂调之,如再不愈,方以清润之剂补之。"

《症因脉治·卷首·论〈医宗必读〉症因差误治法不合》:"不知古人辛温散表,乃治寒湿之痢也。症重者为害匪轻,症轻者迁延变重,即有用温补能愈此疾者,非前医大用祛积,积气已清,即寒凉直进,失加向导,抑遏中州,偶遇辛温,开通郁结,实处得辛温散结之功,非得温补之力也。夫湿郁一痢,从时令寒湿之加临,外郁表邪,内壅积滞,是以用辛温之药,然亦但取其辛温散表,非取其辛温温补也。夫治痢过用寒凉克削,诚为不可,但起内湿火燥火,失于清利,则肠胃顷刻腐烂,补脾补肾,乃是后来调理法也。故曰视其缓急,调其气血,表症在者,汗之散之;里症急者,清之利之……即痢之日久者,亦止宜于补,未宜于温。即令虚矣,寒则未必寒也。"

《罗氏会约医镜·卷之十·杂证·论泄泻》:"故《经》曰:湿多成五泄。若土虚不能制湿,则风寒与热,皆得干之而为病。人亦知补脾以止泄,而不知胃阳主气,脾阴主血,概用辛温、燥热之剂,这致胃火益旺,脾阴愈伤,由是胃干而肠涩,脾脏渐绝而死。盖以土虽恶湿,亦必赖润乃得生物,安可徒用辛热乎!要之,治法不一,不可泥执。"

《医学妙谛·卷上·杂症·痢疾章》:"热病阴涸,急救其阴,胃关得苏方妙,否则犯喻嘉言所指客邪内陷,液枯致危之戒。宜用甘酸化阴法。脉右搏大,乃痢疾所大忌,脾阳动则翼运行,健痢自瘳。"

《医门法律·卷五·痢疾门·痢疾论》:"凡治痢不分标本先后,概用苦寒者,医之罪也。以少阳生发之气,传入土中,因而下陷,不先以辛凉举之,径以苦寒夺之,痢无止期矣。"

4. 补肾法

《类经·十七卷·疾病类·肠澼》："然尤有其要，则在脾肾二脏，不可不辨。如《卫生宝鉴》曰：太阴主泻，传于少阴为痢，此正言脾肾也。盖泻因于脾，其邪犹浅；传于肾而为痢，病则甚矣。夫肾为胃关，开窍于二阴，未有久痢而不亡阴者，亦未有阴亡而肾不虚者，欲治痢而不治阴，非其治也。故如四君、归脾、补中、十全之类，皆治脾虚之剂，非为不善；若病在化源，势属危急，使非大补命门，以复肾中之阳，以壮脾土之母，则真阴何由以复？门户何由以固？所谓川源不能实，漏卮不能满，将何益于事哉？近惟薛立斋独得其义，欲相资借，当并察其医按。"

《素问经注节解·内篇·卷之三·气厥论》："[按]肠澼，痢疾也。痢之为病，似止属脾，而不知其为受肾传热之所致。欲去肾热，必用滋阴。世之治痢，止于治脾者非也。"

《病机沙篆·卷上·痢》："虚则补脾土，虚甚则当补土母是也。"

《证治汇补·卷之八·下窍门·痢疾》："痢久补肾。肾为胃关，开窍于二阴，未有久痢而肾不虚，故治痢不知补肾，非其治也。盖病在火衰，土位无母，设非桂、附大补命门，以复肾中之阳，以救脾家之母，则门户何由而固，真元何由而复？（士材）"

《一见能医·卷之五·病因赋上·痢因湿热及受积停》："四君、归脾、十全、补中，皆补脾虚，未尝不善，若病在火衰，土位无母，非桂、附、大补命门火，以复肾中之阳，以救脾之母，则饮食何由而进，门户何由而固，真元何由而复耶？如畏热不前，仅以参术补土，多致不起，大可伤也。"

《杂病广要·脏腑类·滞下》："大人小儿泄痢无已，其后变作白脓点滴而下，或于粪尾见之，为之温脾不愈，法当温肾。盖肾主骨髓，白脓者骨髓之异名也。要之始作白痢，其气鲣臭；已经转下，而且淹延日久，无所谓痢矣。今之白脓全无鲣臭，面色微黑，骨力羸弱，的见肾虚，合用炒故纸、当归、木香、干姜、官桂主之。（《直指》）"

九、行气和血论治

痢疾每见气血损伤，泻下赤白，所以治法不离行气和血。其中和血不当拘泥于活血，凉血、养血只要与证情相合，皆为和血。此外，行气和血也当遵循慎用剧烈之品的禁忌，慎用破气破血的药物。

1. 行气

《素问玄机原病式·六气为病二·热类·分述》："或曰：白痢既为热病，何故服辛热之药，亦有愈者耶？盖辛热之药，能开发肠胃郁结，使气液宣通，流湿润燥，气和而已。然病微者可愈，甚者郁结不开，其病转加而死矣。凡治热甚吐泻亦然。夫治诸痢者，莫若以辛苦寒药治之，或微加辛热佐之则可。盖辛热能发散开通郁结，苦能燥湿，寒能胜热，使气宣平而已，如钱氏香连丸之类是也。故治诸痢者，黄连、黄柏为君，以其至苦大寒，正主湿热之病。乃若世传辛热金石毒药，治诸吐泻下利，或有愈者，以其善开郁结故也。然虽亦有验者，或不中效，反更加害。凡用大毒之药必是善药不能取效，不得已而用之可也，幸有善药，虽不能取效，但有益而无损者，何必用大毒之药，而谩劳巇嵚也。《经》曰：宁小与其大，宁善与其毒，此之谓也。"

《妇人大全良方·卷之二十二·产后赤白痢疾及虚羸气痢方论第十二》："若产妇性情执着，不能宽解，须当顺其气，未有不安者也。"

《赤水玄珠·第九卷·气门》："夫治气之法，惟在适中。气积于中，固宜疏顺、疏导，过剂则又反耗元气，元气走泄，则下虚，中满之证生焉。故曰疏启于中，峻补于下，中满既除，下虚斯实，此之谓也。"

《证治准绳·杂病·大小腑门·滞下》："戴云：痢疾古名滞下。以气滞成积，积成痢，治法当以顺气为先，须当开胃，故谓无饱死痢疾也。凡痢初发，不问赤白，里急后重，频欲登圊，及去而所下无多，既起而腹内复急，宜用藿香正气散加木香半钱，吞感应丸，或苏合香丸、吞感应丸（以上调气）。"

《景岳全书·卷之二十四心集·杂证谟·痢疾》："凡泻痢腹痛，有实热者，有虚寒者……然邪实于中者必多气逆，故凡治痛之法，无论是火是实，皆当以行气为先，但当察药性之寒热，择而用之可也。"

《张氏医通·卷十·妇人门上·胎前》："故善治妊娠之痢者，惟以调气为先。盖调气之法，如炉冶分金，已败之积沫，则随气而下，未伤之津液，则统之而安。不善治痢者,惟守通因通用,痛无补法之说,峻用苦寒荡涤,使未伤之津液,溷厕败秽之中,建瓴而下。而胃气有权者,尚可胜其药力,譬诸引汲灌渠,一决而荡无余滓,陈腐去而仓廪自修,津气自复也。若肾气不固之人,秘藏不密,五液尽随转利药注下,使既病之津液,更加猛利峻攻,不致精神离散,血液告竭不已,况能保其胎息乎?夫调气之药有三善,一使胃气有常,水谷输运;二使腹满腹痛后重渐除;三使浊气开发,不致侵犯胎元。此治妊娠下痢之大端也。"

《痢疾明辨·痢不独湿热》:"故戴元礼曰:痢疾古名滞下,以气滞成积,积滞成痢,治法当顺气为先,故古法清热导滞方中,必用辛温药味为反佐,如洁古芍药汤之肉桂,泻心汤之干姜,皆先正法程也。"

《医宗己任编·卷四·四明医案》:"当调气不当破气,当和血不当利血二语,是治痢家千古不易之则,临是症者,当援以为鹄也。"

2. 和血

《素问病机气宜保命集·卷中·泻痢论第十九》:"四时以胃气为本,久下血痢,则脾虚损。而血不流于四肢,入于胃中,为血痢,宜滋养脾胃则愈。"

《济阳纲目·卷二十二下·滞下·论赤痢》:"丹溪云:下血者宜凉血和血,当归、桃仁、黄芩之类,或用朴硝。有风邪下陷宜升提之,盖风伤肝,肝主血故也。有湿伤血,宜行湿清热。下坠异常,积中有紫黑血,而又痛甚者,此为死血,用桃仁细研,及滑石行之。"

《金匮翼·卷七·诸痢治法统论·和养之剂》:"凡蕴热血痢,里急而痛甚,虽已疏通荡涤,然其痛不减者,非热亦非积也。营血亏少,阳刚胜阴故尔。用药当以血药为佐,营血一调,其痛立止矣。"

《罗氏会约医镜·卷十七·本草中·山栀子》:"疗吐血、血淋、血痢(凡血证不可单用寒凉。治实火之血,能顺气则血自归经;治虚火之血,能养正则气自摄血)。"

十、调摄

调摄的内容包含一些饮食起居的注意事项。一般来说忌生冷油腻、猪羊荤腥、辛辣刺激,宜清淡柔烂,以顾护胃气。但只要患者有胃口,平素爱吃的,都可以每顿少吃一些,也同样是为了增进食欲,顾护胃气。

1. 忌口

《儒门事亲·卷九·杂记九门·不可忌口》:"戴人常曰:脏毒酒毒;下血呕血;妇人三十以下血闭;六月七月间脓血恶痢,疼痛不止;妇人初得孕择食者,以上皆不忌口。"

《备急千金要方·卷十五·脾脏方·热痢第七》:"凡痢病通忌生冷酢滑,猪鸡鱼油、乳酪酥干脯酱粉咸。所食诸食,皆须大熟烂为佳,亦不得伤饱,此将息之大经也。若将息失所,圣医不能救。"

《古今医统大全·卷之八十六·〈老老余编〉·起居编》:"人年五十以上皆常大便不利,或成苦下痢。有斯二疾常须预防。若秘涩则宜数食葵菜等滑物,如其下痢宜与姜韭温热之菜。老人于四时之中常宜温食,不得轻之。"

《医学传灯·卷下·痢疾》:"痢家虽不禁食,只宜清淡柔烂,少吃为妥。生冷面食俱不相宜,厚味尤当禁之。"

《不居集·下集卷之十九·病后调治·五脏病》:"伤寒、时气病后,百日之内,忌食猪、羊肉,并肠血肥腻、鱼腥、诸糟物。犯者必再发,痢疾犹甚。下痢后,五十日内,忌炙面,及胡荽、蒜、韭、薤、生虾、蟹等物,多致内伤,后发难治。"

《不居集·下集卷之十九·病后调治·病后调理》:"凡疟痢后,忌饱食、诸血、香甜等物,及滑利之物,梨瓜生冷,切禁勿用。"

《医略十三篇·卷十·痢疾第十》:"陆文量《菽园杂记》曰:痢疾最忌油腻生冷,惟白鲞鱼宜食。"

《杂病广要·脏腑类·滞下》:"大须慎口味,重者瘥后百日,次者一月日,所以常哀骄恣者不能自慎,兴言于此,以为至慨矣。(《千金》)

凡痢病,通忌生冷酢滑、猪鸡鱼油、乳酪酥干、脯酱粉咸。所食诸食,皆须大熟烂为佳,亦不得伤饱,此将息之大经也。

泄痢之人,若不禁生冷鱼肉肥腻,与不服药同。(《幼幼》引《养生必用》)《六要》曰:若宿滞未净,又增新者,肠胃何由以清。渐渐壅塞,直至恶心不食,成噤口矣。

一男子病脓血恶痢,痛不可忍,忽见水浸甜

瓜,心酷喜之,连皮食数枚,脓血皆已。人言下痢无正形,是何言也。人止知痢是虚冷,温之燥之涩之截之,此外无术矣;岂知风暑火湿燥寒六者皆为痢,此冰蜜甜瓜所以效也(《杂记九门》)[按]又载病泄食羊肝而愈。且曰戴人常曰:胃为水谷之海,不可虚怯,虚怯则百邪皆入矣。或思荤茹,虽与病相反,亦令少食,图引浆粥,此权变之道也。若专以淡粥责之,则病人不悦而食减,久则病增损命,世俗误人矣。

下利以胃气为本,胃失生长,故恶物而不欲食。但得思食,无分何物,与之遂获愈者,此胃气胜故也。(《医通》)[按]此说本于戴人。"

2. 其他

《诸病源候论·痢病诸候·冷热痢候》:"其汤熨针石,别有正方,补养宣导,今附于后。《养生方·导引法》云:泄下有寒者,微引气,以息内腹,徐吹息,以鼻引气,气足复前即愈。其有热者,微呼以去之。"

《杂病广要·脏腑类·滞下》:"调摄法 泻痢须要衣服周密,恐伤风冷。(《直指》)

一官家小儿病痢,自郾头车载至朱葛寺,入门而死。戴人曰:有病远行,不可车载马驮。病已扰矣,又以车马动摇之,是为重扰其即死。(《杂记九门》)"

《通俗内科学·传染病·赤痢》:"饮食宜摄生,衣服宜清洁,身体宜勤浴,住屋宜干燥。食物及水,必经沸度而后可,瓜果凉水及冰水不可食,污水不可洗衣,精神及身体不可过劳,食物不可过量,便时宜择清洁之坑厕,有泄泻及感冒,即宜医治,病房非看护人不宜入内,病人食物之杯盘,及病人排泄之粪便,宜用石灰水严行消毒。"

十一、外治法

除了汤药内服之外,古人还总结了一些外治方法,包括膏药外敷、针法、灸法和点眼法。

1. 敷贴法

《古今医统大全·卷之三十六·滞下门·治痢补虚诸剂》:"外灸膏:治一切虚寒久痢赤白,或时腹痛,肠滑不禁,可用此法。木香、附子(炮)、蛇床子、吴茱萸、胡椒、川乌各等分。上为细末,每三钱和面二钱,用生姜汁调作饼贴脐中,上以油纸掩定,复以衣服帛盖之,以熨斗盛火熨之,痢止

为度。"

《古今医鉴·卷之十三·痢病》:"一方治噤口痢,并泻。用烧饼一个,乘热分作两边,将一边纳木鳖子,泥搭脐上,冷则易之。"

《古今医鉴·卷之十四·小儿诸方》:"保婴百中膏(京师传):治小儿疳癣泻痢,咳嗽不肯服药,及治跌扑伤损手足肩背,并寒湿脚气,疼痛不可忍者。

沥青(二斤半) 威灵仙(一两) 蓖麻子(去壳,一百二十枚,研) 黄蜡(二两) 乳香(一两,另研) 没药(一两,另研) 真麻油(夏二两,春秋三两,冬四两) 木鳖子(去壳,二十八个,切碎,研)

上先将沥青同威灵仙下锅熬化,以槐柳枝搅匀,须慢慢滴入水中,不黏手,拔如金丝状方可。如硬再旋加油少许,如软加沥青。试得如法,却下乳香、没药末,起锅在灰上,再用柳条搅数百次;又以粗布滤膏在水盆内,拔扯如金丝,频换水浸二日,却用小桃盛顿。如落马坠车,于破伤疼痛处,火上炙热,贴透骨肉为验,连换热水数次,浴之则热血聚处即消。小儿疳癣,贴患处;泻痢,贴肚上;咳嗽,贴背心上。"

《古今医鉴·卷之十六·膏药》:"金不换神仙膏(杜进士传):专治……虚痢……贴此膏药除根,永不再发。"

川芎 白芷 生苄 熟苄 当归 白术 苍术 陈皮 香附 枳壳 乌药 半夏 青皮 白芷 细辛 知母 贝母 杏仁 桑白皮 黄连 黄芩 黄柏 栀子 大黄 柴胡 薄荷 赤芍 木通 桃仁 玄参 猪苓 泽泻 桔梗 前胡 升麻 麻黄 牛膝 杜仲 山药 远志 续断 良姜 何首乌 甘草 连翘 藁本 茵陈 地榆 防风 荆芥 羌活 独活 金银花 白蒺藜 苦参 僵蚕 天麻 南星 川乌 草乌 威灵仙 白藓皮 五加皮 青枫藤 益母草 两头尖 五倍子 大枫子 巴豆 穿山甲 芫花 蜈蚣(二十条) 苍耳头(七个) 桃柳榆槐桑楝楮枝(各三十)

上药共七十二味,每味用五钱,各要切为粗片,用真芝麻油十二斤,浸药在内。夏浸三日,冬浸半月方可。煎药黑枯色为度。用麻布一片,滤去渣,将油再称,如有十数斤,加飞过黄丹五斤;如

油有八斤，加黄丹四斤，依数下丹，决无差矣。将油再下锅熬，黄丹徐徐的投下，手中用槐柳棍不住的搅，火先文后武熬成，滴在水中成珠不散，春夏硬，秋冬软，此是口诀。瓷器内贮之，临用时加细药。

乳香、没药、血蝎、轻粉、朝脑（即樟脑）、片脑、麝香、龙骨、海螵蛸、赤石脂。上细药十味，研为细末，瓷器内收贮。临摊膏药掺上些须，生肌止痛，调血气，去风湿甚妙……赤白痢疾，贴丹田穴。"

《万病回春·卷之三·痢疾》："狗皮膏：贴泻痢如神。乳香五钱，没药五钱，木鳖子十个，杏仁四十九个，桃枝四十九节（二指长），柳枝四十九节（如箸大）。上用香油七两，将木鳖子以下四味入油炸，浮捞起渣，下好黄丹飞过三两，熬将成膏，用槐枝不住手搅，滴水成珠退火，再入乳香、没药，加麝香一分搅匀。退火毒以狗皮摊膏贴脐上。"

《万病回春·卷之三·痢疾》："泻痢膏：赤石脂四两，诃子四两，罂粟壳四两，干姜五两。上以上为细末，用真麻油二斤四两，熬去四两，止吊二斤，再熬滚入上好飞黄丹一斤，熬黑色，滴水成珠，方入后四味药：龙骨二两、乳香五钱、没药五钱、麝香一钱，俱为细末，入内搅匀退火。出火毒，摊贴脐上，每一个重三钱。冬月可加肉蔻五钱。"

《万病回春·卷之七·泄泻》："水泻痢疾方：生姜四两，真香油四两，黄丹二两。熬成膏药贴脐，立效。"

《寿世保元·卷二·中寒》："葱熨法：葱（细切）、麦麸各三升，盐二升。上用水和匀，分作二次，炒令极热，用重绢包之，乘热熨脐上，冷更易一包，其葱包既冷，再用水润湿炒焦，依前用之，至糜烂不用，别取葱麸，日夜熨之勿住。如大小便不通，用此亦可以行其势矣。一论五脏中寒，口噤失音，四肢强直，兼胃脘停痰，冷气刺痛。又治脏毒下寒，泄痢腹胀，大便或黄或白，或青黑，或有清谷，宜此方。"

《寿世保元·卷九·膏药》："一治一切风寒湿气……泻痢疟疾，俱贴脐上，痢白而寒尤效。咳嗽哮喘，受寒恶心，胸膈胀闷，面色痿黄，心疼气痛，俱贴前心。负重伤力，浑身痛者，贴后心。腰眼痛小肠气等症，贴脐下，治无不效。

神异膏：傅参将方。

木香　川芎　牛膝　生地黄　细辛　白芷　秦艽　归尾　枳壳　独活　防风　大枫子　羌活　黄芩　南星　蓖麻子　半夏　苍术　贝母　赤芍　杏仁　白蔹　茅根　两头尖　艾叶　连翘　甘草节　川乌　肉桂　良姜　续断　威灵仙　荆芥　藁本　丁香　金银花　丁皮　藿香红花　青风藤　乌药　苏木　玄参　白藓皮　僵蚕　草乌　桃仁　五加皮　山栀子　牙皂苦参　穿山甲　五倍子　降真香　骨碎补　苍耳头　蝉蜕　蜂房　鳖甲　全蝎　麻黄　白及（各一两）　大黄　蜈蚣（二十一条）　蛇蜕（三条）

上用桃、槐、榆、柳、楮、桑、楝七色树枝，各三七二十一，共俱切粗片。用真麻油十七斤，浸药，夏三宿，春五秋七冬十宿后，煎药枯油黑为度。用麻布滤去渣，贮瓷器内。另以松香不拘多少，先下净锅熔化后取起，每香二斤用药油四两，搅匀，软硬得法，仍滤入水缸中，令人扯抽，色如黄金，即成膏矣。"

"一治风寒湿气所侵，跌扑闪挫损伤，一切疼痛，皆贴患处。心腹痛俱贴痛处，哮吼咳嗽贴背心，泻痢贴脐上，头痛眼痛可贴太阳穴。及治一切无名肿毒，疔疽发背，疮疖湿毒，肿疮臁疮，始觉时便贴患处即消，已成亦能排脓长肉止痛，甚效，不能尽述。

神秘万金膏

草乌　川芎　大黄（各六钱）　当归　赤芍　白芷　连翘　白及　白蔹　乌药　官桂　木鳖子（各八钱）　杨柳桃桑枣（各四钱）　一方，加苦参、皂角各五钱

上锉散，用真麻油二斤，浸药一宿，用火煎至药焦色，以生丝绢滤去渣不用。将油再入锅内，以文武火熬至滴水成珠不散，方下飞过黄丹十二两。要炒过，陆续下匀，滴水成珠不散为度，后入乳香、没药末各四钱，搅匀听用。"

《简明医彀·卷之二·痢疾》："又，蒜捣烂，贴两足心亦可。"

《种福堂公选良方·卷二·公选良方·痢》："又：苍术、甘草、陈皮、厚朴，上各等分为粗末，用布包之，放在肚上，将熨斗盛火熨布上，逼药气入腹。病者觉腹中爽快，即将药放枕头下，以受药气。一日连熨三四五次，痛痢渐止，口中即饮食矣。"

2. 针灸

（1）针灸概论

《病机沙篆·卷上·痢》："针灸法：久痢不止，中脘、脾俞、天枢、足三里、三阴交。里急后重，下脘、天枢、照海。虚寒久泻，关元、中极、天枢、三阴交。"

《古今医统大全·卷之六·经穴发明·足阳明胃经穴图》："关门：在梁门下一寸，去中行各三寸。针八分，灸五壮。主治善满积气，肠鸣卒痛，泄痢，不欲食，走气痛，痰疟，振寒，遗溺。

天枢（一名长溪，一名谷门）：去肓俞寸半，夹脐中两旁各二寸陷中，大肠之募。针五分，灸五壮（《拔萃》：灸百壮）。主治奔豚，泄泻，赤白痢，水痢不止，食不下，水肿腹胀肠鸣，上气冲胸，不能久立，久积冷气，绕脐切痛，时上冲心，烦满呕吐，霍乱不嗜食，身黄瘦，女人癥瘕血桔成块，漏下月水不调。

内庭：在足大指次指外间陷中，阳明胃脉所溜为荥。针三分，灸三壮。主治四肢厥逆，腹满数欠，恶闻人声，口喎，齿龋，鼻衄，赤白痢，手足逆冷。"

《古今医统大全·卷之六·经穴发明·足太阴脾经穴图》："腹结（一名肠窟）：《十四经发挥》云在大横下一寸三分，去腹中行四寸半。针七分，灸五壮。主治咳逆，脐腹痛寒泻痢，心痛。"

《古今医统大全·卷之六·经穴发明·足太阳膀胱经穴图》："大肠俞：在十六椎下，两旁相去脊中各一寸五分，伏取之。针三分，灸三壮。主治脊强不得俯仰，腰痛，腹胀，绕脐痛，肠鸣肠癖，泻痢不化，大便难。

小肠俞：在十八椎下，两旁相去脊中各一寸五分，伏而取之。针三分，灸三壮。主治膀胱三焦津液少，便赤不利，淋沥遗尿，小腹胀满，泻痢脓血，脚肿，妇人带下。

中膂内俞（一名脊内俞）：在二十椎下，两旁相去脊中各一寸五分，夹脊胂起肉，伏取之。针三分，灸三壮。主治肾虚消渴，腰脊强不得俯仰，肠冷，赤白痢，疝痛，汗不出，胁腹胀。

阳纲：在十椎下，两旁相去脊中行各三寸。正坐阔肩取之。针五分，灸三壮。主治肠鸣痛，食不下，小便涩，身热腹胀，泄痢。"

《古今医统大全·卷之六·经穴发明·足少阴肾经穴图》："交信：在足内踝骨上二寸，少阴前太阴后廉筋间，阴跷之郄。针四分，灸三壮。主治五淋，阴疝急，泻痢赤白，大小便难，女子漏血不止，阴挺，月事不调，小腹痛，盗汗。

气穴（一名胞门，一名子户）：在四满下一寸，去腹中行两旁各一寸半。足少阴冲脉之会。针三分，灸五壮。主治奔豚上引脊痛，泻痢，经不调。"

《古今医统大全·卷之六·经穴发明·手少阳三焦经穴图》："瘈脉（一名资脉）：耳本后鸡足青络脉。《铜人》：刺出血如豆汁，不宜多出。针一分，灸三壮。主治头风耳鸣，小儿惊痫瘛疭，吐呕泻痢，无时惊恐，目涩眵膏。"

《古今医统大全·卷之六·经穴发明·足厥阴肝经穴图》："期门：直乳两肋端，不容旁一寸五分。肝之募，足厥阴太阴之会。针四分，灸五壮。主治胸中烦热，奔豚上下，目青而呕，霍乱泻痢，腹硬胸胁痛，支满呕酸食不下，喘不得卧，伤寒过经不解。"

《古今医统大全·卷之六·经穴发明·奇经任脉穴图》："悬枢：在十三椎下，伏取之。针三分，灸三壮。主治腰脊强不得屈伸，积气上下，水谷不化，泻痢不止。"

《古今医统大全·卷之七·针灸直指·诸证针灸经穴》："泻痢：脾气下陷者：脾俞（灸），关元，肾俞，复溜，腹哀，太溪，长强，中脘，气舍，大肠俞，小肠俞。"

（2）针法

《医学入门·内集·卷一·针灸·杂病穴法》："痢疾合谷三里宜，甚者必须兼中膂。白痢针合谷，赤痢针小肠俞，赤白针三里、中膂俞。凡针背腹两边穴，分阴阳经补泻，针背上中行左转，腹上中行右转。女人背中行右转，腹中行左转为补。盖男子背阳腹阴，女子背阴腹阳故也。但用穴背腹甚少，而手足多者，以寒月及妇人不便故也。

尸厥百会一穴美，更针隐白效昭昭。外用笔管吹耳，凡脱肛、久痢、衄血不止者，俱宜针此提之，所谓顶门一针是也。不针百会，针上星亦同。"

《医学入门·内集卷一·针灸·治病要穴》："天枢：主内伤脾胃，赤白休息痢疾，脾泄及脐腹膨胀，癥瘕。脾俞：主内伤脾胃，吐泻疟痢，喘急，黄疸，食症，吐血，小儿脾风。三焦俞：主胀满，积块，痢疾。大肠俞：主腰脊痛，大小便难，或泻痢。

小肠俞：主便血、下痢，小便黄赤。"

（3）灸法

《备急千金要方·卷十八·大肠腑方·黄连补汤》："治肠中雷鸣相逐痢下方：灸承满五十壮。穴在挟巨阙相去五寸，巨阙在心下一寸。灸之者挟巨阙两边各二寸半。"

《备急千金要方·卷十五·热痢第七·灸法》："泄痢食不消不作肌肤，灸脾俞，随年壮。

泄注五痢便脓血重下腹痛，灸小肠俞百壮。

泄痢久下失气劳冷，灸下腰百壮，三报穴在八魁正中央脊骨上，灸数多尤佳。三宗骨是忌针。

泄痢不禁小腹绞痛，灸丹田百壮，三报穴在脐下二寸，针入五分。泄痢不嗜食，虽食不消，灸长谷五十壮，三报穴在挟脐相去五寸，一名循际。

泄痢赤白漏，灸足太阴五十壮，三报。

久泄痢百治不瘥，灸足阳明下一寸高骨上陷中，去大趾歧三寸，随年壮。

又屈竹量正当两胯脊上点讫，下量一寸点两旁各一寸，复下量一寸，当脊上合三处，一灸三十壮，灸百壮以上。

又灸脐中稍稍二三百壮。

又灸关元三百壮，十日灸，并治冷痢腹痛，在脐下三寸。

赤白下痢灸穷骨，以灸数多为佳。"

《卫生宝鉴·卷十六·泄痢门·阴阳皆虚灸之所宜》："止泻痢，仍灸诸穴以并除之。《经》云：府会太仓，即中脘也。先灸五七壮，以温脾胃之气，进美饮食。次灸气海百壮，生发元气，滋荣百脉，充实肌肉，复灸足三里，肾之合也，三七壮。引阳气下交阴分，亦助胃气。后灸阳辅二七壮，接续阳气，令足胫温暖，散清湿之邪。追月余，病气去，渐平复。"

《医学纲目·卷之三十八·小儿部·赤白痢》："秋深，冷痢不止：脐下二三寸间动脉中（二壮）。痢下赤白，脱肛：十二椎下节间（三壮）。又法：翠尾骨上三寸骨陷间（三壮，炷如小麦大）。又法：龟尾（一壮，脊端穷骨也）。"

《杂病广要·脏腑类·滞下》："灸法：泄痢不禁，小腹痛，后重，便脓血：丹田（一寸半），复溜，小肠俞（灸七壮不已取），天枢，腹哀（日月下一寸五分）。冷痢腹痛、泄注赤白：关元，穷谷（各灸五十壮）。泄痢及下失气脓血：下腰（五十壮，穴在

八魁正中央正脊骨上，灸。名三宗骨，三报之）。便脓血久痢下重：小肠俞（灸，《医纲》）。

久痢阳虚，或因攻击、寒凉太过，致竭脾肾元神而滑脱不止者，本源已败，虽峻用温补诸药，亦必不能奏效矣。宜速灸百会、气海、天枢、神阙等穴，以回其阳，庶或有可望生者。（《景岳》）"

3. 其他外治法

《寿世保元·卷三·痢疾·下痢不治症》："一治下痢噤口点眼方（黄宾江传） 用首胎粪炙干，每一钱加雄黄一分，胡黄连四分，片脑少许，共为细末，筛点眼两角。一治下痢噤口（傅明坡传）用首胎粪，瓷器收入，水银养住，入麝少许点眼角，即能食。"

《寿世保元·卷三·痢疾·下痢不治症》："一治下痢噤口（胡养恒传），用鸡一只，去毛粪，切片，入罐内。用胡椒末五钱，入水同煎，用皮纸重重密封，待熟，用簪子刺孔，令患痢人鼻孔闻之，即立时思食。"

【论用方】

一、常用治痢方论

1. 论黄芩汤

《医方集解·和解之剂第六·黄芩汤》："黄芩三两，芍药、甘草二两，大枣十二枚，此足太阳、少阳药也。成氏曰：虚而不实者，苦以坚之，酸以收之，黄芩、芍药之苦酸以坚敛肠胃之气；弱而不足者，甘以补之，甘草、大枣之甘以补肠胃之弱（[昂按] 二经合病何以不用二经之药？盖合病而兼下利，是阳邪入里，则所重者在里，故用黄芩以彻其热，而以甘、芍、大枣和其太阴，使里气和则外证自解，和解之法，非一端也，仲景之书，一字不苟，此证单言下利，故此方亦单治下利，《机要》用之治热痢腹痛，更名黄芩芍药汤；洁古因之加木香、槟榔、大黄、黄连、归尾、官桂，更名芍药汤，治下痢；仲景此方遂为万世治痢之祖矣）。"

2. 论芍药汤

《医学入门·外集·卷六·杂病用药赋》："痢疾导滞主方，香连阿胶六神可辅。导滞汤：芍药一钱，当归、黄芩、黄连各五分，大黄三分，肉桂二分关，木香、槟榔、甘草各二分，水煎服。一方无肉桂、甘草，有枳壳。治下痢浓血，里急后重，腹痛作

渴，日夜无度。大要以芍药、甘草和中止腹痛，恶热痛加黄芩，恶寒痛加姜、桂；以木香、槟榔行气除后重，气分加枳壳、滑石宽肠，血分加当归、桃仁和血；以秦艽、皂子祛肠风；黄芩、黄连清热毒；白术、陈皮调胃；茯苓、泽泻渗湿；山栀、枳实消积。呕吐加石膏、陈皮、山栀、姜汁；痢已后重不解，去槟、枳，换条芩，加升麻提之；虚者减芩、连、大黄；气虚加白术、黄芪、砂仁；血虚加芎、归、阿胶、侧柏叶、炒干姜。此方行血和气，深合经旨。"

《景岳全书·卷之五十五字集·古方八阵·攻阵》："[愚按]此汤乃河间之心方，然惟真有实热者可用，若假热假实者，误服则死。"

《医方集解·理血之剂第八·芍药汤》："本方除桂、甘草，加枳壳，名导滞汤（一作导气汤）：治前证兼渴者此方今人多用。大法治痢以甘芍和中止腹痛，热痛加芩连，寒痛加姜桂，以木香、槟榔行气除后重，气分加枳壳、滑石宽肠，血分加当归、桃仁和血，以秦艽、皂子祛肠风，黄芩、黄连清热毒，以白术、陈皮调胃，茯苓、泽泻渗湿，枳实、大黄破积，呕吐加石膏、姜汁，气虚加黄芪、参、术，血虚加芎、归、阿胶、黑姜、柏叶，痢已，后重不解去槟榔，换条芩，加升麻提之。"

《辨证录·卷之七·痢疾门》："方用平肝止痢汤：白芍一两，当归五钱，栀子二钱，枳壳一钱，车前子二钱，甘草一钱，水煎服。一剂痢轻，再剂痢又轻，三剂全愈。此方全不去治痢，但去平肝而痢自止。盖痢之来也，始于肝；痢之成也，本于肾。平肝则肝气平，肝平而肾气亦平。肝肾之气平，而脾胃乌有不平者乎？今人但去治脾胃也，所以痢不能遽止耳。"

《傅青主男科重编考释·痢疾门·红白痢疾》："此症感湿热而成，红白相见，如脓如血，至危至急者也。苟用凉药止血，热药攻邪，俱非善治之法。方用：当归二两，白芍二两，槟榔二钱，枳壳二钱，广木香一钱，萝卜子一钱，甘草二钱，滑石三钱，水煎服。一二剂收功。此方妙在用归、芍二两之多，则肝血有余，不去克脾土，自然大肠有传送之功。加之枳壳、槟榔、萝卜子，俱逐秽去积之品，尤能于补中用攻。而滑石、甘草、木香，调达于迟速之间，不疾不缓，使瘀滞尽下也。其余些小痢疾，只用减半治之，无不奏功。此方不论红白痢疾，痛与不痛，服之皆神效。"

《傅青主男科重编考释·痢疾门·血痢腹不痛》："当归三钱，白芍三钱，槟榔一钱，枳壳一钱，萝卜子一钱，甘草一钱，水煎服（盖火邪滞湿气于肠胃之际，不得奔下，未有不里急而后重也。妙在用当归、白芍而利之，则火邪利于直下，不止平肝木而救脾土也）。"

《删补名医方论·卷五》："芍药汤：治滞下赤白，便脓血，后重窘痛。芍药二两，当归五钱，黄连五钱，黄芩五钱，槟榔三钱，木香三钱，甘草三钱，每服半两，水煎服。痢不减，加大黄。

[注]滞下起于夏秋，非外因湿暑，即内因生冷，湿蒸热郁酿成。初起腑病，久则传脏，腑病易治，脏病难治。腑者何？病在大肠则从金化，故其色白；病在小肠则从火化，故其色赤。所以赤痢多噤口，以小肠近胃，秽气易于上攻，而为呕逆不食也。脏者何？传心则热不休，下利血水；传肾则利不止，如屋漏水；传脾则水浆不入，呕逆不食。此汤治初病在腑之方也，用当归、白芍以调血，木得、槟榔以调气，血和则脓血可除，气调则后重自止，芩、连燥湿而清热，甘草调中而和药。若窘迫痛甚，或服后痢不减者加大黄，通因通用也。"

《杂病广要·脏腑类·滞下》："芍药汤，下血调气。《经》曰：溲而便脓血，气行而血止，行血而便脓自愈，调气则后重自除。又治下痢脓血，里急后重，日夜无度，导气汤，于本方去官桂、甘草（《奇效》加枳壳）。《医方考》芍药汤，加芒硝，痢疾便脓血里急后重者主之。《明医杂著》痢疾主方，于本方去当归、大黄、官桂，加枳壳（《回春》芍药汤，即此方有当归）。若呕吐食不得下，加软石膏一钱半、陈皮一钱、山栀仁（炒）五分，入生姜汁，缓呷之，以泻胃口之热。"

3. 论香连丸

《玉机微义·卷五·滞下治法·冷热之剂》："三方皆以黄连苦寒之药为君，正治湿热之气，佐以辛、苦、温药所以开郁行滞，气血宣通，病亦自已。干姜、木香、茱萸三者各随经，合宜而用，要在学者临机应变，又不可拘执于此也。"

《医方考·卷二·痢门第十一·香连丸》："黄连二十两（吴茱萸汤润过炒），木香四两八钱（不见火）。治噤口痢，加石莲肉八两。下痢赤白相杂，里急后重者，此方主之。

黄连苦而燥，苦能胜热，燥能胜湿；木香辛而苦,辛能开滞,苦能泻实;石莲肉味苦而厚,为阴中之阴,故能破噤口痢之结热。《经》曰有余者折之,此之谓也。"

《寿世保元·卷一·六气为病·热类》:"治痢之法,当以苦寒之药治之。如宋朝钱仲阳处香连丸以治小儿之痢,深得玄理。木香苦温,黄连苦寒,苦能燥湿,寒能胜热,温能开发肠胃之郁结,愈痢多矣。"

《删补颐生微论·卷之四·医方论第二十二·丸方十八首》:"时至于夏,天道南行,属火而热,在人身则心应之。斯时也。不能致谨,多食生冷则肠胃之间寒热相搏,怫郁成积,不能宣通,发而为痢。火性急速,故腹痛而后重里急。钱氏以黄连为君者,取其苦寒直折心家之火。恐其大寒之性凝而不行,故以茱萸之辛温制之。以木香为佐者,盖以痢之为病只是火,火之有余只是气,得以通利三焦,气行而火降矣。且能监制黄连,无喜攻增气之变。夫是二物,皆主直行而折,《经》曰有余者折之是也。"

《医方集解·泻火之剂第十四·香连丸》:"黄连苦燥湿,寒胜热,直折心脾之火,故以为君;用吴茱同炒者,取其能利大肠壅气(痢乃脾病传于大肠),且以杀大寒之性也。里急由于气滞,木香辛行气,温和脾,能通利三焦,泄肺以平肝,使木邪不克脾土,气行而滞亦去也。一寒一热,一阴一阳,有相济之妙,经所谓热因寒用也(痢疾初起忌用)……本方加石莲肉,治噤口痢。本方倍大黄,治热痢积滞。本方加吴茱萸、肉豆蔻,名乌梅汤丸;本方加诃子、龙骨,名黄连丸(《宣明》),并治痢疾断下(石莲清心火,开胃口;大黄泻胃热,荡积滞;吴茱利壅气;肉蔻、诃子、乌梅、龙骨,皆涩大肠)。"

《证治汇补·卷之八下窍门·痢疾》:"香连丸(《直指》):统治痢疾初起,乃和平之剂。黄连(十两),木香(四两),末之,醋糊丸,淡姜汤下(随症加入)。"

4. 论驻车丸

《医学纲目·卷之三十八·小儿部·脾主湿·赤白痢》:"黄连例(钱氏法):加黄柏为二圣丸(治疳)。加橘皮为橘连丸(治疳)。加榆仁为榆连丸(治疳)。加黄芩、大黄为三黄丸(治积热)。加阿胶、茯苓为阿胶丸(治痢)。加诃子、木

香为小香连丸(治痢)。加豆蔻、木香为豆蔻香连丸(治泻)。加木香、白附子为白附子香连丸(治痢)。加阿胶、当归、干姜为驻车丸(治痢)。"

《张氏医通·卷十六·祖方》:"驻车丸(《千金》)治阴虚下痢发热,脓血稠黏,及休息痢。阿胶三两,黄连炒黑,当归各两半,干姜(炮)一两,上四味,捣筛,醋煮阿胶为丸,梧子大,每服四五十丸,昼夜三服,米饮下。三车运精气神,分治三焦,以调适阴阳。此因阳热过旺,阴精受伤,故用黄连以驻鹿车之骤,干姜以策牛车之疲,阿胶以輓羊半车之陷,当归以和精气神之散乱也。

阿胶丸:治冷热不调,伤犯三阴,腹痛下脓血。驻车丸本方胶、连各二两,归、姜各一两,加木香、黄芩、赤石脂(醋煅,水飞)、龙骨(醋煅,水飞)各一两,厚朴(姜制)半两,米饮丸梧子大。

归连丸:治阴虚下痢五色及孕妇噤口赤痢。驻车丸去干姜,本方用阿胶二两,归、连各一两,加黄芩、黄柏(炒黑)各半两,蕲艾两半,上除胶、艾为细末,以醋二升煮艾至一升,去滓入胶烊化为丸,绿豆大每服六七十丸。昼夜三服,米饮下。

阿胶梅连丸:治阴虚下痢五色,至夜发热。驻车丸本方用胶、连各三两,当归一两五钱,炮姜一两,加黄柏(炒黑)、赤芍药、赤茯苓、乌梅肉(炒枯)各一两五钱,醋煮阿胶为丸,梧子大,每服三五十丸。昼夜三服,米饮下。

《千金》黄连汤:治赤白痢。驻车丸本方用阿胶三钱,黄连、当归各钱半,炮姜一钱,加黄柏(炮黑)、甘草(炙)各一钱,酸石榴皮钱半,上除阿胶,水煎去滓,纳胶烊化,温分三服。"

5. 论左金丸

《医方集解·泻火之剂第十四·左金丸》:"此足厥阴药也。肝实则作痛,心者,肝之子,实则泻其子,故用黄连泻心清火,为君,使火不克金,金能制木,则肝平矣;吴茱辛热,能入厥阴肝,行气解郁,又能引热下行,故以为反佐;一寒一热,寒者正治,热者从治(以热治热,从其性而治之,亦曰反治),故能相济以立功也。肝居于左,肺处于右,左金者,谓使金令得行于左而平肝也。"

《张氏医通·卷十六·祖方》:"左金丸:治肝经郁热,吐酸绿青黄水。川黄连六两,吴茱萸(拣去闭口者,取净一两,同黄连煎干)。为细末,米饮糊丸梧子大,每服四五十丸,空心,白术、陈皮汤或

加味逍遥散作汤送下。

香连丸(《局方》):治下痢赤白相兼,白多于赤者。左金丸如前制过,去吴茱萸加木香一两,醋糊丸,每服五十丸,米汤、砂仁汤任下。

戊己丸(《局方》):治湿热泄痢,腹痛不止。左金丸加白芍六两,神曲糊丸,空心米汤、砂仁汤、蕲艾汤任下。"

《医学实在易·卷八·补遗并外备诸方》:"且冷痢得干姜可瘳,热利得黄连可瘳,冷热交错,得姜连可解,阿胶可滋干姜之燥,当归可和黄连之寒,不特为久痢神丹,尤为休息之专药。"

6. 论六神丸

《医学入门·外集·卷六·杂病用药赋》:"六神丸:黄连解暑毒,清脏腑,厚肠胃,赤痢倍之;木香温脾胃,逐邪气,止下痛,白痢倍之;枳壳宽肠胃;茯苓利水;神曲、麦芽消积滞;以上六味,各等分为末,神曲打糊为丸梧子大。每五十丸,赤痢,甘草煎汤下;白痢,干姜煎汤下;赤、白痢,甘草、干姜煎汤下。真调痢要药。"

7. 论黄连阿胶丸

《医方集解·和解之剂第六·黄连阿胶丸》:"(《局方》)治冷热不调,下痢赤白,里急后重,脐腹瘀痛,口燥烦渴,小便不利(湿热郁于肠胃,故腹痛、口渴而便秘)。黄连三两,茯苓二两,阿胶(炒)一两,为末,水熬阿胶为丸,空心米汤下。延年除茯苓,加干姜、当归,名驻车丸:治同。此手足阳明药也。黄连泻火燥湿,开郁消瘀,以平其痛热;阿胶补阴益血,润燥利肠,以和其里急;茯苓能令人肺气下降,通于膀胱,清热利水,止渴除烦,为清解之平剂(黄连退热,茯苓除湿,阿胶润燥补虚)。"

8. 论木香槟榔丸

《医方集解·攻里之剂第四·木香槟榔丸》:"此手足阳明药也。湿热在三焦气分,木香、香附行气之药,能通三焦、解六郁;陈皮理上焦肺气,青皮平下焦肝气(泻痢多由肝木克脾土),枳壳宽肠而利气,而黑丑、槟榔又下气之最速者也,气行则无痞满后重之患矣。疟痢由于湿热郁积,气血不和,黄柏、黄连燥湿清热之药,三棱能破血中气滞,莪术能破气中血滞,大黄、芒硝血分之药,能除血中伏热,通行积滞,并为摧坚化痞之峻品。湿热积滞去,则二便调而三焦通泰矣。盖宿垢不净,清阳

终不得升,故必假此以推荡之,亦通因通用之意。然非实积,不可轻投。加当归者,润燥以和其血也(《纲目》曰:此戴人经验方也。善治下虚上实,抑火升水,流湿润燥,推陈致新,散郁破结,活血通经,及肺痿喘嗽,胸膈不利,脾湿黄疸,宿食不消,妇人调和气血,小儿惊疳积热,皆可量轻重用之。滑伯仁曰:肠胃,阳明燥金也,下焦,少阳相火也,后重之用木香、槟榔,行燥金之郁也;癃秘之用知母、黄柏,散相火之炽也)。"

9. 论葛根芩连汤

《血证论·卷八》:"葛根黄连黄芩汤:葛根三钱,黄连二钱,黄芩三钱,甘草一钱。治协热下利便血等症,用芩连以清热,用葛根升散,使下陷之邪,仍达于上,出于表。则不迫协于下矣。喻嘉言治痢心得,逆流挽舟之法,仲景此汤,实该其意,能从此变化,而治痢思过半矣。"

10. 论白头翁汤

《痢症三字诀》:"治红痢,主肝血,白头汤,守圭臬。白头翁无风独摇,有风不动,一茎直上能引肝气上达,使不下迫,则后重自除。芩连黄柏大泻肝火,火清血静,则红痢自止,此仲景大法也。余尝用金花汤加炒荆芥、地榆、归尾、槟榔、杏仁、白芍、青蒿,亦是白头翁汤之意。"

《医学衷中参西录·医论·厥阴病白头翁汤证》:"白头翁汤所主之热利下重,当自少阴传来,不然则为伏气化热窜入厥阴,其证虽热,而仍非外感大实之热,故白头翁汤可以胜任。乃有病在阳明之时,其病一半入府,一半由经而传于少阳,即由少阳入厥阴而为腑脏之相传。则在厥阴者既可成厥阴热利之下重,而阳明府中稽留之热,更与之相助而为虐,此非但用白头翁汤所能胜任矣。愚遇此等证,恒将白头翁、秦皮加于白虎加人参汤中,则莫不随手奏效也。"

11. 论柴胡化滞汤

《医学传灯·卷下·痢疾》:"柴胡化滞汤:柴胡、黄芩、甘草、丹参、当归、枳壳、厚朴、山楂、木香、槟榔。柴芩甘草,用之以治暑也;枳朴山楂,用之以消食也;河间曰:行血则便脓自愈,故用丹参、当归;调气则后重自除,故用木香、槟榔。此方不但初病宜用,即久痢身热者,亦宜用之。《金匮》云:下痢脉反弦,身热汗出者自愈,夫久痢之脉,深入阴分,沉细微弱矣。忽然而转弦脉,全是少阳生

发之气,用此逆流挽舟,邪从外散,宁不愈乎?若脉沉细滑,表里无热者,脾气郁结,加藿香一钱,更有殊功。"

12. 论人参败毒散

《医方考·卷二·痢门第十一·败毒散》:"败毒散:羌活、独活、柴胡、前胡、川芎、人参、茯苓、枳壳、桔梗、甘草(等分)。痢疾表热里虚者,此方主之。皮肤受外感之邪,则表实而里虚。表实则发热,故用羌活、独活、柴胡、前胡、川芎以解表;里虚则痢不禁,故用人参、甘草、茯苓以补里。桔梗可以理气,枳壳可以破滞。昔人立此方非以治痢,而医者善用,则取之左右逢其源矣。仲景以葛根汤治太阳、阳明合病自痢,亦是妙处。举此一例,余可类推。"

13. 论桃花汤

《本草纲目·石部第九卷·金石之三·五色石脂》:"张仲景用桃花汤治下痢便脓血。取赤石脂之重涩,入下焦血分而固脱;干姜之辛温,暖下焦气分而补虚;粳米之甘温,佐石脂、干姜而润肠胃也。"

《医学衷中参西录·医论·少阴病桃花汤证》:"少阴之病寒者居多,故少阴篇之方亦多用热药。此二节之文,未尝言寒,亦未尝言热。然桃花汤之药,则纯系热药无疑也。乃释此二节者,疑下利脓血与小便不利必皆属热,遂强解桃花汤中药性,谓石脂性凉,而重用一斤,干姜虽热,而只用一两,合用之仍当以凉论者。然试取石脂一两六钱、干姜一钱煎服,或凉或热必能自觉,药性岂可重误乎?有谓此证乃大肠因热腐烂致成溃疡,故下脓血。《神农本草经》谓石脂能消肿去瘀,故重用一斤以治溃疡,复少用干姜之辛烈,以消溃疡中之毒菌。然愚闻之,毒菌生于热者,惟凉药可以消之,黄连、苦参之类是也;生于凉者,惟热药可以消之,干姜、川椒之类是也。桃花汤所主之下脓血果系热毒,何以不用黄连、苦参佐石脂,而以干姜佐石脂乎?虽干姜只用一两,亦可折为今之三钱,虽分三次服下,而病未愈者约必当日服尽。夫一日之间服干姜三钱,其热力不为小矣,而以施之热痢下脓血者,有不加剧者乎?盖下利脓血原有寒证,即小便不利亦有寒者。注疏诸家疑便脓血及小便不利皆为热证之发现,遂不得不于方中药品强为之解,斯非其智有不逮,实因临证未多耳。"

石脂原为土质,其性微温,故善温养脾胃。为其具有土质,颇有黏涩之力,故又善治肠澼下脓血。又因其生于两石相并之夹缝,原为山脉行气之处,其质虽黏涩,实兼能流通气血之瘀滞,故方中重用之以为主药。至于一半煎汤一半末服者,因凡治下利之药,丸散优于汤剂,且其性和平,虽重用一斤犹恐不能胜病,故又用一半筛其细末,纳汤药中服之也。且服其末,又善护肠中之膜,不至为脓血凝滞所伤损也。用干姜者,因此证其气血因寒而瘀,是以化为脓血,干姜之热既善祛寒,干姜之辛又善开瘀也。用粳米者,以其能和脾胃,兼能利小便,亦可为治下利不止者之辅佐品也。"

14. 论真人养脏汤

《医方考·卷二·痢门第十一·真人养脏汤》:"人参、白术(炒)、白芍药(炒)、肉桂(炒)、诃子(面裹煨)、粟壳、甘草(炒)、木香(不见火)、肉豆蔻(面裹煨)。下痢日久,赤白已尽,虚寒脱肛者,此方主之。甘可以补虚,故用人参、白术、甘草;温可以养脏,故用肉桂、豆蔻、木香;酸可以收敛,故用芍药;涩可以固脱,故用粟壳、诃子。是方也,但可以治虚寒气弱之脱肛耳。若大便燥结,努力脱肛者,则属热而非寒矣,此方不中与也;与之则病益甚。"

15. 论感应丸

《医方集解·祛寒之剂第十·感应丸》:"此手足阳明药也。肉蔻逐冷消食,下气和中;丁香暖胃助阳。宣壅除癖;木香升降诸气,和脾舒肝;杏仁降气散寒,润燥消积;炮姜能逐痼冷而散痞通关;巴豆善破沉寒而夺门宣滞,寒积深痼,非此莫攻;百草霜和中温散,亦能消积治痢,为佐也。《医贯》曰:此方神妙不可言,虽有巴豆,不令人泻,其积自然消化。李时珍曰:一妇年六十余,溏泻五载,犯生冷油腻肉食即作痛,服升涩药,泻反甚,脉沉而滑,此乃脾胃久伤,积冷凝滞,法当以热下之。用蜡匮巴豆丸五十粒,服二日遂愈,自是每用治泻痢,愈者近百人。"

16. 论苍术地榆汤

《医方集解·理血之剂第八·苍术地榆汤》:"苍术(泔浸,炒,三两)、地榆(炒黑,一两),每一两煎。此足太阴、阳明药也。苍术燥湿强脾,升阳而开郁;地榆清热凉血,酸收能断下;为治血痢肠风之平剂。初起者勿用。本方加芍药、阿胶、卷柏,名芍药地榆汤(河间):治泄痢脓血,乃至脱肛(阿胶补血与液,为肺、大肠要药,能治热痢)。"

17. 论六一散

《医方集解·清暑之剂第十一·六一散》:"滑石六两,甘草一两,为末,冷水或灯心汤调下(丹溪曰:泄泻及呕吐,生姜汤下)。中寒者,加硫黄少许。此足太阳、手太阴药也。滑石气轻能解肌,质重能清降,寒能泻热,滑能通窍,淡能行水,使肺气降而下通膀胱(火退则肺气下降,故能生水而利小便),故能祛暑住泻,止烦渴而行小便也(小便利则大便实,而泻自止);加甘草者,和其中气,又以缓滑石之寒滑也;加辰砂者,以镇心神,而泻丙丁之邪热也(小肠为丙火,心为丁火)。其数六一者,取天一生水、地六成之之义也(故又名天水散。刘河间曰:统治上下表里诸病。盖取其能通除上下三焦湿热也。然惟体盛湿多之人宜服之,以解暑利水,使湿热从小便出;若无湿热之人而多服此,则反耗其津液而渴转甚矣,又当服生脉散)。本方加辰砂少许(清心),名益元散;加薄荷少许(清肺),名鸡苏散;加青黛少许(清肝),名碧玉散:治同。本方加红曲五钱,名清六丸:治赤痢(赤属热伤血分,红曲能调六腑之血)。加干姜五钱,名温六丸:治白痢(白属热伤气分,干姜能散湿热之气)。本方加生柏叶、生车前、生藕节,名三生益元散:治血痢。"

18. 论姜茶饮

《医方集解·和解之剂第六·姜茶饮》:"(东垣)治赤白痢及寒热疟。生姜,陈细茶。每味约三钱,浓煎服,或微炒煎。此足太阴、阳明药也。茶助阴,姜助阳,使寒热平调,并能消暑、解酒食毒,此方用之屡效,勿以药之平浅而忽之也。本方除生姜,加陈白梅,蜜水煎,名梅蜜饮:治热痢。除茶,加木香、肉蔻:治冷痢(蜜最能治痢)。"

二、辨证用方概论

1. 按病程论治用方

《妇人大全良方·卷之八·妇人滞下方论第十》:"其证必先脐腹疠痛,洞泄、水泻,里急后重,或有或无,或赤或白,或赤白相杂,日夜无度。如有此证,不问冷热、虚实,但当先服神术散,可以发散风冷、寒湿之气;次服五苓散,分利水谷;兼用加巴感应丸,温脾胃、去积滞;或六神丸,未有不安者也。"

《秘传证治要诀及类方·卷之八·大小腑门·痢》:"凡治痢须先逐去积滞。去已多,三五日后,自可兜涩。不问赤白,俱宜水煮木香丸,或水煮木香饮、真人养脏汤,或断下丸。如白痢久而虚甚者,养脏汤加熟附,赤痢加黑豆一小撮,白痢加干姜一钱,赤痢亦可加黄连一钱,新下者不必加此,在人活法。"

《丹溪治法心要·卷一·时病》:"伤寒传阴,或热并入脏腑,而下痢急,用和中之剂,如人参、白术、厚朴、陈皮、之类;急者用煨肉豆蔻、炒神曲,从权施之,痢止用药除其余热。邪之所凑,其气必虚。内伤者,补中益气汤加麻黄、柴胡,热甚加附子。"

《古今医统大全·卷之八十三·妇科心镜·妇人滞下候》:"其始作者,若是贫家,不论虚实,当先用神术散,发散外感、六淫之邪气,次服感应丸、承气汤之类,逐其内邪。内邪既去,再服平胃、五苓之类,调和中气,未有不效者也。若是富室,当先用感应丸、木香槟榔丸、山楂神曲麦芽汤之类,消导积滞,次用香连丸、黄连解毒汤、五苓散之类调和中气,亦未有不安者也……凡滞下,曾通利消导数次,久不已者,此为气虚滑脱。《经》曰:下者举之,滑者涩之。此时当以升提固涩之剂,如补中益气汤倍加升麻、固肠丸之类,无不速效。医者以此推治,大人、小儿,亦无逾于此也。"

《万病回春·卷之一·诸病主药》:"痢疾初起者宜下,须用大黄为主;痢属热积气滞,须用黄连、枳壳为主,里急后重者,须用木香、槟榔为主;久痢白者属气虚,须用白术、茯苓为主;久痢赤者属血虚,须用当归、川芎为主。"

《万病回春·卷之三·痢疾》:"痢疾初起一二日,元气壮实者,先用玄白散,虚弱者,用芍药汤疏通积滞。三四日以后,元气渐弱,调和饮食加减治之。如不止,服参归芍药汤调理脾胃、补益元气。久不愈,方可服人参养脏汤加减治之。切不可骤用粟壳等药,止塞太早,恐内积气未尽,成休息痢,亦恐毒攻上,胸腹饱闷作疼,恶心呕哕发呃,难治,因毒气攻胃故也。"

《医学传灯·卷下·痢疾》:"治之当分表里。丹溪曰:恶寒发热、身首俱痛是为在表,在表则当散暑。邪入里必由皮肉而及筋骨,由筋骨而入肠胃。今寒热身痛,表邪未净也。若但清胃化滞不及其表,则表间之邪,势必尽从里出,何日可解?柴胡化滞汤诚表里两解之良剂也(治挟表痢大有捷效,屡试屡验,喻氏逆流挽舟法即此方加减)。古方用人参败毒散,责之太阳而不责少阳,未免求之太远矣。至于后重窘迫、腹痛急坠是为在里。在里则当下。宜用朴黄丸下之。然欲用下药,必在两三日之间,元气未虚脉犹有力,方可用下。若日久痢多,脉来无力,虽有后重,气虚下陷与初起者不同,不可妄下。至于外无头疼身痛,内无里急后重者,宜用芩芍调中汤。黄芩能敛大肠之气,白芍能敛大肠之血,痢疾便红非此不愈。然患痢之人,多由饮食不节,旧积未尽,新谷又多,往往然也。若见胸中不宽,芩芍未可骤用,恐其收敛饮食,愈加其痢。通调之后,合当大补元气,但痢家气虚者固有,而阴亏者亦多。下多亡阴,脏腑虚燥,大渴欲饮,脉来细数。宜用芍药健脾汤。但止其汤,其痢自愈。若是阳虚,脉必洪大无力,宜用芩芍补中汤,或用资生丸。补而不愈方可再行兜涩。不可骤用粟壳等药,恐积滞不尽而成胀满,病愈甚也(每成休息痢皆由兜涩早耳)。虽然,肾有胃关,未可久痢而胃不损者。凡四君、归脾、十全、补中皆补脾虚,未尝不善。若病在火衰,土位无母,设非桂附大补命门以复肾中之阳,以救脾家之母,饮食何由而进?门户何由而闭?真元何由而复耶?若畏热不前,仅以参术补土,未见痢之能愈也。此皆治热痢之法……李东垣云:久痢不止(着眼久痢二字),各症不减,或反加重,竟作虚治,用补中汤加炮姜一升一补,虚回而痢自止,如小腹重坠、切痛、奔豚,加肉桂、破故纸,诚确论也。"

《医宗己任编》:"凡痢疾初起三日内,可皆用白芍药汤立除(东庄亦云:此方用之初起三日内,无不立效,无疑于肉桂之大热,而畏不敢用也)若初起但觉腹痛,水泻无度,厚朴汤主之。一见红白,毒势凝结矣,但当解毒和血养气,切莫破血行气,是为大法,调金汤主之。如服调金汤后,红白减而渐见粪色,便当减芩连分数,芩用一钱犹可,连须渐减,加人参矣,此宜相机消息之。红白尽除,六君子汤加归芍调理,如初起发热,此热病也,竟以调金汤加柴胡与之。初热只用芩,热甚方用连,此则必视其热之浅深,色之红白,而分别用也,久痢能食,六君子汤加归芍,久痢发热不能食,肌肉减者不治。

白芍药汤:治热痢便血后重。《经》曰:溲而便脓血,此气行而血止也,行血则便脓自愈,调气则后重自除。白芍、当归、大黄、黄芩、黄连、肉桂、槟榔、木香、甘草。如不减,加大黄。

[按]长洲云:此症多有因中气虚弱,脾气郁结者,治当审察。

厚朴汤:厚朴、槟榔、枳实、泽泻、青皮、黄芩、甘草。

调金汤:黄芩、黄连、泽泻、当归、白芍、丹皮、神曲、陈皮、厚朴、姜引。

[按]四明自造泽泻汤并加减四方,治痢甚验,今录于下,以备临是症者之采用。

泽泻汤:泽泻、丹皮、楂肉、滑石、当归、白芍、黄芩、青皮、厚朴、木香、甘草、红积,加川连八分至一钱五分,见血加生地二三钱,初起毒盛,人如壮实者,加酒制大黄二三钱,如身热,加柴胡一钱。

初起方:泽泻、丹皮、楂肉、滑石、当归、白芍、黄芩、青皮、厚朴、柴胡、黄连、甘草。

起数日腹痛后重方:泽泻、槟榔、厚朴、当归、白芍、川芎、柴胡、黄芩、黄连、桃仁、滑石、甘草。

半月余方:泽泻、橘红、厚朴、升麻、当归、白芍、生地、黄芩、灯心、莲肉、黄连、甘草。

久痢方:泽泻、茯神、人参、丹皮、生地、熟地、黄芩、黄连、当归、白芍。"

《杂症会心录·卷上·痢症》:"此症初治,宜用黄金汤解疫毒而救胃气,继用四君子汤扶脾土而补元气,久则用八味加参汤补真元而生土气。《经》曰:肾为胃关,主二便而开窍于二阴者也,即体实受邪,于黄金汤中加黄连一味,无不捷应。若兜涩太早,休息久痢,邪在肠间,体实余邪不下者,宜犀角地黄汤,或巴豆霜丸。体虚余邪不下者,宜六味归芍汤,或桂附八味丸,此治痢大略之法也。若症见脓血切肤,少腹必急痛也,赤白刮下脂膏有浅深也,里急后重,或塞或热而下迫,或气虚而下陷也,口渴引饮,或液少而亡阴,或胃热而火炽也,是以治痢之诀,要在虚实寒热得其法,则万无一失矣。

自制黄金汤:黄土五钱,扁豆四钱(炒),谷芽二钱(炒),茯苓一钱,黑豆三钱,甘草八分,白芍一钱五分(炒),生姜三片,金银花三钱,五谷虫二钱(炒,研),扁豆花十枚。水二钟,煎八分,不拘时服。立方精确,可为一百十四方矣。

巴豆霜丸:巴豆(去皮心研)饭捣为丸。每次滚汤下四五粒。"

《医学实在易·卷三·里证·附录》:"当知寒气在胃,热气在胸,寒热久伏。而忽发之病,用芍药汤荡涤大肠之伏热,令邪气一行,正气自能上顾脾胃。如若未效,即用理中汤以温胃中之伏寒,加大黄以泄大肠之伏热。一方而两扼其要,红者可加地榆,白者可加木香,红白兼见者并加之。倘久而不瘥,可用理中汤原方以补之,或用真人养脏汤以涩之,或间用香连丸以坚之。此定法亦活法也。"

《医学实在易·卷三·里证·痢疾诗》:"肠热(肠喜热,日受热而伏为病根)胃寒(胃喜寒,日受寒而伏为病根)标(标热)本(本寒)异,暑过(炎暑已退,寒气欲动)秋至(新秋初至,余热犹燃)序时更,理中(汤)姜克贪凉病,加味(煎汤加大)黄令郁火清,初患尚轻休语此,止从芍药汤定权衡。"

《医学从众录·卷五·痢症》:"初病即以芍药汤主之。大意以行血则脓血自愈,调气则后重自除。真百发百中之奇方也。若发热头痛,脉浮而紧,是风寒郁而不解,内陷而为痢。宜以人参败毒散,鼓之外出。苟得微汗,其痢自松。若徒用痢门套药,杀人不少。大抵痢症渐久渐虚,而用药亦宜渐补渐调。四君子汤、六君子汤、四物汤、补中益气汤之类,煎送香连丸,是薛立斋先生治法,余遵用甚效。"

《笔花医镜·卷一·疫痢疟肿论治》:"初起时不宜妄攻,宜葛根治痢散以解之。余邪未已,里急后重,则用治痢奇方以清之。腹胀痛,有坚积,则用朴黄丸下之。日久脾虚,五味异功散加白芍、黄连、木香清补之。气虚下陷者,补中益气汤升提之。如邪秽塞胃,呕逆不食者,开噤散启之,此一定之治法也。"

《笔花医镜·卷一·附列诸方》:"葛根治痢散:治痢初起,赤白皆效。葛根一钱五分,酒炒苦参八分,陈皮一钱,赤芍、陈松萝茶、炒麦芽、山楂各一钱二分。上为细末煎服。有火者加川连五分。

治痢奇方:治暑痢。川连六分,酒芩、厚朴、归身、白芍各一钱五分,山楂三钱,甘草五分,桃仁、青皮、红花各八分,枳壳、地榆各一钱,槟榔一钱二

分。如白痢加木香六分。

补中益气汤:中气下陷,以此升之。黄芪一钱五分,土炒白术、人参、当归、炙草各一钱,柴胡、升麻各三分,陈皮五分,加生姜一片大枣二枚。

开噤散:治噤口痢。人参、姜汁炒黄连各五分,石菖蒲七分,丹参三钱,石莲子、茯苓、陈皮、冬瓜仁(去壳)各一钱五分,陈米一撮,荷叶蒂二个。"

《类证治裁·卷之四·痢症论治》:"先白痢,后下脓血者,戊己丸。先白痢,后下鲜血者,阿胶四物汤。先痢脓血,后变青黑杂色,腹痛倍常者,驻车丸。先脓血,后变白沫白脓者,补中益气汤加炮姜、赤石脂。"

《医略十三篇·卷十·痢疾第十》:"初起宜攻,虚则宜补,久则宜涩。今约三方,以见其概。

攻发汤:主治痢疾初起壅实者。生大黄三钱,川黄连一钱,黄芩钱半,金银花三钱,生木香八分,苦参二钱,飞滑石三钱,生甘草五分,赤芍二钱。夹表,先服败毒散一剂。表微,加羌活一钱、柴胡一钱。夹虚,加大生地八钱、人参一钱。热甚,加白头翁二钱、黑山栀钱半。

托补汤:主治痢疾无实证可据,及年迈体羸者。服攻发汤虽轻未已亦主之。大熟地八钱,人参一钱,炙甘草八分,当归身三钱,生黄芪三钱,肉豆蔻二钱,冬白术三钱,椿根皮三钱。夹实,加生木香一钱、槟榔一钱。热重,加川黄连八分。寒重,加制附子五分。

收涩丸:主治痢疾滑脱不止,连年不愈,诸药不应者。赤石脂、禹余粮、罂粟壳、诃子肉、五倍子、人参、大熟地(砂仁水炒),以上各三两。为末,椿根皮三两,煎水叠丸,早晚服三钱,开水下。

休息痢加明雄黄(猪胆汁拌,暴干)、牛角灰、羊角灰、鹿角灰、虎头骨灰(以上各一两),为丸,服如前法,十年不愈者亦效。"

《杂病广要·脏腑类·滞下》:"不可泥定是热,当辨症切脉,真知其有热积,方可用大黄。若系寒积而用大黄,不惟不愈,反增痛极而危矣。大凡下热痢用大黄,下寒痢用巴豆,有是病则服是药,详按古人成法,不容毫发差谬。(《医贯》)"

《杂病广要·脏腑类·滞下》"治痢奇方,制药用药轻重分厘俱要秤过,能起死回生之神药也。川黄连(去芦)、条黄芩、生白芍、山楂净肉,四味各一钱二分,陈枳壳(炒)、坚槟榔、姜汁炒厚朴、厚青

皮各八分,当归、甘草、地榆各五分,红花三分(酒洗),南木香二分,桃仁(炒去皮尖研如粉)一钱。水二碗,煎一碗,去滓空心服,滓再煎服。

此方或红或白,或红白相兼,里急后重,身热腹痛者,俱可服。其有便纯血,便扬尘水,大孔如竹筒等恶症,古书指为不治者,急服此药亦可救;但恐服之迟缓,则毒攻坏脏腑难救耳。其有噤口者,毒在胃口也,将此药煎熟去滓,每一煎分五六次缓缓服之,令其胃口毒气渐开,服完一剂后,不惟药可进,而饮食亦渐可进矣,不必另用他药也。单白无红者,去地榆、桃仁二味,木香用三分,加去白陈皮四分。涩滞甚者,加酒炒大黄二钱,服一二剂仍除之。此方用之于三五日神效,用之于旬日内外亦效,惟半月外则当加减,其法详于后。

黄连、条芩、白芍(三味生用,各四分酒炒)各六分,山楂一钱,制厚朴、陈皮、青皮、槟榔各四分,甘草(生熟各二分半),地榆(醋炒)、当归各五分,桃仁粉六分,红花三分,木香二分。

如延至月余,觉脾胃虚滑者,用酒炒芩、连、白芍各六分,陈皮、厚朴、木香各三分,醋炒地榆四分,红花二分,当归、人参、白术、熟甘草各五分。(以上三方,有胎妇人服之,去红花、桃仁、槟榔)以上方法随用辄效,间有不效者,必其初投参、术等补剂太早,补塞邪热在内,久而正气已虚,邪气犹盛,欲补而涩之则助邪,欲清而疏之则愈滑,遂至不救,虽有奇方,无如之何,则初投温补之祸也。予尝治一公子、一仕官,皆投补剂而后不可救者,故表而出之以戒后。(《奇效医述》)(《集验良方》引倪涵初第三方稍异)"

"大抵初病治法,发热恶寒者,香苏散加防风、川芎以取微汗即愈,重必用桂枝汤、当归四逆汤之类。若寒热往来,多呕者,必用小柴胡汤。若热多而口渴者,小柴胡汤去半夏加栝蒌根主之。若发热不恶寒,里急后重者,以葛根黄芩黄连甘草汤,照古法先煎葛根,后煎诸药,日服二三剂必愈。(《时方妙用》)"

"如五心烦热,唇赤烦渴引饮,心中欲冷而恶热,脐腹胀痛,六脉洪数或六脉虚弱者,便不可作虚寒治疗投之热药,此等脉证多因中暑得之。近人多不明中暑而妄投热药,倾人性命。殊不知寒伤形而不伤气,所以脉盛;热伤气而不伤形,所以脉虚。《经》云:阳根于阴,阴本于阳。阳无阴以

生,阴无阳以化。凡夏月天气热,当食以寒,扶阴气以养阳之时也。今人以为阴气在内,反抑以热药,而成疟痢脱血者多矣。若心中有时烦躁,五心烦热,四肢弃纵,不欲衣覆,或扬手掷足,饮食欲冷而恶温,下痢纯赤或赤黄色者,不问六脉虚弱及年高等人,便宜以性凉之药调治,如败毒散、小柴胡汤、黄连丸是也……若下痢纯白,或如鱼脑,或如鹜溏,或滑泄不禁,脐腹冷痛,四肢逆冷,口若含霜,饮食欲温而恶冷,六脉沉微,不问少壮,此是虚冷证也,宜用温热药治之,如丁香豆蔻散、阿梨勒丸、木香散、驻车丸,或佐以四桂散、附子理中汤。若下痢赤白,或纯脓,或鹜溏鲊臭,脐腹撮痛,遇痛则痢下,下后则痛止,此是有积作痢,宜以感应丸中,加黄蜡丸如绿豆大,各十五丸兼服,其积必去。若里急后重者,以枳实去瓤麸炒黄煎汤,吞下感应丸则愈。如未止,但以仙方断下丸或六神丸、香连丸、驻车丸服之必愈。(《管见良方》)"

《医学衷中参西录·医论·论痢证治法》:"痢之初得也,时时下利脓血,后重,肠疼,而所下脓则甚稠,血则甚鲜,腹疼亦不甚剧,脉之滑实者,可用小承气汤加生杭芍四钱,甘草二钱下之。盖方中朴、实原可开肺;大黄、芍药又善清肝;且厚朴温而黄、芍凉,更可交平其寒热,以成涤肠荡滞之功;加甘草者,取其能调胃兼能缓肝,即以缓承气下降之力也。其脉按之不实者,可治以拙拟化滞汤。若当此期不治,或治以前方而仍不愈,或迁延数旬或至累月,其腹疼浸剧,所下者虽未甚改色,而间杂以脂膜,其脉或略数或微虚,宜治以拙拟燮理汤。愚生平用此方治愈之人甚多,无论新痢、久痢皆可用。

用上方虽新痢、久痢皆可奏效,而其肠中大抵未至腐烂也。乃有腹中时时切疼后重,所下者多如烂炙,杂以脂膜,是其肠中已腐烂矣,当治以拙拟通变白头翁汤。方中之意:用白头翁、秦皮、芍药、生地榆以清热;三七、鸦胆子以化瘀生新,治肠中腐烂,而又重用生山药以滋其久耗之津液,固其已虚之气化,所以奏效甚捷也。愚在奉时,有王××下痢甚剧,曾以此方治愈,其详案载此方之后可考也。至素有鸦片嗜好者,无论其痢之初得及日久,皆宜治以此方,用之屡建奇功。至地榆方书多炒炭用之,而此方生用者,因生用性凉,善保人之肌肤,使不因热溃烂。是以被汤火伤肌肤者,用生地

榆为末,香油调敷立愈。痢之热毒侵入肠中肌肤,久至腐烂,亦犹汤火伤人肌肤至溃烂也,此地榆之所以生用也。至白头翁汤原方,原白头翁、秦皮与黄连、黄柏并用,方中药品若此纯用苦寒者,诚以其方本治厥阴热痢,原挟有伤寒实热。今用以治痢久肠中腐烂,故不得不为变通也。

上之痢证,又可治以拙拟生化丹。为其虚甚,加生怀山药一两。先用白糖水送服三七、鸦胆子各一半,再将余四味煎汤服。至煎渣服时,仍先用白糖水送服所余之三七、鸦胆子,再煎服汤药。盖痢证至此,西人谓之肠溃疡,不可但以痢治,宜半从疮治,是以用金银花、粉甘草以解疮家之热毒;三七、鸦胆子以化瘀生新;而鸦胆子味至苦,且有消除之力(捣膏能点疣),又可除痢证传染之毒菌;用芍药泄肝火,以治痢之本病;又恐其痢久伤阴,及下焦气化不固,是以又重用生山药以滋阴液固气化,此所以投之必效也(医方篇本方后载有医案可参观)。当愚初拟此方时,犹未见西人肠溃疡之说。及后见西书,其所载治法,但注重肠溃疡,而不知兼用药清痢之本源,是以不如此方之效也。"

《通俗内科学·传染病·赤痢》:"(药方)广泻叶一钱,元明粉二钱,姜一钱,橙皮一钱。上以水二盏,煎五分服。

黑牵牛五分,白牵牛五分(生研)。上为一次吞服,甘草汤下,每日三服。

泻剂奏效后,可用下方。

槟榔二钱,白矾二钱,肉桂二钱,龙骨二钱。上研细末,分作十包,每服一包,日三服。

山楂炭二钱,粟壳三钱,槟榔一钱五分,石榴皮二钱,青糖(不拘)。上水二盏,煎五分服。(近世验方)

诃黎勒一枚(诃黎勒散),上一味,煨熟,研末,米饮和服(《金匮》)。

特方:蓖麻子油上以二三钱服之。三时间仍不快,则可再服一钱。

此油之制法,用蓖麻子五斤,冷水泡一日,用沸水煮二句钟,去水,日中晒干,捣烂,加水十斤,再用火煮之。屡次搅动,至油质上浮,收取用之。市中所售者。均属不佳,不可入药。

大黄粉五分,滑石粉五分,桂皮(即肉桂)五分。上为细末作一服,日三四服,宜于小儿。

没石脂一钱,阿片一分,白糖二钱。上分作十包,每一时服一包,宜于泻剂奏效后。

樟脑一分,阿片一分,薄荷油一分,火酒精二两。上浸出,每服十滴至二十滴,宜于虚脱。"

《中国内科医鉴·病证各论·赤痢》:"[本间枣轩之说]最初恶寒发热,脉浮数,腹中痛,水泻下痢及五六次,忽现里急后重、不快利之状,数数上厕,但大便不出,唯见如涕如眵之肠垢,与血交下,或竟下血,舌上出白苔,或渴或呕,而无食思,小儿经二三日,腹力易脱,大人亦比他病亦早露疲劳。其初邪气著肠,用发表之手段,可取全效,凡有恶寒、脉浮数等之表证者,其先频服葛根汤,其次与黄芩汤加葛根、黄连,即黄芩汤与葛根黄连黄芩汤之合方也,此于治热痢有奇效,下痢渐次多,腹痛甚,稍见脱状者,选用桂枝人参汤或逆挽汤。"

2. 分证型论治用方

《太平惠民和剂局方·指南总论·卷下·论泻痢证候》:"凡痢下赤白,或纯脓,或鹜溏,若先脐腹撮痛,遇痛即痢下,下后痛止者,此为积痢,可与木香推气丸、感应丸,各进两三服,次随痢颜色治之。下痢赤白,可与驻车丸、黄连阿胶丸、厚肠丸、胃风汤。下痢白多赤少者,与厚肠丸、驻车丸、人参豆蔻散。下痢白少赤多者,与黄连阿胶丸、万金丸、金屑丸。下痢纯赤或鲜血者,可与服黄连阿胶丸、地榆散、万金饮,加麦门冬子煎。纯血痢,须是审问仔细,若下鲜血者,是有热,遇下痢时,微觉后重者,是有热也。下痢纯白滑泄者,此是冷证,可与丁香豆蔻散、诃黎勒丸、驻车丸。若下瘀血或紫黑色者,此是虚冷之甚,遇痢下时微滑,当与驻车丸、厚肠丸、丁香豆蔻散。痢下赤白,连绵日久,愈而复发,腹中时痛,诸药不瘥者,可与木香推气丸、不二丸、驻车丸、厚肠丸、感应丸。下痢日夜频并虚滑者,可与丁香豆蔻散、四柱散相兼服。更有一种脾毒下血,与热毒痢一般证候,但不心烦,口不干渴,不喜冷,余者相似,可与《王氏博济方》内败毒散,以槐花、枯矾二味为末,乌梅煎服。若只下痢,脐腹不撮痛者,乃无积滞,不须先服感应丸。"

《扁鹊心书·卷中·痢疾》:"若无大便,止下赤脓者,乃胃有大热伤血也,宜当归芍药汤、阿胶汤;若下白脓者,乃饮食冷物伤大肠也,服桃花汤、全真丹而愈。"

"暑热所伤,下赤而肿者,黄连丸;腹痛者,当归芍药汤;寒邪客于肠胃下白者,姜附汤、桃花丸。"

《扁鹊心书·神方·金液丹》:"(一名保元丹,一名壮阳丹)此丹治……脾泄,注下,休息痢……一切疑难大病,治之无不效验。

舶上硫黄十斤,用铜锅熬化,麻布滤净,倾入水中,再熬再倾,如此七次,研细,入阳城罐内,盖顶铁丝扎定,外以盐泥封固八分厚阴干。先慢火煅红,次加烈火,煅一炷香,寒炉取出,埋地中三日,去火毒,再研如粉,煮蒸饼为丸,梧子大。每服五十丸或三十丸,小儿十五丸。气虚人宜常服之,益寿延年功力最大。"

《扁鹊心书·神方·服金液丹各证引药》:"休息痢白者,用臭椿根皮汤下,红者用鸡冠花汤下。一切疑难之证俱用姜汤下。"

《扁鹊心书·神方·保命延寿丹》:"此丹治……久痢……一粒胜金液丹十粒。硫黄、明雄黄、辰砂、赤石脂、紫石英、阳起石(火煅醋淬三次),每味各二两,研作粗末,同入阳城罐,盖顶,铁丝扎定,盐泥封固厚一寸,阴干。掘地作坑,下埋一半,上露一半,烈火煅一日夜,寒炉取出。研细,醋丸梧子大。每服十粒,空心送下,童男女五粒,小儿二三粒,俱见成效。"

《扁鹊心书·神方·草神丹》:"此丹大补脾肾,治阴毒伤寒……脾泄暴注,久痢。川附子(制)五两,吴茱萸(泡)二两,肉桂二两,琥珀五钱(用柏子煮过另研),辰砂五钱(另研),麝香二钱(另研)。先将前三味为细末,后入琥珀、辰砂、麝香三味,共研极匀。蒸饼丸梧子大。每服五十丸,米饮下,小儿十丸。"

《扁鹊心书·神方·姜附丹》:"此丹补虚助阳消阴,治伤寒阴证……脾疟久痢水泻米谷不化,又能解利两感伤寒,天行瘟疫,山岚瘴气及不时感冒等证。生姜(切片)五两,川附子(炮切片、童便浸,再加姜汁炒干)五两。共为末。每服四钱,水一盏,煎七分和渣服。"

《扁鹊心书·神方·当归芍药汤》:"治中暑下血,血痢腹痛。当归、芍药(各二钱),水煎热服。"

《扁鹊心书·神方·如圣饼》:"治大肠冷热不调,下赤白痢,及大人小儿一切积滞。密陀僧五钱,诃子大者八个(火煨去核),硫黄三钱,轻粉二钱,石燕一对(洗净烧红,酒焠)。为末,面糊丸龙眼大,捏作饼。每用一饼,入灰中略煨热,茶

清下。"

《妇人大全良方·卷之八·妇人滞下方论第十》:"又有一方,一郡之内,上下传染,疾状相似。或只有一家,长幼皆然;或上下邻里间相传染;或有病同而证异;亦有证异而治同。或用温剂而安,或用凉药而愈。有如此等,是毒疫痢也。治疫毒痢者,虽当察五运六气之相胜,亦不可狃泥此说。且如运气相胜,岂毒偏于一方、一郡而独于一家、二家者乎?如有此证,当先察其虚实、冷热,首以败毒散,多加人参、甘草、陈米、姜枣煎服;及三黄熟艾汤、黄连阿胶丸、五苓散、驻车丸,可选而用之。如下痢赤多,或纯下鲜血,里急后重,大便不通,身体壮热,手足心热,大烦燥渴,腹胁胀痛,小便赤涩,六脉洪大,或紧而数,或沉而实,此热痢也,宜白头翁汤及三黄熟艾汤、五苓散,可选而用之。若风痢下血太过,宜用胃风汤加木香、黑豆煎服。若夏秋之间下痢,或赤或白,或赤白相杂,脐腹疼痛,里急后重,憎寒发热,心胸烦闷,燥渴引饮,呕逆恶心,小便不利及五心烦热,六脉虚弱,此等脉证,正因伏暑而得此疾,宜服香薷散加黄连、甘草、当归,酒水浓煎,沉令水冷,顿服。仍兼服酒蒸黄连丸,或小柴胡汤加人参煎服必愈(沈内翰云:治痢之药极多,然无如此药之妙。盖小柴胡汤能治暑毒)。如杂证一退,而痢尚未止,则以四物汤加胶、艾煎服,以调阴阳,未有不安者也。如水谷不分,小便不利,宜用五苓散,淡竹叶煎汤调服。如烦渴甚者,亦宜服之。若不明伏暑之证,但以脉虚而妄投硫、附、姜、桂、丹石之药而杀之,深可叹息。若下痢纯白,状如鱼脑,脐腹冷痛,日夜无度,手足逆冷;或有呕逆,全不入食,饮食欲温而恶冷,六脉微细。此由脏腑虚冷之极,宜木香散加服四味理中汤及钟乳健脾丸。甚者,四肢逆冷,六脉沉绝。当一味峻补,兼灸气海、丹田二穴,更以助胃之药,此守而不攻之意也。宜四顺附子汤、三建丹、白丹、加味参附汤、姜附汤,皆可选用。如年尊虚弱之人,或素来禀受怯弱,亦宜以此法详酌调理。然大宜开胃、进食为先,食可得入,则脾胃运化,糟粕便聚。糟粕既成,垢腻鲜血,瘀滞不患其不除矣。如久痢不瘥,肠滑不禁,溏泄不止,诸药无效,方可施之涩肠止痢之剂。亦宜先以龙骨、肉豆蔻、诃子、钟乳、胡粉之药。近人多用罂粟壳、地榆之属,然此物性太紧涩,能损胃气。如少壮之

人、壮健者服之，间奏奇效；若是疫毒、受暑受湿之证及年尊之人，或禀受怯弱，服此莫不受其大害。若以固秘涩肠为先，则风寒、暑湿之邪，非惟涩而不去。而胃管闭而不通，禁口不食，日见羸瘦。糟粕不入肠中，所患无由可除矣。若有此证，宜以参苓白术散、四君子汤及以石莲、山药之剂，治之必愈。"

《卫生宝鉴·卷十六·泄痢门·痢疾》："治热以坚中丸、豆蔻香连丸；治寒以白胶香散；或多热少寒，水煮木香膏；虚滑频数，宜止滑，宜养脏汤；病气大退，正气未复，当补脾；且如泻痢止，脾胃虚，难任饮食，不可一概用克伐之剂。若补养其脾，胃气足，自然能饮食，宜钱氏方中异功散。设或喜嗜饮食太过，有伤脾胃，而心腹痞满，呕逆恶心，则不拘此例。当权用橘皮枳术丸，一服得快，勿再服。若饮食调节无伤，则胃气和平矣。"

《局方发挥》："(丹溪)又云：痢疾乃外感兼内伤之候也，须分表里，当作表里治之。在表者，必恶寒发热，身首俱痛，宜以小柴胡汤去人参、枣子，加苍术、川芎、陈皮、生芍药，微汗以散之；在里者，必后重窘迫，腹痛，下积宜早，以大小承气、河间酒煎大黄汤之类下之。余邪未尽，更以芍药汤、香连丸之类以彻其邪。秽积已尽而更衣未息者，此大肠不行收令故也，宜以固肠丸、参香散之类以止涩之。"

《医经小学·卷之五·治法第五·辨证用药例略》："滞下诸痢。治热之剂：黄连阿胶丸、芍药柏皮丸、导滞汤、仲景白头翁汤、机要黄芩芍药汤。治寒之剂：《局方》桃花丸、严氏当归丸、诃黎勒散。冷热之剂：古方驻车丸、《局方》香连丸、戊己丸。治风湿之剂：与泄泻方选而用之。治暑之剂：黄连香薷饮、桂苓甘露饮。攻下之剂：大承气汤、宣明玄青丸、导滞汤。消积之剂：《脾胃论》圣饼子、《元戎》圣功丸。止涩之剂：仲景桃花汤、真人养脏汤、水煮木香丸、《宣明》香连丸、严氏禹余粮丸。收敛之剂：严氏乌梅丸、《元戎》乌梅散。噤口痢：仓廪汤。(《百一选方澹寮方》)"

《玉机微义·卷五·滞下治法·治热之剂》："白头翁汤：按此治痢在下焦肾虚有热也。《经》云肾欲坚，故用纯苦之剂以坚之。出太阴例药也。以其下痢属太阴故也。黄芩芍药汤：按此手足太阴经之药也。仲景用芍药甘草汤以复其阴，酸以

收之，甘以缓之，酸甘相合以补阴血也。芍药白者补赤者泻，出太阳芍药甘草例。大黄汤：按此乃阳明调荡涤邪热之药。用酒煎者欲其上至顶颠外彻皮毛也。芍药汤：按此行血调气不热之药也。大凡用药之杂与品味之多者，难以细分经络，当观其大体如何。此则太阳桂枝例药也。白术黄芩汤：按此去湿热和中活血之药也。芍药柏皮丸：补阴降火下焦之药也出太阳例。黄连阿胶丸：按此补虚退热除湿之药也出太阳例。"

《玉机微义·卷五·滞下治法·治寒之剂》："桃花丸，[按]此出阳明例药方。"

《玉机微义·卷五·滞下治法·冷热之剂》："驻车丸、香连丸，[按]此出太阴例药也。戊己丸，[按]此出厥阴已寒例。"

《玉机微义·卷五·滞下治法·治暑之剂》："黄连香薷饮，[按]此解散暑热心肺药也出太阴厚朴例。桂苓甘露饮，[按]此三方解表利小便大泻湿热气分药也。太阳经药也。"

《玉机微义·卷五·滞下治法·攻下之剂》："大承气汤、玄青丸、厚朴枳实汤：可用出阳明例药也……[按]以上三方逐积去热之药也。大黄泻血也，牵牛泻气也，甘遂大戟芫花泄水也，厚朴枳壳泄痞满也，各随其病所宜选而用之。"

《玉机微义·卷五·滞下治法·止涩之剂》："桃花汤，[按]此方出手阳明例药也，但赤治丙而白治庚也。《宣明》香连丸、《机要》诃子散、《脾胃论》诃黎勒丸，[按]以上诸方用温凉之药，以上痢较之局方专用涩热，则变法矣。夫脱则用涩，理所当然，脱而挟寒，温之热之可也；脱而挟热，凉而涩之可也，寒热各随所宜而用似难偏执一说。"

《玉机微义·卷五·滞下治法·收敛之剂》："严氏乌梅丸、《元戎》乌梅散：此皆酸收之义出太阳桂苓例药也。"

《玉机微义·卷五·滞下治法·血剂》："《局方》胃风汤，[按]此方名为治风而实非治风，乃补血和血益胃气之药。下血痢而挟虚者，实可倚仗，出太阳桂苓例药也。四物加阿胶艾叶，[按]此补血温血之药出厥阴例药也。"

《玉机微义·卷五·滞下治法·补剂》："十全大补汤；糯米、当归、黄芪，[按]此二方不分经络补血之剂。今人治痢而用此者盖鲜矣，殊不知血气虚脱之人与夫胎前产后之证，此法不可无也。故

特立条目以表章之。"

《玉机微义·卷五·滞下治法·杂方》:"导气汤:今人多如此用故收入。"

《玉机微义·卷六·泄泻治法·升发之剂》:"升阳除湿防风汤。如大便闭塞或里急后重,数至圊而不能便,或有白脓或血,慎勿利之,利之则必致重病及郁结而不通也。以此汤举其阳则阴气自降矣。"

《丹溪心法·卷二·痢九》:"身热挟外感,小柴胡汤去人参。后重积与气坠下之故,兼升兼消,宜木香槟榔丸之类。不愈者,用秦艽、皂角子、煨大黄、当归、桃仁、黄连、枳壳,若大肠风盛,可作丸服。保和丸亦治因积作后重者,五日后不可下,盖脾胃虚故也。后重窘迫者,当和气,木香、槟榔。腹痛者,肺金之气郁在大肠之间。如实者,以刘氏之法下之,虚则以苦梗开之,然后用治痢药。气用气药,血用血药。有热,用黄芩、芍药之类;无热腹痛,或用温药姜、桂之属。下血四物为主。下血多主食积与热,或用朴硝者。青六丸治血痢效。痢疾初得一二日间,以利为法,切不可便用止涩之剂。若实者,调胃承气、大小承气、三乙承气下之,有热先退热,然后看其气病血疾,加减用药,不可便服参术。然气虚者可用,胃虚者亦用之。血痢久不愈者,属阴虚,四物汤为主,凉血和血,当归、桃仁之属;下痢久不止,发热者,属阴虚,用寒凉药,必兼升散药并热药;下痢大孔痛者,因热流于下也,以木香、槟榔、黄连、黄芩、炒干姜;噤口痢者,胃口热甚故也,大虚大热,用香连丸、连肉各一半,共为末,米汤调下。

治痢十法:或恶寒发热,身首俱痛,此为表症,宜微汗和解,用苍术、川芎、陈皮、芍药、甘草、生姜三片煎。其或腹痛后重,小水短,下积,此为里症,宜和中疏气,用炒枳壳、制厚朴、芍药、陈皮、滑石、甘草煎。其或下坠异常,积中有紫黑血,而又痛甚,此为死血证,法当用擂细桃仁、滑石行之。或口渴及大便口燥辣,是名挟热,即加黄芩;或口不渴身不热,喜热手熨荡,是名挟寒,即加干姜。其或下坠在血活之后,此气滞症,宜于前药加槟榔一枚。其或在下则缠住,在上则呕食,此为毒积未化,胃气未平症,当认其寒则温之,热则清之,虚则用参术补,毒解积下,食自进。其或力倦,自觉气少,恶食,此为挟虚证,宜加白术、当归身,虚甚者,

加人参,又十分重者,止用此一条,加陈皮补之,虚回而利自止。其或气行血和积少,但虚坐努责,此为无血症,倍用当归身尾,却以生芍药、生地黄、生桃仁佐之,复以陈皮和之,血生自安。其或缠坠退减十之七八,秽积已尽,糟粕未实,当炒芍药、炒白术、炙甘草、陈皮、茯苓煎汤,下固肠丸三十粒,然固肠丸性燥,恐尚有滞气未尽行者,但当单饮此汤,固肠丸未宜进用,盖固肠丸有去湿实肠之功。其或利后,糟粕未实,或食粥稍多,或饥甚方食,腹中作痛,切不可惊恐,当以白术、陈皮各半,煎汤和之,自安。其或久痢后,体虚气弱,滑下不止,又当以药涩之,可用诃子、肉豆蔻、白矾、半夏,甚者添牡蛎,可择用之。然须用陈皮为佐,恐大涩亦能作痛。又甚者,灸天枢、气海……凡痢疾腹痛,必以白芍药、甘草为君,当归、白术为佐。恶寒痛者,加桂;恶热痛者,加黄柏。达者更能参以岁气时令用药,则万举万全,岂在乎执方而已哉?

究其受病之源,决之对病之剂。大要以散风邪,行滞气,开胃脘为先,不可遽用肉豆蔻、诃子、白术辈以补住寒邪,不可投米壳、龙骨辈以闭涩肠胃。邪得补而愈盛,故证变作,所以日夕淹延而未已也。若升散者,以胃风汤、防风芍药汤、神术散、苍术防风汤、败毒散,皆可汗之。攻里若有湿者,用导水丸、兼郁承气汤、和中丸;若积滞用圣饼子、脾积丸;冷积用《局方》苏感丸;若湿热甚者,宜《宣明》玄青膏;若后重窘迫,用木香槟榔丸。色白者,属气;赤白者,属气血受病;赤黑相兼,属湿热;青绿杂色,是风与火湿。下血者,当凉血,当归、生地黄。赤者属血,《保命集》四物汤,和槐花、黄连、米壳醋炒。下利,脉沉弱而腹痛,用姜附汤,加对五苓理中。又机要浆水散。若青色者,寒兼风,若阳气下陷者,以升阳益胃汤加桔梗、醋沃南星,用梅叶外贴眉攒极效,起泡便止。下痢若湿盛胜湿者,以平胃散对五苓散最可,或曲芎丸。老人奉养大过,饮食伤脾,为脾泄,《机要》白术芍药汤。湿胜,仙术炒中。若阴阳不分,当渗泄以五苓之类,或单用苡苡实炒为末,米饮调二钱。若气血俱虚,神弱者,以人参、白术、当归、芍药、炒茯苓,少加黄连服之,或钱氏白术散,又或十补汤佳。若暑痢而脉虚者,香薷饮,或清暑益气,又或六和汤、藿香正气各加木香半钱,名木香交加散。若白痢下如冻胶,或鼻涕,此属冷痢,宜除湿汤加木香一钱。虚弱者,

亦与十补汤。赤痢发热者,以败毒散加陈仓米一撮煎。下痢小便不通者,黄连阿胶丸为最。

又方:治热与血。大黄、黄连、黄芩、黄柏、枳壳、当归、芍药、滑石、桃仁、甘草、白术,等分。上为末,或汤调,或作丸,用面糊或神曲糊丸服。一本云:误服热药涩药,毒犯胃者,当明审以祛其毒。

苍术防风汤:苍术二两,防风一两,姜七片煎。

浆水散:半夏一两(汤洗),附子半两(炮),干姜(一作干生姜),桂、甘草(炙)各五钱,良姜二钱半。上为细末。每服三五钱,浆水二盏,煎至半盏,和滓热服。

曲芎丸:川芎、神曲、白术、附子(炮)等分。上为细末,面糊丸,梧子大。每服三五十丸,温米饮下。此药亦治飧泄。

《机要》白术芍药汤:白术、芍药各一两,甘草五钱。上锉。每服一两,水煎。

钱氏白术散:人参、白茯苓、白术、木香、甘草、藿香各一两,干姜,上为粗末。水煎。"

《医学正传·卷之三·痢》:"仲景治痢,可下者,悉用承气等汤加减下之。大黄之寒,其性善走,佐以厚朴之温,善行滞气,缓以甘草之甘,饮以汤液,灌涤肠胃,滋润轻快,积行即止。《局方》用砒、丹、巴、硇,类聚成丸,其气凶暴,其体重滞,积气已行而毒气未消,犹暴贼手持兵刃,使之徘徊瞻顾于堂奥之间,纵有愈病之功,而肠胃清纯之气,宁无损伤之患乎。可温者,乃用姜附温之。局方例用热药为主,涩药为佐,用之于下利清白者犹可;其里急后重,《经》所谓下迫者皆属火热所为,加以涩热之剂,非杀而何。

初得一二日间,元气未虚,必推荡之,此通因通用之法,用大承气汤或调胃承气汤。下后,看气血调理,气用参、术,血用四物。五日后,不可下。(此亦大概言之,气血虚者,虽一二日亦不可下;实者,十余日后,亦有下之而安者)

后重者,积与气坠下之故,兼升兼消,尤当和气,木香槟榔丸、保和丸之类。

身热挟外感者,不恶寒,用小柴胡去人参;发热恶寒,身首俱痛,此为表证,宜微汗和解,加苍术、川芎、陈皮、芍药、甘草、生姜,煎服。(愚每以上二方并治痢之挟外感者,亦多获奇效也)

下血者宜凉血活血,当归、黄芩、桃仁之类,或用朴硝……湿热下痢,小便涩少,烦渴能食,脉洪大而缓,腹痛后重,桂苓甘露饮送下保和丸二三十粒。湿多热少,脾胃不和,食少,腹痛后重,夜多利下,胃苓汤送下保和丸二三十粒。气虚,面色痿黄或枯白色,人疲倦,痢频并痛,后重不食,脉细弱,或微汗时出,黄芪建中汤送下保和丸二三十粒。湿热为痢,不渴者,建中汤加苍术、茯苓,下保和丸。脾胃不和,食少,腹胀痛后重,脉弦紧,宜平胃散加芍药、官桂、葛根、白术、茯苓,下保和丸。下痢,血气大虚,腹痛频并后重不食,或产后得此证,用四君子汤加当归、陈皮,下保和丸二三十粒。下痢白积者,用芍药汤加白术、陈皮、甘草、滑石、桃仁。下痢赤积,身热,益元散加木通、炒芍药、炒陈皮、白术,煎汤送下保和丸加黄芩丸。

久下痢,已数日不能起床,不食,疲弱之甚者,用:人参五分,白术一钱,黄芪五分,当归七分,芍药一钱,甘草(炙)三分,御米壳(醋炒)三分,地榆五分,木香三分,缩砂五分,陈皮一钱,升麻三分,白豆蔻仁三分,泽泻五分。上细切,作一服,水一盏半,煎至一盏,去渣温服。

古方多用粟壳治嗽与痢,但要先出病根,乃收功后药也。

如痢后脚弱,渐细小,用苍术二两,白芍药、龟板各二两半,黄柏五两,粥糊丸,以四物汤加陈皮、甘草,煎汤送下。"

《古今医统大全·卷之八十九·幼幼汇集·痢疾门》:"治痢,生姜助胃为阳,茶叶助胃为阴。平调阴阳,蜜治痢,生姜作片,好茶各一钱半,蜜水煎服。虫毒痢,阿胶、黄蘗各二钱,用水同煎服。"

《脉症治方·卷之二·暑门·痢疾》:"方:加减黄芩芍药汤治赤白痢疾。黄芩(炒)、枳壳各一钱五分,白芍药(炒)二钱,槟榔一钱,木香八分,甘草(炙)三分,当归一钱,苍术一钱,厚朴八分,白术一钱五分,陈皮八分,黄连(炒)一钱,三味乃痢必用之药。上作一服。姜一片,枣一枚,水二钟,煎一钟。食远服,腹痛,加砂仁、木香各五分,后重加滑石一钱五分。

赤痢加川芎、桃仁各一钱,再加当归五分,初欲下之加大黄五钱或三钱,量虚实用。

白痢加白茯苓(炒)、滑石各一钱,初欲下之加大黄五钱,并量虚实增损。

赤白相杂者并加上二药,盖芎、归、桃仁以理血,滑石、茯苓、陈皮以理气。初欲下者亦加大黄五钱,食积加山楂、枳实各一钱五分。

如白痢久气虚胃弱,或下后未愈,减芩连、芍药一半,去槟榔、枳壳、厚朴,加人参、黄芪、茯苓各一钱、砂仁、干姜各五分。

赤痢久血虚胃弱,或下后未愈。减芩、连、枳壳三之一,加川芎、熟地黄、阿胶各一钱。

赤黑相杂,此湿胜也。或小便不利,及赤涩短少,加木通、泽泻、茯苓各一钱、山栀八分,以分利之。

血痢加川芎、生地、槐花、地榆各一钱,添当归五分。

久不愈减芩、连各七分,去槟榔、枳壳、厚朴、苍术,加阿胶、地榆、侧柏叶各一钱五分、荆芥穗五分、炒黑干姜七分。

痢已久,重不去,此大肠坠下。去槟榔、枳壳,加升麻、荆芥穗各五分。

呕吐加石膏一钱五分、半夏、山栀各一钱,入姜汁一盏,缓呷之,以泻胃口热。

痢而腹痛加干姜、肉桂各七分。

痢久滑泄不禁,腹中已消,去槟榔、枳壳、厚朴,减芩连一半,加诃子、肉果、粟壳各一钱,乌梅二个。

痢久气血两虚,元气下陷者去芩、连、枳壳、槟榔、厚朴,加人参、黄芪各一钱五分、升麻、柴胡各五分。

痢而渴者加麦门冬、滑石各一钱、五味十五粒、乌梅二个。

秋后痢加扁豆、炒黑干姜、半夏各八分,减芩、连三之一。

春冬痢加干姜、肉桂各七分、藿香、白豆仁、砂仁各八分、肉果一钱,减芩、连三之一。

痢而脉沉,四肢厥,自汗,下如鹜溏,或澄澈清冷者,寒也。减芩、连、槟榔、枳壳、厚朴、苍术,加人参、熟附子、干姜各一钱五分以温之。"

《古今医鉴·卷之五·痢疾》:"《经》云:热积气滞而为痢。其初只宜立效散,一服即愈。或木香导气汤,以推其邪,以彻其毒,皆良法也。痢稍久者不可下,胃虚故也。调中理气汤,加味香连丸之类,择便用之。痢多属热,亦有虚与寒者。虚者补之,寒者温之,以神效参香散主之。盖痢之初,邪毒正盛,宜推荡之,不可用粟壳、诃子收涩之药;则淹缠不已。痢之稍久,真气下陷,宜收涩之。不

可用巴豆、牵牛通利之剂,用之则必致杀人。又有下痢噤口而不食者,亦有二也。有脾虚,有脾热。脾虚者,参苓白术散;脾热,参连汤,或仓连煎之类。"

《济阳纲目·卷二十二下·滞下·痢后调理方》:"大法:用葛根为君,鼓舞胃气上行也;陈茶、苦参为臣,清湿热也;麦芽、山楂为佐,消宿食也;赤芍药、广陈皮为使,所谓行血则便脓自愈,调气则后重自除也。惟于腹中胀痛,不可手按者,此有宿食,更佐以朴黄丸下之。若日久脾虚,食少痢多者,五味异功散加白芍药、黄连、木香清而补之。气虚下陷者,补中益气汤升提之。若邪热秽气塞于胃脘,呕逆不食者,开郁散启之。若久痢变为虚寒,四肢厥冷,脉微细,饮食不消者,附子理中汤加桂温之。夫久痢必伤肾,不为温暖元阳,误事者不少,可不谨欤,可不谨欤。"

《病机沙篆·卷上·痢》:"胀满恶食腹痛者,实也,木香、黄连、芍药、枳壳、槟榔、枳实、厚朴。烦渴喜冷饮,脉坚大滑数,热也。口腹怕冷,脉沉细,寒也,理中加香、蔻。湿热,二术、二苓、芩、连。气滞,木香、藿香、枳壳、厚朴、枳实、苏子、陈皮、砂仁、豆蔻、槟榔。和血则便脓自愈,四物可用。"

《医门法律·卷五·痢疾门·痢疾论》:"下血者,宜凉血活血,当归、黄芩、桃仁之类。风邪下陷者,宜升提之。湿热伤血者,宜行湿清热。下坠异常,积中有紫黑血,而且痛甚者,此为死血,用桃仁、滑石行之。"

《证治汇补·卷之八下窍门·痢疾》:"主以保和丸。赤痢加川芎、当归。白痢加苍术。腹痛加当归、芍药。后重倍槟榔、枳壳。小水赤涩加茯苓、木通。肛门热痛加大黄、朴硝。此通导之法,凡实热者用之。若赤痢久而血虚者,四物汤加阿胶、陈皮、白术、甘草。白痢久而气虚者,四君子汤加黄芪、扁豆、木香、砂仁。痢久而后重不去,此元气下陷,补中益气汤。痢久而积滞不化,为脾气不运,六君子汤。中焦寒者,理中汤。下焦虚者,四神丸。此温补之法,凡虚寒者用之。若血瘀痢者,用当归、桃仁、赤芍、枳壳、甘草、黄芩、香附、陈皮、肉桂。若食积痢者。用化滞汤加山楂、枳壳、木香、砂仁。此疏利之法,凡内伤气食者宜之。若时疫痢者,用防风汤加羌活、白芷、柴胡、川芎。此发散之例,凡外感风寒者用之。若噤口痢者,香连丸

同石莲肉、竹茹、枇杷叶、苍术，徐徐呷下，此清解之例，凡虚热者宜之。若秽尽气虚，用芍药汤加参、芪、苓、术、诃黎、粟壳、乌梅、肉果、香椿皮。此兜涩之剂，凡滑脱者宜之。若阳邪陷入阴中，脉沉数有力，肌肤晦黑者，初则升散，用人参败毒散，后则升补，用补中益气汤。服药时外宜坐殿肛门，努力忍便，直待药势已行，皮间汗润而止，务使内陷之邪。提之转从表出，所以挽其不趋之势也。凡初痢腹痛，不可骤用参术，虽胃气虚弱。亦当禁之。"

《杂病心法要诀·卷四·痢疾死证》："初痢有表证发热者，不宜攻之，法当先解其外，用仓廪汤汗之。里热盛，上冲心作呕噤口者，法当先攻其里，用大黄、黄连、好酒煎服攻之。寒痢宜用理中汤，加诃子、肉蔻、缩砂。白多者加附子，赤多者加肉桂也。

初痢外无表热，内热不盛，宜用芍药汤。即黄芩、黄连、枳实、木香、芍药、当归、槟榔、甘草、肉桂少许也。小便涩赤加滑石，下利次数无度，下坠痛甚，入大黄也。

痢疾攻后病势大减，宜调气血，用香连和胃汤，即黄芩、芍药、木香、黄连、甘草、陈皮、白术、缩砂、当归也。赤痢下血多虚者，当涩之，加炒椿根白皮、炒地榆。白痢日久气虚者，加人参、茯苓、炒干姜以补之。实而噤口堪下者，以大黄黄连汤下之。不堪下者，内以人参、黄连、石莲子煎汤，徐徐服之，下咽即好。外以贴脐王瓜藤散，即王瓜藤、茎、叶经霜者，烧灰香油调，纳脐中，即有效也。

久痢藏有寒热不分者，宜用乌梅丸调和之。寒虚滑脱者，宜用养脏汤温补之，即人参、白术、肉蔻、当归、诃子、肉桂、芍药、罂粟壳、甘草、木香也。

水谷痢者，乃脾胃虚，腐化不及，宜调中益气汤。湿痢宜木香、黄连，合平胃散方。湿而虚者，宜用胃风汤，即肉桂、粟米、八珍汤减地黄也。"

《金匮翼·卷七·诸痢治法统论·疏解之剂》："热者、赤者，与败毒散；冷者、白者，不换金正气散。"

《医碥·卷之三·杂症·痢》："利湿：五苓散、益元散等。清热：香连丸、白头翁汤等。荡积：承气汤、芍药汤、利积丸、导气汤。脉浮大忌下。调气：藿香正气散加木香，吞感应丸。血痢加黑豆三十粒，黄连阿胶丸、白头翁汤、香连丸、苏合丸。和血：芍药汤。腹痛，紫参汤。

肺气郁于大肠，苦梗发之。或食粥稍多，或饥甚方食，在中作痛，白术、陈皮各半，煎汤和之，仍夺食。伤冷水，泻变痢，腹痛食减，躁热困软，茯苓汤。脉弦，或涩或浮虚，建中汤。当归、芍药、甘草，能和腹痛。里急，宜行气清火。后重，宜调气，木香、槟榔。宜下其积滞。

下坠异常，积中有紫黑色，又痛甚，为死血，桃仁泥、滑石粉行之。

荡积后仍重，为大肠滑坠，余邪未尽者，升消散，兼升兼消；已尽，宜御米壳等涩之，加升麻以升其阳。[按]东垣云：里急后重，数至圊而不能便，或少有脓血，慎勿利之，宜升阳除湿防风汤。此当是湿热郁闭，上气不通所致，故升其阳而便自下。古云大便不通用升麻，即此意也。

虚坐努责，血虚肠燥不能出，当归为君，生血药佐之。

滑脱，桃花汤、断下汤、养脏汤、白术安胃散。固涩药中须加陈皮为佐，恐太涩能作疼。甚者灸天枢、气海。

凡痢初起，邪实，当去积滞，俟腹不痛即愈，不愈可用鸦胆丸止之。

脱肛，诃子皮散。磁石末二钱，空腹米饮下，外用铁锈磨汤温洗。

大孔痛，熟艾、黄腊、诃子烧熏之，食淡味自安。大孔不闭，葱和花椒末捣烂，塞谷道中。御米壳、诃子皮各一钱，为末，米汤下。

噤口，以脉证辨之，如脾胃不弱，头疼心烦，手足温热，未尝多服凉药者，此乃毒气上冲心肺，所以呕而不食，宜下之。或用败毒散，每服四钱，陈仓米一百粒，姜三片，枣一枚，水一盏半，煎八分，温服。若其脉微弱，或心腹膨胀，手足厥冷，初病不呕，因服罂粟壳、乌梅，苦涩寒冷太过，以致闻食先呕者，此乃脾胃虚弱，用山药一味，锉如小豆大，一半入瓦铫内炒熟，一半生用，同为末，饭饮调下。

又方：石莲捶去壳，留心，并肉研为末，每服二钱，陈米饮调下。此疾盖是毒气上冲心肺，借此以通心气，便觉思食。丹溪用人参、黄连、姜汁炒，浓煎汁，终日细细呷之。如吐再吃，但一呷下咽便开，痢亦自止，神效。人参、黄连、石莲，煎汤徐呷，外用黄瓜藤茎叶经霜者，烧灰，香油调，纳脐中即效。《仁斋》用参苓白术散，加石菖蒲末，以道地粳米饮乘热调下。或用人参、茯苓、石莲肉，入些少菖蒲与之。愚谓莫妙于问病者所欲，食之即开。

挟暑，自汗发热，面垢烦渴，呕逆，小便不通，香薷饮加黄连，益元散。腹痛，食不进，六和汤。藿香正气散各半服。挟寒，外感风寒，先宜发表，仓廪汤汗之，次乃治痢。

酒痢，葛根汤。久痢，或瘀血，或食积，或顽痰，或元气虚弱，当随证治之。

丹溪治族叔，病虽久而神不瘁，小便涩少而不赤，两手脉俱涩而颇弦，自言胸微闷，食亦减。因悟必多年沉积，癖在肠胃。询其平生喜食何物，曰：喜食鲤鱼，三年无日不用。此积痰在肺，肺为大肠之脏，宜大肠之不固也，当与澄其源而流自清。以茱萸、陈皮、青葱、藙苢根、生姜煎浓汤，和以砂糖，饮一碗许，自以指探喉中，吐痰半升如胶，其夜减半，次早又服，又吐痰半升，而痢自止。又与平胃散加白术、黄连，旬日而安。愚按小便涩而不赤，非热也。非热而涩，则肺气为痰所滞，合之胸闷食减脉涩弦，知痰在肺也。休息痢，宜四君子汤加陈皮、木香，吞驻车丸。兜塞太早，有余积者，利积丸去之，后用神效参香散。经年累月，愈而复发，补脾不效，此系寒积在大肠之底，诸药不能到，故无愈日。用巴豆一味研炒，蜡丸，桐子大，空腹米汤送下七八丸，一服永不再发。感应丸亦佳。

喻嘉言治周信川休息痢，阳邪陷入阴分，以布条卷成鹅蛋状，垫肛门，厚被围坐，热饮人参败毒散，良久又饮，遂觉皮间微有津润，令其努力忍便，不得移身。约二时久，病者心躁畏热不能忍，始令连被卧，病即减。改服补中益气汤，旬日愈。盖内陷之邪，须提出之，以挽其下趋之势，又须缓缓透出，方为合法。凡久痢、久疟、久热等症，皆须识此意。

劳痢，痢久不愈致虚，五心发热如劳证，蕤莲饮：莲肉、山药各等分，赤多倍莲肉，白多倍山药。愈后异功散，或平胃散加参、苓。清阳下陷，始则飧泄，久则肠澼，亦见里急后重，脓血相错，专用补中益气，痢不治而自止。不效，是无火也，急用八味丸。大瘕泄，亦见里急后重，红白杂，便则痛，欲小便大便先脱，欲大便小便自遗，或小便涩痛，或不通，或大小便牵痛，急用八味丸，加故纸、肉蔻、阿胶治之，不可用痢门药也。说详《医贯》泻利门中。

刮肠，诸病坏证，久下脓血，或如死猪肝色，或五色杂下，频出无禁，有类滞下，俗名刮肠。此乃虚脱之证，若投痢药则误，六柱散去附子，加益智仁、白芍药，或可冀其万一。

痢后风，足痛，或痿软，或胫肿，或膝肿，名痢后风。因痢后下虚，感受风湿，留滞关节所致。独活寄生汤，吞虎骨四斤丸，或大防风汤。外以杜牛膝、杉木节、白芷、南星、萆薢煎汤熏洗。若恶血痢下未尽，留滞经络作痛叫号者，日久恐成鹤膝，四物汤。加桃仁、红花、牛膝、黄芩、陈皮、甘草煎，生姜汁研潜行散，入少酒饮之，数十帖。又刺委中出血。又方，松明节一两，乳香二钱，炒焦存性，苍术、黄柏各一两，紫葳一两半，甘草五钱，桃仁去皮不去尖一两，为末，每服三钱，生姜同杵细，水荡起二三沸服。若由下多亡阴而致者，补脾胃生血，忌用风药。"

《杂病源流犀烛·卷十五·痢疾源流》："治痢用药大法。《入门》曰：色黑大黄，色紫地榆，色红黄芩，色淡生姜，色白肉桂，色黄山楂，痛甚木香、山栀（[鳌按]生姜、肉桂二味，虽痢色淡白，亦当斟酌用之，未可遽定为金针也）。"

《大方脉·杂病心法集解·卷四·痢疾门》："治法：凡初起，外无表症，内热亦轻者，法宜和解，用芍药汤之类。凡久痢，服补养药不效者，必初起止涩太早，邪热稽留，按前休息痢治之。"

《医学妙谛·卷上·杂症·痢疾章》："后重滞应调气舒，清血便脓应日除。通滞之汤条芩利，木通苏梗（炮）姜槟俱。热用黄连痛煨木，胸中不宽砂壳须。小便短则车前滑，后重将军不可无。头疼身热风邪痢，葛芜苍术防风驱。恶心作酸食积痢，麦芽曲实山楂配。内伤痢疾小腹疼，桃红紫黑血能治。身不热而腹不疼，大孔迫甚黄水利。此为气郁用升麻，更有柴防不可弃。噤口烦热腹痛加，水谷入胃即吐地。胃热石莲参（陈仓）米宜，酒积葛梅白蔻济。天行疫疾老幼传，合用散毒无他剂。夏月香薷扁豆增，银花肠澼血能清。诸痢日久须豆芍，补脾山药术云苓。下陷升柴亦必用，白久气虚黄芪参。红久血虚归芍进，血痢不止阿胶应。荆芥蒲黄同炒黑，姜炭加之少许吞。若还不停血余益，痢久之人虚极明。四君四物可兼用，脉迟肉蔻炮姜灵。

暑湿热成痢用药方法与泄泻依稀。

厥阴伏热，先厥防痉：川连、黄芩、丹皮、白芍、陈皮、女贞子、川柏、银花、炮姜、阿胶、茯苓、炒生地、滑石、甘草、北秦皮、枳实、谷芽、白头翁。

协热痢：白头翁汤，白头翁、黄连，加黄芩、北秦皮、黄柏、白芍、茯苓、川朴、陈皮、山楂、益元散、木香、银花、扁豆、泽泻。

脾营虚寒，脉沉微，不渴，舌白：归身、白芍、肉桂、炮姜、益智仁、青皮、炙草、楂肉、茯苓。

血痢：血水有红有紫，纯血难治。茅术、川朴、炒楂皮、肉果、槐米、归身、银花、山楂、炒地榆、广皮、炙草、白芍、人参、肉桂、羌活、白术、煨姜、南枣、六味丸、山楂、猪苓、黄芩、制军。加法：延胡、川连、黄柏。

阳虚下痢：治以温药通之。胃苓汤加炮姜、益智、青皮、赤石脂、粳米、公丁香、六君子汤加肉桂。

阳明不阖堵截阳明法，变胀主为未传，脉见弦动，是无胃也：人参、赤石脂、粳米、炮姜。

脾肾兼虚：人参、覆盆子、补骨脂、巴戟天、熟地、茯苓、菟丝子、禹余粮、赤石脂、莲肉、萸肉、山药、淡苁蓉、芡实、炮姜、木瓜、五味。

痢伤阴液：复脉汤去桂枝，麻仁、熟地、归身、麦芽、茯苓、炙草、炙升麻、山药、乌梅、白芍、生地、阿胶、防风根、木瓜、丹皮、楂肉、山栀、泽泻、粉猪苓。

虚气下陷，陷者举之：人参、炙草、归身、防风、荷叶、西芪、广皮、白芍、升麻。

久痢伤肾，下焦不摄：人参、菟丝、补骨脂、熟地炭、五味、鹿茸、茯苓、赤石脂、春砂仁、山楂、当归、白术、沙苑子、杜仲、附子、淡苁蓉、苓姜、术桂汤、济生肾气汤、黑地黄丸、苍术、熟地、五味、干姜。

噤口痢：川连、人参、草决明、山楂、熟地、黄芩、白芍、木香汁、银花、干姜、阿胶，白头翁汤亦用。

疟变痢：柴胡、人参、白芍、焦楂、甘草、吴萸、黄芩、当归、丹皮、茯苓、乌梅、香附、附子、肉桂、秦皮、牡蛎、复脉汤、泻心汤。

救逆汤去干姜：肠风，兼血痢无积沫之声。赤石脂丸：四苓汤加滑石、桂心，此分消其湿，生地炭、炒萸肉、炒归身、炒枸杞、川断肉、五味子。

噤口日久，圊次多：四君子汤加扁豆、苡仁、桔梗、砂仁、炮姜炭、肉果，为散，香粳米饮调服之。

石莲、葛根、青皮、乌梅。

早晨痢重，肾气丸：炒焦胲、干地黄、山萸肉、山药、丹皮、茯苓、福泽泻、附子、桂枝。

午时痢重：参苓白术散。人参、茯苓、白术、甘草、山药、扁豆、苡仁、建莲、砂仁、桔梗、陈皮。

陈曰：酒客湿滞，肠中久痢，非风药之辛佐苦味入肠，何能胜湿逐热？"

《大方脉·伤寒杂病医方卷五·医方理血门》："桃仁承气汤：治伤寒外症不解，热结膀胱，小腹胀满，大便黑，小便利，燥渴，谵语，血发热如狂，及血瘀胃痛、腹痛、胁痛，疟疾实热，夜发痢疾，蓄血急痛。去皮尖研桃仁十粒，大黄四钱，芒硝、甘草、桂枝各一钱，节庵加当归、白芍、柴胡、苏木、青皮、枳实，功效尤速。"

《痢症三字诀·正文》："闭迫甚，不得通，生大黄，暂一攻。世传黄连，黄芩、生大黄、吴茱萸为治痢霹雳散，暂用多效，然痢症是蕴酿纠结之邪，非剥劫所能除，甚有久服大黄而反致死者，津血被夺故也。唯遇闭迫太甚求通不得者，于各药之中暂加大黄，一攻亦常得效。

喜开达，杏桔苏，藁荷菊，葛麻扶。内闭者宜开，下迫者宜达，开之当从肺治，宜桔梗、杏仁、贝母以制肺气，使不收涩也。达之当伸肝郁，宜白头翁、柴胡，皆茎直上能升清阳，唯二药鲜真者。余每用荷茎、黄菊、老苏梗、葛根、天麻代之，皆能申木郁而解下迫也。

食已进，痢未止，宜分消，亦利水。痢症不可利水，自是一定之法。然既服寒凉药后，肠胃中津液已存，而痢犹不止者亦可兼利小便，使湿热之邪分消而出。盖不利水者但清其肠胃也，而兼利水者是兼清其膜油也，且止宜润。利加滑石、车前、防己、木通之类，而不可燥利也，医者知之。

痢既愈，当补脾，喜归地，忌姜芪。痢后当补脾阴，宜归地养荣汤。而不当补胃阳，故姜、桂、砂、陈、术、芪、苓、附皆非所宜，唯用白芍、当归、麦冬、人参、玉竹、山药、石斛、黄精、山萸肉一派滋养脾阴之药则大能补益，令人肥健。"

《中国内科医鉴·病证各论·赤痢》："桂枝汤：吾邦（指日本自国）近来行古医方者，对于痢疾，有专用葛根汤之趋势。自谓已阐明医道，此说一起，世之刀圭者流，遂误会其旨。对于痢之初发者，辄不详察其脉症，无方不用葛根汤矣，此实可谓疏忽之至。盖此病初起,有发汗者,有不发汗者,发汗者之中,有桂枝之症,有葛根之症,岂能一律局定一方?故发汗者,可从太阳病脉浮云云之章,可下者,可本少阴病自利清水云云之条治之。

葛根汤:痢疾发热少,腹痛强者,用桂枝加大黄汤为宜,若热强而腹亦痛者,用葛根汤为宜,又葛根汤之证为热度增强,自汗出,不恶寒,腹稍痛,脉甚者,用葛根黄芩黄连汤为宜,表症解后,病情较轻者,用黄芩汤加大黄、黄连为宜,中脘犹觉有物如满之气味者用厚朴七物汤,若或心下强痛,大便中交下赤色之物时,用大承气汤为宜。

若用葛根汤后,胁下痞鞭满者,用大柴胡汤。倘热不解时,用柴胡加芒硝汤,便血甚者,用黄连阿胶汤,服后犹不止者,与桃花汤,若便粪如脓者,黄芩汤为宜。又有一种热强而不渴者,此乃白头翁汤之证,非用下剂之症也,凡痢疾大抵有毒,在毒未尽时,切不可用神丸(阿芙蓉、木香、黄连、乳香、没药、沉香)。须待毒尽用之则佳,以上为阳症之要诀,至于阴症方面,则用真武汤、附子理中汤之类,在用真武之时机,可兼用神丸,功效可以早著,又有因于瘀血者,其腹痛与平常异,往往痛于少腹(下腹),污物呈紫黑色,此病以桃核承气汤为宜。腹中不痛,但下瘀物者,用当归四逆汤。"

三、治欲成痢疾未病先防方

1. 薷苓汤(《济阳纲目·卷二十二中·泄泻·治暑热泻方》)

专治暑月泄泻,欲成痢疾。

黄连(姜汁炒) 厚朴(姜汁炒) 香薷 白扁豆(炒) 茯苓 猪苓 泽泻 白术(各等分)

上锉,加生姜三片,水煎服。

2. 途中消暑饮(《济阳纲目·卷三中暑·治暑伤元气方》)

夏暑若在途中,常服壮元气,消热驱暑,免中暑、霍乱、泄泻、痢疾等证。

人参(一钱二分) 白术(一钱五分) 白茯苓 白芍药(炒) 麦门冬(去心,各一钱) 陈皮(七分) 甘草(炙,五分) 知母(炒) 香薷(各七分) 五味子(十粒) 黄芩(炒,三分)

上锉,加生姜三片、水一钟半煎七分,食前温服。

3. 谢传万病无忧散(《济阳纲目·卷三中暑·治中暑吐利方》)

专治夏月霍乱吐泻,烦渴尿赤,似疟非疟,似痢非痢,不服水土等证。常服可防疟痢。

草果 黄连 滑石 泽泻(各一两二钱) 枳壳 木通 陈皮 厚朴 赤茯苓 车前子 猪苓 砂仁(各八钱) 香薷 白扁豆(各二两,炒) 白术 小茴香(各五钱六分) 木香 甘草(各二钱半)

上为末。每服二钱,滚水调服。素虚者,温酒或茶清下,忌米饮,孕妇勿服。如不善服末者,煎三沸服,或晾冷服,不尔则吐。

4. 厚朴枳实汤(《杂病广要·脏腑类·滞下》引《保命集》)

太阴传于少阴,是为贼邪,先以厚朴枳实汤防其传变。

厚朴(一两) 枳实(一两) 诃子(一两,半生半熟) 木香(半两) 黄连(二钱) 甘草(三钱,炙) 大黄(二钱)

上为末。每服三五钱,水一盏半,煎至一盏,去滓温服。

四、治一切痢方

1. 车前子散(一名断痢散)(《黄帝素问宣明论方·卷十·痢门·泄痢总论》)

治一切痢不止。

车前子(不以多少,炒香)

上为末。每服二钱,米饮调下,食前空心。

2. 二胜丸(《黄帝素问宣明论方·卷十·痢门·泄痢总论》)

治泄痢虚损,不问新久者。

盐豉 紫蒜(去皮,各等分)

上同杵为膏,丸如桐子大。每服三丸至九丸,米饮汤下。

3. 杏仁丸(《黄帝素问宣明论方·卷十·痢门·泄痢总论》)

治一切赤白泻痢,腹痛里急后重者。

杏仁(四十九个) 巴豆(四十九个,去皮)

上二药同烧存性,研细如泥,用蜡熔和,旋丸如桐子大,每服一二丸,煎大黄汤下,间日一服。

4. 丹砂丸(《卫生宝鉴·卷十九·小儿门·疳瘦》)

治小儿五疳八痢。

麝香（一钱，研）　朱砂（研）　青黛（各二分）　丁香（半钱）　肉豆蔻（一枚）　没石子（一个）

上用干大虾蟆一个，去头足，酥炙黄，同为末，糊丸绿豆大。每服三十丸，米饮下，空心服。

5. 和中饮（《医学正传·卷之三·痢》）

治痢疾，不分赤白久近，服之无有不效者。但发热噤口不食者，不可服。

陈皮　白术　茯苓　白芍药（各一钱）　草果仁（七分）　甘草（三分）　陈仓米（二钱）　砂糖（三钱）　粟壳（醋炙，一钱五分）　乌梅（一个）

上细切，作一服，加生姜三片，大枣一枚，水二盏，煎至一盏，去渣温服。

6. 香连丸（《内科摘要·卷下·各症方药》）

治痢疾并水泻、暑泻甚效。

黄连（净，二十两）　吴茱萸（去枝梗，十两）

上先将二味用热水拌和，入瓷器内，置热汤炖一日同炒至黄连紫黄色，去茱用连，为末，四两，入木香末一两，淡醋米饮为丸，桐子大。每服二、三十丸，滚汤下。久痢中气下陷者，用补中益气下。中气虚者，用四君子下。中气虚寒者，加姜、桂。

7. 搜风顺气丸（《古今医统大全·卷之八中风门·药方·通治风证诸剂》）

治久患寒疟泻痢。初生小儿及百岁老人皆可服。补精驻颜，疏风顺气。

车前子（二两半）　白槟榔　火麻子（微炒去壳）　牛膝（酒浸）　郁李仁（汤泡去皮，另研）　菟丝子（制）　干山药（各二两）　枳壳（麸炒）　防风　独活（各一两）　大黄（五钱，半生半熟）

上为末，炼蜜为丸如梧桐子大。每服二十丸，渐加至四五十丸。酒茶米饮任下，百无所忌，空心临卧。各一服。久服，去肠中宿滞。精神强健，耳目聪明，腰脚轻健，百病皆除。老者还少。孕妇勿服。如服药觉脏腑微痛，以羊肚肺羹补之。又治肠风下血，中风瘫痪。百病不生，无病不治。

8. 治痢团鱼方（《万病回春·卷之三·痢疾》）

用大团鱼一个，水煮去肠甲，加生姜七片、砂糖一小块，不用盐酱，少入米粉作羹吃一二碗，其痢立止。

9. 治痢凤眼草方（《万病回春·卷之三·痢疾》）

治水泻痢疾。

用凤眼草蜜水炒，为细末，每服一钱。水煎，空心服，立止。

10. 清热化滞汤（《寿世保元·卷八·痢疾·痢疾不治症》）

治痢主方。

黄连（吴茱萸煎汤拌炒）　白芍药　陈皮　白茯苓（去皮）　枳壳（去穰炒）　黄芩　甘草

上锉一剂，用生姜一片，水煎，空心，温服。初起积热正炽加大黄、芒硝；血痢加酒炒黄芩、当归、地榆；白痢加厚朴、枳壳；赤白并下加川芎、归尾、桃仁、红花、滑石、陈皮、干姜（炒黑）；白痢久虚加白术、黄芪、白茯苓，去芩、连、枳壳；赤痢久虚，下后未愈，去芩、连，加当归、白芍、白术、川芎、阿胶珠；里急后重加木香、槟榔；腹痛，加白芍、川芎、玄胡索、枳壳；小便赤少加木通、猪苓、泽泻；下如豆汁加白术、苍术、防风；食积加山楂、枳实、麦芽、神曲；久痢气血两虚者加人参、黄芪、当归、川芎、升麻、肉蔻；下后二便流利，惟后重不去者，气陷于下也，以升麻提之。

11. 神仙万亿丸（《寿世保元·卷八·通治》）

治痢疾。

朱砂　巴豆（去壳）　寒食面

上先将朱砂研烂，即将巴豆同研极细，却以寒食面好酒打成糕，入药中，仍同研百余下，再揉和为丸，如黍米大，所服不过三五七丸而已，看虚实加减，照后引下。一痢疾，空心，茶清下，一肚腹痛，热茶送下。

12. 万病丸（《济阳纲目·卷四十一·积聚癖块·治久积方》）

疗五种下痢，并小儿赤白下痢，及狐臭耳聋鼻塞等病。此药以三丸为一剂，不过三剂，其病悉除。说无穷尽，故称万病丸。

牛黄（研细）　黄芩（去芦）　芫花（醋炒赤）　禹余粮（醋淬，研飞）　雄黄（研飞）　川芎　人参（去芦）　紫菀（去芦头醋炒）　蒲黄（微炒）　麝香（研）　当归（去芦）　桔梗（去芦）　大戟（锉炒）　干姜（炮）　防风（去芦）　黄连（去须）　朱砂（研飞）　犀角（镑）　前胡（去芦）　巴豆（去皮心膜，炒）　细辛（去苗）　葶苈（炒）　肉桂（去粗皮）　茯苓（去皮）　桑白皮（炒）　芍药　川椒（去目及闭口，微炒出汗）　甘遂（各一

两） 蜈蚣（二十二节，即去头足，炙） 石蜥蜴（去头尾足，炙，四寸） 芫青（二十八枚，入大米同炒黄色，去头足）

上为细末，入研药匀，炼蜜为丸如豆大。近病及卒病多服，积病久疾即少服。常服微溏利为度。若一岁已下小儿有疾者，令乳母服两小豆大，亦以吐利为度。卒病欲死服三丸，取吐利即瘥。卒中恶，口噤，服二丸，浆水下即瘥。五疰鬼刺客忤服二丸。男女邪病歌哭，腹大妊娠者，服二丸，日三夜一，间食服之……大痢，服二丸，日二服。

13. 闸板丹（《济阳纲目·卷二十二下·滞下·治痢疾初起方》）

专治一切水泻痢疾。

黄丹（水飞，三两） 乳香 没药（各三钱） 杏仁（去皮尖，二十四粒） 巴豆（去油膜，二十四个） 黄蜡（二两，净）

上将四味研为极细末，先将黄蜡熔开，后将药末同黄丹拌匀，入蜡内搅，冷成锭，油纸裹封，旋丸如桐子大。每服大人一丸，小儿半丸，其效如神。忌生冷油腻。水泻，白汤下；红痢，甘草汤下；白痢，干姜汤下；红白相兼，甘草干姜汤下。

14. 通元二八丹（《济阳纲目·卷二十二下·滞下·治痢疾初起方》）

治痢疾，奇效如神。若肠风下血，可常服。

黄连（去毛，八两） 当归 生地黄 白芍药 乌梅肉（各五钱）

上为细末，以雄猪肚一个盐醋洗净，去秽气，煮将熟取出，水控干，入药在内，置甑中，上下用韭菜厚铺，自辰至酉，慢火蒸之，以银簪插试，有黄色为度，乘热捣三千杵，丸如桐子大。每服七十丸，食后以生姜汤下则行，以细茶汤下则止，能通能塞，故曰通元。治积聚，空心以姜汤服，泻一二次即除，用粥补之；治泻痢，饭后以茶汤服，即止。

15. 犀角丸（《济阳纲目·卷二十二下·滞下·治痢疾初起方》）

但是痢，服之无不瘥者。

犀角屑（取黑色纹理粗者） 宣州黄连 苦参 金州黄柏（赤色紧薄者） 川当归（五味俱另捣取细末，各等分）

上和匀，空腹，烂煮糯米饮调方寸匕服之，日再服。忌黏滑、油腻、生菜。

16. 万病紫菀丸（《医灯续焰·卷四·促结主病第三十二》引《元戎》）

治一切痢疾。

紫菀（去苗） 菖蒲（九节者，去毛） 吴茱萸（汤洗七次、焙干） 柴胡（去须） 厚朴（姜制，一两） 桔梗（去芦） 茯苓（去皮） 皂荚（去皮、弦子，炙） 桂枝 干姜（炮） 黄连（去须，八钱） 巴豆（去皮膜，出油，研） 人参（去芦） 羌活 独活 防风（各半两） 蜀椒（去目及闭口者，微炒出汗） 川乌（炮，去皮脐，半两加三钱）

上为细末，入巴豆研匀，炼蜜丸如桐子大。每服三丸，渐加至五丸、七丸。生姜汤送下。食后临卧服。孕者不宜服。

痔漏肠风，酒下；赤白痢，诃子汤下；脓血痢，米饮汤下；小儿疳痢，葱白汤下；产后血痢，当归汤下。

17. 人马平安散（《傅青主男科重编考释·杂方》）

治男女大小心口膨闷，水泻痢疾，心腹痛疼等症。

明雄黄（一钱） 朱砂（一钱） 冰片（一分三厘） 麝香（一分五厘）

共为细末，瓷瓶收贮。用骨簪，男点左眼，女点右眼，点之即愈，兼治牛马猪羊等畜。

18. 四制丸（《大方脉·伤寒杂病医方卷五·医方攻里门》）

治一切痢疾。

锦纹大黄（一斤，切片，分作四分：一分煎黄连一两，取汤拌大黄，炒焦；一分用乳汁浸透，炒焦；一分煎吴萸一两，取汤拌大黄，炒焦；一分用童便浸透，炒焦）

共研极细，酒煮灰面糊丸，梧子大。每服一二钱。白痢，煎吴萸汤送下；赤痢，煎川连汤送下；赤白痢，米汤送下。

19. 西洋药酒方（《医学从众录·卷五·膈症反胃·诊脉》引《锦囊秘授》）

治隔食翻胃，一切痢疾水泻等症，立验。

红豆蔻（去壳） 肉豆蔻（面裹煨用，粗纸包压去油） 白豆蔻（去壳） 高良姜（切片，炒） 甜肉桂（去皮） 公丁香（各研净细末，戥准五分）

先用上白冰糖四两，水一饭碗，入铜锅内煎化，再入鸡子清二个，煎十余沸，入好烧酒一斤，离火置稳便处，将药末入铜锅内打匀，以火点着烧酒片刻,随即盖锅火灭,用纱罗滤去渣,入瓷瓶内,用冷水去火气,随量少饮之。

20. 保元化滞汤(《医林改错·卷下·论七八天痘疮作痒》)

治痘五六日后痢疾,或白或红,或红白相杂,皆治。

黄芪(一两,煎汤冲) 滑石(一两,末)

晚服加白砂糖五钱更妙。此方乃余之心法,不独治小儿痘症痢疾,大人初痢、久痢,皆有奇效。然大人初痢,滑石用一两五钱,白糖一两,不必用黄芪。久痢加黄芪,滑石仍用一两五钱。

21. 斗门散(《杂病广要·脏腑类·滞下》)

治八种毒痢,脏腑撮痛,脓血赤白,或有五色相杂,日夜频并,兼治酒痢藏毒,全不进食。

罂粟壳(去穰,蜜炙) 黑豆(炒去壳,各四两) 当归(去芦) 干姜(炮,各一两) 地榆(去芦) 甘草(炙,各二两) 干葛(去皮,半斤)

上为细末。每服二钱,水一盏,煎至七分,温服不计时候。

22. 四宝丹(《杂病广要·脏腑类·滞下》引《医宗粹言》)

治痢疾。

公丁香(一钱) 胡黄连(三钱) 巴豆霜(一钱,治巴豆霜法,巴豆不拘多少,去壳,纸包裹置新瓦上,又复瓦盖,炭火下煅炼去油,烟尽力度,存性)

上三味为细末,老米饭捣烂为丸如萝卜子大。每服七丸,看人肥瘦,或五粒三粒,端午日修合甚妙,药引在后。赤痢,用蜜糖调滚白汤空心送下。水泻,用姜汤下。脾泄,用姜汤送下,连服七日。凡服药后,直要饿至午时,然后吃炒米粥半碗,顷刻又进半碗。腹内有热毒,任其自行自止。惟赤痢难治,倘一服不止,再用细茶二两煎卤,生蜜糖二两,生姜一两取汁,三味共为一处,加前药七粒,空心服之即止。白痢,用黑沙糖调滚白汤,空心送下。

23. 治痢方(《疟利成法·治痢三方》)

1) 第二方

桂枝(三钱) 干姜(二钱,二味去表里之寒) 茯苓(三钱) 泽泻(三钱。二味去周身之湿) 桔梗(二钱,肺与大肠相表里,欲用下剂,故宜宣肺) 升麻(一钱,凡事欲抑必先扬,今欲下

之,故用升提之法,且能引入肠胃也) 枳实(一钱五分) 生大黄(三钱,枳实破滞,大黄则用以涤荡肠胃积垢也。若尽白色者,用一钱;久痢者,亦用一钱。虽发热畏寒,俱不忌)

此方斟酌尽善,凡寒热暑湿及所吃积滞之物一网打尽,故易获效。恐其寒胃,有姜、桂以温之;恐其下陷,有升麻、桔梗以固之,虽体弱,无伤也。但服大黄有不即下者,外用通大海七个,开水泡之,加生蜜一两,将蜜并通大海吃尽,每药一剂,吃一次,无不下者。下后,畅快之极,并不受伤。病轻者,两剂或三剂;病重者,三剂或四剂,可行则行,可止则止,不能预定,必使内无余孽而后已。

2) 第三方

党参(三钱) 白术(三钱) 苍术(三钱) 法夏(三钱) 扁豆(三钱) 砂仁(一钱) 藿香(三钱) 茯苓(三钱) 泽泻(二钱) 炙草(钱半) 老姜(三片) 升麻(八分)

此方不过于下后调和脾胃,使进饮食,别无妙处。但病后饮食不可过量,每日吃粥三次更好。

五、治疫痢方

1. 第一神通散(《济阳纲目·卷二十二下·滞下·治时疫痢方》)

寒邪犯心,所受之痢先发寒热,忽头痛,忽先转数行,后有赤痢,忽赤白相杂,忽止下痢,并宜吃此通神散,吃后取壮热便退。

麻黄(去根节) 官桂(去粗皮,各七钱半) 大川芎 白术(各二两) 薰本 独活 桔梗 防风 芍药 白芷(各半两) 牡丹皮 甘草(各二钱半) 细辛(三钱三分) 牵牛(一钱七分)

上为细末,每服二钱,非时熟汤调下,和渣热吃。若吃两三盏后寒热不退,更不必吃,自别有方论在下。若吃此药后寒热已退,赤痢已消减,便修合第二方、第三方,药吃取安效。若寒热已退,赤痢未消减,更服两三盏,然不可多吃,一日只两盏,后赤痢消减,忽变成白痢,旋次修合第二方吃,候出后度数减少,便修合第三方吃取平安。但六甲之年,六庚之岁,春夏之内,时气多寒,人得痢疾,此药通神。若是六甲之年,丑未之岁,湿化偏多,人得痢疾,先发寒热,即于方内添草豆蔻一两,同修合也。又不问太岁,但一年间春夏之内多寒,人有痢疾,先发寒热,并宜吃此方。

2. 第二还真散（《济阳纲目·卷二十二下·滞下·治时疫痢方》）

治毒痢。初得时先发寒热,吃前方寒热已退,赤痢已消减,宜进此方。若吃前方药,寒热未退,赤痢未消减,更不宜进此药。但天地变化,其候非常,痢疾证候多端,此不得不尽其仔细。

诃子(五枚,用面裹火煨熟,不要生,亦不要焦,去面不用,就热咬破诃子,擘去核不用,只用皮焙干)

上捣罗为细末。每服二钱匕,以米汤一盏半同药煎取一盏,空心和渣吃。若吐出一两口涎更佳。如此吃经数盏,大腑渐安,出后减少,修合第三方药吃,以牢固大肠。若吃前方药壮热未退,血痢未减,不可进此药。

3. 第三舶上硫黄丸（《济阳纲目·卷二十二下·滞下·治时疫痢方》）

治疫毒痢,吃前面两方病势已减,所下之痢止余些小,或下清粪,或如鸭粪,或如茶汤,或如烛油,或只余些小红色,宜吃此方,以牢固大肠,还复真气。

舶上硫黄(二两,去砂石,细研为末) 薏苡仁(二两,炒,杵为末)

上二味相和令匀,滴熟水和为丸如桐子大。每服五十丸,空心米汤下。

4. 人参败毒散（《症因脉治·卷四·痢疾论·疫痢》）

治疫痢之治寒湿脉微者。

羌活 独活 柴胡 前胡 川芎 人参 甘草 枳壳 桔梗 白茯苓

5. 升麻葛根汤（《症因脉治·卷四·痢疾论·疫痢》）

治疫痢之治寒湿脉伏者。

升麻 干葛 甘草 白芍药

6. 香连丸（《症因脉治·卷四·痢疾论·疫痢》）

治疫痢湿热脉洪。

川黄连 木香

7. 香连平胃散（《症因脉治·卷四·痢疾论·疫痢》）

治疫痢满闷不舒。

川黄连 木香 熟苍术 厚朴 陈皮 甘草

8. 当归银花汤（《症因脉治·卷四·痢疾

论·疫痢》）

当归 生地 甘草 银花

9. 香连化滞汤（《大方脉·伤寒杂病医方卷五·医方理血门》）

治时痢里热。

归尾 白芍 川连 条芩 黄柏 甘草 木香 槟榔 酒浸大黄 炒枳壳 滑石末

酌量服。

六、治噤口痢方

(一) 以虚为主

1. 参苓白术散（《医学正传·卷之二·内伤》）

治脾胃虚弱,饮食不进,或呕吐泻利。其大病后补助脾胃,此药极妙。

人参 白术 白茯苓 干山药 白扁豆(去壳,姜汁浸,炒,一两五钱) 甘草(炙) 桔梗(去芦) 薏苡仁 莲肉(以上各一两)

家传治噤口痢,用石莲肉,又加石菖蒲一两。有气,加木香五钱。

上为细末,每服二钱,枣汤调下,噤口痢用粳米汤,休息痢用砂糖汤调下。别方有缩砂一两。

2. 香脯（《医方集宜·卷之八·小儿门中风·香脯》）

治小儿刮肠下痢,噤口不食。

精猪肉(一两,批作薄片) 腻粉

将猪肉于炭火上慢炙,微铺腻粉令匀,以少许与吃。

3. 附子理中汤（《济阳纲目·卷二十二下·滞下·治噤口痢方》）

治寒邪中于太阴,呕吐清涎沫,腹中冷痛,或下痢清谷,吐蛔虫,脉来沉细,急宜温之。

干姜 附子 炙甘草(各一钱) 人参(二钱) 白术(二钱)

上锉,水煎服。寒甚者,加干姜二钱;渴欲得水,加人参、白术各一钱;当脐有动气,去白术,加肉桂一钱;吐多者,加生姜一钱五分;下痢多者,加白术;悸者,加茯苓一钱五分;腹满者,去参、术,加陈皮、半夏、砂仁各八分,附子一钱五分。盖温即是补,除附子,加木香、砂仁,即香砂理中汤。

4. 冲虚至室丹（《济阳纲目·卷二十八·咳嗽·治久嗽方》）

治男妇日久劳嗽并噤口痢二证,诸药不效者。

阿芙蓉(二钱,另研) 麝(二分,另研) 射干(即扁竹根,七分,另研) 朱砂(三分,另研) 狗宝(一钱三分,火煅七次,入烧酒内,另研)

上为极细末,烧酒打糊为丸如豆大,金箔为衣。劳嗽,每用一丸擂细,用好梨七钱去皮,将药撒在梨上,一更时令患者嚼下,服毕急睡,勿言语,次日巳时方饮清米汤,三日戒食厚味。噤口痢,用白砂糖三钱同药一丸擂细,不拘时咽下。不忌厚味。每一料丸四十六丸,不可多少。

(二)虚中夹实

1. 久痢神验方(《外台秘要·卷第二十五·冷痢食不消下方六首》)

文仲、华佗治老小下痢,柴立不能食,食不化,入口即出,命在旦夕。

黄连末(半鸡子壳) 乱发灰(准上) 淳苦酒(准上) 蜜(准上) 白腊(方寸匕) 鸡子黄(一枚)

上六味,于铜器中炭火上,先纳苦酒蜜腊鸡子黄搅调,乃纳黄连末发灰,又搅煎,视可捣,出为丸,久困者一日一夜尽之,可者二日尽之。

2. 三贤散(《济阳纲目·卷四十一·积聚癖块·治食积方》)

消积块进食。治噤口痢。

橘红(一斤半) 甘草(四两) 盐(半两)

上用水二四碗,从早煮至夜,以烂为度,水干则添水,晒干为末,淡姜汤调下。有块者加姜黄半两,同前药煮。气滞加香附二两,同煮。气虚者,加沉香半两另入。噤口痢者,加莲肉二两去心,另入。

3. 参连汤(《济阳纲目·卷二十二下·滞下·治噤口痢方》)

治噤口痢。

人参(五钱) 黄连(一两)

上锉,水煎,时时呷之。如吐,再强饮,但得一呷下咽即好。一方加石莲肉三钱,尤效。外以田螺捣烂,盒脐中,引热下行。

4. 开噤汤

1)《济阳纲目·卷二十二下·滞下·治噤口痢方》

治噤口痢。

砂仁(一钱,研) 砂糖(七钱) 细茶(五钱) 生姜(五片)

上锉一剂,水二钟煎至一钟,露一宿,次早北面温服。外用木鳖子二钱去壳、麝香二分共捣,置脐中,即思食。

一方,治噤口痢。此乃毒气上冲心肺,借此以通心气,便觉思食。

石莲肉(晒干,槌碎,去壳,留心并肉)

上为末,每服二钱,陈仓米煎汤调下,便觉思食。仍以日照东方壁土炒真橘皮,为末,姜、枣略煎,服之。

一方,黄连(半斤) 生姜(四两)

上二味切片同炒,待姜焦黄色去姜,只用黄连为细末,同陈米饭一处捣烂,丸如桐子大,每服七八十丸,赤痢陈米饮下,白痢陈皮汤下,赤白相兼者陈米橘皮汤下。

2)《痢症三字诀·附方》

治噤口不食。

人参(二钱) 麦冬(三钱) 天冬(三钱) 石膏(三钱,煅) 栀子(三钱) 黄连(二钱) 黄芩(一钱) 黄柏(一钱) 生地(三钱) 白芍(三钱) 当归(三钱) 射干(二钱) 杏仁(三钱,研) 槟榔 枳壳 甘草(各一钱) 花粉(二钱)

此为治噤口痢之主方。生津进食除肠胃中之炎症,力量周到,再加白头翁则详尽无遗矣。

5. 开噤散(《济阳纲目·卷二十二下·滞下·治噤口痢方》)

治呕逆食不入。

书云:食不得入,是有火也。故用黄连,痢而不食,则气益虚,故加人参。虚人久痢,并用此法。

人参 川黄连(姜水炒,各五钱) 石菖蒲(七钱,不见铁) 丹参(三钱) 石莲子(去壳,即建莲中有黑壳者) 茯苓 陈皮(一钱五分) 陈米(一撮) 冬瓜仁(去壳,一钱五分) 荷叶蒂(二个)

上锉,水煎服,不拘时。

6. 立效散(《济阳纲目·卷二十二下·滞下·治里急后重方》)

治赤白痢疾,脓血相兼,里急后重,疼痛,一服立止。

黄连(四两,酒洗,用吴茱萸二两同炒,去茱萸不用) 陈枳壳(二两,麸炒,去穰)

上为细末。每服三钱,空心黄酒调下,泄泻米汤下,噤口痢陈米汤下。

7. 参连开噤散(《大方脉·伤寒杂病医方·卷六·医方泻火门》)

治噤口痢,脉大身热,舌赤唇红,不能饮食。

姜汁炒黄连 净石莲肉 人参(或以沙参代,等分)

研末,米泔,每调二钱,频频呷下。

8. 救胃煎(《痢症三字诀·附方》)

治噤口不食。

生地 白芍 黄连 黄芩 玉竹 花粉(各三钱) 杏仁(三钱,研) 桔梗(二钱) 石膏(四钱,煅) 麦冬(三钱) 枳壳(八钱) 厚朴(一钱) 甘草(一钱)

上水三茶碗煎取碗半,服必舌上有津液则进食矣。

七、治休息痢方

1. 八味散(《外台秘要·卷第二十五·许仁则痢方七首》)

肠澼痢候,食稀或稠,便但似脓,每便极滑,痢有常期,有如此者,宜依后豆蔻子等八味散服之方。

豆蔻子 丁香(各三两) 细辛 附子(炮) 干姜(各四两) 人参 黄芪(各五两) 赤石脂(六两)

上药捣筛为散,以饮下之,初服一方寸匕,日再,稍稍加至二三匕良。

2. 六味汤(《外台秘要·卷第二十五·许仁则痢方七首》)

治诸痢,患无新旧,如药疗之,蹔差还发,此即纵以新药止之。终存其根,本由肠胃中冷热不调,病根固结,必须汤药涤之,以泄病势,痢后更以药物补助之,有此候者,宜依后附子等六味汤以利之。后服高良姜十味散以补之方。

附子(炮) 细辛 甘草(炙) 人参(各二两) 干姜(三两) 大黄(五两)

上药切,以水七升煮取二升四合,去滓,分温三服,服如人行十里久,一服此汤,当得快利,利中有恶物如鱼脑状,或如桃李,但异于常利,勿怪之,将息经三四日。宜合后高良姜等十味散服之方。

高良姜 细辛 黄芪 白术 苦参(各五两) 丁香(二两) 人参 干姜(各四两) 豆蔻子(三两) 赤石脂(六两)

上药捣筛为散,以饮下之,初服一方寸匕,日再服之,稍稍加至二三匕。

3. 诃黎勒丸(《脾胃论·卷下》)

治休息痢,昼夜无度,腥臭不可近,脐腹撮痛,诸药不效。

诃子(五钱,去核称) 椿根白皮(一两) 母丁香(三十个)

上为细末,醋面糊丸如梧桐子大。每服五十丸,陈米饭汤入醋少许送下,五更,三日三服效。

4. 三根饮(《医学正传·卷之三·痢》)

治休息痢年久不愈者,其效如神。

五倍木根 苍耳草根 臭樗木根(刮取白皮)

上各等分,细切。每服七钱重,加生姜三片,大枣一枚,大黑豆三十六粒,糯米四十九粒,水二盏,煎至一盏,去渣温服。

5. 家莲散(《济阳纲目·卷二十二中·泄泻·治虚滑久泻方》)

治经年久泻冷泄,及休息痢经年不止者。

莲肉(水泡,去皮心,微火焙干,四两) 厚朴(姜汁浸炒) 干姜(炒黑色,各一两)

上共为末。每服二三匙,米饮调下,日三服。

6. 异功散(《济阳纲目·卷二十二中·泄泻·治虚滑久泻方》)

治休息痢。

人参 白术 茯苓 陈皮(各二钱) 甘草(炙,一钱)

上锉,加生姜三片、枣二枚,水煎,食前服。

7. 加味八珍汤(《济阳纲目·卷二十二中·泄泻·治虚滑久泻方》)

治过服凉药,以致气血俱虚,而成休息痢。

四君子合四物汤加陈皮、阿胶,水煎服。

如脾胃虚寒,加黄芪、肉桂

如有热,加黄芩、黄连。

8. 加味通元二八丹(《济阳纲目·卷二十二中·泄泻·治虚滑久泻方》)

治痢疾,奇效如神。凡休息痢十数年不能愈者,服此药数服即愈。

宣黄连(八两) 当归身 赤芍药 生地黄 南川芎(各五钱) 槐花 荆芥穗 乌梅肉(各一两)

上八味各制为细末,用雄猪肚一枚,以刀刮尽,仍用酒洗净,将前药末装入,线缝严密,用韭菜铺底盖顶,以桑柴火蒸一日,捣千余下,丸如桐子大。每服七八十丸,温水下。肠风及便毒下血,用浆水汤下。凡脏毒痔漏,每清晨服一百丸,清茶下,过十服即愈。此药霜降后合方妙。

9. 神效丸(《济阳纲目·卷二十二中·泄泻·治虚滑久泻方》)

治误服涩药,余毒不散,成休息痢,脓血不止,疼痛困弱。

当归　乌梅　黄连(各等分)

上为细末,炼蜜丸,甚者蜡丸如桐子大。每服三十丸,加至五十丸,空心厚朴煎汤下。一方加阿胶。

10. 六神丸(《济阳纲目·卷二十二中·泄泻·治虚滑久泻方》)

治误服涩药,余毒不散,成休息痢,脓血不止,疼痛困弱。

黄连　木香　枳壳　茯苓　神曲　麦芽(各等分)

上为末,神曲打糊为丸如桐子大。每服五十丸,赤痢甘草汤下,白痢干姜汤下,赤白痢甘草干姜汤下。

[荫按]黄连解暑毒,清脏腑,厚肠胃,赤痢倍之;木香温脾胃,逐邪气,止下痛,白痢倍之;枳壳宽肠胃,茯苓利水,神曲、麦芽消积滞。真调痢要药。

11. 木香散(《济阳纲目·卷二十二中·泄泻·治虚滑久泻方》)

治隔年痢不止,并治血痢尤捷。

木香　黄连(各半两,二味同炒)　罂粟壳　生姜(各半两,同炒)　甘草(炙,一两)

上为细末,入麝香少许,每服一钱,陈米饮下。

12. 麦蘖丸(《济阳纲目·卷二十二中·泄泻·治虚滑久泻方》)

治休息痢,不能饮食及羸瘦。

大麦蘖(炒)　附子(炮裂,去皮脐)　陈曲(炒)　官桂(去皮)　乌梅肉(炒)　白茯苓(去皮)　人参(各一两)

上为细末,炼蜜和丸如梧桐子大。每服三十丸,煮枣肉饮下,不拘时。一方用七月七日曲。

13. 治休息痢验方(《济阳纲目·卷二十二中·泄泻·治虚滑久泻方》)

1)治休息痢羸瘦。

黄连(去须,为末)　定粉(研,各半两)　大枣(二十枚,去核)

上春枣如泥铺于纸上,安二味药裹之,烧令通赤,取出候冷,细研为末,每服使好精羊肉半斤,切作片子,用散药三钱掺在肉上,湿纸裹烧熟,放冷食之,不过三两服效。

2)杏仁(一两,汤浸,去皮尖及双仁,麸炒黄色)　獭猪肝(一具,去筋膜,切作片)

上件将肝用水洗去血,切作片,干净铛纳一重肝,一重杏仁,入尽,用童子小便二升入铛中,盖定慢火煎,令小便尽即熟,放冷任意食之。

14. 羊肝散(《济阳纲目·卷二十二中·泄泻·治虚滑久泻方》)

治休息痢,不能饮食及羸瘦。

砂仁(一两,去皮)　肉豆蔻(半两,去壳)

上为细末,用羊肝半具细切,拌药以湿纸三五重裹上,更以面裹,用慢火烧令熟,去面并纸,入软饭捣和为丸如桐子大。每服三十丸,食前粥饮下。

15. 芩术汤(《证治汇补·卷之八下窍门·痢疾》)

统治痢疾,积去调理之剂。

白术(一两)　黄芩(七钱)　甘草(三钱)

每服三钱,水煎。

16. 缩砂散(《赤水玄珠·第八卷·痢门·休息痢》)

止休息痢。

砂仁(炒),为末,空心米饮下一钱。

17. 尽秽丹(《辨证录·卷之七·痢疾门》)

人有长年累月,里急后重,而作痢者,乍作乍止,无有休歇,人以为休息之痢,谁知是正气已复,而邪气尚存之故哉。夫痢不可妄止,必须因势利导之。

大黄(一钱)　滑石(一钱)　厚朴(一钱)　地榆(二钱)　槟榔(一钱)

各为细末,用蜜煮老为丸,一次服尽。服后即用膳以压之,不使留于胃中。必得微利为度,一利而痢病顿除。此方专下大肠之湿热也。邪原在大肠,所以一用奏功。倘畏损伤脾胃,用人参汤送下更妙。然亦止宜于虚弱之人,不宜于健旺之客也。

18. 和气四七汤(《症因脉治·卷四·痢疾论·外感休息痢》)

治外感休息痢,气凝积滞,脉涩滞者。

枳壳　厚朴　陈皮　紫苏子

红积多加山楂肉,白积多加炒神曲。

19. 泼火散(《症因脉治·卷四·痢疾论·外感休息痢》)

治火伤血痢之方。

川黄连　赤芍药　地榆　青皮　甘草

20. 枳术丸(《症因脉治·卷四·痢疾论·外感休息痢》)

合保和丸,可治休息痢。

陈枳实　白术

21. 保和丸(《症因脉治·卷四·痢疾论·外感休息痢》)

治食积痢。

莱菔子　楂肉　神曲　麦芽　陈皮　甘草

22. 独圣汤(《症因脉治·卷四·痢疾论·外感休息痢》)

家秘治小儿下红积,产妇血痢,神效。

楂肉一斤,研末,每服二两,煎汤服。

23. 大安丸(《症因脉治·卷四·痢疾论·内伤休息痢》)

治饮食伤脾,内伤积痢。

楂肉　神曲　半夏　白茯苓　莱菔子　陈皮　连翘　白术

24. 家秘消积散(《症因脉治·卷四·痢疾论·内伤休息痢》)

治饮食伤脾,积痢不止,神效。

苍术(一两,饭上蒸)　厚朴(五钱)　陈皮(五钱)　甘草(三钱)　神曲(二两,炒)　红曲(一两)　楂肉(四两)　麦芽(一两,炒)

上为细末,白汤服。

25. 楂术膏(《症因脉治·卷四·痢疾论·内伤休息痢》)

治休息痢,脾虚不能运化,助脾消积。

楂肉　白术　陈皮　甘草

26. 钱氏异功散(《症因脉治·卷四·痢疾论·内伤休息痢》)

治脾元不足,有痢无积,久不愈者。

白术　人参　陈皮　白茯苓　炙甘草　木香　诃子　肉果

八、治疟痢方

1. 黄连犀角丸方(《圣济总录·卷第三十七·疟痢》)

治疟兼痢,无问赤白,水谷鲜血,皆主之。

黄连(去须)　犀角屑　豉(炒,各二两)　龙骨(四两)　牡蛎(熬,半两)

上五味,为细末,炼蜜丸如梧桐子大。每服三十丸,米饮下,日三。

2. 黄连丸方(《圣济总录·卷第三十七·疟痢》)

治疟痢无度,赤白相杂。

黄连(去须)　黄柏(去粗皮,锉,炒)　羚羊角屑　艾叶(炒)　赤芍药(各二两)　当归(切焙一两)

上六味,为细末,炼蜜和捣三百杵,丸如梧桐子大。每服三十丸,粥饮下,不拘时。

3. 地榆汤方(《圣济总录·卷第三十七·疟痢》)

治疟痢挟热,下血腹痛。

地榆(锉)　黄连(去须)　黄芩(去黑心)　犀角屑(各一两)　升麻　茜根(各半两)

上六味,粗捣筛。每服四钱匕,水一盏半,煎至八分,去滓温服,不拘时。

4. 常山丸方(《圣济总录·卷第三十七·疟痢》)

治疟兼痢不止。

常山　黄连(去须)　豉(炒,各三两)　附子(炮裂,去皮脐,二两)

上四味,为细末,炼蜜丸梧桐子大。每服四丸,米饮下,未发前空腹服,欲发更服三丸,自旦至暮乃食,三日勿杂食佳。

5. 柴苓二陈汤(《脉症治方·卷之二·暑门·疟疾》)

治诸疟,热多寒少者宜服。

柴胡　白术　苍术(各一钱五分)　人参　半夏(姜制)　黄芩(各一钱)　藿香　川芎　茯苓　陈皮青皮(各八分)　甘草(三分)　厚朴(七分)

上作一服,姜三片,枣一枚,水一钟半。煎八分,食远服。

疟后变痢疾,补虚清热为主。添人参五分,加砂仁七分,扁豆、黄连各一钱,木香七分,当归一钱二分,芍药一钱五分,槟榔七分,乌梅二个。

6. 加味三白汤(《济阳纲目·卷二十三·疟

疾·治疟痢方》）

治疟后痢疾,用此补脾和血。

白术 白茯苓 白芍药 当归 黄连 木香 砂仁

上锉,水煎服。

7. 香砂白术汤（《济阳纲目·卷二十三·疟疾·治疟痢方》）

治疟后变成痢疾。《经》云疟后之痢从虚治,故用补脾胃为主,佐以治痢药。

木香 砂仁（各一钱） 白术（二钱） 茯苓 芍药（炒） 陈皮（各一钱半） 甘草（炙,五分）

上锉,水煎服。有热,加炒芩、连;血痢,加当归、生地黄;虚,加人参;里急后重,加枳壳、槟榔。

九、治风痢方

1. 黄柏汤（《备急千金要方·卷十五·脾脏方·小儿痢第十》）

治小儿夏月伤暴寒,寒折大热,热入胃,下赤白滞如鱼脑,壮热头痛身热手足烦,此太阳之气外伤寒,使热气入胃,服此方良。误以利药下之,或以温脾汤下之,则热痢。以利药下之,便数去赤汁如烂肉者;或下之不瘥,复以涩热之药断之,下既不止,倍增壮热者服之即效。或是温病热盛,复遇暴寒折之,热入腹中,下血如鱼脑者,服之良方。

黄柏 黄连 黄芩 升麻 当归 白头翁（一作白蔹） 牡蛎 石榴皮 寄生 甘草（各二分） 犀角 艾叶（各一分）

上十二味咬咀,以水三升煮取一升二合。百日儿至二百一日,一服三合。

2. 调中汤（《外台秘要·卷第一·〈古今录验方〉八首》）

疗夏月及初秋忽有暴寒,折于盛热,热结四肢,则壮热头痛,寒伤于胃,则下痢,或血或水或赤带下,壮热且闷,脉微且数宜下之之方。

大黄 葛根 黄芩 芍药 桔梗 茯苓 藁本 白术 甘草（炙,各二两）

上九味,以水九升,煮取三升,分三服,服别相去二食久勿以食隔,须取快下,壮热便歇,其下亦止也。凡秋夏早热积日,忽有暴寒折之,热无可散,喜搏者肌中作壮热气也,胃为六腑之长,最易得伤,非忽暴寒伤之而下也,虚冷人则不在壮热但下痢或霍乱也,少实人有服五石,人喜壮热,其适与药吃断下,则加热喜闷而死矣,亦有不止便作壅热毒,壮热甚不歇则剧,是以宜此调中汤下之和其胃气,其表热者,宜前胡、大黄下之也。忌海藻、菘菜、猪肉、酢物、桃李、雀肉等。

3. 防风芍药汤（《素问病机气宜保命集·卷中·泻痢论第十九》）

治泄痢飧泄身热脉弦,腹痛而渴,及头痛微汗。

防风 芍药 黄芩（各一两）

上咬咀。每服半两,或一两,水三盏,煎至一盏,滤清温服。

4. 治肠风血痢方（《医方集宜·卷之三·痢门·治方》）

治夏秋发热恶心,胸腹饱闷,不思饮食,不饱闷者。

用鲫鱼一尾,破开去肠,入白矾三钱,用纸封烧封性,为末,米饮下。

5. 仓廪汤（《济阳纲目·卷二十二下·滞下·治风痢方》）

治痢疾赤白,发热不退,肠胃中有风邪热毒,及时行瘟疫,沿门阖境皆下痢噤口者,服之神效,即人参败毒散加陈仓米。

人参 茯苓 甘草 川芎 枳壳 桔梗 羌活 独活 前胡 柴胡 陈仓米（各等分）

上咬咀。每服五钱,生姜三片,水煎,不拘时热服。痢后手足疼痛,加槟榔、木瓜煎,若不早治,有成鹤膝风者。

6. 胃风汤（《济阳纲目·卷二十二下·滞下·治风痢方》）

治风入肠胃作痢,或白或赤,或如豆汁,或痢久人弱脉虚,色如尘腐将危者,亦能救治。

人参 白术 茯苓 川芎 芍药 当归 羌活 防风

上锉,加黍米,水煎服。腹痛,加木香。

7. 六一顺气汤（《济阳纲目·卷二十二下·滞下·治风痢方》）

治痢不问赤白相杂,肚痛里急后重,浑身发热,口干发渴,用此通理即止。

柴胡 黄芩 芍药 枳实 厚朴 大黄 芒硝 甘草

上锉剂,先将水二钟煎滚三沸后,入药煎至一碗,临服入铁锈水三匙调服。

8. 枳实三百丸(《济阳纲目·卷二十二下·滞下·治风痢方》)

治肠风久不已,而下痢脓血,日数十度。

枳实　皂角刺　槐花(生,各五钱)

上为末,炼蜜丸如桐子大。每服三十丸,米饮、酒任下。

9. 小续命汤(《济阳纲目·卷一中·中风·治风中腑方》)

治风痢。

麻黄　人参　黄芩(酒炒)　芍药(酒炒)　川芎　甘草(炙)　杏仁(去皮尖,炒)　防己(去皮)　桂枝(各一钱)　防风(去芦,一钱半)　附子(炮,去皮脐,五分)

上㕮咀,加生姜五片、枣一枚,水煎,食前热服。脏寒下痢者,去防己、黄芩,倍附子、白术(热痢不可用附子)。

10. 加味防风汤(《证治汇补·卷之八·下窍门·痢疾》)

治下痢困于风邪时疫者,必有表症,乃可用之。

麻黄　防风　苍术　川芎　藁本　羌活　白芷　桔梗　芍药　甘草

11. 回风外解汤(《校注医醇賸义·卷四·下痢》)

治风痢。

柴胡(一钱)　薄荷(一钱)　前胡(一钱)　桔梗(一钱)　枳壳(一钱)　葛根(二钱)　豆豉(三钱)　广皮(一钱)　茯苓(二钱)　白术(一钱)　姜皮(六分)　荷叶(一角)

12. 葛根黄连黄芩汤(《痢症三字诀·附方》)

治外感发寒热并下痢者。

葛根(八钱)　黄连(三钱)　黄芩(三钱)　杏仁(四钱,研)　甘草(一钱)

此仲景治协热利下之方也。凡痢证兼外感者当本此意治之。用水二碗煎取一碗,顿服之。如有宿食者可加枳壳一钱、厚朴二钱。

13. 柴胡荆芥汤(《痢症三字诀·附方》)

治痢症有寒热表里兼治者。

川柴胡(八钱,一要真者,不辛散只清香,升发而已。如无真者以青蒿、荷叶、苏梗代之)　荆芥(一钱半,生用)　竹茹(三钱)　银花(二钱)　连翘(二钱)　白芍(三分)　杏仁(三分)　桔梗(三分)　青木香(一钱)　黄芩(二钱)　甘草(一钱)

上药用水三茶碗先煎各味,至四五沸再入荆芥煎三沸,去渣温服,微汗出,则外热自退,痢证亦减。

14. 人参败毒散(《痢症三字诀·附方》)

治外感有寒兼发痢者。

人参　羌活　独活(各一钱)　川芎(八分)　川柴胡(三钱,如毋真者以青蒿、荷叶代)　前胡(二钱)　桔梗(二钱)　茯苓(二钱)　枳壳(一钱)　生甘草(一分)

此方今人最尚,然皆散寒利水之药,非痢症勿合之方也,必加黄芩乃能清内热,再加白芍乃能平肝疏土。凡痢初起而外有寒热者亦可用此发散之。用水二碗煎取一碗服之。

十、治初痢方

用藿香正气散、感应丸者为寒证。寒证少,热证多。

1. 治小儿暴痢方(《备急千金要方·卷十五·脾脏方·小儿痢第十》)

小鲫鱼一头烧灰服之,亦治大人。

又方,烧鲤鱼骨末服之(一方作龙骨)。

又方,赤小豆末酒和涂足下,日三度。油和亦得。

2. 胃苓汤(《医方集宜·卷之三·痢门·治方》)

治痢初起,不问阴阳、赤白,加减用。

陈皮　苍术　厚朴　甘草　猪苓　泽泻　白术　茯苓　官桂

3. 木香化滞丸(《医方集宜·卷之三·痢门·治方》)

治小儿痢疾初作,不问赤白,皆可服。

木香(一钱)　青皮(四钱)　巴豆(十五粒,去油作霜)

为末,水丸如绿豆大,量大小用,赤者甘草汤下,白者姜汤下。

4. 五苓散(《寿世保元·卷二·中暑》)

治初痢。

猪苓(二钱)　泽泻(二钱)　白术(一钱五分)　白茯苓(三钱)　肉桂(五分)

上锉散,白水煎服。本方去桂名四苓散。加

茵陈名茵陈五苓散。加辰砂，名辰砂五苓散。一方加大黄，治初痢，亦治积聚食黄，并酒疸。量人虚实，多则三钱，少则二钱，须煎药八分熟，然后入之。

5. 宁胃散（《济阳纲目·卷二十二下·滞下·治痢疾初起方》）

治痢疾初起。

白芍药（炒，二钱）　黄芩（炒）　黄连（炒）木香　枳壳（炒，各一钱半）　槟榔（一钱）　甘草（炙，三分）

上锉，水煎服。若腹痛，加当归一钱半，砂仁一钱，再加木香、芍药各五分；若后重，加滑石炒一钱半，再加枳壳、槟榔各五分，生芍药、条黄芩各五分；若痢已久而后重不去，此大肠坠下，去槟榔、枳壳，用条黄芩、升麻各一钱，以升提之；若白痢，加白术、茯苓、炒滑石、陈皮各一钱；稍久胃虚，减芩、连、芍药各七分，亦加上数味，惟去滑石、槟榔、枳壳，再加缩砂、炙干姜各五分；初欲下之，再加大黄五钱；兼食积，加山楂、栀子、枳实各一钱；若红痢，加当归、川芎、桃仁各一钱半；稍久胃虚，减芩、连各五分，加当归、川芎、熟地黄、阿胶、朱砂、陈皮各一钱，白术一钱半。若红白相杂，加芎、归、桃仁、陈皮、苍术各一钱半；若色赤黑相杂，此湿胜也，及小便赤涩少，加木通、泽泻、茯苓各一钱，山栀五分，以分利之；若呕吐食不下，加软石膏一钱半，陈皮一钱，山栀五分，入生姜汁缓呷之，以泻胃口之热。

6. 宁胃解毒汤（《济阳纲目·卷二十二下·滞下·治痢疾初起方》）

治痢疾初起。

白芍药（一钱五分）　黄连　枳壳（炒）　茯苓（各一钱）　青皮　槟榔（各七分）　木香　泽泻　甘草（各五分）

上锉一服，水二钟、姜三片煎服。初感积滞，湿热正炽，下之，加大黄、朴硝各一钱；血痢，加黄芩（炒）、川芎、当归各六分；腹痛，加泽泻、延胡索各八分；赤白兼下，加川芎、桃仁、滑石、炒当归尾、陈皮、干姜炒各五分；白痢久者胃虚，加白术、黄芪、茯苓各一钱，去槟榔、枳壳、黄连；赤痢久弱，下后未愈，去芩、连，加当归、白芍药、炒白术、熟地黄、川芎、阿胶珠各一钱；湿胜少水，少加木通、泽泻、炒山栀各五分；下后二便流利，惟后重不

去，以升麻、川芎提之；痢人气血两虚，以八物汤养之；痢久滑泄，腹中已清，二便流利，加罂粟壳、诃子、阿胶，以止涩之。

7. 治痢散（《济阳纲目·卷二十二下·滞下·治痢疾初起方》）

治痢疾初起之时，不论赤白皆效。

葛根　苦参（酒炒）　陈皮　陈松萝茶（各一斤）　赤芍（酒炒）　麦芽（炒）　山楂（炒，各十二两）

上为末，每服四钱，小儿减半。忌荤腥、面食、煎炒、开气发气诸物。本方加川黄连四两，尤效。

8. 加减导气汤（《济阳纲目·卷二十二下·滞下·治痢疾初起方》）

治痢疾初起，不问赤白，以此导之。

白芍药（二钱）　大黄（三钱，煎熟入）　黄连　厚朴（姜制）　枳壳（麸炒，各一钱半）　黄芩　木香　槟榔（各一钱）　青皮（炒，五分）

上锉，加生姜三片，水煎，食前热服。渣再煎，得利数行即愈。二帖后不愈，去槟榔、厚朴、枳壳、大黄，加白术一钱半，白茯苓、陈皮各一钱；有血，加当归一钱，桃仁十个，黄连减半；食少，加炒神曲。

9. 易简承气汤（《济阳纲目·卷二十二下·滞下·治痢疾初起方》）

治痢疾初起。

大黄（五钱）　枳实（米泔润，切，三钱）　甘草（二钱）

上锉，先以大黄一半同二味煎服，又入一半，起去渣，温服。气虚者，大黄三钱，枳实二钱，甘草一钱。

10. 四味香连丸（《济阳纲目·卷二十二下·滞下·治痢疾初起方》）

治痢疾初发三五日内，不问赤白，每日二服，有积自行，无积自止。

木香（二两）　槟榔（一两）　黄连（炒，十两）　大黄（酒煨，四两）

上为细末，陈曲糊为丸如绿豆大，每服七十丸，空心米汤下。一方，下痢色黑用大黄，色紫用地榆，色红用黄芩，色淡用生姜，色白用肉桂，色黄用山楂，水泻用粟壳，痛甚用木香、山栀，各煎汤送下，如神。

11. 导气丸（《济阳纲目·卷二十二下·滞

下·治痢疾初起方》)

青木香　萝卜子　茴香　槟榔　黑牵牛(各四两)

上为细末,薄粥丸如桐子大。每服三十丸。

12. 木香槟榔丸(《济阳纲目·卷二十二下·滞下·治痢疾初起方》)

治一切气滞,并食积酒毒,下痢脓血及米谷不化。

木香　槟榔　青皮　陈皮　枳壳　广术(即莪术)　黄连　黄柏　大黄(各一两)　黑牵牛香附(各二两)

上为末,滴水丸如桐子大。每服五六十丸,温水下,加至以利为度。一方有当归、黄芩各一两。[注]《丹溪心法》注一方出《绀珠》,多三棱、黄芩、当归,分两不同。

13. 通快饮(《丹台玉案·卷之六·痢疾门·立方》)

治小儿痢疾始发。

山楂(一钱)　麦芽　苍术　莱菔子　枳实木通(各七分)　大黄　槟榔(各一钱二分)

生姜三片。不拘时热服。

14.《外台》茵陈丸(《大方脉·伤寒杂病医方·卷五·医方表里门》)

治时气、瘴疫、黄疸、痎疟、赤白痢疾初起,脉症实者,皆可服。

白花茵陈　醋炙鳖甲　栀子　芒硝(各四钱)　去皮炒灯杏仁　酒洗常山　川大黄(各六钱)　巴豆肉(纸包,捶压去油,取霜,二钱)　豆豉(五钱)

晒灯,研细末,蜜糊为丸梧子大。白汤,每下五分,良久,或汗或吐或下,其病自减。若不见效,邪气实也,再服五分。倘仍不效,则饮热汤催之。老幼量服。此方备汗吐下三法,故能统治诸病,居常预合此丸,以备缓急。虽云劫剂,实良方也。

15. 大黄丸(《杂病广要·脏腑类·滞下》引《广笔记》)

痢初起,壮实者可用,胃弱者禁施。

川大黄(切片,蜜蒸,一斤)　白芍药(酒浸切片,炒,六两)　甘草(炙,三两)　槟榔(四两)木香(切片,不见火为末,一两)　枳壳(炒,四两)

细末,炼蜜同水煎木香和捣为丸如绿豆大。白莱菔汤吞三钱,重者五钱,以行两三次腹中爽快

为度。胃气虚极之人勿轻用之,积滞重而元气虚者以人参汤吞,孕妇以人参缩砂汤吞,行后另用人参丸补之。

十一、治久痢方

一般认为久痢属虚证,但是体质强健之人,久痢仍可见大实之证,当需攻下。久痢大致可按可否攻下、兜涩分为四类。

(一)久痢邪毒不减

1. 胜金膏(《黄帝素问宣明论方·卷十·痢门·泄痢总论》)

治一切泻痢不已,胃脉浮洪者,反多日不已者。泻小者,立止。

巴豆皮　楮实(同烧存性)

上为末,熔蜡丸如绿豆大。每服五丸,煎甘草汤下。

2. 大黄汤(河间)(《医学正传·卷之三·痢》)

治痢久不愈,脓血稠黏,里急后重,日夜无度,脉沉实,人不甚困倦者,或初得腹痛甚者,窘迫不安者。

大黄(一两)

上细切,作一服,用好酒二大盏浸半日,煎至一盏半,去渣,分作二服,顿饮之。如痢未止,再进后服。后以芍药汤和之,又再服黄芩芍药汤以彻其邪。此乃荡涤邪热之剂,用酒煎者,盖欲其上至顶巅,外彻皮毛也。

3. 灵砂丹(《杂病广要·脏腑类·滞下》引《本事》)

硇砂(一分)　朱砂(一分并研极细)

上另用黄蜡半两,巴豆三七粒,去壳皮膜,同于银石器内重汤煮一伏时,候巴豆紫色为度,去二七粒,止将一七粒与前来二味同再研极匀,再溶蜡匮药,每旋丸绿豆大。每服三丸至五丸,水泻生姜汤下,白痢艾汤,赤白痢乌梅汤,服时须极空腹,服毕一时,方可吃食,临卧尤佳,次食淡粥一日。疟疾乳香汤服,不发日晚间服。此药不动气,服之泻者止,痢者断,疼者愈,有积者内化,亦不动脏腑。大凡痢有沉积者,不先去其积,虽得暂安,后必为害。[按]此方亦出《鸡峰方》,名至圣缠金丹,朱砂、硇砂各一两,巴豆七个,黄蜡十枣大,熔蜡煮巴豆焦色,去巴豆不用。

（二）久痢仍偏实证

1. 羊脂煎（《备急千金要方·卷十五·脾脏方·冷痢第八》）

治久痢不瘥者方。

1）羊脂（一棋子） 白蜡（二棋子） 黄连（一升） 米醋（七合，煎取稠） 蜜（七合煎取五合） 乌梅肉（二两） 乱发（灰汁洗去垢腻烧末，一升）

上七味纳铜器中，汤上煎之，搅可丸如梧子，饮服三十丸，日三。

2）羊脂 阿胶 蜡（各二两） 黍米（二升）

上四味合煮作粥，一服，食后即瘥。

2. 玉粉散（《卫生宝鉴·卷十六·泄痢门·痢疾》）

治冷极泄泻久作，滑肠不禁，不思饮食，服之神效。

红豆（拣净） 大附子（炮，去皮脐） 干姜（炮，各半两） 舶上硫黄（另研，二钱半）

上四味为末，入研药匀。每服二钱，空心，半稀半稠粟米饮下，至晚又一服，重者十服必效，轻者三五服安。

3. 猪肝丸（《秘传证治要诀及类方·卷之四·丸类》）

治下痢肠滑，饮食及服药俱完出。

猪肝（一斤熬干） 黄连（二两） 乌梅肉（二两） 阿胶（二两） 胡粉（七棋子）

为末，蜜丸如梧子。酒服二十丸，日三（亦可散服方寸匕）。

4. 朴连汤（《济阳纲目·卷二十二下·滞下·治久痢方》）

治下痢久不瘥。

厚朴（姜制） 黄连（各等分）

上㕮咀。每服五钱，水煎，食前温服。

5. 调和饮（《济阳纲目·卷二十二下·滞下·治久痢方》）

下痢稍久者，宜调和。

白芍药（三钱） 当归 川芎 黄连 黄芩 桃仁（各一钱） 升麻（五分）

上锉一剂，水煎，空心服。如红痢，依本方；白痢，加吴茱萸一钱，芩、连用酒炒；赤白痢，加白术、茯苓、陈皮、香附各一钱。

6. 黄芩芍药汤（《济阳纲目·卷二十二下·滞下·治久痢方》）

治久痢不食，身热后重，赤白脱肛。

白术 白芍药（生用） 黄连（各一钱二分） 黄芩 石莲肉 白茯苓（各一钱） 木香（六分）

上锉，水二钟煎八分，不拘时服。

7. 平胃蒜肚丸（《济阳纲目·卷二十二中·泄泻·治脾虚泻方》）

治脾泻，水泻，便红下血等证。久痢先行后，以此药补之，神效。

苍术 陈皮 厚朴（各五两） 川椒（少许）

上用獖猪肚一具，去脂膜，入大蒜装满，以线缝住，用冷水、热水各七碗，先将水烧滚，入肚煮，至水干为度，取出捣烂，入前药末，再捣至肚无丝方可，丸如桐子大，每服二钱，白汤下。

8. 木香散方（《杂病广要·脏腑类·滞下》）

治久赤白痢不止，脐腹疗痛。

木香（三分） 附子（一两半，炒裂，去皮脐） 黄连（一两，去须，微炒） 当归（一两，锉，微炒） 吴茱萸（半两，汤浸七遍，焙干微黄） 厚朴（三两，去粗皮，生姜汁炙令香熟）

上件药捣筛为散，每服三钱，以水一中盏，煎至五分去滓，不计时候稍热服。

（三）久痢已为虚证

1. 香茸丸方（《妇人大全良方·卷之八·妇人滞下方论第十》）

治下痢危困。

麝香（半钱，别研，临时入） 鹿茸（一两，火燎去毛，酥炙黄为末，入麝香令停）

上以灯心煮枣肉为丸，如梧桐子大。每服五十丸，空心服。缪立夫云：有医者，每料添滴乳香半两，尤有效。

2. 归脾汤（《内科摘要·卷上·各症方药》）

治思虑伤脾而患疟痢。

人参 白术 白茯苓 黄芪 龙眼肉 酸枣仁（各二钱） 远志（一钱） 木香 甘草（炙，各五分） 当归（一钱）

上，姜、枣、水煎服。

3. 四君子汤（《脉症治方·卷之三·气门·诸气》）

扶胃降火，补虚固本，主男子用。若女子气虚，亦宜用之。

人参(补中益气,去芦一钱五分)　白术(扶胃健脾,炒二钱)　白茯苓(养心利水,去皮一钱)　甘草(和中降火,炙四分)

上用姜一片,枣一枚,煎服。兼有他症,依后加减。

久泻痢,元气下陷者,加升麻五分。元气脱者,去升麻,加附子(制熟)一钱五分。

4. 参苓白术散(《济阳纲目·卷二十二下·滞下·治久痢方》)

治脾胃虚弱,下痢经年不愈,饮食不进,肌肉消瘦,气力倦怠。

人参　白术　茯苓　山药(各一两)　白扁豆　甘草(炙,各七钱)　莲肉　薏苡仁　砂仁　桔梗(各五钱)

上为细末,每服三钱,米汤调下。或加姜、枣,煎服;或枣肉和丸如桐子大,每服七十丸,空心米汤下;或炼蜜丸如弹子大,汤化下。

5. 刘草窗方(《济阳纲目·卷二十二下·滞下·治久痢方》)

1) 治虚弱患痢,脾胃虚陷。

人参(三钱)　白术(二钱半)　白茯苓(二钱)　芍药(炒,一钱半)　神曲(炒,七分)　升麻(五分)　苍术(一钱)

上锉一服,水煎服。后重,加木香三分、槟榔七分、黄连炒六分、泽泻六分、甘草炙五分、酒当归一钱、滑石炒五分、防风一钱。

2) 治久痢,脾胃虚陷。

白术　当归　芍药　陈皮(各一钱)　泽泻　砂仁　地榆(各五分)　升麻　木香　甘草(各三分)

上锉,作一帖,水煎服。

6. 黄连芍药汤(《济阳纲目·卷二十二中·泄泻·治脾虚泻方》)

治泄泻腹痛兼痢疾,初得先用淡渗通利之剂,过六七日后,用养胃实肠之药。

黄连(姜汁炒)　白芍药(酒炒)　白术(炒,各一钱二分)　人参　甘草(炙,各八分)　砂仁(炒,七分)　肉豆蔻(面包煨,五分)　木香(不见火,三分)

上锉,水一钟半、生姜三片煎八分,空心温服。

7. 升和汤(《辨证录·卷之七·痢疾门》)

人有肠澼下血,另作一派喷唧而出,且有力而射远,四散如筛,腹中大痛,人以为阳明气冲,热毒所作也,谁知是气血下陷之极乎。……治法升其阳气,泻其湿热之毒,则正气盛而邪自衰,邪衰而血亦不下也。方用升和汤:

陈皮(五分)　熟地(五钱)　当归(三钱)　生地(二钱)　丹皮(一钱)　升麻(一钱)　甘草(五分)　黄芪(三钱)　白芍(五钱)　车前子(三钱)　黄芩(一钱)

水煎服。二剂血止,再二剂全愈。

此方名为升阳,其实补阴。但升阳而不补阴,则阳气愈陷,以阳气之升,升于阴气之充也。盖下血既久,其阴必亡,惟用当、芍、二地以补阴,而后益之黄芪之补气,则气自升举,即不用升麻之提,而阳已有跃跃欲举之势。矧助升麻又加车前之去湿,丹皮、黄芩之散火,则湿热两消,何气之再陷乎? 此升阳全在和之之妙也。

8. 白术和中汤(《大方脉·伤寒杂病医方·卷五·医方理血门》)

治白痢日久。

当归　白芍　白术　茯苓　陈皮　炙草　炒连　炒芩

木香汁兑服。

9. 加味补血汤(《大方脉·伤寒杂病医方·卷五·医方理血门》)

治赤痢日久。

当归　川芎　赤芍　升麻　炒连　炒芩　去皮桃仁

赤白兼者,加茯苓、白术、香附、陈皮;白多红少,再加炮姜、炒吴萸。

[注]两方出《寿世保元》,皆治痢不拘新久。

10. 参归芍药汤(《杂病广要·脏腑类·滞下》)

治痢久一二十日,痢去多不止,用此调理气血自愈。

人参(一钱)　当归(酒洗二钱)　茯苓　白术(一半)　砂仁(七分)　山药(炒)　陈皮(各一半)　甘草(五分)

上锉一剂,乌梅二个,灯草一团,莲肉七个,水煎温服。(《回春》)《寿世》白术和中汤,下痢白多,不拘新久,或用下后未愈者,用此和之。于本方去人参、砂仁、山药,加黄芩、黄连、木香。

11. 三宝粥(《医学衷中参西录·医方十八·

治痢方·三宝粥》)

治痢久,脓血腥臭,肠中欲腐,兼下焦虚急,气虚滑脱者。

生山药(一两,轧细) 三七(二钱,轧细) 鸭蛋子(五十粒,去皮)

上药三味,先用水四盅,调和山药末煮作粥。煮时,不住以箸搅之,一两沸即熟,约得粥一大碗。即用其粥送服三七末、鸭蛋子。

(四)久痢纯为虚证

1. 松皮散(《备急千金要方·卷十五·脾脏方·热痢第七》)

治积久二三十年常下痢神方。

赤松皮去上苍皮,切一斗为散,面粥和一升服之,日三服瘥。不过服一斗永瘥。三十年痢,服之百日瘥。

2. 建脾丸(《备急千金要方·卷十五·脾脏方·冷痢第八》)

治虚劳羸瘦身体重,脾胃冷,饮食不消,雷鸣腹胀,泄痢不止方。

钟乳粉(三两) 赤石脂 好曲 大麦蘖 当归 黄连 人参 细辛 龙骨 干姜 茯苓 石斛 桂心(各二两) 附子(一两) 蜀椒(六两)

上十五味为末,白蜜丸如梧子大。酒服十丸,日三,加至三十丸。弱者饮服此方,男女通治(《集验》无细辛、龙骨)。

3. 大圣真金散(《黄帝素问宣明论方·卷十·痢门·泄痢总论》)

治一切寒热溏泄,赤白等痢疾。

御米壳(半斤,炒) 甘草(一两,炙) 干姜(半两,炮) 当归(一两) 酸石榴皮(一两,炒) 陈皮(去白) 白茯苓(去皮·各一两)

上为末。每服二钱,水一盏,(小儿半盏)乳香同煎至七分,食前。忌油腻、生冷、毒物等。

4. 白术圣散子(《黄帝素问宣明论方·卷十·痢门·泄痢总论》)

治一切泻痢久不瘥,并妇人产后利亦治。

御米壳(二两,蜜炒) 当归 肉豆蔻 缩砂仁 石榴皮 诃子 干姜(炮) 陈皮(去白) 白术 甘草 芍药(各一两)

上为细末。每服二钱,水一大盏,入乳香同煎,和滓服。

5. 白术安胃散(《脾胃论·卷下》)

治一切泻痢,无问脓血相杂,里急窘痛,日夜无度。

五味子 乌梅(取肉炒干,以上各五钱) 车前子 茯苓 白术(以上各一两) 米谷(三两,去顶蒂穰,醋煮一宿,炒干)

上为末。每服五钱,水一盏半,煎至一盏,去渣,空心温服。

6. 南白胶香散(《卫生宝鉴·卷十六·泄痢门·痢疾》)

治脾胃虚寒,滑肠久泻,脐腹疼痛无休止时。

御米壳(四两,醋炒) 龙骨 南白胶香(各三两) 甘草(七钱,炙) 干姜(半两,炮)

上五味为粗末。每服五钱,水一盏半,煎至一盏,去渣,温服,食前,忌冷物伤胃。

7.《机要》诃子散(《济阳纲目·卷二十二下·滞下·治久痢方》)

治泄痢腹痛渐已,泄下微少,宜此止之法,云大势已去,而宜止之。

诃子皮(一两,半生半熟) 木香(半两) 黄连 甘草(炙,各三钱)

上为细末,每服二钱,以白术芍药汤下。如止之不已,宜归而送之,加厚朴一两,竭其邪气也。

8. 神效参香散(《济阳纲目·卷二十二下·滞下·治久痢方》)

治痢疾日久,秽积已少,腹中不痛,或微痛,不复窘迫,但滑溜不止,乃收功之后药也。

人参 木香(各二钱) 白茯苓 肉豆蔻 白扁豆(各四钱) 陈皮 罂粟壳(去蒂穰,醋炙,各一两)

上为细末。每服一钱匕,清米饮调下,食远服。一方,赤痢,每九分加酒制黄连一分;白痢,每九分加酒制茱萸一分;赤白相杂,每服八分,加茱萸黄连各一分,米汤调服。

9. 百中散(《济阳纲目·卷二十二下·滞下·治久痢方》)

治久痢消,用此止之。若更涩早,则胃败不救。

罂粟壳(用姜汁浸一宿,炒干)

上为末。每服二钱,米饮调服。忌生冷、油腻等物三日。

10. 乳香散(《济阳纲目·卷二十二下·滞下·治久痢方》)

治一切痢疾,经验。

粟壳(去顶隔蒂,醋炒) 川芎(各一两) 乳香 没药(各一钱)

上为细末。大人一钱,小儿半钱,红痢蜜汤,白痢砂糖汤,红白相兼及少泻俱姜汤调下。忌生冷腥荤。

11. 圣散子(《济阳纲目·卷二十二下·滞下·治久痢方》)

治一切痢疾,不拘远年近日。

罂粟壳(蜜制) 黄柏(炙) 干姜 当归 枳壳(去白) 甘草(炙) 白采(即罂粟子,各等分)

上每服四钱,加韭白二条捻碎,同水煎,不拘时服。

12. 万应抵金散(《济阳纲目·卷二十二下·滞下·治久痢方》)

治久痢诸药不效者,服此如神,不过二服即止。

粟壳(蜜炙) 石榴皮(各二钱) 萝卜子 黑豆(炒熟,各一钱半) 甘草(炙,一钱)

上锉,水二钟煎八分,空心服。

13. 神效鸡清丸(《济阳纲目·卷二十二下·滞下·治久痢方》)

治一切泻痢。

木香(二两) 黄连(二两半) 肉豆蔻(七个,大者,生用)

上先为细末,取鸡子清搜和作饼子,于慢火上炙令黄色,变红极干,再研为末,用面糊丸如桐子大。每服五十丸,空心米饮下。

14. 御米丸(《济阳纲目·卷二十二下·滞下·治久痢方》)

治一切泻痢。

肉豆蔻 诃子肉 白茯苓 白术(各一两) 石莲肉 当归(各半两) 乳香(三钱) 罂粟壳(蜜炙,一两半)

上为细末,水糊为丸如桐子大。每服三五十丸,空心米饮下。如血痢,减豆蔻、白术、当归、罂粟壳。

15. 水煮木香膏(《济阳纲目·卷二十二下·滞下·治久痢方》)

治一切下痢,日久不止。

罂粟壳(去穰,一两八钱) 青皮(去白,二两四钱) 甘草(炙,三两) 当归(去芦) 诃子(煨,去核) 木香(不见火,各六两)

上为末,炼蜜丸如弹子大。每服一丸,水一钟煎化至六分,空心或食前服。

16. 宣明黄连丸(《济阳纲目·卷二十二下·滞下·治久痢方》)

木香 黄连 诃子肉(面煨,各半两) 龙骨(二钱)

上为细末,饭丸黍米大。每服二十丸,米饮汤下。

以上止涩之剂,肠胃虚滑者用之。

17. 禹余粮丸(严氏)(《济阳纲目·卷二十二下·滞下·论滑脱》)

治肠胃虚寒,滑泄不禁。

禹余粮石(煅) 赤石脂(煅) 龙骨 荜拨 干姜(炮) 诃子(面裹煨) 肉豆蔻(面裹煨) 附子(炮,去皮脐,各等分)

上为末,醋糊丸如桐子大。每服七十丸,空心米饮下。

18. 万补丸(《济阳纲目·卷二十二下·滞下·论滑脱》)

治脾胃久虚,大肠积冷,下痢白脓,或肠滑不固,久服诸药不效,服之神验,并产前产后皆可服。

人参 当归(切,焙) 草豆蔻(炮,去皮) 嫩茄茸(酥炙) 乳香(各一两半) 白术 阳起石(火煅,研细) 肉桂(去皮) 缩砂仁 赤石脂 钟乳粉 肉豆蔻(面裹煨) 沉香 白姜(炮) 荜拨(牛乳半盏慢火煎干) 茴香(炒) 丁香 厚朴(姜制) 白茯苓(各一两) 地榆 大麦蘖(炒) 神曲(炒,各半两) 附子(炮,去皮脐,七钱) 肉苁蓉(酒浸一宿,二两) 罂粟壳(和米煮,二十枚,炙)

上为细末,研匀,用木瓜十五枚去瓤蒸烂,同药末捣和得所,丸如桐子大,晒干。每服三十丸,食前米饮下,频并者加至五七十丸。

19. 本事方(《济阳纲目·卷二十二下·滞下·论滑脱》)

治久痢。

黑豆(五十粒) 陈皮(半两) 罂粟壳(十四个) 甘草(二钱)

上四味,半生半炒,水煎,空心服。尽此一剂,无不效者。

20. 遇仙立效散(《济阳纲目·卷二十二下·滞下·论滑脱》)

治诸恶痢,或赤或白,或脓淡相杂,里急后重,脐腹结痛,或下五色,或如鱼脑,日夜无度,或口噤不食,不问大人小儿,虚弱老人产妇,并宜服之。

罂粟壳(去蒂盖,炒黄) 当归(洗,各三两) 甘草 赤芍药 酸石榴皮 地榆(各一两)

上咬咀。每服五钱,水煎,空心温服。忌生冷、油腻。

21. 实肠丸(《济阳纲目·卷二十二中·泄泻·治久泻脱肛方》)

治久泻久痢,脱肛坠下,虚滑不禁。

臭椿树根皮(切碎,酒拌炒,不拘多少)

上为末,用真阿胶水化开,丸如桐子大。每服三十五丸,空心米汤下。

22. 人参樗皮散(《济阳纲目·卷六十三·便血·治内虚下血方》)

治大肠风虚,饮酒过度,挟热下利脓血,大肠连肛门痛不可忍,多日不瘥。

人参 樗白皮(各等分)

上为末,每服三钱,空心温酒或米饮调下。忌一切油腻湿面等毒物。

23. 实脾固肠丸(《济阳纲目·卷二十二中·泄泻·治虚滑久泻方》)

治泻痢日久不止及脾泄无度者。

白术(土炒,四两) 人参 茯苓 甘草(炙) 干姜(炒,各二两) 苍术(米泔浸,炒) 厚朴(姜汁炒) 陈皮(各一两五钱) 肉果(面煨) 诃子(去核) 粟壳(去籽,蜜炒,各二两) 砂仁(去壳,一两)

上为末,酒糊丸如桐子大。每服七十丸,空心米汤下。虚寒,加附子炮一两;滑脱不禁,加龙骨、赤石脂,俱煅,各一两。

24. 治久痢红菱方(《种福堂公选良方·卷二·内外科·痢》)

治赤痢久不愈者。初起者,宜先服通利清湿热之药几剂,然后用此方。

用新鲜红菱连壳捣烂,绞自然汁一饭碗,露一宿,加白糖霜少许,隔汤炖略温,清晨空心服,每日一服,两三服必愈。加糖者,恐其味涩也。如不畏涩,即可不加。

25. 治久痢方(《种福堂公选良方·卷二·内外科·痢》)

治赤白久痢:腹中不痛者。

桂圆(七个) 粟壳(七个) 荔枝(七个) 建莲(七粒去心)

水二碗,煎八分,空心服,朝服可以一日,晚服可以一夜不痢,亲验良方。

26. 丹矾蜡榴丸(《医学从众录·卷七·泄泻·脉息》)

治一切久泻,诸药不效,宜服止丸。

黄丹 枯矾 黄蜡(各一两) 石榴皮(八钱,炒研)

将蜡溶化小铜勺内,再以丹、矾、榴皮三味细末,乘热为丸,如豆大,空心服五丸。兼治红痢,用清茶下,白痢用姜汤下。

27. 椒艾丸(《杂病广要·脏腑类·滞下》)

治三十年下痢,所食之物皆不消化,或青或黄,四肢沉重,起即眩倒,骨肉消尽,两足逆冷,腹中热,苦筋转,起止须扶,阴冷无子方。

蜀椒(三百粒) 熟艾(一斤) 干姜(三两) 赤石脂(二两) 乌梅(一百枚)

上五味,椒、姜、艾下筛,梅著一斗米下,蒸令饭熟,去核,内姜椒末,合捣三千杵,蜜和丸如梧子,服十丸,日三服。不瘥,至二十丸,加黄连一升。(《千金》)

28. 霞片香连丸(《杂病广要·脏腑类·滞下》)

治久痢诸药不效,服此莫不应验。

川黄连(四两,吴茱萸四两同炒紫色,去茱萸不用) 木香(八分) 霞片(即霞芙蓉二分)

上为末,水丸如梧桐子大。每服三十丸,白汤下。《活人心统》《入门》陈米糊丸绿豆大,每二三十丸。此方临危便泄不收,诸方不效,急将莲肉煎汤送下,被盖取睡,效奏神矣。

29. 桃花汤(《痢症三字诀·附方》)

治虚痢不后重者。

赤石脂(一钱) 糯米(五钱) 干姜(炒黑,一钱)

久煎成汤,服之能温补止涩,为虚滑利之主方,不后重下利者乃用之也。

30. 乌梅丸(《痢症三字诀·附方》)

治虚滑久痢不后重者。

乌梅(去核,十枚) 黄连(三钱) 黄柏(一

钱）　人参（一钱）　桂枝（一钱）　细辛（一钱）　附子（一钱）　当归（一钱）　花椒（一钱）　干姜（二钱）

上为末，用乌梅饭上蒸热，捣和加蜜为丸梧子大。每服三十丸米饮下。

十二、治劳痢方

1. 蕷莲饮（《济阳纲目·卷二十二下·滞下·治劳痢方》）

治劳痢。

干山药　石莲肉（各等分）

上为细末，生姜茶煎汤调下三钱。赤多，倍莲肉；白多，倍山药。

2. 香连猪肚丸（《济阳纲目·卷六十五·劳瘵·治热劳方》）

治骨蒸痀劳羸瘦，劳痢亦宜。

木香（五钱）　黄连　生地（酒炒）　青皮　银柴胡　鳖甲（各一两）

上为末，入猪肚索缚定，于砂锅内煮烂，捣丸桐子大，小儿黍米大。

十三、治疳痢方

在大人为劳，在小儿为疳。

1. 治疳痢不止方（《圣济总录·卷第七十八·疳》）

苦参　甘草（锉）　雄黄（各二两）

上三味，捣罗为细末，先以水五升，煮葱白五寸，豉一合，蜀椒三十粒，至三升。入药末三撮于汁中。候冷热得所，先饮少许豉汁，食一口饭，乃侧卧，徐徐灌下部讫，卧多时不出为佳。大急乃出之于净地，当有疳湿虫如白马尾头黑，是其效也。若重者肛大难瘥，当取桃枝绵裹头，浸前件药汁，适寒温熔之，近脊点熔一上三十度乃瘥。

2. 石榴丸方（《圣济总录·卷第七十八·疳》）

治久痢成疳，便下白色，食不为肌肤。

石榴皮（焙，锉）　橡实　附子（炮裂，去皮脐，各二两）　无食子（四枚）　厚朴（去粗皮，生姜汁炙，锉）　干姜（炮，各一两半）

上六味，捣罗为末，米饮和，众手丸如梧桐子大。每服三十丸。食前生姜汤下，日再。

3. 五疳消食丸（《古今医统大全·卷之八十

九·幼幼汇集·药方》）

治小儿五疳八痢，肚大青筋，疗瘰疬，走马牙疳，唇烂口臭。此药中和，大能进食长肌。

使君子（去皮壳）　芜荑　黄连　橘皮　麦芽　龙胆草（各等分）

上为细末，粟米糊丸黍米大。每服三十丸，空心，米饮下。

4. 木香丸（《不居集上集卷之三十·疳劳例方》）

治疳痢。

黄连（三钱）　木香　厚朴　夜明砂（纸炒，各二钱）　诃子肉（炒，一钱）

上为末，饭丸麻子大。干艾、生姜汤下。

十四、治七情痢方

1. 楂术膏（《症因脉治·卷四·痢疾论·七情痢》）

兼补兼消，助脾化积。治脾虚多食，停积成痢之症。

白术　楂肉　陈皮　甘草

煎膏服。

2. 参苓白术散（《症因脉治·卷四·痢疾论·七情痢》）

补脾实脾，虚痢方中必用。

人参　白术　茯苓　甘草　山药　薏苡仁　桔梗

加莲肉、扁豆。

3. 补中益气汤（《症因脉治·卷四·痢疾论·七情痢》）

治脾元虚弱，久泻下陷之症。

人参　白术　黄芪　当归　陈皮　炙甘草　升麻　柴胡

久滑不止，加诃子、肉果。家秘加茯神、枣仁，以治久泻伤阴，不得安卧之症，即合归脾汤。

4. 理中汤（《症因脉治·卷四·痢疾论·七情痢》）

治虚寒泻痢。

人参　白术　炮姜　甘草

寒甚加附子，有热加川连。

5. 归脾汤（《症因脉治·卷四·痢疾论·七情痢》）

治七情痢，久泻虚寒。

人参　白术　黄芪　枣仁　远志　白茯神
木香　甘草

《家秘》加升麻、柴胡，以治元气下陷之痢，即
合补中益气汤。

十五、治劳役痢方

1. 当归活血汤（《症因脉治·卷四·痢疾
论·劳役痢》）

治劳役痢，生新去旧。

当归　红花　桃仁　楂肉　甘草　牡丹皮

血寒加黑炮姜，见黑即止。血热加黑山栀，世
人但知见黑即止，当明血寒血热之别。

2. 当归补血汤（《症因脉治·卷四·痢疾
论·劳役痢》）

治劳役痢，调养气血。

当归身　黄芪

筋脉痛加秦艽、续断。中气弱加人参、白术。
气满加陈皮、木香。

十六、治赤白痢方

对赤白痢的认识有赤为热，白为寒；赤属血，
白属气两种，依次分为三类。

（一）寒热错杂

以赤为热，以白为寒，将赤白痢视为寒热错杂
之痢。其中实证多，虚证少；香连丸、萸连丸皆实
证，姜茶饮、姜墨丸为虚证。凡痢疾寒热错杂者，
均可用本节方剂加减治疗。

1. 陟厘丸（《备急千金要方·卷十五·脾脏
方·热痢第七》）

治百病下痢及伤寒身热，头痛目赤，四肢烦疼
不解，协热下利；或医已吐下之，腹内虚烦，欲得冷
饮，不能消，腹中急痛，温食则吐，乍热乍冷，状如
温疟；或小便不利，气满呕逆，下痢不止方。

水中陟厘（五两）　紫石英（三两）　汉中木
防己（六两）　陇西当归（四两）　厚朴（一两）
黄连（二两）　上好豉（三升）　三岁醇苦酒
（五升）

上八味以苦酒二升渍防己极令润，出之切，以
板瓦覆着炭火上，以厚纸藉瓦上令色稿燥有余，苦
酒复渍之，更出熬尽苦酒止，勿令火猛，徐徐熬令
极燥，各捣为末。又以余苦酒三升浸豉一宿，明旦
以瓦盆盛，以一盆覆蒸五升，土下须二气通流，出

之，研绞取浓汁，和药捣为丸如鸡头子大，悬令阴
干，勿见风尘。此药以三丸为一剂。平旦服一剂，
昼服一剂，暮服一剂，皆以水服之。若病重药力未
行者，但益服之，日可四五剂。令腹中有药力，饮
食消是其效也。新服药未安调，当稀糜助药力，心
中了然，后可作羹臛，微冷食之。若有时不喜冷
食，正是药力尽耳。若欲不复药者，但稍温食，药
力自尽矣。服药不必强多饮水，禁热食、生鱼、猪
肉、蒜、生菜、酒及辛物、肥腻。若有风病加防风一
两，人虚羸加石斛一两。若宿有下痢，肠胃损弱
者，加太一余粮二两半，取石中黄软香者。若妇人
产后疾，加石硫黄一两；小便黄赤不利，加蒲黄一
两。依方消息之无不得效也。

2. 治下痢绞痛肠滑不可瘥方（《备急千金要
方·卷十五·脾脏方·热痢第七》）

黄连（六两）　阿胶　鼠尾草　当归　干姜
（各三两）

上五味㕮咀，若大冷白多以清酒一斗煮取三
升，分三服。若热及不痛者，去干姜、当归以水
煮之。

3. 治热痢水谷方（《备急千金要方·卷十
五·脾脏方·热痢第七》）

黄连　阿胶（各二两）　黄柏（一两）　乌梅
（四十枚）　栀子（三十枚）

上五味㕮咀，以水五升煮取二升半，分三服。

4. 茯苓汤（《备急千金要方·卷十五·脾脏
方·热痢第七》）

治因下空竭欲死，滞下脓血，日数十行，羸笃
垂死，老少并宜服之方。

茯苓　黄芩　黄连　黄柏　龙骨　人参　干
姜　桂心　当归　芍药　甘草　栀子仁（各半
两）　赤石脂（一两）　大枣（十二枚）

上十四味㕮咀，以水五升煮取二升，分再服，
不瘥满三剂。此方主风虚冷痢最佳。

5. 黄连汤（《备急千金要方·卷十五·脾脏
方·热痢第七》）

治赤白痢方。

黄连　黄柏　干姜　石榴皮　阿胶（各三
两）　当归（二两）　甘草（一两）

上七味㕮咀，以水七升煮取三升，分三服。

6. 女萎丸（《备急千金要方·卷十五·脾脏
方·热痢第七》）

治热病时气下赤白痢遂成匶方。

女萎　藜芦（各三分）　乌头　桂心（各四分）　黄连　云实（各三分）　代赭（一分）

上七味为末,蜜和丸如梧子大,服二丸。大下痢宿勿食,清旦以冷水服之。勿饮食。至日中过后乃饮食,若得药力,明旦更服如前。亦可长服。虚羸昼夜百行脓血亦瘥。

7. 圣汤（《备急千金要方·卷十五·脾脏方·热痢第七》）

治下赤白痢,大孔虫生悉皆瘥方。

鼠尾草（二两）　豉（一升）　栀子仁　生姜（各六两）　桃皮（一握）

上五味咬咀,以水七升煮二升,分三服。一本单用桃皮,以酒煮服之。

8. 五味散（《外台秘要·卷第二十五·许仁则痢方七首》）

治脓血相和痢候,食不甚稀,每出脓血,与食相兼,腹亦小痛。

黄芪（六两）　赤石脂（八两）　厚朴（五两,炙）　干姜　艾叶（炙各二两）

上药捣筛为散,以饮下之,初服一方寸匕,日再服,稍稍加至二三匕良。

9. 阿胶梅连丸（《黄帝素问宣明论方·卷十·痢门·泄痢总论》）

治下痢,无问久新赤白青黑疼痛诸证。

金井阿胶（净草灰炒透明,白别研,不细者,再炒,研细）　乌梅肉（去核,炒）　黄柏（锉,炒）　黄连　当归（焙）　赤芍药　干姜（炮）　赤茯苓（去皮）。各等分

上为末,入阿胶,研匀,水丸桐子大。温米饮下十丸,食前,兼夜五六服。小儿丸如绿豆大。忌油腻脂肥诸物也。

10. 当归龙骨丸（《黄帝素问宣明论方·卷十一·妇人门·妇人总论》）

治月事失常,经水过多,及带下淋漓,无问久新赤白诸证,并产后恶物不止,或孕妇恶露,胎痛动不安,及大人子儿痢泻,并宜用之。

当归　芍药　黄连　染槐子　艾叶（炒,各半两）　龙骨　黄柏（各一两）　茯苓（半两）　木香（一分）

上为末,滴水为丸如小豆大。温米饮下三四十丸,食前,日三四服。

11. 五百丸（《三因极一病证方论·卷之十一·醋咽证治》）

治宿食留饮,聚积中脘,噫臭吞酸,心腹疼痛。并疗中虚积聚,及脏腑飧泄,赤白痢下。

丁香　巴豆（去皮别研）　缩砂仁　胡椒　乌梅（去核）

上件各一百个,为细末,炊饼糊为丸如绿豆大。每服五七丸,熟水下,食后临卧服。

12. 豆花羹（《古今医统大全·卷之八十七·〈老老余编〉》）

治寒热泄痢,兼治病酒头痛。

上以小豆花入豉汁煮,以五味和作羹食。

13. 三神丸（《古今医鉴·卷之十三·痢病》刘州判传）

治泻痢。

南草乌（光圆者用三两,一两烧存性,一两去皮尖,火煨,一两去皮尖,生用）

上为末,水打面糊丸如绿豆大。每三五丸或八九丸,水泻熟水待冷送下。去血,黄连甘草汤下。白痢,干姜汤下,俱用冷服。忌一切热物、鸡肉鱼胙腥腻等物。

14. 香连丸（《济阳纲目·卷二十二下·滞下·治冷热痢方》）

治冷热不调,下痢赤白,脓血相杂,里急后重。

黄连（四两,同吴茱萸二两酒拌同炒赤色,去茱萸不用）　木香（不见火,一两）

上为细末,醋糊丸如桐子大。每服五七十丸,食前米饮下。一方肚腹痛甚者,加乳香、没药各五钱。一方加肉豆蔻一两,粟米饭丸如米粒大,名豆蔻香连丸。

15. 驻车丸

1)《济阳纲目·卷二十二下·滞下·治冷热痢方》

治冷热不调,下痢赤白,日夜无度,腹痛不可忍者。

黄连（六两）　阿胶（蛤粉炒）　当归（酒洗）　干姜（炮,各三两）

上为细末,醋煮米糊丸如桐子大。每服五十丸,空心米饮下。

2)《杂病广要·脏腑类·滞下》

治大冷洞痢肠滑,下赤白如鱼脑,日夜无节度,腹痛不可堪忍者方。

黄连（六两） 干姜（二两） 当归 阿胶（各三两）

上四味，末之，以大酢八合烊胶和之，并手丸如大豆许，干之。大人饮服三十丸，小儿百日以还三丸，期年者五丸，余以意加减，日三服。

16. 黄连丸（《济阳纲目·卷二十二下·滞下·治冷热痢方》引《济生》）

治冷热痢。

黄连（去须） 干姜（炮） 缩砂仁（炒） 川芎 阿胶（蛤粉炒） 白术（各一两） 枳壳（去穰，麸炒，半两） 乳香（另研，三钱）

上为末，用盐梅三个取肉，少入醋同杵，丸如梧子大，每服四十丸，白痢干姜汤下，赤痢甘草汤下，赤白痢干姜甘草汤下，俱食前服。

17. 归连丸（《济阳纲目·卷二十二下·滞下·治冷热痢方》）

治痢无问冷热，及五色痢，入口即定。

当归 黄柏 黄芩 阿胶 熟艾（各二两） 黄连（一两）

上为末，以醇醋二升煮胶烊，下药煮令可为丸如豆子大。每服七八十丸，日二夜一，用米汤下。若产妇痢，加蒲黄一两，炼蜜和丸。

18. 木香散（《济阳纲目·卷二十二下·滞下·治冷热痢方》）

治冷热痢，虚损腹痛，不能饮食，日渐乏力。

木香 干姜（炮） 甘草（炙） 黄芩 黄连（各半两） 当归（炒） 白术 干熟地黄 柏叶（炙，各七钱半）

上锉散。每服三钱，水一中盏煎至五分，去渣，不拘时温服。

19. 阿胶丸（《济阳纲目·卷二十二下·滞下·治冷热痢方》）

治冷热不调，痢下脓血不止，腹痛不可忍。

阿胶（锉碎，炒令燥） 干姜（炮） 木香 黄连（炒） 当归（炒） 黄芩（各一两） 赤石脂 龙骨（各二两） 厚朴（一两半，去粗皮，生姜汁涂炙）

上为细末，炼蜜和丸如桐子大。每服三十丸，不拘时粥饮下。

20. 变通丸（《济阳纲目·卷二十二下·滞下·治冷热痢方》引《洪氏集验方》）

治赤白痢。

吴茱萸（拣净） 黄连（去须，各等分）

上共一处，用好酒浸透，各自拣焙为末，糊丸桐子大。白痢，用吴茱萸丸三十粒，干姜汤下；赤痢，用黄连丸三十粒，甘草汤下；赤白痢各用十五粒相合，甘草干姜汤下。

21. 千金方（《济阳纲目·卷二十二下·滞下·治冷热痢方》）

治下痢冷热，诸治不瘥。

乌头 黄连（各一升）

上二味为末，蜜和丸如桐子大。白汤下二十丸，日三夜二，神效。

22. 傅氏暑痢方（《傅青主男科重编考释·痢疾门中暑痢疾》）

治夏日中暑，红白痢疾。

焦山楂（五钱） 红糖（五钱） 白糖（五钱） 白萝卜（一个） 藿香（钱半）

水煎服。

若为白痢，用红糖一两；若为红痢，用白糖一两；若为红白痢，即用上方。

23. 傅氏治痢方（《傅青主男科重编考释·小儿科·痢疾》）

当归（一钱） 黄连（二分） 白芍（一钱） 枳壳（五分） 槟榔（五分） 甘草（三分）

水煎热服。

红痢倍黄连，白痢加泽泻三分，腹痛倍甘草、白芍，小便赤加木通三分，下如豆汁加白术一钱，伤食加山楂、麦芽各三分，气虚加人参三分。

24. 姜茶饮（《大方脉·伤寒杂病医方·卷五·医方和解门》）

治赤白痢。

生姜 陈茶（等分）

煎浓汤，每服一碗，常服最妙。

25. 和中散（《医学从众录·卷五·痢疾续论》引《圣济总录》）

治冷热痢，腹痛里急。

附子（一钱四分，赤痢减半） 川连（一钱四分，白痢减半） 乳香（一分五厘）

共为末，米饮汤下。未止，用青皮再下二服。

26. 二色丸（《杂病广要·脏腑类·滞下》引《小儿总微论》）

治诸般赤白痢，神。

吴茱萸（拣去枝梗，二两） 黄连（去须，二

两) 巴豆(四十九个,去皮)

上同于铫子内炒令黄赤色,去巴豆不用,只将上面二味各自为末,面糊和丸如萝卜子大,看大小紧慢,加减丸数。

27. 戊己丸(《杂病广要·脏腑类·滞下》引《和剂》)

治脾受湿气,泄痢不止,米谷迟化,脐腹刺痛。

吴茱萸(去梗,炒) 黄连(去须) 白芍药(各五两)

上为细末,面糊为丸如梧桐子大。每服二十丸,浓煎米饮下,空心日三服。

(二) 气血不调

以赤为病位在血,白为病位在气,指气血同病之痢。皆实证,凡治疗痢疾气血不调,皆可仿照此方剂加以配伍。

1. 黄芩芍药汤(《素问病机气宜保命集·卷中·泻痢论第十九》)

治泄痢腹痛,或后重身热,久而不愈,脉洪疾者,及下痢脓血稠黏。

黄芩 芍药(各一两) 甘草(五钱)

上为粗末,每服半两,水一盏半,煎至一盏。滤清温服无时,如痛则加桂少许。

2. 大黄汤(《素问病机气宜保命集·卷中·泻痢论第十九》)

治泄痢久不愈,脓血稠黏,里急后重,日夜无度,久不愈者。

大黄(一两)

上细剉,好酒二大盏,同浸半日许,再同煎至一盏半,去大黄不用,将酒分为二服,顿服之。痢止一服,如未止再服,以利为度。

3. 芍药汤(《素问病机气宜保命集·卷中·泻痢论第十九》)

下血调气。《经》曰:溲而便脓血,气行而血止,行血则便脓自愈,调气则后重自除。

芍药(一两) 当归 黄连(各半两) 槟榔(二钱) 木香(二钱) 甘草(二钱炙) 大黄(三钱) 黄芩(半两) 官桂(一钱半)

上㕮咀,每服半两,水二盏,煎至一盏,食后温服。如血痢则渐加大黄,如汗后脏毒,加黄柏半两,依前服。

4. 导气汤(《素问病机气宜保命集·卷中·泻痢论第十九》)

治下痢脓血,里急后重,日夜无度。

芍药(一两) 当归(五钱) 大黄 黄芩(各二钱半) 黄连 木香(各一钱) 槟榔(一钱)

上为末,每服三五钱,水一盏,煎至七分,去滓温服,如未止再服。

5. 芍药柏皮丸(《素问病机气宜保命集·卷中·泻痢论第十九》)

治溲而便脓血者,大肠泄也。如脉平者,春分至立秋,宜芍药柏皮丸。

芍药 黄柏(各等分)

上为细末,醋糊为丸如桐子大。每服五七十丸至二百丸,温水下,食前服。

6. 加减平胃散(《素问病机气宜保命集·卷中·泻痢论第十九》)

治泻痢,溲而便脓血者。

白术 厚朴 陈皮(各一两) 甘草(七钱) 槟榔(三钱) 木香(三钱) 桃仁 黄连 人参 阿胶(各半两) 白茯苓(去皮,半两)

上为细末,同平胃散煎服。[注]原本组成中或无平胃散,后人添入方中。

血多加桃仁,泄加黄连,小便涩加茯苓,气不下后重加槟榔、木香,腹痛加芍药、甘草,脓加阿胶,湿加白术,脉洪加大黄。

7. 戴氏治痢方(《金匮钩玄·卷第一·痢》)

黄芩 黄连 陈皮 甘草

煎服。赤痢加红花桃仁,白痢加滑石末。

8. 香连化滞汤(《寿世保元·卷三·痢疾下痢不治症》)

赤白痢疾初起,积滞不行,里急后重,频登圊而去少,腹痛等症,宜先用此下之。

当归尾(一钱) 白芍(一钱半) 黄连(一钱去毛) 黄芩(一钱去皮) 黄柏(一钱去皮) 枳壳(去穰,麸炒一钱五分) 槟榔(一钱) 木香(一钱) 大黄(三钱,虚人用半) 滑石(二钱) 甘草(二分)

上剉,水煎,空心服下。

9. 芍药和中汤(《济阳纲目·卷二十二中·泄泻·治湿泻方》)

治男妇泄泻腹疼,兼痢疾红白。

苍术 白术(各一钱) 厚朴(八分) 白芍药 泽泻 猪苓 赤茯苓(各七分) 甘草(五分) 官桂(三分,见红白不用)

上锉,加生姜二片、枣一枚,水煎,食远服。

10. 大藿香散(《济阳纲目·卷二十二中·泄泻·治湿泻方》)

治脾胃虚寒,呕吐霍乱,心腹撮痛,泄泻不已,最能取效。

藿香叶(去土,二两) 陈皮(去白) 厚朴(姜汁炒) 青皮(去白,炒) 木香 人参 肉豆蔻(面煨) 良姜(炒) 大麦芽(炒) 神曲(炒) 诃子(煨,去核) 白茯苓 甘草(炙,各一两) 白干姜(炮,半两)

上为末,每服四钱。水泄滑泄,肠气脏毒,陈米饮入盐,热调下;赤白痢,甘草黑豆汤下。

11. 香参丸(《种福堂公选良方·卷二·内外科·痢》)

治痢极效,百发百中之药也。

木香(四两) 苦参(酒炒,六两)

上为末,将甘草一斤熬膏,丸桐子大。每服三钱,白痢姜汤下,红痢甘草汤下,噤口痢砂仁莲肉汤下,水泻猪苓泽泻汤下。

12. 仙方脑麝丸(《杂病源流犀烛·卷二十一·痧胀源流·治痧胀应用古方十七》)

黄药子 白药子(各三钱) 花粉(二两) 黄连(一两研末筛止用头末) 木香(三钱) 沉香(二钱) 麝香(五分) 龙脑(三分)

猪胆汁丸,每丸重一分。

一治赤痢,用七丸,茅根汁同捣服。白痢用七丸,同茶叶、盐梅捣服。

13. 当归芍药汤(《大方脉·伤寒杂病医方·卷五·医方理血门》)

治下痢脓血稠黏,腹痛后重。

归尾 白芍 黄芩 黄连(各一钱) 大黄 炙草 木香 槟榔 桂心(各五分)

煎服。痢不减,倍大黄;前症兼渴,去桂心、炙草,加炒枳壳。

14. 附子丸(《医学从众录·卷五·痢疾续论》引《圣济总录》)

治洞泄寒中,注下水谷,或痢赤白,食已即出,食物不消。

附子 乌梅肉(各一两,炒) 川连(二两,炒) 干姜(一两半,炒)

蜜丸桐子大。米饮下二十丸。

15. 赤白痢方(《评琴书屋医略·卷一》)

治赤白痢。

1)银花(三钱) 建曲(一钱半) 青皮(五分) 防风(八分) 滑石(三分) 黄连(七分)土炒 陈皮(五分) 甘草(八分)

加当归五分、苍术五分为引。

如赤多于白,当归倍苍术(或再加多些银花、黄连);白多于赤,苍术倍当归(加多些防风),服二三剂后若得痛缓积稀,加白术、茯苓、当归、白芍以调和气血(去滑石、青皮或再去黄连、苍术,减少银花或再加木瓜,甘草改用炙)。

2)银花、滑石、白糖(各等分)

多煎代茶漫饮(又赤痢银花倍滑石,白痢滑石倍银花)。痢已久,便仍滞,加打破黑芝麻同煎;口干渴加生粉、葛肉同煎。

16. 化滞汤(《医学衷中参西录·医方十八·治痢方》)

治下痢赤白,腹疼,里急后重初起者。

生杭芍(一两) 当归(五钱) 山楂(六钱) 莱菔子(五钱,炒捣) 甘草(二钱) 生姜(二钱)

若身形壮实者,可加大黄、朴硝各三钱下之。用芍药以泄肝之热,甘草以缓肝之急,莱菔子以开气分之滞,当归、山楂以化血分之滞,生姜与芍药并用又善调寒热之互相凝滞,且当归之汁液最滑,痢患滞下而以当归滑之,其滞下愈而痢自愈也。

(三)其他

1. 治小儿赤白滞下方(《备急千金要方·卷十五·脾脏方·小儿痢第十》)

1)薤白(一把) 豉(一升)

上二味,以水三升煮取二升,分三服。

2)柏叶 麻子末(各一升)

上二味,以水五升煮三沸,百日儿每服三合。

2. 如神丸(《太平惠民和剂局方·卷之三·吴直阁增诸家名方》)

治一切冷热气,消癖气,和脾胃,补下元。

天南星(炮) 羌活 白芷 甘草(炙) 京三棱(醋浸,炮,捶) 干姜(炮) 附子(炮,去皮、脐) 半夏(汤洗二七遍,姜汁炒,令干)

上等分为末,醋煮面糊丸如梧桐子大。每服空心,生姜盐汤下二十丸至三十丸。患泻,二宜汤下三十丸。小儿赤痢,甘草橘皮汤下三丸至五丸。

量儿大小,加减与服。白痢,干姜汤下。

3. 玉粉丹(《卫生宝鉴·卷十六·泄痢门·痢疾》)

逐化虚中积,止脓血痢,撮痛,里急后重,并皆治之。

定粉(半两) 粉霜(三钱) 延胡(三钱) 腻粉(一钱) 石燕子(一个半)

上先杵石燕、延胡为末。入乳钵内,共粉霜等一处,研如粉。鸡清丸如豌豆大,每服三丸至五丸,温米饮下,食前临卧,不论老弱妊妇产人,皆可服之。粥饮下五丸,或另丸一等麻子大,量小儿大小,夜卧温米饮下五七丸,渐服十丸,忌油腻黏滑冷硬等物。

4. 烟蜡丸(《医学纲目·卷之二十三·脾胃部·滞下》)

黄蜡不拘多少,用银箆挑于真香油灯上烧熏,落下水碗内,凡如此者七次,为丸如萝卜子大,每二十丸。白痢,甘草汤下;赤痢,乌梅汤下。《本草》云:蜜蜡,主下利脓血,补中。又云:白蜡,主后重白脓。

5. 三白汤(《古今医鉴·卷之五·痢疾》)

治痢不拘赤白。

白砂糖(一两) 鸡子清(一个) 烧酒(一钟半)

煎八分温服。

6. 黑豆汤(《医学从众录·卷五·痢疾续论》引《圣济》)

治赤白痢,服药不止。

黑豆(炒,去皮,四两) 甘草(二两)

用绵裹,入湖水煎二杯,分二服。

十七、治蛊注痢方

(一) 寒证

1. 增损建脾丸(《备急千金要方·卷十五·脾脏方·冷痢第八》)

治丈夫虚劳,五脏六腑伤败受冷,初作滞下,久则变五色赤黑如烂肠,极臭秽者方。

钟乳粉 赤石脂(各三两) 矾石 干姜 苁蓉 桂心 石斛 五味子 泽泻 远志 寄生 柏子仁 人参 白头翁 天雄 当归 石榴皮 牡蛎 龙骨 甘草(各二两)

上二十味为末,蜜丸。酒服二十丸,日三,加至四十丸。

2. 参香散(《古今医统大全·卷之八十九·幼幼汇集·痢疾门》)

治婴儿脏腑气虚怯,冷热不调,积在脏腑,作成痢疾。或下鲜血,或如豆汁、鱼脑、瘀血,或下紫黑血,或赤白相杂,或成五色,里急后重,日夜频并,脐腹绞痛,甚不可忍,及噤口、疳蛊、时瘟诸痢,无问新久。

人参 白扁豆(炒去皮) 木香(各四钱) 肉豆蔻(制) 茯苓(八钱) 陈皮(去白) 罂粟壳(去筋蒂,炙,各二两四钱)

上为极细末,用米饮调化,食前服。

3. 姜墨丸(《济阳纲目·卷二十二下·滞下·治蛊疰痢方》)

治蛊疰痢。

干姜(炒) 京墨(煅,各等分)

上为末,醋糊丸如桐子大。每服三五十丸,米饮下。

4. 通神丸(《济阳纲目·卷二十二下·滞下·治食积痢方》)

治脓血杂痢,后重疼痛,日久不瘥。

没药 五灵脂(去砂石,研) 乳香(研,各一钱) 巴豆霜(研,半钱)

上同研匀,滴水为丸如黄米大。每服七丸,食前煎生木瓜汤下。小儿服三丸,随岁加减。

5. 鱼鲊汤(《济阳纲目·卷二十二下·滞下·治食积痢方》)

治痢下五色脓血,或如烂鱼肠,并无大便,肠中搅痛不可忍,呻吟叫呼,声闻于外。

粉霜(研) 轻粉 朱砂(研) 硇砂(去砂石,研) 白丁香(各一钱) 乳香(半钱) 巴豆(二七粒,去壳,不去油)

上为末,蒸枣肉为丸。婴儿三丸如粟米大,二三岁如麻粒大,四五岁每服三四丸,并旋丸,煎鲊汤吞下,仍间服调胃药。此证缘久积而成,故小儿多有之。

(二) 热证

1. 治小儿蛊毒痢方(《备急千金要方·卷十五·脾脏方·小儿痢第十》)

蓝青汁一升二合,分为四服。

2. 地榆汤(《圣济总录·卷第七十七·蛊痢》)

治蛊痢下血,如鸡鸭肝片,腹痛烦闷。

地榆(锉) 犀角(镑) 黄连(去须,微炒) 柏叶(微炒) 黄柏(去粗皮,炙,锉) 当归(锉,微炒) 黄芩(去黑心) 生干地黄(焙) 赤地痢(各半两)

上九味,粗捣筛。每服三钱匕,以水一盏,煎取七分,去滓温服,不拘时候。

3. 桔梗散方(《圣济总录·卷第七十七·蛊痢》)

治蛊痢下血如鸡肝,疼痛。

桔梗(去芦头,锉,炒) 犀角(镑,等分)

上二味,捣罗为散。酒服一钱匕,日三。不能自服者,即灌之,药下心中当烦,须臾自静。七日乃止,可食猪脾以补养之。

4. 治蛊痢方(《圣济总录·卷第七十七·蛊痢》)

治肠蛊先下赤,后下黄白沫,连年不瘥。

牛膝(一两)

上一味切椎碎,以醇酒一升,渍一宿,平旦空心服之,再服愈。

5. 黄连丸(一名羚羊角丸)(《医门法律·卷五·痢疾门·痢疾门方》)

治一切热痢,及休息痢,日夜频并;兼治下血,黑如鸡肝色。

黄连(去须,二两半) 羚羊角(镑) 黄柏(去粗皮,各一两半) 赤茯苓(去皮,半两)

上为细末,蜜和丸如桐子大。每服二十丸,姜蜜汤下。暑月下痢,用之尤验。一方用白茯苓、腊茶送下。

6. 茜根丸(《济阳纲目·卷二十二下·滞下·治蛊疰痢方》)

治一切毒痢及蛊注,下血如鸡肝,心腹烦痛等证。

茜根 犀角 升麻 地榆 当归 黄连 枳壳 白芍药(各等分)

上为末,醋糊为丸如梧子大。每服七十丸,空心米饮下。

7. 治毒痢方(《种福堂公选良方·卷二·内外科·痢》)

治毒痢下脓血者。

金银花一两,煎汤送香连丸三钱。

8. 解毒生化丹(《医学衷中参西录·医方十八·治痢方》)

治痢久郁热生毒,肠中腐烂,时时切疼,后重,所下多似烂炙,且有腐败之臭。

金银花(一两) 生杭芍(六钱) 粉甘草(三钱) 三七(二钱,捣细) 鸭蛋子(六十粒,去皮拣成实者)

上药五味,先将三七、鸭蛋子,用白沙糖化水送服。次将余药煎汤服。病重者,一日须服两剂始能见效。

十八、治血痢方

凡痢疾下血为血痢。血痢即赤痢。此外,赤痢又有红痢的别名。古代文献虽然有赤为热之说,但观历代文献记载,并不局限于热证,而有热证、寒证、血瘀证的不同。另有一些方剂单纯能够止血,又不在此例。

(一) 热证

1. 龙骨丸(《备急千金要方·卷十五·脾脏方·热痢第七》)

治下血痢腹痛方。

龙骨 龙胆 羚羊角 当归 附子 干姜 黄连(各三十珠) 赤石脂 矾石(各一两半) 犀角 甘草 熟艾(各十八铢)

上十二味为末,蜜丸如小豆。先食服十五丸,日三,加至二十丸。

2. 治血痢方(《备急千金要方·卷十五·脾脏方·热痢第七》)

1) 蒲黄(三合) 干地黄 桑耳 甘草 芒硝 茯苓 人参 柏叶 艾叶 阿胶 生姜(各二两) 禹余粮 黄连(各一两) 赤石脂(五分)

上十四味㕮咀,以水一斗煮取四升,温分五服。

2) 治热毒下黑血,五内绞切痛,日夜百行气绝欲死。

黄连(一升) 龙骨 白术(各二两) 阿胶 干姜 当归 赤石脂(各三两) 附子(一两)

上八味㕮咀,以水一斗煮取五升,分五服。余以贞观三年(七月十二日),忽得此热毒痢,至十五日命将欲绝,处此方药,入口即定。

3) 治下赤连年方。

地榆 鼠尾草(各一两)

上二味㕮咀,以水二升煮取一升,分二服。如不止,取屋尘水渍,去滓,一升分二服。

4)秦皮(如无以檞皮代之) 鼠尾草 蔷薇根

上三味等分㕮咀,以水淹、煎,去滓,铜器中重釜煎成丸如梧子大。服五六丸,日三,稍增瘥止。亦可浓汁服半升。

3. 生犀角散方(《外台秘要·卷第二十五·热毒血痢方六首》引《广济》)

疗热毒痢血,其痢行数甚数,痢出不多,腹中刺痛,此是热痢。

生犀角(末) 酸石榴皮(熬) 枳实(熬令黄,各三两)

上三味各异捣筛为散,以饮服两三寸匕,日再差,停热食物。

4. 犀角五味散方(《外台秘要·卷第二十五·许仁则痢方七首》)

治血痢之候,小腹绞痛,无期度食,不住如水,但兼血而下。

生犀角(末,五两) 阿胶(炙,四两) 黄柏(四两) 艾叶 干姜(各三两,一作干蓝)

5. 海蛤玉粉散(《黄帝素问宣明论方·卷十·痢门·泄痢总论》)

治血痢,解脏中积热毒。

海蛤(不以多少)

上为末。每服二钱,入蜜少许,冷水调下,不计时候。

6. 黄连汤(《素问病机气宜保命集·卷中·泻痢论第十九》)

治大便后下血,腹中不痛,谓之湿毒下血。

黄连(去须) 当归(各半两) 甘草(二钱,炙)

上㕮咀。每服五钱,水一盏,煎至七分,食后温服。

7. 芍药黄连汤(《素问病机气宜保命集·卷中·泻痢论第十九》)

治大便后下血,腹中痛者,谓热毒下血。

芍药 当归 黄连(各半两) 大黄(一钱) 桂(淡味,半钱) 甘草(二钱,炙)

上㕮咀,每半两同前煎服。如痛甚者,调木香、槟榔末一钱服之。

8. 加减平胃散(《卫生宝鉴·卷十六·泄痢门·痢疾》)

治久下血则脾胃虚损,而血不流于四肢却入于胃中而为血痢,宜服此滋养脾胃。

木香 槟榔(各三钱) 白术 厚朴(制) 陈皮(各一两) 甘草(七钱) 人参 黄连 白茯苓 阿胶(炒) 桃仁(各半两)

上十一味为末,每服五钱,水二盏,生姜三片,枣子一个,煎至一盏,去渣,温服无时。加减法:血多加桃仁。气不下后重,加槟榔、木香。脓多加阿胶。腹痛加官桂、芍药、甘草。湿多加白术。脉洪大加大黄。热泄加黄连。小便涩加茯苓、泽泻。

9. 清六丸(《丹溪心法·卷五·秘方一百》)

治三焦湿止泄泻、产后腹痛并自利者,以补脾补血药送之。治血痢效。

六一散(一料) 红曲(炒,半两)

上为末,陈仓米饭丸。并不单用,与他丸同行。又加五灵脂一两,名灵脂丸,能行血。

10. 茅花汤(《古今医统大全·卷之八十九·幼幼汇集·痢疾门》)

治吐血下血,鼻衄不止,兼治血痢、黑痢。

上用茅花一大把,水三盏,煎一盏,分二服。无花,以根代之。

11. 加味四物汤(《济阳纲目·卷二十二下·滞下·治赤痢方》)

治下痢纯血久不愈,属阴虚。

当归(酒洗) 川芎 白芍药(炒) 生地黄(酒炒) 槐花(炒) 黄连(炒) 桃仁(去皮尖,各等分)

上锉,水煎服。

12. 当归芍药汤(《济阳纲目·卷二十二下·滞下·治赤痢方》)

治血虚下痢。

当归 川芎(各一钱半) 芍药(炒,三钱) 生地黄 黄连(炒) 木香(各一钱)

上锉,水煎,食前服。

13. 丹溪治赤痢方(《济阳纲目·卷二十二下·滞下·治赤痢方》)

1)治热痢血痢。

大黄 黄连 黄芩 黄柏 枳壳 白芍药 当归 滑石 甘草 桃仁 白术(各等分)

上为末,神曲糊为丸如桐子大。每服五六十

丸,白汤下。

2) 治下痢纯血。

黄柏蜜炙黄色令香,二两为末,每服三钱,空心温浆水调下。

3) 治赤痢。

生地黄　黄柏　芍药　地榆　白术(各等分)

上锉,每服七八钱,水煎服。如腹痛,加枳壳、厚朴;后重,加滑石、木香、槟榔;有热,加黄芩、山栀;腹痛甚者,加没药。

4) 专治赤痢。

黄连(二两)　木香　甘草(各二钱)

上咬咀,水二钟煎至一钟,去渣,食前温服。先一日服五苓散三帖,次日早服此药,即止。

14. 茜根散(《济阳纲目·卷二十二下·滞下·治赤痢方》)

治血痢,心神烦热,腹中痛,不纳饮食。

茜根　地榆　生干地黄　当归(微炒)　犀角屑　黄芩(各一两)　栀子仁(半两)　黄连(二两,去须,微炒)

上咬咀。每服四钱,以水一中盏入豉五十粒、薤白七寸,煎至六分,去渣,不拘时温服。

15. 蒲黄丹(《济阳纲目·卷二十二下·滞下·治赤痢方》)

治血痢。

蒲黄(三合)　干地黄　桑耳　甘草　芒硝茯苓　人参　柏叶　阿胶　艾叶　生姜(各一两)　禹余粮　黄连(各一两)　赤石脂(一两二钱半)

上咬咀,以水一斗煮取四升,分作五服。

16. 黄连阿胶丸(《济阳纲目·卷二十二下·滞下·治赤痢方》)

治热泻血痢,及肺热咯血。此方抑心火,清肺脏。

黄连(去须,三两)　阿胶(碎炒,一两)　赤茯苓(二两)

上以连、苓为细末,水熬阿胶膏搜和,为丸如桐子大。每服三十丸,空心温米饮下。

17. 严氏乌梅丸(《济阳纲目·卷二十二下·滞下·治赤痢方》)

治留热肠胃,脐腹绞痛,下痢纯血,或服热药过多,毒蕴于内,渗成血痢。

黄连(三两)　乌梅肉(二两)　当归　枳壳(麸炒,各一两)

上为末,醋糊丸如桐子大。每服七十丸,空心,米饮下。

18. 地榆丸(《济阳纲目·卷二十二下·滞下·治赤痢方》)

治泻痢或血痢,日久不愈。

地榆(微炒)　当归(微炒)　阿胶(糯米炒)　黄连(去须)　诃子(取肉,炒)　木香(晒干)　乌梅(去核取肉,各半两)

上为细末,炼蜜丸如桐子大。每服二三十丸,空心陈米饮吞下。

19. 神功丸(《济阳纲目·卷一百零七·牙齿·治牙齿腐臭方》)

治多食肉人,口臭不可近,牙齿疳蚀,牙龈肉将脱,牙齿落血不止。

蔺香药(如无以藿香代之)　当归　藿香叶木香(各一钱)　升麻(二钱)　黄连(酒洗)　砂仁(各五钱)　生地黄(酒洗)　甘草(各三钱)

上为细末,汤浸蒸饼为丸如绿豆大。每服一百丸,或加至二百丸止,食远白汤下。此药兼治血痢及血崩,及下血不止,血下褐色或紫黑色,及肠澼下血,其脉洪大而缓者,空心服,米汤下。

20. 泼火散(一名地榆散)(《济阳纲目·卷三中暑·治中暑烦渴方》)

治伤暑烦躁,口苦舌干,头痛恶心,不思饮食,及中暑昏迷,不省人事,欲死者,并治血痢。

地榆　赤芍药　黄连(去须)　青皮(去白,各等分)

上为末。每服三钱,浆水调服,如无,只以新汲水亦得。若血痢,水煎服。

21. 傅山血痢方(《傅氏男科·男科卷二·痢疾门·血痢》)

治凡血痢腹痛者,火也。

归尾　白芍(各一两)　黄连(三钱)　枳壳　木香　莱菔子(各二钱)

水煎服。

22. 犀角散方(《杂病广要·脏腑类·滞下》引《圣惠》)

治赤痢,腹中疼痛,小便涩,口干烦热。

犀角屑(三分)　木香(半两)　黄芩(一两半)　地榆(三分,锉)　黄连(一两,去须,微

炒）　当归（一两，锉，微炒）

上件药捣筛为散。每服三钱，以水一中盏，煎至五分去滓，不计时候温服。

23. 赤痢方（《评琴书屋医略·卷一》）

金银花（三钱）　建神曲（一钱）　半山楂核（二钱）　当归身（一钱）　红曲米（一钱）　生甘草（八分）　云黄连（一钱）

或加陈茶、结糖各三钱同煎。

痢色赤甚，或酌加红花六七分、地榆七八分引。

热甚黄连、银花各再加一二钱；湿加滑石、防风；食滞加莱菔子苗、厚朴；腹痛频加木香数分；便涩滞而大，痛加酒炒大黄数分或钱零。若久痢微痛涩滞而燥渴者，为下多伤阴，加生地、阿胶、黑芝麻、白芍（去二曲、山楂、连）或独用六味地黄汤主治。凡痛缓积稀为熟，滞渐去当和血，生熟地黄、生制首乌、当归、白芍、黑豆、黑芝麻为要药（去二曲、连、山楂）。

24. 白头翁汤（《痢症三字诀·附方》）

治红痢。

白头翁（五钱，细叶白毛一茎直上，味微苦而气清香，开小黄白色花者为真白头翁也，如无真者用白薇、粉葛、竹茹、天麻代）　黄柏（三钱）　黄连（三钱）　秦皮（三钱）

用水二碗煎取一碗服最妙。白头翁能平木疏肝，息风清火使下迫之气条达而上也。如无此味，亦当仿此用药，乃能解除里急。

25. 金花汤（今名**黄连解毒汤**）（《痢症三字诀·附方》）

治红痢。

黄连（三钱）　黄芩（三钱）　黄柏（三钱）　栀子（三钱）　加杏仁（三钱）　槟榔（二钱）　当归（三钱）　地榆（三钱）　赤芍（二钱）　荆芥（一钱）　生地（三钱）　青蒿（三钱）　甘草（一钱）

水煎服。

（二）寒证

1. 苍术地榆汤（《济阳纲目·卷二十二下·滞下·治赤痢方》）

治脾经受湿，下血痢。

苍术（三两）　地榆（一两）

上锉。每服一两，水二盏煎一盏，温服。

2. 聚珍丸（《济阳纲目·卷二十二下·滞下·治赤痢方》）

治血痢酒痢，尤效。

川百药煎　陈槐花（炒，各半两）　感应丸（一帖）　薄荷煎（两帖）　麝香（少许）

上件为末拌匀，炼蜜为丸如梧桐子大。每服二十丸，食后服。男子用龙牙草煎汤下，女人用生地黄煎汤下。

3. 三物散（《济阳纲目·卷二十二下·滞下·治赤痢方》）

治痢血。

胡黄连　乌梅　灶心土（各等分）

上为末，腊茶清调下，食前服。

4. 经验治寒痢方（《傅氏男科·男科卷二·痢疾门·寒痢》）

治久泻血痢，小腹作痛神效方。

秋梨（四两）　生姜（五钱）　椿树根皮（一两）

共捣烂夏布拧汁水，空心服之立愈。

5. 通圣散（《医学从众录·卷五·痢疾续论》引《圣济总录》）

治血痢腹痛，日夜无度。

大枣　乌梅（各三枚）　甘草（三钱）　干姜（一钱五分）

水煎服。

（三）血瘀证

1. 血痢方（《史载之方·卷下·治痢诸方》）

治赤痢，所下之痢，浑是鲜血，忽有黯色，据候，多因使性瘀怒，伤损肝心正气，忽因事争打，伤损经络，致有斯疾。

桑寄生（一两）　独活　木香　甘草（炙）　芎䓖　牡丹皮（去心，各一分）

上为细末，水一盏，煎取八分，非时吃，每服二钱。

2. 没乳丸（《脉因证治·卷二·十六下利》）

治瘀血痢。

乳香　没药　桃仁　滑石

佐以木香、槟榔。苏木汤下。

3. 逐瘀汤（《寿世保元·卷三·痢疾下痢不治症》）

一治赤痢血痢，痛不可忍。又治血痔，其效如神，病虽垂殆，一服即愈。

阿胶（炒）　枳壳（麸炒）　茯神　茯苓　白

芷 川芎 生地黄 莪术 木通 五灵脂(炒尽烟) 赤芍 生甘草 桃仁(去皮尖) 大黄

上锉一剂,水一盏半,入蜜三匙再煎,温服。

4. 桃仁承气汤(《济阳纲目·卷二十二下·滞下·治赤痢方》)

下痢紫黑色者,热积瘀血也,腹痛后重异常,以此下之。

桃仁(半两) 大黄(一两) 芒硝(三钱) 甘草(二钱) 桂(三钱)

上锉,每服一两,水煎服。

5. 白虎丸(《济阳纲目·卷四十九·青筋·治方》)

此药能顺气散血,化痰消滞。兼治男子久患痢疾便血,妇人崩漏带下,并一切打扑内损,血不能散,心腹痛欲死者,服之甚效,不啻桴鼓之影响也。

千年石灰(不拘多少)

上刮去杂色泥土为末,水飞过,晒干,量可丸,如梧桐子大。每服五十丸,看轻重加减,烧酒送下。

(四)其他

1. 治冷热不调或水或脓或五色血痢方(《备急千金要方·卷十五·脾脏方·热痢第七》)

酸石榴五枚

合壳子捣绞,取汁二升,服五合,瘥止。

2. 疗天行热病瘥后痢脓血不止方(《外台秘要·卷第三·天行热痢及诸痢方四首》引《甲乙方》)

龙骨(一两)

上一味,捣研为末。米饮下一钱,不计时节,日三服,佳。

3. 椿皮散(《卫生宝鉴·卷十六·泄痢门·痢疾》)

专治血痢及肠风下血,神验。

椿白皮(三两) 槐角子(四两) 明白矾(二两) 甘草(一两半)

上为末。每服三钱,热米饮调下。

4. 宣明三圣散(《玉机微义·卷五·滞下治法·止涩之剂》)

治产后下血痢不止。

乌鱼骨 烧绵灰 血余灰(各等分)

上细末。每服一钱,煎石榴皮汤调下,热服。

5. 椿皮丸(《济阳纲目·卷二十二下·滞下·治赤痢方》)

下痢清血,腹中刺痛。

椿根白皮(不拘多少,为末)

醋糊丸如桐子大,空心米饮下三四十丸。

6. 宿露汤(《济阳纲目·卷二十二下·滞下·治赤痢方》)

治风痢下纯血。

酸石榴皮 草果(各一个) 青皮(二个) 甘草(二寸) 杏仁(七个,去皮尖) 椿根皮(二钱半)

上哎咀,加生姜三片、乌梅二个,水煎,去渣,露一宿,早晨服。

7. 圣功丸(《济阳纲目·卷二十二下·滞下·治赤痢方》引《元戎》)

专治血痢。

腻粉(三钱) 淀粉(二钱) 一法加蛤粉

上研匀,水浸蒸饼丸菉豆大,艾汤下。

8. 槐花散(《济阳纲目·卷二十二下·滞下·治赤痢方》引洁古)

治血痢久不止,腹中不痛,不里急后重。

青皮 槐花 荆芥穗(各等分)

上为末,水煎,空心热服。

9. 地榆散(《济阳纲目·卷二十二下·滞下·治赤痢方》)

治下血远年不瘥及血痢。

地榆 卷柏(各等分)

上哎咀,用砂罐煮数十沸,通口服。

10. 治瘀血痢经验方(《通俗内科学·传染病·伤寒》)

治下痢及肠出血。

明矾(八分) 白糖(四钱)

上为十包,每时服一包。

十九、治白痢方

古以白痢为冷痢,所以有些冷痢的方子混在白痢之下,本篇为行文便利,将那些属于冷痢的白痢归于冷痢下,而专以白痢称呼后世归入气分证的痢疾。

1. 没石子丸(《卫生宝鉴·卷十九·小儿门·吐泻痢疾》引钱氏方)

治泄泻白痢及疳痢、滑肠、腹痛。

木香　黄连（各二钱半）　诃子（去核，三个）　没石子（一个）　肉豆蔻（二个）

上为末，饭和丸如麻子大。米饮下十五丸，量儿大小加减，食前服之。

2. 丹溪白痢方（《金匮钩玄·卷第一·痢》）

治因饮水过多，腹胀泻痢带白。

苍术　白术　厚朴　茯苓　滑石

上煎，下保和丸。

3. 舒凫饮（《古今医鉴·卷之五·痢疾》）

治白痢如鱼冻色，久不愈者。（刘桐川传）

白鸭一只，杀取血，以滚酒和饮之，立止。

4. 温六丸（《济阳纲目·卷二十二下·滞下·治白痢方》）

治白痢、水泻，皆效。

腻白滑石（六两）　粉甘草（炙，一两）　干姜（五钱，或生姜汁亦可）

上为末，汤浸蒸饼丸服。

5. 丹溪治白痢方（《济阳纲目·卷二十二下·滞下·治白痢方》）

1）治白痢。

苍术　白术　神曲　茯苓　地榆（各一钱）　甘草（炙，五分）

上锉一服，水煎服。腹痛，加枳壳、厚朴；后重，加木香、槟榔。

2）治因辛苦劳役，肚痛白泻，此为劳热。

滑石（一两）　陈皮　白术（各六钱）　芍药（五钱）　黄芩（三钱）　甘草（五分，炙）　桃仁（三十个）

上锉，分六帖，水煎，食前服。

3）乌梅　白梅（陈久者，各七个）

上件去核捣梅肉烂，同乳香末少许，丸如梧桐子大，以茶末为衣。每服二十丸，茶汤下，食前服。

4）治白脓痢。

用白石脂为末，醋糊丸如小豆大。每服十丸，空心米饮下。

6. 神圣香姜散（《济阳纲目·卷二十二中·泄泻·治肾虚泻方》）

治晨泄，白痢。

宣黄连（水浸，锉片，二两）　生姜（切骰子大，四两）

上同一处淹一宿，银石器内慢火同炒，姜赤黄

色为度，去姜不用，将黄连为末。每服二钱，茶清调下，一剂而愈。又用米饭酒调，治白痢尤妙。如若欲速效，一料只作二服。

7. 白痢方（《评琴书屋医略·卷一》）

川滑石（三钱）　炒银花（二钱）　建神曲（一钱半）　泡苍术（一钱）　绵茵陈（二钱）　生甘草（五分）　防风肉（一钱）

加炒香莲叶二钱为引（鲜干任用）。

湿微或渴，减苍术；湿盛不渴，加苍术；或再加白术茯苓。

8. 银菊散（《痢症三字诀·附方》）

治白痢之轻药也。

银花（三钱）　白菊（三钱）　连翘（二钱）　生白芍（三钱）　杏仁（三钱，研去皮尖）　桔梗（三钱）　栀子（二钱）　木香（一钱）　牛蒡子（三钱）　甘草（一钱）

用水三茶碗煎取碗半。服如有宿食，加生大黄五钱。

9. 白虎汤（《痢症三字诀·附方》）

此治白痢之良方也。

生石膏（三钱，研）　煅石膏（三钱，研）　甘草（一钱）　粳米（三钱）　再加黄芩（三钱）　白芍（三钱）　杏仁（三钱）　桔梗（二钱）　厚朴（一钱）

方合痢证。有外寒者再加葛根、荆芥；小便不利者再加桑皮、滑石。

二十、治气痢方

1. 厚朴散方（《圣济总录·卷第七十七·气痢》）

治气滞，止泻痢霍乱。

厚朴（去粗皮，生姜汁炙令紫，三两）　甘草（炮）　白芷　干姜（炮）　舺香子（略炒，各半两）　陈橘皮（去白，焙干，一两）　吴茱萸（汤洗，焙干炒，三分）

上七味，捣罗为散。每服二钱匕，凡气不和，盐汤下；霍乱吐泻煎木瓜紫苏汤调下；泄泻米饮调下；赤白痢甘豆汤调下，并食前。

2. 木香散方（《圣济总录·卷第七十七·气痢》）

治气痢泄泻，心腹疗痛。

木香　沉香（锉）　桂（去粗皮）　没药　胡

椒(各一分) 肉豆蔻仁(一枚) 当归(切,焙,一分) 龙骨(半两) 赤石脂(半两) 干姜(炮,一分) 附子(炮裂,去皮脐,一分) 甘草(炙,锉,一分) 蜜陀僧(一分)

上一十三味,捣罗为散。每服一钱匕,米饮调下,食前服。

3. 木香丸方(《圣济总录·卷第七十七·气痢》)

治诸气痢不止。

木香 肉豆蔻仁 缩砂仁 赤石脂(各半两)

上四味,捣罗为末,以枣肉和丸梧桐子大。每服二十丸,温米饮下,食前服。

4. 香艾丸方(《圣济总录·卷第七十七·气痢》)

治气痢腹痛,睡卧不安。

艾叶(炒) 陈橘皮(汤浸去白,焙,等分)

上二味,捣罗为末,酒煮烂饭和丸如梧桐子大。每服二十丸。空心盐汤下。

5. 龙骨散方(《圣济总录·卷第七十七·气痢》)

治气痢腹内虚鸣,日久不瘥。

龙骨 黄连(去须) 黄柏(去粗皮) 干姜(炮) 阿胶(炙燥) 人参 厚朴(去粗皮,生姜汁炙,各二两)

上七味,捣罗为散。每服二钱匕,空腹粥饮下日再。

6. 川芎散(《医学纲目·卷之十三·肝胆部·目赤肿痛》)

治风热目眩热肿,及胸中不利。

川芎 槐子(各一两)

上为末。气滞下痢,姜汤调。

7. 荜茇散(《辨证录·卷之七·痢疾门》)

治中气不顺,口中作嗳,下痢不止。

荜茇(三钱) 芍药(五钱) 当归(五钱) 牛乳(半斤)

同煎。一半空腹顿服。一剂痢止,再剂不再痢也。

盖荜茇最能顺气,且去积滞更神,入之于归、芍之中,更能生长阴血。佐之牛乳者,牛乳属阴,乳乃血类,无形之阴血不能遽长,用有形之阴血以滑其肠中之迫急,则血即无阳,阴又不损,转能佐气以去其结滞,故奏功甚捷,取效独奇耳。

8. 白术膏(《古今医鉴·卷之四·内伤》)

治脾胃大虚,自汗乏力,四肢怠倦,饮食不思;或食而不化,呕吐泻痢,泻下完谷白沫。

白术(一斤,去芦,火上炙一块,锉一块成片)

上用水十碗,熬汁二碗,去渣。再入水再熬,又滤出,将渣捣烂,入水再熬。如是五次,共得药汁十碗,合一处,入白蜜半斤,再熬至稠黏,滴水成珠为度。日服二三次,白沸汤调下。

9. 气痢方

1)《病机沙篆·卷上·痢》

牛乳半斤,荜拨三钱同煎,减半空心顿服良。

2)《杂病源流犀烛·卷十五·痢疾源流·治痢方四十二》

治气痢。

诃子皮 陈皮 厚朴(各五钱)

蜜丸,火汤下三十丸。

二十一、治冷痢方

(一)虚寒

1. 猪肝丸(《备急千金要方·卷十五·脾脏方·冷痢第八》)

治下痢肠滑,饮食及服药俱完出者。

猪肝(一斤,熬令干) 黄连 乌梅肉 阿胶(各二两) 胡粉(七棋子大)

上五味为末,蜜丸如梧子。酒服二十丸,日三;亦可散服方寸匕。

2. 治冷痢方(《备急千金要方·卷十五·脾脏方·冷痢第八》)

治久冷或痢,不痢但腰腹患苦冷方。

新蜀椒三升,用醋渍一宿,以曲三升和椒一升紧拌,煮作粥,空腹顿服之,加葱、豉、盐任性调和,不瘥更作,以瘥为限,不过三升椒即愈。此方不但治冷,大治诸虚损冷极有所益,久当自知。

3. 黄连补汤(《备急千金要方·卷十八·大肠腑方·大肠虚实第二》)

治大肠虚冷,痢下青白,肠中雷鸣相逐方。

黄连(四两) 茯苓 川芎(各三两) 地榆(五两) 酸石榴皮(五片) 伏龙肝(鸡子大一枚)

上六味,以水七升,煮取二升半,去滓,下伏龙肝末,分三服。

4. 补中丸(《卫生宝鉴·卷五·劳倦所伤虚

中有寒》）

补脾虚，调胃弱，止泻痢，进饮食，定痛。

厚朴（姜制，一两）　甘草（炙，一两）　白茯苓（去皮，一两）　陈皮（去白，一两）　干姜（半两，炮）

上五味为末，炼蜜丸如樱桃大。每服一丸，白汤化下。细嚼亦得，空心食前。

5. 乳香散（《古今医统大全·卷之八十七·〈老老余编〉》）

治泻痢和气，止脏毒泻血，腹内疼痛。

乳香（少许）　诃子皮（一钱）　当归（五钱）　木香（五分）

上细锉，与乳香微炒，候当归干为度，杵为末。每服二钱，用陈米第三度泔，六分一碗煎至五分，空心午前服。此方最妙，患及百余日者服之皆愈。

6. 鲫鱼熟鲙（《古今医统大全·卷之八十七·〈老老余编〉》）

治老人胃气不和，冷痢。

鲫鱼肉（九两，切作鲙）　豉汁（七合）　干姜末（半两）　陈皮末（分）

上以椒酱和豉汁煮沸，即下鱼煮熟，下五味空心食，一日一食。

7. 石脂馎饦（《古今医统大全·卷之八十七·〈老老余编〉》）

治老人虚冷气痢。

赤石脂（五两）　白面（六两）

上合和作饦，煮熟下葱椒，空心食三四遍则愈。

8. 雌鸡炙（《古今医统大全·卷之八十七·〈老老余编〉》）

治老人脾胃虚冷下痢。

上以黄雌鸡一只净如常，以椒酱刷炙令熟，空心渐食，极补脏腑。

9. 曲米粥（《古今医统大全·卷之八十七·〈老老余编〉》）

治老人脾虚食不消化，泄痢不止。

神曲（炙，捣末，二两）　青粱米（四合）

上和作粥，空心食之，常服温中极佳。

10. 梅蜜饮（《医学入门·外集·卷六·杂病用药赋》）

能抑心，治热痢。

用陈白梅、好茶、蜜水各半煎服；冷痢用生梅

汁、蜜水各半煎服，仍将木香、生肉豆蔻为佐。蜜最治痢。

11. 地榆散（《济阳纲目·卷二十二下·滞下·治寒痢方》）

治大人小儿脾胃气虚，冷热不调，下痢脓血，赤多白少，或纯下鲜血，里急后重，小便不利。

地榆（炒）　干葛（各四钱）　当归　赤芍药　茯苓（各三钱）　干姜（炮）　甘草（炙，各二钱）　罂粟壳（蜜炙，六钱）

上为细末。每服二钱，用热水调下，不拘时。

12. 和中饮（《济阳纲目·卷二十二下·滞下·治寒痢方》）

治痢疾不分赤白，近服之无有不效者，但发热噤口者不可服。

白术　陈皮　茯苓　芍药（各一钱）　草果仁（七分）　甘草（三分）　陈仓米（二钱）　砂糖（三钱）　粟壳（醋炙，一钱半）　乌梅（一个）

上锉，加生姜三片、枣一枚，水煎服。

13. 陈曲丸（《济阳纲目·卷二十二下·滞下·治寒痢方》）

治腹中冷痛，磨积止痢。

陈曲（炒，一两半）　干姜（炮）　官桂　白术　当归　厚朴　人参　甘草（炙，各半两）

上为细末，炼蜜丸如桐子大。每服三五十丸，酒送下，或淡醋汤亦得，食前，一日三服。

14. 白术调中丸（《济阳纲目·卷二十二下·滞下·治寒痢方》）

治脾胃不和，米谷不消，久痢赤白，脓血相杂，多日羸瘦，不思饮食。

白术（半两）　神曲（炒，四两）　人参　茯苓　猪苓　泽泻（各三钱）　干姜（炮）　甘草（炙，各一两）　木香（二钱）　官桂（一钱半）

上为末，面糊丸如桐子大。每服五七十丸，空心淡姜汤下。

15. 豆蔻固肠丸（《济阳纲目·卷二十二中·泄泻·治虚滑久泻方》）

治脾胃虚寒，脏腑频滑，下痢赤白。

木香　赤石脂　干姜　缩砂　厚朴（姜制）　肉豆蔻（面裹煨，各等分）

上为末，面糊丸如桐子大。每服五十丸，空心米饮下。

16. 固肠散（《济阳纲目·卷二十二中·泄

泻·治虚滑久泻方》)

治脾胃虚弱,内受寒气,泄泻注下,水谷不分,冷热不调,下痢脓血,赤少白多,或如鱼脑,肠滑腹痛,遍数频并,心腹胀满,食减乏力。

陈米(炒,二十两)　木香(不见火,一两)　肉豆蔻(生用,二两)　干姜　甘草(炙,各二两半)　罂粟壳(去蒂盖,蜜炙,二两)

上为细末。每服二钱,酒一盏、生姜二片、枣一枚煎至七分,不拘时温服。如不饮酒,水煎亦得。忌酒、面、鱼腥等物。

17. 参苓壮脾丸(《济阳纲目·卷十二·脾胃·治脾胃虚寒方》)

治脾胃虚寒,胸胁痞胀,心腹刺痛,或病后气衰,食不复常,及久患泻痢,肠胃虚滑,并宜服之。

人参　白术　茯苓　肉桂(不见火)　干姜(炮)　砂仁　胡椒　山药　白扁豆(炒)　神曲(炒)　麦芽(炒,各二两)

上为细末,炼蜜丸如弹子大,每服一丸,空心细嚼,白汤或酒送下。

18. 十宝汤(《济阳纲目·卷二十二下·滞下·治白痢方》)

治冷痢如鱼脑者,三服见效,甚疾。

黄芪(四两)　熟地黄(酒浸)　人参　茯苓　白术　半夏　当归　芍药　五味子　官桂(各一两)　甘草(炙,半两)

上㕮咀。每服四钱,加生姜三片、乌梅一个,水煎,食前服。

19. 严氏当归丸(《济阳纲目·卷二十二下·滞下·治白痢方》)

治冷留肠胃,下痢纯白,腹痛不止。

当归　芍药　附子　干姜(炮)　厚朴　阿胶(蛤粉炒,各一两)　白术　乌梅肉(各二两)

上为末,醋糊丸如桐子大。每服五十丸,空心米饮下。

20. 《局方》桃花丸(《济阳纲目·卷二十二下·滞下·治白痢方》)

治冷痢腹痛,下如鱼脑白物。

赤石脂(煅)　干姜(炮,各等分)

上为末,蒸饼糊丸。米饮下三四十丸,日三服。

21. 震灵丹(一名比金丹)(《济阳纲目·卷二

十二中·泄泻·治虚滑久泻方》引《道藏》)

久泻久痢,呕吐不食,八风五痹,一切沉寒痼冷,服之如神。

禹余粮(火煅醋淬,不计遍数,手捻得碎为度)　紫石英　丁头代赭石(如禹余粮炮制)　赤石脂(各四两)

以上四味并作小块,入甘锅内,盐泥固济候干,用炭十斤煅通红,火尽为度,入地埋出火毒二宿。

滴乳香(另研)　五灵脂(去砂石节)　没药(去砂石,研,各二两)　朱砂(水飞过,一两)

上八味并为细末,以糯米粉煮糊为丸如鸡头实大,晒干出光。每一丸,空心温酒或冷水任下。常服镇心神,驻颜色,温脾胃,理腰膝,除尸疰蛊毒,辟鬼魅邪疠,久服轻身,渐入仙道。忌猪、羊血,恐减药力。妇人醋汤下。孕妇不可服。

22. 和中散(《慎柔五书·卷三·虚损第三·损病主治汤方门》)

治中寒腹痛,或寒泻清水,或饮食伤,嗳麸气,或久痢寒虚。

干姜(三两,炒黑,脾家药)　肉桂(一两五钱,肾家药)　吴茱萸(五钱,盐水炒过,肝家药)

俱用苦烈好大酒,顿半热一杯,调下五分。

23. 胃风汤(《证治汇补·卷之八下窍门·痢疾》引《丹溪心法》)

治中焦虚寒,下痢不止。

人参　白术　茯苓　当归　芍药　川芎(各等分)　肉桂(减半)

水煎,一方加干葛。

24. 胃关煎(《不居集上集卷之二十一·泄泻例方》)

治脾肾虚寒作泻,或甚至久泄,腹痛不止,冷痢等症。

熟地(三五钱)　山药(炒)　扁豆(炒,各二钱)　炙甘草(一二钱)　炮姜(二三钱)　吴茱萸(制,五七分)　白术(炒,二三钱)

水二钟,煎七分,食远温服。甚者,加肉果一二钱。

25. 纯阳真人养脏汤(《杂病广要·脏腑类·滞下》引《和剂》)

治大人小儿肠胃虚弱,冷热不调,脏腑受寒,下痢赤白,或便脓血,有如鱼脑,里急后重,脐腹疼痛,日夜无度,胸膈痞闷,胁肋胀满,全不思食,及治脱肛坠下,酒毒便血,诸药不效者,并皆治之。

白芍药(一两六钱) 当归(去芦,洗焙) 人参(去芦) 白术(焙,各六钱) 肉豆蔻(面里煨,半两) 肉桂(去粗皮) 甘草(炙,各八钱) 木香(不见火,一两四钱) 诃子皮(一两二钱) 罂粟壳(去蒂盖,蜜炙,三两六钱)

上件锉为粗末。每服二大钱,水一盏半,煎至八分,去滓食前温服。老人孕妇小儿暴泻,宜急服之立愈。忌酒面生冷鱼腥油腻。如脏腑滑泄夜起久不瘥者,可加炮了附子三片煎服。此药的有神效,不可具述。

26. 大桃花汤(《杂病广要·脏腑类·滞下》)

治冷白滞痢腹痛方。

赤石脂 干姜 当归 龙骨 牡蛎(各三两) 附子(二两) 白术(一升) 甘草 芍药(各一两) 人参(一两半)

上十味㕮咀,以水一斗二升,煮术取九升,内诸药煮取二升,分三服。脓者,加厚朴三两。呕者,加橘皮三两(《千金》)。[按]此方白术非为主药而先煮之,殊为可疑,且其量云一升,则盖是粳米之讹)。

27. 诃黎勒散(《杂病广要·脏腑类·滞下》引《圣惠》)

治白痢腹痛,胸膈痞满,不能饮食,诃黎勒散方。

诃黎勒(一两半,煨用皮) 木香(三两) 附子(一两,炮裂,去皮脐) 干姜(一两,炮裂,锉) 厚朴(二两,去粗皮,涂生姜汁炙令香熟) 枳实(一两,麸炒微黄) 白茯苓(一两) 甘草(半两,炙微赤,锉) 当归(一两,锉,微炒)

上件药捣细罗为散,每服不计时候,以粥饮调下二钱。

(二) 实寒

1. 仓米汤(《备急千金要方·卷十五·脾脏方·冷痢第八》)

治小腹冷气积聚结成冷痢,日夜三四十行方。

仓粳米(半升,净淘干漉) 薤白(一握,去青,细切) 羊脂(一升,熬) 香豉(三升,以水一斗煎取五升,澄清)

上四味,先以羊脂煎薤白令黄,并米纳豉汁中,煎取四升,且空腹温服一升,如人行十里久更

进一升,得快利止。若利不止,更服如前,利后进粳米豉粥。若复作更服一剂永瘥。

2. 治小儿冷痢方(《备急千金要方·卷十五·脾脏方·小儿痢第十》)

蓼菜捣汁,量儿大小与之(一方作芥菜)。

又方,捣蒜敷两足下。

3. 五味散(《外台秘要·卷第二十五·许仁则痢方七首》)

治脓痢之候,腹亦刺痛,食亦不大稀,但大便兼脓,遇冷而剧。

曲末(一升) 干姜(六两) 丁香 豆蔻(各四两) 高良姜(五两)

上药捣筛为散,以饮下之,初服一方寸匕,日再服,稍稍加至二三匕良。

4. 妙应丹(《三因极一病证方论·卷之九·癥瘕证治》)

治诸脏气虚,积聚烦闷,及大便糟粕,变成冷痢。

附子(四个,六七钱重者,生去皮脐,剜作瓮,入硇砂共一两七钱半,面剂裹煨熟,去面不用) 荜茇 木香(炮) 青皮 破故纸(炒,各三两半)

上为末,面糊搜丸如梧子大。每服三十丸,生姜橘皮汤下;泄利,米汤下,加至五十丸。

5. 茴香丸(《太平惠民和剂局方·卷之五·治诸虚》)

治丈夫元脏久虚,冷气攻冲,脐腹绞痛。久服补虚损,除风冷,壮筋骨,明耳目。

威灵仙(洗去土) 川乌(炮,去皮、脐) 陈皮(去白) 防风(去苗) 川楝子(麸炒) 草薢(各三两) 乌药(去土,五两) 川椒(去目、闭口,炒出汗,二两) 赤小豆 茴香(炒,各八两) 地龙(去土,炒,七两)

上为细末,以酒煮面糊为丸如梧桐子大。每服空心及晚食前,温酒下二十丸,盐汤亦得。小肠气痛,炒生姜、茴香汤下;脚转筋,木瓜汤下。妇人血脏虚冷,温醋汤下;脐腹绞痛,滑泄冷痢,浓煎艾汤下。

6. 感应丸(《脾胃论·卷下》)

治虚中积冷,气弱有伤,停积胃脘,不能传化;或因气伤冷,因饥饱食,饮酒过多,心下坚满,两胁胀痛,心腹大疼,霍乱吐泻,大便频,后重迟涩,久痢赤白,脓血相杂,米谷不消,愈而复发。不拘久

新积冷,并皆治之。

干姜(炮制,一两) 南木香(去芦) 丁香(以上各一两五钱) 百草霜(二两) 肉豆蔻(去皮,三十个) 巴豆(去皮心膜油,研,七十个) 杏仁(一百四十个,汤浸去皮尖,研膏)

上七味,除巴豆粉、百草霜、杏仁三味,余四味捣为细末,却与三味同拌,研令细,用好蜡匦和,先将蜡六两溶化作汁,以重绵滤去渣,更以好酒一升,于银、石器内煮蜡溶,滚数沸,倾出,候酒冷,其蜡自浮于上,取蜡秤用丸。春夏修合,用清油一两,于铫内熬令沫散香熟,次下酒煮蜡四两,同化作汁,就锅内乘热拌和前项药末,秋冬修合,用清油一两五钱,同煎煮熟,作汁,和匦药末成剂,分作小键子,以油单纸裹之,旋丸服耳。

7. 大七香丸(《卫生宝鉴·卷四·饮伤脾胃方》)

治脾胃虚冷,心膈噎塞,渐成膈气,脾泄泻痢,反胃呕吐。

香附子(二两) 麦糵(一两半) 丁香(三两半) 缩砂仁 藿香(各二两半) 甘松 乌药(各六钱半) 官桂 甘草 陈皮(各二两半)

上十味为末,蜜丸弹子大。每服一丸,盐酒、盐汤任嚼下,忌生冷肥腻物。

8. 二气丹(《卫生宝鉴·卷六·除寒门上焦寒》)

助阳退阴,正气和中。治内虚里寒,冷气攻击,久下冷痢,少气羸困,一切虚寒痼冷。

硫黄(二钱半) 肉桂(二钱半) 朱砂(为衣,二钱) 干姜(炮,二钱) 黑附子(大者一个,去皮脐,炮制,半两)

上研匀,水面糊为丸如桐子大。每服三十丸,空心煎艾盐汤送下。

9. 豆蔻燥肠丸(《卫生宝鉴·卷十六·泄痢门·痢疾》)

治沉寒涸冷泄痢,腹痛后重。

附子(炮,去皮) 赤石脂(各一两) 舶上硫黄 良姜(切炒) 肉豆蔻 干姜(各半两,炮)

上六味为末,醋糊丸如桐子大。每服三十丸,米汤下,食前,忌生冷硬物及油腻物。

10. 温白丸(《古今医统大全·卷之八十七·〈老老余编〉》)

治老人脾胃一切病,呕吐,泻痢及宿食不消。

半夏(一两,制) 白术(一两,炒) 丁香(一分)

上为末,用姜汁和飞罗面作糊丸如梧桐子大。姜汤下十丸,空心服。腹痛并呕逆,食后服。

11. 诃黎散(《济阳纲目·卷二十二下·滞下·治寒痢方》)

治脾胃虚弱,内挟冷气,心胁刺痛,呕吐恶心,肠鸣泄泻,水谷不化,渐成痢疾。

诃子 肉豆蔻(面裹煨) 青皮(各四两) 附子(炮,去皮,一两) 肉桂(去皮,五钱)

上为末。每服三钱,水一盏半加生姜三片,煎至七分,食前温服。

12. 木香散(《济阳纲目·卷二十二下·滞下·治寒痢方》)

治脾胃虚弱,内挟风冷,泄泻注下,水谷不化,腹中绞痛,久痢脾滑不禁。

木香 附子(醋煮,去皮脐) 赤石脂 诃子肉 甘草(炙,各一钱) 当归(二钱) 藿香 肉豆蔻(面煨,各一钱半) 丁香(五分)

上作一服,加生姜三片、枣二枚,水煎,食前服。

13. 木香豆蔻丸(《济阳纲目·卷二十二下·滞下·治寒痢方》)

治脏腑极冷伤惫,下泄米谷不化,及一切冷痢脾泄,无不取效,惟热痢热泻不治,盖药性热也,随证用之。

木香 破故纸(各一两) 良姜 厚朴(制) 砂仁(各七钱半) 陈皮 赤芍药 官桂 白术(各半两) 吴茱萸(汤炮) 胡椒(各二钱半) 肉豆蔻(四个,面煨) 槟榔(一两)

上为细末,用浆水煮猪肝,仍用些糊为丸如桐子大。每服五七十丸,空心米饮下。

14. 胜金丹(《济阳纲目·卷二十二下·滞下·治寒痢方》)

治寒痢。

干姜 黄蜡(各等分)

上银石器中化蜡,入姜末,丸如芥子大,每服七丸或十四丸,白痢酒下,赤痢并花水下。

15. 石脂神砂丹(《济阳纲目·卷二十二下·滞下·治寒痢方》)

治寒痢。

赤石脂(一两半,水飞) 朱砂(一两,细

研）　生附子　干姜（各五钱）

上为细末,酒糊丸如黑豆大。每服十五丸,清水饮下。

16. 温中汤（《济阳纲目·卷二十二下·滞下·治寒痢方》）

治痢疾挟寒。

苍术　木香　干姜（炒,各一钱半）　芍药（炒）　厚朴（姜汁炒）　青皮　砂仁（各一钱二分）

上锉,水煎服。

17. 平胃散（《济阳纲目·卷十二·脾胃·治脾胃不和方》）

治脾胃不和,不思饮食,心腹胁肋胀满刺痛,口苦无味,胸满短气,呕哕恶心,噫气吞酸,面色痿黄,肌体瘦弱,怠惰嗜卧,体重节痛,常多自利,或发霍乱,及五噎八痞,膈气反胃。

苍术（米泔浸,五两）　陈皮（去白）　厚朴（去粗皮,姜制,各三两三钱）　甘草（炙,二两）

上㕮咀。每服五钱,入生姜二片、枣一枚,水煎,温服不拘时。或去姜、枣,带热空心食前服。若白痢,加吴茱萸;若赤痢,加黄连。

18. 化滞丸（《济阳纲目·卷十一·饮食·治伤冷食方》）

理一切气,化一切积,夺造化有通塞之功,调阴阳有补泻之妙,久坚沉痼磨之自消,暴积乍留导之自去。

南木香（坚实者,不见火）　丁香（去苞,不见火）　青皮（四花者,去穰）　橘皮（去白）　黄连（大者,各二钱半）　半夏（为末,姜汁和饼,阴干,二钱半）　京三棱（慢火煨）　蓬术（慢火煨,各四钱八分）　巴豆（去心膜,以瓦器醋浸一宿熬干,六钱）　乌梅（取肉焙干为末,五钱,用米醋调略清,慢火熬成膏,和入前药）

上各制为极细末,通和匀,用白面八钱水调得所,慢火打糊,为丸如黍米大。每服五丸、七丸,人盛者十丸,空心橘皮汤下。若赤痢,冷甘草汤下;白痢,冷干姜汤下;赤白痢,冷甘草干姜汤下。

19. 豆蔻丸（《济阳纲目·卷二十二下·滞下·治白痢方》）

治白滞痢,腹脏撮痛。

肉豆蔻（面裹煨熟）　草豆蔻（面裹煨熟）　枇杷叶（去毛,炙）　缩砂仁　母丁香（各一两）

木香　沉香（各半两）　地榆（二两）　墨（烧红,为末,半两）

上为细末,烧粟米饭为丸如樱桃大。每服二丸,食前用米饮化下。

20. 傅山治冷痢方（《傅氏男科·男科卷二·痢疾门·寒痢》）

治凡痢腹不痛者,寒也。

白芍　当归（各三钱）　枳壳　槟榔　甘草　莱菔子（各一钱）

水煎服。

21. 加味平胃散（《医学从众录·卷五·痢症》）

苍术（二钱）　陈皮　甘草（各一钱）　厚朴（一钱五分）　猪苓　黄芩　泽泻（各一钱五分）　干姜（五分）　白芍（三钱）　陈仓米（一钱五）

水煎服。色红者去干姜,加当归三钱、黄连一钱。

22. 温脾汤（《杂病广要·脏腑类·滞下》）

治下久赤白连年不止,及霍乱脾胃冷实不消。

大黄（四两）　人参　甘草　干姜（各二两）　附子（大者一枚）

上五味㕮咀,以水八升,煮取二升半,分三服,临熟下大黄。与后温脾汤小异,须大转泻者当用此方神效。此汤当得快利,利中有恶物如鱼脑状,或如桃李,但异于常利,勿怪之。

23. 卢氏异方感应丸（《杂病广要·内因类·积聚》）

与《和剂方》大不同,但用修制须如法,分两最要匀停,止是暖化,不可偏胜。是药去积滞,不动脏腑,其功用妙处,在用蜡之多,切不可减。常服健脾进食,永无寒热泻痢之疾,盖消磨积滞以渐,自然无疾,遇酒食醉饱,尤宜多服,神效不可具述。

肉豆蔻（面裹煨）　木香（湿纸裹煨）　干姜（炮）　片子姜黄　百草霜（筛细）　丁香（怀干）　槟榔　青皮（汤浸去白,炒）　草澄茄（各一两）　乳香（三钱,锉,研）　杏仁（七十枚,去皮尖,研细,依巴豆法去油）　真黄蜡（十两）　巴豆（百粒,去皮,研为粉,用纸数重裹捶,油透再易纸,去油尽成白霜为妙）

上除巴豆粉、百草霜、杏仁、乳香外,余并为细末,却同前四味拌和研匀。先将上项黄蜡十两,于银石器内熔化作汁,用重绵滤去滓,以无灰好酒一升,于银石器内煮蜡熔,数滚取起,候冷其蜡自浮于酒上,去酒不用。春夏修合,用清麻油一两,秋冬用油一两半,于大银器内熬令香熟,次下酒煮蜡,同化作汁,乘热拌和前项药末十分均匀了,候稍凝,分作剂子,用罐子盛之,半月后方可服。如服旋丸如萝卜子大,任意服之,二三十丸加至五十丸无碍。此药以蜡多虽难圆,然丸子愈细,其功愈博,临睡须常服之。若欲治病,不拘时候。(《和剂》)

24. 温中化浊汤(《校注医醇賸义·卷四下痢》)

感寒下痢,腹痛,手足冷,舌白,口不渴,脉沉细者,温中化浊汤主之。甚者加附子。

炮姜(五分)　小茴香(一钱)　乌药(一钱)　木香(五分)　广皮(一钱)　厚朴(一钱)　当归(一钱五分)　茯苓(二钱)　白术(一钱)　佛手(五分)

二十二、治热痢方

虚热见久痢中,以下皆为实热证。

1. 苦参橘皮丸(《备急千金要方·卷十五·脾脏方·热痢第七》)

治热毒痢方。

苦参　橘皮　黄连　黄柏　鬼臼(一作鬼箭羽)　蓝青　独活　阿胶　甘草

上九味等分为末,以蜜烊胶和,并手丸之如梧子,候干,饮服十丸,日三,后稍加猝下痢者大良。

2. 治热痢方(《备急千金要方·卷十五·脾脏方·热痢第七》)

治下血日夜七八十行方。

黄连　黄柏(各四两)

上二味咬咀,以醇醋五升煮取一升半,分再服。

3. 大黄汤(《备急千金要方·卷十五·脾脏方·小儿痢第十》)

治少小下痢,苦热不食伤饱不乳方。

大黄　麦门冬　甘草(各一两)

上三味咬咀,以水二升煮取一升,二三岁儿分三四服。

4. 治小儿热痢方(《备急千金要方·卷十五·脾脏方·热痢第七》)

煮木瓜叶饮之。

5. 益元散(《黄帝素问宣明论方·卷十·痢门·泄痢总论》)

治身热吐痢,泄泻肠癖,下痢赤白,癃闭淋痛。利小便,偏主石淋。荡胃中积聚寒热,宣积气,通九窍六腑,生津液,去留结,消蓄水,止渴宽中,除烦热心躁,腹胀痛闷。补益五脏,大养脾肾之气,理内伤阴痿,安魂定魄,补五劳七伤,一切虚损。

砂仁　滑石(各二两)　甘草(炙,四钱)

上为末。每服二钱,蜜少许,温水调下,无蜜亦得,日三服。欲冷饮者,新汲水调下。解利伤寒发热,葱白豆豉汤调下四钱(每服水二盏,葱白五寸,豆豉五十粒,煮取汁一盏调下),并三服,效为度。

此药是寒凉解散郁热,若病甚不解,多服此药无害,但有益而无损。唯孕妇不宜服,滑胎也。

6. 大金花丸(《素问病机气宜保命集·卷中·热论第十四》)

黄连　黄柏　黄芩　山栀子(各一两)

上为细末,滴水为丸如小豆大。每服一百丸,温水下,二三服。如白脓下痢后重者,加大黄三钱。

7. 三黄丸(《内科摘要·卷下·十一·各症方药》)

治热痢腹痛,或口、舌、咽、喉、齿痛,及一切实火症。

黄芩　黄连　黄柏(各等分)

上各另为末,水丸桐子大。每服七八十丸,白汤下。

8. 黄连散方(《内科摘要·卷下·十一·各症方药》引《圣惠》)

治热痢烦渴腹痛。

黄连(一两,去须,微炒)　黄芩(一两)　当归(一两,锉,微炒)　黄柏(一两,锉)　赤石脂(一两)

上件药捣细罗为散,每服不计时候,以粥饮调下二钱。

9. 郁金散(《古今医统大全·卷之三十六·滞下门·药方·痢疾杂治方剂》)

治一切热毒痢疾,下血不止。

川郁金　槐花(炒,各半两)　炙甘草(一钱)

上为细末。每服二钱,食前豆豉汤调下。

10. 治热痢(《古今医统大全·卷之九十三·

经验秘方》)

柴胡　黄芩(各等分)

上酒半盏,水半盏,煎七分,温冷,空心或早服。若血痢多加黄芩。

11. 清脏解毒汤(《寿世保元·卷三·痢疾下痢不治症》)

治素有积热,下痢白脓,腹痛膨胀,昼夜无度,渐至大便闭结,小便不通。此三焦有实热也,服此即愈,或下痢纯红,或赤白相杂,皆效。

黄连　黄芩　黄柏　栀子　大黄　连翘　滑石　木通　车前子　海金沙　枳实　莪术

上锉,水煎,空心服。

12. 解毒金花散(《济阳纲目·卷二十二下·滞下·治赤痢方》)

治下痢脓血热毒。

黄连　黄柏(各一两)　黄芩　白术　赤芍药　赤茯苓(各半两)

上咬咀。每服一两,水二钟煎一钟,去渣,食前温服。如腹痛,加栀子仁二枚同煎。

13. 阿胶汤(《济阳纲目·卷二十二下·滞下·治赤痢方》)

治伤寒热毒入胃,下痢脓血,亦治久血热痢。

黄连(炒,二两)　栀子(半两)　阿胶(蛤粉炒)　黄柏(炙,各一两)

上咬咀。每服一两,水煎,食前温服。

14. 生地黄汤(《济阳纲目·卷二十二下·滞下·治赤痢方》)

治热痢不止。

生地黄(半两)　地榆(七钱半)　甘草(炙,二钱半)

上咬咀如麻豆大。用水二盏煎至一盏,去渣,温服,空心、日晚再服。

15. 枳术青皮汤(《济阳纲目·卷十一·饮食·治伤热食方》)

治过食热物,有伤太阴厥阴,呕吐痞胀,泻痢或不泻痢者。

枳实　白术　橘红　黄连(姜汁炒)　麦芽(炒)　青皮　白芍药　山楂肉(各一钱)　大黄(酒浸,一钱五分)　甘草(三分)

上锉,水煎服。下之不下,亦自内消。

16. 黄芪散(《济阳纲目·卷二十二下·滞下·治痢滑脱方》)

治热痢下赤黄脓,腹痛心烦。

黄芪　龙骨　当归(各七钱半)　黄连(微炒,一两)　生干地黄　黄柏　黄芩　犀角屑　地榆(各半两)

上为细末。每服二钱,不拘时,粥饮调下。

17. 三味黄丸子(《济阳纲目·卷二十二下·滞下·治痢疾初起方》)

止诸痢。

黄连(八两)　枳壳　黄柏(各四两)

上为细末,面糊丸如桐子大。每服二三十丸,空心饮汤下。如里急后重,枳壳汤下。

18. 白头翁汤(《济阳纲目·卷二十二下·滞下·治里急后重方》引《金匮》)

治热痢重下者。

白头翁(二两)　黄连　黄柏　秦皮(各三两)

上四味,以水七升煮取二升,去渣,温服一升,不愈再服。

19. 海藏方(《大方脉·伤寒杂病医方·卷五·医方和解门》)

治伤寒热毒入胃,下利脓血。

炒黄连　炒黄柏　炒阿胶(各二钱)　栀仁(八分)

血虚,加当归、川芎;血甚,加地榆;腹痛,加白芍。

20. 梅蜜饮(《大方脉·伤寒杂病医方·卷五·医方和解门》)

主治热痢。

陈白盐梅　白冬蜜(等分)

煎汤,频服。

21. 泻心汤方(《杂病广要·脏腑类·滞下》引《千金》)

治卒大下痢热,唇干口燥,呕逆引饮。

人参　甘草　黄芩　橘皮　栝蒌根(各一两)　黄连(二两)　半夏(三两)　干姜(一两半)

上八味咬咀,以水六升,煮取二升,分二服。

22. 黄连阿胶汤方(《杂病广要·脏腑类·滞下》引《集验》)

疗热水谷下痢。

黄连　阿胶(炙,各二两)　栀子(三十枚,擘)　乌梅(二十枚,碎)　黄柏(一两)

上五味切,以水七升,煮取二升半,分为再服。

23. 绛雪（《杂病广要·内因类·瘤冷积热》引《外台》）

疗一切病,肺气积聚咳逆,呕吐脓血,丹石毒发,天行时气,一切热病,诸黄疸等,心风昏乱,心怯健忘,四肢烦热,头痛眼赤,大小便不通,烦闷不安,骨节疼痛,赤白痢、血痢、热毒痢,宿食不消化,心腹胀满,出气不得,下一切诸毒药脚气等,饮酒多醉困,久痢不瘥,孩子惊痫等。以上和水服之,产后一切诸病、堕胎,和酒服之方。

朴硝（十斤） 升麻（三两） 大青 桑白皮 槐花（各二两） 犀角（屑） 羚羊角（屑各一两） 苏方木（六两） 竹叶（两握） 诃黎勒 山栀子（三十枚） 槟榔仁（二十颗） 朱砂（半大两,研）

上十三味,以水二斗,渍一宿,煎取一斗,去滓入锅,内朴硝炼炀,搅勿住手,候欲凝,出于盆中,搅入朱砂麝香讫,雪成,收于坩器中,密封,有疾量取之,和水服之,以利病除,身轻目明,四肢调适,疗一切病神验,老小量之。

24. 消炎化毒汤（《校注医醇賸义·卷四下痢》）

治火盛下痢,昼夜不休,作渴腹痛,时下脓血。

黄连（六分） 黄芩（一钱） 大黄（四钱） 银花（二钱） 甘草（五分） 花粉（二钱） 木通（一钱） 青皮（一钱） 当归（一钱五分） 赤芍（一钱） 淡竹叶（二十张）

25. 燮理汤（《医学衷中参西录·医方十八·治痢方》）

治下痢服前药未痊愈者。若下痢已数日,亦可迳服此汤。又治噤口痢。

生山药（八钱） 金银花（五钱） 生杭芍（六钱） 牛蒡子（二钱,炒,捣） 甘草（二钱） 黄连（钱半） 肉桂（一钱半,去粗皮,将药煎至数十沸再入）

单赤痢加生地榆二钱,单白痢加生姜二钱,血痢加鸭蛋子二十粒(去皮),药汁送服。

26. 通变白头翁汤（《医学衷中参西录·医方十八·治痢方》）

治热痢下重腹疼,及患痢之人,从前曾有鸦片之嗜好者。

生山药（一两） 白头翁（四钱） 秦皮（三钱） 生地榆（三钱） 生杭芍（四钱） 甘草（二钱） 旱三七（三钱,轧细） 鸭蛋子（六十粒,去皮,拣成实者）

上药共八味,先将三七、鸭蛋子,用白蔗糖水送服一半,再将余煎汤服。其相去之时间,宜至点半钟。所余一半,至煎汤药渣时,仍如此服法。

27. 通变白虎加人参汤（《医学衷中参西录·医方十八·治痢方》）

治下痢,或赤、或白、或赤白参半,下重腹疼,周身发热,服凉药而热不休,脉象确有实热者。

生石膏（二两,捣细） 生杭芍（八钱） 生山药（六钱） 人参（五钱,用野党参按此分量,若辽东真野参宜减半,至高丽参则断不可用） 甘草（二钱）

上五味,用水四盅,煎取清汤两盅,分二次温饮之。

此方,即《伤寒论》白虎加人参汤,以芍药代知母、山药代粳米也。痢疾身热不休,服清火药而热亦不休者,方书多诿为不治。夫治果对证,其热焉有不休之理?此乃因痢证夹杂外感,其外感之热邪,随痢深陷,永无出路,以致痢为热邪所助,日甚一日而永无愈期。惟治以此汤,以人参助石膏,能使深陷之邪,徐徐上升外散,消解无余。加以芍药、甘草以理下重腹疼,山药以滋阴固下,连服数剂,无不热退而痢愈者。

二十三、治湿痢方

（一）寒湿痢

1. 参萸丸（《丹溪心法·卷五·秘方一百》）

治湿而带气者,湿热甚者,用之为向导,上可治酸,下可治自利。

六一散（一料） 吴茱萸（一两,制）

上为末,饮丸。若去茱萸加干姜半两,名温清丸,治痢效。

2. 胃风汤（《医方集宜·卷之三·痢门·治方》）

治因湿痢,如黑豆汁,或如浊酒加味用。

当归 川芎 炒白芍 人参 白术 茯苓 肉桂

3. 茯苓汤（东垣）（《济阳纲目·卷二十二下·滞下·治湿痢方》）

治因伤冷水,泻变交作赤白痢,腹痛减食,热燥,四肢困倦无力。

茯苓 猪苓（各六分） 泽泻 归身（各四

分）芍药（一钱半）升麻 柴胡（各一钱）苍术（二分）黄芩（三分）肉桂 甘草（炙，各五分）生姜（二钱）

上㕮咀作二服，水煎，食前稍热服。一方无升麻、柴胡。

（二）湿热痢

1. 芍药柏皮丸（《黄帝素问宣明论方·卷十·痢门·泄痢总论》）

治一切湿热恶痢，气升窘痛，无问脓血，并宜服之。

芍药 柏皮（各三两）当归 黄连（各半两）

上为末，水丸如小豆大。温水下三四十丸，无时，兼夜五六服。忌油腻、脂肥、发热等物。

2. 坚中丸（《卫生宝鉴·卷十六·泄痢门·痢疾》）

治脾胃受湿，滑泄注下。

黄连（去须）黄柏 赤茯苓（去皮）泽泻 白术（各一两）陈皮 肉豆蔻 人参 白芍药 官桂 半夏曲（各半两）

上十一味为末，汤浸蒸饼丸如桐子大。每服五七十丸，温米饮送下，食前。

3. 加减胃苓汤（《济阳纲目·卷二十二下·滞下·治湿痢方》）

治暴痢赤白相杂，腹痛，里急后重。

苍术 厚朴 茯苓 猪苓 泽泻（各八分）白术 陈皮 甘草（炙）黄连（各一钱）木香（三分）槟榔（五分）

上锉，水二钟煎八分，通口服。

4. 香连平胃散（《大方脉·伤寒杂病医方·卷六·医方消导门》）

平胃加木香、姜炒黄连各一钱，治湿痢初起。

5. 粉米汤（《校注医醇賸义·卷四下痢》）

治感暑湿者，烦渴腹痛，下痢脓血。

花粉（三钱）苡米（一两）藿香（一钱）薄荷（一钱）黄连（五分，酒炒）黄芩（一钱，酒炒）木香（五分）木通（一钱，酒炒）当归（一钱五分）赤苓（一钱，酒炒）荷叶（一角）绿豆（一撮）

二十四、治风湿痢方

风湿痢指湿痢而兼表证者，凡兼表证当予解

表，与湿邪纯伤于里不同。

（一）风寒湿痢

1. 升阳除湿汤（《济阳纲目·卷二十二下·滞下·治湿痢方》）

治湿痢，自下而上者，引而去之。

苍术（一钱）柴胡 羌活 防风 升麻 神曲 泽泻 猪苓（各五分）炙甘草 陈皮 麦蘖面（各三分）

上作一服，水煎、空心服。如胃寒肠鸣，加益智仁、半夏各五分，生姜三片，枣一枚，非肠鸣不得用。加木香，治痢如鱼冻者最效。

2. 升阳除湿防风汤（《济阳纲目·卷二十二下·滞下·治湿痢方》）

治大便闭，或里急后重，数至圊而不能便，或少有白脓血。少有血慎勿利之，升举其阳，则阴气自降矣。

苍术（米泔浸炒，四钱）防风（三钱）白术（一钱）茯苓 白芍药（各一钱）

上㕮咀作一服，除苍术另作片子，水一碗半煮至二盏，纳诸药同煎至一盏，稍热服，空心食前服。

3. 败毒散（《症因脉治·卷四·痢疾论·寒湿痢》）

治风寒湿痢。

人参 羌活 独活 川芎 柴胡 前胡 陈皮 桔梗

无汗加防风；胸满去人参加枳壳；若饱闷不食，呕吐恶心，此兼阳明胃病，加后方平胃散，家秘名败毒平胃散。

4. 干葛平胃散（《症因脉治·卷四·痢疾论·寒湿痢》）

治寒湿痢胸满。

干葛 苍术 厚朴 广皮 甘草

寒热加柴胡；头痛身疼恶寒加羌活；若恶寒身痛头疼发热，此兼表邪者也，加前方败毒散，家秘名平胃败毒散。

5. 五苓散（《症因脉治·卷四·痢疾论·寒湿痢》）

治寒湿痢。

白术 猪苓 泽泻 桂枝 白茯苓

积痢不必利小便，今因湿痢，且五苓中有桂枝。

6. 羌活胜湿汤（《大方脉·伤寒杂病医方·

卷六·医方利湿门》)

羌活　独活(各二钱)　川芎　藁本　炙草　防风(各一钱)　蔓荆子(六分)　生姜(引)

7. 升麻除湿汤(《大方脉·伤寒杂病医方·卷六·医方利湿门》)

治脾虚风湿泻痢。

前胜湿汤去川芎,加苍术、黄芪、升麻、当归,再加炒曲、麦芽、猪苓、泽泻,去黄芪、当归。

(二) 风湿热痢

1. 荆防解毒汤(《症因脉治·卷四·痢疾论·湿热痢》)

治湿热痢初起,表未解者。

荆芥　防风　薄荷　连翘　枳壳　桔梗　木通　甘草

加淡竹叶。如有太阳症加羌活,阳明症加干葛;少阳症加柴胡;湿气胜,腹不痛,加川芎、苍术;热气胜,腹大痛,加川连、枳壳。

2. 酒煎大黄汤(《症因脉治·卷四·痢疾论·湿热痢》)

治湿热痢无表邪者。

川大黄

酒煎,去大黄服酒。

3. 黄连枳壳汤(《症因脉治·卷四·痢疾论·湿热痢》)

治湿火伤于气分。

川黄连　枳壳　陈皮　甘草

4. 香连丸(《症因脉治·卷四·痢疾论·外感痢疾·湿热痢》)

治湿火伤气分下痢。

川黄连　木香

如肛门后重加枳壳;小便不利加滑石;呕吐平胃散各半服之。

5. 八正散(《症因脉治·卷四·痢疾论·湿热痢》)

治湿热痢。

瞿麦　滑石　山栀　木通　甘草　车前子　泽泻　赤苓

加淡竹叶。

6. 通苓散(《症因脉治·卷四·痢疾论·湿热痢》)

治湿热结于膀胱,小水不利之症。

麦门冬　淡竹叶　车前子

7. 河间黄连汤(《症因脉治·卷四·痢疾论·湿热痢》)

治下痢血积,腹反不痛,湿热伤于血分者。

川黄连　当归　甘草

此方用当归,似治燥伤血分矣。不知用川连者,乃治湿火也。加当归,不过引川连以入血分耳。若是燥火,当用大黄润燥之药,岂用川连苦燥之药乎。

二十五、治燥痢方

1. 当归大黄丸(《症因脉治·卷四·痢疾论·燥热痢》)

散热清燥,治燥伤血分,下痢赤积,腹中作痛。

当归　大黄

应急下者,合天水散;应缓下者,合戊己汤。

2. 当归银花汤(《症因脉治·卷四·痢疾论·燥热痢》)

治燥火伤血,凉血润燥。

当归　银花　生地　生甘草

3. 枳壳大黄汤(《症因脉治·卷四·痢疾论·燥热痢》)

治燥伤气分,下痢白积,腹中作痛。

大黄　枳壳　桔梗　甘草

益元散　即六一散。

4. 河间芍药黄连汤(《症因脉治·卷四·痢疾论·燥热痢》)

治燥热气血两伤,下痢腹痛者。

当归　大黄　甘草　赤芍药　川黄连

气滞者,加木香、槟榔。

5. 金玉保和汤(《校注医醇賸义·卷四·下痢》)

治感燥下痢,咽干作渴,腹痛,下痢白滞。

金石斛(四钱)　玉竹(三钱)　姜皮(三钱)　黄芩(一钱,酒炒)　当归(一钱五分)　茯苓(二钱)　山药(三钱)　广皮(一钱)　枳壳(一钱)　苡仁(四钱)　荷叶(一角)　陈粳米(一撮,煎汤代水)

二十六、治痰积下痢方

1. (隐君)滚痰丸(《古今医统大全·卷之四十三·痰饮门·药方下痰诸方》)

治一切湿热食积等痰,窠囊老痰。

大黄（酒蒸） 黄芩（各半斤） 礞石（制,一两） 沉香（五钱）

上为细末,滴水丸梧桐子大。每服三五十丸,量人强弱加减。

大抵次早先去大便一次,其余遍次皆是痰涎恶物,亦有看是溏粪,用水搅之,尽系痰片,黏涎,或百中有一,稍稍腹痛腰背拘急者,盖有一种顽痰滞秘,里急后重,状如痢疾,片时即已……此药并不洞泻元气,但能取痰积恶物,次第穿凿,而下腹中槽粕,并不相伤。非比神佑丸、小胃丹之毒药慓悍,多服必伤人也。服者当知之。

2. 青礞石丸（《明医指掌·卷三·痰证三》）

肥人多湿多痰。盖湿胜则生痰,故湿多见倦怠,痿弱,泄痢,肿胀之证。苍术、白术、南星、半夏、海粉、陈皮,湿痰之要药也。青礞石丸最能消食积,化湿痰。

风化硝（提净,三钱,冬月袋盛风化） 青礞石（捣碎,五钱,焰硝等分,同煅金色,另研） 南星（五钱） 半夏（五钱） 茯苓（五钱） 黄芩（五钱）

上为末,神曲糊丸梧子大。每服三五十丸,白汤下。

3. 枳实理中丸（《济阳纲目·卷二十四·痰饮·治脾胃虚痰方》）

理中焦,除痞满,逐痰饮,止腹痛。

人参 白术 干姜（炮） 甘草（炙） 枳实（麸炒） 茯苓（各等分）

上为细末,炼蜜和一两,作四丸,热汤化下。渴,加瓜蒌根;下痢,加牡蛎。

4. 水煮金花丸（《济阳纲目·卷二十二中·泄泻·治痰泻方》）

治有痰而泄痢不止,甚则呕而欲吐,利下而不能食,由风痰羁绊脾胃之间。

半夏（汤洗） 天南星（洗） 寒水石（烧存性,各一两） 天麻（半两） 雄黄（一钱半） 白面（四两）

上为末,滴水为丸如桐子大。每服百丸,先煎浆水沸,下药煮令浮为度,漉出,生姜汤下,食前服。

二十七、治食积痢方

巴豆、牵牛、轻粉古方习用,近世多已不用。

本节以《症因脉治》所载最为符合近世的治疗习惯。

1. 三花神祐丸（《黄帝素问宣明论方·卷八·水湿门·水湿总论》）

治中满腹胀,喘嗽淋秘,一切水湿肿满,湿热肠垢沉积,变生疾病,酒积食积,一切痰饮呕逆,并一切下痢,及小儿惊疳积热乳癖满,并宜服之。

甘遂 大戟 芫花（醋拌湿,炒,各半两） 牵牛（二两） 大黄（一两,为细末） 轻粉（一钱）

上为细末,滴水为丸如小豆大。初服五丸,每服加五丸,温水下,每日三服。加至快利,利后却常服,病去为度。

设病愈后,老弱虚人常人,常服保养,宣通气血,消进酒食。病癖闷极甚者,便多服,则顿攻不开,转加痛闷。则初服两丸,每服加两丸,至快利为度,以意消息。小儿丸如麻子大,随强弱增损。三四岁者,三五丸,依前法。

2. 玄青丸（《黄帝素问宣明论方·卷十·痢门·泄痢总论》）

治下痢势恶,频并窘痛,或久不愈,诸药不能止,须可下之,以开除湿热痞闷积滞,而使气液宣行者,宜以逐之。兼宣利积热酒食积,黄瘦中满,水肿腹胀。兼疗小儿惊疳积热乳癖诸证。唯泄泻者勿服。

黄连 黄柏 大黄 甘遂 芫花（醋拌,炒） 大戟（各半两） 牵牛（四两,草末一两,以上同为末） 轻粉（二钱） 青黛（二两）

上为末,洒水为丸小豆大。初服十丸,每服加十丸,空腹,清晨用酒送下。以快利为度。后常服十五、二十丸,数日后得食。久病未径除者,再加,取利。利后却常服,随意消息,病去为度,后随证止之。小儿丸如黍米或麻子大,退惊疳热积不下者,须常服十丸。

3. 牛黄神金丸（《黄帝素问宣明论方·卷十·痢门·泄痢总论》）

治大人小儿呕吐泻痢,无问新久赤白诸色,或渴或不渴,小便涩或不涩,并小儿惊疳积热,痞癖坚积,腹满硬痛,作发往来,亦能宽膈消食。

轻粉 粉霜 硇砂（以上别研） 雄黄（研） 朱砂 信砒 巴豆（去皮,各一钱） 黄丹 蜡（各三钱）

上先研粉霜,次旋入硇砂,研细,下雄黄、朱砂、信砒,再研,下丹粉,研匀,别研巴豆烂为油,与前药研匀,近火上炙,控热,别研蜡软,入药,匀,搓成剂,旋丸小豆大,新汲水下一丸。小儿黍米、麻子大。或止吐泻痢疾,调甘露散(即桂苓甘露饮)或益元散亦得。

4. 圣饼子(《脾胃论·卷下》)

治泻痢赤白,脐腹撮痛,久不愈者。

黄丹(二钱) 定粉 舶上硫黄 陀僧(以上各三钱) 轻粉(少许)

上细锉为末,入白面四钱匕,滴水和如指尖大,捻作饼子,阴干。食前温浆水磨服之,大便黑色为效。

5. 广术化癖丸(《卫生宝鉴·卷十九·小儿门·癖积疳瘦》)

治乳食不消,心腹胀满,壮热喘粗,呕吐痰涎,肠鸣泄利,米谷不化完出,下痢赤白,腹痛里重,及食癖、乳癖、痃气、痞气,并皆治之。

朱砂(研,水飞) 当归(炒) 代赭石(醋烧淬) 枳壳(麸炒) 广术(炮) 京三棱(炮,各半两) 麝香(研) 巴豆霜(各一分) 木香(一两)

上为末,入研药匀,糊丸如麻子大。一岁儿二丸,温米汤送下,食后。量虚实大小加减。

6. 丹溪食积痢方(《脉因证治·卷四·小儿证》)

治食积痢。

炒曲 苍术 白芍 黄芩 白术 甘草 陈皮 茯苓

下保和丸。

7. 木香丸(《医方集宜·卷之三·痢门·治方》)

治痢疾。

木香(三钱,不见火) 豆豉(一两) 巴豆(四十九粒,一半用生的,一半用针穿向灯头烧过)

为细末,水丸如绿豆大。每服三丸,赤痢者甘草汤下,白痢者姜汤送下。

8. 曲附丸(《济阳纲目·卷二十二下·滞下·治食积痢方》)

治食积痢。

香附米 神曲 川芎 栀子 滑石 山楂 红曲 青黛 桃仁

上为末,面糊丸服。

9. 曲蘖丸(《济阳纲目·卷二十二下·滞下·治食积痢方》)

治食积作痢,及中风湿,脏腑滑泻。

川芎 神曲 白术 附子(各等分)

上为细末,面糊丸如桐子大。每服三五十丸,温米饮下。此治冷饮食作痢,热则流通之理,亦治飧泄。

10. 黑丸子(《济阳纲目·卷二十二下·滞下·治食积痢方》)

治脾胃怯弱,饮食过伤,留滞不化,遂成痢下。服此药推导,更须斟酌受病浅深,增减丸数,当逐尽积滞方佳,然后徐徐补之。

乌梅肉 杏仁(去皮尖,另研) 半夏(汤泡七次) 缩砂(各十四粒) 百草霜(六钱) 巴豆霜(去油,五分)

上为细末,和匀,稀糊为丸如黍米大。每服十五丸,加至二十丸,用白汤送下。看人虚实加减丸数服之。

11. 感应丸(《济阳纲目·卷二十二下·滞下·治食积痢方》)

治大人小儿泻痢,水谷不分,肚腹急痛。此药不损元气,只消积滞。

丁香 干姜 百草霜(各一钱) 木香(二钱半) 肉豆蔻(一个,面裹煨) 杏仁(七个,去皮尖) 巴豆(七个,去皮不去油)

上除巴豆、杏仁、百草霜,余为细末,同拌,研令极细,于银器内酒煮黄蜡一两,放冷,蜡浮,用香油二钱先煎香熟,次下蜡同化作汁,铫内乘热拌和前药匀,作锭子,旋丸如豌豆大,小儿如绿豆大。每服五丸或七丸,水泻冷水下,头痛葱白汤下,如要取汗,葱白生姜汤下,赤痢甘草汤下,白痢干姜汤下。

12. 木香不二丸(《济阳纲目·卷二十二下·滞下·治食积痢方》)

治痢疾或赤或白,或赤白交杂。

木香(不见火) 肉豆蔻(面裹煨) 诃子(煨取肉,各一钱) 巴豆(一两,去壳油,另研) 淡豆豉(一钱半,一半入药,一半打糊)

上为末,淡豆豉末同面打糊,为丸如黄豆大。量大小虚实加减,每服只许一丸,切忌服二丸,食前或临卧冷汤下,赤痢地榆汤下,白痢干姜汤下,赤白交杂甘草汤下。服此药后,多行二三次即佳。

13. 红丸子(《济阳纲目·卷二十二下·滞

下·治食积痢方》)

治痢。

黄蜡(五钱) 抚丹(一两) 巴豆(四十九粒,去心膜油) 木香 乳香(各四钱) 槐花(二钱半)

上将蜡石器内熔开,滤净,再化入药末并丹匀,待冷成膏,油纸包,旋丸如粟米大。每服三五十丸,白痢干姜汤下,赤痢甘草汤下,水泻煨姜汤下。

14. 灵砂丹(《济阳纲目·卷二十二下·滞下·治食积痢方》)

治积痢,定痛。

硇砂 朱砂(各等分,研极细) 黄蜡(五钱) 巴豆(三七粒,去壳皮膜,同于银石器内重汤煮一伏时,候巴豆紫黑为度,去二七粒,止用一七粒研细)

上三味合一处,研极匀,再熔黄蜡和药,旋丸绿豆大。每服二丸至五丸,水泻生姜汤下,白痢艾汤下,赤痢乌梅汤下。服时须极空心,服毕一时不可吃食,临卧尤佳,次食淡粥一日。

15. 利积丸(《济阳纲目·卷二十二下·滞下·治食积痢方》)

治下痢赤白,腹满胀痛里急,上渴引饮,小水赤涩,此积滞也。

黄连(炒) 萝卜子(炒,各四两) 天水末(八两) 当归(二两) 乳香(一两) 巴豆(一两,去油,同黄连一处炒)

上为末,醋糊丸如桐子大。弱者十五丸,实者二十五丸,温水下。

16. 二白丸(《济阳纲目·卷二十二中·泄泻·治饮食泻方》)

治奉养太过,饮食伤脾,常泻或痢。

白术(二两) 山楂 神曲(炒,各一两半) 白芍药 半夏 黄芩(各五钱)

17. 朴黄丸(《济阳纲目·卷二十二下·滞下·治痢疾初起方》)

治痢初起,腹中实痛,不得手按,此有宿食也,宜下之。

陈皮 厚朴(姜汁炒,各十二两) 大黄(酒蒸,一斤四两) 广木香(四两)

上为细末,荷叶水泛为丸如绿豆大。每服三钱,开水下。小儿一钱。

18. 胃苓散(《症因脉治·卷四·痢疾论·饮食痢》)

健脾消积,治脾虚成积之痢。

陈皮(一两) 苍术(一两) 厚朴(五钱) 甘草(二钱) 猪苓(五钱) 白茯苓(一两) 泽泻(五钱) 白术(一两)

家秘去猪苓、泽泻,加山楂、神曲各一两。

19. 四君子汤(《症因脉治·卷四·痢疾论·饮食痢》)

治脾虚成积之痢。

白术 人参 白茯苓 炙甘草

20. 异功散(《症因脉治·卷四·痢疾论·饮食痢》)

治脾虚成积之痢。

白术 人参 真广皮 炙甘草 白茯苓

积气未尽加楂肉,腹痛加木香,口渴加干葛,发热加柴胡。

以上三法,治脾虚成积之痢。

21. 三黄丸(《症因脉治·卷四·痢疾论·饮食痢》)

治膏粱积热之痢。

大黄 黄芩 黄连

气滞加术、香。

22. 五积散(《症因脉治·卷四·痢疾论·饮食痢》)

治冷食伤脾,寒积泻痢。

苍术 厚朴 陈皮 甘草 干姜 桂心 半夏 枳壳

23. 枳实汤(《症因脉治·卷四·痢疾论·饮食痢》)

治肠胃停食,食入即泻。

厚朴 陈皮 麦芽 陈枳实

24. 家秘消积散(《症因脉治·卷四·痢疾论·饮食痢》)

治饮食伤脾,积痢不止。

苍术 厚朴 陈皮 甘草 神曲 红曲 山楂 鲜麦芽

25. 干葛清胃汤(《症因脉治·卷四·痢疾论·饮食痢》)

治肠胃积热,酒入即泻。

干葛 升麻 甘草 山栀 生地 川黄连 牡丹皮

以上五法,治食伤成积之痢。

26. 家秘独圣散(《症因脉治·卷四·痢疾论·饮食痢》)

治饮食伤脾,久利纯血。

山楂肉一斤,研细末,滚白汤调服,服完即愈。

27. 霹雳散(《痢症三字诀·附方》)

治痢症胀闭,有宿食发呕等症。

生大黄(一钱) 黄连(二钱) 黄芩(三钱) 吴茱萸(一钱)

用水二碗煎取一碗,先取半碗得快利即止勿服。如不快利再服一次,此药只可服一二次,不可多服。

二十八、治酒痢方

酒痢属于食积痢中的一种。

1. 神妙列仙散(《医方集宜·卷之三·内伤门·治方》)

治饮酒成积,下痢黄沫,腹中作痛。

木香 沉香(各一钱) 茴香(炒) 槟榔(各一钱) 萹蓄(三钱) 大黄(一两,微焙炒) 麦芽(一两五钱) 瞿麦(五钱)

2. 四制黄连丸(《医方集宜·卷之三·内伤门·治方》)

治酒积腹痛,下痢黄沫并积热腹痛。

用川黄连(一斤),四两用酒煮,四两用砂仁煮,四两用吴茱萸煮,四两用姜汁煮。

上四分煮后炒干去砂仁茱萸不用,只将黄连为细末,姜汁糊丸如桐子大。每服六十丸,空心滚白汤送下。

3. 肠风黑散(《古今医统大全·卷之八十三·妇科心镜·妇人大便下血候》)

治酒色太过,或食生冷炙爆,积毒肠间,致使脾虚,糟粕不聚,脐腹痛,大便鲜血,里急后重,或肛门脱出,或久患酒痢,大便频并,并可治之。

败棕(烧,存性) 木馒头(烧) 乌梅肉 粉草(炙,各等分)

上为细末。每服二钱,水一盏,煎七分,空心,连渣温服。

4. 葛根汤(《济阳纲目·卷二十二下·滞下·治休息痢方》)

专治酒痢。

葛根 枳壳 半夏 生地黄 杏仁(去皮尖) 茯苓(各二钱四分) 黄芩(一钱二分) 甘草(炙,五分)

上分作二帖,水二盏、黑豆百粒、生姜五片、白梅一个煎至一盏,去渣,食前温服。

5. 治酒痢方(《济阳纲目·卷六十三·便血·治脏毒下血方》)

治肠风脏毒,酒痢下血。

黄连 生姜

上二味,煎汤下二气丸,次服五槐丸,方见效。

6. 化酒止痢汤(《辨证录·卷之七·痢疾门》)

人有贪酒好饮,久经岁月,湿热所积,变成痢疾,虽无崩奔之状,而有溏鹜之苦,终年累月而不愈,人以为酒积之在脾也,谁知是肾泄之病,乃湿热之酒气熏之也。气熏于肾之中,肾即醉于酒之味,正不必其湿热之尽入之也。然而湿热之侵,由于肾衰之故,肾不能敌,乃移其湿热于脾,脾又久受湿热之困,不能再藏,乃酿成酒积而作痢矣。虽其积在脾,病实在肾。但治脾而痢不能愈,必须治肾。然徒治其肾,病亦不能愈,必须解酒之毒,分消其湿热之气,则不治痢,而痢自止。方用化酒止痢汤。

人参(三钱) 白术(一两) 山茱萸(五钱) 黄连(一钱) 茯苓(五钱) 柞木枝(五钱) 白芍(五钱) 槟榔(五分) 薏仁(五钱)

水煎服。连服四剂,痢疾自愈,不可多服。愈后仍须忌酒,否则暂止而仍发也。

二十九、治暑痢方

(一)阳暑

1. 黄连香薷散(《医方集宜·卷之三·痢门·治方》)

治伤暑下痢,脉微细者,加减用。

香薷 厚朴 黄连 扁豆 甘草

加甘草、芍药、生姜神效。

2. 清暑益气汤(《脉症治方·卷之二·暑门·伤暑》)

养脾,清肺,补中,行湿,夏秋治暑通用。

黄芪 人参 白术(各一钱五分) 当归 苍术 陈皮 麦冬(各一钱) 神曲 泽泻 黄柏(各七分) 青皮 甘草 升麻 干葛(各五分) 五味(十二粒)

上用姜一片,枣一枚,煎,食远稍热服。暑泻,加厚朴、扁豆各一钱,去当归、麦门冬。暑痢,加黄芩、黄连、槟榔、枳壳各八分、木香六分、乌梅二个。

3. 益元散(《济阳纲目·卷二十二下·滞下·治暑痢方》)

此为治痢之圣药也,其功不能尽述。

桂府腻白滑石(六两) 粉甘草(炙,一两)

上为细末。每服三钱,白水调服无时。一名六一散,一名天水散,加红曲名清六丸,加干姜名温六丸。

4. 化滞香薷饮(《济阳纲目·卷二十二下·滞下·治暑痢方》)

治感暑,下痢鲜血。

香薷 黄连 白扁豆 厚朴 猪苓 泽泻 白术 白茯苓 白芍药

上锉,水煎服。

5. 仙梅丸(《济阳纲目·卷二十二下·滞下·治暑痢方》)

治痢疾发热发渴者。

细茶 乌梅(水洗,剥去核,晒干)

上为末,生蜜捣作丸如弹子大。每服一丸,水冷热随下。一方陈白梅,好茶、蜜水各半煎服。

6. 桂苓甘露饮(《济阳纲目·卷二十二中·泄泻·治暑热泻方》)

治饮水不消,呕吐泄利,或下痢赤白。

茯苓 猪苓 泽泻 白术 桂 滑石 寒水石 甘草

上为末。每服三钱,白汤调服。

(二)阴暑

《景岳全书》论阴暑认为此指里有寒,古方多治阴暑之方。

1. 升麻汤(《仁斋直指方论·卷之十四·泻痢·泻痢证治》)

吞感应丸,治伤暑下痢,缠痛。

升麻 白芍药 甘草(炙,各十两) 白干葛(十五两)

上粗末。每三钱,姜三片同煎。

2. 却暑散(《丹溪心法·卷一·中暑三》)

治冒暑伏热,头目眩晕,呕吐,泄痢,烦渴,背寒,面垢。

赤茯苓 生草(各四两) 寒食面 生姜(各一斤)

上为末。每服二钱,白汤调下。

3. 清暑益气汤(《内科摘要·卷下·各症方药》)

治元气弱,暑热乘之,精神困倦,胸满气促,肢节疼痛;或小便黄数,大便溏频。又暑热泻痢疟疾之良剂。

升麻 黄芪(炒,去汗,各一钱) 苍术(一钱五分) 人参 白术 陈皮 神曲(炒,各五分) 甘草(炙) 干葛(各三分) 五味子(九粒,杵炒)

上水煎服。

4. 姜茶汤(《济阳纲目·卷二十二下·滞下·治暑痢方》)

治痢疾腹痛,不问赤白冷热。盖姜能助阳,茶能助阴,二者皆能消散,又且调平阴阳,至于暑毒、酒食毒,皆能解之。

老生姜(细切,三片) 细茶叶(三钱)

上用新水煎服。一方加连根韭菜同捣汁,酒调服。

[注]《方症会要》治白痢:细茶二钱、姜四钱;赤痢细茶四钱,姜二钱。可为参考。

5. 加味五苓散(《济阳纲目·卷二十二下·滞下·治暑痢方》)

治伏暑热二气及冒湿,泄泻注下,或烦或吐,或渴不止,小便不利。

赤茯苓 猪苓 泽泻 官桂(不见火) 白术(各一钱二分) 人参 滑石 甘草(各一钱半)

上㕮咀,用水二钟煎八分,空心服。

6. 六和汤(《济阳纲目·卷三中暑·治暑伤脾胃方》)

并伤寒阴阳不分,冒暑伏热,烦闷,或成痢疾。

缩砂 半夏(汤泡七次) 杏仁(去皮尖) 人参 藿香 白扁豆(炒) 赤茯苓 香薷 厚朴(姜制) 木瓜(各一钱) 甘草(炙,五分)

上㕮咀作一服,水二钟、生姜三片、枣一枚煎至一钟,温服不拘时。

7. 吴茱萸汤(《济阳纲目·卷二十·霍乱·治阴霍乱》)

治冒暑伏热,腹痛作泻或痢,并饮水过度,霍乱吐泻,其证始因饮冷,或冒寒,或忍饥,或大怒,或乘舟车,伤动胃气,令人上吐下泻并行,头旋眼晕,手脚转筋,四肢逆冷,用药迟慢,须臾不救。此即华佗《危病方》也。

吴茱萸　木瓜　食盐（各半两）

上同炒令焦，先用磁瓶盛水三升，煮令百沸，入药煎至二升以下，倾一盏，冷热随病人服之。卒无前药，用枯白矾为末，每服一大钱，沸汤调服。更无前药，用盐一撮、醋一盏同煎至八分，温服。或盐梅咸酸等物，皆可服。

三十、治秋痢方

厚朴丸（《济阳纲目·卷二十二下·滞下·治痢疾腹痛方》）

治处暑后秋冬间腹痛下痢，大效。

厚朴　蜀椒（去目，微炒）　川乌头（炮，去皮，各一两五钱）　紫菀（去苗土）　吴茱萸（汤洗）　菖蒲　柴胡　桔梗　茯苓　官桂　皂角（去皮弦，炙）　干姜（炮）　人参（各二两）　黄连（二两半）　巴豆霜（半两）

上为细末，入巴豆霜和匀，炼蜜为丸如桐子大。每服三丸，渐加至五七丸，以利为度，生姜汤下，食后服。

三十一、治妊娠下痢方

下列方剂中见芩连者为疗热痢之方。

1. 半夏汤（《备急千金要方·卷二·妇人方上·养胎第三》）

妊娠九月，若猝得下痢，腹满悬急，胎上冲心，腰背痛不可转侧，短气，宜服半夏汤。

半夏　麦门冬（各五两）　吴茱萸　当归　阿胶（各三两）　干姜（一两）　大枣（十二枚）

上七味㕮咀，以水九升，煮取三升，去滓，纳白蜜八合，微火上温，分四服，痢即止。一方用乌母鸡一只，煮汁以煎药。

2. 治妊娠下痢方（《备急千金要方·卷二·妇人方上·妊娠诸病第四》）

1）人参　黄芩　酸石榴皮（各三两）　樗皮（四两）　粳米（三合）

上五味㕮咀，以水七升，煮取二升半，分三服。

2）白杨皮一斤㕮咀，以水一大升，煮取二小升，分三服。

3）治妊娠患浓血赤滞、鱼脑白滞，腹脐绞痛，不可忍者。

薤白（切，一升）　酸石榴皮　阿胶（各二两）　黄柏（三两，《产宝》作黄连）　地榆（四两）

上五味㕮咀，以水七升，煮取二升半，分三服，不瘥更作。

3. 乌鸡煎（《三因极一病证方论·卷之十八·妇人女子众病论证治法》）

治妇人百病。

吴茱萸（醋煮）　良姜　白姜（炮）　当归　赤芍药　延胡索（炒）　破故纸（炒）　川椒（炒）　生干地黄　刘寄奴　蓬莪术　橘皮　青皮　川芎（各一两）　荷叶灰（四两）　白熟艾（用糯米饮调饼，二两）

上为末，醋糊丸如梧子大。每服三五十丸。具汤使如后。产前后痢白者，白姜汤下；赤者，甘草汤下；杂者，二宜汤下；常服，温酒醋汤任下，并空心食前服。

4.《医统》妊娠痢方（《古今医统大全·卷之八十二·妇科心镜·通用方论》）

诸痢及赤白带下，血冷崩中，漏胎下血。

生姜与艾锉炒令赤色，入酒同煎数沸，去渣化服。

5. 龚氏妊娠下痢方（《寿世保元·卷七·妊娠》）

1）论妊娠下痢赤白，腹中疼痛。

当归（五分）　白芍（一钱）　白术（五分）　白茯苓（五分）　泽泻（五分）　木香（三分）　槟榔（三分）　黄连（五分）　黄芩（五分）　甘草（三分）

上锉作一服，水一盏半，煎至一盏，空心，温服。如白痢腹痛甚，恐有寒也，去黄连，加干姜炒二分。

2）治妊娠腹痛下痢，脓血不止。

黄连（八分）　厚朴（姜炒）　阿胶（炒）　当归（各六分）　艾叶　黄柏　干姜（炒，五分）

上为末，空心，米饮下方寸匕，日三服。

6. 连香饮（《丹台玉案·卷之五·胎前门·立方》）

治妊娠痢疾，恐其坠胎。

广木香　黄连　白术　白茯苓（各一钱）　白芍　甘草　陈皮（各六分）

灯心三十茎，不拘时煎服。

7. 鸡子黄丹饮（《医学从众录·卷八·妇人

杂病方》）

治孕妇下痢。

鸡蛋一枚，破一孔如指大，以银簪脚搅匀，加入黄丹三钱五分，用纸封口，入在饭锅上蒸熟食之。

三十二、治产后痢方

下列方剂中见芩、连、柏者，不适用于冷痢。

1. 胶肠汤（《备急千金要方·卷三·妇人方中·下痢第十五》）

治产后三日内下诸杂五色痢。

阿胶 黄柏（各一两） 蜡（如博棋三枚）当归（一两半） 黄连（二两） 陈廪米（一升）

上六味咬咀。以水八升煮米，蟹目沸，去米，纳药，煮取二升，去滓，纳胶蜡，令烊，分四服，一日令尽。

2. 桂蜜汤（《备急千金要方·卷三·妇人方中·下痢第十五》）

治产后余寒下痢，便脓血赤白，日数十行，腹痛，时时下血。

桂心 干姜 甘草（各二两） 附子（一两） 蜜（一升） 当归（二两） 赤石脂（十两）

上七味咬咀。以水六升，煮取三升，去滓，纳蜜，煎一两沸，分三服，日三。

3.《备急》产后下痢方（《备急千金要方·卷三·妇人方中·下痢第十五》）

1）治产后下赤白，腹中绞痛。

芍药 干地黄（各四两） 甘草 阿胶 艾叶 当归（各八两）

上六味咬咀，以水七升，煮取二升半，去滓，纳胶令烊，分三服。

2）治产后赤白下久不断，身面悉肿。

大豆（微熬） 小麦 蒲黄（各一升） 吴茱萸（半升）

上四味，以水九升，煮取三升，去滓，分三服。此方神验。亦可以水五升，酒一斗，煎取四升，分四服。

3）治产后痢赤白，心腹刺痛。

薤白（一两） 当归（二两） 酸石榴皮（三两） 地榆根（四两） 粳米（五合）

上五味咬咀。以水六升，煮取二升半，去滓，分三服（《必效方》加厚朴一两，阿胶、人参、甘草、

黄连各一两半）。

4. 黄散（《备急千金要方·卷三·妇人方中·下痢第十五》）

治产后下痢方。

黄连（二两） 黄芩 䗪虫 干地黄（各一两）

上四味治下筛，酒服方寸匕，日三，十日愈。

5. 许则仁产后下痢方（《外台秘要·卷第三十四·许仁则产后方一十六首》）

1）治产后患血痢。

艾叶（虎掌者，三月三日、五月五日者） 黄柏 芍药 甘草（炙，各六分） 阿胶（十七分）黄连（七分） 地榆（五分）

上七味捣散。以饮下方寸匕甚妙，忌如常法。

2）治产后患脓痢。

附子（炮） 蜀椒（汗） 干姜（各五分） 甘草（炙六分） 赤石脂 黄芪（各十分） 白术（七分）

上七味捣散。饮服方寸匕，加一匕半，日再，忌如常法。

3）治产后诸痢。

取薤白煮食之，唯多益好，肥羊肉去脂，作炙食之，唯多益好，以羊肾炒薤白食之良。

4）治产后脓血痢。

赤石脂 五色龙骨 黄连（各十分） 阿胶（炙） 黄芪（各六分） 黄柏（四分） 白术（五分）

上七味捣末，蜜丸桐子大。饮下三十丸，散服亦妙，如前服，忌如常法。

6. 加减养脏汤（《古今医鉴·卷之十二·产后》）

治产后下痢赤白，里急后重。

木香 黄连 厚朴 甘草 归尾 赤芍 川芎 艾叶 蒲黄

七日后，去蒲黄、归梢，加茯苓、归身、枳壳。

7. 龚氏产后痢疾方（《寿世保元·卷七·产后》）

1）治产后痢疾，不问赤白主方。

当归（酒洗） 川芎 白芍（炒） 白术（去芦炒） 白茯苓 陈皮 木香 香附（炒） 神曲（炒） 干姜（炒） 甘草（炙）

上锉,水煎,温服。不思饮食,加砂仁;小便不利,加泽泻。

2）治产后痢疾,久不止者。

以四君子汤加黄芪、粟壳。

8. 济阴返魂丹（《寿世保元·卷七·妇人通治》）

治产后痢疾。

益母草（五月五,六月六,采梗叶并子阴干,不拘多少）

上为细末,炼蜜为丸如弹子大。每服一丸,细嚼,米饮吞下;产后痢疾,米汤下。

9. 调荣汤（《丹台玉案·卷之五·产后诸症·立方》）

治产后痢疾。

白茯苓　当归　生地　山楂（各一钱）　赤芍　木通　香附　丹皮（各六分）　川芎　甘草（各五分）

乌梅五个,煎服。

10. 加减生化汤（《绛雪丹书·产后下卷·完谷不化论·痢疾论》）

调血行滞,治产妇七日内外患痢者。

川芎（二钱）　当归（五钱）　炙草（五分）桃仁（十二粒）　茯苓（一钱）　陈皮（四分）　木香（二分）

水煎服。白痢加砂仁六分（炒,研）。

11. 伏龙肝汤丸（《医学从众录·卷五·痢症》）

治胎前下痢,产后不止。

炮黑山楂肉（一两）　熬焦黑糖（二两）

二味一半为丸,一半为末。用伏龙肝二两,煎汤代水。煎末二钱,送前丸二钱。日三,夜二服,一昼夜令尽。气虚加人参二三钱以驾驭之;虚热加炮姜、肉桂、茯苓、甘草;兼感风寒加白葱、香豉;膈气不舒,磨沉香汁数匙调服。

三十三、治奇恒痢方

大承气汤（《痢症三字诀·附方》）

治奇恒痢。

生大黄（二钱）　厚朴（二钱）　枳壳（一钱）　芒硝（三钱）

先煎三味已成,后入芒硝一二沸,取汁服。咽痛呛略愈即止,再进加减金花汤。

三十四、各脏腑治痢方

（一）肝

1. 小柴胡汤（《内科摘要·卷下·各症方药》）

治肝胆症,寒热往来,或日晡发热,或湿热身热,默默不欲食;或怒火口苦,耳聋,咳嗽发热,胁下作痛,甚者转侧不便,两胠痞满;或泄泻咳嗽,或吐酸食苦水,或因怒而患疟、痢等症。

柴胡（二钱）　黄芩（一钱五分）　人参　半夏（各七分）　甘草（炙,五分）

上姜水煎服。

2. 李氏治痢方（《病机沙篆·卷上·痢》）

治肝气逆上,下痢。

吴萸　黄连　木香　青皮　白芍

3. 大顺汤（《校注医醇賸义·卷四·下痢》）

治肝郁下痢,胁痛腹痛,噫气食少。

蒺藜（四钱）　郁金（二钱）　乌药（一钱）白术（一钱）　广皮（一钱）　厚朴（一钱）　木香（五分）　青皮（一钱）　茯苓（二钱）　枳壳（一钱）　橘饼（四钱）　煨姜（三片）

（二）心

蒲虎汤（《校注医醇賸义·卷四·下痢》）

治心火下陷,烦扰不安,下痢脓血者。

生蒲黄（六分）　熟蒲黄（六分）　琥珀（一钱）　丹参（三钱）　茯神（二钱）　当归（二钱）赤芍（一钱）　黄连（六分）　木香（五分）

（三）脾

大中汤（《校注医醇賸义·卷四·下痢》）

治脾虚下痢,食少神疲,胸腹时痛者。

党参（四钱）　制熟附（七分）　茯苓（三钱）　白术（一钱五分）　当归（二钱）　广皮（一钱）　厚朴（一钱）　枳壳（一钱）　乌药（一钱）木香（五分）　大枣（二枚）　姜（三片）

（四）肺

育金煎（《校注医醇賸义·卷四·下痢》）

治肺热移于大肠,口燥微咳,下痢白滞者。

沙参（三钱）　石斛（三钱）　茯苓（三钱）白术（一钱五分）　山药（三钱）　料豆（三钱）当归（二钱）　橘红（一钱）　莲子（二十粒打碎去心）

（五）肾

立命开阳汤（《校注医醇賸义·卷四·下痢》）

治肾气虚寒，腹痛下痢，完谷不化，手足俱冷者。

干河车（二钱切）　破故纸（一钱五分，核桃肉拌炒）　益智仁（一钱五分）　制附片（八分）　当归（一钱五分）　茯苓（二钱）　白术（一钱）　小茴香（一钱）　木香（六分）　乌药（一钱）　煨姜（三片）

（六）血室

万病丸（《三因极一病证方论·卷之十八·妇人女子众病论证治法》）

治室女月经不通，脐下坚结，状如杯升，发热往来，下痢羸瘦，此为血瘕。若生肉瘕，不可为也。

干漆（杵碎，炒，令烟出，一时许）　牛膝（酒浸一宿，各一两六钱）　生地黄（四两八钱，取汁）

上二味为末，入地黄汁内，慢火熬，候可丸即丸如梧子大。空心米饮，或温酒下一丸。日再，勿妄加，病去止药。女人气血虚，经不行者不可服。

三十五、治痢疾腹痛方

1. 黄芩芍药汤（《素问病机气宜保命集·卷中·泻痢论第十九》）

治泄痢腹痛，或后重身热，久而不愈，脉洪疾者，及下痢脓血稠黏。

黄芩　芍药（各一两）　甘草（五钱）

上为粗末。每服半两，水一盏半，煎至一盏。滤清温服无时，如痛则加桂少许。

2. 苍术芍药汤（《济阳纲目·卷二十二下·滞下·治痢疾腹痛方》）

治痢疾痛甚者。

苍术（二两）　芍药（一两）　黄芩　官桂（各五钱）

上㕮咀。每服一两，水煎，温服。

3. 当归导气汤（《济阳纲目·卷二十二下·滞下·治痢疾腹痛方》引东垣）

治脓血痢无度，小便不通，腹中痛。

当归　芍药（各一钱）　青皮　槐花（炒，各七分）　泽泻（五分）　木香　槟榔（各三分）　甘草（一钱半）　生地黄（酒浸，阴干，一钱半或二钱）

上共为末，用水煎，食前温服。如小便利，去泽泻。

4. 治痢止痛如神方（《济阳纲目·卷二十二下·滞下·治痢疾腹痛方》）

川黄连（切片，净一两）　枳壳（切片，净一两）

上先用槐花三二两，以水浸片时，漉净，同黄连炒老黄色，次入枳壳再炒，待燥拣出槐花不用，止将黄连五钱、枳壳五钱作一服，水煎七分，去渣，调乳香、没药净末各七分五厘服之。次照以前方再服一剂，腹痛即止，痢即稀，神效。此方有服之如醉者，乃药力行也，不妨。

5. 紫参汤（《济阳纲目·卷二十二下·滞下·治痢疾腹痛方》引《金匮》）

治下痢腹痛。

紫参（半斤）　甘草（三两）

上锉，以水五升先煮紫参，取三升，次纳甘草，煮取一升半，分三次温服。

6. 神效越桃散（《济阳纲目·卷二十二下·滞下·治痢疾腹痛方》）

治下痢之后，小便利而腹中满痛不可忍，此名阴阳反错，不和之甚也。

大栀子　良姜（各三钱）

上为末，米饮或酒调下三钱。

7. 黑子丸（《济阳纲目·卷二十二下·滞下·治痢疾腹痛方》）

治痢疾，定痛。

黄蜡（五钱）　杏仁　江子　砂仁（各二十一粒）

上三件，香油灯上烧存性，熔蜡和匀，加乳香些少，丸如米大，每服十余粒。

三十六、治痢疾里急后重方

1. 水煮木香膏（《卫生宝鉴·卷十六·泄痢门·痢疾》）

治脾胃受湿，脏腑滑泄，腹中疼痛，日夜无度，肠鸣水声，不思饮食。每欲痢时，里急后重，或下赤白，或便脓血，并皆治之。

御米壳（蜜水浸湿，炒黄，六两）　乳香（研）　肉豆蔻　缩砂（各一两半）　当归　白芍药　木香　丁香　诃子皮　藿香　黄连（去须）　青皮（去白，各一两）　干姜（炮，半两）　甘草（炙）　厚朴（姜制）　陈皮（各一两）　枳实（麸

炒,半两)

上十七味为细末,炼蜜丸如弹子大。每服一丸,水一盏,枣一枚(擘开),煎至七分,和渣,稍热,食前服。

2. 木香黄连汤(《济阳纲目·卷二十二下·滞下·治里急后重方》)

治下痢脓血,里急后重,神效。

木香　黄连　川木通　川黄柏　枳壳(麸炒)　陈皮(各二钱半)　大黄(三钱)

上㕮咀。分作二帖,用水二盏煎至八分,去渣,食前温服。

3. 木香化滞汤(《济阳纲目·卷二十二下·滞下·治里急后重方》)

治赤白痢,腹中疼痛,里急后重,大便窘迫。

白术　茯苓　枳壳(麸炒)　厚朴(姜汁炒)　芍药(各一钱二分)　人参　陈皮　泽泻　黄连　槟榔(各一钱)　木香(七分)

上㕮咀,水煎服。

4. 清凉饮子(《济阳纲目·卷二十二下·滞下·治里急后重方》)

治大瘕泻,里急后重,数至圊而不能便,茎中痛。

大黄　当归　赤芍药　甘草(炙,各一钱)

上作一服,用水二钟煎至一钟,不拘时热服。

5. 进承气汤(《济阳纲目·卷二十二下·滞下·治里急后重方》)

治太阴证不能食是也,当先补而后泻,乃进药法也。

先锉厚朴半两,姜制,水一盏煎至半盏服。若二三服未已,胃有宿食不消,加枳实二钱同煎服。二三服泄又未已,如不加食,尚有毒热,又加大黄三钱推过。泄未止者,为肠胃久有尘垢滑黏,加芒硝半合,垢去尽则安矣(后重兼无虚证者宜之。若力倦气少,脉虚不能食者,不宜此法。盖厚朴、枳实大泻元气故也)。

6. 退承气汤(《济阳纲目·卷二十二下·滞下·治里急后重方》)

治阳明证能食是也,当先泻而后补,乃退药法也。

先用大承气五钱,水一盏依前法煎至七分,稍热服。如泻未止,去芒硝,减大黄一半,煎二服。如热气虽已,其人心腹满,又减去大黄,但与枳实

厚朴汤,又煎二三服。如腹胀满退,泄亦自安,后服厚朴汤数服则已。

7. 二奇散(《济阳纲目·卷二十二下·滞下·治里急后重方》)

治里急后重。

好蛤粉　穿山甲(炒,各等分)

上为末。每服一钱,空心用好酒调下。

8. 地汁蜜浆饮(《顾松园医镜·卷八·御集·痢》)

素阴虚人,里急后重者宜之。

生地二三两,煎一二滚,绞汁一大碗,生白蜜半杯,和汁调匀,顿饮一碗,积自润下。

此甘寒润下之剂,凡病后及老人津液干枯,产后亡血,致大便秘结者皆宜。胸膈不宽快者,勿投。

9. 三奇散(《医学从众录·卷五·痢症》)

治痢后下重。

枳壳(生)　防风(各一两)　黄芪(二两)

为散,每服二钱,米饮下。

三十七、治痢疾虚坐努责方

丹溪方(《济阳纲目·卷二十二下·滞下·治虚坐努责方》)

治痢疾气行血积,但虚坐努责,此为亡血证。

当归身尾(二钱)　生地黄　生芍药　桃仁　陈皮(各一钱)

上锉,水煎服。

三十八、治痢兼呕方

1. 姜橘白术汤(《济阳纲目·卷二十二下·滞下·治泄痢而呕方》)

治胃气不和,下痢兼呕。

白术(二钱半)　橘皮(去白)　生姜(各二钱)　半夏(姜汤泡)　茯苓(各一钱半)　厚朴(姜汁炒,一钱)

上锉,水煎,食前徐徐服。因火逆冲上而呕者,加姜汁炒黄连;胃虚而呕者,加人参,倍白术。

2. 芩连二陈汤(《济阳纲目·卷二十二下·滞下·治泄痢而呕方》)

治顽痰在膈,下痢兼呕。

二陈汤加黄芩、黄连、防风、桔梗芦,探吐。

3. 加味平胃散(《济阳纲目·卷二十二下·

滞下·治泄痢而呕方》）

治毒滞上攻，痢兼呕吐。

平胃散加黄连、木香、槟榔，水煎服。

4. 加味四君子汤（《济阳纲目·卷二十二下·滞下·治泄痢而呕方》）

治下痢虚呕食少。

四君子汤加陈皮、厚朴、麦门冬、竹茹，水煎服。

5. 三黄酒（《痢症三字诀·附方》）

治痢症发呕吐者。

黄连（一钱）　黄芩（三钱）　生大黄（二钱）

用好烧酒二碗煎成一碗，徐徐咽下。如不饮酒者用水一碗，加酒一杯煎服，徐咽呕吐止即勿服。

三十九、治痢兼气虚发饱方

大补丸（《方症会要·卷二·饱逆·痢疾日久胃气发饱方》）

治久痢发饱。

黄柏不拘分两为丸，以人参、白术汤下一钱二分。

四十、治痢兼口渴方

1.《必效》疗痢兼渴方（《外台秘要·卷第二十五·痢兼渴方二首》）

麦门冬（三两，去心）　乌梅（二大枚）

上二味，以水一大升者，煮取强半，绞去滓，待冷，细细咽之，即定，仍含之。

2. 疗热渴痢方（《外台秘要·卷第二十五·痢兼渴方二首》引《古今录验》）

冬瓜（一枚）

上一味，以黄土厚一尺，火炮，稳约以水烂去土净洗，绞取服之。

3. 栝蒌根方（《圣济总录·卷第七十八·痢兼渴》）

治下痢冷热相冲，脏腑气不和顺，本来下虚，津液耗少，口干咽燥，常思饮水，人初不许饮水，毒气更增。烦躁转甚，宜急与汤饮救之，不得令至过度，止渴。

栝蒌根（锉）　甘草（炙，锉）　白茯苓（去黑皮，各半两）

上三味，粗捣筛。每服五钱匕，水一盏半，麦

门冬一分去心，枣二枚劈破。同煎至七分，去滓不拘时温服。

4. 陈米汤方（《圣济总录·卷第七十八·痢兼渴》）

治吐痢后，大渴饮水不止。

陈廪米（水淘净二合）

上一味，用水二盏，煎至一盏，去滓空心温服，晚食前再煎服。

5. 糯米汁方（《圣济总录·卷第七十八·痢兼渴》）

治痢后渴。

糯米（二合）

上一味，以水一盏半，同研绞取汁，空心顿服之。

四十一、治痢兼脱肛方

1. 地榆芍药汤（《素问病机气宜保命集·卷中·泻痢论第十九》）

治泻痢脓血，乃至脱肛。

苍术（一两）　地榆（二两）　卷柏（三两）芍药（三两）

上咬咀。每服一两，水一大盏半，煎至一半，温服清，病退药止。

2. 诃子皮散（《济阳纲目·卷二十二下·滞下·治痢脱肛方》）

治寒滑气泄不固，形质下脱。

御米壳（去蒂盖，蜜炒，五分）　诃子（煨，去核，七分）　干姜（炮，六分）　陈皮（五分）

上咬咀，水煎服；或为末，白汤调服亦可。

四十二、治痢兼大孔痛方

治痢兼大孔痛方（《济阳纲目·卷二十二下·滞下·治大孔痛方》）

1）治下痢大孔痛，因热流于下。

槟榔　木香　黄连　黄芩　干姜
上锉，水煎服。

2）治久下赤白，大孔痛不可忍。

炒盐熨之。又，炙枳实熨之。

3）治痢久大孔急痛，亦有寒热者。

熟艾　黄蜡　诃子
上烧熏之，妙。

【论用药】

痢疾作为一种专病，虽然历代本草中记载的用以治疗痢疾的药物很多，但是历代临床方剂中出现的却很局限。宋以前以龙骨、阿胶、乌梅、黄连、黄柏、地榆、艾叶、干姜、蜜蜡为主，金元以来则以芍药、黄芩、黄连、木香、槟榔、大黄、当归、阿胶、乌梅、滑石、人参、白术、干姜、附子、地榆、诃子为主。这里收录历代临床中常用药物的用药理论与经验，与一些目前使用较少，但部分医家用之确有效验或为隋唐以前医家所习用的药物，以资读者参考。

一、用药概论

痢疾用药总不离行气和血，祛邪安脾，常以芍药为主药，而随证情寒热虚实之不同等，灵活用药。

《素问病机气宜保命集·卷中·泻痢论第十九》："白术、芍药、茯苓三味，水煎服，以白术之甘能入胃而除脾胃之湿；芍药之酸涩除胃中之湿热；四肢困。茯苓之淡泄能通水道走湿。此三味，泄痢须用此。如发热恶寒，腹不痛，加黄芩为主。如未见脓而恶寒，乃太阴欲传少阴也，加黄连为主，桂枝佐之。如腹痛甚者，加当归倍芍药。如见血，加黄连为主，桂当归佐之。如躁烦，或先便白脓后血，或发热，或恶寒，非黄芩不止，此上部血也。如恶寒脉沉，或腰痛，或血痢下痛，非黄连不能止，此中部血也。如恶寒脉沉，先血后便，非地榆不能止，此下部血也。如便脓血相杂，而脉浮大，慎不可以大黄下之，下之必死。谓气下竭而阳无所收也，凡阴阳不和，惟可以分阴阳药治之。"

"诸泻痢久不止，或暴下者，皆太阴守病，故不可离于芍药。若不受湿不能下痢，故须用白术。是以圣人立法，若四时下痢，于芍药、白术内，春加防风，夏加黄芩，秋加厚朴，冬加桂附，然更详外证寒热处之。如里急后重，须加大黄；如身困倦，须加白术；如通身自汗，逆冷气息微，加桂附以温之；如或后重脓血稠黏，虽在盛冬，于温药内亦加大黄。"

"如痢或泄而呕者，胃中气不和也。上焦不和，治以生姜橘皮；中焦不和，治以芍药、当归、桂、茯苓；下焦不和，寒治以轻热，甚以重热药。"

《本草纲目·序例上·十剂》："时珍曰：脱者，气脱也，血脱也，精脱也，神脱也。脱则散而不收，故用酸涩温平之药，以敛其耗散。汗出亡阳，精滑不禁，泄痢不止，大便不固，小便自遗，久嗽亡津，皆气脱也。下血不已，崩中暴下，诸大亡血，皆血脱也。牡蛎、龙骨、海螵蛸、五倍子、五味子、乌梅、榴皮、诃黎勒、罂粟壳、莲房、棕灰、赤石脂、麻黄根之类，皆涩药也。气脱兼以气药，血脱兼以血药及兼气药，气者血之帅也。脱阳者见鬼，脱阴者目盲，此神脱也，非涩药所能收也。"

《本草纲目·序例第二卷·序例·李东垣随证用药凡例》："诸痢腹痛：下后，白芍、甘草为君，当归、白术佐之；先痢后便，黄柏为君，地榆佐之；先便后痢，黄芩为君，当归佐之；里急，硝、黄下之；后重，加木香、藿香、槟榔和之；腹痛用芍药；恶寒加桂；恶热加黄芩；不痛芍药减半。"

《神农本草经疏·卷一·论疟痢宜从六淫例治》："滞下者，俗呼为痢疾，皆缘暑湿与饮食之积滞胶固而成。其证类多里急后重，数登圊而不便，或发热，或口渴，或恶心，不思食，何莫非暑之标证也。必用六一散、黄连、芍药为主，而后随其所苦，为之增损。伤气分则调气益气；伤血分则行血和血。然未有不先治暑而可获效者矣。治病必求其本，其斯之谓欤！"

《神农本草经疏·卷二·续序例下·附录诸疟主治》："滞下，俗呼痢疾……此皆暑湿之邪与饮食积滞胶固肠胃而作，必先祛暑渗湿安胃为主，伤气分则调气益气，伤血分则和血补血，夹瘀血则行血。药虽因证而设，要皆以补养胃气为急。故其证以噤口痢为最重，胃气一绝则不可治矣。故曰：安谷则昌，绝谷则亡。俗治多借口'迎而夺之'之说，轻用大黄、朴硝，及误用巴豆、牵牛，以致洞泄肠开而毙。又有妄投诃子、粟壳、亚芙蓉、肉豆蔻收涩之剂，以致便闭腹胀，或湿热上攻，肢节肿胀拘挛，痛不可忍，难以救疗。慎之！慎之！

忌：破气，闭气，收涩，燥，温热，咸寒，滑腻。

宜：清热消积，开胃气，升，利小便。黄连、黄芩、白芍药、红曲、山楂、广橘红、升麻、葛根、甘草、滑石、莲肉、白扁豆、乌梅。

如胃弱，加人参三四钱，莲子四十粒，橘红二钱，升麻七分；如腹痛，以黄连四钱，白芍药三钱，炙甘草一钱五分，黄柏一钱，升麻七分，煎服；如里急,同上药加当归二钱;如后重甚,加槟榔一钱五分,枳壳一钱五分,木香汁一字;如口渴,去木香,倍滑石;如小便赤涩短少,或不利,亦倍之;赤多,倍乌梅、山楂、红曲;白多,加吴茱萸七分;恶心欲呕,即噤口痢,多用人参、莲肉、扁豆、白芍药,以绿色升麻七分佐之;久痢不止,加肉豆蔻一钱,人参三钱,砂仁一钱五分,白茯苓二钱。

凡滞下,非元气壮实,多啖能食之人,慎勿轻用大黄、巴豆、牵牛等下药。

复有毒痢一证,或痧毒内陷下脓血,各药不效者,加忍冬藤为君,地榆、丹砂、犀角汁饮之。

凡产后滞下,积滞虽多,腹痛虽极,不可用大黄等药行之,致伤胃气,遂不可救。但用人参、白芍、当归、红曲、升麻、益母草、炙甘草、滑石末足矣。若恶露未净,兼用乳香、没药各七分五厘,炒砂仁一钱,久之自愈,血虚可加阿胶三钱。

凡胎前滞下,宜用黄芩、黄连、白芍、炙甘草、橘红、赤曲、枳壳、莲肉、略用升麻,未满七月,勿用滑石。"

二、治痢疾专药

以下从历代文献中择录治疗痢疾的药论,为临证痢疾处方用药提供参考。注意其中的用药禁忌皆为单味使用的情况,并非完全禁用,只是在配伍时需注意增效减毒。

1. 丁香

《海药本草·木部卷第三·丁香》:"[按]《山海经》云:生东海及昆仑国。三月、二月花开,紫白色。至七月方始成实,大者如巴豆,为之母丁香;小者实为之丁香……止五色毒痢。"

2. 人参

《本草纲目·草部第十二卷·草之一·人参》:"治男妇一切虚证,发热自汗,眩晕头痛,反胃吐食,痎疟,滑泻久痢,小便频数淋沥,劳倦内伤,中风中暑,痿痹,吐血、嗽血、下血,血淋、血崩,胎前、产后诸病。(时珍)"

3. 干姜

《本草经集注·草木中品·干姜》:"味辛,温、大热,无毒。主治胸满,咳逆上气,温中,止血,出汗,逐风湿痹,肠澼下痢。寒冷腹痛,中恶,霍乱,胀满,风邪诸毒。皮肤间结气,止唾血,生者尤良。"

《神农本草经疏·卷八·草部中品之上·干姜》:"[疏]干姜禀天地之阳气,故味辛而气温,虽热而无毒。辛可散邪理结,温可除寒通气,故主胸满咳逆上气,温中出汗,逐风湿痹,下痢因于寒冷,止腹痛。其言止血者,盖血虚则发热,热则血妄行,干姜炒黑能引诸补血药入阴分,血得补则阴生而热退,血不妄行矣。治肠澼亦其义也。生姜能通神明,辟恶气,故主中恶霍乱胀满,风邪诸毒,皮肤间结气。惟唾血定非寒证,《别录》载之误矣!"

"[简误]干姜大辛,辛能散气走血。久服损阴伤目。阴虚内热,阴虚咳嗽吐血,表虚有热汗出,自汗盗汗,脏毒下血,因热呕恶,火热腹痛,法并忌之。"

《景岳全书·卷之四十九·本草正·菜部》:"干姜,味辛微苦,性温热。生者能散寒发汗,熟者能温中调脾。善通神明,去秽恶,通四肢关窍,开五脏六腑,消痰下气,除转筋霍乱,逐风湿冷痹,阴寒诸毒,寒痞胀满,腰腹疼痛,扑损瘀血,夜多小便。孙真人曰:呕家圣药是生姜。故凡脾寒呕吐宜兼温散者,当以生姜煨熟用之。若下元虚冷而为腹疼泻痢,专宜温补者,当以干姜炒黄用之。若产后虚热痰火盛而唾血痢血者,炒焦用之。若炒至黑炭,已失姜性矣,其亦有用以止血者,用其黑涩之性已耳。若阴盛隔阳,火不归元,及阳虚不能摄血而为吐血衄血下血者,但宜炒熟留性用之,最为止血之要药。若阴虚内热多汗者,皆忌用姜。"

《冯氏锦囊秘录·杂症痘疹药性主治合参·卷四十三·菜部·生姜》:"[按]姜味大辛,辛能僭上,生则逐寒邪而发表,炮则除胃冷而守中,多服久服,散气耗血损阴,书云:孕妇食干姜,令胎内消之,语可见矣。凡血虚发热,产后大热,吐血痢血,须炒黑用则辛窜上行之势全无,苦咸下走之捷乃见。能引血药入血,气药入气,去恶生新,有阳生阴长之意,且黑为水色,血不妄行,从治之法也。况干姜苦辛,炮制则苦守而不移,非若附子行而不止。若至炒黑,则辛辣变为苦咸,味即下走,黑又止血,辛热之性虽无,辛凉之性尚在,故能去血中之郁热而不寒,止吐血之妄行,行而不滞。较之别药,徒以黑为能止血为事者,功胜十倍。血寒者可多用,血热者不过三四分,为向导而已。"

《罗氏会约医镜·卷十七·本草中·干姜》:"辛热动血。服干姜必僭上,用大枣辅之,甘草缓之。"

4. 三七

《本草纲目·草部第十二卷·草之一·三七》："亦主吐血衄血,下血血痢,崩中经水不止,产后恶血不下,血运血痛,赤目痈肿,虎咬蛇伤诸病(时珍)。"

《景岳全书·卷之四十八·本草正·山草部》："三七:味甘气温,乃阳明、厥阴血分之药,故善止血散血定痛。凡金刃刀箭所伤,及跌扑杖疮血出不止,嚼烂涂之,或为末掺之,其血即止。亦治吐血衄血,下血血痢,崩漏、经水不止,产后恶血不下俱宜自嚼,或为末,米饮送下二三钱。"

5. 大黄

《本草图经·草部下品之上·卷第八·大黄》："崔知悌疗小儿……或乍痢乍差,诸状多者,皆大黄煎主之。大黄九两,锦文新实者,若微朽即不中用,削去苍皮,乃秤,捣筛为散,以上好米醋三升和之,置铜碗中,于大铛中浮汤上,炭火煮之,火不用猛,又以竹木篦搅药,候任丸,乃停。于小瓷器中贮。"

《本草纲目·草部第十七卷·草之六·大黄》："下痢赤白,里急腹痛,小便淋沥,实热燥结,潮热谵语,黄疸诸火疮(时珍)……时珍曰:大黄乃足太阴、手足阳明、手足厥阴五经血分之药。凡病在五经血分者,宜用之。若在气分用之,是谓诛伐无过矣。"

《医宗说约·卷之首·药性炮制歌·草部一百三十九种》："锦纹者佳,酒浸蒸熟晒干,如此九次,能上达巅顶治头风目疾及久积癥病,治泻痢姜汁拌炒,治伤寒热结生用,治疮疡热结酒炒,血痢韭菜汁拌晒干。"

《杂病广要·脏腑类·滞下》："盖暑毒与食物相搏,结在下脘,则升降出入不得循其正,糟粕欲行不得行,而火复迫之,则将脏腑脂膏逼迫而下,故取大黄驱热毒、下糟粕、清肠脏也。(《金匮翼》)

如便脓血相杂而脉浮大,慎不可以大黄下之,下之必死,谓气下竭而阳无所收也。(《保命集》)"

6. 川芎

《本草纲目·草部第十四卷·草之三·芎藭》："燥湿,止泻痢,行气开郁(时珍)……时珍曰:芎藭,血中气药也。肝苦急,以辛补之,故血虚

者宜之。辛以散之,故气郁者宜之。《左传》言:麦曲鞠穷御湿,治河鱼腹疾,予治湿泻每加二味,其应如响也。血痢已通而痛不止者,乃阴亏气郁,药中加芎为佐,气行血调,其病立止。此皆医学妙旨,圆机之士,始可语之。"

7. 山药

《本草纲目·菜部第二十七卷·菜之二·薯蓣》："益肾气,健脾胃,止泄痢,化痰涎,润皮毛。(时珍)"

《医宗必读·卷之三·本草徵要上·草部》："薯蓣,一名山药。味甘,平,无毒。入心、脾、肾三经。蒸透用。益气长肌,安肾退热。补脾除泻痢,补肾止遗精……山药得土之冲气,禀春之和气,故主用如上。比之金玉君子,但性缓,非多用不效。"

8. 木香

《证类本草·卷第六·木香》："味辛,温,无毒……《日华子》云:治心腹一切气,止泻,霍乱,痢疾,安胎,健脾消食,疗羸劣,膀胱冷痛,呕逆反胃……《衍义》曰:木香,专泄决胸腹间滞塞冷气,他则次之。得橘皮、肉豆蔻、生姜相佐使绝佳,效尤速。"

《本草纲目·草部第十四卷·草之三·木香》："治心腹一切气,膀胱冷痛,呕逆反胃,霍乱泄泻痢疾,健脾消食,安胎。(《大明》)"

《医宗说约·卷之首·药性炮制歌·木部共五十四种》："治血分酒磨入,气分汤磨,治湿治痰姜汁磨,不见火。"

《冯氏锦囊秘录·杂症痘疹药性主治合参·卷三十七·草部上·木香》："[按]木香乃三焦气分第一等药也。气味纯阳,故能辟邪止痛。吐泻停食,脾疾也。土喜温燥,得之即效。气郁气逆,肝疾也。木喜疏通,得之即平。胎前须顺气,故能安胎。但纯阳香燥,阴虚切忌;辛香走泄,脱症禁之;即平人久服,亦非所宜也。"

《顾松园医镜·卷一·礼集·草部》："木香(辛温,入脾、肺、肝三经,生用理气,煨熟止泻),调诸气而开郁,能消食而止泻,疗心腹冷气之作疼。佐连、黄、白芍以治痢,三焦气分之药,能升降诸气。"

9. 木瓜

《本草纲目·果部第三十卷·果之二·木瓜》："止吐泻奔豚,及水肿冷热痢,心腹痛。

（《大明》）"

《景岳全书·卷之四十九大集·本草正·果部》："木瓜，味酸，气温。用此者，用其酸敛，酸能走筋，敛能固脱。入脾肺肝肾四经，亦善和胃。得木味之正，故尤专入肝，益筋走血，疗腰膝无力，脚气引经所不可缺。气滞能和，气脱能固。以能平胃，故除呕逆霍乱转筋，降痰去湿行水。以其酸收，故可敛肺禁痢，止烦满，止渴。"

10. 木贼

《神农本草经疏·卷十一·草部下品之下·木贼》："味甘，微苦，无毒。主目疾，退翳膜，又消积块，益肝胆，明目，疗肠风止痢，及妇人月水不断。得牛角鰓、麝香，治休息痢历久不瘥。得禹余粮、当归、芎藭，疗崩中赤白。得槐鹅、桑耳，肠风下血服之效，又与槐子、枳实相宜，主痔疾出血。[疏]木贼草感春升之气，故应味甘微苦，而性则无毒。入足厥阴、少阳二经血分。故首主目疾，及退翳膜，益肝胆而明目也。又疗肠风止痢，及妇人月水不断，则消之中又有止之义矣。其主积块，疗肠风止痢，及妇人月水不断，崩中赤白，痔疾出血者，皆入血益肝胆之功，肝藏血故也。"

《景岳全书·卷之四十八大集·本草正·隰草部》："木贼，味微苦微甘，性温而升，阳也。性亚麻黄，故能发汗解肌，治伤寒疟疾，去风湿，散火邪，疗目疾，退翳障，止肠风下血下痢，及妇人崩中带漏，月水不调，亦治风湿疝痛，大肠脱肛。"

11. 五倍子

《证类本草·卷第十三·五倍子》："味苦、酸，平，无毒……陈藏器序云：五倍子，治肠虚泄痢。"

《神农本草经疏·卷十三·木部中品·五倍子》："[疏]五倍子得木气而兼金水之性，其味苦酸涩，气平无毒。气薄味厚，敛也，阴也。入手太阴、足阳明经……五痔下血者，大肠积热也。大肠与肺为表里，肺得敛肃则大肠亦自清宁也。藏器：疗肠虚泄利。"

《神农本草经疏·卷十三·木部中品·五倍子》："[简误]五倍子，性燥急而专收敛，咳嗽由于风寒外触者忌之。泻痢非肠虚脱者忌之。咳嗽由于肺火实者忌之。若误服之，反致壅塞喘满，以其酸敛太骤，火气无从泄越故耳。"

12. 车前

《证类本草·卷第六·车前子》："《圣惠方》

治热痢不止者：捣车前叶绞取汁一盏，入蜜一合，煎，温分二服。"

《本草纲目·草部第十六卷·草之五·车前》："导小肠热，止暑湿泻痢。（时珍）"

《景岳全书·卷之四十八·本草正·隰草部》："车前子，即芣苢，味甘微咸，气寒，入膀胱、肝经。通尿管热淋涩痛，驱风热目赤翳膜；利水能除湿痹，性滑极善催生，兼治湿热泻痢，亦去心胸烦热……根叶，生捣汁饮，治一切尿血、衄血、热痢，尤逐气癃利水。"

13. 升麻

《本草纲目·草部第十三卷·草之二·升麻》："消斑疹，行瘀血，治阳陷眩运，胸胁虚痛，久泄下痢，后重遗浊，带下崩中，血淋下血，阴痿足寒。（时珍）"

《景岳全书·卷之四十八大集·本草正·山草部》："升麻，味微苦，气平，气味俱轻浮而升，阳也。用此者，用其升散提气，乃脾、胃、肺与大肠四经之药。善散阳明经风寒，肌表邪热，提元气之下陷，举大肠之脱泄，除阳明温疫表邪，解肤腠风热斑疹。引石膏除齿牙臭烂肿痛，引葱头去阳明表证头疼，佐当归、肉苁蓉可通大便结燥。凡痈疽痘疹，阳虚不能起发，及泻痢崩淋，梦遗脱肛，阳虚下陷之类，用佐补剂，皆所宜也。"

14. 乌梅

《本草经集注·果菜米谷有名无实·果部药物·中品·梅实》："味酸，平，无毒。主下气，除热烦满……止下痢，好唾，口干……此亦是今乌梅也……服黄精人，云禁食梅实。"

《神农本草经疏·卷二十三·果部三品·梅实》："[疏]梅实，即今之乌梅也。梅得木气之全，故其味最酸，所谓曲直作酸是也。《经》曰：热伤气。邪客于胸中，则气上逆而烦满，心为之不安。乌梅味酸，能敛浮热，能吸气归元，故主下气，除热烦满，及安心也。下痢者，大肠虚脱也。好唾口干者，虚火上炎，津液不足也。酸能敛虚火，化津液，固肠脱，所以主之也。"

15. 巴豆

《本草纲目·木部第三十五卷·木之二·巴豆》："治泻痢惊痫，心腹痛疝气，风㖞，耳聋，喉痹牙痛，通利关窍（时珍）……时珍曰：巴豆峻用则有戡乱劫病之功，微用亦有抚缓调中之妙。譬之萧、曹、绛、灌,乃勇猛武夫,而用之为相,亦能辅治太平。王海藏言其可以通肠,可以止泻,此发千古之秘也……每用治泄痢积滞诸病,皆不泻而病愈者近百人。妙在配合得宜,药病相对耳。苟用所不当用,则犯轻用损阴之戒矣。"

16. 龙骨

《本草经集注·虫兽三品·上品·龙骨》:"味甘,平、微寒,无毒。主治心腹鬼疰,精物老魅,咳逆,泄痢脓血。"

《神农本草经疏·卷十六·兽部上品·龙骨》:"[疏]龙禀阳气以生,而伏于阴,为东方之神,乃阴中之阳,鳞虫之长,神灵之物也。故其骨味甘平,气微寒,无毒。内应乎肝,入足厥阴、少阳、少阴,兼入手少阴、阳明经。神也者,两精相合,阴阳不测之谓也。神则灵,灵则能辟邪恶、蛊毒、魔魅之气,及心腹鬼疰、精物老魅,遇之则散也。咳逆者,阳虚而气不归元也。气得敛摄而归元,则咳逆自止。其性涩以止脱,故能止泄痢脓血,因于大肠虚而久不得止,及女子漏下也。"

《神农本草经疏·卷十六·兽部上品·龙骨》:"[简误]龙骨味涩而主收敛。凡泄痢肠澼,及女子漏下崩中,溺血等证,皆血热积滞为患,法当通利疏泄,不可便用止涩之剂,恐积滞瘀血在内,反能为害也。惟久病虚脱者,不在所忌。"

17. 艾叶

《本草经集注·草木中品·艾叶》:"味苦,微温,无毒。主灸百病,可作煎,止下痢,吐血。"

《神农本草经疏·卷九·草部中品之下·艾叶》:"[简误]艾性纯阳,善辟风寒湿气及非时邪气。然性气芳裂而燥热……妊娠下利脓血由于暑湿……法并忌之。"

18. 术

《证类本草·卷第六·术》:"味苦、甘,温,无毒……《药性论》云:白术,君,忌桃、李、雀肉、菘菜、青鱼。味甘、辛,无毒。能主大风休痹,多年气痢,心腹胀痛,破消宿食,开胃,去痰涎,除寒热,止下泄,主面光悦,驻颜去䵟,治水肿胀满,止呕逆,腹内冷痛,吐泻不住及胃气虚,冷痢。"

《证类本草·卷第六·术》:"《衍义》曰:苍术,其长如大小指,肥实,皮色褐,气味辛烈,须米泔浸洗,再换泔,浸二日,去上粗皮。白术粗促,色微褐,气味亦微辛、苦而不烈。古方及《本经》只言

术,未见分其苍、白二种也。只缘陶隐居言术有两种,自此人多贵白者。今人但贵其难得,唯用白者,往往将苍术置而不用。如古方平胃散之类,苍术为最要药,功尤速。殊不详本草原无白术之名,近世多用,亦宜两审。嵇康曰:闻道人遗言,饵术、黄精,令人久寿,亦无'白'字。"

《景岳全书·卷之四十八大集·本草正·山草部》:"白术,味甘辛,气温,气味俱厚,可升可降,阳中有阴,气中有血。其性温燥,故能益气和中,补阳生血,暖胃消谷,益津液,长肌肉,助精神,实脾胃,止呕逆,补劳倦,进饮食,利小水,除湿运痰,消浮去胀,治心腹冷痛,胃虚下痢,痃癖癥瘕。"

"苍术,味苦甘辛,性温而燥,气味俱厚,可升可降、阳也。用此者用其温散燥湿。其性温散,故能发汗宽中,调胃进食,去心腹胀疼,霍乱呕吐,解诸郁结,逐山岚寒疫,散风眩头疼,消痰癖气块,水肿胀满。其性燥湿,故治冷痢冷泄,滑泻肠风,寒湿诸疮。与黄柏同煎,最逐下焦湿热痿痹。若内热阴虚,表疏汗出者忌服。然惟茅山者,其质坚小,其味甘醇,补益功多,大胜他术。"

19. 田螺

《本草纲目·介部第四十六卷·介之二·田螺》:"利湿热,治黄疸。捣烂贴脐,引热下行,止噤口痢,下水气淋闭。(时珍)"

20. 石莲子

《本草图经·果部·卷第十六·藕实》:"实主益气。其的至秋,表皮黑而沉水者,谓之石莲。陆机云:可磨为饭如粟饭,轻身益气,令人强健。医人炒末以止痢。"

《神农本草经疏·卷二十三·果部三品·藕实》:"[疏]藕实得天地清芳之气,禀土中冲和之味,故味甘气平。《别录》寒,无毒。入足太阴、阳明,兼入手少阴经。土为万物之母,后天之元气借此以生化者也。母气既和则血气生,神得所养而疾病无由来矣。藕实正禀稼穑之化,乃脾家之果,故主补中养神,益气力,除百疾……《大明》主止渴去热,安心,止痢,治腰痛及泄精。多食令人喜,皆资其补益心脾之功也。"

《罗氏会约医镜·卷十七·本草中·石莲子》:"治噤口痢、淋浊诸证(今市中石莲子,味大苦,产广中树上,不宜入药)。"

《张氏医通·卷七·大小府门·痢》:"况世所谓石连者,皆粤中草实伪充,大苦大寒,与《本草》所言莲子堕淤泥中,经岁取出者迥异也……石莲子真者绝无。余常以藕汁煮熟,稍加糖霜频服,兼进多年陈米稀糜,调其胃气必效,此即石莲之意也。"

21. 生姜

《本草图经·草部中品之上·卷第六·生姜》:"崔元亮《集验方》载敕赐姜茶治痢方:以生姜切如麻粒大,和好茶一两碗,呷,任意,便瘥。若是热痢,即留姜皮,冷即去皮大妙。"

《罗氏会约医镜·卷十七·本草中·生姜》:"疗痢疾:热痢留皮,冷痢去皮,以茶等分煎服。"

22. 白扁豆

《景岳全书·卷之四十九·本草正·谷部》:"白扁豆,味甘,气温。炒香用之,补脾胃气虚,和呕吐霍乱,解河豚酒毒,止泻痢温中,亦能清暑治消渴。欲用轻清缓补者,此为最当。"

23. 白头翁

《本草经集注·草木下品·白头翁》:"味苦,温,无毒、有毒……方用亦治毒痢。"

《神农本草经疏·卷十一·草部下品之下·白头翁》:"[疏]白头翁,《本经》味苦温无毒。吴绶益以辛寒。详其所主,似为得之。东垣谓其气厚味薄。既能入血主血,应云气味俱厚。可升可降,阴中阳也。入手足阳明经血分。暑伏……手阳明经,则病毒痢、滞下纯血……苦能下泄,辛能解散,寒能除热凉血,具诸功能故悉主之。殆散热凉血行瘀之要药欤。前人所谓肾欲坚,急食苦以坚之。痢则下焦虚,故以纯苦之剂坚之。男子阴疝偏坠,小儿头秃腥臊,鼻衄,无此不效。毒痢有此获功,热毒下痢紫血鲜血者,宜之。"

《神农本草经疏·卷十一·草部下品之下·白头翁》:"[简误]白头翁苦寒,滞下胃虚不思食,及下利完谷不化,泄泻由于虚寒寒湿,而不由于湿毒者,忌之。"

24. 代赭石

《本草纲目·石部第十卷·金石之四·代赭石》:"肠风痔瘘,泻痢脱精……(《大明》)"

《景岳全书·卷之四十九·本草正·金石部》:"代赭石,味微甘,性凉而降,血分药也。能下气降痰清火,除胸腹邪毒,杀鬼物精气,止反胃吐

血衄血,血痹血痢,血中邪热,大人小儿惊痫,狂热入脏,肠风痔漏。"

25. 瓜蒌

《证类本草·卷第八·栝蒌》:"《日华子》云:栝蒌子,味苦,冷,无毒。补虚劳,口干,润心肺,疗手面皱,吐血,肠风泻血,赤白痢,并炒用。"

《顾松园医镜·卷一·礼集·草部》:"能利大肠(煅末服之,可治久痢)。"

26. 芍药

《古今医鉴·卷之二·药性·药性赋》:"白芍药泻脾伐肝,疗血虚腹痛,下痢用炒,而后重用生。"

《本草纲目·草部第十四卷·草之三·芍药》:"止下痢腹痛后重(时珍)……震亨曰:芍药泻脾火,性味酸寒,冬月必以酒炒。凡腹痛多是血脉凝涩,亦必酒炒用。然止能治血虚腹痛,余并不治。为其酸寒收敛,无温散之功也。下痢腹痛必炒用,后重者不炒。产后不可用者,以其酸寒伐生发之气也。必不得已,亦酒炒用之。"

《神农本草经疏·卷八·草部中品之上·芍药》:"[疏]芍药禀天地之阴,而兼得甲木之气。《本经》:味苦平无毒。《别录》加酸,微寒。气薄味厚,升而微降,阳中阴也。又可升可降,阴也,降也。为手足太阴引经药,入肝脾血分。《图经》载有两种:金芍药,色白;木芍药,色赤。赤者利小便散血;白者止痛下气。赤行血,白补血。白补而赤泻;白收而赤散。酸以收之,甘以缓之,甘酸相合用,补阴血通气而除肺燥。故《本经》主邪气腹痛,除血痹,破坚积,寒热疝瘕,通顺血脉,散恶血,逐贼血……肠风泻血,赤所治也。缓中,去水气,利膀胱大小肠,中恶腹痛,腰痛,女人一切病,胎前产后诸病,治风补劳,退热除烦,益气,泻肝安脾肺,收胃气,止泻利……止下痢腹痛后重,白所治也……脾统血,脾和则血脉自和。酸敛入阴,故收阴气,敛逆气,理中气。脾虚则中满,实则满自消。治中则心下不痞,泻肝则胁下不痛……木芍药,色赤。赤者主破散,主通利,专入肝家血分,故主邪气腹痛……酸寒能凉肝,故治目赤。肠风下血者,湿热伤血也,血凉则肠风自止矣。[简误]白芍药酸寒。凡中寒腹痛,中寒作泄,腹中冷痛,肠胃中觉冷等证忌之。赤芍药破血,故凡一切血虚病,及泄泻,产后恶露已行,少腹痛已止,痈疽已溃,并不

宜服。"

《顾松园医镜·卷一·礼集·草部》:"同白术则补脾,同人参则补气,同黄连止泻痢,同炙甘草止腹痛,惟治血虚腹痛有效。"

《医学衷中参西录·药物·芍药解》:"芍药:味苦微酸,性凉多液(单煮之其汁甚浓)。善滋阴养血,退热除烦,能收敛上焦浮越之热下行自小便泻出,为阴虚有热小便不利者之要药。为其味酸,故能入肝以生肝血;为其味苦,故能入胆而益胆汁;为其味酸而兼苦,且又性凉,又善泻肝胆之热,以除痢疾后重(痢后重者,皆因肝胆之火下迫),疗目疾肿疼(肝开窍于目)。"

27. 地黄

《证类本草·卷第六·干地黄》:"生地黄,大寒……《子母秘录》小儿患蛊毒痢:生地黄汁一升二合,分三四服,立效。"

《景岳全书·卷之四十八·本草正·隰草部》:"地黄,生地黄,味苦甘,气凉。气薄味厚,沉也,阴也。鲜者更凉,干者微凉。能生血补血,凉心火,退血热,去烦躁骨蒸,热痢下血,止呕血衄血,脾中湿热,或妇人血热而经枯,或上下三消而热渴。总之其性颇凉,若脾胃有寒者,用宜斟酌。"

28. 地榆

《证类本草·卷第九·地榆》:"味苦、甘、酸,微寒,无毒……今按别本注云:今人止冷热痢及疳痢,热极,效。臣禹锡等谨按《药性论》云:地榆,味苦,平。能治产后余瘀,疼痛,七伤,治金疮,止血痢,蚀脓。萧炳云:今方用共樗皮同疗赤白痢。《日华子》云:排脓,止吐血,鼻洪,月经不止,血崩,产前后诸血疾,赤白痢并水泻,浓煎止肠风。"

《本草衍义·卷十·地榆》:"性沉寒,入下焦,热血痢则可用。若虚寒人及水泻白痢,即未可轻使。"

《汤液本草·卷之四·草部·地榆》:"《象》云:治小儿疳痢。性沉寒,入下焦,治热血痢。去芦。《心》云:去下焦之血。肠风下血及泻痢下血,须用之。"

《神农本草经疏·卷九·草部中品之下·地榆》:"[疏]地榆禀地中阴气,而兼得乎天之微阳,故味苦甘酸,气则微寒而无毒。气薄味厚,沉而降,阴也。入足厥阴、少阴,手足阳明经……性行而带补,味兼甘酸,故补绝伤及产后内塞也。消

酒,除渴,明目,止纯血痢、疳痢极效,治肠风者,皆善祛湿热之功也。沉寒入下焦,故多主下部湿热诸病……[简误]地榆性寒而下行。凡脾胃虚寒作泄,白痢久而胃弱,胎产虚寒泄泻,血崩脾虚作泄,法并禁服。"

《医学衷中参西录·医方十八·治痢方·燮理汤》:"或问:地榆方书多炒炭用之,取其黑能胜红,以制血之妄行。此方治单赤痢加地榆,何以独生用乎?答曰:地榆之性,凉而且涩,能凉血兼能止血,若炒之则无斯效矣,此方治赤痢所以必加生地榆也。且赤痢之证,其剧者,或因肠中溃烂。林屋山人治汤火伤,皮肤溃烂,用生地榆末和香油敷之甚效。夫外敷能治皮肤因热溃烂,而内服亦当有此效可知也。"

29. 当归

《证类本草·卷第八·当归》:"味甘、辛,温、大温,无毒……《药性论》云:当归,臣,恶热面。止呕逆,虚劳寒热,破宿血,主女子崩中,下肠胃冷,补诸不足,止痢腹痛。"

《景岳全书·卷之四十八大集·本草正·隰草部》:"当归,味甘辛,气温。气轻味重,可升可降,阴中有阳。其味甘而重,故专能补血,其气轻而辛,故又能行血。补中有动,行中有补,诚血中之气药,亦血中之圣药也。头止血上行,身养血中守,尾破血下流,全活血不走。大约佐之以补则补,故能养营养血,补气生精,安五脏,强形体,益神志,凡有形虚损之病,无所不宜;佐之以攻则通,故能祛痛通便,利筋骨,治拘挛瘫痪燥涩等证……若血滞而为痢者,正所当用。其要在动、滑两字。"

30. 肉豆蔻

《海药本草·草部卷第二·肉豆蔻》:"谨按《广志》云:生秦国及昆仑。味辛,温,无毒。主心腹虫痛,脾胃虚冷气,并冷热虚泄,赤白痢等。凡痢以白粥饮服,佳。霍乱气并以生姜汤服,良。"

《神农本草经疏·卷九·草部中品之下·肉豆蔻》:"[简误]大肠素有火热,及中暑热泄暴注,肠风下血,胃火齿痛,及湿热积滞方盛,滞下初起,皆不宜服。"

《医宗必读·卷之三·本草征要上·草部》:"肉豆蔻,味辛,温。入胃、大肠二经。面裹煨透,去油,忌铁。温中消食,止泻止痢,心疼腹痛,辟鬼杀虫。丹溪云:属金与土。《日华》称其下气,以

脾得补而善运,气自下也,非若陈皮,香附之泄耳。[按]肉果性温,病人有火,泻痢初起,皆不宜服。"

31. 血余

《本草经集注·虫兽三品·上品·发髲》:"味苦,温、小寒,无毒……合鸡子黄煎之,消为水,治小儿惊热,下痢。"

《景岳全书·卷之四十九大集·本草正·人部》:"血余,味微苦,性温气盛,升也,阴中阳也。在古药性不过谓其治咳嗽,消瘀血,止五淋、赤白痢疾,疗大小便不通,及小儿惊痫,治哽噎、痈疽疔肿,烧灰吹鼻,可止衄血等证。"

32. 赤石脂

《本草经集注·玉石三品·上品·青石、赤石、黄石、白石、黑石脂等》:"味甘,平。主治黄疸,泄痢,肠澼脓血,阴蚀,下血赤白。"

《本草纲目·石部第九卷·金石之三·五色石脂》:"时珍曰:五石脂皆手足阳明药也。其味甘,其气温,其体重,其性涩。涩而重,故能收湿止血而固下;甘而温,故能益气生肌而调中。中者,肠胃肌肉惊悸黄疸是也;下者,肠澼泄痢、崩带失精是也。"

《景岳全书·卷之四十九·本草正·金石部》:"固下则可治梦泄遗精,肠风泻痢,血崩带浊,固大肠,收脱肛、痔漏阴疮之类是也。"

《顾松园医镜·卷二·礼集·金石部》:"止久痢泄泻,除崩淋赤滞(下焦虚脱,无以闭藏,他药固涩,性多轻浮,惟此体重性涩,能直入下焦血分而固脱)……痢疾积滞未尽,服之有祸。"

33. 豆豉

《证类本草·卷第二十五·豉》:"臣禹锡等[谨按]《药性论》云:豆豉,得醯良,杀六畜毒,味苦、甘。主下血痢如刺者,豉一升,水渍才令相淹,煎一两沸,绞汁顿服。不瘥可再服。"

《冯氏锦囊秘录·杂症痘疹药性主治合参·卷四十二·豆》:"[按]豆经蒸罯,能升能散,得葱则发汗,得盐则止吐,得酒则治风,得薤则治痢,得蒜则止血。"

34. 吴茱萸

《证类本草·卷第十三·吴茱萸》:"臣禹锡等[谨按]《药性论》:吴茱萸,味苦、辛,大热,有毒……主中恶,腹中刺痛,下痢不禁,治寸白虫……《衍义》曰:吴茱萸,须深汤中浸去苦烈汁,

凡六七过,始可用。"

《景岳全书·卷之四十九·本草正·果部》:"吴茱萸,味辛苦,气味俱厚,升少降多,有小毒。能助阳健脾,治胸膈停寒,胀满痞寒,化滞消食,除吞酸呕逆霍乱,心腹蓄冷,中恶绞痛,寒痰逆气,杀诸虫鬼魅邪疰,及下焦肝肾膀胱寒疝,阴毒疼痛,止痛泻血痢,厚肠胃,去湿气肠风痔漏,脚气水肿。然其性苦善降,若气陷而元气虚者,当以甘补诸药制而用之。"

35. 何首乌

《神农本草经疏·卷十一·草部下品之下·何首乌》:"《何首乌传》:何首乌味甘气温,性则无毒。茯苓为之使。治产后诸疾,赤白带下,毒气入腹,久痢不止,其功不可俱述。"

《景岳全书·卷之四十八·本草正·隰草部》:"何首乌,味甘涩微苦,阴中有阳,性温。此其甘能补,涩能固,温能养阳。虽曰肝肾之药,然白者入气分,赤者入血分,凡血气所在,则五阴之脏何所不至? 故能养血养神助气,壮筋骨,强精髓,黑须发,亦治妇人带浊失血,产后诸虚等疾。第其性效稍缓,暂服若不甚显,必久服之,诚乃延年益寿,滋生助嗣之良剂。至如断疟疾,安久痢,活血治风,疗痈肿瘰疬,风湿疮疡及一切冷气肠风宿疾,总由其温固收敛之功,血气固则真元复,真元复则邪自散也……总之,生不如熟,即单用米泔浸透,蒸之极热则善矣,或不必人乳与豆也。服此之后,须忌生萝卜并诸血败血等物。"

36. 陈皮

《证类本草·卷第二十三·上品·桔柚》:"臣禹锡等谨按《药性论》云:橘皮,臣,味苦、辛。能治胸膈间气,开胃,主气痢,消痰涎,治上气咳嗽。"

37. 阿胶

《证类本草·卷第十六·阿胶》:"味甘,平、微温,无毒……臣禹锡等谨按《药性论》云:阿胶,君。主坚筋骨,益气止痢。薯蓣为之使。"

《本草纲目·兽部第五十卷·兽之一·阿胶》:"又痢疾多因伤暑伏热而成,阿胶乃大肠之要药。有热毒留滞者,则能疏导;无热毒留滞者,则能平安。数说足以发明阿胶之蕴矣。"

《神农本草经疏·卷十六·兽部上品·阿胶》:"此药得水气之阴,具补阴之味,俾入二经而得所养,故能疗如上诸证也。血虚则肝无以养,益

阴补血,故能养肝气。人肺肾补不足,故又能益气,以肺主气,肾纳气也。气血两足,所以能轻身也。今世以之疗吐血、衄血、血淋、尿血、肠风下血、血痢、女子血气痛、血枯、崩中、带下、胎前产后诸疾,及虚劳咳嗽,肺痿,肺痈脓血杂出等证神效者,皆取其入肺入肾,益阴滋水,补血清热之功也。"

38. 附子

《本草经集注·草木下品·附子》:"味辛、甘,温、大热,有大毒。主治……下痢赤白,坚肌骨,强阴。又堕胎,为百药长。"

《妇人大全良方·卷之八·妇人滞下方论第十·四顺附子汤》:"大凡痢疾,虽体寒,手足逆冷,冷汗自出,六脉沉伏,不宜轻用附子。"

《神农本草经疏·卷十·草部下品之上·附子》:"味辛、甘,温、大热,有大毒。主……下痢赤白……(忌豉汁,得蜀椒、食盐可引之下行。地胆为之使。恶蜈蚣。畏防风、黑豆、甘草、黄芪、人参、童便、犀角)[疏]附子全禀地中火土燥烈之气,而兼得乎天之热气,故其气味皆大辛大热,微兼甘苦而有大毒。气厚味薄,阳中之阴,降多升少,浮中沉无所不至。入手厥阴,命门,手少阳三焦,兼入足少阴、太阴经。其性走而不守,得甘草则性缓,得肉桂则补命门。"

《景岳全书·卷之四十八·本草正·毒草部》:"附子,气味辛甘,腌者大咸,性大热,阳中之阳也。有毒。畏人参、黄芪、甘草、黑豆、绿豆、犀角、童便、乌韭、防风。其性浮中有沉,走而不守。因其善走诸经,故曰与酒同功。能除表里沉寒,厥逆寒噤,温中强阴,暖五脏,回阳气,除呕哕霍乱,反胃噎膈,心腹疼痛,胀满泻痢……大能引火归源,制伏虚热,善助参、芪成功,尤赞术、地建效。"

39. 沉香

《景岳全书·卷之四十九·本草正·竹木部》:"沉香,味辛,气微温,阳也,可升可降。其性暖,故能抑阴助阳,扶补相火;其气辛,故能通天彻地,条达诸气。除转筋霍乱,和噤口泻痢。"

40. 没食子

《海药本草·木部卷第三·无食子》:"[谨按]徐表《南州记》云:波斯国,大小如药子。味温平,无毒。主肠虚冷痢……波斯每食以代果,番胡呼为没食子,今人呼墨食子,转谬矣。"

《神农本草经疏·卷十四·木部下品·无食子》:"[疏]无食子禀春生之气,兼得西北金水之性,故味苦气温无毒。金主敛肃,大肠属金,以类相从,故主赤白痢。"

《神农本草经疏·卷十四·木部下品·无食子》:"[简误]赤白痢,由于湿热郁于肠胃,兼积滞多者,不宜用。"

41. 忍冬

《证类本草·卷第七·忍冬》:"味甘,温,无毒……今按陈藏器《本草》云:忍冬,主热毒血痢,水痢,浓煎服之。小寒,本条云温,非也。"

《本草纲目·草部第十八卷·草之七·忍冬》:"时珍曰:忍冬,茎叶及花,功用皆同。昔人称其治风除胀,解痢逐尸为要药,而后世不复知用,后世称其消肿散毒治疮为要药,而昔人并未言及。乃知古今之理,万变不同,未可一辙论也。"

《医宗必读·卷之三·本草征要上·草部》:"禀春气以生,性极中和,故无禁忌。今人但人疮科,忘其治痢与胀,何金银花之蹇于遇乎?"

42. 青蒿

《神农本草经疏·卷十·草部下品之上·草蒿》:"味苦,寒,无毒……陈藏器谓其主鬼气尸疰伏留,妇人血气腹内满,及冷热久痢。"

43. 苦参

《证类本草·卷第八·苦参》:"味苦,寒,无毒……《日华子》云:杀疳虫,炒带烟出为末,饭饮下,治肠风泻血并热痢。"

《本草纲目·草部第十三卷·草之二·苦参》:"杀疳虫。炒存性,米饮服,治肠风泻血并热痢。(《大明》)"

《顾松园医镜·卷一·礼集·草部》:"医疸治痢(肝热除则泪自止,湿热去则黄自退,以其能泻血中之热,故治肠癖下血痢)。"

44. 矾石

《本草经集注·玉石三品·上品·矾石》:"味酸,寒,无毒。主寒热,泄痢,白沃,阴蚀,恶疮,目痛,坚骨齿,除固热在骨髓,去鼻中息肉……岐伯云:久服伤人骨。能使铁为铜。"

《神农本草经疏·卷三·玉石部上品·矾石》:"疏:矾石味酸,气寒而无毒,其性燥急,收涩解毒,除热坠浊。盖寒热泄痢,皆湿热所为。"

《神农本草经疏·卷三·玉石部上品·矾石》:"[简误]白矾,《本经》主寒热泄痢,此盖指泄痢久不止,虚脱滑泄,因发寒热。矾性过涩,涩以止脱,故能主之。假令湿热方炽,积滞正多,误用收涩,为害不一,慎之!"

45. 厚朴

《本草经集注·草木中品·厚朴》:"味苦,温、大温,无毒。主治中风,伤寒,头痛,寒热,惊悸,气血痹。死肌,去三虫。温中,益气,消痰下气,治霍乱及腹痛,胀满,胃中冷逆,胸中呕逆不止,泄痢,淋露,除惊,去留热,止烦满,厚肠胃。"

《汤液本草·卷之五·木部·厚朴》:"《本经》谓温中益气者是也;与解利药同用,则治伤寒头痛;与痢药同用,则厚肠胃。大抵苦温,用苦则泄,用温则补。"

《神农本草经疏·卷十三·木部中品·厚朴》:"《别录》又主温中,消痰,下气,疗霍乱及腹痛胀满,胃中冷逆,胸中呕不止,泄痢,心烦满者,何莫非肠胃气逆壅滞,及痰饮留结,饮食生冷所致。得引下泄开通,温热暖胃,暖胃则诸证不求其止而止矣。"

《神农本草经疏·卷十三·木部中品·厚朴》:"[简误]……厚朴气味辛温,性复大热,其功长于泄结散满,温暖脾胃。一切饮食停积,气壅暴胀,与夫冷气逆气,积年冷气入腹,肠鸣虚吼,痰饮吐沫,胃冷呕逆,腹痛泄泻,及脾胃壮实之人偶感风寒,气实人误服参芪致成喘胀,诚为要药。然而性专消导,散而不收,略无补益之功……世人不究其原,一概滥用,虽或一时未见其害,而清纯冲和之气,默为耗矣。可不慎哉!"

《济阳纲目·卷二十二下·滞下·论痢先调气》:"丹溪云:古方用厚朴为行凝滞之气,稍行即去之,枳壳虽少缓亦不宜久服,只用陈皮以和诸药。古方多用粟壳治嗽与痢,但要先出病根,乃收功后药也。"

46. 侧柏叶

《本草经集注·草木上品·柏实》:"柏叶,味苦,微温,无毒。主治吐血,衄血,痢血,崩中,赤白。"

《本草图经·木部上品·卷第十·柏实》:"又取叶焙干为末,与川黄连二味,同煎为汁,服之,以疗男子、妇人、小儿大腹下黑血茶脚色,或脓血如淀色,所谓蛊痢者,治之有殊效。又能杀五脏虫。道家多作柏叶汤,常点益人。古柏叶尤奇。今益

州诸葛孔明庙中,有大柏木,相传是蜀世所植,故人多采收入作药。其味甘,香于常柏也。"

47. 胡黄连

《证类本草·卷第九·胡黄连》:"味苦,平,无毒。主久痢成疳,伤寒咳嗽,温疟骨热,理腰肾,去阴汗,小儿惊痫,寒热不下食,霍乱下痢。生胡国,似干杨柳,心黑外黄。一名割孤露泽……《唐本》云:大寒。主骨蒸劳热,补肝胆,明目,治冷热泄痢。"

《神农本草经疏·卷九·草部中品之下·胡黄连》:"[疏]胡黄连得天地清肃阴寒之气,故其味至苦,其气大寒,性则无毒。善除湿热,故主久痢成疳,及冷热泄痢,厚肠胃。"

《景岳全书·卷之四十八大集·本草正·山草部》:"胡黄连,味大苦,大寒。其性味功用,大似黄连。能凉肝明目,治骨蒸劳热,三消,吐血衄血,五心烦热,疗妇人胎热,虚惊热痢,及小儿疳热、惊痫,侵人乳,点目甚良。"

48. 枳壳

《证类本草·卷第十三·枳壳》:"味苦、酸,微寒,无毒……《日华子》云:健脾开胃,调五脏,下气,止呕逆,消痰,治反胃,霍乱,泻痢。"

49. 枳实

《神农本草经·卷二·中经·枳实》:"味苦,寒。主大风在皮肤中,如麻豆苦痒(《御览》作痰,非)。除寒热结,止利(旧作痢,《御览》作利,是)。"

50. 荜茇

《海药本草·草部卷第二·荜茇》:"[谨按]徐表《南州记》:本出南海,长一指,赤褐色为上。复有荜拨,短小黑,味不堪。舶上者味辛,温。又主老冷心痛,水泻,虚痢,呕逆,醋心,产后泄痢,与阿魏和合良。亦滋食味。得诃子、人参、桂心、干姜,治脏腑虚冷,肠鸣泄痢神效。"

《景岳全书·卷之四十八大集·本草正·隰草部》:"荜茇,味辛,大热,阳也,浮也。入手足阳明,亦入肝肾。善温中下气,除胃冷,辟阴寒,疗霍乱心腹疼痛,冷痰呕逆吞酸,及虚寒泻痢肠鸣。其味大辛,须同参、术、归、地诸甘温补剂用之尤效。"

51. 茵陈

《景岳全书·卷之四十八·本草正·隰草部》:"茵陈,味苦微辛,气微寒,阴中微阳,入足太

阳经。用此者,用其利湿逐热,故能通关节,解热滞,疗天行时疾,热狂头痛,利小水。专治黄疸,宜佐栀子……湿热为痢,尤其所宜。"

52. 栀子

《本草图经·木部中品·卷第十一·栀子》:"栀子亦疗血痢挟毒热下者。"

53. 砂仁

《本草纲目·草部第十四卷·草之三·缩砂密》:"主治,虚劳冷泻,宿食不消,赤白泄痢,腹中虚痛下气。(《开宝》)"

《神农本草经疏·卷九·草部中品之下·缩砂蜜》:"味辛,温,无毒。主虚劳冷泻,宿食不消,赤白泄痢,腹中虚痛,下气。[疏]缩砂蜜禀天地阳和之气以生,故其味辛,其气温,其性无毒。入足太阴、阳明、少阴、厥阴,亦入手太阴、厥阴。可升可降,降多于升,阳也。辛能散,又能润,温能和畅通达……赤白滞下,胃与大肠因虚而湿热与积滞客之所成也。辛以润肾,故使气下行;兼温则脾肾之气皆和,和则冷泻自止,宿食自消,赤白滞下自愈。气下则气得归元,故腹中虚痛自已也。甄权用以止冷气痛,止休息痢,消化水谷,温暖肝肾。"

《医宗必读·卷之三·本草徵要上·草部》:"缩砂仁,味辛,性温,无毒。入肺、脾、胃、大、小肠、肾六经。炒去衣。下气而止咳嗽奔豚,化食而理心疼呕吐。霍乱与泻痢均资,鬼疰与安胎并效。芳香归脾,辛能润肾,开脾胃之要药,和中气之品。若肾虚不归元,非此向导不济。鬼畏芳香,胎喜疏利,故主之。[按]砂仁辛燥,血虚火炎者,不可过用。胎妇食之大多,耗气必致产难。"

《罗氏会约医镜·卷十六·本草·砂仁》:"赤白泻痢(湿热滞于大肠,砂仁亦能入之)。"

54. 鸦胆子

《医学衷中参西录·医方十八·治痢方·燮理汤》:"鸦蛋子一名鸦胆子,苦参所结之子也。不但善治血痢,凡诸痢证皆可用之。即纯白之痢,用之亦有效验,而以治噤口痢、烟后痢、尤多奇效,并治大小便因热下血。其方单用鸦蛋子(去皮),择成实者五六十粒,白沙糖化水送服,日两次,大有奇效。若下血因凉者,亦可与温补之药同用。其善清血热,而性非寒凉,善化瘀滞,而力非开破,有祛邪之能,兼有补正之功,诚良药也。坊间将鸦蛋子去皮,用益元散为衣,治二便下血如神,名曰菩提丹。"

《医学衷中参西录·药物·鸦胆子解》:"鸦胆子:俗名鸭蛋子,即苦参所结之子。味极苦,性凉。为凉血解毒之要药,善治热性赤痢(赤痢间有凉者),二便因热下血,最能清血分之热及肠中之热,防腐生肌,诚有奇效。愚生平用此药治愈至险之赤痢不胜纪,用时去皮,每服二十五粒,极多至五十粒,白糖水送下。

鸭蛋子味甚苦,服时若嚼破,即不能下咽。若去皮时破者,亦不宜服。恐服后若下行不速,或作恶心呕吐。故方书用此药,恒以龙眼肉包之。"

《医学衷中参西录·医论·论痢证治法》:"鸦胆子又善清胃腑之热,凡胃脘有实热充塞、噤口不食者,服之即可进食……若以西药房中胶囊盛之吞服,虽破者亦可用。"

55. 禹余粮

《神农本草经·卷一·上经·禹余粮》:"味甘,寒。主咳逆,寒热烦满,下(《御览》有痢字)赤白,血闭癥瘕,大热。"

56. 诃子

《海药本草·木部卷第三·诃梨勒》:"[按]徐表《南州记》云:生南海诸地。味酸、涩、温,无毒。主五嗝气结,心腹虚痛,赤白诸痢,及呕吐,咳嗽,并宜使。"

57. 陟厘

《本草经集注·草木中品·陟厘》:"味甘,大温,无毒。主治心腹大寒,温中消谷,强胃气,止泄痢。生江南池泽。"

58. 桔梗

《证类本草·卷第十·桔梗》:"臣禹锡等[谨按]《药性论》云:桔梗,臣,味苦,平,无毒。能治下痢,破血,去积气,消积聚痰涎。"

《神农本草经疏·卷十·草部下品之上·桔梗》:"甄权用以治下痢及去肺热气促者,升散热邪之故也。"

《医宗说约·卷之首·药性炮制歌·草部一百三十九种》:"去芦生用,若用之治肠红久痢、大肠气郁之疾,须炒黄色。"

59. 高良姜

《证类本草·卷第九·高良姜》:"大温。主暴冷,胃中冷逆,霍乱腹痛……今按陈藏器本草云:

高良姜,味辛,温。下气益声,好颜色。煮作饮服之,止痢及霍乱。"

60. 黄芪

《神农本草经·卷一·上经·黄芪》:"味甘,微温。主痈疽久败创,排脓止痛,大风癞疾,五痔鼠瘘,补虚,小儿百病。"

《景岳全书·卷之四十八大集·本草正·山草部》:"黄芪,味甘气平,气味俱轻,升多降少,阳中微阴。生者微凉,可治痈疽。蜜炙性温,能补虚损。因其味轻,故专于气分而达表,所以能补元阳,充腠理,治劳伤,长肌肉。气虚而难汗者可发,表疏而多汗者可止。其所以止血崩血淋者,以气固而血自止也,故曰血脱益气。其所以除泻痢带浊者,以气固而陷自除也,故曰陷者举之。然其性味俱浮,纯于气分,故中满气滞者,当酌用之。"

61. 黄芩

《本草经集注·草木中品·黄芩》:"味苦,平、大寒,无毒。主治诸热,黄疸,肠澼泄痢,逐水,下血闭,恶疮。疽蚀,火伤。"

《万氏家抄济世良方·卷八·药性草部》:"条实者名子芩,入太阳,除热,补膀胱不足,治下痢脓血,腹痛后重,身热。又安胎。"

《神农本草经疏·卷八·草部中品之上·黄芩》:"[疏]黄芩禀天地清寒之气,而兼金之性,故味苦平无毒。《别录》益之以大寒。味厚气薄,阴中微阳,可升可降,阴也。入手太阴、少阴、太阳、阳明,亦入足少阳。其性清肃,所以除邪;味苦所以燥湿;阴寒所以胜热,故主诸热。诸热者,邪热与湿热也。黄疸、肠澼泄痢,皆湿热胜之病也。折其本则诸病自瘳矣。"

《景岳全书·卷之四十八·本草正·山草部》:"黄芩,味苦气寒,气轻于味,可升可降,阴中微阳……实者凉下焦之热,能除赤痢,热蓄膀胱,五淋涩痛,大肠闭结,便血漏血。胎因火盛不安,酌佐砂仁、白术;腹因火滞为痛,可加黄连、厚朴。大肠无火滑泄者,最当慎用。"

《医宗说约·卷之首·药性炮制歌·草部一百三十九种》:"除风热生用,入血分酒炒,治泻痢姜汁拌炒,治胆热用猪胆汁拌,晒干。细实而坚者名条芩。"

62. 黄连

《本草经集注·草木中品·黄连》:"味苦,寒、微寒,无毒。主治热气,目痛,眦伤泪出,明目,肠澼,腹痛。下痢,妇人阴中肿痛。五脏冷热,久下泄澼脓血,止消渴,大惊,除水,利骨,调胃,厚肠,益胆,治口疮。"

《本草图经·草部上品之下·卷第五·黄连》:"古方以黄连为治痢之最……又香连丸,亦主下痢,近世盛行其法,以宣连、青木香分两停,同捣筛,白蜜丸如梧子,空腹饮下二三十丸,日再,如神。其久冷人,即用煨熟大蒜作丸。此方本出李绛《兵部手集方》,婴孺用之亦效。"

《本草衍义·卷八·黄连》:"今人多用治痢,盖执以苦燥之义。下俚但见肠虚渗泄,微似有血便,即用之,更不知止。又不顾寒热多少,但以尽剂为度,由是多致危困。若气实初病,热多血痢,服之便止,仍不必尽剂也。或虚而冷,则不须服。余如经。"

《神农本草经疏·卷七·草部上品之下·黄连》:"[疏]黄连禀天地清寒之气以生,故气味苦寒而无毒。味厚于气,味苦而厚,阴也。宜其下泄,欲使上行须加引导。入手少阴、阳明,足少阳、厥阴,足阳明、太阴。为病酒之仙药,滞下之神草。"

《景岳全书·卷之四十八大集·本草正·山草部》:"黄连,味大苦,气大寒。味厚气薄,沉也,降也,降中微升,阴中微阳。专治诸火,火在上,炒以酒;火在下,炒以童便;火而呕者炒以姜汁;火而伏者炒以盐汤。同吴茱萸炒,可以止火痛;同陈壁土炒,可止热泻。同枳实用,可消火胀;同天花粉用,能解烦渴。同木香丸,和火滞下痢腹痛;同吴茱萸丸,治胃热吐吞酸水。总之,其性大寒,故惟平肝凉血,肃胃清肠凉胆,止惊痫,泻心除痞满。上可治吐血衄血,下可治肠澼便红。疗妇人阴户肿痛,除小儿食积热疳,杀蛔虫。消恶疮痈肿,除湿热郁热。善治火眼,亦消痔漏。解乌附之热,杀巴豆之毒。然其善泻心脾实火,虚热妄用,必致格阳。故寇宗奭曰:虚而冷者,慎勿轻用。王海藏曰:夏月久血痢,不用黄连,阴在内也。景岳曰:人之脾胃,所以盛载万物,发生万物,本象地而属土。土暖则气行而燥,土寒则气凝而湿,土燥则实,土湿则滑,此天地间不易之至理。黄连之苦寒若此,所以过服芩、连者,无不败脾,此其湿滑,亦自明显易见。独因陶弘景《别录》中有调胃厚肠之一言,而刘河间复证之曰:诸苦寒药多泄,惟黄连、黄柏性冷而燥。因致后世视为奇见,无不谓黄连性燥而厚肠胃,凡治泻痢者,开手便是黄连,不知黄连、黄柏之燥,于何见之? 呜呼! 一言之谬,流染若此,难洗若此,悖理惑人,莫此为甚。虽曰黄连治痢亦有效者,然必其素禀阳脏,或多纵口腹,湿热为痢者,乃其所宜。且凡以纵肆不节而血气正强者,即或误用,未必杀人,久之邪去亦必渐愈,而归功黄连,何不可也。此外则凡以元气素弱,伤脾患痢,或本无火邪而寒湿动脾者,其病极多,若妄用黄连,则脾肾日败,百无一生。凡患痢而死者,率由此类,可不寒心。”

63. 黄柏

《证类本草·卷第十二·柏木》:“味苦,寒,无毒。主五脏肠胃中结热,黄疸,肠痔,止泄痢。”[注]柏木即黄柏。

《神农本草经疏·卷十二·木部上品·蘗木》:“[疏]黄柏禀至阴之气而得清寒之性者也,其味苦,其气寒,其性无毒,故应主五脏肠胃中结热。盖阴不足则热始结于肠胃。黄疸虽由湿热,然必发于真阴不足之人。肠澼痔漏,亦皆湿热伤血所致。泄痢者,滞下也,亦湿热干犯肠胃之病。女子漏下赤白,阴伤蚀疮,皆湿热乘阴虚流客下部而成。肤热赤起,目热赤痛,口疮,皆阴虚血热所生病也。以至阴之气,补至阴之不足。虚则补之,以类相从,故阴回热解湿燥而诸证自除矣。乃足少阴肾经之要药,专治阴虚生内热诸证,功烈甚伟,非常药可比也。”

《景岳全书·卷之四十九·本草正·竹木部》:“黄柏,味苦微辛,气寒,阴中微阳,降也,善降三焦之火。制各以类,但其性多沉,尤专肝肾,故曰足少阴本经、足太阳、厥阴之引经也。清胃火呕哕蛔虫,除伏火骨蒸烦热,去肠风热痢下血,逐二便邪火结淋。”

《方症会要·卷二·痢疾·治虚弱痢调气血清邪热常用效方》:“久痢必用黄柏,以痢属肾故也。”

64. 萆薢

《罗氏会约医镜·卷十六·本草上·草部·萆薢》:“又能止痢止泻(膀胱有出水之路,无入水之路,由红丝引入,因湿热秘塞,水不从小便出,而从大便出,所以泄痢。予每用萆薢四、五钱于和脾利水药内,一刻立愈)。”

65. 营实

《本草经集注·草木中品·营实》:“味酸,温、微寒,无毒……根:止泄痢腹痛,五脏客热,除邪逆气,疽癞,诸恶疮,金疮伤挞,生肉复肌。一名蔷薇。”

66. 续断

《景岳全书·卷之四十八大集·本草正·隰草部》:“续断 川者色灰黑,尖瘦多芦,形如鸡脚,皮断而皱者是。味苦而涩,苦重涩轻,气微凉。他产者,味甘微辛涩少。用川者良。凡用此者,用其苦涩。其味苦而重,故能入血分、调血脉……其味涩,故能止吐血衄血,崩淋胎漏,便血尿血,调血痢,缩小便,止遗精带浊。佐之以甘,如甘草、地黄、人参、山药之类,其效尤捷。”

67. 葛根

《本草纲目·草部第十八卷·草之七·葛》:“治胸膈烦热发狂,止血痢,通小肠,排脓破血。敷蛇虫啮,署毒箭伤(大明)。”

《删补颐生微论·卷之三·药性论第二十一·草部》:“葛根,味甘辛平。无毒。入胃、大肠二经。主消渴大热。解肌发表,呕吐头痛,开胃下食。解诸毒,化酒毒,止血痢,散郁火。”

68. 硫黄

《本草纲目·石部第十一卷·金石之五·石硫黄》:“气味酸,温,有毒……主虚寒久痢,滑泄霍乱,补命门不足,阳气暴绝,阴毒伤寒,小儿慢惊(时珍)……时珍曰:硫黄秉纯阳之精,赋大热之性,能补命门真火不足,且其性虽热而疏利大肠,又与躁涩者不同,盖亦救危妙药也。但炼制久服,则有偏胜之害。况服食者,又皆假此纵欲,自速其咎,于药何责焉?”

《医学衷中参西录·医论·论痢证治法》:“硫黄原禀火之精气,其挟有杂质者有时有毒,若其色纯黄,即纯系硫质,分毫无毒,为补相火暖下焦之主药。痢证下焦凉者,其上焦恒有虚热,硫黄质重,其热力直达下焦而不至助上焦之虚热。且痢之寒者虽宜治以热药,而仍忌温补收涩之品。至硫黄,诸家本草谓其能使大便润、小便长,西人谓系轻泻之品,是其性热而能通,故以治寒痢最宜也。愚屡次品验此药,人之因寒作泻者,服之大抵止泻之时多。更有五更泻证,服他药不效,而放胆服硫黄即愈者……古方书用硫黄皆系制用,然制之则热力减,必须多服,有时转因多服而生燥,实不如少服生者之为愈也。且择其纯系硫质者用之,原分毫无毒,亦无须多方制之也。至其用量,若以治寒痢,一次可服二三分,极量至五六分,而以治他证,则不在此例。"

69. 槐花

《神农本草经疏·卷十二·木部上品·槐实》:"花:苦平无毒。主五痔,心痛,眼赤,杀腹藏虫及热,治皮肤风,并肠风泻血,赤白痢,并炒服……槐为苦寒纯阴之药,为凉血要品,故能除一切热,散一切结,清一切火。如上诸病莫不由斯三者而成,故悉主之……其花味以苦胜,故除手足阳明、足厥阴诸热证尤长耳。"

70. 紫参

《本草图经·草部中品之上·卷第六·紫参》:"张仲景治痢紫参汤主之。"

71. 蒲黄

《证类本草·卷第七·蒲黄》:"味甘,平,无毒……《日华子》云:蒲黄……止泄精,血痢。此即是蒲上黄花。入药要破血消肿即生使,要补血止血即炒用。"

《景岳全书·卷之四十九·本草正·水石草部》:"蒲黄味微甘,性微寒。解心腹膀胱烦热疼痛,利小便。善止典凉血活血,消瘀血,治吐血衄血,痢血尿血……凡欲利者,宜生用;欲固者,宜炒熟用。"

72. 蜀椒

《本草经集注·草木下品·蜀椒》:"味辛,温、大热,有毒……除五脏六腑寒冷……止肠澼下痢。"

《本草纲目·果部第三十二卷·果之四·蜀椒》:"时珍曰:椒纯阳之物,乃手足太阴、右肾命门气分之药。其味辛而麻,其气温以热。禀南方之阳,受西方之阴。故能入肺散寒,治咳嗽;入脾除湿,治风寒湿痹,水肿泻痢;入右肾补火,治阳衰溲数,足弱久痢诸证。"

《神农本草经疏·卷十四·木部下品·蜀椒》:"[疏]蜀椒禀火金之气,得南方之阳,受西方之阴。《本经》:味辛气温。《别录》:大热有毒。气味俱厚,阳也。入手足太阴,兼入手厥阴经……辛温能暖肠胃,散结滞,则六腑之寒冷除,肠胃得温则中焦治,而留饮、宿食、肠澼下痢、水肿、黄疸,

诸证悉愈矣。大抵此方惟脾胃及命门虚寒有湿郁者相宜。若肺胃素热者,大宜远之。"

73. 鼠尾

《吴普本草·草木类·鼠尾》:"《御览》:一名茎,一名山陵翘。治痢也。"

74. 槟榔

《本草纲目·果部第三十一卷·果之三·槟榔》:"治泻痢后重,心腹诸痛,大小便气秘,痰气喘急,疗诸疟,御瘴疠。(时珍)"

《景岳全书·卷之四十九大集·本草正·果部》:"槟榔,味辛涩,微苦微甘,气微温。味厚气薄,降中有升,阴中阳也……《本草》言其治后重如马奔,此亦因其性温行滞而然。若气虚下陷者,乃非所宜。又言其破气极速,较枳壳、青皮尤甚。若然,则广南之人,朝夕笑噬而无伤,又岂破气极速者?总之,此物性温而辛,故能醒脾利气,味甘兼涩,故能固脾壮气,是诚行中有留之剂……其服食之法:小者气烈,俱以入药。广中人惟能用其大而扁者,以米泔水浸而待用,每一枚切四片,每服一片;外用细石灰以水调如稀糊,亦预制待用。用时以蒌叶一片,抹石灰一二分,入槟榔一片,裹而嚼服。盖槟榔得石灰则滑而不涩,石灰、蒌叶得槟榔则甘而不辣。服后必身面俱暖,微汗微醉,而胸腹豁然。善解吞酸,消宿食,辟岚瘴,化痰醒酒下气,健脾开胃润肠,杀虫消胀,固大便,止泻痢。"

75. 罂粟壳

《仁斋直指方论·卷之二·证治提纲·疟痢用常山、罂粟壳》:"常山治疟,罂粟壳治痢,人皆薄之固也。然下痢日久,腹中无痛,当涩肠岂容不涩?疟以痰水作恙,法当吐痰逐水,又岂容不为之吐下?于斯时也,不有罂粟壳、常山之剂,其何以为对治乎?但中间有药辅之耳。"

《本草纲目·谷部第二十三卷·谷之二·罂子粟》:"主治:止泻痢,固脱肛,治遗精久咳,敛肺涩肠,止心腹筋骨诸痛(时珍)。"

《神农本草经疏·卷三十·米谷部·粟壳》:"古方治嗽,及泻痢、脱肛、遗精,多用之,今人亦效尤辄用,殊为未妥。不知咳嗽惟肺虚无火,或邪尽嗽不止者,用此敛其虚耗之气。若肺家火热盛,与夫风寒外邪未散者,误用则咳愈增而难治。泻痢脱肛由于下久滑脱,肠虚不禁;遗精由于虚寒滑泄者,借用酸涩收敛之气以固虚脱。如肠胃积滞尚

多,湿热方炽,命门火盛,湿热下流为遗精者,误用之则邪气无从而泄,或腹痛不可当,或攻入手足骨节肿痛不能动,或遍身发肿,或呕吐不下食,或头面俱肿,或精窍闭塞,水道不通,变证百出而淹延不起矣。可不慎哉!"

《杂病广要·脏腑类·滞下》:"阿芙蓉,天方国传,专治久痢不止及一切冷证。每用小豆大一粒,空心温水化下,忌葱蒜酱水,如热渴以蜜水解之,小儿黄米大一粒。(《医林集要》)"

76. 蜜

《证类本草·卷第二十·上品·石蜜》:"《药性论》云:白蜜,君。治卒心痛及赤白痢,水作蜜浆,顿服一碗止;又生姜汁、蜜各一合,水和顿服之。又常服,面如花红。"

《医宗必读·卷之四·本草徵要下·虫鱼部》:"蜂蜜,味甘,平,无毒。入脾经。忌生葱。凡蜜一斤,入水四两,磁器中炼去沫,滴水不散为度。和百药而解诸毒,安五脏而补诸虚,润大肠而悦颜色,调脾胃而除心烦。同姜汁行初成之痢,同薤白涂汤火之疮……[按]大肠虚滑者,虽熟蜜亦在禁例。酸者食之令人心烦,同葱食害人,同莴苣食令人利下。食蜜饱后,不可食酢,令人暴亡。蜡性涩,止久痢,止血,生肌定痛,火热暴痢者忌之。"

77. 蜡

《本草经集注·虫兽三品·上品·蜜蜡》:"味甘,微温,无毒。主治下痢脓血,补中,续绝伤,金疮,益气,不饥,耐老。白蜡,治久泄澼,后重,见白脓,补绝伤,利小儿。"

《神农本草经疏·卷二十·虫鱼部上品·蜜蜡》:"蜡性涩,质坚,故能疗久痢,泄澼后重,下脓血也。"

"[简误]火热暴痢不宜用。"

78. 薄荷

《证类本草·卷第二十八·薄荷》:"臣禹锡等[谨按]《药性论》云:薄荷,使。能去愤气,发毒汗,破血,止痢,通利关节。"

79. 薏苡仁

《医宗必读·卷之三·本草徵要上·草部》:"薏苡仁,味甘,微寒,无毒。入肺、脾二经。淘净,晒炒。祛风湿,理脚气拘挛;保燥金,治痿痹咳嗽。泻痢不能缺也,水胀其可废乎?薏仁得地之燥,禀秋之凉,能燥脾湿,善祛肺热。[按]大便燥结,因

寒转筋,及妊娠者并禁之。"

80. 藜芦

《本草经集注·草木下品·藜芦》:"味辛、苦,寒、微寒,有毒。主治蛊毒,咳逆,泄痢,肠澼。"

《神农本草经疏·卷十·草部下品之上·藜芦》:"[疏]藜芦禀火金之气以生,故其味辛气寒,《别录》:苦微寒,有毒。入手太阴,足阳明经……苦能泄热杀虫,故主泄痢肠澼,头疡疥瘙,杀诸虫毒也。"

三、治痢疾药对

1. 人参+樗根白皮

《本草撮要·卷二·木部·椿樗》:"(樗根白皮)得参为末,每日空心温酒或米饮下二钱,治年久脏毒血痢神效。"

2. 干姜+赤石脂

《神农本草经疏·卷三·玉石部上品·赤石脂》:"《和剂局方》:冷痢腹痛,下白冻如鱼脑者,桃花丸主之。赤石脂煅研,干姜炮,等分为末,蒸饼为丸。量大小服,日三服。"

3. 五倍子+葱白

《韩氏医通·卷下·药性裁成章第七》:"大葱汁和五倍子末涩虚脱之痢,非虚脱不可用。苋煮汁愈初痢。"

4. 牛乳+荜茇

《本草撮要·卷一·草部·荜茇》:"(荜茇)得牛乳点服,治水泻气痢。"

5. 乌梅+黄连

《神农本草经疏·卷二十三·果部三品·梅实》:"《圣惠方》赤痢腹痛:乌梅肉、黄连各四两,炼蜜丸梧子大。每米饮下二十丸,日三服。"

6. 甘草+滑石

《神农本草经疏·卷三·玉石部上品·滑石》:"和甘草为益元散,又名天水散、六一散、太白散:解……肠澼下痢赤白。"

7. 生姜+细茶

《得配本草·卷六·果部·茗》:"(茶)合生姜,治赤白痢。"

《本草撮要·卷四·蔬部·姜皮》:"(生姜)得茶治痢,热痢留皮,冷痢去皮大妙。"

8. 艾叶+阿胶

《得配本草·卷三·草部·艾》:"佐阿胶,安

胎,兼治虚痢(虚热而胎不安者,不宜用)。"

9. 芍药+黄芩

《本草纲目·草部第十三卷·草之二·黄芩》:"时珍曰:(黄芩)得酒,上行;得猪胆汁,除肝胆火;得柴胡,退寒热;得芍药,治下痢;得桑白皮,泻肺火;得白术,安胎。"

10. 地榆+犀角

《得配本草·卷二·草部·地榆》:"(地榆)得犀角,治热痢(心热下血)。"

11. 吴茱萸+黄连

《得配本草·卷二·草部·川黄连》:"(黄连)得吴茱萸,治挟热下痢。"

12. 豆豉+薤白

《本草撮要·卷五·五谷部·淡豆豉》:"(豆豉)得薤治痢,得蒜止血。"

13. 阿胶+黄连

《得配本草·卷九·兽部·马》:"(阿胶)佐川连,治血痢。"

14. 砂糖+银花

《本草撮要·卷一·草部·金银花》:"(银花)以花烧存性研,沙糖拌冲服,治腹痛下痢极效。"

15. 姜汁+蜂蜜

《得配本草·卷八·虫部·蜂蜜》:"(蜂蜜)得姜汁,治初痢。"

四、痢疾主治药

《本草纲目·序例上·脏腑虚实标本用药式》:"三焦……本病……下热则暴注下迫,水液浑浊,下部肿满,小便淋沥或不通,大便闭结下痢……实火泻之……下(大黄、芒硝)虚火补之……下(附子、桂心、硫黄、人参、沉香、乌药、破故纸)本热寒之……下(黄檗、知母、生苄、石膏、牡丹、地骨皮)。

胃本病……呕吐泻痢。胃实泻之:湿热(大黄、芒硝),饮食(巴豆、神曲、山楂、阿魏、硇砂、郁金、三棱、轻粉)。胃虚补之:湿热(苍术、白术、半夏、茯苓、橘皮、生姜),寒湿(干姜、附子、草果、官桂、丁香、肉豆蔻、人参、黄芪)。本热寒之:降火(石膏、地黄、犀角、黄连)。

大肠本病:大便闭结,泄痢下血,里急后重,疽痔脱肛,肠鸣而痛……肠实泻之:热(大黄、芒消、桃花、牵牛、巴豆、郁李仁、石膏),气(枳壳、木香、橘皮、槟榔)。肠虚补之:气(皂荚),燥(桃仁、麻仁、杏仁、地黄、乳香、松子、当归、肉苁蓉),湿(白术、苍术、半夏、硫黄),陷(升麻、葛根),脱(龙骨、白垩、诃子、粟壳、乌梅、白矾、赤石脂、禹余粮、石榴皮)。本热寒之:清热(秦艽、槐角、地黄、黄芩)。本寒温之:温里(干姜、附子、肉豆蔻)。"

《本草纲目·主治第三卷·百病主治药·痢》

痢:有积滞、湿热、暑毒、虚滑、冷积、蛊毒。

1. 积滞

大黄:诸痢初起,浸酒服,或同当归煎服。

巴豆:治积痢,同杏仁丸服。小儿用百草霜,同化蜡丸服。巴豆皮:同楮叶,烧丸服,治一切泻痢。

藜芦:主泄痢。

紫苋、马苋:和蜜食,主产后痢。

莱菔:汁和蜜服;干者嚼之,止噤口痢。

莱菔子:下痢后重。

青木香:下痢腹痛,气滞里急,实大肠。

山楂:煮服,止痢。

曲:消谷止痢。一日百起,同马蔺子为散服。

蒸饼、捻头:汤调地榆末服,止血痢。

槟榔:消食下气,治下痢后重如神。

枳实、枳壳:止痢顺气。

荞麦粉:消积垢,鸡子白丸服,主噤口痢。

百草霜:消食积,同黄连末服,止热痢。

腻粉:消积滞,同定粉丸服,止血痢。

定粉:止久积痢,鸡子白和,炙研服。

黄丹:消积痢,同蒜服。又同黄连丸服。

密陀僧:煅研,醋汤服。

硇砂:一切积痢,同巴豆、朱砂,蜡丸服。

砒霜:积痢休息,同黄丹末,蜡丸服。

红矾:止积痢。

鸡内金:焙服,主小儿痢。

2. 湿热

黄连:热毒赤痢,水煎露一夜,热服;小儿入蜜,或炒焦,同当归末、麝香,米汤服;下痢腹痛,酒煎服;伤寒痢,同艾水煎服;暴痢,同黄芩煎服;气痢后重,同干姜末服;赤白日久,同盐梅烧末服;鸡子白丸服;诸痢脾泄,入猪肠煮丸;湿痢,同吴茱萸炒丸服;香连丸加减,通治诸痢;四治黄连丸,治五疳八痢。

胡黄连：热痢，饭丸服；血痢，同乌梅、灶下土末，茶服。

白头翁：一切毒痢，水煎服；赤痢咽肿，同黄连、木香，煎服；赤痢下重，同黄连、黄柏、秦皮煎服。

柴胡：积热痢，同黄芩半水半酒煎服。

大青：热病下痢困笃者，同甘草、胶、豉、赤石脂煎服。

龙牙草：热痢，同陈茶煎服。根为末，米饮服。

青蒿：冷热久痢，同艾叶、豆豉作饼，煎服。白蒿：夏月暴水痢，为末服。

地榆：冷热痢，煮汁熬服，止久痢、疳痢。

青黛：疳痢，末服。

益母草：同米煮粥，止疳痢；同盐梅烧服，止杂痢。

枲耳：熬膏。

荆芥：烧末。

蛇含：水煎，并主产后痢。

山苏：末服，止休息痢。

黄芩：下痢腹痛日久，同芍药、甘草用。

地黄：止下痢腹痛。汁，主蛊痢。

襄荷汁：蛊痢。

葛谷：十年赤白痢。

马蔺子：水痢，同面服。

鸡肠草：汁，和蜜服。

车前汁：和蜜服。

蒲根：同粟米煎服。

鸭跖草：煎。

牛膝、龙胆、赤地利：煎。

女菱、王瓜子：炒服。

风延母、甘藤、陟厘、水藻：十三味，并主热痢。

菰手：小儿水痢。

冬葵子：同末茶服。

刘寄奴：同乌梅、白姜煎。

地肤子：同地榆、黄芩末服。苗、叶用汁。

千里及：同小青煎。

山漆：米泔服。

旱莲：末服。

苦参：炒焦，水服。

楛藤子：烧灰。

狼牙：水煎。

贯众：酒煎。

地锦：末服。

山豆根、忍冬：煎。

蓝汁、紫参：同甘草煎服。

桔梗、白及、蒲黄、昨叶何草、苦荬菜。

绿豆：火麻汁煮。皮蒸食，二三年赤痢。

赤小豆：合蜡煎服。

黑豆：二十一味，并主血痢。

胡麻：和蜜食。

麻子仁：炒研。

豆豉：炒焦酒服，入口即定。

小豆花：热痢，入豉汁作羹食；痢后，气满不能食，煮食一顿即愈。

豇豆、豌豆、荠根茎：烧灰，水服。

白扁豆：并主赤白痢。

豆腐：休息痢，醋煎服。

葱白：下痢腹痛，煮粥食，又煮鲫鱼鲊食。

荠菜：夏月毒痢，煮粥食。

黄瓜：小儿热痢，同蜜食。

冬瓜叶：积热痢，拖面食。

丝瓜：酒痢便血，烧灰酒服。

茄根茎叶：同榴皮末，沙糖水服。

胡荽：炒末服。

木耳：血痢，姜醋煮食，或烧灰水服；久痢，炒研酒服；久者，加鹿角胶。

芸苔汁：和蜜服。

乌芋：火酒浸收用。

胡桃：同枳壳、皂荚烧服。并治血痢。

柿：止小儿秋痢、血痢。

柿根、荷蒂、杨梅：烧服。

刺蜜、无花果、甜瓜、乌药：烧灰丸服。

槐花：炒研服。

榉皮：同犀角煎服。

盐麸子及树皮：煮服。并止血痢。

樗白皮：除湿热杀虫。血痢，醋糊丸服；脏毒下痢，为末服；水谷痢、小儿疳痢，并水和作馄饨煮食；休息痢，同木香为丸，或加诃子、丁香。

柏叶：血痢，同芍药炒，水煎服。血痢、蛊痢、疳痢，同黄连煎。小儿洞痢，煎代茶。

栀子：主热痢下重。血痢连年，同鼠尾草、蔷薇汁熬丸服。

黄柏：除下焦湿热及血痢，同黄连、醋煎服；孕痢，同大蒜丸服，神验。

天蓼：末服，止气痢。

桑寄生：治毒痢，同川芎、防风、甘草煎服。

木槿花：噤口痢，煎面食。皮煮汁，止血痢、渴。

茯苓：渗湿热。

棕灰、败船茹：并止血痢。

新汲水、滑石：俱治热痢。

黄土：热毒痢，水煮澄清服。

雄黄：暑毒泄痢，蒸过丸服。

古文钱：煮酒，止痢。

白盐：血痢，烧服或入粥食。

石绿：鳞介虫禽。

蜗螺：热痢。

水蛇：毒痢。

贝子、五灵脂：俱血痢。

白鸭血：小儿白痢如鱼冻，酒泡服。

白鸭通：兽人。

犀角：俱热毒痢。

猪胆：盛黑豆吞之。

犬胆、牛胆：俱同。

熊胆：疳痢。

野猪黄：血痢，水服。

童子尿：休息痢，煮杏仁、猪肝食。

3. 寒

甘草：泻火止痛。久痢，煎服；又浆水炙，同生姜煎服；同肉豆蔻煎服。

芍药：补脾散血，止腹痛后重。

人参：冷痢厥逆，同诃子、生姜煎服；噤口痢，同莲肉煎呷；老人虚痢，同鹿角末服。

当归：止腹痛，里急后重，生血养血。久痢，吴茱萸炒过，蜜丸服。

白术：胃虚及冷痢多年。

苍术：久痢，同川椒丸服。

熟艾叶：止腹痛及痢后寒热，醋煎服，或入生姜；久痢，同橘皮，酒糊丸服。

乌头：久痢，烧研蜡丸服。

附子：休息痢，鸡子白丸服。

草乌头：寒痢，半生半烧，醋糊丸服。

肉豆蔻：冷痢，醋面包煨研服；气痢，煨熟同档子、苍术末服。

蕙草：伤寒下痢，同当归、黄连，煮酒服；五色诸痢，同木香末服。

漏芦：冷劳泄痢，同艾叶丸服。

独用将军：酒服，治噤口痢。

延胡索：下痢腹痛，酒服二钱。

缩砂仁：赤白痢、休息痢，腹中虚痛。同干姜丸服，治冷痢。

草豆蔻：泄痢寒痛。

荜茇：虚痢呕逆。气痢，用牛、羊乳汁，煎服。

破故纸：久痢胃虚。

黄芪：泄痢腹痛。

漏篮子：休息恶痢。

云实、肉苁蓉、艾纳香。

秫米、丹黍米、粳米：并主泄痢肠澼。

火麻叶：冷痢白冻，为末，冷水服。

小豆花：痢后气满不能食，煮食，一顿即愈。

白扁豆花：同胡椒作馄饨煮食。

糯壳：爆米花，以姜汁服，治噤口痢、虚寒痢。

山药：半生半炒，末服，治噤口痢。

大蒜：噤口痢及小儿痢，同冷水服，或丸黄丹服。

薤白：疳痢久痢，煮粥、作饼、炒黄皆宜。

韭白：醋炒食。

生姜：久痢，同干姜，作馄饨食。

浮麦：和面作饼食。

麦面：炒焦服。

小麦粉。

蜀椒、㑤子：并止冷痢。

胡椒：赤白痢，同绿豆丸服。

吴茱萸：燥湿热，止泻痢，同黄连丸服。同黑豆搓热，吞之。

石莲：噤口痢，末服。

沙糖：噤口痢，同乌梅煎呷。

桃胶：产痢疞痛后重，同沉香、蒲黄末服。

桂心：久痢，姜汁炙紫，同黄连等分，为末服。

肥皂荚：风湿下痢，同盐烧入粥食。

皂荚刺：风入大肠，久痢脓血，同枳实、槐花丸服。子，治久痢，焙研，米糊丸服。里急后重，子，同枳壳丸服。

厚朴：止泄痢，厚肠胃。水谷痢，同黄连煎服。

乳香：虚冷腹痛。

沉香：气痢。

丁香：噤口痢，同莲肉末，米饮服。

白垩、赤壁土、代赭：并止泄痢。

蚯蚓泥：久痢，一升，炒烟尽，沃水半升饮。

墨：赤白痢,同干姜,醋糊丸服。

钟乳粉：冷滑不止,同肉豆蔻、枣肉丸服。

石硫黄：虚冷久痢,蛤粉丸服。

蜂蜜：赤白痢,和姜汁服。

黄蜡：厚肠胃,同阿胶、当归、黄连、黄柏、糯米煮服。

蝮蛇骨：烧服。

鳝头：烧。

鳗鲡头：烧服,并止疳痢。

鲤鱼：暴痢,烧灰,饮服。

鲫鱼：久痢,酿五倍子烧服;血痢,酿白矾烧服;头灰,止痢。

白鲞、金鱼、鳖臛、龟臛、龟甲。

乌骨鸡：并止虚痢。

黄雌鸡：煮汁,止噤口痢。

鸡卵：久痢、产痢,醋煮食;小儿痢,和蜡煎食;疳痢,同定粉炒食。

鸡卵黄：白痢,同胡粉煅,酒服。胎痢,同黄丹烧服。

雉：虚痢产痢,作馄饨食。

阿胶：赤白虚痢,同黄连、茯苓丸服。

乳腐：赤白痢,浆水煮食。

牛乳：冷气痢,同荜茇煎服。

牛肝、牛膍：虚冷痢,并醋煮食。

羊脂：痢痛,同阿胶煮粥食;孕痢,煮酒服。

羊肾：劳痢,作羹食。

羊肝：冷滑久痢,缩砂末逐片掺上,焙研,入干姜末等分,饭丸服;下痢垂死,掺白矾炙食。

羊脊骨：通督脉,止痢。

羊骨灰：洞泄下痢,水服。

牛骨灰：水谷痢。

狗骨灰：休息痢,饮服。

狗头骨灰：久痢劳痢,同干姜、莨菪灰丸服。

羚羊角：热毒痢,末服;小儿痢,烧服。

鹿角：小儿痢,烧同发灰服。

鹿茸、狗肝：煮粥。

猪肾：作馄饨食。

山羊肉：作脯,并主虚冷久痢。

貒肉：丹石毒痢。

猪肉：噤口痢,作脯炙食。

猪肠：热毒酒痢,同黄连蒸丸服。

猪肝：休息痢,同杏仁、童尿煮食。

猬皮灰：五色痢,酒服。

虎骨：休息痢,炙研服。小儿洞注下痢,烧服。

诸朽骨：水痢,同面服。

4. 止涩

赤白花鼠尾草：赤白诸痢,浓煮作丸,或末、或煎服。

狼把草：久痢、血痢、疳痢,或煎或末服。

赤白鸡冠花：酒煎。

木贼：煎水。

菝葜：同蜡茶,白梅丸服。

营实根：疳痢,煎服。

五味子：谷果。

罂粟：同壳炙,蜜丸服。

粟壳：醋炙,蜜丸服。同陈皮末服。同槟榔末服。同厚朴末服。

阿芙蓉、苦茶：热毒痢,末服。或同醋,或同姜煎服。同白梅丸服。

乌梅：止渴,除冷热痢,水煎服;血痢,同茶、醋服;同黄连丸服;休息痢,同建茶、干姜,丸服。

梅叶：煮汁,止休息痢。

林檎：止痢,煮食;小儿痢,同楮实,杵汁服。

荔枝壳：同橡斗、榴皮、甘草煎服。

酸榴：捣汁或烧服。酸榴皮及根：或煎,或散,或丸,或烧服。

大枣：疳痢,和米粉烧食。蛀枣：止小儿痢。

橡实：同楮叶,末服。

槲白皮：煮汁,熬膏服。

橡斗、阿月浑子、木瓜、海红、棠梨：煨食。

鹿梨：煨食。

榠楂：煨食。

胡颓子、毗梨勒、韶子、楂子：生食。

醋林子、李根白皮：煮。

荷叶灰。

楮叶：炒研,和面作饼食,断痢。小儿痢,浸水煮木瓜服。

没石子：虚滑久痢、血痢,饭丸服。产后痢,烧研酒服。

枸橘叶：同草薢炒研服。

白杨皮：孕痢,煎服。

赤松皮：三十年痢,研面一斗,和粥食。

松杨木皮：冷热水谷痢,煮服。

水杨枝叶：久痢,煮服。

金樱子：久痢，同粟壳丸服。花、叶、子、根并可用。

海桐皮：疳痢久痢。

诃子：止久痢，实大肠。

枫皮：煎饮。

山矾叶、城东腐木：石服虫部。

桃花石、禹余粮、五石脂：并止泄痢。

赤石脂：末服。冷痢，加干姜作丸。伤寒下痢，同干姜、粳米煎服。

白石脂：小肠滑，便血，米饮服。久痢，加干姜丸服。

矾石：醋糊丸服。冷劳痢，加羊肝。

石灰：十年血痢，熬黄澄水，日三服。酒积下痢，水和泥裹煅研，醋糊丸服。

云母粉：米饮服。

故衣帛：主胎前痢、小儿痢。

五倍子：久痢，半生半烧丸服，或加枯矾。赤痢，加乌梅。

百药煎：酒痢，同五倍子、槐花丸服。

露蜂房、虾蟆灰：并止小儿痢。

柳蠹粪、桑蠹粪：并主产后痢。

蝉蜕：烧服。

蛣蜋：烧。

蚕连（鳞介）

龙骨：涩虚痢。伤寒痢、休息痢，煮汁服或丸服。

鲮鲤甲：久痢里急，同蛤粉炒研服。

蚺蛇胆：止疳痢、血痢，虫为使。

鲨骨及尾：产后痢。

蚌粉、海蛤、魁蛤、烂蚬壳、牡蛎、甲香（禽兽）、蹄甲、马粪灰：水服一丸。

獭屎灰：并止久痢。

鹈鹕嘴、牛屎汁、羊屎汁、兔头灰、狸头灰、豺皮灰：并主疳痢。

牛角䚡：冷痢、小儿痢，饮服。

5. 外治

木鳖子：六个研，以热面饼挖孔，安一半，热贴脐上，少顷再换即止。

芥子：同生姜，捣膏封脐。

黄丹：同蒜捣，封脐，仍贴足心。

水蛭：入麝捣，贴脐。

田螺：入麝捣，贴脐。

蓖麻：同硫黄捣，填脐。

针砂：同官桂、枯矾，水调贴脐。

五、治痢疾食物

1. 大枣

《食物本草·卷上·果类》："小儿苦患秋痢与虫，食之良。"

2. 小麦

《本草经集注·果菜米谷有名无实·米食部药物·小麦》："味甘，微寒，无毒。主除热，止燥渴咽干，利小便，养肝气，止漏血，唾血。以作曲，温，消谷，止痢；以作面，温，不能消热止烦。小麦合汤皆完用之，热家治也。作面则温，明穬麦亦当如此。今服食家啖面，不及大、穬麦，犹胜于米尔。"

《证类本草·卷第二十五·小麦》："味甘，微寒，无毒。主除热，止躁渴咽干，利小便，养肝气，止漏血、唾血。以作曲，温，消谷，止痢……又，炒粉一合，和服断下痢。"

3. 木耳

《本草纲目·菜部二十八卷·菜之五·木耳》："血痢下血：木耳（炒研）五钱，酒服即可。亦用井花水服。或以水煮盐、醋食之，以汁送下。（《普济方》）"

4. 乌骨鸡

《杂病广要·脏腑类·滞下》："痢疾噤口，数日不食，食必吐，羸瘠殆尽。用乌骨鸡修事如常，白煮清汁与服。服之一日，胃气顿开，痢止人活，此异人方也。（《澹寮》引《增品方》）"

5. 石榴

《本草经集注·果菜米谷有名无实·果部药物·下品·安石榴》："味酸、甘，损人，不可多食。其酸实壳：主治下痢，止漏精……入药唯根、壳而已，其味有甜、酢，药家用酢者。其子为服食所忌也。"

6. 苋菜

《新修本草·卷第十八·菜上·苋实》："[谨案]赤苋，一名蒉。今苋实，亦名莫实，疑莫字误矣。赤苋，味辛，寒，无毒。主赤痢。"

《本草图经·菜部·卷第十七·苋实》："紫苋茎、叶通紫，吴人用染菜瓜者，诸苋中此无毒，不寒，兼主气痢。赤苋亦谓之花苋，茎、叶深赤。《尔雅》所谓黄，赤苋是也。根、茎亦可糟藏，食之甚美。然性微寒，故主血痢。"

7. 豆腐

《本草纲目·谷部第二十五卷·谷之四·豆腐》："休息久痢：白豆腐，醋煎食之，即愈（《普济方》）。"

8. 赤小豆

《本草纲目·谷部第二十四卷·谷之三·赤小豆》："疗寒热热中消渴，止泄痢，利小便，下腹胀满，吐逆卒澼。（《别录》）"

《本草纲目·谷部第二十四卷·谷之三·赤小豆》："时珍曰：赤小豆，小而色赤，心之谷也。其性下行，通乎小肠，能入阴分，治有形之病。故行津液，利小便，消胀除肿止吐，而治下痢肠澼，解酒病。"

《医宗必读·卷之四·本草徵要下·谷部》："赤小豆，甘、酸、平，无毒，入心、小肠二经。利水去盅，一味磨吞决效；散血排脓，研末醋敷神良。止渴行津液，清气涤烦蒸。通乳汁，下胞衣，产科要矣；除痢疾，止呕吐，脾胃宜之。赤豆，心之谷也，其性下行，入阴分，通小肠，治有形之病。消瘕散肿，虽溃烂几绝者，为末敷之，无不立效。[按]久服赤豆，令人枯燥，肌瘦身重，以其行降令太过也。"

9. 鸡蛋

《本草纲目·禽部第四十八卷·禽之二·鸡》："治赤白久痢，及产后虚痢……（《日华》）"

《本草纲目·禽部第四十八卷·禽之二·鸡》："时珍曰：卵白象天，其气清，其性微寒；卵黄象地，其气浑，其性温；卵则兼黄白而用之，其性平。精不足者补之以气，故卵白能清气，治伏热、目赤、咽痛诸疾；形不足者补之以味，故卵黄能补血，治下痢、胎产诸疾；卵则兼理气血，故治上列诸疾也。"

《罗氏会约医镜·卷十七·本草·马齿苋》："治痢（捣汁合鸡子白服）。"

10. 苹果

《证类本草·卷第二十三·林檎》："《食疗》云：温。主谷痢、泄精。东行根治白虫、蛔虫。消渴，好睡，不可多食。又，林檎味苦、涩、平，无毒。食之闭百脉。《食医心镜》：治水痢。"

11. 柿

《本草图经·果部·卷第十六·柿》："又黄柿，可和米粉作糕，小儿食之，止痢。又以酥蜜煎干柿，食之，主脾虚薄食。"

《本草纲目·果部第三十卷·果之二·柿》："小儿秋痢：以粳米煮粥，熟时入干柿末，再煮三、两沸食之，奶母亦食之。（《食疗》）"

《神农本草经疏·卷二十三·果部三品·柿》："味甘，寒，无毒。主通鼻耳气，肠澼不足。[疏]柿禀地中之阴气以生，故味甘，气寒，无毒。入手、足太阴经。鼻者，肺之窍也。耳者，肾之窍也。金水二脏最忌火热，二脏有火上炎，则外窍闭而不通。得甘寒之气，俾火热下行，窍自清利矣。肺与大肠为表里，湿热伤血分，则为肠澼不足。甘能益血，寒能除热，脏气清而腑病亦除也。"

《神农本草经疏·卷二十三·果部三品·柿》："[简误]柿性寒，肺经无火，因客风寒作嗽者，忌之。冷痢滑泄，肠胃虚脱者，忌之。脾家素有寒积，及风寒腹痛，感寒呕吐者，皆不得服。不宜与蟹同食，令人腹痛作泻。"

12. 茶叶

《本草纲目·果部第三十二卷·果之四·茗》："炒煎饮，治热毒赤白痢。（吴瑞）"

《神农本草经疏·卷十三·木部中品·茗苦茶》："[疏]茗禀土中之清气，兼得春初生发之意，《本经》：味甘，气微寒，无毒。藏器言：苦。然亦有不苦者。气薄味厚，阴中微阳，降也。入手太阴、少阴经……《直指方》热毒下痢：蜡茶为末，蜜水煎服；白痢以姜汁同水煎服，两三服即愈。"

13. 荞麦

《本草纲目·谷部第二十二卷·谷之一·荞麦》："以沙糖水调炒面二钱服，治痢疾……时珍曰：荞麦最降气宽肠，故能炼肠胃滓滞，而治浊带泄痢腹痛上气之疾，气盛有湿热者宜之。若脾胃虚寒人食之，则大脱元气而落须眉，非所宜矣。孟诜云：益气力者，殆未然也。"

14. 胡椒

《本草纲目·果部第三十二卷·果之四·胡椒》："赤白下痢：胡椒、绿豆各一岁一粒，为末，糊丸梧桐子大。红用生姜、白用米汤下。（《集简方》）"

15. 韭

《本草经集注·果菜米谷有名无实·菜部药物·韭》："味辛、微酸，温，无毒。归心，主安五脏，除胃中热。利病人,可久食……用叶,人以煮鲫鱼鲊,断猝下痢,多验。但此菜殊辛臭,虽煮食之,便出犹奇熏灼,不如葱、薤熟则无气,最是养性所忌也。"

16. 鸭

《得配本草·卷九·禽部·鸭》:"甘,冷。入手太阴、足少阴经血分。滋阴补虚,除蒸止嗽。利脏腑,治热痢,定惊痫,消水肿。"

17. 萝卜

《本草纲目·菜部第二十六卷·菜之一·莱菔》:"治下痢及失音,并烟熏欲死。生捣,涂打扑、汤火伤。(时珍)"

《本草纲目·菜部第二十六卷·菜之一·莱菔》:"下痢禁口:萝卜(捣汁)一小盏,蜜一盏。水一盏,同煎。早一服,午一服。日晡米饮吞阿胶丸百粒。如无萝卜,以子擂汁亦可。"

《杂病广要·脏腑类·滞下》:"莱菔汤,治男妇大小赤白痢下。盖血随气运,气滞故血妄行。惟萝卜根叶,主消滞和中,通肠利气。余居金陵时,用此治人,无不效应,活人不啻数百矣。萝卜根叶(隔年冬间风干候用)上不拘多少,煮烂露一宿,次日空心,汁与叶同服。(《医汇》)"

18. 粟米

《证类本草·卷第二十五·粟米》:"味咸,微寒,无毒。主养肾气,去胃脾中热,益气。陈者味苦,主胃热,消渴,利小便……臣禹锡等[谨按]孟诜云:粟米,陈者止痢,甚压丹石热。颗粒小者是。"

《本草纲目·谷部第二十三卷·谷之二·粟米》:"时珍曰:粟之味咸淡,气寒下渗,肾之谷也,肾病宜食之。虚热消渴泄痢,皆肾病也。渗利小便,所以泄肾邪也。降胃火,故脾胃之病宜食之。"

19. 粳米

《证类本草·卷第二十五·粳米》:"味甘、苦,平,无毒。主益气,止烦,止泄。陶隐居云:此即人常所食米……[按]《蜀本》云:断下痢,和胃气,长肌肉,温中……《衍义》曰:粳米,白晚米为第一,早熟米不及也。平和五脏,补益胃气,其功莫逮。然稍生则复不益脾,过熟则佳。"

《得配本草·卷五·菜部·葱茎白》:"(葱白)入粳米粥,治赤白痢疾。"

20. 鲫鱼

《新修本草·卷第十六·虫鱼上·鲫鱼》:"作鲙,主久赤白痢。"

《外台秘要·卷第三十七·铨择薛侍郎等服石后将息补饵法一十五条》:"取鲜鲫鱼剥去鳞,破去肠血,勿洗之,但用新布一二尺净拭,令血脉断,名曰上鲙,余依常鲙法,美作蒜齑。仍食瓜姜等酱,尤益人下食,亦疗气痢赤痢。"

《本草纲目·鳞部第四十四卷·鳞之三·鲫鱼》:"止下痢肠痔(保升,夏月热痢有益,冬月不宜)。"

《神农本草经疏·卷二十·虫鱼部上品·鲫鱼》:"[疏]鲫鱼禀土气以生,故其味甘,其气温,无毒。是以能入胃,治胃弱不下食;入大肠治赤白久痢,肠痈。"

21. 鲤鱼

《杂病广要·脏腑类·滞下》:"金龙汤,治痢疾噤口,病势欲死者:金丝鲤鱼一尾,重一二斤者,如常治净,用盐酱葱,必入胡椒末三四钱,煮熟置病人前嗅之,欲吃随意连汤食一饱,病即除根,屡治有效。(《医汇》)"

22. 樗根白皮

《本草图经·木部下品·卷第十二·椿木》:"樗根煮汁,主下血及小儿疳痢。亦取白皮和仓秔米、葱白、甘草、豉同煎,饮服,血痢便断。唐·刘禹锡著樗根馄饨法云:每至立秋前后,即患痢,或是水谷痢兼腰疼等,取樗根一大两,捣筛,以好面捻作馄饨子,如皂荚子大,清水煮,每日空腹服十枚,并无禁忌,神良。"

《证类本草·卷第十四·椿木叶》:"臣禹锡等[谨按]《药性论》云:樗白皮,使,味苦,微热,无毒。能治赤白痢,肠滑,痔疾,泻血不住。萧炳云:樗皮,主疳痢,得地榆同疗之,根皮尤良,俗呼为虎眼树。"

23. 薤

《证类本草·卷第二十八·薤》:"味辛、苦,温,无毒……今按陈藏器《本草》云:薤,调中,主久痢不瘥,腹内常恶者,但多煮食之。赤痢取薤炙黄柏煮服之,瘥……又方:产后诸痢。宜煮薤白食之,唯多益好。用肥羊肉去脂,作炙食之;或以羊肾脂炒薤白食,尤佳。"

六、痢疾禁药

历代本草记载痢疾禁药大率皆使用治痢药物,而与证情不合,不得其宜者。上文"治痢疾专药"部分叙述用药注意,大略完备。下文再摘录《本草汇言》中有关用药禁忌的部分,以供读者参考。

1. 大黄

《本草汇言·卷之五·草部·大黄》:"痢疾,由于风客胃肠,尚有表证未清,而不由于里实有积滞者……咸宜忌之,以其损伤胃气故也。"

2. 白术

《本草汇言·卷之一·草部·白术》:"凡病肝肾有动气者,燥瘅成黄疸者,阴虚精血少者,咳嗽骨热蒸者,寒疟瘴邪未清者,下痢积毒未尽者,皆禁也。"

3. 苍术

《本草汇言·卷之一·草部·苍术》:"凡病属阴虚血少、津液不足,内热骨蒸,口干唇燥,咳嗽吐痰,吐血衄血,咽燥便塞,下痢大肠涩闭,欲通不通之证,法咸忌之。"

4. 肉豆蔻

《本草汇言·卷之二·草部·肉豆蔻》:"如大肠素有火者,中暑热气火之邪,热泄暴注者,湿热积滞方盛,痢疾初起者,皆不宜用。"

5. 赤石脂

《本草汇言·卷之十二·石部·赤石脂》:"如暴泻暴痢、积滞未清,法当用清利之药者,血崩白带,阴阳两亏,法当用补气血之药者,此剂定非所宜。操工者,当慎择而取之也。"

6. 鸡蛋

《本草汇言·卷之十八·禽部·鸡卵》:"但性质凝滞,虽称补养之物,如胃中有冷痰积饮者,脾脏冷滑常泄泻者,胸中有宿食积滞未清者,俱勿宜用。"

7. 诃子

《本草汇言·卷之九·木部·诃黎勒》:"但其气性温而不凉,敛而不散,如泄泻痢疾因于湿热,肠红带下因于郁火,咳嗽因于火逆冲上,小便不禁因于肾热频数者,咸宜忌之。"

8. 枳实

《本草汇言·卷之十·木部·枳实》:"如伤寒挟热下痢,非燥粪结实者,亦不可用。如元气壮实有积滞者,不得已用一二剂,病已即去之,即洁古所制枳术丸,亦为脾胃有积滞者设也,积滞去,则脾胃自健,故谓之益脾胃之药,非消导之外,复有补益之功也,用者当详审之。"

9. 槐花

《本草汇言·卷之九·木部·槐花》:"如濒湖方称治赤白痢疾,往往用此取效,亦其意耳。然苦寒下降如脾弱胃寒之人,宜斟酌行之。"

10. 槟榔

《本草汇言·卷之十五·果部·槟榔》:"病属气虚者,腹中有积滞而脾胃素虚者,下痢积滞而不后重者,心腹痛内无留结及非虫攻咬者,疟疾非山岚瘴气或久病气血两虚者,凡胀满,非肠胃宿食积滞而关阴阳两虚、中气不足者,俱宜忌用。"

11. 罂粟壳

《本草汇言·卷之十四·谷部·罂粟壳》:"然泻痢,必须腹中无积滞;咳嗽,必须肺家无风寒客邪,方可用此。如积邪一有未尽,剧尔服此敛涩之剂,积邪得敛而愈甚,所以多有变证陡作,而淹延不已者,亦有之。"

12. 蜜蜡

《本草汇言·卷之十七·虫部·蜜蜡》:"其效甚捷,但性本收涩,治虚寒久痢者,宜之。倘暴痢火积不情者,不宜用也。"

七、痢疾食禁

《新修本草·卷第十五·兽上·牛乳》:"[谨案]……挲牛乳,性平,生饮令人痢,熟饮令人口干,微似温也。"

《证类本草·卷第十八·诸肉有毒》:"马及鹿膳白不可食。乳酪及大酢和食,令人为血痢。"

《食物本草·卷上·果类》:"西瓜,味淡甘,寒。压烦热,消暑毒,疗喉痹,有天生白虎汤之号。多食作泄痢,与油饼之类同食损胃。"

《本草纲目·果部第三十卷·果之二·梨》:"志曰:《别本》云,梨,甘寒,多食成冷痢。"

《神农本草经疏·卷十七·兽部中品附·羊肉》:"[简误]羊肉,味甘,大热。脾胃虚寒,羸瘦气乏者宜之。然天行热病后,温疟、热痢后食之,必致发热难疗。"

《神农本草经疏·卷十九·禽部三品·诸鸡》："[简误]……鸡肉不可合葫、芥、李食,不可合犬肝、犬肾,并令人泄痢。同兔食成痢。"

《神农本草经疏·卷二十五·米谷部中品·酒》："[简误]孟诜云,软筋骨,动气痢,醉卧当风则成癞风,醉浴冷水成痛痹。"

《本草汇言·卷之十八·禽部·鸭肉》："(鸭肉)如病痢疾人食之,病转剧切戒。"

【医论医案】

一、医论

1. 论痢疾证治

（1）治痢概论

《医镜·卷之四·痢疾》

凡初痢腹痛后重,宜先以消积等药治之。问其所伤者何物?若谷食则麦芽、神曲为君,肉食则山楂、蓬术为君,面食则莱菔子为君,冷食则草果为君,宿食则黄连、枳实为君。而又用苍术以燥其湿,厚朴以宽其肠,木香、槟榔以调其气,当归以养其血,木通、茯苓以分利小水。则利自通快,若不通快,少加大黄以利之。初痢无止法,切不可用粟壳,虽乌梅亦未可便用。初痢无补法,切不可用人参,虽白术亦未可便用。若见其去后多次,欲升提其气,而用升麻,立见危殆,戒之!戒之!

《医学源流论·卷下·治法·治病分合论》

一病而当分治者,如痢疾腹痛胀满,则或先治胀满,或先治腹痛。即胀满之中亦不同,或因食,或因气;或先治食,或先治气。腹痛之中亦不同,或因积,或因寒;或先去积,或先散寒。中不同,皆当神其轻重而审察之。以此类推,则分治之法可知矣。有当合治者,如寒热腹痛,头疼、泄泻、厥冒,胸满,内外上下,无一不病,则当求其因何而起,先于诸症中择最甚者为主。而其余症,每症加专治之药一二味以成方,则一剂而诸症皆备。以此类推,则合治之法可知矣。若亦有分合焉,有一病而合数药以治之者,阅古圣人制方之法自知;有数病而一药治之者,阅本草之主治自知。为医者,无一病不穷究其因,无一方不洞悉其理,无一药不精通其性。庶几可以自信,而不枉杀人矣!

《友渔斋医话·橘旁杂论·下卷·治病何者为难》

或问,治病何者为难?子曰:此非短章所能了,略举数则,可以类推。如上寒下热,上热下寒;表里受邪,气血交病;伏邪未尽,正气已虚;更有此脏病而治他脏者,辨证稍涉不明,鲜不误人。何谓上寒下热?如恶风身热,又患腹痛赤痢。须先散其寒邪,再用清热之药是也。何谓上热下寒?如咳嗽吐血,又大便清泄,脚冷等症。前贤用八味汤冷服,冷从上热所好,桂、附能除下寒是也。何谓表里受邪,气血交病?如发寒热,又患赤痢腹痛,须表里双顾,柴平汤加黄连、楂肉;或壮热不休,头疼恶风,腹痞拒按,须大柴胡等汤是也。其邪未尽而正已虚,当分邪之轻重,虚之大小;补中带疏,疏中带补,必如持权操衡,方为有得。若此脏病而治他脏者,即所谓隔一隔二之法,不外乎虚补其母,实泻其子是也。更有急病为难,治之得当,顷刻霍然,否则移晷难挨。

《医门棒喝·卷之四·蒌仁辨》

初起时,轻者开泄外邪以化积,重者兼用大黄以破滞。使腑气宣通,则脏气亦甦。或邪重而脏气本弱,难施攻夺;或日久而元气已伤,邪积仍结。如此者,若不于清理之中,兼扶脾胃,助其运化,则积滞岂能流行。邪结日深,元气日削,无不危矣……若夫久痢,脾肾两伤,尤当大培本元;然必仍兼化积,利其胃气。庶中宫转运,饮食渐加,便下渐少,方有生机。余又每见久痢虚证,邪积未清,而用桂附八味,人参五味等呆补之法者。如实漏卮,终归无济。此不明脏虚腑实之理故也。所以治痢,温凉补泻之法无一不用,变化随宜,楮墨难尽。试观仲景乌梅丸方下注云,治久痢,其药寒热补泻,酸苦甘辛,错杂并陈。若能参悟其理,则于治痢之道,思过半矣。仲景称医圣,为立方之祖,能用其法,效如桴鼓。然浅见者,反谓其方夹杂,多不敢服,此医道之所以难言,而危证之不免益危,可慨也夫。

《景景室医稿杂存·邪未尽而强止之害》

高若舟庶母患白痢,服附子理中汤,痢止而腹胀、痛、不食、不溺、哕逆、发热、脉沉、数、滑。王孟英曰:"前此之止,非邪净而止之止,乃邪得补而不行之止,邪气止而不行,是以胀痛。"夫强止其痢,据截其疟,犹产后妄涩其恶露也。世人但知恶露之宜通,而不知间有不可妄通者;但知疟痢之当止,而不知邪未去而强止之,其害较不止为尤甚也。按:强止之不可,不独补也,升剂、涩剂俱在禁忌之列,补则更甚矣。

（2）论冷痢证治

《医贯·卷之六·后天要论·痢疾论》

凡腹痛后重,小便短少,口渴喜冷饮,大肠口燥辣,是为挟热下痢,前法固宜。若腹痛口不渴,喜热饮,小便清长,身不热,腹喜热手熨者,是为挟寒下痢,须理中姜桂温之。至于初起受病,原系热痢,迁延日久,各证不减,或反加重,理当别治,竟作虚看,须用补中益气一升一补,倍加参芪温补。如小腹重坠,切痛奔豚,此兼属少阴症,急加吴萸、肉桂、破故纸、肉果,甚则加附子。如有纯血者,加炒黑干姜。虚回而利自止,若必待血清利止而后补,亦晚矣。

世间似痢非痢者多。东垣云:饮食有伤,起居不时,损其胃气,则上升清华之气,反从下降,是为飧泄。久则太阴传少阴,而为肠澼,里急后重,脓血交错,数至圊而不能即便者,专用补中益气汤为主。使升降之道行,其痢不治而自消矣。余法东垣,凡有热者,加姜炒黄连;有寒者加姜桂;兼小腹痛者,用建中汤;有风湿者,加防风、羌活;肝气乘脾者,倍柴胡加芍药木香;滑泄者,加粟壳、诃子。如此温补不愈,又当别治。《经》曰:热之不热,是无火也,无火者,益火之原。急补命门之火,以生脾土之母,此万举万全之策也。

《医学传灯·卷下·痢疾》

而沉寒者亦有,不可泥定是热。平日元气虚弱,口食生冷凉物,以致胃寒下痢,脉来沉细无力,四肢厥冷,可为辨也。宜用理中化滞汤。不但冷痢如此,即热症变冷者亦往往有之。

《大方脉·杂病心法集解卷四·痢疾门》

（寒痢）先服理中汤,痢甚,加附子、诃子、砂仁,常服姜茶饮。若痢久滑脱,服养脏汤。日久气陷,服补中益气汤。

《医学从众录·卷五·痢症》

余每于此症初起,察其脉迟而细,手足俱冷,腹痛而里急后重者,以干姜二钱、附子一钱、吴萸一钱、当归三钱、炙甘草一钱、大黄、白芍各一钱五分温通之,久痢每以八味丸与补中益气汤间服收功。粟壳、诃子、赤石脂、肉豆蔻兜涩之药,不可早

服,久痢亦不可废。

《痢症三字诀·正文》

痢太久,亦变虚,佐热药,寒即祛。痢本无寒证,唯泄痢太久,亦有转为虚寒者,故仲景有桃花汤、乌梅丸以从治之。更有内伤劳倦与中气虚寒之人,脾不摄血而成血痢者,当用理中汤加木香、肉桂,或用补中益气汤加熟地、炒干姜治之而始愈也。

（3）论热痢证治

《仁斋直指方论·卷之二·证治提纲·治痢要诀》

盖痢疾多因伤暑、伏热、酒面、炙爆酝酿而成,其阿胶尤大肠之要药,有热毒留滞则能疏导,无热毒留滞则能安平。市肆或无丸子,即以炒阿胶、当归、青皮、赤茯苓、黄连作剂,入乌梅、浓蜜同煎,最能荡涤恶秽,积滞既去,遍数自疏,嗣是却以木香、茯苓、缩砂、白豆蔻、陈皮、甘草调之,自然喜食,食则糟粕入于大肠,然后真人养脏汤、《易简》断下汤,可止则止矣。

《仁斋直指方论·卷之二·证治提纲·简径治痢》

诸热痢、血痢,及痢后大肠里痛,用萝卜截碎研细,滤清汁一小盏,蜜水相半一盏,同煎。早午食前服,日晡以米饮下黄连阿胶丸百粒。无萝卜,萝卜子代之。又法 热痢,旧年白梅并好茶、蜜水各半煎服。冷痢,生姜汁、蜜水各半煎服。仍兼木香、生肉豆蔻为佐。蜜最治痢。

《秘传证治要诀及类方·卷之八·大小腑门·痢》

赤痢血色鲜红,或如蛇虫形,而间有血鲜者,此属热痢。宜藿香正气散加黑豆三十粒,五苓散加木香半钱,粟米少许,下黄连丸或黄连阿胶丸、茶梅丸。热甚服上项药未效,宜白头翁汤。

《医学传灯·卷下·痢疾》

又有热毒痢者,水谷倾囊而出,一昼夜间八九十行,此则肠胃为热毒所挠,宜从里治。里急后重者,宜用大黄黄连甘草大剂下之。若无里急后重,宜用芩芍调中汤加黄连肉桂。盖暑邪据于肠胃,凉药入口,隔拒而不纳。少加肉桂,引凉药直达热所,有如向导之兵,人所不知者也。若脉来沉细无,八九十行者,又为气虚下陷,非前法所可治也。

（4）论白痢证治

《证治准绳·杂病·大小腑门·滞下》

东垣云：大便后有白脓，或只便白脓，因劳倦气虚伤大肠也，以黄芪、人参补之。如里急频见污衣者，血虚也，宜加当归。如便白脓，少有滑，频见污衣者气脱，加附子皮，甚则加御米壳。如气涩者，只以甘药补气，当安卧不言，以养其气。戴云：白痢下如冻胶，或如鼻涕，此属冷痢。先宜多饮除湿汤，加木香一钱，吞感应丸，继进理中汤。亦有下如鱿色，或如腊茶色者，亦宜用前白痢药。白蜡治后重白脓。（以上白痢）[注]《病机沙篆》：里急而频见污衣者，气脱也，补涩为主。指此症为气脱。

《血证论·卷四·便脓》

病在水分者，痢下白浊。此如暑雨不时，行潦污涨，是湿甚而伤气也。审其脉数，身热口渴者，为热湿，宜清利之，四逆散合猪苓汤，去阿胶再加厚朴、老连、枯芩、黄柏，审其脉沉弦迟，口不渴，手足清冷者，为寒湿，胃苓汤加煨姜。有食积者，均再加麦芽、神曲、山楂、莱菔子。白痢之故，总是水不清之故，水即气也，吾于水火论，已详言之，故调气即是治水，导水须于上原，调气以肺为主，是治肺乃清水之原，即是调气之本。细思此病发于秋时，秋乃肺金主气，金不清肃，是以水浊气滞而为痢，知此理，则知迫注者肺之肃，不通者金之收也。人参泻肺汤以导其滞，小柴胡加花粉、杏仁、枳壳、桑皮、茯苓、知母、桔梗以和之，人参清肺汤以收功，此乃专为治肺立法，示医者以法门，使知所从事，非临证必用此方也。且病无单见，未有肺病而余脏不病者，故临证时尚须变化。

（5）论赤痢证治

《证治准绳·杂病·大小腑门·滞下》

赤痢血色鲜红，或如蛇虫形而间有血鲜者，此属热痢。宜藿香正气散加黑豆三十粒，五苓散加木香半钱，粟米少许，下黄连丸，或黄连阿胶丸、茶梅丸。热甚，服上项药未效，宜白头翁汤。赤痢发热者，败毒散加陈仓米一撮煎。若血色黯如瘀，服凉药而所下愈多，去愈频者，当作冷痢，宜理中汤，或四君子汤加肉果一钱，木香半钱。加减平胃散、青六丸、治血痢佳。诸血痢不止，宜多用地榆。《易简方》云：血痢当服胃风汤、胶艾汤之类。心经伏热下纯血（色必鲜红），用犀角生磨汁半，朱砂飞研二钱，牛黄三分，人参末三钱，和丸如麻子大。

灯心、龙眼肉煎汤，下六七分。脾经受湿下血痢，用苍术地榆汤。血痢久不止，腹中不痛，不里急后重，槐花丸。干姜于火上烧黑，不令成灰，瓷碗合，放冷为末，每服一钱，米饮调下，治血痢神效。仲景云：小肠有寒者，其人下重便血，可以此治之。（以上赤痢）

（6）论血痢证治

《简明医彀·卷之二·痢疾》

又，艾叶，醋煎服。或加生姜止泻痢，心腹痛，五痔血。

又，柏叶（四两），芍药（两半为末），每二钱，水煎服。

又，木耳（烧灰，二钱）水服，或姜、醋煮食。

又，枳实末（二钱）米汤下，小儿尤效。

又，生姜、细茶煎服。

又，甜菜绞汁服（又止血生肌，人畜伤，敷之）。

又，马齿苋煮粥，食。

又，紫苏（四钱）、防风（二钱）煎汁，调白蜜（四两）服。

又，鸡子，醋煮食。

《医门法律·卷五·痢疾门·痢疾论》

血痢久不愈者，属阳虚阴脱，用八珍汤加升举之药。甚有阵阵自下，手足厥冷，脉渐微缩，此为元气欲绝，急灸气海穴，用附子理中汤，稍迟之则死。

《赤水玄珠·第八卷·痢门·纯鲜血》

上谓下痢纯血者死，此亦要看兼症，及以脉参之，未必尽死。予尝治数人皆生，方用佛手散加阿胶、秦艽、炮姜、地黄、黄连、地榆、蒲黄之类，或以四物汤择前所加药一二味增入，不必尽加也。又不可纯用寒凉。《衍义》云：有一男子，患血痢，医用寒凉药逆制，专用黄连、木香治之，此药始感便用则可，病久肠虚者不宜服，戒之。又云：地榆性沉、寒、苦，惟下热血痢则可用，若寒人及水泻白痢皆未可轻用。

《痢疾明辨·血痢》

痢下纯红或鲜红，或红紫相兼，二者皆湿伤及血分，此极重之候也，必用苦寒以清其热，归芍以和其血，制大黄、青麟丸在所必用，洁古芍药汤、东风散皆对症之王道药。时贤陈修园曰：医书云下痢纯血者死，按其治法，不过阿胶、地榆、槐米之属，安能救得死症。如果鲜红下奔，口渴溲短，里急后重，脉盛者，乃火症，宜白头翁汤，一日两服；

虚人及产后加甘草、阿胶；亦有鲜血而非火症者，血带黯而成块，俱宜从脉症细辨。

附：血痢色鲜色黯治验

缪仲醇治陈督学，因校事过劳，感暑滞下纯红，医皆难之，陈刺史曰："此非仲醇不能疗也"，使者旁午得至吴门，一日夜驰至武陵。仲醇诊得其所由，用人参五钱，升麻七分，炙草钱半，乌梅二个，红曲二钱，黄连三分，白芍三钱，莲肉四十粒，煎调滑石粉五钱，两剂愈。督学曰：痢止矣，心摇摇不能阅案，奈何？仲醇曰：此劳心太过，暑因客之故耳。加枣仁、干葛、竹叶，一剂遂平。

吾乡戚孟杨先生治潘金奎，里急后重，腹痛下痢，纯红不爽，日夜二十余次，脉沉、弦数有力，以暑湿滞食、兼时毒伤血也，用洁古芍药汤去桂易炮姜炭，加地榆、银花、荷叶、陈米汤煎，三帖而愈。

又治一人，血色晦黯，脉细如丝，腹痛作呕，后重逼迫，十余日饮食不进，用黄芩汤加炮姜、地榆、桃仁、枳壳、楂肉、伏龙肝、荷叶、陈米，服之血渐少，后用连理汤而愈。

《血证论·卷四·便脓》

病在血分者，则利下纯红，口渴便短，里急后重，脉滑大者，地榆散加酒军、枳壳、厚朴、苡仁、泽泻，脉细数者，不必下之，但用原方。若血黯黑，脉迟，手足冷者，属虚寒，黄土汤治之。红痢之故，总是血分为病。血生于心火，而下藏于肝，肝木内寄相火，血足则能济火，火平则能生血。如火太旺，则逼血妄行，故血痢多痛如刀锥，乃血痛也，肺金当秋，克制肝木，肝不得达，故郁结不解，而失其疏泄之令，是以塞而不通，调肝则木火得疏泄，而血分自宁。达木火之郁，宜小柴胡去半夏加当归、白芍、白头翁汤，或四物汤加蒲黄、五灵脂、延胡索、黄柏、龙胆草、黄芩、柴胡、桑寄生，肝风不扇则火息，钩藤、青蒿、白头翁、柴胡、桑寄生，皆清风之品，僵蚕、蝉蜕亦能祛风，肝气不遏则血畅，香附、槟榔、橘核、青皮、沉香、牡蛎皆散利肝气之品，茯苓、胆草、秦皮、枯芩又清肝火之品，当归、生地、阿胶、白芍又滋肝血之品，桃仁、地榆、五灵脂、川芎又行肝血之品，知理肝之法，而治血痢无难，肝藏血，即一切血证，一总不外理肝也。各书痢证门无此论说，予从各书，旁通会悟而出，实先从吾阴阳水火血气论得其原委，故此论精确，不似他书捉

影。客曰：凡泻泄皆脾胃所主，痢亦泄泻之类，何以不主脾胃哉？答曰：渗泻洞泻，诚属脾胃。故《内经》曰：长夏善病洞泻寒中，以长夏为脾主气故也。痢发则多在秋天，而其情理脉证，亦与洞泻不同，虽关于脾胃，而要以肝肺为主，乃得致病之原。

（7）论赤白痢证治

《秘传证治要诀及类方·卷之八·大小腑门·痢》

赤白杂者，宜胃苓饮加仓米一撮煎，吞驻车丸。

《古今医鉴》

痢疾用枯矾一钱，石膏二钱，共为末，白痢桂皮汤下，红痢甘草汤下。

《济阳纲目·卷五十七·赤白浊·论》

丹溪云：属湿热，有痰有虚。赤属血，由小肠属火故也。白属气，由大肠属金故也，带痢同治。大率皆是湿痰流注，宜燥中宫之湿，用二陈汤加苍术、白术。赤者，乃湿伤血也，加白芍药，仍用珍珠粉丸，加臭椿根白皮、滑石、青黛，作丸药。

《杂病广要·脏腑类·滞下》

小柴胡汤，赤白痢尤效，痢药中无如此妙，盖痢多因伏暑，此药极解暑毒（《苏沈》。[按]《管见良方》：亦说此汤治痢之妙，宜参）。身热挟外感者，小柴胡汤去人参。（《丹溪心法类集》）

《治疟机要·卷二·论疟痢》

至于肝肺互相为病，求其止奔迫、解郁结一方而并治者，自古无之。惟唐容川独得其秘，谓肺气传送太力，故暴注大肠，肝气郁而不疏，故肛门闭塞，拟用白头翁汤加石膏、知母、杏仁、桔梗、枳壳、槟榔、柴胡、麦芽、当归、芍药、甘草治之。轻则用小柴胡汤加当归、芍药、杏仁、桔梗、枳壳、槟榔、麦芽、栝蒌根调和肝肺，则肺气不迫注，肝气得开利矣。吾于此悟当归、芍药之能入荣舍，柴胡、槟榔之能开腠膜，于疟病亦适合焉。又谓肝气决列而下注，肺气闭塞而不开，故暴注迫痛，此解直发前人所未发，然用甘梗汤加芍药，与开通肺气之义尚合，于肝气决列犹未当也。余尝以白头翁汤加三甲，以清潜相火为主；欲开提肺气，合甘桔汤；欲清肃肺金，合苇茎汤。随症施用，左右逢原。若疟之后变痢，痢之后转疟，疟痢之原头既剖晰而详言之矣，是在人之善用方者。

（8）论脓血痢证治

《血证论·卷四·便脓》

此非寻常治痢之法所能克也。吾今借仲景之法证之，乃得有胆有识之术。仲景云：阳明病，脉数下不止，必协热而便脓血。少阴病，下利便脓血者，可刺。厥阴病，脉数而渴者，必圊脓血，以有热故也。此虽无方，然曰可刺，曰有热故也。已示人泻湿清热之法。防风通圣散去麻黄、芒硝加赤豆、防己，为表里泻实之大剂。地榆散，为清热之通剂。仲景又曰：少阴病，下利便脓血者，桃花汤主之。此汤温涩，似与可刺有热之说大相径庭。不知病久，则热随脓血而泻，实变为虚。观痈脓溃后属虚损，则知便脓血久而属虚症……况肠胃血液，既化为脓，恐其滑脱，故主桃花汤，温涩填补之。一服愈，余勿服者，仲景意谓此乃急时涩脱之法，止后便当涤除余病。无以涩伤气，无以燥伤阴也。盖脓血乃伤阴之病，故一时权宜。而少用干姜，后仍不可多服也。吾推其意，审其病后有虚热者，逍遥散，归脾汤加柴胡、山栀、寸冬花粉，此祖桃花汤用糯米之意。审其病后有虚寒者，六君子加当归、炒干姜、白芍，或人参养荣汤皆可，此祖桃花汤用干姜之意。成无己注桃花汤，谓阳证内热，则溢出鲜血；阴证内寒，则下紫血如豚肝。是明以桃花汤为治阴证之方。惟即鲜血分阴阳，未能的确，盖色不足凭。凡痢证，须审脉微沉迟，手足厥冷，腹痛喜按，唇淡口和为阴证，附子理中汤加当归、白芍、木香，此乃补桃花汤所不逮者矣。消渴口热，胸腹胀满，坚实拒按，为热证，则用三一承气汤，此乃可尽仲景有热可刺之能事矣。

（9）论初痢证治

《秘传证治要诀及类方·卷之八·大小腑门·痢》

凡痢初发，不问赤白，里急后重，频欲登圊，及去而所下无多，既起而腹内复急。宜用藿香正气散，加木香半钱，吞感应丸。或苏合香丸吞感应丸。[注]《证治准绳》引此以为调气法。

《证治准绳·杂病·大小腑门·滞下》

丹溪云：痢初得之，必用调胃承气，及大小承气。有男子五十余，下利，昼有积，淡红色，夜无积，食自进。先吃小胃丹两服，再与四十丸，次六十丸，去积，却与断下。按此惟实者宜之，虚者以芍药汤、益元散、保和丸之类汤积。芍药汤，治下

血调气。《经》曰：溲而便脓血，知气行而血止也。行血则便血自安，调气则后重自除。益元散，治身发热，下痢赤白，小便不利，汤胃中积聚。下痢势恶，频并窘痛，或久不愈，诸药不止，须吐下之，以开除湿热痞闷积滞，而使气液宣行者，宜玄青丸逐之。《玄珠》利积丸亦可。《玄珠》云：下痢赤白，腹满胀痛，里急，上渴引饮，小水赤涩，此积滞也。宜泄其热，中用清肠丸、导气丸，推其积滞而利自止矣。凡治积聚之证，轻则温而利之，清肠丸是也。重者天真散、舟车丸下之，下后勿便补之，其或力倦，自觉气少，恶食，此为挟虚证，宜加白术、当归身尾，甚者加人参，若又十分重者，止用此药加陈皮补之，虚回而痢自止矣。丹溪治叶先生患滞下，后甚逼迫，正合承气证，但气口虚，形虽实而面黄积白，此必平昔食过饱而胃受伤，宁忍二三日辛苦，遂与参、术、陈皮、芍药等补药十余帖，至三日后胃气稍完，与承气二帖而安。苟不先补完胃气之伤，而遽行承气，宁免后患乎。（以上汤积）

（10）论久痢证治

《济阳纲目·卷二十二下·滞下·论滑脱》

李氏曰：滑痢不禁，甚则脱肛。血分，四物汤加参、术、地榆、樗白皮；气分，真人养脏汤、大断下丸、灵砂苍榆汤。

《病机沙篆·卷上·痢》

痢已成坏症，变态百出，勿论其脉，勿论其症，只宜以参、附、芪、术、香、砂补脾健胃，常有得生者。

久虚大滑，服药不效者，大断下丸，龙骨、枯矾、赤石脂、姜、附、诃、蔻为末，醋糊丸，米汤下，即因用涩味，亦须倍以砂、陈以利其气，恐太涩则肠胃不利，反作痛也。灸天枢、气海，大能止泻。病在中州脾土，只须姜、蔻理之。若病在肾家，以赤石脂、禹余粮、补骨脂、北五味有功也。

《评琴书屋医略·卷一》

所列凡久痢，仍脉数有热，香连丸最佳，倘赤白将尽，症转脉虚自汗，真人养脏汤诃子散，在所必用。

《医学衷中参西录·医论·论痢证治法》

有痢久清阳下陷者，即胸中大气因痢下陷也。其病情常觉下坠腹疼（此气分下陷迫其下焦腹疼），或痢或泻，多带虚气，呼吸短气，或兼有寒热往来，其脉象迟弱者，宜治以拙拟升陷汤，去知母，

加生怀山药六钱,白头翁三钱。盖原方之意:原用生箭芪以升补胸中大气,而以柴胡、桔梗、升麻之善升清阳者以辅之,更加知母以调剂黄芪之热也。兹因下焦泻痢频频,气化不固,故以白头翁易知母,而更以山药辅之。因知母之性寒而滑,白头翁之性凉而涩,其凉也能解黄芪之热,其涩也能固气化之脱,且为治痢要药,伍以山药,又为止泻之要药也。

(11) 论风痢证治

《济阳纲目·卷二十二下·滞下·论发热》

李氏曰:痢疾初起,发热恶寒,头疼身痛,带表证也,热者九味羌活汤,寒者不换金正气散。

《素问经注节解·内篇·卷之三·大奇论》

以致成痢。若更外感风寒,又加身热等证,有如伤寒,有如疟状。治此证者……余师其意而变通之,常用东垣补中益气方,去术加黄芩、芍药、苏叶、防风之类,扶正气而托外邪,一汗再汗,寒热渐解,急重亦稀。自顺治戊子以迄康熙壬子,予治数十百人矣。其间调养之法,仿佛伤寒,尤禁多食。身凉痢止,继以培补,肾虚者大进地黄,痢久虚寒者佐以桂附。危转为安,十痊六七……痢成将发,中气既虚,风邪易入,偶感风寒,遂致身热,是内伤而兼外感也……予阅内经至此一节,缠绎再三,未得其义。及予为人治病,再四熟筹,因得其解。凡遇此证,必先升表外邪,后治其痢。或痢重而身不大热,或痢而寒热往来有如疟状,或疟痢相兼而胸满呕吐,或痢重微热,而人不识,单治其痢,邪随治痢之药而入愈深,以致外竟不热,邪陷于内,急重不休,脓血不止,终至不救者。常用柴胡、桔梗、黄芩、芍药、人参、当归、广皮、甘草,扶正气而托外邪,使木不伤土,外邪既去,内痢自减,病势虽重,十痊五六。此予治兼证之苦心,盖窃东垣内伤外感之法而行之,有志斯道者,不可不知也。

《痢疾明辨·辨痢大纲有四·一曰邪热》

陈修园曰:医书云脉沉小易治,浮大难疗。又云,发热不休者死,此遵《内经》肠澼一论,执一不通之过也。余别有所悟:脉浮为表邪,浮而兼大是表邪侵于阳明之界而下痢,仲景有"葛根汤"等治法,发热不休,非感冒风寒,即是邪留经络,宜用桂枝汤、四逆散祛风寒以调经络,人参败毒散加老米名仓廪汤,亦是此意。大抵初病治法,发热恶寒者,香苏饮加防风、川芎,或四逆散以取微汗。若寒热往来多呕者,小柴胡汤,若热多而口渴者,小

柴胡汤去半夏,加瓜蒌根主之。若发热不恶寒,里急后重者,以葛根黄芩黄连甘草汤,照古法先煎葛根,后煎诸药,日服二三剂必愈。若用痢门成方,其邪无不陷人变危者,予深恨倪氏三方,真是杀人之具。

《医学衷中参西录·医论·论痢证治法》

有下痢或赤,或白,或赤白参半,后重腹疼,表里俱觉发热,服凉药而热不退,痢亦不愈,其脉确有实热者。此等痢证原兼有外感之热,其热又实在阳明之腑,非少阴篇之桃花汤所能愈,亦非厥阴篇之白头翁汤所能愈也。惟治以拙拟通变白虎加人参汤则随手奏效。痢证身热不休,服清火药而热亦不休者,方书多诿为不治。然治果对证,其热焉有不休之理?此诚因外感之热邪随痢深陷,永无出路,以致痢为热邪所助,日甚一日,而永无愈期……通变白虎加人参汤。愚生平用此方治愈此等痢证甚多(医方篇本方后载有数案可参观也)。

(12) 论湿痢证治

《大方脉·杂病心法集解卷四·痢疾门·风湿痢》

湿痢,治同风痢,但不甚痛,只多重坠也。二痢(风痢、湿痢)初起,用胃风汤、东垣方,当随人虚实选用。若湿热太盛,先服香连平胃散。

(13) 论痰积下痢证治

《济阳纲目·卷二十二下·滞下·论久痢》

朱仲苻年近七十,右手风挛多年。七月患泻痢,百药不愈。诊其脉,右手浮滑而洪数,予曰:此必太阴分有积痰,肺气壅郁不能下降,大肠虚而作泄。当治上焦。遂用萝卜子加浆水蜜,探之而吐得痰一块,大如碗,色如琥珀,稠黏如胶,痢遂止,不服他药。

(14) 论食毒痢证治

《济阳纲目·卷十一·饮食·论饮食自倍肠胃乃伤分而治之》

又云:食伤太阴厥阴,寸口大于人迎两倍三倍者,或呕吐,或痞满,或下痢肠澼,当分寒热轻重治之。轻则内消,重则除下。如伤寒物者,半夏、神曲、干姜、三棱、广术、巴豆之类主之。如伤热物者,枳实、白术、青皮、陈皮、麦蘖、黄连、大黄之类主之。

《济阳纲目·卷二十二下·滞下·论食毒痢》

李氏曰:积痢,色黄或如鱼脑,腹胀痛,恶食

者,保和丸,急痛神保丸。一切酒食积聚,或黄或赤,通元二八丹。伤酒甚,酒蒸黄连丸。伤水饮,腹胀痛者,温六丸。体实者,导水丸。

《血证论·卷四·便脓》

普明子谓痢证多兼食积,宜用枳壳、厚朴、大黄,轻则用山楂、神曲、莱菔子、麦芽,此论最浅而中肯。

(15) 论暑痢证治

《证治准绳·杂病·大小腑门·滞下》

若感暑气而成痢疾者,其人自汗发热,面垢,呕逆,渴欲引饮,腹内攻刺,小便不通,痢血频并,宜香薷饮加黄连一钱,佐以五苓散、益元散,白汤调服。不愈,则用蜜水调。感暑成痢,疼甚,食不进,六和汤、藿香正气散各半帖,名木香交加散。(以上暑痢)

《医学衷中参西录·医论·论痢证治法》

至于暑天热痢,宜治以六一散,前已言之。然南方之暑热兼湿,用六一散诚为至当;北方之暑热恒不兼湿,且有兼燥之时,若用六一散时,原当有所变通。愚尝拟得一方,用之甚效。方用滑石、生石膏各五钱,朱砂、粉甘草细末各二钱,薄荷冰一分,共和匀,每服二钱,开水送下。热甚痢剧者,一日可服五六次。名之曰加味益元散,盖以六一散加朱砂为益元散,兹则又加石膏、薄荷冰也。

[按] 暑热之痢恒有噤口不食者,而治以加味益元散,即可振兴其食欲。若非暑热之痢而亦不思饮食者,宜用朱砂、粉甘草细末等分,少加薄荷冰,每服一钱,竹茹煎汤送下,即可思食。盖此等证多因肝胆之火挟胃气上逆,其人闻食味即恶心欲呕,所以不能进食,用朱砂以降胃镇肝,甘草以和胃缓肝,竹茹以平其逆气,薄荷冰以散其郁热,所以服之即效也。因此方屡次奏功,遂名之曰开胃资生丹。

(16) 论秋痢证治

《证治准绳·杂病·大小腑门·滞下》

老人深秋患痢,发呃逆,呕者,黄柏炒燥研末,陈米饭为丸小豌豆大。每服三十丸,人参、白术、茯苓三味浓煎汤下,连服三剂即愈。切不可下丁香等热药。治冷利,腹中不能食,肉豆蔻去皮,醋面裹煨熟,捣末,粥饮下二钱匕。世俗治夏中暑痢疾,用黄连香薷饮加甘草、芍药、生姜神效者,盖夏月之痢,多属于暑。洁古治处暑后秋冬间下痢,用厚朴丸大效者,盖秋之痢多属于寒积,《经》所谓必

先岁气,无伐天和者也。(以上秋痢)

《病机沙篆·卷上·丸·痢》

入秋而痢,白豆蔻、厚朴自不可缺。

(17) 论噤口痢证治

《金匮钩玄·卷第一·痢》

(胃口热甚故也) 黄连多加人参煮汤,终日呷之,如吐了再吃,开以降之。人不知此,多用温药甘味。此以火济火,以滞益滞,哀哉。一方:脐中用田螺,盦之以引下其热。亦有误服热药涩药之毒犯胃者,当明审以祛其毒。痢方亦作丸:大黄、黄连、黄芩、黄柏、枳壳、当归、白芍药、滑石、甘草、桃仁、白术(各等分),上为末,神曲糊丸。

《古今医统大全·卷之三十六·滞下门·治禁口痢剂》

一方用干山药锉如小豆大,一半砂锅炒,一半生用,共为细末。每服二三钱米饮下,治禁口痢如神。

一法用木鳖子研雄黄少许贴脐中亦妙。

一法用东方日照壁土炒陈皮为末,每服一钱,姜枣煎汤调下。

一法用芥菜子(三钱)擂成膏贴脐上。

《寿世保元·卷八·痢疾·痢疾不治症》

一治小儿噤口痢,用甜梨一个,挖空,入蜜填满,纸包火煨熟吃,立止。

《医贯·卷之六·后天要论·痢疾论》

有一等噤口痢者,汤药入口随出,在下缠住急迫。多因热毒炽盛,逆冲胃口,胃气伏而不宣。急用黄连以吴茱萸炒过,拣去茱萸,共人参等分,加糯米一撮,浓煎一盏,细口一匙一匙润下。但得二三匙咽下,便不复吐矣。如吐再服。有一等寒气逆上者,用温补之药调之,其病易治。

《医门法律·卷五·痢疾门·痢疾论》

治噤口痢,多有用黄连者,此正治湿热之药,苦而且降,不能开提,况非胃虚所宜,昌故不敢取用。有用田螺捣如泥,纳脐中,引火热下行最妙。但郁热宜一开一降,未可徒恃一法。有用丁香、砂仁之属,以火济火,则杀人之事矣。

《赤水玄珠·第八卷·痢门·噤口痢》

治噤口痢,枇杷叶(蜜炙)一两,砂仁(蜜炒)五钱。为末,蜜调,抹口中,咽下。又方,独核肥皂一枚,去核,用盐填实其内,火烧存性,为末,先煮白米粥,用少许入在粥内食之,立效。又方,梨子

一枚去心，入好蜜一匙，蒸熟食之。

《张氏医通·卷七·大小府门·痢》

凡遇五色噤口，及瘀晦清血诸痢，每用甘草、干姜。专理脾胃。肉桂、茯苓，专伐肾邪。其效如鼓应桴，初起腹痛后重者，则兼木香、槟、朴以泄之。饮食艰进者，则兼枳实、焦术以运之。阴气上逆，干呕不食者，则兼丁香、吴茱萸以温之。呕吐涎水者，则兼橘、半、生姜以豁之。脓血稠黏者，则兼茜根、乌梅以理之。水道不通者，则兼升、柴以举之。身热不除者，则兼桂枝、芍药、姜、枣以和之。阴虚至夜发热痛剧者，则兼熟地、黄芪、阿胶、归、芍以济之。若数日不已而腹痛后重转甚者，必须参、术、升、柴兼补而升之。久痢噤口不食，此胃气告匮，最为危候。较之初起口噤，尚有浊气可破，积沫可驱，迥乎不同。非大剂参、术，佐以茯苓、甘草、藿香、木香、煨葛根之属，大补胃气，兼行津液，不能开之。但得胃气一转，饮食稍进，便宜独参汤略加橘皮或制香附，缓缓调补，兼疏滞气，最为合剂。如茯苓之淡渗，木香之耗气，葛根之行津，皆当屏除。即如久痢后重用三奇散，取黄芪、防风以致开阖，枳壳以破滞气，以为卓识不群，然后重稍减，便当改用补中益气。转关妙用，全在乎此。若厚朴、枳、橘、砂仁等耗气之药，皆戈戟也。凡脉见弦细小弱，或六部沉小，皆当准此。间有脉来滑大数实者，方可用芩、连、芍药、泽泻之属。挟热后重烦渴者，当与白头翁、秦皮、黄连、白芍之类。误用大黄，变成肿胀。若其人元气未匮，大剂人参、桂、附散其浊阴，尚可救其一二。洞泄不止，服大剂参、术不应，用养脏汤亦不应，惟附子理中汤调赤石脂末间有得生者。即发呃吐蛔，尚有四逆、参附、吴茱萸汤、干姜黄芩黄连人参汤、乌梅丸等法，然非平日相信之真，纵有生机，亦勿许治。若至发斑发躁，久痢不食，忽发除中，从无救治之法也。尝见痢久虚脱，六脉弦细，厥逆冷汗，烦渴躁扰，呃逆不宁，峻用理中、四逆、白通、通脉之类，虽日进人参二三两，服之非不暂安，脉来微续，手足渐温，稀糜稍进，去后亦稀，三四日后必然骤变。此根气已绝，灯尽复明之兆，切勿因其暂安，轻许以治，徒为识者鄙笑耳。

《杂病广要·脏腑类·滞下》

至于绝食频呕，即是噤口痢。若食入即吐不利于香、砂、橘、半者，宜用干姜黄连黄芩汤，苦辛以开拒格。若胸满而吐及干呕吐涎沫者，宜吴茱萸汤，温镇以和土木，其效如神。凡心下痞满，从仲景三泻心汤及厚朴生姜甘草半夏人参汤等择用如神。（《时方妙用》）

噤口痢有二症，虚与热是也。热塞胃口，正气衰惫，莫能与争，故滴水不进。古人有用人参三钱、酒炒黄连三钱、酒炒石莲肉一钱，频频少饮，饮而或吐，又少饮之，若得些须入胃，胃气即回而食少进矣。愚谓热胜则川连当用四钱，人参当用二钱，虚胜则人参当用四钱，川连当用二钱，盖变通之道也。此症亦有人参不能用一分者，以阴太虚而邪阳太盛也。（《苍生司命》）

《痢疾明辨·噤口痢》

缪仲醇治噤口痢神效方　绿升麻一钱，酒炒人参一钱，莲肉三十粒去芯炒焦，黄酒一盏，煎半杯饮之；蜜和为丸更妙，每服四钱，白汤送。又制滞下如金丸，治各种痢疾恶心欲吐，即噤口痢，用人参一钱，多加石莲肉，升麻八分（醋炒），白芍三钱（酒炒），白扁豆炒三钱，花亦可用。

《血证论·卷四·便脓》

噤口者，下痢不食，是火热浊攻，胃气被伤而不开，各书俱遵丹溪，用石莲汤。《金鉴》谓内热盛，上冲心作呕噤口者，用大黄黄连，好酒煎服以攻之，按肠胃所以能食者，以胃有津液，清和润泽，是以思食。西洋医虽滞于迹，亦间有可信处。言谷入于胃，即有胃津注之，将谷浑化如糜，常探胃津搅饭，顷刻亦化为糜，据此论说，则胃之思食，全是胃津使然。试观犬欲得肉，则涎出于口，此涎即欲食之本也。人之胃津，其思食之情亦类乎此。今胃为邪热浊气所攻踞，其清和之津，尽化而为浊滞。下注于大肠，则为痢。停聚胃中，则拒不纳食。丹溪石莲汤，虽知清火补胃，然石莲是莲米有黑壳者，今医用石莲子，不知何物，断不可用。即莲米性亦带涩，痢证宜滑以去着，涩乃所忌。且胃中浊滞，非洗涤变化不为功。此方虽寒热未差，然未能洗涤其滞，变化其浊，非起死回生之方也。清温败毒饮、竹叶石膏汤、人参白虎汤、麦冬养荣汤出入加减，庶可以洗胃变津，为开胃进食之良法。至呕不食，金鉴用二黄好酒，取其峻快以攻逆，然治逆洵为得法，而不知化生胃津，终未得进食之本也。吾意以为宜用大柴胡汤加石膏、花粉、人参。则攻逆生津，开胃进食，两面俱到。治噤口者，从无此论,吾今悟出切实之理,为斯人大声疾呼。海始欲以文章报国,令已自分不能,庶几发明此道,稍有补于斯民欤。

(18) 论休息痢证治

《秘传证治要诀及类方·卷之八·大小腑门·痢》

休息痢,因兜住太早,积不尽除。或因痢愈而不善调理,以致时止时作,宜四君子汤加陈皮一钱,木香半钱,吞驻车丸。只缘兜住积滞,遂成休息。再投去积,却用兜剂。

《济阳纲目·卷二十二下·滞下·论休息痢》

李氏曰:休息痢经年月不瘥,有过服凉药,以致气血虚者,八物汤加陈皮、阿胶、芩、连少许,或十全大补汤。脾胃虚者,补中益气汤、参苓白术散。肾虚者,四神丸、赤石脂丸。有误服涩药,余毒不散者,古芩术汤、神效丸、六神丸。有积者,通元二八丹。积消毒散,脾胃已和,气血将复,然后用百中散以止之。若更涩早,则缠绵胃败难救。

《病机沙篆·卷上·痢》

屡止屡发,名曰休息痢。多因用涩止太早,或不能节饮食、戒嗜好,所以时作时止,宜四君子,或补中益气加香、连或肉蔻。审无积滞,惟见虚滑,椿根皮三钱,粟壳二钱,参、术各一两,木香、粳米各二钱,煎服。有五更及午前甚者,属肾,补骨脂、山药、北五味、龙骨,丸服;午后甚者,属脾,吴茱萸、肉蔻、白术、甘草,丸服。

《友渔斋医话·第二种·橘旁杂论下卷·痢无止法》

非止涩药不可用,即经年休息痢,用脾肾双补,不加轻清消导之品,亦难免无弊。如邻翁王君利川令嗣,患久痢不瘥,翁自能医,不能自信,往苏州雨田顾翁诊治,方用缪仲淳脾肾双补。予适过其斋,见称药满案,因谓之曰:按久痢不愈而成休息,其原究因暑湿伤脏腑也。末治虽用补剂,如楂肉、砂壳、淡芩、黑栀之类,不可废也,若峻补恐有弊。翁不能用,竟服之,渐觉腹胀纳减;若易方尚可为治,其如坚信不疑,后竟成鼓胀而殁。亦见钱洪台上舍,病休息痢两载,就予诊治。其体壮实,更喜肥浓酒食,知其阴分无亏,方用西党参、炒于术、茯苓、广皮、楂肉、砂仁壳、淡芩、谷芽、炒苡仁、炙草,四服有效,出入加减二十剂,改用丸方而瘥。亦见

补中用消之一证也。

《医学从众录·卷五·痢症》

又休息痢,流连年余不愈,愈而又作,是兜涩太早,余邪未净。宜巴豆仁一钱,研去油净,当归一两,莱菔子五钱炒,同研为末。以冬蜜为丸,如桐子大,每空心以开水送下三丸至七丸,以竭其余邪,自愈。又曰:休息痢,服补中益气数剂不应,反下鲜紫血块者,此久风成飧泄。风气通于肝,肝伤不能藏血也。三奇散倍防风,加羌、葛、升麻,其一切利水破气药,皆为切禁。

《痢症三字诀·附方》

若休息,瘀热脏,逾时发,攻下良。或逾时逾年而又复发,名休息痢,谓其已休止而又复生息也,是瘀热留伏于膜油隐匿之地。仲景云宜承气汤下之,时法用黄连末调羊脂服。余每用清宁丸,日服八分,或当归芦荟丸多服皆效。

《医学衷中参西录·医论·论痢证治法》

诸痢之外又有所谓休息痢者,其痢大抵皆不甚重而不易除根,治愈恒屡次反复,虽迁延日久而犹可支持,有若阿米巴痢之轻者,至累年累月不愈而犹可支持也。或此等痢即阿米巴痢欤?须待后实验。然其所以屡次反复者,实因有原虫伏于大小肠曲折之处,是以愈而复发,惟用药除净其原虫则不反复矣。至除之之法,证之近于热者,可用鸦胆子仁,以治痢之药佐之;近于凉者,可用硫黄末,而以治痢之药佐之。再者,无论或热或凉,所用药中皆宜加木贼一钱,为其性善平肝,又善去肠风止血,故后世本草谓其善治休息痢也。其脾胃不健壮者,又宜兼用健补脾胃之药以清痢之上源,自能被除病根也。

(19) 论疫痢证治

《医碥·卷之二·杂症·瘟疫病论》

疫兼痢,发热身痛,渴躁满吐,最为危急,宜槟芍顺气汤:槟榔、白芍、枳实、厚朴、大黄,生姜煎服。

《大方脉·杂病心法集解卷四·时疫痢》

先服仓廪汤汗之,次按热痢,清里诸方法。若疫痢汗后,表邪已解,里热尚深,烦躁胀痛,形气实者,随服香连化滞汤。汗下后,痢仍不止,白痢,服白术和中汤;赤痢,服加味补血汤。

《三指禅·卷三·痢症脉论》

喻嘉言曰:初用辛凉以解表,次用苦寒以清

里。刘河间曰：调气则后重自除，行血则脓血自止。余于痢之时行初起者，而宗嘉言焉，疏经络而驱邪，败毒散（人参、羌活、独活、柴胡、前胡、川芎、枳壳、桔梗、茯苓、炙草），克壮元老之猷；于痢之传染初起者而宗河间焉，和营卫而导滞，芍药汤（芍药、归尾、黄芩、黄连、大黄、木香、槟榔、肉桂、炙草），允占大人之吉。及其归宿，郁则为热，试诊其脉，未有不数者，所以香连丸（黄连二十两，吴萸十两同炒，木香四两八钱，不见火，共研末，醋糊为丸）为治痢之总方。顾在表忌用者，邪犹未入于里也；久病难用者，恐重伤其生气也。昔赵养葵以六味地黄汤治伤寒人饥，为赵氏之创见。而下多伤阴，余尝以六味汤治痢，此又余之创见也。如果脉虚自汗，赤白将尽，真人养脏汤（粟壳、诃子、肉豆蔻、木香、肉桂、人参、白术、秦归、白芍、甘草寒。甚加附子，一方无秦归）、诃子散（粟壳、诃子、干姜、陈皮，为末空心服），俱可斟酌而用之。

《痢疾明辨·辨痢大纲有四·一曰时毒》

急宜三黄陡进，以救内焚，加桔梗开提肺气，宜其壅而举其陷，腹痛自止，热毒除而疫疠消，下痢亦愈。

《评琴书屋医略·自叙·评琴书屋医略卷一》

附论时行传染二症：痢症惯有时行与传染二种，尤当分别治之，时行者从皮毛而入，症必兼见微恶寒，邪风所过，行于一家则一家病，行于一乡则一乡病，当宗喻嘉言初用辛凉解表，次用苦寒清里，法宜败毒散加减。传染者从口鼻入，症不见恶寒。秽气所触，染一人则一人病，染一方则一方病，当宗刘河间调气行血法，宜芍药汤或参入藿香正气散加减治之。

《中国内科医鉴·病证各论·赤痢·备考》

诸症下痢，舌不生苔。但痢（赤痢之意）有白苔或黄苔，其毒深者，见黑苔或干燥欲裂，或谵语，腹微满而撮痛，数数上厕，里急后重甚，离厕则便意来，甚或长居厕间，不欲相离，所下者皆系脓血，腥臭如鲑，遂致脱肛不纳，强纳之，复忽脱，此症世称疫痢，实别于普通之痢，痢之重症者也。伤寒论下痢谵语者，与小承气汤，其先宜荡涤之而用合璧饮，《保命集》及《温疫论》所载芍药汤，《感证集腋》之槟榔顺气汤，均可选用之。里急后重者，不妨加槟榔、木香，但不及大黄为有效耳。

（20）论瘀痢证治

《冯氏锦囊秘录·杂症大小合参·卷十三·方脉痢疾合参》

复有毒痢一证，或痧毒内陷，下脓血各药不效者，当于和血行气药中，加以解毒，如忍冬花、炙乳香、香连之类。

《杂病源流犀烛·卷二十一·痧胀源流》

曰痧痢，夏伤于暑，秋必疟痢，痢疾初发，必先泄泻，泻则肠胃空虚，虚则易触秽气，即成痧痛。或天气炎热，时行疫疠，感动肠胃，因积而发，亦致痧痛。夫痢不兼痧，积去便轻，若一兼犯，必绞痛异常，止治其痢亦不效。或变痢如猪肝色，或如屋漏水，或惟红血水，或变噤口不食，呕吐，凶危。或休息久痢，惟先治痧兼治积，则痧消而积易去，积去而痧可清矣，急宜刮放（宜九号坎象方，砂仁汤下，或三十号井象方）。或更发热胀闷沉重，痢下紫血，六脉洪大不匀，此痧气不清，毒尚盛也，急刮放（宜三十五号家人方入童便饮，次以苏木、红花、茜草、五灵脂、乌药、香附、当归，以导其痧）。

（21）论疟痢证治

《景岳全书·卷之十四性集·杂证谟·疟疾》

疟痢并作而脏平邪浅者，宜胃苓汤加柴胡一二钱。若寒湿伤脾而疟痢并作者，宜温胃饮加柴胡，或胃关煎加柴胡亦妙。若湿热伤脾，下及肝肾而暴注热渴，或下纯鲜血者，宜柴芩煎。

《医学传灯·卷下·痢疾》

世有痢兼疟者，当以治痢为主，不必治疟。若疟后变痢，发泄已尽，必无暑热之毒。宜以资生丸调理。其有恣意饮食，酿成痢疾者，又不拘于此例也。

（22）论痢疾病位在肺之证治

《病机沙篆·卷上·痢》

肺经之气郁大肠，桔梗、苏子为君，以痢药佐之。

《医原·卷下·燥气论》

又或肺燥直逼大肠（肺与大肠同属燥金），而成肠澼（俗名痢疾）；燥郁气机，则肠垢下而色白，燥伤血络，则血渗大肠而色红，（肠中本无血，所行之血，乃肠间经络之血渗入大肠）肠中切痛、痛而后行、里急后重、艰涩不通、行后稍止、气机终觉不利、糟粕又或结为燥粪。与湿痢之痛缓酸坠，而不里急艰涩，大便溏而多者有别。

《痢疾明辨·辨痢大纲有四·一曰秋燥》

《金匮》云："肺痈"者，非肺痈也，肺气下郁于大肠故痛也，宜用桔梗以开之，苦寒以化之，滋阴以润之，《金匮》主紫参汤，紫参不知何物，张璐以紫菀代之，亦是开泄之义。此症忌用败毒散，以风药多燥也；忌大下，阴虚者下之复伤其阴也。忌补气，气愈滞则燥愈甚也。张飞畴云：此症补气死，攻积亦死，宜白头翁汤加甘草、阿胶汤。予尝用黄连阿胶汤加桔梗，多效。每见此症，夭枉者甚多。喻氏云：水出高源，肺气清则小便自行，肺与大肠为表里，大肠之热，皆因肺热所积，尤宜用辛凉之药，清化肺源，况肠胃有病，其所关全在乎肺。《本草》谓紫参治心、肺、腹中痛，疏积聚，疗肠中热，通九窍，利大、小便；仲景取通因通用之意，可见肺气不通而痛，则急通其壅可知矣。

舒进贤曰：秋燥者，秋分以后燥金主气之时，凉风渐起，暑气退而热气收，天气清而土气燥，起居咸康，然天道靡常，时有不正之气涸于清肃之令，转令暴行，谓之秋燥。其燥气上浸于膈，即干咳，失音，咽痛，心烦，肌无润泽，法宜玉竹、天冬、桔梗、蒌仁、鸡子白。其燥下侵肠胃，则腹痛下痢，里急后重，皮毛焦槁，索瑟无汗，心躁咽干，法宜生地、阿胶、桔梗、蒌仁、鸡子黄。燥与火不同，火为实证，阳亢热甚，身热多汗，宜苦寒实而泻其热，燥为虚证，阴亏失于润泽，肌肤干燥，宜苦寒滋其阴而润其燥；又与陷邪不同，陷邪有湿热、有脾虚，此为阴虚，芪、术、砂仁、半夏万不可便投也。

论秋燥亦因岁气盛衰

孙氏御千曰：乾隆戊子，少阴君火司令，小满后夹三伏之气，正属主气，客气亦属君火加临，二阴盘旋太虚，风火自出，日日风火亢旱，自春至秋，逢风熄之日则炎热异常，立秋后上自湖广，下至江浙，皆患疫痢，色赤或五色相兼杂，虚者受之，必噤口而入脏肢冷，五六日告毙矣，轻者由赤转白乃愈，疟疾绝少。夫火盛之年，本能生土旺胃，因木火同性，肝胆肆横，挹取胃中津液，肠胃中被窃空虚，暑毒乘虚内袭，故患痢者多。疟乃少阳经病，木旺邪不入，故少。本年治痢，以肝为刚脏，宜制以柔，用阿胶、白芍；胃为阳土，喜通恶塞，用人参、茯苓、甘草、陈皮，通补胃阴；荷叶升清，陈皮理气，银花清少阴君火而解毒，加槟榔汁以疏通肠中之壅。同姜体干酌定，无不应手取效。

《血证论·卷四·便脓》

久痢不止，肺气下泄，则魄随之陷，而魄脱则死。肺藏魄，治宜调补肺气，人参清肺汤以固之，如寒滑者，桃花汤治之，仲景诃黎勒散即是清肺固脱之方。四神丸、乌梅丸，皆是桃花汤之义，方难尽举，升提固涩，总须分寒热用药，斯无差爽。

《治疟机要·卷二·论疟痢》

如脉右洪数，口渴身热，咳嗽胸痞，痢下白浊，病偏于肺者，以秋乃肺金主气，肺不通调，则水浊气滞下奔大肠，发为白痢。迫注者、肺之肃不通者，金之收也。宜苇茎汤加甘草、桔梗、黄芩、芍药主之，清渗湿热以攻荣舍，疏通气滞以开肺膜也。

（23）论痢疾病位在肾之证治

《医贯·卷之六·后天要论·痢疾论》

又有一等阴虚似痢者，即五泄中大瘕泄者，是也。《经》曰：里急后重，数至圊而不能便，必茎中痛。褚氏云：阴已耗而复竭之，则大小便牵痛，愈痛则愈便，愈便则愈痛，其证红白相杂，里急后重，悉似痢疾，必小便短涩而痛，或不通而痛，或欲小便而大便先脱，或欲大便而小便自遗，两便牵引而痛。此肾虚之危证，急以八味地黄加补骨脂、肉豆蔻、阿胶，理中汤加升麻、桂、附，相继间服，庶可挽回。世以痢药致毙者，不可枚举。

《病机沙篆·卷上·丸·痢》

久虚大滑，服药不效者，大断下丸，龙骨，枯矾、赤石脂、姜、附、诃、蔻为末，醋糊丸，米汤下……病在中州脾土，只须姜、蔻理之。若病在肾家，以赤石脂、禹余粮、补骨脂、北五味有功也。

（24）论小儿痢疾证治

《丹溪心法·卷五·小儿九十四》

小儿赤痢壮热　用蓝青捣汁，每服半盏，与之妙。[附录]凡小儿痢疾，亦作食积论。初得之时，宜用木香槟榔丸下之，后用白术、白芍药、黄芩、甘草、滑石。如里急后重，加木香、槟榔、枳壳。久不止者，用肉豆蔻、粟壳炒黄。

《痢疾明辨·小儿痢》

通用诸方：败毒散、香连丸、青麟丸、龙荟丸、滞下丸、芍药汤、桂元肉包苦参子、猪小肠垢灰、治痢散。

治痢奇方：川连、川朴、青广皮、枳壳、槟榔、山楂、木香、白芍、黄芩、地榆、归尾、桃仁、红花、甘草。

东风散：黄芩、槟榔、枳壳、山楂、青皮、川朴、当归、白芍、炙草。肢冷加肉桂，热甚加黄连，兼疟加柴胡，红痢加桃仁、红花、地榆，白痢加香附、陈皮。

芍药汤：白芍、茯苓、官桂、甘草、槟榔、木香、归尾、川连。滞加枳壳，后重加升麻，脏毒加黄柏，血弱加胶、姜、芎、柏，燥粪加大黄。

（25）论产后痢疾证治

《赤水玄珠·第二十三卷·产后赤白痢》

产后痢疾，因饮食六淫七情，伤于脾胃，或渗大肠，皆为难治。若饮食不进，谓之虚痢。气宇不顺，谓之气痢。寒热温凉，升降调补。各随所宜而施治之。白属气分而赤属血分也。若米食所伤，用六君加谷芽。若面食所伤，加麦芽。若肉食所伤，加山楂、神曲。凡兼呕吐，俱加藿香。若兼咽酸，或呕吐，用前药送越鞠丸。若肝木克脾土，用六君加柴胡、炮姜。若寒水反来侮土，用钱氏益黄散。若久泻或元气下陷，兼补中益气汤，以升发阳气。若泻痢色黄，乃脾土真色，宜加木香、肉豆蔻。若属脾土虚寒，六君加木香、姜、桂。若脾肾虚寒，用补中益气汤及四神丸。若下元虚寒，用八味丸以补土母。若以小便涩滞，肢体渐肿，或兼喘咳，用金匮肾气丸，以补肾利水道。若胃气虚弱而四肢浮肿，须补胃为主。若久而不愈，是气亏损也。必用四神丸、六味丸、八味丸三方，以补足三阴。若用分利导之剂，是虚其虚也。

《石室秘录·卷六·水湿门》

产妇痢疾，因气血之虚，不可竟用去热散火之药，以虚其虚，今用田螺外治，法至巧也。

《冯氏锦囊秘录·杂症大小合参·卷十三·方脉痢疾合参》

产后痢疾，积滞虽多，腹痛虽极，不可用大黄等药行之，致伤胃气，遂不可救，但用人参、白芍、当归、红曲、醋（炒）升麻、益母草煨木香、留白、广皮、炙甘草足矣。如血虚可加（炒）阿胶二钱。凡胎前滞下，宜用黄芩、黄连、白芍、炙甘草、橘红、红曲、枳壳、莲肉，略用升麻，未满七月，勿用滑石。

《杂病源流犀烛·卷十五·痢疾源流》

或胎前作痢，不可轻用伤胎药（宜芩、连、白芍、炙草、橘红、枳壳、红曲、莲肉，略用升麻亦可，未满七月，勿用滑石）。或产后作痢，积滞虽多，腹痛虽极，不可轻用荡涤药（如大黄、芒硝之类），恐伤胃气，致不可救（宜人参、白术、当归、红曲、升麻、炙甘草、滑石、益母草）。恶露未尽者兼治之（宜加乳香、没药、砂仁）。血虚者稍清理之（宜加阿胶）。

《痢疾明辨·产后痢》

此极重之症也，古人谓之七日死。张路玉以"伏龙肝汤、丸"，用之于湿热已消，但见稀水、薄粪而无实火者，诚然有效。若湿热之邪未清，舌红或黄，唇燥口渴，腹痛，后重窘迫者，均非所宜。每见医家治此症，不肯用苦寒药，宗张氏三禁之论，又据丹溪产后不用白芍之说，不肯用黄芩、白芍，病者烦躁不安，扬手掷足而毙者，深为惨伤。吾乡戚孟扬先生……用功《金匮》，寤寐神游，读至产后热痢用白头翁汤一条，恍然于苦寒之剂，先圣未尝禁用，只要辨证清楚耳。余自庚子年至今，常用黄连阿胶汤、黄芩汤、泻心汤，皆应手取效，是知湿火下陷，万不可用温燥也。又有并非胎前下痢，产后复数日下痢者，亦如上法，切勿用温燥之剂；均宜明辨六经、表里、寒热、阴阳、虚实八字而治之，万无一失。

（26）论痢疾腹痛证治

《万病回春·卷之三·痢疾》

大凡痢作痛者，热流下也，加炒芩、芍药清之。

《证治准绳·杂病·大小腑门·滞下》

《金匮》下痢腹痛，紫参汤主之。洁古云：厚朴丸治处暑后秋冬间腹痛下痢大效。丹溪曰：初下痢腹痛，不可用参、术，然气虚胃虚者可用。初得之，亦可用大承气、调胃承气下之，看其气病、血病，然后加减用药。腹痛者，肺经之气郁在大肠之间者，以苦梗发之，然后用治痢药，气用气药，血用血药……粥多及食肉作痛者，宜夺食。夺食者，减其粥食，绝其肉味也。因伤冷水泻，变作赤白痢，腹痛减食热燥，四肢困倦无力，宜茯苓汤。下痢之后，小便利，而腹中满痛不可忍，此名阴阳反错，不和之甚也，越桃散主之。治痢止痛如神方，拣净川连片一两，净枳壳片一两，槐花三二两，用水浸，片时漉净，同川连先炒老黄色，次入枳壳再炒，待燥拣出槐花不用，止将黄连五钱，枳壳五钱，作一服，水煎七分去渣，调乳香、没药净末各七分五厘服之，次照前方再服一剂，腹痛即止，痢即稀，神效。此方有服之如醉者，乃药力行也，不妨。仲景建中汤，治痢不分赤白久新，但腹中大痛者神效。其脉弦急或涩,浮大按之空虚,或举按皆无力者是也。下利脓血稠黏,腹痛后重,身热久不愈,脉洪疾者,芍药黄芩汤。脓血痢无度,小便不通,腹中痛,当归导气汤。

《济阳纲目·卷二十二下·滞下·论腹痛》

丹溪云……绝其肉味也。又云,腹痛以白芍、甘草为君,当归、白术为佐。恶寒者加桂,恶热者加黄柏。气血俱虚,腹痛频并,后重不食,或产后得此者,四君子汤加当归、陈皮煎,下保和丸二三十粒。

《赤水玄珠·第八卷·痢门·腹痛》

仲景治痢不分赤白,久新,但腹痛甚,其脉弦急,或涩浮大,按之空虚,或举按皆无力,以建中治之,甚效。

《病机沙篆·卷上·丸·痢》

久泻无度,腹痛者,禹余粮五钱,赤石脂、白术各三钱,诃子、肉蔻各一钱五分。腹痛,芍药甘草汤,戊己化土,此仲景方也。挟虚者,建中汤,然古人以建中汤治痢,不问赤白新久,用之皆效。

《痢疾明辨·辨痢大纲有四·一曰时毒》

舒进贤云:此症腹痛,乃肺气为火热所迫,陷入腹中,壅满遏甚而为扰痛,与虚寒腹痛不同;虚寒者腹不满,喜手摩按,法宜温补;火热内壅者其腹满,不喜摩按,芪、术温补,毫不敢犯,即如陈皮、木香、厚朴等药,皆不可用,惟有桔梗开之一法,投之立应。

[陈韶九按]用桔梗开提,亦必加于苦寒药中,如三黄解毒汤加桔梗;此神剂也,予曾验过。

《中国内科医鉴·证候与治法概编·胸痛、腹痛·腹痛》

桂枝加芍药大黄汤　此系桂枝加芍药症内实之治方。痢病初起,腹痛甚者,用此方随手可愈。

(27)论痢疾里急后重证治

《证治准绳·杂病·大小腑门·滞下》

下利赤白,里急后重,香连丸。亦可用连二钱,姜半钱,为末和匀,温酒下。仲景云:热利下重者,白头翁汤主之。下利脓血,里急后重,日夜无度,宜导气汤。洁古云:大瘕泄者,里急后重,数至圊而不能便,茎中痛,用清凉饮子主之,其泄自止。茎中痛者,属厥阴,加甘草梢。里急后重多者,属少阴,加大黄,令急推去旧物则轻矣。《内经》曰:因其重而减之。又云:在下者引而竭之。里急后

重,数至圊而不能便,皆宜进退大承气汤主之。东垣云:下利赤白,后重迟涩,宜感应丸。丹溪云:或曰,治后重,疏通之剂,罗谦甫水煮木香膏、东垣白术安胃散等方已尽矣。又有用御米壳等固涩之剂亦愈者,何也?曰:后重本因邪压大肠坠下,故大肠不能升上而重,是以用大黄、槟榔辈,泻其所压之邪。今邪已泻,其重仍在者,知大肠虚滑不能自收而重,是以用御米壳等涩剂固其滑,收其气,用亦愈也。然大肠为邪坠下之重,其重至圊后不减;大肠虚滑不收之重,其重至圊后随减。以此辨之,百不失一也。其或下坠异常,积中有紫黑色,而又痛甚,此为死血证,法当用桃仁泥、滑石粉行之。或口渴及大便口燥辣,是名挟热,即加黄芩。或口不渴,身不热,喜热手熨汤,是名挟寒,即加干姜。后重,积与气坠下,服升消药不愈者,用秦艽、皂角子、煨大黄、当归、桃仁、枳壳、黄连等剂,若大肠风盛,可作丸服。其或下坠在血活之后,此为气滞证,宜前药加槟榔一枚。后重当和气。积与气坠下者,当兼升兼消。升谓升麻之类,消谓木香、槟榔之类。《金匮》方,泄利下重者,以水五升,煮薤白三升,至二升去渣,以四逆散方寸匕内汤中,煮取一升半,分温再服。东垣云:凡用诸承气等药挨积之后,仍后重者,乃阳不升也,药中当加升麻升其阳,其重自去也。东垣云:里急后重,数至圊而不能便,或少有白脓,或少血者,慎勿利之,宜升阳除湿防风汤。

《病机沙篆·卷上·丸·痢》

里急而至圊反不能即出者,气滞也,疏通为主;里急而频见污衣者,气脱也,补涩为主。后重而至圊稍减者,火迫也,黄连为主;后重至圊而转增者,下陷也,升麻为主。里急不快者,香、连、槟、实、芎、归;里急污衣,参、术、诃、蔻、乌、味、甘、桔。后重得解转甚,参、芪、术、草、升、柴;后重得解即减,芩、连、香、砂、槟、黄。

(28)论痢疾虚坐努责证治

《医贯·卷之六·后天要论·痢疾论》

有一等积滞已少,但虚坐努责,此为下多亡血。倍用当归为主,生血药为佐,血生自安,此是血虚阴证。

(29)论痢兼烦证治

《诸病源候论·痢病诸候·痢兼烦候》

痢则腑脏俱虚,水气相并,上乘于心,心气不

宣畅,痞满在内,故令痢而兼烦者也。

（30）论痢兼不寐证治

《杂症会心录·妇人杂症·产后不寐》

兼疟痢而不寐者,治在疟痢也,疟痢止而神敛,可以安卧矣。

（31）论痢兼呕证治

《济阳纲目·卷二十二下·滞下·论泄痢而呕》

《病机》云:如痢或泄而呕者,胃中气不和也。上焦不和,治以生姜、橘皮;中焦不和,治以芍药、当归、桂、茯苓;下焦不和而寒,治以轻热药。甚,治以重热药。

《统旨》云:痢而呕者,谓胃气不和,宜姜橘白术汤。因火逆冲上而呕者,加姜汁炒黄连。胃虚而呕者,加人参,倍术。积滞毒气上攻而呕者,用木香导滞汤。阴虚者,四物汤加参、术、苓、柏、陈皮。下痢呃逆同治。

李氏曰:下痢呕吐有寒热者,属半表,柴苓汤。顽痰在膈者,芩连二陈汤加防风、桔梗芦探吐。火冲上者,清六丸。毒滞上攻者,平胃散加黄连、木香、槟榔。虚呕食少者,四君子汤加陈皮、厚朴、麦门冬、竹茹,或温六丸。日久阴虚者,八物汤合二陈汤加枳梗。

《证治汇补·卷之八·下窍门·痢疾》

痢而呕者,胃气不和也。《心法》有胃中火逆而呕者,有毒气上攻而呕者,有胃虚而呕者,有肝旺而呕者,大率久痢见之为逆。

《中国内科医鉴·病证各论·赤痢·备考》

痢疾而呕吐,虽极虚者亦多得治,因呕吐亦起于内中有毒故也。虚极而呕吐但不下重者,是为不治之症。病人入于医者之手,凡呕吐而又下重者,十中能救二三。此症北尾春圃谆谆告人,不宜用附子,而宜用白头翁之类,或用下剂。

（32）论痢兼呃逆证治

《济阳纲目·卷二十二下·滞下·论下痢呃逆》

丹溪云:呃病自下冲上,属火之象,古方悉以胃弱言之,殊不知胃弱者阴虚也,虚之甚也。滞下之久多见此证,乃因久下而阴虚也,详见呃逆本门。

《痢疾明辨·痢疾呃逆》

痢疾呃逆,初起决无是证,或邪甚致此,或误治致此,皆为恶候;大抵中气大伤,邪正混合不清,有以致此耳。其有湿热上冲者,"诸热冲上,皆属于火"也,丹溪法可遵;中气虚寒,理中可投,然必鹜溏溲白者方可用;寒热错杂者,连理汤;若赤白相兼,泻心汤、芍药汤加参为妥;若邪未尽而正大伤,僻出无度,终难挽救。[再按]景岳主乎中虚气逆,必降气调气,最属近理,临症者宜参之。

（33）论痢兼口渴证治

《诸病源候论·痢病诸候·痢兼渴候》

痢则津液空竭,腑脏虚燥,故痢而兼渴也。渴而引饮,则痢不止,翻益水气,脾胃已虚,不能克消水,水气流溢,浸渍肌肉,则变肿也。

《医学妙谛·卷上·杂症·痢疾章》

痢而口渴者属太阴,呃忒之来由乎胃少纳谷,致逆则土败之势也。

（34）论痢兼小便不通证治

《杂病广要·脏腑类·滞下》

小便不通,绝无小便,此毒气并归一脏,胃干者死,山栀、赤茯苓解之,《局方》黄连阿胶丸挟暑尤佳。（《永类》）（[按]黄连阿胶丸用阿胶、黄连、茯苓三味）下痢小便不通者,黄连阿胶丸为最（《要诀》）。

（35）论痢兼水肿证治

《诸病源候论·痢病诸候·痢兼肿候》

土性本克水,今因痢,脾胃虚弱,土气衰微,不能克制于水,致令水得妄行,不流于小肠而浸渍脏腑,散流皮肤,与气相搏,腠理壅闭,故痢而肿也。

（36）论痢兼口疮证治

《诸病源候论·痢病诸候·下痢口中及肠内生疮候》

凡痢,口里生疮,则肠间亦有疮也。所以知者,犹如伤寒热病,胃烂身则发疮也。此由挟热痢,脏虚热气内结,则疮生肠间;热气上冲,则疮生口里。然肠间、口里生疮,皆胃之虚热也。胃虚谷气弱,则九虫、三尸发动,则变成䘌。

（37）论痢兼脱肛证治

《证治准绳·杂病·大小腑门·滞下》

东垣治一老仆,脱肛日久,近复下利,里急后重,白多赤少,不任其苦,此非肉食膏粱者也。必多蔬食,或饮食不节,天气已寒,衣盖又薄,寒侵形体不禁,而肠头脱下者,寒也,滑也。真气不禁,形质不收,乃血脱也。此乃寒滑,气泄不固,故形质下脱也。当以涩去其脱而除其滑,以大热之剂除寒补阳,以补气之药升阳益气,以微酸之味固气上收,名之曰诃子皮散,一服减半,再服全愈。养脏汤、地榆芍药汤。戴云:脱肛一证,最难为药,热则肛门闭,寒则肛门脱。内用磁石研末,每二钱,食前米饮调下。外用铁锈磨汤温洗。

《证治准绳·杂病·大小腑门·脱肛》

况大肠有厚薄,与肺为表里,肺脏蕴热则闭,虚则脱。《本草》有云:补可以去弱,涩可以去脱。若脱甚者,既补之必兼涩之。设不涩于内,亦须涩于外,古方用五倍子末托而上之,一次未收,至五七次必收而不复脱矣。久利、妇人、小儿、老人有此疾者,产育及久痢用力过多,小儿气血未壮,老人气血已衰,故肛易于出,不得约束禁固也。肛门为大肠之候,大肠受热受寒皆能脱出,当审其因证,寒者以香附子、荆芥等分,煎汤洗之。热者以五倍子、朴硝煎汤洗之。亦用木贼烧灰,不令烟尽,入麝香少许、大便了、贴少许。或以五倍子末摊纸上贴肛,缓缓揉入。有肠头作痒,即腹中有虫。丈夫因酒色过度。大肠者,传导之官。肾者,作强之官。盖肾虚而泄母气,肺因以虚,大肠气无所主,故自脱肛。治法实元气去蕴热之剂,外用前药洗之,医治无不愈矣。

(38)论痢兼大孔痛证治

《医门法律·卷五·痢疾门·痢疾论》

肛门痛,热留于下也。初病身热,脉洪大,宜清之,黄芩芍药汤。病人身冷自汗,宜温之,理中汤。

《症因脉治·卷首·论〈医宗必读〉症因差误治法不合》

后肛痛一条,上云热流于下,用槐花、木香是矣。又云挟寒者用理中汤,挟字下得不妥。《原病式》云:岂有寒热夹杂于肠胃间乎?夫肛痛初起,再无寒痛之理,痢之日久,然后见痛,方为元气下陷,然止宜用补中益气汤以升提之,未可用理中汤以治。因肛痛皆是湿热下流,燥火闭塞。即痢之日久者,亦止宜于补,未宜于温。即令虚矣,寒则未必寒也。若是虚而兼寒,则肛门当不禁而无疼痛矣。

(39)论痢疾其他证治

《杂病源流犀烛·卷十五·痢疾源流》

又有毒痢,或痧毒内陷,致有脓血,各药不效,此险症也(宜忍冬藤为君,地榆、丹砂、犀角汁

佐之)。

《痢疾明辨·辨痢因邪滞广肠药难立到致后重窘迫》

痢因邪滞大、小肠,其回转曲折之处,用药已难清理,邪滞广肠,燥矢压之,后重窘迫,痛苦万状,煎药一时难到病所,盖汤者荡也,仅能荡涤中、上焦无形之邪,广肠在下焦极下之处,其道远,其邪深,必用苦寒有形之药,涤之导之,方能直到病所,青麟丸、滞下丸,甚者当归龙荟丸,均为应用之剂,古人必用槟榔者,正为此耳。吾乡祝思佳君,病痢,进败毒散以提陷邪,渠欲速效,吸洋烟而痢益不爽,肛门如有刺毛刺痛。予谓:一团湿火结于肛门,必须通之。用青麟丸、芍药汤,重用大黄皆不效,服更衣丸始去结粪数块,又进龙荟丸三钱,大下结粪数次而瘥,因知后重逼迫,肛门如烙,乃湿火结成宿垢,滞于广肠之故也。

2. 论痢疾用药

《仁斋直指方论·卷之十四·泻痢·泻痢证治》:"泻痢须要衣服周密,恐伤风冷。凡蕴热血痢,里急而痛甚,虽已疏通荡涤,然其痛不减者,非热亦非积也,营血亏少,阳刚胜阴故尔,用药当以川芎为佐,营血一调,其痛立止。"

《古今医鉴·卷之十·心痛》:"一方单用栀子炒,为末,每服二三匙。心痛、腹痛姜汤调下。痢作肚痛,黄酒调下;四肢浮肿,米饮调下;小便淋沥,白汤调下。"

《古今医鉴·卷之十六·通治》:"久痢腹痛,日夜无度,不思饮食,倍子、枯矾等分为末,醋糊为丸,每三四十丸,空心米汤下。"

《寿世保元·卷八·痢疾·痢疾不治症》:"一治泻久久不止,不肯服药,用肉豆蔻煨去油,为末三钱,麦面四两同和,切面入葱、盐煮如常,食之。"

"一治血痢,用苦参炒为末,每服三分或五分,米汤调下。"

"一治白痢,用肉豆蔻,面包煨乳香一粒,共为末,每服二三分,米汤调下。"

《寿世保元·卷十·单品杂治·百草霜治验》:"一便血血痢,男用公猪血,女用雌猪血,和百草霜为丸,或以血蘸服。"

"一白痢肚腹疼痛,百草霜为末,每服二钱,空心,用酒调服,米汤亦可。"

《济阳纲目·卷二十二下·滞下·论冷热

痢》："李氏曰：冷热不调，赤白各半，古姜墨丸。或乍溏乍涩，似痢非痢，古萸连丸。"

《医镜·卷之二·痢疾》："又不可因久痢之人气虚不摄，妄投黄芪、升麻之类。下痢若服黄芪，即发臌胀；若服升麻，则小便与积皆升至上焦，此速死之道也。"

《侣山堂类辩·卷下·鸡子、金银花、王不留行》："金银花花开黄白，藤名忍冬，得水阴之气而蔓延。陶隐君谓能行荣卫阴阳……又治热毒下痢……夫医者，意也。本草大义，亦以意逆之，则得矣。开之曰：人但知金银花败毒消肿，不知有行荣卫血气之功，得冬令寒水之气。"

《杂病源流犀烛·卷二十一·痧胀源流·治痧胀应用古方十七》："一治小儿急慢惊风，五痫二痢，蜜水、薄荷叶同磨服。牙关急紧，磨涂并服。"

《友渔斋医话·第二种·橘旁杂论下卷·痢无止法》："更如治痢疾用柴胡、升麻之类，以除后重。[按]升、柴只升无形之气，不滞有形之邪；若桔梗能提阻邪秽，断不可用。"

《医门棒喝·卷之四·蒌仁辨》："按瓜蒌，本名栝楼，甘凉滑润之品也。润肺，止咳嗽，消痰火郁结，皆取其凉润之功。因其甘凉滋润，故又生津止渴。是但宜于燥、火二气之病，若寒若湿，断非所宜。《本草》言其能涤荡胸中痰腻，亦是火燥二气，郁蒸津液所成之痰，非湿蕴之痰，此不可不辨也。且古方所用，皆瓜蒌实，未有单用仁者。为因其仁多油，《本草》言熬取可以点灯，则油重可知。油既重，则不但不能涤荡，而反滋其痰腻矣。后世有将其油去净，名蒌霜，用治阴虚肠燥痰火之病，亦罕见有用仁者。余涉历南北各省数十年，惟见吾绍，治温暑湿热痢疾等证，多用蒌仁。未知始自何人，相习成风，莫有知其害者。余窃怪之，推求其故，实由汪切庵《本草备要》，误将蒌实作仁，竟不考古方所用是实非仁。又有《本草从新》，其自序云，即取《备要》而重订之。故亦以实作仁，因讹承讹。此二书为当世所盛行，读者遵信勿辨，遂相率效用也。夫湿热之邪，黏滞难化。必须芳香苦辛，开泄疏通，而后阳气得伸，邪始解散。大江以南多湿，故温暑等证，挟湿者十居八九……湿邪壅遏，三焦气化不宣，多致二便不利。但用芳香开泄，三焦气行，其便自通。或见大便不解，不知开泄，而用蒌仁，欲其滑肠。岂知蒌仁甘凉油润，凉

不足以去热，而油润助湿，甘更壅气。故不能退病，反碍其胃。或遇脾气虚滑之人，便虽得解，而湿热因之内陷。为其止能滑肠，不能开泄湿热，遂至清阳不振。上则胃闭不食，下则滑利不休，变证多端，或至昏沉，不省人事，余盖屡见之矣。此皆由《本草备要》之误，而不考究古方之故也。"

《归砚录·卷一》："茶能清神醒睡，止渴除烦，有解风热，凉肝胆，吐风痰，利头目，去油垢，肃肺胃之功。口不渴者，可以勿饮。红茶既经蒸盒，失其清涤之性，更易停饮。昔人夸之者未免过当，毁之者殊失其中。章杏翁至谓为灾星厄运之媒，亦矫枉而失实也。惟论姜茶治痢之弊，为发前人所未发。其辨云……即使果有其事，所患必是寒痢，治而愈者，得力于姜也。设为热痢，而欲藉茶之凉，制姜之势，岂非梦梦！"

《杂病广要·诸血病·大便血》："治肠风脏毒便血等疾。温州枳壳（不以多少）上逐个刮去穰，入去壳巴豆一粒，以线扎两片合定，银石器内，米醋煮枳烂为度，洗净去巴，只以枳锉焙为末，醋糊为丸，绿豆大，每服三十粒，空心腊茶清吞下，病愈住服。痢疾亦可用，初患则留巴少许亦可。（《增品易简》《澹寮》）"

《冷庐医话·卷三·痢》："白槿花治赤痢甚效，余于杭郡学署植数株，秋间花开繁茂，凡患赤痢者，以花五六朵，置瓦上炙研，调白糖汤，服之皆愈。荷花池头陈某秋间下痢月余，诸药不效，已就危笃，亦以此方获愈。采花晒干，藏之次年，治痢亦效。"

《冷庐医话·补编·录方·苦参子治休息痢》："鸦胆子治休息痢，歃《程杏轩文囿医案》甚称其功效，用三十粒去壳取仁，外包龙眼肉捻丸，每晨米汤送下一二服，或三四服即愈。此药味大苦而寒，力能至大肠曲折之处，搜逐湿热，本草不载，见于《幼幼集成》，称为至圣丹，即苦参子也，药肆多有之。吾里名医张云簑先生李瀛，亦尝以此方传人，吾母周太孺人，喜施方药，以治休息痢，无不应验，兼治肠风便血，凡热痢色赤，久不愈者，亦可治，惟虚寒下痢忌之。（炳章）[按]苦参子仁治肠热便血，及热痢久不愈，余亦治验多人，惟余用每次十四粒，龙眼肉七枚，分包吞服，两服即愈。"

《存存斋医话稿·卷二》："治痢证用木香以开郁滞，升降诸气，诚为佳品。然其气香而窜，其味

苦而辣,宜于实证,而不宜于虚证。宜于寒湿,而不宜于暑热。其有湿热黏滞,稍加木香作佐,使宜通气液,未始不可。独怪近世治痢,不辨证脉,视木香为家常便饭,几至无方不用。甚且形消骨立,舌绛而光,阴涸显然,犹复恣用不已,浸至不救。目击心伤,特为拈出,医家病家,切须留意。"

《对山医话·卷四》:"木鳖子,本草言其无毒,能治泻痢疳积,而发明下又载蓟门人有二子,服此俱毙,特著为戒。近闻南门外有农人曹某,年已半百,子仅九龄,患腹痛,时发时止,经年不愈。或言此疳积,木鳖可疗,曹即市五文,尽数煎与其子服,不逾时乃肉颤筋弛,骨节尽解而死。按木鳖有二种,一产南中,形细而底凸,又名木虱子。昔人用以治痢,审其性味,不过苦参子之类耳。此种今已绝少,现肆中所卖者,皆番木鳖,出回回国,外科尝用以敷疮,服之能杀人,切勿入药以尝试也。"

《医学衷中参西录·医方十八·治痢方·通变白虎加人参汤》:"痢证间有凉者,然不过百中之一耳,且又多系纯白之痢。又必脉象沉迟,且食凉物,坐凉处则觉剧者。治以干姜、白芍、小茴香各三钱,山楂四钱,生山药六钱,一两剂即愈。"

《医学衷中参西录·药物·山楂解》:"痢疾初得者,用山楂一两,红白蔗糖各五钱,好毛尖茶叶钱半,将山楂煎汤,冲糖与茶叶在盖碗中,浸片时,饮之即愈。"

二、医案

1. 冷痢案

《周慎斋遗书·卷八·痢》

一妇痢疾身热,作真痢治,遂烦躁。用附子一钱,白术、炮姜各一钱,甘草五分,愈。夫身热者,阳浮于外也;烦躁者,阴盛于内而格阳也。附子理中汤回阳于命门,逐阴寒于外也,所以甚效。

《医贯·卷之六·后天要论·痢疾论》

海藏云,杨师三朝大醉,至醒发大渴,饮冷水三巨杯,次日又饮茶三碗,后病便鲜血,四次约一盆,先以吴茱萸丸,翌日又以平胃五苓各半散,二大服血止,复白痢,又以感应丸四服,白痢乃止,其安如故。或问曰:何为不用黄连之类以解毒,而所用者温热之剂乎?予曰:若用寒凉,其疾大变难疗。寒毒内伤,复用寒凉,非其治也。况血为寒所凝,浸入大肠间而便下,得温乃行。所以用热药其

血自止。《经》曰:治病必求其本,此之谓也。胃既得温,其血不凝而自行,各守其乡矣。

不肖体素丰,多火善渴,虽盛寒,床头必置茗碗,或一夕尽数瓯,又时苦喘急,质之先生,为言此属郁火证,常令服茱连丸,无恙也。丁巳之夏,避暑檀州酷甚,朝夕坐冰盘间,或饮冷香薷汤,自负清暑良剂。孟秋痢大作,初,三昼夜下百许,次红白相杂,绝无渣滓,腹胀闷,绞痛不可言,谓宜下以大黄,先生弗顾也,竟用参术姜桂渐愈,犹白积不止,服感应丸而痊,后少尝蟹鳌,复泻下委顿,仍服八味汤,及补剂中重加姜桂而愈。夫一身历一岁间耳,黄连苦茗,曩不辍口,而今病以纯热瘥。向非先生,或投大黄凉药下之,不知竟作何状,又病室孕时,喘逆不眠,用逍遥散立安,又患便血不止,服补中黑姜立断,不再剂。种种奇妙,未易殚述。噫,先生隔垣见人,何必饮上池水哉?闻之善赠人者以言,其永矢勿谖者,亦以言。不肖侏儒未足为先生重,窃以识明德云尔,四明弟子徐阳泰顿首书状。

《济阳纲目·卷二十二下·滞下·论寒痢》

罗谦甫云:至元乙亥,廉台王千户领兵镇涟水,此地卑湿,因劳役过度,饮食失节,至秋深疟痢并作,月余不愈,饮食全减,形容羸瘦,时已仲冬,求治于予,具陈其由。诊得脉弦细而微如蛛丝,身体沉重,手足寒逆,时复麻痹,皮肤痂疥,如疠风之状,无力以动,心腹痞闷,呕逆不止。皆寒湿为病久淹,真气衰弱,形气不足,病气亦不足,阴阳皆不足也。《针经》云:阴阳皆虚,针所不为,灸之所为。《内经》云:损者益之,劳者温之。《十剂》云:补可去弱。先以理中汤加附子,温养脾胃,散寒湿。涩可去脱,养脏汤加附子,固肠胃,止泄痢。仍灸诸穴,以并除之。《经》曰:腑会太仓。即中脘也,先灸五七壮,以温养脾胃之气,进美饮食。次灸气海百壮,生发元气,滋荣百脉,充实肌肉。复灸足三里,胃之合也,三七壮,引阳气下交阴分,亦助胃气。后又灸阳辅二七壮,接续阳气,令足胫温暖,除清湿之邪。追月余,病退平复。

《景岳全书·卷之四十一谟集·小儿则·吐泻新按》

都阃钱旭阳长郎,年及两周,季夏间以生果伤脾,因致先泻后痢。旭阳善医,知其不过伤于生冷,乃与参、术、姜、桂、温脾等药,泻痢不愈,而渐

至唇口生疮。乃谋之余,曰:此儿明为生冷所伤,今不利温药,将奈之何? 余曰:此因泻伤阴,兼之辛辣邃入,而虚火上炎耳,非易以附子,不能使火归原也。因用二剂,而唇口疮痛,咽肿倍甚,外见于头面之间,而病更剧矣。又谋之余曰:用药不投如此,岂真因湿生热耶? 余诊之曰:上之脉息,下之所出,皆作真热,本属阳虚。今热之不效,虽属可疑,然究其所归,寒之则死,必无疑也。意者,药犹未及耳。旭阳曰:尚有一证似属真寒,今其所用汤饮,必欲极滚极热者,余等不能入口,而彼则安然吞之,即其喉口肿痛如此,所不顾也,岂其证乎? 余曰:是矣,是矣。遂复增附子一钱五分,及姜、桂、肉果、人参、熟地之属,其泻渐止,泻止而喉口等证,不一日而全收矣。疑似之间,难辨如此,使非有确持之见,万无一生矣。余自经此以来,渐至不惑,后有数儿,证治大同者,俱得保全。亿,此不惑之道,其要何居? 在知本之所在耳,临证者可无慎哉!

《医略十三篇·卷十·痢疾第十》

赵濡《养疴漫笔》曰:宋孝宗患痢,众医不效。高宗偶见一小药肆,召而问之。其人问得病之由,乃食湖蟹所致,遂诊脉曰:此冷痢也。乃用新采藕节捣烂,热酒调下,数服乃愈。([按]藕消瘀解热开胃,又解蟹毒,用酒调乃寒因热用也。若加苏梗解蟹毒更妙)高宗大喜,即以捣药金杵臼赐之。

《医学衷中参西录·医论·少阴病桃花汤证》

辽宁何××,年三十许,因初夏在外地多受潮湿,下痢脓血相杂,屡治不愈。后所下者渐变紫色,有似烂炙,杂以脂膜,腹中切痛,医者谓此因肠中腐败,故所下如此,若不能急为治愈,则肠将断矣。何××闻之惧甚,遂乘火车急还辽宁,长途辛苦,至家,病益剧,下痢无度,而一日止食稀粥少许,求为诊治。其脉微弱而沉,左三部几不见,问其心中自觉饮食不能消化,且觉上有浮热,诸般饮食皆懒下咽,下痢一昼夜二十余次,每欲痢时,先觉腹中坠而且疼,细审病因,确系寒痢无疑,其所下者如烂炙,杂以脂膜者,是其肠中之膜,诚然腐败随痢而下也。西人谓此证为肠溃疡,乃赤痢之坏证,最为危险,所用之药有水银基制品,而用于此证实有不宜。即愚平素所遇肠溃疡证,亦恒治以金银花、旱三七、鸭胆子诸药,对于此证亦不宜。盖肠溃疡证多属于热,而此证独属于寒,此诚肠溃

疡证之仅见者也。遂俾用生硫黄细末,掺熟面少许为小丸,又重用生山药、熟地黄、龙眼肉,煎浓汤送服,连服十余剂,共服生硫黄二两半(日服药一剂,头煎次煎约各送服生硫黄八分许),其痢始愈。

此证脉微弱而沉,少阴之脉也,下者如烂炙兼脂膜,较下脓血为尤甚矣。使其初得下脓血时,投以桃花汤不即随手可愈乎? 乃至病危已至极点,非桃花汤所能胜任,故仍本桃花汤之义,以硫黄代干姜(上焦有浮热者忌干姜不忌硫黄),用生山药、熟地黄、龙眼肉以代石脂(病人阴虚,石脂能固下不能滋阴,山药诸药能固下兼能滋阴),如此变通,仍不失桃花汤之本义,是以多服十余剂亦能奏效也。至此节之下节,下利不止,下脓血,又添腹痛,小便不利证,亦桃花汤主之。盖小便不利因寒者亦恒有之,故投以桃花汤亦能愈也。

2. 热痢案

《儒门事亲·卷六·火形·滑泄干呕二十九》

麻先生妻,当七月间,病脏腑滑泄。以祛湿降火之药治之,少愈。后腹胀及乳痛,状如吹乳,痛重壮热,面如渥丹,寒热往来,嗌干呕逆,胸胁痛不能转侧,耳鸣,食不可下,又复泻。余欲泻其火,脏腑已滑数日矣;欲以温剂止痢,又禁上焦已热。实不得其法。使人就诸葛寺,礼请戴人。比及戴人至,因检刘河间方,惟益元散正对此证,能降火解表,止渴利小便,定利安神。以青黛、薄荷末,调二升,置之枕右,使作数次服之。夜半遍身冷汗如洗。元觉足冷如冰,至此足大暖,头顿轻,肌凉痛减,呕定痢止。及戴人至,余告之已解。戴人曰:益元固宜。此是少阳证也,能使人寒热遍剧,他经纵有寒热,亦不至甚,既热而有痢,不欲再下,何不以黄连解毒汤服之? 乃令诊脉。戴人曰:娘子病来,心常欲痛哭为快否? 妇曰:欲如此,余亦不知所谓。戴人曰:少阳相火,凌烁肺金,金受屈制,无所投告。肺主悲,但欲痛哭而为快也。麻先生曰:余家诸亲,无不敬服。脉初洪数有力,自服益元散后已半,又闻戴人之言,使以当归、芍药,以解毒汤中数味服之,大瘥矣。

《脉症治方·卷之四·医案》

一男子年近四十,因官事奔走受热,患血痢。日夜十五六次,中脘连小腹痛如刀割,水不入者二日。诊其六脉,弦细而数,遂用四物汤加黄连、枳壳、地榆,二服而痛稍止,痢亦减三五行,仍然不

食，知其热毒积深。再用枳壳、大黄三倍大黄汤，兼用盒脐法大利死血一桶许。痛略止，能食薄粥一二盏，续用豆蔻香连丸一二两而痢俱止，后用苓参白术散一料。方得全安。

《友渔斋医话·第二种·橘旁杂论下卷·为医须明阴阳之理》

文学戈生之母，早秋患赤痢，腹痛日夜数十回，予用川连、黄芩、白芍等药。戈生曰：我母当腹痛甚时，用热水泡布置于大腹，则痛缓，内必有寒。若属火，何以得暖而痛缓乎？予曰：若属火，火为阳，阳中有阴，譬如灯火之焰，以物罩之，其色则黑。黑属水，水属阴，腹痛得暖而缓者，亦犹火本阳而焰则阴也，是为假寒。乃破其疑，决意服之。两剂痛止而痢亦减，加升阳药而痊。若无前之一论，非止不能开其疑，自亦为其摇惑矣。故为医者，不可不深究乎阴阳之理。

《痢疾明辨·辨痢大纲有四·一曰时毒》

喻嘉言治朱孔扬，年二十五岁，形体清瘦，素享安逸，夏月因构讼奔走日中，受暑湿内蕴之火而成痢疾，日夜一二百次，不能起床，以粗纸铺于褥上，频频易置，只饮水而不进食，其痛甚厉，肛门如火，扬手掷足，躁扰无宁。予诊其脉弦紧劲急，不为指挠，谓曰：此症一团毒火，蕴结在肠胃之间，其势如焚，若二三日外，肠胃俱腐臭矣；于是以大黄三两，黄连、甘草各二两，入大砂锅内煎浓，随滚随服，服下人事稍宁，少顷仍作躁扰，一日夜服至二十余碗，大黄俱已煎化，黄连、甘草俱已煎至无味。次日，病者再求煎药，余诊毕，见脉势稍柔，知病可愈，但用急法，不用急药，遂改用生地、麦冬各四两，另研生汁，而以花粉、丹皮、赤芍、甘草各一两，煎，和前汁大碗咽之。以其来势暴烈，一身津液从此告竭，待下痢止后生津养血，则枯槁一时难回，今脉势既减，则火邪已退，不治痢而痢自止，岂可润滞之药而不急用乎，服此药果然下痢尽止，但遗些少气沫耳，第三日思豆腐浆，第四日略进陈米汁，缓缓调之，旬余方能消谷，亦可见胃气之存留一线，不可少此焦头烂额之客耳。

《医学衷中参西录·医方十八·治痢方·解毒生化丹》

一人，年五十二，因大怒之后，中有郁热，又寝于冷屋之中，内热为外寒所束，愈郁而不散，大便下血。延医调治，医者因其得于寒凉屋中，谓系脾寒下陷，投以参、芪温补之药，又加升麻提之。服药两剂，病益增重，腹中切疼，常常后重，所便之物，多如烂炙。更延他医，又以为下元虚寒，而投以八味地黄丸，作汤服之，病益加重。后愚诊视，其脉数而有力，两尺愈甚。确知其毒热郁于肠中，以致肠中腐烂也。为拟此方，两剂而愈。

《医学衷中参西录·医方十八·治痢方·天水涤肠汤》

治久痢不愈，肠中浸至腐烂，时时切疼，身体因病久羸弱者。生山药一两，滑石一两，生杭芍六钱，潞党参三钱，白头翁三钱，粉甘草二钱。

一媪，年六十一岁，于中秋痢下赤白，服药旋愈，旋又反复。如此数次，迁延两月。因少腹切疼，自疑寒凉，烧砖熨之。初熨时稍觉轻，以为对证。遂日日熨之，而腹中之疼益甚。昼夜呻吟，嗛口不食。所下者痢与血水相杂，且系腐败之色。其脉至数略数，虽非洪实有力，实无寒凉之象。舌上生苔，黄而且厚。病人自谓下焦凉甚，若用热药温之疼当愈。愚曰：前此少腹切疼者，肠中欲腐烂也，今为热砖所熨而腹疼益甚，败血淋漓，则肠中真腐烂矣。再投以热药，危可翘足而待。病人亦似会悟，为制此方。因河间天水散（即六一散），原为治热痢之妙药，此方中重用滑石、甘草，故名之天水涤肠汤。连服四剂，疼止，痢亦见愈。减去滑石四钱，加赤石脂四钱，再服数剂，病愈十之八九。因上焦气微不顺，俾用鲜藕四两，切细丝煎汤，频频饮之，数日而愈。

此证亦痢中至险之证。而方中用党参者，因痢久体虚，所下者又多腐败，故于滋阴清火解毒药中，特加党参以助其生机。而其产于潞者，性平不热，于痢证尤宜也。

此证若服此汤不效，则前方之三七、鸭蛋子、金银花亦可酌加，或加生地榆亦可。试观生地榆为末、香油调，涂汤火伤神效，其能治肠中因热腐烂可知也。

《医学衷中参西录·医论·厥阴病白头翁汤证》

曾治一中年妇人，于孟春感冒风寒，四五日间延为诊治。其左脉弦而有力，右脉洪而有力，舌苔白而微黄，心中热而且渴，下利脓血相杂，里急后重，一昼夜二十余次，即其左右之脉象论之，断为阳明、厥阴合并病。有一医者在座，疑而问曰：凡病涉厥阴，手足多厥逆，此证则手足甚温何也？答曰：此其所以与阳明并病也，阳明主肌肉，阳明府中有热，是以周身皆热，而四肢之厥逆，自不能于周身皆热时外现也。况厥阴之病，即非杂以阳明，亦未必四肢皆厥逆乎？医者深韪愚言，与病家皆求速为疏方，遂为立方如下。

生石膏（三两，捣细），生杭芍（八钱），生怀山药（八钱），野台参（四两），白头翁（八钱），秦皮（六钱），天花粉（八钱），甘草（三钱）。

上药八味，共煎三盅，分三次温饮下。

方中之义，是合白虎加人参汤与白头翁汤为一方，而又因证加他药也。白虎汤中无知母者，方中芍药可代知母也。盖芍药既能若知母之退热滋阴，而又善治下利者之后重也。无粳米者，方中生山药可代粳米也，盖山药汁浆浓郁，既可代粳米和胃，而其温补之性，又能助人参固下也，至于白头翁汤中无黄连、黄柏者，因与白虎汤并用，有石膏之寒凉，可省去连、柏也。又外加天花粉者，因其病兼渴，天花粉偕同人参最善生津止渴。将此药三次服完，诸病皆减三分之二。再诊其脉仍有实热未清，遂于原方中加滑石五钱，利其小便，正所以止其大便，俾仍如从前煎服，于服汤药之外，又用鲜白茅根半斤煎汤当茶，病遂全愈。

《医学衷中参西录·医方十八·治痢方·通变白头翁汤》

奉天王××，年四十许。己未孟秋，自郑州病归，先泻后痢，腹疼重坠，赤白稠黏，一日夜十余次。先入奉天东人所设医院中，东人甚畏此证，处以隔离所，医治旬日无效。遂出院归寓，求为诊治。其脉弦而有力，知其下久阴虚，肝胆又蕴有实热也。投以此汤，一剂痢愈。仍变为泻，日四五次，自言腹中凉甚。愚因其疾原先泻，此时痢愈又泻，且恒以温水袋自熨其腹，疑其下焦或有伏寒，遂少投以温补之药。才服一剂，又变为痢，下坠腹疼如故，惟次数少减。知其病原无寒，不受温补。仍改用通变白头翁汤。一剂痢又愈，一日犹泻数次。继用生山药一两，龙眼、莲子各六钱，生杭芍三钱，甘草、茯苓各二钱，又少加酒曲、麦芽、白蔻消食之品，调补旬日全愈。

《医学衷中参西录·医案十五·温病门·温热腹疼兼下痢》

温热腹疼兼下痢。

天津张姓媪，年过五旬，先得温病，腹疼即又下痢。

病因：因其夫与子相继病，故屡次伤心，蕴有内热，又当端阳节后，天气干热非常，遂得斯证。

证候：腹中搅疼，号呼辗转不能安卧，周身温热，心中亦甚觉热，为其卧不安枕，手足扰动，脉难细诊，其大致总近热象，其舌色紫而干，舌根微有黄苔，大便两日未行。

诊断：此乃因日日伤心，身体虚损，始则因痛悼而脏腑生热，继则因热久耗阴而更生虚热，继又因时令之燥热内侵与内蕴之热相并，激动肝火下迫腹中，是以作疼，火热炽盛，是以表里俱觉发热。此宜清其温热，平其肝火，理其腹疼，更宜防其腹疼成痢也。

处方：先用生杭芍一两、甘草三钱，煎汤一大盅，分两次温服。每次送服卫生防疫宝丹四十粒，约点半钟服完两次，腹已不疼。又俾用连翘一两、甘草三钱，煎汤一大盅，分作三次温服。每次送服拙拟离中丹三钱，嘱约两点钟温服一次。

复诊：翌日晚三点钟，复为诊视，闭目昏昏，呼之不应。其家人言，前日将药服完里外之热皆觉轻减，午前精神颇清爽，午后又渐发潮热，病势一时重于一时。前半点钟呼之犹知答应，兹则大声呼之亦不应矣。又自黎明时下脓血，至午后已十余次，今则将近两点钟未见下矣。诊其脉左右皆似大而有力，重按不实，数近六至，知其身体本虚，又因屡次下痢，更兼外感实热之灼耗，是以精神昏愦，分毫不能支持也。拟放胆投以大剂白虎加人参汤，复即原方略为加减，俾与病机适宜。

处方：生石膏（三两，捣细），野台参（五钱），生杭芍（一两），生怀地黄（一两），甘草（三钱），生怀山药（八钱）。共煎汤三盅，分三次徐徐温服下。

此方系以生地黄代原方中知母，生山药代原方中粳米，而又加芍药。以芍药与方中甘草并用，即《伤寒论》中甘草芍药汤，为仲圣复真阴之妙方。而用于此方之中，又善治后重腹疼，为治下痢之要药也。

复诊：将药三次服完后，时过夜半，其人豁然省悟，其家人言自诊脉疏方后，又下脓血数次，至将药服完，即不复下脓血矣。再诊其脉，大见和平，问其心中，仍微觉热，且觉心中怔忡不安。拟再治以凉润育阴之剂，以清余热，而更加保合气化之品，以治其心中怔忡。

处方：玄参（一两），生杭芍（六钱），净萸肉（六钱），生龙骨（六钱，捣碎），生牡蛎（六钱，捣碎），沙参（四钱），酸枣仁（四钱，炒捣），甘草（二钱）。共煎汤两盅，分两次温服。每服一次，调入生鸡子黄一枚。

效果：将药连服三剂，余热全消，心中亦不复怔忡矣。遂停服汤药，俾用生怀山药细末一两弱，煮作茶汤少兑以鲜梨自然汁，当点心服之以善其后。

说明：温而兼痢之证，愚治之多矣，未有若此证之剧者。盖此证腹疼至辗转号呼不能诊脉，不但因肝火下迫欲作痢也，实兼有外感毒疬之气以相助为虐。故用芍药以泻肝之热，甘草之缓肝之急，更用卫生防疫宝丹以驱逐外侵之邪气。迨腹疼已愈，又恐其温热增剧，故又俾用连翘、甘草煎汤，送服离中丹以清其温热，是以其证翌日头午颇见轻。若即其见轻时而早为之诊脉服药，原可免后此之昏沉，乃因翌日相延稍晚，竟使病势危至极点，后幸用药得宜，犹能挽回，然亦险矣。谚有"走马看伤寒"，言其病势变更之速也。至治温病亦何独不然哉。又此证过午所以如此加剧者，亦以其素本阴虚，又自黎明下痢脓血多次，则虚而益虚，再加以阴亏之虚热，与外感之实热相并，是以其精神即不能支持。所赖方中药味无多，而举凡虚热实热及下痢所生之热，兼顾无遗，且又煎一大剂分三次温饮下，使药力前后相继，此古人一煎三服之法。愚遵此法以挽回险证救人多矣。非然者则剂轻原不能挽回重病，若剂重作一次服病人又将不堪。惟将药多煎少服，病愈不必尽剂，此以小心行其放胆，洵为挽回险病之要着也。

3. 积痢案

《金匮钩玄·卷第一·痢》

治一老人，年七十，面白，脉弦数，独胃脉沉滑。因饮白酒作痢，下血淡水脓后腹痛，小便不利，里急后重。参术为君，甘草、滑石、槟榔、木香、苍术，最少下保和丸二十五丸。第二日前证俱减，独小便不利，以益元散服之。

《医学纲目·卷之二十三·脾胃部·滞下·久泄久痢》

（子和）李德卿妻，因产后病泄一年余，四肢瘦乏，诸医皆断为死症。求治戴人。戴人曰：两手脉皆微小，乃痢病之生脉。况洞泄属肝经，肝木克土而成此疾，亦是肠澼。澼者，肠中有积水也。先以舟车丸四五十粒，又以无忧散三四钱，下四五行。人皆骇之，病羸如此，尚可通耶？众人虽疑，然未敢诮，且更看之。复以导饮丸又通之，渴则调饮五苓散。向晚，使人伺之，已起而缉麻。前后约三四十行，以胃气汤调之，半月而能行，一月而安健。

《医宗己任编·卷五·东庄医案》

吴华崖先生馆僮，夏月随彼湖上，归感热症。下利脓血，身如燔炙，予过视之曰：此阳明病也，不当作痢治。视其舌必黑而燥，夜必多谵语，其父母曰，诚如所言，请诊之。则脉已散乱，忽有忽无，状类虾游，不可治也。华崖强予治之云，固知无生理，亦冀其万一，不得已用熟地黄一两，生地、麦冬、当归、白芍药、甘草、枸杞子佐之。戒其家曰，汗至乃活，次日复往，曰，昨夜热不减，而谵语益狂悖，但血痢不下耳，服药后见微汗，少顷即止，殆不可治。予曰：无惊，且诊之，则脉已接续分明，洪数鼓指。予喜曰：今生矣。仍用前方去生地黄加枣仁、山药、山茱萸、牡丹皮，连服六帖，其家以谵妄昏热不减，每日求更定方，予执不可，姑再忍，定以活人还汝。是日诊其脉，始敛而圆。乃曰：今当为汝去之，用四顺清凉饮子，加熟地黄一两，大黄五钱，下黑矢数十块，诸症顿愈。越二日薄暮，忽复狂谵发热，喘急口渴，举家惶惑，谓今必死矣。予笑曰：除是服庸医药，不然，虽挺刃击之不死也，岂忌吾言乎？得汗即活矣。遂投白术一两，黄芪一两，干姜三钱，甘草一钱，当归、芍药各三钱。尽剂，汗如注。酣卧至晓，病霍然已。或曰，阳明热甚，当速解其毒。在古人亦必急下之以存真阴之气。今子先补而后下，其义何居？予曰：毒火燔炽，凉膈承气症也。而其源起于劳倦，阳邪内灼，脉已无阴，若骤下之，则毒留而阴绝，死不治矣。不闻许学士治伤寒乎？发热头痛烦渴，脉浮数，曰此麻黄证也。然荣气不足，未可发汗，先以黄芪建中汤饮之。其家煎迫发汗，语至不逊，许但忍之。至五日，尺部脉应，方投麻黄而愈。因谓医者须顾表里虚实，待其时日，若不得次第，暂时虽安，损亏五脏，以促寿限，何足贵哉？南史载范云病伤寒，恐不预武帝九锡之贺，责良医徐文伯以速效。文伯曰，此诚不难，但二年后不复起耳。云强之，文伯烧地布桃叶以法汗之,翌日果愈。云甚喜,文伯曰,不足喜也,后二年果卒。夫取汗先期,尚促寿限,况可不顾脏腑脉症而妄下乎?或曰:此则闻教矣,间日复病,而子又以他药愈之,何也?曰。病从阳入,必从阳解。今阴气已至,而无以鼓动之,则荣卫不洽,汗无从生,不汗,则虚邪不得外达,故内沸而复也。先补后下与先补后汗,皆虚回后清邪意也,至于病从阳入必从阳解之义,则更发前人所未发。非精察内经深蕴者,未许窥其妙义。

《素灵微蕴·卷三·肠澼解》

田西山,乡试旅中饮冷露卧,因病下痢,日百余次,少腹痛坠,绕脐气块如石,数道上攻,左胁更甚,痛叫不已,胸膈若烧,肛门如烙,小便热涩,气街大筋突起,跳动鼓指,发手热气下于两股,状如汤沃,阳缩囊绉,蜷卧膝冷,谵语离魂,不食数日矣。

此其中焦寒湿,上下俱热。常人胃土右降,则甘饮食,脾土左升,则化水谷,胃降则甲木不逆,脾升则乙木不陷,木气无郁,故上下冲和,痛胀不生。饮食寒冷,伤其脾阳,不能蒸水化气,水谷并下,注于二肠,水气浸淫,脾土湿陷,抑遏乙木,不能升达,肝气郁冲,故生痛胀。木以升泄为性,既不上达,则下决二阴,以泄粪溺,水在二肠,不在膀胱,故小便不开而大便不阖。水去土燥,肝脾升运,泄利自止,脾阳陷败,寒湿愈增,则泄利不止,遂便脓血。盖乙木直升,糟粕顺下,隧道无阻,故脂血不伤,乙木郁陷,滞气梗塞,糟粕不能顺行,脂血摧剥,与之俱下,是以作痛。君火胎于乙木,温气陷遏,不得上化君火,故生下热。湿邪淫蒸,脂血腐化,是以成脓。乙木陷于大肠,沉坠不升,是以后重。久而脂血伤残,刮迹而去,侵及脏腑,中气溃败,是以死也。

阳明以戊土而化燥金,金燥则能收降,故阳明之气,善于下行,太阴之湿胜其阳明之燥,则脾既下陷,胃亦上逆。胃逆则甲木无下行之路,甲木化气于相火,相火上炎,是以胸膈烦热。君相同气,二火燔腾,心神扰乱,是以谵语。胆木失根,相火郁升,营血不谧,是以魂离。胆位于左,经络痞塞,是以结梗,下行无路,是以逆冲而上也。

气冲者,阳明动脉,在毛际之旁,腿腹之交。阳明之气,不遂其下行之性,故气冲即气街。郁蓄,而生跳动。《灵枢·百病始生》:虚邪之中人

也,其着于伏冲之脉,揣之应手而动,发手则热气下于两股,如汤沃之状。《痿论》:冲脉者,经脉之海,主渗灌溪谷,与阳明合于宗筋。阴阳总宗筋之会,会于气街,而阳明为之长。阳明多气多血,而冲脉又与诸筋总会阳明之气街,穴腧充满,故气街之动脉常大。伏冲即冲脉之深而在脊者,风寒袭于冲脉,郁其经气,盛满莫容,走阳明而归气街,是以跳动鼓指也。是其上热在于少阳,下热在于厥阴,而上下郁热之根,则由己土之湿,土湿之故,则由癸水之寒。

后世庸工以为痢证无寒,不知其热并不在于中焦,况三焦皆寒、上下无热者亦复不少,而以硝黄重泻胃气,湿寒愈增,轻则生鼓胀之病,重则死矣。大凡新秋病痢,皆暑夏生冷之所伤,俗医以为暑邪,而用寒攻,无有不误者也。

治法当泻土湿而疏木郁,其热盛者,凉行其滞,其寒盛者,温行其结,令其脾燥肝升,凝结通达,瘀清腐扫,脂血调和,则痛坠全瘳,脓血弗下矣。至于历代医书痢证诸方,荒唐不经,未足深辨也。

西山平素尚俭,量腹而食,度身而衣,病不服药,已至危剧。诊之尚可救挽,而自分不起,意欲勿药。谓半月以来,神魂迷离,精魄荒散,窃觉病势已革,卢扁复生,恐难为力。君且莫喧,以扰余心。仆与西山童稚交善,解而慰之曰:今卢扁在此,公未见知耳。若得灵药一匙,即可返魂,勿恐。用燥土温中、行阏散滞、清胆达木之方,强而饮之。一服而差,遂不再服。

月余扶杖而行,善饥善后,食入俄顷即下,问何以故?仆闻语大笑:公少服药数剂,此成洞风矣。《史记·仓公传》侯相赵章、齐淳于司马,皆尝病此,公脾土未调,土郁风旺,疏泄水谷,肠胃空洞,风木不达,中气难复也。问:此可无患恐之?曰:赵章之病,仓公以为法五日死,公尚无子,那可惜此小费,为后世嗤耶!曰:淳于司马何以不死?吾命在天,不在吾子之手!言之再四不听,如此数月,后竟无恙,但右手战麻,写字艰难,每为考试所苦,终不服药也。

《痢疾明辨·老人虚人患痢》

云间清白里老医治胡正之,年七十二岁,先胸膈不舒,饮食不得达下者两月,自以为膈症,与老友诀别,往太仓调理,八月初患痢,里急后重腹痛,血积稠黏,肛门如灼,饮食不纳,诸医以年老气血

衰耗，以培脾健胃为主，痢更甚，且烦躁，内热，恶心，其势危急。邀余诊：脉息数大，面带红色，小便不利，后重逼迫，煎药入口即吐，用大黄、槟榔、川朴、枳壳、黄芩为丸与服，下大红积甚多，胸膈稍舒，热势更甚，以西瓜汁、益元散徐徐与之，自觉爽快，即以芩、连、枳壳、木通、川朴、白芍、滑石、槟榔汁，三帖，大去积垢，颇觉神思困倦，以独参汤饮之，其夜少寐，然腹痛后重未除，又以参汤送槟黄丸，攻补兼用，去积滞不计，仍用益元散、西瓜汁调服，腹始不痛，肛始不热，积滞已除，颇思粥饮，渐渐加餐，胸膈舒畅，食物可进，月余而愈。寿八十有三。此高粱厚味凝滞胃中，因滞下而新疾旧恙皆瘳。[愚按]此案合洁古所云："小制汤丸，累累加之，关扃自透"，故膈症愈，观此案可通治膈症之法也；膈症非痰即瘀，凝滞胸膈者。

又治苏城齐门外蒋奶奶，寡居七载，劳心抑郁，肝气不得条达，体质极虚，夏初患滞下，腹痛，后重，胸膈不宽而恶心，叶天士以为不足之症，用人参、人乳等调补而剧。余适在吴门，延予诊治：脉息弦大带数，腹痛后重，肛门如烙，口干气急，此肝家有郁火，挟湿下注而为滞下，上升而为呕恶，胸膈不宽，用黄芩芍药汤加厚朴、枳壳、香附、山栀、黄连、木通、滑石，一剂，腹痛顿除，饮食可进，连四剂，痢止胸宽；后用香附、广皮、黄芩、黄连、厚朴、枳壳、山栀，理气清火，郁舒而愈。

《医验随笔·沈鲐翁医验随笔》

木邑王燕庭医士之母，年已古稀外，一日腹痛，下痢无度，神情倦怠，其孙文夔，延先生诊视，脉细数，舌苔根浊而捎，先生曰此痢不可与寻常症同治。大年，正元早亏，食物不消兼有积滞，用人参须、枳实壳、花槟、神曲等。先生曰此方非在尊府不开，痢疾忌补，补而且攻，未免招物议。讵服后大便通利，腹痛亦止，竟两剂而愈。

《景景医话》

记何鸿舫先生疗先母瘵症、先兄痢疾情形。

同治戊寅季春，先君仁卿公见背，先慈汪太淑人，以气血素亏之体，骤遭此变，心劳力瘁，遂得瘵症，不起床者经年。己卯秋，外叔祖汪安斋公病，迓名医何鸿舫先生于重古（固），先慈转延其诊治。先生与先大母舅汪子缉本交好，先君亦与稔，至是诊毕，责余昆季曰："余与君家系世交，此病起时何以不早告，致困床褥者经年，幸也今尚可治。"遂索

纸出方者二，一先服数剂，一接服数十剂，复屈指计曰："明年仲春可起行矣。屈时侍尔夫人来重固，当为转方。"当时听其言，疑信参半，姑服其方，日有起色，至正月而可扶床以行，二月而不扶亦能行，异哉！于是赴重固转方，且致谢焉。余是以知医之能起废疾矣。己丑秋，五兄叔和应秋试，患湿疮，将入闱，求速愈，用一扫光治之愈，实劫剂也。旋返，在禾郡汪氏寓，疾复作，变为痢，禾医治之匝月，痢已止，口糜呃逆，神倦无力，不思食，有欲脱之状，时先母亦在禾，信至家，告病亟，速余往。余素服何医（指何鸿舫）之神，遣仆持函往邀之，余亦即赴禾，至则医曰病去矣，体虚甚，宜进补，用阿胶等，煎成为猫所倾，再煎再倾，异之。余曰"何先生来否即有确信"，盍停药以俟。傍晚何先生至，诊脉良久，忽仰首曰"三焦均未通奈何"？旋检从前所服方，依次阅之，至末页，见阿胶方，忽拍案曰"此方服否？服则不救矣"。因告以为猫所倾者再，未之服。何曰"未服则犹可"。因谓余曰"口糜，湿滞熏蒸也。呃逆，下不通反乎上也。不思食，湿滞阻塞也。大实若羸，三焦均窒，须导之，仍痢乃佳"。并曰"病不去则终死。余与君家系世交，不作应酬方，余宿舟候信，服余剂，夜仍痢，则有生机，明当再诊。设通之而不通，余剂适更速其毙，期在明日。余亦明早返棹矣"。言之甚决。余因将再痢可愈之说，禀我母，告我嫂，其不复痢则毙之说，不敢言也。忧甚，彻夜无寐，天微明，内室门启，有婢出，亟询之，曰昨夜又痢十一次，狂喜，亟登舟告何先生，先生亦喜，登岸再诊，诊毕曰"可以生，但需时日耳"。又曰"余女病甚危，须急返待余治，故婿同来"。先生之婿，彭君文伯，本余友，彭亦急促其翁返，坚留之不可。余曰"我不知医，先生去，无继其任者，是先生生之而复弃之也，奈之何"？先生寻思良久曰"有松江王松亭者，余门下士，在禾行医，盍觅之"。遣仆四出，未几，王医来，询之乃王斗槎之弟，斗槎亦余至交也。何乃疏方二纸，一为痢未净之方，一为痢已清之方，纸背列药几满，见何证，有何脉，则增减何味，盖一方而不啻数十方焉，将方交王医，一一为王预言将来之情状，且谓必依次下五色痢，初青，黑次之，黄次之，赤次之，白又次之，无害。询其故，曰"积应脏色也，肺位最高，白积下则痢清矣"。又屈指计曰"某日晨必神沉欲脱，勿药勿扰，静俟之，无害"。

询其故,曰"霜降节令也。气先三日至,常人不觉,而病人则必加剧耳"。继而王医守其方治之,尽如其言,愈。余是以知医之能杀人能生人矣,余之究心于医术,自见何先生愈我母、我兄病而始。

4. 虚痢案

《医学纲目·卷之九·阴阳脏腑部·用药宜禁》

下多亡阴。真定赵客,乙丑岁六月间,客于他方,因乘困伤湿面,心下痞满,躁热时作,卧不得安,遂宿于寺中,僧妄以大毒食药数丸,下十余行,心痞稍减。越日困睡,为盗劫其财货,心有所动,遂躁热而渴,饮冷水一大瓯,是夜脐腹胀痛。僧再以前药,复下十余行,病加困笃,四肢无力,躁热身不停衣,喜饮冷水,米谷不化,痢下如烂鱼肠脑,赤水相杂,全不思食,强食则呕,痞甚于前,噫气不绝,足胻冷,少腹不任其痛。请予治之,诊其脉浮数八九至,按之空虚。予溯流而寻源,盖暑天之热,已伤正气,又以有毒大热之剂下之,一下之后,其所伤之物已去而无遗矣。遗巴豆之气,流毒于肠胃之间,使呕逆而不能食,胃气转伤而然;及下脓血无度,大肉陷下,皮毛枯槁,脾气弱而衰也。舌上赤涩,咽干津液不足,下多亡阴之所致也。阴既亡,心火独旺,故心胸躁热,烦乱不安。《经》曰:独阳不生,独阴不长,夭之由也。遂辞而退。后易他医,医至不审其脉,不究其源,惟见痞满,以枳壳丸下之,病添喘满,痢下不禁而死。《金匮要略》云:不当下而强下之,令人开肠洞泄,便溺不禁而死。此之谓也。夫圣人治病,用药有法,不可少越。《内经》曰:大毒治病,十去其六;小毒治病,十去其七;常毒治病,十去其八;无毒治病,十去其九。复以谷肉果菜,食养尽之,无使过之,过则伤其正矣。《记》有之云:医不三世,不服其药。盖慎之至也。彼僧非医流,妄以大毒之剂下之太过,数日之间,使人殒身丧命,用药之失,其祸若此。病之择医,可不谨乎,戒之戒之。[注]出《卫生宝鉴》。

《明医杂著·卷之二·疟疾》

上舍,每至夏秋,非停食作泻,必疟、痢、霍乱,遇劳吐痰,头眩,体倦,发热恶寒。杂用四物、二陈、芩、连之类。患疟服止截之药,前症益甚,时或遍身如芒刺然。余谓中气虚热,用补中益气汤加茯苓、半夏,内参、芪各用三钱,归、术各二钱,四十余剂全愈。

《明医杂著·卷之五·拟定诸方》

一小儿,七岁,患急惊将愈,而发热惊悸,或用祛风化痰之剂,更加惊搐,吐痰喘嗽,腹膨,少食,恶寒,又用抱龙等丸,更加大便似痢,寒热往来,殊类风症。先君视之,以为脾气亏损,诸经无所资养而然。用四君子汤为主,少用升麻、柴胡以升补阳气而愈。

《医学正传·卷之三·痢》

一子年将五十,夏秋间得痢疾,月余服药而少愈,秽积已,但尽糟粕,不食,昼夜五六次入厕,兼脱肛不安,又半月诸药不效。予记祖传一方,用池塘中鳖一个,如法修事,多用生姜米糯作羹,入沙糖一小块,不用盐酱熟煮,吃一二碗,三日不登厕,大肠自此实矣,肛门亦收而不脱。夫此证盖因脾土受虚,致肺与大肠俱失化源之所滋养,是故大肠不行收令也,此母能令子虚耳。鳖乃介虫属金,而有土性温,能补脾肺。又况肺恶寒,先得芩、连等寒凉之味已多,今用生姜之辛以补肺金,用沙糖之甘以补脾土,肺气既实,其大肠亦随而实,故得以行收令也,故其功效如是之验焉。

《内科摘要·卷上·脾胃亏损停食痢疾等症》

崔司空,年逾六旬,患痢赤白,里急后重,此湿热壅滞,用芍药汤内加大黄二钱,一剂减半,又剂痊愈。惟急重未止,此脾气下陷,用补中益气送香连丸而愈。罗给事,小腹急痛,大便欲去不去,此脾肾气虚而下陷也,用补中益气送八味丸,二剂而愈。此等症候,因痢药致损元气,肢体肿胀而殁者,不可枚举。

通府薛允颛,下血,服犀角地黄汤等药,其血愈多,形体消瘦,发热少食,里急后重,此脾气下陷,余用补中益气加炮姜,一剂而愈。

廷评曲汝为,食后入房,翌午腹痛,去后似痢非痢,次日下皆脓血,烦热作渴,神思昏倦,用四神丸,一服顿减,又用八味丸料加五味、吴茱、骨脂、肉蔻,二剂痊愈。

少宗伯顾东江,停食患痢,腹痛下坠,或用疏导之剂,两足胀肿,食少体倦,烦热作渴,脉洪数,按之微细。余以六君加姜、桂各二钱,吴茱、五味各一钱,煎熟冷服之即睡,觉而诸症顿退,再剂全退。此假热而治以假寒也。

一上舍,患痢后重,自知医,用芍药汤,后重益甚，饮食少思，腹寒肢冷，余以为脾胃亏损，用六君加木香、炮姜，二剂而愈。

判官汪天锡，年六十余。患痢腹痛后重，热渴引冷，饮食不进，用芍药汤内加大黄一两，四剂稍应，仍用前药，大黄减半，数剂而愈。此等元气，百无一二。

一老妇，食后，因怒患痢，里急后重，属脾气下陷，与大剂六君加附子、肉蔻、煨木香各一钱，吴茱五分，骨脂、五味各一钱五分，二剂诸症悉退，惟小腹胀闷，此肝气滞于脾也，与调中益气加附子、木香五分，四剂而愈。后口内觉咸，此肾虚水泛，与六味地黄丸，二剂顿愈。

先母年八十，仲夏患痢，腹痛，作呕，不食，热渴引汤，手按腹痛稍止，脉鼓指而有力，真气虚而邪气实也。急用人参五钱，白术、茯苓各三钱，陈皮、升麻、附子、炙甘草各一钱，服之睡觉索食，脉症顿退，再剂而安。此取症不取脉也，凡暴病，毋论其脉，当从其症。时石阁老太夫人，其年岁、脉症皆同，彼乃专治其痢，遂致不起。

横金陈梓园，年六十，面带赤色，吐痰口干，或时作泻，癸卯春就诊，谓余曰：仆之症，或以为脾经湿热，痰火作泻，率用二陈、黄连、枳实、神曲、麦芽、白术、柴胡之类，不应何也？余脉之，左关弦紧，肾水不能生肝木也；右关弦大，肝木乘克脾土也。此乃脾肾亏损，不能生克制化，当滋化源。不信，余谓其甥朱太守阳山曰：令舅不久当殒于痢。至甲辰夏，果患痢而殁。

《古今医统大全·卷之三十六·滞下门·医案》

虞天民治一人，年五十，夏秋得痢疾月余，服药少愈，秽积已去，但食少，昼夜五六次如厕，兼脱肛，诸药不效。用池塘中鳖一个如法制用，生姜多加，再以米糒作羹，入砂糖小块，不用盐酱，煮熟吃一二碗，三日不登厕，大肠自此实矣。此证因用凉药，脾肺俱虚，兹因用鳖以裨脾，姜辛以补肺，大肠亦实而收起也。

《慎柔五书·卷五·医案第五·痢例》

甲辰闰九月间，天气寒热不时，痢者甚众。予四弟永穆，年二十七岁。忽患痢下红，腹痛后重，已三日矣。来取药，付以芍药汤一帖，香连丸二服。不止，反增心口如刀劚，当脐腹痛，肛门痛亦剧，声撼四邻，自分必死，告母诀别。因整囊往乡

视之，昼夜不得卧，次数难定，日下红血一桶，痛不可忍，发热流汗不食。脉之，六部皆豁大，浮中沉无力，四至。予曰：虽痛，虽发热，脉无力，已虚寒矣。古人云：脱血益气，此证正宜。遂用异功散加升麻三分、木香五分、炒干姜五分。一剂，去后觉疏，痛亦可忍，至五更，腹痛如前。予曰：此药力尽也。急煎一剂与之，比前愈疏，痛亦减七八，即酣睡至日中方醒，云不甚好过。予又曰：此药只能支持一觉，再煎与之，遂安寝至晚，痛止，后重亦可，还服前剂而愈。一二日后，因吃鸡肉，仍前腹痛、肛肿，秽下不止。第三日，病势笃极，复报予诊之。脉三至余，浮无沉，按之则大，脾命脉微，与补中益气汤不应。此虚脱之甚，加御米壳一钱，亦不应，下如洞泄，流汗发躁，尺脉渐欲收敛，予亦慌急，令人二更后往城取参，至早归，补中益气加人参二钱服之，下咽常惯（参能令人惯，湿热内盛者尤甚，历试验之），此正气欲复，邪气欲退也。顷之，精神顿增，痢稍缓，恐再作，又一剂。下注、昏惯、发热、躁诸症渐缓，脉亦有神，短脉退。寻思久之，古人云：久泄久痢，汤剂不如丸、散。即合参苓白术散与服，觉疏下，至下午复躁热。予再脉之，左尺洪如火射状，此阴虚火动之象。与加减八味丸至六十丸，精神觉爽。顷之，又下八九十丸，睡至天明，病去十七。方信立斋师加减八味丸治水涸之症。即令朝暮服此丸，复合参苓白术散，渐愈，觉小便痛，想动色事故耳，服以逍遥散、门冬、五味子而平（此病动色而不死，必体实而邪气仍非深重者，前叙证似未协。细审尺脉收缩，当是血去痰生，痰伏下焦；尺脉洪射，当是下阳乍复与痰相激也）。

王春元二令郎，年甫七岁。久患赤痢，消导削积之剂已服过多，后转下白如涕，浑无粪。诊之，浮中沉六脉俱虚无神，三五不调；外症手足俱冷且硬，面浮、齿白，懒语，此阳气虚寒之症。宜温补脾胃以生肺金，用补中益气加炮姜、官桂各二分，其间人参止用三分，且陈腐不堪。服四剂，手足略软，言语亦健，第未温耳，其下白仍不减，亦虚寒滑脱危症，宜补、宜涩、宜温，复用前药加好参五分、大附二分半、御米壳一分。服一剂，则足已温，大便即有粪，白退十八，自兹手足俱温软，泄自全止，还服前方，去御米壳、附子二味。予归，嘱以如身中已温暖，姜、桂亦去，后服参苓白术散以培中气。使来岁乙巳厥阴风木之气不能制，饮食尤宜慎之。

予友薛理还仆，远行忍饥，又相殴脱力，时五月初，遂发热谵语，以补中益气及五苓数剂不效。延予诊之，六脉俱无，乍有则甚细，其外症则面赤、谵语、口碎。一友曰：阳症见阴脉，证在死例。予曰：当以阳虚从脉舍症治之，遂下附子理中汤冷服。二帖，脉稍见；四帖则脉有神，而口碎愈矣；六帖则脉如常，但谵语未已。予曰：脉气已完复，而谵语不休者，胃有燥粪，宜以胆导导之，果下燥结，谵语遂平（此证若大便滑易者，有瘀血也。以桃仁下墨粪）。

马见源精神素弱，且劳甚，饿时吃冷肉一块，遂不快，发热谵语作狂，乃饮食劳倦之症。乡医先汗一次，不退，又下三四次，便倦怠昏沉，不思饮食，吐痰，昼夜不寝。（素无痰而忽吐痰者，肺胃筋膜内伤也，多由饮食劳倦，宜坚筋以复其力。痰发于筋膜者也，筋膜伤而湿困之，则痰常多，筋膜伤而火激之，则痰暴涌。凡治痰欲除根本者，在补血养筋而坚，筋力坚强，自液不外泄）下多亡阴，中气大虚之故。迎予诊，六脉俱有四至，洪缓无力。（缺）至半夜，反加吐痰不已。起复诊之，六脉俱细，此邪气已去，真阴欲还，阳虚反发躁之象。急用六君加姜、桂各三分，服即成寝，至明午方唤醒之。又一剂，欲睡不醒，精神反觉懒怠，邪气尽退，而正气将复矣。至下午，吃米汤一盅，口知谷味，再用补中加干姜、桂、门冬、五味而瘳。

《删补颐生微论·卷之四·医案论第二十三》

屯田孙待御潇湘夫人，久痢不止，口干发热，饮食不进，犹服香连等药，完谷不化，尚谓邪热不杀谷，欲进芩连，数日不食，热甚危迫。余诊之，脉大而数，按之极微。询之小便仍利，腹痛而喜手按，此火衰不能生土，内真寒而外假热也。小便利则不热可知，腹喜按则虚寒立辨，亟进附子理中汤，待冷与一剂而痛止。连进一十余剂，兼服八味丸而康。

《冯氏锦囊秘录·杂症痘疹药性主治全参·卷四十·樗根白皮》

洛阳一妇人，耽饮无度，多食鱼蟹，蓄毒在脏，日夜二三十次，大便脓血杂下，大肠连肛门痛不堪忍，以止血痢药不效，又以肠风药则益甚，盖肠风则有血无脓，如此半年，气血渐弱，食减肌瘦，服热药腹愈痛，血愈下、服冷药则泄注食减，服温平药则病不知，如此期所，垂命待尽，或人教服人参散，一服知，二服减，三服脓血皆定，遂常服之而愈，其方治夹热下痢，脓血痛甚，多日不瘥，用樗根白皮一两，人参一两为末，每服二钱，空心米饮，调服，忌油腻、湿面、青菜、果子、甜物、鸡、猪、鱼、羊、蒜、薤、等味。

《冯氏锦囊秘录·杂症大小合参·卷二十·锦囊治疗方论》

一宝坻王姓，久患重痢，因候选扶病入都，来延余视，时当六月，肚以上至阴囊，皆重绵厚裹，稍薄则肚痛顿甚，其两足心又觉甚热，时刻难受，要人重扇始可，饮食不思，势甚危困，其脉则寸强关尺并弱，余曰：此中气久虚，气不升降，阴阳阻隔，似痢非痢，误用香连苦寒之剂。以致抑遏阳气于九地之下，而中宫藏阳纳气之所，反已空虚，且久痢阴阳两亡，故足心之热，阴虚所致，脏腹之寒，阳虚所由，中宫之阳宜温而补，下陷之阳宜清而升，理难并行，余但先去其中寒之阻隔，则郁遏下极之火，自能上升，大用附子理中汤，加五味子以敛之，二三剂后肚寒足热俱减六七，乃以归脾汤加肉桂五味，煎汤送服八味丸而痊愈。

大兴县张公有令亲，久痢甚危，一日昏晕数次，来延余视，诊其六脉俱微，余立方以参苓、归芍、白术、肉桂、五味之类，傍医以其积气未尽，恐加补益，则补住积气为论，余曰：吾闻壮人无积，未闻壮而反滞也。若欲迟迟而后补，今每日昏晕数次，恐迟迟欲补，已无受补之人矣。张公笑而诺之，二三剂后，精神强而痢疾亦愈。

《张氏医通·卷七·大小府门·痢》

刑部郎中申勖庵高年久痢，色如苋汁，服芩、连、芍药之类二十余剂，渐加呃逆。乃甥王勤中邀石顽往诊，六脉弦细如丝，惟急进辛温峻补庶合病情，遂疏理中加丁香、肉桂方。诸医咸谓血痢无用姜、桂、人参之理，迟疑不敢服，仍啜芩、连、芍药。迁延五日，病愈甚而骤然索粥，举家及诸医皆以能食为庆。复邀石顽相商，而脉至如循刀刃，此中气告竭，求救于食，除中证也。世人但知下痢能食为向愈，曷知其有除中之例乎？因表出以为后学之鉴。

《医宗己任编·卷四·四明医案》

石门镇朱殿臣病痢，日逾百余次。身发热，饮食不进，殿臣以平日所用药示予，率皆槟榔大黄之属。予曰：此破气利血药也，治滞下当调气，不当破气，当和血，不当利血。以生地、当归、白芍、黄芩、木香等数大剂饮之，三日而愈。

《种福堂公选良方·卷一·温热论·续医案》

痢已八月，久痢自必伤肾，下失收纳。据述泄气粪通稍爽，非寒腻固涩所宜，用景岳理阴煎。

脉细，自痢泻血，汗出淋漓，昏倦如寐，舌紫绛，不嗜汤饮，两月来，悠悠头痛，乃久积劳伤，入夏季发泄，阳气冒巅之征。内伤误认外感，频投苦辛消导，大劫津液，少阴根底欲撤，阳从汗泄，阴从下泄，都属阴阳枢纽失交之象，此皆见病治病，贻害不浅。读长沙圣训，脉细欲寐，列于少阴篇中，是摄固补法，庶可冀其散而复聚。

《杂病广要·脏腑类·滞下》

族侄良诠患血痢，腹痛里急后重，时师治以香连丸、黄芩芍药汤不愈，腹反增痛，面赤唇红，有似涂朱，喊叫之声，四舍悚骇。比有太学宁宇者，拉予为诊，六脉洪大。以生熟白芍药六钱，生熟甘草二钱，干姜、肉桂各一钱，木香二钱，枣二枚，水煎饮之，饮竟嗒焉而卧。太学乃令人觇病者何如。复曰：夜来痢减十之五，痛减十之七，早间已啜粥半盏矣。太学喜而叩予曰：渠面赤唇红脉大，所下皆血，症皆属热，叔乃复投热剂。吾甚恐，一夜不能寐，乃今疾已减半，生有望焉。不卜今日用何剂？予曰：比昨剂差小耳，方仍昨也。太学曰：吾惑矣，何视热为寒耶？予曰：君知脉大为热，不知大而无力乃虚寒也。面赤唇红，由中寒而火不能下，阴盛格阳之症。若是真热腹痛，其人体仰而舒。寒则引而伏，所下血色带晦，均是假热，寒症明矣。前剂果再进而全瘳。（《赤水》节文）

《痢疾明辨·辨痢大纲有四·一曰滑脱》

痢疾初起，亦有用补塞者，附录一案备考。

吴兴陆养愚治吴南丘：八月间醉后御内，明日患痢，一日夜百余次，赤白相兼，状如烂肉，腹中作痛，四肢厥冷，脉缓无力，两尺尤弱。余曰：即宜补塞，处方先书人参、肉果二味，其诸子大骇曰：无积不成痢，岂一二日即用补塞者乎，予姑以调气养荣汤，不进不退。明日又诊，还宜补塞，诸即又力争，仍以前汤加人参，而彼竟不加，亦无进退。一医进芩、连、槟榔、本香等药，腹痛加剧，足厥如冰冷，时时少气不足以息，所食之物即从大便而出，色竟不变。复延余诊，进而视之，身体不能转侧，大便如流，势甚危急而两脉神气俱未绝，因用大料附子理中汤，倍人参、加肉桂、肉果，一帖腹痛稍减，数剂足温泄少，后用人参至两斤始起，须发尽落。

[陈韶九按]此症开手即用补塞，全在脉缓无力，两尺犹弱上着意，所谓胸有成竹，眼底无花，不过仍为傍议夺意，未能断然处方，致有此变。甚矣！医事之难，岂易言哉。盖芩、连、槟榔，重坠元气，气被耗残，故腹痛如割；足厥气少者，少阴关闸废弛也。人参、禹粮石、赤石脂、五味子、木瓜、炙草。

此仲景桃花汤法，原治少阴下痢。但考诸本草，石脂余粮乃手足阳明固涩之品，非少阴本脏之药。然《经》言肾为胃关，又谓腑绝则下痢不禁。今肾中阴阳将离，关闸无有，所以固胃关，即是摄少阴耳。

叶天士治乔姓，初起无寒热，即泻痢呕恶不食，此噤口重病，暑邪之伤由口鼻吸入，邪与水谷交混，蒸变湿热，酿为积滞血脓，肠胃气窒，欲解不能通畅，遂致里急后重。"香连"苦辛理气，导湿清热，初用颇是。但平素劳碌，非膏粱温养之体质，淡薄积劳，中气易伤，四十日余，积少痛缓，似属病解，然食不下咽，不知饥饿，诊得脉弦，形衰，舌白不渴，饮水自泻，全属胃倒气夺，中宫虚极，下关不摄，谷食不能下咽，焉能承受汤药味气之劣，胃衰必恶，久痢久泻，务在自食，古人非醒脾即安肾摄纳；再询：粉浆下咽，或呛或噎。议以上脘宜通其清阳，下焦当固摄其滑脱；仿古人方中"参苓白术散"末，佐以米饮，日服二次，间以不腻滑之物日食少许，以示胃之所喜为补，必得胃气渐醒，方可转危为安。方用：人参二钱，焦白术一钱半，茯苓一钱半，炙草五分，炒扁豆二钱，桔梗一钱，苡仁一钱半，砂仁八分，炮姜一钱，肉豆蔻一钱。上药共研细末，称准分量，每次以香粳米汤饮，调服一钱半，日进二次。

[陈韶九按]此要诀也，所谓吃不死的痢疾，谓其有胃气也。治久痢大法，尽于此矣，病至滑脱，若只图固摄而不佐宣通，则病虽减而胃气难复也。

《医学举要·卷六·玉台新案·痢疾医案》

府廪生高菊裳（名崇瑚弟药房名崇瑞选拔又中式）令堂，病阳虚久痢，医频服温补延至半载，病反增剧，昼夜三五十次。余诊时，但述腰脊空痛异常，遂用斑龙丸峻补奇脉。初服一剂，病势大减，自后连服数剂，竟无增减，服参些少，略安片刻，而菊裳药房昆仲，以尊人病怔忡经年，参药大费，人参岂能常服。余为沉思良久，改用黄芪建中加鹿角。时有医士李蘅堂（秀）在座，谓峻补之法，继以宣通阳气，亦是一法。力赞此方为中病，坚服二十余剂而愈。

《对山医话·卷三》

道光丁酉先君年七十有三，仲秋患痢，昼夜百余次，初延医诊视，进苦辛调气之剂，因循十余日，病益甚。闻谷即呕，虽汤饮亦不能下咽，满口白糜而作呃忒，举家惶惶，余方寸已乱，漫无意见，惟日夜祈祷，因思得一人与之共商，庶可放胆立方。越日，适毗陵庄生生至，庄号春冶，曾从余学医，颇有机变，因令诊。春冶蹙额曰：尊年营卫既亏，痢疾大下，阴液已涸，今口糜呃逆，胃气将绝，实难措手，惟有扶持元气，兼养胃阴，冀得胃气稍醒，以图转机，未识是否？余曰：子言颇合。遂与定生脉佐芍药、银花、陈皮、炙草等味，以糯稻根煎汤代水，春冶用党参。余曰：是方所重在参，党参气味平淡，仅可调补常病，岂能恃以为治。乃用吉林上好山参，每服五分，日进药一次，参则昼夜四次，如是者五日，旁症悉除，渐能进粥，旬余而痢亦止。然仍不撤参药，至冬初，大啖肉食，盘餐罗列，无不称美。春初，始起床步履，然能食不充肌肉，余窃虑之。气候渐暖，饮食渐减，夏日惟食粥数次，至秋而痢复作，悉依前法治之遂愈。次年秋病又作，仍进参药，先君谓麟曰：汝素知医，岂不知攻补有时？前者初病，曾服利导之剂，继用参药，是以有效。去年病即服参，积滞未清，故今秋复发，参药断不可再用。余心知非参不可，而又不敢违命，日夜苦思，忽忆先君昔患肝疾，得苏郡医生阮仁昌治愈，先君每称其能。乃禀知延请，星夜着人赴苏，阅五日而阮至。诊之曰：湿热内蕴，参药姑缓。乃用芩、苓、楂、朴等治痢之药，先君索方观之，深以为然，命速煎。余不能措一词，时已申分，服后未及半时，即觉气促神乱，延至亥刻，遽尔见背。呜呼痛哉！可见二载之一息绵存，皆人参之力，一旦受此耗散，气泄不能再续，今日思之，未尝不饮泣而痛恨焉。

《医学衷中参西录·医案十·痢疾门·痢疾》

天津郑××，年五旬，于孟秋得下痢证。

病因：连日劳心过度，心中有热，多食瓜果，遂至病痢。

证候：腹疼后重，下痢赤白参半，一日夜七八次，其脉左部弦而有力，右部浮而濡重按不实，病已八日，饮食减少，肢体酸软。

诊断：证脉合参，当系肝胆因劳心生热，脾胃因生冷有伤，冷热相搏，遂致成痢。当清其肝胆之热，兼顾其脾胃之虚。

处方：生怀山药（一两），生杭芍（一两），当归（六钱），炒薏米（六钱），金银花（四钱），竹茹（三钱碎者），甘草（三钱），生姜（三钱）。共煎汤一大盅，温服。

复诊：服药两剂，腹疼后重皆除，下痢次数亦减，且纯变为白痢。再诊脉左部已和平如常，而右部之脉仍如从前，斯再投以温补脾胃之剂当愈。

处方：生怀山药（一两），炒薏米（五钱），龙眼肉（五钱），山楂片（三钱），干姜（二钱），生杭芍（二钱）。共煎汤一大盅，温服。

效果：将药煎汤服两剂痢遂全愈。

说明：按欲温补其脾胃而复用芍药者，防其肝胆因温补复生热也。用山楂片者，以其能化白痢之滞，且与甘草同用则酸甘化合，实有健运脾胃之功效也。

《医学衷中参西录·医案·痢疾门》

天津张姓幼女，年五岁，于孟秋得痢证。

病因：暑日恣食瓜果，脾胃有伤，入秋以来则先泻后痢。

证候：前因泄泻旬日，身体已羸弱，继又变泻为痢，日下十余次，赤白参半，下坠腹疼。屡次服药不愈，身益羸弱，其脉象亦弱，而左脉之力似略胜于右。

诊断：按其左右脉皆弱者，气血两虚也。而左脉之力似略胜于右脉者，知其肝胆虚而挟热，是以痢久不愈。然此热非纯系实热，不可用过凉之药，因其虚而挟热，其虚又不受补，是必所用之补品兼能泻热，俾肝胆之虚热皆愈而痢自愈矣。

处方：鸭肝一具，调以食料，烹熟服之，日服二次。

效果：如法将鸭肝烹食两日全愈，此方愚在辽宁得之友人齐××。尝阅李氏《本草纲目》，鸭肉性凉善治痢，鸭蛋之腌咸者亦善治痢，而未尝言及鸭肝。然痢之为病，多系肝火下迫肠中，鸭肉凉想鸭肝亦凉，此证先泻后痢，身体羸弱，其肝经热而且虚可知，以鸭肝泻肝之热，即以鸭肝补肝之虚，此所谓脏器疗法，是以奏效甚速也。且又香美适口，以治孺子之苦于服药者为尤宜也。

痢疾转肠溃疡

沧县杨××，年三十五岁，于季秋因下痢成肠溃疡证。

病因：因业商赔累歇业，心中懊恢，暗生内热，其肝胆之热，下迫致成痢疾。痢久不愈，又转为肠溃疡。

证候：其初下痢时，后重腹疼，一昼夜十七八次，所下者赤痢多带鲜血，间有白痢。延医治疗阅两月，病益加剧。所下者渐变为血水，杂以脂膜，其色腐败，其气腥臭，每腹中一觉疼即须入厕，一昼夜二十余次，身体羸弱，口中发干，心中怔忡，其脉左右皆弦细，其左部则弦而兼硬，一分钟九十二至。

诊断：此乃因痢久不愈，肠中脂膜腐败，由腐败而至于溃烂，是以纯下血水杂以脂膜，即西人所谓肠溃疡也。其脉象弦细者，气血两亏也。其左脉细而硬者，肝肾之阴亏甚也。其口干心中怔忡者，皆下血过多之所致也。此宜培养其气血而以解毒化瘀生新之药佐之。

处方：龙眼肉（一两），生怀山药（一两），熟地黄（一两），金银花（四钱），甘草（三钱），广三七（三钱，轧细）。药共六味，将前五味煎汤，送服三七末一半，至煎渣再服时，仍送服其余一半。

方解：龙眼肉为补益脾胃之药，而又善生心血以愈怔忡，更善治肠风下血，治此证当为主药。

山药亦善补脾胃，而又能上益肺气下固肾气，其所含多量之蛋白质，尤善滋阴养血，凡气血两虚者，洵为当用之药。熟地黄不但补肾阴也，冯楚瞻谓能大补肾中元气，要亦气血双补之品也。此三味并用，久亏之气血自能渐复，气血壮旺自能长肌肉排腐烂。又佐以金银花甘草以解毒，三七以化瘀生新，庶能挽回此垂危之证也。

复诊：将药煎服三剂，病大见愈，一昼夜大便三四次，间见好粪，心中已不怔忡，脉象犹弦而左部不若从前之硬。因所服之药有效，遂即原方略为加减，又服数剂，其大便仍一日数次，血粪相杂，因思此证下痢甚久，或有阿米巴毒菌伏藏于内，拟方中加消除此毒菌之药治之。

处方：龙眼肉（一两），生怀山药（一两），熟地黄（一两），甘草（三钱），生硫黄（八分，研细），鸦

胆子（成实者六十粒，去皮）。药共六味，将前四味煎汤一大盅，送服鸦胆子硫黄末各一半，至煎渣再服时，仍送服其余一半。

方解：方中用鸦胆子、硫黄者，因鸦胆子为治血痢要药，并善治二便下血；硫黄为除阿米巴痢之毒菌要药，二药并用，则凉热相济，性归和平奏效当速也。

三诊：将药煎服两剂，其大便仍血粪相杂一日数行。因思鸦胆子与硫黄并用虽能消除痢中毒菌，然鸦胆子化瘀之力甚大，硫黄又为润大便之药（本草谓其能使大便润、小便长，西人以硫黄为轻下药），二药虽能消除痢中毒菌，究难使此病完全除根，拟去此二药，于方中加保护脂膜固涩大便之品。

处方：龙眼肉（一两），生怀山药（一两），大熟地黄（一两），赤石脂（一两，捣细），甘草（三钱），广三七（三钱，轧细）。药共六味，将前五味煎汤一大盅，送服三七细末一半，至煎渣再服时，仍送服其余一半。

效果：将药连服五剂，下血之证全愈，口中已不发干，犹日下溏粪两三次，然便时腹中分毫不疼矣。俾用生怀山药轧细末，每用两许煮作茶汤，调以白糖令适口，当点心服之，其大便久自能固。

《医学衷中参西录·医话·临症随笔》

天津李氏妇，年过四旬，患痢三年不愈，即稍愈旋又反复。其痢或赤或白或赤白参半，且痢而兼泻，其脉迟而无力。平素所服之药，宜热不宜凉，其病偏于凉可知。俾先用生山药细末，日日煮粥服之，又每日嚼服蒸熟龙眼肉两许，如此旬日，其泻已愈，痢已见轻。又俾于服山药粥时，送服生硫黄细末三分，日两次，又兼用木贼一钱，淬水当茶饮之，如此旬日，其痢亦愈。

5. 阴虚痢案

《古今医统大全·卷之三十六·滞下门·医案》

一人年近五十，质弱多怒，暑月因大怒患痢，口渴自饮蜜水，病缓。数日后脉稍大不数。令以参术汤调益元散服之，痢减。数日后倦甚，发呃逆之甚。久下阴虚，令守前药，利尚未止，以炼蜜食之。众欲用姜附，予谓阴虚服之必死，待前药力到自愈。又四日呃止痢除。

《何氏虚劳心传·选方·治验》

一人病失血，岁二三发，其后所出渐多，咳嗽发热，食减肌削，屡至平康，不以为意。夏秋间偶发寒热如疟状，每夜达曙，微汗始解，嗣后寒热稍减，病转下痢。医谓其虚也，进以参、术，胸膈迷闷，喉音窒塞，服茯苓、山药，预收红铅末，下黑血数升，胸喉顿舒，面容亦转，以为得竹破竹补之法也。加用桂、附二剂，于是下痢，昼夜十数行，饮食难进，神识不清，病转增剧。嘉言诊之，脾脉大而空，肾脉小而乱，肺脉沉而伏，病者问此为何症也？曰：此症患在亡阴，况所用峻热之药，如权臣悍师，不至犯上，无等不已。行期在立冬后三日，以今计之，不过信宿，无以方为也。何以言之？《经》云：暴病非阳，久病非阴，则数年失血，其为阳盛阴虚无疑。况食减而血不生，渐至肌削，而血日槁，虚者益虚，盛者益盛，势必阴火大炽上炎而伤肺金，咳嗽生痰，清肃下行之令尽壅，由是肾水无母气以生，不足荫养百骸，柴栅瘦损，每申酉时洒淅恶寒，转而热，至天明，微汗始退，政如夏日炎蒸，非雨不解。身中之象，明明有春夏而无秋冬，用药之法，不亟使金寒水冷，以杀其势，一往不返矣。乃因下利误用参、术补剂，不知肺热已久，止有从皮毛透出一路，今补而不宣，势必移于大肠，所谓肺热于内，传为肠澼是也。至用红铅末下黑血者，盖阳明之血，随清气行者，久已呕出，其阴分之血，随浊气行至胸中，为募原所闭，久瘀膈间，得经水阴分下出之血，引之而走下窍，声应气求之妙也。久积顿宽而色稍转，言笑稍适者，得攻之力，非得补之力也。乃平日预蓄之药，必为方士所惑，见为其阳大虚，放胆加用桂附燥热以尽劫其阴，惜此时未得止之。今则两尺脉乱，火燔而泉竭，脾胃脉浮，下多亡阴，阳无所附，肺派沉伏，金气缩敛不行，神识不清，而魄已先丧矣。昔医云：乱世混浊，有同火化，夫以火济火，董曹秉权用事，汉数焉能不终也！

《医宗己任编·卷五·东庄医案》

孟举仆钱姓者，患梦泄不止，夜热羸弱。予用甘温治之，梦泄顿愈，惟夜热未除，他医进清凉之药，身大热，下利脓，腹痛不可忍。更医治痢，杂姜桂芩连益狼狈，下鲜血或如屋漏，或如猪肝，或如鱼脑汁，复迎予视。脉数大而坚，此挟虚感热，医不得次第。致血虚而毒盛也，与当归、丹皮、芍药、泽泻、茯苓、地黄，加黄连，数剂而痢止。时适与友人集公所，其家人驰至曰：顷忽增一病患，小便内痛，点滴不能便，便后痛愈甚，正号呼床席，求急解之，予思良久，问痛连少腹乎？曰否，予曰：吾知之矣。急归，取丸子两许。令急吞之，咽少许时痛若失而便通矣。孟举惊问何药，其神如是，则《金匮》肾气丸也。孟举曰：芩连桂附，两者冰炭，他人用之两败，而今则两以奏功，何也？予曰：此所谓次第也，毒传脾肾，不先解之，而骤用姜桂，则其焰益张，不得已用寒凉救之，热毒既去，虚症乃见，命门无气，肾将败矣，故急以桂附用之也。孟举曰：焉知便痛非毒甚乎？予曰：毒甚则必下利仍频，体反加热矣。未有痢止身凉食进而毒甚者，故知其非也，且毒甚而痛，乃火逼膀胱而致，则必痛连少腹，今少腹反不痛，故知其为肾气寒也。孟举惊案称善。越数日，其人正饭，与人争诤，复大发热，此木抑土虚而食复也。与补中益气汤，热渐退，但不寐，左横骨下坚硬，饭食过之俱有碍，适有医者过其门，令诊之，曰：伤寒心下痞，不当用参术，孟举问予，予笑曰：渠辈惯误下人，故熟此症，予未尝妄下，故不识也。孟举曰：吾固知其非，姑举为一噱耳，请问此何病也？曰：是为肝胀。曰：得毋抑积停滞乎？曰：如所言，当连右骨下，曰：饮食不经于肝，过之而碍，何也？曰：肝怒则叶张，右侵于胃，胃虚受侵，贲门侧寒，故碍也。《经》不云乎？肝大则逼胃迫咽，迫咽则苦膈中且胁下痛，肝高则支贲切胁，悗为息贲，此之谓也。乃以加味归脾汤吞八味丸加补骨脂吴茱萸杜仲等饮之而平。其反覆辨症处，溯流穷源，既极精透，其次第用药处，得心应手，又甚神奇。此等案一出，真可拓后学之心胸，扩群医之见解。识者谅不以予言为阿其所好也。每验怒气易动者，最多肝胀一症。其左胁骨下痛而有块，扁大如痞，实非痞也。乃肝叶血燥，不肯下垂故也。

《痢疾明辨·久痢伤阴》

孙御千云：丁亥六月，侄某，患痢极重，治疗月余，已愈，然不能戒口、戒怒，复发，至闰七月二十日日没时，人事昏沉，更定后方苏。余诊其脉细弱无神，右关为最，腹如仰瓦，脐右动气大如鸡卵，跳动不息，中虚已极，生气索然，投以建中，病势不减，次日延姜体乾视。案云：久痢伤阴，肉削形夺，姑以养阴清燥之法治之，用阿胶、沙参、生白芍、炙草、生白扁豆、桑叶、天冬二剂；下午神已不昏，再邀体乾同诊之。案云：下痢肠垢五十余日，犹腹痛抽制，憔悴尪羸殆甚，几几欲脱矣，虽胃中有滞，势难消散，急救其阴，以恋其阳，仿佛"复脉"之意：大生地、天麦冬、阿胶、白芍药、沙参、炙草，毋过煎，三五十沸即服，取浊药轻投之意。八月初六日脐旁动气已平，腹亦渐厚，痢亦减，腹不制痛，惟所下垢中有白点不已，众皆望愈矣，予同姜、戚再诊之。案云：诊脉左弱右软、有神，连进复脉法，中宫柔和，而神乱烦躁俱止，有津回液转之机，此时不问其虚，安问其余，用大生地、麦冬、大沙参、白芍、阿胶、鲜藕大片，井水煎五十沸服，自此之后，余证俱减，家贫不能服参，日啖羊肉斤许方快，又延一月，面浮足肿而毙。是役也，虽未收功，实因病久反复多端，而医方另出一种，亦堪传也。

[陈韶九按]救阴之后，大约胃气不能醒复，中虚难建所致，若归咎于家贫不能服参，非计也。

《医验随笔·沈鲐翁医验随笔》

大市桥林姓，有烟霞癖，先寒热，继则腹痛，下痢红白，昼夜百余次，饮食不能下咽，气息奄奄，当时医士有汪党之称，茶集于崇安寺，议论此证，或主香连丸，或欲用驻车丸，或四磨饮，先生闻之窃笑其误。明日来请诊视，脉细舌干黄，曰此久痢，气阴两伤，时时登圊而无便者，此虚坐努责，非益气养阴不可，用人参白芍丹皮细生地等味服之，病大转机，前方扩充数剂而愈。

6. 风痢案

《痢疾明辨·辨痢大纲有四·一曰邪陷》

吴兴陆养愚治归安李令尹之岳，路途感冒，至暑头常微痛，身体微热，饮食如故，不以为意，数日后患暑泻，小便赤痛，自服胃苓汤不止，后下赤白，又服芩、连、槟、芍、广木香，二剂不效，李公延予诊治，脉两手浮弦，沉按涩数；此表气不舒，故里气亦不顺，偶值脾胃不调而泄泻也，以五积散加白术、木香，二剂，大汗，诸症悉退。

卢绍安评云：长途未免劳顿，感冒表邪，饮食失调，业已成痢，世俗惟投痢疾之药，此其常也；先生以五积双解表里之邪，得汗而诸症如失。痢因汗愈，非真知灼见，孰敢如斯。

惺庵治塘桥庞湘帆，下痢，昼夜约二百余遍，腹痛后重无片刻安，初起本有微寒发热之象，至第二日寒热已无，第四日延予治之，见其神清音亮，脉浮弦数，用人参败毒散一剂，次早又服一剂，晚用洁古芍药汤，制大黄三钱，去桂枝，是日下痢百余次，第三日再进败毒散一剂，加白芍、木香、槟榔汁，至晚痢减十之七，三更时又进芍药汤，熟军只用二钱，白芍用肉桂炒，是夕出溏粪颇多，痢减大半，又投芍药汤，去桂枝、大黄加桔梗，是夕下痢尚二十余次，明日停药一天，次早用轻剂，渐次平安，为时不过十日而愈。症虽重，每日尚能吃粥三碗，故能应手。时道光己丑八月也。

孙姓妇，年四十余，体质极弱。甲寅秋患痢，呕吐不止，医进黄连、参、术不愈，痢反剧，投藿香正气散，又不应，进连理汤又不应。易一医，进温涩之剂：乌梅、粟壳、肉果、干姜，症反重，日夜七十余次。又一医用人参、姜、附，痢稍稀，翌日发热恶寒，延予诊治，脉得浮数微弦。其夫谓予曰：下痢身热，法在不治也。予曰：此陷邪出表，乃生机也，议小柴胡汤。病家不肯发表，于是停药，但饮粥汤，痢渐稀，令其用荷叶、粳米、桔梗、益元散、薄荷治汤饮，明日胸腹白疹满布，微汗热退，痢止而愈。此症温补误治而剧，勿药而痊。或曰：此妇平日常吃冷粥、冷饭，多啖瓜果，服参、附去其脾胃伏寒，故邪寒得从外达；理亦有之，仍偶然也，然三阳陷邪误进温补而死者，不可胜数。必发出陷邪，透红、白疹，暑湿之邪方退耳。

一人病霍乱，明日发热下痢，进败毒散二剂，赤白未止而身发斑，议再投败毒散以发表，合犀角地黄汤以清里，加槟榔、木香、青宁丸以理气导滞，两剂而愈。

童佩芬茂才，冬初伏暑兼挟秋燥，患痢，守不服药之戒，已将匝月。医进青宁丸，燥矢去而痢不减，又进制军亦不应，此时投逆挽法尚可图治。乃易治，进附子理中加杜仲、肉果、阿胶，二三剂，痢不止而口燥舌红，脉数大有力，延予治之。予谓：伏邪未经透表提出陷邪，徒用推荡，无益于事，然亦未受害也，用肉果、白术等药，非太阴病而误投之，则受害更深矣，安能挽回。书清火育阴方而辞之。后闻咽痛舌碎而毙。

生生子治大宗伯董浔阳门下马厨者，九月初旬病痢，延二十余日，危在旦夕，寒热极重，寒至不惮入灶，热至不惮入井，痢兼红白，日夜八十余行，腹痛，恶心，汗多，神倦。蒋洪乔、沈万二人，述其病状而请于予，予曰：脉如何？蒋、沈曰：下痢脉洪大者死，细数者生。今洪大者，逆也。予曰：痢忌洪大，而寒热又不宜细数，其中必有故。予往诊其脉，果如所言。询其致疾之由，病者云：日前客众，厨间燥热，食瓜果过多，晚又过饮，御内而寐于楼檐下，翌日即寒热腹痛，因而下痢。予虽得其病情，尚未融通一治法，沉思良久，作背城一战。人参、石膏、滑石各五钱，大附子、炙草各二钱，作一剂煎服。谓曰：倘得一睡，则阴阳和，和则汗可敛，而寒热、呕吐可止也。明晨巳刻再诊，痢减半，汗、吐止，脉亦敛，再用人参、石膏、白术、白芍、滑石、炮姜、知母各二钱，肉桂二钱，炙草、附子各一钱，服后热止，痢又减半，食渐进，神气渐转；改用酒炒白芍三钱，人参、白术、滑石各二钱，甘草、炮姜、广皮各一钱，三剂而痢止食进。蒋、沈问曰：公寒热均投，此谓何症而剂何名乎？予曰：此滑公所谓混沌汤也，《经》曰：夏伤于暑，秋必痎疟，白虎、益元散皆解暑之剂，瓜果寒凉，伤其中气，酒后御内，损其下元，附子理中，正所以温中补下者。《经》云：实者，邪气实也，白虎应之。虚者，正气虚也，故理中应之。若以寒热均用为嫌，则仲景附子泻心汤既用大黄、黄连，又用干姜、附子，此何说哉。盖假对假，真对真也。

[陈韶九按]凡病之成立，必有两个以上原因，所谓单丝不成线也，按喻嘉言之治，前案乃三阳下痢而兼少阴病者，用活人败毒散，重用人参以提出其下陷之邪，又用少阴附子汤，重用附子以温其里。此案阳明经感暑、湿、热三气，如焰如焚，大汗淋漓，非白虎不能驱其暑热，而酒色戕其下，瓜果伤其中，非参、附不能救其脾阳，此太阴、阳明一表一里同时受病，与温病之两感无异，白虎、理中合用，乃正治法也，由此推今之暑湿、伏邪等病，岂非两感症乎，皆宜察脉辨证，胸中了了，方可立定主意用药；试观今之发热脉微，数日即变者，皆此类也。附识数言，以为学者告。

7. 温病兼下痢

《医学衷中参西录·医案十五·温病门》

袁姓妇，年三十六岁，得温病兼下痢证。

病因：仲秋乘火车赴保定归母家省视，往来辛苦，路间又兼受风，遂得温病兼患下痢。

证候：周身壮热，心中热而且渴，下痢赤多白少，后重腹疼，一昼夜十余次，舌苔白厚，中心微黄，其脉左部弦硬，右部洪实，一息五至。

诊断：此风温之热已入阳明之腑，是以右脉洪实，其炽盛之肝火下迫肠中作痢，是以左脉弦硬。夫阳明脉实而渴者，宜用白虎加人参汤，因其肝热甚盛，证兼下痢，又宜以生山药代粳米以固下焦气化，更辅以凉肝调气之品，则温与痢庶可并愈。

处方：生石膏（三两捣细），野党参（四钱），生怀山药（一两），生杭芍（一两），知母（六钱），白头翁（五钱），生麦芽（四钱），甘草（四钱）。将药煎汤三盅，分三次温饮下。

复诊：将药分三次服完，温热已退强半，痢疾已愈十之七八，腹已不疼，脉象亦较前和平，遂即原方略为加减俾再服之。

处方：生石膏（二两捣细），野台参（三钱），生怀山药（八钱），生杭芍（六钱），知母（五钱），白头翁（五钱），秦皮（三钱），甘草（三钱）。共煎汤两盅，分两次温服下。

效果：将药煎服两剂，诸病皆愈，惟脉象似仍有余热，胃中似不开通懒于饮食。俾用鲜梨、鲜藕、莱菔三者等分，切片煮汁，送服益元散三钱许，日服两次，至三次则喜进饮食，脉亦和平如常矣。

说明：凡温而兼痢之证，最为难治。盖温随下痢深陷而永无出路，即痢为温热所灼而益加疼坠，惟石膏与人参并用，能升举下陷之温邪，使之徐徐上升外散。而方中生山药一味，在白虎汤中能代粳米以和胃，在治痢药中又能固摄下焦气化，协同芍药、白头翁诸药以润肝滋肾，从容以奏肤功也。至于麦芽炒用之为消食之品，生用之不但消食实能舒发肝气，宣散肝火，而痢病之后重可除也。至后方加秦皮者，取其性本苦寒，力善收涩，借之以清热补虚，原为痢病将愈最宜之品。是以《伤寒论》白头翁汤中亦借之以清厥阴热痢也。

8. 暑痢案

《儒门事亲·卷六·湿形·暑泄八十七》

殷辅之父，年六十余，暑月病泄泻，日五六十行，自建碓镇来请戴人于陈州。其父喜饮，二家人辈争止之。戴人曰：夫暑月年老，津液衰少，岂可禁水？但劝之少饮。比及用药，先令速归，以绿豆、鸡卵十余枚，同煮，卵熟取出，令豆软，下陈粳米作稀粥，搅令寒，食鸡卵以下之，一二顿，病减大半。盖粳米、鸡卵，皆能断痢。然后制抑火流湿之药，调顺而方愈。

《医略十三篇·卷十·痢疾第十》

《夷坚甲志》曰：昔虞丞相自渠川被召，途中冒暑，得泄痢连月。萝壁间有韵语云：暑毒在脾，湿气连脚，不泄则痢，不痢则疟，独炼雄黄，蒸饼和药，甘草作汤，服之安乐，别作治疗，医家大错。如方制服，其疾随愈。

《痢疾明辨·下痢血水》

暑湿下痢血水急症案

国初云间清白里老医，治吴玉荣令郎琴五，于八月十三日患痢，里急后重，似乎轻症，惟脉沉数，积滞不清，热邪郁伏之象也，即告以勿轻视，当清虚淡泊为主，越数日，内热甚，日夜百余次皆血水，后重逼迫，肛门如火灼，小便不利，诸医皆进消积和血药，反脉大身热，血水如注，议者皆以为不可治；余曰："脉证虽危，尚有善状，胸膈舒畅，粥饮可进，身体轻快，积色鲜明，无臭秽之气，热势虽甚，肠胃未伤，此系暑邪伤其津液，无形之火为患也，必得有形之水制之，用井水调益元散与之，并以西瓜汁间服，一日数十碗方觉快爽，以黄芩芍药汤加川连、枳壳、滑石、木通、银花之类治之而安。盖此症不宜用消导、和血之药者，乃无形之暑邪为患耳，半月间用西瓜四十余枚，井水调益元散三十余碗，黄连五两余，肛始不热，口始不渴，若以痢门常法治之，则津液愈耗，绵延日久而毙者多矣。

《痢疾明辨·久痢伤阴》

孙御千、姜体乾两先生医案（黄芩汤变方）

乾隆戊子七月十六日，无锡太平桥季姓室祝氏，患痢极重，请孙、姜两翁诊视。是日，孙先至，痢已半月矣，五色相杂；初起钱医治之，因症由泻转痢，为脾传肾之脏病，用炮姜、白术、石脂、龙骨、蕲艾、人参，一派辛温之药，反佐黄连、乌梅，病势日重，饮食日减，面色晦滞，精神困顿已极，诊脉，细涩不和，右尺急搏，按之时又鼓指，手温足冷，有时微热，舌苔白，心中烦，腹痛后重如初；孙曰：此非脏病内伤，乃暑湿内郁肠胃，初未外达，邪未去而阴自耗，液已亏矣；拟和阴润燥之剂，用阿胶、白芍、炙草、银花炭、扁豆花、大沙参、丹皮、茯苓、陈米煎汤代水。是夜只痢三次，烦痛亦减，但神倦似睡，汗微出，举家咸喜病减，又疑欲脱。孙曰：微微汗出，乃暑湿外泄，阳得阴则融解耳。十七早，姜体乾到，同诊，脉象虚涩，如雨沾沙。姜曰：未刻交白露节，正气已衰，当备人参、阿胶、白芍、炙草、姜

汁黄连、白扁豆花、荷梗、神曲、广皮、陈米煎汤。服一时许，即索粥，神思稍清而能安卧，惟仍滞漏，小便涩少，口中干燥，饮以麦冬汤，至夜小便二次，痢竟矣。十八日前方去川连、神曲、白扁豆花，加麦冬、小麦，养心调理，令服四剂而愈。

［陈韶九按］暑为无形之邪，最易灼烁阴液，故用胶、芍、炙甘草以救阴津，银花、扁豆以却暑邪，而诸病如失，昧者议为滋腻滞湿留湿，不知先生已从前辛温之剂探得真情矣，故放胆用之，而效收鼓桴也。

9. 休息痢案

《扁鹊心书·卷中·休息痢》

一人病休息痢已半年，元气将脱，六脉将绝，十分危笃。余为灸命关三百壮，关元三百壮，六脉已平，痢已止，两胁刺痛，再服草神丹、霹雳汤方愈，一月后大便二日一次矣。

《痢疾明辨·休息痢》

休息痢又感新邪案

云间清白里老医治南汇徐某，休息痢已二年，因冒暑伤湿而里急后重，身热下血，陈医进七味地黄汤，热更甚，脉洪大，即用黄连、白芍、柴胡、黄芩、木通、滑石、枳壳、厚朴、甘草，四剂热减痢清，再投凉血理滞，新邪退而旧病亦愈。

10. 噤口痢案

《回春录·内科·痢疾》

金魁官，九月间患五色痢，日下数十行，七八日来，口噤不纳，腹痛呻吟，危在旦夕矣。孟英视之，曰：暑挟食耳，误服热药矣，攻补皆不可施也，轻清取之可即愈焉。以北沙参、黄连、鲜莲子、栀子、黄芩、枇杷叶、石斛、扁豆、银花、桔梗、山楂、神曲、滑石为方，覆杯即安。孟英尝曰：莲子最补胃气而镇虚逆，若反胃由于胃虚而气冲不纳者，是皆热邪伤其胃中清和之气，故以黄连苦泄其邪，即仗莲子甘镇其胃。鲜莲子清香不浑，镇胃之功独胜。

《医学衷中参西录·医案十·痢疾门》

天津施××，五十六岁，得噤口痢证。

病因：举家数口，寄食友家不能还乡，后友家助以资斧令还乡，道路又复不通，日夜焦思，频动肝火，时当孟秋，心热贪凉，多食瓜果，致患下痢。

证候：一日夜下痢十五六次，多带鲜血，后重甚剧，腹偶觉疼即须入厕，便后移时疼始稍愈，病

已五日,分毫不能进食,惟一日之间强饮米汤数口。其脉左部弦而硬,右部弦而浮,其搏五至,心中发热常觉恶心。

诊断:此肝火炽盛,肝血虚损,又兼胃气挟热上逆,是以下痢甚剧,而又噤口不食也。当治以滋阴、清热、平肝、降胃之品。

处方:生杭芍(一两),生怀山药(一两),滑石(七钱),白头翁(五钱),秦皮(三钱),碎竹茹(三钱),甘草(三钱),鸦胆子(成实者五十粒去皮)。

先用白糖水囫囵送服鸦胆子仁,再将余药煎汤一大盅,温服下。

复诊:将药如法服两剂,痢中已不见鲜血,次数减去三分之二。其脉左部较前和平,右部则仍有浮弦之象,仍然不能饮食,心中仍然发热,然不若从前之恶心,此宜用药再清其胃腑必然能食矣。

处方:生怀山药(两半),生石膏(两半捣细),生杭芍(六钱),白头翁(四钱),秦皮(二钱),甘草(二钱)。共煎汤一大盅,分两次温服。

效果:将药煎服一剂,即能进食,痢已不见,变作泄泻,日四五次,俾用生怀山药细末煮作粥,少调以白糖服之,三日全愈。

或问:石膏为治外感实热之药,今此证未夹杂外感,何以方中亦用之?答曰:石膏为治阳明胃腑有实热者之圣药,初不论其为外感非外感也。盖阳明胃气以息息下行为顺,若有热则其气多不下行而上逆,因其胃气挟热上逆,所以多恶心呕吐不思饮食,若但知清其热而不知降其气,治之恒不易见效。惟石膏性凉质重(虽煎为汤,仍有沉重之力),其凉也能清实热,其重也能镇气逆,是以凡胃气挟实热上逆令人不思饮食者,服之可须臾奏效。若必谓石膏专治外感实热,不可用治内伤实热,则近代名医徐氏、吴氏医案中皆有重用石膏治愈内伤实热之案,何妨取以参观乎?

《类证治裁·卷之四·痢症论治·痢脉案》

幼子噤口秋痢,身热小腹坠痛,初痢稠红,次下血水,日夜无度,此热邪阻脘,气滞下焦,迫伤营分。初用枳壳、栝蒌仁(俱炒)、黑山栀、赤苓、苏梗、木香以导热而通逆。继用白芍、甘草(炙黑)、茴香、炮姜、黑楂肉以缓中而温下。后用石莲、潞参、茯神、砂仁、薏仁、熟地炭、山药、红枣、粳米以扶阳而和阴,渐次调理获痊。

11. 妊娠下痢案

《杂病广要·脏腑类·滞下》

三宝廉使仲子之妻,泰不花尚书妹也,病滞下,昼夜五七十起,后重下迫,且娠九月。众医率为清暑散滞,痛苦尤甚。寿至诊视曰:须下去滞。众以娠不肯。寿曰:《素问》有云:有故无殒,亦无殒也。动即正产。乃以消滞导气丸药进之,得顺利,再进滞去,继以清暑利溲苦坚之剂,病愈而孕果不动,足月乃产(朱右撰《樱宁生传》)。

《医学衷中参西录·医案十八·妇女科·怀妊受温病兼下痢》

天津张氏妇,年近三旬,怀妊,受温病兼下痢。

病因:受妊已六个月,心中恒觉发热,继因其夫骤尔赋闲,遂致激动肝火,其热益甚,又薄为外感所束,遂致温而兼痢。

证候:表里俱壮热无汗,心中热极,思饮冰水,其家人不敢予。舌苔干而黄,频饮水不濡润,腹中常觉疼坠,下痢赤多白少,间杂以鲜血,一昼夜十余次。其脉左部弦长,右部洪滑,皆重诊有力,一息五至。

诊断:其脉左部弦长有力者,肝胆之火炽盛也。惟其肝胆之火炽盛下迫,是以不但下痢赤白,且又兼下鲜血,腹疼下坠。为其右部洪滑有力,知温热已入阳明之府,是以舌苔干黄,心为热迫,思饮冰水。所犹喜者脉象虽热,不至甚数,且又流利无滞,胎气可保无恙也。宜治以白虎加人参汤以解温病之热,而更重用芍药以代方中知母,则肝热能清而痢亦可愈矣。

处方:生石膏(三两,捣细),大潞参(五钱),生杭芍(一两),粳米(五钱),甘草(三钱)。共煎汤三盅,分三次温饮下。

复诊:将药分三次服完,表里之热已退强半,痢愈十之七八,腹中疼坠亦大轻减,舌苔由黄变白,已有津液,脉象仍然有力而较前则和缓矣。遂即原方为之加减俾再服之。

处方:生石膏(二两捣细),大潞参(三钱),生怀山药(八钱),生杭芍(六钱),白头翁(四钱),秦皮(三钱),甘草(二钱)。共煎汤三盅,分三次温饮下。

方解:按此方即白虎加人参汤与白头翁汤相并为一方也。为方中有芍药、山药,是以白虎加人参汤中可省去知母、粳米;为白虎加人参汤中之石膏,可抵黄连、黄柏,是以白头翁汤中止用白头翁、秦皮,合用之则一半治温,一半治痢,安排周匝,步伍整齐,当可奏效。

效果:将药如法服两剂,病遂全愈。

或问:《伤寒论》用白虎汤之方定例,汗吐下后加人参,渴者加人参。此案之证非当汗吐下后,亦未言渴,何以案中两次用白虎皆加人参乎?答曰:此案证兼下痢,下痢亦下之类也。其舌苔干黄毫无津液,舌干无液亦渴之类也。且其温病之热,不但入胃,更随下痢陷至下焦永无出路。惟人参与石膏并用,实能升举其下陷之温热而清解消散之,不至久留下焦以耗真阴。况此证温病与下痢相助为虐,实有累于胎气,几至莫能支,加人参于白虎汤中,亦所以保其胎气使无意外之虞也。"

12. 产后下痢案

《周慎斋遗书·卷八·痢》

一妇产后痢疾,误服克伐,暂觉宽快,而肛门痛如针刺,脉数无至数,产后见此为难治。用人参一钱,木香二分,一服减半,后用人参二钱,黄芪一钱,升麻、柴胡各五分,甘草、陈皮、木香各三分,愈。初用人参补肺,肺气充,则大肠之气不至下陷,木香行滞,以散肛门之痛也。

《痢疾明辨·产后痢》

道光庚子七月,壶芦山人治章嘉鳌令正,怀胎七月,患痢七日即产,产后痢仍不止,舌绛无津,口渴唇燥,里急后重。徐炳衡邀予诊,脉弦数大,烦躁不安,暑邪化燥,加以新产后营血大伤,邪火反炽,议进黄连阿胶汤,用荷叶、陈米煎汤代水,一剂,痢少减,又进一剂,痢虽减,舌绛、口渴如故,自汗,身热益甚,其脉洪大,内有实火也,与西瓜汁,进玉女煎,荷、米汤代水煎,服一剂,热退汗少,再剂诸恙皆瘥。

又治祝塘一妇,胎前患痢,里急后重腹痛,澼出日夜无度。医进胶、艾、肉果、四物,又进杜仲、芩、术等安胎药,痢更剧,三日而胎殒,产后,易女科,用生化汤加荆芥、牛膝、山楂,病者热甚昏厥,始延予治。脉数滑,舌绛干,内外皆热而腹痛异常,痛即痢,痢复痛,循环不已,无刻得安。此营血已耗,误投温补助火劫阴,而暑、湿、热三气未经外达内消,以致如此,危险极矣。议进黄连阿胶汤,诸医皆曰不可服,后病势依然,腹痛甚即厥。法在

不治,沉思良久,究因邪陷少阴,故口渴,舌绛,心烦,又见厥阴之腹痛下痢,阳明之呕恶不纳,似可与白头翁合用,将黄连阿胶汤为主,取白头翁一味以升清,用白芍、甘草、银花、地榆、夏枯草、金铃子、玉桔梗、滑石、荷叶、陈米。一剂稍安,连进三剂,又用鲜荷叶、枇杷叶、金银花、鲜稻叶、芦根、西瓜翠蒸露频进,又频进西瓜汁。经治第七日,身发白而夹红疹,痢止,仍进花露、荷、米煎益元散。可见痢由暑湿为患,即伏暑之陷人者,方书皆以内伤、泻、痢混同论治,即张氏医案亦毫无足取,惟仲景法乃法王手眼。

又治琴川大东门外白场米铺叶姓妇,廿三岁。怀孕九月,忽患霍乱吐泻,一日而产,产后下痢赤白,里急后重,一日夜五十余次,腹痛甚厉,痛则汗出,烦躁,口渴,不寐。诸医作瘀血腹痛,失笑散、桃仁、延胡索、香附等一派辛温破血之剂,痛、痢更甚,越五日而延予诊。脉弦大而数,苔白厚,唇干,面白、时有火升,恶心不纳。金曰瘀血。余问产妇痛状,谓予曰:痛而痢,痢而痛减,少停又痛,痛势直趋后阴,如欲大便者。此因滞下而痛也,痛在少腹,凝滞于宫胞门,大便不转矢气,但所下无多,旋又苦痛不堪耳。余谓此痛随痢减,滞下之常,非瘀也。其姑曰:何以无恶露?予曰:吐泻伤胎,其血必少,亡阴故也。为定一方:桂炒白芍、萸炒黄连、土炒当归、炮姜、楂炭、益元散、广皮、木香汁、槟榔汁、干荷叶蒂、陈米、赤砂糖,脉不甚数,用伏龙肝煎汤代水,以温中止呕。服后宿垢大下,腹痛即止。明日再诊:原方去木香、槟榔、姜、连,另服香连丸。明午又诊:下痢尚三十次,白冻中有红血点,畏寒蜷卧,汗出过多,鼻准之汗如珠,头亦多汗,脉象虚弱不数。告其翁姑曰:恐亡阳变脱。用制附子、白芍、炮姜、归身、龙牡、茯苓、洋参、炙草、陈米、淮小麦、红枣,另服香连丸五分以清湿热。两剂汗止,所下纯白冻尚二十余次而不知饥,忽恶寒发抖,伸手诊脉,片刻即缩入被内,懒言,气短,声微,皆不足之象,用桂枝、炮姜、白芍、丹参、炙草、朱茯神、枣仁、党参、归身、荷、米等补养之剂,又服猪小肠垢方,三服,日进稀粥一盏而胃口不醒。伊夫又病伏暑,房中皆羌、防、荆芥之气,令其撤去药炉,而焚以红枣,室中煎红枣粥,烹鲜鲫鱼汤,令闻其香气,由是胃口大开,白冻亦少止。十余日杳无音信,一日过其门而问之,知其夫死而妇

活矣。当其日诊其妇,竟未请一诊其夫,此亦有数存焉。时咸丰丙辰九月也。

13. 小儿痢疾案

《医学纲目·卷之三十八·小儿部·疳》

(丹)一富家子年十四岁,面黄,善啖易饥,非肉不饱,泄泻一月,来求治。脉之,两手皆大。怪不甚瘦倦,以为湿热,当脾困而食少,令反形健而多食,且不渴,予意其疾必疳虫作痢也。取大便视之,果蛔虫所为。适往他处,有一小儿医在侧,教其用治虫药治之,禁其勿用去积药。约回途当为一看诊而止痢也,后勿果。至次年春夏之交,其泻复作,腹不痛而口干。予曰:此去年治虫而不治疳故也。遂以去疳热之药,浓煎白术汤下,三日而泻止。半月后偶过其家,见其子甚瘦,予教以白术为君,芍药为臣,川芎、陈皮、黄连、胡黄连,入少芦荟为丸,白术汤服之,半月而止。禁其勿食肉与甜物,三年当自愈。

《周慎斋遗书·卷八·痢》

一小儿八岁,噤口痢。用归身开发上焦,木瓜、牛膝开关达下,炮姜温中,人参补气而效。

《痢疾明辨·小儿痢》

姚公远幼子病痢,一医误下之,遂下纯血,气喘身热,不思食。缪仲醇适至,急以人参五钱,白芍、石莲、升麻、橘红、石蚕、白扁豆、滑石、炙草,投一剂而喘平血止,又数剂,痢止。仲醇临别,嘱公远曰:儿虽愈,百日内不出痘则生,否则死,以元气未复故也。未几即痘,果殇。

14. 其他痢疾医案

(1)瘀血痢案

《周慎斋遗书·卷八·痢》

一人病痢腹痛,下之不效,温之不愈,如是一二月,自分必死。诊其脉知有死血,用乳香、没药二三钱,酒研服,愈。

(2)邪陷致痢案

《痢疾明辨·辨痢大纲有四·一曰邪热》

三阳陷邪兼太阴脏寒,下痢赤白夹血一案

壶芦山人治贡楚翘孝廉,下痢赤白兼血而脉缓弱,进人参败毒散先解其表,其脉仍缓弱无力,脾虚兼暑也,用附子理中加香、连、白芍而愈。盖孝廉有胃寒,暑月食瓜,加以火酒,又值中年以后、中虚之故。当日同议者,贡上之先生也,此亦外感兼内伤者。

[陈韶九按]外无寒热表证,进败毒散似嫌不合,附子理中亦嫌过峻,河间苦辛寒方,确合此病。

陷邪未经表散而先下一案

御千人城诊视;痢已五六日,始纯红,继白色相兼,今下红白黏腻,日夜四五十行,后重窘迫,多在腰尻、尾闾之间,少腹不过微痛,胃口不能纳食;阅前方,并未外解,用硝、黄攻下而剧,外邪暑热,凝结下焦,无从解散,先疏其壅,用川连、生姜、秦艽、枳壳、木香汁、槟榔汁、楂肉、神曲、桔梗、鲜荷叶、陈仓米,煎汤服一剂。次日坠痛少减,腹中喧响,矢气甚臭,滞未尽而有粪色,且知饥纳谷。书谓下痢矢气者,当利其小便,急开支河以通之,滑石、茯苓、甘草、扁豆花、川连、青皮、广皮、阿胶、白芍、荷叶,服二剂。八月初二早诊,痢已减半,谷纳渐增,脉皆和缓,独右尺动大少平,遏邪陷于大肠之分未尽。拟将欲降之,必先升之法。羌活、升麻、防风、南沙参、滑石、生草、茯苓、广皮、楂肉、槟榔、干荷叶、炒陈米煎汤。晚又进末药一服,地榆、银花、木香、楂肉、麦芽、茯苓、广皮、甘草,以肠胃病宜散不宜汤也。初三日痢止、便溏,肌肉润泽有汗,神志清爽,谷纳顿加,脉细弱而数。痢后阴虚,宜用阿胶、白芍、炙甘草、扁豆、建莲、广皮、茯苓、砂仁。数剂而愈。

(3)乳积致痢案

《内科摘要·卷上·脾胃亏损停食痢疾等症》

一老人,素以酒乳同饮,去后似痢非痢,胸膈不宽,用痰痢等药不效。余思《本草》云:酒不与乳同饮,为得酸则凝结,得苦则行散。遂以茶茗为丸,时用清茶送三五十丸,不数服而瘥。

(4)痰结作痢案

《证治准绳·杂病·大小腑门·滞下》

又治族叔年七十,禀壮形瘦,夏末患泄痢至秋,百方不应,视之病虽久而神不瘁,小便涩少而不赤,两手脉俱涩而颇弦,自言胸微闷,食亦减。因悟此必多年沉积,癖在肠胃。询其平生喜食何物,曰喜食鲤鱼,三年无日不用。此积痰在肺,肺为大肠之脏,宜大肠之不固也。当与澄其源而流自清,以茱萸、陈皮、青葱、蔍苜根、生姜煎浓汤,和以砂糖,饮一碗许,自以指探喉中,至半时吐痰半升如胶,其夜减半,次早又服,又吐半升而痢自止。又与平胃散加白术、黄连,旬日而安。收涩用木香散、诃黎勒丸。

（5）痢病上下分治案

《医学衷中参西录·医论·论痢证治法》

有痢证，上热下凉，所用之药宜上下分途，以凉治上，以热治下者。曾治天津张姓媪，年近五旬，于孟秋患痢，两旬不愈。所下者赤痢杂以血水，后重腹疼，继则痢少泻多，亦兼泻血水，上焦烦热，噤口不食，闻食味即恶心欲呕，头目眩晕，不能起床，其脉关前浮弦，重诊不实，两尺则微弱无根，一息五至，病人自觉心中怔忡，精神恍惚，似难支持，此乃虚极将脱之兆也。遂急用净萸肉、生怀山药各一两，大熟地、龙眼肉、白龙骨各五钱，生杭芍、云苓片、炙甘草各二钱，俾煎汤两盅，分两次温服下。初服一次，心神即觉安稳。尽剂后，少进饮食，泻痢亦少止。又即原方加生地黄四钱，炙甘草改用三钱，煎汤两盅，分两次温服下，每服一次送服生硫黄细末二分半，日服一剂，数日全愈。

（6）痢病六经辨治案

《痢疾明辨·辨痢大纲有四·一曰邪热》

上盛下虚，阳明、少阳热邪，太阴、少阴、厥阴里寒一案

舒进贤治天庆班小生，患痢甚危，七日不食，其症上身有热，下身作冷。此阳热在上，阴寒在下也，心中烦热，乃阳明里症，法用石膏；口苦咽干，乃少阳腑症，法用黄芩；食不下，属太阴，宜用黄芪、白术、半夏、砂仁；身重多汗者，少阴亡阳也，法用熟附子、干姜；厥逆腹痛者，厥阴里寒也，主用生附子、吴茱萸。因其阴阳错杂，药即寒热并用。一剂病略减，再剂心中烦热、口苦、咽干、上热下寒、厥逆诸证均已，于是方中减去石膏、黄芩、生附子，加甘草、茯苓，数剂而愈。

三阳三阴、六经之邪皆陷一案

又治陈春元侄，患痢红白相兼，身发热而食不下，医谓受暑，用香薷、黄连多剂，痢转红，不能起床，延予视之。其症恶寒发热，头项强痛者，太阳表证也；前额、眼眶连两侧痛者，阳明、少阳之表证也；胸膈不开，饮食不下，属太阴、少阳之候也；目瞑身重，少气懒言，属少阴见症；且见厥阴之腹痛拘急，逆上胸膈；此症邪陷六经皆具矣。用桂枝、葛根、柴胡，以解三阳之表；黄芪、白术、半夏、砂仁，为三阴理脾开表；附子、干姜，走少阴，温经散邪；吴萸、川椒入厥阴，去寒降逆。一剂寒热清而头痛止，痢转白而无红，其三阴之证仍然未减，于方中去三阳表药，再剂饮食渐进，腹痛略止，痢亦稍轻，将前药再服三剂而愈。

少阳兼太阴陷邪案

又治一人，寒热往来，口苦不食，痢红白兼绿冻，又带清水。有知医者问曰：此噤口痢也，主用黄连乎。凡不能食皆名噤口，然而有寒、热、虚、实、阴、阳、表、里之不同，观其外证，少阳之经证也；绿冻少阳之本色也，清水如溏，属大阴之藏寒也。少阳经证主表，太阴藏寒主里。其阴阳、表里懵然不辨，妄投黄连，必杀之矣。问者闻而愕然，复问曰：当以何法主治乎？曰：主以小柴胡加白术、茯苓、附子、肉桂。一剂而效，三剂而愈。

（7）应酬方

《张氏医通·卷七·大小府门·痢》

大兵船上妇胎前下痢，产后三日不止，恶露不行，发热喘胀，法在不救。有同道误许可治，与药一服，次早反加呃逆，计无所施，乃同兵丁托言货船，拉石顽往诊。其脉三至一代，直以难治辞之，彼则留住前医，不使上涯，方知其意原欲巧卸，恐余不往，故不明言其故。当此急迫之际不与解围，必致大伤体面。因谓之曰，此证虽危，尚有一线生机，必从长计议，庶可图治。彼闻是言，始放其医抵家，而求药于余。遂与盏一枚，钱数文，令习砂糖熬枯，白汤调服。既可治痢，又能下瘀，且不伤犯元气，急与服之，彼欣然而去。其医得脱，闭户挈家而遁。直至数日，大兵去后宁家，即过我而谢曰，若非金蝉脱壳，不免为螳臂所执也。

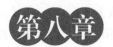

便 秘

便秘是指粪便在肠内滞留过久,秘结不通,排便周期延长;或周期不长,但粪质干结,排出艰难;或粪质不硬,虽有便意,而便而不畅的病证。病位在大肠,主要责之于脾、胃、肝、肾、肺等脏腑功能失调,而致大肠传导失司,病性主要为寒、热、虚、实四端。本病相当于西医的功能性便秘。

【辨病名】

便秘既可以作为一个独立的病证存在,又可以作为一个症状存在于其他病证之中。

先秦两汉时期,便秘并未成为一个独立的病证,而是作为一个症状被记载。这一时期的如《黄帝内经》《伤寒杂病论》《脉经》等医学文献对便秘症状的描述,有大便难、后不利、大便干燥、不能大便、大便不利、便溲(溲便)难、时窘之后、便闭、膈(鬲)肠不便、大便不通、便结、便硬、便坚、燥屎、屎硬、阴结、阳结、脾约、不更衣等。此外,还有将大便秘与小便难共论者,如不得前后、不得大小便、小大不利、大小便不通、大小便难等。

晋唐时期,除了对上述症状描述的沿用之外,《诸病源候论》开始将便秘从其他病证的兼见症状独立出来,同时专立"大便病诸候",对便秘的病机证候作了初步分类,列"大便难"和"大便不通"两候,而《备急千金要方》中列有"秘涩"一节,书内《卷十三·心脏方·心脏脉论第一》篇首次提出"便秘"这一名词,《外台秘要》中亦设有"大便难""大便不通""秘涩"等三篇有关便秘疾患的章节。自此以降,便秘即作为独立病种为医家所认识、施治。

宋金元至明清,医家对便秘的认识更为深入,衍生出众多病名称谓。"大便秘""便秘"之谓始于宋元时期,宋代许叔微所著《类证普济本事方续集》首次将"大便秘"独立成章,朱佐撰述的《类编朱氏集验医方》则第一次将"便秘"列为目录。此外,此时期又根据因机证治的不同衍生出一众病名。综合来看,古代多数医家主要遵从前人所定义的便秘病名概念,然而,由于历史上遗留下的称谓繁杂,命名方式多样,便秘病名长期未能得到统一。直到明清中后期,以便秘、大便秘为专篇的医籍比重遽增,各类病名最终演化、固定为今日之中医病名便秘。

一、便秘的不同称谓

便秘为此类疾患的总称,古代常根据疾病性质和病情的严重程度,以脾约、脏结(藏结)、结燥(燥结)、秘涩、秘结、胃家实、便结、闭结、大肠闭结、大便秘实、便闭、大便不通指代本病。

《伤寒论·辨阳明病脉证并治》:"趺阳脉浮而涩,浮则胃气强,涩则小便数;浮涩相搏,大便则硬,其脾为约。"

《伤寒论·辨太阳病脉证并治》:"伤寒五六日,头汗出、微恶寒、手足冷、心下满、口不欲食、大便硬、脉细者,此为阳微结,必有表,复有里也。脉沉,亦在里也。汗出,为阳微;假令纯阴结,不得复有外证,悉入在里,此为半在里半在外也。脉虽沉紧,不得为少阴病。所以然者,阴不得有汗,今头汗出,故知非少阴也,可与小柴胡汤;设不了了者,得屎而解。"

《三因极一病证方论·卷之十二·秘结证治》:"或脏气不平,阴阳关格,亦使人大便不通,名曰脏结,皆内所因。"

《医学启源·卷之中·六气方治·燥》:"脾气结,约束精液,不得四布五经,但输膀(胱),致小便数,大便硬,故曰其脾为约。"

《脾胃论·卷下·润肠丸》:"饮食劳倦,大便秘涩,或干燥,闭塞不通,全不思食,及风结、血秘,皆能闭塞也。"

《兰室秘藏·卷下·大便结燥门·大便结燥

论》："火邪伏于血中,耗散真阴,津液亏少,故大便结燥,然结燥之病不一,有热燥,有风燥,有阳结,有阴结。"

《世医得效方·卷第六·大方脉杂医科·大便不通风秘》："枳壳丸治肠胃气壅风盛,大便秘实。"

《注解伤寒论·卷一·辨脉法第一》："浮数,阳脉也;能食而不大便,里实也。为阳气结固,阴不得而杂之,是名阳结。沉迟,阴脉也;不能食,身体重,阴病也;阴病见阴脉,则当下利,今大便硬者,为阴气结固,阳不得而杂之,是名阴结。"

《脉症治方·卷之二·燥门·大便闭结》："耗散真阴,津液亏少,故大便结燥。"

《伤寒论条辨·卷之四·辨阳明病脉证并治第四》："阳明之为病,胃家实也。(释)阳明,经也。胃,腑也。实者,大便结为硬满,而不得出也。"

"约,约束也。胃为脾之合,脾主为胃以行其津液,胃强则脾弱,脾弱,则不能为胃行其津液以四布,使其得以偏渗于膀胱,为小便数、大便干而胃实。犹之反被胃家之约束,而受其制,故曰其脾为约也。"

《脉症治方·卷之二·燥门·燥症》："大便闭结,亦由肺经燥热,移于大肠所致。"

《症因脉治·卷四·大便秘结论》："内伤门则有积热、气秘、血枯各条之不同,今但立外感两条,内伤三条,亦去繁求约之意也。"[注]本书后篇条目中,外感便结有伤寒便结、温热便结,内伤便结有积热便结、气秘便结、血枯便结的不同名称。

《医门法律·卷四·伤燥门·秋燥论》："然藏结复有阳结、阴结之不同。"

《医学心悟·卷三·大便不通》："肾主二便,肾经津液干枯,则大便闭结矣。然有实闭、虚闭、热闭、冷闭之不同。"

二、便秘分类命名

古代文献对便秘的命名通常根据相关部位、病发特点、病因病机对本病进行命名。

(一)按照相关部位命名

1. 脾约

脾约为《伤寒论》提出的便秘病名,主要病机为胃强脾弱,临床上以大便干,小便数为主要表现。

《三因极一病证方论·卷之十二·秘结证治》："或饮食燥热而成热中,胃气强涩,大便坚秘,小便频数,谓之脾约。"

《活幼心书·卷中·明本论·拾遗》："余脉微缓,脾脉沉而滑者,此积蕴在脾,乃为脾约,当主大便不利,非阴厥也。"

2. 大肠闭结

大肠闭结即便秘,多属实热津亏而导致便干不通。

《原幼心法·上卷·原小儿论·再看三关脉色细诀》："下关若赤,发热,大肠闭结。"

《幼科医验·卷上·泄泻》："实热则大肠闭结。"

《验方新编·卷十·小儿科杂治·夏禹铸审小儿颜色苗窍法》："大肠闭结,肺有火也,肺无热而便秘血枯也。"

3. 下脘不通

幽门处在人身下脘,李东垣以此指代便秘难解。

《脾胃论·卷下·通幽汤》："幽门闭,大便难,此脾胃初受热中,多有此证,名之曰下脘不通。"

(二)按照发病特点命名

1. 秘结(秘涩)

主要指虽有便意,却由于气滞或便干,而主要表现为排便困难的便秘病症。

《医镜·卷之二·秘结》："秘者,气之秘也;结者,粪之结也。"

《伤寒大白·卷四·大便秘结》："欲便而不得便,时转臭气下,口燥咽干,渴而消水,大便久结。"

2. 燥结

主要指各种原因导致气血津液枯竭,大肠失于濡润,主要表现为大便明显干燥,甚者坚硬如石,排出艰难,或伴腹痛、便血的便秘病症。

《儒门事亲·卷七·燥形·大便燥结九十》："病大便燥涩,无他证,常不敢饱食,饱则大便极难,结实如针石。"

《丹溪心法·卷二·燥结十一》："燥结血少,不能润泽。"

(三)按照病因病机命名

古代医家对便秘的命名定义,首分虚实成因,再按内伤外感、气血阴阳等因素加以细分,在此基础上产生了众多便秘名称。主要有虚实之秘（闭）、阴阳之结（闭）、风秘（风燥、风痰秘）、湿秘、寒热秘、气秘（气虚秘、气滞秘）、血秘（血虚秘、血瘀秘）等几大类命名。

1. 虚秘、实秘、虚闭、实闭

虚实是便秘辨证的首要纲领，也是其命名和分类的主要依据，较为笼统，在此基础上仍可进行气血阴阳、脏腑经络的进一步细分。

《卫生宝鉴·卷十七·大便门》："论曰：凡脏腑之秘，不可一概治之。有虚秘，有实秘……胃实而秘者，能食而小便赤……胃虚而秘者，不能食而小便清利。"

《万氏女科·卷之三·产后章·产后大便闭涩不通》："人身之中，腐化糟粕，运行肠胃者，气也；滋养津液，溉沟渎者，血也，产后气虚而不运，故糟粕壅滞而不行，血虚而不润，故沟渎干涩而不流，大便不通，乃虚秘也。"

《金匮翼·卷八·便闭统论》："虚闭有二，一以阴虚，一以阳虚也。凡下焦阳虚，则阳气不行，阳气不行，则不能传送而阴凝于下。下焦阴虚，则精血枯燥，精血枯燥，则津液不到，而肠脏干槁……实闭者，胃实而闭。东垣所谓胃气实者闭物，胃气虚者闭气是也。其人能食，小便赤，其脉沉实。"

2. 阴结、阳结、阴闭、阳闭

《阴证略例·论阴证大便秘》："阴阳二结，寒热不同，为躁一也。盛暑烁金，严冬凝海是也……《经》云：其脉浮而数，能食不大便者，此为实，名阳结；其脉沉而迟，不能食，身体重，大便反硬者，名曰阴结……洁古云：脉沉弦，不能食而不大便，则为阴冷结也。"

《医宗必读·卷之七·水肿胀满·反胃噎塞》："三阳俱结，前后秘涩，下既不通，必反上行，此所以噎食不下，从下而复出也。"

《景岳全书·卷之三十四天集·杂证谟·秘结》："秘结一证，在古方书有虚秘、风秘、气秘、热秘、寒秘、湿秘等说，而东垣又有热燥、风燥、阳结、阴结之说，此其立名太烦，又无确据，不得其要，而徒滋疑惑，不无为临证之害也。不知此证之当辨者惟二，则曰阴结、阳结而尽之矣。"

《金匮翼·卷八·便闭统论》："所云实闭、热闭，即阳结。所云冷闭、虚闭，即阴结也。"

3. 风秘、风燥、风痰秘、风闭

大肠为传导之官，人体若因各种原因引起脏气不调、阴阳偏盛、三焦不和，使内外冷热之气相糅，或夹杂其他病理产物，壅塞在胃肠之中，导致津液干涸，大便枯燥而难解，被称为风秘、风燥、风痰秘、风闭等。

《太平圣惠方·卷第二十三·治大肠风热秘涩不通诸方》："大肠风秘涩不通者，是五脏气不调，阴阳偏有虚实，三焦不和，冷热并结也。胃为水谷之海，化谷精之气，流行荣卫，其糟粕传行大肠出焉。五脏三焦既不调和，冷热壅涩，结在肠胃，其肠胃本实，而又冷热气相并，津液枯燥，结聚大肠，胃中干涩，故令大便不通也。"

《圣济总录·卷第一十七·风秘》："风热所搏，则肠胃干燥，津液虚少，糟粕结聚，传导不行，令人心烦腹满，便秘不通也。"

《严氏济生方·大便门·秘结论治》："平居之人，五脏之气，贵乎平顺，阴阳二气，贵乎不偏，然后精液流通，肠胃益润，则传送如经矣。摄养乖理，三焦气涩，运掉不行，于是乎壅结于肠胃之间，遂成五秘之患。夫五秘者，风秘、气秘、湿秘、寒秘、热秘是也。"

《医学正传·卷之六·秘结》："火盛水亏，津液不生，故传道失常，渐成结燥之证。是故有风燥，有热燥，有阳结，有阴结，有气滞结。"

《医方集宜·卷之五·秘结门·形证》："风痰秘者，因中风痰，大肠燥结而不通也。"

《医宗金鉴·杂病心法·卷四十三·大便燥结总括》："风燥即久患风病之燥也。"

《金匮翼·卷八·便闭统论》："风闭者，风胜则干也。由风搏肺脏，传于大肠，津液燥涩，传化则难。或其人素有风病者，亦多有闭，或肠胃积热，久而风从内生，亦能成闭也。"

"虚闭有二，一以阴虚，一以阳虚也。凡下焦阳虚，则阳气不行，阳气不行，则不能传送而阴凝于下。下焦阴虚，则精血枯燥，精血枯燥，则津液不到，而肠脏干槁……实闭者，胃实而闭。东垣所谓胃气实者闭物，胃气虚者闭气是也。其人能食，小便赤，其脉沉实……风闭者，风胜则干也。由风搏肺脏，传于大肠，津液燥涩，传化则难。或其人素有风病者，亦多有闭，或肠胃积热，久而风从内生，亦能成闭也……冷闭者，寒冷之气横于肠胃，凝阴固结,阳气不行,津液不通,其人肠内气攻,喜热恶冷,其脉迟涩者是也……热闭者,热搏津液,肠胃燥结,伤寒热邪传里,及肠胃素有积热者,多有此疾。其症面赤身热,腹中胀闭,时欲喜冷,或口舌生疮……气闭者,气内滞而物不行也。其脉沉,其人多噫,心腹痞闷,胁肋腹胀。”

4. 湿秘

湿秘是由于肠内湿邪为患,夹杂他因,使得津液不行,大便秘结,临床上较为少见。

《医方选要·卷之三·秘结门》:“湿秘者,湿热郁结,津液不行,大便秘结也。”

《医方集宜·卷之五·秘结门·形证》:“湿秘者,因湿热痞结,津液不行而秘也。”

《本草纲目·果部第三十一卷·果之三·槟榔》:“大肠湿秘,肠胃有湿,大便秘塞。”

5. 寒秘、冷闭

此病多为年老体虚之人得之,常因阳气衰微,复感外寒,导致肠道冷积而便秘。

《奇效良方·卷之二十九·秘结门》:“寒秘者,年高肠冷及疤癖,冷气结滞,大便秘结。”

《医方集宜·卷之五·秘结门·形证》:“寒秘者,乃中阴寒之气,郁结而不通也。”

《金匮翼·卷八·便闭统论》:“冷闭者,寒冷之气横于肠胃,凝阴固结,阳气不行,津液不通,其人肠内气攻,喜热恶冷,其脉迟涩者是也。”

6. 热秘、热结、热闭

肺与大肠相表里,喜润恶燥,各种因素导致肺胃蕴热,耗伤大肠津液,使大便干燥难解,称为热秘、热结、热闭,属实热便秘。

《圣济总录·卷第九十七·大便秘涩》:“胃蕴客热,口糜体黄,是谓热秘。”

《医方集宜·卷之五·秘结门·形证》:“积热秘者,由内腑积热,消耗津液,燥结而不通也。”

《张氏医通·卷七·大小府门·大便不通》:“辛热厚味,渐渍助火,伏于血中,耗散真阴,津液亏少,致令大便结燥。”

《血证论·卷一·脏腑病机论》:“大肠司燥金,喜润而恶燥,寒则滑脱,热则秘结。”

7. 气秘(气虚秘、气实秘)

大肠以通为用,若气机异常或气虚无力,则见气秘便结,而古代所云气秘,多指气机郁滞,壅塞大肠的实证便秘。

《鸡峰普济方·卷第九·大便秘·麻仁丸》:“气虚秘滞。”

《严氏济生方·大便门·秘结论治》:“脏气壅滞,津液不能流通,所以秘结。”

《岭南卫生方·校刻岭南卫生方下卷附录·李杲药性赋》:“大肠气秘而便难。”

《普济方·卷三十九·大肠腑门·大便秘涩不通》:“大肠气秘,壅热结涩。”

《奇效良方·卷之二十九·秘结门》:“气秘者,因气滞后重迫疼,烦闷胀满,大便结燥而不通。”

《奇效良方·疮诊论卷之六十五》:“腹胀、肠中虚鸣,胸胁不利,腰腹引痛者,气秘也。”

《古今医统大全·卷之六十九·秘结候·病机叙论》:“气秘者,气滞烦闷不通也。”

《脉症治方·卷之四·附载名方·燥门方》:“气虚秘结。”

《张氏医通·卷七·大小府门·大便不通》:“气秘者,气不升降,谷气不升,其人多噫。”

8. 血秘、血虚秘

主要指津血不足,肠燥便干为主要临床表现的血虚便秘,亦有瘀血造成实证便秘者,较为少见。

《兰室秘藏·卷下·大便结燥门·润肠丸》:“风结、血秘,皆令闭塞也。”

《兰室秘藏·卷下·大便结燥门·活血润燥丸》:“风秘、血秘,常常燥结。”

《严氏济生方·妇人门·校正郭稽中产后二十一论治·八珍散》:“津液者,血之余,因产伤耗血气,津液暴竭,气少不能运掉,是以大便秘涩不通。”

《冯氏锦囊秘录·杂症大小合参卷五·方脉燥结合参》:“若由亡血血虚,津液不足,此血秘也。”

《血证论·卷六·便闭》:“瘀血闭结之证,或失血之后,血积未去,或跌打损伤,内有瘀血,停积不行,大便闭结。或时通利,仍不多下,所下之粪,又带黑色,腹中时时刺痛,口渴发热,脉带涩象。”

【辨病因】

便秘的原因,有外因如风、寒、热、燥等;内因如情志失调,气机不畅,饮食失宜,贪食辛辣、寒凉等;抑或劳倦内伤,气血阴阳亏虚,精血津叶不足等;亦可导致痰湿、瘀血内生,阻滞肠腑不畅;另有运气盛衰亦是便秘之因。

《诸病源候论·妇人杂病诸候·大便不通候》:"三焦五脏不调和,冷热之气结于肠胃,津液竭燥,大肠壅涩,故大便不通。"

《圣济总录·卷第九十七·大便秘涩》:"若风气壅滞,肠胃干涩,是谓风秘,胃蕴客热,口糜体黄,是谓热秘,下焦虚冷,窘迫后重,是谓冷秘,或因病后重亡津液,或因老弱血气不足,是谓虚秘,或肾虚小水过多,大肠枯竭,渴而多秘者,亡津液也,或胃实燥结,时作寒热者,中有宿食也。"

《三因极一病证方论·卷之十二·秘结证治》:"夫胃、大小肠、膀胱者,仓廪之本,营之居也,名曰器,能化糟粕转味入出者也。人或伤于风寒暑湿,热盛,发汗利小便,走枯津液,致肠胃燥涩,秘塞不通,皆外所因;或脏气不平,阴阳关格,亦使人大便不通,名曰脏结,皆内所因;或饮食燥热而成热中,胃气强涩,大便坚秘,小便频数,谓之脾约,属不内外因。"

《仁斋直指方论·卷之十五·秘涩·大便秘涩方论》:"热邪入里,则胃有燥粪,三焦伏热,则津液中干,此大肠之挟热然也;虚人脏冷而血脉枯,老人肠寒而气道涩,此大肠之挟冷然也。腹胀痛闷,胸痞欲呕,此证结聚,以宿食留滞得之;肠胃受风,涸燥秘涩,此证闭塞,以风气燔灼得之。"

《丹溪治法心要·卷五·大便秘结》:"有虚、有风、有湿、有火、有津液不足、有寒、有气结。"

《普济方·卷三十九·大肠腑门·大便秘涩不通》:"或伤于风寒暑湿。盛热发汗利小便。走枯津液。致肠胃燥涩。秘塞不通。皆外所因。或脏气不平。阴阳关格。亦使大便不通。名曰脏结。皆内所因。或饮食燥热。而成热中。胃气强涩。大便坚闭。小便频数。谓之脾约。属不内外因。"

《医学正传·卷之六·秘结》:"夫肾主五液,故肾实则津液足而大便滋润,肾虚则津液竭而大便结燥。原其所由,皆房劳过度,饮食失节,或恣饮酒浆,过食辛热,饮食之火起于脾胃,淫欲之火起于命门,以致火盛水亏,津液不生,故传道失常,渐成结燥之证。是故有风燥,有热燥,有阳结,有阴结,有气滞结,又有年高血少,津液枯涸,或因有所脱血,津液暴竭,种种不同,固难一例而推焉。"

《外科正宗·卷之三·下部痈毒门·脏毒论第二十九》:"夫脏毒者,醇酒厚味、勤劳辛苦,蕴毒流注肛门结成肿块……发于外者,多实多热,脉数有力,肛门突肿,大便秘结……发于内者,属阴虚湿热渗入肛门,内脏结肿,刺痛如钟,小便淋沥,大便虚秘……"

《景岳全书·卷之三十四天集·杂证谟·秘结》:"秘结之由,除阳明热结之外,则悉由乎肾。盖肾主二阴而司开阖,故大小便不禁者,其责在肾,然则不通者,独非肾乎。"

"阳结证,必因邪火有余,以致津液干燥。此或以饮食之火起于脾,或以酒色之火炽于肾,或以时令之火蓄于脏,凡因暴病,或以年壮气实之人,方有此证。""大便本无结燥,但连日或旬日欲解不解,或解止些须而不能通畅,及其既解,则仍无干硬。凡此数者,皆非火证,总由七情、劳倦、色欲,以致阳气内亏不能化行,亦阴结之属也。"

"夫肾主五液,津液润则大便如常,若饥饱失节,劳役过度,损伤胃气,及食辛热味厚之物而助火邪,耗散真阴,津液亏少,故大便结燥。"

《医宗必读·卷之九·大便不通》:"肾主五液,津液盛则大便调和,若饥饱劳役,损伤胃气,及过于辛热厚味,则火邪伏于血中,耗散真阴,津液亏少,故大便燥结。又有年老气虚,津液不足而结者……更有老年津液干枯,妇人产后亡血,及发汗利小便,病后血气未复,皆能秘结。"

《顾松园医镜·卷十五·数集·大便秘结》:"大便秘结,因热者多,宜分虚实。然有因气滞,因风燥,致秘之不同。治亦有异。又间有冷秘一症,亦当审察。至若老人津液干枯,产后亡血,及发汗,利小便过多,病后气血未复,皆能使大便秘结。"

《杂症会心录·妇人杂症·产后大便不通》:"大便不通。在杂症有阳明实热之积。有肠胃瘀血之阻。而在产后。则责在气血之虚也。"

一、六淫外袭

外感风、寒、热、燥等邪,阻滞腹中气机,如寒邪凝滞,热邪伤阴,燥邪伤津,风邪郁滞等,更有风寒、风热合邪者,皆可导致便秘。

《诸病源候论·大便病诸候·大便难候》:"其肠胃本实,而又为冷热之气所并,结聚不宣,故令大便难也。"

1. 寒邪

《黄帝内经素问·长刺节论》:"病在少腹,腹痛不得大小便,病名曰疝,得之寒。"

《诸病源候论·虚劳病诸候·虚劳秘涩候》:"此由肠胃间有风热故也。凡肠胃虚,伤风冷则泄利;若实,有风热,则秘涩也。"

《金匮翼·卷八·便闭统论·冷闭》:"冷闭者,寒冷之气横于肠胃,凝阴固结,阳气不行,津液不通,其人肠内气攻,喜热恶冷,其脉迟涩者是也。"

2. 热邪

《黄帝内经素问·举痛论》:"帝曰……或痛而闭不通者,凡此诸痛,各不同形,别之奈何?岐伯曰……热气留于小肠,肠中痛,瘅热焦渴则坚干不得出,故痛而闭不通矣。"

《诸病源候论·冷热病诸候·客热候》:"客热者,由人腑脏不调,生于虚热……客于下焦,则大便难,小便赤涩。"

《外台秘要·卷第三十八·石发大小便涩不通兼小便淋方一十六首》:"有风气热结,即大便干涩而不通顺。"

《圣济总录·卷第一十七·风秘》:"风热所搏,则肠胃干燥,津液虚少,糟粕结聚,传导不行,令人心烦腹满,便秘不通也。"

《景岳全书·卷之十三性集·杂证谟·瘟疫》:"若热邪闭结血分,大便不通,而邪不能解者,宜《拔萃》犀角地黄汤。"

《小儿推拿广意·卷上·又拿法》:"大便闭塞久不通,皆因六腑多受热。"

《金匮翼·卷八·便闭统论·热闭》:"热闭者,热搏津液,肠胃燥结,伤寒热邪传里,及肠胃素有积热者,多有此疾。"

《疫疹一得·卷上·疫疹之症·大便不通》:"大肠为传送之官,欲通则易,欲实则难。杂症见此,有补有下,而疫症闭结,因毒火煎熬,大肠枯燥不能润下,误用通利,速其死也。"

3. 风邪

《丹溪心法·卷二·燥结十一》:"亦有肠胃受风,涸燥秘涩,此证以风气蓄而得之。"

《金匮翼·卷八·便闭统论·风闭》:"风闭者,风胜则干也。由风搏肺脏,传于大肠,津液燥

涩,传化则难。"

4. 燥邪

《云林神彀·卷三·大便闭》:"属阳明燥金,主血少,津液涸竭,故燥涩不润滑也。"

《傅青主男科·大小便门·大便不通》:"大便秘结者,人以为大肠燥甚也,谁知是肺气燥乎?盖肺燥则清肃之气,不能下行于大肠,而肾经之水,仅足以自顾,又何能旁流以润涸哉?"

二、情志失调

情志不舒,如忧愁思虑过度等,导致气机不畅,六腑以通为顺,阳明大肠通降失常,则传导失职,糟粕内停,以致便秘。他如喜静勿动,腑气不利等导致气机郁滞,即古人所谓"气秘",亦可归属于情志一类。

《金匮翼·卷八·便闭统论·气闭》:"气闭者,气内滞而物不行也。"

《古今医案按·卷六·大便秘结》:"此劳倦忧惧伤脾也。盖脾失健运之职,故气滞不行,以致秘结。"

《柳选四家医案·评选静香楼医案两卷·下卷·大便门》:"气郁不行,津枯不泽,饮食少,大便难。"

《柳选四家医案·评选爱庐医案·呕逆门案》:"恼怒伤肝,木火犯胃入膈,支撑胸背,呕吐血块痰涎,不纳不便。"

三、饮食失宜

饮食失宜,如饮食不节,暴饮暴食,食积内滞,或贪食寒凉、辛辣、肥甘等,或嗜酒等,导致胃肠食积、寒积、热积等,大便不畅。

《幼幼新书·卷第三十·大小便不通利第八》:"翰林待诏杨大邺问小儿大小便秘涩者为何?答曰:乳食失度,使之四大不调,滋味有贪,遂乃五脏受病,甘甜聚食,咸酸滞涎,食滞留结于胃肠,风壅渍癖于心肺,气脉不顺,水谷不行。"

《景岳全书·卷之一人集·传忠录·虚实篇》:"饮食过多,大小便难,胸膈满闷,肢节疼痛,身体沉重。"

《医宗必读·卷之九·大便不通·医案》:"少宰蒋恬庵,服五加皮酒,遂患大便秘结。"

《杂病源流犀烛·卷九·大便秘结源流》:"若

为饥饱劳役所损,或素嗜辛辣厚味,致火邪留滞血中,耗散真阴,津液亏少,故成便秘之症。"

四、劳倦内伤

劳倦内伤,如禀赋不足,或老年、幼儿、产后、病后等,体质不足,气血阴阳亏虚,气虚则传导无力;阳虚则温煦失司,阴寒凝滞;阴血亏虚则肠失濡润,糟粕内停,而为便秘。

《金匮要略·卷下·妇人产后病脉证治第二十一》:"问曰:新产妇人有三病:一者病痉;二者病郁冒;三者大便难,何谓也? 师曰:新产血虚,多汗出,喜中风,故令病痉。亡血复汗,寒多,故令郁冒。亡津液,胃燥,故大便难。"

《诸病源候论·解散病诸候·解散大便秘难候》:"将适失宜,犯温过度,散势不宣,热气积在肠胃,故大便秘难也。"

《诸病源候论·妇人产后病诸候·产后大便不通候》:"肠胃本挟于热,因产又水血俱下,津液竭燥,肠胃痞涩,热结肠胃,故大便不通也。"

《太平圣惠方·卷第七十九·治产后大小便秘涩诸方》:"夫大小肠宿有热者,因产则血水俱下,津液暴竭,本挟于热,大小肠未得调和,致令大小便秘涩也。"

《儒门事亲·卷四·大便涩滞二十一》:"夫老人久病,大便涩滞不通者,可服神功丸、麻仁丸、四生丸则愈矣。"

《古今医统大全·卷之八十三·妇科心镜(下)·大便不通候》:"肠属金,其本燥。妇人五脏不调,七情偏胜,则肺金不能生水下滋大肠,则大肠燥而大便结矣。"

《考证病源·考证病源七十四种·二便闭》:"大便秘结者,乃津液枯少,大肠不润之故也。"

《景岳全书·卷之三十四天集·杂证谟·秘结》:"薛立斋曰:前证属形气病气俱不足,脾胃虚弱,津血枯涸而大便难耳。"

《成方切用·卷十一上·婴孩门·四顺清凉饮》:"如形质虚弱,而大便秘结,不堪攻下者,用蜜导。"

《金匮翼·卷八·便闭统论·风闭》:"其人素有风病者,亦多有闭,或肠胃积热,久而风从内生,亦能成闭也。"

五、病理产物

病理产物如瘀血、痰饮等内停,可阻滞气机,导致腑气不畅,糟粕内停,不便不行。

1. 瘀血

《伤寒论·辨阳明病脉证并治》:"病人无表里证,发热七八日,虽脉浮数者,可下之。假令已下,脉数不解,合热则消谷喜饥,至六七日,不大便者,有瘀血,宜抵当汤。"

《正体类要·下卷·方药·加味承气汤》:"治瘀血内停,胸腹胀痛,或大便不通等症。"

《正体类要·下卷·方药·复原活血汤》:"治跌扑等症,瘀血停凝,胁腹作痛,甚者大便不通。"

《景岳全书·卷之八须集·伤寒典(下)·攻下类》:"桃仁承气汤(攻四):凡伤寒蓄血证,小腹急痛,大便不通而黑者宜此。"

《伤科汇纂·正文·出血》:"肚腹作痛,大便不通,按之痛甚者,瘀血在内也。"

2. 痰湿

《医宗必读·卷之九·痰饮》:"在肝经者名曰风痰,脉弦面青,四肢满闷,便溺秘涩,时有躁怒,其痰青而多泡(水煮金花丸、防风丸、川芎丸)。"

《温病条辨·卷三·下焦篇·寒湿》:"盖痰饮蟠踞中焦,必有不寐、不食、不饥、不便、恶水等证,脉不数而迟弦,其为非津液之枯槁,乃津液之积聚胃口可知。"

《古今医案按·卷六·二便不通》:"予思此乃湿热之邪在精道,壅胀隧路,病在二阴之间,故前阻小便,后阻大便。"

六、运气盛衰

五运六气太过或不及,常可导致人体脏腑生理功能发生变化,使五脏之间的平衡发生变化,从而产生便秘等诸多病证。

《黄帝内经素问·本病论》:"阳明不退位,即春生清冷,草木晚荣,寒热间作,民病呕吐暴注,食饮不下,大便干燥,四肢不举,目瞑掉眩。"

《黄帝内经素问·至真要大论》:"太阴司天,湿淫所胜,则沉阴且布,雨变枯槁,胕肿骨痛阴痹,阴痹者按之不得,腰脊头项痛,时眩,大便难,阴气不用,饥不欲食,咳唾则有血,心如悬,病本于肾。太溪绝,死不治。"

"少阴之复，燠热内作，烦燥鼽嚏，少腹绞痛，火见燔焫，嗌燥，分注时止，气动于左，上行于右，咳、皮肤痛、暴喑、心痛、郁冒不知人，乃洒淅恶寒振栗，谵妄，寒已而热，渴而欲饮，少气骨痿，隔肠不便，外为浮肿，哕噫。"

《古今医统大全·卷之六十九·秘结候·运气便秘有三》："一曰热。《经》云：热至则淋闭。又云：少阴之复，膈肠不便是也。二曰寒。《经》云太阳所至为流泄禁止是也。三曰湿。《经》云太阴司天，湿淫所胜，病大便难是也。"

【辨病机】

一、脏腑积热论

《景岳全书·卷之十一从集·杂证谟·厥逆》："热厥者，必先多热证，脉沉滑而数，畏热喜冷，扬手掉足，或烦躁不宁，大便秘赤，形证多昏冒。"

《景岳全书·卷之三十四天集·杂证谟·秘结》："有云气秘者，盖气有虚实，气实者阳有余，阳结也。"

《景岳全书·卷之四十六圣集·外科钤（上）·总论治法》："立斋曰：按前证，若热毒蕴于内，大便秘结，元气无亏者，宜用大黄等药泄其热毒。"

《景岳全书·卷之四十六圣集·外科钤（上）·大便秘结》："立斋曰：疮疡大便秘结，若作渴饮冷，其脉洪数而有力者，属实火，宜用内疏黄连汤。"

《温病条辨·卷二·中焦篇·增液汤方》："温病之不大便，不出热结液干二者之外。"

《严氏济生方·痼冷积热门·痼冷积热论治》："其或阴血既衰，三焦已燥，复饵酒、炙、丹石，以助其热，阳炽于内，阴不能制，遂致口苦咽干，涎稠目涩，膈热口疮，心烦喜冷，大便闭结，小便赤淋，此皆阳偏胜而为积热之证也。"

1. 太阳积热

《黄帝内经素问·气厥论》："膀胱移热于小肠，鬲肠不便，上为口糜。"

《黄帝内经灵枢·邪气藏府病形》："小肠病者，小腹痛，腰脊控睾而痛，时窘之后，当耳前热，若寒甚，若独肩上热甚，及手小指次指之间热，若

脉陷者，此其候也。"

《金匮要略方论·卷中·消渴小便利淋病脉证并治第十三》："趺阳脉数，胃中有热，即消谷引食，大便必坚，小便即数。"

2. 阳明胃热

《景岳全书·卷之四十六圣集·外科钤（上）·大便秘结》："若饮食虽多，大便不通，而肚腹不胀者，此内火消烁，切不可通之。"

《症因脉治·卷四·大便秘结论·伤寒便结》："若表邪已散，阳明里热不解，亦令大便秘结……若三阴里热不结，后来返还阳明，亦令大便秘结。"

《四诊抉微·卷之三·问诊·四问便》："后阴开大肠之门，而其通与不通，结与不结，可察阳明之虚实。凡大便热结，而腹中坚满者，方属有余，通之可也。若新近得解，而不甚干结，或旬日不解，而全无胀意者，便非阳明实邪。"

《伤寒贯珠集·卷三·阳明篇上·阳明正治法第一》："邪气复集胃中，为不大便烦满，腹痛有燥屎，而彼与小柴胡，此宜大承气。"

"热结阳明，为不大便五六日，为绕脐痛，烦躁，发作有时，皆燥屎在胃之征。有时，谓阳明王时。为日晡也。阳明燥结，不得大便，意非大承气不为功矣。"

《伤寒贯珠集·卷四·阳明篇下·阳明明辨法第二》："阳明病不大便，有热结与津竭两端。"

《血证论·卷六·时复》："夏月暑盛，病多发于阳明，以阳明主燥热，暑热相合，故多属阳明。病在阳明者，口渴身热，烦躁便闭。"

《血证论·卷六·便闭》："大肠乃胃之关门，胃为燥土，若胃有燥屎而不下者，其责不在大肠，而在胃。其证口渴，手足潮热，或发谵语。"

《温热经纬·卷四·薛生白湿热病篇》："今舌苔黄刺干涩，大便闭而不通，其为热邪内结，阳明腑热显然矣。"

3. 少阴阳明并热

《伤寒贯珠集·卷七·少阴篇·少阴下法三条》："少阴病，得之二三日，口燥咽干者，急下之，宜大承气汤。此少阴热并阳明之证，二三日，为病未久，而便口燥咽干，热气盛而阴气少矣。"

4. 肠腑积热

《华氏中藏经·卷上·论大肠虚实寒热生死

逆顺脉证之法第二十九》："大肠者肺之腑也，为传送之司号监仓之官。肺病久不已，则传入大肠，手阳明是其经也。寒则泄，热则结……又实热则胀满，而大便不通。"

《幼幼新书·卷第十五·伤寒大小便不通第八》："巢氏病源：小儿伤寒大小便不通候：伤寒是寒气客于皮肤，搏于血气，使腠理闭密，气不宣泄，蕴积生热，故头痛体疼而壮热，其大小便不通，是寒搏于气而生热，热流入大小肠，故涩结不通。"

《幼幼新书·卷第三十·大便不通第六》："巢氏病源：小儿大便不通候：小儿大便不通者，腑脏有热，乘于大肠故也。脾胃为水谷之海，水谷之精化为血气，其糟粕行于大肠。若三焦五脏不调和，热气归于大肠，热实，故大便燥涩不通也。"

《妇人大全良方·卷之十五·妊娠大小便不通方论第三》："论曰：夫妊娠大小便不通者，由脏腑气实而生于热者。随停之处，则成病也。若热结于大肠，则大便不通；结于小肠，则小便不通；若大小肠俱为热所结，故烦满而大小便皆不通也。"

《丹溪心法·卷二·燥结十一》："邪入里，则胃有燥粪，三焦伏热，则津液中干，此大肠挟热然也。"

《医学正传·卷之八·痘疹》："热炽大便秘结。"

《医方集宜·卷之八·小儿门·形证》："大便不通乃是大肠积热以致秘结不通。"

《医方集宜·卷之七·胎前·形证》："妊娠大便不通，由脏腑气实，怀胎内本有热，因热结于大肠，故大便不通也。"

《景岳全书·卷之七须集·伤寒典·论脉》："按陶节庵曰：夫脉浮当汗，脉沉当下，固其宜也。然其脉虽浮，亦有可下者，谓邪热入腑，大便难也。"

《张氏医通·卷二·诸伤门·火》："便秘不通。此大肠之火动也。"

《医宗必读·卷之七·水肿胀满·反胃噎塞》："《内经》曰：三阳结，谓之膈。三阳者，大肠、小肠、膀胱也。结者，结热也。小肠结热则血脉燥，大肠结热则后不固，膀胱结热则津液涸。三阳俱结，前后秘涩。"

《症因脉治·卷四·大便秘结论·温热便结》："《经》云：冬伤于寒，春必温病。《伤寒论》云：若遇温气，则为温病。更遇温热，则为温毒。温热内结，肠胃燥热，则大便闭结矣。"

《症因脉治·卷四·大便秘结论·积热便结》："或过服温热，热气伏于大肠而干结，皆能令人大便闭结也。"

《血证论·卷六·便闭》："肺与大肠相表里。肺遗热于大肠则便结。"

5. 脾中积热

《症因脉治·卷四·大便秘结论·积热便结》："或膏粱积热，热气聚于脾中而不散。"

6. 三焦热盛

《景岳全书·卷之十三性集·杂证谟·瘟疫》："若时气瘟疫遍行，火邪内蓄，三焦实热，大便秘结而邪不能退者，宜五瘟丹。"

7. 下焦火盛

《济阴纲目·卷之二·经闭门·论经闭不行有三治宜补血泻火》："楼氏曰……火在下，则大小便秘涩，治以玉烛之类。玉烛者，四物与调胃承气等分也。"

8. 湿热内结

《景岳全书·卷之三十一贯集·杂证谟·湿证》："湿热证，必其证多烦渴，小水赤涩，大便秘结，脉见洪滑、实数者，方是热证，治宜清利。"

《景岳全书·卷之三十一贯集·杂证谟·黄疸》："阳黄证，因湿多成热，热则生黄，此即所谓湿热证也。然其证必有身热，有烦渴，或躁扰不宁，或消谷善饥，或小水热痛赤涩，或大便秘结，其脉必洪滑有力。"

《温病条辨·卷二·中焦篇·小陷胸加枳实汤方》："不饥不便，而有浊痰，心下痞满，湿热互结而阻中焦气分。"

《时病论·卷之六·秋伤于湿大意·湿温》："如撮空理线，苔黄起刺，或转黑色，大便不通，此湿热化燥，闭结胃腑，宜用润下救津法。"

二、脏腑虚寒论

1. 大肠挟冷

《丹溪心法·卷二·燥结十一》："虚人脏冷而血脉枯，老人脏寒而气道涩，此大肠之挟冷然也。"

2. 寒客胃肠

《医贯·卷之五·先天要论(下)·泻利并大便不通论》："冷秘者冷气横于肠胃。凝阴固结。津液不通。胃气闭塞。其人肠内气攻。喜热

《金匮翼·卷八·便闭统论·冷闭》:"冷闭者,寒冷之气横于肠胃,凝阴固结,阳气不行,津液不通,其人肠内气攻,喜热恶冷,其脉迟涩者是也。"

3. 下元虚冷论

《金匮要略方论·卷上·腹满寒疝宿食病脉证治第十》:"趺阳脉微弦,法当腹满,不满者必便难,两胠疼痛,此虚寒从下上也,当以温药服之。"

三、胃强脾弱论

《伤寒论·辨阳明病脉证并治》:"趺阳脉浮而涩,浮则胃气强,涩则小便数;浮涩相搏,大便则硬,其脾为约。"

《三因极一病证方论·卷之十二·秘结证治》:"或饮食燥热而成热中,胃气强涩,大便坚秘,小便频数,谓之脾约。"

《医学正传·卷之六·秘结》:"《活人书》:有脾约证,谓胃强脾弱,约束津液,不得四布,但输膀胱,故小便数而大便难。"

《景岳全书·卷之三十四天集·杂证谟·秘结》:"丹溪曰:古方有脾约证,制脾约丸。谓胃强脾弱,约束津液不得四布,但输膀胱,故小便数而大便难者,曰脾约,与此丸以下脾之结燥,肠润结化,津液入胃而愈。"

《伤寒贯珠集·卷三·阳明篇上·阳明正治法第一·阳明腑病证十二条》:"太阳阳明者。病在太阳。而兼阳明内实。以其人胃阳素盛。脾阴不布。屎小而硬。病成脾约。于是太阳方受邪气。而阳明已成内实也。"

《血证论·卷六·便闭》:"又小便数而不禁,大便反闭者,名为脾约。谓脾津下泄,无以润肠故也,仲景用脾约丸治之。丹溪谓宜清肺燥,肺清则小水有制,而脾得灌溉,宜用清燥救肺汤治之。"

四、胃津上逆论

《金匮翼·卷三·膈噎反胃统论》:"夫膈噎,胃病也。始先未必燥结,久之乃有大便秘少,若羊矢之证。此因胃中津气上逆,不得下行而然。乃胃病及肠,非肠病及胃也。"

五、风中脾经论

《张氏医通·卷一·中风门·中风》:"其真中风者,当辨其中脏中腑而治之……唇缓便秘者中于脾经。"

六、风邪客肠论

《察病指南·卷中·辨七表八里九道七死脉·七表脉》:"右手尺内脉浮,大肠受风热,主大便秘涩,客热在下焦。"

《丹溪心法·卷二·燥结十一》:"亦有肠胃受风,涸燥秘涩,此证以风气蓄而得之。"

《景岳全书·卷之十二从集·杂证谟·风痹治法》:"在下则为飧泄,为秘结诸病,此皆风痹之兼证也。"

《景岳全书·卷之三十四天集·杂证谟·秘结》:"风结燥而大便不行者,以麻子仁加大黄利之。"

"则凡云风秘者,盖风未必秘,但风胜则燥,而燥必由火,热则生风,即阳结也。"

七、肺燥津伤论

《医门法律·卷五·咳嗽门·咳嗽续论》:"燥乘肺咳,皮毛干槁,细疮湿痒,痰胶便秘。"

《血证论·卷六·便闭》:"肺与大肠相表里……肺津不润则便结。"

八、肺气不降论

《血证论·卷六·便闭》:"肺与大肠相表里……肺气不降则便结。"

九、肝木犯土论

《脾胃论·卷上·脾胃胜衰论》:"肝木妄行,胸胁痛,口苦舌干,往来寒热而呕,多怒,四肢满闭,淋溲便难,转筋,腹中急痛,此所不胜乘之也。"

《脾胃论·卷上·补脾胃泻阴火升阳汤》:"而本部本证脉中兼见弦脉,或见四肢满闭,淋溲便难,转筋一二证,此肝之脾胃病也。"

十、肾经病变论

《类经·十六卷·疾病类·诸经疟刺》:"肾疟者,令人洒洒然,腰脊痛宛转,大便难,目眴眴然,手足寒,刺足太阳、少阴(洒洒,寒栗貌。肾脉贯脊属肾,开窍于二阴,故腰脊之痛苦于宛转而大便难也)。"

《景岳全书·卷之十一从集·杂证谟·非

风》："声喑不出,寒厥不回,二便闭不能通,泄不能禁者,肾脏气绝。"

《景岳全书·卷之三十四天集·杂证谟·秘结》："'至真要大论'曰:太阴司天,病阴痹,大便难,阴气不用,病本于肾。"

"秘结之由,除阳明热结之外,则悉由乎肾。盖肾主二阴而司开阖,故大小便不禁者,其责在肾,然则不通者,独非肾乎。故肾热者,宜凉而滋之。肾寒者,宜温而滋之。肾虚者,宜补而滋之。肾干燥者,宜润而滋之。"

《医贯·卷之五·先天要论(下)·泻利并大便不通论》："'金匮真言论'云:北方黑色,入通于肾,开窍于二阴。故肾气虚,则大小便难,宜以地黄、苁蓉、车前子、茯苓之属,补其阴利水道,少佐辛药。开腠理致津液,而润其燥。"

十一、肾虚津枯论

《医学正传·卷之六·秘结》："夫肾主五液,故肾实则津液足而大便滋润,肾虚则津液竭而大便结燥。"

《景岳全书·卷之三十四天集·杂证谟·秘结》："又云:大便难者,取足少阴。夫肾主五液,津液润则大便如常,若饥饱失节,劳役过度,损伤胃气,及食辛热味厚之物而助火邪,耗散真阴,津液亏少,故大便结燥。"

《医学心悟·卷三·大便不通》："《经》曰:北方黑色,入通于肾,开窍于二阴。是知肾主二便,肾经津液干枯,则大便闭结矣。"

《血证论·卷六·便闭》："肾开窍于二阴,肾虚阴不足,无以润肠者。宜左归饮,加黑芝麻、肉苁蓉治之。"

十二、三焦不行论

《儒门事亲·卷五·大小便不利八十六》："夫小儿大小便不通利者,《内经》曰:三焦约也。约者,不行也。"

十三、外邪内传论

《景岳全书·卷之一入集·传忠录(上)·寒热真假篇》："凡伤寒热甚,失于汗下,以致阳邪亢极,郁伏于内,则邪自阳经传入阴分,故为身热发厥,神气昏沉,或时畏寒,状若阴证。凡真寒本畏寒,而假寒亦畏寒,此热深厥亦深,热极反兼寒化也。大抵此证,必声壮气粗,形强有力,或唇焦舌黑,口渴饮冷,小便赤涩,大便秘结,或因多饮药水,以致下痢纯清水,而其中仍有燥粪,及矢气极臭者,察其六脉必皆沉滑有力,此阳证也。"

《景岳全书·卷之七须集·伤寒典(上)·三阳阳明证》："按:此三阳阳明之证,皆自经传腑,胃家之实证也。曰太阳阳明者,邪自太阳传入于胃,其名脾约,以其小便数,大便硬也。正阳阳明者,邪自阳明本经传入于腑,而邪实于胃也。"

《景岳全书·卷之十三性集·杂证谟·瘟疫》："伤寒邪入阳明,便秘谵语,腹满烦热,脉证俱实者,宜大承气汤,或调胃承气汤。"

《景岳全书·卷之十三性集·杂证谟·瘟疫·下法》："若伤寒热邪传里,而血虚秘结,腹胀作痛,邪不能解者,宜玉烛散。"

《景岳全书·卷之二十二心集·杂证谟·肿胀》："如仲景治伤寒邪入于里,而成腹满坚实,大便秘而不利者,宜以三承气汤下之可也。"

《医宗必读·卷之五·伤寒》："三阴三阳,五脏六腑皆受病,营卫不行,五脏不通,则死矣。传经已遍,邪当渐解,若过经而不解,则深入于腑,腑不解则深入于脏,故五脏六腑皆病……泄泻秘结,非传大肠乎?"

《温疫论·上卷·原病》："从内陷者,胸膈痞闷,心下胀满,或腹中痛,或燥结便秘,或热结旁流,或协热下利,或呕吐、恶心、谵语、舌黄、舌黑、苔刺等证。"

《温疫论·上卷·大便》："大便闭结者,疫邪传里,内热壅郁,宿粪不行,蒸而为结,渐至更硬,下之结粪一行,瘀热自除,诸证悉去。"

《温疫论·下卷·统论疫有九传治法》："邪传里之中下者,心腹胀满,不呕不吐,或燥结便闭,或热结旁流,或协热下利,或大肠胶闭,并宜承气辈导去其邪,邪减病减,邪尽病已。"

《症因脉治·卷四·大便秘结论·伤寒便结》："肠胃素热,偶因外感风寒,郁而发热,表里互相蒸酿,是以三阳表邪未解,而大便先已秘结矣……若三阳表热,传入三阴,亦令大便秘结。"

《医学心悟·卷一·医门八法·论和法》："又如邪在少阳,而兼里热,则便闭、谵语、燥渴之症生。"

《医学心悟·卷二·厥阴经证·少腹满》："若邪传厥阴，则大便闭结，小便短赤，是为燥粪证也。"

《伤寒贯珠集·卷三·阳明篇上·阳明正治法第一》："正阳阳明者，邪热入胃，糟粕内结，为阳明自病。《活人》所谓病人本谷盛，气实是也。少阳阳明者，病从少阳，而转属阳明得之。发汗，利小便，津液去，而胃燥实。"

"吐下之后，邪气不从外解而仍内结，热入胃腑，聚而成实，致不大便五六日，或十余日也。"

《金匮翼·卷八·便闭统论·热闭》："热闭者，热搏津液，肠胃燥结，伤寒热邪传里，及肠胃素有积热者，多有此疾。其症面赤身热，腹中胀闭，时欲喜冷，或口舌生疮。"

《兰台轨范·卷三·伤寒》："（《伤寒论·六经脉症》）足厥阴脉，始于足大指，上循阴器，抵小腹，循胁，上口唇，与督脉会于颠顶，行身之侧也。其证烦懑囊拳，消渴舌卷，谵语，大便不通而头疼，手足乍冷乍温者，此是阳经传来热邪，本病，宜急下。"

十四、邪毒壅滞论

《景岳全书·卷之四十三烈集·痘疹诠·五脏证》："毒归于肠胃，为泄泻，为痢脓血，为腹鸣矢气，为大便不通。"

《医学心悟·卷二·阳明经证·脉长》："假如邪已入腑，发热转为潮热，致有谵语、燥渴、便闭、腹胀等症，是为邪气结聚，则用承气汤下之。"

《温病条辨·卷二·中焦篇·寒湿》："沈目南注云：中恶之证，俗谓绞肠乌痧，即秽臭恶毒之气，直从口鼻，入于心胸肠胃脏腑，壅塞正气不行，故心痛腹胀，大便不通，是为实证。非似六淫侵入而有表里清浊之分。"

十五、气机失调论

1. 气虚不足

《黄帝内经灵枢·口问》："故邪之所在，皆为不足……中气不足，溲便为之变，肠为之苦鸣。"

《景岳全书·卷之三十四天集·杂证谟·秘结》："气虚者阳不足，阴结也。""若察其元气已虚，既不可泻，而下焦胀闭又通不宜缓者，但用济川煎主之，则无有不达。"

《症因脉治·卷四·大便秘结论·气秘便结》："若元气不足，肺气不能下达，则大肠不得传道之令，而大便亦结矣。"

2. 气机涩滞

《幼幼新书·卷第三十·大小便不通利第八》："巢氏病源：小儿大小便不利候：小儿大小便皆不利者，脏腑冷热不调，大小肠有游气，气壅在大小肠，不得宣散，故大小便壅涩不流利也。"

《三因极一病证方论·卷之十二·秘结证治》："或脏气不平，阴阳关格，亦使人大便不通，名曰脏结，皆内所因。"

《脾胃论·卷中·随时加减用药法》："浊气在阳，乱于胸中，则膜满闭塞，大便不通。"

《严氏济生方·大便门·秘结论治》："摄养乖理，三焦气涩，运掉不行，于是乎壅结于肠胃之间，遂成五秘之患。"

《世医得效方·卷第六·大方脉杂医科·秘涩·气秘》："治虚人忧怒伤肺，肺与大肠为传送，致令秘涩。"

《景岳全书·卷之三十四天集·杂证谟·秘结》："如气涩而大便不通者，以郁李仁、枳实、皂角仁润之。"

"再若湿秘之说，则湿岂能秘，但湿之不化，由气之不行耳，气之不行，即虚秘也，亦阴结也。"

《症因脉治·卷四·大便秘结论·气秘便结》："怒则气上，思则气结，忧愁思虑，诸气怫郁，则气壅大肠，而大便乃结。"

3. 邪壅气滞

《严氏济生方·大便门·秘结论治》："多因肠胃不足，风寒湿热乘之，使脏气壅滞，津液不能流通，所以秘结也。"

《卫生宝鉴·卷一·承气汤辨》："邪气入胃，则变而为热，胃中之气郁滞，糟粕秘结。"

4. 升降失司

《黄帝内经素问·厥论》："太阴之厥，则腹满膜胀，后不利，不欲食，食则呕，不得卧。"

《黄帝内经素问·骨空论》："此生病，从少腹上冲心而痛，不得前后，为冲疝。"

《医方集解·理气之剂第七·木香顺气汤》："大便秘者，清阳不升，故浊阴不降也。"

《伤寒贯珠集·卷二·太阳篇下·太阳救逆法第四·火逆十条》："大便硬，津液不下行也。诸皆阳气上盛,升而不降之故。"

十六、瘀血内阻论

《黄帝内经素问·缪刺论》:"人有所堕坠,恶血留内,腹中满胀,不得前后,先饮利药,此上伤厥阴之脉,下伤少阴之络,刺足内踝之下,然骨之前血脉出血,刺足跗上动脉,不已,刺三毛上各一痏,见血立已,左刺右,右刺左。"

《伤寒论·辨阳明病脉证并治》:"病人无表里证,发热七八日,虽脉浮数者,可下之。假令已下,脉数不解,合热则消谷喜饥,至六七日,不大便者,有瘀血,宜抵当汤。"

《医方集宜·卷之二·伤寒门·治方·桃仁承气汤》:"治瘀血内结谵语烦躁便硬。"

《景岳全书·卷之三十九人集·妇人规(下)·论产后当大补气血》:"又恶露未尽,瘀血上冲,心腹胀满,疼痛拒按,大便难而小便利,此血逆之实证也。"

《景岳全书·卷之六十三长集·痘疹诠古方·痘疹》:"当归导滞散:治跌扑瘀血在内,胸腹胀满,或大便不通,或喘咳吐血。"

《成方切用·卷八上·润燥门》:"胃脘有死血者,嗜酒食辛,躁暴多怒,积久而成瘀热也。枯槁者,血聚则肝气燥,燥热故槁也。瘀血阻碍,故食下作痛,翻胃而吐出也。瘀血不去,则新血不生,故肠枯而便秘。"

《伤科汇纂·正文·出血》:"耀山云:按《正体类要》:若胸腹胀痛,大便不通,喘咳吐血者,瘀血停滞也,用当归导滞汤通之。肚腹作痛,大便不通,按之痛甚者,瘀血在内也,用加味承气汤下之。"

十七、阴血衰少论

《丹溪心法·卷二·燥结十一》:"燥结血少,不能润泽,理宜养阴。"

《妇人大全良方·卷之二十三·产后大便秘涩方论第二·麻仁丸方》:"产后不得利,利者百无一生。去血过多,脏燥大便秘涩,涩则固,当滑之。"

《济阴纲目·卷之十四·产后门·大便秘涩》:"李氏曰:产后大便闭者,芎归汤加防风、枳壳、甘草,秘涩者,麻子仁丸或苏麻粥。盖产后去

血多则郁冒,郁冒则汗多,汗多则大便闭,皆血虚也。"

《景岳全书·卷之二十五心集·杂证谟·心腹痛》:"或血虚燥结,便闭不通者,宜玉烛散主之。"

《景岳全书·卷之三十四天集·杂证谟·秘结》:"老人便结,大都皆属血燥。盖人年四十而阴气自半,则阴虚之渐也。此外则愈老愈衰,精血日耗,故多有干结之证。"

"如血燥而不能大便者,以桃仁、酒制大黄通之。"

《张氏医通·卷十一·妇人门下·产后》:"设遇胃虚之人,虽能食而所食不多,即有发热便秘,亦属血虚。急宜调养气血,断非承气所宜,不可恣行攻击也。"

《医学心悟·卷三·大便不通》:"若老弱人精血不足,新产妇人气血干枯,以致肠胃不润,此虚闭也,四物汤加松子仁、柏子仁、肉苁蓉、枸杞、人乳之类以润之,或以蜜煎导而通之。"

《女科经纶·卷一·月经门》:"或心包络脉洪数,躁作时见,大便闭,小便难,而经水闭绝。此血海干枯,宜调血脉,除胞络中火邪,则经自行。"

《女科经纶·卷六·产后证下》:"薛立斋曰:产后大便不通,因去血过多,大肠干涸,或血虚火燥,不可计日期,饮食数多,用药通润之,必待胀满,觉胀自欲去,不能去,乃结在直肠,宜胆导之。" "单养贤曰:产后大便日久不通,因血少肠燥故也。宜多服生化汤,则血旺气顺,传化如常,自无燥涩之患。" "陈无择曰:产后不得利,利者百无一生。去血过多,脏燥,大便秘涩,固当滑之,大黄似难轻用,唯葱涎调腊茶为丸,复以腊茶下之。"

《竹林女科证治·卷三·保产下·血块作痛》:"产后血块作痛,多由产母难产过劳而成。或调护失宜,或寒邪凝滞,以致血停作痛……彼夫血枯便闭,以承气汤下而愈。"

《竹林女科证治·卷三·保产下·大便闭结》:"产后大便闭结由失血亡阴,津液不足而势,宜行也,宜济川煎。"

《验方新编·卷九·妇人科产后门·产后大便不通》:"产后气虚而不运,血虚而不润以致大便不通,乃虚秘也。"

《血证论·卷六·便闭》:"失血家,血虚便燥,

尤其应得,四物汤加麻仁主之。"

十八、气血壅滞论

《景岳全书·卷之二十六必集·杂证谟·头痛》:"若夫偏正头风,久而不愈,乃内挟痰涎风火,郁遏经络,气血壅滞,甚则目昏紧小,二便秘涩,宜砭出其血以开郁解表。"

十九、气虚血少论

《景岳全书·卷之四十六圣集·外科钤(上)·大便秘结》:"若老弱或产后而便难者,皆气血虚也,猪胆汁最效。"

《傅青主女科歌括·产后编上卷·产后诸症治法》:"又汗出谵语便闭,毋专论为肠胃中燥粪宜下症。数症多由劳倦伤脾,运化稽迟,气血枯槁,肠腑燥涩,乃虚症类实,当补之症,治者勿执偏门轻产,而妄议三承气汤,以治类三阴之症也。"

《医贯·卷之五·先天要论(下)·泻利并大便不通论》:"老人与产后,及发汗利小便过多,病后气血未复者,皆能成秘。禁用硝黄巴豆牵牛等药。"

二十、气阴两虚论

《医贯·卷之五·先天要论(下)·泻利并大便不通论》:"如热秘而又兼气虚者,以前汤内加参芪各五钱立愈。此因气虚不能推送,阴虚不能濡润故耳。"

二十一、阴虚火盛论

《景岳全书·卷之七须集·伤寒典(上)·饮水》:"其有阴虚火盛者,元气既弱,精血又枯,多见舌裂唇焦,大渴喜冷,三焦如焚,二便闭结等证,使非藉天一之精,何以济燃眉之急?"

二十二、津液耗伤论

素体津液不足,复加邪热损伤;太阳病治不得法,过用汗、下及利小便,致津液损伤。

《伤寒论·辨阳明病脉证并治》181条:"问曰:何缘得阳明病,答曰:太阳病,若发汗、若下、若利小便,此亡津液,胃中干燥,因转属阳明。不更衣,内实大便难者,此名阳明也。"

203条:"阳明病,本自汗出。医更重发汗,病已瘥,尚微烦不了了者,此必大便硬故也。以亡津液,胃中干燥,故令大便硬。当问其小便日几行,若本小便日三四行,今日再行,故知大便不久出。今为小便数少,以津液当还入胃中,故知不久必大便也。"

218条:"伤寒四五日,脉沉而喘满。沉为在里,而反发其汗,津液越出,大便为难;表虚里实,久则谵语。"

245条:"脉阳微而汗出少者,为自和(一作如)也;汗出多者,为太过;阳脉实,因发其汗,出多者,亦为太过。太过者,为阳绝于里,亡津液,大便因硬也。"

《金匮要略方论·卷下·妇人产后病脉证治第二十一》:"问曰:新产妇人有三病:一者病痉;二者病郁冒;三者大便难,何谓也?师曰:新产血虚,多汗出,喜中风,故令病痉。亡血复汗,寒多,故令郁冒。亡津液,胃燥,故大便难。"

《三因极一病证方论·卷之十二·秘结证治》:"人或伤于风寒暑湿,热盛,发汗利小便,走枯津液,致肠胃燥涩,秘塞不通,皆外所因。"

《三因极一病证方论·卷之十七·产科二十一论评·趁痛散》:"第十二论曰:产后大便秘涩者何?答曰:产卧水血俱下,肠胃虚竭,津液不足,是以大便秘涩不通也。"

《妇人大全良方·卷之八·妇人大便不通方论第六》:"夫妇人大便不通者,由五脏不调,冷热之气结于肠胃,则津液燥竭,大肠壅涩,故大便不通也。仲景云:妇人经水过多,则亡津液,亦大便难也。""又老人、虚人、风人津液少,大便秘。"

《妇人大全良方·卷之八·妇人风入肠间或秘或利方论第七》:"风气行,津液燥,故秘。"

《妇人大全良方·卷之二十三·产后大便秘涩方论第二》:"论曰:产后大便秘涩者何?答曰:产卧水血俱下,肠胃虚竭,津液不足,是以大便秘涩不通也。""许学士云:妇人产后有三种疾。郁冒则多汗,汗则大便秘,故难于用药。"

《兰室秘藏·卷下·大便结燥门·大便结燥论》:"若饥饱失节劳役过度损伤胃气及食辛热味厚之物而助火邪伏于血中耗散真阴津液亏少故大便结燥。""然结燥之病不一有热燥有风燥有阳结有阴结又有年老气虚津液不足。"

《严氏济生方·大便门·秘结论治》:"更有发

汗利小便,及妇人新产亡血,走耗津液,往往皆令人秘结。"

《医学正传·卷之七·妇人科下·产后》:"师曰:亡津液,胃燥,故大便难。"

《济阴纲目·卷之一·调经门·论月水多少》:"师曰:亡其津液,故令经水少。设经下反多于前者,当所苦困,当言恐大便难,身无复汗也。"

《济阴纲目·卷之十一·产后门·上·论新产三病》:"亡血复汗寒多,故令郁冒。亡津液胃燥,故大便难。"

《医宗必读·卷之九·大便不通》:"《经》曰:北方黑色,入通于肾,开窍于二阴。肾主五液,津液盛则大便调和,若饥饱劳役,损伤胃气,及过于辛热厚味,则火邪伏于血中,耗散真阴,津液亏少,故大便燥结……[愚按]《内经》之言,则知大便秘结,专责之少阴一经,证状虽殊,总之津液枯干,一言以蔽之也。"

《景岳全书·卷之七须集·伤寒典(上)·论汗》:"汗亡津液,必大便难而谵语。"

《景岳全书·卷之四十六圣集·外科钤(上)·大便秘结》:"若溃疡有此,因气血亏损,肠胃干涸,当大补为善,设若不审虚实,而一于疏利者,鲜有不误。"

《医宗必读·卷之九·大便不通》:"[愚按]《内经》之言,则知大便秘结,专责之少阴一经,证状虽殊,总之津液枯干,一言以蔽之也。分而言之,则有胃实、胃虚、热秘、冷秘、风秘、气秘之分。"

《张氏医通·卷二·诸伤门·燥》:"且人身之中,水一火五,阳实阴虚,皆缘嗜欲无节,以致肾水受伤,虚火为患,燥渴之病生焉。或前后秘结,或痰在咽喉干咯不出,此皆津液不足之故。"

《伤寒贯珠集·卷二·太阳篇下·太阳救逆法第四》:"汗下之后,津液重伤,邪气内结,不大便五六日,舌上燥而渴,日晡所小有潮热,皆阳明胃热之征也。"

《伤寒贯珠集·卷三·阳明篇上·阳明正治法第一》:"汗生于津液,津液资于谷气,故阳明多汗,则津液外出也。津液出于阳明,而阳明亦藉养于津液,故阳明多汗,则胃中无液而燥也。胃燥则大便硬,大便硬则谵语。"

《伤寒贯珠集·卷四·阳明篇下·阳明明辨法第二》:"前条汗多复汗,亡津液大便硬者,已示

不可攻之意。谓须其津液还入胃中,而大便自行。""阳明病不大便,有热结与津竭两端。"

《温病条辨·卷二·中焦篇·增液汤方》:"温病之不大便,不出热结液干二者之外。"

《温热经纬·卷三·叶香岩外感温热篇》:"若津伤舌干,虽苔薄邪轻,亦必秘结难出,故当先养其津,津回舌润,再清余邪也。"

二十三、气虚津枯论

《医宗必读·卷之九·大便不通》:"又有年老气虚,津液不足而结者。"

二十四、津亏内燥论

《时病论·卷之六·临证治案》:"有大便秘结而艰难者,是燥气在里之证也,法当滋润肠胃。"

二十五、阴损津亏论

《景岳全书·卷之十三性集·杂证谟·瘟疫》:"但察其喉口热极,唇舌干焦,大便秘结不通,而大渴喜冷者,此阴虚水亏证也。"

《症因脉治·卷四·大便秘结论·血枯便结》:"或久病伤阴,阴血亏损,高年阴耗,血燥津竭,则大便干而秘结。若血中伏火,煎熬真阴,阴血燥热,则大便亦为之闭结。"

《竹林女科证治·卷三·保产下·大便闭结》:"产后大便闭结由失血亡阴,津液不足而势,宜行也,宜济川煎。"

《温病条辨·卷二·中焦篇·风温温热温疫温毒冬温》:"此数下亡阴之大戒也。下后不大便十数日,甚至二十日,乃肠胃津液受伤之故,不可强责其便,但与复阴,自能便也。"

二十六、津亏血瘀论

《仁斋直指方论·卷之二十六·妇人·妇人论》:"大小产后,津液涸燥,滞血停留,易至大便秘结。"

二十七、内热津伤论

《医学正传·卷之六·秘结》:"原其所由,皆房劳过度,饮食失节,或恣饮酒浆,过食辛热,饮食之火起于脾胃,淫欲之火起于命门,以致火盛水亏,津液不生,故传道失常,渐成结燥之证。"

二十八、食积论

《黄帝内经灵枢·胀论》："六府胀,胃胀者,腹满,胃脘痛,鼻闻焦臭,妨于食,大便难。"

《景岳全书·卷之二十六必集·杂证谟·面病》："若因食饮不节,阳明壅实,二便秘结而头面满胀者,宜廓清饮。"

《景岳全书·卷之三十四天集·杂证谟·秘结》："食伤太阴,腹满而食不化,腹响然不能大便者,以苦药泄之。"

1. 寒凝食积

《校注医醇賸义·卷四·胀》："阴寒之气上逆,水谷不能运行,故腹满而胃痛。水谷之气腐于胃中,故鼻闻焦臭,而妨食便难也。"

2. 劳伤食积

《景岳全书·卷之十三性集·杂证谟·瘟疫》："巢氏曰:凡瘟疫病新瘥,脾胃尚虚,谷气未复。若作劳妄动伤力,并食猪羊、鸡犬、鱼脍、炙爆、肥腻、生果、面食、硬涩难消之物,停积肠胃,膈闷腹胀,便秘,或大吐大下。"

二十九、痰饮内阻论

《医宗必读·卷之九·痰饮》："在肝经者名曰风痰,脉弦面青,四肢满闷,便溺秘涩,时有躁怒,其痰青而多泡。"

《温病条辨·卷三·下焦篇·寒湿》："盖痰饮蟠踞中焦,必有不寐、不食、不饥、不便、恶水等证,脉不数而迟弦,其为非津液之枯槁,乃津液之积聚胃口可知。"

【辨病证】

一、辨症候

1. 辨外感内伤

便秘可辨外感内伤,外感以六淫为主,有风秘、冷秘、热秘等;内伤以食积为主,而兼痰凝、瘀血、七情、疫疠时行等因。

《外台秘要·卷第二十七·许仁则大便暴闭不通方二首》："许仁则论曰:此病久无余候,但由饮食将息过热,热气蕴积秘结,若缘气秘,自须仍前疗气法……若是风秘,自依后服大黄等五味丸,暴秘之状,骨肉强痛,体气烦热,唇口干焦,大便不

通,宜依后大黄芒硝二味汤取利方。"

《三因极一病证方论·卷之十二·秘结证治》："夫胃、大小肠、膀胱者,仓廪之本,营之居也,名曰器,能化糟粕转味入出者也。人或伤于风寒暑湿,热盛,发汗利小便,走枯津液,致肠胃燥涩,秘塞不通,皆外所因;或脏气不平,阴阳关格,亦使人大便不通,名曰脏结,皆内所因;或饮食燥热而成热中,胃气强涩,大便坚秘,小便频数,谓之脾约,属不内外因。既涉三因,亦当随其所因而治之,燥则润之,涩则滑之,秘则通之,约则缓之,各有成法。"

《兰室秘藏·卷下·大便结燥门·大便结燥论》："《金匮真言论》云:北方黑色入通肾,开窍于二阴,藏精于肾。又云:肾主大便,大便难者取足少阴,夫肾主五液,津液盛则大便如常,若饥饱失节劳役过度,损伤胃气,及食辛热味厚之物而助火邪,伏于血中,耗散真阴,津液亏少,故大便结燥。然结燥之病不一,有热燥,有风燥,有阳结,有阴结,又有年老气虚,津液不足而结燥者。"

《严氏济生方·大便门·秘结论治》："《素问》云:大肠者,传导之官,变化出焉。平居之人,五脏之气,贵乎平顺,阴阳二气,贵乎不偏,然后精液流通,肠胃益润,则传送如经矣。摄养乖理,三焦气涩,运掉不行,于是乎壅结于肠胃之间,遂成五秘之患。夫五秘者,风秘、气秘、湿秘、寒秘、热秘是也。更有发汗利小便,及妇人新产亡血,走耗津液,往往皆令人秘结。燥则润之,湿则滑之,秘则通之,寒则温利之,此一定之法也。

又论:秘凡有五,即风秘、气秘、湿秘、冷秘、热秘是也。多因肠胃不足,风寒湿热乘之,使脏气壅滞,津液不能流通,所以秘结也。"

《丹溪心法·卷二·燥结十一》："[附录]凡人五味之秀者养脏腑,诸阳之浊者归大肠,大肠所以司出而不纳也。今停蓄蕴结,独不得疏导何哉?抑有由矣!邪入里,则胃有燥粪,三焦伏热,则津液中干,此大肠挟热然也。虚人脏冷而血脉枯,老人脏寒而气道涩,此大肠之挟冷然也。亦有肠胃受风,涸燥秘涩,此证以风气蓄而得之。若夫气不下降而谷道难,噫逆泛满,必有其证矣。"

《医学正传·卷之六·秘结》："《内经》曰:北方黑色,入通于肾,开窍于二阴,藏精于肾。夫肾主五液,故肾实则津液足而大便滋润,肾虚则津液

竭而大便结燥。原其所由,皆房劳过度,饮食失节,或恣饮酒浆,过食辛热,饮食之火起于脾胃,淫欲之火起于命门,以致火盛水亏,津液不生,故传道失常,渐成结燥之证。是故有风燥,有热燥,有阳结,有阴结,有气滞结,又有年高血少,津液枯涸,或因有所脱血,津液暴竭,种种不同,固难一例而推焉。"

《医方集宜·卷之五·秘结门·形证》:"风痰秘者,因中风痰,大肠燥结而不通也。气滞秘者,因气滞胀满,大便后重而不通也。积热秘者,由内腑积热,消耗津液,燥结而不通也。寒秘者,乃中阴寒之气郁结而不通也。湿秘者,因湿热痞结,津液不行而秘也。"

《医宗必读·卷之九·大便不通》:"〔愚按〕《内经》之言,则知大便秘结,专责之少阴一经,证状虽殊,总之津液枯干,一言以蔽之也。分而言之,则有胃实、胃虚、热秘、冷秘、风秘、气秘之分。胃实而秘者,善饮食,小便赤,麻仁丸、七宣丸之类。胃虚而秘者,不能饮食,小便清利,厚朴汤。热秘者,面赤身热,六脉数实,肠胃胀闷,时欲得冷,或口舌生疮,四顺清凉饮、润肠丸、木香槟榔丸,实者承气汤。冷秘者,面白或黑,六脉沉迟,小便清白,喜热恶冷,藿香正气散加官桂、枳壳,吞半硫丸。气秘者,气不升降,谷气不行,其人多噫,苏子降气汤加枳壳、吞养正丹;未效,佐以木香槟榔丸。风秘者,风搏肺脏,传于大肠,小续命汤去附子,倍芍药,加竹沥,吞润肠丸;或活血润肠丸。更有老年津液干枯,妇人产后亡血,及发汗利小便,病后血气未复,皆能秘结,法当补养气血,使津液生则自通,误用硝黄利药,多致不救,而巴豆、牵牛,其害更速。八珍汤加苏子、广橘红、杏仁、苁蓉,倍用当归。若病证虽属阴寒,而脉实微躁,宜温暖药中略加苦寒,以去热躁,躁止勿加。"

《医门法律·卷五·咳嗽门·咳嗽续论》:"燥乘肺咳,皮毛干槁,细疮湿痒,痰胶便秘。"

《张氏医通·卷七·大小府门·大小便不通》:"《经》曰:脉盛,皮热,腹胀,前后不通,瞀闷,此谓五实。夫脾胃气滞不能转输,加以痰饮食积阻碍清道,大小便秘涩不快……湿热痰火结滞,脉洪盛,大小便秘赤,肢节烦疼……大小便俱不通,小腹膨胀,乃膀胱溺满,支撑回肠,故并大便不得出……风闭……冷闭……热闭。"

《张氏医通·卷七·大小府门·大便不通》:"肾主五液,津液盛则大便如常,房欲过度,精血耗竭,多致秘结,或饥饱劳役,损伤胃气,或辛热厚味,渐渍助火,伏于血中,耗散真阴,津液亏少,致令大便结燥,高年血不充,每患是疾,故古人有胃实脾虚,风秘气秘痰秘,冷秘热秘,虚秘实秘之分,临证所当细察详问也。胃实而秘,善饮食,小便赤涩……脾虚不能运化,倦怠懒于言动……有风秘者,风入大肠,传化失职……气秘者,气不升降,谷气不升,其人多噫……痰秘者,痰饮湿热阻碍,气不升降,头汗喘满,胸胁痞闷,眩晕腹鸣……冷秘者,六脉沉迟,面白或黑,凝阴固结,胃气闭塞,肠内气攻,腹中喜热恶冷……若病本虚寒,标显躁热,亦宜助阳药中少加苦寒以去热躁,躁止勿加,热秘者,六脉数实,面赤口干,身热肠胃胀闷,时欲得冷,或口舌生疮,二肠热结……虚秘者,不能饮食,小便清白,或年高,或病久,或脾虚津枯血少……瘦人血枯火秘,通幽汤煎成,入蜜服之,老人津枯,妇人产后去血过多,及发汗利小便,病后血气未复,虚劳骨蒸,皆能作秘……肾脏血虚,大肠风秘……实秘者,能饮食,小便赤涩……气滞腹急,大便秘涩。"

《症因脉治·卷四·大便秘结论》:"秦子曰:大便秘结之症,外感门有表未解,太阳阳明之脾约,有半表半里,少阳阳明之大便难,又有正阳阳明之胃实,大便硬,又有表邪传里,系在太阴,七八日不大便,又有少阴病,六七日不大便,厥阴下利谵语有燥屎者,以分应下、急下、大下、可下。又互发未可下、不可下。俟之、蜜导、胆汁导等法。内伤门则有积热、气秘、血枯各条之不同,今但立外感两条,内伤三条,亦去繁求约之意也。"

《医学心悟·卷三·大便不通》:"《经》曰:北方黑色,入通于肾,开窍于二阴。是知肾主二便,肾经津液干枯,则大便闭结矣。然有实闭、虚闭、热闭、冷闭之不同。如阳明胃实,燥渴、谵语,不大便者,实闭也……若老弱人精血不足,新产妇人气血干枯,以致肠胃不润,此虚闭也……若气血两虚,则用八珍汤。热闭者,口燥、唇焦,舌苔黄,小便赤,喜冷、恶热,此名阳结,……冷闭者,唇淡、口和,舌苔白,小便清,喜热、恶寒,此名阴结。"

《杂病心法要诀·卷五·大便燥结总括》:"热燥阳结能食数,寒燥阴结不食迟,实燥食积热结胃，食少先硬后溏脾；气燥阻隔不降下，血燥干枯老病虚，风燥久患风家候，直肠结硬导之宜。

[注]热燥即阳结也，能食而脉浮数有力，与三阳热证同见者也。寒燥即阴结也，不能食而脉沉迟有力，与三阴寒证同见者也。实燥即胃实硬燥也，与腹满痛同见者也。虚燥即脾虚，先硬后溏之燥也，与少气腹缩同见者也。气燥即气道阻隔之燥也，与噎膈、反胃同见者也。血燥即血液干枯之燥也，与久病老虚同见者也。风燥即久患风病之燥也，从风家治。直肠结，即燥屎巨硬，结在肛门难出之燥也，从导法治之。"

《金匮翼·卷八·便闭统论》："洁古云：脏腑之秘，不可一概论治。有虚秘，有实秘，有风秘，有冷秘，有气秘，有热秘，有老人津液干燥，妇人分产亡血，及发汗利小便，病后血气未复，皆能作闭。不可一例用硝、黄利药，巴豆、牵牛尤在所禁。按：仲景云，脉浮而数，能食不大便者，为实，名曰阳结，期十七当剧。脉沉而尽，不能食，身体重，大便反硬，名曰阴结，期十四日当剧。东垣云：阳结者散之，阴结者热之。前所云实闭、热闭，即阳结。所云冷闭、虚闭，即阴结也。"

《成方切用·卷八上·润燥门》："（东垣）治肠胃有伏火，大便秘涩。全不思食，风结血结（风结即风秘，由风搏肺脏，传于大肠。或素有风病者，亦多秘。气秘，由气不升降。血秘，由亡血血虚，津液不足。热秘，由大肠热结。冷秘，由冷气横于肠胃，凝阴固结，津液不通，非燥粪也。仲景曰：脉浮而数，能食。不大便者，此为实，名曰阳结。脉沉而迟，不能食。身体重，大便反硬，名曰阴结。李东垣曰：实秘热秘，即阳结也，宜散之。虚秘冷秘，即阴结也，宜温之）。"

《临证指南医案·卷四·便闭》："[按]便闭症，当与肠痹淋浊门兼参。其大便不通，有血液枯燥者，则用养血润燥，若血燥风生，则用辛甘熄风……若血液燥则气亦滞，致气血结痹，又当于养阴润燥中，加行气活血之品。若火腑秘结……若老人阳衰风闭……腑阳不行……阳窒阴凝，清浊混淆痞胀……若郁热阻气……若湿热伤气，阻遏经腑，则理肺气以开降之，此治大便之闭也……若大便闭而小便通调者，或二肠气滞，或津液不流，燥症居多，若二便俱闭，当先通大便，小溲自利，此

其大略也。至若胃腑邪热化燥便坚，太阳热邪传入膀胱之腑癃秘，又当于仲景伤寒门下法中，承气五苓等方酌而用之，斯无遗义矣。（华岫云）"

（1）风秘

《诸病源候论·虚劳病诸候下·虚劳秘涩候》："此由肠胃间有风热故也。凡肠胃虚，伤风冷则泄利；若实，有风热，则秘涩也。"

《诸病源候论·大便病诸候·关格大小便不通候》："又风邪在三焦，三焦约者，则小肠痛内闭，大小便不通。日不得前后，而手足寒者，为三阴俱逆，三日死也。"

《备急千金要方·卷七·风毒脚气方·论风毒状第一》："又风毒之中人也，或见食呕吐憎闻食臭，或有腹痛下痢，或大小便秘涩不通，或胸中冲悸、不欲见光明，或精神昏愦，或喜迷忘、语言错乱，或壮热头痛，或身体酷冷疼烦，或觉转筋，或肿不肿，或玻腿顽痹，或时缓纵不随，或复百节挛急，或小腹不仁。"

《妇人大全良方·卷之八·妇人风入肠间或秘或利方论第七》："《经》云：春伤于风，夏必飧泄。盖木气刑土也，土不能渗泄，则木气胜，故泄。风气行，津液燥，故秘。"

《兰室秘藏·卷下·大便结燥门·大便结燥论》："（润肠丸）治脾胃中伏火，大便秘涩或干燥，闭塞不通，全不思食，乃风结血秘皆令闭塞也。"

《济阴纲目·卷之九·胎前门·中风》："薛氏曰：按《机要》云：风本为热，热胜则风动……虽有汗下之戒，而有中脏、中腑之分，中腑者，多着四肢，则脉浮，恶寒，拘急不仁；中脏者，多着九窍，则唇缓失音，耳聋鼻塞，目瞀便秘……妊娠患之，亦当宜此施治，而佐以安胎之药。"

《金匮翼·卷八·便闭统论·风闭》："风闭者，风胜则干也。由风搏肺脏，传于大肠，津液燥涩，传化则难。或其人素有风病者，亦多有闭，或肠胃积热，久而风从内生，亦能成闭也。"

《成方切用·卷八上·润燥门》："治炎烁肺金，血虚外燥，皮肤皴揭，筋急爪枯，或大便风秘（肺主皮毛，肝主筋爪，肝血不足，风热胜而筋燥，故外见皮毛枯槁，肌肤燥痒，内有筋急便秘之证）。"

（2）冷秘

《症因脉治·卷四·大便秘结论·伤寒便结》："伤寒便结之症：恶寒身热，大便闭结，此表

邪未解,里症又急,即太阳阳明脾约症也。时寒时热,口苦耳聋,大便闭结,此半表半里,即少阳阳明症也。口燥舌黄,恶热多汗,大便闭结,此正阳阳明症也。若表症全除,口燥咽干,大便不通,此少阴里热症也。若手足自温,七八日不大便,脐腹胀满,此太阴里热症也。若烦满囊缩,下利谵语,有燥屎者,此厥阴里热症也。"

《金匮翼·卷八·便闭统论·冷闭》:"冷闭者,寒冷之气横于肠胃,凝阴固结,阳气不行,津液不通,其人肠内气攻,喜热恶冷,其脉迟涩者是也。"

（3）暑湿便秘

《成方切用·卷七上·消暑门》:"长夏炎蒸,湿土司令,故暑必兼湿。证见便秘烦渴,或吐或利者,以湿胜不得施化也……（热蒸其湿,是为暑。无湿则但为干热而已,非暑也。故肥人湿多,即病暑者多。瘦人火多,即病热者多）"

《温病条辨·卷二·中焦篇·暑温伏暑》:"脉洪滑,面赤身热头晕,不恶寒,但恶热,舌上黄滑苔,渴欲凉饮,饮不解渴,得水则呕,按之胸下痛,小便短,大便闭者,阳明暑温,水结在胸也,小陷胸汤加枳实主之。

脉洪面赤,不恶寒,病已不在上焦矣。暑兼温热,热甚则渴,引水求救。湿郁中焦,水不下行,反来上逆,则呕。胃气不降,则大便闭。"

《时病论·卷之六·秋伤于湿大意·湿热》:"贾氏曰:夏热则万物湿润,秋凉则万物干燥。若此论之,湿热之证,在长夏而不在秋,岂非与《内经》之'秋伤于湿'不合耶?细思之,斯二句书,不重夏秋二字,当重在热凉二字也。盖热蒸则湿,凉胜则燥,理固然矣。即如立秋处暑之令,炎蒸如夏,患者非秋湿,即秋暑。其实秋令之湿热,亦必夹之秋暑也。考湿热之见证,身热有汗,苔黄而泽,烦渴溺赤,脉来洪数是也,当用通利州都法治之。如大便秘结,加栝蒌、薤白,开其上以润其下。如大便未下,脉形实大有力者,是湿热夹有积滞也,宜本法内加元明粉、制大黄治之。"

（4）湿秘

《外台秘要·卷第四·诸黄方一十三首》:"此由寒湿在表,则热蓄于脾胃,腠理不开,瘀热与宿谷相搏,郁蒸不得消,则大小便不通,故身体面目皆变黄色。"

《素问病机气宜保命集·卷上·病机论第七》:"诸湿肿满,皆属脾土……其为病也,胕肿骨痛阴痹,按之不得,腰脊头颈痛,时眩大便难。"

《景岳全书·卷之三十一贯集·杂证谟·湿证》:"湿热证,必其证多烦渴,小水赤涩,大便秘结,脉见洪滑、实数者,方是热证,治宜清利。"

《温热论·里结阳明》:"再论三焦不从外解,必致里结。里结于何?在阳明胃与肠也。亦须用下法,不可以气血之分,谓其不可下也。惟伤寒热邪在里,劫烁津液,下之宜猛;此多湿热内抟,下之宜轻。伤寒大便溏,为邪已尽,不可再下;湿温病大便溏为邪未尽,必大便硬,乃为无湿,始不可再攻也。"

《伤寒贯珠集·卷二·太阳篇下·太阳类病法第五》:"伤寒八九日,风湿相搏,身体疼烦,不能自转侧,不呕不渴,脉浮虚而涩者,桂枝附子汤主之。若其人大便硬,小便自利者,去桂枝加白术汤主之。

伤寒至八九日之久,而身疼不除,至不能转侧,知不独寒淫为患,乃风与湿相合而成疾也。不呕不渴,里无热也。脉浮虚而涩,风湿外持,而卫阳不振也。故于桂枝汤去芍药之酸寒,加附子之辛温,以振阳气而敌阴邪。若大便硬,小便自利,知其人在表之阳虽弱,而在里之气自治。"

《临证指南医案·卷四·便闭》:"二便皆不通利,因湿热壅其腑气也。"

《温热经纬·卷四·薛生白湿热病篇》:"三十六湿热证:发痉撮空,神昏笑妄,舌苔干黄起刺,或转黑色,大便不通者,热邪闭结胃腑。"

《时病论·卷之六·秋伤于湿大意·湿温》:"如撮空理线,苔黄起刺,或转黑色,大便不通,此湿热化燥,闭结胃腑,宜用润下救津法,以生军易熟军,更加枳壳,庶几攻下有力耳。倘苔不起刺,不焦黄,此法不可乱投。湿温之病,变证最多,殊难罄述,宜临证时活法可也。"

（5）燥结便秘

《诸病源候论·大便病诸候·大便难候》:"渴利之家,大便也难,所以尔者,为津液枯竭,致令肠胃干燥。"

《注解伤寒论·卷五·辨阳明病脉证并治法第八》:"津液内竭,肠胃干燥,大便因硬,此非结热,故不可攻,宜以药外治而导引之。"

《儒门事亲·卷七·燥形·大便燥结九十》："粗工不知燥分四种：燥于外则皮肤皱揭；燥于中则精血枯涸；燥于上则咽鼻焦干；燥于下则便溺结闭。夫燥之为病，是阳明化也。水寒液少，故如此。然可下之，当择之药之。"

《张氏医通·卷二·诸伤门·燥》："[诊]凡物近火则润，离火则燥，犹金之投入烈火而化为液也。故燥证多有反似痿弱之证者，热伤阴血也。燥有内外诸证，不能尽述，其在皮肤，则毛焦皱揭，在大肠，则脾约便难，在肺经，则干咳痰结，在肺脏，则悲愁欲哭。证虽各异，而脉之微细涩小则一。间有虚大数疾浮芤等状，以意察之，重按无有不涩不细不微者，则知诸燥之证，皆肺金之一气，亦不出肺金之一脉也。"

"盛启东云：浚治之法，其理不出乎滋荣润燥，流通血气而已。且人身之中，水一火五，阳实阴虚，皆缘嗜欲无节，以致肾水受伤，虚火为患，燥渴之病生焉。或前后秘结，或痰在咽喉干咯不出，此皆津液不足之故，而火动元伤，肾虚恶燥也，理宜补养水中金，使金水相生，出入升降，浚泽流通，何燥之有？"

《伤寒贯珠集·卷四·阳明篇下·阳明明辨法第二·阳明可下不可下之辨十五条》："阳明病不大便，有热结与津竭两端。热结者，可以寒下，可以咸软。津竭者，必津回燥释而后便可行也。兹已汗复汗，重亡津液，胃燥便硬。是当求之津液，而不可复行攻逐矣。小便本多而今数少，则肺中所有之水精，不直输于膀胱，而还入于胃府。于是燥者得润，硬者得软，结者得通，故曰不久必大便出。而不可攻之意，隐然言外矣。

阳明病，自汗出，若发汗，小便自利者，此为津液内竭，虽硬，不可攻之。当须自欲大便，宜蜜煎导而通之，若土瓜根及大猪胆汁，皆可为导。

前条汗多复汗，亡津液大便硬者，已示不可攻之意。谓须其津液还入胃中，而大便自行。此条复申不可攻之戒，而出蜜煎等润导之法，何虑之周而法之备也。总之，津液内竭之人，其不欲大便者，静以需之。其自欲大便者，则因而导之。仲景成法，后人可以守之而无变也。"

《温病条辨·卷一·上焦篇·补秋燥胜气论》："阳明燥证，里实而坚，未从热化，下之以苦温；已从热化，下之以苦寒。燥证阳明里实而坚，

满，经统言以苦下之，以苦泄之。今人用下法，多以苦寒。不知此证当别已化未化，用温下寒下两法，随证施治，方为的确。未从热化之脉，必仍短涩，涩即兼紧也，面必青黄。苦温下法，如《金匮》大黄附子细辛汤，新方天台乌药散加巴豆霜之类。已从热化之脉，必数而坚，面必赤，舌必黄，再以他证参之。苦寒下法，如三承气之类，而小承气无芒硝，轻用大黄或酒炒，重用枳、朴，则微兼温矣。"

《温病条辨·卷二·中焦篇·风温温热温疫温毒冬温》："阳明温病，下后脉静，身不热，舌上津回，十数日不大便，可与益胃、增液辈，断不可再与承气也。下后舌苔未尽退，口微渴，面微赤，脉微数，身微热，日浅者亦与增液辈，日深舌微干者，属下焦复脉法也。勿轻与承气，轻与者肺燥而咳，脾滑而泄，热反不除，渴反甚也，百日死。此数下亡阴之大戒也。下后不大便十数日。甚至二十日，乃肠胃津液受伤之故，不可强责其便，但与复阴，自能便也。此条脉静身凉，人犹易解，至脉虽不燥而未静，身虽不壮热而未凉，俗医必谓邪气不尽，必当再下，在又可法中亦必再下。不知大毒治病，十衰其六，但与存阴退热，断不误事（下后邪气复聚，大热大渴，面正赤，脉躁甚，不在此例）。"

《温热经纬·卷三·叶香岩外感温热篇》："热初入营，即舌绛苔黄，其不甚厚者，邪结未深，故可清热，以辛开之药，从表透发，舌滑而津未伤，得以化汗而解。若津伤舌干，虽苔薄邪轻，亦必秘结难出，故当先养其津，津回舌润，再清余邪也。"

《校注医醇賸义·卷二·秋燥·大肠燥》："大肠受燥热，则脏阴枯槁，肠胃不通，大便秘结。"

《时病论·卷之六·临证治案》："程曦曰：鞠通论燥气，有胜复之分。今观书中之论治，更有表里之别焉。如秋分至立冬之候，有头痛恶寒作咳者，是燥气在表之证也，法当宣散其肺。有大便秘结而艰难者，是燥气在里之证也，法当滋润肠胃，其能识胜复，别表里者，则治燥之法，无余蕴矣。"

（6）热秘

《诸病源候论·解散病诸候·解散大便秘难候》："将适失宜，犯温过度，散势不宣，热气积在肠胃，故大便秘难也。"

《诸病源候论·伤寒病诸候·伤寒余热候》："伤寒病，其人或未发汗吐下，或经服药以后，而脉洪大实数，腹内胀满，小便赤黄，大便难，或烦或

渴,面色变赤,此为腑脏有结热故也。"

《诸病源候论·妇人产后病诸候·产后大便不通候》:"肠胃本挟于热,因产又水血俱下,津液竭燥,肠胃痞涩,热结肠胃,故大便不通也。"

《张氏医通·卷二·诸伤门·火》:"五性之火,为物所感而动,即《内经》所谓一水不能胜五火也。又凡动皆属火,故气郁火起于肺,大怒火起于肝,醉饱火起于脾,思虑火起于心,房劳火起于肾,此五脏所动之火也。然而六腑皆然,如牙痛龈宣,腮颊颐肿,此胃火之所伤也,目黄口苦,坐卧不宁,此胆火之所动也,舌苔喉痛,便秘不通,此大肠之火动也,癃闭淋沥,赤白带浊,此小肠之火动也,小腹作痛,小便不利,此膀胱之火动也,头眩体倦,手足心热,此三焦之火动也。凡人一身,只阴阳二气,阳气生发,阴气皆化为血,阳气不足,阴气皆化为火矣。"

《症因脉治·卷四·大便秘结论·温热便结》:"温热便结之症:发热自汗,汗出热仍不减,不恶寒而渴,或壮热唇焦,口渴引饮,谵语神昏,大便不通,此温热便结之症也。"

《症因脉治·卷四·大便秘结论·积热便结》:"积热便结之症:内热烦躁,口苦舌干,小便赤涩,夜卧不宁,腹中胀闷,胸前苦浊,大便不行,此积热便结之症也。"

《金匮翼·卷八·便闭统论·热闭》:"热闭者,热搏津液,肠胃燥结,伤寒热邪传里,及肠胃素有积热者,多有此疾。其症面赤身热,腹中胀闭,时欲喜冷,或口舌生疮。"

《温热经纬·卷二·仲景疫病篇》:"杨云:热盛于内,不大便,六七日后必便血。若发汗,则小便自利也。"

（7）食积便秘

《诸病源候论·伤寒病诸候·伤寒宿食不消候》:"此谓被下后,六七日不大便,烦热不解,腹满而痛,此为胃内有干粪,挟宿食故也。或先患寒癖,因有宿食,又感于伤寒,热气相搏,故宿食不消。"

《外台秘要·卷第四·温病劳复方四首》:"又凡得温毒病新瘥,脾胃尚虚,谷气未复……又食饼、饵炙、鲙枣栗诸生果难消物,则不能消化,停积在于肠胃,便胀满结实,大小便不通,因更发热,复成病也,非但杂食,梳头洗浴诸劳事等,皆须慎之。"

《外台秘要·卷第十二·食不消成癥积方四首》::"又宿食不消,大便难。"

《张氏医通·卷二·诸伤门·劳倦》:"内伤寒热间作,气血两虚,一不宜头痛,二不宜便秘,三不宜绝谷泻利,三者皆难治……内伤身无大热,头不甚疼,胸膈饱闷,大便不通,庸医下之而闭,闭而复下,下而不愈,阳已将去,或遍身疼痛,不能转动,腹胀内有积血,虽神气清爽,饮食可进,亦不能治。"

《伤寒贯珠集·卷三·阳明篇上·阳明正治法第一》:"大下后六七日,不大便,烦不解,腹满痛者,此有燥屎也。所以然者,本有宿食故也。宜大承气汤。

大下之后,胃气复实,烦满复增者,以其人本有宿食未去,邪气复得而据之也。不然,下后胃虚,岂得更与大下哉?盖阳明病实则邪易聚而不传,虚则邪不得聚而传,是以虽发潮热而大便溏者,邪气转属少阳,为胸胁满不去。虽经大下而有宿食者,邪气复集胃中,为不大便烦满,腹痛有燥屎。而彼与小柴胡,此宜大承气,一和一下,天然不易之法也。"

（8）痰结便秘

《医宗必读·卷之九·痰饮》:"析而言之,痰有五,饮亦有五,而治法因之而变。在脾经者名曰湿痰,脉缓面黄,肢体沉重,嗜卧不收,腹胀食滞……在肝经者名曰风痰,脉弦面青,四肢满闷,便溺秘涩,时有躁怒,其痰青而多泡。"

《金匮翼·卷二·痰饮统论·治痰七法》:"王隐君曰:痰病古今未详,方书虽有五饮诸饮之异,而莫知其病之源……盖津液既凝为痰,不复周润三焦,故口燥咽干,大便秘结,面如枯骨,毛发焦槁,妇人则因此月水不通。若能逐去败痰,自然服饵有效……[愚按]痰之与饮,同类而异名者耳。痰者,食物所化,饮者,水饮所成,故痰质稠而饮质稀也。痰多从火化,饮多从寒化,故痰宜清而饮宜温也。痰多胶固一处,饮多流溢上下,故痰可润而饮可燥也。是以控涎、十枣,为逐饮之真方,礞石滚痰,乃下痰之的药。易而用之,罕有获效者矣。学者辨之。"

《温病条辨·卷三·下焦篇·寒湿》:"盖痰饮蟠踞中焦,必有不寐、不食、不饥、不便、恶水等证,脉不数而迟弦,其为非津液之枯槁,乃津液之积聚胃口可知。"

（9）瘀结便秘

《正体类要·上卷·正体主治大法》："若胸腹胀痛,大便不通,喘咳吐血者,瘀血停滞也,用当归导滞散通之。《内经》云:肝藏血,脾统血。盖肝属木,生火侮土,肝火既炽,肝血必伤,脾气必虚。宜先清肝养血,则瘀血不致凝滞,肌肉不致遍溃;次壮脾健胃,则瘀血易溃,新肉易生;若行克伐,则虚者益虚,滞者益滞,祸不旋踵矣……一肚腹作痛,或大便不通,按之痛甚,此瘀血在内也。"

《伤寒贯珠集·卷四·阳明篇下·阳明杂治法第三》："病人无表里证,发热七八日,虽脉浮数者,可下之。假令已下,脉数不解,合热则消谷善饥,至六七日不大便者,有瘀血也,宜抵当汤。若脉数不解,而下不止,必协热而便脓血也,无表里证,与前第二十五条同。发热七八日,而无太阳表证,知其热盛于内,而气蒸于外也,脉虽浮数,亦可下之以除其热,令身热去脉数解则愈。假令已下,脉浮去而数不解,知其热不在气而在血也,热在血,则必病于血,而其变亦有二。合,犹并也,言热气并于胃,为消谷善饥,至六七日不大便者,其血必蓄于中,若不并于胃,而下利不止者,其血必走于下。蓄于中者,为有瘀血,宜抵当汤,结者散之,亦留者攻之也。走于下者,为协热而便脓血,则但宜入血清热而已。"

《成方切用·卷八上·润燥门》："（丹溪）治胃脘有死血,干燥枯槁,食下作痛,翻胃便秘（胃脘有死血者,嗜酒食辛,躁暴多怒,积久而成瘀热也……瘀血不去,则新血不生,故肠枯而便秘）。"

《温病条辨·卷三·下焦篇·风温温热温疫温毒冬温》："少腹坚满,小便自利,夜热昼凉,大便闭,脉沉实者,蓄血也,桃仁承气汤主之,甚则抵当汤。

少腹坚满,法当小便不利,今反自利,则非膀胱气闭可知。夜热者,阴热也;昼凉者,邪气隐伏阴分也。大便闭者,血分结也。故以桃仁承气通血分之闭结也。"

《验方新编·卷九·妇人科产后门·回生丹论》："产后小便涩,大便闭,乍寒乍热,如醉如痴,滚水调服此丹。以上各条,皆产后败血为害也,此丹最有奇功。"

《血证论·卷二·吐血》："身痛,胸腹满,大便闭,为瘀结。"

《血证论·卷六·便闭》："此外又有瘀血闭结之证,或失血之后,血积未去,或跌打损伤,内有瘀血,停积不行,大便闭结,或时通利,仍不多下,所下之粪,又带黑色,腹中时时刺痛,口渴发热,脉带涩象。"

（10）情志便秘

《备急千金要方·卷十二·胆腑方·风虚杂补酒煎第五》："（天门冬大煎）忧恚积思喜怒悲欢,复随风湿结气,咳时呕吐食已变,大小便不利,时泄利重下,溺血上气吐下,乍寒乍热,卧不安席,小便赤黄,时时恶梦,梦与死人共饮食,入冢神室魂飞魄散。"

《外台秘要·卷第八·五膈方八首》："病源五肺气者,谓忧膈恚膈气膈寒膈热膈也,忧膈之为病,胸中气结烦闷,津液不通,饮食不下,羸瘦不为气力,恚膈之为病,心下苦实满,噫辄酢心,食不消,心下积结,牢在胃中,大小便不利。"

（11）时行便秘

《伤寒总病论·卷第五·天行温病论·败坏别行方》："天行病经七日以上,热势弥固,大便秘涩,心腹痞满,食饮不下,精神昏乱恍惚,狂言谵语,其脉沉细,众状之中,无一可救。"

《儒门事亲·卷一·立诸时气解利禁忌式三》："又若伤寒、时气、瘟病,尝六七日之间不大便,心下坚硬,腹胁紧满,止可大、小承气汤下之。其肠胃积热。"

《温疫论·上卷·大便》："热结旁流,协热下利,大便闭结,大肠胶闭,总之邪在里,其证不同者,在乎通塞之间耳……大便闭结者,疫邪传里,内热壅郁,宿粪不行,蒸而为结,渐至更硬,下之结粪一行,瘀热自除,诸证悉去。热结旁流者,以胃家实,内热壅闭,先大便闭结,续得下利纯臭水,全然无粪,日三四度,或十数度,宜大承气汤,得结粪而利立止。服汤不得结粪,仍下利并臭水及所进汤药,因大肠邪胜,失其传送之职,知邪犹在也,病必不减,宜更下之。大肠胶闭者,其人平素大便不实,设遇疫邪传里,但蒸作极臭,然如黏胶,至死不结,但愈蒸愈闭,以致胃气不能下行,疫毒无路而出,不下即死,但得粘胶一去,下证自除,霍然而愈。"

（12）邪毒便秘

《诸病源候论·蛊毒病诸候·解诸毒候》："又有两种毒药，并名当孤草。其一种著人时，脉浮大而洪，病发时啬啬恶寒，头微痛，干呕，背迫急，口噤，不觉嚼舌，大小便秘涩，眼匡唇口指甲颜色皆青是也。"

《外台秘要·卷第二十八·蛊注方三首》："蛊注百病，癥瘕积聚，酸削骨肉，大小便不利，猝忤遇恶风，胪胀腹满，淋水转相注，弹门尽户，延及男女外孙，医所不能疗。"

2. 辨经络

经络之辨，有辨十二经者，有辨伤寒三阴三阳者。十二经中，以足经为主。伤寒三阴三阳，则以阳明为主，兼及少阳、少阴、厥阴。其中阳明一病又有在经、在腑之不同，且常可兼太阳未尽之邪。

（1）一般经脉

《黄帝内经素问·厥论》："三阴俱逆，不得前后，使人手足寒，三日死。"

1）足太阳膀胱经

《黄帝内经太素·邪论·邪传》："其着于输之脉者，闭塞不通，津液不下，空窍干壅（输脉，足太阳脉也。以管诸输，络肾属膀胱，故邪着之，津液不通，大便干壅，不得下于大小便之窍也）。"

2）手阳明大肠

《黄帝内经太素·阴阳·阴阳杂说》："邪客大肠及手阳明脉，大肠中热，大便难，肺气喘争，时有飧泄也。"

3）足阳明胃经

《脾胃论·卷上·用药宜禁论》："足阳明胃经，行身之前，主腹满胀，大便难。"

4）足太阴脾经

《黄帝内经太素·卷第二十六·寒热·厥头痛》："腹胀多寒，便溲不利，皆是足太阴脉所为，故取之也。"

《针灸大成·卷五·十二经治症主客原经》："脾经为病……秘结疸黄手执杖。"

5）足少阴肾经

《黄帝内经太素·卷第二十五·伤寒·十二疟》："肾脉贯脊属肾络膀胱，故腰脊痛宛转，大便难也。"

《丹溪心法·十二经见证·足少阴肾经见证》："胸中满，大小腹痛，大便难，饥不欲食，心中

如饥，腹大，颈肿喘嗽，脊臀股后痛。"

6）足厥阴肝经

《黄帝内经太素·卷第二十六·寒热·厥心痛》："足厥阴脉环阴器抵少腹，故少腹满便溲难，取此脉输穴所主病者。"

《丹溪心法·十二经见证·足厥阴肝经见证》："足逆寒，胻善瘈，节时肿，遗沥，淋溲，便难，癃，狐疝，洞泄，大人颓疝，眩冒，转筋。"

（2）伤寒六经

《验方新编·卷二十·妇科产后门·产后类伤寒三阴症》："产后潮热有汗，大便不通，勿专论为阳明症；口燥咽干，勿专论为少阴症；腹满嗌干，大便秘结，勿专论为太阴症。又，汗多谵语，勿专论肠胃有燥粪诸症，多由劳倦伤脾，运血稍迟，气血枯竭，乃虚症类实。"

1）阳明

《伤寒总病论·卷第一·阳明证》："庞曰：有三阳阳明者，其太阳阳明，本太阳病，若发汗，若下，若利小便，此亡津液，胃中干燥，因转属阳明也；少阳阳明者，本传到少阳，因发汗，利小便已，胃中燥，大便难；正阳阳明者，病人本风盛气实，津液消铄，或始恶寒，汗出多，寒罢而反发热，或始得病便发热狂言也。"

《注解伤寒论·卷七·辨霍乱病脉证并治法第十三》："伤寒，其脉微涩者，本是霍乱，今是伤寒，却四五日，至阴经上，转入阴必利，本呕下利者，不可治也。欲似大便而反失气，仍不利者，属阳明也，便必硬……若欲似大便，而反失气仍不利者，利为虚，不利为实，欲大便而反失气，里气热也，此属阳明，便必硬也。"

《万氏女科·卷之二·胎前章·妊娠伤寒》："如大热、大渴、躁烦，大便不通者，此病在足阳明胃腑也。"

《先醒斋医学广笔记·卷之一·寒·三阳治法总要》："正阳阳明病 正阳阳明者，胃家实是也。其证不大便，自汗，潮热，口渴，咽干，鼻干，呕或干呕，目眴眴不得眠，畏人声，畏木声，畏火，不恶寒，反恶热，或先恶寒，不久旋发热，甚则谵语，狂乱，循衣摸床，脉洪大而长。宜急解其表，用竹叶石膏汤大剂与之……凡阳明病，多汗，津液外出，胃中燥，大便必硬，硬则谵语，以小承气汤下之。若一服谵语止者，勿再服。"

《医宗必读·卷之五·伤寒·六经证治》:"传至阳明,则目痛,鼻干,不眠,以葛根汤、升麻汤治之。此经有在经、在腑之别,如目痛、鼻干、微恶寒、身热、脉浮洪,病在经也。潮热自汗,谵语发渴,大便闭,揭去衣被,手扬足掷,发斑发黄,狂乱恶热,脉沉数,病在腑也。……过此不已,则传阳明之府。表证悉罢,名为入里,恶热谵语,口燥咽干,不大便,脉沉实,如痞、满、燥、实,四证皆具,三焦俱伤,宜大承气汤。但见痞、燥、实三证,邪在中焦,宜调胃承气汤,不用枳、朴,恐伤上焦之气也。但见痞、实二证,邪在上焦,宜小承气汤,不用芒硝,恐伤下焦之血也。"

《景岳全书·卷之七须集·伤寒典上·三阳阳明证》:"仲景曰:病有太阳阳明,有正阳阳明,有少阳阳明,何谓也?答曰:太阳阳明者,脾约是也。正阳阳明者,胃家实也。少阳阳明者,发汗、利小便,胃中躁烦实,大便难是也。问曰:何缘得阳明病?答曰:太阳病发汗,若下,若利小便,此亡津液,胃中干燥,因转属阳明,内实,大便难,此名阳明也。问曰:阳明病外证云何?答曰:身热汗自出,不恶寒反恶热也。

[按]此三阳阳明之证,皆自经传腑,胃家之实证也。曰太阳阳明者,邪自太阳传入于胃,其名脾约,以其小便数,大便硬。正阳阳明者,邪自阳明本经传入于腑,而邪实于胃也。少阳阳明者,邪自少阳传入于胃也。胃为腑者,犹府库之府,府之为言聚也。以胃本属土,为万物所归,邪入于胃,则无所复传,郁而为热,此由耗亡津液,胃中干燥,或三阳热邪不解,自经而腑,热结所成,故邪入阳明胃腑者,谓之实邪。土气为邪,旺于未申,所以日晡潮热者,属阳明也。《论》曰:潮热者实也,是为可下之证。又曰:潮热者,此外欲解也,可攻其里焉。又曰:其热不潮,不可与承气。此潮热属胃可知也。然潮热虽为可攻,若脉浮而紧,或小便难,大便溏,身热无汗,此热邪未全入腑,犹属表证,仍当和解。若邪热在表而妄攻之,则祸不旋踵矣。"

《医方集解·表里之剂第五》:"桂枝加大黄汤(仲景)治太阳误下,转属太阴,腹满大实痛者……王海藏曰:腹痛,桂枝加芍药,大实痛,桂枝加大黄,何为不用芍药加大黄,而于桂枝内加之。要从太阳中治,以太阳为本也。"

《傅青主女科歌括·产后编上卷·产后诸症治法》:"潮热有汗,大便不通,毋专论为阳明症;口燥咽干而渴,毋专论为少阴症;腹满液干,大便实,毋专论为太阳症;又汗出谵语便闭,毋专论为肠胃中燥粪宜下症。数症多由劳倦伤脾,运化稽迟,气血枯槁,肠腑燥涸,乃虚症类实,当补之症,治者勿执偏门轻产,而妄议三承气汤,以治类三阴之症也。"

《医学心悟·卷二·阳明经证·脉长》:"问曰:尺寸俱长,何以知邪在阳明经也?答曰:长者,泛溢也,言脉过于本位也。阳明为气血俱多之经,邪一传之,则血气淖溢,故尺寸俱……阳明经病,目痛鼻干,漱水不欲咽,而无便闭、谵语、燥渴之症,是为表病里和,则用葛根汤散之;假如邪已入腑,发热转为潮热,致有谵语、燥渴、便闭、腹胀等症,是为邪气结聚……假如阳明经病,初传于腑,蒸热自汗,燥渴谵语,而无便闭、腹胀之症,是为散漫之热,邪未结实……因知仲景用攻者,攻阳明之腑,不攻阳明之经;用表者,表阳明之经,非表阳明之腑……此阳明经腑之说,所宜急讲也。"

《医学心悟·卷二·阳明腑病》:"足阳明胃,有经、有腑。经者,径也,犹路径然;腑者,器也,所以盛水谷者也。邪在于经,不过目痛鼻干,唇焦漱水而已。邪既入腑,则潮热、谵语、狂乱、不得眠、烦渴、自汗、便闭诸症生焉,白虎汤、承气汤并主之。但阳明腑病,有由本经入本腑者;有由太阳、少阳入本腑者;有由三阴经入本腑者。来路不同,见证则一,治者详之。"

"问曰:便闭何以属阳明腑证?答曰:阳明居中,土也,万物所归,无所复传,伤寒三阳、三阴之邪,皆得传入,以作胃实不大便之证,法当下之。然经有八禁,详例于前,不可不辨。"

《伤寒贯珠集·卷三·阳明篇上·阳明正治法第一》:"阳明之为病,胃家实也。胃者,汇也,水谷之海,为阳明之腑也。胃家实者,邪热入胃,与糟粕相结而成,实非胃气自盛也。凡伤寒腹满便闭,潮热,转失气,手足濈濈汗出等证,皆是阳明胃实之证也。问曰:病有太阳阳明,有正阳阳明,有少阳阳明,何谓也?答曰:太阳阳明者,脾约是也;正阳阳明者,胃家实是也;少阳阳明者,发汗,利小便已,胃中燥,烦实,大便难是也。太阳阳明者,病在太阳,而兼阳明内实,以其人胃阳素盛,脾阴不布,屎小而硬,病成脾约。于是太阳方受邪气,而阳明已成内实也。正阳阳明者,邪热入胃,糟粕内结,为阳明自病,《活人》所谓病人本谷盛,气实是也。少阳阳明者,病从少阳而转属阳明得之,发汗,利小便,津液去,而胃燥实,如本论所谓伤寒十余日,热结在里,复往来寒热者,与大柴胡汤是也。此因阳明之病,有是三者之异,故设为问答以明之,而其为胃家实则一也。

发热无汗,为太阳病在表。呕不能食者,邪欲入里而正气拒之也。至汗出濈濈,则太阳之邪,阳明已受之矣,故曰转系阳明。太阳寒在皮毛,腠理闭塞,故无汗。阳明热在肌肉,腠开液泄,故濈濈然汗自出也。病人不大便五六日,绕脐痛,烦躁,发作有时者,此有燥屎,故使不大便也。热结阳明,为不大便五六日,为绕脐痛,烦躁,发作有时,皆燥屎在胃之征。有时,谓阳明王时,为日晡也。阳明燥结,不得大便,意非大承气不为功矣。"

《伤寒贯珠集·卷四·阳明篇下·阳明明辨法第二》:"伤寒不大便六七日,头痛有热者,与承气汤。其小便清者,知不在里,仍在表也,当须发汗。若头痛者,必衄,宜桂枝汤。太阳风寒外束,令人头痛,阳明热气上冲,亦令人头痛。伤寒不大便六七日,头痛有热证者,知其热盛于里,而气蒸于上,非风寒在表之谓矣,故可与承气汤下之。然热盛于里者,其小便必短赤,若小便清者,知其热不在于里,而仍在于表,当以桂枝汤发其汗,而不可以承气汤攻其里也。若头痛不除者,热留于经,必发鼻衄。"

《温病条辨·卷二·中焦篇·风温温热温疫温毒冬温》:"面目俱赤,语声重浊,呼吸俱粗,大便闭,小便涩,舌苔老黄,甚则黑有芒刺,但恶热,不恶寒,日晡益甚者,传至中焦,阳明温病也。脉浮洪躁甚者,白虎汤主之;脉沉数有力,甚则脉体反小而实者,大承气汤主之。暑温、湿温、温疟,不在此例……大便闭,阳明实也。小便涩,火腑不通,而阴气不化也。"

2) 少阳

《伤寒贯珠集·卷三·阳明篇上·阳明正治法第一》:"阳明病,胁下硬满,不大便而呕,舌上白苔者,可与小柴胡汤。上焦得通,津液得下,胃气因和,身濈然而汗出解也,此亦阳明传入少阳之证。胁下硬满而呕,舌上苔白,皆少阳经病见证。

虽不大便,不可攻之,亦宜小柴胡和解少阳邪气而已。夫胁下满痛而呕,则邪方上壅,而津液不得下行,与小柴胡和散其邪,则上焦得通,而胁不满硬矣,津液得下,而呕不作矣,气通津下,胃气因和,便从里出,汗从表出,而邪自涣然冰释矣。是以胃中硬满,不大便,而无少阳证者可攻,其有少阳证者,虽不大便,亦不可攻而可和也。"

《伤寒贯珠集·卷五·少阳篇·少阳正治法第一》:"伤寒五六日,头汗出,微恶寒,手足冷,心下满,口不欲食,大便硬,脉细者,此为阳微结。必有表,复有里也。脉沉,亦在里也。汗出为阳微,假令纯阴结,不得复有外证,悉入在里,此为半在里,半在外也。脉虽沉紧,不得为少阴病,所以然者,阴不得有汗,今头汗出,故知非少阴也,可与小柴胡汤。设不了了者,得屎而解。头汗出,微恶寒,为表证。手足冷,心下满,口不欲食,大便硬,脉细,为里证。阳微结者,阳邪微结,未纯在里,亦不纯在表,故曰必有表,复有里也。伤寒阴邪中于阴者,脉沉,阳邪结于里者,脉亦沉,合之于证,无外证者,为纯在里,有外证者,为半在表也。无阳证者,沉为在阴,有阳证者,沉为在里也。夫头为阳之会,而阴不得有汗,今脉沉紧而头汗出,知其病不在少阴,亦并不纯在表,故可与小柴胡汤,合外内而并治之耳。设不了了者,必表解而里未和也,故曰得屎而解。"

3) 少阴

《伤寒贯珠集·卷七·少阴篇·少阴诸法》:"少阴病,六七日,腹胀不大便者,急下之,宜大承气汤。

腹胀不大便,土实之征也。土实则水干,故非急下不可。夫阳明居中,土也,万物所归。故无论三阳三阴,其邪皆得还入于胃,而成可下之证。然太阴传阳明。脏邪还腑,为欲愈也。厥阴传阳明者,木邪归土,不能复木也。惟少阴则肾邪入胃,而胃实复将消肾,故虽并用下法,而少阴之法,视太阴厥阴为加峻矣。"

4) 厥阴

《医学心悟·卷二·厥阴经证·少腹满》:"若邪传厥阴,则大便闭结,小便短赤,是为燥粪证也。且厥阴必有烦满囊缩,厥逆消渴诸症,与太阳膀胱经证,迥然不同也。"

《兰台轨范·卷三·伤寒·〈伤寒论〉六经脉

症》:"足厥阴脉,始于足大指,上循阴器,抵小腹,循胁,上口唇,与督脉会于颠顶,行身之侧也。其证烦懑囊拳,消渴舌卷,谵语,大便不通而头疼,手足乍冷乍温者,此是阳经传来热邪,本病,宜急下。"

3. 辨脏腑

便秘之病位在肠胃,而恒与五脏相关。随病变的五脏不同,便秘呈现出不同的临床表现。便秘责在肝者,多见脘胁疼痛及血瘀的表现;便秘责在心者,多见失眠、烦躁、善忘等神志不安的表现;便秘责在脾者,多见肢体困倦、不欲饮食等表现;便秘责在肺者,兼见血虚津亏肠燥等燥象。便秘责在肾者,因肾为一身阴阳所系,先天之本,常见津亏气损,虚寒虚热之候。此外,在早期也集中出现过从三焦论治便秘的论述,认为病位当在三焦中的下焦。

《本草纲目·序例上·脏腑虚实标本用药式》:"肾,藏志,属水,为天一之源。主听,主骨,主二阴。本病:诸寒厥逆,骨痿腰痛,腰冷如冰,足胻肿寒,少腹满急疝瘕,大便闭泄,吐利腥秽,水液澄彻清冷不禁,消渴引饮。

三焦,下热则暴注下迫,水液浑浊,下部肿满,小便淋沥或不通,大便闭结、下痢。

大肠,属金,主变化,为传送之官。本病:大便闭结,泄痢下血,里急后重,疽痔脱肛,肠鸣而痛。"

《临证指南医案·卷四·便闭》:"大便燥艰常秘,此老年血枯,内燥风生。由春升上僭,下失滋养。昔喻氏上燥治肺,下燥治肝。盖肝风木横,胃土必衰,阳明诸脉,不主束筋骨,流利机关也……当暮春万花开放,阳气全升于上。内风亦属阳化,其下焦脂液,悉受阳风引吸,燥病之来,实基乎此。"

《温病条辨·卷三·下焦篇·湿温》:"盖肾司二便,肾中真阳为湿所困,久而弥虚,失其本然之职,故助之以硫黄,肝主疏泄,风湿相为胜负,风胜则湿行,湿凝则风息,而失其疏泄之能,故通之以半夏。若湿尽热结,实有燥粪不下,则又不能不用大黄矣。学者详审其证可也。"

《血证论·卷一·脏腑病机论》:"大肠司燥金,喜润而恶燥,寒则滑脱,热则秘结,泄痢后重,痔漏下血,与肺相表里,故病多治肺以治之。与胃同是阳明之经,故又借多治胃之法以治之。"

1) 肝

《脾胃论·卷上·补脾胃泻阴火升阳汤》:"假令不能食而肌肉削,乃本病也。其右关缓而弱,本脉也。而本部本证脉中兼见弦脉,或见四肢满闭,淋溲便难,转筋一二证,此肝之脾胃病也。"

《临证指南医案·卷四·便闭》:"此必热瘀在肝胃络间,故脘胁痞胀,大便阻塞不通。"

《柳选四家医案·评选环溪草堂医案三卷·下卷·妇人门》:"经行后,少腹作痛,上及胸脘腰胁,内热口干,大便不通,小便热痛,此肝气挟瘀所致。"

2) 心

《脉经·卷二·平人迎神门气口前后脉第二》:"心实,左手寸口人迎以前脉阴实者,手厥阴经也。病苦闭,大便不利,腹满,四肢重,身热,苦胃胀,刺三里……心小肠俱实,左手寸口人迎以前脉阴阳俱实者,手少阴与太阳经俱实也。病苦头痛,身热,大便难,心腹烦满,不得卧,以胃气不转,水谷实也。"

《诸病源候论·虚劳病诸候·虚劳候》:"夫虚劳者,五劳、六极、七伤是也。五劳者:一曰志劳,二曰思劳,三曰心劳,四曰忧劳,五曰瘦劳。又……心劳者,忽忽喜忘,大便苦难,或时鸭溏,口内生疮。"

《备急千金要方·卷十三·心脏方·心脏脉论第一》:"实则热,热则满于心,闷而善忘,恐悸喉燥口痛牙痛舌伤,小儿则便秘、口重、舌鹅口、声嘶。"

《备急千金要方·卷十三·心脏方·心虚实第二》:"心实热,左手寸口人迎以前脉阴实者,手少阴经也,病苦闭大便不利,腹满,四肢重,身热,名曰心实热也。"

《黄帝内经太素·卷第二十六·寒热·厥心痛》:"心痛,腹胀啬啬然,大便不利。"

《济阴纲目·卷之二·经闭门·论经闭不行有三治宜补血泻火》:"东垣曰……或心包络脉洪数,躁作时见,大便秘涩,小便虽清不利,而经水闭绝不行,此乃血海干枯,宜调血脉,除包络中火邪,而经自行矣(此下焦胞脉热结也)。"

《慎柔五书·卷四·痨瘵第四·痨瘵各疰论》:"若寒热面黑,鼻燥,善忘,大便秘泻,口舌生疮,传在心也。"

《校注医醇賸义·卷二·火·毒火》："心火上盛，中焦燥实，烦躁口渴，目赤头眩，口疮唇裂，吐血衄血，大小便秘。"

《血证论·卷二·吐血》："心为君火，主生血，血虚火旺，虚烦不眠，怔忡健忘，淋遗秘结，神气不安。"

3）脾

《脉经·卷二·平三关阴阳二十四气脉第一》："右手关上阴实者，脾实也。苦肠中伏伏如坚状，大便难。刺足太阴经，治阴。"

《脉经·卷二·平人迎神门气口前后脉第二》："脾胃俱实，右手关上脉阴阳俱实者，足太阴与阳明经俱实也。病苦脾胀腹坚，抢胁下痛，胃气不转，大便难，时反泄利，腹中痛，上冲肺肝，动五脏，立喘鸣，多惊，身热，汗不出，喉痹，精少。"

《诸病源候论·虚劳病诸候·虚劳骨蒸候》："四曰肉蒸，其根在脾，体热如火，烦躁无汗，心腹鼓胀，食即欲呕，小便如血，大便秘涩。"

《备急千金要方·卷十五·脾脏方·脾脏脉论第一》："脾病其色黄，饮食不消，腹苦胀满，体重节痛，大便不利，其脉微缓而长，此为可治……大便坚不能更衣，汗出不止，名曰脾气弱。"

《张氏医通·卷一·中风门·中风》："其真中风者，当辨其中脏中腑而治之。眼瞀者中于肝经，舌不能言者中于心经，唇缓便秘者中于脾经，鼻塞者中于肺经，耳聋者中于肾经。此五者病深，多为难治。"

《校注医醇賸义·卷二·秋燥·脾燥》："脾本喜燥，但燥热太过，则为焦土，而生机将息，令人体疲便硬，反不思食，此正如亢旱之时，赤地千里，禾稼不生也。"

4）肺

《医学正传·卷之六·秘结》："《活人书》有脾约证，谓胃强脾弱，约束津液，不得四布，但输膀胱，故小便数而大便难，制脾约丸以下脾之结燥，使肠润结化，津流入胃而愈。丹溪曰：然既曰脾约，必阴血枯槁，内火燔灼，热伤元气，故肺受火邪而津竭，必窃母气以自救。夫金耗则土受木伤，脾失转输，肺失传化，宜其大便闭而难，小便数而无藏蓄也。"

《张氏医通·卷二·诸伤门·燥》："石顽曰：夫燥有脏腑之燥，有血脉之燥，燥在上必乘肺经，故上逆而咳……燥于下必乘大肠，故大便燥结。"

《温病条辨·卷一·上焦篇·补秋燥胜气论》："（附治验）丙辰年，瑭治一山阴幕友车姓，年五十五岁，须发已白大半。脐左坚大如盘，隐隐微痛，不大便数十日。先延外科治之，外科以大承气下之三四次，终不通。延余诊视，按之坚冷如石，面色青黄，脉短涩而迟。先尚能食，屡下之后，糜粥不进，不大便已四十九日。余曰：此症也，金气之所结也。以肝本抑郁，又感秋金燥气，小邪中里，久而结成，愈久愈坚，非下不可，然寒下非其治也。"

《验方新编·卷十·小儿科杂治·夏禹铸审小儿颜色苗窍法》："大肠闭结，肺有火也，肺无热而便秘血枯也，不可攻下。脱肛肺虚也。"

《校注医醇賸义·卷二·火·大肠火》："肺经之火，移于大肠，大便硬秘，或肛门肿痛，槐子汤主之。"

《血证论·卷六·便闭》："肺与大肠相表里，肺遗热于大肠则便结，肺津不润则便结，肺气不降则便结。"

5）肾

《诸病源候论·伤寒病诸候·伤寒五脏热候》："若其人先苦嗌干，内热连足胫，腹满大便难，小便赤黄，腰脊痛者，此肾热也。"

《诸病源候论·大便病诸候·大便难候》："邪在肾，亦令大便难。所以尔者，肾脏受邪，虚而不能制小便，则小便利，津液枯燥，肠胃干涩，故大便难。"

《素问玄机原病式·六气为病·火类》："《经》言：足少阴肾水虚，则腹满，身重，濡泻，疮疡流水，腰股痛发，腘腨股膝不便，烦冤，足痿，清厥，意不乐，大便难，善恐心惕，如人将捕，口苦，舌干，咽肿，上气，嗌干及痛，烦心，心痛，黄疸，肠澼下血，脊臀股内后廉痛，痿厥，嗜卧，足下热而痛。以此见肾虚为病，皆是热证。"

《正体类要·上卷·正体主治大法》："一大便秘结，若大肠血虚火炽者，用四物汤送润肠丸，或以猪胆汁导之。若肾虚火燥者，用六味地黄丸。肠胃气虚，用补中益气汤。"

《医贯·卷之一·玄元肤论·〈内经〉十二官论》："人之初生受胎，始于任之兆，惟命门先具，有命门。然后生心，心生血，有心然后生肺。

肺生皮毛，有肺然后生肾，肾生骨髓。有肾则与命门合，二数备。是以肾有两岐也。可见命门为十二经之主……大小肠无此。则变化不行。而二便闭矣。"

《医贯·卷之五·先天要论下·泻利并大便不通论》："肾既主大小便而司开阖，故大小便不禁者责之肾，即此推之，然则大便不通者，独非肾乎？'金匮真言论'云：北方黑色，入通于肾，开窍于二阴，故肾气虚，则大小便难。"

《类经·二十七卷·运气·天地淫胜病治》："胕肿骨痛阴痹。阴痹者按之不得，腰脊头项痛，时眩，大便难，阴气不用，饥不欲食，咳唾则有血，心如悬，病本于肾（胕肿骨痛等证，皆肾经病也。按'经脉篇'以腰脊头项痛，为足太阳膀胱病，以饥不欲食、咳唾则有血、心如悬，为足少阴肾病。此以肾与膀胱为表里，水为土克，故诸病皆本于肾也）。"

《景岳全书·卷之一入集·传忠录上·十问篇》："大便通水谷之海，肠胃之门户也。小便通血气之海，冲任水道之门户也。二便皆主于肾，本为元气之关，必真见实邪，方可议通议下，否则最宜详慎，不可误攻……最喜者小便得气而自化，大便弥固者弥良。营卫既调，自将通达，即大肠秘结旬余，何虑之有？若滑泄不守，乃非虚弱者所宜，当首先为之防也。"

《景岳全书·卷之十二从集·杂证谟·风痹》："《五邪篇》曰：邪在肾，则病骨痛阴痹。阴痹者，按之而不得，腹胀腰痛，大便难，肩背颈项痛，时眩。取之涌泉、昆仑，视有血者尽取之。"

《景岳全书·卷之三十四天集·杂证谟·秘结》："秘结之由，除阳明热结之外，则悉由乎肾。盖肾主二阴而司开阖，故大小便不禁者，其责在肾，然则不通者，独非肾乎。故肾热者，宜凉而滋之。肾寒者，宜温而滋之。肾虚者，宜补而滋之。肾干燥者，宜润而滋之。《经》曰：肾苦燥，急食辛以润之，开腠理，致津液通气也，正此之谓。"

"'至真要大论'曰：太阴司天，病阴痹，大便难，阴气不用，病本于肾。太阳之胜，隐曲不利，互引阴股。少阴之复，隔肠不便。"

6）胃

《备急千金要方·卷十六·胃腑方·胃腑脉论第一》："胃胀者，腹满胃脘痛，鼻闻焦臭，妨于食，大便难。"

《温病条辨·卷二·中焦篇·湿温》："两条胃病，皆有不便者何？九窍不和，皆属胃病也。"

《血证论·卷六·便闭》："大肠乃胃之关门，胃为燥土，若胃有燥屎而不下者，其责不在大肠，而在胃，其证口渴，手足潮热，或发谵语。"

7）大肠

《诸病源候论·妇人妊娠诸候·妊娠大小便不通候》："人有腑脏气实，而生于热者，随停积之处成病。若热结大肠，大便不通；热结小肠，小便不通；若大小肠俱为热所结，故烦满，大小便不通也。凡大小便不通，则内热，肠胃气逆，令变干呕也。"

《外台秘要·卷第三·天行病方七首》："许仁则云，此病方家呼为伤寒，有二种，有阴有阳，阴伤寒者反于阳是也。阳伤寒状，表里相应，心热则口干苦，肝热则眼赤晕，脾热则谷道稍涩，肾热则耳热赤，肺热则鼻干渴，胃热则呕逆，大肠热则大便秘涩，小肠热则小便赤少，皮肤热则脉洪数，身体热。反此者，乃阴伤寒。夫伤寒者，则为寒所伤也，寒生阴，阴主杀，凡人阴阳调则无病。气既为寒所伤，便致斯疾也。"

《外台秘要·卷第三十八·石发大小便涩不通兼小便淋方一十六首》："论曰：夫言大小便涩者，皆繇大肠虚，受邪气所致也。且腑有高下，而肺腑系在天上，中接土腑，名之大肠，为传导之腑也。有风气热结，即大便干涩而不通顺。"

《素问病机气宜保命集·卷中·吐论第十七》："又大便不通者，是肠胜胃也。"

《张氏医通·卷四·诸呕逆门·噎膈》："《素问》云：三阳结谓之膈。三阳结者，大肠小肠膀胱结热也。小肠结热，则血脉燥。大肠结热，则后不圊。膀胱结热，则津液涸。三阳俱结，前后秘涩，下既不通，必反上逆，此所以噎食不下，从下而逆于上也。"

《金匮翼·卷三·膈噎反胃统论》："夫膈噎，胃病也。始先未必燥结，久之乃有大便秘少，若羊矢之证。此因胃中津气上逆，不得下行而然，乃胃病及肠，非肠病及胃也。"

8）小肠

《黄帝内经太素·卷第二十六·寒热·寒热相移》："膀胱移热于小肠，隔肠不便，上为口靡

（隔，塞也。膀胱，水也。小肠，火也。是贼邪来乘，故小肠中塞，不得大便。热上冲，口中烂，名曰口糜）。"

《黄帝内经太素·卷第二十七·邪论·邪客》："热气留止小肠之中，则小肠中热，糟粕焦竭干坚，故大便闭不通矣。"

9）三焦

《诸病源候论·虚劳病诸候·虚劳三焦不调候》："三焦者，谓上、中、下也。若上焦有热，则胸膈痞满，口苦咽干；有寒则吞酢而吐沫。中焦有热，则身重目黄；有寒则善胀而食不消。下焦有热，则大便难；有寒则小腹痛而小便数。三焦之气，主焦熟水谷，分别清浊，若不调平，则生诸病。"

《诸病源候论·冷热病诸候·客热候》："客热者，由人腑脏不调，生于虚热。客于上焦，则胸膈生痰实，口苦舌干；客于中焦，则烦心闷满，不能下食；客于下焦，则大便难，小便赤涩。"

《诸病源候论·五脏六腑病诸候·三焦病候》："三焦气盛为有余，则胀，气满于皮肤内，轻轻然而不牢，或小便涩，或大便难，是为三焦之实也，则宜泻之；三焦之气不足，则寒气客之，病遗尿，或泄利，或胸满，或食不消，是三焦之气虚也，则宜补之。"

《备急千金要方·卷二十·膀胱腑方·黄连煎》："论曰：下焦如渎（渎者如沟，水决泄也），其气起胃下脘，别回肠，注于膀胱而渗入焉。故水谷者，常并居于胃中成糟粕，而俱下于大肠，主足太阳，灌渗津液，合膀胱，主出不主入，别于清浊，主肝肾之病候也。若实则大小便不通利，气逆不续，呕吐不禁，故曰走哺。若虚则大小便不止，津液气绝。人饮酒入胃，谷未熟而小便独先下者何？盖酒者，熟谷之液也。其气悍以滑，故后谷入而先谷出也，所以热则泻于肝，寒则补于肾也。"

《此事难知·卷下·大头痛论》："中焦渴，大小便不利（调胃承气汤）；下焦渴，小便赤涩，大便不利（大承气汤）。"

《脾胃论·卷下·三黄丸》："治丈夫、妇人三焦积热。上焦有热，攻冲眼目赤肿，头项肿痛，口舌生疮；中焦有热，心膈烦躁，不美饮食；下焦有热，小便赤涩，大便秘结。五脏俱热，即生痈、疮、痍。及治五般痔疾，肛门肿痛，或下鲜血。"

《温疫论·下卷·统论疫有九传治法》："若但里而不表者，外无头疼身痛，而后亦无三斑四汗，惟胸膈痞闷，欲吐不吐，虽得少吐而不快，此邪传里之上者，宜瓜蒂散吐之，邪从其减，邪尽病已。邪传里之中下者，心腹胀满，不呕不吐，或燥结便闭，或热结旁流，或协热下利，或大肠胶闭，并宜承气辈导去其邪，邪减病减，邪尽病已。上中下皆病者，不可吐，吐之为逆，但宜承气导之，则在上之邪，顺流而下，呕吐立止，胀满渐除。"

4. 辨气血

也有依据病位在气在血的不同加以辨证的。

《诸病源候论·小儿杂病诸候·寒热结实候》：外为风邪客于皮肤，内而痰饮渍于腑脏，使血气不和，阴阳交争，则发寒热。而脏气本实，复为寒热所乘，则积气在内，使人胸胁心腹烦热而满，大便苦难，小便亦涩，是为寒热结实。

《万氏女科·卷之三·产后章·产后大便闭涩不通》："问云：云者何？曰：人身之中，腐化糟粕，运行肠胃者，气也；滋养津液，溉沟渎者，血也。产后气虚而不运，故糟粕壅滞而不行，血虚而不润，故沟渎干涩而不流，大便不通，乃虚秘也。"

《景岳全书·卷之三十四·天集·杂证谟·秘结》："以上阴结一证，虽气血之分自当如此。然血虚者，亦必气有不行；气虚者，岂曰血本无恙？大都虚而兼热者，当责其血分；虚而兼寒者，当责其气分，此要法也。"

《本草备要·果部·杏仁》："东垣曰：杏仁下喘治气，桃仁疗狂治血，俱治大便秘。当分气血，昼便难属阳气，夜便难属阴血。妇人便秘，不可过泄。脉浮属气，用杏仁、陈皮；脉沉属血，用桃仁、陈皮。"

《症因脉治·卷四·大便秘结论·气秘便结》："气秘便结之症：心腹胀满，胁肋刺痛，欲便而不得便，此气实壅滞之症也。若质弱形弱，言语力怯，神思倦怠，大便不出，此气虚不振之症也。"

《症因脉治·卷四·大便秘结论·血枯便结》："血枯便结之症：形弱神衰，肌肉消瘦，内无实热，大便秘结，此阴血不足，精竭血燥之虚症也。若内热烦热，或夜间发热，睡中盗汗，此阴中伏火，煎熬血干之火症也。"

《金匮翼·卷八·便闭统论·气闭》："气闭者，气内滞而物不行也。其脉沉，其人多噫，心腹痞闭，胁肋膜胀，此不可用药通之。虽或暂通而其闭益甚矣。或迫之使通,因而下血者,惟当顺气,气顺则便自通矣。"

《成方切用·卷九上·除痰门》:"又有气痛便秘,用通剂而愈不通,故暂通复秘。因而下血者,亦当顺气,气顺则自通,当求温暖之剂。"

《临证指南医案·卷四·便闭》:"暑湿热,皆气分先病,肺先受伤,气少司降,致二便癃闭,此滋血之燥无效。"

《临证指南医案·卷四·便闭》:"大小便不爽,古人每以通络,兼入奇经……议两通下焦气血方。"

《血证论·卷五·胎气》:"大便不通者,血不足也,孕妇之血足则无病,血既不足,则供胎犹未能给,更何能分给诸脏,是以必现口渴咳逆发热大便不通等证。"

《血证论·卷六·便闭》:"二便皆脾胃之出路,小便是清道属气,大肠是浊道属血,失血家,血虚便燥,尤其应得。"

《柳选四家医案·评选静香楼医案两卷·下卷·大便门》:"气郁不行,津枯不泽,饮食少,大便难。"

5. 辨阴阳

便秘自古有阴结、阳结之名,以寒结为阴,热结为阳。至张景岳,虑便秘病名过于繁杂,以阴阳统帅便秘诸证,而以虚寒为阴,实热为阳。辨阴阳法前后虽有细微不同,而便秘先别阴阳,则古今一贯。今日辨治便秘也当以阴阳为纲要。

《注解伤寒论·卷一·辨脉法第一》:"问曰:脉有阳结阴结者,何以别之。答曰:其脉浮而数,能食,不大便者,此为实,名曰阳结也。期十七日当剧。其脉沉而迟,不能食,身体重,大便反硬,名曰阴结也。期十四日当剧。

结者,气偏结固,阴阳之气不得而杂之。阴中有阳,阳中有阴,阴阳相杂以为和,不相杂以为结。浮数,阳脉也;能食而不大便,里实也。为阳气结固,阴不得而杂之,是名阳结。沉迟,阴脉也;不能食,身体重,阴病也;阴病见阴脉,则当下利,今大便硬者,为阴气结固,阳不得而杂之,是名阴结。"

《三因极一病证方论·卷之七·阴阳厥脉证治》:"阴阳相乘,而生寒热厥者,脉证似同而大异。寒厥者,初得之,四肢冷,脉沉微而不数,多恶寒,引衣自覆,下利清谷,外证多惺惺;热厥者,初得

之,必发热头疼,脉虽沉伏,按之必数,其人或畏热喜冷,扬手掉足,烦躁不眠,大小便秘赤,外证多昏冒,伤寒亦然。治之各有方。"

《阴证略例·论阴证大便秘》:"阴阳二结,寒热不同,为躁一也。盛暑烁金,严冬凝海是也……举阳证,《经》云:其脉浮而数,能食不大便者,此为实,名阳结;其脉沉而迟,不能食,身体重,大便反硬者,名曰阴结……叔和云:弦冷肠中结。洁古云:脉沉弦,不能食而不大便,则为阴冷结也。"

《严氏济生方·瘤冷积热门·瘤冷积热论治》:"一阴一阳之谓道,偏阴偏阳之谓疾。夫人一身,不外乎阴阳气血相与流通焉耳。如阴阳得其平,则疾不生,阴阳偏胜,则为瘤冷积热之患也。所谓瘤冷者,阴毒沉涸而不解也;积热者,阳毒蕴积而不散也。故阴偏胜则偏而为瘤冷,阳偏胜则偏而为积热。古贤云:偏胜则有偏害,偏害则致偏绝,不可不察也。大抵真阳既弱,胃气不温,复啖生冷、冰雪,以益其寒,阴冱于内,阳不能胜,遂致呕吐涎沫,畏冷憎寒,手足厥逆,饮食不化,大腑洞泄,小便频数,此皆阴偏胜而为瘤冷之证也。其或阴血既衰,三焦已燥,复饵酒、炙、丹石,以助其热,阳炽于内,阴不能制,遂致口苦咽干,涎稠目涩,膈热口疮,心烦喜冷,大便闭结,小便赤淋,此皆阳偏胜而为积热之证也。施治之法,冷者热之,热者冷之,瘤者解之,积者散之,使阴阳各得其平,则二者无偏胜之患矣!"

《景岳全书·卷之三十四天集·杂证谟·秘结》:"秘结一证,在古方书有虚秘、风秘、气秘、热秘、寒秘、湿秘等说,而东垣又有热燥、风燥、阳结、阴结之说,此其立名太烦,又无确据,不得其要,而徒滋疑惑,不无为临证之害也。不知此证之当辨者惟二,则曰阴结、阳结而尽之矣。盖阳结者,邪有余,宜攻宜泻者也;阴结者,正不足,宜补宜滋者也。知斯二者,即知秘结之纲领矣。若或疑余之说,而欲必究其详。则凡云风秘者,盖风未必秘,但风胜则燥,而燥必由火,热则生风,即阳结也。岂谓因风而宜散乎?有云气秘者,盖气有虚实,气实者阳有余,阳结也。气虚者阳不足,阴结也,岂谓气结而尽宜破散乎?至若热秘、寒秘,亦不过阴阳之别名耳。再若湿秘之说,则湿岂能秘,但湿之不化,由气之不行耳,气之不行,即虚秘也,亦阴结也。总之,有火者便是阳结,无火者便是阴结。以

此辨之，岂不了然？余故曰：凡斯二者，即秘结之纲领也。""阳结证，必因邪火有余，以致津液干燥。此或以饮食之火起于脾，或以酒色之火炽于肾，或以时令之火蓄于脏，凡因暴病，或以年壮气实之人，方有此证。然必有火证火脉，内外相符者，方是阳结。治此者，又当察其微甚。"

"阴结证，但察其既无火证，又无火脉，或其人喜热恶冷，则非阳证可知。然既无邪，何以便结不通？盖此证有二，则一以阳虚，一以阴虚也。凡下焦阳虚，则阳气不行，阳气不行，则不能传送而阴凝于下，此阳虚而阴结也。下焦阴虚，则精血枯燥，精血枯燥，则津液不到而肠脏干槁，此阴虚而阴结也。故治阳虚而阴结者，但益其火，则阴凝自化……治阴虚而阴结者，但壮其水，则泾渭自通。"

《金匮翼·卷八·便闭统论·虚闭》："虚闭有二，一以阴虚，一以阳虚也。凡下焦阳虚，则阳气不行，阳气不行，则不能传送而阴凝于下。下焦阴虚，则精血枯燥，精血枯燥，则津液不到，而肠脏干槁。治阳虚者，但益其火，则阴凝自化。治阴虚者，但壮其水，则泾渭自通。"

6. 辨寒热

便秘之证有寒有热，虽以热证为主，不可忘其寒证。辨证尤其需要注意舌脉合参，辨清寒热真假。凡舌苔水滑，渴饮热水，尺脉无力者为真寒，舌苔黄燥起刺，渴饮冷水，脉沉有力者为真热。

《注解伤寒论·卷三·辨太阳病脉证并治法第六》："伤寒十三日不解，过经，谵语者，以有热也，当以汤下之。若小便利者，大便当硬，而反下利，脉调和者，知医以丸药下之，非其治也。若自下利者，脉当微厥，今反和者，此为内实也，调胃承气汤主之。"

伤寒十三日再传经尽，谓之过经。谵语者，阳明胃热也，当以诸承气汤下之。若小便利者，津液偏渗，大便当硬，反下利者，知医以丸药下之也。下利，脉微而厥者，虚寒也，今脉调和，则非虚寒，由肠虚胃热，协热而利也，与调胃承气汤以下胃热。"

《金匮要略方论·卷上·腹满寒疝宿食病脉证治第十》："趺阳脉微弦，法当腹满，不满者必便难，两胠疼痛，此虚寒从下上也，当以温药服之。"

《素问玄机原病式·六气为病·热类》："大法头目昏眩，口苦舌干，咽嗌不利，小便赤涩，大便秘滞，脉实而数者，皆热证也。"

《医贯·卷之四·先天要论上·阴虚发热论》："饮冷便秘，此属实热，人皆知之。或恶寒发热，引衣蜷卧，四肢逆冷，大便清利，此属真寒，人亦易知。至于烦扰狂越，不欲近衣，欲坐卧泥水中，此属假热之证，其甚者，烦极发燥，渴饮不绝，舌如芒刺，两唇燥裂，面如涂朱，身如焚燎，足心如烙，吐痰如涌，喘急大便秘结，小便淋沥，三部脉洪大而无伦，当是时也，却似承气证，承气入口即毙，却似白虎证，白虎下咽即亡，若用二丸，缓不济事，急以加减八味丸料一斤，内肉桂一两，以水顿煎五六碗，水冷与饮，诸证自退，翌日必畏寒脉脱，是无火也……或问曰：子之论则详矣，气虚血虚，均是内伤，何以辨之？予曰：悉乎子之问也。盖阴虚者，面必赤，无根之火，载于上也。若是阳证，火入于内，面必不赤，其口渴者，肾水干枯，引水自救也。但口虽渴，而舌必滑，脉虽数而尺必无力。甚者尺虽洪数，而按之必不鼓，此为辨耳。虽然若问其人曾服过凉药，脉亦有力而鼓指矣。戴复庵云：服凉药而脉反加数者，火郁也，宜升宜补，切忌寒凉，犯之必死。临证之工，更宜详辨，毫厘之差，柱人性命，慎哉慎哉。"

《医贯·卷之五·先天要论下·泻利并大便不通论》："世人但知热秘，不知冷秘。冷秘者冷气横于肠胃，凝阴固结，津液不通，胃气闭塞，其人肠内气攻，喜热恶冷，宜以八味地黄丸料，大剂煎之，冷饮即愈。"

《景岳全书·卷之一人集·传忠录上·寒热真假篇》："假寒者，火极似水也。凡伤寒热甚，失于汗下，以致阳邪亢极，郁伏于内，则邪自阳经传入阴分，故为身热发厥，神气昏沉，或时畏寒，状若阴证。凡真寒本畏寒，而假寒亦畏寒，此热深厥亦深，热极反兼化也。大抵此证，必声壮气粗，形强有力，或唇焦舌黑，口渴饮冷，小便赤涩，大便秘结，或因多饮药水，以致下痢纯清水，而其中仍有燥粪，及矢气极臭者，察其六脉必皆沉滑有力，此阳证也。凡内实者，宜三承气汤择而用之。潮热者，以大柴胡汤解而下之。内不实者，以白虎汤之类清之。若杂证之假寒者，亦或为畏寒，或为战栗，此以热极于内而寒侵于外，则寒热之气两不相投，因而寒栗，此皆寒在皮肤，热在骨髓，所谓恶寒非寒，明是热证。但察其内证，则或为喜冷，或为便结,或小水之热涩,或口臭而躁烦,察其脉必滑实有力。凡见此证,即当以凉膈、芩连之属,助其阴而清其火,使内热既除,则外寒自伏。所谓水流湿者,亦此义也。故凡身寒厥冷,其脉滑数,按之鼓击于指下者。此阳极似阴,即非寒也。"

"假热者,水极似火也。凡病伤寒,或患杂证,有其素禀虚寒,偶感邪气而然者,有过于劳倦而致者,有过于酒色而致者,有过于七情而致者,有原非火证,以误服寒凉而致者。凡真热本发热,而假热亦发热。其证则亦为面赤躁烦,亦为大便不通,小便赤涩,或为气促,咽喉肿痛,或为发热,脉见紧数等证。昧者见之,便认为热,妄投寒凉,下咽必毙。不知身虽有热,而里寒格阳,或虚阳不敛者,多有此证。但其内证,则口虽干渴,必不喜冷,即喜冷者,饮亦不多,或大便不实,或先硬后溏,或小水清频,或阴枯黄赤,或气短懒言,或色黯神倦,或起倒如狂,而禁之则止,自与登高骂詈者不同,此虚狂也;或斑如蚊迹而浅红细碎,自与紫赤热极者不同,此假斑也。凡假热之脉,必沉细迟弱,或虽浮大紧数而无力无神,此乃热在皮肤,寒在脏腑,所谓恶热非热,实阴证也……故凡见身热脉数,按之不鼓击者,此皆阴盛格阳,即非热也。仲景治少阴证面赤者,以四逆汤加葱白主之。东垣曰:面赤目赤,烦躁引饮,脉七八至,按之则散者,此无根之火也。以姜附汤加人参主之。《外台秘要》曰:阴盛发躁,名曰阴躁,欲坐井中,宜以热药治之。"

《景岳全书·卷之三十四天集·杂证谟·秘结》:"第今之世人,但知有热秘,而不知有冷秘,所以《局方》有半硫丸,海藏有已寒丸之类,皆治此之良剂,所当察也。若欲兼温兼补,似不若八味地黄丸及理阴煎之属为更妙。一大便本无结燥,但连日或旬日欲解不解,或解止些须而不能通畅,及其既解,则仍无干硬。凡此数者,皆非火证,总由七情、劳倦、色欲,以致阳气内亏不能化行,亦阴结之属也。此当详察脾肾,辨而治之。"

《内经知要·卷下·病能》:"固者,二便不通也。阳虚则无气,而清浊不化,寒也。火盛则水衰,而精液干枯,热也。"

《医门法律·卷一·申明〈内经〉法律》:"假寒者,外虽寒而内则热,脉数而有力,或沉而鼓击,或身寒恶衣,或便热秘结,或烦满引饮,或肠垢臭秽,此则明是热极,反兼寒化,即阳盛格阴也。"

《张氏医通·卷十一·婴儿门上·诸经发热潮热》:"大小便秘涩,汗下不解,积热也……大凡壮热饮水,大便秘结,属实热。"

《四诊抉微·卷之三·附儿科望诊·病机》:"唇焦赤色,口秽伤脾,大便闭塞,气粗热盛。"

《四诊抉微·卷之三·附儿科望诊·审小儿六症》:"凡见小儿发热,手足心热,面红唇干,舌干口渴,口上生疮,口中热臭,大便闭,小便赤黄,或痢下黄赤,肛门焦痛,喜饮冷水,喜就凉处,腹中热痛,脉来洪数(俱属热症)。"

《金匮翼·卷四·胀满统论·热胀》:"热聚于里,口干便闭。《经》云:诸腹胀大,皆属于热是也。"

7. 辨虚实

便秘以实证为主,亦有虚者。虚证见脉来无力,不欲饮食,小便清长,腹不胀满,亦可兼有血虚津亏之象。不可以为便秘皆为实证,而妄行攻下。

《普济本事方·卷第九·伤寒时疫下·辨少阴脉紧证》:"里症亦有虚实。脉沉而有力者,里实也,故腹满大便不通。沉而无力者,里虚也,或泄利,或阴症之类。以上八句,辨表里虚实尽矣。"

《此事难知·卷下·诸经头痛》:"凡脏腑之秘,不可一例治,有虚秘有实秘,实秘者,能饮食,小便赤……胃虚而秘者,不能饮食,小便清……实秘者物也,虚秘者气也。"

《外科正宗·卷之三·下部痈毒门·脏毒论第二十九》:"夫脏毒者,醇酒厚味、勤劳辛苦,蕴毒流注肛门结成肿块。其病有内外之别,虚实之殊。发于外者,多实多热,脉数有力,肛门突肿,大便秘结,肚腹不宽,小水不利,甚者肛门肉泛如箍,孔头紧闭,此为外发,属阳易治。宜四顺清凉饮、内消沃雪汤通利大小二便;痛甚者,珍珠散、人中白散搽之;脓胀痛者针之。

发于内者,属阴虚湿热渗入肛门,内脏结肿,刺痛如锥,小便淋沥,大便虚秘,咳嗽生痰,脉数虚细,寒热往来,遇夜尤甚,此为内发,属阴难治。宜四物汤加黄柏、知母、天花粉、甘草,兼以六味地黄丸调治,候内脏脓出则安。"

《类经·十六卷·疾病类·脏腑诸胀》:"小便黄赤,大便秘结者多实。"

《医宗必读·卷之五·伤寒·里证》:"不恶寒,反恶热,掌心腋下汗出,腹中硬满,大便不通,腹痛、腹鸣、自利,小便如常,谵语潮热,咽干口渴,舌干烦满,囊缩而厥,唇青舌卷,脉沉细,或沉实。腹鸣、自利、不渴,唇青舌卷,无热恶寒,下利清谷,身痛,脉沉微,里虚也。腹中硬,大便闭,谵语潮热,腹痛,不恶寒,反恶热,谵语,掌心胁下有汗,咽燥腹满,里实也。"

《景岳全书·卷之一入集·传忠录上·虚实篇》:"虚者宜补,实者宜泻,此易知也。而不知实中复有虚,虚中复有实,故每以至虚之病,反见盛势,大实之病,反有羸状,此不可不辨也。如病起七情,或饥饱劳倦,或酒色所伤,或先天不足,及其既病,则每多身热便闭,戴阳胀满,虚狂假斑等证,似为有余之病,而其因实由不足,医不察因,从而泻之,必枉死矣。又如外感之邪未除,而留伏于经络,食饮之滞不消,而积聚于脏腑,或郁结逆气有不可散,或顽痰瘀血有所留藏,病久致羸,似乎不足,不知病本未除,还当治本。若误用补,必益其病矣。此所谓无实实,无虚虚,损不足而益有余,如此死者,医杀之耳。"

"附:华元化'虚实大要论'曰……饮食过多,大小便难,胸膈满闷,肢节疼痛,身体沉重,头目闷眩,唇口肿胀,咽喉闭塞,肠中气急,皮肉不仁,暴生喘乏,偶作寒热,疮痏并起,悲喜时来,或自痿弱,或自高强,气不舒畅,血不流通,此脏之实也……大小便难,饮食如故,腰脚沉重(当作酸重)。脐腹疼痛,诊其左右尺中脉伏而涩者,下实也。大小便难,饮食进退,腰脚沉重,如坐水中,行步艰难,气上奔冲,梦寐危险,诊其左右尺中脉滑而涩者,下虚也。病人脉微涩短小,俱属下虚也。"

《景岳全书·卷之七须集·伤寒典上·饮水》:"[按]饮水一证,本以内热极而阳毒甚者最其相宜,若似乎止宜实邪,不宜于虚邪也,而不知虚证亦有不同。如阳虚无火者,其不宜水无待言也,其有阴虚火盛者,元气既弱,精血又枯,多见舌裂唇焦,大渴喜冷,三焦如焚,二便闭结等证,使非藉天一之精,何以济然眉之急?故先宜以冰水解其标,而继以甘温培其本,水药兼进,无不可也。"

《景岳全书·卷之二十一明集·杂证谟·反胃》:"反胃证,多有大便闭结者,此其上出,固因下之不通也,然下之不通,又何非上气之不化乎。盖脾胃气虚,然后治节不行,而无以生血,血涸于下,所以结闭不行,此真阴枯槁证也。必使血气渐充,

脏腑渐润,方是救本之治,若徒为目前计,而推之逐之,则虽见暂通,而真阴愈竭矣。故治此之法,但见其阴虚兼寒者,宜以补阳为主,而大加当归、肉苁蓉、韭汁、姜汁之属;阴虚兼热者,宜以补阴为主,而加乳汁、童便、酥油、蜂蜜、豕膏、诸血之属。然此等证治,取效最难,万毋欲速,非加以旬月功夫,安心调理,不能愈也。其有粪如羊矢,或年高病此者,尤为难治。"

《景岳全书·卷之三十四天集·杂证谟·秘结》:"老人便结,大都皆属血燥。盖人年四十而阴气自半,则阴虚之渐也。此外则愈老愈衰,精血日耗,故多有干结之证。治此之法无他,惟虚者补之,燥者润之而尽之矣。然亦当辨其虚实微甚,及有火无火,因其人而调理之可也。"

"予观此东垣之法,多从治标。虽未有虚实之辨,而用厚朴汤者,此但以有物无物言虚实。谓有物者,当下之。无物者,当行其气耳。而于真阴亏损,邪正之虚实,则所未及。此其法固不可废,亦不可泥也……薛立斋曰:前证属形气病气俱不足,脾胃虚弱,津血枯涸而大便难耳。法当滋补化源。又有脾约证,成无己曰:胃强脾弱,约束津液不得四布,但输膀胱,小便数而大便难者是也。宜用脾约丸。阴血枯槁,内火燔灼,肺金受邪,土受木克,脾肺失传,大便秘而小便数者,宜用润肠丸。此乃病气有余之治法也。经云:脾为至阴己土而主阴。然老弱之人,当补中益气以生阴血。"

《景岳全书·卷之四十六圣集·外科钤上·大便秘结》:"立斋曰:疮疡大便秘结,若作渴饮冷,其脉洪数而有力者,属实火,宜用内疏黄连汤。若口干饮汤,其脉浮大而无力者,属气虚,宜八珍汤。若肠胃气虚而燥而不通者,宜用十全大补汤培养之……若饮食虽多,大便不通,而肚腹不胀者,此内火消烁,切不可通之……若老弱或产后而便难者,皆气血虚也,猪胆汁最效。甚者多用之。更以养气血药助之,万不可妄行攻伐。"

《温疫论·下卷·应下诸证》:"大便闭,转屎气极臭,更有下证,下之无辞,有血液枯竭者,无表里证,为虚燥。"

《四诊抉微·卷之三·问诊·十问篇》:"二便为一身之门户,无论内伤外感,皆当察此,以辨其寒热虚实……后阴开大肠之门,而其通与不通,结与不结,可察阳明之虚实。凡大便热结,而腹中坚

满者,方属有余,通之可也。若新近得解,而不甚干结,或旬日不解,而全无胀意者,便非阳明实邪。观仲景曰:大便先硬后溏者,不可攻。可见后溏者,虽有先硬,已非实热,色夫纯溏而连日得后者,又可知也。若非真有坚燥痞满等症,则原非实邪,其不可攻也,明矣。"

《伤寒贯珠集·卷四·阳明篇下·阳明明辨法第二》:"阳明病,潮热,大便微硬者,可与大承气汤。不硬者,不可与之。若不大便六七日,恐有燥屎,欲知之法,少与小承气汤,汤入腹中转失气者,此有燥屎,可攻之。若不转失气者,此但初头硬,后必溏,不可攻之,攻之必胀满不能食也。欲饮水者,与水则哕,其后发热者,必大便复硬而少也,以小承气汤和之,不转失气者,慎不可攻也。

阳明病有潮热者,为胃实,热不潮者,为胃未实。而大承气汤,有燥屎者可与,初硬后溏者,则不可与。故欲与大承气,必先与小承气,恐胃无燥屎,邪气未聚,攻之则病未必去,而正已大伤也。服汤后转失气者,便坚药缓,屎未能出,而气先下趋也,故可更以大承气攻之。不转失气者,胃未及实,但初头硬后必溏,虽小承气已过其病,况可以大承气攻之哉?胃虚无气,胀满不食,所必至矣。又阳明病能饮水者为实,不能饮水者为虚。如虽欲饮,而与水则哕,所谓胃中虚冷,欲饮水者,与水则哕也。其后却发热者,知热气还入于胃,则大便硬,而病从虚冷所变,故虽硬而仍少也,亦不可与大承气汤,但与小承气微和胃气而已。盖大承气为下药之峻剂,仲景恐人不当下而误下,或虽当下而过下,故反复辨论如此。而又申之曰:不转失气者,慎不可攻也。呜呼,仁人之心,可谓至矣。"

"伤寒能食者,为胃热而不实,不能食者,为胃热而实。而胃实之证,小便数者,可攻,小便少者,则不可攻……若不大便六七日,于法当下,而小便少者,则水谷不分,知其初硬后溏,然虽不能食,亦不可便与攻法,须俟其小便利,屎硬,然后以大承气与之。"

《金匮翼·卷八·便闭统论·实闭》:"实闭者,胃实而闭。东垣所谓胃气实者闭物,胃气虚者闭气是也。其人能食,小便赤,其脉沉实。"

《温病条辨·卷三·下焦篇·湿温》:"热伤气,湿亦伤气者何?热伤气者,肺主气而属金,火克金则肺所主之气伤矣。湿伤气者,肺主天气,脾主地气,俱属太阴湿土,湿气太过,反伤本脏化气,湿久浊凝,至于下焦,气不惟伤而且阻矣。气为湿阻,故二便不通,今人之通大便,悉用大黄,不知大黄性寒,主热结有形之燥粪;若湿阻无形之气,气既伤而且阻,非温补真阳不可……[按]上条之便闭,偏于湿重,故以行湿为主;此条之便闭,偏于气虚,故以补气为主。"

《医林改错·卷下·辨大便干燥非风火》:"或曰:患半身不遂,兼大便干燥,古人名曰风燥,言其病有风有火,有是理乎? 余曰:若是风火,用散风清火润燥攻下药,大便一行,风散火清,自当不燥。尝见治此症者,误用下药,下后干燥更甚。总不思平素出大恭时,并非大恭顺谷道自流,乃用气力催大恭下行。既得半身不遂之后,无气力使手足动,无气力使舌言,如何有气力到下部催大恭下行。以此推之,非风火也,乃无气力催大恭下行。大恭在大肠,日久不行,自干燥也。"

二、辨色脉

1. 辨舌

便秘之苔,见色黄为热结阳明之腑。见色白为邪未入里,或为寒结。灰黑之苔当更别其寒热虚实。其中舌红苔燥,口渴神昏者为实热;舌红苔润,口微渴神尚清者为虚热;舌淡苔润者,为寒证。

《注解伤寒论·卷五·辨阳明病脉证并治法第八》:"阳明病,腹满,不大便,舌上苔黄者,为邪热入腑可下;若胁下硬满,虽不大便而呕,舌上白苔者,为邪未入腑,在表里之间,与小柴胡汤以和解之。"

《医宗必读·卷之五·伤寒·舌苔》:"邪在表者,舌上无苔;半表半里,白苔而滑;传里则干燥,热深则黄,热极则黑也……热聚于胃则舌黄,承气汤。舌纯黑有两种,皆死证也。有火极似水者为热极,大承气汤。有水来克火者为寒极,脉证必寒。"

《四诊抉微·卷之二·望诊·黄胎舌》:"《舌鉴》云:黄苔者,里证也。伤寒初病无此舌,传至少阳经,亦无此舌,直至阳明,腑实胃中火盛,火乘土位,故有此苔,当分轻重泻之。初则微黄,次则深黄,有火,甚则干黄、焦黄也。其证有大热大渴,便闭谵语,痞结自利,或因失汗发黄,或蓄血如狂,皆湿热太甚,小便不利所致。"

《四诊抉微·卷之二·望诊·灰色舌》:"舌根灰色而中红尖黄,乃肠胃燥热之证。若大渴谵语,五六日不大便,转屎气者下之;如温病热病,恶寒脉浮者,凉膈双解选用。

舌见灰黑色重晕,此瘟病热毒传三阴也。毒传内一次,舌即灰晕一层,毒盛故有重晕。最危之候,急宜凉膈、双解、解毒、承气下之。一晕尚轻,二晕为重,三晕必死,亦有横纹二三层者,与此重晕不殊。灰黑舌中,又有干刺,而见咽干口燥喘满,乃邪热结于少阴,当下之,然必待其转矢气者,方可下。若下之早,令人小便难。"

《温热经纬·卷三·叶香岩外感温热篇》:"凡黑苔,大有虚实寒热之不同,即黄白之苔,因食酸味,其色即黑,尤当问之。

[雄按]更有阴虚而黑者,苔不甚燥,口不甚渴,其舌甚赤,或舌心虽黑,无甚苔垢,舌本枯而不甚赤,证虽烦渴便秘,腹无满痛,神不甚昏,俱宜壮水滋阴,不可以为阳虚也。若黑苔望之虽燥而生刺,但渴不多饮,或不渴,其边或有白苔,其舌本淡而润者,亦属假热,治宜温补。"

2. 辨色

候人气色,有候人面色、候人眼目、候人人中三法,大抵总以色黄为大便难。

《金匮要略方论·卷上·脏腑经络先后病脉证第一》:"问曰:病人有气色见于面部,愿闻其说。师曰:鼻头……又色青为痛,色黑为劳,色赤为风,色黄者便难,色鲜明者有留饮。"

《金匮要略方论·卷上·脏腑经络先后病脉证第一》:"此气色之辨,所谓望而知之者也……《经》云:肾虚者面如漆柴也。风为阳邪,故色赤,脾病则不运,故便难,色鲜明者有留饮。"

《备急千金要方·卷十五·脾脏方·秘涩第六》:"凡候面黄者,即知大便难。"

《厘正按摩要术·卷一·辨证·察眼》:"仲圣云:目中不了了,睛不和;睛不和者,神昏如醉也。无表里证,大便难身微热者,此为实也,宜急下之。"

《厘正按摩要术·卷一·辨证·察唇口》:"人中青,主不食,大便难通。(《大全》)"

3. 辨脉

便秘之脉,亦以双手寸关尺六部候内之脏腑。即左寸候心,右寸候肺,左关候肝,右肝候脾;左尺候肾,右尺候命门。而脉象常见浮、沉、迟、数、弦、滑、实、细、涩等脉。其中浮主风邪未尽,沉、迟、滑、实主邪结于里,细、涩主津亏血竭。

《脉经·卷六·脾足太阴经病证第五》:"脾脉沉之而濡,浮之而虚,苦腹胀,烦满,胃中有热,不嗜食,食而不化,大便难,四肢苦痹。时不仁,得之房内。月使不来,来而频并。黄脉之至也。"

《脉经·卷七·病可水证第十五》:"寸口脉洪而大,数而滑,洪大则荣气长,滑数则胃气实,荣长则阳盛,怫郁不得出身,胃实则坚难,大便则干燥,三焦闭塞,津液不通,医发其汗,阳盛不周,复重下之,胃燥热畜,大便遂摈,小便不利,荣卫相搏,心烦发热,两眼如火,鼻干面赤,舌燥齿黄焦,故大渴。"

《脉经·卷八·平消渴小便利淋脉证第七》:"寸口脉细而数,数则为热,细则为寒,数为强吐。趺阳脉数,胃中有热,则消谷引食,大便必坚,小便则数。"

《脉经·卷十》:"寸口之中,阴阳交会,中有五部。前、后、左、右,各有所主,上、下、中央,分为九道。浮、沉、结、散,知邪所在,其道奈何?岐伯曰……中央如外者,足阳明也。动,苦头痛,面赤热,浮微滑,苦大便不利,喜气满。滑者为饮,涩为嗜卧,肠鸣不能食,足胕痹。针入九分,却至六分。"

《脉经·卷十·上足三阳脉》:"前如内者,足厥阴也。动,苦少腹痛与腰相连,大便不利,小便难,茎中痛。"

《诊家枢要·脉阴阳类成》:"尺实,脐下痛,便难,或时下痢……尺洪,腹满,大便难或下血。"

《张氏医通·卷七·大小府门·大便不通》:"(诊)阳结脉沉数,或促,阴结脉迟伏,或结,老人虚人便秘,脉多沉伏而结促不匀,若见雀啄者不治。"

(1) 浮

《察病指南·卷中·辨七表八里九道七死脉·七表脉》:"右手尺内脉浮,大肠受风热,主大便秘涩,客热在下焦。浮数主大便坚(大肠虽肺腑,居下焦)。"

《仁斋直指方论·卷之一·总论·诸阴诸阳论》:"尺脉浮滑,阴中之阳,病主小腹痛满,大小便难。"

《诊家枢要·脉阴阳类成》:"尺浮,风邪客下焦。大便秘,浮而虚,元气不足。浮而数,下焦风热,大便秘。"

《濒湖脉学·浮(阳)》:"[主病诗]浮脉为阳表病居,迟风数热紧寒拘。浮而有力多风热,无力而浮是血虚。寸浮头痛眩生风,或有风痰聚在胸。关上土衰兼木旺,尺中溲便不流通。"

《症因脉治·卷四·大便秘结论·外感便结》:"伤寒便结,左脉浮数,右脉沉数,太阳阳明。""温热便结之脉,云岐子云:尺寸浮数,太阳阳明。"

《医学心悟·卷二·太阳经证·脉浮》:"又问曰:脉浮固属表证,倘里证见,而脉尚浮者,治当何如?答曰:里证脉浮,恐表邪未尽也,必先解表而后攻里。书云解表不开,切勿攻里……然有表证已罢,便闭谵语,腹痛口渴,而脉尚浮者,又当从权下之。仲景云脉浮而大有热,属脏者,攻之,不令发汗。此之谓也,此取证不取脉也。"

(2) 沉

《诸病源候论·大便病诸候·大便难候》:"诊其左手寸口人迎以前脉,手少阴经也。脉沉为阴,阴实者,病苦闭,大便不利,腹满四肢重,身热苦胃胀。右手关上脉阴实者,脾实也,苦肠中伏伏如牢状,大便难。脉紧而滑直,大便亦难。"

《医学正传·卷之六·秘结》:"脉多沉伏而结。""阳结,脉沉实而数。"

《症因脉治·卷四·大便秘结论·外感便结》:"伤寒便结之脉:左脉浮数,右脉沉数,太阳阳明。左脉弦数,右脉沉数,少阳阳明。六脉沉数,正阳阳明。""伤寒便结:沉细而数,三阴里热。""温热便结:右关沉数,太阴温热。""温热便结:左关沉数,厥阴温热。"

《症因脉治·卷四·大便秘结论·内伤便结》:"气秘便结:盛则沉实,虚则细微。右寸沉实,肺气郁结。右关沉实,脾气郁结。左关沉实,肝胆气结。""血枯便结之脉:六脉沉数,血液干枯。"

(3) 迟

《医学正传·卷之六·秘结》:"阴结,脉伏而迟或结。"

《濒湖脉学·四言举要》:"大便燥结,须分气血。阳数而实,阴迟而涩。"

(4) 数

《诸病源候论·小便病诸候·小便数候》:"诊

其趺阳脉数,胃中热,即消谷引食,大便必坚,小便即数。"

《濒湖脉学·四言举要》:"大便燥结,须分气血。阳数而实,阴迟而涩。"

《伤寒论条辨·卷之八·附庐山刘复真脉诀捷要》:"[下焦病属尺脉]数热,主小便不通,大便秘结,肾痛,烦渴不止。"

《症因脉治·卷四·大便秘结论·外感便结》:"温热便结:尺寸洪数,正阳阳明。""温热便结:尺寸弦数,少阴阳明。""温热便结:左寸洪数,少阴温热。""左脉弦数,右脉沉数,少阳阳明。"

《症因脉治·卷四·大便秘结论·内伤便结》:"血枯便结:细小而数,阴血不足。""积热便结之脉:右寸细数,肺热下遗。""右关细数,脾家之热。右心沉数,亦大肠热。""右寸大数,大肠积热。"

(5) 实

《普济本事方·卷第十·小儿病》:"冷则沉细风则浮,牢实大便应秘久。"

《诊家枢要·小儿脉》:"及三岁以上,乃以一指按三关(寸、关、尺为三关),常以六七至为率,添则为热,减则为寒。若脉浮数,为乳痈风热,或五脏壅,虚濡为惊风,紧实为风痫,紧弦为腹痛,弦急为气不和,牢实为便秘,沉细为冷,大小不匀,祟脉,或小或缓,或沉或细,皆为宿食不消,脉乱身热汗出不食,食即吐,为变蒸也。浮为风,伏结为物聚,单细为疳劳,小儿但见憎寒壮热,即须问曾发斑疹否,此大法也。"

《濒湖脉学·实(阳)》:"[主病诗]实脉为阳火郁成,发狂谵语吐频频。或为阳毒或伤食,大便不通或气疼。"

《景岳全书·卷之五道集·脉神章中·通一子脉义》:"实则胀而秘结。"

(6) 弦

《诸病源候论·大便病诸候·大便难候》:"趺阳脉微弦,法当腹满,不满者,必大便难而脚痛,此虚寒从上向下也。其汤熨针石,别有正方,补养宣导,今附于后。"

(7) 滑

《诸病源候论·大便病诸候·关格大小便不通候》:"诊其脉来伏牢且滑直者,不得大小便也。"

《类经·十二卷·论治类四·气味方制治法

逆从》："真热则脉数有力,滑大而实,为烦燥喘满,为声音壮厉,或大便秘结,或小水赤涩,或发热掀衣,或胀疼热渴。此皆真病,真寒者宜温其寒,真热者直解其热,是当正治者也。"

《症因脉治·卷四·大便秘结论·血枯便结》："滑大而数,血中伏火。"

(8) 细

《症因脉治·卷四·大便秘结论·气秘便结》："盛则沉实,虚则细微……右寸细微,肺气不足。右关微细,脾气不足。"

(9) 涩

《四诊抉微·卷之六·切诊二十九道脉析脉体象主病·涩(阴)》："尺涩,大便秘,津液不足,小腹寒,足胫逆冷。"

《四诊抉微·管窥附余·六纲领对待主治·涩主气滞须知》："右尺涩,为津液衰,大便秘结,为元阳虚(是涩主内伤不足,阴阳精血之衰也)。"

《四诊抉微·管窥附余·六纲领对待主治·迟脉主热须知》："盛启东曰:迟而有力,且涩滞,举按皆然,胸中饱闷,二便闭赤者为实。"

三、辨吉凶

便秘妥善治疗,一般预后良好,失治误治者,见脉不微涩、有小便、身不寒等阳气未溃、津液不竭等表现的,仍然可治,否则难治。正气损极至阳气外越而见烦躁、神乱,血枯阴亏而见形体枯槁,为死证。

1. 辨逆顺

《脉经·卷六·脾足太阴经病证第五》："脾病,其色黄,饮食不消,腹苦胀满,体重节痛,大便不利,其脉微缓而长,此为可治。"

《注解伤寒论·卷五·辨阳明病脉证并治法第八》："明日不大便,脉反微涩者,里虚也,为难治……若大便利后,脉微涩者,止为里虚而犹可,此不曾大便,脉反微涩,是正气内衰,为邪气所胜,故云难治。"

《世医得效方·卷第一·大方脉杂医科·集证说》："二便秘涩之证,暂秘,小潆还有点滴利者,易愈。若秘日久,膨上心胸切痛,气促身冷,面色黑,前后俱无,名曰气实,转盼而殂。"

《外科正宗·卷之三·下部痈毒门·脏毒论第二十九》："初起坚硬漫肿,内脏闭痛,小便频数,大便秘结者险。已成疼痛日甚,肿连小腹,肛门闭紧,下气不通者重。已溃臭水淋漓,疼痛不减,肿仍不消,身热唇焦者逆。"

《伤寒贯珠集·卷二·太阳篇下·太阳类病法第五》："下利后,当便硬。硬则能食者,愈。今反不能食,到后经中颇能食,复过一经能食,过之一日当愈。不愈者,不属阳明也。

下利后,便硬者,病后太阴而转属阳明也。阳明病,能食者为胃和,不能食者为胃未和。是以下利后,便硬而能食者愈。或始先不能食,继复转而能食者,过于前一日亦愈。其不愈者,则病不属阳明。虽能食,不得为胃和,故病不愈也。"

《伤寒贯珠集·卷四·阳明篇下·阳明明辨法第二》："阳明病,谵语,发潮热,脉滑而疾者,小承气汤主之。因与承气汤一升,腹中转失气者,更服一升,若不转失气,勿更与之。明日不大便,脉反微涩者,里虚也,为难治,不可更与承气汤也。

谵语发潮热,胃实之征也。脉滑而疾,则与滑而实者差异矣,故不与大承气,而与小承气也。若服一升而转失气者,知有燥屎在胃中,可更服一升,若不转失气者,此必初硬后溏,不可更与服之,一如前二条之意也。乃明日不大便,而脉反微涩,则邪气未去,而正气先衰,补则碍邪,攻则伤正,故曰难治。便虽未通,岂可更以承气攻之哉?"

2. 辨死症

《脉经·卷七·热病十逆死证第二十一》："热病,腹满膜胀,身热者,不得大小便,脉涩小疾,一逆见,死。"

《医学正传·卷之六·秘结》："老人虚人便结,脉雀啄者,不治。"

《伤寒贯珠集·卷二·太阳篇下·太阳救逆法第四》："结胸证悉具,烦躁者死,下利者亦死。

伤寒邪欲入而烦躁者,正气与邪争也。邪既结而烦躁者,正气不胜,而将欲散乱也。结胸证悉具,谓脉沉紧,心下痛,按之石硬,及不大便,舌上燥而渴,日晡所潮热,如上文所云是也。而又烦躁不宁,则邪结甚深,而正虚欲散,或下利者,是邪气淫溢,际上极下,所谓病胜脏者也,虽欲不死,其可得乎?"

《伤寒贯珠集·卷三·阳明篇上·阳明正治法第一》："伤寒若吐若下后,不解不大便五六日,上至十余日,日晡所发潮热,不恶寒,独语如见鬼状。若剧者，发则不识人，循衣摸床，惕而不安，微喘直视。脉弦者生，涩者死。微者但发热谵语者，大承气汤主之。若一服利，止后服……若热甚而剧者，发则不识人，循衣摸床，惕而不安，微喘直视，是不特邪盛而正亦衰矣。若脉弦，则阴未绝而犹可治。脉涩，则阴已绝而不可治。所谓伤寒阳胜而阴绝者死也。"

【论治法】

一、治法概论

便秘治法，首辨虚实，再辨气血阴阳、内感外伤。六淫风燥多为实证，常致津液枯涸，便干难解，虚则多因脏气不调、损耗气血津液，无力鼓动肠道排便，或因肠道失润而难以排便。因其病变的过程较为复杂，临床常见虚实兼夹的情况，故辨证时应全面分析，或攻或补，或润或下，随证治之，不可犯虚虚实实之戒，以免贻误病情，甚则变生他证。

《伤寒论·辨阳明病脉证并治》："阳明病，潮热、大便微硬者，可与大承气汤；不硬者，不可与之。若不大便六七日，恐有燥屎，欲知之法，少与小承气汤，汤入腹中，转失气者，此有燥屎也，乃可攻之；若不转失气者，此但初头硬，后必溏，不可攻之，攻之必胀满不能食也。"

"趺阳脉浮而涩，浮则胃气强，涩则小便数；浮涩相搏，大便则硬，其脾为约，麻子仁丸主之。"

《三因极一病证方论·卷之十二·秘结证治》："夫胃、大小肠、膀胱者，仓廪之本，营之居也，名曰器，能化糟粕转味入出者也。人或伤于风寒暑湿，热盛，发汗利小便，走枯津液，致肠胃燥涩，秘塞不通，皆外所因；或脏气不平，阴阳关格，亦使人大便不通，名曰脏结，皆内所因；或饮食燥热而成热中，胃气强涩，大便坚秘，小便频数，谓之脾约，属不内外因。既涉三因，亦当随其所因而治之，燥则润之，涩则滑之，秘则通之，约则缓之，各有成法。"

《医学启源·卷之中·六气方治·燥》："有胃实而秘者，能饮食，小便赤，当以麻仁丸、七宣丸之类主之。胃虚而秘者，不能饮食，小便清利，厚朴汤宜之。"

《仁斋直指方论·卷之十五·秘涩·大便秘涩方论》："然而大肠与肺为表里，大肠者，诸气之

道路关焉。热则清利，冷则温利，积聚者挨其积，风壅者疏其风，是固然尔，孰知流行肺气，又所以为四者之枢纽乎。不然，叔和何以曰肺与大肠为传送？"

《兰室秘藏·卷下·大便结燥门·大便结燥论》："治法云：肾恶燥急，食辛以润之，结者散之，如少阴不得大便，以辛润之，太阴不得大便，以苦泄之，阳结者散之，阴结者温之。仲景云：小便利而大便硬，不可攻下，以脾约丸润之。食伤太阴，腹满而食不化，腹响然，不能大便者，以苦药泄之；如血燥而不能大便者，以桃仁酒制大黄通之，风结燥而大便不行者，以麻子仁加大黄利之。如气涩而大便不通者，以郁李仁枳实皂角仁润之。"

《明医杂著·卷之一·枳术丸论》："脾约症，成无己云：胃强脾弱，约束津液不得四布，但输膀胱，小便数而大便难者是也，宜用脾约丸。阴血枯槁，内火燔灼，肺金受邪，土受木克，脾肺失传，大便秘而小便数者，宜用润肠丸。病气有余之治法也。经云脾为至阴，己土而主阴。然老弱之人，当补中益气以生阴血。"

《医学正传·卷之六·秘结》："阳结者散之，阴结者温之。大法，治燥者润之，以大黄、当归、桃仁、麻子仁、郁李仁之类。风燥者，加以防风、羌活、秦艽、皂荚之类，为丸以炼蜜，取其润燥以助传道之势，故结散而疏通矣。仍多服补血生津之剂，助其真阴，固其根本，庶无再结之患。"

《正体类要·上卷·正体主治大法》："一大便秘结，若大肠血虚火炽者，用四物汤送润肠丸，或以猪胆汁导之。若肾虚火燥者，用六味地黄丸。肠胃气虚，用补中益气汤。"

《医方集宜·卷之五·秘结门·形证》："大抵秘结之病，风则散之，气则顺之，热则清之，寒则温之，燥则润之，涩则滑之，秘则通之，要在随症而处治焉。"

《医方考·卷一·伤寒门第二·大承气汤》："如少阴属肾水，病则口燥舌干而渴，乃热邪内炎，肾水将绝，宜急下之，以救将绝之水。又如腹胀不大便，土胜水也，宜急下之；阳明属土，汗出热盛，急下以存津液；腹满痛者，为土实，急当下之；热病，目不明，热不已者死。此肾水将竭，不能照物，则已危矣，须急下之，此皆大承气证也。"

《医贯·卷之五·先天要论(下)·泻利并大

便不通论》："东垣云：肾主五液，津液盛则大便如常。若饥饱劳役，损伤胃气，及食辛热厚味而助火邪，伏于血中，耗散真阴，津液亏少，故大肠结燥。又有老年气虚，津液衰少而结者。肾恶燥，急食辛以润之是也。予尝体法东垣之论，不用东垣之方。如润肠丸、润燥汤、通幽散之类，俱不用。惟用六味地黄丸料，煎服自愈。如热秘而又兼气虚者，以前汤内加参芪各五钱立愈，此因气虚不能推送，阴虚不能濡润故耳。以上治法，予尝亲试而必验，且又不犯大黄、桃仁、枳壳等破气、破血之禁，可以久服，永无秘结。"

《景岳全书·卷之三十四天集·杂证谟·秘结》："盖阳结者，邪有余，宜攻宜泻者也；阴结者，正不足，宜补宜滋者也……盖肾主二阴而司开阖，故大小便不禁者，其责在肾，然则不通者，独非肾乎。故肾热者，宜凉而滋之。肾寒者，宜温而滋之。肾虚者，宜补而滋之。肾干燥者，宜润而滋之。《经》曰：肾苦燥，急食辛以润之，开腠理，致津液通气也，正此之谓。"

《症因脉治·卷四·大便秘结论·气秘便结》："气秘便结之治：肝气壅盛者，枳桔泻白散。脾胃郁结者，平胃二陈汤。肝胆气结者，清肝饮。大肠气结者，枳桔汤。元气不足者，四君子汤。肺虚不能下达，生脉散合参橘煎。"

《症因脉治·卷四·大便秘结论》："秦子曰：大便秘结之症，外感门有表未解，太阳阳明之脾约，有半表半里，少阳阳明之大便难，又有正阳阳明之胃实，大便硬，又有表邪传里，系在太阴，七八日不大便，又有少阴病，六七日不大便，厥阴下利谵语有燥屎者，以分应下、急下、大下、可下。"

《医宗必读·卷之九·大便不通》："胃实而秘者，善饮食，小便赤，麻仁丸、七宣丸之类。胃虚而秘者，不能饮食，小便清利，厚朴汤。热秘者，面赤身热，六脉数实，肠胃胀闷，时欲得冷，或口舌生疮，四顺清凉饮、润肠丸、木香槟榔丸，实者承气汤。冷秘者，面白或黑，六脉沉迟，小便清白，喜热恶冷，藿香正气散加官桂、枳壳，吞半硫丸。气秘者，气不升降，谷气不行，其人多噫，苏子降气汤加枳壳、吞养正丹；未效，佐以木香槟榔丸。风秘者，风搏肺脏，传于大肠，小续命汤去附子，倍芍药，加竹沥，吞润肠丸；或活血润肠丸。更有老年津液干枯，妇人产后亡血，及发汗利小便，病后血

气未复，皆能秘结，法当补养气血，使津液生则自通，误用硝黄利药，多致不救，而巴豆、牵牛，其害更速。八珍汤加苏子、广橘红、杏仁、苁蓉，倍用当归。若病证虽属阴寒，而脉实微躁，宜温暖药中略加苦寒，以去热躁，躁止勿加。如阴躁欲坐井中者，两尺按之必虚，或沉细而迟，但煎理中汤，待极冷方服；或服药不应，不敢用峻猛之药者，宜蜜煎导之。用盐五分，皂角末五分，入蜜煎中，其功更捷。冷秘者，酱生姜导之；或于蜜煎中加草乌头末。有热者，猪胆汁导之。久虚者，如常饮食法煮猪血脏汤，加酥食之，血仍润血，脏仍润脏，此妙法也。"

《医门法律·卷四·伤燥门·秋燥论》："然藏结复有阳结、阴结之不同，阳结者以辛凉润之，阴结者以辛温润之，其辨又在微芒之间矣。"

《医方集解·润燥之剂第十三·通幽汤》："少阴不得大便，以辛润之；太阴不得大便，以苦泄之；阳结者，散之；阴结者，温之；伤食者，以苦泄之；血燥者，以桃仁、酒制大黄通之；风燥者，以麻仁加大黄利之；气涩者，郁李仁、枳实、皂角仁润之。"

《医学心悟·卷一·医门八法·论下法》："杂症中，大便不通，其用药之法可相参者。如老人、久病人、新产妇人，每多大便闭结之症，丹溪用四物汤，东垣用通幽汤，予尝合而酌之，而加以苁蓉、枸杞、柏子仁、芝麻、松子仁、人乳、梨汁、蜂蜜之类，随手取效。又尝于四物加升麻，及前滋润药，治老人血枯，数至圊而不能便者，往往有验，此皆委曲疏通之法。"

《医学心悟·卷三·大便不通》："如阳明胃实、燥渴、谵语，不大便者，实闭也，小承气汤下之。若老弱人精血不足，新产妇人气血干枯，以致肠胃不润，此虚闭也，四物汤加松子仁、柏子仁、肉苁蓉、枸杞、人乳之类以润之，或以蜜煎导而通之；若气血两虚，则用八珍汤。热闭者，口燥、唇焦、舌苔黄，小便赤，喜冷、恶热，此名阳结，宜用清热攻下之法，三黄枳术丸主之。冷闭者，唇淡、口和、舌苔白，小便清，喜热、恶寒，此名阴结，宜用温药而兼润燥之法，理中汤加归、芍主之。凡虚人不大便，未可勉强通之。大便虽闭，腹无所苦，但与润剂，积久自行，不比伤寒邪热，消烁津液，有不容刻缓之势也。予尝治老人虚闭，数至圊而不能便者，用四物汤及滋润药加升麻，屡试屡验，此亦救急之良

法也。"

《血证论·卷六·便闭》："二便皆脾胃之出路，小便是清道，属气，大肠是浊道，属血。失血家，血虚便燥，尤其应得，四物汤加麻仁主之，血燥者加桃仁、川军，气燥者加杏仁、枳壳，风燥者加皂角、白芷、防风，火燥者宜加枳壳、厚朴、大黄、芒硝。大肠乃胃之关门，胃为燥土，若胃有燥屎而不下者，其责不在大肠，而在胃。其证口渴，手足潮热，或发谵语，三一承气汤下之。或四物汤加麻仁、枳壳、厚朴、大黄以滋降之。又小便数而不禁，大便反闭者，名为脾约，谓脾津下泄，无以润肠故也，仲景用脾约丸治之，丹溪谓宜清肺燥，肺清则小水有制。而脾得灌溉，宜用清燥救肺汤治之。肾开窍于二阴，肾虚阴不足，无以润肠者，宜左归饮。加黑芝麻、肉苁蓉治之。肺与大肠相表里，肺遗热于大肠则便结，肺津不润则便结，肺气不降则便结。肺遗热者，人参泻肺汤治之，肺津不润者，清燥救肺汤治之。肺气不降者，清燥救肺汤合四磨汤，再重加杏仁，或少加葶苈子治之，与便血条合看自明。此外，又有瘀血闭结之证，或失血之后，血积未去，或跌打损伤，内有瘀血，停积不行，大便闭结。或时通利，仍不多下，所下之粪，又带黑色，腹中时时刺痛，口渴发热，脉带涩象。宜用桃仁承气汤治之，或失笑散加杏仁、桃仁、当归、白芍。"

二、表里、虚实、寒热论治

1. 里实热者，治宜寒下

便秘一病，或他病中兼见便秘的症状，当仔细斟酌，辨证为里者、实热者，可用利下之法，使热从大便而去，诸证自解，为釜底抽薪之法。

《小儿药证直诀·卷上·脉证治法·虚实腹胀》："腹中有食积结粪，小便黄，时微喘，脉伏而实，时饮水，能食者，可下之。"

《医学启源·卷之中·六气方治·燥》："有胃实而秘者，能饮食，小便赤，当以麻仁丸、七宣丸之类主之。胃虚而秘者，不能饮食，小便清利，厚朴汤宜之。"

《格致余论·脾约丸论》："用之热甚而气实者，无有不安。愚恐西北二方，地气高厚，人禀壮实者可用。若用于东南之人，与热虽盛而血气不实者，虽得暂通，将见脾愈弱而肠愈燥矣。"

《金匮钩玄·卷第二·心痛》："脉坚实不大便者，下之。"

《医学正传·卷之八·痘疹》："其或气实烦躁，热炽大便秘结，则与犀角地黄汤或人参败毒散，又或紫草饮多服亦能利之。"

《医学正传·卷之八·痘疹》："或大便结与溲涩者，尤宜下之利之，庶无患也。"

《立斋外科发挥·卷一·溃疡作痛》："脉实，便秘而痛者，邪在内也，宜下之。"

《立斋外科发挥·卷三·时毒》："里实而不利者，下之。"

《医方考·卷五·口齿舌疾门第六十四·柴胡地骨皮汤》："实者加大黄、朴硝，谓大便秘涩，邪气自实，二阴皆秘，地道不通，故用大黄苦寒以泻实，朴硝咸寒以软坚，乃灶底抽薪之法也。"

《外科正宗·卷之一·痈疽门·痈疽治法总论第二》："肿疡时内热口干，脉实烦躁，便秘喜冷者，此为邪毒在里，急与寒凉攻利，宜内疏黄连汤、四顺清凉饮、内消沃雪汤俱可选用。"

《外科正宗·卷之一·痈疽门·杂忌须知第十四》："肿硬痛深，口干便秘，身热脉实者，邪在里也，宜下之。"

《医宗必读·卷之五·伤寒·可下》："阳明多汗，谵语，有燥粪，可下。"

《成方切用·卷六上·祛风门·三化汤》："唯在胃腑一证，内实便秘者，间有可下。"

2. 里实寒者，治宜温滑

寒者为当温，燥者当润，两者相合，为丹溪治寒燥便秘之法门。

《丹溪心法·卷二·燥结十一》："温滑则燥结自通。"

《金匮翼·卷八·便闭统论·实闭》："寒实者，宜温下……逐气丸，温脾汤治实而寒者也。"

3. 表里俱热，治当解表攻里

邪热弥漫，卫气同病，吐衄发疮，发热便秘，辨证属表里俱热者，当发表攻里，内外同治。

《立斋外科发挥·卷六·咽喉》："肿痛、发热、便闭者，表里俱实病也，宜解表攻里……防风通圣散。"

《疡科心得集·卷下·辨天泡疮翻花疮论》："如焮肿疼痛，脉数便结者，此表里俱实也，宜防风通圣散双解之。"

4. 津血亏虚,治宜滋养润肠

血虚津亏,大肠失润,常导致便干难解,此时宜用补法,滋阴润燥,恢复肠津,大便自通。

《明医杂著·卷之一·枳术丸论》:"形气、病气俱不足,脾胃虚弱,津血枯涸,而大便难耳,法当滋补化源。"

《明医杂著·卷之六·附方》:"若因气血虚弱,津液干涸而大便秘结者,当以调补元气。"

《赤水玄珠·第八卷·痢门·虚坐努圊》:"东垣曰:虚坐而不得大便者,皆因血虚也。今虚坐努圊而不得大便,知其血虚也,故用当归为君,生血药佐之。"

《症因脉治·卷四·大便秘结论·血枯便结》:"[血枯便结之治]:久病伤阴,脉细而数者,四物汤,加麻仁、何首乌。高年阴耗,血燥津竭者,生脉散、天地煎。血中伏火,滋血润肠汤、脾约丸。"

《傅青主女科歌括·产后编上卷·产后诸症治法》:"又如大便秘结,犹当重产亡血禁下,宜养正助血通滞,则稳当矣。"

《张氏医通·卷七·大小府门·大便不通》:"病后血气未复,虚劳骨蒸,皆能作秘,惟当益气补水养血。"

《温病条辨·卷二·中焦篇·风温温热温疫温毒冬温》:"(增液汤)寓泻于补,以补药之体,作泻药之用,既可攻实,又可防虚……温病之不大便,不出热结、液干二者之外。其偏于阳邪炽甚,热结之实证,则从承气法矣;其偏于阴亏液涸之半虚半实证,则不可混施承气,故以此法代之。"

《时病论·卷之六·临证治案》:"有大便秘结而艰难者,是燥气在里之证也,法当滋润肠胃。"

三、调理脏腑

脾主升清,肺、胃、大肠主肃降,肝主疏泄,而肾主润泽,上诸脏腑气机功能正常有序,对大便的形成、运化、传导具有重要意义。调理脏腑,意使脏腑诸气升降有司,大便润燥得宜,则传导畅利,便秘自通。

1. 清燥润肠

《兰室秘藏·卷下·大便结燥门·润肠丸》:"脾胃中伏火,大便秘涩,或干燥闭塞不通,全不思食,乃风结、血秘,皆令闭塞也,以润燥、和血、疏风,自然通利矣。"

2. 健脾清肺

《格致余论·脾约丸论》:"理宜滋养阴血,使孤阳之火不炽,而金行清化,木邪有制,脾土清健而运行,精液乃能入胃,则肠润而通矣。"

《明医杂著·卷之四·风症》:"大便结燥者,血虚不能濡润也。《经》云:肾主大便。又云:肾主五液。若肾气调和,津液滋润,则大便自然通调矣。凡此皆宜实脾土、补肺金,诸病自愈。"

3. 通腑利气

《外科正宗·卷之一·痈疽门·痈疽治法总论第二》:"便秘燥者,必须通利相宜;使脏腑得宣通,俾气血自流利。"

《外科正宗·卷之一·痈疽门·杂忌须知第十四》:"又脉实便秘,以内疏黄连汤及猪胆套法,大便通利二次,使内外毒气皆得通泄。"

《疡科心得集·卷上·辨喉蛾喉痈论》:"若不大便者,可服凉膈散通腑泄便。"

4. 削土疏木

《症因脉治·卷一·中风总论·内伤四肢不举》:"若四肢不举,方书以二便阻涩,为诸窍壅滞,四肢或冷或麻木,全然不能举动者,土太过实症也,用三化汤等,削平土厚。"

5. 健脾利水

《成方切用·卷七上·消暑门·消暑丸》:"便秘烦渴,或吐或利者,以湿胜不得施化也。此方不治其暑,专治其湿。用半夏茯苓行水之药,少佐甘草,以和其中。半夏用醋煮者,醋能开胃散水,敛热解毒也。使暑气湿气,俱从小便下降,则脾胃和而烦渴自止矣。"

6. 润脾滋肾

《校注医醇賸义·卷二·秋燥·脾燥》:"脾本喜燥,但燥热太过,则为焦土,而生机将息,令人体疲便硬,反不思食,此正如亢旱之时,赤地千里,禾稼不生也,泽下汤主之……参、枣、归、芍,脾家血分药,与涵木养营汤同。以肝藏血,脾统血也。生地与山药、料豆同用,有补脾及肾之意,所以命名泽下。石斛有咸味者,亦能滋肾,因脾燥必吸肾阴。气血虚之便硬,反不思食,无攻泻之可进,麻仁、苏子油多润肠,不妨气血,最为稳着(祖怡注)。"

7. 肺胃同治

《疡科心得集·卷中·辨肺痿肺痈论》:"或肠

枯便闭,强利以求其快,漏卮难继,只此上供之津液,坐耗歧途……大要缓而图之,生胃津、润肺燥、下逆气、开积痰、止浊唾、补真气,以通肺之小管;散火热,以复气之清肃。"

《校注医醇賸义·卷二·秋燥·大肠燥》:"大肠受燥热,则脏阴枯槁,肠胃不通,大便秘结,清燥润肠汤主之……肺与大肠相表里,补其脏必兼疏其腑,泻其腑必兼顾其脏,此脏腑相连,不可分割之定理也。"

《血证论·卷一·脏腑病机论》:"大肠司燥金,喜润而恶燥,寒则滑脱,热则秘结、泄痢后重、痔漏下血。与肺相表里,故病多治肺以治之。与胃同是阳明之经,故又借多治胃之法以治之。"

8. 温中平胃

《校注医醇賸义·卷四·胀》:"胃为水谷之腑,职司出纳。阴寒之气上逆,水谷不能运行,故腹满而胃痛。水谷之气腐于胃中,故鼻闻焦臭,而妨食便难也。当平胃祛寒,温中平胃散主之。"

9. 清脾泻胃

《血证论·卷二·齿衄》:"胃中实火,口渴龈肿,发热便闭,脉洪数者,通脾泻胃汤加蒲黄、藕节治之。"

10. 交通心肾

《血证论·卷二·吐血》:"以生熟地补水,使水上交于心,以元参丹参二冬,使火下交于,又佐参苓以和心气,当归以生心血,枣仁以安心神,远志以宣其滞,五味以收其散,更假桔梗之浮为向导,心得所养,而何有健忘、怔忡、津液干枯、舌疮秘结之苦哉?"

四、治理阴阳

阳气主于运化推动,阴气主于滋养濡润,阴阳平衡,大便才能正常形成、运化传导,故治疗便秘必须重视治理阴阳,纠正一方过于亢盛的状态。

滋阴降火

《丹溪心法·卷二·燥结十一》:"燥结血少,不能润泽,理宜养阴。"

《立斋外科发挥·卷二·溃疡发热》:"如能食而热,口舌干燥,大便难者,以辛苦大寒之剂下之,以泻火补水。"

《立斋外科发挥·卷八·疮疥》:"焮痛、大便

秘涩者,滋阴泻火。"

《症因脉治·卷一·中风总论·内伤舌音不清》:"若燥火伤血,而大便干结,方书用当归大黄丸,清血中之火,而润大便秘结。"

《金匮翼·卷八·便闭统论·虚闭》:"治阳虚者,但益其火,则阴凝自化。治阴虚者,但壮其水,则泾渭自通。"

《得配本草·卷一·石部·玄明粉》:"若邪热伤于阴分,大肠枯燥,秘结不行者,硝、粉甚不相宜。但重滋其阴,以宣其血气,加麻仁、蒌仁、杏仁、郁李仁之类以利之。"

《时病论·卷之六·秋伤于湿大意·湿温》:"如撮空理线,苔黄起刺,或转黑色,大便不通,此湿热化燥,闭结胃腑,宜用润下救津法,以生军易熟军,更加枳壳,庶几攻下有力耳。"

五、祛除病邪

燥、痰、湿、热是便秘的常见病理因素和实邪,常合而为患,胶固肠中,壅塞气机,阻滞通便,治宜祛除。

1. 消痰降火

《症因脉治·卷二·哮病论·哮病》:"若大便硬者,加玄明粉,合指迷丸,兼化大肠之痰,则去痰火之根矣。"

2. 疏风润燥

《医门法律·卷三·中风门·中风门方》:"风燥便秘,因致气闭不行……以疏风润燥顺气,殊不可少。"

3. 利湿泻热

《成方切用·卷七下·燥湿门·猪苓汤》:"热上壅,则下不通。下不通,热益上壅。又湿郁为热,热蒸更为湿。故心烦而呕渴,便秘而发黄也……要使水道通利,则热邪皆从小便下降,而三焦俱清矣。"

4. 顺气化痰

《续名医类案·卷二十·大便不通》:"三焦之气壅滞,有升无降,津液皆化为痰饮,不能下滋肠腑,非血燥比也。润剂留滞,硝、黄徒入血分,不能通气,俱为痰阻,故无效也。乃用牵牛末、皂角膏丸与服,即便通利。盖牵牛能走气分,通三焦,气顺则痰逐饮消,上下通快矣。"

六、倒仓法

《丹溪心法·卷五·论倒仓法九十六》："倒仓法,治瘫劳蛊癫等证,推陈致新,扶虚补损,可吐可下。用黄色肥牡牛腿精肉二十斤或十五斤,顺取长流急水于大锅内煮,候水耗少再添汤,不可用冷水,以肉烂成渣为度。滤去渣,用肉汤再熬如琥珀色。隔宿不吃晚饭,大便秘者,隔宿进神芎丸。"

七、体质论治

方药者,死生之道,不可不察,治秘方药多数快利疾滑,患其弊有余而治不足,古代医家处方用药莫不慎辨虚实,对待虚人、老人、产妇、小儿常以补润之法,唯恐失之过下,克伐元气,其处方经验尤当详参。

1. 虚人、老人便秘

《儒门事亲·卷四·大便涩滞二十一》："夫老人久病,大便涩滞不通者,可服神功丸、麻仁丸、四生丸则愈矣。时复服葵菜、菠菜、猪羊血,自然通利也。《内经》云:以滑养窍是也。"

《妇人大全良方·卷之八·妇人大便不通方论第六》："初虞世云:余历观古人用通药,率用降气等药。盖肺气不下降,则大肠不能传送,以杏仁、枳壳、诃子等药是也。又老人、虚人、风人津液少,大便秘。《经》云:涩者滑之。故用胡麻、杏仁、麻子仁、阿胶之类是也。"

《寿亲养老书·续添》："老人脏腑结燥,大便秘涩,可频服猪羊血,或葵菜、血脏羹,皆能疏利。"

《严氏济生方·大便门·秘结论治》："但年高之人,以致秘结者,非少壮比,多服大黄恐伤真气。后方所载,有威灵仙丸最佳。内用威灵仙,取其主诸风,宣通五脏,去腹内冷气滞气;内用黄芪,取其补气,使气充得以运掉,蜜炙取以滑润之义;枳实取其下气宽肠,药用三品,专而不杂,老人诸秘结大相宜也。"

2. 产妇便秘

(1) 妊娠便秘

《万氏女科·卷之二·胎前章·妊娠伤寒》："妊娠伤寒,专以清热和胎为主,各随六经所见表里之证治之。务宜谨慎,不可与常病伤寒同治,以致损胎,误其母子性命也……如大热、大渴、躁烦、大便不通者,此病在足阳明胃腑也。本方(四味紫苏和胎饮)去人参,加枳实(炒)、大黄(煨)、芒硝各一钱半,姜引。水煎,温服,以利为度。"

(2) 产后便秘

《普济本事方·卷第十·妇人诸疾》："妇人产后有三种疾,郁冒则多汗,多汗则大便秘,故难于用药。唯麻子苏子粥,最佳且稳。"

《妇人大全良方·卷之二十三·产后大便秘涩方论第二》："产卧水血俱下,肠胃虚竭,津液不足,是以大便秘涩不通也。若过五六日腹中胀闷者,此有燥屎在脏腑,以其干涩,未能出耳。宜服麻仁丸,以津润之……去血过多,脏燥大便秘涩,涩则固,当滑之。"

《万氏女科·卷之三·产后章·产后大便闭涩不通》："不可误用下剂,反加闭涩,宜润燥汤主之。"

《傅青主女科歌括·产后编下卷·膨胀》："气血两虚,血块消后,当大补气血,以补中虚……消导坐于补中,则脾胃强,而所伤食气消散;助血兼行,大便自通,恶露自行。"

《竹林女科证治·卷三·保产下》："产后恶露不尽,留滞作痛者亦常有之。然此与虚痛者不同,必其由渐而甚,或大小便不行,或小腹鞭实作胀痛极不可近手,或自下上冲心腹,或痛极牙关紧急,有此实证,当速去其血,近上者宜失笑散。近下者宜通瘀煎。如或未效,宜决津煎……产后血块作痛,多由产母难产过劳而成。或调护失宜,或寒邪凝滞,以致血停作痛……彼夫血枯便闭,以承气汤下而愈……产后大便闭结由失血亡阴,津液不足而势,宜行也,宜济川煎……血虚火燥,宜加味四物汤……气血俱虚,宜八珍汤。若数日不通,饮食如常,腹中如故,宜八珍汤加桃仁、杏仁以治之产后大便下血由血虚肠热也,宜四物汤加黄连一钱。"

《验方新编·卷二十·妇科产后门·产后类伤寒三阴症》："汗多谵语,勿专论肠胃有燥粪诸症,多由劳倦伤脾,运血稍迟,气血枯竭,乃虚症类实,治宜养正通幽汤……汗出谵语便实,乃气血两亏,神衰心主失守,急宜养荣安神,加茯苓、枣仁、柏子、参、芪、白术各一钱,水煎服。如大便至十日以上燥结不通,肛门必有燥粪,用蜜煎入皂角末、或猪胆汁及枯盐导之。"

3. 小儿便秘

《太平圣惠方·卷第八十四·治小儿发疹豆疮诸方》:"婴儿之性,自然阳盛而阴微也,脏腑阴阳气逆,大小便多秘不通也。才觉是此疾,即可便与疏利,即轻患也,若疹豆已出,即不可疏转。若疹豆出定,却宜利大小肠。[按]扁鹊及仓公论云,疗于婴孩,服以汤散,性有可饵之者不可饵之者,宜先和节阴阳,调治荣卫,方利脏腑,即热气渐解也。"

《婴童百问·卷之八·大便不通第七十三问》:"小儿大肠热,乃是肺家有热在里,流入大肠,以致秘结不通,乃实热也。当以四顺清凉饮加柴胡,热甚者加山栀、黄芩流利之。其表里俱热者,面黄颊赤,唇燥口干,小便赤涩,大便焦黄。无汗者,先解表,以柴胡散汗之,解后大便秘,或肚疼者,以清凉饮,大柴胡汤、承气汤皆可下之。积热者,神芎丸尤妙。"

八、他病兼便秘之论治

他病而兼见便秘,为临床常见,与单纯的便秘证治殊为不同,主要可分为伤寒便秘、温病便秘、杂病便秘,前两者有特殊证治规律,不可不知,而杂病便秘,亦需考量虚实、明辨寒热而随证治之。

1. 伤寒便秘

《症因脉治·卷四·大便秘结论·伤寒便结》:"伤寒便结之治:太阳阳明,仲景脾约丸,今推广羌活汤加大黄,以遵双解表里之法。正阳阳明,大承气汤。少阳阳明者,大柴胡汤。言阳明者,即言不大便也;言太阳者,即言有表邪也。若热邪传三阴,大便秘结,三承气汤,随症加减用之。若三阴外传阳明,胃实便秘者,大承气汤主之。"

《赤水玄珠·第二卷·燥门·论结燥病本不同》:"如少阴不得大便,以辛润之。太阴不得大便,以苦泻之。"

《医宗必读·卷之五·伤寒·合病》:"太阳、阳明合病,脉浮长,大便硬,小便利,脾约丸。"

《医方集解·攻里之剂第四·调胃承气汤》:"自阳明经传入胃腑,不恶寒,腹满便硬者,宜大承气下之;若汗多发热微恶寒者,为外未解,其热不潮,未可与承气汤;若腹大满不通者,可与小承气微和胃气;勿令大泄下。"

《伤寒贯珠集·卷四·阳明篇下·阳明明辨法第二》:"阳明病不大便,有热结与津竭两端。热结者,可以寒下,可以咸软。津竭者,必津回燥释,而后便可行也。"

《时方妙用·卷四·阳明》:"何谓阳明腑症,曰潮热谵语,手足腋下溅然汗出,腹满大便硬是也。有太阳阳明,少阳阳明正阳明之辨。本太阳症,治之失法,亡其津液,致太阳之热,乘胃燥而转属阳明,其症小便数,大便硬,伤寒论谓之脾约,宜麻仁汤(以上太阳阳明)。本少阳病,治之失法,亡其津液,致少阳之邪,乘胃燥而转属阳明,为大便结燥,伤寒论谓为大便难,以蜜煎胆汁导之(以上少阳阳明)。病人阳气素盛,或有宿食,外邪传入,遂归于胃腑,伤寒论谓为胃家实,宜以三承气汤下之(以上正阳阳明)。"

2. 温病便秘

《先醒斋医学广笔记·卷之一·寒·春温夏热病大法》:"二证若大便秘,宜按之(腹)。其邪已结于内,便硬,宜察邪结中焦,小承气汤、调胃承气下之。邪结下焦,少腹坚痛,始用大承气汤下之。"

《先醒斋医学广笔记·卷之一·寒·三阳治法总要》:"若表证罢后,邪结于里,大便闭,小便短赤,宜用调胃承气汤或小承气汤下之。下后,按其腹中不作痛而和,病即已解;如作痛,是燥粪未尽也,再用前药下之,以腹中和,二便通利为度。"

《症因脉治·卷四·大便秘结论·温热便结》:"温热便结之治:太阳阳明,羌活汤,加大黄、枳壳。正阳阳明,干葛汤加大黄、枳壳。少阳阳明,小柴胡汤加大黄、枳壳。言阳明者,即言不大便也。夫伤寒表解传里,则热邪敛入肠胃,结实粪硬,可用承气下法。今温热病,则邪热散漫诸经,虽热之久者,亦不肯敛入于里,即大便闭结,亦止宜以三阳表药中加通利之药,双解表里之邪,不比伤寒直下者也。"

《广瘟疫论·卷之三·里证·大便闭》:"夫本来阳盛,复受时疫,则湿热皆变为燥热,虽兼表证未得汗,可下。以时疫与伤寒不同,伤寒邪从表入,有表证未得汗,必不可攻里;时疫邪从内发,虽有表证,每每发表而不得汗,必待里气通而后表始得汗。所以时疫大便一闭,即有表证,亦当下之,不可逡巡也。若初起未经表散,则当用三消饮下之为当。有表证尚可下,则烦渴、谵妄,舌苔黄黑、燥烈、卷短,胸、腹硬痛诸证备见,更当分别轻重下之无疑。又有大便闭而屡下不通者,则必有夹邪,当审之。有夹水者,水在肠中,则不下而自利;水在胃脘以上,则脉多弦、多缓,往往上呕而不下利,且舌白而心下按之作响,虽用承气不能下行,故下之不通,当先用半夏、茯苓、苍术消其水,而后下之。”

3. 杂病兼见便秘

（1）内发疮痛兼便秘

《明医杂著·卷之五·序次丹溪小儿痘疮治法》:“故虽云大便不通者,少与大黄尤宜,仔细斟酌之,若小便赤少者,分利小便则热气有所渗而出。凡热不可骤遏,但轻解之;若无热,则疮又不能发也。”

（2）外伤兼便秘

《外科正宗·卷之四·杂疮毒门·汤泼火烧第六十一》:“毒气入里,烦躁口干,二便秘涩者,四顺清凉饮下之。”

（3）呕吐兼便秘

《医学正传·卷之三·呕吐》:“下焦吐者,皆从于寒,地道也,其脉沉而迟,其证朝食暮吐,暮食朝吐,小便清利,大便秘而不通,治法当以毒药通其秘塞,温其寒气,大便渐通,复以中焦药和之,不令大便秘结而自愈也。”

（4）头痛兼便秘

《医学正传·卷之四·头痛》:“少阳偏头痛者,多大便秘,或可下之。”

（5）痞满兼便秘

《医学正传·卷之三·痞满》:“又有虚实之异,如实痞,大便秘者,厚朴、枳实主之。”

九、外治法

除了内治法,古代医家在治疗便秘的医疗实践中,还发展出了相当丰富的外治方法,如放血疗法、针灸推拿、贴脐疗法等。

1. 放血疗法

《明医杂著·卷之三·续医论·头痛》:“若夫偏正头风,久而不愈,乃内挟痰涎,风火郁遏经络,气血壅滞,甚则目昏紧小,二便秘涩。宜砭出其血,以开郁解表。”

2. 针灸

《黄帝内经灵枢·杂病》:“厥气走喉而不能言,手足清,大便不利,取足少阴。”

《针灸甲乙经·卷九·脾胃大肠受病发腹胀满肠中鸣短气第七》:“腹中不便,取三里,盛则泻之,虚则补之。大肠病者,肠中切痛而鸣濯濯,冬日重感于寒,当脐而痛,不能久立,与胃同候,取巨虚上廉。腹满,大便不利,腹大,上走胸嗌(《灵枢》下有‘喘息’二字),喝喝然,取足少阳。腹满,食不化响响然,不得大便,取足太阳。腹痛刺脐左右动脉,已刺按之立已;不已刺气街,按之立已。腹中不便,取三里,盛则泻之,虚则补之。腹满响响然,不便,心下有寒痛,商丘主之。”

《备急千金要方·卷十五脾脏方·秘涩第六·灸法》:“大便难,灸第七椎两旁各一寸,七壮。又灸承筋二穴各三壮,在腨中央陷内。大便不通,灸挟玉泉相去各二寸,名曰肠遗,随年壮(一云二寸半)。又灸大敦四壮,在足大趾聚毛中。大便闭塞,气结心坚满,灸石门百壮。后闭不通,灸足大都,随年壮。治老人小儿大便失禁,灸两脚大趾去甲一寸,三壮。又灸大趾歧间各三壮。”

《针灸资生经·针灸资生经第三·大便不通》:“大钟、中髎、石门、承山、太冲、中管、大溪、承筋主大便难。(千)昆仑主不得大便。肓俞主大便干,腹中切痛。石关主大便闭,寒气结,心坚满。承山、大溪、治大便难。大钟、石关治大便秘涩。肓俞治大便燥。中注治小腹有热,大便坚燥不利。大白治腰痛大便难。太冲治足寒大便难。石关、膀胱俞疗腹痛大便难。(明下)大便难灸七椎旁各一寸七壮。(千)又承筋三壮。大便不通,大敦四壮。大便闭塞,气结,心坚满,石门百壮。(余见《千金》)腹中有积,大便秘,巴豆肉为饼,置脐中,灸三壮,即通,神效。”

《针灸大成·卷八·肠痔大便门》:“大便不通:承山、太溪、照海、太冲、小肠俞、太白、章门、膀胱俞。”

3. 推拿

《小儿推拿广意·卷中·腹痛门》:“气滞食积而痛者,卒痛便秘,心胸高起,手不可按是也。治法:推三关,分阴阳,推脾土,揉脐及龟尾,掏威灵;若腹内膨胀推大肠。”

4. 贴脐疗法

《验方新编·卷七·大便·大小便热结不通》:“大田螺三个,捣烂,加青盐三分,贴脐下一寸三分,即通。"

十、治法禁忌

便秘一门,禁忌尤多,盖便下为新陈代谢之仰赖,去瘀生新之必由,秘结不通则诸证蜂起,其证不同其他。

1. 实证便秘,忌温补宣燥

温补宣燥之品,多能消耗阴津气血,加重大肠结燥,实证便秘尤当禁忌。

《脾胃论·卷上·用药宜禁论》:"大便秘涩,以当归、桃仁、麻子仁、郁李仁、皂角仁,和血润肠,如燥药则所当禁者……小儿癍后,大便实者,亦当下之,而姜、橘之类,则所当禁也。"

《外科精义·卷下》:"(五香汤)大抵专治毒气入腹,烦闷气不通者;其余热渴,昏昧,口燥咽干,大便硬,小便涩者,未可与服。"

《立斋外科发挥·卷三·鬓疽》:"大抵疮疡之证,肿焮痛甚,寒热往来,或大便秘结,小便淋,心神惯闷,恍惚不宁,皆邪热之实也,岂可补哉。"

《本草崇原·卷上本经上品·白术》:"若过于炎燥,则止而不行,为便难脾约之证。"

《医门法律·卷一·申明仲景律书》:"大便秘涩,禁用燥药。"

《医学心悟·卷一·医门八法·论温法》:"然又有不当温而温者何也?如伤寒邪热传里,口燥、咽干、便闭、谵语,以及斑、黄、狂乱、衄、吐、便血诸症,其不可温,固无论矣。"

2. 气血津亏,不可快药利下

虚人取一时之快,损伤正气,久则大便愈结,药石难医。

《妇人大全良方·卷之八·妇人大便不通方论第六》:"论老人、虚人、风人大便秘不可用快药。初虞世云:余历观古人用通药,率用降气等药。盖肺气不下降,则大肠不能传送,以杏仁、枳壳、诃子等药是也。又老人、虚人、风人津液少,大便秘。《经》云:涩者滑之。故用胡麻、杏仁、麻子仁、阿胶之类是也。今人学不师古,妄意斟酌,每至大便秘燥,即以快药荡涤之,既走津液、气血,大便随手愈更秘涩,兼生它病。"

《兰室秘藏·卷下·大便结燥门·大便结燥论》:"大抵治病必究其源,不可一概用巴豆、牵牛之类下之,损其津液,燥结愈,甚复下、复结,极则以至导引于下而不通,遂成不救,噫,可不慎哉!"

《明医杂著·卷之二·痰饮》:"(滚痰丸)须量人虚实而用之……夺旗斩关、回生起死之剂,必痰滞胸膈,秘结不利,形气病气俱实者,乃可用之。或脾气不能摄涎而上泛,或肾气不能摄水而上溢,苟误认为实痰而用之,祸在反掌,江南人尤慎之。"

《医学正传·卷之六·秘结》:"切弗以巴豆、牵牛等峻剂攻下,虽暂得通快,必致再结愈甚,反酿成病根胶固,卒难调治。"

《本草纲目·果部第二十九卷·果之一·杏》:"故虚人便闭,不可过泄。"

《伤寒论条辨·卷之四·辨阳明病脉证并治第四》:"(脉)滑以候食,故为大便硬之诊。疾,里热甚也,然滑疾有不宁之意,不可不知。微者阳气不充,涩者阴血不足,故曰里虚也。难治者,气不充则无以为运行,血不足则无以润送,故曰阳微不可下,无血不可下,此之谓也。"

《医贯·卷之五·先天要论(下)·泻利并大便不通论》:"老人虚人及病后人,肾水原不足,以致干枯,若再用硝黄等药以下之,是虚其虚。今日虽取一时之快,来日必愈结,再下之,后日虽铁石亦不能通矣。倘有患此者,当劝慰之,勿令性急,以自取危殆。"

《傅青主女科歌括·产后编下卷·膨胀》:"治者若但知伤食宜消,气郁宜散,恶露当攻,便结可下,则胃气反损,满闷益增,气不升降,湿热积久,遂成膨胀。"

《女科经纶·卷六·产后证下》:"产后水血俱下,则大肠燥涩,便闭不通,《金匮》《圣济》均主津液内亡,立斋主血虚火燥,自是元气内乏受病,故戒不可以苦寒峻利,再伤气血,渐致不救也。"

《医学心悟·卷一·医门八法·论下法》:"又杂症中,有高年血燥不行者,有新产血枯不行者,有病后亡津液者,有亡血者,有日久不更衣,腹无所苦,别无他症者,若误下之,变症蜂起矣。"

3. 不可妄投寒凉

图一时畅利,妄投寒凉,损伤脾胃阳气,则贻害无穷。

《幼幼新书·卷第三十·大便不通第六》:"盖庸医见小儿大便不通,多服凉药与疏转药,积于中凉转药一并发,则其人困矣。"

《阴证略例·论阴证大便秘》:"无阳阴强,大便硬者,不可下,下之则清谷满腹。"

4. 忌不辨表里,过早用下

伤寒六经中的阳明病证常兼杂便秘燥实的情况,而《伤寒贯珠集》有云:"阳明虽有可下之例,然必表证全无,而热结在肠中者,方可攻之。"说明表未解而过早用下,将使邪气深入,发为他病而贻害多端。

《普济本事方·卷第九·伤寒时疫(下)·桂枝麻黄各半汤》:"大抵风寒入里不消,必有燥屎,或大便坚秘。须是脉不浮,不恶风,表证罢,乃可下。大便不通,虽四五日不能为害。若不顾表而便下,遂为协热利也。"

《立斋外科发挥·卷三·时毒》:"硝黄之剂,非大便秘实不可用,若不审其因,不辨其虚实表里,概用攻之,必致有误。"

《医方考·卷一·伤寒门第二·调胃承气汤》:"然犹有戒焉,表证未去而早下之,则有结胸、痞气之患,此大、小陷胸汤之所以作也。夫人恶可以不慎乎?"

《医方考·卷一·伤寒门第二·大承气汤》:"若病未危急而早下之,或虽危急而下药过之,则又有寒中之患。"

《温热经纬·卷四·陈平伯外感温病篇》:"温热病之大便不闭为易治者,以脏热移腑,邪有下行之路,所谓腑气通则脏气安也。设大便闭者,热烁胃津,日久亦何尝无燥矢宜下之证哉?惟伤寒之大便不宜早解,故必邪入于腑,始可下其燥矢。"

5. 忌非冷秘而温润,忌非实热而寒导

冷热不察,所治非法,往往变生他病。

《张氏医通·卷七·大小府门·大便不通》:"古方治老人燥结,多用苁蓉,不知胃气虚者,下口即作呕吐。肥人胃中多有痰湿,尤非所宜。惟命门火衰,开阖失职者,方为合剂。然须丸服,若作汤,亦必作吐,以其味咸气浊也。其猪胆导,非伤寒邪热,不可轻试。病人胃气虚者,用之往往有呃逆之虞,不可不慎。"

6. 忌不当汗而发汗

不当汗而强发其汗,易使津液受损,便秘加重。

《医学正传·卷之六·秘结》:"或有血虚、脉大如葱管、发热而大便结燥者,慎不可发汗,汗之则重亡津液,闭结而死,此医杀之耳。"

《医方考·卷一·伤寒门第二·桂枝汤》:"是方也,惟表邪可以用之;若阳邪去表入里,里作燥渴,二便秘结,此宜承气之时也,而误用之则反矣。论曰:桂枝下咽,阳盛则毙。盖谓阳邪去表入里故也。"

《伤寒论条辨·卷之七·辨脉法下篇第十四》:"诸脉得动数微弱者,不可发汗,发汗则大便难,腹中干,胃燥而烦。"

《慎柔五书·卷三·虚损第三·虚损误药之辨》:"伤寒脉洪大有力,内伤豁大,似洪而无力,亦大便结燥,仍用清凉、汗下、解散之法,大伤脾胃,则肺已亏矣。"

【论用方】

一、常用治便秘方论

1. 论三补丸

《医方考·卷二·火门第八·三补丸》:"黄芩、黄连、黄柏(俱酒润,等分)。三焦有火,嗌喉干燥,小便赤涩,大便秘结,此方主之。少火之火,无物不生;壮火之火,无物不耗,《内经》曰壮火食气是也。故少火宜升,壮火宜降。今以三物降其三焦之壮火,则气得其生,血得其养,而三焦皆受益矣,故曰三补。黄芩苦而枯,故清热于上;黄连苦而实,故泻火于中;黄柏苦而润,故泻火于下。虽然火有虚实,是方但可以治实火,若虚者用之,则火反盛,谓降多亡阴也。丹溪曰:虚火可补,人参、黄芪之类。则虚实之辨,若天渊矣,明者幸求之证焉。"

2. 论大补丸

《医方考·卷二·秘结门第十三·大补丸》:"黄柏一味,炒褐色,为末作丸。大便燥结,睡中口渴者,此方主之。肾主五液,肾水一亏,则五液皆涸,故上见口渴,下见燥结也。黄柏味苦而厚,质润而濡,为阴中之阴,故能滋少阴、补肾水。此经所谓燥者濡之,又谓之滋其化源也。他如六味地黄丸、虎潜丸,皆益肾之药,均可选用。"

3. 论大承气汤

《医方考·卷一·伤寒门第二·大承气汤》:"大黄四两(酒浸),厚朴半升(姜汤炒),枳实五枚(麸炒),芒硝三合。伤寒,阳邪入里,痞、满、燥、实、坚全俱者,急以此方主之。调胃承气汤不用枳、朴者，以其不作痞、满，用之恐伤上焦虚无氤氲之元气也。小承气汤不用芒硝者，以其实而未坚，用之恐伤下焦血分之真阴，谓不伐其根也，此则上、中、下三焦皆病，痞、满、燥、实、坚皆全，故主此方以治之。厚朴苦温以去痞，枳实苦寒以泄满，芒硝咸寒以润燥软坚，大黄苦寒以泄实去热。虽然，仲景言急下之证，亦有数条。如少阴属肾水，病则口燥舌干而渴，乃热邪内炎，肾水将绝，宜急下之，以救将绝之水。又如腹胀不大便，土胜水也，宜急下之；阳明属土，汗出热盛，急下以存津液；腹满痛者，为土实，急当下之；热病，目不明，热不已者死。此肾水将竭，不能照物，则已危矣，须急下之，此皆大承气证也。若病未危急而早下之，或虽危急而下药过之，则又有寒中之患。寒中者，急温之，宜与理中汤。"

4. 论大柴胡汤

《医方考·卷一·伤寒门第二·大柴胡汤》："柴胡半斤（去节），黄芩三两（炒），芍药三两（炒），半夏半升（泡七次），生姜五两，枳实四两（面煨），大黄二两（酒浸），大枣十二枚。伤寒，阳邪入里，表证未除，里证又急者，此方主之。表证未除者，寒热往来、胁痛、口苦尚在也；里证又急者，大便难而燥实也。表证未除，故用柴胡、黄芩以解表；里证燥实，故用大黄、枳实以攻里。芍药能和少阳，半夏能治呕逆，大枣、生姜，又所以调中而和荣卫也。"

《成方切用·卷五下·表里门·大柴胡汤》："（仲景）治伤寒发热，汗出不解，阳邪入里，热结在里（里非三阴之里，乃胃腑也，此为少阳阳明。三阴亦有转入阳明者，如太阴有桂枝加大黄汤，少阴有三大承气，厥阴一小承气，皆兼阳明证也）。心下痞硬，呕而下利（张兼善曰：里虚者，虽便难而勿攻。里热者，虽吐利而可下。心烦喜呕，里热已甚，结于胃中，故下之则愈。又曰：伤寒下之早，因作痞者，里虚协热而利也。因表里不解，故用桂枝人参汤，解表和里。若伤寒发热，汗出不解，心下痞硬，呕吐而下利者，此为实，故以大柴胡下之）。或往来寒热，烦渴谵妄腹满便秘，表证未除，里证又急，脉洪（邪在阳明）。或沉实弦数者（沉实为邪在里，弦数为邪在少阳）。柴胡八两，半夏半升，黄芩、芍药各三两，生姜五两，大枣十二枚（劈），枳实四枚，大黄二两（酒浸）。表证未除，故用柴胡以解

表。里证又急，故用大黄枳实以攻里。芍药安脾敛阴，（能泻肝火，使木不克土。）黄芩退热解渴，半夏和胃止呕，姜辛散而枣甘缓，以调营卫而行津液。此表里交治，下剂之缓者也。（陶节庵曰：伤寒邪热传里，须看热气浅深用药。三焦俱伤，则痞满燥实坚全见，宜大承气汤。邪在中焦，则有燥实坚三证，宜调胃承气汤。加甘草和中，去枳朴者，恐伤上焦氤氲之气也。邪在上焦，则痞而实，宜小承气汤。去芒硝者，恐伤下焦真阴也。若表证未除，里证又急，不得不下者，则用大柴胡汤，通表里而缓治之。大承气最紧。小承气次之，调胃承气又次之，大柴胡又次之。盖恐硝性燥急，故不轻用。周扬俊曰：仲景于太阳入膀胱腑证，则有五苓散，少阳兼阳明腑证，则有大柴胡汤，皆表里两解之法也）"

5. 论小承气汤

《医方集解·攻里之剂第四》："小承气汤（仲景一名三物厚朴汤），治伤寒阳明证，谵语便硬，潮热而喘。及杂病上焦痞满不通。大黄四两，厚朴二两（姜炒），枳实三枚（麸炒）。此少阳、阳明药也。邪在上焦则满，在中焦则胀，胃实则潮热（犹潮水之潮，其来有时，阳明燥金旺于申酉，故曰晡潮热。伤寒潮热为胃实，无虚证），阳邪乘心则狂故谵语，胃热干肺则喘。故以枳朴去上焦之痞满，以大黄去胃中之实热，此痞满燥实坚未全者，故除芒硝，欲其无伤下焦真阴也（大承气通治三焦，小承气不犯下焦，调胃承气不犯上焦。[按]阳明证有正阳阳明，有太阳阳明，有少阳阳明，自阳明经传入胃腑，不恶寒，腹满便硬者，宜大承气下之；若汗多发热微恶寒者，为外未解，其热不潮，未可与承气汤；若腹大满不通者，可与小承气微和胃气；勿令大泄下。谓阳明有在经者，未全入腑，尤宜审慎。阳明、少阳病多由太阳传入，成无已曰：自太阳、少阳传入者，众所共知，自三阴传入者，鲜或能识，三阴有急下之证多矣，岂非仲景之微旨欤。经曰：伤寒脉浮缓，手足温者。系在太阴，当发黄，若小便利者，不能发黄，至七八日，大便硬者，阳明病也。程郊倩曰：此证谓之太阴阳明，阳明为病，本胃实，不特三阳受邪，能转属阳明，三阴亦能转属阳明，推之少阴三大承气，厥阴一小承气，何非转属阳明之病哉）。《金匮》用本方治支饮胸满，更名厚朴大黄汤。本方加羌活，名三化汤（《机要》）：

治中风邪气作实,二便不通(三化者,使三焦通利,复其传化之常也。加羌活者,证本于风也。然中风多虚,气上逆,无用承气之理,非坚实之体,不可轻投)。"

6. 论天王补心丹

《医方考·卷三·虚损劳瘵门第十八·天王补心丹》:"人参(去芦)、白茯苓(去皮)、玄参(炒)、丹参(炒)、远志(炒)、桔梗各五钱,生地黄四两(净洗)、五味子(炒)、当归(酒洗)、麦门冬(去心,炒)、天门冬(去心,炒)、柏子仁(炒)、酸枣仁(炒)各一两。过劳其心,忽忽喜忘,大便难,或时溏利,口内生疮者,此方主之。心者,神明之脏,过于忧愁思虑,久久则成心劳。心劳则神明伤矣,故忽忽喜忘。心主血,血濡则大便润,血燥故大便难。或时溏利者,心火不足以生脾土也。口内生疮者,心虚而火内灼也。人参养心气,当归养心血,天、麦门冬所以益心津,生地、丹、玄所以解心热,柏仁、远志所以养心神,五味、枣仁所以收心液,茯苓能补虚,桔梗能利膈。诸药专于补心,劳心之人宜常服也。此方之传,未考所自。偈云:昔者志公和尚,日夕讲经,邓天子悯其劳也,锡以此方,因得名焉,载在经藏,今未辨其真伪,异日广求佛典而搜之。"

7. 论木香顺气汤

《医方集解·理气之剂第七》:"木香顺气汤(东垣),治阴阳壅滞,气不宣通,胸膈痞闷,腹胁胀满,大便不利(胸膈痞闷者,脾胃受伤,中气不运,不能升降,浊气在上,则生䐜胀也;腹胁胀满者,肝火盛也;大便秘者,清阳不升,故浊阴不降也)。木香、草蔻仁(炒)、益智、苍术三分,厚朴四分,青皮、陈皮、半夏、吴茱萸(汤泡)、干姜、茯苓、泽泻二分,升麻、柴胡一分,当归五分。此足太阴、阳明药也。木香、厚朴、青皮、陈皮辛能行气,兼能平肝;草蔻、益智香能舒脾;苍术、半夏燥能胜湿;干姜、吴茱温能散寒;升柴之轻以升其阳,苓泻之淡以泄其阴。盖脾为中枢,使中枢运转,则清升浊降,上下宣通,而阴阳得位矣。然皆气药,恐其过燥,故重用当归以濡其血,共成益脾消胀之功也。"

8. 论平胃散

《成方切用·卷四下·消导门·平胃散》:"苍术辛烈,燥湿而强脾。厚朴苦温,除湿而散满(苦降能泻实满,辛温能散湿满)。陈皮辛温,利气而行痰。甘草中州主药,能补能和为使。泄中有补,务令湿土底于和平也。(景岳曰:平胃者,欲平治其不平也。此为胃强邪实者设,故其性味从辛从燥从苦,而能消能散,惟有滞有湿有积者宜之。今见方家,每以此为常服健脾之剂,动辄用之,而不察其可否,其误甚矣)"

9. 论东垣升阳除湿汤

《成方切用·卷七下·燥湿门》:"东垣升阳除湿汤(东垣),治大便秘塞,或里急后重,数至圊而不能便,或有白脓,或血。慎勿利之,利之则必至重病,反郁结而不通矣。以此汤升举其阳,则阴自降矣(通大便有用升麻者,即此意也)。苍术(泔浸)四钱,防风二钱,茯苓、白术、芍药一钱。如胃寒,泄泻肠鸣,加益智半夏各五分,姜枣煎。苍术辛温燥烈,升清阳而开诸郁,故以为君。白术甘温,茯苓甘淡,佐之以健脾利湿。防风辛温,胜湿而升阳。白芍酸寒,敛阴而和脾也。(刘宗厚曰:饮食入胃,输精心肺,气必上行,然后下降。若脾胃有伤,不能上升,反下流肝肾,而成泄利者。法当填补中气,升之举之。不可疏下,此东垣发前人所未发也)"

10. 论四顺清凉饮

《医方考·卷六·痘门第六十九·四顺清凉饮》:"大黄、当归、芍药、甘草。实热内壅,腹胀秘结,痘不能出者,此方主之。痘以热而出,固不能以无热。若实热内壅,腹胀便秘,则三焦之气不化,而痘不能以出矣。故用大黄通其滞,当归活其血,芍药养其阴,甘草调其胃。通利之后表里气血皆承顺矣,故曰四顺。"

《成方切用·卷十一上·婴孩门·四顺清凉饮》:"故用大黄通其滞,当归活其血,芍药养其阴,甘草调其胃。通利之后,表里气血皆承顺矣,故曰四顺(如形质虚弱,而大便秘结,不堪攻下者,用蜜导)。"

11. 论玄明粉散

《医方考·卷二·秘结门第十三·玄明粉散》:"玄明粉三钱,当归尾五钱,煎汤调服。血热便秘者,此方主之。玄明粉咸寒,取其软坚;当归尾辛利,取其破血。此攻下之剂也,宜量人之虚实而用之。"

12. 论半夏泻心汤去干姜甘草加枳实杏仁方

《温病条辨·卷二·中焦篇·暑温伏暑》:"阳

明暑温,脉滑数,不食不饥不便,浊痰凝聚,心下痞者,半夏泻心汤去人参、干姜、大枣、甘草加枳实、杏仁主之。不饥不便,而有浊痰,心下痞满,湿热互结而阻中焦气分。故以半夏、枳实开气分之湿结;黄连、黄芩开气分之热结;杏仁开肺与大肠之气痹;暑中热甚,故去干姜;非伤寒误下之虚痞,故去人参、甘草、大枣,且畏其助湿作满也。半夏泻心汤去干姜、甘草,加枳实、杏仁方,苦辛寒法。半夏一两,黄连二钱,黄芩三钱,枳实二钱,杏仁三钱。水八杯,煮取三杯,分三次服。虚者复纳人参二钱,大枣三枚。"

13. 论导气丸

《医方考·卷四·鼓胀门第三十七·导气丸》:"青皮,(水蛭炒),莪术(虻虫炒),三棱(干漆炒),槟榔(斑蝥炒),吴茱萸(牵牛炒),干姜(硇砂炒),胡椒(茴香炒),附子(盐炒),赤芍药(川椒炒),石菖蒲(桃仁炒)。上件同炒药熟,去水蛭等不用,研末,酒糊为丸如梧桐子大。每服五丸至七丸,空心紫苏汤下。诸腹胀大,痞塞不通,大便虚秘,此方主之。青皮、莪术、三棱、菖蒲,气积药也,炒以水蛭、虻虫、干漆、桃仁,则逐败血矣!干姜、附子、胡椒、茱萸,温中药也,炒以硇砂、食盐、茴香、牵牛,则软坚而疏利矣。槟榔炒以斑蝥,下气者得破气者而益悍。赤芍药炒以川椒,泻肝者得疏肝者而益利。制度之工如此,以之而治气实有余之证,斯其选矣。"

14. 论苁蓉汤

《校注医醇賸义·卷二·秋燥·肾燥》:"苁蓉汤(自制):肉苁蓉三钱(漂淡),枸杞三钱,菟丝子四钱,当归二钱,杜仲三钱,料豆三钱,茯苓二钱,牛膝二钱,甘草四分,红枣十枚,姜二片。苁蓉咸温,填精补血,植物而有似乎动物。肾脏燥凉,髓枯血少,便闭,非鲜首乌、当归、麻仁、苏子、蜂蜜所能必通者,惟苁蓉之润,足以通之。枸杞、菟丝、杜仲、料豆,亦肾家要药;当归、牛膝,活血舒筋;甘草、茯苓、姜、枣,以顾脾胃;生姜兼能去凉,茯苓兼能通溺,归、菟、姜、枣,并以解苁蓉之腥浊,顾全心胃,制方缜密极矣。归、苓、膝三味,上两方皆同用。(祖怡注)"

15. 论松柏通幽法

《时病论·卷之六·拟用诸法》:"松柏通幽法,治燥结盘踞于里,腹胀便闭。松子仁四钱,柏子仁三钱,冬葵子三钱,火麻仁三钱,苦桔梗一钱,栝蒌壳三钱,薤白头八分,大腹皮一钱(酒洗)。加白蜂蜜一调羹冲服。此仿古人五仁丸之法也。松、柏、葵、麻,皆滑利之品,润肠之功非小,较硝、黄之推荡尤稳耳。丹溪治肠痹,每每开提上窍,或以桔梗、蒌、薤开其上复润其下。更加大腹宽其肠,白蜜润其燥,幽门得宽得润,何虑其不通哉。"

16. 论泽下汤

《校注医醇賸义·卷二·秋燥·脾燥》:"脾本喜燥,但燥热太过,则为焦土,而生机将息,令人体疲便硬,反不思食,此正如亢旱之时,赤地千里,禾稼不生也,泽下汤主之(泽下汤自制)。人参一钱,当归二钱,白芍一钱,生地六钱,白苏子三钱,大麻仁三钱,石斛三钱,山药三钱,料豆三钱,红枣十枚。参、枣、归、芍,脾家血分药,与涵木养营汤同。以肝藏血,脾统血也。生地与山药、料豆同用,有补脾及肾之意,所以命名泽下。石斛有咸味者,亦能滋肾,因脾燥必吸肾阴。气血虚之便硬,反不思食,无攻泻之可进,麻仁、苏子油多润肠,不妨气血,最为稳着。(祖怡注)"

17. 论茵陈栀子大黄汤

《医方考·卷四·五疸门第三十四·茵陈栀子大黄汤》:"茵陈一两,栀子三枚,大黄三钱五分。发黄,小便赤涩,大便秘结,此方主之。茵陈苦寒,能利黄疸。栀子泻火,屈曲而下,能疗小便之赤涩。大黄能攻大便之秘结,此众人之所共知。大小既利,则湿热两泄,而黄自除矣!"

18. 论韭汁牛乳饮

《医方考·卷三·翻胃门第二十五·韭汁牛乳饮》:"韭汁、牛乳等分,时呷之。胃脘有死血,干燥枯槁,食下作痛,翻胃便秘者,此方主之。翻胃者,胃不能安谷,食下即出之名也。嗜酒燥暴之人,多有此疾。胃脘有死血者,醇酒溃胃,久积瘀热之所致也。干燥枯槁者,燥急心热之所致也。有枯燥,故令食下作痛。有积热,故令翻胃便秘。韭汁味辛,能消瘀行血。牛乳甘温,能养血润燥。"

《成方切用·卷八上·润燥门》:"韭汁牛乳饮(丹溪),治胃脘有死血,干燥枯槁,食下作痛,翻胃便秘(胃脘有死血者,嗜酒食辛,躁暴多怒,积久而成瘀热也。枯槁者,血聚则肝气燥,燥热故槁也。瘀血阻碍,故食下作痛,翻胃而吐出也。瘀血不去,则新血不生,故肠枯而便秘。膈噎翻胃,多因气血两虚,胃槁胃冷而成。饮可下而食不下,槁在吸门,即喉间之会厌也。食下胃脘痛,须臾吐出。槁在贲门,胃之上口也,此上焦名噎。食下良久吐出,槁在幽门,胃之下口也,此中焦名膈。朝食暮吐,槁在阑门,小肠下口也,此下焦名翻胃。又有寒痰,瘀血,食积,壅塞胃口者,或补,或消,或润,宜随病施治)。韭菜汁、牛乳等分。时时呷之。有痰阻者,加姜汁。一方去牛乳,加陈酒,治血膈尤捷。韭汁辛温,益胃消瘀。牛乳甘平,润燥养血。瘀去则胃无阻,血润则大肠通,而食得下矣(治噎膈诸药,韭汁散瘀。竹沥姜汁消痰,童便降火。人乳牛乳,润燥补血。芦根汁止呕,茅根汁凉血。甘蔗汁和胃,荸荠消食,骡尿杀虫。或加烧酒米醋白蜜,和诸汁顿服亦佳。朱丹溪曰:反胃噎膈,大便燥结,宜牛羊乳时时咽之,兼服四物汤为上策。不可服人乳,人乳有五味之毒,七情之火也。按噎膈不通,服香燥药,取快一时。破气而燥血,是速其死也。不如少服药,饮牛乳,加韭汁,或姜汁,或陈酒为佳)。"

19. 论秦艽白术丸

《成方切用·卷一下·理血门·秦艽白术丸》:"(东垣)治痔疮痔漏,有脓血,大便燥结,痛不可忍。桃仁(研)、归尾(酒洗)、秦艽、白术一两,枳实(麸炒)、皂角子(烧存性)、泽泻五钱、地榆三钱,面糊丸。秦艽、归尾、桃仁,润燥和血(秦艽为风药中润剂),皂角仁以除风燥,地榆以破血止血,枳实苦寒,以泄胃实。泽泻咸泄,使气归于前阴,以清湿邪也。白术之苦甘,以泻火而益元气,故曰甘寒泻火,乃假枳实之寒也大便秘涩,以大黄推荡之。其津液益不足,用当归和血,加油润之剂,自然软利矣。"

20. 论柴胡汤

《医方集解·和解之剂第六·小柴胡汤》:"昂按:半夏止呕和胃健脾,亦通治烦呕不欲食,寒热间作,脾亦有之,不独少阳也,小柴胡之用半夏,以邪在半表半里,则阴阳争,用半夏和胃而通阴阳也,《灵枢经》用治不眠,亦同此意。而仲景治喉痹咽痛及大小便秘,皆用半夏,取其辛能润燥,又能散也。丹溪谓半夏能使大便润而小便长,今又专以半夏为除痰之药,稍涉燥证,辄不敢用。而半夏之功用不复见知于世矣。徐忠可曰:小柴胡能引清气而行阳道,能引胃气上行而行春令,能散诸经

血凝气聚,故凡邪在表里混杂者,俱藉之以提出少阳,俾循经而散,以柴甘生姜为定药,余则加减随证耳。"

21. 论逍遥散

《医方集解·和解之剂第六》:"逍遥散(《局方》),治血虚肝燥,骨蒸劳热,咳嗽潮热,往来寒热,口干便涩,月经不调(骨蒸潮热,肝血虚也;肝火乘肺故咳嗽;邪在少阳故往来寒热;火盛烁金,不能生水,故口渴便秘;肝藏血,肝病故经水不调)。柴胡、当归(酒拌)、白芍(酒炒)、白术(土炒)、茯苓一钱,甘草(炙)五分,加煨姜、薄荷煎。此足太阳、厥阴药也。肝虚则血病,当归、芍药养血而敛阴;木盛则土衰,甘草、白术和中而补土补土生金,亦以平木;柴胡升阳散热,合芍药以平肝;而使木得条达(木喜条达,故以泻为补,取疏通之义);茯苓清热利湿,助白术以益土,而令心气安宁(茯苓能通心肾);生姜暖胃祛痰,调中解郁;薄荷搜肝泻肺,理血消风,疏逆和中;诸证自已,所以有逍遥之名(有干咳嗽者,丹溪曰:极为难治。此系火郁之证,乃痰郁其火邪在中,用逍遥散以开之,下用补阴之剂可愈。昂按:此即后条《医贯》所言之旨也)。"

22. 论倒换散

《医方考·卷四·小便不通门第三十八·倒换散》:"大黄(一两),荆芥(二两),每服末二钱。内热小便不通者,此方主之。内热而小便不通者,郁其少火,而气不化也。《内经》曰:膀胱者,州都之官,津液藏焉,气化则能出矣。然化气之道,莫妙于升降。天地以升而降化万物,奈何而昧于人乎?故用荆芥之轻清者以升其阳。用大黄之重浊者以降其阴。清阳既出上窍,则浊阴自归下窍,而小便随泄矣。方名倒换者,小便不通,倍用荆芥。大便不通,倍用大黄。颠倒而用,故曰倒换。"

23. 论凉膈散

《医方集解·泻火之剂第十四》:"凉膈散(《局方》),治心火上盛,中焦燥实,烦躁口渴,目赤头眩,口疮唇裂,吐血衄血,大小便秘,诸风瘛疭,胃热发斑发狂;及小儿惊急,痘疮黑陷(上证皆上中二焦之火为之患也)。连翘四两,大黄(酒浸)、芒硝、甘草二两,栀子(炒黑)、黄芩(酒炒)、薄荷一两,为末。每服三钱,加竹叶、生蜜煎(叶生竹上,故治上焦)。此上中二焦泻火药也。热淫于

内，治以咸寒，佐以苦甘，故以连翘、黄芩、竹叶、薄荷升散于上，而以大黄、芒硝之猛利推荡其中，使上升下行，而膈自清矣。用甘草、生蜜者，病在膈，甘以缓之也（李东垣曰：易老法减大黄、芒硝，加桔梗、竹叶，治胸膈与六经之热；以手足少阳俱下胸膈，同相火游行一身之表，乃至高之分，故用舟楫之剂，浮而上之，以去胸膈六经之热也，重症用前方，轻者用此方）。"

24. 论益元散

《医方考·卷二·火门第八·益元散》："（即暑门六一散，又名天水散），滑石六两，甘草一两，共为末，用蜜水调下三钱。六腑有实火，上有烦渴，下有便秘、赤涩者，此方主之。滑石性寒，故能清六腑之热；甘草性平，故能缓诸火之势。"

25. 论润肠丸

《成方切用·卷八上·润燥门》："润肠丸（东垣），治肠胃有伏火，大便秘涩。全不思食，风结血结（风结即风秘，由风搏肺脏，传于大肠。或素有风病者，亦多秘。气秘，由气不升降。血秘，由亡血血虚，津液不足。热秘，由大肠热结。冷秘，由冷气横于肠胃，凝阴固结，津液不通，非燥粪也。仲景曰：脉浮而数，能食。不大便者，此为实，名曰阳结。脉沉而迟，不能食。身体重，大便反硬，名曰阴结。李东垣曰：实秘热秘，即阳结也，宜散之。虚秘冷秘，即阴结也，宜温之）。大黄、归尾、羌活五钱，桃仁（研）、大麻仁（去壳）一两，蜜丸。一方有防风。风湿加秦艽、皂角子（烧存性用）。归尾、桃仁，润燥活血，羌活搜风散邪，大黄破结通幽，麻仁滑肠利窍。血和风疏，肠胃得润，则自然通利矣（朱丹溪曰：古方通大便，皆用降气品剂，盖肺气不降，则难传送，用枳壳沉香诃子杏仁等是也。又老人虚人风人，津液少而秘者，宜滑之，用胡麻麻仁阿胶等是也。如妄以峻药逐之，则精液走，气血耗，虽暂通而即秘矣，必变生他证）。加防风、皂角仁，蜜丸，名活血润燥丸，治同（皂角得湿则滑，湿滑则燥结自除）。去羌活，加升麻、红花、生熟二地，名润燥汤（俱东垣方）治同。大黄煨熟，当归酒浸，枳实炒，等分蜜丸，亦名润肠丸。治痔病，肛门燥涩。"

26. 论润燥汤

《医方考·卷二·秘结门第十三·润燥汤》："熟地黄、当归梢、大黄（酒浸，煨）、桃仁（去皮尖）、生甘草、麻仁各一钱，红花五分，生地黄、升麻各二分。大肠燥结，便出坚黑者，此方主之。大肠得血则润，亡血则燥，故用熟地、当归以养血；初燥动血，久燥血瘀，故用桃仁、红花以去瘀。麻仁所以润肠，大黄所以通燥，血热则凉以生地黄，气热则凉以生甘草，微入升麻，消风热也。"

27. 论调胃承气汤

《医方考·卷一·伤寒门第二·调胃承气汤》："大黄四两（酒浸），芒硝半升，甘草二两。伤寒，阳明证俱，大便秘，谵语，脉实者，此方主之。阳明证俱者，不恶寒，反恶热、作渴是也。传至阳明，则热经数日矣。热久则五液干涸，故大便秘；液亡则无水以制火，故谵语。谵语者，呢喃而语，妄见妄言也。邪入于里，故脉实。大黄苦寒，可以荡实，芒硝咸寒，可以润燥；甘草甘平，可以和中。此药行，则胃中调而里气承顺，故曰调胃承气。然犹有戒焉，表证未去而早下之，则有结胸、痞气之患，此大、小陷胸汤之所以作也。夫人恶可以不慎乎？"

《医学心悟·卷二·阳明腑病·调胃承气汤》："枳实消痞，厚朴去满，芒硝润燥，大黄泻实，必痞、满、燥、实四症兼全者，方可用也。若痞满而未燥实者，宜用小承气汤，不用芒硝，恐伤下焦阴血也。燥实而未痞满者，即用本方，不用枳、朴，恐伤上焦阳气也。论承气汤有八禁：一者，表不解恶寒未除，小便清长，知不在里仍在表也，法当汗解。二者，心下硬满心下满，则邪气尚浅，若误攻之，利遂不止。恐正气下脱也三者，合面赤色面赤色，为邪在表，浮火聚于上，而未结于下，故未可攻也。又面赤为戴阳，尤宜细辨。四者，平素食少，或病中反能食平素食少，则胃气虚，故不可攻。然病中有燥屎，即不能食，若反能食，则无燥屎，不过便硬耳，亦未可攻也。五者，呕多呕吐属少阳，邪在上焦，故未可攻也。六者，脉迟迟为寒，攻之则呃。七者，津液内竭病人自汗出，小便自利，此为津液内竭，不可攻之，宜蜜煎导而通之。八者，小便少病人平日，小便日三四行，今日再行，知其不久即入大肠，宜姑待之，不可妄攻也。"

28. 论通幽汤

《医方考·卷二·秘结门第十三·通幽汤》："生地黄、熟地黄、当归梢、大黄（酒浸，煨）、桃仁泥、红花、升麻。结燥腹痛者，此方主之。此即前方润燥汤去生甘草、麻仁也。胃之下口,名曰幽门。此方服之,可以通其留滞,故曰通幽。大便燥结,升降不通,故令腹痛。燥者濡之,生地、熟地,皆濡物也;逸者行之,大黄、归梢,皆行物也;留者攻之,桃仁、红花,皆攻物也;抑者散之,升麻之用,散抑郁也。"

《成方切用·卷八上·润燥门·通幽汤》:"(东垣)治幽门不通,上冲吸门,噎塞不开,气不得下,大便艰难,名曰下脘不通,治在幽门(下脘即幽门,胃之下口也。人身上下有七门,皆下冲上也。幽门上冲吸门,吸门即会厌,气喉上掩饮食者也。冲其吸入之气,不得下归肝肾,为阴火所拒,故膈噎不通。浊阴不得下降,而大便干燥不行。胃之湿与阴火,俱在其中,则腹胀作矣。治在幽门,使幽门通利,泄其阴火,润其燥血,生其新血,则幽门通,吸门亦不受邪,膈噎得开,胀满俱去矣。是浊阴得下归地也)。当归身、升麻、桃仁(研)、红花、甘草(炙)、原生地、原熟地,或加槟榔,当归、二地滋阴以养血,桃仁、红花润燥而行血,槟榔下坠而破气滞。加升麻者,天地之道,能升而后能降。清阳不升,则浊阴不降。《经》所谓地气上为云,天气下为雨也。(李东垣曰:肾开窍于二阴。《经》曰:大便难者,取足少阴。夫肾主五液,津液足则大便如常。若饥饱劳役,损伤胃气。及食辛热味厚之物,而助火邪。火伏血中,耗散真阴,津液亏少,故大便燥结。少阴不得大便,以辛润之。太阴不得大便,以苦泄之。伤食者,以苦泄之。血燥者,以桃仁酒制大黄通之。风燥者,以麻仁加大黄利之。气塞者,郁李仁杏仁皂角仁润之。不可概用牵牛巴豆之类下之,损其津液。暂得通快,燥结愈甚,遂成不救)。加大黄、麻仁,名当归润肠汤,治同。"

29. 论猪胆导法

《医方考·卷一·伤寒门第二·猪胆导法》:"大猪胆一枚,入醋少许,取竹管五寸许,以一头入胆,一头内入谷道中,赍汁灌入肛内。顷当大便出。阳明自汗,反小便利,屎虽硬不可攻者,宜行此法。自汗,则胃亡津液,当小便不利,今小便反利,则热犹未实,屎虽硬,不可攻也,故以此法导之。猪胆能泽大肠,入醋能敛肠液,故便难者得之则易。《经》曰燥者濡之。此法之谓也。"

《成方切用·卷四上·攻下门·猪胆导法》:"(仲景)治证同前。猪胆一枚,取汁,入醋少许。

用竹管长三四寸,一半纳谷道中,将胆汁灌入,顷当大便。便秘者,属燥属热。自汗者,为亡津液。当小便不利,今反利,是热犹未实,故不可攻。猪胆汁,寒胜热,滑润燥,苦能降。醋酸善人,故能引入大肠而通之也(海藏法,用蜜煎盐相合,或草乌未相合亦可。盖盐能软坚润燥,草乌能化寒消结,可随证阴阳所宜而用之。《准绳》曰:凡多汗伤津,及屡经汗下不解,或尺中脉迟弱,元气素虚人,便欲下而不润利者。并宜导法,但须分津液枯者用蜜导。邪热甚者用胆导,湿热痰饮固结,姜汁麻油浸栝蒌根导。惟下傍流水者,导之无益,非大承气峻攻不效。以实结在内,而不在下也,至于阴结便闭者,宜于蜜道中,加姜汁生附子末,或削陈酱姜导之,此补长沙之未备也)。"

30. 论麻仁丸

《妇人大全良方·卷之二十三·产后大便秘涩方论第二》:"论曰:产后大便秘涩者何?答曰:产卧水血俱下,肠胃虚竭,津液不足,是以大便秘涩不通也。若过五六日腹中胀闷者,此有燥屎在脏腑,以其干涩,未能出耳。宜服麻仁丸,以津润之。若误以为有热而投以寒药,则阳消阴长,变证百出,性命危矣。"

31. 论清燥汤

《成方切用·卷七上·消暑门》:"清燥汤(东垣):治肺金受湿热之邪,痿躄喘促,胸满少食,色白毛败,头眩体重,身痛肢倦,口渴便秘。《经》曰:肺者,相传之官,治节出焉。火盛克金,则肺热叶焦,气无所主,而失其治节。故肢体或纵或缩,而成痿躄也。火上逆肺,故喘促。肺主皮毛,故色白毛败。湿热填于膈中,故胸满。壅于阳明,则食少。上升于头,则眩。注于身,则体重。流于关节,则身痛。肺受火伤,天气不能下降,膀胱绝其化源,故口渴便赤。黄芪钱半,苍术(炒)一钱,白术(炒)、陈皮、泽泻五分,人参、茯苓、升麻三分,当归(酒洗)、生地黄、麦冬、甘草(炙)、神曲(炒)、黄柏(酒炒)、猪苓二分,黄连一分,五味子九粒,柴胡三分。肺属辛金而主气,大肠属庚金而主津。燥金受湿热之邪,则寒水(膀胱)生化之源绝,源绝则肾水亏(金不能生水),而痿躄诸证作矣。金者,水之母也。气者,水之源也。黄芪益元气而实皮毛,故以为君。二术、人参、茯苓、甘草、橘皮、神曲,健脾燥湿,理气化痰,所以运动其土。土者,金之母也。麦冬、五味，保肺以生津。当归、生地，滋阴而养血。黄柏、黄连，燥湿而清热（黄柏合苍术，为二妙散，治痿正药。加牛膝，名三妙散）。升麻、柴胡，所以升清。猪苓、泽泻，所以降浊。使湿热从小便出，则燥金肃清（肺为高清之脏）。水出高原，而诸证平矣。朱丹溪曰：今世风病，大率与诸痿证，混同论治。古圣论风痿，条目不同，治法亦异。"

32. 论清燥润肠汤

《校注医醇賸义·卷二·秋燥·大肠燥》："大肠受燥热，则脏阴枯槁，肠胃不通，大便秘结，清燥润肠汤主之（清燥润肠汤自制）。生地三钱，熟地三钱，当归二钱，麻仁三钱，蒌仁四钱，郁李仁二钱，石斛三钱，枳壳一钱（蜜水炒），青皮一钱五分（蜜水炒），金橘饼一枚。此方以二地、三仁为主药，生津润燥，开结之力颇速。再加当归养血，石斛养胃，青皮、枳壳皆蜜水炒，协金橘饼流通肺胃之气。肺与大肠相表里，补其脏必兼疏其腑，泻其腑必兼顾其脏，此脏腑相连，不可分割之定理也。祖怡注。"

33. 论脾约丸

《医方考·卷二·秘结门第十三·润肠丸》："（即脾约丸）麻仁十两（入百沸汤内泡浸一宿，次日曝干，砻之，粒粒皆完），大黄四两（酒蒸），杏仁一两二钱（去皮尖，炒），芍药（酒炒）、枳实（麸炒）、厚朴（姜汁炒）各三两。胃强脾弱，不能四布津液濡润大肠，后便燥结者，此方主之。润可以去燥，麻仁、杏仁、芍药是也；苦可以胜燥、枳实、厚朴、大黄是也。"

《格致余论·脾约丸论》："成无己曰：约者结约之约，胃强脾弱，约束津液，不得四布，但输膀胱，故小便数而大便硬，故曰脾约。与此丸以下脾之结燥，肠润结化，津流入胃，大便利，小便少而愈矣。愚切有疑焉。何者？既曰约，脾弱不能运也；脾弱则土亏矣，必脾气之散，脾血之耗也。原其所由，久病大下大汗之后，阴血枯槁，内火燔灼，热伤元气，又伤于脾，而成此证。伤元气者，肺金受火，气无所摄；伤脾者，肺为脾之子，肺耗则液竭，必窃母气以自救，金耗则木寡于畏，土欲不伤，不可得也。脾失转输之令，肺失传送之官，宜大便秘而难下，小便数而无藏蓄也。理宜滋养阴血，使孤阳之火不炽，而金行清化，木邪有制，脾土清健而运行，

精液乃能入胃，则肠润而通矣。今以大黄为君，枳实、厚朴为臣，虽有芍药之养血，麻仁、杏仁之温润，为之佐使，用之热甚而气实者，无有不安。愚恐西北二方，地气高厚，人禀壮实者可用。若用于东南之人，与热虽盛而血气不实者，虽得暂通，将见脾愈弱而肠愈燥矣。后之欲用此方者，须知在西北以开结为主，在东南以润燥为主，慎勿胶柱而调瑟。"

34. 论温中平胃散

《校注医醇賸义·卷四·胀》："胃胀者，腹满，胃脘痛，鼻闻焦臭，妨于食，大便难。胃为水谷之腑，职司出纳。阴寒之气上逆，水谷不能运行，故腹满而胃痛。水谷之气腐于胃中，故鼻闻焦臭，而妨食便难也。当平胃祛寒温中平胃散主之（温中平胃散自制）。炮姜五分，砂仁一钱，木香五钱，谷芽三钱（炒），神曲三钱（炒），广皮一钱，茅术一钱，厚朴一钱，枳壳一钱，青皮一钱，陈香橼皮八分。本方以平胃散去甘草加炮姜、香、砂，而以神曲、枳壳、谷芽助消化，青皮、香橼和肝胃。平胃散所以燥脾湿，此方所以温胃寒，胃寒乃胃病中最习见之一种。祖怡注。"

35. 论滋燥养营汤

《成方切用·卷八上·润燥门》："治炎烁肺金，血虚外燥，皮肤皴揭，筋急爪枯，或大便风秘（肺主皮毛，肝主筋爪，肝血不足，风热胜而筋燥，故外见皮毛枯槁，肌肤燥痒，内有筋急便秘之证）。当归（酒洗）二钱，生地黄、熟地黄、芍药（炒）、黄芩（酒炒）、秦艽一钱，防风、甘草五分。前证为血虚而水涸，当归润燥养血为君，二地滋肾水而补肝，芍药泻肝火而益血为臣，黄芩清烁肺之火而退阳，艽防散肝胆之风而不燥（风药多燥，艽防味辛能润），又秦艽能养血荣筋，防风乃血药之使（吐血血崩，皆用为使），甘草甘平泻火，入润剂则补阴血为佐使也。"

36. 论疏凿饮子

《成方切用·卷七下·燥湿门》："疏凿饮子，治遍身水肿，喘呼口渴，大小便秘（上证为湿热甚而气实也。此为阳水。阳水见阳证。脉必沉数。阴水见阴证。脉必沉迟）。羌活、秦艽、槟榔、商陆、椒目、大腹皮、茯苓皮、木通、泽泻、赤小豆，等分。加姜皮煎。外而一身尽肿，内而口渴便秘，是上下表里俱病也。羌活、秦艽，解表疏风，使湿以

风胜,邪由汗出,而升之于上。腹皮、苓皮、姜皮,辛散淡渗,所以行水于皮肤(以皮行皮)。商陆、槟榔、椒目、赤豆,去胀攻坚,所以行水于腹里。木通泻心肺之水,达于小肠。泽泻泻脾肾之水,通于膀胱(二药泻水,实泻火也)。上下内外,分消其势,亦犹神禹疏江凿河之意也。"

37. 论槐子汤

《校注医醇賸义·卷二·火·大肠火》:"肺经之火,移于大肠,大便硬秘,或肛门肿痛,槐子汤主之(槐子汤自制)。槐米三钱,蒌仁三钱,麦冬一钱五分,枳壳一钱(蜜水炒),天冬一钱五分,苏子三钱,玉竹三钱,麻仁三钱,杏仁三钱,甘草四分,金橘饼一枚,白芝麻三钱。槐米为大肠火重,大便见血之主药。再加火麻仁、白芝麻、蒌仁、杏仁、苏子,凡仁皆润,即通用之五仁丸。加金橘饼以顾胃,枳壳以宽肠,玉竹、甘草以顾脾胃,天、麦冬以保金水,与小肠火之琥珀导赤散,有异曲同工之妙。祖怡注。"

38. 论蜜枣导法

《医方考·卷二·秘结门第十三·导法》:"白蜜二合,煎之作挺,长如指许,内便道中,病人以手急抱,欲大便时去之。自汗,大便秘者,此法治之。胃家实则自汗,自汗亡其胃液,则便秘。若以下药与之,则益亡其液矣,故用导法。导法者,迎而夺之之兵也。"

《医方考·卷六·痘门第六十九·蜜枣导法》:"形质虚弱,而大便秘结,不堪下者,用蜜熬滴水成珠,捻作枣子状,用鸡翎为心,少粘皂角末,纳入谷道中,病人以手急抱即出之,便随通矣。此以正气怯弱,不堪攻下故尔。"

《成方切用·卷四上·攻下门·蜜煎导法》:"(仲景)治阳明证,自汗,小便利,大便秘者(胃实自汗,小便复利,此为津液内竭,非热结也。若与下药,则液愈耗矣。虽大便硬,不可攻之。宜俟其欲大便,然后用外导之法)。蜜七合,铜器中微火煎,频搅勿令焦,候凝如饴,捻作锭子。令头锐大如指,长寸许,掺皂角末少许,乘热纳谷道中,用手抱住,大便出时,乃去之(加盐少许亦可,咸能润燥软坚)。蜜能润肠,热能行气,皂能通窍。津液内竭,概不可攻,须俟其欲便,乃导而通之,不欲以苦寒伤胃也(徐忠可曰:此为大便将行,而不能润利者设也。结胸痞满脏结,胃有燥屎,皆有见证。今

但自汗,且小便利,是津耗热郁,而干燥也)。"

39. 论增液汤方

《温病条辨·卷二·中焦篇·风温温热温疫温毒冬温》:"增液汤方,咸寒苦甘法。元参一两,麦冬(连心)八钱,细生地八钱。水八杯,煮取三杯,口干则与饮,令尽,不便,再作服。[方论]温病之不大便,不出热结液干二者之外。其偏于阳邪炽甚,热结之实证,则从承气法矣;其偏于阴亏液涸之半虚半实证,则不可混施承气,故以此法代之。独取元参为君者,元参味苦咸微寒。壮水制火,通二便,启肾水上潮于天,其能治液干,固不待言,《本经》称其主治腹中寒热积聚,其并能解热结可知。麦冬主治心腹结气,伤中伤饱,胃络脉绝,羸瘦短气,亦系能补能润能通之品,故以为之佐。生地亦主寒热积聚,逐血痹,用细者。取其补而不腻,兼能走络也。三者合用,作增水行舟之计,故汤名增液,但非重用不为功。"

二、治便秘通用方

1. 濡脏汤(《备急千金要方·卷十五脾脏方·秘涩第六》)

主大便不通六七日,腹中有燥屎,寒热烦迫,短气汗出胀满方。

生葛根 猪膏(各二升) 大黄(一两)

上三味㕮咀。以水七升煮取五升,去滓,纳膏,煎取三升,澄清。强人顿服,羸人再服。亦治大小便不通。

2. 久房散(《千金翼方·卷第十九·杂病中·淋病第二·久房散》)

治大小便不通方。

当归(三斤) 大戟(一斤) 牛膝(三斤)

上三味,切。以水五升,煮取二升,以大豆五升煎令汁尽,豆干,初服三枚,以通为度。

3. 桑白皮散(《太平圣惠方·卷第十三·治伤寒大便不通诸方》)

治伤寒五六日,大便不通,气喘。

桑根白皮(锉,一两) 大腹皮(锉,半两) 枳壳(麸炒微黄,去瓤,二两) 川大黄(锉碎,微炒,三两) 川芒硝(一两) 甘草(炙微赤,锉,半两)

上件药,捣筛为散。每服五钱,以水一大盏。入生姜半分,煎至五分,去滓。不计时候温服,以

得利为度。

4. 黄芩散(《太平圣惠方·卷第十三·治伤寒大便不通诸方》)

治伤寒八九日,大便不通,心神闷乱。

黄芩(一两) 川大黄(锉碎,微炒,二两) 枳壳(麸炒微黄,去瓤,半两) 大腹皮(锉,一两) 郁李仁(汤浸去皮尖,一两) 羚羊角屑(一两)

上件药,捣筛为散。每服五钱,以水一大盏,煎至五分,去滓,不计时候,温服,以得利为度。

5. 槟榔散(《太平圣惠方·卷第十三·治伤寒大便不通诸方》)

治伤寒大便不通,小便赤涩。

槟榔(一两) 榆白皮(锉,一两) 桂心(半两) 滑石(一两) 甘草(炙微赤,锉,半两) 川大黄(锉碎,微炒,二两)

上件药,捣筛为散。每服五钱,以水一大盏,入生姜半分,煎至五分,去滓,不计时候温服,以得利为度。

6. 柴胡散(《太平圣惠方·卷第十六·治时气大便不通诸方》)

治时气恶寒,头痛,壮热,大便不通。

柴胡(去苗) 茵陈 木通 土瓜根 白藓皮 栀子仁(各一两) 川芒硝(二两) 川大黄(锉碎,微炒,二两)

上件药,捣细罗为散。不计时候,以温水调服三钱。少时当利一两行,利后煮葱豉稀粥食之,如热未歇,再服。

7. 羚羊角散(《太平圣惠方·卷第十六·治时气大便不通诸方》)

治时气热毒在脏,大肠不通。

羚羊角屑(一两) 麦门冬(去心,二两) 大腹皮(锉,一两) 川大黄(锉碎,微炒,一两) 川升麻(一两) 柴胡(去苗,一两) 甘草(炙微赤,锉,半两)

上件药,捣筛为散。每服三钱,水一中盏,煎至六分,去滓,入玄明粉一钱,搅令匀,不计时候温服。

8. 牵牛子丸(《太平圣惠方·卷第五十八·治大便卒不通诸方》)

治大便卒不通,心神烦闷,坐卧不安。

牵牛子(微炒,二两) 川朴硝(一两) 大麻仁(一两) 川大黄(锉碎,微炒,一两) 甘遂(煨令黄,半两) 木香(一两)

上件药,捣罗为末,炼蜜和捣三二百杵,丸如梧桐子大。每服空心,以生姜汤下二十丸。如人行十里当通,如未通,即再服。强羸人加减服之。

9. 白术散(《太平圣惠方·卷第五十八·治大小便难诸方》)

治大小便难,腹胁胀痛,气急。

白术(一两) 牵牛子(微炒,一两) 木通(锉,一两) 川大黄(锉碎,微炒,一两) 陈橘皮(汤浸去白瓤,焙,半两) 槟榔(一两) 川朴硝(一两)

上件药,捣粗罗为散。每服四钱,以水一中盏,煎至六分,去滓,空腹温服。如人行十里再服,以利为度。

10. 神效方(《太平圣惠方·卷第五十八·治大小便难诸方》)

治大小便难。

木香(半两) 青黛(半两) 麻油(二合)

上件药,以水一大盏,同煎令水尽,唯有油,去滓,分为二服。如人行十里服尽。

11. 吴茱萸丸(《太平圣惠方·卷第五十八·治关格大小便不通诸方》)

治大小便,气壅不利,胀满,关格不通。

吴茱萸(汤浸七遍,焙干,微炒,一分) 桂心(半两) 干姜(炮裂,锉,一分) 川大黄(锉碎,微炒,一两) 当归(锉,微炒,半两) 赤芍药(半两) 甘草(炙微赤,锉,半两) 芎(半两) 人参(去芦头,三分) 细辛(三分) 真珠(细研,三分) 桃白皮(锉,一两)

上件药,捣罗为末,炼蜜和捣三二百杵,丸如梧桐子大。每服,以生姜橘皮汤下三十丸,日三服,以通利为度。

12. 芫花丸(《太平圣惠方·卷第七十二·治妇人大便不通诸方》)

治妇人大便秘涩。

芫花(醋拌炒令干,半两) 青橘皮(汤浸去白瓤,焙,半两) 川大黄(锉,微炒,三分)

上件药,捣罗为末,炼蜜和丸如梧桐子大。食前,以生姜汤下十丸。

13. 桑白皮汤(《圣济总录·卷第二十六·伤寒大便不通》)

治伤寒五六日,大便不通,气喘。

桑根白皮(锉,一两) 大腹皮(锉,半两) 枳实(去瓤,麸炒) 大黄(锉,炒,各二两)

上四味,粗捣筛。每服三钱匕,水一盏,入生姜一枣大拍碎,煎至六分,去滓下朴硝末半钱匕,空心温服,未通再服,以通为度。

14. 芍药散(《幼幼新书·卷第三十·大小便不通利第八》)

治大小便下药不通者方。

芍药 大黄 甘草(炙) 当归 朴硝(各一分)

上为末。每服一大钱,水一盏,瓦器中煎至半盏,去滓,服即通。

15. 蜜附汤(《三因极一病证方论·卷之九·三因心痛总治》)

治心腹疼痛,或吐或泄,状如霍乱,及疗冒涉湿寒,贼风入腹,拘急切痛。

附子(生去皮脐,切作四片,以白蜜煎令附子变色,以汤洗去蜜,切,半两) 桂心 芍药(各三分) 甘草(炙,四钱)

上为锉散。每服四大钱,水一盏,姜五片,枣二枚,煎七分,去滓,食前服。大便秘结,入白蜜半匙,同煎。

16. 牵牛子散(《妇人大全良方·卷之八·妇人大便不通方论第六》)

治妇人大便不通。

木香(半两) 郁李仁(去皮,微炒) 青皮(去白) 木通 枳壳(去白,麸炒) 桂心(各一两) 黑牵牛(半生半炒,三两)

上为细末。每服二钱,如煎茶一沸,搅起放温,空心服。

17. 二仁丸(《妇人大全良方·卷之八·妇人风入肠间或秘或利方论第七》)

治风秘。

杏仁(去皮尖,麸炒黄) 麻仁(别研) 枳壳(去瓤,麸炒赤) 诃子(慢火炒,捶去核)

上二物各一两为细末,同二仁杵,炼蜜和杵丸如梧桐子大。温水下二三十丸。未知稍增。

18. 神保丸(《脾胃论·卷下·神保丸》)

治心膈痛,腹痛,血痛,肾气痛,胁下痛,大便不通,气噎,宿食不消。

木香 胡椒(各二钱五分) 巴豆(去皮油心膜,研,十枚) 干蝎(七枚)

上件四味为末,汤浸蒸饼为丸麻子大,朱砂三钱为衣。每服五丸。如心膈痛,柿蒂、灯心汤下;如腹痛,柿蒂、煨姜煎汤下;如血痛,炒姜醋汤下;如肾气痛、胁下痛,茴香酒下;如大便不通,蜜调槟榔末一钱下;如气噎,木香汤下;如宿食不消,茶酒浆饮任下。

19. 润肠汤(《兰室秘藏·卷下·大便结燥门·大便结燥论·润肠汤》)

治大肠结燥不通。

生地黄 生甘草(各一钱) 大黄(煨) 熟地黄 当归梢 升麻 桃仁 麻仁(各一钱) 红花(三分)

上㕮咀。水二盏,煎至一盏,去渣,食远温服。

20. 独枣汤(《仁斋直指方论·卷之十五·秘涩·大便秘涩证治》)

治大便积日不通。

大好枣(一枚,擘开入轻粉,半钱)

上以枣相合,麻线扎缚,慢火煮熟,嚼细,以枣汁送下。

21. 润肠丸(《仁斋直指方论·卷之十五·秘涩·大便秘涩证治》)

大便秘涩通用。

杏仁(去皮尖,略炒) 枳壳(浸去穰,炒) 麻仁 陈皮(各半两) 阿胶(炒) 防风(各二钱半)

上末,炼蜜丸桐子大。每服五十丸,老者苏子煎汤下,壮者荆芥泡汤下。

22. 掩脐法(《仁斋直指方论·卷之十五·秘涩·大小便不通证治》)

治小便大便不通。

连根葱(一茎) 生姜(一块) 淡豆豉(二十一粒) 盐(二匙)

同研烂,捏饼烘热,掩脐中,以帛扎定,良久气透自通,不然再换一剂。

23. 当归润燥汤(《仁斋直指方论·卷之十五·秘涩·附诸方》)

治秘涩。

升麻(二钱) 当归 熟地黄(各一钱) 生地黄(二钱) 甘草 大黄 桃仁 逊子麻仁(各一钱) 红花(少许)

上件,除桃仁、麻仁另研如泥外,锉如麻豆大。

作一服,水二大盏,入桃仁、麻仁,煎至一盏,去滓,空心,宿食消尽,热服之。

24. 厚朴汤(《卫生宝鉴·卷十七·大便门》)

白术(五两) 厚朴(姜制) 陈皮(去白) 甘草(炙,各三两) 枳实(麸炒) 半夏曲(各二两)

上为粗末。每服三钱,水一盏半,姜三片,枣二个。煎至八分。去渣。大温服,食前。

25. 蜜导煎(《卫生宝鉴·卷十七·大便门》)

阳明病自汗出,若发汗小便自利,此为津液内竭,虽硬不可攻之,当须自欲大便,宜蜜导煎而通之,及土瓜根与猪胆汁,皆可为导。

蜜(四两)

上一味,熬欲凝,丸如指大,长二寸,头锐,纳谷道中,欲大便时去之。

26. 大润肠丸(《世医得效方·卷第六·大方脉杂医科·秘涩》)

大便秘涩通用。

杏仁(去皮尖,微炒) 枳壳(浸,去瓤,炒) 麻仁 陈皮(各半两) 阿胶(炒) 防风(各二钱半)

上为末,炼蜜丸梧桐子大。每服五十丸。老者,苏子煎汤下;壮者,荆芥泡汤下。

27. 推车散(《世医得效方·卷第六·大方脉杂医科·秘涩》)

治大小便秘,经月欲死者。

推车客(七个) 土狗(如男子病,推车客用头,土狗用身。如女子病,土狗用头,推车客用身,七个)

上新瓦上焙干,为末,用虎目树皮向南者,浓煎汁调,只一服,经验如神。

28. 润肠膏(《医学正传·卷之三·噎膈》)

治膈噎,大便燥结,饮食良久复出,及朝食暮吐、暮食朝吐者,其功甚捷。

新取威灵仙(捣汁,四五月开花者,四两) 生姜(捣汁,四两) 真麻油(二两) 白砂蜜(煎沸,掠出上沫,四两)

上四味,同入银石器内搅匀,慢火煎,候如饧,时时以箸挑食之。一料未愈,再服一料决效。

29. 治便秘通用方(《先醒斋医学广笔记·卷之一·泄泻》)

治大便不通。

朱砂(研如飞面,五钱) 真芦荟(研细,七钱)

滴好酒少许和丸。每服一钱二分,好酒吞。朝服暮通,暮服朝通。须天晴时修合为妙。

30. 桂枝大黄汤(《景岳全书·卷之六十三长集·痘疹诠古方·痘疹》)

治腹痛,大便不通良方。

桂枝 白芍(各二钱半) 甘草(五分) 大黄(一钱半)

上锉细,加生姜一片,水一钟半,煎八分。食前温服。

31. 益血润肠丸(《医宗必读·卷之九·大便不通·医案》)

治大便不通。

熟地黄(六两) 杏仁(去皮尖,炒) 麻仁(各三两,以上三味俱杵膏) 枳壳(麸炒) 橘红(各二两五钱) 阿胶(炒) 肉苁蓉(各一两半) 苏子 荆芥(各一两) 当归(三两)

为末,以前三味膏,同杵千余下,仍加炼蜜丸桐子大。每服六十丸,空心白汤下。

32. 四物麻仁丸(《症因脉治·卷四·大便秘结论·血枯便结》)

治血枯便结。

当归 白芍药 生地黄 川芎 麻仁 生何首乌

三、治实秘方

1. 练中丸(《肘后》名承气丸)(《备急千金要方·卷十五·脾脏方·秘涩第六》)

主宿食不消,大便难方。

大黄(八两) 葶苈杏仁(熬) 芒硝(各四两)

上四味为末,蜜丸如梧子大。食后服七丸,日三,后稍加之。

2. 大戟丸(《太平圣惠方·卷第五十八·治大便不通诸方》)

治肠胃积滞,大便不通,气壅上奔。

大戟(锉碎,微炒,一两) 川大黄(锉碎微炒,二两) 木香(半两) 羌活(一两) 陈橘皮(汤浸去白瓤,焙,一两) 桑根白皮(锉,一两) 牵牛子(微炒,别捣罗取末,二两)

上件药,捣罗为末,入牵牛子末,同研令匀,炼蜜和丸如梧桐子大。每于空心以生姜汤下二十丸。

3. 大腹皮散（《太平圣惠方·卷第十三·治伤寒大便不通诸方》）

治伤寒六七日,大肠壅结不通,腹胁胀满,不下饮食。

大腹皮（锉碎,半两） 枳壳（麸炒令微黄,去瓤,一分） 赤茯苓（三分） 赤芍药（三分） 桑根白皮（锉,三分） 百合（一两） 牵牛子（微炒,一两） 甘草（炙微赤,锉,一分） 郁李仁（汤浸去皮尖,微炒,一两）

上件药,捣筛为散。每服五钱。以水一大盏,入生姜半分,煎至五分,去滓,不计时候温服,以得利为度。

4. 玄豆丸（《太平圣惠方·卷第七十二·治妇人大便不通诸方》）

治妇人夹宿食,大便不通。

玄豆（炙令焦去皮子,一分） 巴豆（去皮心纸裹压去油,五枚） 香墨（二钱）

上件药,捣罗为末,入巴豆研令匀,以醋煮面糊和丸如梧桐子大。每服一丸,嚼干柿裹,以温水下。

5. 导秘丸（《圣济总录·卷第一十七·风秘》）

治风热,大肠秘涩不通,心烦腹满,体热引饮。

槟榔（锉） 木香 芎䓖 羌活（去芦头） 桂（去粗皮,各二两） 大黄（湿纸裹,煨） 郁李仁（汤浸去皮尖,焙,各四两）

上七味,捣罗为细末,炼蜜和丸如梧桐子大。每服二十丸,浆水下,茶汤亦得。

6. 杏仁汤（《圣济总录·卷第五十·大肠门·大肠实》）

治大肠实热,大便不通,上气喘咳,心神烦闷。

杏仁（汤浸去皮尖、双仁,炒） 甘草（炙,锉,各一两） 赤芍药 麦门冬（去心,焙） 黄芩（去黑心） 细辛（去苗、叶） 五味子（各三分） 大黄（锉,炒,一两半） 石膏碎（二两）

上八味,粗捣筛。每服三钱匕,水一盏半,苦竹叶十片,煎至八分,去滓温服,日三。

7. 厚朴汤（《圣济总录·卷第二十六·伤寒大便不通》）

治伤寒五六日大便不通,壮热头疼谵语,肠中有结燥。

厚朴（去粗皮,姜汁炙,一两） 柴胡（去苗） 大黄（锉,炒,各一两半） 朴硝（二两） 枳实（去瓤,麸炒,三分）

上五味,粗捣筛。每服五钱匕,水一盏,入生姜一枣大,拍碎,煎至七分,去滓空心温服,良久再服,以通为度,未通再服。

8. 射干汤（《圣济总录·卷第四十四·脾脏门·脾实》）

治脾实咽干口燥,舌本肿强,腹胁满胀,大便涩难。

射干（八两） 大青（三两） 石膏（碎,十两）

上三味。粗捣筛。每服五钱匕。入蜜一匙头,水一盏半,同煎至一盏,去滓不拘时候温服。

9. 涤中丸（《圣济总录·卷第九十七·大便秘涩》）

治宿食不消,大便难。

大黄（锉,炒,八两） 葶苈（隔纸炒,二两） 杏仁（去皮尖、双仁,炒,研） 芒硝（研,各四两）

上四味,捣研为末,炼蜜和杵,丸如梧桐子大。每服五丸至七丸,食后温水下,日三,未通加至十丸。

10. 大黄左经汤（《三因极一病证方论·卷之三·阳明经脚气治法》）

治风寒暑湿流注足阳明经,使腰脚痹痛,行步艰难,涎潮昏塞,大小便秘涩,腹痛呕吐,或复下利,恶闻食气,喘满肩息,或自汗谵妄。

大黄（蒸） 细辛（去苗） 茯苓 防己 羌活 黄芩 前胡 枳壳（麸炒,去瓤） 厚朴（去皮,锉,姜制,炒） 甘草（炙） 杏仁（麸炒,去皮尖,别研,各等分）

上锉散。每服四大钱,水盏半,姜三片,枣一个,煎七分,去滓,空腹热服。腹痛,加芍药;秘结,加阿胶;喘,加桑白皮、紫苏;小便秘,加泽泻;四肢疮痒浸淫,加升麻。所加并等分。

11. 神功丸（《三因极一病证方论·卷之十二·秘结证治》）

治气壅风盛,大便秘涩,后重疼痛,烦闷,此药当量虚实加减。

大黄（麸煨,蒸亦可,四两） 人参（二两） 诃子皮（四两） 麻仁（别研,二两）

上为细末,炼蜜丸梧子大。每服二十丸,温

汤、温酒、米饮皆可下,食后临卧服。

12. 大陷胸汤(《三因极一病证方论·卷之四·结胸证治》)

治伤寒表未解,而医反下之,膈内拒痛,手不可近,短气烦躁,心中懊恼,心下硬,大便不通,舌燥而渴,热实,脉沉而紧,又治身无大热,有水结在胸胁间者。

大黄(半两) 芒硝(四钱) 甘遂(半钱)

上各为末。水三盏,先煮大黄至一大盏,入硝煮熔,下甘遂末,煮一沸,分二服,得利止。

13. 通幽汤(《脾胃论·卷下》)

治幽门不通,上冲,吸门不开,噎塞,气不得上下,治在幽门闭,大便难,此脾胃初受热中,多有此证,名之曰下脘不通。

桃仁泥 红花(各一分) 生地黄 熟地黄(各五分) 当归身 炙甘草 升麻(各一钱)

上㕮咀。都作一服,水二大盏,煎至一盏,去渣,稍热服之,食前。

14. 升阳汤(《兰室秘藏·卷下·大便结燥门·大便结燥论》)

治膈咽不通,逆气,里急,大便不行。

青皮槐子(各二分) 生地黄 熟地黄 黄柏(各三分) 当归身 甘草梢(一钱) 桃仁(另研,十个)

上㕮咀,如麻豆大。都作一服,入桃仁泥,水二大盏,煎至一盏,去渣稍热,食前服。

15. 秦艽当归汤(《兰室秘藏·卷下·痔漏门·痔漏论》)

治痔漏大便结燥疼痛。

大黄(煨四钱) 秦艽 枳实(各一钱) 泽泻 当归梢 皂角仁 白术(各五分) 红花(少许) 桃仁(二十个)

上都作一服,水三盏,煎至一盏,去渣食前热服忌如前。

16. 麻黄白术汤(《兰室秘藏·卷下·大便结燥门·大便结燥论》)

治大便不通,五日一遍,小便黄赤,浑身肿,面上及腹尤甚,其色黄,麻木,身重如山,沉困无力,四肢痿软,不能举动,喘促唾清水,吐哕痰,唾白沫如胶,时躁热发,欲去衣,须臾热过,振寒项额,有时如冰,额寒尤甚,头旋眼黑,目中溜火,冷泪鼻不闻香臭,少腹急痛,当脐中有动气,按之坚硬而痛。

青皮(去腐) 酒黄连(各一分) 酒黄柏 橘红 甘草(炙半) 升麻(各二分) 黄芪 人参 桂枝 白术 厚朴 柴胡 苍术 猪苓(各三分) 吴茱萸 白茯苓 泽泻(各四分) 白豆蔻 炒曲(各五分) 麻黄(不去节,五钱) 杏仁(四个)

上㕮咀。分作二服,水二大盏半,先煎麻黄令沸去沫,再入诸药同煎至一盏,去渣,稍热食远服。

17. 槟榔散(《严氏济生方·大便门·秘结论治》)

治肠胃有湿,大便秘涩。

槟榔(不拘多少)

上为细末。每服二钱,用蜜汤点服,不拘时候。

18. 脾积丸(《仁斋直指方论·卷之十五·秘涩·大便秘涩证治》)

治饮食停滞,腹胀痛闷,呕恶吞酸,大便秘结。

莪术(三两) 京三棱(二两) 良姜(以上用米醋一升,于磁瓶内煮干,乘热切碎,焙,半两) 青皮(去白,一两) 南木香(半两) 不蛀皂角(烧存性,三大挺) 百草霜(深村锅底者佳,三匙)

上为细末,用川巴豆半两,只去壳,研如泥,渐入药末,研和得所,面糊丸麻子大。每服五丸,加至十九,橘皮煎汤下。

19. 导滞通幽汤(《仁斋直指方论·卷之十五·秘涩·附诸方》)

治大便难,幽门不通,上冲吸门不开,噎塞,不便燥闭,气不得下,治在幽门,以辛润之。

当归 升麻 桃仁泥(各一钱) 生地黄 熟地黄(各五分) 红花 炙甘草(各一分)

上件作一服,水二盏,煎至一盏,去滓,调槟榔细末半钱,稍热服。

20. 当归导滞散

1)《卫生宝鉴·卷十三·打扑损伤从高坠下》

治打扑损伤,落马坠车瘀血,大便不通,红肿暗青,疼痛昏闷,蓄血内壅欲死。

川大黄(一两) 当归(三两) 麝香(另研,少许)

上为末,入麝香研匀。每服三钱,热酒一盏调下。食前,内瘀血去,或骨节伤折,疼痛不可忍,以定痛接骨紫金丹治之。

2)《正体类要·下卷·方药》

治跌扑,瘀血在内,胸腹胀满,或大便不通,或喘咳吐血。

大黄　当归(各等分)

用为末,每服三钱,温酒下,气虚须加桂。

21. 大柴胡汤(《卫生宝鉴·补遗·外感伤寒等证·里证》)

伤寒四五日,或十余日,邪结在里,大便秘涩腹满,或胀痛,或绕脐刺痛,或谵语,或心下痞硬,脉长,脉沉实,或下利心下坚硬,或已经下,其脉浮沉尚有力,用仲景大柴胡汤治之。

柴胡(八两)　黄芩　赤芍药(各三两)　大黄(二两)　半夏(二两半)　枳实(麸炒,半两)

上六味,每服五钱,水一盏半,生姜五片,枣子一枚。煎至八分,去渣,热服。不拘时候。

22. 茵陈汤(《世医得效方·卷第二·大方脉杂医科·伤湿》)

治湿气瘀热发黄,小便秘涩,渴引水浆。

茵陈(一两半)　大黄(半两)　小红栀子(十枚)

上锉散。每服三钱,水煎服。

23. 枳壳丸(《世医得效方·卷第六·大方脉杂医科·秘涩》)

治肠胃气壅风盛,大便秘实。

皂角(去皮、弦、子,炙)　枳壳(炒)　大黄羌活　木香　橘红　桑白皮　香白芷(各等分)

上为末,炼蜜丸如梧桐子大。每服七十丸,空心米饮下。

24. 升阳泻热汤(《医学正传·卷之六·秘结》)

治膈噎不通,逆气里急,大便不行。

青皮　槐子(各二分)　生地黄　熟地黄　黄柏(各三分)　当归身　甘草梢(各四分)　苍术(五分)　升麻(七分)　黄芪(一钱)　桃仁(去皮尖,另研,十个)

上细切,作一服,入桃仁泥,水二盏,煎至一盏,食前热服。

25. 枳壳丸(《医学正传·卷之六·秘结》)

治三焦约,大小便不通,谷气不得下行。

枳壳(二两)　陈皮(一两)　槟榔(五钱)木香(二钱五分)　黑丑(一半生用,一半炒熟,杵头末一两半,余不用,四两)

上为细末,炼蜜为丸如梧桐子大。每服五十丸,姜汤下。

26. 秦艽白术丸(《医学正传·卷之五·痔漏》)

治痔疾并漏,有脓血,大便燥硬,疼痛不可忍。

秦艽(去芦)　桃仁(去皮尖,研)　皂角仁(烧存性,各一两)　当归梢(酒浸)　泽泻　枳实(麸炒黄色)　白术(各五钱)　地榆(三钱)

上为细末,和桃仁泥再研匀,面糊为丸如鸡头实大,令药光滑,焙干。每服五七十丸,白汤空心下,待少时,以美膳压之。忌生冷、硬物、冷水、冷菜之类,并酒、湿面及辛辣、大料、热物,犯之则药无验也。

27. 秦艽苍术汤(《医学正传·卷之五·痔漏》)

治痔核已破,谓之痔漏,大便秘涩,必作大痛,此湿、热、风、燥四气合而为病,故大肠头成块者,湿也,作大痛者,风也,大便燥结者,兼受火邪也,其西方肺金主气,其体收下,亦助病为邪,须当用破气药兼之,其效如神。

秦艽(去芦)　桃仁(去皮尖,另研)　皂角仁(烧存性,各一钱)　苍术(米泔浸)　防风(各七分)　黄柏(酒洗,五分)　当归梢(酒洗)　泽泻(各三分)　槟榔(另研,二分)　大黄(少许,虽大便过涩,亦不可多用也)

上件除槟榔、桃仁、皂角仁三味另研外,余药细切,作一服,水三盏,煎至一盏二分,去渣,入槟榔等三味末子,再上火煎至一盏,空心热服,待少时以美膳压之,不犯胃气也。服药日,忌生冷硬物及酒、湿面、大料、椒、姜等物,若犯之其药无效。如有白脓,加白葵花头五朵,去蒂心,青皮五分,入正药中同煎,木香三分为细末,同槟榔等三味依前煎服饵。古人治此疾,多以岁月待除之,惟此药一服即愈。

28. 内疏黄连汤(《立斋外科发挥·卷一·肿疡》)

治疮疡肿硬,发热作呕,大便秘涩,烦躁饮冷,呕哕心烦,脉沉实,此邪在脏也,急服以内除之,使邪不得犯经络。

黄连　山栀　当归(酒拌)　芍药　木香　槟榔　黄芩　薄荷　桔梗　甘草(各一钱)　连翘

大黄(炒,各二钱)

作一剂,水二钟,煎八分,食前服。

29. 加味承气汤(《正体类要·下卷·方药》)

治瘀血内停,胸腹胀痛,或大便不通等症。

大黄 朴硝(各二钱) 枳实(一钱) 厚朴(一钱) 甘草(五分) 当归 红花(各一钱)

用酒水各一钟,煎一钟服,仍量虚实加减,病急不用甘草。

30. 复原活血汤(《正体类要·下卷·方药》)

治跌扑等症,瘀血停凝,胁腹作痛,甚者大便不通。

柴胡 当归 红花(各二钱) 穿山甲(炮,五分) 大黄(酒炒,一钱) 桃仁(二十枚) 甘草(五分) 栝蒌根(一钱)

用酒水各半,煎服。

31. 桃仁承气汤(《医方集宜·卷之二·伤寒门·治方》)

治瘀血内结,谵语烦躁便硬。

桃仁 桂枝 芒硝 甘草 大黄

不用引,煎服。

32. 大承气汤(《医方考·卷一·伤寒门第二》)

伤寒,阳邪入里,痞、满、燥、实、坚全俱者,急以此方主之。

大黄(酒浸,四两) 厚朴(姜汤炒,半升) 枳实(麸炒,五枚) 芒硝(三合)

33. 茵陈栀子大黄汤(《医方考·卷四·五疸门第三十四》)

治发黄,小便赤涩,大便秘结。

茵陈(一两) 栀子(三枚) 大黄(三钱五分)

34. 黄连除湿汤(《外科正宗·卷之三·下部痈毒门·脏毒论第二十九》)

治脏毒初起,湿热流注肛门,结肿疼痛,小水不利,大便秘结,身热口干,脉数有力,或里急后重。

黄连 黄芩 川芎 当归 防风 苍术 厚朴 枳壳 连翘(各一钱) 甘草(五分) 大黄 朴硝(各二钱)

水二钟,煎八分,空心服。

35. 五利大黄汤(《外科正宗·卷之二·上部疽毒门·时毒论第二十二》)

治时毒焮肿赤痛,烦渴便秘,脉实有力者服之。

大黄(煨) 黄芩 升麻(各二钱) 芒硝 栀子(二钱三分)

水二钟,煎八分,空心服,未利者,渣再煎服。

36. 桃仁散(《济阴纲目·卷之十四·产后门·大小便不通》)

治膀胱气滞血涩,大小便闭。

桃仁 葵子 滑石 槟榔(各等分)

37. 百顺丸(《景岳全书·卷之五十一德集·新方八阵·攻阵》)

治一切阳邪积滞,凡气积血积,虫积食积,伤寒实热秘结等证,但各为汤引,随宜送下,无往不利。

川大黄(锦纹者,一斤) 牙皂角(炒微黄,一两六钱)

上为末,用汤浸蒸饼捣丸绿豆大。每用五分,或一钱,或二三钱,酌宜用引送下,或用蜜为丸亦可。

38. 《元戎》四物汤(《景岳全书·卷之五十五字集·古方八阵·攻阵》)

治脏结秘涩。

当归 熟地黄 川芎 白芍药 大黄(煨) 桃仁(各等分)

上用水煎,或丸服亦可。

39. 六味栀子仁汤(《景岳全书·卷之六十四春集·外科钤古方·外科》)

治时毒肿痛,大便秘结,脉沉数。

山栀(炒) 枳壳 大黄(煨) 升麻 牛蒡子(炒) 郁金(等分)

上水煎服。或为细末,每服三钱,蜜水调下。

40. 调荣活络饮(《景岳全书·卷之五十四书集·古方八阵·和阵》)

治失力闪腰,或跌扑瘀血,及大便不通,腰痛。

当归 牛膝 杏仁(研如泥) 大黄(各二钱) 生地 芍药 红花 羌活(各一钱) 桂枝(三分) 川芎(一钱半)

水一钟半,煎八分,食前温服。

41. 穿结药(《医宗必读·卷之九·大便不通·医案》)

治大实大满,心胸高起,便秘。

蟾酥 轻粉 麝香(各一钱) 巴豆(另研,

五分)

研极细末,用孩儿茶、乳汁和丸,如黍米大。每服三丸,姜汤送下。

42. 调胃承气汤(《医宗必读·卷之五·伤寒·伤寒诸剂》)

太阳、阳明不恶寒,反恶热,大便秘,谵语,呕逆,宜服。

大黄(酒洗,六钱) 芒硝(四钱) 甘草(一钱)

水钟半,煎八分,去渣,入硝一沸服。

43. 东垣导滞通幽汤(《医门法律·卷四·伤燥门·秋燥门方》)

治大便难,幽门不通,上冲,吸门不开,噎塞不便,燥秘气不得下,治在幽门,以辛润之。

当归 升麻 桃仁(另研,各一钱) 生地黄 熟地黄(各五分) 红花 甘草(炙,各三分)

上作一服,水煎,调槟榔末五分服,加大黄名当归润燥汤。

44. 当归导气散(《张氏医通·卷十四·跌扑门》)

治跌扑瘀血内壅,喘急便秘。

大黄(酒浸,一两) 当归(三钱) 麝香(三分)

为散。每服三钱,热酒调,日三夜一服。

45. 沉香导气汤(《张氏医通·卷十四·脚气门》)

治脚气入腹冲心,疼痛肿满,大小便秘。

羌活 白芍 槟榔(各一钱) 甘草(炙,五分) 抚芎 香附 枳壳(炒,各八分) 紫苏 苏子 木瓜(各六分) 生姜(三片)

水煎去滓。临卧以药汁磨沉香、木香各半钱调。

46. 茵陈蒿汤(《张氏医通·卷十三·专方·湿门》)

治湿热发黄,便秘脉实。

茵陈蒿(五钱) 栀子(碎,五枚) 大黄(三钱)

上三味。水煎热服,微利黄水去为度。未去,越三日再服。

47. 禹功散(《张氏医通·卷十三·专方·水肿门》)

治阳水便秘脉实,初起元气未伤者。

黑牵牛(头末,四两) 茴香(炒) 木香(各一两)

为散。每服二钱。加生姜自然汁,调如稀饮服。

48. 调营活络饮(《张氏医通·卷十四·跌扑门》)

治失力闪挫,或跌扑瘀结,大便不通,腰胁小腹急痛。

大黄(酒浸,三钱) 牛膝(生) 当归尾 桃仁(炒研,各二钱) 赤芍药 芎䓖 生地黄(酒浸) 羌活(各二钱) 红花 肉桂(各五分)

水煎,食前温服。临服入地龙末一钱,如病久,不能取效,加生附子尖(炮)。

49. 东垣导滞丸(《金匮翼·卷二·饮食·伤食》)

治伤湿热之物,不得旋化而作痞满、闷乱不安、便闭者。

黄芩 茯苓 白术 黄连(各三钱) 泽泻(二钱) 枳实 神曲(各半两) 大黄(煨,一两)

上为末,汤浸蒸饼为丸。食远沸汤下五十丸。

50. 通幽汤(《成方切用·卷八上·润燥门》)

治幽门不通,上冲吸门,噎塞不开,气不得下,大便艰难,名曰下脘不通,治在幽门。

当归身 升麻 桃仁(研) 红花 甘草(炙)

51. 温中平胃散(《校注医醇賸义·卷四·胀》)

平胃祛寒温中,治胃胀者,腹满,胃脘痛,鼻闻焦臭,妨于食,大便难。

炮姜(五分) 砂仁(一钱) 木香(五钱) 谷芽(炒,三钱) 神曲(炒,三钱) 广皮(一钱) 茅术(一钱) 厚朴(一钱) 枳壳(一钱) 青皮(一钱) 陈香橼皮(各八分)

52. 疏凿饮子(《校注医醇賸义·卷四·胀·鼓胀》)

治遍身水肿,喘呼口渴,大小便秘。

羌活 秦艽 槟榔 大腹皮 茯苓皮 椒目 木通 泽泻 商陆 赤小豆(各等分) 鲜姜皮(一钱)

53. 五香导气丸(《验方新编·卷十八·心胃部》)

治一切食积气滞,五脏不和,九窍不痛,大

便闭结，胸中饱胀，心胃气痛等症并治，皆极神效。

沉重（一两）　檀香（一两）　制香附（一两）　广木香（一两）　紫丁香（六钱）　砂仁（一两）　枳实（八钱）　槟榔（一两）　厚朴（姜汁，一两五钱）　石菖蒲（五钱）　郁李仁（去壳，六钱）

共研细末，用神曲糊为丸如梧子大。每服三钱，淡姜汤下。

54. 松柏通幽法（《时病论·卷之六·拟用诸法》）

治燥结盘踞于里，腹胀便闭。

松子仁（四钱）　柏子仁（三钱）　冬葵子（三钱）　火麻仁（三钱）　苦桔梗（一钱）　栝蒌壳（三钱）　薤白头（八分）　大腹皮（酒洗，一钱）

加白蜂蜜，一调羹，冲服。

四、治虚秘方

1. 郁李仁丸（《太平圣惠方·卷第二十九·治虚劳大便难诸方》）

治虚劳胸膈气滞，心腹胀满，大便结涩。

郁李仁（汤浸去皮尖，微炒，三两）　诃黎勒皮（一两）　木香（一两）　桂心（一两）　枳实（微炒黄，一两）　前胡（去芦头，二两）　川大黄（锉碎，微炒，二两）　芎䓖（一两）　槟榔（一两）

上件药，捣罗为末，炼蜜和捣三二百杵，丸如梧桐子大。每服食前，煎生姜汤下三十丸。

2. 五柔丸（《圣济总录·卷第九十二·虚劳大便难》）

治虚劳不足，饮食不生肌肤，三焦不调，大便秘涩，并疗癖饮百病。

大黄（锉，炒）　前胡（去芦头，各二两）　赤茯苓（去黑皮）　细辛（去苗、叶）　肉苁蓉（酒浸，切焙）　半夏（汤洗去滑，焙）　当归（切焙）　芍药（各一两）　葶苈（纸上炒，一分）

上九味，捣罗为末，炼蜜丸如梧桐子大。每服十丸至二十丸，温酒下，食前服。

3. 匀气丸（《圣济总录·卷第九十七·大便秘涩》）

治津液燥少，肠胃挟风，大便秘涩，气道不匀。

麻仁（别研，二两）　人参　诃黎勒皮　枳壳（去瓤，麸炒）　桂（去粗皮，各一两）　木香（一两

半）　郁李仁（汤去皮，别研）　白槟榔　大黄（炙，微赤，各三两）

上九味，捣罗七味为末，入麻仁等再研匀，炼蜜为丸如梧桐子大。每服三十丸加至五十丸，温熟水下，不计时候。

4. 润肠丸

1）《脾胃论·卷下》

治饮食劳倦，大便秘涩，或干燥，闭塞不通，全不思食，及风结、血秘，皆能闭塞也，润燥和血疏风，自然通利也。

大黄（去皮）　当归梢　羌活（各五钱）　桃仁（汤浸，去皮尖，一两）　麻子仁（去皮取仁，一两二钱五分）

上除桃仁、麻仁另研如泥外，捣罗为细末，炼蜜为丸如梧桐子大。每服五十丸，空心用白汤送下。

2）《世医得效方·卷第六·大方脉杂医科·秘涩》

治发汗，利小便，亡津液，大腑秘，老人、虚人皆可服。

沉香（另研，一两）　肉苁蓉（酒浸，焙，二两）

上为末，用麻子仁汁打糊为丸如梧子大。每服七十丸，空心，米饮送下。

3）治大便秘涩，连日不通。

麻子仁（一盏半，细研，用水浸，滤去皮，取浓汁）　芝麻（半盏，微炒，研，用水浸取浓汁）　桃仁（汤洗去皮，麸炒黄，研如泥）　荆芥穗（捣末，各一两）

上用前药，入盐少许同煎，可以当茶饮之，以利为度。

5. 生津甘露汤（一名清凉饮子）（《兰室秘藏·卷上·消渴门·消渴论》）

治消中，能食而瘦，口舌干，自汗大便结燥，小便频数。

升麻（四分）　防风　生甘草　汉防己　生地黄（各五分）　当归身（六分）　柴胡　羌活　炙甘草　酒黄芩　酒知母　黄芩（各一钱）　石膏　酒龙胆草　黄柏（各一钱五分）　红花（少许）　桃仁（五个）　杏仁（十个）

上㕮咀。都作一服，水二盏，酒一匙，煎至一盏，稍热，服食远。

6. 玄参汤（《严氏济生方·诸虚门·五劳六

极论治》）

治骨实极，耳鸣，面色焦枯，隐曲，膀胱不通，牙齿脑髓苦痛，手足酸痛，大小便闭。

玄参　生地黄（洗）　枳壳（去瓤，麸炒）　车前子　黄芪（去芦）　当归（去芦，酒浸）　麦门冬（去心）　白芍药（各一两）　甘草（炙，半两）

上㕮咀。每服四钱，水一盏半，姜五片，煎至八分，去滓，温服，不拘时候。

7. 威灵仙丸（《严氏济生方·大便门·秘结论治》）

治老人肠胃虚，津液不能内润，气涩不能运掉，大便秘结，不问风冷气秘，皆可服之。

威灵仙（洗，去芦）　黄芪（去芦，蜜水炙，各一两）　枳实（麸炒，半两）

上为细末，炼蜜为丸如梧桐子大。每服七十丸，空心食前，用米饮送下。

8. 四物汤（《仁斋直指方论·卷之十五·秘涩·附诸方》）

治脏结秘涩。

当归　熟地黄　川芎　白芍药　大黄（煨）　桃仁（去皮尖，各一钱）

上㕮咀。作一服，水二盏，煎八分，去滓服，或为丸亦得。

9. 枳壳散（《仁斋直指方论·卷之九·虚劳·虚劳证治》）

治虚劳大便秘涩。

枳壳（制，五两）　甘草（炙，一两半）　杏仁（去皮，炒）　阿胶（炒酥）　生地黄（各一两）

上细锉。每服三钱，姜五片，蜜三匙，乌梅一个同煎，空腹服。

10. 胶蜜汤（《仁斋直指方论·卷之十五·秘涩·大便秘涩证治》）

治老人、虚人大便秘涩。

连根葱白（三片）

上新水煎，去葱，入透明阿胶炒二钱，蜜二匙，溶开，食前温服。

11. 五仁丸（《世医得效方·卷第六·大方脉杂医科·秘涩》）

治精液枯竭，大肠秘涩，传导艰难。

桃仁　杏仁（炒，去皮，各一两）　柏子仁（半两）　松子仁（一钱二分半）　郁李仁（炒，一钱）　陈皮（另为末，四两）

上将五仁别研为膏，入陈皮末研匀，炼蜜为丸如梧子大。每服五十丸，空心米饮下。

12. 黄芪汤（《世医得效方·卷第六·大方脉杂医科·秘涩》）

治年高老人大便秘涩。

绵黄芪　陈皮（去白，各半两）

上为末。每服三钱，用大麻仁一合烂研，以水投取浆水一盏，滤去滓，于银、石器内煎，候有乳起，即入白蜜一大匙，再煎令沸，调药末，空心，食前服。秘甚者，不过两服愈。常服即无秘涩之患。此药不冷不燥，其效如神。

13. 葱白散（《世医得效方·卷第六·大方脉杂医科·秘涩》）

治老人大便不通。

葱白（二茎）　阿胶（一片）

上以水煎葱，候熟不用，却入阿胶溶开，温服。

14. 生津润燥汤（《医方集宜·卷之五·消渴门·治方》）

治消中，血少，大便秘涩，口干肉削。

黄柏　当归　知母　肉苁蓉　升麻　桃仁　麻仁　防风　熟地黄　甘草梢

水二钟，煎八分，食前服。

15. 导气丸（《医方考·卷四·鼓胀门第三十七》）

诸腹胀大，痞塞不通，大便虚秘，此方主之。

青皮（水蛭炒）　莪术（蛀虫炒）　三棱（干漆炒）　槟榔（斑蝥炒）　吴茱萸（牵牛炒）　干姜（硇砂炒）　胡椒（茴香炒）　附子（盐炒）　赤芍药（川椒炒）　石菖蒲（桃仁炒）

上件同炒药熟，去水蛭等不用，研末，酒糊为丸如梧桐子大。每服五丸至七丸，空心紫苏汤下。

16. 韭汁牛乳饮（《医方考·卷三·翻胃门第二十五》）

胃脘有死血，干燥枯槁，食下作痛，翻胃便秘者，此方主之。

韭汁　牛乳（等分）

17. 治虚秘方（《济阴纲目·卷之九·胎前门·大小便不通》）

治虚羸大便秘。

枳壳（制）　阿胶（炒，各等分）

上为细末，炼蜜和剂，杵二三千下，丸如桐子大，别研滑石末为衣（研滑石末妙）。温汤下二十丸,半日来未通,再服三十丸,止于五十丸。

18. 正脘散(《济阴纲目·卷之七·浮肿门·治浮肿》)

治中焦虚痞,两胁气痛,面目手足浮肿,大便秘涩,兼治脚气。

白术　川芎　木香　槟榔　甘草(各七钱半)　大腹皮　紫苏　木瓜　陈皮　沉香　独活(各一两)

上咬咀。每服三钱,水煎,食后服。

19. 苁蓉润肠丸(《景岳全书·卷之五十四书集·古方八阵·和阵》)

治发汗利小便,致亡津液,大腑秘结,老人虚人宜服。

肉苁蓉(酒浸,焙,二两)　沉香(一两,另研)

上为末,取麻子仁捣烂,和水取汁打糊丸桐子大。每服七八十丸,空心米饮或酒送下。

20. 济川煎(《景岳全书·卷之五十一德集·新方八阵·补阵》)

凡病涉虚损,而大便闭结不通,则硝、黄攻击等剂必不可用;若势有不得不通者,宜此主之,此用通于补之剂也,最妙最妙。

当归(三钱)　牛膝(二钱)　肉苁蓉(酒洗去咸,三钱)　泽泻(一钱半)　升麻(一钱)　枳壳(虚甚者不必用,一钱)

水一钟半,煎七八分,食前服。如气虚者,但加人参无碍;如有火,加黄芩;如肾虚,加熟地。

21. 逍遥散(《医方集解·和解之剂第六》)

治血虚肝燥,骨蒸劳热,咳嗽潮热,往来寒热,口干便涩,月经不调。

柴胡　当归(酒拌)　白芍(酒炒)　白术(土炒)　茯苓(一钱)　甘草(炙,五分)

加煨姜、薄荷煎。

22. 滋血润肠汤(《症因脉治·卷四·大便秘结论·血枯便结》)

治血枯便结。

当归　白芍药　生地　大黄　红花　麻仁

23. 补阳还五汤(《医林改错·卷下·瘫痿论》)

治半身不遂,口服歪斜,语言蹇涩,口角流涎,大便干燥,小便频数,遗尿不禁。

黄芪(四两,生)　归尾(二钱)　赤芍(一钱半)　地龙(一钱,去土)　川芎(一钱)　桃仁(一钱)　红花(一钱)

水煎服。

24. 苁蓉汤(《校注医醇賸义·卷二·秋燥·肾燥》)

治肾燥便结。

肉苁蓉(漂淡,三钱)　枸杞(三钱)　菟丝子(四钱)　当归(二钱)　杜仲(三钱)　料豆(三钱)　茯苓(二钱)　牛膝(二钱)　甘草(四分)　红枣(十枚)　姜(二片)

25. 五香导气丸(《验方新编·卷十八·心胃部》)

治一切食积气滞,五脏不和,九窍不痛,大便闭结,胸中饱胀,心胃气痛等症并治,皆极神效。

沉香(一两)　檀香(一两)　制香附(一两)　广木香(一两)　紫丁香(六钱)　砂仁(一两)　枳实(八钱)　槟榔(一两)　厚朴(姜汁,一两五钱)　石菖蒲(五钱)　郁李仁(去壳,六钱)

共研细末,用神曲糊为丸如梧子大。每服三钱,淡姜汤下。

26. 滋燥养营汤(《时病论·卷之六·备用成方》)

治火烁肺金,血虚外燥,皮肤皴揭,筋急爪枯,或大便秘结。

当归　黄芩　生地　熟地　白芍　甘草　秦艽　防风

水煎,温服。

五、治热秘方

1. 麻子仁丸(《伤寒论·辨阳明病脉证并治》)

趺阳脉浮而涩,浮则胃气强,涩则小便数,浮涩相搏,大便则硬,其脾为约,麻子仁丸主之。

麻子仁(二升)　芍药(半斤)　枳实(炙,半斤)　大黄(去皮,一斤)　厚朴(炙,去皮,一尺)　杏仁(去皮尖,熬,别作脂,一升)

上六味,蜜和丸如梧桐子大。饮服十丸,日三服,渐加,以知为度。

2. 大黄泄热汤(《备急千金要方·卷十三心脏方·心劳第三》)

治心劳热,口为生疮,大便苦难,闭涩不通,心满痛,小肠热方。

大黄　泽泻　黄芩　芒硝　栀子仁(各三

两）　桂心　通草　石膏（各二两）　甘草（一两）　大枣（二十枚）

上十味㕮咀。用水九升，先以水一升别浸大黄一宿，余八升煮诸药取二升五合，去滓，下大黄煮两沸去滓，下芒硝令烊，分三服。

3. 三黄汤（《备急千金要方·卷十五脾脏方·秘涩第六》）

治下焦热结不得大便方。

大黄（三两）　黄芩（三两）　甘草（一两）栀子（二十枚）

右四味㕮咀，以水五升煮取一升八合，分三服。若大便闭，加芒硝二两。

4. 大黄丸（《太平圣惠方·卷第十三·治伤寒大便不通诸方》）

治伤寒大便秘涩，是内有积热所为。

川大黄（锉碎，微炒，三两）　枳壳（麸炒微黄，去瓤）　陈橘皮（汤浸去白瓤）　麻仁　槟榔　木通（锉，上各二两）

上件药，捣罗为末，炼蜜和丸如梧桐子大。每服，不计时候，以温水下三十丸。

5. 大黄饮子（《太平圣惠方·卷第五十八·治大便难诸方》）

治身有大热，热毒流于四肢，骨节急痛不可忍，腹中烦满，大便涩难。

川大黄（锉碎，微炒，一两）　杏仁（汤浸去皮尖、双仁，麸炒微黄，一两）　栀子仁（一两）　川升麻（一两）　枳实（麸炒微黄，一两）　黄芩（一两）　生地黄（二两）　人参（去芦头，半两）　甘草（炙微赤，锉，半两）

上件药，细锉和匀。每服半两，以水一大盏，入生姜半分，豉半合，煎至五分。去滓，空腹温服。

6. 三黄丸（《太平圣惠方·卷第十八·治热病大便不通诸方》）

治热病壅热，大便不通。

黄连（去须，一两）　川大黄（锉碎，微炒，一两）　黄芩（一两）

上件药，捣罗为末，炼蜜和丸如梧桐子大。每服，不计时候，以温水下三十丸。

7. 大黄散

1）《太平圣惠方·卷第十三·治伤寒大便不通诸方》

治伤寒未解，烦热口干，腹中有结燥不通。

川大黄（锉碎，微炒，二两）　枳实（麸炒微黄，二两）　川芒硝（二两）　甘草（炙微赤，锉，一两）　厚朴（去粗皮，涂生姜汁炙令香熟，二两）

上件药，捣粗罗为散。每服四钱，以水一中盏，煎至六分。去滓，不计时候温服，以得利为度。

2）《太平圣惠方·卷第十六·治时气大便不通诸方》

治时气十日以上，腹微满而喘，脐下疞痛，大便不通。

川大黄（锉碎，微炒，二两）　羚羊角屑（一两）　枳实（麸炒微黄，一两）　川芒硝（二两）桑根白皮（一两）

上件药，捣筛为散。每服五钱，以水一大盏，煎至五分，去滓。不计时候，温服，以利为度。

3）《太平圣惠方·卷第十八·治热病大便不通诸方》

治热病，大便涩滞，妄语心烦。

川大黄（锉碎，微炒，一两）　枳实（麸炒令黄色，半两）　羚羊角屑（一两）　川朴硝（一两）黄芩（一两）　甘草（炙微赤，锉，半两）

上件药，捣粗罗为散。每服五钱，用水一大盏，煎至六分，去滓，不计时候，温服。

8. 大麻仁丸（《太平圣惠方·卷第十六·治时气大便不通诸方》）

治时气胃中壅热，大便不通。

大麻仁（研入，二两）　川大黄（二两）　郁李仁（汤浸去皮尖，研，一两）　犀角屑　川朴硝　枳壳（麸炒微黄，去瓤）　木通（以上各一两）

上件药，捣细罗为末，入大麻仁等令匀，炼蜜和丸如梧桐子大。每服不计时候，以温水下二十丸。

9. 川大黄散（《太平圣惠方·卷第十三·治伤寒大便不通诸方》）

治伤寒大便不通，心腹满闷，烦热喘促。

川大黄（锉碎，微炒）　川芒硝　赤芍药　桑根白皮（锉）　大麻仁　枳壳（麸炒微黄，去瓤）防葵　陈橘皮（汤浸去白瓤，焙，以上各一两）

上件药，捣筛为散。每服五钱，以水一大盏，煎至五分，去滓。不计时候温服，如人行十里当利。如未利，再服。

10. 石膏散（《太平圣惠方·卷第十三·治伤

寒大便不通诸方》）

治伤寒五六日，壮热头痛，大便不通，小便血色。

石膏（一两）　赤芍药（三分）　川大黄（锉，微炒，二两）　升麻（三分）　甘草（炙微赤，锉，一分）　柴胡（去苗，一两）　木通（锉，一两）　黄芩（三分）　川朴硝（二两）

上件药，捣筛为散。每服五钱，以水一大盏，煎至五分。去滓，不计时候温服，以得利为度。

11. 牵牛子丸（《太平圣惠方·卷第十八·治热病大便不通诸方》）

治热病后，风气壅滞，胸膈聚痰，大便不通。

牵牛子（捣罗取末，八两，四两生、四两微炒）　木通（锉，一两）　青橘皮（汤浸去白瓤，半两）　桑根白皮（锉，三分）

上件药，捣罗为末，入牵牛子末，都研令匀，炼蜜和捣三二百杵，丸如梧桐子大。每服，不计时候，以温水下三十丸，以得通为度。

12. 柴胡散（《太平圣惠方·卷第四十七·治下焦壅热诸方》）

治下焦壅热，大小便俱不通。

柴胡（去苗，一两）　黄芩（一两）　陈橘皮（汤浸去白瓤，焙，一两）　泽泻（二两）　栀子仁（一两）　石膏（二两）　羚羊角屑（一两）　生干地黄（二两）　芒硝（二两）

上件药，捣筛为散。每服五钱，以水一大盏，煎至五分，去滓，稍温频服，以利为度。

13. 羚羊角散（《太平圣惠方·卷第十八·治热病大便不通诸方》）

治热病，肠胃壅热，大便不通。

羚羊角屑（一两）　麦门冬（去心，一两半）　栀子仁（一两）　土瓜根（一两）　川大黄（锉碎，微炒，一两半）　甘草（炙微赤，锉，半两）

上件药，捣筛为散。每服四钱，以水一中盏，煎至六分。去滓，不计时候。温服。

14. 犀角散（《太平圣惠方·卷第十八·治热病大便不通诸方》）

治热病，恶寒壮热，大便不通。

犀角屑（一两）　大麻仁（一两）　麦门冬（去心，一两半）　黄芩（一两）　土瓜根（一两）　白鲜皮（一两）　栀子仁（一两）　川大黄（锉碎，微炒，二两）　甘草（炙微赤，锉，半两）

上件药，捣筛为散。每服四钱，以水一中盏，煎至六分。去滓，不计时候，温服。

15. 生姜泄肠汤（《圣济总录·卷第五十·大肠门·大肠实》）

治大肠实热，大便不通，腹胁胀满，腰背重痛，上气喘满。

生姜（切，焙）　陈橘皮（去白，焙）　青竹茹　白术　黄芩（去黑心）　栀子仁（各一两半）　桂（去粗皮，半两）　生地黄（五两）　赤茯苓（去黑皮，二两）

上九味，锉如麻豆大。每服五钱匕，水一盏半，枣一枚劈破，煎至一盏，去滓入芒硝末一钱匕，再煎一沸，温服。

16. 麦门冬汤（《圣济总录·卷第九十七·大便不通》）

治虚热痰实，三焦痞结，烦闷壮热，大便不通。

麦门冬（去心，焙，三分）　赤茯苓（去黑皮）　甘草（炙，锉）　黄芩（去黑心）　大黄（锉，炒，各半两）　赤芍药（一两）

上六味，粗捣筛。每服五钱匕，水一盏半，入竹叶十片，生姜一枣大拍破，煎至八分，去滓食前温服，日三。

17. 泄热汤（《圣济总录·卷第九十二·虚劳大便难》）

治虚劳口内生疮，大小便苦难，心满痛。

大黄（锉，炒）　泽泻（锉）　黄芩（去黑心）　栀子仁　芒硝（别研）　桂（去粗皮，各一两半）　石膏（碎，二两）　甘草（炙，半两）

上八味粗捣筛，和匀。每服三钱匕，枣二枚劈破，水一盏，煎至七分，去滓空心日午夜卧温服。

18. 川黄散方（《幼幼新书·卷第十八·疮疹大小便不通第十一》）

治麸疮及斑疮，大便不通。

川大黄（锉碎，微炒）　川芎（各一两）　甘草（炙）　黄芩（微炒）　枳壳（麸炒，去瓤，各半两）

上件捣罗为末。每服一钱，水一小盏，入紫草少许，煎五分，去滓温服。

19. 洗心散（《幼幼新书·卷第十五·伤寒大小便不通第八》）

治遍身壮热，头目碎痛，背膊拘急，大热冲上，口苦唇焦，夜卧舌干，咽喉肿痛，涕唾稠黏、痰壅，吃食不进，心神躁热，眼涩睛疼；伤寒鼻塞，四肢沉重,语声不出,百节痛,大小便不利;麸豆疮,时行温疫,狂语多渴及小儿天痛风,夜惊,并宜服也。

大黄(以米泔水浸一炊间,漉出令干,慢炒取熟) 当归(炒) 芍药(生用) 甘草(炙) 荆芥(各四两) 白术(炒,一两)

上捣罗为细末。每服抄二钱,以水一盏,入生姜一片,薄荷二叶,同煎至八分,放温,和滓服了,略卧仍去枕少时。如五脏壅实,煎四五钱匕;若要溏转,则热服。

20. 平胃散(《三因极一病证方论·卷之八·脾胃经虚实寒热证治》)

治胃实热,口唇干,呕哕烦闷,大小便秘涩;及热病后,余热不除,蓄于胃中,四肢发热,口渴胸满,无汗。

厚朴(去皮,姜制炒) 射干(米泔浸) 升麻 茯苓(各一两半) 芍药(二两) 枳壳(麸炒,去瓤) 大黄(蒸) 甘草(炙,各一两)

上为锉散。每服四钱,水一盏,煎七分,去滓,空心热服。

21. 抵圣丸(《三因极一病证方论·卷之十四·阴证治》)

治膀胱有热,多因天气热而发阴,肿满赤痛,大便秘,欲饮水,按之脐腹痛。

续随子 薏苡仁 郁李仁 茵芋 白牵牛(略炒,各一钱)

上为末,滴水丸如梧子大五丸。用(《博济方》)香姜散咽,黄昏服,五更利下恶物效。

22. 凉膈散(《三因极一病证方论·卷之八·癫冷积热证治》)

治大人小儿脏腑积热,烦躁多渴,面热头昏,唇焦咽燥,舌肿喉闭,目赤鼻衄,额颊结硬,口舌生疮,痰实不利,涕唾稠黏,睡卧谵妄;及肠胃燥涩,便溺秘结,一切风壅。

大黄(蒸) 朴硝 甘草(各三两) 山栀子仁 黄芩 薄荷(各一两) 连翘(四两)

上为末。每服二钱,水一盏,竹叶七片,蜜少许,同煎七分,去滓,食后服。

23. 泄热汤(《三因极一病证方论·卷之八·五劳证治》)

治心劳实热,口舌生疮,大便闭涩不通,心满痛,小肠热。

泽泻 栀子仁 黄芩(各三两) 桂心 通草

（各二两） 石膏（八两） 大黄（蒸） 甘草（炙,各一两）

上为锉散。每服四钱,水盏半,煎七分,去滓,食后。热盛者,煎熟,加芒硝一钱煎,不以时服。

24. 黄连散(《儒门事亲·卷十五·水肿黄疸第十五》)

治黄疸,大小便秘涩壅热。

黄连(三两) 川大黄(锉碎,醋拌,炒过用之,一两) 黄芩 甘草(炙,各一两)

上为细末。每服二钱,食后温水调下,一日三服。

25. 通神散(《妇人大全良方·卷之八·妇人大便不通方论第六》)

治妇人大便不通,其证心腹胀痛,手不得近,心胸烦闷,六脉沉滑而实。

大黄 芒硝 槟榔 桃花 郁李仁(汤浸去皮,微炒,各一两) 木香(半两)

上为细末,空心,粥饮调下二钱。

26. 麻仁丸

1)《妇人大全良方·卷之二十三·产后大便秘涩方论第二》

治产后大便秘涩。

麻仁 枳壳 人参(各四分) 大黄(煨,二分)

上为末,炼蜜丸如梧桐子大。空心,温酒下二十丸。未通渐加丸数,不可太过。

2)《严氏济生方·大便门·秘结论治·麻仁丸》

治肠胃不调,热结秘涩。

大麻仁(别研如膏) 川大黄(锉碎,微炒) 厚朴(去皮,锉,姜制炒) 赤芍药(各二两) 杏仁(去皮尖,别研) 枳实(去瓤,麸炒,各一两)

上为细末,炼蜜为丸如梧桐子大。每服七十丸,空心,米饮送下,以利为度。强羸临时加减。

3)《仁斋直指方论·卷之五·诸气·诸气证治》

顺三焦,润五脏,治大便秘塞不通,年高人尤宜服之。

白槟榔(半煨半生) 羌活(去芦) 木香(各一两) 肉桂(去粗皮) 菟丝子(酒浸一宿,另研为末) 山茱萸 车前子 枳壳(去瓤,麸炒) 防风(去芦头及叉枝) 山芋(各一两半) 麻仁(别

搗,研) 大黄(半蒸、半生) 郁李仁(去皮,别捣碎,各四两)

上为细末,入另研药匀,炼蜜和丸如梧桐子大。每服十五丸至二十丸,温水吞下,临卧服。

4)《丹溪心法·卷二·燥结十一》

治大便秘,风秘,脾约。

郁李仁 麻子仁(各研,各六两) 大黄(以一半炒,二两半) 山药 防风 枳壳(炒,七钱半) 槟榔(五钱) 羌活 木香(各五钱半)

上为末,蜜丸梧子大。服七十丸,白汤下。

5)《医宗必读·卷之九·大便不通·医案》

治肠胃热燥,大便秘结。

厚朴(去皮,姜汁浸炒) 芍药 枳实(麸炒,各半斤) 大黄(蒸焙,一斤) 麻仁(别研,五两) 杏仁(去皮,炒,五两半)

上为末,炼蜜和丸桐子大。每服二十丸,临卧温水下,大便通利即止。

27. 枳实汤(《严氏济生方·胀满门·胀满论治》)

治腹胀发热,大便秘实,脉多洪数,此名热胀。

枳实(去瓤,麸炒,半两) 厚朴(姜制,炒,一两) 大黄(酒蒸) 甘草(炙,各三钱) 桂心(不见火,二钱半)

上咬咀。每服四钱,水一盏半,生姜五片,枣二枚,煎至七分,去滓,温服,不拘时候。呕者加半夏一两。

28. 槟榔丸(《严氏济生方·五脏门·肺大肠虚实论治》)

治大肠实热,气壅不通,心腹胀满,大便秘实。

槟榔 大黄(蒸) 麻子仁(炒去壳,别研) 枳实(麸炒) 羌活(去芦) 牵牛(炒) 杏仁(去皮、尖,炒) 白芷 黄芩(各一两) 人参(半两)

上为细末,炼蜜为丸如梧桐子大。每服四十丸,空心,用熟水送下,以大腑流利为度。

29. 大黄饮子(《仁斋直指方论·卷之十五·秘涩·大便秘涩证治》)

治身热烦躁,大便不通。

川大黄(湿纸略煨) 杏仁(去皮尖,略煨) 栀子仁 川升麻 枳壳(浸去瓤,碎,炒,各半两) 生地黄(一两) 人参 黄芩 甘草(炙,各二钱半)

上锉散。每服三钱,生姜五片,豉二十一粒,小乌梅一枚,煎服。

30. 山茵陈散(《仁斋直指方论·卷之十六·五疸·五疸证治》)

治黄疸,大小便秘涩。

栀子(一两) 茵陈(一两) 枳实(制,七枚) 赤茯苓 葶苈 甘草(炙,各一分)

上锉。每服三钱,姜三片,煎服。

31. 清凉饮(《仁斋直指方论·卷之二十三·诸痔·诸痔证治》)

治诸痔热证,大便秘结。

当归 赤芍药 甘草(炙) 大黄(米上蒸,晒,等分)

上为粗末。每服二钱,新水煎服。

32. 三白散(《活幼心书·卷下·信效方·汤散门》)

解初中肿疾,四肢肤囊浮胀,大小便不利,皆因膀胱蕴热,风湿相乘。

白牵牛(半生半炒,杵碎) 桑白皮(锉炒) 白术 木通(去皮节) 陈皮(去白) 甘草(各半两)

上件咬咀。每服二钱,水一盏,煎七分,无时温服。

33. 犀角丸(《卫生宝鉴·卷十七·大便门》)

治三焦邪热,一切风气,又治风盛痰实,头目昏重,肢体拘急,肠胃燥涩,大小便难。

犀角(镑末) 黄连(一两) 人参(二两) 大黄(八两) 黑牵牛(十二两)

上为末,炼蜜丸如桐子大。每服十五丸至二十丸,临卧,温水下,量虚实加减。

34. 小柴胡汤(《活幼心书·卷下·〈信效方〉·汤散门》)

治伤寒温病,身热恶风,胸满肋痛,烦渴呕哕,小便不利,大便秘硬,能解表里邪毒,痰嗽气喘。

柴胡(去芦,二两) 半夏(如前制) 黄芩、人参(去芦) 甘草(各七钱半)

上件咬咀。每服二钱,水一盏,姜二片,枣一枚,煎七分,无时温服。或去枣,加薄荷同煎。

35. 三乙承气汤(《世医得效方·卷第四·大方脉杂医科·呕吐》)

治呕吐,水浆不入,或食已即吐,大便秘,或利而不松快,时觉腹满者,或下利赤白,而呕吐食不下者,或大肠小肠膀胱结而不通,上为呕吐隔食。

大黄　厚朴(姜炒)　枳壳　芒硝(各半两)　甘草(一两)

上锉散。每服四钱,水一盏半,姜三片。煎六分,却入硝,细细啜服。

36. 葶苈苦参散(《医学正传·卷之六·黄疸》)

治湿热内甚,小便赤涩,大便时秘。

苦参　黄连　瓜蒂　黄柏　大黄(各一两)　葶苈子(二两)

上为细末。每服一钱匕,清米饮调下,以吐利为度,随时看虚实消息加减。

37. 防风通圣散(《医方集宜·卷之一·中风·治方》)

治一切风热大便秘结,小便赤涩,头面生疮,咽痛目赤。

防风　川芎　当归　芍药　大黄　薄荷　麻黄　连翘　朴硝　石膏　黄芩　桔梗　滑石　甘草　荆芥　栀子　白术

有痰加半夏水二钟,姜三片。煎八分,不拘时服。

38. 益元散(《医方考·卷二·火门第八》)

治六腑有实火,上有烦渴,下有便秘、赤涩者。

滑石(六两)　甘草(一两)

共为末,用蜜水调下三钱。

39. 玄明粉散(《医方考·卷二·秘结门第十三》)

血热便秘者,此方主之。

玄明粉(三钱)　当归尾(五钱)

煎汤调服。

40. 四顺清凉饮

1)《医方考·卷六·痘门第六十九·痘证三四日前诸方考》

实热内壅,腹胀秘结,痘不能出者,此方主之。

大黄　当归　芍药　甘草

2)《外科正宗·卷之四·杂疮毒门·汤泼火烧第六十一》

治汤泼火烧,热极逼毒入里,或外被凉水所汲,火毒内攻,致生烦躁,内热口干,大便秘实者服。

连翘　赤芍　羌活　防风　当归　山栀　甘草(各一钱)　大黄(炒,二钱)

上水二钟,灯心二十根,煎八分,食远服。

41. 大补丸(《医方考·卷二·秘结门第十三》)

治大便燥结,睡中口渴者。

黄柏

炒褐色,为末作丸。

42. 三补丸(《医方考·卷二·火门第八》)

三焦有火,嗌喉干燥,小便赤涩,大便秘结,此方主之。

黄芩　黄连　黄柏(俱酒润,等分)

43. 凉荣泻火汤(《外科正宗·卷之四·杂疮毒门·阴疮主治方》)

治妇人怀抱忧郁不清,致生内热,小水涩滞,大便秘结,及阴中火郁作痛,亦如涩淋,宜此泻之。

川芎　当归　白芍　生地　黄芩　黄连　山栀　木通　柴胡　茵陈　胆草　知母　麦门冬(各一钱)　甘草(五分)　大黄(酒炒,二钱)

水二钟,煎八分,空心服,便利去大黄。

44. 滋阴九宝饮(《外科正宗·卷之三·下部痈毒门·悬痈论第三十四》)

治悬痈厚味膏粱,蕴热结肿,小水涩滞,大便秘结,内热口干,烦渴饮冷,及六脉沉实有力者服。

川芎　当归　白芍　生地　黄连　天花粉　知母　黄柏　大黄(蜜水拌炒,各二钱)

水二钟,煎八分,空心服。

45. 消毒散(《景岳全书·卷之六十三长集·痘疹诠古方·痘疹》)

治痘疮六七日间,身壮热,不大便,其脉紧盛者,用此药微利之。

荆芥　穗炙　甘草(各一两)　牛蒡子(杵,炒,四两)

上为粗散。每服三钱,水一盏,煎七分,不拘时徐徐服。

46. 八正散(《景岳全书·卷之五十七宇集·古方八阵·寒阵》)

治心经蕴热,脏腑秘结,小便赤涩,淋闭不通,及血淋等证。

车前子　木通　滑石(飞)　山栀　大黄(煨)　瞿麦　萹蓄

加灯心、竹叶,水煎服。

47. 升麻和气饮(《景岳全书·卷之六十四春集·外科钤古方·外科》)

治风癫疮疥热结,大便不通。

当归 陈皮(各一钱半) 枳壳(麸炒) 芍药(酒炒) 半夏(制) 桔梗(炒) 白芷 苍术(米泔浸,炒) 干葛 白茯苓 甘草(炙,各一钱) 干姜(炒) 大黄(各五分) 升麻(三分)

上水煎服。

48. 玉泉散(《景岳全书·卷之五十一德集·新方八阵·寒阵》)

治阳明内热,烦渴头痛,二便闭结,温疫斑黄,及热痰喘嗽等证,此益元散之变方也,其功倍之。

石膏(生用,六两) 粉甘草(一两)

上为极细末。每服一、二、三钱,新汲水或热汤,或人参汤调下。此方加朱砂三钱亦妙。

49. 芍药清肝散(《景岳全书·卷之五十七字集·古方八阵·寒阵》)

治眵多眊矂,紧涩羞明,赤脉贯晴,脏腑秘结。

白术 川芎 防风 羌活 桔梗 滑石 石膏 芒硝(各三分) 黄芩 薄荷 荆芥 前胡 炙甘草 芍药(各二分半) 柴胡 山栀 知母(各二分) 大黄(四分)

水煎,食远热服。

50. 鸡子清饮(《景岳全书·卷之五十七字集·古方八阵·寒阵》)

治热病五六日,壮热之甚,大便秘结,狂言欲走者。

鸡子(取清,二枚) 芒硝(细研) 寒水石(细研,各二三钱)

上以用新汲水一盏调药末,次下鸡子清搅匀,分二服。

51. 前胡枳壳汤(《景岳全书·卷之六十三长集·痘疹诠古方·痘疹》)

治痰实壮热,胸中烦闷,大便坚实,卧则喘急。

前胡(一两) 枳壳 赤茯苓 甘草(炙) 大黄(各半两)

上㕮咀。每服三五钱,水一大盏,煎至六分。不拘时温服,此方宜量大小加减,如身温脉微并泻者不可服。

52. 黄连天花粉丸(《景岳全书·卷之六十宙集·古方八阵·因阵》)

治两眼赤痛,眵多眊燥,紧涩羞明,赤脉贯晴,脏腑秘结。

黄连(酒炒) 天花粉 家菊花 川芎 薄荷叶 连翘(各一两) 黄芩 栀子(各四两) 黄柏(酒炒,六两)

上为细末,滴水丸梧子大;或用蜜丸。每服五七十丸,或百丸,食后、临睡茶汤下。

53. 清凉饮(《景岳全书·卷之六十四春集·外科钤古方·外科》)

治痈疡热毒炽盛,大便秘结,此即前连翘消毒散。

连翘(一两) 大黄 山栀子 薄叶 黄芩(各五钱) 甘草(一两半) 朴硝(二钱半)

上每服一两,水煎服。

54. 小承气汤(《医宗必读·卷之五·伤寒·伤寒诸剂》)

治六七日不大便,腹胀满,潮热,狂言而喘,专泻上焦之痞热。

大黄(四钱) 厚朴(炒,二钱) 枳实(炒,一钱)

水二钟,煎一钟,热服。

55. 天门冬散(《医门法律·卷四·热湿暑三气门·三气门方》)

治肺壅脑热,鼻干,大便秘涩。

天门冬(去心) 桑白皮 升麻 大黄 枳壳(麸炒) 甘草(各八分) 荆芥(一钱)

水二盏,煎八分,食后温服。

56. 东垣润肠丸(《医门法律·卷四·伤燥门·秋燥门方》)

治脾胃中伏火,大便秘涩,或干燥闭塞不通,全不思食,乃风结秘,皆令闭塞也,以润燥和血疏风,自然通矣。

麻子仁(另研) 桃仁(另研) 羌活 当归尾 大黄(煨,各半两) 皂角仁 秦艽(各五钱)

上除另研外,为细末,五上火,炼蜜丸如桐子大。每三五十丸,食前白汤下。又有润燥丸一方,本方加郁李仁、防风。

57. 黄芩泻肺汤(《张氏医通·卷十五·婴儿门下》)

治肺热喘嗽,里实便秘。

黄芩(酒炒) 大黄 连翘 山栀(熬黑) 杏仁(去皮、尖) 枳壳 桔梗 薄荷 生甘草

58.《千金》麦门冬汤(《张氏医通·卷十三·专方·燥门》)

治大病后,火热乘肺,咳唾有血,胸膈胀满,上

气羸瘦,五心须热,渴而便秘。

麦门冬(去心,二钱) 桔梗 桑根皮(蜜炙) 半夏 生地黄 紫菀 苇竹菇(各一钱) 麻黄(七分) 甘草(炙,五分) 五味子(碎,十粒) 生姜(一片)

上十一味,水煎空心服。

59. 当归丸(《张氏医通·卷十五·婴儿门下》)

治热入血分,大便秘结,三五日不通。

当归(五钱) 黄连(二钱) 大黄(酒蒸,三钱) 紫草(三钱) 甘草(一钱)

先取当归、紫草熬成膏;以三味为细末,膏和为丸弹子大。每用一丸,水煎三五沸,和滓服之。不下再服,以利为度。

60. 泻青丸(《张氏医通·卷十四·下血门》)

治肝经实热,大便不通,肠风便血,阴汗燥臭。

当归 川芎 栀子(炒黑) 大黄 羌活 防风 草龙胆(等分)

滴水为丸。空心茶清下,七八十丸至百丸。

61. 三黄枳术丸(《医学心悟·卷三·腹痛》)

治消热食,除积滞,腹痛拒按,便闭溺赤,名曰阳结。

黄芩(一两) 黄连(五钱) 大黄(七钱五分) 神曲 白术 枳实 陈皮(各五钱)

荷叶一枚,煎水迭为丸,量虚实用。

62. 人参泻肺汤(《校注医醇賸义·卷一·暑热湿·淋浊》)

治肺经积热,上喘咳嗽,胸膈胀满,痰多,大便涩。

人参 黄芩 栀子 枳壳 薄荷 甘草 连翘 杏仁 大黄 桑皮 桔梗(各等分)

每服七钱,水二盏,煎八分服。

63. 天门冬散(《校注医醇賸义·卷一·暑热湿·淋浊》)

治肺壅脑热鼻干,大便秘涩。

天冬(八分) 桑皮(八分) 升麻(八分) 大黄(八分) 枳壳(八分) 甘草(八分) 荆芥(一钱)

水二盏,煎八分,食后服。

64. 泽下汤(《校注医醇賸义·卷二·秋燥·脾燥》)

脾本喜燥,但燥热太过,则为焦土,而生机将

息,令人体疲便硬,反不思食,此正如亢旱之时,赤地千里,禾稼不生也,泽下汤主之。

人参(一钱) 当归(二钱) 白芍(一钱) 生地(六钱) 白苏子(三钱) 大麻仁(三钱) 石斛(三钱) 山药(三钱) 料豆(三钱) 红枣(十枚)

65. 润肠丸(《校注医醇賸义·卷二·秋燥·大肠燥》)

治脾胃中伏火,大便秘涩,或干结不通,全不思食。

麻仁(五钱) 桃仁(五钱) 羌活(五钱) 归尾(五钱) 大黄(五钱) 皂角仁(五钱) 秦艽(五钱)

研细末,蜜为丸如梧子大。每服三五十丸。

66. 清燥润肠汤(《校注医醇賸义·卷二·秋燥·大肠燥》)

治大肠受燥热,则脏阴枯槁,肠胃不通,大便秘结。

生地(三钱) 熟地(三钱) 当归(二钱) 麻仁(三钱) 蒌仁(四钱) 郁李仁(二钱) 石斛(三钱) 枳壳(蜜水炒,一钱) 青皮(蜜水炒,一钱五分) 金橘饼(一枚)

67. 桂苓甘露饮(《时病论·卷之四·备用成方》)

治中暑受湿,引饮过多,头痛烦渴,湿热便秘。

石膏 寒水石 滑石 甘草 白术 茯苓 猪苓 泽泻 肉桂

六、治冷秘方

1. 走马汤(《金匮要略方论·卷上·腹满寒疝宿食病脉证治第十》)

治中恶心痛腹胀,大便不通。

巴豆(去皮、心,熬,二枚) 杏仁(二枚)

上二味,以绵缠槌令碎,热汤二合,捻取白汁,饮之当下,老小量之。通治飞尸鬼击病。

2. 巴豆丸(《备急千金要方·卷十五脾脏方·秘涩第六》)

主寒癖宿食,久饮饱不消,大便不通方。

巴豆仁(一升) 清酒(五升)

煮三日三夕碎,大熟,合酒微火煎令可丸如胡豆,欲取吐下者,服二丸。

3. 半硫丸(《仁斋直指方论·卷之十五·秘

涩·大便秘涩证治》)

治冷秘，风秘，老人秘结。

透明硫黄（研十分细） 圆白半夏（汤荡七次，焙干，等分）

上末，生姜汁煮白面糊，筑丸桐子大。每服二十丸，姜汤下。或用葱白一条，生姜三片，煎熟，入阿胶二片，溶开，食前空心送下。

4. 已寒丸（《景岳全书·卷之五十八宙集·古方八阵·热阵》)

此丸不僭上而阳生于下，治阴证服四逆辈，胸中发躁而渴者，或数日大便秘，小便赤涩，服此丸，上不燥，大小便自利。

肉桂 附子（炮） 乌头（炮） 良姜 干姜 芍药 茴香（各等分）

上为末，米糊丸桐子大。空心温水下五七十丸，或八九十丸，食前亦可。酒醋糊丸亦可。海藏云：已寒上五味虽热，以芍药、茴香润剂引而下之，阴得阳而化，故大小便自通，如得春和之阳，冰自消矣。

5. 木香丸（《医学心悟·卷三·腹痛》)

治寒积冷食，腹痛拒按，或大便闭结，谓之冷闭，名曰阴结，本方攻之。

木香 丁香（各一钱五分） 干姜（三钱）麦芽（炒，五钱） 陈皮（三钱） 巴豆（去壳，炒黑，三十粒）

神曲煮糊为丸。每服十丸，或二十丸，开水下，痛甚者倍之。所食之物，应随利出，如利不止，以冷粥饮之，即止。

6. 槐子汤（《校注医醇賸义·卷二·火·大肠火》)

治肺经之火，移于大肠，大便硬秘，或肛门肿痛。

槐米（三钱） 蒌仁（三钱） 麦冬（一钱五分） 枳壳（蜜水炒，一钱） 天冬（一钱五分）苏子（三钱） 玉竹（三钱） 麻仁（三钱） 杏仁（三钱） 甘草（四分） 金橘饼（一枚） 白芝麻（三钱）

七、治气秘方

1. 大五柔丸（《备急千金要方·卷十五脾脏方·秘涩第六》)

主脏气不调，大便难通，和营卫，利九窍消谷益气方。

大黄 苁蓉 芍药 葶苈 枳实 甘草 黄芩 牛膝（各二两） 桃仁（一百枚） 杏仁（四十枚）

上十味为末，蜜和丸如梧子。一服三丸，日三，加至二十丸，酒下。

2. 木香丸（《太平圣惠方·卷第五十八·治大便卒不通诸方》)

治大便卒不通，心腹气满闷。

木香（一两） 槟榔（一两） 川大黄（锉碎，微炒，一两） 桂心（半两） 巴豆霜（一分） 川乌头（炮裂，去皮脐，半两）

上件药，捣罗为末，研入巴豆霜令匀，炼蜜和丸如梧桐子大。每服空心，以橘皮汤下三丸，未效，加至五丸。

3. 调气丸（《太平圣惠方·卷第十六·治时气大便不通诸方》)

治时气十余日不大便。

川芒硝（二两） 枳实（麸炒微黄，一两） 川大黄（锉碎，微炒，二两） 杏仁（汤浸去皮、尖、双仁，麸炒黄，研如膏，二两）

上件药，捣罗为末，炼蜜和丸如梧桐子大。不计时候，以温水下三十丸。如未利，再服。

4. 宽快汤（《仁斋直指方论·卷之十五·秘涩·大便秘涩证治》)

治气不下降，大腑涩滞。

香附（杵净，二两） 天台乌药（去心） 枳壳（制，各一两半） 缩砂仁（七钱半） 苏子（炒，半两） 青木香（三钱） 甘草（炙，七钱半）

上末。每服二钱，陈皮煎汤调下，或吞青木香丸少许。

5. 木香逐气丸（《仁斋直指方论·卷之十五·秘涩·大便秘涩证治》)

治食积气滞，通利大便，兼治脚气、小肠气、诸气攻刺腹痛。

橘红 青皮（去白） 槟榔（鸡心者，各半两） 南木香（二钱半） 川巴豆肉（研如泥，渐入药夹研，一钱半）

上件并末，用生姜自然汁调神曲末，为糊丸麻子大。每服十丸，姜汤下。如气攻腹痛，枳壳、木瓜煎汤下。

6. 二香丸（《仁斋直指方论·卷之十五·秘

涩·大便秘涩证治》)

治积滞气秘,心腹刺痛,中满壅嗽。

南木香　丁香　青皮(浸,去白,晒)　橘红
草果仁　肉豆蔻(生)　白豆蔻仁　五灵脂(香润
者,另研,各半两)　莪术(炮,乘热碎研)　缩砂仁
(各七钱半)

上细末,用川巴豆肉半两,研如泥,渐入药末,
研和,白面稀糊丸麻子大,候干。每服三丸,加至
五七丸止,姜汤下。壅嗽,紫苏、生姜煎汤下。

7. 木香槟榔丸

1)《仁斋直指方论·卷之六·伤食方论》

治一切气滞,心腹痞满,胁肋胀闷,大小便结
滞不利者并亦服之。

木香　槟榔　青皮(去白)　陈皮(去白)
枳壳(麸炒)　广茂(煨,切)　黄连(各一两)　黄
柏(去粗皮,一两)　香附　大黄(炒)　黑牵牛
(生,取头末,各三两)

上为末,滴水丸如豌豆大。每服三五十丸,食
后生姜汤送下,加至以利为度。

2)《医宗必读·卷之九·大便不通·医案》

疏导三焦,快气化痰,消食宽中。

木香　槟榔　枳壳(麸炒)　杏仁(去皮、尖,
炒)　青皮(去瓤,各一两)　半夏曲　皂角(酥
炙)　郁李仁(各二两)

上为末,别以皂角四两,用浆水一碗,搓揉熬
膏,更入熟蜜少许,和丸桐子大,每服五十丸,食后
姜汤下。

8. 润肠橘杏丸(《卫生宝鉴·卷十七·大便门》)

降气润肠,服之大肠自无涩滞,久服不损
胃气。

杏仁(去皮尖,麸炒)　橘皮(等分)

上为末,炼蜜丸桐子大。每服五十丸,空心温
水下。

9. 顺气丸(《世医得效方·卷第六·大方脉杂医科·秘涩》)

治三十六种风,七十二般气,上热下冷,腰脚
疼痛,四肢无力,恶疮下疰,疏风顺气,专治大肠秘
涩,真良方也。

大黄(半生用,半湿纸裹煨,五两)　山药(刮
去皮,二两)　山茱萸　肉麻子仁(微炒,退壳,另
研,二两)　郁李仁(炮,去皮,研)　菟丝子(酒

浸,炒)　川牛膝(酒浸一宿,各二两)　防风　枳
壳(炒)　川独活(各一两)　槟榔(二两)　车前
子(二两半)

上为末,炼蜜为丸如梧桐子大。每服二三十
丸,用茶、酒、米饮任下,百无所忌。平旦、临卧各
一服。久服,自然精神强健,百病不生。

10. 四磨汤(《世医得效方·卷第六·大方脉杂医科·秘涩·气秘》)

治气滞腹急,大便秘涩。

大槟榔　沉香　木香　乌药

上四味,于擂盆内各磨半盏,和匀温服,有热
者,加大黄、枳壳,名六磨汤。

11. 苏麻粥(《世医得效方·卷第六·大方脉杂医科·秘涩》)

此药顺气,滑大便。

紫苏子　麻子仁

上二味不拘多少,研烂水滤取汁,煮粥食之。

12. 推气丸(《世医得效方·卷第六·大方脉杂医科·胀满》)

治三焦痞塞,气不升降,胸膈胀满,大便秘涩,
小便赤少,并宜服之。

大黄　陈皮　槟榔　枳壳(小者,去瓤)　黄
芩　黑牵牛(生用,各等分)

上为末,蜜丸如梧桐子大。每服五七十丸,临
卧以温熟水下,更量虚实加减。

13. 感应丸(《世医得效方·卷第六·大方脉杂医科·秘涩》)

治饮食所伤,三焦气滞,大便秘涩。

百草霜(用村庄家锅底上者,细研称,二两)
新拣丁香(一两半)　杏仁(去双仁,陈肥者,去尖,
汤浸一宿,去皮,别研极烂如膏,一百四十个)　南
木香(去芦头,二两半)　肉豆蔻(去粗皮,用滑皮
仁,二十个)　川干姜(炮制,一两)　巴豆(去皮
心膜,研细出尽油如粉,七十个)

上除巴豆粉、百草霜、杏仁三味外,余四味捣
为末,与三味同拌研令细,用好蜡匮和。

14. 橘杏丸(《世医得效方·卷第六·大方脉杂医科·秘涩》)

治气秘,老人、虚弱人皆可服。

橘红(取末)　杏仁(汤浸去皮尖,另研)

上各等分,炼蜜丸如梧子大。每服七十丸,空
心,米饮下。

15. 六磨汤（《医方集宜·卷之五·秘结门·治方》）

治气滞腹胀,大便秘涩。

沉香 木香 槟榔 乌药 枳壳 大黄

白水煎八分,食前服。

16. 三和散（《医方集宜·卷之五·秘结门·治方》）

治七情气结,心腹痞闷,大便秘结。

羌活 紫苏 木瓜 沉香 木香 白术 槟榔 川芎 甘草 陈皮 大腹皮

白水煎,不拘时服。

17. 流气散（《医方集宜·卷之四·中气门·治方》）

治五脏不和,三焦气壅,肿满喘嗽,面浮便秘。

紫苏 青皮 当归 芍药 乌药 茯苓 桔梗 半夏 川芎 黄芪 枳壳 防风 陈皮 甘草 木香 槟榔 枳实 大腹皮

水二钟,姜三片,红枣一枚,煎八分,食远服。

18. 橘杏汤（《医宗必读·卷之九·大便不通·医案》）

治脉浮气秘,或脉沉为血秘,以桃仁代杏仁。

杏仁（汤泡去皮尖,炒黄,五钱） 橘红（去白净,二钱半）

水一钟,生姜三片,煎七分服。

19. 木香顺气汤（《医方集解·理气之剂第七》）

治阴阳壅滞,气不宣通,胸膈痞闷,腹胁胀满,大便不利。

木香 草蔻仁（炒） 益智 苍术（三分） 厚朴（四分） 青皮 陈皮 半夏 吴茱萸（汤泡） 干姜 茯苓 泽泻（二分） 升麻 柴胡（一分） 当归（五分）

八、治风秘方

1. 威灵仙丸（《太平圣惠方·卷第二十三·治大肠风热秘涩不通诸方》）

治大肠风热,结涩不通。

威灵仙（二两） 川大黄（锉碎,微炒,二两） 独活（一两） 芎䓖（一两） 槟榔（一两） 牵牛子〔三(二)两〕

上件药,捣罗为末,炼蜜和为丸如梧桐子大。每服食前,以温水下十五丸。

2. 秦艽散（《太平圣惠方·卷第二十三·治大肠风热秘涩不通诸方》）

治大肠风热,秘涩躁闷。

秦艽（去苗,三分） 防风（去芦头,一两） 枳壳（麸炒微黄,去瓤,一两） 大麻仁（一两） 槟榔（一两） 川朴硝（一两半） 羚羊角屑（一两） 木香（三分） 甘草（炙微赤,锉,半两）

上件药,捣粗罗为散。每服三钱,以水一中盏,入生姜半分,煎至六分,去滓,食前温服。

3. 槟榔散（《太平圣惠方·卷第二十三·治大肠风热秘涩不通诸方》）

治大肠风热,秘涩不通,四肢烦闷。

槟榔一（二两） 木香（三分） 羌活（三分） 川朴硝（二两） 牵牛子（微炒,三两） 陈橘皮（汤浸,去白瓤焙,一两） 川大黄（锉碎,微炒,一两）

上件药,捣细罗为散。每服空腹,以生姜汤调下三钱,以利为度。

4. 大圣丸（《圣济总录·卷第一十七·风秘》）

治三焦风热,气不调顺,大肠结燥,不得宣通。

木香 白槟榔（锉） 枳壳（去瓤麸炒） 大黄（锉） 羌活（去芦头） 芎䓖 桂（去粗皮） 郁李仁（去皮研,各一两）

上八味,捣研为末,炼蜜丸如梧桐子大。每服三十丸,温熟水下,早晚食前服,以利为度。

5. 羌活丸（《圣济总录·卷第一十七·风秘》）

治风气大肠秘涩。

羌活（去芦头） 槟榔（锉） 木香 桂（去粗皮） 陈橘皮（汤浸去白焙,各一两） 大黄（煨熟,二两） 牵牛子（半斤,捣取粉四两）

上七味,捣罗为末,更研令匀,炼蜜和丸梧桐子大。每服十五丸至二十丸,生姜紫苏汤下。渐加至三十,此药不搜搅人脏腑,年高大肠风秘,服之自然通利。兼不转泻。

6. 青橘丸（《圣济总录·卷第一十七·风秘》）

治风气壅滞,大便秘涩。

青橘皮（去白,焙） 槟榔（锉） 郁李仁（麸炒去皮,各一两） 木香 羌活（去芦头） 半夏（汤洗七遍,各半两） 牵牛子（半斤,捣取粉四

两) 陈橘皮(汤浸去白,焙,四两)

上八味,捣罗为末,炼蜜和丸梧桐子大。每服二十丸,临卧生姜汤下。

7. 香枳散(《圣济总录·卷第一十七·风秘》)

治大肠秘涩,祛风顺气。

枳壳(去瓤,麸炒) 防风(去叉,各一两锉) 甘草(炙锉,半两)

上三味,捣罗为散。每服二钱匕,沸汤点服,空心食前各一。

8. 香桂丸(《圣济总录·卷第一十七·风秘》)

治风秘肠胃不宣利,令人壅闷。

木香(一分) 桂(去粗皮) 大黄(湿纸裹煨,锉) 郁李仁 羌活(去芦头) 槟榔(锉,各半两) 黑牵牛子(炒,一两)

上七味,捣罗为细末,炼蜜和丸如梧桐子大。每服二十丸至三十丸,茶酒下。

9. 前胡丸(《圣济总录·卷第一十七·风秘》)

治风气,润利肠胃。

前胡(去芦头,二两) 大黄(锉炒) 黄芩(去黑心) 木通(锉) 麻子仁 芍药(各一两一分)

上六味,捣罗为末,炼蜜和丸如豌豆大。每服十五丸,温水下食前服。

10. 清利丸(《圣济总录·卷第一十七·风秘》)

治荣卫凝涩,风热秘结,气壅引饮。

皂荚(不蛀者,刮去黑皮,涂酥炙焦,四两) 槟榔(锉,一两半) 青橘皮(汤浸去白,焙) 干姜(炮) 半夏(汤洗七遍,焙干) 羌活(去芦头,各一两) 黑牵牛(半斤,生熟各一半,捣取细末四两)

上七味,捣罗为细末,用酒煮面糊和丸如梧桐子大。每服二十丸,生姜汤下。

11. 搜风丸(《圣济总录·卷第一十七·风秘》)

治大肠风秘不通。

木香 恶实(各一分) 青橘皮(汤浸去白,焙) 牵牛子(炒) 旋覆花(炒,各一两) 槟榔(煨锉,各一两) 皂荚(五挺,用浆水五升浸两宿,

接汁去滓入蜜四两,银石器内慢火熬成膏)

上七味,将六味捣罗为末,以皂荚膏和丸如梧桐子大。每服十五丸,温酒下不拘时。

12. 大黄汤(《圣济总录·卷第九十七·大便不通》)

治卒大便不通,或大肠热结风秘。

大黄(锉,炒) 黄芩(去黑心) 栀子仁 甘草(炙,锉,各一两)

上四味,粗捣筛。每服四钱匕,水一盏半,煎至八分,去滓下硝石半钱匕,更煎两沸,空心温服。

13. 牛黄丸(《圣济总录·卷第九十七·大便秘涩》)

治大肠风热秘涩。

牛黄(细研,一分) 大黄(锉,炒,二两) 巴豆(去皮,心膜麸炒,研,新瓦上取霜,半两)

上三味,捣研为末,酒煮面糊丸如绿豆大。每服五丸,临卧米饮下,量虚实加减。

14. 地龙丸(《圣济总录·卷第九十七·大便秘涩》)

治风气壅滞,大肠秘涩。

地龙(去土) 牵牛子(半生半炒) 苦参(各一两) 乌头(生,去皮、尖,四两)

上四味,捣罗为末,醋煮稀面糊丸如梧桐子大。每服十五丸,至二十丸,空心夜卧、米饮下。

15. 戟香散(《圣济总录·卷第九十七·大便秘涩》)

治大肠风秘,结涩不通。

大戟(炒) 木香 干姜(炮) 陈橘皮(汤浸,去白焙,各一两) 牵牛子(五两,取细末二两) 大黄(锉,微炒) 羌活(去芦头) 芎劳(各半两) 陈曲(微炒) 诃黎勒皮(各一分) 桂(去粗皮,三分)

上一十一味,捣罗为散。每服二钱匕,生姜茶清调下,临卧服。

16. 黑神丸(《圣济总录·卷第九十七·大便不通》)

治大肠秘涩不通、风结。

巴豆(麸炒,去皮心膜出油,一两) 硫黄(研,一分) 干姜(炮,半两) 皂荚(三挺,不蛀者,烧令烟绝,与硫黄同研)

上四味,捣干姜为细末,与三味同研令匀,用蒸饼去皮,汤浸搦干,纸裹煨透,和药捣匀,丸如梧

桐子大。每服三丸,空心生姜汤下,加至四丸。

17. 蜜腻散(《圣济总录·卷第一十七·风秘》)

治风热气盛,大小肠秘涩。

大黄(微锉,捣末) 牵牛子(生杵为末) 甘遂(炒微黄,捣为末)

上三味,秤大黄牵牛末各三钱,甘遂末一钱,入腻粉半钱,同研匀。每服二钱匕,浓煎蜜汤调下,食前服。

18. 大麻仁丸(《妇人大全良方·卷之八·妇人大便不通方论第六》)

治妇人肠胃风结,大便常秘。

大麻仁(去壳,秤,别研如膏) 大黄(炒,各二两) 槟榔 木香 枳壳(各一两)

上为细末,与麻仁研停,炼蜜丸如梧桐子大。空心,温水下二十丸。

19. 治风秘方(《妇人大全良方·卷之八·妇人风入肠间或秘或利方论第七》)

治风人、脚气人大便或秘或利,虚人尤宜。

皂荚子(破作两片,慢火炒燥甚,却入酥一枣大,又炒至燥,又入酥,至焦黑为细末,三百枚)

上炼蜜丸如梧桐子大。每服三十丸,煎蒺藜酸枣仁汤下,空腹服。两时久未利,再进一服。渐加至百丸不妨,以通为度。

20. 活血润燥丸(《兰室秘藏·卷下·大便结燥门·大便结燥论》)

治大便,风秘,血秘,常常燥结。

当归梢(一钱) 防风(三钱) 大黄(湿纸裹煨) 羌活(各一两) 皂角仁(烧存性,去皮,其性得湿则滑,湿滑则燥结自除,一两五钱) 桃仁(研如泥,二两) 麻仁(研如泥,二两五钱)

上除麻仁、桃仁,另研如泥外,为极细末,炼蜜为丸如梧桐子大。每服五十丸,白汤下三两,服后须以苏麻子粥,每日早晚食之。大便日久不能结燥也,以瓷器盛之,纸封无令见风。

21. 皂角丸(《严氏济生方·大便门·秘结论治·皂角丸》)

治大肠有风,大便秘结,尊年之人尤宜服之。

皂角(炙,去子) 枳壳(去瓤,麸炒)

上等分为细末,炼蜜为丸如梧桐子大。每服七十丸,空心食前,用米饮送下。

22. 大黄汤(《仁斋直指方论·卷之四·脚气·脚气证治》)

治脚气风热,烦闷发渴,大便不通。

木香 大黄(各半两) 黑豆(一两) 升麻(三分)

上锉。每服三钱,乌梅二个,新水煎服。

23. 疏风散(《仁斋直指方论·卷之十五·秘涩·大便秘涩证治》)

治风毒秘结。

枳壳(制,半两) 防风 羌活 独活 槟榔 白芷 威灵仙 蒺藜(炒赤,去刺) 麻仁 杏仁 甘草(炙,各一分)

上粗末。每二钱半,姜五片,蜜一匙,慢火煎服。

24. 搜风润肠丸(《卫生宝鉴·卷八·治风杂方》)

治三焦不和,胸膈痞闷,气不升降,饮食迟化,肠胃燥涩,大便秘难。

沉香 槟榔 木香 青皮 陈皮 京三棱 槐角(炒) 大黄(酒煨) 萝卜子(炒) 枳壳(去瓤,炒) 枳实(麸炒,各五两) 郁李仁(去皮,一两)

上十二味为末,蜜丸如桐子大。每服五六十丸,热白汤送下,食前,常服润肠胃,导化风气。

25. 七宣丸(《卫生宝鉴·卷十七·大便门》)

疗风气结聚,宿食不消,兼砂石皮毛在腹中,及积年腰脚疼痛,冷如冰石,脚气冲心,烦惯,头旋暗倒,肩背重,心腹胀满,胸膈痞塞,及风毒连头面肿,大便或秘,小便时涩,脾胃虚痞,不食,脚转筋,挛急掣痛,心神恍惚,眠寐不安。

桃仁(去皮尖,炒,六两) 柴胡(去苗) 诃子皮 枳实(麸炒) 木香(各五两) 甘草(炙,四两) 大黄(面裹煨,十五两)

上为末,炼蜜丸如桐子大。每服二十丸。米饮下,食前临卧各一服。以利为度,觉病势退。服五补丸,此药不问男女老幼,皆可服,量虚实加减丸数。

26. 皂角丸(《世医得效方·卷第六·大方脉杂医科·秘涩》)

治有风入脏腑秘涩,大效。

猪牙皂角 厚枳壳(去瓤) 羌活 桑白皮 槟榔 杏仁(制同下,另研) 麻仁(别研) 防风 川白芷 陈皮(去白)

上等分，为末，蜜丸如梧子大。每服三十五丸，温水吞下，蜜汤亦可。

27. 搜风散（《世医得效方·卷第六·大方脉杂医科·秘涩》）

治大便秘结。

青皮（去白） 威灵仙（去头，洗，各二两） 大黄（生，一两） 大戟（一两） 牛蒡子（新瓦上炒，四两）

上为末。每服一钱，人壮实每服三钱。蜜、酒调服毕，漱口。

28. 脾约麻仁丸（《世医得效方·卷第六·大方脉杂医科·秘涩》）

治风秘脾约证，小便数，大便秘。

大黄 赤芍药 枳壳（炒，各一两） 厚朴（姜汁炒，半两） 麻仁（别研，一两） 杏仁（去皮尖，别研，一两）

上为末，炼蜜丸如梧子大。每服三十五丸，温水吞服。枳壳散温水调送下，尤妙。

29. 大成汤（《外科正宗·卷之四·杂疮毒门·跌扑第五十八》）

治跌扑伤损，或从高坠下以致瘀血流入脏腑，昏沉不醒，大小便秘；及木杖后瘀血内攻，肚腹膨胀，结胸不食，恶心干呕，大便燥结者并服之。

陈皮 当归 苏木 木通 红花 厚朴 甘草（各一钱） 枳壳（二钱） 大黄（三钱） 朴硝（二钱）

上水一碗，煎八分，不拘时服，服后二时不行，渣再煎，临卧服，入蜜三匙亦妙。

30. 搜风顺气丸（《景岳全书·卷之五十四书集·古方八阵·和阵》）

治痔漏风热闭结，老人燥秘等证。

车前子（两半） 大麻子（微炒，二钱） 大黄（半生半熟，五钱） 牛膝（酒浸） 郁李仁 菟丝子（酒浸） 枳壳 山药（各二钱）

上为末，炼蜜丸桐子大。每服三十丸，温酒下。

九、治痰秘方

1. 半夏丸（《圣济总录·卷第九十七·大便不通》）

治大便不通，疏风转气下痰。

半夏（汤洗七遍去滑，麸炒，一两） 牵牛子（一半生一半炒，四两） 青橘皮（汤浸去白，焙） 木通（锉，各半两）

上五味，捣罗为末，炼蜜和剂，捣熟，丸如梧桐子大。每服四十丸，夜卧时，淡生姜汤下。

2. 宣气木香饮（《圣济总录·卷第九十七·大便不通》）

治膈气痰涩，食不消化，大便不通，腹中雷鸣。

木香桂（去粗皮） 昆布（洗去咸，焙） 槟榔（一两，生锉，一半炮锉） 大黄（锉，炒） 半夏（汤洗七遍去滑，麸炒，各半两） 芎䓖 甘草（炙，锉，各一分） 诃黎勒（煨，去核，三分）

上九味，粗捣筛。每服五钱匕，水一盏半，生姜一枣大拍碎，煎至八分，去滓食后温服，日三。

3. 人参利膈丸（《卫生宝鉴·卷十三·胸膈痞》）

治胸中不利，痰嗽喘满，利脾胃壅滞，调大便秘利，推陈致新，消饮进食。

藿香（一钱半） 当归（三钱） 木香 槟榔（各二钱半） 人参（三钱） 甘草（炙，五钱） 厚朴（姜制，二两） 枳实（五钱） 大黄（酒浸焙，一两）

上为末，滴水丸如桐子大。每服三十丸，食后温汤送下。此治膈气之圣药也。一方，汤浸蒸饼丸亦可。

4. 七圣丸（《卫生宝鉴·卷十七·大便门》）

治风气壅盛，痰热结搏，头目昏重，涕唾稠黏，心烦面热，咽干口燥，肩背拘急，心腹胁肋胀满，腰腿重疼，大便秘，小便赤，睡卧不安，又治大肠疼痛不可忍。

肉桂（去皮） 川芎 大黄（酒蒸） 槟榔 木香（各半两） 羌活 郁李仁（去皮，各一两）

上七味为末，炼蜜丸如桐子大。每服十五丸，温水送下。食后，山岚瘴地最宜服。虚实加减之。

5. 清咽利膈汤（《外科正宗·卷之二·上部疽毒门·咽喉论第二十一》）

治积热咽喉肿痛，痰涎壅盛及乳蛾、喉痹、喉痈、重舌、木舌，或胸膈不利，烦躁饮冷，大便秘结等症。

连翘 黄芩 甘草 桔梗 荆芥 防风 山栀 薄荷 金银花 黄连 牛蒡子 玄参（各一钱） 大黄 朴硝（各二钱）

水二钟，煎八分，食远服。

6. 苏子降气汤（《医宗必读·卷之九·大便不通·医案》）

治气滞妨闷，痰盛便秘。

苏子（炒）　半夏（汤泡，各二钱半）　前胡甘草（炙）　厚朴（姜汁浸炒）　陈皮（各一钱）当归（一钱五分）　沉香（七分）

水二钟，生姜三片，煎一钟服。虚人加桂五分、黄芪一钱。

7. 半夏泻心汤去干姜甘草加枳实杏仁方（《温病条辨·卷二·中焦篇·暑温伏暑》）

治阳明暑温，脉滑数，不食不饥不便，浊痰凝聚，心下痞者。

半夏（一两）　黄连（二钱）　黄芩（三钱）枳实（二钱）　杏仁（三钱）

水八杯，煮取三杯，分三次服。虚者复纳人参二钱，大枣三枚。

十、治妊娠产后秘方

1. 泽兰汤（《备急千金要方·卷三妇人方中·下痢第十五》）

治产后余疾，寒下冻脓，里急，胸胁满痛，咳嗽、呕血，寒热，小便赤黄，大便不利方。

泽兰　石膏（各二十四铢）　当归　甘草　厚朴（各十八铢）　远志（三十铢）　藁本　川芎（各十五铢）　干姜　人参　桔梗　干地黄（各十二铢）　白术　蜀椒　白芷　柏子仁　防风　山茱萸　细辛（各九铢）　桑白皮　麻子仁（各半升）

上二十一味，㕮咀，以水一斗五升，先纳桑白皮，煮取七升半，去之，纳诸药，煮取三升五合，去滓，分三服。

2. 调气丸（《太平圣惠方·卷第七十二·治妇人大便不通诸方》）

治妇人大便不通。

槟榔　羌活　桂心　川芎　木香（各一两）郁李仁（汤浸去皮，微炒）　川大黄（锉，微炒）牵牛子（半生半炒熟）　青橘皮（汤浸去白瓤，焙，各二两）

上件药，捣罗为末，炼蜜和捣五七百杵，丸如梧桐子大。空心，以温生姜汤下三十丸。

3. 十圣丸（《圣济总录·卷第一百六十五·产后大便不通》）

治产后大便秘涩不通，脐腹坚痛。

槟榔（锉）　木香　川芎　羌活（去芦头）桂（去粗皮，各一两）　大黄（锉，蒸）　郁李仁（去皮尖，别研如膏）　当归（切焙）　熟干地黄（焙）　人参（各二两）

上一十味，除郁李仁外，捣罗为末，入郁李仁和匀，炼蜜为丸梧桐子大。每服二十丸，米饮下，不拘时，以利为度。

4. 人参丸（《圣济总录·卷第一百六十五·产后大便不通》）

治产后大便不通。

人参　槟榔（锉，各一两半）　当归（切焙，一两）　厚朴（去粗皮，生姜汁炙透，三分郁）李仁（去双仁皮，尖研如膏，半两）

上五味，捣罗四味为末，入郁李仁膏，同研令匀，炼蜜和丸如梧桐子大。每服二十丸，温水下，加至三十丸，不拘时。

5. 三脘汤（《圣济总录·卷第一百六十五·产后大便不通》）

治产后大便不通。

大腹皮（锉）　紫苏茎叶　羌活（去芦头）甘草（炙）　木瓜（切焙）　芎藭　陈橘皮（去白切炒）　槟榔（锉）　沉香　白术　木香（各一两）

上一十一味，粗捣筛。每服二钱匕，水一盏，煎七分，去滓温服，不拘时。

6. 升麻汤（《圣济总录·卷第一百六十五·产后大便不通》）

治产后热燥，大便秘涩。

升麻　枳实（去瓤，麸炒）　黄芩（去黑心，各三分）　大黄（锉）　栀子仁　杏仁（去双仁、皮尖，麸炒）　当归（切，焙）　人参　甘草（炙）　生干地黄（焙，各一两）

上一十味，粗捣筛。每服二钱匕，水一盏，煎至七分，去滓食前服。

7. 皂荚内药（《圣济总录·卷第一百六十五·产后大便不通》）

治产后大便不通。

猪牙皂荚（生）　杏仁（汤退去皮尖，生）　蛇蜕皮（微炙）　干姜（炮，各一分）　蜜（半两）

上五味先捣前四味，细罗为末，于铫子内，熬蜜三两沸后，下药末，不住手搅，候可丸，即丸如枣核大。每一丸，用绵子裹药，以麻油润药上，纳下部中，仰卧便通。未通再纳。

8. 柴胡通塞汤（《圣济总录·卷第一百五十七·妊娠大小便不通》）

治妊娠大小便不通，下焦热结。

柴胡（去苗） 芩（去黑心） 陈橘皮（汤浸，去白微炒） 泽泻 羚羊角（镑，各三分） 栀子仁（一两） 石膏（一两） 大黄（锉，炒，一两）

上八味，粗捣筛。每服四钱匕，水一盏，入生地黄一分拍破，豉半分微炒，同煎至七分，去滓食前服。

9. 调胃散（《圣济总录·卷第一百六十五·产后大便不通》）

治产后大便秘涩不通。

大黄（锉，炒） 当归（切，焙） 麦门冬（去心，焙） 桃仁（去双仁、皮尖，麸炒） 生干地黄（焙） 菖蒲（锉） 鳖甲（醋炙去裙襕） 柴胡（去苗，各一两） 厚朴（去粗皮，生姜汁炙透） 秦艽（去苗土） 黄连（去须，各三分） 桂（去粗皮，半两） 吴茱萸（汤洗去涎，焙干炒，半两）

上一十三味，捣罗为散。每服二钱匕，温水调下，空心食前服。

10. 榆白皮汤（《圣济总录·卷第一百五十七·妊娠大小便不通》）

治妊娠大小便不通。

榆白皮（细锉，一两半） 桂（去粗皮，锉碎，一两） 甘草（炙，一两半） 滑石（三两）

上四味粗捣筛。每服四钱匕，水一盏半。煎至八分。去滓食前温服。

11. 阿胶枳壳丸（《三因极一病证方论·卷之十七·产科二十一论评》）

治产后虚羸，大便秘涩。

阿胶 枳壳（麸炒去瓤，等分）

上为末，蜜丸如梧子大，别研滑石为衣。温水下二十丸；半日来未通又服。

12. 三脘散（《妇人大全良方·卷之七·妇人两胁胀痛方论第十七》）

治中焦虚痞，两胁气痛，面目手足浮肿，大便秘涩，兼治脚气。

大腹皮 紫苏 沉香 干木瓜 独活（各一两） 白术 川芎 木香 甘草 陈皮 槟榔（各三分）

上㕮咀。每服三钱。水一盏，煎至七分，去滓，空心热服，日中服。

13. 治妊娠产后便秘方

1)《妇人大全良方·卷之二十三·产后大小便不通方论第三》引《集验方》

疗产后津液燥竭，大小便不通。

芍药 大黄 枳壳 麻仁（等分）

上为细末，炼蜜丸如梧子大。空心，熟水下二十丸。一方有甘草、山栀仁。

2)《妇人大全良方·卷之十五·妊娠大小便不通方论第三》

治妊娠大小便不通，心腹胀满妨闷，不欲饮食，手足烦热。

槟榔 赤茯苓 大腹皮 木通 郁李仁（去皮尖） 北五味（各一两） 桑寄生 甘草 苦梗（各半两）

上为粗末。每服三钱。水一盏，煎至六分，温服。

3) 治妊娠大小便不通，热闭心膈，腹胁妨闷，妨害饮食。

大黄 木通 槟榔（各一两） 枳壳（三分） 大腹子（三枚） 诃梨勒（去核，半生半煨，四个）

上为末，以童便一盏，葱白二寸，同煎至六分，调下二钱。

4) 治妊娠大便秘涩方。

枳壳（三两） 防风（二两） 甘草（炙，一两）

上为细末。沸汤点服一二钱，空心，日三。

5) 治虚羸大便秘方。

枳壳（制） 阿胶（炒，等分）

上为细末，炼蜜和剂杵二三千下，丸如梧子大。别研滑石末为衣，温水下二十丸。半日来未通，再服三十丸，止于五十丸。

6)《济阴纲目·卷之九·胎前门·大小便不通》

治妊娠风气，大便秘涩。

枳壳（麸炒，三两） 防风（二两） 甘草（炙，一两）

上为末。每一二钱，空心用白滚汤调服，日三次。

14. 甘遂散（《妇人大全良方·卷之十五·妊娠大小便不通方论第三》）

疗妊娠子淋，大小便并不利，气急，已服猪苓散不瘥，宜服甘遂散下之。

太山赤皮甘遂（二两）

上一味为末，以白蜜二合，和服如大豆粒，多觉心下烦，得微下者，日一服，下之后还将猪苓散。不得下，日二服，渐加至半钱，以微利为度。（《经心录》）同。

15. 石膏汤（《妇人大全良方·卷之十四·妊娠伤寒热病防损胎方论第七》）

治妊妇六七个月，伤寒热入腹，大小便秘结不通，蒸热。

前胡（十分） 大黄 石膏（各二十分） 栀子仁（十枚） 知母 黄芩 茯苓 生姜（各八分）

上水八升，煎取二升半；后下大黄，更煎三、五沸，分作三服。

16. 当归散（《妇人大全良方·卷之十五·妊娠大小便不通方论第三》）

治胎前诸疾，或因怒，中气冲子脏，或冲胂脉，腹急肚胀，腰腹时疼，不思饮食，四肢浮肿，气急时喘，大便忽难，小便忽涩，产门忽肿。

当归（一两） 赤茯苓 枳壳 白芍药 川芎（各二两） 川白姜（炮） 木香（煨） 粉草（各半两）

上咬咀。每服三大钱，水一盏半，姜三片，煎至八分，去滓，无时温服。如禀受气弱及南人，枳壳减半；如气实及北人，于内加分量服之。或连日大便秘涩，加蜜同煎。

17. 麦芽散方（《妇人大全良方·卷之二十三·产后大便秘涩方论第二》）

疗产后五七日不大便，切不宜妄服药。

大麦芽（不以多少）

上炒黄为末，每服三钱，沸汤调下，与粥间服。

18. 牵牛丸（《妇人大全良方·卷之八·妇人大便不通方论第六》）

治妇人大便不通，心腹虚胀。

黑牵牛（生，二两） 青皮（去白，一两） 木香（半两）

上为细末，炼蜜丸如梧桐子大。空心，温水下二十丸。

19. 桃花散（《妇人大全良方·卷之二十三·产后大小便不通方论第三》）

治产后大小便秘涩。

桃花 葵子 滑石 槟榔（等分）

上为细末。每服二钱。葱白汤空心调下。

20. 葵子汤（《妇人大全良方·卷之十五·妊娠大小便不通方论第三》引《古今录验》）

疗妊娠得病六七日以上，身热入脏，大小便不利，安胎除热。

葵子（二升） 滑石（碎，四两）

上以水五升，煮取一升，去滓尽服。须臾当下便愈。

21. 调导饮（《仁斋直指方论·卷之十五·秘涩·大便秘涩证治》）

治妇人产前、产后大便不通。

当归 川芎 防风 枳壳（制，各四分） 甘草（炙，二钱）

上细锉。每服三钱，食前姜、枣煎服。

22. 八味丸（《世医得效方·卷第十四·产科兼妇人杂病科·护胎》）

治妊娠大便秘方。

防风（炙，二两） 甘草（炙，一两） 枳壳（去穰，麸炒，三两）

上为末。每服一钱，沸汤点，食前，日二三服。

23. 三黄解毒汤（《济阴纲目·卷之九·胎前门·伤寒》）

妊娠伤寒五六日后，表邪悉罢，并无头疼恶寒之证，止烦躁发热大渴，小便赤，大便秘，或利下赤水，六脉沉实，此病邪在里也，宜此方主之。

黄芩 黄连 黄柏 山栀 大黄（各等分）

上锉，水煎服，更随五脏脉证加减。

24. 平安散（《济阴纲目·卷之九·胎前门·下·喘急》）

治妊娠上气喘急，大便不通，呕吐不食，腹胁胀痛。

川芎 木香（各一钱半） 陈皮 熟地黄（洗） 干姜（炮） 生姜 厚朴（制炒） 甘草（各一钱）

上作一服，水二盅，入烧盐一捻，煎至一盅，不拘时服。

25. 泽泻散（《济阴纲目·卷之八·胎前门·上·胎水肿满》）

治妊娠遍身浮肿，上气喘急，大便不通，小便赤涩，谓之子满。

泽泻 桑白皮（炒） 木通 枳壳（面炒） 槟榔 赤茯苓（各一钱半）

上锉一服,加生姜五片,水煎服。

26. 调导散(《济阴纲目·卷之十四·产后门·大便秘涩》)

治妇人产前产后大便不通。

当归 川芎 防风(用防风者,将欲降之,必先升之也) 枳壳(各四钱) 甘草(炙,二钱)

上咬咀。每服一两,用生姜三片,枣一枚,水煎,温服,忌动风物。

27. 清脾饮(《济阴纲目·卷之九·胎前门·疟疾》)

治妊娠疟疾,寒少热多,或但热不寒,口苦舌干,大便秘涩,不进饮食,脉弦数者。

青皮 厚朴(姜制) 白术(炒) 草果 茯苓 半夏 黄芩 柴胡 甘草(炙,各五分)

上加生姜,水煎服。

28. 滋肠五仁丸(《济阴纲目·卷之十四·产后门·大便秘涩》)

治产后血气虚损,大肠闭涩,传道艰难。

杏仁(去皮,面炒) 桃仁(如上制,各一两) 柏子仁(五钱) 松子仁(一钱半) 郁李仁(面炒,一钱) 橘红(为末,四两) (以橘红为君者,和气润下也)

上五仁另研为膏,合橘皮末和匀再研,炼蜜丸如桐子大。每服三十丸,加至五六十丸,食前清米饮下。

29. 玉露散(《景岳全书·卷之六十一长集·妇人规古方·妇人》)

治产后乳脉不行,身体壮热,头目昏痛,大便涩滞。

人参 白茯苓 当归 炙甘草(各五分) 桔梗 川芎 白芷(各一钱) 芍药(七分)

上水煎,食后服,如热甚大便秘结,加大黄三五分(炒用)。

十一、治小儿便秘方

1. 丹砂丸(《太平圣惠方·卷第九十二·治小儿大便不通诸方》)

治小儿大便不通,心神烦热,卧忽多惊,腹胁妨闷。

丹砂(细研水飞过,半两) 续随子(三分) 腻粉(一钱)

上件药,都细研令匀,炼蜜和丸如绿豆大。三岁儿每服,以温水下二丸,量儿大小,以意加减服之。

2. 芎黄散(《太平圣惠方·卷第九十二·治小儿大便不通诸方》)

治小儿大便不通,腹胁妨闷。

芎䓖(半两) 川大黄(锉,微炒,三分) 郁李仁(汤浸去皮,微炒,三分)

上件药,捣细罗为散。每服一钱。以温水半盏,调服。量儿大小,以意分减。以利为度。

3. 桃叶汤(《太平圣惠方·卷第九十二·治小儿大便不通诸方》)

治小儿大便不通,脐腹妨闷。

桃叶(一握) 木通(二两) 灯心(五大束) 川朴硝(一两) 葱豆(七茎)

上件药,细锉。用醋浆水三大碗,煎十余沸,去滓,倾向盆中。稍温,便坐儿在盆内,将滓以手帕裹,熨于脐下,冷即出之。后吃地黄稀粥半盏,良久便通。

4. 大黄丸

1)《小儿药证直诀·附方》

治风热里实,口中气热,大小便闭赤,饮水不止,有下证者,宜服之。

大黄(酒洗过,米下蒸熟,切片曝干,一两) 川芎(锉,一两) 甘草(锉,炙,一分) 黑牵牛(半生熟炒,半两)

上为细末,稀糊和丸如麻子大。二岁每服十丸,温蜜水下,乳后服,以溏利为度;未利加丸数再服。量大小虚实用之。

2)《幼幼新书·卷第三十·大便不通第六》

治小儿大便不通,心腹壅闷。

川大黄(锉,炒,一两) 枳壳(麸炒) 栀子仁 郁李仁(汤浸去皮,炒,各三分)

上件药捣,罗为末。炼蜜和丸如麻子大。每服以熟水下五丸。量儿大小加减服之。

5. 犀角丸

1)《小儿药证直诀·卷下·诸方》

治风热痰实面赤,大小便秘涩,三焦邪热,腑脏蕴毒,疏导极稳方。

生犀角末(一分) 人参(去芦头切) 枳实(去瓤炙) 槟榔(半两) 黄连(一两) 大黄(酒浸切片,以巴豆去皮一百个,贴在大黄上,纸裹饭上蒸三次,切炒令黄焦,去巴豆不用,二两)

上为细末,炼蜜和丸如麻子大。每服一二十丸,临卧熟水下,未动,加丸。亦治大人,孕妇不损。

2)《幼幼新书·卷第三十·大便不通第六》

治小儿脏腑壅滞，腹胁妨闷，大便不通。

犀角（屑）　当归（锉，炒）　丹砂（细研，水飞过，各半两）　巴豆（去皮、心，研，纸裹压去油，十粒）　川大黄（锉，炒，一两）

上件药捣，罗为末，入巴豆、丹砂同研令匀，炼蜜和丸如绿豆大。三岁儿以温水下三丸。量儿大小以意加减。

6. 三黄散方（《幼幼新书·卷第十五·伤寒大小便不通第八》引《圣惠》）

治小儿伤寒五六日，壮热心躁，口干烦渴，大小便难。

川大黄（锉碎，微炒）　麦门冬（去心，焙，各半两）　石膏（细研，一两）　甘草（炙微赤，锉）　川芒硝　黄芩　黄连（去须，各一分）

上件药捣，粗罗为散。每服一钱，以水一小盏，煎至五分，去滓。量儿大小分减，频服，以利为效。

7. 犀角散方（《幼幼新书·卷第十五·伤寒大小便不通第八》）

治小儿伤寒六七日，大便不通热甚者。

犀角（末）　川大黄（炮）　柴胡（去苗，各一两）　人参（半两，去芦头）　朴硝　甘草（炙，各一分）

上件为细末。每服一钱，以水八分一盏，入生姜二片，枣子一枚，煎至五分，去滓温服。量儿大小加减。

8. 利毒丸（《幼幼新书·卷第十八·疮疹大小便不通第十一》）

治小儿疮疹欲出，胃热发温壮，气粗腹满，大小便赤涩，睡中惊，烦渴、口舌干，手足微冷，多睡，时嗽，涎实，脉沉大滑数，便宜服之方。

大黄（半两）　腻粉（炒，一钱）　大青（一钱）　龙脑　朱砂（各半钱）　槟榔　生牵牛（取末，各一钱半）　黄芩　青黛（各一钱）

上件研为细末，面糊为丸如黄米大。每一岁儿服八丸，生姜蜜水下。不动，再服。量儿大小、虚实加减。

9. 大黄散方（《幼幼新书·卷第三十·大便不通第六》）

治小儿脏腑壅热，心神烦躁，大便不通。

川大黄（锉，微炒）　红雪（各一两）　犀角（屑）　川升麻（各半两）　当归　甘草（炙微赤，锉）　赤芍药（各一分）

上件药捣，粗罗为散。每服一钱，以水一小盏，煎至六分，去滓，三、四岁温服一合。量儿大小加减服之。日三、四服，以利为度。

10. 治小儿便秘方（《幼幼新书·卷第三十·大便不通第六》）

1)治小儿大便不通。

甘草（炙微赤，锉）　陈橘皮（汤浸，去皮瓤，焙，各一分）　牵牛子（微炒）　川大黄（锉，微炒，各半两）

上件药捣，细罗为散。每服煎葱白汤调下半钱。量儿大小以意加减。日三、两服，以效为度。

2)治小儿胃中热，更衣起黄赤而难，或四五日乃大便难乃方。

大黄　甘草（炙）　栝蒌（各三分）　大枣（三十个）

上以水二升半，煮一升。每服一鸡子许，日进三服。

3)长沙医者丁时发传治小儿大便不通方。

大黄（锉碎，炒，二分）　陈皮（去瓤，慢炒，一分）

上二味为末。每服一钱，水八分，煎至五分，去滓。量大小加减服。

4)治小儿大小便不通。

甘草节（炒）　槐花（洗，各一两）

上件末。每服一钱，茶半钱，点汤下。

11. 丹参汤方（《幼幼新书·卷第三十·大便不通第六》）

治小儿大便不通，腹满。

丹参　硝石　甘草（炙，各等分）

上以水二升，煮枣三个，三沸，去滓，下末三方寸匕，又煮三沸，去滓。五岁儿服五合，不瘥，再服。

12. 走马煎方（《幼幼新书·卷第三十·大便不通第六》）

治小儿大便不通，连腰满闷，气急困。

羊胆（一枚）　蜜（一合）　盐花（半两）

上件药同煎如饧，捻如箸粗，可长一寸，内下部中，须臾即通。

13. 更衣大黄丸方（《幼幼新书·卷第三十·

大便不通第六》）

治小儿腹大鸣，及内热坚不得大便。

大黄（七分） 葶苈（四分，炒） 牛黄（三分） 人参 厚朴（炙） 芫花（炒，各二分） 桂心 黄芩（各一分）

上为末，蜜丸小豆大。饮下三丸，不知加之。

14. 金花散方（《幼幼新书·卷第三十·大便不通第六》引汉东王先生《家宝》）

治小儿大肠秘不通兼血痢。

皂子仁（炒，一分） 槟榔（生，一个） 甘草（炙，一钱）

上为末。每服一字半钱，沙糖，熟水调下。

15. 桃叶汤方（《幼幼新书·卷第三十·大便不通第六》）

治小儿大便不通，脐腹妨闷。

桃叶（一握） 木通（二两） 灯心（五大束） 川朴硝（一两） 葱白（七茎）

上件药细锉。用醋浆水三大碗，煎十余沸，去滓，倾向盆中，稍温，便坐儿在盆内。将滓以手帕裹熨于脐下，冷即出之，后吃地黄稀粥半盏，良久便通。

16. 钱乙郁李仁丸（《幼幼新书·卷第三十·大小便不通利第八》）

治褓褓小儿大小便不通，惊热痰实，欲得溏动者方。

郁李仁（去皮） 川大黄（去粗皮，取实者锉，酒浸半日控干，炒为细末，各一两） 滑石（研细，半两）

上先将郁李仁研成膏，和大黄、滑石丸如黍米大。量大小与之，以乳汁或薄荷汤下，食前服。

17. 钱乙犀角丸（《幼幼新书·卷第三十·大小便不通利第八》）

治小儿风热痰实、面赤，大小便秘涩，三焦邪热，腑藏蕴毒，疏导极稳方。

生犀（末，一分） 人参（去须，切） 枳实（去瓤，炙） 槟榔（半两） 黄连（一两） 大黄（酒浸切片，以巴豆去皮一百个，贴在大黄上，纸裹，饭上蒸三次，切，炒令黄焦，去巴豆不用，二两）

上为细末，炼蜜和丸如麻子大。每服一二十丸，临卧熟水下，末动加丸数。亦治大人，孕妇无损。

18. 通中丸方（《幼幼新书·卷第三十·大便不通第六》）

治小儿大便不通，心腹壅闷，卧即烦喘。

巴豆霜（二分） 皂荚（不蛀者，去皮、子，烧令焦黑） 川大黄（锉，微炒，各一两）

上件药大黄、皂荚捣罗为末，入巴豆霜同研令匀，炼蜜和丸如绿豆大。四、五岁儿以温水下三丸。量儿大小以意加减。

19. 紫双丸（《幼幼新书·卷第三十·大便不通第六》）

主小儿身热头痛，食饮不消，腹胀满，或小腹绞痛，大小便不利，或重下数起，小儿无异疾，惟饮食过度，不知自止，哺乳失节，或惊悸寒热，惟此丸治之，不瘥，复可再服，小儿欲下，是其蒸候，哺食减少，气息不快，夜啼不眠，是腹内不调，悉宜用此丸，不用他药，数用神验。

巴豆（去皮心，熬） 蕤核仁（别捣，各十八铢） 麦门冬（去心，十铢） 甘草（炙，五铢） 甘遂 真朱（各二铢） 牡蛎（熬） 腊（各八铢）

上八味，以汤熟洗巴豆，研，以新布绞去油。别捣甘遂、甘草、牡蛎、麦门冬，细筛毕；捣巴豆、蕤仁令极熟，乃纳诸药散，更捣三千杵。

20. 蜂房散（《幼幼新书·卷第三十·大便不通第六》）

治小儿卒大便不通。

用蜂房（一枚，炙令微焦，捣、细罗为散）

每服以粥饮调下半钱。量儿大小加减服之（《葛氏肘后》《婴孺》方同。《婴孺》以酒调少许）。

21. 小柴胡汤（《活幼心书·卷下·信效方·汤散门》）

治伤寒温病，身热恶风，胸满胁痛，烦渴呕哕，小便不利，大便秘硬，能解表里邪毒，痰嗽气喘。

柴胡（去芦，二两） 半夏（如前制） 黄芩 人参（去芦） 甘草（各七钱半）

上件㕮咀，每服二钱，水一盏，姜二片，枣一枚，煎七分，无时温服。或去枣，加薄荷同煎。

22. 二黄犀角散（《景岳全书·卷之六十二长集·小儿则古方·小儿》）

治温热心神不安，火腑秘结。

犀角屑 大黄（酒浸蒸） 钩藤钩 栀子仁 甘草 黄芩（等分）

上为末。每服五七分，热汤调下，量儿加减。

23. 宣风散（《景岳全书·卷之六十二长集·

小儿则古方·小儿》）

治湿痰、去积滞，通秘结，攻黑陷里实，以代百祥丸、牛李膏。

槟榔（二个） 陈皮 甘草（各五钱） 牵牛（半生半炒，取头末一两，四两）

上为末。每服一钱，量大小增减与服，白汤调下。一方有大黄、木香，连前三味煎成后，加牵牛末调服。

【论用药】

一、用药概论

治便秘有专方，亦有专药。此类专药功效突出，常成为治便秘专方之要药。更有治便秘特效单方，可以一味即获大效。其用法因药不同，或有必须饮服者，或有可以外用者。

《医学正传·卷之三·痞满》："又有虚实之异，如实痞大便秘者，厚朴、枳实主之。虚痞大便利者，芍药、陈皮主之。"

《古今医统大全·卷之六十九·秘结候·治法》："凡病实热初然秘结者，脉实大而有力，宜以塞因通用之法，承气等汤通之可也。其病之久者，老人、虚人及亡津之后，悉皆以润燥通幽之剂缓而图之，庶不有误，如润肠丸、通幽汤之属是也。"

《医宗必读·卷之九·大便不通》："《经》曰：北方黑色，入通于肾，开窍于二阴。肾主五液，津液盛则大便调和，若饥饱劳役，损伤胃气，及过于辛热厚味，则火邪伏于血中，耗散真阴，津液亏少，故大便燥结。又有年老气虚，津液不足而结者，肾恶燥，急食辛以润之是也。[愚按]《内经》之言，则知大便秘结，专责之少阴一经，证状虽殊，总之津液枯干，一言以蔽之也。分而言之，则有胃实、胃虚、热秘、冷秘、风秘、气秘之分。胃实而秘者，善饮食，小便赤，麻仁丸、七宣丸之类。胃虚而秘者，不能饮食，小便清利，厚朴汤。热秘者，面赤身热，六脉数实，肠胃胀闷，时欲得冷，或口舌生疮，四顺清凉饮、润肠丸、木香槟榔丸，实者承气汤。冷秘者，面白或黑，六脉沉迟，小便清白，喜热恶冷，藿香正气散加官桂、枳壳，吞半硫丸。气秘者，气不升降，谷气不行，其人多噫，苏子降气汤加枳壳，吞养正丹；未效，佐以木香槟榔丸。风秘者，风搏肺脏，传于大肠，小续命汤去附子，倍芍药，加竹

沥，吞润肠丸；或活血润肠丸。更有老年津液干枯，妇人产后亡血，及发汗利小便，病后血气未复，皆能秘结，法当补养气血，使津液生则自通，误用硝黄利药，多致不救，而巴豆、牵牛，其害更速。八珍汤加苏子、广橘红、杏仁、苁蓉，倍用当归。若病证虽属阴寒，而脉实微躁，宜温暖药中略加苦寒，以去热躁，躁止勿加。如阴躁欲坐井中者，两尺按之必虚，或沉细而迟，但煎理中汤，待极冷方服；或服药不应，不敢用峻猛之药者，宜蜜煎导之。用盐五分，皂角末五分，入蜜煎中，其功更捷。冷秘者，酱生姜导之；或于蜜煎中加草乌头末。有热者，猪胆汁导之。久虚者，如常饮食法煮猪血脏汤，加酥食之，血仍润血，脏仍润脏，此妙法也。每见江湖方士，轻用硝黄者，十伤四五，轻用巴丑者，十伤七八，不可不谨也。或久而愈结，或变为肺痿吐脓血，或饮食不进而死。"

《张氏医通·卷七·大小府门·大便不通》："脾虚不能运化，倦怠懒于言动，补中益气倍升、柴、当归，煎成调生蜜、麻油，清气一升，浊气自降，有脾虚下秘者，以此汤下麻仁丸。虚秘者，不能饮食，小便清白，或年高，或病久，或脾虚津枯血少，归身、熟地、苁蓉、参、芪、沉香、松子仁、桃仁、麻仁、蜂蜜，或麻仁、枳壳、当归、人参，蜜丸服之。瘦人血枯火秘，通幽汤煎成，入蜜服之。老人津枯，妇人产后去血过多，及发汗利小便，病后血气未复，虚劳骨蒸，皆能作秘，惟当益气补水养血，不可用硝、黄利药，巴豆、牵牛，尤在所禁，有一种大便不通，腹中胀闷，求通不得，频频登厕，努力太过，虚气被挣下注，肛门里急后重，时不可忍，气逆呕恶，渴而索水，饮食不能，呻吟不绝，欲与通利，则气以下脱，欲与升提，则气以上逆，呕恶难堪，人参、枳壳、当归煎服，加陈香橼皮尤效，肾脏血虚，大肠风秘，生何首乌捣自然汁一盏，和白蜜，炖热服之，六味丸加蜜调服亦通，固本丸作膏常服亦妙，古方治老人燥结，多用苁蓉，不知胃气虚者，下口即作呕吐，肥人胃中多有痰湿，尤非所宜，惟命门火衰，开阖失职者，方为合剂，然须丸服，若作汤，亦必作吐，以其味咸气浊也，丹方，治肾肝风秘，至夜微发寒热者，用生何首乌两许顿煎，服之神应，若暴病热邪固结，及中有留滞者禁用，以其纯阴味涩，无养正祛邪之力也，失血后烦渴，大便不通，一味生地黄捣汁服之，大病后不得痊，大便

不通，一味熟枣仁，擂水去滓，煮粥频食，血枯燥结，恒用熟地黄蜜煎常服，或熬膏亦佳，又老人血枯便闭，用生地黄、当归身、鲜首乌各四两，广皮一两，熬膏炖热服半小杯，不通，三五次效，实秘者，能饮食，小便赤涩，枳实、槟榔、木香、砂仁、蓬术、大黄、皂肉灰之属，气滞腹急，大便秘涩，六磨汤加大黄，诸秘服药不通，或虚人畏服利药者，宜蜜煎导、削酱姜导，分寒热选用，其猪胆导，非伤寒邪热，不可轻试，病人胃气虚者，用之往往有呃逆之虞，不可不慎。或问干结之甚，硝、黄亦可暂用否，曰，承气汤用硝、黄，乃伤寒邪热入里，胃液干枯，肾水涸竭，故宜急下以救阴津为务，若老人虚人，及病后肾水本亏，以致燥结，再用硝、黄下之，是虚其虚，目下取快一时，来日复秘愈甚，欲再下之，虽铁石不能通矣，倘遇此证，当劝慰之，缓图奏效，切勿性急，自贻其咎也。"

《医学心悟·卷三·大便不通》："《经》曰：北方黑色，入通于肾，开窍于二阴。是知肾主二便，肾经津液干枯，则大便闭结矣。然有实闭、虚闭、热闭、冷闭之不同。如阳明胃实，燥渴、谵语，不大便者，实闭也，小承气汤下之。若老弱人精血不足，新产妇人气血干枯，以致肠胃不润，此虚闭也，四物汤加松子仁、柏子仁、肉苁蓉、枸杞、人乳之类以润之，或以蜜煎导而通之；若气血两虚，则用八珍汤。热闭者，口燥、唇焦、舌苔黄，小便赤，喜冷、恶热，此名阳结，宜用清热攻下之法，三黄枳术丸主之。冷闭者，唇淡、口和、舌苔白，小便清，喜热、恶寒，此名阴结，宜用温药而兼润燥之法，理中汤加归、芍主之。凡虚人不大便，未可勉强通之。大便虽闭，腹无所苦，但与润剂，积久自行，不比伤寒邪热，消烁津液，有不容刻缓之势也。予尝治老人虚闭，数至圊而不能便者，用四物汤及滋润药加升麻，屡试屡验，此亦救急之良法也。"

《血证论·卷六·便闭》："二便皆脾胃之出路，小便是清道属气，大肠是浊道属血，失血家，血虚便燥，尤其应得，四物汤加麻仁主之，血燥者加桃仁川军，气燥者加杏仁枳壳，风燥者加皂角白芷防风，火燥者宜加枳壳厚朴大黄芒硝。大肠乃胃之关门，胃为燥土，若胃有燥屎而不下者，其责不在大肠，而在胃。其证口渴，手足潮热，或发谵语，三一承气汤下之，或四物汤加麻仁枳壳厚朴大黄以滋降之。又小便数而不禁，大便反闭者，名为脾约，谓脾津下泄，无以润肠故也，仲景用脾约丸治之。丹溪谓宜清肺燥，肺清则小水有制，而脾得灌溉，宜用清燥救肺汤治之。肾开窍于二阴，肾虚阴不足，无以润肠者，宜左归饮，加黑芝麻肉苁蓉治之。肺与大肠相表里，肺遗热于大肠则便结，肺津不润则便结，肺气不降则便结，肺遗热者，人参泻肺汤治之；肺津不润者，清燥救肺汤治之；肺气不降者，清燥救肺汤，合四磨汤，再重加杏仁，或少加葶苈子治之，与便血条，合看自明。此外又有瘀血闭结之证，或失血之后，血积未去，或跌打损伤，内有瘀血，停积不行，大便闭结，或时通利，仍不多下，所下之粪，又带黑色，腹中时时刺痛，口渴发热，脉带涩象，宜用桃仁承气汤治之，或失笑散加杏仁桃仁当归白芍。"

二、治便秘专药

此下引录治疗便秘药论，讨论有关用药理论及要点，此类药物或单用或入于复方之中，使用当辨。

1. 人中白

《得配本草·卷十·人部·人中白》："咸，微凉。入足厥阴、太阳经。降火（使肝胆膀胱火从小便出），清痰……配麻仁、阿胶，治血便秘。"

2. 人参

《景岳全书·卷之四十八大集·本草正（上）·山草部》："人参（反藜芦）味甘微苦，微温，气味颇厚，阳中微阴……虚而困倦，虚而惊惧，虚而短气，虚而遗泄，虚而泻利，虚而头疼，虚而腹痛，虚而饮食不运，虚而痰涎壅滞，虚而嗽血吐血，虚而淋沥便闭，虚而呕逆躁烦，虚而下血失气等证，是皆必不可缺者。第欲以气血相较……须用人参以益之，肺气既王，余脏之气皆王矣。所以人参之性，多主于气，而凡脏腑之有气虚者，皆能补之。"

3. 三白草

《新修本草·卷第十一·三白草》："味甘、辛，寒，有小毒。主水肿脚气，利大小便，消痰，破癖，除积聚，消疔肿。生池泽畔。"

《千金翼方·卷第三·本草中·三白草》："味甘辛，寒，有小毒。主水肿脚气，利大小便，消痰破癖，除积聚，消丁肿。生池泽畔。"

4. 大黄

《本草纲目·草部第十七卷·草之六·大

黄》："根，[主治]下瘀血血闭，寒热，破癥瘕积聚，留饮宿食，荡涤肠胃，推陈致新，通利水谷……烦热蚀脓（甄权）。通宣一切气，调血脉，利关节，泄壅滞水气，温瘴热疟（《大明》）。泻诸实热不通，除下焦湿热，消宿食，泻心下痞满（元素）。下痢赤白，里急腹痛，小便淋沥，实热燥结，潮热谵语，黄疸诸火疮（时珍）。"

《得配本草·卷三·草部·大黄》："黄芩为之使。恶干漆。忌冷水。苦，大寒。入足太阴、手足阳明、厥阴经血分。性沉而不浮，用走而不守。荡涤肠胃之邪结，祛除经络之瘀血，滚顽痰……血枯经闭，血虚便秘，病在气分、不在血分者，禁用。"

《证类本草·卷第十·大黄》："《性论》云：蜀大黄，使，去寒热，忌冷水，味苦、甘。消食，炼五脏，通女子经候，利水肿，能破痰实，冷热，结聚宿食，利大小肠，贴热毒肿，主小儿寒热时疾，烦热蚀浓，破留血。《日华子》云：通宣一切气，调血脉，利关节，泄壅滞水气，四肢冷热不调，温瘴热疾，利大小便。并敷一切疮疖痈毒。廓州马蹄峡中者次。"

5. 大麻仁

《得配本草·卷五·谷部·大麻仁》："一名火麻，畏茯苓、牡蛎、白薇。甘，平。滑利。入足太阴，兼手阳明经血分。理女子经脉，治汗多胃燥，除里结后重，去皮肤顽痹，能催生下乳。合苏子研汁煮粥，治虚风便秘……食大麻仁汁数升而愈。"

《本草备要·谷菜部·大麻仁》："润燥滑肠，甘平滑利。脾、胃、大肠之药，缓脾润燥。治阳明病，胃热汗多而便难。"

6. 木细辛

《证类本草·卷第十四·木细辛》："味苦，温，有毒。主腹内结积癥瘕，大便不利，推陈去恶，破冷气，未可轻服。令人利下至困，生终南山，冬月不凋，苗如大戟，根似细辛。"

7. 木香

《景岳全书·卷之四十八大集·本草正（上）·芳草部》："木香，味苦辛，性温。气味俱厚，能升能降，阳中有阴……亦杀蛊毒鬼精。若下焦气逆诸病，亦可缩小便，亦能通秘结，亦能止气逆之动血，亦能消气逆之痛肿。"

8. 木莲

《本草纲目·草部第十八卷·草之七·木莲》："肠风下血，大便更涩：木馒头（烧）、枳壳（炒）等分。为末。每服二钱，槐花酒下。（杨倓《家藏方》）"

9. 木蜜

《证类本草·卷第十二·木蜜》："味甘，平，无毒。止渴除烦，润五脏，利大小便，去膈上热。功用如蜜。树生。南方枝、叶俱可啖。"

10. 水银粉

《本草纲目·石部第九卷·金石之三·水银粉》："大便壅结：腻粉半钱，沙糖一弹丸，研丸梧子大。每服五丸，临卧温水下。又方：腻粉二钱，黄丹一钱。为末。每米饮服一钱。（《普济方》）"

11. 升麻

《本草备要·草部·升麻》："治时气毒疠，头痛（阳明头痛，痛连齿颊）寒热，肺痿吐脓，下痢后重（后重者，气滞也。气滞于中，必上行而后能下降。有病大小便秘者，用通利药而罔效，重加升麻而反通）。"

12. 乌臼木根皮

《证类本草·卷第十四·乌臼木根皮》："乌臼根皮，凉。治头风，通大小便。"

13. 乌桕木

《本草纲目·木部第三十五卷·木之二·乌桕木》："疗头风，通大小便。（《大明》）"

《本草纲目·木部第三十五卷·木之二·乌桕木》："大便不通：乌桕木根方长一寸，劈破，水煎半盏，服之立通。不用多吃。其功神圣，兼能取水。（《斗门方》）"

14. 乌梅

《得配本草·卷六·果部·乌梅》："汤浸去核，捣丸如枣大，纳入谷道，导大便不通。"

《本草撮要·卷三果部·乌梅》："若大便不通，气奔欲死，以乌梅数颗，汤浸去核，丸枣大，纳入下部，少时即通。"

15. 巴豆

《本草纲目·木部第三十五卷·木之二·巴豆》："[主治]伤寒温疟寒热，破癥瘕结聚坚积留饮痰癖，大腹水胀，荡练五脏六腑，开通闭塞，利水谷道，去恶肉，除鬼毒蛊疰邪物，杀虫鱼（《本经》）……导气消积，去脏腑停寒，治生冷硬物所伤（元素）"

《景岳全书·卷之四十九大集·本草正

（下）·竹木部》："巴豆，味辛，性热，有大毒，可升可降。善开关窍，破癥坚积聚，逐痰饮，杀诸恶毒虫毒蛊毒，通秘结，消宿食，攻脏腑停寒，生冷壅滞，心腹疼痛，泻痢惊痫……无处不到，故称为斩关夺门之将，若误用之，则有推墙倒壁之虞；若善用之，则有戡乱调中之妙，用者所当慎察。"

16. 甘遂

《本草备要·草部·甘遂》："主十二种水，大腹肿满（名水蛊），喻嘉言曰：肾为水谷之海，五脏六腑之源。脾不能散胃之水精于肺……致清不升浊不降而成者，有湿热相生、隧道阻塞而成者；有燥热冲击、秘结不通而成者，证属有余。"

《证类本草·卷第十·甘遂》："《小品》：疗妊娠小腹满，大小便不利，气急，已服猪苓散不瘥者。"

17. 生地

《得配本草·卷三·草部·生地》："得酒、麦门冬、姜汁、缩砂良。畏芜黄、莱菔子。恶贝母。忌葱、蒜、萝卜、诸血。甘凉，微苦。入手足少阴、厥阴，及手太阳经血分。其生血以清阴火，举世皆知。能生气以行阳分，人多不晓（血足气得所归，所谓藉精生气）。一切惊悸经枯，掌中热，劳劣瘵厥，吐衄、崩漏、便秘等症，均此治之。消谷食（大便下，则中气动而食自化），实脾胃（湿热去，脾胃自实），亦奏其功。"

18. 生姜

《本草纲目·菜部第二十六卷·菜之一·生姜》："大便不通：生姜，削如小脂，长二寸，涂盐纳下部，立通。（《外台》）"

19. 白术

《医宗必读·卷之三·本草徵要上·草部》："《白术赞》云：味重金浆，芳逾玉液，百邪外御，六腑内充。察草木之胜速益于己者，并不及术之多功也。但阴虚燥渴，便闭滞下，肝肾有筑筑动气者勿服。"

20. 白芷

《本草纲目·草部第十四卷·草之三·白芷》："大便风秘：香白芷。炒，为末。每服二钱，米饮入蜜少许，连进二服。（《十便良方》）"

21. 白茅

《本草纲目·草部第十三卷·草之二·白茅》："大便闭塞，服药不通者：沧盐三钱，屋檐烂草节七个。为末。每用一钱，竹筒吹入肛内一寸即通，名提金散。（《圣济录》）"

22. 瓜蒂

《本草纲目·果部第三十三卷·果之五·瓜蒂》："大便不通：瓜蒂七枚，研末，绵裹，塞入下部即通。（《必效方》）"

23. 玄明粉

《景岳全书·卷之四十九大集·本草正（下）·金石部》："玄明粉，味辛微甘，性冷，沉也，阴也。降心火，祛胃热，消痰涎，平伤寒实热狂躁，去胸膈脏腑宿滞癥瘕，通大便秘结，阴火疼痛，亦消痈疽肿毒。"

《得配本草·卷一·石部·玄明粉》："朴硝、芒硝、玄明粉，皆通大肠之实结，而虚秘者用之，祸如反掌。然虚实之分，难于审认……而迁延待毙耶。若邪热伤于阴分，大肠枯燥，秘结不行者，硝、粉甚不相宜。但重滋其阴，以宣其血气，加麻仁、蒌仁、杏仁、郁李仁之类以利之。如因邪火之炽，用硝、黄推荡之，末有不重伤其阴而死者也。故虚火反成实结，实邪久成虚秘，务须审之再三，知之确当，应用与否，庶可无误。"

24. 半夏

《本草纲目·草部第十七卷·草之六·半夏》："时珍曰：脾无留湿不生痰，故脾为生痰之源，肺为贮痰之器。半夏能主痰饮及腹胀者，为其体滑而味辛性温也。涎滑能润，辛温能散亦能润，故行湿而通大便，利窍而泄小便。"

25. 汉防己

《得配本草·卷四·草部·汉防己》："殷蘖为之使。畏草薢、女菀、卤咸。恶细辛。杀雄黄、消石毒。苦、辛、寒。足太阳本药……配桃仁，治大便秘。"

26. 地蜈蚣草

《本草纲目·草部第十六卷·草之五·地蜈蚣草》："解诸毒，及大便不通，捣汁。疗痈肿，捣涂，并末服，能消毒排脓。蜈蚣伤者，入盐少许捣涂，或末敷之。（时珍）"

27. 芒硝

《银海精微·卷下·药性论》："芒硝治积聚热疾，利大便不通。"

《得配本草·卷一·石部·芒硝》："一名盆硝，一名英硝。辛、苦、咸，大寒。荡涤三焦肠胃之实热,消除胸膈壅淤之痰痞。得鼠粘子,治大便痈毒……和沉香末,破下焦阳结。"

《本草经集注·玉石三品·上品·芒硝》:"味辛、苦,大寒。主治五脏积聚,久热胃闭,除邪气,破留血,腹中痰实结搏,通经脉,利大小便及月水,破五淋,推陈致新。"

28. 朴硝

《本草纲目·石部第十一卷·金石之五·朴硝》:"[主治]百病,除寒热邪气,逐六腑积聚,结固留癖。"

29. 当归

《本草纲目·草部第十四卷·草之三·当归》:"治头痛,心腹诸痛,润肠胃筋骨皮肤,治痈疽,排脓止痛,和血补血(时珍)。"

30. 肉苁蓉

《本草纲目·草部第十二卷·草之一·肉苁蓉》:"汗多便秘,老人虚人皆可用。肉苁蓉(酒浸,焙)二两,研沉香末一两。为末,麻子仁汁打糊,丸梧子大。每服七十丸,白汤下。(《济生方》)"

《得配本草·卷二·草部·肉苁蓉》:"味咸,性温……得沉香,治汗多虚秘。润大便不须炙。大便滑,精不固,火盛便秘,阳道易举,心虚气胀,皆禁用。"

31. 肉桂

《得配本草·卷七·木部·肉桂》:"甘、辛,热,有小毒。入足少阴经,兼足厥阴经血分。补命门之相火,通上下之阴结……入泄药,即渗利。入气药,即透表。"

32. 延胡索

《本草纲目·草部第十三卷·草之二·延胡索》:"时珍曰……荆穆王妃胡氏,因食荞麦面着怒,遂病胃脘当心痛,不可忍。医用吐下行气化滞诸药,皆入口即吐,不能奏功,大便三日不通。因思《雷公炮炙论》云:心痛欲死,速觅延胡。乃以玄胡索末三钱,温酒调下,即纳入,少顷大便行而痛遂止。"

33. 那耆悉

《证类本草·卷第十二·那耆悉》:"味苦,寒,无毒。主结热,热黄,大小便涩赤……一名龙花也。"

34. 防己

《本草备要·草部·防己》:"通,行水,泻下焦血分湿热……大便秘加桃仁、红花,小便秘加牛膝、泽泻,痛连臂加桂枝、威灵仙,痛连胁加胆草。"

《神农本草经·卷二·中经·防己》:"味辛,平。主风寒温疟,热气诸痛,除邪,利大小便。"

《本草经集注·草木下品·防己》:"味辛、苦,平、温,无毒。主治风寒,温疟,热气,诸痛,除邪,利大小便。治水肿,风肿,去膀胱热,伤寒,寒热邪气,中风手脚挛急,止泄,散痈肿,恶结,诸蜗疥癣,虫疮,通腠理,利九窍。"

35. 红花

《本草备要·草部·红花》:"治经闭便难,血运口噤,胎死腹中(非活血行血不能下),痘疮血热(本草不言治痘),喉痹不通。"

36. 芡实

《神农本草经·卷一·上经·芡实》:"味甘,寒。主青盲,明目,除邪,利大小便,去寒热。久服,益气力、不饥、轻身。一名马芡。"

37. 苏

《证类本草·卷第二十八·苏》:"子主调中,益五脏,下气,止霍乱,呕吐,反胃,补虚劳,肥健人,利大小便,破癥结,消五膈,止嗽,润心肺,消痰气。"

38. 杜衡

《本草纲目·草部第十三卷·草之二·杜衡》:"木细辛,藏器曰:味苦,温,有毒。主腹内结聚癥瘕,大便不利,推陈去恶,破冷气。未可轻服,令人利下至困。生终南山,冬月不凋,苗如大戟,根似细辛。"

39. 乱发

《名医别录·上品·卷第一·乱发》:"微温。主治咳嗽,五淋,大小便不通,小儿惊痫,止血鼻衄,烧之吹内立已。"

40. 皂角

《得配本草·卷七·木部·皂角》:"子,疏五脏风热,通大便秘结。"

《景岳全书·卷之四十九大集·本草正(下)·竹木部》:"皂角,气味辛咸,性温,有小毒。善逐风痰,利九窍,通关节,治头风,杀诸虫精物,消谷导痰,除咳嗽心腹气结,疼痛胀满,开中风口噤,治咽喉痹塞肿痛,行肺滞,通大肠秘结,堕胎,破坚癥,消肿毒,及风癞疥癞。烧烟熏脱肛肿痛。可为丸散,不入汤药。"

41. 皂

《本草纲目·木部第三十五卷·木之二·皂荚》:"仁,和血润肠(李杲)。[发明]机曰:皂角核烧存性,治大便燥结。其性得湿则滑,滑则燥结自通也。"

42. 诃黎勒

《本草纲目·木部第三十五卷·木之二·诃黎勒》:"风痰霍乱,食不消,大便涩:诃黎三枚,取皮为末。和酒顿服,三五次妙。(《外台秘要》)"

43. 苦耽

《证类本草·卷第二十七·苦耽》:"苗、子,味苦,寒,小毒。主传尸伏连,鬼气疰忤邪气,腹内热结,目黄不下食,大小便涩,骨热咳嗽,多睡劳乏,呕逆痰壅,疰癖痞满。"

44. 郁李

《本草纲目·木部第三十六卷·木之三·郁李》:"专治大肠气滞,燥涩不通。(李杲)"

45. 郁李仁

《证类本草·卷第十四·郁李仁》:"韦宙《独行方》疗脚气浮肿,心腹满,大小便不通,气急喘息者。"

46. 知母

《本草备要·草部·知母》:"治伤寒烦热,蓐劳(产劳)骨蒸(退有汗之骨蒸),燥渴虚烦,久疟下痢(治嗽者,清肺火也。治渴者,清胃热也。退骨蒸者,泻肾火也),利二便,消浮肿(小便利则肿消。东垣曰:热在上焦气分,结秘而渴,乃肺中伏热,不能生水,膀胱绝其化源。宜用渗湿之药,泻火清金,滋水之化源。热在下焦血分,便闭而不渴,乃真水不足,膀胱干涸,无阴则阳无以化……凡病皆有隔二隔三之治,不独便闭也)。然苦寒伤胃而滑肠,多服令人泻(李士材曰:苦寒肃杀,非长养万物者也。世以其滋阴,施之虚损之人,则如水益深矣,特表出以为戒)。"

47. 彼子

《神农本草经·卷三·下经·彼子》:"夫大病之主,有中风伤寒,寒热温疟,中恶霍乱,大腹水肿,肠澼下利,大小便不通。"

48. 细辛

《本草纲目·草部第十三卷·草之二·细辛》:"治口舌生疮,大便燥结,起目中倒睫(时珍)。"

49. 茯苓

《本草备要·木部·茯苓》:"皮,专能行水,治水肿肤胀(以皮行皮之义,五皮散用之。凡肿而烦渴,便秘溺赤,属阳水,宜五皮散、疏凿饮;不烦渴,大便溏,小便数,属阴水,宜实脾饮、流气饮。腰以上肿,宜汗;腰以下肿,宜利小便)。"

50. 茺蔚

《本草纲目·草部第十五卷·草之四·茺蔚》:"活血破血,调经解毒。治胎漏产难,胎衣不下,血晕、血风、血痛、崩中漏下、尿血、泻血、疳痢、痔疾,打扑内损瘀血,大便、小便不通。(时珍)"

51. 枳壳

《得配本草·卷六·果部·枳实》:"苦、酸、微寒。入手太阴、阳明经气分。破气胜湿,化痰消食。泄肺气,除胸痞,止呕逆,消肿胀,宽肠胃,治泻痢,疗痔肿,散风疹。得桂枝、姜、枣,治胁骨疼痛。得木香,治呃噫。得黄连、木香,治赤白痢。得槟榔、黄连,治痞满。得甘草,治小儿二便秘涩。佐川连、槐蕊,灭诸痔肿痛。佐石膏、蒌仁,祛时疫热邪。入黄芪煎汤,浸产后肠出。"

52. 牵牛子

《得配本草·卷四·草部·牵牛子》:"得干姜、青木香良。辛,热,有毒。入手太阴经气分,兼能下达命门。治气分之水胀,利大肠之风秘。走经络,消结痰,破血下胎。得皂角,治痰壅肠结。得川楝子,治湿热便秘。"

《证类本草·卷第十一·牵牛子》:"《药性论》云:牵牛子,使,味甘,有小毒。能治痃癖气块,利大小便,除水气虚肿,落胎。"

53. 秦艽

《证类本草·卷第八·秦艽》:"点服之,利大小便。"

54. 恶实

《本草纲目·草部第十五卷·草之四·恶实》:"小儿痘疮,时出不快,壮热狂躁,咽膈壅塞,大便秘涩,小儿咽喉肿,胸膈不利。若大便利者,勿服。牛蒡子(炒)一钱二分,荆芥穗二分,甘草节四分。水一盏,同煎至七分,温服,已出亦可服。名必胜散。(《和剂局方》)历节肿痛,风热攻手指,赤肿麻木,甚则攻肩背两膝,遇暑热则大便秘:牛蒡子三两,新豆豉(炒)、羌活各一两,为末。每服二钱,白汤下。(《本事方》)"

55. 桃仁

《名医别录·下品·卷第三·桃核》："味甘，无毒。主咳逆上气，消心下坚，除卒暴击血，破瘕瘕，通月水，止痛。七月采取仁，阴干。桃华，味苦，平，无毒。主除水气，破石淋，利大小便，下三虫，悦泽人面。"

《本草纲目·果部第二十九卷·果之一·桃》："核仁，治血结、血秘、血燥，通润大便，破畜血（元素），杀三虫。"

《得配本草·卷六·果部·桃》："桃仁，香附为之使。甘、苦、平。入手足厥阴经血分。去滞生新，缓肝润燥。治血结畜血，瘀血瘕瘕，血滞风痹，血痢经闭，热入血室，产后血病，心腹诸痛。辟疰忤，杀三虫，润大便，止疟疾。配元胡、川楝子，治肝厥胃痛。入小柴胡汤，治热入血室。行血，连皮尖生用。润燥活血，浸去皮尖炒用，或麸皮同炒研用。双仁者有毒，不可用。一切血虚致经闭、便秘等症，俱禁用。"

56. 桃花

《千金翼方·卷第四·本草下·果部·桃花》："杀诸恶鬼，令人好颜色。味苦，平，无毒。主除水气，破石淋，利大小便，下三虫，悦泽人面，三月三日采，阴干。"

57. 凌霄花

《本草备要·草部·凌霄花》："一名紫葳泻血热，甘酸而寒，入厥阴（心包、肝）血分，能去血中伏火，破血去瘀。生产乳余疾，崩带瘕瘕，肠结（不大便），血闭，淋闭，风痒，血热生风之证。"

58. 羖羊

《新修本草·卷第十五·兽中·羖羊》："［谨案］羊屎煮汤下灌，疗大人小儿腹中诸疾，疳湿，大小便不通。"

59. 海松子

《本草纲目·果部第三十一卷·果之三·海松子》："大便虚秘：松子仁、柏子仁、麻子仁等分，研泥，溶白蜡和，丸梧桐子大。每服五十丸，黄芪汤下。（寇宗奭）"

60. 通草

《本草纲目·草部第十八卷·草之七·通草》："［发明］杲曰：本草十剂：通可去滞，通草、防己之属是也。夫防己大苦寒，能泻血中湿热之滞，又通大便。"

《证类本草·卷第八·通草》："陈藏器云：本功外，子味甘，利大小便，宣通去烦热，食之令人心宽，止渴下气。"

61. 桑螵蛸

《本草备要·鳞介鱼虫部·桑螵蛸》："甘咸。入肝、肾、命门，益精气而固肾……蛸蝣兼治腹痛、便秘、下痢、脱肛、疝疸、虫痔。"

62. 黄连

《本草撮要·卷一草部·黄连》："味苦大寒，入手少阴经，性燥。功专胜热……腹大四肢瘦细如柴无力，大小便闭。名火鼓，得之烧火，为火所逼而成。以黄连、大黄、黄芩加木通、车前子神效。"

63. 黄柏

《本草备要·木部·黄柏》："疗下焦虚，骨蒸劳热（阴虚生内热），诸痿瘫痪（热胜则伤血，血不荣筋，则软短而为拘。湿胜则伤筋，筋不束骨，则弛长而为痿。合苍术名二妙散，清热利湿，为治痿要药。或兼气虚、血虚、脾虚、肾虚、湿痰、死血者，当随证加治），目赤耳鸣（肾火），消渴便闭，黄疸水肿。"

64. 菠薐

《本草纲目·菜部第二十七卷·菜之二·菠薐》："［按］张从正《儒门事亲》云：凡人久病，大便涩滞不通，及痔漏之人，宜常食菠薐、葵菜之类，滑以养窍，自然通利。"

65. 菰根

《证类本草·卷第十一·菰根》："陈藏器云：菰菜，味甘，无毒。去烦热，止渴，除目黄，利大小便，止热痢，杂鲫鱼为羹，开胃口，解酒毒。"

66. 梅

《本草纲目·果部第二十九卷·果之一·梅》："大便不通，气奔欲死者：乌梅十颗，汤浸去核，丸枣大。纳入下部，少时即通。（《食疗本草》）"

67. 猪胆汁

《本草撮要·卷三果部·乌梅》："（猪）胆汁，寒滑泻肝胆之火，明目疗疰。醋和灌谷道，治大便不通。"

68. 麻仁

《景岳全书·卷之四十九大集·本草正（下）·谷部》："麻仁，即黄麻也，亦名大麻。味甘平，性滑利。能润心肺，滋五脏，利大肠风热结燥，行水气,通小便湿热,秘涩五淋,去积血,下气,除风湿顽痹,关节血燥拘挛,止消渴,通乳汁,产难催生,经脉阻滞。凡病多燥涩者宜之。若下元不固,及便溏阳痿,精滑多带者,皆所忌用。"

《证类本草·卷第二十四·麻蕡》:"陈士良云:大麻仁,主肺脏,润五脏,利大小便,疏风气。不宜多食,损血脉,滑精气,痿阳气,妇人多食发带疾。"

69. 绿矾

《本草纲目·石部第十一卷·金石之五·绿矾》:"大便不通:皂矾一钱,巴霜二个,同研,入鸡子内搅匀,封头,湿纸裹,煨熟食之,酒下,即通。(《集玄方》)"

70. 葛粉

《证类本草·卷第八·葛粉》:"味甘,大寒,无毒。主压丹石,去烦热,利大小便,止渴。"

71. 硝石

《本草经集注·玉石三品·上品·硝石》:"味苦、辛,寒、大寒,无毒。主治五脏积热,胃胀闭,涤去蓄结饮食,推陈致新,除邪气,治五脏十二经脉中百二十疾,暴伤寒,腹中大热,止烦满消渴,利小便及瘘蚀疮。炼之如膏。久服轻身。天地至神之物,能化成十二种石。"

72. 紫参

《神农本草经·卷二·中经·紫参》:"味苦、辛,寒。主心腹积聚,寒热邪气,通九窍,利大小便。一名牡蒙,生山谷。"

73. 紫草

《景岳全书·卷之四十五烈集·痘疹诠·痘疮(下)·痘药正品》:"紫草味苦性寒,能凉血活血,制热邪,解痘毒,滑利大便。程氏曰:大抵凡下紫草,必下糯米五十粒以制其冷性,庶不损胃气而致泄泻,惟大热便秘者不必糯米也。"

《景岳全书·卷之四十八大集·本草正(上)·山草部》:"紫草,味苦性寒,此手厥阴、足厥阴血分之药。性寒而利,能凉血滑血,通利二便,故痘疹家宜用之。"

《本草备要·草部·紫草》:"治心腹邪气(即热也),水肿五疸,癣恶疮(血热所致)及痘疮血热毒盛、二便闭涩者(血热则毒闭,得紫草凉之,则血行而毒出。大便利者忌之)。"

《得配本草·卷二·草部·紫草》:"苦,寒。

入手足厥阴经血分。主血中郁热,去心腹邪气。利二便,解黄疸,消肿胀,托痘疹,化紫斑,利九窍,通脉络,达皮毛。配木香,治痘毒血热。配栝蒌仁,治痈疽便秘。配蓝叶、黄连、木香,治火黄身热(身有赤黑点者不可治)。去根髭,取嫩茸,以甘草水浸炒用。血热者生用。脾虚者酒净焙,或同糯米炒用。脾气虚、便滑者,禁用。"

《本草撮要·卷一草部·紫草》:"味苦,入手足厥阴经,功专凉血活血,利大小肠。得白术、木香治痘疮血热毒盛便秘。"

74. 锁阳

《草纲目·草部第十二卷·草之一·锁阳》:"[主治]大补阴气,益精血,利大便。虚人大便燥结者,啖之可代苁蓉,煮粥弥佳。不燥结者勿用。(震亨)"

75. 寒具

《本草纲目·谷部第二十五卷·谷之四·寒具》:"[主治]利大小便,润肠,温中益气。(时珍)"

76. 蒺藜

《本草纲目·草部第十六卷·草之五·蒺藜》:"大便风秘:蒺藜子(炒)一两,猪牙皂荚(去皮,酥炙)五钱。为末。每服一钱,盐茶汤下。(《普济方》)"

77. 榆皮

《神农本草经·卷一·上经·榆皮》:"味甘,平。主大小便不通,利水道,除邪气。久服,轻身、不饥。其实尤良。一名零榆。生山谷。"

《本草经集注·草木上品·榆皮》:"味甘,平,无毒。主治大小便不通,利水道,除邪气、肠胃邪热气,消肿,性滑利。"

78. 雄鼠屎

《本草纲目·兽部第五十一卷·兽之三·鼠》:"大小便秘:雄鼠屎末,敷脐中,立效。(《普济》)"

79. 槟榔

《本草纲目·果部第三十一卷·果之三·槟榔》:"治泻痢后重,心腹诸痛,大小便气秘,痰气喘急,疗诸疟,御瘴疠(时珍)。"

《得配本草·卷六·果部·槟榔》:"苦、辛、温。入手足阳明经气分。泄胃中至高之气,坠诸药至于下极,达膜原而散疫邪。治泻痢,破滞气,攻坚积,止诸痛,消痰癖,杀三虫,除水胀,疗瘴疟。得童便,治脚气上冲(或入姜汁)。得橘皮,治金疮呕恶。配良姜,治心脾作痛。配麦冬,治大便秘及血淋。配枳实、黄连,治伤寒痞满。"

80. 蝼蛄

《本草经集注·虫兽三品·下品·蝼蛄》:"味咸,寒,无毒……生东城平泽,夜出者良,夏至取,曝干。以自出者,其自腰以前甚涩,主止大小便。从腰以后甚利,主下大小便。若出拔刺,多用其脑。"

《本草撮要·卷九虫鱼鳞介部·蝼蛄》:"味咸寒,有毒。入足太阳经。功专治水肿痈毒,得蜣螂治大小便闭。"

81. 瞿麦

《得配本草·卷三·草部·瞿麦》:"苦,寒。入足太阳,兼手少阴经。破血热之郁结,决上焦之痈肿。利小便,去目翳。得蒲黄,治产后淋。配葵仁、鸡子,治便秘。"

《本草撮要·卷一草部·瞿麦》:"味苦,入手少阴太阳经。功专利水破血。得栝蒌、茯苓、山芋、鸡子治便闭。"

82. 蠡实

《本草经集注·草木中品·蠡实》:"味甘,平、温,无毒。主治皮肤寒热,胃中热气,风寒湿痹,坚筋骨。令人嗜食。止心烦满,利大小便,长肌肉肥大。久服轻身。"

三、治便秘药对

1. 胡椒+芒硝

《得配本草·卷六·果部·胡椒》:"辛,热。有毒。入足阳明经气分。除寒湿,下膈气。治一切风冷、积滞、痰饮、泻痢诸痛,杀一切鱼肉鳖蕈诸毒……使芒硝,治大小便秘。"

2. 肉苁蓉+沉香

《得配本草·卷二·草部·肉苁蓉》:"味咸,性温。入命门,兼入足少阴经血分……得沉香,治汗多虚秘。"

3. 紫草+栝楼仁

《得配本草·卷二·草部·紫草》:"苦,寒。入手足厥阴经血分。主血中郁热,去心腹邪气。利二便……配栝蒌仁,治痈疽便秘。"

4. 牵牛子+川楝子

《得配本草·卷四·草部·牵牛子》:"辛,热,有毒。入手太阴经气分,兼能下达命门。治气分之水胀,利大肠之风秘。走经络,消结痰,破血下胎。得皂角,治痰壅肠结。得川楝子,治湿热便秘。"

5. 汉防己+桃仁

《得配本草·卷四·草部·汉防己》:"苦、辛、寒。足太阳本药。行十二经络,泻下焦血分湿热。祛风水,除温疟,退痈肿,疗虫疮……配桃仁,治大便秘。"

6. 芝麻+皮硝

《得配本草·卷五·谷部·芝麻》:"油,甘,微寒。入手阳明经。解天行热毒,凉血润燥,生肌止痛。得皮硝少许,治小儿便秘。"

7. 大麻仁+苏子

《得配本草·卷五·谷部·大麻仁》:"甘,平。滑利。入足太阴,兼手阳明经血分。理女子经脉,治汗多胃燥,除里结后重,去皮肤顽痹,能催生下乳。合苏子研汁煮粥,治虚风便秘。同紫菀、杏仁煎服,治大便不利(肺气润,便自利)。"

8. 大麻仁+紫菀、杏仁

《得配本草·卷五·谷部·大麻仁》:"甘,平。滑利。入足太阴,兼手阳明经血分。理女子经脉,治汗多胃燥,除里结后重,去皮肤顽痹,能催生下乳。合苏子研汁煮粥,治虚风便秘。同紫菀、杏仁煎服,治大便不利(肺气润,便自利)。"

9. 葱茎白+淡豆豉

《得配本草·卷五·菜部·葱茎白》:"辛、平、温。入手太阴、足阳明经气分。通阳气而达表,行经络而散寒……配淡豆豉、生姜、盐,熨脐,治大小便秘。"

10. 杏仁+陈皮

《得配本草·卷六·果部·杏仁》:"甘、苦、温。入手太阴经气分。泻肺降气,行痰散结,润燥解肌,消食积,通大便,解锡毒,杀狗毒,逐奔豚,杀虫蛔。得陈皮,治便秘。"

11. 槟榔+麦冬

《得配本草·卷六·果部·槟榔》:"苦、辛、温。入手足阳明经气分。泄胃中至高之气,坠诸药至于下极,达膜原而散疫邪。治泻痢,破滞气,攻坚积,止诸痛……配麦冬,治大便秘及血淋。"

12. 蜂蜜+牙皂

《得配本草·卷八·虫部·蜂蜜》:"甘,平。

入手足太阴经。润燥生津。除心烦，通便秘，能缓燥急之火，并解诸般之毒……入牙皂，通便结（将蜜煎膏，入牙皂末少许，作锭塞粪门，便自下）。"

13. 人中白+麻仁、阿胶

《得配本草·卷十·人部·人中白》："咸，微凉。入足厥阴、太阳经。降火（使肝胆膀胱火从小便出），清痰，消瘀止衄。疗痘疮倒靥，肌肤汗血……配麻仁、阿胶，治血便秘。"

14. 菠薐+牵牛

《本草纲目·序例上·十剂》："大便涩者，菠薐、牵牛之属。"

15. 半夏+南星

《本草纲目·序例上·十剂》："半夏、南星皆辛而涎滑，能泄湿气、通大便，盖辛能润、能走气、能化液也。"

16. 枳壳+大黄

《医方考·卷一·中风门第一·小续命汤》："日久大便不行，胸中不快，加枳壳、大黄。"

17. 麻仁+郁李仁

《医学正传·卷之二·燥证》："生血润肤饮……如大便结燥，加麻仁、郁李仁各一钱。"

四、治便秘主治药

《本草纲目主治第三卷·百病主治药·大便燥结》

1. 冷秘

生葛、威灵仙、旋覆花、地蜈蚣汁：并冷利。

半夏：辛能润燥，主冷闭，同硫黄丸服。

附子：冷闭，为末蜜水服。

胡椒：大小便关格，胀闷杀人，二十一粒煎，调芒硝半两服。

吴茱萸枝：二便卒关格，含一寸自通。

硫黄：性热而利，老人冷闭。

2. 气秘

大黄、牵牛：利大小便，除三焦壅结，气秘气滞，半生半炒服，或同大黄末服，或同皂荚丸服。

杏仁：气闭，同陈皮服。

陈橘皮：大便气闭，连白酒煮，焙研，酒服二钱。老人加杏仁，丸服。

槟榔：大小便气闭，为末，童尿、葱白煎服。

乌梅：大便不通，气奔欲死，十枚，纳入肛内。

3. 风秘

白芷：风闭，末服。

蒺藜：风闭，同皂荚末服。

石莼：风闭，煮饮。

萝卜子：利大小肠风闭气闭，炒，擂水服。和皂荚末服。

枳实：下气破结。同皂荚丸服，治风气闭。

瓜蒂末：塞肛内。

厚朴：大肠干结，猪脏煮汁丸服。

4. 虚秘

胡麻、胡麻油、麻子仁：老人、虚人、产后闭结，煮粥食之。

粟米、秋、荞麦、大小麦、麦酱汁、马齿苋、苋菜、芋、百合、葫、苦耽、波薐菜、苦荬菜、白苣、菘、苜蓿、薇、落葵、笋、甘蔗、桃仁：血燥，同陈皮服。产后闭，同藕节煎服。

苦枣、梨、菱、柿子、柏子仁：老人虚秘，同松子仁、麻仁，丸服。

葱白：大肠虚闭，同盐捣贴脐；二便闭，和酢敷小腹，仍灸七壮；小儿虚闭，煎汤调阿胶末服。仍蘸蜜，插肛内。

黄芪：老人虚闭，同陈皮末，以麻仁浆、蜜煎匀和服。

人参：产后闭，同枳壳、麻仁，丸服。

甘草：小儿初生，大便不通，同枳壳一钱，煎服。

肉苁蓉：老人虚闭，同沉香、麻仁，丸服。

锁阳：虚闭，煮食。

5. 通治

芫花、泽泻、莞花：并利大小便。

射干：汁服，利大小便。

独行根：利大肠。

甘遂：下水饮，治二便关格，蜜水服之，亦敷脐。

续随子：利大小肠，下恶滞物。

桃花：水服，通大便。

桃叶：汁服，通大小便。

郁李仁：利大小肠，破结气血燥，或末或丸，作面食。

乌桕皮：煎服，利大小便；末服，治三焦约，前后大小便关格不通。

巴豆、樗根白皮、雄楝根皮、腻粉：通大肠壅结,同黄丹服。

白矾:利大小肠,二便关格,填脐中,滴冷水。

蜣螂:二便不通,焙末水服。

蝼蛄:二便不通欲死,同蜣螂末服。

当归:同白芷末服。

地黄、冬葵子、吴葵华、羊蹄根、紫草:利大肠。痈疽痘疹闭结,煎服。

土瓜根汁:灌肠。

食盐:润燥,通大小便,敷脐及灌肛内,并饮之。

炼盐黑丸:通治诸病。

蜂蜜、蜂子、螺蛳、海蛤:并利大小便。

田螺:敷脐。

鸡屎白、牛乳、驴乳、乳腐、酥酪、猪脂、诸血、羊胆:下导。

猪胆:下导。

猪肉:冷利。

兔、水獭、阿胶:利大小肠,调大肠圣药也。老人虚闭,葱白汤服;产后虚闭,同枳壳、滑石,丸服。

黄明胶、发灰:二便不通,水服。

人溺:利大肠。

烂茅节:大便不通,服药不利者,同沧盐,吹入肛内一寸。

草乌头:二便不通,葱蘸插入肛内,名霹雳箭。

羌活:利大肠。

蔓荆子油:二便闭,服一合。

生姜:蘸盐,插肛内。

茴香:大小便闭,同麻仁、葱白煎汤,调五苓散服。

大麦蘖:产后闭塞,为末服。

枳壳:利大小肠。同甘草煎服,治小儿闭塞。

茶末:产后闭结,葱涎和丸,茶服百丸。

皂荚子:风人、虚人、脚气人,大肠或闭或利,酥炒,蜜丸服;便闭,同蒜捣,敷脐内。

白胶香:同鼠屎,纳下部。

瓠带:大小便闭,煮汁和蒲黄服。

雄鼠屎:二便不通,水调敷脐。

五、疗便秘食物

便秘等脾胃病的调养,与平日健康饮食密切相关,饮食调理对调理脾胃之后天之本有重要的作用。孙思邈有云:"安身之本,必资于食;救疾之速,必凭于药。"古代多数医家秉承用药如用兵,其性刚烈,若发用乖宜,非但不能愈疾,还会损伤正气这一观念,主张若用调节饮食的方法治愈疾病,便可不用药。若食疗不愈,再用药。

1. 人乳

《本草备要·人部·人乳》:"甘咸。润五脏,补血液,止消渴,泽皮肤,治风火证(昂按:老人便秘,人乳最良)。本血所化,目得血而能视,用点赤涩多泪(热者,黄连浸点)。"

2. 马齿苋

《证类本草·卷第二十九·马齿苋》:"主目盲,白翳,利大小便,去寒热,杀诸虫,止渴,破癥结,痈疮。"

3. 牛、白羊酥

《本草纲目·兽部第五十卷·兽之一·酥》:"[主治]补五脏,利大小肠,治口疮。(《别录》)"

4. 牛乳

《本草纲目·兽部第五十卷·兽之一·牛》:"[主治]治反胃热哕,补益劳损,润大肠,治气痢,除疸黄,老人煮粥甚宜(时珍)。[发明]震亨曰:反胃噎膈,大便燥结,宜牛、羊乳时时咽之,并服四物汤为上策。不可用人乳,人乳有饮食之毒,七情之火也。"

5. 田中螺汁

《证类本草·卷第二十二·下品·田中螺汁》:"陈藏器《本草》云:田中螺,煮食之,利大小便,去腹中结热,目下黄,脚气冲上,小腹急硬,小便赤涩,脚手浮肿。"

6. 丝瓜

《得配本草·卷五·菜部·丝瓜》:"子通经络,解热毒。捣汁,入谷道,导大便不通,捷如响应。佐芦根、桃仁,治痈肿肺痈。"

7. 芝麻

《得配本草·卷五·谷部·芝麻》:"即胡麻,一名巨胜。甘,平……花甘,寒。润大肠。身上生肉丁,擦之即愈。配苦参,治疮疥。油甘,微寒。入手阳明经。解天行热毒,凉血润燥,生肌止痛。得皮硝少许,治小儿便秘。"

8. 百合

《神农本草经·卷二·中经·百合》:"味甘,平。主邪气腹胀,心痛,利大小便,补中益气。生川谷。"

《新修本草·卷第八·百合》："味甘,平,无毒。主邪气腹胀,心痛,利大小便,补中益气。除浮肿,胪胀,痞满,寒热,通身疼痛,及乳难喉痹肿,止涕泪。"

9. 羊

《本草纲目·兽部第五十卷·兽之一·羊》："大便秘塞:羊胆汁灌入即通。(《千金》)"

10. 羊蹄

《本草纲目·草部第十九卷·草之八·羊蹄》："大便卒结:羊蹄根一两,水一大盏,煎六分,温服。(《圣惠方》)"

11. 苋菜实

《备急千金要方·卷二十六食治方·菜蔬第三》："苋菜实,味甘寒涩无毒,主青盲白翳,明目除邪气,利大小便,去寒热,杀蛔虫。一名马苋,即马齿苋菜也,治反花疮。"

12. 杏仁

《本草纲目·果部第二十九卷·果之一·杏》："杲曰:杏仁散结润燥,除肺中风热咳嗽。杏仁下喘,治气也;桃仁疗狂,治血也。俱治大便秘,当分气、血。昼则便难,行阳气也;夜则便难,行阴血也。故虚人便闭,不可过泄。脉浮者属气,用杏仁、陈皮;脉沉者属血,用桃仁、陈皮。手阳明与手太阴为表里,贲门主往来,魄门主收闭,为气之通道,故并用陈皮佐之。"

《本草备要·果部·杏仁》："泻肺,解肌,润燥,下气,辛苦甘温而利。泻肺解肌(能发汗),除风散寒,降气行痰,润燥消积(索面、豆粉,近之则烂),通大肠气秘。"

《得配本草·卷六·果部·杏仁》："甘、苦、温。入手太阴经气分。泻肺降气,行痰散结,润燥解肌,消食积,通大便,解锡毒,杀狗毒,逐奔豚,杀虫蛔。得陈皮,治便秘。"

《本草撮要·卷三果部·杏仁》："得陈皮治气闭、昼便难。因虚而咳嗽、便闭者忌之。"

13. 豕

《本草纲目·兽部第五十卷·兽之一·豕》："痘疮便秘四五日:用肥猪膘一块,水煮熟,切如豆大,与食。自然脏腑滋润,痂疕易落,无损于儿。(陈文中方)"

14. 牦牛酥

《本草纲目·兽部第五十卷·兽之一·酥》："去诸风湿痹,除热,利大便,去宿食(思邈)。合诸膏,摩风肿、跗跌血瘀(藏器)。[发明]时珍曰:酥本乳液,润燥调营,与血同功。[按]《生生编》云:酥能除腹内尘垢,又追毒气发出毛孔间也。"

15. 乳腐

《证类本草·卷第十六·乳腐》："微寒。润五脏,利大小便,益十二经脉。"

16. 兔

《本草纲目·兽部第五十一卷·兽之二·兔》："大小便秘:明月砂一匙安脐中,冷水滴之令透,自通也。(《圣惠》)"

17. 胡麻油

《本草纲目·谷部第二十二卷·谷之一·胡麻油》："利大肠,产妇胞衣不落。"

18. 食盐

《医宗必读·卷之四·本草徵要下·金石部》："食盐味咸,寒,无毒,入肾经。擦齿而止痛,洗目而去风。二便闭结,纳导随通;心腹烦疼,服吐即愈。治疝与辟邪有益,痰停与霍乱无妨。"

《证类本草·卷第四·食盐》："暖水脏及霍乱,心痛,金疮,明目,止风泪,邪气,一切虫伤疮肿,消食,滋五味,长肉,补皮肤,通大小便。"

19. 甜瓜

《本草纲目·果部第三十三卷·果之五·甜瓜》："瓜子仁,清肺润肠,和中止渴。(时珍)"

20. 梨

《证类本草·卷第二十三·下品·梨》："今按别本注云:梨有数种,其消梨,味甘,寒,无毒。主客热,中风不语,又疗伤寒热发,解石热气,惊邪,嗽,消渴,利大小便。"

21. 猪肉

《本草备要·禽兽部·猪肉》："胆汁,苦入心、寒胜热、滑润燥。泻肝胆之疳,沐发光泽。醋和,灌谷道,治大便不通(仲景治阳明证内无热者,便虽秘,勿攻。故用胆汁外导之法,不欲以苦寒伤胃腑也。成无己曰:仲景治厥逆无脉,用白通汤加猪胆汁。盖阳气大虚,阴气内胜,纯与阳药,恐阴气格拒不得入。故加猪胆汁,苦入心而通脉,寒补肝而和阴,不致格拒也。[昂按]此即热因寒用之义)。"

22. 猪脂膏

《本草撮要·卷八禽兽部·猪》："(猪)脂膏,

润燥利肠。"

23. 绿豆

《景岳全书·卷之四十九大集·本草正(下)·谷部》:"绿豆,味甘,性凉。能清火清痰下气,解烦热,止消渴,安精神,补五脏阴气,去胃火吐逆,及吐血衄血,尿血便血,湿热泻痢肿胀,利小水,疗丹毒风疹,皮肤燥涩,大便秘结,消痈肿痘毒,汤火伤痛,解酒毒鸩毒,诸药食牛马金石毒,尤解砒霜大毒。"

24. 葱茎白

《得配本草·卷五·菜部·葱茎白》:"配淡豆豉、生姜、盐,熨脐,治大小便秘。"

25. 葵

《本草纲目·草部第十六卷·草之五·葵》:"张从正曰:凡久病大便涩滞者,宜食葵菜,自然通利,乃滑以养窍也。"

26. 蜂蜜

《本草纲目·虫部第三十九卷·虫之一·蜂蜜》:"和营卫,润脏腑,通三焦,调脾胃(时珍)。[发明]张仲景治阳明结燥,大便不通,蜜煎导法,诚千古神方也。"

《得配本草·卷八·虫部·蜂蜜》:"甘,平。入手足太阴经。润燥生津。除心烦,通便秘,能缓燥急之火,并解诸般之毒。得姜汁,治初痢。和生地汁,治心腹刺痛。拌薤白,涂汤火伤。入牙皂,通便结(将蜜煎膏,入牙皂末少许,作锭塞粪门,便自下)。"

《本草备要·鳞介鱼虫部·蜂蜜》:"补中,润燥,滑肠。草木精英,合露气以酿成。生性凉,能清热;熟性温,能补中。甘而和,故解毒。柔而滑,故润燥。甘缓可以去急,故止心腹、肌肉、疮疡诸痛;甘缓可以和中,故能调营卫,通三焦,除众病,和百药(故丸药多用之),而与甘草同功。煎炼成胶,通大便秘(乘热纳谷道中,名蜜煎导)。然能滑肠,泄泻与中满者忌用之。"

27. 蜀葵花

《外科全生集·卷三·诸药法制及药性》:"蜀葵花,一两捣烂,麝香五分,水一大碗煎服,可愈二便闭,无花时根亦可。"

28. 酱

《新修本草·卷第十九·米下·酱》:"[谨案]又有榆人酱,亦辛美,利大小便。芜荑酱大美,杀三虫、虽有少臭气,亦辛好。"

《本草纲目·谷部第二十五卷·谷之四·酱》:"[主治]酱汁灌入下部,治大便不通。"

六、便秘禁药

1. 大黄

《得配本草·卷三·草部·大黄》:"黄芩为之使。恶干漆。忌冷水。苦,大寒。入足太阴、手足阳明、厥阴经血分。性沉而不浮……血虚便秘,病在气分、不在血分者,禁用。"

《本草汇言·卷之五·草部·大黄》:"闭结,由于血少肠燥,而不由于热结不通者……咸宜忌之,以其损伤胃气故也。"

2. 术

《神农本草经疏·卷六·草部上品之上·术》:"术,《本经》无分别,陶弘景有赤白二种……鼻衄,齿衄,咽塞,便秘,滞下者,法咸忌之。"

《药性切用·卷之一上·草部·苍术》:"苦温辛烈,燥胃强脾,发汗除湿,能升发胃中阳气……燥结多汗忌。"

3. 肉苁蓉

《得配本草·卷二·草部·肉苁蓉》:"味咸,性温。入命门……润大便不须炙。大便滑,精不固,火盛便秘,阳道易举,心虚气胀,皆禁用。"

4. 防风

《神农本草经疏·卷七·草部上品之下·防风》:"南方中风,……二便秘涩,小儿脾虚,发搐,慢惊,慢脾风,气升作呕,火升发嗽,阴虚盗汗,阳虚自汗等病,法所同忌。犯之者增剧。"

5. 制附子

《本草害利·脾部药队·温脾猛将·制附子》:"大热纯阳,其性浮多沉少……大便不通或燥结……血虚大便燥结,阴虚口苦……法所均忌。"

6. 饴糖

《本草纲目·谷部第二十五卷·谷之四·饴糖》:"时珍曰:凡中满吐逆、秘结、赤目疳病者,切宜忌之,生痰动火最甚。甘属土,肾病毋多食甘,甘伤肾,骨痛而齿落,皆指此类也。"

《本草汇言·卷之十四·谷部·饴糖》:"凡中满吐逆,酒病,牙病,秘结目赤等疾,咸忌用之。小儿多食,损齿生虫。一切肾家受病,尤不可服。"

7. 泽兰

《得配本草·卷二·草部·泽兰》："防己为之使。苦……痰癖、蛊虫,能疗目痛痈肿。配防己,治产后水肿。配当归,治月水不利。血虚枯秘者禁用。"

8. 降真香

《本经逢原·卷三·香木部·降真香》："辛温,无毒。禁用火焙……血热妄行色紫浓厚,脉实便秘者禁用。"

9. 桂

《神农本草经疏·卷十二·木部上品·桂》："然大忌于血崩,血淋……大便因热燥结,肺热咳嗽,产后去血过多,及产后血虚发热,小产后血虚寒热,阴虚五心烦热。"

10. 桃

《得配本草·卷六·果部·桃》："香附为之使……一切血虚致经闭、便秘等症,俱禁用。"

《神农本草经疏·卷二十三·果部三品·桃核仁》："桃仁性善破血。凡血结、血秘……凡经闭不通由于血虚,而不由于留血结块,大便不通由于津液不足,而不由于血燥闭结,法并忌之。"

11. 豇豆

《得配本草·卷五·谷部·豇豆》："气滞便结者禁用。"

12. 破故纸

《本草害利·肾部药队·〔温肾猛将〕·破故纸》："此性燥助火,凡病阴虚火动,阳道妄举,梦遗尿血,小便短涩,及目赤口苦舌干,大便燥结……忌。"

《本草撮要·卷一·草部·破故纸》："味辛。入足少阴厥阴经。功专治肾冷精流……大便闭结忌之。"

13. 菟丝子

《神农本草经疏·卷六·草部上品之上·菟丝子》："肾家多火,强阳不痿者,忌之。大便燥结者,亦忌之。"

《得配本草·卷四·草部·菟丝子》："孕妇(其性滑)、血崩(温能行血)、阳强、便结、肾藏有火、阴虚火动,六者禁用。"

14. 薏苡仁

《本经逢原·卷三·谷部·薏苡仁》："薏苡甘寒,升……通。若津枯便秘,阴寒转筋及妊娠禁

用,以其性专下泄也。取根捣汁,治蛔攻心痛。"

《本草害利·脾部药队·补脾次将·薏苡仁》："[害]此除湿燥脾之药,凡病人大便燥结,小水短少,因寒转筋,脾虚无湿者忌。妊妇禁用。"

15. 通论

《医门法律·卷一·申明仲景律书》"大便秘涩,禁用燥药。吐多不得复吐,吐而上气壅滞,大便不通,止可宣散上气,禁利大便。"

《妇人大全良方·卷之八·妇人大便不通方论第六·大麻仁丸》："论老人、虚人、风人大便秘不可用快药。初虞世云:余历观古人用通药,率用降气等药。盖肺气不下降,则大肠不能传送,以杏仁、枳壳、诃子等药是也。又老人、虚人、风人津液少,大便秘。《经》云:涩者滑之。故用胡麻、杏仁、麻子仁、阿胶之类是也。今人学不师古,妄意斟酌,每至大便秘燥,即以快药荡涤之,既走津液、气血,大便随手愈更秘涩,兼生它病。曹镇有寄居王世安少府,本京师人,始病风淫末疾,为此生以快药累累利之。后为肺痿,咯脓血,卒至大便不通而死。古人服药,尤所谨重,不若今人之轻生,故举此以戒后人。"

【医论医案】

一、医论

1. 概论

用桃仁承气汤治之,或失笑散加杏仁桃仁当归白芍。

《诸病源候论·解散病诸候·解散大便秘难候》

将适失宜,犯温过度,散势不宣,热气积在肠胃,故大便秘难也。

《诸病源候论·伤寒病诸候·伤寒大便不通候》

伤寒,阳脉微,而汗出少,为自和,汗出多为太过。阳明脉实,因发其汗,汗出多者,亦为太过。太过者,阳气绝于里,阳气绝于里则津液竭,热结在内,故大便牢而不通也。

《诸病源候论·大便病诸候·大小便难候》

大小便难者,由冷热不调,大小肠有游气,游气在于肠间,搏于糟粕,溲便不通流,故大小便

难也。

《诸病源候论·妇人妊娠诸候·妊娠大便不通候》

三焦五脏不调和，冷热癊结，津液竭燥，肠胃癊涩，蕴积结于肠间，则大便不通，令腹癊满烦热，甚者变干呕。所以然者，胃内热气逆也。

《备急千金要方·卷十五·脾脏方·秘涩第六》

大小便难者，由冷热不调，大小肠有游气，游气在于肠间，搏于糟粕，溲便不通流，故大小便难也。论曰：有人因时疾，瘥后得闭涩不通，遂致夭命，大不可轻之，所以备述，虽非死病，凡人不明药饵者，拱手待毙，深可痛哉，单复诸方以虞仓猝耳。凡大便不通，皆用滑腻之物及冷水以通之也。凡候面黄者，即知大便难。

《太平圣惠方·卷第十三·治伤寒大便不通诸方》

夫伤寒，阳脉微而汗出少为不及，自始汗出多为太过，阳明脉实，因发其汗，汗出多，亦为太过，则阳气绝于里，绝于里则津液竭，致热结在内，故大便牢而不通也。

《太平圣惠方·卷第十六·治时气大便不通诸方》

夫时气大便不通者，由脾胃有热，发汗太过，则津液竭，津液竭则胃中干燥，结热在内，则大便不通也。

《太平圣惠方·卷第五十八·治大便不通诸方》

夫大便不通者，是三焦五脏不和，冷热不调，热气遍入肠胃，津液竭燥，故令糟粕癊结，壅塞不通也。

《太平圣惠方·卷第五十八·治大便难诸》

夫大便难者，由五脏不调，阴阳偏有虚实，谓三焦不和，则冷热并结故也，胃为水谷之海，水谷之精化为荣卫，其糟粕，行之于大肠以出也，五脏三焦既不调和，冷热壅涩，结在肠胃之间，其肠胃本实，而又为冷热之气所并，结聚不宣，故令大便难也。

《太平圣惠方·卷第五十八·治大便卒不通诸方》

夫大便卒不通者，由五脏气不调，阴阳偏，有虚实，三焦不和，冷热并结故也，胃为水谷之海，化

谷精之气，流行荣卫，其糟粕传行大肠出焉，五脏三焦既不调和，冷热壅涩，结有肠胃，其肠胃本实，而又冷热气相并，津液枯燥，肠胃中干涩，故令大便卒不通也。

《太平圣惠方·卷第五十八·治关格大小便不通诸方》

夫关格者，是大小便不通也，大便不通谓之内关，小便不通谓之外格，二便不通，故为关格也，由阴阳不和，荣卫不通也，阴气大盛，阳气不得营之，故曰关，阳气大盛，阴气不得营之，故曰格，阴阳俱盛，不得相营，曰关格，则阴阳气结，腹内胀满，气不行于大小肠，故关格，而大小便不通也，又风邪在于三焦，三焦约痛，则小腹病，内闭，大小便不通，一日手足寒者，为三阴俱逆，三日死也，诊其脉，来浮牢且滑直者，不得大小便也。

《太平圣惠方·卷第五十八·治大小便难诸方》

夫大小便难者，由冷热不调，大小肠有游气，游气在于肠间，搏于糟粕，小便不得通流，故大小便难也，诊其尺脉，滑而浮大，此为阳干于阴，其人若小腹痛满，不能尿，尿即阴中痛，大便亦然也。

《太平圣惠方·卷第七十二·治妇人大便不通诸方》

夫妇人大便不通者，由五脏不调，冷热之气，结于肠胃，则津液竭燥，大肠壅涩，故大便不通也。张仲景云：妇人经水过多者，则亡津液，亦大便难也。

《圣济总录·卷第二十六·伤寒大便不通》

论曰：伤寒大便不通者，胃腑实也，盖因太阳病，若发汗若下若利小便，亡其津液，胃中干燥，因转属阳明，不更衣，内实，大便难。此阳明证也，当下之，然有阳明证，不可下者，当问其小便日几行，若本小便日三四行，今日再行，故知大便不久出，为小便数少，津液当还胃中，故知不久必大便也，如此则伤寒呕多，虽有阳明证，其不可下明矣，大凡胃中有燥粪。法当以汤水和之，汤入腹中，转失气者，此所谓有结燥，下之无害，若不转失气者，此但初硬后必溏，不可下，下之则胀满不能食也。

《圣济总录·卷第九十七·大便秘涩》

论曰：大便秘涩，盖非一证，皆营卫不调，阴阳之气相持也，若风气壅滞，肠胃干涩，是谓风秘，胃蕴客热，口糜体黄，是谓热秘，下焦虚冷，窘迫后

重,是谓冷秘,或因病后重亡津液,或因老弱血气不足,是谓虚秘,或肾虚小水过多,大肠枯竭,渴而多秘者,亡津液也,或胃实燥结,时作寒热者,中有宿食也,治法虽宜和顺阴阳,然疏风散滞,去热除冷,导引补虚之法,不可偏废,当审其证以治之。

《圣济总录·卷第九十七·大便不通》

论曰大肠者,传导之官,变化出焉,由营卫津液,有以滋利也,若邪热相搏,津液枯燥,致糟粕内结而不得行,故肠胃痞塞而大便不通,令人腰痛腹满,不能饮食,经所谓热结下焦则便难,然又有病后气血不足,内亡津液,或年高气涩,冷热相搏者,亦致大便难,治宜详之。

《丹溪心法·卷二·燥结十一》

凡人五味之秀者养脏腑,诸阳之浊者归大肠,大肠所以司出而不纳也。今停蓄蕴结,独不得疏导何哉?抑有由矣!邪入里,则胃有燥粪,三焦伏热,则津液中干,此大肠挟热然也。虚入脏冷而血脉枯,老人脏寒而气道涩,此大肠之挟冷然也。亦有肠胃受风,涸燥秘涩,此证以风气蓄而得之。若夫气不下降而谷道难,噫逆泛满,必有其证矣。

《医贯·卷之五·先天要论(下)·泻利并大便不通论》

洁古云,脏腑之秘,不可一概治疗,有热秘,有冷秘,有实秘,有虚秘,有风秘,有气秘,老人与产后,及发汗利小便过多,病后气血未复者,皆能成秘,禁用硝黄巴豆牵牛等药,世人但知热秘,不知冷秘。

东垣云,肾主五液,津液盛则大便如常,若饥饱劳役,损伤胃气,及食辛热厚味而助火邪,伏于血中,耗散真阴,津液亏少,故大肠结燥,又有老年气虚,津液衰少而结者,肾恶燥,急食辛以润之是也,予尝体法东垣之论,不用东垣之方,如润肠丸润燥汤通幽散之类俱不用,惟用六味地黄丸料,煎服自愈,如热秘而又兼气虚者,以前汤内加参芪各五钱立愈,此因气虚不能推送,阴虚不能濡润故耳,以上治法,予尝亲试而必验,且又不犯大黄桃仁枳壳等破气破血之禁,可以久服,永无秘结,故表而出之。

《景岳全书·卷之三十四天集·杂证谟·秘结·论治》

便闭有不得不通者,凡伤寒杂证等病,但属阳明实热可攻之类,皆宜以热结治法,通而去之。若察其元气已虚,既不可泻,而下焦胀闭又通不宜缓者,但用济川煎主之,则无有不达。

《景岳全书·卷之三十四天集·杂证谟·秘结·述古》

东垣曰:'金匮真言论'云:北方黑色,入通于肾,开窍于二阴。又云:大便难者,取足少阴。夫肾主五液,津液润则大便如常,若饥饱失节,劳役过度,损伤胃气,及食辛热味厚之物而助火邪,耗散真阴,津液亏少,故大便结燥。然结燥之病不一,有热燥,有风燥,有阳结,有阴结。又有老年气虚,津液不足而结燥者。治法云:肾恶燥,急食辛以润之。结者散之。如少阴不得大便,以辛润之。太阴不得大便,以苦泄之。阳结者散之,阴结者温之。仲景曰:小便利而大便硬,不可攻下,以脾约丸润之。食伤太阴,腹满而食不化,腹响然不能大便者,以苦药泄之。如血燥而不能大便者,以桃仁、酒制大黄通之。风结燥而大便不行者,以麻子仁加大黄利之。如气涩而大便不通者,以郁李仁、枳实、皂角仁润之。大抵治病必究其源,不可一概用巴豆、牵牛之类下之,损其津液,燥结愈甚,复下复结,极则以致导引于下而不通,遂成不救。噫!可不慎哉。又曰:凡脏腑之秘,不可一例治,有虚秘,有实秘。实秘者,能饮食,小便赤,麻仁丸、七宣丸之类主之;胃虚而秘者,不能饮食,小便清,厚朴汤主之。盖实秘者,物也;虚秘者,气也。

予观此东垣之法,多从治标。虽未有虚实之辨,而用厚朴汤者,此但以有物无物言虚实。谓有物者,当下之。无物者,当行其气耳。而于真阴亏损,邪正之虚实,则所未及。此其法固不可废,亦不可泥也。

丹溪曰:古方有脾约证,制脾约丸。谓胃强脾弱,约束津液不得四布,但输膀胱,故小便数而大便难者,曰脾约,与此丸以下脾之结燥,肠润结化,津液入胃而愈。然既曰脾约,必阴血枯槁,内火燔灼,热伤元气。故肺受火邪而津竭,必窃母气以自救;金耗则土受木伤,脾失转输,肺失传送,宜大便秘而难,小便数而无藏蓄也。理宜滋养阴血,使阳火不炽,金行清化,脾土清健,津液入胃,则肠润而通矣。今此丸用之热甚而气实,与西北方人禀之壮实者无有不安;若用之东南方人,与热虽盛而气血不实者,虽得暂通,将见脾愈弱而肠愈燥矣。须知在西北以开结为主,在东南以润燥为主。

王节斋曰:若年高人脾虚血燥,易饥易饱,大便燥难,用白芍药、当归各一两,人参七钱,升麻、炙甘草各四钱,山楂、大麦芽、桃仁(去皮尖,另研)各五钱。此老人常服药也。

薛立斋曰:前证属形气病气俱不足,脾胃虚弱,津血枯涸而大便难耳。法当滋补化源。又有脾约证,成无己曰:胃强脾弱,约束津液不得四布,但输膀胱,小便数而大便难者是也。宜用脾约丸。阴血枯槁,内火燔灼,肺金受邪,土受木克,脾肺失传,大便秘而小便数者,宜用润肠丸。此乃病气有余之治法也。《经》云:脾为至阴己土而主阴。然老弱之人,当补中益气以生阴血。又曰:肾开窍于二阴,大小便也。若肾经津涸者,用六味丸,脾肺气虚者,补中益气汤。脾经郁结者,加味归脾汤。气血虚者,八珍汤。若发热作渴饮冷,用竹叶黄芪汤。若膏粱厚味积热者,加味清胃散。

《景岳全书·卷之三十四天集·杂证谟·秘结·论证》

秘结一证,在古方书有虚秘、风秘、气秘、热秘、寒秘、湿秘等说,而东垣又有热燥、风燥、阳结、阴结之说,此其立名太烦,又无确据,不得其要,而徒滋疑惑,不无为临证之害也。不知此证之当辨者惟二,则曰阴结、阳结而尽之矣。盖阳结者,邪有余,宜攻宜泻也;阴结者,正不足,宜补宜滋者也。知斯二者,即知秘结之纲领矣。若或疑余之说,而欲必究其详。则凡云风秘者,盖风未必秘,但风胜则燥,而燥必由火,热则生风,即阳结也。岂谓因风而宜散乎?有云气秘者,盖气有虚实,气实者阳有余,阳结也。气虚者阳不足,阴结也,岂谓气结而尽宜破散乎?至若热秘、寒秘,亦不过阴阳之别名耳。再若湿秘之说,则湿岂能秘,但湿不化,由气之不行耳,气之不行,即虚秘也,亦阴结也。总之,有火者便是阳结,无火者便是阴结。以此辨之,岂不了然?余故曰:凡斯二者,即秘结之纲领也。

一秘结之由,除阳明热结之外,则悉由乎肾。盖肾主二阴而司开阖,故大小便不禁者,其责在肾,然则不通者,独非肾乎?故肾热者,宜凉而滋之。肾寒者,宜温而滋之。肾虚者,宜补而滋之。肾干燥者,宜润而滋之。《经》曰:肾苦燥,急食辛以润之,开腠理,致津液通气也,正

此之谓。

《景岳全书·卷之三十四天集·杂证谟·秘结·论治》

一秘结证,凡属老人、虚人、阴脏人,及产后、病后、多汗后,或小水过多,或亡血、失血、大吐、大泻之后,多有病为燥结者。盖此非气血之亏,即津液之耗。凡此之类,皆须详察虚实,不可轻用芒硝、大黄、巴豆、牵牛、芫花、大戟等药,及承气、神芎等剂。虽今日暂得通快,而重虚其虚,以致根本日竭,则明日之结必将更甚,愈无可用之药矣。况虚弱之辈,幸得后门坚固,最是寿征。虽有涩滞,亦须缓治。但以养阴等剂,渐加调理,则无有不润。故病家医家凡遇此类,切不可性急欲速,以自取其败,而致悔无及也。

《景岳全书·卷之二十一明集·杂证谟·噎膈·论证》

然人之病结者,本非一端,盖气能结,血亦能结,阳能结,阴亦能结,余非曰结必皆寒,而全无热也,但阴结阳结证自不同,有不可不辨耳。夫阳结者,热结也,因火盛烁阴,所以干结,此惟表邪传里,及阳明实热者乃有之。然热结者,必有烦渴发热等证,洪大滑实等脉,最易辨也,若下有结闭而上无热证,此阴结耳,安得谓之热耶?盖阴结者,正以命门无火,气不化精,所以凝结于下,而治节不行,此惟内伤血气,败及真阴者乃有之,即噎膈之属是也。夫噎膈之证,人皆知为内伤也,内伤至此,其脏气之健否为何如,而犹云为热,岂必使元阳尽去,而别有生生之道乎?噫!此余之所不解也,不得不辨。

《景岳全书·卷之四十五烈集·痘疹诠·痘疮(下)·大小便闭》

凡痘疹小便欲其清而长,大便欲其润而实,则邪气不伏,正气不病。若小便利者,大便必实,虽二三日不更衣者无碍也。若小便少则病必进,小便秘则病必甚,以火盛故也。但初热时,大便不宜太实,若二三日不行,宜微润之,不然恐肠胃不通,则营卫不行,而疮出转密。惟起发之后,大便却宜坚实,若太实而四五日不行,恐热甚难靥,亦宜微利之。一痘疹小水不利而热微者,宜导赤散;热甚而小水不利者,宜八正散。一痘疹发热时,大便秘结不行而内外俱热,有不得不通以疏其毒者,轻则柴胡饮子,甚则三黄丸,再甚则承气汤。

《景岳全书·卷之四十六圣集·外科钤（上）·大便秘结》

立斋曰：疮疡大便秘结，若作渴饮冷，其脉洪数而有力者，属实火，宜用内疏黄连汤。若口干饮汤，其脉浮大而无力者，属气虚，宜八珍汤。若肠胃气虚而燥而不通者，宜用十全大补汤培养之。若疮证属阳，或因入房伤肾，而不通者，宜用前汤加姜附回阳，多有得生者。若饮食虽多，大便不通，而肚腹不胀者，此内火消烁，切不可通之。若肚腹痞胀，而直肠干涸不通者，宜用猪胆汁导之。若误行疏利，复伤元气，则不能溃敛。经曰：肾开窍于二阴，藏精于肾。津液润则大便如常。若溃疡有此，因气血亏损，肠胃干涸，当大补为善，设若不审虚实，而一于疏利者，鲜有不误。若老弱或产后而便难者，皆气血虚也，猪胆汁最效。甚者多用之。更以养气血药助之，万不可妄行攻伐。

《医宗必读·卷之九·大便不通》

《经》曰：北方黑色，入通于肾，开窍于二阴。肾主五液，津液盛则大便调和，若饥饱劳役，损伤胃气，及过于辛热厚味，则火邪伏于血中，耗散真阴，津液亏少，故大便燥结。又有年老气虚，津液不足而结者，肾恶燥，急食辛以润之是也。［愚按］《内经》之言，则知大便秘结，专责之少阴一经，证状虽殊，总之津液枯干，一言以蔽之也。分而言之，则有胃实、胃虚、热秘、冷秘、风秘、气秘之分。

《温疫论·上卷·大便》

大便闭结者，疫邪传里，内热壅郁，宿粪不行，蒸而为结，渐至更硬，下之结粪一行，瘀热自除，诸证悉去。

《张氏医通·卷七·大小府门·大小便不通》

《经》曰：脉盛，皮热，腹胀，前后不通，瞀闷，此谓五实，夫脾胃气滞不能转输，加以痰饮食积阻碍清道，大小便秘涩不快，二陈汤加升、柴、二术，数服，能令大便润而小便长，湿热痰火结滞，脉洪盛，大小便秘赤，肢节烦疼，凉膈散、小承气汤选用，阴囊肿胀，二便不通，三白散，大小便俱不通，小腹膨胀，乃膀胱溺满，支撑回肠，故并大便不得出，用二陈倍茯苓加泽泻、木通先利小便，回肠得通，而大便随出矣，风闭，用烧皂肉灰为末，粥清调下，或烧汤蒸下部良，冷闭，用连根葱一二茎，带土生姜一块，淡豆豉二十一粒，盐二匙，同研烂作饼，烘热掩脐中，以帛扎定，良久于饼上灸之，热闭，用

田螺捣烂，加麝香一分，冰片半分，入脐中，以帛束之，如人行十里即通，石顽曰：肥人素多痰饮湿热结聚，因病每致大小便不通，腹满不食，气逆喘急，势盛不得不下，有屡下不得通利者，有再三下而始通者，有下之利不止者，大抵湿热素盛之人，大便不行，日数虽多，结粪甚少，所下不过溏粪垢腻，甚至骤下不可遏者，多有热去寒起，正气随脱，即变呃逆之证，以此本属湿热，温补仍助本病，苦寒徒乏胃气，每至不可救药，若始先知其湿热痰积，用导痰汤多加姜汁、竹沥，下滚痰丸，甚则下控涎丹，方为合法，若迟则湿热上涌势剧，胃中津液尽变浊秽，虽有合剂，不能取效也，凡大便不通而腹中雷鸣者，下之必无结粪，盖肥人下后，多有脱泄不止之虞，瘦人汗后，每多干热不止之患，不可不知。

《经》曰：北方黑色，入通于肾，开窍于二阴（可知大便闭结专责之少阴，证状虽殊，总由津液枯竭也），肾苦燥，急食辛以润之（当归肉苁蓉之类）。

肾主五液，津液盛则大便如常，房欲过度，精血耗竭，多致秘结，或饥饱劳役，损伤胃气，或辛热厚味，渐渍助火，伏于血中，耗散真阴，津液亏少，致令大便结燥，高年血不充，每患是疾，故古人有胃实脾虚，风秘气秘痰秘，冷秘热秘，虚秘实秘之分，临证所当细察详问也。

《医学心悟·卷二·阳明腑病·便闭》

问曰：便闭何以属阳明腑证？答曰：阳明居中土也，万物所归，无所复传，伤寒三阳、三阴之邪，皆得传入，以作胃实不大便之证，法当下之。然经有八禁，详例于前，不可不辨。

《医学心悟·卷三·大便不通》

《经》曰：北方黑色，入通于肾，开窍于二阴。是知肾主二便，肾经津液干枯，则大便闭结矣。然有实闭、虚闭、热闭、冷闭之不同。如阳明胃实，燥渴、谵语，不大便者，实闭也，小承气汤下之。若老弱人精血不足，新产妇人气血干枯，以致肠胃不润，此虚闭也，四物汤加松子仁、柏子仁、肉苁蓉、枸杞、人乳之类以润之，或以蜜煎导而通之；若气血两虚，则用八珍汤。热闭者，口燥、唇焦，舌苔黄，小便赤，喜冷、恶热，此名阳结，宜用清热攻下之法，三黄枳术丸主之。冷闭者，唇淡、口和，舌苔白，小便清，喜热、恶寒，此名阴结，宜用温药而兼润燥之法，理中汤加归、芍主之。凡虚人不大便，

未可勉强通之。大便虽闭,腹无所苦,但与润剂,积久自行,不比伤寒邪热,消烁津液,有不容刻缓之势也。予尝治老人虚闭,数至圊而不能便者,用四物汤及滋润药加升麻,屡试屡验,此亦救急之良法也。

《杂病心法要诀·卷五·大便燥结总括》

热燥阳结能食数,寒燥阴结不食迟,实燥食积热结胃,食少先硬后溏脾;气燥阻隔不降下,血燥干枯老病虚,风燥久患风家候,直肠结硬导之宜。

[注]热燥即阳结也,能食而脉浮数有力,与三阳热证同见者也。寒燥即阴结也,不能食而脉沉迟有力,与三阴寒证同见者也。实燥即胃实硬燥也,与腹满痛同见者也。虚燥即脾虚,先硬后溏之燥也,与少气腹缩同见者也。气燥即气道阻隔之燥也,与噎膈、反胃同见者也。血燥即血液干枯之燥也,与久病老虚同见者也。风燥即久患风病之燥也,从风家治。直肠结,即燥屎巨硬,结在肛门难出之燥也,从导法治之。

《临证指南医案·卷四·便闭》

便闭症,当与肠痹淋浊门兼参。其大便不通,有血液枯燥者,则用养血润燥。若血燥风生,则用辛甘熄风,或咸苦入阴,故三才、五仁、通幽、虎潜等法,所必用者也。若血液燥则气亦滞,致气血结痹,又当于养阴润燥中,加行气活血之品。若火腑秘结,宜苦滑重镇者,用更衣丸以通之。若老人阳衰风闭,用半硫丸温润以通之,腑阳不行,则用玉壶丹,阳窒阴凝,清浊混淆痞胀,用来复丹。若郁热阻气,则用苦寒泄热,辛以开郁,或用三焦通法。若湿热伤气,阻遏经腑,则理肺气以开降之,此治大便之闭也。小便闭者,若小肠火结,则用导赤;湿壅三焦,则用河间分消;膀胱气化失司,则用五苓。若湿郁热伏,致小肠痹郁,用小温中丸清热燥湿。若肾与膀胱阴分蓄热致燥,无阴则阳无以化,故用滋肾丸,通下焦至阴之热闭。以上诸法,前人虽皆论及,然经案中逐一分析发明,不啻如耳提面命,使人得有所遵循矣。至若膏粱曲糵,酿成湿火,渍筋烁骨,用大苦寒坚阴燥湿,仍用酒醴引导。又厥阴热闭为癃,少腹胀满,用秽浊气味之品,直泄厥阴之闭。此皆发前人未发之秘,学者尤当究心焉。大凡小便闭而大便通调者,或系膀胱热结,或水源不清,湿症居多。若大便闭而小便通调者,或二肠气滞,或津液不流,燥症居多。若二便俱闭,当先通大便,小溲自利,此其大略也。至若胃腑邪热化燥便坚,太阳热邪传入膀胱之腑癃秘,又当于仲景伤寒门下法中,承气五苓等方酌而用之,斯无遗义矣。(华岫云)

《金匮翼·卷八·便闭统论》

脏腑之秘,不可一概论治。有虚秘,有实秘,有风秘,有冷秘,有气秘,有热秘,有老人津液干燥,妇人分产亡血,及发汗利小便,病后血气未复,皆能作闭。不可一例用硝、黄利药,巴豆、牵牛尤在所禁。[按]仲景云,脉浮而数,能食不大便者,为实,名曰阳结,期十七当剧。脉沉而尽,不能食,身体重,大便反硬,名曰阴结,期十四日当剧。东垣云:阳结者散之,阴结者热之。前所云实闭、热闭,即阳结。所云冷闭、虚闭,即阴结也。

《温热论·第五章·里结阳明》

再论三焦不从外解,必致里结。里结于何?在阳明胃与肠。亦须用下法,不可以气血之分,谓其不可下也。惟伤寒热邪在里,劫烁津液,下之宜猛;此多湿热内搏,下之宜轻。伤寒大便溏,为邪已尽,不可再下;湿温病大便溏为邪未尽,必大便硬,乃为无湿,始不可再攻也。

《古今医案按·卷六·二便不通》

二便不通,脉实者,八正散倍大黄,或倒换散亦妙。若形弱及老人,或病后产后有此,悉从虚秘治,润燥养阴为主,下用导引法。若体健神旺,二便秘涩者,必脾胃气滞不转输,加以痰饮食积,阻碍浊道,脉沉实者,升、柴、二陈、二术汤。今所选王案,取其外治之法,及服黄连解毒丸三载为大奇,而李时珍之用甲片、牵牛,走精隧以通淤塞为更奇,直可与东垣滋肾丸并垂天壤。

《古今医案按·卷六·大便秘结》

[震按]花溪峻药急攻,妙在腊包穿窍。而香油解毒,妙在上饮下吹。薛案、汪案之用补,轻重不同;高公、李公之用润,淡浓微别。李时珍之牵牛、皂荚,疏通迥异硝、黄,张景岳之姜、附、参、归,辛热远殊寒滑。精华既录,浅陋可删。

《血证论·卷六·便闭》

二便皆脾胃之出路,小便是清道属气,大肠是浊道属血。失血家,血虚便燥,尤其应得,四物汤加麻仁主之。血燥者加桃仁、川军,气燥者加杏仁、枳壳,风燥者加皂角、白芷、防风,火燥者宜加枳壳、厚朴、大黄、芒硝。大肠乃胃之关门,胃为燥土,若胃有燥屎而不下者,其责不在大肠,而在胃。其证口渴,手足潮热,或发谵语,三一承气汤下之,或四物汤加麻仁、枳壳、厚朴、大黄以滋降之。又小便数而不禁,大便反闭者,名为脾约。谓脾津下泄,无以润肠故也,仲景用脾约丸治之。丹溪谓宜清肺燥,肺清则小水有制,而脾得灌溉,宜用清燥救肺汤治之。肾开窍于二阴,肾虚阴不足,无以润肠者,宜左归饮,加黑芝麻、肉苁蓉治之。肺与大肠相表里,肺遗热于大肠则便结,肺津不润则便结,肺气不降则便结,肺遗热者,人参泻肺汤治之。肺津不润者,清燥救肺汤治之。肺气不降者,清燥救肺汤合四磨汤,再重加杏仁,或少加葶苈子治之。与便血条,合看自明。此外又有瘀血闭结之证,或失血之后,血积未去;或跌打损伤,内有瘀血,停积不行,大便闭结;或时通利,仍不多下,所下之粪,又带黑色,腹中时时刺痛,口渴发热,脉带涩象,宜用桃仁承气汤治之,或失笑散加杏仁、桃仁、当归、白芍。

2. 论实秘

《圣济总录·卷第五十·大肠门·大肠实》

论曰:大肠者,传泻行导之腑也,其气盛实,燥热生焉,传泻不利,肠中痛如锥刀所刺,或生鼠乳,肿胀疼闷,大便不通,腹胁胀满,腰背重痛,上气喘急,皆大肠气实之证也。

《医宗必读·卷之九·大便不通》

胃实而秘者,善饮食,小便赤,麻仁丸、七宣丸之类。

《张氏医通·卷七·大小府门·大便不通》

胃实而秘,善饮食,小便赤涩,麻仁丸。

《金匮翼·卷八·便闭统论·实闭》

实闭者,胃实而闭。东垣所谓胃气实者闭物,胃气虚者闭气是也。其人能食,小便赤,其脉沉实。

《金匮翼·卷八·便闭统论·实闭》

[按]实闭有寒有热,热实者,宜寒下。寒实者,宜温下。麻仁丸、厚朴三物汤治实而热者。逐气丸、温脾汤治实而寒者也。

3. 论虚秘

《诸病源候论·虚劳病诸候·虚劳秘涩候》

此由肠胃间有风热故也。凡肠胃虚,伤风冷则泄利;若实,有风热,则秘涩也。

《太平圣惠方·卷第二十九·治虚劳大便难诸方》

夫虚劳之人,脾肺损弱,谷食减少,气血阻隔,阴阳不和,胃气壅滞,上焦虚热,流注大肠,故令秘涩也。

《圣济总录·卷第九十二·虚劳大便难》

论曰:大肠者,传导之官,变化出焉,今虚劳之人,重亡津液,肠胃干燥,风邪热气入客肠间,津液销铄,所以传导苦难,令人胃气虚胀,腹胁满实,饮食迟化也。

《医宗必读·卷之九·大便不通》

胃虚而秘者,不能饮食,小便清利,厚朴汤。久虚者,如常饮食法煮猪血脏汤,加酥食之,血仍润血,脏仍润脏,此妙法也。

《张氏医通·卷七·大小府门·大便不通》

脾虚不能运化,倦怠懒于言动,补中益气倍升、柴、当归,煎成调生蜜、麻油,清气一升,浊气自降,有脾虚下秘者,以此汤下麻仁丸。虚秘者,不能饮食,小便清白,或年高,或病久,或脾虚津枯血少,归身、熟地、苁蓉、参、芪、沉香、松子仁、桃仁、麻仁、蜂蜜,或麻仁、枳壳、当归、人参,蜜丸服之。瘦人血枯火秘,通幽汤煎成,入蜜服之。老人津枯,妇人产后去血过多,及发汗利小便,病后血气未复,虚劳骨蒸,皆能作秘,惟当益气补水养血,不可用硝、黄利药,巴豆、牵牛,尤在所禁。有一种大便不通,腹中胀闷,求通不得,频频登厕,努力太过,虚气被挣下注,肛门里急后重,时不可忍,气逆呕恶,渴而索水,饮食不能,呻吟不绝,欲与通利,则气以下脱,欲与升提,则气以上逆,呕恶难堪,人参、枳壳、当归煎服,加陈香橼皮尤效。肾脏血虚,大肠风秘,生何首乌捣自然汁一盏,和白蜜,炖热服之,六味丸加蜜调服亦通,固本丸作膏常服亦妙。古方治老人燥结,多用苁蓉,不知胃气虚者,下口即作呕吐,肥人胃中多有痰湿,尤非所宜。惟命门火衰,开阖失职者,方为合剂,然须丸服,若作汤,亦必作吐,以其味咸气浊也。丹方,治肾肝风秘,至夜微发寒热者,用生何首乌两许顿煎,服之神应。若暴病热邪固结,及中有留滞者禁用,以其纯阴味涩,无养正祛邪之力也。失血后烦渴,大便不通,一味生地黄捣汁服之。大病后不得寐,大便不通,一味熟枣仁,擂水去滓,煮粥频食。血枯燥结,恒用熟地黄蜜煎常服,或熬膏亦佳。又老人血枯便闭,用生地黄、当归身、鲜首乌各四两,广皮一两,熬膏炖热服半小杯,不通,三五次效。实秘者,能饮食,小便赤涩,枳实、槟榔、木香、砂仁、蓬术、大黄、皂肉灰之属。气滞腹急,大便秘涩,六磨汤加大黄,诸秘服药不通,或虚人畏服利药者,宜蜜煎导、削酱姜导,分寒热选用,其猪胆导,非伤寒邪热,不可轻试,病人胃气虚者,用之往往有呃逆之虞,不可不慎。或问干结之甚,硝、黄亦可暂用否?曰:承气汤用硝、黄,乃伤寒邪热入里,胃液干枯,肾水涸竭,故宜急下以救阴津为务,若老人虚人,及病后肾水本亏,以致燥结,再用硝、黄下之,是虚其虚,目下取快一时,来日复秘愈甚,欲再下之,虽铁石不能通矣。倘遇此证,当劝慰之,缓图奏效,切勿性急,自贻其咎也。

《金匮翼·卷八·便闭统论·虚闭》

虚闭有二,一以阴虚,一以阳虚也。凡下焦阳虚,则阳气不行,阳气不行,则不能传送而阴凝于下。下焦阴虚,则精血枯燥,精血枯燥,则津液不到,而肠脏干槁。治阳虚者,但益其火,则阴凝自化。治阴虚者,但壮其水,则泾渭自通。

4. 论冷秘

《医贯·卷之五·先天要论(下)·泻利并大便不通论》

冷秘者冷气横于肠胃,凝阴固结,津液不通,胃气闭塞,其人肠内气攻,喜热恶冷,宜以八味地黄丸料,大剂煎之,冷饮即愈,或《局方》半硫丸,碾生姜,调乳香下之,或海藏己寒丸俱效。海藏云:己寒丸虽热,得芍药茴香润剂,引而下之,阴得阳而化,故大小便自通,如遇春和之阳,水自消矣。然不若八味丸更妙也。

《景岳全书·卷之三十四天集·杂证谟·秘结》

阴结证,但察其既无火证,又无火脉,或其人喜热恶冷,则非阳证可知。然既无邪,何以便结不通?盖此证有二,则一以阳虚,一以阴虚也。凡下焦阳虚,则阳气不行,阳气不行,则不能传送而阴凝于下,此阳虚而阴结也。下焦阴虚,则精血枯燥,精血枯燥,则津液不到而肠脏干槁,此阴虚而阴结也。故治阳虚而阴结者,但益其火,则阴凝自化。宜右归饮、大补元煎、大营煎之类主之。或以人参、当归数钱煎汤,送右归、八味等丸俱妙。治阴虚而阴结者,但壮其水,则泾渭自通。宜左归

饮、左归丸、当归地黄饮、五福饮、六味地黄丸之类主之。二者欲其速行,宜于前法中各加肉苁蓉二三钱,以酒洗去咸,同煎服之,其效尤速。然此等证候,其来有渐,但初觉时,便当加意调理,自无不愈。若待气血俱败,则最难为力,而徒归罪于药之不效,亦何其不智也。以上阴结一证,虽气血之分自当如此。然血虚者,亦必气有不行;气虚者,岂曰血本无恙?大都虚而兼热者,当责其血分;虚而兼寒者,当责其气分,此要法也。第今之世人,但知有热秘,而不知有冷秘,所以《局方》有半硫丸,海藏有已寒丸之类,皆治此之良剂,所当察也。若欲兼温兼补,似不若八味地黄丸及理阴煎之属为更妙。

一大便本无结燥,但连日或旬日欲解不解,或解止些须而不能通畅,及其既解,则仍无干硬。凡此数者,皆非火证,总由七情、劳倦、色欲,以致阳气内亏不能化行,亦阴结之属也。此当详察脾肾,辨而治之。病在脾者,宜治中焦,以理中汤、温胃饮、五君子煎、归脾汤、补中益气汤之类主之。病在肾者,宜治下焦,以右归饮、大补元煎、八味地黄汤之类主之。

《医宗必读·卷之九·大便不通》

冷秘者,面白或黑,六脉沉迟,小便清白,喜热恶冷,藿香正气散加官桂、枳壳,吞半硫丸。

《张氏医通·卷七·大小府门·大便不通》

冷秘者,六脉沉迟,面白或黑,凝阴固结,胃气闭塞,肠内气攻,腹中喜热恶冷,藿香、厚朴、姜、桂、枳壳、陈皮、生姜,煎服半硫丸。热药多秘,惟硫黄性缓而通,冷药多泄,惟黄连厚肠止泄。如阴寒秘结,当与阳药冰冷服之,然数服中,间与清润药一服,不令结秘。若病本虚寒,标显躁热,亦宜助阳药中少加苦寒以去热躁,躁止勿加。

《金匮翼·卷八·便闭统论·冷闭》

冷闭者,寒冷之气横于肠胃,凝阴固结,阳气不行,津液不通,其人肠内气攻,喜热恶冷,其脉迟涩者是也。

5. 论热秘

《诸病源候论·妇人杂病诸候·大小便不通候》

腑脏不和,荣卫不调,阴阳不相通,大小肠痞结,名曰关格。关格,故大小便不通。自有热结于大肠,则大便不通;热结于小肠,则小便不通。今

大小便不通者，是大小二肠受客热结聚，则大小便不通。此止客热暴结，非阴阳不通流，故不称关格，而直云大小便不通。

《太平圣惠方·卷第十八·治热病大便不通诸方》

夫热病经发汗之后，汗出多则津液少，津液少则胃中干结，热在胃，所以大便不通。又有腑脏自生于热者，此由三焦痞隔，脾胃不和，蓄热在内，亦大便不通也。

《素问玄机原病式·六气为病·热类》

闷：俗作秘，大便涩滞也；热耗其液，则粪坚结，而大肠燥涩紧敛故也。或大便溏而秘者，燥热在于肠胃之外，而湿热在内故也。

6. 论风秘

《太平圣惠方·卷第二十三·治大肠风热秘涩不通诸方》

夫大肠风秘涩不通者，是五脏气不调，阴阳偏有虚实，三焦不和，冷热并结也。胃为水谷之海，化谷精之气，流行荣卫，其糟粕传行大肠出焉。五脏三焦既不调和，冷热壅涩，结在肠胃，其肠胃本实，而又冷热气相并，津液枯燥，结聚大肠，胃中干涩，故令大便不通也。

《圣济总录·卷第一十七·风秘》

论曰：风秘之病，以大肠秘涩不通，大肠者，肺之腑，通行水谷，传道所出，若三焦不和，风热所搏，则肠胃干燥，津液虚少，糟粕结聚，传导不行，令人心烦腹满，便秘不通也。

《医宗必读·卷之九·大便不通》

风秘者，风搏肺脏，传于大肠，小续命汤去附子，倍芍药，加竹沥，吞润肠丸；或活血润肠丸。

《张氏医通·卷七·大小府门·大便不通》

风秘者，风入大肠，传化失职，羌、防、苏子、枳壳、麻仁、杏仁、皂角灰，煎服润肠丸。

《金匮翼·卷八·便闭统论·风闭》

风闭者，风胜则干也。由风搏肺脏，传于大肠，津液燥涩，传化则难。或其人素有风病者，亦多有闭，或肠胃积热，久而风从内生，亦能成闭也。

7. 论气秘

《医宗必读·卷之九·大便不通》

气秘者，气不升降，谷气不行，其人多噫，苏子降气汤加枳壳、吞养正丹；未效，佐以木香槟榔丸。

《张氏医通·卷七·大小府门·大便不通》

气秘者，气不升降，谷气不升，其人多噫，枳壳、沉香、苏子、槟榔、乌药、陈皮，煎服降气散，或四磨、六磨选用。

《金匮翼·卷八·便闭统论·气闭》

气闭者，气内滞而物不行也。其脉沉，其人多噫，心腹痞闷，胁肋膜胀，此不可用药通之。虽或暂通而其闭益甚矣。或迫之使通，因而下血者，惟当顺气，气顺则便自通矣。

8. 论痰秘

《张氏医通·卷七·大小府门·大便不通》

痰秘者，痰饮湿热阻碍，气不升降，头汗喘满，胸胁痞闷，眩晕腹鸣，半夏、茯苓、木香、槟榔、枳实、橘红、香附、白芥子、姜汁、竹沥，不应，加大黄、黄连，甚则控涎丹下之。

9. 论妊娠产后秘

《诸病源候论·妇人妊娠诸候·妊娠大小便不通候》

人有腑脏气实，而生于热者，随停积之处成病。若热结大肠，大便不通；结于小肠，小便不通；若大小肠俱为热所结，故烦满，大小便不通也。凡大小便不通，则内热，肠胃气逆，令变干呕也。

《诸病源候论·妇人产后病诸候·产后大便不通候》

肠胃本挟于热，因产又水血俱下，津液竭燥，肠胃痞涩，热结肠胃，故大便不通也。

《太平圣惠方·卷第七十四·治妊娠大小便不通诸方》

夫妊娠大小便不通者，由脏腑气实，而生于热，热者随停积之处成于病也，若热结于大肠，则大便不通，热结于小肠，则小便不通，若大小肠俱为热之所结，故烦满而大小便不通也。

《圣济总录·卷第一百五十七·妊娠大便不通》

论曰：妊娠肠胃有风，加之挟热，津液不足，气道痞涩。故令肠胃枯燥，大便不通。甚则呼吸奔喘，腹胀干呕。

论曰：妊娠大小便不通者，以脏腑盛实。热气蕴积，不时宣导之所致也，若热结于大肠，则大便不通。结于小肠，则小便不通。今大小肠俱有热，则大小便俱不通。其候令人烦满，少腹胀急。惟能均调腑脏。使气疏达。则传化无所留滞也。

《圣济总录·卷第一百六十五·产后大便不通》

论曰：大肠者，传道之官，变化出焉，产后津液减耗，胃中枯燥，润养不足，糟粕壅滞，故大便难而或致不通，凡新产之人，喜病此者，由去血多，内亡津液故也。

《济阴纲目·卷之十一·产后门·论新产三病》

仲景云：问新产妇人有三病，一者病痉，二者病郁冒，三者大便难，何谓也？师曰：新产。血虚，多汗出，喜中风，故令病痉（读此则知痉症亦有外来，不可专主气血不足而骤用补剂，反致不救也）。亡血复汗寒多，故令郁冒。亡津液胃燥，故大便难。（产妇郁冒，即今世所谓血晕也。）

《景岳全书·卷之三十九人集·妇人规（下）·产后大便秘涩》

产后大便秘涩，以其失血亡阴，津液不足而然，宜济川煎加减主之，及后立斋法俱妙。立斋曰：前证若计其日期，饮食已多，即用药通之，祸在反掌之间矣。必待其腹满觉胀，欲去不能者，此乃结在大肠，宜用猪胆汁润之。若服苦寒疏通，反伤中气，通而不止，或成他证。若去血过多，用十全大补汤。血虚火燥，用加味四物汤。气血俱虚，用八珍汤。虽数日不通，饮食如常，腹中如故，仍用八珍加桃仁、杏仁治之。若泥其日期饮食之多而通之，则误矣。

《女科经纶·卷六·产后证下》

郭稽中曰：产后大便秘涩者何？答曰：产后水血俱下，肠胃虚竭，津液不足，是以大便秘涩不通。若过五六日闷胀者，此燥屎在脏腑，干涩未能出耳，宜麻仁丸以润之。若误以为有热，投寒药，则阳消阴长，变证百出矣。

薛立斋：产后大便不通，因去血过多，大肠干涸，或血虚火燥，不可计日期，饮食数多，用药通润之，必待胀满，觉胀自欲去，不能去，乃结在直肠，宜胆导之。若服苦寒药通之，反伤中焦元气，或愈难通，或通而泻不止，必成败证。若血虚火燥，加味逍遥散。气血俱虚八珍汤，慎不可用麻仁、杏仁、枳壳之类。

单养贤曰：产后大便日久不通，因血少肠燥故也。宜多服生化汤，则血旺气顺，传化如常，自无燥涩之患。切不可用硝、黄峻利之剂，以亡阴血，

致中气虚而便秘愈甚，遂成胀满者有之。

陈无择曰：产后不得利，利者百无一生。去血过多，脏燥，大便秘涩，固当滑之，大黄似难轻用，唯葱涎调腊茶为丸，复以腊茶下之。［慎斋按］以上六条，序产后有大便秘结之证也。产后水血俱下，则大肠燥涩，便闭不通，《金匮》、《圣济》均主津液内亡，立斋主血虚火燥，自是元气内乏受病，故戒不可以苦寒峻利，再伤气血，渐致不救也。

10. 论小儿秘

《诸病源候论·小儿杂病诸候·大便不通候》

小儿大便不通者，腑脏有热，乘于大肠故也。脾胃为水谷之海，水谷之精华，化为血气，其糟粕行于大肠。若三焦五脏不调和，热气归于大肠，热实，故大便燥涩不通也。

《太平圣惠方·卷第九十二·治小儿大便不通诸方》

夫小儿大便不通者，由腑脏有热，乘于大肠故也。脾胃为水谷之海，凡水谷之精华，化为血气，润养身形，其糟粕则下行也。若三焦五脏不调，则热气归于大肠，大肠既有热实，故燥涩而不通也。

《幼幼新书·卷第三十·大便不通第六》

小儿大便不通者，腑脏有热，乘于大肠故也。脾胃为水谷之海，水谷之精化为血气，其糟粕行于大肠。若三焦五脏不调和，热气归于大肠，热实，故大便燥涩不通也。

《幼幼新书·卷第三十·大小便不通利第八》

小儿大小便皆不利者，脏腑冷热不调，大小肠有游气，气壅在大小肠，不得宣散，故大小便壅涩不流利也。翰林待诏杨大邺问小儿大小便秘涩者为何？答曰：乳食失度，使之四大不调，滋味有贪，遂乃五脏受病，甘甜聚食，咸酸滞涩，食滞留结于胃肠，风壅溃癖于心肺，气脉不顺，水谷不行。虽不逆于不焦，即秘结于下部。小儿不知疼痛，莫说因由，惊啼叫以频频，但怒胀而不乳，不知孩儿痛刺连脐，则面色青黄，但按脉息与治，若不见病源，只依外变用药，必克安效。

二、医案

1. 治实秘

《外科正宗·卷之三·下部痈毒门·痔疮论第三十》

一男子患痔，焮肿作痛，大便结燥，脉数有力。

以内疏黄连汤二服，便行痛止。又以四物汤加芩、连、枳壳、天花粉，数剂而肿消，更以脏连丸一料而不复发。

《景岳全书·卷之四十七贤集·外科钤（下）·便毒》

一男子，患便毒焮肿作痛，大小便秘，脉有力，以玉烛散二剂顿退，更以龙胆泻肝汤，四剂而消。

《临证指南医案·卷四·便闭》

陈（三八）。用苦药，反十四日不大便，肠中阳气窒闭，气结聚成形，非硝黄攻坚，半硫丸一钱二分。

又，阳气窒闭，浊阴凝痞，成氏称为阴结，口甜夜胀，清浊未分，每日用来复丹一钱五分。

顾（四二）。腹满坚实，足跗胫痛肿，二便皆不通利。因湿热壅其腑气也，此非中虚，当以宣通为法。（湿热壅腑）。黄芩，黄连，厚朴，枳实，青皮，卜子，丹皮，山栀皮。

某。腹中胀满，当通火腑，更衣丸一钱六分。

某。脉动数，舌干白，不欲饮水，交夏脐下左右攻痛，服米饮痛缓，逾时复痛。六七日大便不通，小溲甚少，部位在小肠，屈曲有阻乃痛，未便骤认虫病。凡六腑宜通，通则不痛，以更衣丸二钱，专通火腑之壅结，一服。

马（三六）。脉实，病久瘀热在血，胸不爽，小腹坠，能食不渴，二便涩少。两进苦辛宣腑，病未能却，此属血病，用通幽法。（气血结痹）。桃仁，红花，郁李仁，制大黄，归须 小茴，桂枝木，川楝子。

薛（妪）。大小便不爽，古人每以通络，兼入奇经，六旬有年，又属久病，进疏气开腑无效，议两通下焦气血方。川芎（一两，醋炒），当归（一两，醋炒），生大黄（一两），肉桂（三钱），川楝子（一两），青皮（一两），蓬术（煨，五钱），三棱（煨，五钱），五灵脂（醋炒，五钱），炒黑楂肉（一两），小香附（醋炒，一两）。上为末，用青葱白去根捣烂，略加清水淋滤清汁泛为丸。每日进食时服三钱，用红枣五枚，生艾叶三分，煎汤一杯服药。

《古今医案按·卷六·二便不通》

王中阳治一人，弱冠未婚，病遗沥日久，每作虚寒脱泄治之，愈甚。王诊其六部弦数，不记至数，人已骨立，不能自支，乃曰苦哉，此三焦不利，膀胱蓄热，五淋病也。患者曰：膏血砂垢，每溺则痛不可言，遂用局方五淋散加山栀、赤芍、木通、瞿

麦、鲜车前、滑石作大剂，入灯心二十茎煎服，五七日全愈。无奈频发，一日忽来告急云，九日便溲俱不通，秘闷将死，王即令用细灰，于患人连脐带丹田作一泥塘，径如碗大，下令用一指厚灰，四围高起，以新汲水调朴硝一两许令化。渐渐倾入灰塘中，勿令漫溢横流，须臾，大小便迸然而出，溺中血条如指，若非热解气快，其如龟窍之小，何由连出三四日恶物，复得回生，再令服黄连解毒丸，三载约四斤，乃不复发。

李时珍曰：外甥柳乔，素多酒色，病下极胀痛，二便不通，不能坐卧，立哭呻吟者七昼夜。医用通利药不效，遣人叩予，予思此乃湿热之邪在精道，壅胀隧路，病在二阴之间。故前阻小便，后阻大便，病不在大肠膀胱也，乃用楝实、茴香、穿山甲诸药，入牵牛加倍，煎服，一服减，三服平，牵牛达右肾命门，走精隧，人所不知。

2. 治虚秘

《医学正传·卷之六·秘结》

本邑赵德秀才之母，年五十余，身材瘦小，得大便燥结不通，饮食少进，小腹作痛，召予诊治，六脉皆沉伏而结涩。予作血虚治，用四物汤加桃仁、麻仁、煨大黄等药，数服不通，反加满闷。与东垣枳实导滞丸及备急大黄丸等药，下咽片时即吐出，盖胃气虚而不能久留性速之药耳。遂以备急大黄丸外以黄蜡包之，又以细针穿一窍，令服三丸。盖以蜡匮者，制其不犯胃气，故得出幽门达大小肠取效也。明日，下燥屎一升许。继以四物汤加减作汤，使吞润肠丸。如此调理月余，得大便如常，饮食进而平安。

《明医杂著·卷之一·劳瘵》

一儒者，口干发热，小便频浊，大便秘结，盗汗，梦遗，遂致废寝，用当归六黄汤二剂，盗汗顿止，用六味地黄丸，二便调和，用十全大补汤及前丸兼服，月余诸症悉愈。

《先醒斋医学广笔记·卷之一·泄泻》

唐震山年七十余，大便燥结，胸中作闷。仲淳曰：此血液枯槁之候。用大肉苁蓉三两（白酒浸洗去鳞甲，切片），白汤三碗，煎一碗，顿饮。饮竟，大便通，胸中快然。偶一医问疾，曰：此劫药也。当调补脾胃为主。易以白术、厚朴、茯苓、陈皮，病如故。唐翁曰：误矣。仍饮前药，立解。高存之闻而叩其故，仲淳曰：肉苁蓉峻补精血，骤用之反大

便，药性载甚明也。

《先醒斋医学广笔记·卷之一·寒·春温夏热病大法》

常熟吴见，吴在京邸时，有小青衣患伤寒，愈而复，复而愈，愈而再复，不知其几。赵文肃公谓仲淳曰：此非兄不能救，他人亦不肯往。仲淳亟驰诊之：病人面色黄白，六脉微弱，大便不通，胸中不快，亦不思食。曰：此为伤寒百合坏症之余邪且退矣。胸中不快，虚而气壅，非实邪也；不大便者，久病津液枯，气弱不能送也。投以人参五钱，麦门冬两许，炒枳壳八钱。尽剂立解而瘳。

《先醒斋医学广笔记·卷之二·虚弱》

一人年三十三岁，因努力即发心腹饱满疼痛，直至脐下皆板，两胁空松不可言，腹寒即欲就火，火至稍睡痛止，大便不通，小便短缩似宿茶，日夜不卧，至五周时，饮食渐加，时常举发，大约性嗜酒、善怒、劳碌所致。仲淳为之疏方，用当归身五钱，牛膝四钱，麦门冬五钱，白芍药五钱（酒炒），炙甘草七分，五味子一钱，广橘红二钱，茅根（打碎，一钱五分），怀生地三钱。宜多食韭菜、童便、胡桃肉。

《景岳全书·卷之十六理集·杂证谟·虚损》

立斋治韩州同色欲过度，烦热作渴，饮水不绝，小便淋沥，大便闭结，唾痰如涌，面目俱赤，满舌生刺，唇裂身热，或身如芒刺而无定处，两足心如烙，左三部脉洪而无伦，此肾阴虚，阳无所附而发于外。盖大热而甚，寒之不寒，是无水也，当峻补其阴。遂以加减八味丸料一斤，用肉桂一两，以水顿煎六碗，冰冷与服，半晌熟睡，至晚又温饮一碗，诸证悉退。翼日，畏寒足冷诸证仍至，是无火也，当补其阳，急与八味丸四剂，诸证俱退。

《医宗必读·卷之九·大便不通·医案》

少宰蒋恬庵，服五加皮酒，遂患大便秘结，四日以来，腹中胀闷，服大黄一钱，通后复结。余曰：肾气衰少，津液不充，误行疏利，是助其燥矣。以六味丸煎成，加人乳一钟，白蜜五钱，三剂后即通，十日而康复矣。

《医宗必读·卷之六·真中风·医案》

钱台石年近六旬，昏倦不能言，鼻塞，二便闭，此心、肺二脏中风也，服顺气疏风化痰之剂，已濒于危矣。比余诊之，六脉洪大，按之搏指，乃至虚反有盛候也，宜补中为主，佐以祛风化痰，方可回

生。举家惶惧，两日不决。余瞋目而呼曰：今日无药则毙矣，若服参而病进，余一人独任其咎。乃以大剂补中益气，加秦艽、钩藤、防风、竹沥、再剂而神爽，加减调治，五十日始愈。

《张氏医通·卷二·诸伤门·燥》

盛启东云，浚治之法，其理不出乎滋荣润燥，流通血气而已。且人身之中，水一火五，阳实阴虚，皆缘嗜欲无节，以致肾水受伤，虚火为患，燥渴之病生焉，或前后秘结。或痰在咽喉干咯不出，皆津液不足之故。而火动元伤，肾虚恶燥也，理宜补养水中金，使金水相生，出入升降，浚泽流通，何燥之有。

《张氏医通·卷七·大小府门·大小便不通》

丹溪治一老人，因内伤挟外感，自误发汗。脉浮数，年高误汗，必有虚证，乃与参、术、归、芪、甘草、陈皮等。自言从病不曾更衣。今虚迸痛不堪，欲用利药。朱谓非实秘，气因误汗而虚，不得充腹，无力可努，仍用前药，间与肉汁及锁阳粥，浓煎葱椒汤浸下体。下软块五六枚，脉大未敛，血气未复，又与前药。二日，小便不通，小腹满闷烦苦，仰卧则点滴而出，朱曰：补药未至，倍参、术，服二日，小便通，半月而愈。

《临证指南医案·卷四·便闭》

某。芪术守中，渐生满胀，小便少，大便窒，肠气亦滞。病久延虚，补汤难进，议以每日开水送半硫丸一钱五分，以通经腑之阳，（虚风便闭）。

周（三一）。减食过半，粪坚若弹丸，脾胃病，从劳伤治。（血液枯燥）当归，麻仁，柏子仁，肉苁蓉，松子肉。

某。液耗胃弱，火升便难，三才加麦冬茯神川斛。天冬、地黄、人参、麦冬、茯神、川斛。

潘。肝血肾液久伤，阳不潜伏，频年不愈，伤延胃腑。由阴干及乎阳，越人且畏。凡肝体刚，肾恶燥，问大便五六日更衣，小溲时间淋浊，尤非呆滞补涩所宜。炒杞子、沙苑、天冬、桂酒拌白芍、茯苓、猪脊筋。

又，精血损伤，五液必燥，问六七日更衣。以润剂涵下，用后有遗精，而阳乘巅顶，法当潜阳固阴。龟甲心、生地、阿胶、锁阳、川石斛。

顾（妪）。阳明脉大，环跳尻骨筋掣而痛，痛甚足筋皆缩，大便燥艰常秘。此老年血枯，内燥风生，由春升上僭，下失滋养。昔喻氏上燥治肺，下

燥治肝。盖肝风木横，胃土必衰，阳明诸脉，不主束筋骨，流利机关也，用微咸微苦以入阴方法。鲜生地八钱，阿胶三钱，天冬一钱半，人中白一钱，川斛二钱，寒水石一钱。

又，咸苦治下入阴，病样已减，当暮春万花开放。阳气全升于上，内风亦属阳化，其下焦脂液。悉受阳风引吸，燥病之来，实基乎此，高年生生既少，和阳必用阴药，与直攻其病者有间矣。（丸方）生地三钱，阿胶二钱，天冬一钱，麦冬一钱，柏子霜二钱，松子仁二钱。虎潜丸去琐阳加咸苁蓉猪脊筋丸。

吴。液耗便艰，进辛甘法。杞子、柏子仁、归身、茯神、沙苑、炒山楂。

某。饥饱劳碌，中州受伤。中脘痛两胁胀，嗳泄气宽，静则安，大便艰。柏子仁、归须、菠菜、韭菜、五灵脂、桃仁、丹皮。

某。高年下焦阴弱，六腑之气不利，多痛，不得大便，乃幽门之病。面白脉小，不可峻攻，拟五仁润燥，以代通幽，是王道之治。火麻仁、郁李仁、柏子仁、松子仁、桃仁、当归、白芍、牛膝。

李（三六）。脉小弱，形瘦，肠风已久。年来食少便难，得嗳噫泄气，自觉爽释。夫六腑通即为补，仿东垣通幽意。当归、桃仁、红花、郁李仁、冬葵子、柏子霜、芦荟、松子肉，水熬膏，服五钱。

王。日来便难溺涩，是下焦幽门气钝血燥，议东垣通幽意。（血液枯燥）咸苁蓉一两，细生地二钱，当归一钱半，郁李仁二钱（研），柏子霜一钱半，牛膝二钱。

张（四九）。少腹微胀，小便通利方安，大便三四日一通，而燥坚殊甚。下焦诸病，须推肝肾，腑络必究幽门二肠，阅所服药，是香砂六君以治脾，不思肾恶燥耶。当归、苁蓉、郁李仁、冬葵子、牛膝、小茴、茯苓、车前、蜜丸。

张（六六）。脉左弦如刃，六旬又六，真阴衰，五液涸，小溲血水，点滴不爽，少腹右胁聚瘕，此属癃闭，非若少壮泻火通利可效。柏子霜、小茴、鹿角霜、茯苓、当归、苁蓉。

王。远行劳动，肝肾气乏，不司约束，肛门痛坠。若是疡症，初起必然寒热，排毒药味，苦辛寒燥，下焦阴阳再伤，二便皆涩，此为癃闭，背寒烦渴，少腹满胀，议通厥阴。（厥阴热闭）。老韭根、穿山甲、两头尖、川楝子、归须、小茴、橘红、乳香。

又，驱浊泄肝，仅仅泄气，二便仍不得通，仿东垣治王善夫癃闭意，滋肾丸三钱三服。

又，气郁肠中，二便交阻，清理肠胃壅热。川连、黄柏、川楝子、吴萸、黑山栀、青皮、通草五钱，海金沙五钱，煎汤代水。

又，苦辛已效，当约其制。川连、黑山栀、丹皮、川楝子、吴萸、海金沙、飞滑石。

《古今医案按·卷六·大便秘结》

汪石山治一妇，因改醮，乘轿劳倦，加以忧惧，成婚之际，遂病小腹胀痛，大小便秘结不通。医以硝、黄三下之，随通随闭，病增胸膈胃脘胀痛，自汗食少，汪诊之，脉皆濡细近快，心脉颇大，右脉觉弱。汪曰：此劳倦忧惧伤脾也，盖脾失健运之职，故气滞不行，以致秘结。今用硝、黄，但利血而不能利气，遂用人参二钱，归身一钱五分，陈皮、枳壳、黄芩各七分，煎服而愈。

高果哉治温相国体仁，初谢政归乌程，患大便燥结不通，胸膈塞闷而不食，肾脉沉小而无神。以枳壳五钱，苁蓉二两，洗净，水煎服即效，后又秘结，以当归、生首乌，大剂煎服，遂痊愈。

张景岳治朱翰林太夫人，年近七旬。于五月时，偶因一跌，即致寒热，医为之滋阴清火，用生地、芍药、丹皮、黄芩、知母之属，其势日甚。张诊之，见其六脉无力，虽头面上身有热，而口则不渴，且足冷至股。乃曰，此阴虚受邪，非跌之为病，实阴证也，遂以理阴煎加人参、柴胡，二剂而热退，日进粥食二三碗，而大便以半月不通，腹且渐胀，群议燥结为火，复欲用清凉等剂。张谓如此之脉，如此之年，如此之足冷，若再一清火，其原必败，不可为矣。《经》曰肾恶燥，急食辛以润之，正此谓也。仍以前药，更加姜、附，倍用人参、当归，数剂而便即通，胀即退，日渐复原矣。

《时病论·卷之六·临证治案》

云岫钱某之妹，素来清瘦，营血本亏，大解每每维艰，津液亦亏固已。迩来畏寒作咳，胸次不舒，脉象左部小涩，而右部弦劲，此属阳明本燥，加感燥之胜气，肺经受病，气机不宣，则大便益不通耳。遂用苏梗、杏仁、陈皮、桔梗、蒌皮、薤白、淡豉、葱叶治之。服二剂，畏寒已屏，咳逆亦疏，惟大解五日未行。思丹溪治肠痹之证，每每开提肺气，使上焦舒畅，则下窍自通泰矣。今照旧章加之兜铃、紫菀、柏子、麻仁，除去苏、陈、葱、豉。令服四煎,得燥屎数枚,肛门痛裂,又加麦冬、归、地、生黑芝麻,服下始获痊愈。

程曦曰:鞠通论燥气,有胜复之分。今观书中之论治,更有表里之别焉。如秋分至立冬之候,有头痛恶寒作咳者,是燥气在表之证也,法当宣散其肺。有大便秘结而艰难者,是燥气在里之证也,法当滋润肠胃,其能识胜复,别表里者,则治燥之法,无余蕴矣。

《柳选四家医案·评选静香楼医案两卷·上卷·呕哕门》

胃虚气热,干呕不便。橘皮竹茹汤,加芦根,粳米。

再诊:呕止热退,石斛、茯苓、半夏、广皮、麦冬、粳米、芦根、枇杷叶。

三诊:大便不通,生首乌、元明粉、枳壳。

四诊:大便通,脉和,惟宜滋养,石斛,归身,秦艽,白芍,丹皮,炙草,茯苓,广皮。

[诒按]选用四方,运意灵巧,自能与病机宛转相赴。

《柳选四家医案·评选静香楼医案两卷·下卷·大便门》

气郁不行,津枯不泽,饮食少,大便难,形瘦脉涩,未可概与通下。宜以养液顺气之剂,治之。生地、当归、桃仁、红花、枳壳、麻仁、甘草、杏仁。[诒按]此气阻液枯之症,拟加鲜首乌。

3. 治冷秘

《临证指南医案·卷四·便闭》

甘(五三)。脉左微弱,右弦。前议入夜反胃,脘痛是浊阴上攻,据说食粥不化,早食至晚吐出,仍是不变之形。火土不生,不司腐熟,温药一定至理。第气攻膈中,究泻不得爽,必肠间屈曲隐处,无以旋转机关,风动则鸣,议用半硫丸。

陈(六七)。昨用五苓通膀胱见效,治从气分,继而乱治,溲溺不通,粪溏,急当通阳,(肾阳不通)。生干姜、爆黑川附子,调入猪胆汁。

某。少腹胀痛,二便皆秘(腑阳不行),玉壶丹。

李(三四)。能食知味,食已逾时乃胀,小便不利,气坠愈不肯出。大便四日一通,治在小肠火腑。(火腑不通)。先用滋肾丸,每早服三钱,淡盐汤送。

4. 治热秘

《妇人大全良方·卷之八·妇人风入肠间或秘或利方论第七·二仁丸》

潞公在北门,日盛夏间苦大腹不调。公随行医官李琬,本衢州市户,公不独终始涵容之,又教以医事。公病泄利,琬以言动摇之,又求速效。即以赤石脂、龙骨、干姜等药馈公,公服之,不大便者累日,其势甚苦。余方自共城来见公。未坐定,语及此事,公又不喜服大黄药。余告曰:此燥粪在直肠,药所不及,请以蜜兑导之,公为然。时七月中苦热,余执汗为公作蜜兑,是夕三用药,下结粪四、五十枚,大如胡桃,色黑如橡栗。公二、三日间,饮食已如故。世有一种虚人,不可服利药,今载其法。蜜兑法:好蜜四、五两,银石器内慢火熬,不住手以匙搅,候可丸;见风硬即以蛤粉涂手,捏作人指状,长三寸许,坐厕上纳之,以手掩定,候大便通即放手。未快再作。

《临证指南医案·卷四·便闭》

叶(二十)。阳气郁勃,腑失传导,纳食中痞,大便结燥。调理少进酒肉坚凝,以宣通肠胃中郁热可效,(大便闭,郁热燥结)。川连、芦荟、莱菔子、炒山楂、广皮、川楝子、山栀、厚朴(姜汁炒)、青皮。

又,热郁气阻,三焦通法,杏仁、郁金、厚朴、广皮白、芦荟、川楝子。

李(四九)。诊脉如前,服咸苦入阴,大便仍秘涩,针刺一次,病无增减,可谓沉锢之疾。夫病著深远,平素饮酒厚味,酿湿聚热,溃筋烁骨,既已经年不拔,区区汤液,焉能通逐,议以大苦寒坚阴燥湿方法,参入酒醴引导,亦同气相求之至理,(湿火)。黄柏、茅术、生大黄、干地龙、金毛狗脊、川连、草薢、晚蚕砂、穿山甲、汉防己、仙灵脾、海金沙、川独活、北细辛、油松节、白茄根,黄酒、烧酒各半,浸七日。

朱。足麻偻废,大热阴伤,内郁,大便不通,由怀抱不舒病加,先用滋肾丸四钱,盐汤下四服(肾燥热)。

陈。暑热不得解散,壅肿癃闭,宜通六腑,已现痉厥,非轻小症。防己、茯苓皮、猪苓、通草、海金沙、苡仁。

又,经腑窒热不通,治在气分,三焦之病何疑。滑石、石膏、寒水石、猪苓、泽泻,蚕砂汤煎药。

又，定三焦分消。葶苈、杏仁、厚朴、大腹皮、猪苓、泽泻、海金沙煎汤。

孔（六二）。膏粱形体充盛，壮年不觉，酿积既久，湿热壅痹，致小肠火腑。失其变化传导之司，二便闭阻日盛，右胁壅阻作疼，当以苦药通调，必臻小效（二便俱闭，小肠火结）。芦荟、川楝子、郁李仁、炒桃仁、当归须、红花，夜服小温中丸二钱。

《成方切用·卷四上·攻下门·大螺着小腹法》

宋季饶医熊彦诚，年五十五岁，病前后便溺不通，五日，腹胀如鼓。同辈环视，皆不能措力。与西湖妙果僧慧月相善，遣信邀至诀别。月惊驰而往，于钓桥逢一异客，揖之曰：方外高人，何子子走趋若是。月曰：一善友久患秘结，痛危急，欲往问。客曰：易事尔，待奉施一药。即脱靴入水，探一大螺而出曰：事济矣。抵家以盐半匙，和壳生捣，置病者脐下一寸三分，用宽帛紧系之，仍办溺器以须其通。月未以为然，姑巽谢之。至熊家，彦诚昏不知人，妻子聚泣。诸医知无他策，慢使试之，曾未安席而暴下，诸医愧叹而散。月归访异人，不见矣。熊后十六年乃终，此因热秘而便溺不通。大螺性寒而善分清，故浊水之中，一养大螺，便能澄澈。剂之以盐，取其善润而已。

5. 治气秘

《张氏医通·卷七·大小府门·大小便不通》

汪石山治一妇。因忧惧劳倦，小腹胀满，大小便秘结不通。医以硝、黄三下之，随用随秘，反增胸腹胃脘胀痛，自汗食少，汪诊之。脉皆濡细而数，曰，此劳倦忧惧伤脾也。盖脾失健运之职，故气滞不行，前药但利血而不能利气，遂用人参二钱，归身钱半，陈皮、枳壳、黄芩各七分，煎服而愈。

6. 治风秘

《妇人大全良方·卷之八·妇人风入肠间或秘或利方论第七·二仁丸》

安康郡大苦风秘，余为处只可二仁丸。杏仁（去皮尖，麸炒黄），麻仁（别研），枳壳（去瓤，麸炒赤），诃子（慢火炒，捶去核）。上二物各一两为细末，同二仁杵，炼蜜和杵，丸如梧桐子大。温水下二三十丸。未知稍增。

《慎柔五书·卷五·医案第五·风例》

刘某夫人，年及三十，禀体元弱。未病十日前，身如舟中行，后忽遍身痛，脐下痛，牙关紧不言，目瞪汗出，大小便不通，身热。（此下寒上冲，血随气逆，相搏而不得降也。）延余视之，诊其脉俱浮细，来往不定，一息十余至，重按则无。退而思之，外证皆属阳虚，脉又无神，脐下痛甚，目瞪至死而醒，阳和之气欲绝，而胃气虚，升降失司，故大小便不通。且东垣云：里虚则急。以此思之，则内外俱虚，宜先建中，将四君去茯苓，加归、芪各二钱，熟附二分，午时服一帖，遍身痛稍缓，而小便溺矣。申时又进前剂，汗止，遍身痛已，大便亦通，但脐下痛不减，及两胁痛，此阳虚也，寒甚也。又加附子五分，脐痛止矣。但大便了而不了，有欲出而不出之状，正东垣所谓血虚，加当归身，一帖而愈。

《医宗必读·卷之九·大便不通·医案》

文学顾以贞，素有风疾，大便秘结，经年不愈，始来求治。余曰：此名风秘，治风须治血，乃大法也。用十全大补汤加秦艽、麻仁、杏仁、防风、煨皂角仁，半月而效，三月以后永不复患。以手书谢曰：不肖道力，僻处穷乡，日与庸人为伍，一旦婴非常之疾，困苦经年，靡剂不尝，反深沉痼。遂不远百里，就治神良，乍聆指教，肺腑快然，及饮佳方，如臭味之投，百日以来，沉痾顿释，今幸生归矣。凡仰事俯育，傺非意外之庆，则傺非台翁之赐哉！全家额首，尸祝湛恩，乞附名案之尾，以志感惊，幸甚。

《临证指南医案·卷四·便闭》

吴。有年，二气自虚，长夏大气发泄，肝风鸱张，见症类中，投剂以来，诸恙皆减。所嫌旬日犹未更衣，仍是老人风秘，阅古人书，以半硫丸为首方，今当采取用之，半硫丸一钱开水送三服。

包。阳升风秘。柏子仁、当归、红花、桃仁、郁李仁、牛膝。

7. 治痰秘

《医学正传·卷之三·噎膈》

苏溪金贤九里，年五十三，夏秋间得噎证，胃脘痛，食不下，或食下良久复出，大便燥结，人黑瘦殊甚，求予治。诊其脉，右手关前弦滑而洪，关后略沉小，左三部俱沉弦，尺带芤。予曰：此中气不足，木来侮土，上焦湿热郁结成痰，下焦血少，故大便燥结。阴火上冲吸门，故食不下。用四物以生血，用四君子以补气，用二陈以祛痰，三合成剂，加姜炒黄连、炒枳实、栝蒌仁，少加砂仁。又间服润肠丸，或服丹溪坠痰丸。半年，服前药百余帖，病全安。

《明医杂著·卷之一·化痰丸论》

一男子素不善调摄，唾痰，口干，饮食不美。服化痰行气之剂，胸满腹膨，痰涎愈盛；服导痰理脾之剂，肚腹膨胀，二便不利；服分气利水之剂，腹大胁痛，睡卧不得；服破血消导之剂，两足皆肿，两关脉浮大，不及于寸口。余以脾土虚而生痰，朝用金匮加减肾气丸，夕用补中益气汤煎送前丸，月余诸症渐退，饮食渐进；再用八味丸、补中益气汤，月余乃能转侧，又两月而能步履；却服十全大补汤、还少丹，又半载而康。后稍失调理，其腹仍胀，随服前药即愈。

《张氏医通·卷二·诸伤门·伤寒》

同道王公峻子，于四月间患感冒，昏热喘胀，便秘，腹中雷鸣，服硝、黄不应。始图治于石顽，其脉气口弦滑而按之则艽，其腹胀满而按之则濡，此痰湿挟瘀，浊阴固闭之候。与黄龙汤去芒硝易桂、苓、半夏、木香，下瘀垢甚多。因宿有五更咳嗽，更以小剂异功加细辛调之。大抵腹中奔响之证，虽有内实当下，必无燥结，所以不用芒硝，而用木香、苓、半也，用人参者，借以资助胃气，行其药力。则大黄辈得以振破敌之功，非谓虚而兼补也，当知黄龙汤中用参，则硝、黄之力愈锐，用者不可不慎。

《张氏医通·卷七·大小府门·大小便不通》

又治一妇人脾疼，后患大小便不通，此是痰隔中脘，气聚上焦。二陈加木通，初服探吐，再服而愈。

《古今医案按·卷六·大便秘结》

薛立斋治一妇，年七十三，痰喘内热，大便不通，两月不寐，脉洪大，重按微细。此属肝肺肾亏损，朝用六味丸，夕用逍遥散，各三十余剂。计所进饮食百余碗，腹始痞闷，乃以猪胆汁导而通之，用十全大补调理而安，若间前药，饮食不进，诸证复作。

李时珍曰：一宗室夫人，年几六十，平生苦肠结病，旬日一行，甚于生产，服养血润燥药，则腻膈不快。服硝黄通利药，则若罔知，如此三十余年矣，予诊其人，体肥膏粱而多忧郁，日吐酸涎碗许乃宽，又多火病。此三焦之气壅滞，有升无降，津液皆化为痰饮，不能下滋肠腑，非血燥比也，润剂留滞，硝黄徒入血分，不能通气，俱为痰阻，故无效也。乃用牵牛末，以皂荚膏丸与服，即便通利，自

是但觉肠结，一服即瘥，亦不妨食，且复精爽，盖牵牛走气分，通三焦，气顺则痰逐饮消，上下通快矣。

《柳选四家医案·评选环溪草堂医案三卷·上卷·痰火门》

心境沉闷，意愿不遂，近因患疟，多饮烧酒，酒醉之后，如醉如狂，语言妄乱。及今二日，诊脉小弦滑沉，舌苔薄白，小水短赤，大便不通，渴欲饮冷，昏昏默默，不知病之所的。因思疟必有痰，酒能助火，痰火内扰，神明不安，此少阳、阳明、同病，而连及厥阴也。少阳为进出之枢，阳明为藏邪之薮，今邪并阳明，弥漫心包，故发狂，而又昏昏默默也，仿仲景柴胡加龙牡汤主之。柴胡，黄芩，半夏，茯苓，龙骨，甘草，牡蛎，铅丹，菖蒲，大黄，竹沥，姜汁。诒按，病之来原去路，一一指出，药亦的当。

8. 治妊娠产后秘

《先醒斋医学广笔记·卷之二·妇人》

黄桂峰乃正，产后头疼，大便秘。用生料五积散一剂，不效。仲淳加归身一两，一服大便通，头疼立止。

《外科正宗·卷之三·下部痈毒门·肠痈论第二十八》

一妇人小产，瘀血未尽，劳动之早，小腹内外肿痛月余，大便秘燥，小便涩滞，口燥咽干，烦闷不睡。内医调理其病日重，偶见问之。予曰：恐内痈也。请视脉数实而有力，此肠痈已成。用薏苡仁汤加大黄一服，下脓数碗，胀痛顿退；外肿坚硬不散，仍娠作痛，此欲溃脓从外泄也，以十全大补汤，三服脓胀痛而针之；更服八珍汤加牡丹皮、五味子，月余而敛。

《慎柔五书·卷五·医案第五·脾胃例》

汤如玉母，怀七月而生，后每大便甚艰，须二、三时方安，百治不效。予谓：肺肠气血不能吹送，欲来不来，乃脾虚也。脾主信，欲来不来，无信也。当补脾肺，使各施其令，而吹嘘之气自如，调理数月而愈。每见鸡雏初生，当肛门内，犹一片色如卵黄，是人物之生，以肠胃为最后。七月而生，肠力未全，必有补血坚筋强力固肠之法，随时进退，与之终身。

《张氏医通·卷四·诸呕逆门·噎膈》

喻嘉言治一妇。病膈二十余日，饮粒全不入口，尺脉已绝不至，询其二便，自病起至今，从未一通，一味痰沫上涌，恹恹待尽。诊得上部有脉，下

部无脉，是吐则未必死也，但得天气下降，则地道自通，然妇人尺脉全无，莫可验其受孕，万一伤之，呼吸立断。用六君子加旋覆花，煎调赤石脂末，服下呕即稍定，三日后渐渐不呕，又三日后粥饮渐加，举家欣快。但病者全不大便，刻刻以通利为嘱，曰，脏气久结，食饮入胃不多，积之既久。自然通透，若以归、地润肠，恐滞膈而作呕，硝、黄通肠，恐伤胎而殒命。姑弗其请，坚持三五日，气下肠通，腹中之孕，果渐形著，而病全瘳矣。

9. 治小儿便秘

《医学正传·卷之八·痘疹》

一小儿痘后二十日不大便，其粪燥作痛垂死，曾用大黄、芒硝、枳壳、巴豆等药，及用蜜导法，又服香油一碗许，俱不通。愚令一人以真麻油含口内，用小竹筒一个，纳谷道中，吹油入肠内，须臾即通，真良方也。

《医学正传·卷之六·秘结》

予族侄百一通判之子，因出痘大便闭结不通。儿医云：便实为佳兆。自病至痘疮愈后，不入厕者凡二十五日，肛门连大肠不胜其痛，叫号声达四邻外。医及予二、三人议药调治，用皂角末及蜜煎导法，服以大小承气汤及枳实导滞丸、备急丸皆不效，计无所出。予曰：此痘疮余毒郁热，结滞于大小肠之间而然。以香油一大盏令饮，自朝至暮亦不效。予画一计，令侍婢口含香油，以小竹筒一个套入肛门，以油吹入肛内。过半时许，病者自云：其油入肠内，如蚯蚓渐渐上行。再过片时许，下黑粪一二升止，困睡而安。

《先醒斋医学广笔记·卷之三·幼科》

华叔蟾乃郎慢脾风，五六日愈。愈甫三四日，即过多饮食，连浴两宵，复痰壅沉迷，面目俱浮，胸腹肿满，呕吐，乳食不进，角弓反张，二便交秘。有欲进以牛黄丸者。马铭鞠曰：下咽死矣。此病后虚症也，然参且勿用。用麦门冬三钱，枇杷叶三片，贝母二钱五分，桑白皮一钱五分，杏仁一钱，藿香一钱，新鲜大糖球一枚，苍术（用人乳汁炒三次）八分，橘红一钱二分，加灯芯煎，临服入姜汁。逾时小便随利，腹即宽而诸证悉退，尽剂竟愈。以此知婴儿病后不可不慎。即此儿半年后，下午连食冷鸭子二枚，午间又纵恣饮食，更余病发，上不吐，下不泻，胸腹胀满，目闭气喘，身热，按其胸腹则双手来护。马曰：食也。鸭子黄闭气，得水则化，今

尚在胃口。急索大枣数枚，煎汤，入砂仁钱许以通其气，儿渴，顿饮碗许，气渐通，目开，手足亦渐流动。再煎饮之，夜半，吐泻交作，次日勿药而愈。

《古今医案按·卷六·大便秘结》

一男子因出痘，大便秘结不通。儿医云，便实为佳兆，自病至痘疮愈后，不如厕者凡二十五日，肛门连大肠痛甚，叫号声彻四邻。用皂角末及蜜煎导法，内服大小承气汤，及枳实导滞丸、备急丸，皆不效，计无所出。虞曰，此痘疮余毒郁热，结滞于大小肠之间而然，以香油一大盏令饮，自朝至暮亦不效，乃令婢者口含香油，以小竹筒一个套入肛门，以油吹入。过半时许，病者自云，其油入肠内，如蚯蚓渐渐上行，再过片时许，下黑粪一二升，困睡而安。

10. 治其他便秘

一男子患痈，未作脓，焮痛烦躁，便秘脉实，以内疏黄连汤二剂，诸症悉退；以四物加芩、连，四剂而消。一男子溃后，便涩脉浮，按之则涩，以八珍汤加红花、桃仁、陈皮、杏仁，治之而愈。

一妇人溃后，便秘而脉涩，以四物汤加红花、桃仁、黄芪，治之而愈。

一男子溃后，便秘而脉浮，以四君子汤加陈皮、杏仁、当归，治之而愈。

一老人溃后，大便秘，小便赤涩，诊之脉浮数而涩，以八珍汤加黄柏、知母，治之而已。愈后，小便复数而赤，大便秘，口干目花，以加减八味丸、滋肾丸，治之而愈。此症乃阴血虚，阳火盛，故用前药有效，而向投苦寒之剂，必致有误也。

一男子溃后便涩，肌肤作痒，余以气血虚不能营于腠理，用补剂治之，彼不信，乃服风药，以致不救。大抵疮疡始作，便秘脉数而涩者，宜降火凉血为主；溃后便秘脉涩者，宜补血气为主。妄投风药，祸在反掌。

《先醒斋医学广笔记·卷之一·疟》

梁溪王兴甫，偶食牛肉，觉不快，后遂发疟，饮食渐减，至食不下咽，已而水饮亦不下，白汤过喉间，呕出作碧色，药不受，小便一滴如赤茶，大便闭。诸医束手。仲淳忽至，视之，令仰卧，以指按至心口下偏右，大叫，因询得其由。用丸药一服，至喉辄不呕，水道渐通，次日下黑物数块如铁丸。药用矾红和平胃散作末，枣肉和丸，白汤下三钱。其病如失。再以人参五钱，麦门冬五钱，橘红三

钱,白芍药三钱,水煎服。四日起。

《慎柔五书·卷一·师训第一》

一人吐血后,右关、尺洪,大便燥,口干,用白芍、甘草、人参、苏梗、归身各五分,枳壳五分,杏仁四粒,黄柏二分。二剂。下即润,诸症即退。

《医宗必读·卷之七·水肿胀满·医案》

嘉定钱远之,二十五岁,以鼓盆之戚,悲哀过度,不能食饭,又十余日,粥亦不能食,随食随吐,二便闭涩,自谓必死。求余诊。余曰:脉按有力,非死证也。以酒蒸大黄加桃仁、当归、砂仁、陈皮,蜜丸与服,凡五服而下燥屎干血甚多,病若失矣。数日之间,能食倍常。

《医宗必读·卷之五·伤寒·医案》

儒者吴君明,伤寒六日,谵语狂笑,头痛有汗,大便不通,小便自利,众议承气汤下之。余诊其脉,浮而大,因思仲景云:伤寒不大便六七日,头疼有热,小便清,知不在里仍在表也。方今仲冬,宜与桂枝汤,众皆咋舌掩口,谤之甚力,以谵狂为阳盛,桂枝入口必毙矣。余曰:汗多神昏,故发谵妄,虽不大便,腹无所苦,和其营卫,必自愈矣。遂违众用之。及夜而笑语皆止,明日大便自通。故夫病变多端,不可胶执,向使狐疑而用下药。其可活乎?

《张氏医通·卷七·大小府门·大小便不通》

喻嘉言治一人。大小便俱不通,因新秋病疟,三五发后,用药截住,遂觉胸腹间胀满日增,不旬日外,腹大胸高,上气喘急,二便全无,食饮不入,能坐不能卧,能俯不能仰,屡服下药不应,商用大黄二两作一剂。喻曰:此名何病?而敢放胆杀人耶?医曰:伤寒肠结,下而不通,惟有大下一法,何谓放胆。曰:世间有不发热之伤寒乎,伤寒发热,津液枯槁,肠胃干结,故用下药以开其结。然有不转失气者不可攻之戒,正恐误治太阴之腹胀也,此因腹中之气,散乱不收,津水随气横决四溢而作胀,全是太阴脾气不能统摄所致。一散一结,相去天渊。再用大黄猛剂大散其气,若不胀死,定然腹破,遂以理中汤少加黄连,疾势略减。次日用五苓散本方。药才入喉,病者即索秽桶,小便先去,大便随之,腹中原是大黄推落之泄粪。其所以不出者,以膀胱胀大,腹内难容,将大肠撑紧,无隙可出耳。

石顽治杨松龄。夏月感冒,曾服发散药十余

剂,大小便俱闭涩不通。更一医,用硝、黄下之。少腹左畔遂胀起如墩,不赤不热,有时哗哗作声,复延疡医。以敷药治其外,以解毒利水药治其内,药未进而躁扰不宁,因延石顽诊之。六脉紧细而快,此过汗津液大伤,又与苦寒攻里,致阴邪内结,膀胱不化,溺积不通,法在不救。幸胃气有权,形神未槁,尚能稍进糜饮,姑许以治,因与济生肾气大剂,煎成入有嘴壶,托起其项,徐徐仰灌升许。顷令转侧,以鹅翎探吐,即时溲便如注,少腹顿平,更与十全大补调理而安,此证前后患者四五人。或小便淋沥,或遗溺不止,或形羸气脱,皆立辞不治。

《临证指南医案·卷四·便闭》

吴(妪)。脉右如昨,左略小动,肝风震动,里气大燥。更议镇重苦滑,以通火腑,逾六时便通浊行,亦肝喜疏泄之一助,(火腑不通)。更衣丸一钱五分。

江。脾宜升则健,胃宜降则和。盖太阴之土,得阳始运,阳明阳土,得阴自安,以脾喜刚燥,胃喜柔润。仲景急下存津,治在胃也,东垣大升阳气,治在脾也。今能食不运,医家悉指脾弱是病。但诊脉较诸冬春,盛大兼弦。据经论病,独大独小,斯为病脉,脾脏属阴,胃腑属阳,脉见弦大。非脏阴见病之象,久病少餐,犹勉强支撑,兼以大便窒塞,泄气不爽,坐谈片刻,嗳气频频,平素痔疮肠红,未向安适。此脉症,全是胃气不降,肠中不通,腑失传导变化之司。古人云,九窍不和,都属胃病,六腑为病,以通为补,经年调摄,不越参术桂附,而毫乏应效,不必再进汤药。议仿丹溪小温中丸,服至七日,俾三阴三阳一周,再议治之义,(湿热小肠痹)。小温中丸二两。

金(二十)。汤饮下咽,嗳噫不已,不饥不食,大便干坚若弹丸。大凡受纳饮食,全在胃口,已经胃逆为病,加以嗔怒,其肝木之气,贯膈犯胃,斯病加剧。况平昔常似有形骨梗,脉得左部弦实,血郁血结甚肖,进商辛润方法,(血结)。桃仁,冬葵子,皂荚核,郁李仁,大黄,降香,郁金。

李。据云,两次服辛温药,瘀浊随溢出口,此必热瘀在肝胃间络。故脘胁痞胀,大便阻塞不通,芦荟苦寒通其阴。仅仅更衣,究竟未能却瘀攻病,有年久恙,自当缓攻,汤药荡涤,理难于用。议以桃仁承气汤为丸。

邵(二三)。气攻腹胁咽脘,得溲溺泄气乃安。

此病由饥饱失和,小肠屈曲之处,不为转旋运行,二便皆致不爽,当用丹溪小温中丸。

金。湿热在经,医不对症,遂令一身气阻,邪势散漫,壅肿赤块。初因湿热为泄泻,今则窍闭,致二便不通,但理肺气,邪可宣通。(湿热肺气不降)苇茎汤去瓜瓣,加滑石、通草、西瓜翠衣。

许。暑湿热,皆气分先病,肺先受伤,气少司降,致二便癃闭,此滋血之燥无效,今虽小安,宜生津清养胃阴。麦冬、知母、甜杏仁、白沙参、三角胡麻。

《温病条辨·卷一·上焦篇·补秋燥胜气论》

丙辰年,瑭治一山阴幕友车姓,年五十五岁,须发已白大半。脐左坚大如盘,隐隐微痛,不大便数十日。先延外科治之,外科以大承气下之三、四次,终不通。延余诊视,按之坚冷如石,面色青黄,脉短涩而迟。先尚能食,屡下之后,糜粥不进,不大便已四十九日。余曰:此症也,金气之所结也。以肝本抑郁,又感秋金燥气,小邪中里,久而结成,愈久愈坚,非下不可,然寒下非其治也。以天台乌药散二钱,加巴豆霜一分,姜汤和服。设三伏以待之,如不通,第二次加巴豆霜分半;再不通,第三次加巴豆霜二分。服至三次后,始下黑亮球四十九枚,坚莫能破。继以苦温甘辛之法调理,渐次能食。又十五日不大便,余如前法下,至第二次而通,下黑亮球十五枚,虽亦坚结,然破之能碎,但燥极耳。外以香油熬川椒,熨其坚处;内服苦温芳香透络,月余化尽。于此证,方知燥金气伤人如此,而温下寒下之法,断不容紊也。

乙丑年,治通廷尉,久疝不愈。时年六十八岁。先是通廷尉外任时,每发疝,医者必用人参,故留邪在络,久不得愈。至乙丑季夏,受凉复发,坚结肛门,坐卧不得,胀痛不可忍,汗如雨下,七日不大便。余曰:疝本寒邪,凡结坚牢固,皆属金象,况现在势甚危急,非温下不可。亦用天台乌药散一钱,巴豆霜分许。下至三次始通,通后痛渐定。调以倭硫黄丸,兼用《金匮》蜘蛛散,渐次化净。以上治验二条,俱系下焦证,以出阳明坚结下法,连类而及。

《柳选四家医案·评选静香楼医案两卷·下卷·大便门》

大便闭结,水液旁流,便通,则液止矣。大承气汤,加甘草。[诒按]据吴鞠通之论,用调胃承气法为稳。

再诊:前方加当归、白芍。

三诊:改用制军,加浔桂、厚朴。

下血后,大便燥闭不爽,继而自利,白滑胶粘,日数十行,形衰脉沉。必因久伏水谷之湿,府病宜通,以温下法,生茅术、制军、熟附子、厚朴。[诒按]自利胶滑,有因燥矢不行,气迫于肠,而脂膏自下者,当专行燥矢,兼养肠液,未可概以湿论也。

脾约者,津液约束不行,不饥,不大便,备尝诸药,中气大困,仿古人以食治之法。黑芝麻、杜苏子,二味煎浓汁如饴,服三五日,即服人乳一杯,炖温、入姜汁二匙。[诒按]此无法之法也,良工心苦矣。

《柳选四家医案·评选继志堂医案两卷·附录 咳嗽症治括要·失血门》

咳嗽而见臭痰络血,或夜不得眠,或卧难着枕,大便干结,白苔满布,时轻时重。已病半年有余,所谓热在上焦者,因咳为肺痿是也。左寸脉数而小,正合脉数虚者,为肺痿之训,而右关一部,不惟数疾,而且独大、独弦、独滑。阳明胃经,必有湿生痰,痰生热,熏蒸于肺,母病及子,不独肺金自病。此所进之药,所以始效,而终不效也。夫肺病属虚,胃病属实,一身而兼此虚实两途之病,苟非按部就班,循循调治,必无向愈之期。紫菀一钱、麦冬二钱、桑皮钱半、地骨皮钱半、阿胶一钱、薏仁五钱、忍冬藤一两、川贝钱半、蛤壳一两、橘红一钱、茯苓三钱、炙草三分。[诒按]论病选药,俱极精到,此方亦从苇茎汤套出,可加芦根。

《柳选四家医案·评选环溪草堂医案三卷·下卷·妇人门》

经后,少腹痛连腰股,肛门气坠,大便不通,小便赤涩,拟泄肝经之郁热,通络脉之凝涩。金铃子、延胡、郁李仁、归尾、黑栀、柴胡、龙胆草、大黄(酒炒)、旋覆花、猩绛、青葱管。[诒按]病情于小便上得之。

经行后,少腹作痛,上及胸脘腰胁,内热口干,大便不通,小便热痛,此肝气挟瘀所致。川楝子、延胡、桃仁、香附、山栀(姜汁炒)、泽兰、川连(吴萸炒)、丹皮。

第九章

饭　醉

饭醉，是指进食后，以即感肢体烦重，精神昏冒，困倦欲睡为主要症候的病证。依据历代文献所载症状所示：饭醉与谷劳、食后昏困为同一病证。按照病证名称出现的先后顺序，分别为：谷劳、食后昏困、饭醉。

"谷劳"之名最早见于东晋葛洪所著《肘后备急方》；"食后昏困"之名最早见于朝鲜王朝宣宗（后改称宣祖）及光海君时代许浚所著《东医宝鉴》，但早在金元四大家之一李东垣所著《脾胃论》中即有对食后昏困这一证名的描述：食入昏冒欲睡。"饭醉"证名最早见于清代沈金鳌所著《杂病源流犀烛》。

【辨病名】

《肘后备急方·卷四·治脾胃虚弱不能饮食方第三十四》："治饱食便卧，得谷劳病，令人四肢烦重，嘿嘿欲卧，食毕辄甚。"

《诸病源候论·宿食不消病诸候·谷劳候》："脾胃虚弱，不能传消谷食，使脏腑气否塞，其状，令人食已则卧，支体繁重而嗜眠是也。"

《脾胃论·卷上·脾胃胜衰论》："若饮食不节，损其胃气，不能克化，散于肝，归于心，溢于肺，食入则昏冒欲睡，得卧则食在一边，气暂得舒，是知升发之气不行者此也。"

《东医宝鉴·杂病篇·卷之四·食后昏困》："食入则困倦，精神昏冒而欲睡者，脾虚弱也。"

《杂病源流犀烛·卷六·不寐多寐源流》："食方已，即困倦欲卧，脾气弱，不胜食气也，俗名饭醉。"

《医学摘粹·杂病证方歌括·里证类·谷劳》："[谷劳提纲]不能进食腹空饥，谷气频生饭后时，怠惰清深偏嗜卧，四肢烦重病弥危。"

【辨病因】

饭醉之病因，属于不内外因，主要包括饮食所伤、劳倦过度。饱食、饮食不节损伤脾胃，劳役过度则耗损元气，脾胃虚衰。

1. 饮食所伤

《肘后备急方·卷四·治脾胃虚弱不能饮食方第三十四》："治饱食便卧，得谷劳病。"

《诸病源候论·虚劳病诸候·虚劳候》："一曰大饱伤脾，脾伤，善噫，欲卧，面黄。"

《圣济总录·卷第四十五·谷劳》："论曰：胃受水谷，其气虚弱，不能传化，则令人怠惰嗜卧，肢体烦重，腹满善饥而不能食，食已则发，谷气不行使然也，故谓之谷劳。"

《脾胃论·卷上·脾胃胜衰论》："若饮食不节，损其胃气，不能克化，散于肝，归于心，溢于肺，食入则昏冒欲睡，得卧则食在一边，气暂得舒，是知升发之气不行者此也。"

《脾胃论·卷下·饮食伤脾论》："'四十九难'曰：饮食劳倦则伤脾。又云：饮食自倍，肠胃及伤。肠澼为痔。夫脾者行胃津液，磨胃中之谷，主五味也。胃既伤则饮食不化，口不知味，四肢倦困，心腹痞满，兀兀欲吐而恶食，或为飧泄，或为肠澼，此胃伤脾亦伤明矣。"

2. 劳倦过度

《脾胃论·卷下·饮食伤脾论》："'四十九难'曰：饮食劳倦则伤脾……胃既伤则饮食不化，口不知味，四肢倦困，心腹痞满，兀兀欲吐而恶食，或为飧泄，或为肠澼，此胃伤脾亦伤明矣。"

《万病回春·卷之二·中风·类中风证》："劳伤者，过于劳役，耗损元气，脾胃虚衰，不任风寒，故昏冒也。"

【辨病机】

脾胃俱虚论

历代文献认为饭醉病机主要为因于饮食、劳倦等不内外伤后所致的脾胃虚弱。脾伤则无力运化水谷,不能传消谷食,脾之升发之气不得行,则令人怠惰嗜卧。劳役过度则耗损元气,脾胃气俱虚,则令人不耐风寒而昏冒。脾胃既虚的情况下,又食入水谷,谷盛而气虚,即发为饭醉。

《诸病源候论·宿食不消病诸候·谷劳候》:"脾胃虚弱,不能传消谷食,使脏腑气否塞,其状,令人食已则卧,支体繁重而嗜眠是也。"

《圣济总录·卷第四十五·谷劳》:"论曰:胃受水谷,其气虚弱,不能传化,则令人怠惰嗜卧,肢体繁重,腹满善饥而不能食。食已则发,谷气不行使然也。故谓之谷劳。"

《脾胃论·卷上·脾胃胜衰论》:"若饮食不节,损其胃气,不能克化,散于肝,归于心,溢于肺,食入则昏冒欲睡,得卧则食在一边,气暂得舒,是知升发之气不行者此也。"

《脾胃论·卷下·胃虚脏腑经络皆无所受气而俱病论》:"食入则困倦,精神昏冒而欲睡者,脾亏弱也。"

《万病回春·卷之二·中风·类中风证》:"劳伤者,过于劳役,耗损元气,脾胃虚衰,不任风寒,故昏冒也。"

《金匮翼·卷二·饮食·谷劳》:"谷劳者,胃受水谷,其气虚弱,不能传化,谷盛气虚,则令人怠惰嗜卧,肢体烦重,腹满善饥而不能食,食已则发,谷气不行使然也。"

《杂病源流犀烛·不寐多寐源流(梦魇)》:"食方已,即困倦欲卧,脾气弱,不胜食气也。"

《医学实在易·卷三·里证·谷劳诗》:"谷劳食已即贪眠,责在胃虚气不前,《肘后》椒姜大麦研,沉香汤取善盘旋。"

【论治法】

饭醉病机总因脾胃俱虚,显然需要补益脾胃。然脾胃既伤除了表现为肢体烦重,精神昏冒,困倦欲睡证候外,亦有食滞不能食之候,甚发为严重积滞。因此,饭醉之论治,宜攻补兼施,健脾益气,佐以消食导滞。

《肘后备急方·卷四·治脾胃虚弱不能饮食方第三十四》:"皆食饮脾胃家事,令胃气充实,则永无食患。食宜先治其本,故后疏诸法。"

《脾胃论·卷下·饮食伤脾论》:"伤食者有形之物也,轻则消化,或损其谷,此最为妙也,重则方可吐下。"

《医学摘粹·杂病证方歌括·里证类·谷劳》:"谷劳不食用何方,攻补兼施治法良。"

【论用方】

1. 椒姜大麦汤(《肘后备急方·卷四·治脾胃虚弱不能饮食方第三十四》)

治饱食便卧,得谷劳病,令人四肢烦重,嘿嘿欲卧,食毕辄甚。

大麦蘖(一升) 椒(一两,并熬) 干姜(三两)

捣末,服方寸匕,日三四服。

2. 沉香汤(《圣济总录·卷第四十五·谷劳》)

治谷劳体重,食已便卧,困倦嗜眠;谷劳不食。

沉香(剉,一两) 白豆蔻(皮去) 草豆蔻(去皮,炒) 人参 甘草(炙,剉) 白茯苓(去黑皮) 半夏(汤洗,薄切,生姜汁拌炒黄色) 木香(各半两) 厚朴(去粗皮,生姜汁炙,一两) 陈橘皮(汤浸去白,炒,三分) 白术(剉,炒,一两) 干姜(炮,一分)

上一十二味,粗捣筛。每服三钱匕,水一盏,生姜三片,枣二枚劈破,同煎至七分,去滓温服,空心日午各一服。

3. 丁沉丸(《圣济总录·卷第四十五·谷劳》)

治谷劳嗜卧,四肢怠惰。

沉香(剉) 陈橘皮(汤洗去白,焙) 诃黎勒(煨熟,取皮,各一两) 木香 丁香(各半两) 肉豆蔻(去壳,炮,二枚)

上六味捣罗为末,炼蜜为丸如弹子大。陈米饮或生姜盐汤嚼下一丸,不拘时。

4. 人参散(《圣济总录·卷第四十五·谷劳》)

治脾胃虚,饮食不消,劳倦气胀,嗜卧不乐。

人参 槟榔(剉) 白茯苓(去黑皮) 陈橘(剉) 厚朴(去粗皮,生姜汁炙) 麦蘖(炒) 白术 吴茱萸(汤洗,焙炒)

上八味等分,捣罗为散。每服二钱匕,温酒调下,食后服、日再。

5. 槟榔散(《圣济总录·卷第四十五·谷劳》)

治谷劳身重,四肢少力,食已好卧昏愦。

槟榔(半两) 人参 白茯苓(去黑皮,各一两) 木香 陈橘皮(汤浸去白,炒) 五味子 甘草(炙,各一两)

上七味,捣罗为细散。每服二钱匕,沸汤点服,不拘时。

6. 木香汤方(《圣济总录·卷第四十五·谷劳》)

治谷劳身重,食已困倦嗜眠。

木香 人参 附子(炮裂,去皮脐) 甘草(炙) 白茯苓(去黑皮,各二两) 草豆蔻(去皮,半两) 干姜(炮,一分) 陈曲炒 麦蘖(炒,各一两)

上九味,剉如麻豆。每服二钱匕,水一盏,煎至七分,不拘时候,去滓温服。

治谷劳身重,少力多困。

木香 陈橘皮(去白,炒) 人参 陈曲(炒) 甘草(炙,各三分) 大枣(去核,焙,五十枚) 厚朴(去粗皮,生姜汁炙) 麦蘖(炒) 蓬莪茂(煨,各一两)

上九味,粗捣筛。每服三钱匕,水一盏,煎至八分,去滓温服,不计时候。

7. 京三棱汤(《圣济总录·卷第四十五·谷劳》)

治谷劳体重,四肢烦倦,食已便卧。

京三棱(煨,剉,五两) 陈曲(炒) 麦蘖(炒) 木香 肉豆蔻(去壳,炮) 槟榔 干姜(炮) 甘草(炙) 杏仁汤(去皮尖、双仁,麸炒,研) 厚朴(去粗皮,生姜汁炙,各一两)

上一十味,粗捣筛,每服三钱匕,水一盏,煎七分,不拘时去滓温服。

8. 豆蔻丸(《圣济总录·卷第四十五·谷劳》)

治谷劳体重,食已好卧。

白豆蔻(去皮,一两半) 枳壳(去瓤,麸炒,半斤) 陈橘皮(汤浸去白,切炒) 诃黎勒(煨,去核) 桂(去粗皮) 当归(切,焙,各一两)

上六味,捣罗为末,用浆水煮枣去皮烂研,丸如梧桐子大。每服二十丸至三十丸,生姜汤下不拘时。

9. 分气丸(《圣济总录·卷第四十五·谷劳》)

治谷劳嗜卧,身体烦重。

京三棱(煨,剉) 蓬莪茂(煨,剉) 青橘皮(剉,用巴豆半两打破,同炒黄,去巴豆不用,各五两) 胡椒(半两) 阿魏(一两,醋面作饼炙干)

上五味,同为细末,醋煮面糊为丸如梧桐子大。每服二十丸,陈橘皮汤下,日三服。

10. 参术汤(《兰室秘藏·卷上·饮食劳倦门·劳倦所伤论》)

治脾胃虚弱,元气不足,四肢沉重,食后昏闷。

黄柏(酒浸) 当归(各二分) 柴胡 升麻(各三分) 人参 陈皮 青皮(各五分) 神曲末(七分) 炙甘草 苍术(各一钱) 黄芪(二钱)

上咬咀,都作一服,水二大盏,煎至一盏,食远服。

11. 麦蘖散(《普济方·卷二十四·脾脏门·饮食劳倦附论》)

治饱食讫便卧,得病令人四肢烦重,嘿嘿欲卧。

大麦蘖(一升,炒) 干姜(二两)

右为末,服方寸匕,日三良。

12. 补中益气汤(《万病回春·卷之二·内伤》)

治形神劳役,或饮食失节、劳役虚损、身热而烦、脉洪大而虚、头痛,或恶寒而渴、自汗无力、气高而喘。

嫩黄芪(蜜炙,一钱五分) 楝参(去芦,一钱) 白术(去芦油) 陈皮 甘草 当归(酒洗,各一钱) 柴胡 升麻(各五分,少加黄柏酒炒,以救肾水,能泻阴中之伏火也) 红花(三分,入心养血)

上剉一剂,生姜三片、大枣一枚,水煎空心服。

13. 参芪汤(《万病回春·卷之二·内伤》)

治脾胃虚弱,元气不足,四肢沉重,食后昏沉。

黄芪(蜜炙,二钱) 人参(五分) 甘草(炙,一钱) 当归(三分) 柴胡(三分) 升麻(三分) 苍术(米泔浸,一钱) 青皮(去瓤,五分) 神曲(炒,七分) 黄柏(酒炒,三分)

上剉一剂,水煎,食远服。

14. 加味六君子汤(《杂病源流犀烛·不寐多寐源流》)

治食方已,即困倦欲卧,脾气弱,不胜食气。

人参　茯苓　白术　炙草　半夏　陈皮　山楂　神曲　麦芽

15. 沉香汤加减方（《杂病广要·脏腑类·脾胃病》引《金匮翼》）

治谷劳。

沉香　白术（土炒）　人参　白茯苓　紫厚朴（姜汁炒，各一两）　半夏（姜制）　木香　草豆蔻　甘草　陈皮　干姜

生姜、大枣水煎三钱，温服，日二。

【医论医案】

《冷庐医话·卷二·今人》

先生治疾，以至之先后为序。一日忽于众中呼一人前问所患，曰：臂有微肿。视之仅一小疱，先生潜谓同来者曰：此白刃疔，试视其额端已起白色，速归矣，危在须臾。其人方出门，面部白色渐趋口角，未至家死。徐氏子年二十余，四肢不举，昏昏欲寐，食后益甚，莫识其症，先生曰：是见《肘后方》，名曰谷劳，由饱食即卧而得，以川椒、干姜、焙麦芽为丸服之，遂瘳。

《景景室医稿杂存·疫症嗜睡》

《晨报》载，近日波兰境内发生睡病，流行甚速，人民染此症者，已有五千余名，医界对之多束手无策，目下尚未救护一人云。[愚按]仲景《伤寒论》云……又有偶见之谷劳病，由谷盛气虚不能传化，因而嘿嘿欲卧，用《肘后》麦芽椒姜汤……谷劳病之欲卧，其初由于饱食便卧，嗣后食毕辄肢重神倦，非卧不可。

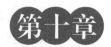

肠 鸣

肠鸣是以胃肠漉漉作响为主症的病证。此病通常为泄泻、腹痛、痢疾等胃肠疾病的伴随症状，亦可作为一个独立病症。本病在医籍中首见于《黄帝内经》，后经历代医家补充，对其因机症治的认识日益完善。本章所述肠鸣，以单纯性肠鸣为主，泄泻、腹痛所致肠鸣的辨治当参考本书的其他章节。

【辨病名】

肠鸣，以胃肠中漉漉作响为主要特征。它既可以是一种单纯性的肠鸣性疾患，也可以是泄泻、痢疾、腹痛等疾病的伴随症状。肠鸣又称肠中鸣、腹鸣、腹中鸣。

【辨病因】

泄泻之病因，有外感、内伤两个方面。其外感，有五运六气变化，有风寒暑湿燥火（热）之六淫等，其中以风邪、寒邪、湿邪、火邪为主。诸邪从口鼻皮毛入内，致肠胃功能失调从而致肠鸣。其内伤，乃指因脏腑功能虚弱，运化无权，遂成肠鸣。

一、外因

《内经》言百病之生，皆生于风寒暑湿燥火，则并及于火而为六，病则名曰六淫。六淫中风邪、寒邪、湿邪、火邪常导致肠鸣。

1. 风邪

风为木气而通于肝，《黄帝内经素问·至真要大论》所言，"风气大来，木之胜也，土受邪，脾病生焉"，木盛克土，肝脾失调，而病肠鸣。

《医心方·卷第三·风病证候第一》："仲夏戊己土，同南方阳风。伤之者为脾风，入背脊脾俞中。为病多汗恶风，肌肉痛，身体怠惰，四肢不欲动，不嗜食，颜色黄熏因人虚实之变，阳气有余阴气不足者，则内外生热。在中者，令人喜饥；若阳

气不足阴气有余者，则内如有寒从中出，肠鸣而痛。"

《医碥·卷之三·杂症·泄泻》："或因于风。《经》曰：春伤于风，夏为飧泄。言春时伤于风寒，由皮肤而经络，传入肠胃，腹胀肠鸣，风气往来肠胃间，冲击作响也。因而飧泄也。泄出原食不化。此风非汗不出，始为寒气，久则郁热。又肝木之气，亦名为风。春时肝气宜升，为邪所伤，郁而下陷，郁久成热，热久蒸化为湿，遂至飧泄，此宜升清除湿。二证皆肠鸣，肝风内煽亦鸣响。脉弦，泄时或闭而不下，下多白沫，辟辟有声，其气不甚臭秽，以完谷不化也。夏以久言，勿泥。或谓春木当令，虽不能升，亦不肯下趋，但郁成热，至夏热盛蒸湿，如云蒸而雨降，故至夏乃泄，亦通。"

2. 寒邪

寒邪侵袭皮毛肺卫，攻及腠理，或寒邪束于肌表，则玄府闭，阳气不得散越，乃郁而为热，表里相干，乱于脾胃；亦寒邪直中脏腑，使脾胃功能失调，而病肠鸣。

《医碥·卷之三·杂症·泄泻》："或因于寒。盖寒则气凝，无以运行水谷，故泄也。寒气攻刺，腹中绵绵作痛，肠鸣，暴下无声，水谷不化，所下清冷，如鸭屎之溏，大便如水，中有少粪也。小便白，脉沉迟，身冷。脉细，心虚。皮寒，肺虚。气少，肝虚。前后泄利，肾虚。饮食不入，脾虚。为五虚，难治，用参术补剂早救之，迟则不能挽矣。"

3. 湿邪

脾胃五脏至阴，喜燥而恶湿，湿邪困脾最易影响脾胃运化功能，脾胃病故肠鸣。且湿邪易于他邪合至，如燥湿相挟，火湿相攻。

《儒门事亲·卷十·〈金匮〉十全之法》："中有湿，亦为肠鸣。""肠鸣，燥湿相挟为肠鸣。""火湿相攻，亦为肠鸣。"

《冯氏锦囊秘录·杂症大小合参卷七·腹中

水鸣》："又有胁下有水气,上弱不能制水,故腹中雷鸣下利,谓之协热利者。"

《杂病源流犀烛·卷三·肠鸣源流》："其所以鸣者,一由脏寒有水。"

4. 火邪

外感热邪,邪热内传(甚则郁而化火),热邪煎迫。或风寒之邪外束不解,内破于里,郁而化热(甚则进而郁火),致肠鸣。

《景岳全书发挥·卷一·传忠录·虚实篇》："肠鸣气走,亦有属火者。《经》云:诸病有声,皆属于火。"

《冯氏锦囊秘录·杂症大小合参卷七·腹中水鸣》："腹中水鸣而痛,亦有因于火,因于郁者。丹溪曰:腹中水鸣,乃火击动其水也。盖水欲下,火欲上相触而然。"

《杂病源流犀烛·卷三·肠鸣源流》："其所以鸣者一由火欲上升,击动其水。"

二、内因

脾胃不足

脾主运化为后天之本、气血生化之源。饮食不节、劳力过度均可损伤脾气,脾胃气虚运化不及而病泄泻。

《冯氏锦囊秘录·杂症大小合参卷七·腹中水鸣》："又有肠胃空虚而鸣者,宜参术之类补之。《经》云:脾胃虚则肠鸣腹满。又云:中气不足,肠为之苦鸣。"

《杂病源流犀烛·卷三·肠鸣源流》："肠鸣,大肠气虚病也。惟大肠之气先虚,故一切病俱凑之,而成是症。"

三、运气衰盛

五运六气太过或不及,致脏腑生理功能发生变化,伤脾而致肠鸣。

1. 五运太过与不及

岁木太过,风气流行,则制胜其土气;岁木不及,燥乃大行,脾土受邪;岁土太过,雨湿流行;岁水太过,寒气流行;岁火不及,寒乃大行,损伤脾土,故病肠鸣。

《黄帝内经素问·气交变大论》："帝曰:五运之化,太过何如?岐伯曰:岁木太过,风气流行,脾土受邪。民病飧泄、食减、体重烦冤、肠鸣、腹支满。上应岁星。岁木太过,则制胜其土气。故民应之而为脾病也,飧泄食减,肠鸣腹满。"

"岁土太过,雨湿流行,肾水受邪。民病腹痛,清厥意不乐,体重烦冤,上应镇星。甚则肌肉萎,足痿不收,行善瘈,脚下痛,饮发中满食减,四支不举。变生得位,藏气伏,化气独治之,泉涌河衍,涸泽生鱼,风雨大至,土崩溃,鳞见于陆,病腹满溏泄肠鸣,反下甚而太溪绝者,死不治,上应岁星。"

"岁水太过,寒气流行,邪害心火。民病身热烦心,躁悸,阴厥上下中寒,谵妄心痛,寒气早至,上应辰星。甚则腹大胫肿,喘咳,寝汗出憎风,大雨至,埃雾朦郁,上应镇星。上临太阳,则雨冰雪,霜不时降,湿气变物,病反腹满肠鸣,溏泄食不化,渴而妄冒,神门绝者死不治,上应荧惑辰星。""岁木不及,燥乃大行,生气失应,草木晚荣,肃杀而甚,则刚木辟著,柔萎苍干,上应太白星。民病中清,胠胁痛,少腹痛,肠鸣溏泄,凉雨时至,上应太白星,其谷苍。上临阳明,生气失政,草木再荣,化气乃急,上应太白、镇星,其主苍早。复则炎暑流火,湿性燥,柔脆草木焦槁,下体再生,华实齐化,病寒热疮疡痱胗痈痤,上应荧惑、太白,其谷白坚。白露早降,收杀气行,寒雨害物,虫食甘黄,脾土受邪,赤气后化,心气晚治,上胜肺金,白气乃屈,其谷不成,咳而鼽,上应荧惑、太白星。"

"岁火不及,寒乃大行,长政不用,物荣而下,凝惨而甚,则阳气不化,乃折荣美,上应辰星。民病胸中痛,胁支满,两胁痛,膺背肩胛间及两臂内痛,郁冒朦昧,心痛暴喑,胸腹大,胁下与腰背相引而痛,甚则屈不能伸,髋髀如别,上应荧惑、辰星,其谷丹。复则埃郁,大雨且至,黑气乃辱,病骛溏腹满,食饮不下,寒中肠鸣,泄注腹痛,暴挛痿痹,足不任身,上应镇星、辰星,玄谷不成。"

2. 六气的胜负

凡六气变化各异,盛衰不常,客主加临,各有迁正、退位、胜复,所造成的阴阳失调,五脏六腑各有偏颇,亦可致肠鸣。

《黄帝内经素问·至真要大论》："阳明司天,燥淫所胜,则木乃晚荣,草乃晚生,筋骨内变。民病左胠胁痛,寒清于中,感而疟,大凉革候,咳,腹中鸣,注泄骛溏,名木敛,生菀于下,草焦上首,心胁暴痛,不可反侧,嗌干面尘腰痛,丈夫疝,妇人少腹痛,目昧眦,疡疮痤痈蛰虫来见,病本于肝。太冲绝,死不治。"

【辨病机】

肠鸣的基本病机,多与脾胃相关。脾气不足、寒热困脾,肠胃乃伤,发为肠鸣。盖脾胃受损,运化失司,则病肠鸣。

一、正气虚弱论

1. 中气不足

邪之所凑,其气必虚。中气不足,肠为之鸣。

《黄帝内经素问·邪论》:"中气不足,溲便为之变,肠为之喜鸣。"

《黄帝内经灵枢注证发微·卷之四·口问第二十八》:"十二邪之走空窍者,以正气不足而然也。由上文十二项观之,皆不正之邪走于空窍者也。故邪之所在,皆由正气不足……中气不足,则便变肠鸣矣。"

《素问经注节解·内篇·卷之二·脏气法时论》:"脾太阴脉,从股内前廉,入腹属脾络胃,故病如是。《灵枢经》曰:中气不足,则腹为之满,肠为之鸣。脾病者,身重,善饥,肉痿,足不收,行善瘈,脚下痛。虚则腹满肠鸣,飧泄,食不化。取其经太阴阳明,少阴血者。"

《杂病源流犀烛·卷三·肠鸣源流》:"肠鸣,大肠气虚病也。惟大肠之气先虚,故一切病俱凑之,而成是症。"

2. 脾虚

脾为生湿之源,脾虚不能运化水谷,而肠鸣。又脾脏胃腑,表里相合,为人体后天之本,脾胃既虚,则发为肠鸣。

《黄帝内经素问·藏气法时论》:"脾病者,身重,善肌肉痿,足不收,行善瘛,脚下痛,虚则腹满肠鸣。"

《太平圣惠方·卷五·脾脏论》:"夫脾者,位居中央,王于四季,受水谷之精气,化气血以荣华,周养身形,灌溉脏腑者也。若虚则生寒,寒则阴气盛,阴气盛则心腹胀满,水谷不消,喜噫吞酸,食则呕吐,气逆霍乱,腹痛肠鸣,时自泄利,四肢沉重,常多思虑,不欲闻人声,梦见饮食不足,诊其脉沉细软弱者,是脾虚之候也。"

"夫脾受水谷之精,化为气血,养于脏腑,充于肌肤。若其气不荣,则不能与胃行其精液,周养身

形,致体重懈惰,四肢不举,腹胁虚胀,胁满咽干,不能嗜食,纵食欲呕,水谷不化,泄利肠鸣,则是脾气不足之候也。"

《丹溪手镜·卷之上·五脏虚实》:"脾虚四肢不举,饮食不化,吞酸或不下食,食则呕吐,腹痛肠鸣,溏泄。脉沉细软弱。"

《冯氏锦囊秘录·痘疹全集卷二十八·灌脓门杂症变症·失气肠鸣》:"肠鸣者,胃败而中气下陷也。"

《素问悬解·卷二·藏象·脏气法时论》:"脾主肌肉……虚则不能消磨水谷,故腹满肠鸣,飧泄,饮食不化。"

《灵素节注类编·卷五·外感内伤总论·经解》:"此言脾受外邪而化热病也……其腹满、肠鸣、飧泄、食不化,皆虚寒之邪,《经》所云脏寒生满病也。若腹满、便闭、发热,又为实矣。"

《医心方·卷第六·治脾病方第十二》:"《病源论》云:脾气盛,为形有余,则病腹胀,溲不利;身重口苦饥,足痿不收,行善挈,脚下痛,是为脾气之实也,则宜泻之。脾气不足,则四肢不用,后泄,食不化,呕逆,肠鸣。是为脾气之虚也,则宜补之。"

二、寒热不调论

寒热之气,内伤脾胃,脾胃伤则气机升降失司,下及大小肠,而肠鸣。

1. 寒邪困脾

《黄帝内经灵枢·五邪》:"邪在脾胃,则病肌肉痛。阳气有余,阴气不足,则热中善饥。阳气不足,阴气有余,则寒中,肠鸣腹痛。"

《黄帝内经灵枢·师传》:"黄帝曰:便病人奈何?……肠中寒则肠鸣飧泄。"

《黄帝内经灵枢·百病始生》:"在肠胃之时,贲响腹胀。多寒则肠鸣飧泄,食不化。多热则溏出麋。"

《黄帝内经太素·卷第二·摄生之二·顺养》:"肠中冷而气转,故肠鸣也。"

《黄帝内经太素·卷第二十五·伤寒·十二疟》:"脾脉足太阴脉属脾络胃连肠,以谷气盛,故寒疾腹痛肠鸣。"

《黄帝内经灵枢注证发微·卷之三·五邪第二十》:"此言脾胃有邪诸病,而有刺之之法也。凡

邪在脾胃,则病肌肉痛……而脾为阴经,胃之正气不足,脾之邪气有余,其病为脾胜,当为寒中而肠鸣腹痛也。"

《黄帝内经灵枢注证发微·卷之八·百病始生第六十六》:"留而不去,传舍于在上之胃,在下之肠,时在肠胃之间,其声为奔响,且为腹胀,内而寒气或多,则肠鸣而飧泄,其食不化。"

《类经·二十卷·针刺类·邪在五脏之刺》:"邪在脾胃则肌肉痛,脾主肌肉也。……阴邪入脏,病在太阴,故为寒中肠鸣腹痛。若脾胃之邪气皆盛,阴阳俱有余也;脾胃之正气皆虚,阴阳俱不足也。故有寒有热,随之而见。"

《类经·十二卷·论治类·为治之道顺而已矣》:"肠中寒,则阴气留滞,不能泌别清浊而为肠鸣飧泄。是皆寒证便热之类。飧音孙。水谷不化曰飧泄。"

《类经·十三卷·疾病类·百病始生邪分三部》:"邪气自经入脏,则传舍于肠胃而为奔向腹胀之病。寒则澄澈清冷,水谷不分,故为肠鸣飧泄食不化;热则浊垢下注,故为溏为糜,以糜秽如泥也。"

《杂病广要·身体类·腹痛》:"寒痛变下利寒中久痛不瘥,冷入于大肠,则变下痢。所以然者,肠鸣气虚故也。肠虚则泄,故变下痢也。"

《医心方·卷第六·治腹痛方第四》:"《病源论》云:腹痛者,由腑脏虚,冷热之气客于肠胃募原之间,结聚不散,正气与邪气交争相击,故痛。其有冷气搏于阴经者,则腹痛而肠鸣,谓之寒中。"

2. 热盛肠鸣

《黄帝内经素问·刺疟》:"脾疟者,令人寒,腹中痛,热则肠中鸣,鸣已汗出,刺足太阴。"

《黄帝内经素问集注·卷五·刺疟篇第三十六》:"脾为阴中之至阴,故令人寒。腹乃脾土之郛,故腹中痛。湿热下行则肠鸣,上蒸则汗出也。鸣已汗出者,下行极而上也。宜刺足太阴之商丘,在足内踝下,微前三寸陷者中。刺入三分,留七呼。"

《素问悬解·卷八·刺法·刺疟》:"寒邪闭束,郁其脾气,脾陷木遏,怒而贼土,故腹中痛。热则脾郁发达,木气通畅,疏泄之令行,故肠鸣而汗出。刺足太阴,商丘也。"

《灵素节注类编·卷六·诸疟证·脾疟》:"脾

为阴脏,位于腹而主肌肉,故受邪则身寒腹痛;阴盛极则阳来复而发热;热则气动而肠鸣,鸣已,其表气亦通而出汗也。刺其经以泄其邪。"

3. 外中风寒

《黄帝内经灵枢·寿夭刚柔论》:"卫之生病也,气痛时来时去,怫忾贲响,风寒客于肠胃之中。"

《类经·二十一卷·针刺类·刺有三变营卫寒痹》:"卫属阳,为水谷之悍气,病在阳分,故为气痛。气无定形,故时来时去。怫,郁怒也。忾,大息也。贲响,肠鸣如奔也。皆气分之病。风寒外袭而客于肠胃之间,以六腑属表而阳邪归之,故病亦生于卫气。"

《医心方·卷第三·风病证候第一》:"仲夏戊己土,同南方阳风。伤之者为脾风,入背脊脾俞中。为病多汗恶风,肌肉痛,身体怠惰,四肢不欲动,不嗜食,颜色黄熏因人虚实之变,阳气有余阴气不足者,则内外生热。在中者,令人喜饥;若阳气不足阴气有余者,则内如有寒从中出,肠鸣而痛。"

4. 火邪致鸣

《儒门事亲·卷十·〈金匮〉十全之法》:"肠鸣:燥湿相抟为肠鸣;中有湿,亦为肠鸣;火湿相攻,亦为肠鸣。"

《沈氏尊生书·卷三·大肠病源流》:"大小肠部位,小肠在胃之左。胃下口曰幽门,即小肠上口。小肠盘十六曲,至下口曰阑门,主别清浊,即大肠上口。大肠即回肠,当脐之右,亦盘十六曲,至广肠。广肠者,即直肠,至肛门。其所以鸣者……一由火欲上升,击动其水,宜二陈汤加黄连、黄芩、山栀……其症虽不同,而其鸣或空或实,或上或下,或高或低,可按而知也。"

《冯氏锦囊秘录·杂症大小合参卷七·腹中水鸣》:"腹中水鸣而痛,亦有因于火,因于郁者。丹溪曰:腹中水鸣,乃火击动其水也。盖水欲下,火欲上相触而然,二陈汤加芩连栀子,亦有脏寒而水声泪泪者,宜分三阴部分而治。"

三、脏腑失调论

肠鸣常是泄泻的伴随症状,大小肠的生理功能是分清别浊,传化物而不藏,故主要病位在肠。胃气不和,健运失司则易致肠鸣。

1. 胃气不和

《黄帝内经素问·评热病论》:"腹中鸣者,病本于胃也。薄脾则烦,不能食,食不下者,胃脘隔也。身重难以行者,胃脉在足也。"

《诸病源候论·妇人杂病诸候·月水不通候》:"肠中鸣,则月事不来,病本于胃。所以然者,风冷干于胃气,胃气虚,不能分别水谷,使津液不生,血气不成故也。"

《黄帝内经太素·卷第二十九·气论·风水论》:"月事不来之病,由于胃气不和,故气薄于肝,烦不能食,致使胃管隔塞,腹中无食,故腹鸣也。"

《黄帝素问直解·卷之四·气厥论第三十七篇》:"肺脏受寒,转移于肾,则为涌水,申明涌水者,土虚水泛,土虚则按腹不坚,水泛则水气寒于大肠,疾行则肠鸣而濯濯有而,如囊之裹浆,此为涌水之病也。"

2. 病在大肠

《黄帝内经灵枢·胀论》:"大肠胀者,肠鸣而痛濯濯。"

《难经·第五十七难》:"大肠泄者,食已窘迫,大便色白,肠鸣切痛。"

《难经正义·卷四·五十七难》:"大肠泄者,肠虚气不能摄……肠鸣切痛者,气不和攻冲,故鸣而痛也。《经》曰:清气在下,则生飧泄者是也。"

【辨病证】

一、辨症候

辨脏腑

(1) 肝木克脾

《辩证录·肠鸣》:"肝旺,肠自鸣,终日不已,嗳气吞酸不休。人谓脾气虚,谁知肝气之旺乎。肝不郁则脾舒自化,水谷之精下传二肠,肠亦安然输挽,顺流而下,何有不平之鸣?惟肝木克脾,则土气不伸,肠乃鸣。肠鸣乃土气动,非金水动也。坤道主静,坤中有风,震动之声出,如雷霆之轰,天崩轴,非明验乎?故不必治肠,但治脾土。亦不专治脾,但治肝木,肝木风静,土气自静。"

(2) 脾胃气虚

《辩证录·肠鸣》:"饥后肠鸣,按之少止,人谓大肠虚,谁知胃气虚乎。肠鸣自宜肠虚,何属胃虚?盖胃气,肠气也。足阳明,胃;手阳明,大肠。故胃燥,大肠亦燥;胃虚,大肠亦虚。大肠糟粕必由胃入大肠,气虚必得胃气来援。今胃虚,仅可自顾,安能分布大肠?此大肠匮乏,求济于同经之胃而频鸣。法须助胃气,胃强肠实,何致空虚作鸣。"

(3) 水蓄大肠

《辩证录·肠鸣》:"肠中作水声,如囊裹浆状,此水畜大肠也。大肠之开合,肾操其权。肾权者,肾火也。大肠寒热,全视肾火。大肠寒,水注于中不化,故作声。然大肠能容糟粕,不能容水,水入大肠,宜随糟粕出,何反作水声?盖大肠下为直肠,直肠下为魄门,乃肺操政,非肾操政。肺居上游,有无可如何之势。然肺不能禁邪水之入,实能断邪水之出,盖大肠与肺为表里,肺气不下行,大肠之气因而不泄。魄门,正肺门。肺门谨闭,水从何出?所以作裹浆之声。"

二、辨脉

脉也属于广义"症"的范畴。但脉与普通的症候不同,它具有指示病症性质的特殊作用,是中医临床辨证的特定指标性症候。

1. 寸口脉诊

《黄帝内经太素·卷第十五·诊候之二·五脏脉诊》:"阳气盛,内有微热冲心之阴,遂发为心疝,痛引少腹肠鸣者也。"

《丹台玉案·卷之一·右手不及脉诀》:"右关脉主脾,其脉流下至尺,上不守关,是为阴,乃不及也。主腹痛肠鸣,口舌饮食不纳。思甜口臭,缘脾主中央,只当安守。"

《杂病广要·外因类·疟》:"右手关上脉阴虚者,足太阴经也,病苦泄注,腹满气逆,霍乱呕吐,黄疸,心烦不得卧,肠鸣。"

2. 趺阳脉

《注解伤寒论·卷一·平脉法第二》:"趺阳脉紧而浮,浮为气,紧为寒。浮为腹满,紧为绞痛。浮紧相搏,肠鸣而转,转即气动,膈气乃下。少阴脉不出,其阴肿大而虚也。浮为胃气虚,紧为脾中寒,胃虚则满,脾寒则痛,虚寒相搏,肠鸣而转,转则膈中之气,因而下泄也。"

《丹溪手镜·卷之下·肿胀》:"趺阳紧而浮,紧为痛则坚满,浮为虚则肠鸣。"

【论治法】

治法概论

肠鸣分为寒热虚实不同证型,实则因于火、因于郁、脾气实等,虚则包含气虚、脏寒等。因其病变的过程较为复杂,临床常见虚实兼夹,寒热互见,故辨证时,应全面分析。

《杂病源流犀烛·卷三·肠鸣源流》:"肠鸣,大肠气虚病也。惟大肠之气先虚,故一切病俱凑之,而成是症。大小肠部位,小肠在胃之左。胃下口曰幽门,即小肠上口……其所以鸣者,一由中气虚,若用破气药,虽或暂止,亦不愈,宜补中益气汤加炮姜;一由脏寒有水,宜理中汤加肉桂、茯苓、车前;一由火欲上升,击动其水,宜二陈汤加黄连、黄芩、山栀;一由泄泻,宜升阳除湿,智半汤;一由下气,暂止复响宜益中汤;一由疾行,如囊裹水之声,宜河间葶苈丸。其症虽不同,而其鸣或空或实,或上或下,或高或低,可按而知也。"

《冯氏锦囊秘录·杂症大小合参卷七·腹中水鸣》:"腹中水鸣而痛,亦有因于火,因于郁者。丹溪曰:腹中水鸣,乃火击动其水也。盖水欲下,火欲上相触而然,二陈汤加芩连栀子,亦有脏寒而水声汩汩者,宜分三阴部分而治。中脘太阴,当脐少阴,小腹厥阴,各从其宜温之。又有胁下有水气,上弱不能制水,故腹中雷鸣下利,谓之协热利者。又有肠胃空虚而鸣者,宜参术之类补之。《经》云:脾胃虚则肠鸣腹满。又云:中气不足,肠为之苦鸣。"

《冯氏锦囊秘录·痘疹全集卷二十八·灌脓门杂症变症·失气肠鸣》:"按是太阴脾经,主失气。足阳明胃经,主腹胀。贲响失气者,脾败而谷气下脱也。肠鸣者,胃败而中气下陷也。以病痘之人,不宜有此与泄泻皆系死症,故曰:肠鸣失气者,是泄肠胃生养之气也。大宜补中,佐以升提。"

《医心方·卷第六·治脾病方第十二》:"《病源论》云:脾气盛,为形有余,则病腹胀,溲不利;身重口苦饥,足痿不收,行善瘈,脚下痛,是为脾气之实也,则宜泻之。脾气不足,则四肢不用,后泄,食不化,呕逆,肠鸣。是为脾气之虚也,则宜补之。"

【论用方】

一、常用治肠鸣方论

1. 论旋覆花汤

《类证普济本事方释义·卷第三·治风痰停饮痰癖嗽》:"旋覆花汤,治心腹中脘痰水冷气,心下汪洋,嘈杂肠鸣,多睡,口中清水自出,胁胁急胀,痛不欲食。此胃气虚冷所致,其脉沉弦细迟。旋覆花、细辛、橘皮、桂心、人参、甘草、桔梗、白芍药、半夏以上各半两,赤茯苓三分。上为粗末。每服四钱,水一盏半,生姜七片,煎至八分,去渣温服。释义:旋覆花气味咸温,入手太阴、阳明。细辛气味辛温,入足少阴。橘皮气味辛微温,入手、足太阴。桂心气味辛甘热,入足厥阴。人参气味甘温,入脾、胃。甘草气味甘平,入脾。桔梗气味苦辛平,入肺。白芍气味酸微寒,入足厥阴。半夏气味辛温,入足阳明。赤茯苓气味甘平淡渗,入手太阳、足阳明。以姜汁为引,引药入里。此胃气虚冷,痰饮蟠踞心下,冷气汪洋,嘈杂肠鸣,人倦多睡,胁胁急胀,不欲思食。以咸苦辛酸之药逐痰祛饮,以甘缓之药调和中焦正气,则病去而渐能纳食矣。"

2. 论济生附子汤

《医学原理·卷之九·肿胀门·治肿胀方》:"《济生》苏子汤,治胀满喘促烦闷,肠鸣气走,漉漉有声,或大小便不利,脉虚紧而涩者,此乃脾伤气结,运动失常,以致水湿等气不得四布,郁蓄而成。法当补益中气为本,疏通壅胀为标。是以用大枣、人参、甘草、白术等补益中气以健运,大腹皮敛气宽中,木通、茯苓利窍渗湿,苏子、半夏降气定喘,枳实、陈皮、木香、厚朴等行滞气以散肿满。"

二、治肠鸣通用方

1. 治肠鸣气胀方(《外台秘要·卷第七·腹胀雷鸣方》)

疗患腹内气胀雷鸣,胸背痛方。

丹参(三两) 枳实(炙,三两) 桔梗 白术 芍药(各二两) 生姜(四两) 槟榔(七枚)

上七味,细切,以水九升,煮取二升七合,去滓。分温三服,忌猪肉、桃、李、雀肉、生冷、油腻、鱼、蒜等。

2. 丹参散(《太平圣惠方·卷第四十三·治腹胀肠鸣切痛诸方》)

治腹内气胀肠鸣,胸背切痛,不欲饮食。

丹参 枳壳(麸炒微黄,去瓤) 桔梗(去芦头) 白术 赤芍药 槟榔 桂心 青橘皮(汤浸去白瓤,焙,以上各一两)

上件药,捣粗罗为散。每服三钱,以水一中盏,煎至六分,去滓,不计时候,温服。

3. 白术散(《太平圣惠方·卷第四十三·治腹胀肠鸣切痛诸方》)

治腹胀肠鸣切痛,发作有时。

白术 赤茯苓 当归(锉,微炒) 桂心 桔梗(去芦头) 陈橘皮(汤浸,去白瓤,焙)、吴茱萸(汤浸七遍,焙干,微炒) 人参(去芦头,以上各一两) 甘草(炙微赤,锉,一分) 细辛(半两) 厚朴(去粗皮,涂生姜汁炙令香熟,半两)

上件药,捣筛为散。每服三钱,以水一中盏,入生姜半分,枣三枚,煎至六分,去滓,不计时候,稍热服。

4. 高良姜散(《太平圣惠方·卷第四十三·治腹胀肠鸣切痛诸方》)

治脾虚腹胀,肠鸣切痛,食少无力。

高良姜(锉,半两) 人参(去芦头,三分) 草豆蔻(去皮,一两) 陈橘皮(汤浸去白瓤,焙,一两) 诃黎勒(煨,用皮,一两) 丁香(半两) 厚朴(去粗皮,涂生姜汁炙令香熟,一两半) 桂心(三分) 甘草(一分)

上件药,捣粗罗为散。每服三钱,以水一中盏,入枣二枚,煎至六分,去滓,不计时候,稍热服。

5. 槟榔散(《太平圣惠方·卷第四十三·治腹胀肠鸣切痛诸方》)

治腹内气胀肠鸣,胸背切痛。

槟榔 枳壳(麸炒微黄,去瓤) 桔梗(去芦头) 白术 赤芍药 丹参(以上各一两)

上件药,捣筛为散。每服〔二(三)钱〕,以水一中盏,入生姜半分,煎至六分,去滓,不计时候,温服。

6. 桔梗散(《太平圣惠方·卷第四十三·治腹胀肠鸣切痛诸方》)

治腹胀肠鸣切痛。

桔梗(去芦头,一两) 食茱萸(一两) 细辛(三分) 厚朴(去粗皮,涂生姜汁炙令香熟,三分) 丹参(一两) 草豆蔻(去皮,三分)

上件药,捣筛为散。每服三钱,以水一中盏,入生姜半分,煎至六分,去滓,不计时候,温服。

7. 白术汤(《圣济总录·卷第五十七·心腹门·腹胀肠鸣切痛》)

治腹胀肠鸣切痛,发作有时。

白术 赤茯苓(去黑皮) 当归(切焙) 桂(去粗皮) 桔梗(去芦头,锉,炒) 陈橘皮(汤浸去白,焙) 吴茱萸(汤洗,焙干,炒) 人参(各一两) 甘草(炙,锉,一分) 细辛(去苗叶,半两) 厚朴(去粗皮,生姜汁炙,二两)

上一十一味,粗捣筛。每服三钱匕,水一盏,生姜三片,枣一枚去核,煎至七分,去滓温服,不拘时候。

8. 草豆蔻汤(《圣济总录·卷第五十七·心腹门·腹胀肠鸣切痛》)

治腹胀肠鸣切痛,不入食。

草豆蔻(去皮) 木香桂(去粗皮) 川芎 赤芍药 白术 槟榔(锉) 陈橘皮(汤浸去白,焙,各一两) 当归(锉,炒,三分)

上九味,粗捣筛。每服三钱匕,以水一盏,煎取七分,去滓温服,空腹食前。

9. 丹参汤(《圣济总录·卷第五十七·心腹门·腹胀肠鸣切痛》)

治腹胀肠鸣,不欲饮食。

丹参(锉) 桔梗(去芦头,锉,炒) 食茱萸(炒) 细辛(去苗叶) 白茯苓(去黑皮) 厚朴(去粗皮,生姜汁炙,各一两)

上六味,粗捣筛。每服三钱匕,水一盏,生姜三片,煎至七分,去滓不拘时温服。

10. 桔梗汤(《圣济总录·卷第五十七·心腹门·腹胀肠鸣切痛》)

治腹胀雷鸣,胸背痛。

桔梗(去芦头,锉,炒) 丹参(切) 白术 枳壳(去瓤,麸炒) 芍药 槟榔(锉,各一两)

上六味,粗捣筛。每服三钱匕,水一盏,生姜三片,煎至七分,去滓温服,日三。

11. 吴茱萸汤(《圣济总录·卷第三十六·足太阴脾疟》)

论曰足太阴之经,脾之脉也,脾经之疟,令人不乐,好太息,不嗜食,多寒热汗出,病至则呕,呕已乃寒,寒则腹中痛,热则肠中鸣,鸣已汗出,故谓足太阴疟,又名脾疟,治脾疟寒热时作,肌瘦食减,肠泄腹痛,吴茱萸汤方。

吴茱萸(汤洗,焙干,炒)　苍术(米泔浸一宿,切,焙)　鳖甲(去裙襕,醋炙)　防风(去叉)　人参　芎䓖　藿香叶　柴胡(去苗)　肉豆蔻(去壳)　甘草(炙,各半两)

上一十味,粗捣筛。每服三钱匕,水一盏,生姜二片,煎至七分去滓,未发前温服。

12. 济生苏子汤(《医学原理·卷之九·肿胀门·治肿胀方》)

治胀满喘促烦闷,肠鸣气走,漉漉有声,或大小便不利,脉虚紧而涩者。

参(三钱)　白术(二钱)　大腹皮(一钱)炙草(五分)　木通(八分)　茯苓(一钱)　苏子(七分)　大枣(二枚)　半夏(七分)　枳实(七分)　厚朴(八分)　木香(七分)　橘红(一钱)加姜(三片)

水二盏,煎服。

三、治脾虚脏寒肠鸣方

1. 诃黎勒丸(《太平圣惠方·卷第四十三·治腹胀肠鸣切痛诸方》)

治脏腑虚寒,腹胀肠鸣,时有切痛,吃食减少。

诃黎勒(煨,用皮,一两)　干姜(炮裂,锉,半两)　神曲(微炒,一两)　木香　桂心(半两)槟榔(三分)　厚朴(去粗皮,涂生姜汁炙令香熟,一两半)　陈橘皮(汤浸去白瓤,焙,一两)　附子(三分,炮裂,去皮脐)

上件药,捣罗为末,炼蜜和捣三二百杵,丸如梧桐子大。不计时候,以生姜橘皮汤,下三十丸。

2. 木香丸方(《太平圣惠方·卷第四十三·治腹胀肠鸣切痛诸方》)

治脏腑虚冷气滞,腹胀腹鸣切痛,不思饮食,四肢少力。

木香(半两)　萝卜子(微炒,二两)　陈橘皮(汤浸去白瓤,焙,半两)　白术(半两)　槟榔(一两)

上件药,捣罗为末炼蜜和丸如梧桐子大。不计时候,以生姜汤,嚼下二十丸。

3. 白术丸(《太平圣惠方·卷第五·治脾脏冷气腹内虚鸣诸方》)

治脾脏冷气壅滞胀闷,腹内鸣转,不思饮食。

白术(生姜二两同捣令烂,慢火炒令黄色,三两)　桂心(半两)　槟榔(一两)　高良姜(锉,一两)　木香(半两)　人参(去芦头,一两)　阿魏〔面裹焙,令面熟为度,一钱(分)〕　吴茱萸(汤浸七遍,焙干,微炒,半两)　陈橘皮〔汤浸去白瓤,焙,三钱(分)〕

上为末,煎醋浸蒸饼和丸梧桐子大。每服食前,生姜橘皮汤嚼下十丸。

4. 吴茱萸丸(《太平圣惠方·卷第五·治脾脏冷气腹内虚鸣诸方》)

治脾脏冷气积滞,醋心呕逆,宿食不消,腹脏虚鸣,时时疼痛。

吴茱萸(汤浸七遍,焙干,微炒,半两)　神曲(炒令微黄,一两)　陈橘皮(汤浸去白瓤,焙,二两)　白术(一两)　人参(去芦头,一两)　桂心(一两)　熟干地黄(一两)　干姜(炮裂,锉,半两)　诃黎勒(煨,用皮,一两)

上为末,炼蜜和丸梧桐子大。每服食前粥饮下二十丸,忌生冷物。

5. 乐令建中汤(《太平惠民和剂局方·卷之五·淳祐新添方·乐令建中汤》)

治血气劳伤,五脏六腑虚损,肠鸣神倦,荣卫不和,退虚热,除百病。

前胡　细辛　黄芪(蜜涂,炙)　人参　桂心　橘皮(去白)　当归(洗去土)　白芍药　茯苓(去皮)　麦门冬(去心)　甘草(炙,各一两)半夏(汤洗七次,切,七钱半)

上㕮咀。每服四钱,姜四片,枣一个,水一盏,煎至七分,去滓,微热服,不拘时候。

6. 补脾人参汤(《圣济总录·卷第四十四·脾脏门·脾虚》)

治脾虚身重如石,食少腹胀肠鸣,精神昏闷。

人参(一两)　石斛(去根)　黄芪　陈橘皮(汤浸,去白,焙)　桔梗(炒)　白术(各三分)附子(炮裂,去皮脐)　桂(去粗皮)　白茯苓(去黑皮)　丁香　草豆蔻(去皮,各半两)

上一十一味,锉如麻豆。每服三钱匕,水一盏,入生姜半分切,枣三枚劈破,同煎至六分,去滓稍热服,不拘时候。

7. 阿魏丸(《圣济总录·卷第四十四·脾脏门·宿食不消》)

治脾胃虚寒,宿食不消,腹胀肠鸣,通和五脏。

阿魏(研,半两) 蝎梢(炒,捣) 麝香(研,各一分) 丹砂(研,半分) 桃仁(去皮尖、双仁,生研,四十九枚)

上五味,合研令匀,酒煮面糊,丸如梧桐子大。每服二十丸,温酒下不嚼,早晨日中临卧各一服。

8. 当归汤(《圣济总录·卷第五十七·心腹门·腹胀肠鸣切痛》)

治风冷内积,腹胀肠鸣疗痛。

当归(切,焙,二两) 白术 干姜(炮) 陈橘皮(汤浸去白,焙) 人参(各一两) 青橘皮(汤浸去白,焙) 甘草(炙,锉,各半两)

上七味,粗捣筛。每服五钱匕,水一盏半,煎取七分,去滓温服,不拘时候。

9. 附子粳米汤(《圣济总录·卷第五十七·心腹门·腹胀肠鸣切痛》)

治腹中寒气,雷鸣切痛,胸胁逆满。

附子(炮裂,去皮脐,一枚) 半夏(汤洗,去滑,切,焙) 甘草(炙,锉,各一两)

上三味,锉如麻豆。每服三钱匕,水一盏半,生姜三片,枣二枚去核,粳米一撮,同煎米熟,去滓温服、日三。

10. 奔气汤(《鸡峰普济方·卷第十六·气》)

治阳气不足,阴寒上乘,奔抢膈中,迫寒,胸痞短气,喘急膨痞闷,凝气不宣行,厥逆便觉欲尽,腹内冷湿,肠鸣有声,助阳退阴,散寒下气,一方不用生姜。

甘草 人参 桂(各二两) 吴茱萸(六两) 生姜(一斤) 半夏(六两)

上为细末。每服一二钱,生姜半两,水二盏,煎至一盏,去滓温服食前。

11. 乐令黄芪汤(《御药院方·卷六·补虚损门·乐令黄芪汤》)

治虚劳少气,胸心痰冷,时时惊惕,心中悸动,手脚逆冷,体常自汗,补诸不足,五脏六腑虚损,肠鸣,风湿,营卫不调,百病,又治风里急。

黄芪 人参(去芦) 陈皮(去白) 当归 桂心 细辛(去叶) 前胡 芍药 甘草(炙) 茯苓(去皮) 麦门冬(去心,各一钱) 生姜(二钱半) 半夏(汤浸七次,一钱一字) 大枣(一个)

上㕮咀。都用水四盏煎至二盏半,去滓,分二服。

12. 人参散(《普济方·卷二十一·脾脏门·脾脏冷气腹内虚鸣》)

治脾脏冷气,腹胀虚鸣,饮食不化,泄泻不止。

人参 诃黎勒皮(各三钱,分) 枳壳(去瓤,麸炒) 槟榔〔锉,各四钱(两)〕 陈橘皮(汤浸去白,焙) 丁香(各半两) 木香一钱(分)

上为散。每服二钱匕,用姜米饮调下,空心服。

13. 益智煮散(《普济方·卷二十一·脾脏门·脾脏冷气腹内虚鸣》)

治脾脏冷气,肠鸣相逐,饮食无味,补虚。

益智(去皮) 乌药(锉) 桂(去粗皮) 天仙藤(各一两) 莎草根(炒,去毛) 陈橘皮(汤浸去白,焙) 甘草(炙,各二两) 干姜(炮) 木香 川芎 白术 丁香(各半两) 人参(一钱)

上捣为粗散。每服三钱匕,水一盏,入生姜三片,枣二枚,擘破,煎六分,去滓温服,食前。

14. 草豆蔻丸(《普济方·卷二十一·脾脏门·脾脏冷气腹内虚鸣》)

草豆蔻(炮,去皮) 干姜(炮) 桂(去粗皮,各一两半) 诃黎勒(煨,取皮) 甘草(炙,锉) 白茯苓(去黑皮) 人参(各一两)

上为末,炼蜜丸梧桐子大。每服二十丸,温酒或陈橘皮汤下,不拘时。

15. 陈橘皮汤(《普济方·卷二十一·脾脏门·脾脏冷气腹内虚鸣》)

治脾脏虚冷,邪正气相击搏,腹内虚鸣,兼治阴阳二毒伤寒。

陈橘皮(汤浸去白,麸炒) 桂(去粗皮) 甘草(炙,锉) 干姜(炮) 枳壳(去瓤,麸炒) 白术 人参 白茯苓(去黑皮) 厚朴(去粗皮,生姜汁涂炙) 半夏(汤浸七遍去滑,麸炒,各一两) 诃黎勒(煨,去核,五枚) 槟榔(锉,二枚) 草豆蔻(去皮,二枚) 附子(炮裂,去皮脐) 沉香(锉) 木香(各一两)

上锉为麻豆。每服三钱匕,水一盏,生姜三片,枣三枚,擘破,煎六分,去滓热服,脾泻气痛,服之神妙,伤寒并二服。

16. 乌头丸(《普济方·卷二十一·脾脏门·脾脏冷气腹内虚鸣》)

治脾脏冷气,腹内虚鸣,四肢多冷,心腹疼痛。

草乌头(去皮尖,取末,一两) 芫花(醋炒黄,

别杵为末,二味用醋一升,熬成稠膏刮出,一分)

桂(去粗皮) 干姜(炮) 槟榔(锉) 青橘皮(汤浸去白,焙) 肉豆蔻 仁天雄(炮裂,去皮脐) 当归(切,焙) 乌头(炮裂,去皮脐) 胡椒(炒) 藿香叶 红豆蔻 丁香(各三钱)

上除二味熬膏外,捣罗为末,入前膏和剂,如硬更入蜜少许,丸梧桐子大。每服十五丸,生姜汤或米汤橘皮汤下,病已即止。

17. 厚朴汤(《普济方·卷二十一·脾脏门·脾脏冷气腹内虚鸣》)

治脾脏虚冷,腹胀肠鸣,疗痛泄泻,饮食不化。

厚朴(去粗皮,生姜汁炙) 白茯苓(去黑皮) 人参 草豆蔻(去皮) 陈橘皮〔汤浸,去白瓤,焙,各三(分)钱〕 桂(去粗皮) 半夏(汤洗,去滑,生姜汁制) 木香(炒) 白术(焙) 枳壳(去瓤,麸炒,各半两)

上捣筛为粗末。每服四钱匕,水一盏半,生姜三片,枣一枚,擘破,同煎至七分,去滓,食前温服。

18. 厚朴丸(《普济方·卷二十一·脾脏门·脾脏冷气腹内虚鸣》)

治脾脏冷气,腹内虚鸣,内寒外热,宿食不消,大便乍秘乍泄,腑脏不调,少思饮食。

厚朴(去粗皮,涂生姜汁炙令香熟,一两半) 白术(半两) 干姜(炮裂,锉,半两) 桔梗(去芦头,一两) 当归(锉,微炒,一两) 槟榔(半两) 陈橘皮(汤浸去白瓤,焙,半两) 甘草(炙微赤,锉,半两) 诃黎勒(煨,用皮,一两) 白茯苓(半两)

上为末,炼蜜和丸梧桐子大。每服食前,粥饮下二十丸,忌生冷油腻。

19. 肉豆蔻丸(《普济方·卷二十一·脾脏门·脾脏冷气腹内虚鸣》)

治脾脏虚冷,气攻心腹,疗痛肠鸣。

肉豆蔻(去壳) 干姜(炮) 陈橘皮(汤洗,去白,焙) 半夏(汤洗去滑七遍,焙) 桂(去粗皮) 吴茱萸(汤浸,焙干,炒) 厚朴(去粗皮,生姜汁炙) 乌头(炮裂,去皮脐) 白茯苓(去黑皮,各半两)

上为末,枣肉丸梧桐子大。食前生姜醋汤下十五丸。

20. 补脾散(《普济方·卷二十一·脾脏门·脾脏冷气腹内虚鸣》)

治脾脏冷气,腹内虚鸣泄泻,及食气结块,憎寒壮热,日渐羸瘦。

木香(半两) 草豆蔻(白面裹,慢火煨令焦,去皮,并面) 陈橘皮(汤浸去白,焙) 睨香子(炒) 厚朴(去粗皮,生姜汁炙) 干姜(炮) 荆三棱(炮,各一两) 陈曲(炒) 大麦蘖(炒,各二两)

上捣罗为散。食前,炒生姜盐汤调下二钱匕。

21. 赤茯苓散(《普济方·卷二十一·脾脏门·脾脏冷气腹内虚鸣》)

治脾脏冷气,胸膈不利,腹内虚鸣,少思饮食。

赤茯苓(三钱) 桔梗(去芦头,三钱) 白术(三钱) 吴茱萸(汤浸七遍,焙干,微炒,一钱) 槟榔(半两) 木香(半两) 沉香(半两) 当归(锉,微炒,半两) 枳实(麸炒微黄,一钱)

上为散。每服三(二)钱,水一中盏,生姜半分,枣三枚,煎六分,去滓,食前稍热服,忌生冷油腻。

22. 趁气丸(《普济方·卷二十一·脾脏门·脾脏冷气腹内虚鸣》)

治脾虚冷气,腹胀满虚鸣,腰腿疼重刺痛。

胡椒(炒,一百粒) 木香(三钱) 槟榔(锉,一枚) 蝎梢(炒,二钱) 阿魏(醋化,去砂入药) 陈橘皮〔汤浸去白,焙,各一两(钱)〕 肉豆蔻(去壳,二枚) 莱菔子〔炒,一分(两)〕

上为末,生姜自然汁煮面糊丸豌豆大。每服二十丸,温酒或陈橘皮汤下,不拘时。

23. 丁香丸(《普济方·卷二十一·脾脏门·脾脏冷气腹内虚鸣》)

治脾脏冷气,心腹痛胀闷,胸膈不利,呕逆,腹内虚鸣。

丁香 睨香子(炒) 桂(去粗皮) 陈橘皮(汤浸,去白,焙) 甘草(炙锉) 胡椒(等分)

上为末,炼蜜丸樱桃大。每服一丸,生姜盐汤嚼下。

24. 太白汤(《普济方·卷二十一·脾脏门·脾脏冷气腹内虚鸣》)

治脾虚冷,腹中雷鸣。

附子(炮裂,去皮脐,二两) 青橘皮(一两,汤浸去白,焙) 干姜(炮) 睨香子(炒) 木香(炮,各半两)

上咬咀,如麻豆。每服三钱匕,水一盏,入生姜二片,枣一枚擘破,煎七分,去滓温服,不拘时。

25. 温脾丸(《普济方·卷二十一·脾脏门·脾脏冷气腹内虚鸣》)

治脾脏冷气,腹内虚鸣。

高良姜(一两) 附子(炮裂,去皮脐) 干姜(炮) 胡椒(炒,各半两)

上为末,炼蜜丸梧桐子大。每服二十丸,生姜橘皮或米饮下,不拘时。

26. 参术汤(《济阳纲目·卷七十三·腹痛·治肠鸣方》)

肠鸣,多属脾胃虚。《经》云:脾胃虚则肠鸣腹满。又云:中气不足,肠为之苦鸣。

人参 白术 甘草(炙) 黄连 枳壳 干姜

上锉,水煎服,吞厚朴红豆丸。

27. 橘皮煮散(《圣济总录·卷二十一·脾脏门》)

治脾脏冷气不和,腹内雷鸣,膨胀刺痛,及解伤寒。

陈橘皮(汤浸,去白,炒) 白术(各二两) 诃黎勒(炮,去核) 干姜(炮) 枳壳(去瓤,麸炒) 桂(去粗皮) 木香 人参 甘草(炙,各一两) 槟榔(锉,五枚) 草豆蔻(去皮,七枚) 半夏(汤浸二七遍,三钱) 厚朴(去粗皮,生姜汁炙,一两半)

上捣为粗散。每服三钱匕,水一盏,入生姜三片,枣二枚,擘破,煎七分,去滓,食前温服。

四、治内伤肠鸣方

1. 贯众丸(《外台秘要·卷第二十六·九虫方一首》)

主疗九虫动作诸病方,赤虫令人肠鸣。

贯众(熬) 石蚕(熬,五分) 狼牙(四分) 蛴芦(二分) 蜀漆(炙,六分) 僵蚕(熬,三分) 雷丸(六分) 芜荑(四分) 厚朴(三分) 槟榔(六分)

上十味捣筛,蜜丸。空心暖浆水服三十丸,日三,不知,稍稍加之,白虫用榧子汤服。

2. 紫苏子汤(《严氏济生方·胀满门·胀满论治》)

治忧思过度,邪留脾肺,心腹膨胀,喘促胸满,肠鸣气走,漉漉有声,大小便不利,脉虚紧而涩。

紫苏子(一两) 大腹皮 草果仁 半夏(汤

泡七次) 厚朴(去皮,姜制,炒) 木香(不见火) 橘红 木通 白术 枳实(去瓤,麸炒) 人参 甘草(炙,各半两)

上咬咀。每服四钱,水一盏半,生姜五片,枣二枚,煎至七分,去滓,温服,不拘时候。

3. 二苓汤(《医学纲目·卷之三十三·伤寒部·伤寒拾遗》)

治病人胸膈满闷,时时呕逆,肢节痛,两胁下痛,腹中鸣,此是停饮。

赤茯苓 木猪苓 白术(各半两) 滑石(一两) 通草 白豆蔻(各二钱半) 丁香皮(七钱半) 陈皮(半两) 桂枝(五钱)

上为末。每服三钱,水一盏,煎至七分,去渣热服,小便未快,加瞿麦七钱半,呕未止,加半夏半两,渐渐恶寒甚,每服加葱白三寸。

4. 连理汤(《症因脉治·卷二》)

治湿热蕴伏,感受寒邪,身热,呕吐酸水,甚则酸水浸其心,不任苦楚,肠鸣腹胀,脉弦等症。

人参 白术 干姜 炙甘草 黄连

水煎服。

5. 倍术丸(《张氏医通·卷十三·专方·痰饮门》)

治五饮留伏,腹中鸣转漉漉有声。

白术(姜汁拌晒,二两) 干姜(炮) 肉桂(勿见火,各一两)

五、治外感肠鸣方

1. 苓术汤(《运气证治歌诀·〈三因〉司天运气方》)

治凡遇六壬年,发生之纪,岁木太过,风气流行,脾土受邪,民病飧泄,食减体重,烦冤肠鸣,胁支满;甚则忽忽喜怒,眩晕颠疾,为金所复,则反胁痛而吐血;甚则冲阳绝者死。

茯苓 白术 青皮 炙草 厚朴(姜汁炒) 半夏 炮姜 草果(各等分)

上咬咀。每服四钱,水杯半,姜三片,枣二枚,煎七分,去滓,空心温服。

2. 附子山萸汤(《运气证治歌诀·〈三因〉司天运气方》)

治凡遇六甲年,敦阜之纪,岁土太过,雨湿流行,肾水受邪,民病腹痛,清厥,意不乐,体重烦冤;甚则肌肉痿,足痿不收,腰膝痛,中满食减,为风所复,则反溏泄肠鸣,大腹肿胀,太溪绝者死。

附子 山萸肉(各一两) 半夏 肉果(煨,各三钱) 木瓜 乌梅 藿香 丁香(各一钱) 姜(七片) 枣(三枚)

水煎服如前法。

3. 川连茯苓汤(《运气证治歌诀·〈三因〉司天运气方》)

治凡遇六丙年,流衍之纪,岁水太过,寒气流行,邪害心火,民病身热烦躁谵妄,手足厥冷,甚则腹胀大,喘咳上气,寝汗出憎风,为土所复,则反腹满肠鸣溏泄,渴妄,神门绝者死。

川连 茯苓(各一两) 麦冬 车前子 远志(姜汁制) 通草(各半两) 半夏 黄芩 炙甘草(各一钱) 姜(七片) 枣(三枚)

煎服同前。

4. 苁蓉牛膝汤(《运气证治歌诀·〈三因〉司天运气方》)

治凡遇六丁年,委和之纪,岁木不及,燥乃盛行,民病中清,胠胁小腹痛,肠鸣溏泄,为火所复,则反寒热疮疡,咳而鼽衄。

肉苁蓉 牛膝 木瓜 当归 白芍 大熟地 乌梅 炙草(各等分)

煎同前法。

5. 黄芪茯苓汤(《运气证治歌诀·〈三因〉司天运气方》)

治凡遇六癸年,伏明之纪,岁火不及,寒乃盛行,民病心胸中痛,膺背两臂内痛,噎塞郁冒,暴喑;甚则髋髀痛,不能屈伸,为土所复,则反溏泄肠鸣腹痛,手足痿痹,不能任身。

黄芪 茯苓 紫河车 远志(姜汁炒) 苡仁(生研) 人参(各等分)

水煎服。

【论用药】

一、治肠鸣专药

此下引录治疗肠鸣药论,讨论有关用药理论及要点,此类药物或单用或入于复方之中,使用当辨。

1. 女菀

《神农本草经·卷三·下品·女菀》:"味辛,温,无毒。主风寒洗洗,霍乱泄痢,肠鸣上下无常

处,惊痫,寒热百疾。疗肺伤咳逆出汗,久寒在膀胱支满,饮酒夜食发病。"

《医学入门·内集·卷二·本草分类·治寒门》:"味辛,温,无毒。主风寒洗洗,霍乱泄痢肠鸣,疗肺伤咳逆出汗,久寒在膀胱,支满惊痫,寒热。"

《千金翼方·卷第二·本草上·草部中品之下·女菀》:"味辛,温,主风寒洒洒,霍乱,泄痢,肠鸣游气,上下无常,惊痫寒热,百病出汗。《李氏本草》云:止下,消食。"

2. 大风艾

《中医辞典·名药·中草药·大风艾》:"用于外感风寒,泻痢,腹痛,肠鸣,肿胀,风湿关节炎,月经不调,痛经,跌打损伤,湿疹,皮炎,癣疮。"

3. 丹参

《神农本草经·卷一·上经·丹参》:"味苦,微寒。主心腹邪气,肠鸣幽幽如走水,寒热积聚;破癥除瘕,止烦满,益气。一名却蝉草。生川谷。"

《医学入门·内集·卷二·本草分类·治热门》:"丹参苦寒,治热狂,主癥痫结水鸣肠,头目腰脚诸疮毒,胎经崩带益妇娘。赤参也,无毒。治风邪留热狂闷及冷热劳热,主破癥瘕,心腹痼疾。邪气入肠鸣如走水,头痛目赤,骨节痛腰脊强,四肢不遂,风脚软痛者,单用浸酒服之。"

《神农本草经疏·卷七·草部上品之下·丹参》:"丹参,《本经》:味苦,微寒。陶云:性热无毒。观其主心腹邪气,肠鸣幽幽如走水……苦能泄,温能散,故又主肠鸣幽幽如走水。久服利人,益气养血之验也。北方产者胜,俗名逐马。"

《冯氏锦囊秘录·杂症痘疹药性主治合参卷三十九·草部下·丹参》:"丹参,专调经脉平补,善理骨节疼痛,生新血,去恶血,落死胎,安生胎,破积聚癥坚,止血崩带下,脚痹软能健,眼赤肿可消,安神散结,益气强阴,散瘿赘恶疮,排脓生肉,辟鬼祟精魅,养正驱邪,更治肠鸣幽幽,滚下如走水状。功虽多于血,然更长于行血,心与心包络及肝经三家药也。"

4. 半夏

《神农本草经·卷三·下品·半夏》:"味辛,平,生微寒、熟温,有毒。主治伤寒寒热,心下坚,下气,喉咽肿痛,头眩,胸胀,咳逆,肠鸣,止汗。"

《千金翼方·卷第三·本草中·草部下品之

上·半夏》："味辛,平,生微寒,熟温,有毒。主伤寒寒热,心下坚,下气,喉咽肿痛,头眩,胸胀咳逆,肠鸣……一名示姑。生槐里川谷,五月、八月采根,曝干。"

《医学入门·内集·卷二·本草分类·治湿门》："半夏味辛气亦平,去湿痰健胃脾经,伤寒呕咳咽喉肿……心下坚胀、肠鸣、胸中痰气痞塞及痰饮头痛头眩,非此不除。兼消痈肿、瘿瘤,气虚而面色痿黄有痰气者,加而用之。"

《神农本草经疏·卷十·草部下品之上·半夏》："中焦者,足太阴之所治也。有湿有热,清浊不分则肠鸣,湿热胜则自汗,入足太阴故并主之。"

《本草乘雅半偈·第六帙·半夏》："身形之半欲开也,肠鸣亦身形之半欲开半欲阖也。"

《神农本草经读·卷之四·下品·半夏》："肠鸣者,大肠受湿,则肠中切痛,而鸣濯濯也。辛平燥湿,故主肠鸣。"

《麻科活人全书·卷之一·麻后宜用药性》："半夏,入胆。兼入胃、脾。虚而有痰气者,宜加用之。胃冷呕哕,最要之味。治心下坚,胸胀咳逆,头眩,咽喉肿痛,又能利水开痰,故能治肠鸣,下气止汗。但其性悍燥,辛温有毒,能去湿、豁痰、健脾。麻证故切禁之。"

《本草崇原·卷下·本草下品·半夏》："燥能胜湿,故治肠鸣之下气而止汗也。"

《本草正义·卷之气·草部·半夏》："肠鸣,乃腹里之窒塞,固无一非泄降开通之效用。"

5. 艾蒳香

《海药本草·草部卷第二》："[按]《广志》云:生剽地。温,平。主伤寒五泄,主心腹注气,下寸白,止肠鸣,烧之辟温疫,合伥橐浴脚气,甚良。"

6. 石髓

《证类本草·卷第三》："味甘,温,无毒。主寒、热中,羸瘦无颜色,积聚,心腹胀满,食饮不消,皮肤枯槁,小便数疾,癖块,腹内肠鸣,下利,腰脚疼冷,男子绝阳,女子绝产,血气不调,令人肥健能食,合金疮,性拥,宜寒瘦人,生临海盖山石窟。土人采取,澄淘如泥,作丸如弹子,有白有黄,弥佳矣。"

7. 石香葇

《证类本草·卷第八·石香葇》："味辛、香,温,无毒。主调中温胃,止霍乱吐泻,心腹胀满,脐腹痛,肠鸣。"

8. 桔梗

《神农本草经·卷三·下经·桔梗》："味辛、苦,微温,有小毒。主胸胁痛如刀刺,腹满肠鸣幽幽,惊恐悸气,利五脏肠胃,补血气,除寒热风痹,温中消谷,疗喉咽痛,下蛊毒。"

《神农本草经疏·卷十·草部下品之上·桔梗》："邪在中焦,则腹满及肠鸣幽幽。辛散升发,苦泄,甘和,则邪解而气和,诸证自退矣。"

《本草崇原·卷下·本经下品·桔梗》："腹满,肠鸣幽幽者,腹中寒则满,肠中寒则鸣。腹者土也,肠者金也。桔梗禀火土金相生之气化,能以火而温腹满之土寒,更能以火而温肠鸣之金寒也。惊恐悸气,少阴病也。心虚则惊,肾虚则恐,心肾皆虚则悸。桔梗得少阴之火化,故治惊恐悸气。[愚按]梗桔治少阳之胁痛,上焦之胸痹,中焦之肠鸣,下焦之腹满。"

《本草经解·卷二·草部下·桔梗》："肺与大肠为表里,桔梗辛以益肺。肺通调水道,则湿热行而肠鸣自止。"

《友渔斋医话·第六种·药笼小品一卷》："(桔梗)入心肺胃,开提气血,散表寒邪。故能开胸膈滞气,治喉痹咽痛,腹痛肠鸣,载药上浮,至于高处。凡病欲从大小便出者,若误用之,为患不测。"

《本草撮要·卷一草部·桔梗》："味苦,入手太阴足少阴经。功专清喉利膈,得甘草能载引上行入肺,为舟楫之剂。开提气血,表散寒邪,清利咽喉。下痢腹痛,腹满腹鸣,去浮皮,泔浸微炒用。畏龙胆、白芨。忌猪肉。有甜苦二种,甜者名荠苨。"

9. 白术

《本草备要·草部·白术》："凡水泻,湿也。腹痛肠鸣而泻,火也。水火相激则肠鸣。痛甚而泻,泻而痛减者食也。完谷不化气虚也。在伤寒下利,则为邪热不杀谷也。久泻名脾泄,肾虚而命火衰,不能生土也。有积痰壅滞,肺气不能下降,大肠虚而作泻者宜豁痰。有伤风泄泻者宜散风。如脾虚湿泻者宜白术。凡治泻,丸散优于汤剂。"

10. 羊屎

《千金翼方·卷第三·本草中·羊屎》："燔之,主小儿泻痢肠鸣,惊痫。"

11. 芜荑

《医学入门·内集·卷二·本草分类》:"芜荑无毒味辛平,疗风治疮杀虫灵,积癥肠滑不可缺……癥结积聚,肠鸣腹痛,冷痢滑泻及冷气心痛不可缺也。兼治妇人子宫风虚,小儿疳积,中恶蛊毒。孟诜云:多用发热心痛,为辛故也。陈久者良,小者即榆荚仁,止堪为酱及治鸡病,入药当用大者,面炒黄,得诃子、豆蔻良。"

12. 厚朴

《医学入门·厚朴》:"厚朴苦温除痰湿……厚肠胃,走积年冷气,腹内肠鸣,止泻止痢。又治中风伤寒头疼寒热,气血痹,死肌,调关节,破宿血。通妇人月经,及产前后腹脏不安。兼定惊悸,下淋露,去三虫……橘皮、厚朴,热而能泄,用者悟之。肉厚色紫者佳。去粗皮。入汤药,用生姜汁炒;入丸药,用醋炙或酥炙。干姜为使。恶泽泻、寒水石、硝石。"

《本草纲目·主治第三卷·百病主治药·泄泻》:"止泄厚肠温胃,治腹中鸣吼。"

13. 荜茇

《海药本草·草部卷第二》:"谨按徐表《南州记》,本出南海,长一指,赤褐色为上。复有荜茇,短小黑,味不堪。舶上者味辛,温。又主老冷心痛,水泻,虚痢,呕逆,醋心,产后泄痢,与阿魏和合良。亦滋食味。得诃子、人参、桂心、干姜,治脏腑虚冷,肠鸣泄痢神效。"

《本草正·芳草部·荜茇》:"味辛,大热。阳也,浮也。入手足阳明,亦入肝肾。善温中下气,除胃冷,辟阴寒,疗霍乱,心腹疼痛,冷痰呕逆吞酸及虚寒泻痢肠鸣。"

《罗氏会约医镜·卷十六·本草(上)·荜茇》:"(味辛性烈,入脾肺二经。去挺,酒浸一宿,焙,刮净皮粟)温中下气。除呕逆、吐酸,消宿食,祛冷痰。治水泻气痢(用牛乳煎服),虚寒肠鸣霍乱(皆脾胃寒冷之害)。又散阳明之浮热(辛也),疗头痛齿痛。[按]荜茇大辛,须同参、术、归、地诸甘温补药用之,大效。多用能动脾肺之火,损目,宜加酌量。"

14. 原蚕蛾(蚕屎)

《神农本草经疏·卷二十一·原蚕蛾》:"原蚕砂,即晚蚕所出屎也。味辛甘,气温,无毒。肠鸣者,水火相触也,甘以和之,消渴者,中气燥热也,辛以润之,蚕属火,食而不饮,故其性燥,燥能胜湿祛风,故用以炒黄,袋盛浸酒。去风缓不随,皮肤顽痹,腹内宿冷瘀血,腰脚冷痛,炒热熨偏风筋骨瘫痪等症。"

《医学入门·内集·卷二·本草分类》:"原蚕蛾咸热强阴,尿血泄精亦可寻,砂治痹风瘾疹起,退消疔肿血风侵,纸主……腹宿冷瘀血,肠鸣,热中消渴,孕妇佩之转女为男。入药炒黄色,或炒热,可熨诸风。蚕蜕,乃眠起时所退皮也。主血风,益妇人,敷疔肿,入药微炒。蚕蜕纸,谓之蚕连……渴者,可用此煎汤探吐,畏吐者细细饮之。此物属火,有阴之用,能泻膀胱水中相火,引清气上朝于口。"

《罗氏会约医镜·卷十八·本草(下)·晚蚕砂》:"味辛、甘,气温……疗肠鸣(水火相激也,甘以和之)。"

15. 硇砂

《证类本草·卷第五·硇砂》:"味咸、苦、辛,温,有毒。不宜多服。陈藏器:硇砂,主妇人、丈夫羸瘦积病,血气不调,肠鸣,食饮不消,腰脚疼冷,痃癖痰饮,喉中结气,反胃吐水。"

二、治肠鸣主治药

《本草纲目·主治第三卷·百病主治药·肠鸣》

丹参、桔梗、海藻:并主心腹邪气上下,雷鸣幽幽如走水。

昆布、女菀、女萎:并主肠鸣游气,上下无常处。

半夏、石香薷、荜茇、红豆蔻、越王余算:并主虚冷肠鸣。

大戟:痰饮,腹内雷鸣。

黄芩:主水火击搏有声。

麦芽、饴糖、橘皮、杏仁:并主肠鸣。

厚朴:积年冷气,腹内雷鸣。

栀子:热鸣。

硇砂:血气不调,肠鸣宿食。

石髓、原蚕砂:肠鸣热中。

鳝鱼:冷气肠鸣。

淡菜、羚羊屎:久痢肠鸣。

《丹溪手镜·卷之下·脏腑病及各部所属药性》

大肠冷虚肠鸣泻痢,呕逆,手足冷。

肉果：君，温。暖，止大肠泄。

白果：君，温。暖脾胃，温大肠。

诃子：君，温。止泻。

人参：君，寒。暖胃润肠。

白术：固元阳和气。

扁豆：臣。生气止泄。

茯苓：君。暖胃止泄。

桂：君，热。和脾胃，温大府。

良姜：臣，热。暖胃和肠。

附子：君，热。壮胃，暖肠胃气。

吴茱萸：臣。生气止吐。

三、疗肠鸣食物

1. 鳝鱼

《证类本草·卷第二十》："陈藏器《本草》云：鳝鱼主湿痹气，补虚损，妇人产后淋沥，血气不调，羸瘦，止血，除腹中冷气肠鸣也。"

《本草约言·食物本草卷之四·鱼部·鳝鱼》："味甘，大温，无毒。主补中益气血，除腹中冷气腹鸣，产前、产后病淋沥。瘦弱，血气不调，宜食。若过多，令霍乱。时行病起，食之再发。"

《医学入门·内集·卷二·本草分类》："鳝鱼甘温益气血，头骨烧灰止痢渴，去冷除痞宿食消，产后淋沥即能遏。俗名黄鳝。无毒。主疗虚损，补中益气血，去十二经风邪湿痹，除腹中冷气肠鸣……血食之。"

《本草详节·卷之十一·鳞部·鳝鱼》："味甘，气大温。生水岸泥窟中。多食令人霍乱，时行病食之，多复。一种蛇变者，夜以灯照之，必项下有白点，通身浮水上，有毒害人。主去十二经风邪，湿痹，除腹中冷气腹鸣，妇人产后诸虚，贴一切痔瘘、臁疮、引虫。"

2. 饴糖

《备急千金要方·卷二十六食治方·谷米第四》："饴，味甘微温无毒，补虚冷，益气力，止肠鸣、咽痛，除唾血，却卒嗽。"

《本草征要·第四卷·食疗·饴糖》："肠鸣须用水煎尝。"

《删补颐生微论·卷之三·药性论第二十一·谷部》："味甘，性温，无毒。入脾经。主脾虚腹痛，痰多喘嗽，瘀血肠鸣。"

《医宗必读·卷之四·本草征要下·谷部》："味甘，温，无毒。入脾经。止嗽化痰，《千金方》每嘉神效；脾虚腹痛，建中汤累奏奇功。瘀血熬焦和酒服，肠鸣须用水煎尝。"

3. 海鳗鲡

《本草品汇精要·卷之二十九·虫鱼部上品·鳝鱼》："补虚损，妇人产后恶露淋沥，血气不调，羸瘦，止血，除腹中冷气肠鸣，及湿痹气。"

4. 栗

《本草求真·上编·卷七食物·栗》："栗（专入肾，兼入肠胃），肾之果也。味咸，性温。体重而实，故能入肾而补气。凡人胃气亏损，而见腰脚软弱，并胃气不充，而见肠鸣泄泻。"

5. 鳅鱼

《本草求真·上编卷七·食物·鳅鱼》："产后恶露淋滴，肠鸣湿痹，用此煮食即除。"

6. 蘖米（谷芽）

《本草纲目·谷部第二十五卷·谷之四·蘖米》："消食和中（《别录》）。破冷气，去心腹胀满（《药性》）。开胃，止霍乱，除烦闷，消痰饮，破癥结，能催生落胎（《日华》）。补脾胃虚，宽肠下气，腹鸣者用之（元素）。消化一切米、面、诸果食积。（时珍）"

7. 麦芽

《本草征要·第三卷·脾经与胃经·麦芽》："味甘、咸，性温，无毒。入胃经。炒黄去芒，留芽用。熟腐五谷、消导而无停。运行三焦，宣通而不滞。疗腹鸣与痰饮，亦催生而坠胎。以谷消谷，有类从之义，无推荡之峻，胃虚停谷食者宜之。然有积化积，无积消肾气，坠胎。"

《本草发挥·卷三·米谷部·麦芽》："洁古云：气温味咸。补脾胃虚，宽肠胃。炒黄色，捣细，取面用之。海藏云：治产后腹中膨胀不通。此药气虚人宜服，以代戊己，腐热水谷。与豆蔻、缩砂、芍药、木瓜、五味子、乌梅为之使。丹溪云：麦蘖行上焦之滞血，腹中鸣者用之。"

【医论医案】

一、医论

《证治准绳·杂病·肠鸣》

《内经》肠鸣有五：一曰脾虚。《经》云：脾虚则腹满肠鸣，餐泄，食不化。取其经，太阴、阳明、少阴血者是也。二曰中气不足。经云：中气不足，肠为之苦鸣。补足外踝下，留之五分，申脉穴也。三曰邪在大肠。《经》云：肠中雷鸣，气上冲胸，邪在大肠。刺肓之原，巨虚、上廉、三里是也。四曰土郁。《经》云：土郁之发，肠鸣而为数后是也。五曰热胜。经云：少阴在泉，热淫所胜，病腹中肠鸣，气上冲胸，治以咸寒是也。东垣云：如胃寒泄泻肠鸣，于升阳除湿汤加益智仁五分，半夏五分，生姜、枣子和煎。丹溪云：腹中水鸣，乃火击动其水也。二陈汤加芩、连、栀子。腹中鸣者，病本于胃也。娄全善云：肠鸣多属脾胃虚。一男子肠鸣食少，脐下有块耕动，若得下气多乃已，已则复鸣。医用疏气药与服，半年不效。予用参、术为君，甘草、连、芩、枳、干姜为臣，一帖肠鸣止，食进。又每服吞浓朴红豆丸，其气耕亦平。《经》云：脾胃虚则肠鸣腹满。又云：中气不足，肠为之苦鸣，此之谓也。肺移寒于肾为涌水，涌水者，按之腹不坚，水气客于大肠，疾行则鸣濯濯，如囊裹水浆之声也。河间葶苈丸主之。

《辨证奇闻·卷十·肠鸣》

肠自鸣，终日不已，嗳气吞酸不休。人谓脾气虚，谁知肝气之旺乎。肝不郁则脾舒自化，水谷之精下传二肠，肠亦安然输挽，顺流而下，何有不平之鸣？惟肝木克脾，则土气不伸，肠乃鸣。肠鸣乃土气动，非金水动也。坤道主静，坤中有风，震动之声出，如雷霆之轰，天崩轴，非明验乎？故不必治肠，但治脾土。亦不专治脾，但治肝木，肝木风静，土气自静。用安土汤：白芍、甘草一两，柴胡、炮姜一钱，茯苓三钱，苍术、神曲二钱。二剂全止。此肝脾同治法。肝正脾得养，脾安肠自通。不止鸣，鸣自止。妙在多行肝郁，故特神。

饥后肠鸣，按之少止，人谓大肠虚，谁知胃气虚乎。肠鸣自宜肠虚，何属胃虚？盖胃气，肠气也。足阳明，胃；手阳明，大肠。故胃燥，大肠亦燥；胃虚，大肠亦虚。大肠糟粕必由胃入大肠，气虚必得胃气来援。今胃虚，仅可自顾，安能分布大肠？此大肠匮乏，求济于同经之胃而频鸣。法须助胃气，胃强肠实，何致空虚作鸣。用实肠汤：黄芪、白术一两，茯苓、山药五钱，甘草、神曲、北味一钱，肉果一枚。一剂止，四剂不发。此大补胃气，绝不实大肠。然大肠自实，鸣自止，名实肠汤何

不可？

肠中作水声，如囊裹浆状，此水畜大肠也。大肠之开合，肾操其权。肾权者，肾火也。大肠寒热，全视肾火。大肠寒，水注于中不化，故作声。然大肠能容糟粕，不能容水，水入大肠，宜随糟粕出，何反作水声？盖大肠下为直肠，直肠下为魄门，乃肺操政，非肾操政。肺居上游，有无可如何之势。然肺不能禁邪水之入，实能断邪水之出，盖大肠与肺为表里，肺气不下行，大肠之气因而不泄。魄门，正肺门。肺门谨闭，水从何出？所以作裹浆之声。补命门火，兼利水，水从膀胱而化。用五苓散：白术、茯苓五钱，猪苓、泽泻一钱，肉桂三钱。一剂膀胱若决江河，二剂声息。五苓利水圣药，多加肉桂，使肾气温和，直走膀胱，水有出路，岂尚流入大肠哉。

《奇症汇·卷之五·腹》

主簿陈子直妻有异疾，每腹胀则腹中有声如击鼓，远达于外，闻者疑似作乐，腹胀消则鼓声亦止，一月一作。经数十医皆莫能明其疾。

又问：是案腹鸣如鼓，乃一月一作，此何故乎？予曰：《经》云诸病有声皆属于热，此症腹胀有声如鼓，亦宫音也。因脾土虚而有热，热而兼郁所作。然作必一月者，盖必由经而病。医案中虽知其病之奇，而不明其病之源也。夫月事以时而下，而血必根乎气，气凝则凝，气滞则滞。然气滞亦有虚实之辨，气实则痛，气虚则胀。如应期之日，若遇太过，则必将行而痛，痛可立运而下。不及，则经虽应期而动，而无如气不能运行，则气满郁于中，故即腹胀，胀则脾土所郁之气，从血中外泄，故有是音也。所泄之际，血亦渐动，动则渐行而下，故腹胀消而鼓声亦止，所以作必一月。若非因经而病，何得有是症乎？治若清补脾胃和血调经，其症亦当自愈。

又问：钟鼓二声之音，其音俱宫，故病皆属土，乃同匙土病，而何故有钟鼓二声之患乎？予曰：此气分顺逆耳。钟声，虽脾土所发之音，乃因气逆于肺，肺纳其气，则气不散漫，所以其鸣如钟。若肺不居上，则气散漫不收，必当声发如雷也。盖肺属金，其音商，当肺纳气之时，而肺之商音亦作，故声发如是耳。鼓声，其音走下，故下复覆皮，以应其下，症由土音下泄，故作声如鼓也。

二、医案

1. 治肝郁乘脾肠鸣

《医验大成·呕吐章》

一人朝晨吐涎觉酸，或兼苦沫，间或头晕耳鸣，肠微痛，肠中鸣，已患半年矣。近来每旦作呕，较前为甚，曾服导痰药鲜效。今脾胃脉虚，心部、肝部脉弦急者，乃胃气滞、脾土虚，肝木旺，心火上炎也。盖胃热则生呕，土虚不能制湿则生涎。且火日炎上，炎上作苦；木日曲直，曲直作酸。酸属肝而苦属心，治当平肝清心。平肝邪则脾不受侮，清心火则胃不受热，而能司藏纳矣。方：白芍、黄连、陈皮、藿香、厚朴、山栀、茯苓、吴茱萸、生姜、香橼。

《临证指南医案·卷三·木乘土》

某。肝逆犯胃，脘痛腹鸣，气撑至咽。川楝子、桂枝木、淡干姜、川椒、生白芍、吴萸、乌梅、茯苓。

《类证治裁·卷之三·肝气肝火肝风论治·肝气脉案》

何氏肝郁失畅，循经则头项作胀，乘脾则痰浊化酸，入络则肌肉刺痛，腋下零湿，经信愆期，左关沉弦。治在疏肝，佐以渗湿。厚朴、香附、郁金、白芍、茯苓、金橘皮、山栀、钩藤、当归须。三四服诸症减，自述平昔肠鸣，必倾泻乃爽。亦木气乘土之咎，且肥人虑虚其阳。前方去郁金、山栀，加制半夏、炒白术、薏米、炙草。经亦调。

本寐醒舌干辣，华池津不上朝，头眩耳鸣，肢麻胁痛，肝风内震，腹满肠鸣，晨泻不爽，木气直犯中宫矣。左关浮弦，右浮滑，痰嗽不利，太阴受戕，有年，须防类中。晨服方，运脾阳以利湿。生白术、茯苓、半夏（青盐制）、炙草、薏米（炒）、砂仁、益智仁（煨）、山药（炒）、小麦。晚服方，养肝阴以熄风。阿胶（水化）、杞子、茯神、麦冬、石斛、白芍、桑枝、甘菊（炒）、黑芝麻、牡蛎粉。寐后，用柿霜二匙含舌下，以生廉泉之津。服效。

方。诊脉百至，右缓涩，左弦劲。始而肠鸣泄气，由渐腹满胀，纳食几废，便难溺少。此皆情怀少旷，清气不转，肝木侵侮脾土，腑阳窒塞，胀满日甚。据云，先因胃脘心下痛症，气郁显然，非旦晚图功之象。议河间分消法。杏仁、厚朴、海金沙、陈香橼、郁金、莱菔子、木通、鸡肫皮。

《王旭高临证医案·卷之四·妇人门》

张营血不足，经事愆期。肝气有余，瘀凝停滞。心荡头眩，腹鸣胀满，是其征也。胀满能食，病在肝而不在脾。拟舒肝化瘀、和营养阴方法。金铃子、吴茱萸、当归、延胡索、陈皮、沙苑子、茯苓、香附、大麦芽、青皮。

《徐批叶天士晚年方案真本·卷上·下药饴糖浆丸》

苗（三十六岁）。痛起寒月，胃脘贯及右胁，腹鸣攻至少腹，少腹气还攻胃口，呕吐酸浊，或食或不食，三年之久。病由胃络逆走入肝，肝木复来乘胃土，主以辛热，佐以苦降。土气先走入木中，是为侮其所不胜，故曰逆也。总是胃中寒胜，故引入厥阴。厥阴不受，仍还乘胃土耳。治法极为周密。吴萸、良姜、茯苓、川楝、延胡、莪术。

《曹沧洲医案·噎膈门》

左。膈气之状稍愈，呕吐渐止，食下作痛亦得瘥，惟腹胀不已，肠鸣嘈杂，脉左濡、右滑。宜肝脾两治。上川连四分，茯苓四钱，大腹皮三钱，戍腹米三钱，淡吴萸二分，炙鸡金三钱，火麻仁泥五钱，泽泻三钱五分，法半夏三钱五分，陈佛手三钱五分，川通草一钱，陈麦柴三钱，绿萼梅瓣一钱。

《沈俞医案合钞·十六·郁》

腹鸣而气上冲心，此厥阴症也。脉右沉左弦，沉则气滞，弦则木郁，郁则少阳生气不伸，怵惕忧虑自不能禁，病由肝而及心肾。宜开宜镇为治。抱木茯神、七孔石决明三钱、远志肉、五花龙齿骨钱半、石菖蒲、枣仁、柏子仁二钱，加辰砂三分，红绢包悬于药中煎。

2. 治中气不足肠鸣

《医验大成·臌胀章》

一人为臌盆之忧，复多思郁结所伤，渐渐饮食不下，腹中不宽，不觉饥腹鸣，脉右关部短而沉，乃思伤脾也。《素问》云：思则脉短气结。盖由脾不和而食少，且不能统血行气，所以久胀而鸣，久郁乃久积块也。方：陈皮、山楂、贝母、木香、茯苓、枳实、抚芎、苏梗、厚朴、香附、白蔻。

《扫叶庄医案·卷一·劳倦阳虚寒热》

脉濡食少，腹鸣烦倦无力，此属劳伤阳气，当与甘温补其营卫。苓桂术甘汤中加入姜、枣。

《续名医类案·卷二十七·寒折》

徐仲光治一痘，五日，形色少神，腹胀喘急，肠

鸣肢冷。或拟内伤者,或拟陷伏者,殊不知内伤者
按必痛,陷伏者必烦闷。今便利安宁而虚鸣者,乃
阴阳二气不和,伤冷之症,或服凉药也。《经》曰:
中虚不足,则腹满肠鸣。以理中汤加木香、陈皮、
官桂等,疏逐冷气,诸症悉平。又以补中益气汤,
调理而愈。

《徐批叶天士晚年方案真本·卷下·附子理中汤》

陈(关上,十九岁)。瓜水辛寒伤阳,渴泻腹鸣。公丁香柄、诃子皮、官桂、生广木香、茯苓、炮黑姜、茅术、新会皮、厚朴。温中兜涩,燥湿通阳,诸法毕具。

《孤鹤医案·肿胀》

腹鸣作胀,脉来弦软,脾阳衰也。法当温补。炒黄党参二钱,制毛术一钱半,上肉桂三分,姜制半夏一钱半,新会皮一钱,蜜水炒於术一钱半,槐云苓三钱,益智仁一钱半,醋炒紫石英二钱。磨冲郁金叶一匙。

《叶天士医案》

脉弦右大,弦则为饮,大则胃阳已虚。缘操持萦思,积劳伤阳,致不饥不食,勉纳食物不运。嗔怒,兼以夜卧不安,多寤少寐,恍惚,中心懊恼。忽尔腹鸣气震,四肢筋骱痿弱无力。起病时晨必寒痉,足跗微冷。按是脉症有年,阳虚为本,而痰饮气逆,因虚而聚。夫虚则生寒,实则生热。寝食不安,将及半载,已交四之气中。长夏湿土乘侮脾胃,虑及肌肿腹胀,故周身束筋利机。阳明胃脉,是积阅医药,气血淆混,寒热互投,不以阴阳偏著,调理宜乎不应。议通补理胃阳为主,疏肝为辅。气宜阳苏,何虑痰浊之蒙昧。以茯苓饮法减术,合薛氏星附六君子意。人参、茯苓、香附、苏核、白附、半夏、姜汁、陈皮。

3. 治肝肾不足肠鸣

《续名医类案·卷十七·目》

王宗苍目珠红赤,惊悸,肠鸣,色夭不泽,左手浮空,右关尺重按无力。吴曰:此肝肾交虚,不能制游行之火,非肺家实火也。朝服加味归脾汤,夕服八味丸,不一月白珠红退,脉渐冲和矣。

4. 治虫积肠鸣

《龙砂八家医案·戚云门先生方案·施村蒋》

神色痿弱,上下睛明穴黑滞,脉浮弦,腹痛喜食香味,寐则肠鸣,此虫积为患也。白术、茯苓、广

皮、榧子、槟榔、木香、厚朴、郁金。丸方去木香、厚朴、郁金,加雷丸、沉香,水泛丸。

5. 治痰饮内停肠鸣

《辨证录·卷之二·中风门》

有人口眼㖞斜,身欲颠仆,腹中鸣如囊裹浆之声,人以为此中风之症,内有水湿之气也,而余以为不然。夫水湿之气,由于脾气之虚也。脾气不能运化乎水,而水乃停积不化,下不能行,必涌而上行矣。于是涌于头而作晕,涌于口眼而为㖞斜。水气既在于上,则头重而足轻,故身欲时时颠仆,有似乎中风,而实非中风也。方用分水止鸣汤:人参五钱,白术一两,车前子三钱,茯苓一两,肉桂一钱,半夏三钱。水煎服。连服四剂,腹中之鸣止,而口眼亦平复矣。

此等之症,原无风之可祛,故不必祛风,单健其脾土之气,而土胜自能制水,又虞徒消其膀胱之水,恐水冷不化,又补其命门之火以生脾土,则土有先天之气,益足以制其后天之狂澜。大地阳回,而溪涧之水,无非春气熏蒸,则膀胱不寒,尤能雪消冰解,而无阻隔之叹。下河疏通,而上游又何患壅塞,而成泛滥之害哉。或曰口眼㖞斜,实系风症,安在水气而能使之然也。不知水寒则成冰冻,口眼处于头面之间,一边吹寒风而成㖞斜,似乎中风,然而风在外而不在内也。风既在外,不入于腠理之中,何必加祛风之剂哉。

此症亦可用术苓加桂汤:白术茯苓各一两,肉桂三钱,水煎服。

《古今医案按·卷八·积块》

丹溪治一妇人,死血食积痰饮成块,或在两胁,动作,腹鸣嘈杂,眩晕身热,时发时止。用黄连一两,用茱萸、益智各炒其半,去茱、益不用,香附童便浸,楂肉各一两,萝卜子一两五钱,三棱、莪术俱醋煮,桃仁留尖去皮,青皮、麦芽曲、山栀、台芎各五钱,炒为末,炊饼丸服。

《孙氏医案·三卷·新都治验》

岩镇郑景南丈病卧年余,百治不效。昔体丰腴,今瘦骨立。饮食少进,新都名士,皆辞不治。其家闻昔年方士荣孺人蛊症,时师亦皆辞去,予为起之,因征予治。时则六月望也。诊其脉,左弦大,右关滑大,两尺俱无,恶心,腹瘦削,状如仰瓦。肠鸣如雷,昼夜不住。小水不利,肌肤及眼珠色若黄金。腹中有块如碟,跳动不止。足膝以下皆冷,

饮食不入。予详思其病机，昔肥而今瘦者，痰也。形虽瘦而目炯炯有神，先以五饮汤姑试之以观其势，再为加减。因用旋覆花八分，破故纸一钱，肉桂三分，白术、茯苓、泽泻、陈皮、半夏各八分，生姜三片，水煎服之。二帖，恶心肠鸣皆止，次早饮食稍进，举家欣欣色喜。令岳程钟山公，于予为石交，闻病有起意，心殊异之。不知为予，因而过访，见予，抚掌大叫称快曰：吾固知是公也。指其甥而语之，此即所尝与尔曹言者，闻久为西吴缙绅递留，不意今归，城吾婿之幸也。相与谈对，两日而别。别之时，景南饮食稍加，小水利，肌肤面目黄气退，渐有生机。不虞逾半月，为拂意事所激而怒，复吐痰不思饮食。家人惊惶无措，亟予诊。两寸滑大，左关弦劲搏指，右关亦滑大有力，两尺沉微。予语之曰：病甚重，脉非前比，且不敢以万全许，第尽吾心尔。病以药力而回，君之福也。时为七月之朔，予因留视七日，日进一剂，剂以人参、陈皮、半夏、茯苓、香附、白豆仁、黄连、旋覆花、麦芽、甘草与服，服三日恶心止，大便有稠痰下，其中间有瘀血，此皆大怒所致。故《经》云：怒则伤肝。甚则呕血，并下泄上吐，亦或有红点子在痰中吐出，是其征也。后改用六君子汤，加麦芽、黄连、枇杷叶、白扁豆调理，病势骎骎向安。腹中如碟之块亦渐消去。大仅如指耳，肌肉亦生，能下榻举足以步，市上之人称奇。

《曹沧洲医案·痰饮门》

左客冬背寒，今肠鸣濯濯如囊裹浆，小溲少，痰多胸闷，脉细。积饮阻遏中阳，一时不易速效也。桂枝四分，猪苓三钱五分，陈皮一钱，炙鸡金三钱，漂白术三钱五分，泽泻三钱，法半夏三钱五分，大腹皮三钱，茯苓五钱，车前子三钱，白芥子一钱，五加皮三钱，陈麦柴三钱。

《曹沧洲医案·痰饮门》

左舌白根腻，右肋下痛，得食作泛，腹鸣小溲少，腰脊酸，脉濡滑。痰湿阻遏升降。防延噎膈。栝楼实三钱，重姜水炒切，旋覆花三钱五分（包），生米仁三钱，陈佛手一钱，薤白头三钱五分，去苗酒浸，代赭石五钱（煅，先煎），橘红一钱，桑枝一两，切，盐半夏三钱，煅瓦楞粉一两五钱（包），茯苓四钱，丝瓜络三钱，葛花解醒丸三钱（包）。

《江泽之医案·痰饮》

烦劳伤气，急躁伤肝。肝失调达，胃失冲和。

五年前曾患胃痛，时发时愈，今春举发较重。命门火衰，火不生土，湿痰入络，水饮停中。遂致肠鸣漉漉，攻冲作痛。哕吐清涎水颇多。假火浮于上，故时而嘈杂。真阴亏于下，故小溲不多。胃虚则食少，脾虚则神疲，舌白脉浮。拟方速退乃吉。於术散、茯苓、橘皮络、贝母、益智仁、伏龙肝、蒺藜、砂、蔻衣、防己、肉桂子、丝瓜络、夏曲。

6. 治气滞湿阻肠鸣

《临证指南医案·卷四·痞》

某。舌白脘痛，呕恶腹鸣。此湿阻气分，胃痹成痛，是不通之象。炒半夏三钱，高良姜一钱，广藿香一钱，橘红一钱，乌药一钱，香附一钱半。

《曹沧洲医案·肿胀门》

左湿郁气阻中州，转运失司，满腹胀大，大肠鸣不已，大便溏。气化不及州都，小溲为之不利，膨状显著，延恐作喘。桂枝五分，猪苓三钱五分，五加皮三钱，范志曲三钱，生术三钱五分，泽泻三钱，葫芦巴三钱五分，炙鸡金三钱，茯苓四钱，水姜皮四分，冬瓜皮五钱，车前子四钱，陈麦柴四钱，白麻骨一两。

7. 治湿热中阻肠鸣

《临证指南医案·卷四·疸》

汪。饮酒发黄，自属湿热，脉虚涩，腹鸣不和。病后形体瘦减，起居行动皆不久耐。全是阳气渐薄，兼之思虑劳烦致损。议两和脾胃之方。戊己加当归、柴胡、煨姜、南枣。

《顾氏医案·女科时症门》

舌红裂纹，渴饮，上犹燥也，而腹鸣溺赤，口疮复生，湿热蓄于中下。今当滋上分下。石斛、阿胶、丹皮、泽泻、麦冬、沙参、茯苓、淡竹叶。

《慎五堂治验录·卷二》

邢二官子，漕泾。二进屠氏法，身热时甚时淡，晡暮最盛。频咳腹鸣，白疹层布。总由湿热留恋三焦，治法仍宗原意出入。黏腻阴邪，最难速已。鸡苏散三钱，杏仁三钱，知母一钱半，夏枯草一钱半，枇杷叶五钱，川贝一钱半，姜衣四分，藿香露一两，金石斛二钱，豆卷四钱，桑叶五钱。

《慎五堂治验录·卷八》

陈兴宗，四月。壮热有汗，头重脘痞，咳嗽痰稠，溲热茎痛，腹鸣，脉软，舌红光亮。温邪郁久化热，热久动湿，治不中肯，胃阴反耗，且拟利湿养津，用仲景法。滑石四钱，鲜石斛五钱，杏仁四钱，枳椇子四钱,阿胶一钱半,冬瓜皮子合六钱,佩兰一钱半,谷芽七钱,连翘三钱,枇杷叶五钱,芦根七钱。

诸症皆愈,多食甜腻致脘腹痞满不爽,宜苦辛开降。前方去阿胶,加川连、川朴、蒌皮、半夏。

《曹沧洲医案·风温湿热》

右表热间日而作,热不外透,头晕胸闷,腹中鸣响作胀,遍体百节烦疼。舌苔不清,不思,脉不畅。湿温内郁。延防转重,未可忽。柴胡、广藿梗、枳实、益元散、淡芩炭、青蒿、白蒺藜、赤苓、青皮、赤芍、六曲、桑枝、鲜佩兰。

8. 治肾阳不足肠鸣

《叶天士曹仁伯何元长医案·何元长医案·肿胀门》

腹鸣作胀,脉来虚软。脾肾阳衰。法当温补。炒党参、茅术、半夏、安桂、制於术、益智、陈皮、茯苓、郁金、紫石英。

《张爱庐临证经验方·贲豚》

胡。(左)少腹块磊,上攻腹脘,其力猛而痛势剧,转瞬之间,腹中鸣响,则块磊一阵向下即平,症名贲豚者,因其性情踪迹行止,类似江猪耳。然考其症有三:犯肺之贲豚属心火;犯心之贲豚属肾寒;脐下悸,欲作贲豚者属水邪。今系肾水寒邪所发,体属阳亏所致。拟以真武汤参贲肠汤意。云苓五钱,川芎五分,炒小茴五分,炒归尾一钱,制半夏一钱五分,附子五分,炒白芍一钱,酒炒橘核三钱,李根白皮一两,煎汤代水。

9. 治肠鸣伴咳血

《曹沧洲医案·咳血门》

左。吐血、便血之后,肠鸣腹胀。延防气散成膨。制冬术三钱五分,大腹皮三钱,牛膝炭三钱五分,橘白一钱,带皮茯苓五钱,冬瓜皮四钱,川断三钱,川楝子三钱五分,怀山药二钱,生米仁三钱,藕节五钱,煅瓦楞粉七钱,加炒谷芽四钱,陈麦柴三钱。

《也是山人医案·咳嗽》

徐。咳嗽呛血,腹中鸣响,咳早甚。则知胃阴虚,所服驱风降痰,徒伤其阳耳。白扁豆三钱,玉竹二钱,白粳米三钱,炒麦冬二钱,北沙参三钱,南枣三钱,川斛三钱,生甘草三分。

10. 治其他肠鸣

《孙文垣医案·卷三·新都治验·程少湖以饮生酒面浮胸胀》

程少湖因饮生酒,食硬干豆腐,以致次日面上浮肿,胸中作胀。今经半年,腹中肠鸣,四肢浮肿,两腿及阴囊皆肿,口干,大小便俱不利,年四十六矣。夜卧气喘,膝下冷。先以人参、苍术、陈皮、萝卜子、半夏曲、葛根、厚朴、枳实、破故纸、大附子、茯苓煎服。二帖气喘稍定,腹中仍鸣,加白豆仁、白芥子、桑白皮,小水颇利,浮肿渐消。

《续名医类案·卷十·癥瘕》

一男子肠鸣食少,脐下有块耕动,若得下气多乃已,已而复鸣,屡用疏气降火药,半年不愈。乃以理中汤为君,佐苓、连、枳实,一服肠鸣止。又每服吞厚朴红豆蔻丸,其气耕亦平矣。

《徐批叶天士晚年方案真本·卷下·桂苓甘味汤》

李(二十七岁)。两年久病,决非风寒暑湿。据云腹鸣不和,左胁下坚硬,直至少腹,睾丸偏大,子和七疝主肝为多。男子纵欲,伤及冲任亦多,是病辛香流气,壮年可用(精阳气所以防御下焦阴寒,既因纵欲伤及奇脉,先用辛香流通气分)。小茴香、真橘核、茯苓、泽泻、川楝子、青木香、黑栀仁、青皮子,水泛为丸。

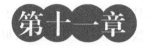

肠痹

肠痹为六腑痹之一,多由外邪客于肠中,气机痹阻,受盛与化物失司所致,以多饮而小便不利、气喘、大便飧泄为主要症状。肠痹之名始见于《黄帝内经》,其后众多中医古籍对肠痹论述甚少,直至宋代《圣济总录》首次将肠痹单独列出并系统论述,明清时期对于肠痹的认识进一步发展。一般认为,西医学的炎性肠病(溃疡性结肠炎、克罗恩病)性关节炎、小肠旁路关节炎、痢疾杆菌感染后关节炎、沙门菌感染后关节炎、耶尔森菌感染后关节炎等具有肠痹表现者,可参考本病辨证论治。肠痹一证在现代临床上有着重要意义,但现代各类中医教材及论著对于此证鲜有论及,本书特此对肠痹文献进行整理研究,以期肠痹理论可以更好地指导现代中医临床。

【辨病名】

肠痹是以多饮而小便不利、气喘、大便飧泄为主要症状的疾病。肠痹是六腑痹之一,最早见于《黄帝内经》,但在此后医籍中对肠痹论述较少。肠痹又分小肠痹和大肠痹。

《黄帝内经太素·卷第三·阴阳·阴阳杂说》:"凡痹之客五脏者……大肠痹者,数饮出而不得,中气喘争,时发飧泄。"

《类经·十七卷·疾病类》:"痹证肠痹者,兼大小肠而言。肠间病痹,则下焦之气不化,故虽数饮而水不得出。"

《黄帝素问直解·卷之四·痹论》:"小肠痹,则热郁于上,故数饮。气滞于下,故小便出不得。大肠为肺之腑。大肠痹,则中气逆于上,故喘争;清浊混于下,故时发飧泄。"

【辨病因】

肠痹的致病因素包括外感邪气、饮食不节、起居调摄不慎及他痹内传等,但总不外"虚、邪、瘀"三类。肠痹多为邪犯肠胃,或他痹内传,邪气内舍,或脾胃虚弱,肠道失司所致。

一、外邪侵袭

风寒湿等外邪侵入,客于肠腑,腑气不通,而致肠痹。

《黄帝内经太素·卷第三·阴阳·阴阳杂说》:"邪客大肠及手阳明脉,大肠中热,大便难,肺气喘争,时有飧泄也。"

《圣济总录·卷十九·诸痹门·肠痹》曰:"风寒湿三气乘虚客于肠间,则邪留而和气闭矣""肠痹寒湿内搏,腹满气急,大便飧泄。"

《中藏经·卷中·论痹》曰:"痹者,风寒暑湿之气中于人脏腑之为也。"

《脉因证治·卷一二·痹》曰:"夫大肠乃传导之官,为冲和之气,三气乘虚客之,而和气闭矣;水道不通,使糟粕不化,故喘争飧泄也。"

《奇效良方·卷之三十八·五痹门》:"肠痹者,三气乘虚,客于大肠,其病数饮,中气喘急,时作飧泄,小便不通。"

《景岳全书·卷十二·风痹》曰:"五脏六腑之痹,则虽以饮食居处皆能致之,然必重感于邪而内连脏气,则合而为痹矣。"

《辨证录·卷之二·痹证门》曰:"人以为寒湿之成痹也,谁知是风寒湿同结于大肠乎? 夫风入大肠,日日大便,邪似易下,即有湿气,亦可同散,何以固结于中而痛形于两足耶? 不知寒邪入腹而留于大肠,又得风湿相搏,每不肯遽散,因成为痹耳。"

《金匮翼·卷六·痹症统论·胞痹》曰:"肠痹为风寒湿着于脾胃。"

《杂病源流犀烛·卷十三·诸痹源流》曰:"因脏腑阴阳之有余不足,而外邪得以留之"。

《杂病心法集解卷三·痹病门·总括》:"肠痹

者,《内经》所谓数饮而出不得,中气喘争,时发飧泄是也。夫大肠者,传导之腑,小肠者,受盛之官,皆水谷气味,出入之要路也。今风寒湿三气痹之,邪气独留,正气遂闭,由是水道不通,糟粕不化,则虽多饮而不得溲便,中气喘满而时发飧泄也。"

二、诸痹内传

大多数肠痹由体痹日久不去,邪气内舍所致。五体既合五脏,也合六腑。皮痹、脉痹等体痹,日久不已,复感外邪,"循俞而入",由浅入深,由外向里,内舍于肠,而致肠痹。

《黄帝内经素问·痹论》曰:"内舍五脏六腑。"

《医宗金鉴·杂病心法要诀·痹病总括》曰:"久痹不已,复感于邪,脏实不受而传腑者……是邪内传于大小肠,则为肠痹也。"

三、肠胃虚弱

饮食不节,嗜食辛辣厚味,或起居失常,损伤脾胃肠道,导致气血不足,脏腑经络濡养不及;或肠胃虚弱,气血亏虚,风寒湿气中其俞穴,食饮应之;或肠胃损伤,饮食不化,气机不利,清气下陷,而发肠痹。

《黄帝内经素问·痹论》:"饮食自倍,肠胃乃伤""此亦其食饮居处,为其病本也。六府亦各有俞,风寒湿气中其俞,而食饮应之,故循俞而入,各舍其腑也。"

《医门法律·卷三·中风门·附痹证诸方》则曰:"肠痹之证,总关于脾胃……脾胃有病,三痹互结于肠。"

《素问悬解·卷五·病论·痹论》:"肠痹、胞痹,是六腑之痹也。其舍于六腑者,此亦其食饮居处调摄不谨,为其病本也。饮食自倍,不能消腐,胀满泄利,肠胃乃伤。六腑亦各有腧穴,风寒湿气,中其腧穴,而饮食所伤,应之于内,则风寒湿循腧而入,各舍其腑也。"

【辨病机】

肠痹多由外邪客于肠中,气机痹阻,受盛化物和传化失司所致。其主要病机为脏腑经络气血痹阻,肠道失司。病性为本虚标实,早期病势较急,以标实为主,标实多为疫毒、湿热、寒湿等;慢性期易复感,病程迁延;日久难愈,继而损伤脏腑之气,以本虚为主,以肺、脾(胃)等亏虚多见。

一、外邪侵袭论

风寒湿等外邪侵入,客于肠腑,腑气不通,而致肠痹;或他痹日久,复感外邪,内舍肠腑而致痹。

《黄帝内经太素·卷第三·阴阳·阴阳杂说》:"邪客大肠及手阳明脉,大肠中热,大便难,肺气喘争,时有飧泄也。"

《圣济总录·卷十九·诸痹门·肠痹》曰:"风寒湿三气乘虚客于肠间,则邪留而和气闭矣""肠痹寒湿内搏,腹满气急,大便飧泄。"

《脉因证治·卷一二·痹》曰:"夫大肠乃传导之官,为冲和之气,三气乘虚客之,而和气闭矣;水道不通,使糟粕不化,故喘争飧泄也。"

《奇效良方·卷之三十八·五痹门》:"肠痹者,三气乘虚,客于大肠,其病数饮,中气喘急,时作飧泄,小便不通。"

《景岳全书·卷十二·风痹》曰:"五脏六腑之痹,则虽以饮食居处皆能致之,然必重感于邪而内连脏气,则合而为痹矣。"

《辨证录·卷之二·痹证门》曰:"人以为寒湿之成痹也,谁知是风寒湿同结于大肠乎?夫风入大肠,日日大便,邪似易下,即有湿气,亦可同散,何以固结于中而痛形于两足耶?不知寒邪入腹而留于大肠,又得风湿相搏,每不肯遽散,因成为痹耳。"

《金匮翼·卷六·痹症统论·胞痹》:"肠痹为风寒湿着于脾胃。"

《杂病源流犀烛·卷十三·诸痹源流》曰:"因脏腑阴阳之有余不足,而外邪得以留之。"

《杂病心法集解卷三·痹病门·总括》:"肠痹者,《内经》所谓数饮而出不得,中气喘争,时发飧泄是也。夫大肠者,传导之腑,小肠者,受盛之官,皆水谷气味,出入之要路也。今风寒湿三气痹之,邪气独留,正气遂闭,由是水道不通,糟粕不化,则虽多饮而不得溲便,中气喘满而时发飧泄也。"

二、肠胃虚弱论

饮食不节,嗜食辛辣厚味,或起居失常,损伤脾胃肠道,导致气血不足,脏腑经络濡养不及;或肠胃虚弱,气血亏虚,风寒湿气中其俞穴,食饮应之;或肠胃损伤,饮食不化,气机不利,清气下陷,而发肠痹。

《黄帝内经素问·痹论》曰:"饮食自倍,肠胃乃伤""此亦其食饮居处,为其病本也。六府亦各有俞,风寒湿气中其俞,而食饮应之,故循俞而入,各舍其腑也。"

《奇效良方·卷之三十八·五痹门》曰:"肠痹者,三气乘虚,客于大肠。"

《症因脉治·卷三·痹证论·内伤痹症》:"(肠痹)或饮水太过,或饮食有伤,中气乖张,壅塞闭逆,不得下顺,返而上冲,则喘争小便不利,水谷混于大肠,则飧泄,此肠痹之因也。"

《素问悬解·卷五·病论·痹论》:"肠痹、胞痹,是六腑之痹也。其舍于六腑者,此亦其食饮居处调摄不谨,为其病本也。饮食自倍,不能消腐,胀满泄利,肠胃乃伤。六腑亦各有腧穴,风寒湿气,中其腧穴,而饮食所伤,应之于内,则风寒湿循腧而入,各舍其腑也。"

三、气闭痰瘀论

情志不调,或饮食失节,脏腑气机不利,阻闭下焦;或脾虚失运,痰浊内生;或气虚血瘀,阻滞肠道气机,而致痹。

《中藏经·卷中·论痹》曰:"痹者,闭也,五脏六腑感于邪气,乱于真气,闭而不仁,故曰痹也。"

《圣济总录·卷十九·诸痹门·肠痹》曰:"大小肠气痹,水道不通,故虽多饮而不得溲便;并气于大肠,使糟粕不化,故中气喘争,时发飧泄也。"

《临证指南医案·肠痹》曰:"痹者,闭而不通之谓也,正气为邪所阻,脏腑经络不能畅达,皆由气血亏损,腠理疏豁,风寒湿三气得以乘虚外袭,留滞于内以致湿痰、浊血流注凝涩而得之。"

《金匮翼·卷六·痹症统论·肠痹》亦曰:"夫痹者闭也,五脏六腑之正气,为邪所闭,则痹而不仁也""夫大肠者,传导之腑,小肠者,受盛之官,皆水谷气味出入之要路也。今风寒湿三气痹之,邪气独留,正气遂闭,由是水道不通,糟粕不化,则虽多饮而不得溲便,中气喘满,而时发飧泄也。"

《医级·杂病》曰:"痹非三气,患在瘀痰。"

《内经知要·卷下·三、病能》:"肠痹则下焦之气闭而不行,故数饮而溺不得出,气化不及州都,返而上逆,故喘争也。小便不利,则水液混于大肠,故飧泄也。"

四、内有郁热论

《内经博议·卷之四·述病部下·厥逆痹病第五》:"肠痹兼大小而言,二肠病痹,则下焦之气热郁不化。故虽数饮而水不得出,水不出则本末俱病。故与中气喘争,其清浊不分,故时发飧泄。"

《黄帝素问直解·卷之四·痹论第四十三篇》:"小肠痹,则热郁于上,故数饮。气滞于下,故小便出不得。大肠为肺之腑。大肠痹,则中气逆于上,故喘争;清浊混于下,故时发飧泄。"

《读素问钞·卷上之四·病能》:"今小肠有邪,则脉不下膈,故肠不行化,而胃气蓄热,故多饮水不得下出也。肠胃中阳气与邪气奔喘交争,故时或通利,以肠气不化,则为飧泄。"

《素问吴注·〈黄帝内经素问〉第十二卷·痹论四十三》:"内有风热,故渴而数饮,风热甚则气不化,故不得出。寒在肠中,故中气喘争。湿在肠中,故时发飧泄。"

《黄帝内经素问集注·卷五·痹论篇第四十三》:"肠痹者,兼大小肠而言。小肠为心之府而主小便,邪痹于小肠,则火热郁于上而为数饮,下为小便不得出也。大肠为肺之府而主大便,邪痹于大肠,故上则为中气喘争,而下为飧泄也。"

《素问悬解·卷五·病论·痹论》:"大肠为燥金,小肠为丙火,二肠痹塞,燥热郁发,故数饮而不得下行。积水阻碍,中气胀满,鸣喘斗争,莫有去路,郁极而发,下冲魄门,则时为飧泄也。"

【辨病证】

肠痹主要症状有多饮,小便不利,腹痛,腹泻,可伴见肢体关节症状。

《黄帝内经素问·痹论》:"肠痹者,数饮而出不得,中气喘争,时发飧泄。"

《脉因证治·卷一二·痹》:"其客于肠,数饮而小便不得,中气喘争,时发飧泄。"

《奇效良方·卷之三十八·五痹门》:"其病数饮,中气喘急,时作飧泄,小便不通。"

《赤水玄珠·第十二卷·痹门》:"肠痹寓一泄。"

《症因脉治·痹症论·内伤痹症·肠痹》:"肠痹之症,数饮而小便不出,气窒小腹,中气喘争,时发飧泄,此肠痹之症也""肠痹之脉,六脉多弦;寸口脉弦,病在于肺;尺脉弦数,下部有热;左关沉弦,小腹气结;右关沉弦,病在中焦;寸沉尺浮,大肠飧泄;六脉沉迟,真阳内竭。"

《医门法律·卷三·中风门·附痹论诸方》:"肠痹,寒湿内搏,腹痛满,气急,大便飧泄。"

《辨证录·卷之二·痹证门》:"人有小便艰涩,道涩如淋,而下体生疼,时而升上有如疝气。""(大肠痹)人有两足牵连作痛,腹又微溏,人不能寐,卧倒足缩而不能伸,伸则愈痛"。

《医宗金鉴·杂病心法要诀·痹病总括》:"喜饮小便秘,不胀则泻,不泻则胀之证,是邪内传于大小肠,则为肠痹也。"

《临证指南医案·肠痹》:"大便气塞不爽,肠中收痛,此为肠痹。"

《杂病源流犀烛·卷十三·诸痹源流》:"数饮而出不得,中气喘争,时发喘息。"

【论治法】

《证治准绳·杂病·痿痹门·痹》:"肠痹者,数饮而小便不通,中气喘争,时作餐泄,宜五苓散加桑皮、木通、麦门冬,或吴茱萸散。"

《医门法律·卷三·中风门·附痹证诸方》:"肠痹之证,总关于脾胃。寒邪湿邪,先伤其太阴之脾;风邪先伤其阳明之胃。太阴伤故腹满;阳明伤故飧泄。《内经》谓胃风久蓄为飧泄,明非朝夕之故也。脾胃有病,三痹互结于肠,此宜以辛辣开之。非如胞痹为膀胱之热,当用清凉之比矣。"

《医学心悟·杂症要义·大便不通》:"其肠痹便闭,《临症指南》另立一门,兼治肺经,用药多主气分,上窍开则下窍自通也;总不外脏宜坚实,腑宜流通二语。一切补药,皆当慎用,涩药燥药,更当切戒!麻仁用过之多,反增肠垢,益加粘滞,须加瓜蒌、山楂;粪燥如石,硝黄不能推荡者,须佐蜣螂;粪至肛门过燥过大,蜜煎不能导者,则须无锋挖耳挖之。"

《医述·卷九·杂证汇参·大便》:"肠痹,较之燥矢坚结欲便不通者稍缓,但降开上焦肺气,上窍开泄,下窍自通矣。"

《医学妙谛·卷下·杂症》:"湿郁热伏小肠痹,用小温中丸;湿热大肠痹,宜清热燥湿小温中丸。"

《类证治裁·卷之七·二便不通论治》:"叶氏治肠痹,必开降肺胃。如杏仁、栝蒌、冬葵子、枇杷叶、郁金汁、紫菀以降肺。半夏、花粉、竹茹、橘红、枳实汁、姜汁以和胃。即丹溪开上窍以通下窍之微旨也。即如肠痹,《经》言数饮而出不得,中气喘争,时发喘息者,以肠兼大小而言。二肠患痹,则下焦之气热郁不行,故饮虽多而水不得出。水不出则本末俱病,故与中气喘争,且清浊不分而飧泄也。肠痹宜五苓散加木通、桑皮、麦冬。"

《时病论·卷之六·拟用诸法》:"丹溪治肠痹,每每开提上窍,或以桔梗、蒌、薤开其上复润其下。更加大腹宽其肠,白蜜润其燥,幽门得宽得润,何虑其不通哉。"

《痹证论·内伤痹症·肠痹》:"肠痹之治,数饮,病在上,当清肺,知母石膏汤。小便不出,五苓散。气室小腹,病在下,青皮饮。中气喘争,枳壳汤。若有飧泄,当分利阴阳,四苓车前散。飧泄脉迟,异功散,合八味肾气丸。知母石膏汤,治上焦消渴,知母、石膏、麦冬、竹叶、桑白皮、甘草。五苓散,见里热不得卧。青皮饮,青皮、大腹皮、木通、枳壳、陈皮、白芍药、甘草。枳壳汤,枳壳、苏梗、桔梗、陈皮、甘草。四苓散,即五苓散去肉桂。八味肾气丸即《金匮》肾气丸。"

【论用方】

一、常用治肠痹方论

1. 论安贞汤

《校注医醇賸义·卷四·痹》:"党参四钱,炮姜六分,当归二钱,半夏一钱,茯苓三钱,白术一钱,厚朴一钱,砂仁一钱,桑皮二钱,杏仁三钱,苏子一钱五分,陈香橼皮六分。本方以理中、四君去甘草,加当归以活血补血,桑皮苏子、杏仁以泻肺,厚朴、砂仁、香橼以利气。寒去肺开,气顺而大塞通矣。肠痹者,数饮而出不得,中气喘争,时发飧泄。小肠上通胃口,下接大肠。病在小肠,郁而成热,故渴而数饮。下焦之气闭塞不通,故小溲不得出。气化不及膀胱,水不下行,逆而犯肺,故中气喘争。小水不入州都,而并入大肠,故时发飧泄也。加味木通汤主之。"

2. 论陷胸承气汤

《增订通俗伤寒论·伤寒要诀·六经方药·

攻下剂》："〔秀按〕肺伏痰火，则胸膈痞满而痛，甚则神昏谵语；肺气失降，则大肠之气亦痹，肠痹则腹满便闭。故君以蒌仁、半夏，辛滑开降，善能宽胸启膈；臣以枳实、川连，苦辛通降，善能消痞泄满；然下既不通，必壅乎上，又必佐以硝、黄，成苦达下，使痰火一齐通解。此为开肺通肠，痰火结闭之良方。陷胸承气汤：瓜蒌仁六钱，小枳实钱半，生川军二钱，仙半夏三钱，小川连八分，风化硝钱半。"

二、治肠痹通用方

1. 草豆蔻散（《圣济总录·卷第二十·肠痹》）

治肠虚寒湿内攻，腹痛飧泄。

草豆蔻　陈橘皮（汤浸去白，焙，各一两）　桂（去粗皮）　木香　白术　当归（切，焙）　白豆蔻仁　丁香　肉豆蔻仁　高良姜（各半两）

上一十味，捣罗为散。每服一钱匕，煎生姜枣汤调下，食前服。

2. 赤茯苓丸（《圣济总录·卷第二十·肠痹》）

治肠痹腹满喘争，小便不利，大便飧泄。

赤茯苓（去黑皮）　白术　桂（去粗皮，各二两）　木香　诃黎勒（煨，去核）　陈橘皮（汤浸去白，焙）　厚朴（去粗皮，生姜汁炙，各一两）

上七味，捣罗为末，炼蜜和丸梧桐子大。每服三十丸，米饮下，空心食前，日二。

3. 诃黎勒汤（《圣济总录·卷第二十·肠痹》）

治肠痹飧泄，腹胀气痛，饮食不化。

诃黎勒（煨，用皮，一两半）　附子（炮裂，去皮脐，一两）　当归（切，焙，三分）　桔梗（炒，半两）　肉豆蔻（去壳，三分）　木香（半两）　吴茱萸（汤浸七遍，焙干，微炒，一分）　陈橘皮（汤浸去白，焙，一两）　甘草（炙，锉，一分）

上九味，粗捣筛。每服三钱匕，水一中盏，入生姜半分，枣二枚，煎至七分，去滓，食前稍热服。

4. 诃黎勒丸（《圣济总录·卷第二十·肠痹》）

治肠痹飧泄，腹胁胀满。

诃黎勒（煨，用皮，一两）　干姜（炮，三分）　当归（锉，微炒，一两）　黄连（去须，一两）　白术（一两）　木香（三分）　厚朴（去粗皮，生姜汁炙，一两）

上七味，捣罗为末，炼蜜和捣三二百下，丸如梧桐子大。每服三十丸，粥饮下，不拘时候。

5. 木香散（《圣济总录·卷第二十·肠痹》）

治肠痹腹胀飧泄，小便不利。

木香（三两）　诃黎勒（煨，用皮，半两）　附子（炮裂，去皮脐，一两）　干姜（炮，一两）　厚朴（去粗皮，涂生姜汁炙，二两）　枳实（去瓤，麸炒，一两）　赤茯苓（去黑皮，一两）　甘草（炙，锉，半两）　当归（锉，微炒，一两）

上九味，捣罗为细末。每服二钱匕，粥饮调下，食前。

6. 木香丸（《黄帝素问宣明论方·卷二·诸证门·肠痹证》）

治肠痹，腹痛，时发飧泄，气不消化，小便秘涩。

木香　白术　官桂　芫荑　良姜　诃子皮（各一两）　附子（炮，去皮）　厚朴（生姜制）　肉豆蔻（各二两）　干姜（三分）　甘草（半两）

上为末，曲面糊为丸如桐子大。每服二十丸，姜汤下，空心。

7. 附子汤加味（《脉因证治·卷一二·痹》）

治风、寒、湿痹，并肠痹。

附子（炮，去皮脐）　桂枝　白芍　甘草　茯苓　人参（各三钱）　白术（一两）

肠痹，加平胃、茱萸、草肉、豆蔻等。

8. 吴茱萸散（《普济方·卷一百八十六·诸痹门·肠痹》）

治肠痹寒湿内搏，腹满气急，大便飧泄。

吴茱萸（汤洗，焙干，炒，半两）　肉豆蔻仁　干姜（炮）　甘草（炙，各半两）　陈橘皮（汤浸去白，焙）　厚朴（去粗皮，生姜汁炙）　高良姜（各二两）　缩砂仁　陈曲（炒）　白术（各一两）

上一十味，捣罗为散。每服一钱匕，粥饮调下，食前服。

【论用药】

治肠痹专药

1. 吴茱萸

《本草述钩元·卷十九·果之味部》："此其用吴萸之义易明也。又其次则治痹三方，一肠痹，二脾痹。诸痹因风寒湿邪闭其正气，以故患于不仁，第癖在肠,是六腑受病,其治疏利而兼以补。癖在脾,是五脏受病,其治补益而入以行。"

2. 苦菜

《普济方·卷二百五十七·食治门·总论》:"味苦大寒滑无毒。主五脏邪气,厌谷,胃肠痹,大渴热中,暴疾恶疮,久食安心益气,聪察少卧,轻身耐老,耐饥寒。"

3. 鲫鱼

《万氏家抄济世良方·卷八·药性虫鱼部》:"鲫鱼味甘,气温。主胃弱不下食,补虚疗肠癖及赤白久痢,入白矾烧灰治肠风、血痢,盐入其腹烧之治齿痛。丹溪云:诸鱼皆属火,惟鲫鱼属土,故有调胃实肠之功。"

【医论医案】

一、医论

《临证指南医案·卷四·肠痹》

肠痹本与便闭同类,今另分一门者,欲人知腑病治脏,下病治上之法也,盖肠痹之便闭,较之燥屎坚结欲便不通者稍缓,故先生但开降上焦肺气,上窍开泄,下窍自通矣,若燥屎坚闭,则有三承气、润肠丸、通幽汤及温脾汤之类主之,然余谓便闭之症,伤寒门中,当急下之条无几,余皆感六淫之邪,病后而成者为多,斯时胃气未复,元气已虚,若遽用下药,于理难进,莫若外治之法为稳,用蜜煎导法,设不通爽,虚者间二三日再导,余见有渐导渐去燥粪五六枚,或七八枚,直至二旬以外第七次,导去六十余枚而愈者,此所谓下不嫌迟也,学者不可忽诸。

《临证指南医案·卷六·疟》

肺经疟久,理必伤及其津,则为胃秘肠痹之候,一则凉阴为主,一则清降为宜。

《临证指南医案·卷九·产后》

热蒸化燥而胃阻肠痹,用首乌、麻仁、麦冬、花粉清滋润燥之剂治之。热乘阴虚而入营中,则忌表散清克,惟育阴可以除热。更如邪入营络而成疟症,不得发汗腻补,当以轻清和解为主。要之先生于内因之症,一一寻源探本,非同俗手漫谓补虚,于外因之端,种种审变达权,不以产后自为荆棘,惟读书多而胸具灵机。故于丹溪本末二字,尤为神化无迹,此所谓知其要者,一言而终,不知其

要者,流散无穷也,案中诸症甚多,学者果能悟焉,则一以贯之矣。

《扫叶庄医案·卷二·痞胀便秘》

肠癖治肺,丹溪方信不谬,但酒客久蕴温热,亦有湿结,便秘一症,当以辛苦寒专理气分之滞。

二、医案

《临证指南医案·卷四·肠痹》

张。食进脘中难下,大便气塞不爽,肠中收痛,此为肠痹,肺气不开降。大杏仁、枇杷叶、川郁金、土栝蒌皮、山栀、香豉。

夏(二十)。食下胀,旬日得一更衣,肠胃皆腑,以通为用,丹溪每治肠痹,必开肺气,谓表里相应治法。杏仁、紫菀、冬葵子、桑叶、土栝蒌皮。

又,肠痹开肺不效,用更衣丸三钱。

吴。身重不能转移,尻髀板著,必得抚摩少安,大便不通,小溲短少,不饥少饮,此时序湿邪,蒸郁化热,阻于气分,经腑气隧皆阻,病名湿痹。木防己一钱、杏仁二钱、川桂枝一钱、石膏三钱研、桑叶一钱、丹皮一钱。

又,舌白,不渴不饥,大便经旬不解,皮肤麻痒,腹中鸣动,皆风湿化热,阻遏气分,诸经脉络皆闭,昔丹溪谓肠痹,宜开肺气以宣通,以气通则湿热自走,仿此论治。杏仁、栝蒌皮、郁金、枳壳、山栀、香豉、紫菀。

沈(二五)。湿结在气,二阳之痹,丹溪每治在肺,肺气化,则便自通。紫菀、杏仁、枇杷叶、土栝蒌皮、郁金、山栀皮、枳壳汁、桔梗汁。

蒋(三一)。肺痹,鼻渊,胸满,目痛,便阻,用辛润自上宣下法。紫菀、杏仁、栝蒌皮、山栀、香豉、白蔻仁。

董,高年。疟后,内伤食物,腑气阻痹,浊攻腹痛,二便至今不通,诊脉右部弦搏,渴思冷饮。昔丹溪大小肠气闭于下,每每开提肺窍,《内经》谓肺主一身气化,天气降,斯云雾清,而诸窍皆为通利。若必以消食辛温,恐胃口再伤,滋扰忧症,圣人以真气不可破泄,老年当遵守。紫菀、杏仁、栝蒌皮、郁金、山栀、香豉。

又,舌赤咽干,阳明津衰,但痰多不饥不食,小溲不爽,大便尚秘,仿古人以九窍不利,咸推胃中不和论治。炒半夏、竹茹、枳实、花粉、橘红、姜汁。

叶女。二便不通,此阳痹,当治在肺。紫菀、

杏仁、蒌皮、郁金、黑山栀、桔梗。又威喜丸。

某。瘅疟肺病，未经清理，致热邪透入营中，遂有瘀血暴下，今诊舌白不渴，不能纳食，大便九日不通，乃气痹为结，宗丹溪上窍闭，则下窍不出矣。杏仁、枇杷叶、栝蒌皮、川郁金、香豉、苡仁。

又，用手太阴药，即思纳谷，阳明气痹无疑。紫菀、杏仁、枇杷叶、栝蒌皮、郁金、黑山栀。

《剑慧草堂医案·卷中·痹症》

肠痹腹胀，胃纳尚振，腰酸带淋，心惕耳鸣，脉弦，舌淡绛，嗌非跗肿，脾脏伤矣。生地（杵）一两、芝麻（绢包）四钱、龙齿四钱、赤小豆三钱、泽泻（盐水炒）三钱、山药三钱、麻仁（杵）三钱、当归（酒炒）、石决一两、带皮苓三钱、黄柏（盐水炒）二钱、炙草三分、生料扁衣三钱。

《沈菊人医案·卷上·三十一、肠痹》

沈。肠痹，腑阳窒塞，二便不通，脘胀少纳干呕，少腹旁痛，脉弦细，此属血虚不能灌溉其腑阳也，大肠与肺相为表里，养血中佐以开肺，以肺主气化故也。生首乌、柏子仁、松子仁、苏子、紫菀、元明粉、郁李仁、火麻仁、杏仁、木通。

又，血燥不能下顺阳明之精，肠痹不便，小溲淋滴且痛，气化亦为不利，肾司二便，阴气之虚无疑，法当养阴通幽。生地、柏子仁、桃仁泥、升麻、槐角、丹皮、紫菀、火麻仁、郁李仁、杏仁、泽泻、山栀。外用猪胆汁导。

《缪松心医案·肠痹》

张。前议温润宽畅，仍未大便，似有欲便不得之势。且云肢麻畏寒，明是阳气衰弱，失司旋转，其胁痛且喜温暖则适，尤属可征，六腑为阳，以通为用，胃宜降和，自然之理也。症因频经呕吐，胃气逆行，失血之后，幽门广肠则燥，愈燥则愈结，最难取效者，缓以图之，如济川并五仁、通幽，皆王道治法，未敢险峻耳。苁蓉、当归、牛膝炭、柏子仁、麻仁、松仁、枳壳、苏子、新会白。三剂后大便下。

沈。纳谷稍可，大便燥坚，液枯欲结之象。白蜜、半夏、当归、柏子仁、牛膝、枳壳、橘红、苏子、郁金、竹沥、姜汁。

周，29岁。劳动伤阴，肛门火燥，大便不爽，议与清滋。大补阴丸加麦冬、槐米。

周，51岁。二便不爽，《经》云：九窍不和，肠胃之所生也。麻仁、桑叶、杏仁、芝麻、蒌仁、木通、枳壳、车前、川朴。

顾。脉仍革，右为甚，肠痹症也。鲜生地、归须、牛膝、麻仁、杏仁、沉香汁、川朴、柏子仁。

裴。操持过度，心肾不交，饥不能食，大便艰涩，皆津液内亏，阳明失司，出纳图治非易。苁蓉干、制洋参、茯神、牛膝、枣仁、乌芝麻、柏仁、麦冬。

又，六日不更衣，胃腑失司下行，脉象短涩，液亏之象，法宜温润。苁蓉、牛膝、火麻仁、郁李仁、乌芝麻、当归、麦冬、柏子仁、茯神。仍服天王补心丹，参汤送下。

又，得大便不爽，形气衰弱，尺脉尤虚，殊为可虑，拟方商正。大苁蓉、人参、茯神、牛膝、柏子仁、沉香汁、紫石英、麦冬、五味、坎炁，天王补心丹。

又丸方：人参、生地、当归、元参、天冬、丹参、枣仁、茯神、麦冬、远志、柏子仁，蜜丸，朱砂为衣。淮麦、南枣汤下。

刘，47岁。木乘胃土，腹胀，大便不爽，恐延肠痹。蒌皮、桑叶、乌芝麻、枳壳、腹皮、青皮、陈皮、白芍、半夏、沉香、乌药汁。

冯，39岁。气滞脘痞，大便不爽，肠痹例治。香附、郁金、枳壳、紫菀、沉香汁、神曲、瓜蒌、杏仁。

胡。痢后肠痹，咳嗽不大便。杏仁、枳壳、橘红、腹皮、蒌皮、桔梗、麦芽、桑皮。

朱，56岁。二便艰涩，气坠不爽，症已久延，《经》言肾开窍于二阴，治从此义。大苁蓉、枳壳、淡秋石、茯苓、陈皮、炒柏仁、当归、车前子。

朱，35岁。木郁水亏，气坠涩痛，溲不利而大便燥，症延四载，不易图治。生地、丹皮、当归、胆草、木通、柴胡、山栀、白芍、车前。

钱。服润燥宽畅，得大便而少腹之胀满不减，痰多纳少，脘痞脉短，色夺消瘦，与胃实腑病有间矣，仿济川煎合肠痹例。胖苁蓉、牛膝、桑叶、柏仁、麦芽、当归、枳壳、芝麻、杏仁。

余。肾司二便，出纳之权废弛，大便燥坚，小溲不禁，高年治在命门。炒熟地、当归、五味、苁蓉、杞子、补骨脂、柏仁、黑芝麻。

《张聿青医案·卷八·肝火肝阳》

高右。两和肝胃之阴，肃肺以通肠痹，肺与大肠本相表里，清肃之令一行，府气自然通降。所以药进之后，如鼓应桴，大便即解，甘以养胃，阳土得和，风木之气，不能动辄摇撼，所以烦之状已定，身热退清，面红赤转淡，脉弦大转柔，舌苔浮腐顿化。

惟不易酣寐，而易汗出，还是阳不藏敛之兆，其为伏邪之后，肝胃阴伤，可谓毫发不爽矣。若踵余邪蕴湿论治，则阴愈伤而热愈甚，热愈甚则邪愈不敢撤，真有不堪设想者，今药既平反应验，无庸再事更章。方草正之。金钗石斛、鲜竹茹、炒杞子、茯神、火麻仁、淮小麦，煎汤代水。

《张聿青医案·卷十三·疝气》

四诊痛势大减，略能安寐，大便不行，仍然恶心呕吐，吐出不堪秽臭，胃中窒闷异常，面色晦浊，目有红光，脉左弦右滑，良由疝气上冲。胃之下口，即小肠上口，火府之气，不克下行，转从上逆，令糟粕从胃底翻出，胃浊不降，痰聚胸中，胆阳上逆，面晦目红不寐，宜有种种现象矣。夫大肠居小肠之下，与肺相表里，兹与逸山甘仁两先生同议，控逐胸中之结聚，使肺气下通于大肠，肠痹得开，则火府之气，或从下行，冀糟粕亦转旋顺下，未识能如愿否。

制半夏三钱，块辰砂四钱，细木通一钱五分，炙紫菀肉四钱，旋覆花二钱，白茯苓五钱，姜汁炒山栀三钱，鲜竹茹三钱，柿蒂五个，控涎丹八分开水先调服。

《也是山人医案·肠痹》

赵（三三）。温湿困郁，二便不通，纳谷胀，此属肠痹，宗丹溪腑病治脏法。紫菀一钱，杏仁三钱，枳壳一钱，炒香淡豉一钱五分，栝蒌皮一钱五分，黑山栀一钱五分，郁金一钱。

韩（四九）。温湿阻其气分，色痿少纳，二便欲解不通，此属肠痹之类，夫肠痹原系腑病，而腑病当治其脏，每用开提肺窍，自能气化，斯湿温少解，渐可减轻，倘执体怯，不但治病不合，且味甘药饵，妨碍中宫，恐延绵变患，不可度思矣。紫菀一钱，郁金一钱，枳壳一钱，炒香豉一钱五分，杏仁三钱，桔梗一钱，鲜枇杷叶三钱，栝蒌皮一钱五分。

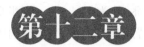

肠痈

肠痈主要指痰毒热结于肠府，以急性发作、持续伴有阵发性加剧的右下腹痛拒按为主要表现的病证。肠痈之发生系因外邪侵袭，壅热肠腑；饮食不节，损及脾胃；饱食后暴急奔走或忧思恼怒，气机受阻等，导致肠腑传导失职，气血瘀滞，败血浊气壅遏，湿热积滞肠间，发而为肠痈。如热毒过盛，则败肉腐败，化而为脓。古代文献中肠痈的概念较为宽泛，有狭义和广义之分。狭义肠痈的定义为发生在肠道内的痈肿，属于"内痈"范畴，相当于西医学的急性阑尾炎、回肠末端憩室炎、溃疡性结肠炎等，现主要指急性阑尾炎和阑尾脓肿。广义肠痈则是腹内大小肠解剖部位及其周围发生的痈疽，包括了西医学中腹壁内外、腹腔、盆腔内的多种化脓性疾病如腹膜炎、肝脓疡、膈下脓肿、脐痈、溃疡性结肠炎、肠粘连等病症。

【辨病名】

一、肠痈不同称谓〔肠痈、伏梁、息（瘜）积、息贲〕

1. 肠痈

肠痈之名出自《黄帝内经素问·厥论》，而东汉张仲景撰著的《金匮要略》首次对肠痈的辨治作出经典论述，如大黄牡丹汤条文云："肠痈者，少腹肿痞，按之即痛。如淋，小便自调，时时发热，自汗出，复恶寒，其脉迟紧者，脓未成，可下之，当有血，脉洪数者，脓已成，不可下也。"以及薏苡附子败酱散云："肠痈之为病。其身甲错，腹皮急，按之濡，如肿状，腹无积聚，身无热，脉数，此为肠内有痈脓。"受仲景之说影响，古代医家多认为肠痈是以急性发作、腹痛拒按，汗出恶寒、大小便失常为主要表现的病证，如《医宗必读》曰："小腹重，按之痛，便数如淋，汗出恶寒，身皮甲错，腹皮肿急，滑脉而数，肠痈也。"从症状上来看，这与西医学病名

定义的急性阑尾炎、阑尾脓肿，多有腹痛、胃肠道反应、发热寒战、脉快的临床表现有接近之处，属于狭义肠痈。《外科正宗》指出："初起小腹疼痛，脉芤数者，瘀血也，宜下之，用大黄汤（大黄、朴硝、丹皮、白芥子、桃仁）。肠痈溃后，疼痛淋沥不已，宜托而补之，方用七贤散（茯苓、山药、牡丹皮、山茱萸、熟地黄、人参、黄芪）。"因肠痈发作时病人常有腿脚蜷缩的表现，又名缩脚肠痈、缩脚痈、吊脚肠痈，如《陈莘田外科方案》："传道失宣，大便窒塞，足屈不伸，右少腹作痛，按之有形，往来寒热，脉来滑数，舌苔糙白，乃缩脚肠痈是也。"《马培之医案》："缩脚痈两旬，右胯掣痛，兼恶寒热。"《秘方集验》载："吊脚肠痈，蜀葵根一两，金银花、陈皮、甘草、皂角刺各三钱，水煎服，不拘已成未成，皆效。"。古代妇女儿童因为卫生条件不良，常可能出现诸如产后腹腔感染、肠粘连、儿童急腹症、脐痈等情况，也被古代医家归纳到肠痈范畴。

《诸病源候论·小儿杂病诸候·肠痈候》："肠痈之状，小腹微强而痛是也。由寒热气搏于肠间，血气痞结所生也。"

《伤寒直指·卷十三·类证四·类伤寒六证》："小腹重，强按之痛，便数如淋，时汗出恶寒，皮肤甲错，腹皮肿急，脉滑数者，肠痈也。"

《秘传证治要诀及类方·卷之八·大小腑门·肠风脏毒》："肠痈即肠中生痈也，腹中疠痛，其始发热恶寒，证状难辨，因下脓血，乃觉；或小腹痛满，或小便涩滞，或脓从脐出，宜《千金》内补散、太乙膏。"

《医学纲目·卷之十九·心小肠部·痈疽所发部分名状不同》："（《素》）肝满、肾满、肺满，皆实，即为肿（王注云：满谓脉气满实，肿谓痈肿）。肺之痈，喘而两胠满（仲景云：肺痈吐脓如米粥，咽燥振寒）。肝痈，两胠满，卧则惊，不得小便。肾痈，脚下至少腹满（《大奇论》林亿云：脚下当作胠

下。《千金》云：肠痈之为病，小腹肿强，按则痛，便数似淋。仲景云：肠痈小腹痞坚，盖小腹痛而痞坚者，肾痈也。小便数而似淋者，肠痈也。即肺痈肝痈之属）。"

《丹溪手镜·卷之下·肺痿肺痈肠痈》："脉滑而数，小腹坚满，小便或涩，或汗或寒，为肠痈。"

《医宗必读·卷之五·伤寒·类伤寒五证》："小腹重，按之痛，便数如淋，汗出恶寒，身皮甲错，腹皮肿急，滑脉而数，肠痈也。"

《辨证录·卷之十三·大肠痈门》："人有腹中痛甚，手不可按，而右足屈而不伸，人以为腹中火盛而存食也，谁知是大肠生痈耳。大凡腹痛而足不能伸者，俱是肠内生痈耳。"

《证治汇补·卷之六·腹胁门·腹痛》："肠痈痛者，腹重而痛，身皮甲错，绕脐生疮，小便如淋。"

《医学心悟·卷一·医门八法·论消法》："当脐而痛，小便如淋，转侧作水声者，肠痈也。"

《医学心悟·卷四·内痈》："当脐而痛，腹皮膨急，溺数如淋，转侧摇之则水声者，肠痈也，《千金》牡丹皮散主之。"

《医学心悟·卷六·外科症治方药·肠痈》："肠痈，有生于肠内者，腹内胀急，大小便牵痛如淋，转侧摇之作水声，溃后则脓从大便出。有生于肠外者，当脐肿痛，腹皮胀急，溃后则脓自脐出，甚则穿溃大肠，食虫亦自脐出，势难为矣。"

《外科全生集·卷一·痈疽总论》："陶曰：中国之疮毒，西国则称之为发炎。有内炎外炎之名，外炎即痈疽，内炎即肺痈、肠痈等类。"

《医宗金鉴·伤寒心法要诀·卷三·类伤寒五证》："肠痈肿痛少腹坚，身皮甲错腹中急，便数似淋证中看……少腹重痛，便数似淋，身皮甲错，是肠痈也。"

《金匮悬解·卷十九·外科·疮痈肠痈浸淫》："仲景于疮痈之门，独列肿痈、肠痈二种。肿痈即痈之浅者，肠痈即疽之深者，证不多举，而义已概矣。《灵枢》'痈疽'之篇，条绪繁多，不过此两者之传变而已，无烦详引也。"

《医碥·卷之三·杂症·腹痛》："又肠痈腹痛，小腹痛并小便数，似淋，身甲错，腹皮急，按之软，如肿状，或绕脐生疮，可辨也。"

《杂病源流犀烛·卷二十七·腰脐病源流》：

"（脐病症治）《内经》曰：脐者，齐也。言其上下齐也。天枢之穴，正当脐两旁各二寸，是为身半也。《集要》曰：病人脐肿反出者死。脐反出，此为脐先死。凡人脓从脐中出者，肚痈也。丹溪曰，水肿脐突出者死。东垣曰：肠痈为病，绕脐生疮，或脓从脐出……脐傍紫黑，先厥后热，少腹痛如刀刮，二便皆涩，两足筋缩者，有肠痈之虑。"

《外科选要·卷上·痈疽诸症疮名十律》："肠痈还从脐突起。"

《伤寒指掌·卷一·类伤寒辨》："小腹重，皮急，按之痛，便数如淋，久必便脓血，时时汗出，复恶寒，脉滑而数者，肠痈也。"

《外科证治全书·卷一·痈疽部位名记》："红肿曰痈，白塌曰疽，部位既殊，称名亦异……其于内也：为肺痈，为胃痈，为脾痈，为肝痈，为肠痈。"

《类证治裁·卷之七·大小肠痈论治》："肠痈痛，身皮甲错，小便如淋，腹皮急，按之濡，右左足屈者，大小肠痈……其始发热恶寒，小腹满痛，反侧不便，或腿缩难伸，即肠痈确候。"

《瘦吟医赘·卷上》："内科于疡症多不甚留心，故方法亦不甚精熟，然肠痈有腹痛、吊脚沉重、肌肤甲错可辨，肺痈有咳唾臭痰、胸前隐痛可辨，故不致南辕北辙。"

《中西汇通医经精义·上卷·脏腑之官》："肠又系心之腑，其相通之路则从油膜，中之丝管上膈达包络以达于心，心遗热于小肠，则化物不出，为痢为淋，脾阴不足，则中焦不能受盛膈食便结，三焦相火不足，不能薰化水谷，则为溏泻。西医又有小肠发炎之症，即中国之泄痢肠痈等症。"

《中西温热串解·卷一·论温热、瘟疫、温毒即西医之重轻热症》："蜀彭唐宗海以小肠炎即中国之肠痈，其说近似而犹未确。何言之？仲景《伤寒》为治六气之书，并不专指一证而言。见三阳证即用三阳方，见三阴证即用三阴方，甚至有一日而病及少阴者，与小肠炎之来势甚缓，病情大不相同。彼徒习西法而于中医学问未深者，乌识所谓伤寒证哉？肠痈初起，亦有恶寒发热，而小肠炎初起甚寒冷，仅有几日泻利，且其热必朝轻暮重，肚腹按之痛，右胯部按之亦痛，胀满雷鸣，脾亦肿大，与肠痈症显有不同。"

《麻疹专论·附录·附上海陆士谔先生书》："盲肠炎即是肠痈。"

2. 伏梁

肠痈又名伏梁,出自《黄帝内经》,主要指心气下积于小肠,使小腹内产生自肠道至脐部位的痈肿积聚疾患。梁,本为桥坝一类堰塞水道的物体,张景岳认为"伏"指伏藏,"梁"指坚硬,是病邪在肠中顽固难治,积聚成块的形象说法。据《黄帝内经素问·奇病论》篇记载,伏梁病发作时"环齐(脐)而痛",《黄帝内经素问·腹中论》篇还记载了其"少腹盛""上下左右皆有根""裹大脓血在肠胃之外"的发病特点,发作时有腹满、环脐而痛、形成肿块、便下脓血的临床表现,与西医学克劳恩病的症状较为相似。

《黄帝内经素问·腹中论》:"人有身体髀股胻皆肿,环脐而痛,是为何病?岐伯曰:病名曰伏梁。此风根也,其气溢于大肠,而著于肓,肓之原在脐下,故环脐而痛也……病有少腹盛,上下左右皆有根……病名伏梁……裹大脓血,居肠胃之外。"

《八十一难经·五十六难》:"伏梁,起脐上,大如臂,上至心下。"

《黄帝内经太素·卷第十五·诊候之二·五脏脉诊》:"伏梁之病,大如人臂,从齐上至于心,伏在心下,下至于齐(脐),如彼桥梁,故曰伏梁。"

《重广补注黄帝内经素问·奇病论》:"以冲脉病故,名曰伏梁。然冲脉者,与足少阴之络,起于肾下,出于气街,循阴股内廉斜入中,循骨内廉并足少阴经,下入内踝之后入足下。其上行者,出脐下,同身寸之三寸关元之分,侠脐直上,循腹各行会于咽喉。故身体髀皆肿,绕脐而痛,名曰伏梁。"

《圣济总录·卷第七十一·积聚门·伏梁》:"伏梁心之积也,起于脐上,故少腹盛,上下左右皆有根,裹大脓血,居肠胃之外,故环脐而痛,此为风水之病,故身体髀胻皆肿,名曰伏梁,以其若梁之隐伏也。"

《玉机微义·卷二十·积聚门·论五积六聚治同郁断》:"伏梁证有二,名同而实异,不可不详焉,其一,上下左右皆有根,在肠胃之外,有大脓血,此伏梁义同肠痈。"

《类经·十七卷·疾病类·伏梁》:"伏,藏伏也。梁,强梁坚硬之谓……病名伏梁,是又不独以心积为伏梁也,盖凡积有内伏而坚强者,皆得名之。"

《医学入门·外集卷四·杂病分类·内伤

类》:"心积脐上,曰伏梁,言如梁之横架心下,令人烦心,乃火之郁也,忌热药与灸,又肠痈与此相似,但身股背肿,环脐而痛为痈。"

3. 息(瘜)积、息贲

息积之名,出于《黄帝内经素问·奇病论》:"帝曰:病胁下满气逆,二三岁不已,是为何病?岐伯曰:病名曰息积。此不妨于食,不可灸刺,积为导引服药,药不能独治也。"

息积,又称息贲,《黄帝内经灵枢·本脏》:"肝高,则上支贲切,胁悗,为息贲。"《难经·五十六难》:"肺之积,名曰息贲。"一般指肺气积滞在胁下,令人呼吸引痛,喘息困难的疾病,如《圣济总录·卷第五十七·心腹门·息积》:"(沉香丸)治息积,胁下气逆妨闷,喘息不便,呼吸引痛。"

息积、息贲本为相当于西医学肺气肿一类的疾病,和肠痈相去甚远,但也有少数医家将其引申为肠痈疾病的称谓,为全面展示古代肠痈病名,亦编入此类记载。

《三因极一病证方论·卷之十五·肠痈证治》:"更《内经》所载,有瘜积病。比见有得之二三年,遍身微肿,续乃大肠与脐连日出脓,遂致不救,此亦肠痈之类也,不可不审。"

《仁斋直指方论·卷之二十三·肠痈·肠痈论》:"《内经》有曰:息贲病,有人得之二三年,遍身微肿,其后大肠与脐俱出脓血,遂至不救,此亦肠痈类也。又可不审思而明辨之乎?"

《玉机微义·卷十五·疮疡门·论肠痈》:"《内经》所载,有息积病,此见有得之二三年,遍身微肿,续乃大肠与脐连日出脓,遂致不救,此亦肠痈之类也,不可不审。"

《赤水玄珠·第二十四卷·肠痈》:"若二年间,遍身微肿,大便与脐出脓,此息积之症也,多致不救。"

《杂病源流犀烛·卷十四·积聚癥瘕痃癖痞源流(息积病)》:"亦或肠胃因虚,气癖于肓膜之外,流于季胁,气逆息难,经年累月,医所难治,久则荣卫停凝,一朝败浊,溃脓为痈,多至于不救……则息积之病,盖有不容忽视者。"

二、肠痈分类命名

古代文献对肠痈的命名通常根据发病脏腑、病发特点、病因病机对本病进行命名,此外也有按特殊人群对肠痈进行命名。

（一）按部位命名

古代医家常根据疼痛痈肿较甚的部位给肠痈命名，认为发于脐右侧两寸的天枢穴附近的是大肠痈，常伴有大便脓血或不通；发于小腹、脐下三寸的关元穴附近的是小肠痈，常伴有小便淋痛，发于肠内、大小便作痛的是内肠痈；发于肠外、凸于肚脐的为外肠痈；若脐间出脓、绕脐生疮为盘肠痈；也有的医家将大便伴有脓血的肠痈称为直肠痈。

1. 大肠痈

《太平圣惠方·卷第六十一·辨痈疽证候好恶法》："天枢隐隐痛者，大肠疽，其上肉微起者，大肠痈。"

《外科集验方·卷下·肠痈痔瘘论》："大肠痈者，乃阴阳偏胜，喜怒无时，伏于脏腑之中，结在肠胃之内，血凝气滞，回旋失度，不能通行，聚结成痈，致生肿痛。"

《外科启玄·卷之五·肠痈》："其病小腹重，按之痛，小便如淋，时时汗出恶寒，身皮错，右甚者，大肠痈。"

《外科大成·卷四·不分部位大毒·内痈总论·大肠痈》："大肠痈之发，必先天枢穴隐痛不已（穴在脐旁二寸），右边痛甚，脉则右寸洪数。"

《辨证录·卷之十三·大肠痈门》："人有大肠生痈，右足不能伸，腹中痛甚，便出脓血，肛门如刀割，此肠痈已经溃烂也。"

《类证治裁·卷之七·大小肠痈论治》："大肠在脐之右，天枢穴属大肠。患痈则右腿不能伸……大便出脓血者，为大肠痈。"

《高注金匮要略·疮痈肠痈浸淫病脉证治第十八》："大肠闭结，而其气积热，气热而郁滞，则血不流行，故痈。"

《评注产科心法·下集·产后门·腹内痈》："其大肠痈者，便难出，治不如法，或不与出毒，毒必烂肠，肠伤必泻，上不饮食而呕恶，口中有一股浊秽之气，此肠烂穿必死。"

2. 小肠痈

《太平圣惠方·卷第六十一·辨痈疽证候好恶法》："关元隐隐痛者，小肠疽；其上肉微起者，小肠痈。"

《外科启玄·卷之五·肠痈》："其病小腹重，按之痛，小便如淋，时时汗出恶寒，身皮错，腹皮急，如肿左甚者，小肠痈。"

《外科大成·卷四·不分部位大毒·内痈总论·小肠痈》："小肠痈之发，必先关元穴隐痛不已（穴在脐下三寸），初起发热恶风，脉芤而数，腹急肿痛，大便坠，小便涩。"

《辨证录·卷之十三·小肠痈门》："人有腹痛呼号不已，其痛却在左腹，按之痛不可忍，不许人按，医以为食积在大肠也，谁知是小肠之生痛耳。"

《杂病源流犀烛·卷三·大肠病源流》："仲景之言，虽统大小肠痈皆然，其中有当分辨者，如小便数似淋，惟小肠痈有之，大便下脓血，则又大肠痈症居多。盖小肠痈竟有脓血从小便中出者，若大肠痈，脓血断无出自小便者也。"

《杂病源流犀烛·卷七·小肠病源流》："小肠痈，小肠火热病也。或因七情饮食，或因经行产后瘀血留积。其症发热恶寒，脉芤而数，肤皮错纵，腹急渐肿，按之内痛，大便重坠，小便涩滞若淋，或小腹隐痛坚硬，如掌而热，肉色如故，亦或焮赤微肿，甚者脐突腹胀，转侧有水声（宜大黄汤）。"

《医述·卷十二·杂证汇参·肺痿肺痈》："小肠痈与大肠痈相似，而部位略高。"

《类证治裁·卷之七·大小肠痈论治》："小肠在脐之左，关元穴属小肠。患痈则左腿不能伸……按小便数似淋，或小便出脓血者，为小肠痈。"

《类证治裁·卷之七·大小肠痈论治·肠痈脉案》："李氏，寒热脉数，少腹左偏痛引内腘，数日一更衣，左足不伸，此小肠痈也。"

《评注产科心法·下集·产后门·腹内痈》："小肠痈必穿脐而出，势已危矣。"

3. 内外肠痈

《验方新编·卷十一·痈毒诸症·肠痈》："肠痈有生于肠内者，腹内胀急，大小便牵痛如淋，转侧摇之如水声，溃后则脓从大便出。有生肠外者，肚脐肿痛作胀，或一足弯曲，口有臭气，或脓自脐出，甚则肠穿有虫自脐中出，势难为计。"

《高淑濂胎产方案·卷四》："内肠痈肿痛，当脐必硬……如肚腹胀痛者，内肠痈是也。"

4. 盘肠痈

《伤寒绪论·卷上·总论》："若从脐中出者，为盘肠痈，难治。"

《针灸逢源·卷五·证治参详·痈疽门》:"肠痈……或绕脐生疮,或脐间出脓,为盘肠痈,难治。"

《针灸逢源·卷五·证治参详·痈疽门》:"或绕脐生疮,或脐间出脓,为盘肠痈,难治(一方用生菜油日几服,有效,以其利肠解毒也)。"

《类证治裁·卷之七·大小肠痈论治》:"脓从脐中出者,为盘肠痈,多不治。"

5. 直肠痈

《伤寒绪论·卷上·总论》:"若脓从大便出者,为直肠痈,易治。"

《针灸逢源·卷五·证治参详·痈疽门》:"肠痈,小腹重强,按之痛,小便如淋,汗出恶寒,身皮甲错,腹皮急如肿状,脉洪数者,脓已成。若大便脓血,为直肠痈,易治。"

(二)按病因病机命名

肠毒(痰毒肠痈)

《古今医鉴·卷之四·痰饮》:"洞虚子曰:痰证古今未详,方书虽有悬饮、流饮、支饮、痰饮、溢饮之异,而莫知其为病之原……甚为肺痈、肠毒、便脓、挛跛。其为内外奇怪疾病,非止百端,皆痰之所致也……或此消而彼长,渐成笃疾,皆系痰毒内攻。或使烂痰臭,或作肠痈内疽。"

(三)按人群命名

1. 妇人肠痈

妇人肠痈常发生于产后,由于古代卫生条件较差,加上产后体质虚弱,常有产后腹腔感染的情况发生,或产后恶露瘀血不行导致的妇女腹痛痈肿,在古代医家看来皆属于妇人肠痈。

《备急千金要方·卷二十三·痔漏方·肠痈第二》:"腹中疞痛,烦满不安,或胀满不下饮食,小便涩。此病多是肠痈,人多不识。妇人产后虚热者,多是此证。"

《推求师意·卷之上·杂病门·肠痈》:"一妇以毒药去胎后,当脐右结块,块痛甚则寒热,块与脐高一寸,痛不可按,脉洪数。谓曰:止瘀血流溢于肠外育膜之间,聚结为痈也。"

《校注妇人良方·卷二十四·妇人肠痈方论第十三》:"妇人肠痈,因经行、产后瘀血,或七情饮食所致。其症小便如淋,发热恶风,身皮甲错,腹皮肿急,按之软如肿状,或腹胀大,转侧有水声,或绕脐生疮,或大便出脓。"

《赤水玄珠·第二十四卷·肠痈》:"妇人肠痈,因经行产后瘀血,或七情饮食所致,其证小便如淋,发热恶风,身皮甲错,腹皮肿急,按之软如肿状,或腹胀大,转侧有水声,或绕脐生疮,或大便出脓。其脉迟紧者,脓未成,用活命饮以解其毒;脉滑数者,脓已成,用云母膏以下其脓。若二年间,遍身微肿,大便与脐出脓,此息积之症也,多致不救。"

《孕育玄机·卷下·肠痈》:"产后肠痈,因产恶露停滞,小腹作痛,急宜行之,缓则腐为脓,难治。若流注关节,则患痈疽,多为败症,宜服瓜子仁汤。"

2. 小儿肠痈

小儿体禀未实,脾胃娇嫩,易于伤食而致肠痈,其证和成人类似,甚者有脓汁穿脐而出的症状。

《小儿卫生总微论方·卷十七·肠痈论》:"小儿肠中有痈疮者,由寒热之气搏于肠间,气血结滞而生也。其候食少,腹中痛闷,小肠微强者,是也。治小儿肠生痈疮,以鲤鱼肠煮令食之。"

《赤水玄珠·第二十五卷·脐突光肿脐汁不干》:"惟肠痈一症,亦令脐中汁出,小腹肿硬,按之则痛,小便涩以淋,时时汗出恶寒,身皮甲错,肚皮紧急如肿之状,按之濡。"

【辨病因】

肠痈之病因,如《世医得效方》所云:"人之一身,血气周流则平。若冷热不调,喜怒不常,饮食不节,稍有壅聚,则随所发现。痈疖属表易治,疽、癌、瘰、瘤、发属脏腑,发于脑、背、颐上,最为难治。"其病发作多由饮食不节,暴饮暴食;或过食油腻,生冷不洁之物,损伤肠胃,湿热内蕴于肠间;或因饮食后急剧奔走,导致气滞血瘀、肠络受损;或因寒温不适、跌仆损伤、精神因素等均可导致气滞、血瘀、湿阻、热壅、瘀滞、积热不散、血腐肉败而成痈肿。

《简明医彀·卷之八·肠痈》:"证因荣卫不调,或瘀血停滞,或下焦积热,多患妇人、处子。"

《症因脉治·卷四·腹痛论》:"或膏粱厚味,蕴积肠胃,或劳动跌扑,损伤气血,或六淫之邪内伏,或恼怒郁结,气血凝聚,或偶有他病,误用温热补塞之药,亦能成痈。"

《外科大成·卷四·不分部位大毒·小肠痈》:"由饱食负重,或醉饱入房,或产难努力,或暴急奔走,致令气血壅遏,周旋失度,凝滞而成。"

《金匮要略广注·卷下·疮痈肠痈浸淫病脉证第十八》:"有内外因,如《经》云:膏粱之变,足生大丁。又云:东方鱼盐之地,鱼者热中,盐者胜血,民病痈疡是也。肠痈乃湿热瘀血,流入大小肠而成,其致病有男子暴急奔走,以致肠胃传送不能舒利,败血浊气壅遏而成者;有妇人产后体虚多卧,未经起坐,又或坐草艰难,用力太过,产后恶露未驱,以致败血停积,肠胃结滞而成者;有饥饱劳伤,担负重物,致伤肠胃;或醉饱房劳,过伤精力;或生冷并进,以致气血乖违,湿动痰生,多致肠胃痞塞,运化不通,气滞而成者,此生肠痈之由也。浸淫者,湿渍之状,脓水流处,即溃烂成疮,故名浸淫疮,是湿热蕴蓄而发者。然疮痈、浸淫,生于外者也;肠痈,生于内而有证见于外者也。生于外者,宜按法治之;生于内者,勿错误处之,则庶几矣。"

一、六淫外袭

1. 寒温不适

古代医家认为人体不能适应环境寒热温度时,体内营卫正气与外来邪气在肠内交争,再遇热,气血瘀积,常能腐蚀肠道,化生痈脓。

《诸病源候论·小儿杂病诸候·肠痈候》:"由寒热气搏于肠间,血气痞结所生也。"

《太平圣惠方·卷第六十一·治肠痈诸方》:"夫肠痈者,由寒温不适,喜怒无常,使邪气与荣卫相干在于肠内,遇热加之,血气蕴积,结聚成痈,热积不散,血肉腐坏,化而为脓。"

《圣济总录·卷第一百二十九·肠痈》:"论曰:肠痈由恚怒不节,忧思过甚,肠胃虚弱,寒温不调,邪热交攻,故营卫相干,血为败浊,流渗入肠,不能传导,蓄结成痈,津液腐化,变为脓汁。"

《世医得效方·卷第十九·疮肿科·总说》:"肠痈乃荣卫相干,气为败浊,小腹如肿,大小便或涩,或复汗出,或复寒热是也。若腹皮急,按之濡,身无热,乃阴冷所成;小腹坚痞,按之痛,身有热,乃结热所成。"

《医灯续焰·卷十四·肠痈脉证第七十六》:"肠痈者,肠内生痈也。大肠、小肠皆有之。大抵

得之不节饮食、不适寒温。或积垢瘀凝,或败血留滞。壅塞不行,久郁化热,久热腐脓,而痈斯成矣。如小腹肿痞皮急,按之则痛,小便数如淋,或复自调,时或发热,或自汗恶寒,身如甲错。外无热,内无积聚而见上证者,皆肠痈之候也。"

《成方切用·卷十一下·痈疡门·金银花酒》:"痈疽之生,始于喜怒忧思之不时,饮食居处之不节。或金石草药之发动,寒暑燥湿之不忧调。致阴阳不平而蕴结,营卫凝涩而腐溃。轻者起于六腑,浮达而为痈。重者发于五脏,沉涩而为疽。大抵实者为痈,浅者为疖,深则为疽矣。发于外者为背疽脑疽眉鬓等疽,发于内者为肝痈、肺痈、肠肚等痈。"

《杂病源流犀烛·卷三·大肠病源流》:"其致病之由,总因湿毒郁积肠内,却又有寒热之分。其腹皮急,按之濡,身不热者,乃阴寒所成(宜牡丹散,内托十宣散加茯苓)。其小腹痞坚,按之痛,身发热者,乃结热所成(宜大黄牡丹汤、黄黑散)。"

2. 寒气化热

寒气外客,使经脉脏腑凝滞,气血不行,郁久化热,又腐肉生脓,在肠道则发为肠痈。

《普济方·卷二百八十八·痈疽门·痈疽发背作寒热》:"由寒气客于经络,折于血气,血涩不行,乃结成疮肿。又诸阳气臻集,寒化为热,热盛则肉腐为脓,此皆脏腑壅滞,毒气不得宣通,故令寒热也。"

《金匮悬解·卷十九·外科》:"《灵枢·痈疽》:寒邪客于经脉之中则血涩,血涩则不通,不通则卫气归之,不得复反,故痈肿。寒气化为热,热胜则腐肉,肉腐则为脓,是痈成为热,而其先则寒也。疮痈者,营卫壅阻之病也。营气得寒,血脉凝涩,壅阻卫气,蓄积结硬,卫郁热盛,肉腐为脓。脓不泻则烂筋,筋烂则伤骨,骨伤则髓消,筋骨肌肉不相荣,经脉败漏,熏于五脏,脏伤则人死矣。浅者为痈,深者为疽。痈者,营卫之壅塞于外者也,疽者,气血之阻滞于内者也。疽之外候,皮夭而坚,痈之外候,皮薄以泽,阴阳之分也。仲景于疮痈之门,独列肿痈、肠痈二种。肿痈即痈之浅者,肠痈即疽之深者,证不多举,而义已概矣。"

3. 阴冷久积

《外科理例·卷七·肠痈一百三十三》:"肠痈,身甲错,腹皮急,按之濡,如肿状。腹无聚积,

身无热,此久积冷所致,故《金匮》所用附子温之。"

4. 大肠实火

《杂病源流犀烛·卷三·大肠病源流》:"大肠痈因七情饮食,或经行产后瘀血留积,以致大肠实火坚热所生病也。"

5. 大肠湿热

《脉因证治·卷三》:"肠痈,脉滑为实,数为热。卫数下降,营滑上升,营卫相干,血为败浊,皆湿热之所为也。"

《医学原理·卷之十一·痈疽疮疡门·丹溪治痈疽诸毒活套》:"凡肠痈之病,乃是湿热积,其症小腹重,强按之则痛,小腹淋数,时时汗出,腹胀,大转则有水声,或绕脐生疮,或脓自脐出,或大便脓血。"

《成方便读·卷三·清火之剂·榆槐脏连丸》:"然大抵由乎湿热郁于大肠,逼于血分者为多。"

二、不内外因

《普济方》云:"夫天产动物,地产植物,阴阳禀质,气味浑然,饮食和德,适节而无过。"《高注金匮要略》亦云:"痈者,壅也,拥也。或七情之内火,或六淫之外邪,流于隧道,郁于经穴,以致气血不通,而壅塞拥起之象,故名痈。"肠道作为食物消化吸收的重要场所,若所食不当,或受纳不节,或起居失宜,或劳力伤肠,或七情内火等因素,使人体暴倍自然,乖于习性,导致肠腑受伤,肉溃生脓,都有引发肠痈的可能。

1. 饮食不节

《医灯续焰·卷十四·肠痈脉证第七十六》:"肠痈者,肠内生痈也。大肠、小肠皆有之。大抵得之不节饮食、不适寒温。或积垢瘀凝,或败血留滞。壅塞不行,久郁化热,久热腐脓,而痈斯成矣。"

《医方简义·卷五·妊妇内痈》:"妊妇胃痈,多食炙爆煎熬之物,助起胃火或动肝火,皆能成之。"

2. 服石致痈

《圣济总录·卷第一百八十三·乳石发动门·乳石发痈疽发背疮肿》:"论曰:乳石性本炎悍,服者苟将适失度,食饮不时,致热毒发泄,不择所出,或瘰疽发背,或肠痈溲膏,不可胜治,间虽有

未尝服乳石,而毒气溃漏如是者,亦以腑脏久蓄热毒。或以胞胎之初,禀受石气,其来有自。"

《普济方·卷二百八十八·痈疽门·诸发》:"痈疽者,乳石之疾,多发于阳部……复有心肾肺痈、肠痈、附骨疽证。"

《普济方·卷二百六十二·乳石门·乳石发痈肿》:"乳石性本炎悍,服者苟将适失度,食饮不时,致热毒发泄不择所出。或痈疽发背,或肠痈溲膏,不可胜治。间虽有未尝服石,而毒气溃漏如是者,亦以腑脏久蓄热毒。或以胞胎之初,禀受石气,其来有自。治法当先以疏利之剂,败其毒,而外施敷贴之术。盖六腑不和而成痈,若乳石散动热气,内乘六腑,六腑血气行于经脉,经脉为热所搏,而外有风邪乘之,则石壅结血气,否而成痈肿也。"

《寿世保元·卷九·痈疽》:"亦有久服丹石燥热之药,热毒结深,而发为痈疽也。"

3. 失治误治

《读医随笔·卷四·证治类·食填太阴证似结胸似温暑似阴虚》:"亦有肢冷额热,困倦无力,呼吸不续,自汗盗汗者,若误作阴虚,治以滋补,中气愈郁,痞满愈甚,甚者化为肠痈、胃痈,积为肺痈,轻亦传为痢疾矣。"

4. 体质因素

(1) 产后生痈

《鸡峰普济方·卷第十二·妇人》:"产后肠头如以针刺,连谷道,又如痔痛,小便如淋状,或时寒热,此产时用力并肠间,亦由阴虚阳邪客乘,盖毒气攻冲,谓之肠痈。"

(2) 儿童体禀

《慈幼新书·卷十一·疮疽杂症》:"世间疖疥疮癣痈毒,唯小儿独多,岂其稚阳纯气,易与岁运火热之政相乘耶?抑不识不知,而寒温动定之乖其道耶?又有父母余毒所遗,为儿终身痼疾者,可不有以治之耶?"

【辨病机】

一、热毒论

《医学纲目·卷之二十·心小肠部·肾脏风阴疮》:"(《本草衍义》)中下焦蓄风热毒,热气若不出,当作肠痈、内痔。"

《辨证录·卷之十三·大肠痈门》："惟大肠生痈,亦实有其故,无不成于火,火盛而不散,则郁结而成痈矣。然而火之有余,实本于水之不足,水衰则火旺,火旺而无制,乃养成其毒而不可解。"

《伤寒瘟疫条辨·卷四·医方辨·医方辨引》："凡肠痈生于小肚角,微肿而小腹阴痛不止者,是毒气不散,渐大内攻而溃,则成大患矣。"

二、风寒论

《洄溪医案按·刖足伤寒》："大凡风寒留于经络,无从发泄,往往变为痈肿,上为发颐,中为肺痈、肝痈、痞积,下为肠痈、便毒,外则散为斑疹、疮疡;留于关节则为痿痹拘挛;注于足胫则为刖足矣。此等证俱载于《内经》诸书,自内外科各分一门,此等证遂无人知之矣。"

三、湿热流注论

《外科心法·卷二·马益卿先生痈疽论》："肠痈作湿热积滞,人风难治。"

《丹台玉案·卷之六·乳痈门·附肠痈》："肠痈,因湿热流入小肠而成。"

《医学入门·内集卷一·脏腑·脏腑条分》："热秘脐满口疮,内结痔痈痢瘃。侠脐满痛,大便不通,或喘不能立,或口生疮,皆热症也。湿热内结,则为痔漏肠痈,痢下赤白。瘃者,赤色也。"

《外科备要·卷一证治·内痈·大小肠痈》："二证俱由湿热气滞凝结而成,或努力瘀血,或产后败瘀蓄积,流注于大肠小肠之中。"

四、气血不调论

1. 热壅血瘀论

《备急千金要方·卷二十三·痔漏方·肠痈第二》："论曰:卒得肠痈而不晓其病候,愚医治之错则杀人。肠痈之为病,小腹重而强,抑之则痛,小便数似淋,时时汗出,复恶寒,其身皮皆甲错,腹皮急,如肿状,其脉数者,小有脓也(《巢氏病源》云:洪数者,已有脓也)。其脉迟紧者,未有脓也。甚则腹胀大,转侧闻水声,或绕脐生疮,或脓从脐中出,或小便出脓血。问曰:宫羽林妇病,医脉之,何以知妇人肠中有脓,为下之即愈。师曰:寸口脉滑而数,滑则为实,数则为热。滑则为荣。数则为卫。卫数下降,荣滑上升,荣卫相干,血为浊败,小

腹痞坚,小便或涩。"

《神农本草经疏·卷十八·兽部下品·猪悬蹄》："湿热下注则为五痔内蚀,热壅血滞则为肠痈。"

《简明医彀·卷之二·伤寒》："有类伤寒四证……或内生肺痈、肠痈之类(依外科治),有因跌损闪挫亦发热者,瘀血也。"

《金匮要略广注·卷下·疮痈肠痈浸淫病脉证第十八》："肠痈乃湿热瘀血,流入大小肠而成,其致病有男子暴急奔走,以致肠胃传送不能舒利,败血浊气壅遏而成者;有妇人产后体虚多卧,未经起坐,又或坐草艰难,用力太过,产后恶露未驱,以致败血停积,肠胃结滞而成者;有饥饱劳伤,担负重物,致伤肠胃;或醉饱房劳,过伤精力,或生冷并进,以致气血乖违,湿动痰生,多致肠胃痞塞,运化不通,气滞而成者,此生肠痈之由也……肠痈者,热聚于内,则腠理气血自为壅瘀,故皮肤厚而粗老,如鳞甲之错杂者然也,腹皮急,以有痈也,濡如肿状,脓已成也。凡病腹有积聚者,脉因积聚而数,身有热者,脉因身热而数。若腹无积聚,身无热,脉岂无故而数哉?故知腹内有痈脓也。"

《金匮玉函经二注·卷十八·疮痈肠痈浸淫病脉证并治第十八》："[补注]血积于内,然后错甲于外,《经》所言也,肠痈何故亦然耶?痈成于内,血泣而不流也。惟不流,气亦滞,遂使腹皮如肿,按之仍濡。虽其患在肠胃间,究非腹有积聚也。外无热而见数脉者,其为痈脓在里可知矣。"

《吴氏医方汇编·第五册·肠痈》："夫肠痈者,湿热瘀血流入小肠而成。"

2. 气积血滞论

《医方集宜·卷之十·外科·形证》："肠痈者,是气血凝于肠胃之间,结而不散发为痈肿。其症小腹肿硬如掌,抑之则痛,小便涩如淋,时有汗出恶寒,腹皮紧急,转侧有水鼓,或逸脐生疮,是其症也。"

《孕育玄机·卷下·肠痈》："产后流注与肠痈,皆败血凝滞所致。"

《外科心法要诀·卷七·内痈部·大小肠痈》："此二证俱由湿热气滞凝结而成。或努力瘀血,或产后败瘀蓄积,流注于大肠、小肠之中。"

《高注金匮要略·疮痈肠痈浸淫病脉证治第

十八》："大肠闭结，而其气积热。气热而郁滞，则血不流行，故痛。"

《评注产科心法·下集·产后门·产后心腹诸痛》："产后积瘀，每生内痈，人所罕识。其流腿股而生者，外出毒也。此外科可治，然无大害。积于内而生大小肠痈者，内科产科之事也，不可不知……若瘀不散，久防生肠痈。"

《高淑濂胎产方案·卷四》："产后痈疽，此由气衰血阻，营卫不调，经络不行，瘀而为毒，甚则发为内外肠痈。"

3. 痰血流注论

《丹溪心法·卷五·痈疽八十五》："肠痈，大肠有痰积死血流注，桃仁承气汤加连翘、秦艽。近肛门破入风者难治，防风之类。"

《古今医鉴·卷之四·痰饮》："一切心气冷痛，如停冰块，或通身散入腹中绞痛，上攻头面肿硬，遍身四肢痿软，或痛或痒，或溃或不溃，或穿而复闭，或此消而彼长，渐成笃疾，皆系痰毒内攻。或使烂痰臭，或作肠痈内疽。"

《济阳纲目·卷二十四·痰饮·治热痰方》："此系痰毒内攻，或使肺烂痰臭，或作肠痈内疽，每服量虚实加减服之，以下恶物，立见宽缓。"

《疡科纲要·卷上·外疡总论·论痛》："试就肿痛之各有不同者而分析言之。要皆有理可求，有源可溯，非臆说也。凡先肿后痛者，其病浅。外疡之常态，而亦外疡之轻恙也。先痛而后肿者，其病深。非附骨着节之大证（穿骨、穿踝、骨槽，如附骨疽，环跳疽，皆是），即流痰流注内痛之属也（痈、肚痈、肠痈等皆是，如腰疽、肋疽、肾俞疽）。"

五、正气亏虚论

《高注金匮要略·疮痈肠痈浸淫病脉证治第十八》："小肠之痈，起于阳虚，不能运水而聚湿，湿久则生虚热，湿热交蒸于小肠，则肠中之气血壅塞，而拥起成痈矣。"

六、脏腑失调论

1. 胃热生火论

胃火下移大肠，则引起大肠实热，导致肠痈的发生。

《医医偶录·卷二·大肠部》："大肠实者，胃实移热也。脉右尺必洪实。其症为便闭，为脏毒，

为燥渴谵语发狂，为肠痈。"

2. 肠部实火论

肠道本部实火，煎烁气血，则腐肠烂肉，化为肠痈。

《神农本草经疏·卷二·续序例下·五脏六腑虚实门》："肠痈，属大肠实火。"

3. 肾水阴亏论

《辨证录·卷之十三·大肠痈门》："人有大肠生痈，小腹痛甚，淋漓不已，精神衰少，饮食无味，面色痿黄，四肢无力，自汗盗汗，夜不能卧，人以为火盛生痈也，谁知水衰不能润肠耳。夫大肠之能传导者，全藉肾水之灌注。今因醉饱房劳，过伤精力，大泄其精，遂至火动而水涸，又加生冷并进，以致气血乖违，湿动痰生，肠胃痞塞，运化不通，气血凝滞而成痈也。然则生痈之先，本是肾水不足，痈溃之后，又复流其水，是因虚而益虚矣。"

《得心集医案·凡例》："阴火上冲，咽喉肿痛，则仿喻嘉言偷关之法。下则腹中疠痛，下利白脓，是为肠痈，故用托里排脓之法。"

4. 虚实夹杂论

《青囊秘诀·下卷·大肠痈论》："惟是大肠生痈，亦自有故，无不成于火，火盛而不散，则郁结而成痈矣。然火之有余，实本于水之不足。水衰则火旺，火旺而无制，乃养成其毒而不可解。"

七、失治误治论

《读医随笔·卷四·证治类·食填太阴证似结胸似温毒似阴虚》："亦有肢冷额热，困倦无力，呼吸不续，自汗盗汗者，若误作阴虚，治以滋补，中气愈郁，痞满愈甚，甚者化为肠痈、胃痈，积为肺痈，轻亦传为痢疾矣。"

【辨病证】

一、辨症候

1. 辨内感外伤

《伤寒证治准绳·入门辨证诀·伤寒类伤寒辨》："小腹重而强按之则痛，便数似淋，时时汗出，复恶寒，身皮甲错，腹皮急如肿状，脉滑而数者，肠痈也。胃脘隐隐而痛，手不可近，胃脉沉细，人迎逆而盛者，胃脘痈也。内伤外感，以人迎口、气口别之故，内伤之脉，人迎平而胃脘痈之脉，人迎反

盛，未有不误以为伤寒者，宜辨之早也。"

2. 辨经络

（1）少阳厥逆

《针灸甲乙经·卷四·经脉第一》："少阳厥逆，机关不利。机关不利者，腰不可以行，项不可以顾，发肠痈，不可治，惊者死。"

（2）手太阳、阳明经湿热

《医学正传·卷之六·疮疡》："《内经》曰：诸痛痒疮疡，皆属心火。又曰膏粱之变，足生大疔。荣气不从，逆于肉理，乃生痈肿。东垣谓荣气即胃气也，盖胃气调和，则荣卫之气，皆顺流而无逆于肉理耳。若夫饮食失节，肥甘过伤，以致湿热蕴积于肠胃之间，烧烁腑脏，煎熬真阴，此《经》之所谓阴之五宫，伤在五味，味伤发热，久而增气。故湿热之气，聚于下集，阴火炽盛，蓄于八脉，八脉沸腾，逆于经隧，气凝血滞，故其滋养精微之气，不能如常荣于肉理，是以结聚而成痈肿矣，《经》曰热胜则肉腐是也。法当视其所发之地，各从其经而处治焉。夫发于身之表者，其名一十有七……发于腔子之内者，其名有四：曰内疽，曰肺痈（手太阴经），曰肠痈（手太阳经，手阳明经）。"

3. 辨大小肠痈

《太平圣惠方·卷第六十一·辨痈疽证候好恶法》："天枢隐隐而痛者，大肠疽也，上肉微起者，大肠痈也（天枢二穴，在脐两旁各二寸陷中是）。关元隐隐痛者，小肠疽也，上肉微起者，小肠痈也（关元一名脓门，在脐下三寸），右验其人所募。"

《圣济总录·卷第一百二十八·痈疽门·痈疽统论》："天枢隐隐而痛者，大肠疽也。上肉微起者，大肠痈也（天枢二穴，在脐两旁各二寸陷中是）。丹田隐隐而痛者，三焦疽也。上肉微起者，三焦痈也（丹田一名石门、一名精室、一名命门，一穴在脐下二寸）。关元隐隐而痛者，小肠疽也。上肉微起者，小肠痈也（关元一名液门，在脐下三寸）。上验其人所募。"

《医方简义·卷五·妊妇内痈》："小肠痈因素，有瘀血挟起湿热，渗入膀胱而成。小肠痈之象，足不能伸缩者是也，至于大肠痈之症，亦由湿热内着，结而成痈，其候大便秘结，小腹坚肿，内作水鸡声，甚至脐黑而高突者。"

4. 辨脓成未成

《金匮要略·疮痈肠痈浸淫病脉证治第十八》："师曰：诸痈肿，欲知有脓无脓，以手掩肿上。热者为有脓，不热者为无脓，肉腐皮薄，热毒外逼。故以手掩肿上，热者为有脓，不热则热在里而尚未透出，故无脓。又按肿上，跳动顶指者为有脓，不顶指者为无脓，此法甚准。故并附于此。肠痈之为病，其身甲错，腹皮急，按之濡，如肿状，腹无积聚，身无热，脉数，此为腹内有痈脓。"

《备急千金要方·卷二十三痔漏方·肠痈第二》："肠痈之为病，小腹重而强，抑之则痛，小便数似淋，时时汗出，复恶寒，其身皮皆甲错，腹皮急，如肿状，其脉数者，小有脓也（《巢氏病源》云：洪数者，已有脓也）。其脉迟紧者，未有脓也。甚则腹胀大，转侧闻水声，或绕脐生疮，或脓从脐中出，或小便出脓血……卫数下降，荣滑上升，荣卫相干，血为浊败，小腹痞坚，小便或涩，或复汗出，或复恶寒，脓为已成。设脉迟紧，即为瘀血，血下则愈……刘涓子……云：肠痈之病，小腹痞坚，或在膀胱左右，其色或白，坚大如掌热，小便欲调时自汗出，其脉迟坚者，未成脓。"

《太平圣惠方·卷第六十一·治肠痈诸方》："汗出或复恶寒，脓为已成。设脉迟紧，聚为瘀血，血下则愈……又诸浮数脉，当发热而反淅淅恶寒，若有痛处者，当积有脓。"

《圣济总录·卷第一百二十九·肠痈》："其候少腹硬满，按之内痛，小便淋数，汗出恶寒，身皮甲错，腹满如肿，动摇转侧，声如裹水，或绕脐生疮，脓从疮出，或脓出脐中，或大便下脓血，宜急治之，不尔则邪毒内攻，腐烂肠胃，不可救矣。诊其脉洪数者，脓已成，设脉迟紧虽脓未就，已有瘀血也。"

《医学正传·卷之六·疮疡》："脉滑而数，数则为热，滑则为实，滑则主荣，数则主卫，荣卫相逢，则结为痈，热之所过，则为脓也。"

《医学心悟·卷二·伤寒类伤寒辨》："病人脉浮数，发热恶寒，而痛偏着一处，饮食如常者，蓄积有脓也，外痈、内痈皆见此候。何谓内痈？大抵口内咳，胸中隐隐而痛，吐唾腥臭者，肺痈也。腹皮膨急，按之则痛，便数如淋，转侧作水声者，肠痈也。"

《吴氏医方汇编·第五册·肠痈》："初起恶寒发热，小腹隐隐作痛，有似胀满，喘急异常，大便不通，饮食不进，甚者脐突，转侧水声，或绕脐生疮，溃下脓血，其脉必数。如紧数者，脓未成也。去紧但数,脓已成也。"

《疡科纲要·卷上·外疡总论·论肿疡辨脓之法》:"又有腹部空软之地,内发肠痈,肿必不高,形亦不巨,内虽成脓,而指下殊难分辨。若重按之则腹部本软,随手下陷,是其常态。然即有坚块,果能以指尖于成块处,细细体会,自能得心应手。"

二、辨色脉

1. 从色而辨

《圣济总录》云:"夫痈疽外发,其理易明,至于内痈内疽,隐而不见,目既不接,治之至难,然五脏六腑有俞募,虽结固于中,而自形于外,外察其部,内审其源,定药投方,若拔芒刺然,则痈疽之发,有五善七恶之证,不可不察也。"在诊疗条件尚不发达的古代,司外揣内、从色辨证,是了解内发肠痈病情进展的重要手段。

(1) 全身望诊

《高注金匮要略·疮痈肠痈浸淫病脉证治第十八》:"小肠湿热,则上逼胃中,胃土外应肌肉。湿热熏蒸,则血色不化,故身必甲错。"

(2) 望耳

《望诊遵经·卷下·诊耳望法提纲》:"肠痈则耳轮甲错。"

(3) 望舌

《增订通俗伤寒论·伤寒脉舌·辨舌举要》:"如舌上生脓腐,苔白带淡红,黏厚如疮中之脓,凡内痈最多此症,肺痈、肠痈多白腐苔。"

(4) 望脐

《望诊遵经·卷下·脐府望法提纲》:"脓从脐出,疮绕脐生,肠痈之候也。"

2. 寸口脉诊

《灵素节注类编·卷四上·四诊合参总论·经解》:"脾土居中,而主肌肉,其本脉和缓而敦厚,阴阳两平之象也……如又腹大,以脓血结于肠胃之外也;小甚,则气血皆虚,营卫不调,而为寒热;微小者,气虚不能化津,消渴而成瘅也;滑甚,为热,而在脾,脾主湿,湿热闭结,故瘅而兼癃,是前阴胀痛,小便不通也;微滑者,气虚湿热蒸而化虫,成蛊毒腹胀而内热,虫名蛕蝎也;涩甚者,气虚血瘀,成肠癃,微涩者,成内癃,皆肠痈之类,故多下脓血也。"

3. 肠痈主脉

《脉经》提出肠痈为实热所致,实则卫气下降,热则营气上升,两者方向相反,不能同行,则血瘀滞浑浊,甚则腐败而发为肠痈,在脉证上,实表现为滑,热表现为数,故其主脉为滑数。

《脉经·卷八·平痈肿肠痈金疮侵淫脉证第十六》:"问曰:官羽林妇病,医脉之,何以知妇人肠中有脓,为下之则愈? 师曰:寸口脉滑而数,滑则为实,数则为热,滑则为荣,数则为卫,卫数下降,荣滑上升,荣卫相干,血为浊败,少腹痞坚,小便或涩,或时汗出,或复恶寒,脓为已成。设脉迟紧,聚为瘀血,血下则愈。肠痈之为病,其身体甲错,腹皮(一作支)急,按之濡如肿状。肠痈者,少腹肿,按之则痛,小便数如淋,时时发热,自汗出,复恶寒,其脉迟紧者,脓未成,可下之,当有血。脉洪数者,脓已成,不可下也,大黄牡丹汤主之。"

《伤寒直指·卷一·辨平脉法第一》:"浮数之脉主邪在经,当发热,洒淅恶寒。病人一身尽痛,不欲饮食者,伤寒也。若发热恶寒,而痛偏一处,饮食如常者,非伤寒。是邪气郁结于经络之间,血气壅遏不通,欲畜聚成脓也。宇泰:伤寒书举类证数条,至痈疽之发,憎寒壮热大似伤寒,仲景已及之而后人多忽,何也? 然人身有焮肿处,无不自觉者。此条所言,必是内痈,故畜聚成脓也。如胃痈、肺痈、肠痈,皆各有辨。"

《症因脉治·卷四·腹痛论·附肠痈腹痛》:"(肠痈腹痛之脉)多见滑数。"

《医经小学·卷之二·脉诀第二·方脉举要》:"肠痈难知,滑数可推,数而不热,肠痈何疑。"

《普济方·卷二百八十六·痈疽门·肠痈》:"寸口脉滑则为实,数则为热。滑则为营,数则为卫。卫下降,营上升,遇热则营卫相干,血为浊败。小腹痞满,小便或难汗出,或复恶寒,脓为已成。设脉迟紧,聚为瘀血,血下则愈。脓成引日,又诸浮数脉当发热。"

《苍生司命·首卷·四言举要》:"肠痈实热,滑数可知。"

《医学正传·卷之六·疮疡》:"《脉经》曰:脉数身无热,内有痈也。一云:腹无积聚,身无热,脉数,此为肠中有脓,薏苡附子败酱汤主之。诸浮数脉,应当发热,而反洒淅恶寒,苦有痛处,当发痈肿。脉微而迟,反发热,弱而数,反振寒,当发痈肿。"

《心印绀珠经·卷上·七表属阳》："关芤则肠痈下血。"

《医学纲目·卷之二十二·脾胃部·腹痛》："肠痈亦腹痛,但小便数似淋,脉滑数为异耳。"

《太素心要·卷下·杂断类》："右芤积血在胸中,关腹暴痛主肠痈。"

《证治准绳·伤寒·入门辨证诀·伤寒类伤寒辨》："小腹重而强,按之则痛,便数似淋,时时汗出,复恶寒,身皮甲错,腹皮急,如肿状,脉滑而数者,肠痈也。"

《济阳纲目·卷七十三·腹痛·论》："肠痈痛,脐生疮,小便如淋,脉芤。"

《订正太素脉秘诀·卷上·五脏见沉脉者主病》："肺部沉,主咳嗽多呕,上气喘急,呕血失血,息贲肠痈。"

《景岳全书·卷之四十六圣集·外科钤(上)·论证》："伍氏云:痈疽之疾有二十余证:曰燎发、瘤发、石发、岩发、蜂巢发、莲子发、椒眼发、连珠发、竟体发、肠痈内发、脑背发、眉发、腮颔发、肺痈、瓜瓠发。大率随病浅深内外施治,不可迟缓。初发如伤寒,脉浮而紧是其候也。"

《医学入门·内集卷一·脏腑六脉诊法》："浮急肠风痈血痔,浮弦数急,主肠风肠痈,便血痔疮。"

《疡医大全·卷二·黄韫兮先生〈脉确〉》："轻手取之浮大软,重按中空边实芤(芤,草名,中空如葱。血行脉中,失血者其脉中空,故以芤比之),寸关吐衄肠痈病,尺部崩淋便血流(吐血、衄血、肠痈、血崩、血淋、大便下血等证,皆阳盛阴虚也,惟阳盛故其脉浮大,惟阴虚故其脉中空)。"

《杂病源流犀烛·卷三·大肠病源流》:"(脉法)仲景曰:趺阳脉滑而数,知当尿脓也。《脉经》曰:肠痈之脉滑而数,滑则为实,数则为热,滑则为荣,数则为卫,卫数下降,荣滑上升,荣卫相干,血为败浊。《脉诀》曰:肠痈难知,脉滑可推,数而下热,肠痈何疑,迟紧未脓,下以平之,洪数脓成,不下为宜。叔和云:关内逢芤肠里痈。"

《医学举要·卷二·时邪合论》:"少腹重按之痛,便数如淋,汗出恶寒,身皮甲错,腹皮肿急,脉滑数,肠痈也。"

《脉义简摩·卷二诊法类·脉分脏腑》:"又有以浮沉分脏腑者。如左寸,沉候心,浮候小肠;右寸,沉候肺,浮候大肠是也。""病之在十二经也,有气分,有血分。其在脏腑也,只可以在气分,而不可以在血分。在血分,则脏坏而死矣。书凡言在某腑某脏血分者,仍指其经络言之也。在腑者,为肠痈胃痈及淋浊也。"

(1) 紧涩脉主脓未成

《金匮要略·疮痈肠痈浸淫病脉证并治第十八》:"肠痈者,少腹肿痞,按之即痛,如淋,小便自调,时时发热,自汗出,复恶寒,其脉迟紧者,脓未成,可下之,当有血。"

《脉诀·正文》:"肠痈难知,滑数可推,数而不热,肠痈何疑,迟紧未脓,下以平之。"

《症因脉治·卷四·腹痛论·附肠痈腹痛》:"脉小而数,将有脓也……脉迟而小,未有脓也。"

《本草品汇精要·续集脉诀四言举要卷上·肠痈脉证第七十六》:"关脉芤虚微涩而紧,未脓当下。"

《苍生司命·首卷·四言举要》:"微涩而紧,未脓当下。"

《医学入门·外集·卷五·外科·痈疽总论·胸腹部》:"痰火盛者,脉数而滑。"

《脉学类编·切脉论证》:"肠痈实热,滑数可知,数而不热,关脉芤虚,微涩而紧,未脓当下,紧数脓成,切不可下。"

《高注金匮要略·疮痈肠痈浸淫病脉证治第十八》:"脉紧,为聚痛之应,气方阻而尚在聚痛,故知脓未成耳。"

(2) 紧数、洪数脉主脓已成

《金匮要略·疮痈肠痈浸淫病脉证并治第十八》:"肠痈者,少腹肿痞,按之即痛,如淋,小便自调,时时发热,自汗出,复恶寒……脉洪数者,脓已成。"

《脉诀·正文》:"洪数脓成,不下为宜。"

《症因脉治·卷四·腹痛论·附肠痈腹痛》:"洪大而数,已有脓也。"

《医灯续焰·卷十四·肠痈脉证第七十六》:"紧数脓成,切不可下。"

(3) 芤脉主血瘀

《症因脉治·卷四·腹痛论·附肠痈腹痛》:"脉迟而小,未有脓也。脉迟而涩,内蓄血也。"

《医学纲目·卷之二·阴阳脏腑部·诸脉诊病杂法》："(无择)寸芤为吐血,微芤为衄血,关芤为便血,为肠痈;尺芤为下焦虚,小便血出。"

《诊家枢要·诸脉条辨》："营行脉中,脉以血形,芤脉中空,脱血之象也。诀云:寸芤积血在胸中,关内逢芤肠胃痈。""芤脉浮大而弦,按之中空,故两头有,指下无,非如阴绝阳绝之不因,按而自不至也。诀语未误,寸芤积血,关芤肠痈。"

《明医杂著·卷之三·附滑伯仁先生〈诊家枢要〉·脉阴阳类成》："关芤:肠痈瘀血及呕血不食。"

《罗氏会约医镜·卷之一·脉法·二十七种脉证》："寸芤积血,脾芤肠痈……脾芤有肠痈,或不能统血。"

《丹溪手镜·卷之上·脉》："芤与浮相似,血虚也……关上(芤):脾胃虚热,肠痈、便血。"

《医学入门·外集·卷五·痈疽总论》："挟瘀血多者,脉数而芤。"

《四诊抉微·卷之七·切诊·芤》："关芤,肠痈下脓血及呕血不食;尺芤,大便血(《脉鉴》张三锡曰:关芤,肝血伤,必暴怒动血,胸中胀,仍有瘀血也)。"

《脉确·芤革》："轻手乱之浮大奂,重按中空边实芤(芤,草名,中空如葱。血行脉中,失血者其脉中空,故以芤比之)。寸关吐衄肠痈病,尺部崩淋便血流(吐血、衄血、肠痈、血崩、血淋、大便下血等症,皆阳盛阴虚也。摧阳,故其脉浮大。惟阴虚,故其脉中空盛)。"

《诊家枢要·脉阴阳类成》："芤,浮大而软,寻之中空旁实,旁有中无,诊在浮举重按之间。为失血之候,大抵气有余,血不足,血不能统气,故虚而大,若芤之状也。关芤,肠痈、瘀血。"

《丹溪脉诀指掌·辨七表脉病证》："芤脉主血,寸芤为吐血,微芤为衄血,关芤大便出血或为肠痈。"

(4)洪大脉主脓成未溃及溃后邪脉

《西原脉诀》："肠痈实热,滑数可知。数而不热,关脉芤虚。微涩而紧,未脓当下。紧数脓成,切不可下。"

《医经小学·卷之二·脉诀第二·方脉举要》："洪数脓成,不下为宜。"

《本草品汇精要·续集脉诀四言举要卷上·肠痈脉证第七十六》："肠痈系实热之证,其脉滑数可知。"

《四诊心法要诀·下》："痈疽未溃,洪大脉宜,及其已溃,洪大最忌……未溃属实,洪大为正脉也。溃后则虚,若仍见洪大,则为邪脉,最所忌也。"

《医学指要·卷三·二十八脉指要》："两寸见实,心肺火热,咽疼舌强,胸臆气塞。左关木热,热盛生风,右关土热,火炎中宫。两尺见实,肠痈不通。"

《高注金匮要略·疮痈肠痈浸淫病脉证治第十八》："夫腹中有积聚,则气机之往来短促,而脉数于里者有之。身有表热,则阳浮气胜,而脉数于表者有之。若俱无此,而脉见数,则数为气血不通,而热聚搏激之应,以症准之。则为腹内痈脓无疑矣。"

《诊脉三十二辨·辨肝胆脉》："洪大属火为实邪,又木火相合,木挟火而侮金,主肠痈。"

三、辨吉凶

《太平圣惠方·卷第六十一·辨痈疽证候好恶法》："然则痈疽之发,有五善七恶之证,不可不察也。烦躁时嗽,腹痛渴甚,或泄利无度,或小便如淋,一恶也;脓血大泄,肿燃尤盛,脓色败臭,痛不可近,二恶也;喘粗短气,恍惚嗜睡,三恶也;目视不正,黑睛紧小,白睛青赤,瞳子上视者,四恶也;肩项不便,四肢沉重,五恶也;不能下食,服药而呕,食不知味,六恶也;声嘶色脱,唇鼻青赤,面目四肢浮肿,七恶也。动息自宁,食饮知味,一善也;便利调匀,二善也;脓溃肿消,色鲜不臭,三善也;神采精明,语声清朗,四善也;体气和平,五善也。若五善见三则瘥,七恶见四必危。然则病有源同七恶,皮急紧而如善;病有源同五善,皮缓虚而如恶。夫如是者,岂凡医之所知哉?若五善并至,则善无以加也。若七恶并臻,则恶之剧矣。今载证候,并诸俞募,以伸明之。"

《普济方·卷二百八十二·痈疽门·总论》："病者脉数,身无热证,反渐渐恶寒,若有痛处,皆发其痈肿。欲知有脓无脓,以手掩上,若热者为脓,不热者无脓,此亦大略说也。若脉不数不热而痛者,盖发于阴也,不疼尤是恶证,不可不知。"

《疡科纲要·卷上·外疡总论·论肿疡辨脓之法》："但腹内生痈，辨脓虽难，而尤不可不辨之于早。盖疡生臂、臑、臀、腿等处坚实部位，脓成三五日而不能早决，不过内攻渐巨，痛苦较多，尚未必定有奇变；惟此空虚之地，果已成脓，而不能早泄其毒，势必内溃日甚，不幸而穿肠或破内膜，即为坏证。"

1. 辨逆顺

《景岳全书·卷之四十六圣集·外科钤（上）·脓针辨》："又《肠痈论》曰：或绕脐生疮，脓从疮出者，有出脐中者，惟大便下脓血者，自愈也。"

《脉诀汇辨·卷五》："失血诸证，脉必现芤；缓小可喜，数大堪忧。芤有中空之象，失血者宜尔也。缓小脉顺为可喜。脉数而大，邪盛正衰，为火烁真阴，诚为可忧。蓄血在中，牢大却宜；沉涩而微，速愈者希。血蓄于内，瘀凝不行，瘀凝则脉大，不行则脉牢，亦因病呈象也。逐之使去，巢穴一空，而致新不难矣。设脉沉小涩微，是病有余而脉反不足，病有物而脉若无物，既不能自行其血，又难施峻猛之剂，安望其速愈耶？"

《诊宗三昧·逆顺》："痈疽初起，脉微数缓滑为顺，沉涩坚劲者逆；未溃，洪大为顺，虚涩者逆；溃后，虚迟为顺，数实者逆；肠痈，软滑微数为顺，沉细虚涩者逆。"

《外科心法要诀·卷七·内痈部·大小肠痈》："如耽延日久，因循失治，以致毒攻内脏，腹痛牵阴，肠胃受伤，或致阴器紫黑、腐烂，色败无脓，每流污水，衾帏多臭，烦躁不止，身热嗌干，俱属逆证。"

2. 辨转归

《外科理例·卷七·肠痈》："或绕脐生疮，脓从疮出者，有出脐中者，不治必死，惟大便下脓血者自愈。"

3. 辨生死之脉

《仁斋直指方论·卷之一·总论·脉病逆顺论》："肠痈肿结，活者脉浮，殂者脉沉。脓血诸疾，活以滑细，殂以坚强。"

《脉诀汇辨·卷五》："肠痈，实也。沉细，虚也。证实脉虚，死期将至矣。"

《四诊抉微·卷之八·切诊·病脉宜忌》："肠痈实热，滑数可必，沉细无根，其死可测。"

4. 辨肠痈死症

《黄帝内经太素·经脉厥》："脉行胁里，出于气街，发肠痈病，犹可疗之。肠痈气逆，伤胆死也。"

《增广补注黄帝内经素问·卷第十二·厥论篇第四十五》："少阳厥逆，机关不利，机关不利者，腰不可以行，项不可以顾，发肠痈不可治，惊者死。"

《读素问钞·卷上之四·病能》："发肠痈，不可治，惊者死（续发肠痈则经气绝，故不可治惊者死也）。"

《外科理例·卷七·肠痈一百三十三》："甚者腹胀大，转侧闻水声，或绕脐生疮，脓从疮出者，有出脐中者，不治必死。"

《素问吴注·黄帝内经素问第十二卷·厥论四十五》："发肠痈不可治，惊者死。少阳之脉，循胁里，出气街，发肠痈则经气绝，故不可治。惊则毒气入心，故死。"

《医灯续焰·卷十三·痈疽脉证第七十四》："又《素问·厥论》曰：少阳厥逆，发肠痈，不可治。惊者死（此言少阳游行之火。若厥逆结聚，为毒最甚，故不可治。若发惊，是为入脏，主死。以惊属心，脏则指厥阴心包络也）。"

《病机沙篆·卷下·腹痛》："脉细小迟者生，坚大疾数浮长者死，大痛而喘、人中黑者死。"

《黄帝内经素问集注·卷五·厥论篇第四十五》："少阳相火主气，火逆于内，故发为肠痈。不可治者，谓病在气分，而痈肿在内，非针刺之可能治也。若发惊者，其毒气干脏故死。"

《脉理求真·卷二·新增四言脉要》："肠痈本属实热，必得滑数，方云无事。若见沉细，是谓无根，丧期在即。"

《黄帝素问直解·卷之四·厥论第四十五篇》："少阳经厥气逆，则枢转有乖，故机关不利。申明机关不利者，病于下，则腰不可以行，病于上，则项不可以顾；不能枢转从外，则发肠痈。发肠痈则内郁之气，从痈而泄，不可治。少阳之主病，当治阳明之肠痈。若治少阳，虚其旋转之气，神机内乱，而发惊，枢将折也，故死。"

《脉贯·卷五·发明杂证生死脉》："肠痈实热，滑数可必，沉细无根，其死可测。"

《医经原旨·卷五·疾病第十一·厥》："少阳

厥逆,机关不利,机关不利者,腰不可以行,项不可以顾,发肠痈,不可治,惊者死(肠痈发于少阳厥逆者,相火之结毒也,故不可治。若有惊者,其毒连脏,故当死)。"

《素问悬解·卷五·病论·厥论》:"少阳厥逆,筋膜挛缩,机关不利,行则腰痛,故不可行,顾则项痛,故不可顾。相火内郁,而发肠痈,则不可治。胆木拔根,而生惊者,戊土被贼,是以死也。"

四、局部切诊

《高注金匮要略·疮痈肠痈浸淫病脉证治第十八》:"肉腐皮薄,热毒外逼。故以手掩肿上,热者为有脓,不热则热在里而尚未透出,故无脓。又按肿上,跳动顶指者为有脓,不顶指者为无脓,此法甚准,故并附于此。""湿热外浮,而腹与小肠为尤近,故其皮如急状,盖湿鼓而腾热之应也。然湿热蒸腹皮,而痈肿在肠内,与皮内肠外之空处无涉,故按之濡、腹如肿状,而实非肿者,此也。"

【论治法】

一、治法概论

肠痈分为寒热虚实不同证型,实则外由六淫邪气所成,虚则因内伤脏腑气血所致。寒热、虚实可互相转化,四者也可拥聚成证,临床常见虚实兼夹,寒热互见,故辨证时,应全面分析。

《三因极一病证方论·卷之十五·肠痈证治》:"痈疽初无定处,随其所发即命名,在外则为发背、发脑;在内则为肠痈、内痈、心痈、肾痈、肺痈、脐痈等。治得其法则生,失法则死。外证易识,内证难明,不可不备述也。肠痈为病,身甲错,腹皮急,按之濡,如肿状,腹无聚积,身无热,脉数,此为肠内有脓,久积阴冷所成也,故《金匮》用附子温之。小腹肿痞,按之痛如淋,小便自调,发热,身无汗,复恶寒,其脉迟紧者,脓未成,可下之,当有血;洪数者,脓已成,不可下。此以内结热所成也,故《金匮》用大黄利之。甚者,腹胀大,转侧闻水声,或绕脐生疮,或脓从脐出,或大便出脓血,不治必死。其如五内生疮,亦止分阴阳利而已,不比外痈,须依四节八事之次第也。《千金》引官羽林妇病,医诊之,其脉滑数,滑则为实,数则为热,滑则为荣,数则为卫,卫数下降,荣滑上升,荣卫相干,

血为败浊,少腹痞坚,小便或涩,或复汗出,或复恶寒,脓为已成,设脉迟紧,即为瘀血,血下即愈。更《内经》所载,有瘕积病。比见有得之二三年,遍身微肿,续乃大肠与脐连日出脓,遂致不救,此亦肠痈之类也,不可不审。"

《普济方·卷二百八十二·痈疽门·总论》:"凡痈疽始作,皆须以大黄等药,极转利之。既利之后,病人当自知之,勿以困苦为念。若曰与其腹背溃烂,脏腑焦枯,脓血流漓,孔穴穿空,备诸恶而死,不若利而死,况有生道哉?古圣贤立法,率用五香连翘漏芦等汤,道路贫苦,恐不能及,即单煮大黄甘草作汤以利之,须排日不废,直至脓溃,渐有生意,即服黄芪等药,排脓止痛,《千金》《外台》备矣。世医不学,蔽以妄意,不达标本,皆曰疮发于表,岂可转利,死者比比,良可悲夫!"

《奇效良方·卷之五十四·疮疡门·疮疡当分脏腑》:"一肠痈、胃脘痈,孙真人云:率得肠痈,而不晓其病候,愚医治之,错则杀人。肠痈之为病,小腹肿,而强抑之则痛,小便涩似淋,时时汗出,复恶寒,其身皮甲耸然,腹皮急大如肿状。其脉数者,小有脓也,其脉迟紧者,未有脓也。甚者腹胀大,转侧闻水声,或绕脐生疮,或脓从脐中出,或大便如脓血,故治之以大黄牡丹皮之类,选而用之。或外以灸法,此肠痈之形证,盖可知矣。"

《外科理例·卷七·肠痈》:"肠痈,身甲错,腹皮急,按之濡,如肿状,腹无聚积,身无热。此久积冷所致,故《金匮》所用附子温之。若小腹肿痞,按之痛如淋,小便自调,发热身无汗,复恶寒,脉迟紧。肿未成可下之,当有血。洪数者脓已成,不可下。此内结热所成,故《金匮》有用大黄利之。"

《校注妇人良方·卷二十四·妇人肠痈方论第十三》:"妇人肠痈,因经行、产后瘀血,或七情饮食所致。其症小便如淋,发热恶风,身皮甲错,腹皮肿急,按之软如肿状,或腹胀大,转侧有水声,或绕脐生疮,或大便出脓。其脉迟紧者,脓未成,用活命饮以解其毒。脉滑数者,脓已成,用云母膏以下其脓。若二年间遍身微肿,大肠与脐出脓,此息积之症也,多致不救。《内经》云:肠痈为病,不可惊,惊则肠断而死。其坐卧转侧,宜徐缓。时尝少饮薄粥,静养调理,庶可保生。"

《外科心法·卷二·马益卿先生痈疽论》:"肠痈治法:《要略》以薏苡仁附子败毒散,《千金》以

大黄牡丹汤,《三因》以薏苡汤治之。"

《赤水玄珠·第三十卷·肠痈门》:"夫肠痈者,乃阴阳偏胜,喜怒无时,伏于脏腑之中,结在肠胃之内,血凝气滞,回旋失度,不能通行,聚结成痈,致生肿痛。孙真人云:卒得肠痈而不晓其病候,错则杀人。其病初起,觉腹中微痛,小腹肿而强抑之则痛,小便涩似淋,时时汗出复恶寒,其身皮甲错,腹皮紧急,如肿之状,按之濡。或发热无汗,洒淅恶寒,皆其候也。其脉洪数者,为有脓也,可下。脉迟紧者,未有脓,不可下也。甚者腹胀,转侧有水声,或绕脐生痛,汁从脐出,或大便下脓血,或一足不能举。凡此皆为恶候。胃脘痈者,《经》曰:胃脉沉细,沉细者气逆,逆者人迎反盛,则热聚于胃口而不行,故胃脘为痈也。治法亦与肠痈颇同,初以疏利之药导其滞,次以排脓消毒托里之药调之。此其大法也……丹溪曰:肠痈,大肠有热积死血流注,桃仁承气汤加连翘、秦芄。近肛门破入风者,难治,用防风之类。"

《证治准绳·杂病·诸痛门·少腹痛》:"若身甲错,腹皮急,按之濡,如肿状,或绕脐生疮者,小肠痈也。急宜下之,或以云母膏、太乙膏作丸服。"

《证治准绳·幼科·集之三·疮疡·肠痈》:"张仲景云:肠痈之证,因饮食积热,或母食辛热之物所致。小腹按之则痛,小便数似淋,腹急,恶寒,身皮甲错,或自汗恶寒,若脉迟紧,未有脓者,用仙方活命饮以解其毒。脉洪数,已有脓者,服太乙膏以下其脓。小腹疼痛,小便不利者,脓壅滞也,牡丹皮散主之。窃谓:《经》云肠痈为病,不可惊,惊则肠断而死。故坐卧转侧之间,须令徐缓,时少饮薄粥,及用八珍汤固其元气,静养调理,庶可保也。"

《丹台玉案·卷之六·疮疡科》:"至于肠痈、腹痈、肺痈之类,皆为内痈,其状与癥瘕痞癖无异。苟或以为内科之症,而进以削坚破结之剂,所治非其所忍,几何而不殒人之命也。大法疮疡之在外者,初发无如一灸,艾烟一透,其毒立效。若延至六七日,则不可灸矣。毒之浅者点之,毒之深者决之,毒之尤深而针刀所不及者则烙之。未成毒脓则用化毒,既成脓则用托里。此外在人之临症机变矣。"

《景岳全书·卷之六十四春集·外科钤古方·外科》:"其有脉滑数,腹内胀痛,或时时后重,

而脓已下,宜用八味排脓散、蜡矾丸及托里之药。"

《病机沙篆·卷下·腹痛》:"若甲错腹皮急或绕脐痛及生疮,乃小肠痈也,脉数为脓,用大黄、葵根下之,更以太乙膏丸服。"

《医学入门·外集·卷五·痈疽总论》:"外证小腹肿,强按之则痛,小便若淋,俨似奔豚,发热恶寒。脉迟紧者,未有脓也,大黄汤或五香连翘汤下之,不敢下者,败毒散加秦芄、连翘;脉芤涩者,四物汤加桃仁、红花、玄胡索、木香;脉洪数者,已有脓也,三仁汤、神效栝蒌汤;小腹疼痛、小便不利者,脓壅滞也,牡丹散。若腹胀大,转侧闻有水声,或绕脐生疮出脓,大便屡下脓血者,不治。

间有虚冷皮甲错,腹皮似肿按软弱;中无积聚外无潮,脉数还宜用温药;脉数外无潮热,内无积聚,身皮甲错,腹急如肿,按之却软,乃内虚阴冷,凝痰成痈,牡丹散,或内托十宣散加茯苓,甚者败酱散,以小便利为验。

又有冷热相交并,消瘀和中后补托。肠痈冷热证,用云母膏为丸,牛胶煎酒下,利去瘀脓则愈。其间有痛甚,大便从小便出者,亦宜。如下脓过多者,梅豆汤合甘桔汤和之,蜡矾丸尤妙。脓止后,内托十宣散,或八物汤、补中益气汤以固本元。愈后却宜静养,若动作躁暴,或被惊恐,则肠断而死。凡痈生小肠分尤可,大肠分近肛门者难治,肛门破者即死。"

《石室秘录·卷一(礼集)·内治法》:"天师曰:内治者,言人有病在脏腑而治之也。人有肺痈、肠痈、肝痈者,必须从内消之也……([批]救肠败毒至圣丹,妙)盖痈生胸腹之内,无不生于火与邪,若外用末药调敷,则相隔甚遥,必须内消为得。然痈势甚急甚大,一杯水何能救车薪之火。故必大剂煎饮,而火邪自散,而痈疡自消。倘日以敷药调治于皮肤之外,或以小剂而求散于汤饵之中,吾见其必死而已矣。"

《医权初编·卷下·陈辅廷子少腹痛一案第五十五》:"外此更有大小肠痈,并少腹冤热诸症,皆不可用热药。医道岂可轻视哉。"

《杂病源流犀烛·卷三·大肠病源流》:"大肠痈因七情饮食,或经行产后瘀血留积,以致大肠实火坚热所生病也。《经》云:关元穴属小肠,天枢穴属大肠,丹田穴属三焦,其穴分隐痛者为疽,上肉微起者为痈,是古人之分大小肠痈,只以发现于

本部位者名之,而其为病则相似,故古人之书,概曰肠痈也。仲景云:肠痈为病,小腹肿而强,按之则痛,小便数似淋,时时汗出,发热而复恶寒,身皮甲错,腹皮急如肿状,甚者腹胀大,转侧有水声,或绕脐生疮,脓从疮出,或有出脐者,惟大便下脓血者自愈。仲景之言,虽统大小肠痈皆然,其中有当分辨者,如小便数似淋,惟小肠痈有之;大便下脓血,则又大肠痈症居多。盖小肠痈竟有脓血从小便中出者,若大肠痈,脓血断无出自小便者也。其致病之由,总因湿毒郁积肠内,却又有寒热之分。其腹皮急,按之濡,身不热者,乃阴寒所成(宜牡丹散,内托十宣散加茯苓);其小腹痞坚,按之痛,身发热者,乃结热所成(宜大黄牡丹汤、黄黑散),固不可不辨也。然所谓寒,要是湿邪寒冷之气蕴结。所谓热,亦是湿邪郁热之气淹留耳。而其治之之方,当分先后,或脉迟紧,则脓尚未成,急解毒,使无内攻,兼须止痛(宜通肠饮或大黄汤下之);或脉滑数,则脓已成,以下脓为主(宜太乙膏);或脉洪数,小腹疼,尿涩,则为脓滞,以宣通为要(宜牡丹散);或腹濡痛,时时下脓,则由元虚,当于下脓药中兼补益(宜丹皮散);或溃后疼痛过甚,淋沥不已,则为气血大亏,须用峻补(宜参芪地黄汤)。而其尤要者,凡患大小肠痈,切不可使病人着惊,惊则肠断而死,坐卧转侧,皆宜徐缓,尝少进稀粥,静养调摄,饮食不可过饱,庶可保生……(小肠痈症治)小肠痈小肠火热病也。或因七情饮食,或因经行产后瘀血留积,其症发热恶寒,脉芤而数,肤皮错纵,腹急渐肿,按之内痛,大便重坠,小便涩滞若淋,或小腹隐痛坚硬,如掌而热,肉色如故,亦或嫩赤微肿,甚者脐突腹胀,转侧有水声(宜大黄汤)。如瘀血去尽,则安矣。若体虚脉散,不敢轻下,用轻剂可也(宜活血散瘀汤)。痈已成,则腹痛腹满不食,便淋刺痛(宜苡仁汤)。腹濡痛,小腹急,必时时下脓(宜丹皮散)。溃后疼痛淋沥不已,必见诸虚症(宜参芪地黄汤)。此病亦不可惊,防肠断,坐卧转侧皆宜徐缓,尝少进稀粥,静养调理为要。但古方书但载肠痈,无大小之别,故其治法,亦约略相仿,参考可也……《疡科选粹》曰:若小腹硬痛,脉迟紧者未有脓也,用大黄汤下之。不敢下者,用败毒散加秦艽、连翘。脉芤涩者,四物汤加桃仁、红花、延胡索、木香。小腹软痛,脉洪数者,已有脓也,用薏苡仁汤排之,或三仁汤、神效栝蒌

汤。小腹疼痛,小便不利,脓壅滞也,牡丹皮散主之。若大便或脐间出脓者,不治。”

《古今医彻·卷之三·杂症·肠痈》:“腹为阴,大小肠与之俱,乃传导化物之司,何为而成痈?良由醉饱入房,或过啖生冷,劳顿所伤,凝而不化,因遂发焉。其症身皮甲错,汗出恶风,小腹满,脉数疾,薏苡仁汤牡丹皮、栝蒌、桃仁破血排脓,脓血大下即安。若溃而不敛,蜡矾丸护膜化毒,兼以补剂,鲜不愈者。”

《类证治裁·卷之七·大小肠痈论治》:“其腹皮急,按之濡,不烦渴者,属阴寒,牡丹散、内托十宣散。其小腹痞坚,按之痛而烦热者,属结热,大黄牡丹汤。或脉迟紧,则脓尚未成,急解毒,通肠饮,或大黄煎。若脉滑数,则脓已成,宜排脓,太乙膏、排脓散。如脉洪数,小腹胀痛,不食溺涩,为脓壅滞,宜疏通,薏苡仁汤排之。有瘀血,小腹硬痛,四物延胡汤。若腹濡痛,时下脓,由元气虚,宜排脓药中兼补益,丹皮散。或溃后痛甚,淋脓不止,由气血大亏,须峻补,参芪地黄汤。”

《杂病广要·脏腑类·胃脘痛》:“肠痈痛在下腹左右少腹间,以此为异云云。凡内痈脓未成,皆宜从清导之;已成脓者,必溃脓。(《医级》)”

《证治摘要·卷上·肠痈》:“[按]肠痈外溃者,肠痈汤兼伯州(散),或桂茯丸料,加薏苡、黄耆。若盗汗出者,耆归建中,或附子剂等。饵食:鸡卵、鳗鲡、鲫鱼。重者,宜托外科。”

《先哲医话·卷下》:“又流注发小腹者,疑似肠痈。盖流注属虚,肠痈属实。故治法有补泻之别,不可混焉。”

《评注产科心法·下集·产后门·腹内痈》:“若瘀流腿股或腰臀,则痛如锥刺,手不可近,亦防生疽,宜服桃仁汤早散之。肠痈初起,小腹痛,小便不利,六脉微缓,不作寒热者轻。若已成,小腹坚硬而肿,六脉洪数者险。或尺部独数,可治。溃后腥臭,不进食不受补者,不治也。初服丹皮散,不消,再进桃仁汤或薏苡仁汤。如不消去,以排脓汤。如未穿,与陈皮葵根汤即穿。脓出后,仍在微痛,予制海浮汤三服,毒未尽者则去,已尽者易于收口。三服后,即宜服四物、八珍、十全大补等汤补之。不然,毒虽去内尚虚,防有食少、面黄、盗汗、无力、神倦、不寐一派虚象出矣。并忌房事年余,食物、气恼俱宜谨慎。”

《高淑濂胎产方案·卷四》："产后痈疽,此由气衰血阻,营卫不调,经络不行,瘀而为毒,甚则发为内外肠痈。外肠痈不易治,内肠痈更难疗。稍有不善必致穿肠烂肚,无可救矣! 宜服加味十全大补汤。内肠痈肿痛,当脐必硬,外用灸法,内用托补方。"

二、内治法

肠痈之病因,多是饮食不节,暴饮暴食;或过食油腻,生冷不洁之物,损伤肠胃,湿热内蕴于肠间;或因饮食后急剧奔走,导致气滞血瘀、肠络受损;或因寒温不适、跌仆损伤、精神因素等均可导致气滞、血瘀、湿阻、热壅、瘀滞、积热不散、血腐肉败而成痈肿。临床上以热毒为主,热壅常致血瘀、肉败、生痈、成脓。

1. 补正驱邪

（1）固元扶正法

《伤寒绪论·卷上·总论》："《经》云:肠痈为病,不可惊,惊则肠断而死。故患是证者,其坐卧转侧,理宜徐缓,时少饮薄粥,及保元汤,固其元气为主。"

（2）扶正托邪法

《金匮玉函要略述义·卷中·呕吐哕下利病脉证治第十七》："按痈肿之病,不论外内诸证,其初起也,乘其未溃,而夺之。其既成也,扶正气以外托。故葶苈大枣泻肺汤,肺痈逐毒之治也。桔梗汤,肺痈排脓之治也。大黄牡丹汤,肠痈逐毒之治也。薏苡附子败酱散,肠痈排脓之治也。盖疡医之方,皆莫不自此二端变化,亦即仲景之法则也。又按方后所谓有脓者,其脓稍萌之义,与前条之全就腐溃者不同矣。"

（3）清络宣气法

《重订广温热论·第二卷·验方妙用》："清络宣气者,所以清其血热,灵其气机,使无形者令其转旋,有形者令其流畅也。盖因温热伏邪,内舍于营,盘踞络中,其血必郁而热,其气亦钝而不灵,凡春夏温病晚发,秋冬伏暑晚发,邪伏深沉者,类多如此。此即王孟英所谓邪伏深沉,不能一齐外出,虽治之得法,而苔退舌淡之后,逾一二日,舌复干绛,苔复黄燥,正如抽蕉剥茧,层出不穷,不比外感温暑,由卫及气,自营而血也,且每见有变为痈肿者。徐洄溪云:凡伏邪留于隧络,深则入于脏腑骨髓之中,无从发泄,往往上为发颐肺痈痞积,下为肠痈便毒,发于皮肉则为斑疹疮疡,留于关节则为痛痹拘挛,注于足胫则为鹤膝足痿,此等证候,皆络瘀为之也。精气旺则不发,至血气偶虚,或有所感触,虽数年之久,亦有复发者。其病俱属有形,煎丸之力,太轻则不能攻邪,太重则反伤其正,当用外治之法,以透毒散瘀,内服丸散,以消其痰火,化其毒涎,或从咯吐而出,或从二便而出,而以轻清宣透芳香通灵之煎剂,以托其未透之伏邪,内外之症皆然,医者均所当知也。观此二则,辨论络中结邪之病理,发明殆尽。但其间用药最难,此等络瘀之伏火,非芩连所能清,非参芪所能托,惟有用轻清灵通之剂,渐渐拨醒其气机,宣通其络瘀,庶邪气去而正气不与之俱去;若一涉呆钝,则非火闭即气脱,非气脱即液涸矣,选药制方,可不慎之又慎欤。"

（4）活血逐瘀法

《孕育玄机·卷下·肠痈》："[愚按]产后流注与肠痈,皆败血凝滞所致。逐去败血,肿痛自除。"

2. 脏腑补泻

《青囊秘诀·下卷·大肠痈论》："必须大补其肾水,而并补其脾胃之气,则脾胃化精生水,庶枯涸之肠,一旦得滂沱之润,自然餍足而重苏,正不必治痈,而惟补气,气血足而肌肉自生矣,方用加味六味地黄汤。"

《洞天奥旨·卷六·肠痈》："然而,大肠之痈,可泻其火从糟粕而出。"

3. 按肠痈阶段论治（初起、成痈、溃脓、后期）

《外科集验方·卷下·肠痈痔瘘论》："初以疏利之药导其滞,次用排脓消毒托里之药调之,此其大法也。"

《外科大成·卷四·不分部位大毒·内痈总论·小肠痈》："初起小腹殷痛,俨似奔豚,小便淋涩者,薏苡仁汤加大黄下之。如已成,腹痛胀满不食,小便淋者,薏苡仁汤主之。如腹痛重按则止,时时下脓者,毒未解也,牡丹皮汤并太乙膏主之。如下后脓多者,梅豆汤和之。如面白食少,气血虚也,加减地黄汤、十全大补汤加丹皮、五味子补之。"

《金匮要略广注·卷下·疮痈肠痈浸淫病脉证第十八》："肠痈者,少腹肿痞,按之即痛如淋,小便自调，时时发热，自汗出，复恶寒，其脉迟紧者，脓未成，可下之，当有血。脉洪数者，脓已成，不可下也。大黄牡丹汤主之。

肠痈生在少腹，故少腹肿痞，按之即痛如淋，痈在大肠，不在膀胱，故小便自调。热毒蓄于中而蒸发于外，故发热汗出，火伏于内，故肌表恶寒也（如伤寒阳极发厥之类）。脉迟紧者，脓未成，以热毒尚结而未化，故用大黄牡丹汤下其血。脉洪数者，脓已成，但宜排脓养血，清热解毒，而不宜下也。"

《医学心悟·卷六·外科症治方药·肠痈》："初起宜用《千金》牡丹皮散以消之。既溃，则用参耆内托之剂。"

《外科心法要诀·卷七·内痈部·大小肠痈》："大肠痈多大便坠肿，小肠痈多小水涩滞，脉俱迟紧，此时痈脓未成，宜大黄汤下之；瘀血利尽，若小水闭涩，仍宜大黄汤加琥珀末、木通利之自效。若痈成日久不溃，身皮甲错，内无积聚，腹急腹痛，身无热而脉数者，系肠内阴冷，不能为脓，宜薏苡附子散主之；若脉见洪数，肚脐高突，腹痛胀满不食，动转侧身则有水声，便淋刺痛者，痈脓已成，宜薏苡汤主之；腹濡而痛，少腹急胀，时时下脓者，毒未解也，宜丹皮汤治之；如脓从脐出，腹胀不除，饮食减少，面白神劳，此属气血俱虚，宜八珍汤加牡丹皮、肉桂、黄芪、五味子，敛而补之。"

《吴氏医方汇编·第五册·肠痈》："初觉宜用薏仁汤托之，或活血散瘀之剂下之。瘀血已尽，其症自安。如脓血不透者，用排脓散以助之，后用大补之剂以复其原。《内经》云：肠痈为病不可惊，惊则肠断而死。故患是者，其坐卧转侧，理宜徐缓，时日少食薄粥及八珍，固其元气，静养调理，庶可保全。"

4. 大小肠分部论治

（1）大肠痈治法

《青囊秘诀·下卷·大肠痈论》："人有腹中痛甚，手不可按，而右足屈而不伸者，人以为腹中火盛而存食也，谁知是大肠生痈乎？夫腹痛而足不能伸者，俱是肠内生痈，而大肠生痈，则足尤不能伸也。惟是大肠生痈，亦自有故，无不成于火，火盛而不散，则郁结而成痈矣。然火之有余，实本于水之不足，水衰则火旺，火旺而无制，乃养成其毒而不可解。治之法，必须壮水以制火，则毒消而痈

愈矣。方用清肠饮……本症用两间汤亦佳……倘不益阴以润肠，而惟攻毒以降火，则大肠先损，又何能胜火毒之凌烁哉？勿怪愈治而愈不效也……人有大肠生痈，右足不能伸，腹中痛甚，便出脓血，肛门如刀之割，此肠痈已溃烂也。能食者生，不能食者死。因火毒炽盛，而不能饮食者，正可弃之而不救也。然不能食者之中，亦有非因火毒之炽而然也，则又不可因其不能食而弃之也。凡痈疽之症，均以有胃气为佳，故治痈疽，以扶胃气为第一义，而少加败毒化脓之味，则正气不伤而火毒易散也。今大肠痈溃，不思饮食，则胃气已尽绝，大危之症也，若不急补胃而惟治痈，必死之道也，方用肠痈溃烂汤……人有大肠生痈，少腹痛甚，淋漓不止，精神减少，饮食无味，面色萎黄，四肢无力，自汗盗汗，夜不能寐者，人以为火盛生痈也，谁知是水衰不能润肠乎？夫大肠之所以能传导者，全赖肾水之灌注也。今因醉饱房劳，过伤精力，遂至火动水涸，又兼生冷并进，以致气血乖违，湿动痰生，肠胃痞塞，运化不通，气血凝滞，结而成痈也。然则生痈之前，亦本乎肾水之不足，而溃烂之后，又复流其秽水，是因虚而益虚矣。若作火毒治之，鲜不变为死症！必须大补其肾水，而并补其脾胃之气，则脾胃化精生水，庶枯涸之肠，一旦得滂沱之润，自然履足而重苏，正不必治痈，而惟补气，气血足而肌肉自生矣，方用加味六味地黄汤。"

《内经博议·附录·缪仲醇阴阳脏腑虚实论治》："大肠实四证，宜润下苦寒辛寒……肠痈属大肠实火，宜下，苦寒解毒。"

《洞天奥旨·卷六·肠痈》："然而，大肠之痈，可泻其火从糟粕而出。"

《金匮要略浅注·卷八·疮痈肠痈浸淫病脉证并治第十八》："（痈之在于大肠者，何如？大肠居于小肠之下，若）肿（高而）痛（甚）者，（逼处膀胱，致）少腹肿痞，按之即痛如淋，（而实非膀胱为害，故）小便（仍见）自调，（小肠为心之合，而气通于血脉，大肠为肺之合，而气通于皮毛。故彼脉数身无热，而此则）时时发热自汗出，复恶寒。（再因其证而辨其脉，若），其脉迟紧者，（邪暴遏而营未变，为）脓未成，可下之，（令其消散，若其）脉洪数者，（毒已聚而营气腐，为）脓已成，（虽下之，亦不能消，故）不可下也，（若）大黄牡丹汤（不论痈之已成未成，皆可）主之。此为大肠痈而出其方治也。"

(2) 小肠痈治法

《青囊秘诀·下卷·小肠痈论》:"人有腹痛口渴,左足屈而不伸,伸则痛甚,手按其痛处,更不可忍者,人以为腹中生痈也,谁知是小肠痈乎?肠中生痈不同,有大小肠之分,屈右足者大肠生痈,屈左足者小肠生痈也。今屈而不伸者,既在左足,是痈生于小肠,而非生于大肠矣。惟是大肠之痈易治,小肠之痈难医,以大肠可泄而小肠难泄也。若得其法,又何难哉?盖大肠可泄其火,从糟粕而出;小肠可泄其火,从溲溺而泄也。方用泄毒至神汤……人有腹痛呼号不已,其痛却在左腹,按之痛不可忍,不许人按,人以为食积在大肠也,谁知是小肠之生痈乎?夫肠痈必屈其足,而今不屈足,似非肠痈之病。然肠痈生于肠内,在大肠者屈右足而不伸,在小肠者屈左足而不伸也。若痈生于肠外者,皆不屈足,痛在左则小肠生痈,痛在右则大肠生痈也。至于食积燥粪之痛,时而痛,时而不痛,不若生痈之痛,有定而不移,常痛而无止息也。大小肠生痈于肠内,尚可破溃,而大小肠生痈于肠外,断不可使之溃烂者,以肠外无可出之路,皆必死之症也。而小肠更甚,必须急治,以利水解毒为妙,否则变生不测矣。方用利水解毒内消丹,亦可用王公汤,再加金银花三两可矣。"

《冯氏锦囊秘录·杂症大小合参卷七·小腹痛·苦楝丸》:"小肠痈作痛者,其身甲错腹皮急,按之濡如肿状,腹常痛,或达脐生疮,急宜下之。"

《洞天奥旨·卷六·肠痈》:"小肠之痈,可泄其火从溲溺而泄也。"

《金匮要略浅注·卷八·疮痈肠痈浸淫病脉证并治第十八》:"肠痈之为病,(气血为内痈所夺,不得外荣肌肤,故)其身(枯皱,如鳞)甲(之交)错,腹皮(虽)急,(而)按之(则)濡,(其外虽)如肿状,(而其)腹(则)无积聚,(其)身(虽)无热,(而其)脉(则似表邪之)数。此为(营郁成热)肠内有痈脓,(以)薏苡附子败酱散主之。(此痈之在于小肠也)此为小肠痈而出其方治也。"

《外科备要·卷一证治·内痈》:"小肠痈,多小水赤涩,脉俱迟紧,此时痈脓未成,宜服大黄汤下之(暑),瘀血利尽,若小水闭涩者,仍服大黄汤加木通、琥珀末通利之(暑)。若痈成日久不溃,身皮甲错,内无积聚,腹急腹痛,身无热而脉数者,系肠内阴冷不能为脓,宜薏苡附子散主之(暑);若脉见洪数,肚脐高突,腹痛胀满,不能饮食,身体动侧时闻水声,便淋刺痛者,此痈脓已成,宜薏苡汤主之(暑)。腹濡而痛,少腹急胀,时时下脓者,毒未解也,宜服丹皮汤(暑)。如脓从脐出,腹胀不除,饮食减少,面白神疲,此属气血俱虚,宜八珍汤加牡丹皮、肉桂、黄芪、五味子敛而补之(水),患者转身动作,宜徐缓而勿惊,慎之……肠痈为病有脐间出脓者,有脐旁腐溃出脓者,亦不可弃而不治。《经》云:大小肠痈为病不可惊,惊则肠断而死。故患是者,其坐卧转侧,极宜徐缓,时少饮薄粥,及服八珍汤,固其元气,外用去腐生肌药,填满疮孔,以膏盖贴,再以布带扎缚定,静养调理,庶可保全其生。"

5. 阴阳表里寒热论治

(1) 热则凉泄

《仁斋直指方论·卷之二十三·肠痈·肠痈论》:"发热无汗,洒淅恶寒,小腹肿强而按之痛,小便涩数,其候如淋者,此内结热之所致也,当以凉剂利之。"

《辨证录·卷之十三·小肠痈门》:"初起痛而足屈,若小便无血,乃是生痈;初起痛而足屈,小便有血,乃是火痛,断不可瘥也。治之法泻其火邪,不必化毒而痛止足伸矣。方用小柴胡汤加味治之。柴胡一钱,黄芩三钱,甘草一钱,茯苓五钱,人参二钱,半夏一钱。水煎服。一剂而足伸,二剂而血止,肠亦不痛矣。"

《文堂集验方·卷四·外科》:"痈属热,宜凉药(已溃勿服)。"

《验方新编·卷十八·反胃呕吐·大小肠痈极验方》:"凡患肠痈必须内消,而火邪甚急,非杯水可救,必用大剂始效。然大剂败毒,恐伤元气,惟金银花败毒而又补阴,故可重用,若少则无效矣。"

(2) 寒则温通

《仁斋直指方论·卷之二十三·肠痈·肠痈论》:"肠痈为病,身皮甲错,腹皮紧急,如肿之状。而按之濡,体无哄热,腹无积聚者,此积阴冷之所致也,当以温药调之。"

《临证一得方·卷三·上下身内痈部·少腹痈》:"劳顿伤气,气滞血凝,少腹攻痛,按之坚实,肠痈将成也。先宜温通,盖通则不痛耳。"

（3）在里攻下

《赤水玄珠·第四卷·腹痛门·小腹痛》："小肠痛作痛者，其身甲错，腹皮急，按之濡，如肿状，腹常痛，或绕脐生疮，急宜下之。或以云母膏、太乙膏为丸服之自愈。"

《一见能医·卷之二·医门八法·论下法》："下者，攻也。攻其邪也。病在表，则汗之；在半表半里，则和之；病在里，则下而已……肠痈，牡丹皮散。随症立方，各有攸宜，此杂症攻下之良法也。"

三、外治法

《理瀹骈文·续增略言》："产妇患痈疽，皆由气衰血阻，外肠痈难治，内肠痈尤险，稍有不善，必至穿肠烂肚无可救矣。肠痈肿痛，当脐必硬，宜用灸法，兼用补托。外肠痈治后，其毒内消，往往有寒毒如鸡肠者，从脐出，牢不可断。如肚腹胀痛者，内肠痈也，溃后必从大肠内泻脓血。灸法：用生附子一片放患处，以葱姜蒜捣糊放附片上，溏鸡矢亦好。艾灸之，能散更妙，如烂，用山上白色陈牛粪，研麻油调搽，切忌凉药敷，致毒内攻，祸不旋踵，按：灸法亦宜慎用。"

【论用方】

一、常用治肠痈方论

1. 论大黄牡丹汤

《金匮要略·疮痈肠痈浸淫病脉证治第十八》："肠痈者，少腹肿痞，按之即痛，如淋，小便自调，时时发热，自汗出，复恶寒，其脉迟紧者，脓未成，可下之，当有血；脉洪数者，脓已成，不可下也。大黄牡丹皮汤主之。"

大黄四两，牡丹皮一两，桃仁五十个，瓜子半升，芒硝三合。上五味，以水六升，煮取一升。去滓，内芒硝再煎沸，顿服之。有脓当下，如无脓，当下血。"

《备急千金要方·卷二十三·痔漏方·肠痈第二》："大黄牡丹汤：大黄四两，牡丹三两，芒硝二两，瓜子一升，桃仁五十粒。上五味，㕮咀，以水五升煮取一升，顿服，当下脓血。（《金匮》方用牡丹一两，瓜子半升，芒硝二合。《删繁》方用瓜子半升，芒硝半合。刘涓子用硝石三合，云：肠痈之病，小腹痞坚，或在膀胱左右，其色或白，坚大如掌，

热，小便欲调，时自汗出，其脉迟坚者，未成脓，可下之，当有血。脉数脓成不复，可下。《肘后》名瓜子汤）"

《金匮要略广注·卷下·疮痈肠痈浸淫病脉证第十八》："大黄、芒硝泄热，桃仁行瘀，丹皮逐血痹，去血分中伏火，瓜子主溃脓血，故可下未成脓之肠痈也。"

《金匮玉函经二注·卷十八·疮痈肠痈浸淫病脉证并治第十八》："然大肠与肺相表里，腑病而或上移于脏，正可虞也，故以保肺而下走者，使不上乘。附子辛散，以逐结；败酱苦寒，以祛毒而排脓；务令脓化为水，仍从水道而出，将血病解而气亦开，抑何神乎？肠痈者，少腹肿痞，按之即痛，如淋，小便自调，时时发热，自汗出，复恶寒。其脉迟紧者，脓未成，可下之，当有血。脉洪数者，脓已成，不可下也。大黄牡丹汤主之。"

《张氏医通·卷七·大小府门·肠痈》："肠痈者，少腹肿痞，按之则痛，如淋。小便自调，时时发热，自汗出，复恶寒。其脉迟紧者，脓未成，可下之，当有血。脉洪数者，脓已成，不可下也。大黄牡丹汤主之。

详上条用薏苡附子败酱散，是主寒沫初搏于肠，未郁为热，腹濡满而脉不洪数，身无热而甲错如鳞，故当用辛热以散其结，即《内经》肾移寒于脾，则为痈脓是也。若痈已成，又非此方所宜。观次条言'脉迟紧，脓未成，可下之，当有血'，则知脓未成时，其脉尚带迟紧，便当下而不可温矣。下法，用桃核承气，可不言而喻。至于脉洪数者，脓已成，不可下也，大黄牡丹汤主之。夫既曰不可下，而仍用大黄者，何也？盖痈脓既成于内，不下，毒从何泄？以意逆之，非谓概不可下也，必得排脓破瘀之剂，始为合宜，但戒泛用下药耳。"

《顾松园医镜·卷十四·数集·胃脘痛》："《金匮》大黄丹皮汤治肠痈小腹坚肿如掌而热（痈势已成），疼痛拒按，肉色如故（痈不在躯壳也），或焮赤微肿，小便频（火逼下行之故），汗出憎寒（因卫气为热毒壅遏，不行于表，表失其固护也），或发热（经言热盛于中，故热遍于身），或肌肤甲错如鳞（血瘀成痈，不充肌肤之故），脉数者，宜此方急下之。

大黄、芒硝（均能荡热，散结，逐血。各钱许，量加）、丹皮（凉血）各二钱，桃仁（破瘀）、栝蒌仁

（利肠胃，消痈肿）各二钱，冬瓜仁（散瘀毒，治肠痈）五钱，加宜犀角（散邪清热，凉血解毒）五钱、猪悬蹄甲（祛腹中伏热，能治肠痈，酒炙研末）三钱、苡仁（利肠胃，消毒肿）、鲜金银藤数两，煎汤煎药（再加紫花地丁一二两同煎更佳）。

此方虽为下药，实内消药也，故稍有脓则从下去，未成脓，即下出瘀热毒血而肿消矣。按立斋云：如脉洪数，以手掩肿上热极者，血已成脓，下恐伤肠胃之气，宜苡仁汤排之，即本方去硝、黄加苡仁。"

《金匮要略心典·卷下·疮痈肠痈浸淫病脉证并治第十八》："肿痈，疑即肠痈之在下者。盖前之痈在小肠，而此之痈在大肠也。大肠居小肠之下，逼处膀胱，致小腹肿痞，按之即痛如淋，而实非膀胱为害，故仍小便自调也。小肠为心之合，而气通于血脉，大肠为肺之合，而气通于皮毛，故彼脉数身无热。而此时时发热，自汗出，复恶寒也。脉迟紧者，邪暴遏而营未变，云可下者，谓可下之令其消散也。脉洪数者，毒已聚而营气腐。云不可下者，谓虽下之而亦不能消之也。大黄牡丹汤，肠痈已成未成，皆得主之，故曰有脓当下，无脓当下血。"

《绛雪园古方选注·下卷·外科·大黄牡丹汤》："大黄四两，芒硝三合，丹皮、桃仁五十个，瓜子半升（当是甜瓜子），上五味，以水六升，煮取一升，去滓，纳芒硝，再煎沸，顿服之。有脓当下，如无脓，当下血。《金匮》上章用附子，后人硬派小肠痈是寒结，此汤用大黄、芒硝，又妄派大肠痈是热结，斯诚未足议也。然以医司生命，又不得不重言以明之。夫肺与大肠为表里，大肠痈者，肺气下结于大肠之头，其道远于上，其位近于下，治在下者，因而夺之也，故重用大黄、芒硝开大肠之结，桃仁、丹皮下将败之血。至于清肺润肠，不过瓜子一味而已。服之当下血，下未化脓之血也。若脓已成，形肉已坏，又当先用排脓散及汤，故原文云：脓已成，不可下也。"

《订正仲景全书金匮要略注·卷五·疮痈肠痈浸淫病脉证并治第十八》："[注]此承上条，详发其证，以明其治也。肠痈者，其证则少腹肿硬，按之即痛，可知痈在内也；尿时如淋，尿色自调，可知肿碍之也。时时发热，汗出恶寒，似有表病，而实非表病也。其脉迟紧，则阴盛血未化，其脓未

成，可下之，大便当有血也。若其脉洪数，则阳盛血已腐，其脓已成，不可下也。下之以大黄牡丹汤，消瘀泻热也。"

《药征续编·卷下·桃仁·互考》："大黄牡丹皮汤，后世以为治肠痈之方，虽然，此方岂唯治肠痈矣乎？凡治诸疡脓未成者。苟脓已成者，非此方之所治也。至少腹肿痞、按之即痛如淋、小便自调、其脉迟紧者，则此方之所治也。如彼时时发热自汗出、复恶寒证，此为肠痈表证也，是非此方之所治也。若有少腹肿痞、按之即痛如淋、小便自调、其脉迟紧证，则不问其肠痈也否，又不问其瘀血也否，宜与此方。何以不问其肠痈也否，又不问其瘀血也否，而与此方乎？曰：观少腹肿痞，按之即痛如淋、小便自调证，而后宜与此方，况于其脉迟紧者乎？故方证相对，则血必自下。若其脉洪数，则脓已成，非此方之所宜也。是所谓观其脉证也。虽然，不随其脉迟紧，而今随其少腹肿痞、按之即痛如淋、小便自调证，是所谓随证治之也。然则少腹肿痞者，是桃仁所主明矣。"

《金匮玉函要略辑义·卷四·疮痈肠痈浸淫病脉证并治第十八》："（程）肿则形于外，痞则着于内，少腹既已痞肿，则肠痈已成，故按之即痛也。如淋者，以小腹为厥阴经脉所过，厥阴脉循阴器，故按少腹而痛引阴茎，有如淋状，而小便则自调也。《灵枢经》曰：有所结气归之，内既有痈，则荣卫稽留于内，而不卫外，故令有发热汗出恶寒也。脉迟紧者，则热未聚，而肉未腐，故宜大黄牡丹汤下之，以消其肿痞。若脉洪数，则脓已成，将成溃疡，不可下也。大黄牡丹汤，在'当有血'句下，故人为文法所拘，故缀于条末，《伤寒论》中多有之。按上证痈在小肠，以小肠在上，痈近于腹，则位深，但腹皮急而按之有如肿形，故用前汤，导其毒从小便而出。此证痈在大肠，以大肠在下，痈隐少腹，其位浅则有痞肿之形，其迹易见，其按即痛，故用大黄牡丹汤，排其脓血从大便而下也。

（尤）云不可下者，谓虽下之，而亦不能消之也。大黄牡丹汤，肠痈已成未成，皆得主之，故曰有脓当下，无脓当下血。

（程）诸疮疡痛皆属心火，大黄芒硝，用以下实热。血败肉腐，则为脓，牡丹桃仁，用以下脓血。瓜子（当是甜瓜子）味甘，寒，《神农经》不载主治，考之雷公曰：血泛经过，饮调瓜子，则瓜子亦肠中

血分药也。故《别录》主溃脓血，为脾胃肠中、内壅要药，想亦本诸此方。[案]瓜子，沈以为冬瓜子，盖依时珍治肠痈之说，然古本草无所考，程注为是。

张氏《千金方衍义》云：大黄下瘀血血闭，牡丹治瘀血留舍，芒硝治五脏积热，涤去蓄结、推陈致新之功，较大黄尤锐。桃仁治疝瘕邪气，下瘀血血闭之功，亦与大黄不异。甜瓜瓣，《别录》治腹内结聚，破溃脓血，专于开痰利气，为内痈脉迟紧脓未成之专药。

《张氏医通》云：肠痈下血，腹中疠痛，其始发热恶寒，欲验其证，必小腹满痛，小便淋涩，反侧不便，即为肠痈之确候。无论已成未成，俱用大黄牡丹汤，加犀角急服之。

《刘涓子鬼遗方》云：治肠痈大黄汤，痈之为病，诊小腹肿痞坚，按之则痛，或在膀胱左右。其色或赤或白色，坚大如掌热，小便欲调，时白汗出，时复恶寒。其脉迟坚者，未成脓也，可下之，当有血。脉数脓成，不可服此方。

《金匮方歌括·卷五·疮痈肠痈浸淫病方·大黄牡丹汤》："治肠痈者少腹肿痞，按之即痛如淋，小便自调，时时发热，自汗出，复恶寒。其脉迟紧者脓未成，可下之。脉洪数者脓已成，不可下也，此汤主之。大黄四两，牡丹一两，桃仁五十个，冬瓜仁半升，芒硝三合。上五味，以水六升，煮取一升，去滓，内芒硝，再煎数沸，顿服之。有脓当下，如无脓，当下血。歌曰：肿居少腹（按之即痛如淋，小便自调，时时发热，自汗出，复恶寒）大肠痈，黄四牡丹一两从。（冬）瓜子（仁）半升桃五十，芒硝三合泄肠脓。王晋三云：肺与大肠相表里，大肠痈者，肺气下结于大肠之头，其道远于上，其位近于下，治在下者因而夺之也，故重用大黄、芒硝开大肠之结，桃仁、丹皮下将败之血。至于清肺润肠，不过瓜子一味而已，服之当下血，下未化脓之血也。若脓已成形，肉已坏，又当先用排脓散及汤。故原文云，脓已成，不可下也。"

《退思集类方歌注·退思集类方歌注·承气汤类·大黄牡丹汤》："治大肠痈，其候少腹肿痞，按之即痛如淋，小便自调，发热恶寒，汗出。其脉迟紧，脓未成者，可下之，当有血；脉洪数者，脓已成，不可下也。大黄四两，牡丹皮一两，桃仁五十枚，甜瓜子半升，芒硝三合。水六升，煮取一升，去滓，纳芒硝，再煎沸，顿服之。有脓当下脓，无脓当下血。大黄牡丹汤下剂，桃仁瓜子与芒硝。少腹肿痞按之痛，痛即如淋（大肠之热下注也）小便调（病不在小肠水道，故小便自调），身皮甲错（营血痹聚之故）右足屈（大肠痈初起，便右足屈而不伸，小肠痈则左足屈而不伸，以此为区别），大肠痈肿此能消。脉沉紧者未成脓，脉洪数者脓已饶。脓未成斯宜下夺，脓成排脓散（排脓散另编甘桔汤类）宜邀（大肠痈者，其人平素嗜醇酒炙煿，湿热郁蒸，肺气不得宣通，下结于大肠之头，气血壅遏而成病。在下者因而夺之，故重用大黄、芒硝，开大肠之结，桃仁、丹皮下将败之血，瓜子清肺润肠，以肺与大肠为表里也。方后云服之'当有血'，下未化脓之血也。若脓已成，形肉已坏，又当用排脓散治之，故曰'脓已成，不可下也'）。"

《高注金匮要略·疮痈肠痈浸淫病脉证治第十八》："玩'有脓当下'四字，知脓未成而可下者，非此汤矣。""可下不可下。非谓下文之大黄牡丹汤，当指大承及桃核承气。或抵当丸而言，盖初起而痈势未成，大承下之，则实去热消，而痈固可散。即痈成而未脓者，犹可以桃核、抵当等方下之，泻血以泻气，而痈亦可除故也。若夫洪为阴虚，数为火炽，痈脉阴虚，非营血内溃而何？痈脉火炽，非热毒外搏而何？内溃之势已欲外搏，故知脓已成矣。脓已成者，不特大承之徒下实热不可任，即桃核、抵当之单下瘀血，亦不可任，故曰不可下，犹言此不得以寻常之例下之耳。主大黄牡丹汤者，妙在用瓜子一味。盖瓜子生在瓜瓤中，而其仁则饱具生阳，常有努芽欲出之势。故能善入痈中，而主透痈溃毒之用，佐气窜性行之桃仁，以破瘀逐血。味咸润下之芒硝，以软坚消肿也，牡丹皮详肾气丸注。本方取以为使，却又另是一番妙义，盖牡丹之皮，固为升降生阳之品，入肾气丸之桂附阳药中者。取其升性而正用之，所以使之上补心气，而蒸填虚悸，入于本方之硝黄阴药中者，又取其降性而倒用之，所以使之外摄寒热，而下趋大肠也。然后统以苦寒沉雄之大黄，扫除涤荡之，则实热脓血俱去矣，名之曰大黄牡丹汤。而三物不与者，是以芒硝桃仁，建左攻右取之勋，瓜子奏诈降内应之捷，及其成功，《元戎》之外，惟檄文露布之参谋，转得同垂史册之道也。李氏旧注，谓本方当在脓未成可下之之下，误。如果为下未脓之方，则成脓者，将死不治乎？抑别有方未传，或传而残缺耶。且方后不得曰有脓当下矣。"

《经方例释·经方例释中》："大黄牡丹汤方（《金匮要略》）治肠痈，小腹肿痞，小便数如淋，发热，汗出恶寒，脉迟紧。大黄四两，牡丹一两，桃仁五十枚，瓜子半升（尤本作冬瓜仁。《千金》有作芥子者，疑芥即俗苽字之误），芒硝三合。上五味，以水六升，煮取一升，去滓，内芒硝，再煎沸，顿服之。有脓当下；如无脓，当下血。［案]此桃仁承气汤去桂枝、甘草，加丹皮、瓜子也，为肠痈之专方。此方丹皮、桃仁同用者，即与桂枝茯苓丸方同义。以丹皮能治瘀血内漏故也。瓜子或作冬瓜子。然《本草》白瓜子，主治与肠痈大殊。惟苏恭引《别录》云：甘瓜子，主腹内结聚，破溃脓血，最为肠胃、脾内壅要药（脾当为腹。腹内壅，即腹内痈也。壅古痈字）。甘瓜即甜瓜。苏恭所释，主治与此方意合，是此方瓜子，甘瓜子非冬瓜子明矣。又《纲目·三十三》录《圣惠方》云：肠痈已成，小腹肿痛，小便似淋，或大便难，涩下脓，用甜瓜子一合，当归炒一两，蛇退皮一条，咬咀，每服四钱，水一盏半，煎一盏，食前服，利下恶物为妙，是甘瓜子之治肠痈，又章章矣。《圣惠》当即本之此方，以此推之，《千金》治多年损伤不差，熬瓜子末，温酒服之。《炮炙论》序曰：血泛经过，饮调瓜子，皆即甘瓜子，亦明矣。仲景立文瓜子、瓜蒂同直称瓜，则瓜子之瓜，自是瓜蒂之瓜，瓜蒂既为甜瓜蒂，则瓜子自当为甜瓜子，循文求义，亦可无疑。苇茎汤瓜瓣，亦当与此同。"

《本草思辨录·卷二·大黄》："大黄牡丹汤治肠痈，大黄黄连泻心汤治气痞，非热实而同于热实，亦惟假荡涤之性功，扩神奇之妙用。而仲圣制剂之道，抑更有进者焉。"

《经方实验录·第一集》："大黄牡丹汤之治肠痈（盲肠炎）；十枣汤之治悬饮（肋膜炎）等，苟对证施用，靡不立竿见影，化险为夷，此其彰明较著者也……曹颖甫曰：《金匮·妊娠篇》'宿有癥病，当下其癥，桂枝茯苓丸主之'，方中丹皮、桃仁、芍药极破血攻瘀之能事。丹皮、桃仁为大黄牡丹汤治肠痈之峻药，芍药为痈毒通络之必要，今人之治外证用京赤芍，其明验也。桂枝合芍药能扶统血之脾阳，而疏其瘀结。观太阳病用桂芍解肌，非以脾主肌肉乎；用茯苓者，要不过去湿和脾耳。然方

治平近，远不如桃核承气抵当丸之有力。然当时非经西医之考验，及丁医用破血药之有效，亦断然不敢用此。而竟以此奏效，其亦'有故无殒，亦无殒也'之义乎？"

2. 论薏附败酱散

《金匮要略·疮痈肠痈浸淫病脉证治第十八》："师曰：诸痈肿，欲知有脓无脓，以手掩肿上，热者为有脓，不热者为无脓。肉腐皮薄，热毒外逼，故以手掩肿上，热者为有脓。不热则热在里而尚未透出，故无脓。又按肿上，跳动顶指者为有脓，不顶指者为无脓。此法甚准，故并附于此。肠痈之为病，其身甲错，腹皮急，按之濡，如肿状，腹无积聚，身无热，脉数。此为腹内有痈脓，薏苡附子败酱散主之。

薏苡附子败酱散方：薏苡仁十分，附子二分，败酱五分。上三味，杵为散。取方寸匕，以水二升，煎减半，顿服。小便当下。"

《三因极一病证方论·卷之十五·肠痈证治》："薏苡仁附子败酱散，治脉数，身无热，腹无积聚，按之濡，此为肠痈。

薏苡仁二两半，附子（炮）半两，败酱一两一分。上锉散。每服四钱，水一盏半，煎七分，去滓，空心服，小便利为效。"

《张氏医通·卷七·大小府门·肠痈》："《金匮》云：肠痈之为病，其身甲错，腹支急，按之濡，如肿状，腹无积聚，身无热，此为肠内有痈脓，薏苡附子败酱散主之。详肠痈始发，证未昭著，但以腹之支急，按之如肿，或身有块垒，便为真候。若腹无积聚，身无热，洵为沉寒固结，虽下无济，故用薏苡附子败酱散，专以破散沉寒为务也。周禹载云：附子辛散以破结，败酱苦寒以排脓，务令脓化，仍从水道而出，将血病解而气亦开矣。"

《金匮要略心典·卷下·疮痈肠痈浸淫病脉证并治第十八》："甲错、肌皮干起，如鳞甲之交错，由营滞于中，故血燥于外也。腹皮急，按之濡，气虽外鼓，而病不在皮间也。积聚为肿胀之根，脉数为身热之候，今腹如肿状而中无积聚，身不发热而脉反见数，非肠内有痈，营郁成热而何？薏苡破毒肿，利肠胃为君。败酱一名苦菜，治暴热火疮，排脓破血为臣。附子则假其辛热以行郁滞之气尔。"

《绛雪园古方选注·下卷·外科·薏苡附子败酱散》："薏苡仁十分，败酱五分，附子二分。上

三味,杵为末,取方寸匕,以水二升,煎减半,顿服,小便当下。小肠痈,仲景详言腹无积聚,昭然是气结而成,奈诸家以方中附子为据,纷纷注释是小肠寒冷凝结成痈,抑何荒谬若此,余因悬内照之鉴以明之。盖心气抑郁不舒,则气结于小肠之头,阻传导之去路,而为痈肿,即《内经》所谓脏不容邪,则还之于腑也。故仲景重用薏苡开通心气,荣养心境,佐以败酱化脓为水,使以附子一开手太阳小肠之结,一化足太阳膀胱之气,务令所化之毒,仍从水道而出,精微之奥,岂庸浅者所能推测耶?"

《订正仲景全书金匮要略注·卷五·疮痈肠痈浸淫病脉证并治第十八》:"痈生于内,则气血为痈所夺,不能外营肌肤,故枯皱如甲错也。腹皮急似肿胀,但按之软,询之腹无积聚,审之身无表热,诊之脉数,非有外证也。此为肠内有痈脓也,主之薏苡附子败酱散,流通肠胃消痈肿也……[集解]徐彬曰:薏苡寒能除热,兼下气胜湿,利肠胃,破毒肿;败酱善排脓破血利,结热毒气,故以为臣;附子导热行结,故为反佐。"

《长沙药解·卷一》:"薏苡附子败酱散:薏苡十分,附子二分,败酱五分。杵为散,煎服方寸匕。小便当下。治肠痈,身甲错,腹皮急,按之濡,如肿状,腹无积聚,身无热,脉数。以寒邪在腹,膏血凝涩,堙郁臭败,腐而为脓。肠气壅遏,故腹皮胀急,而状如肿满。凝瘀腐化,故腹无积聚,而按之软塌。血败不华肌腠,故皮肤甲错,而失滑泽。卫阻而非表邪,故经脉数疾,而无外热。附子破其寒郁,败酱行其脓血,薏苡泻湿而开水窍也。败酱能化脓为水,水窍既开,故自小便下。水非气清则不利,气非土燥则不清,土非水利则不燥。欲燥其土,必利其水,欲利其水,必清其气,欲清其气,必燥其土。土居气水之交,握其生化之权,而司其清浊之任者也。薏苡一物而三善备焉,上以清气而利水,下以利水而燥土,中以燥土而清气。盖气化于精而水化于气,薏苡精液浓厚,化气最清,气秉清肃,化水最捷。以清肃之气而行降洒之令,千支万派,尽赴溪壑,水注川渎而大泽不涸,则土处沃衍而神洲不沉,湿消而气爽,露零而木荣矣。麻杏薏苡甘草汤方在麻黄。以治风湿之病,推之凡筋挛骨痛、水胀气鼓、肺痈肠疽、消渴淋痛之类,无不因湿,则薏苡之治效,固当不一而足也。百病之来,湿居十九,悉缘于太阴脾土之阳衰也。泻湿而

燥土者,未必益气清金,而利水者,未必补中,能清能燥,兼补兼泻,具抑阴扶阳之力,擅去浊还清之长,未可得于凡草常木之中也。"

《金匮玉函要略辑义·卷四·疮痈肠痈浸淫病脉证并治第十八》:"(魏)薏仁,下气则能泄脓。附子,微用,意在直走肠中屈曲之处可达。加以败酱之咸寒,以清积热,服后以小便下为度者。小便者气化也,气通则痈脓结者可开,滞者可行,而大便必泄污秽脓血,肠痈可已矣。顿服者,取其快捷之力也。"

《金匮方歌括·卷五·疮痈肠痈浸淫病方》:"薏苡附子败酱散,治肠痈之为病,其身甲错,腹皮急,按之濡如肿状,腹无积聚,身无热,脉数,此为肠内有痈脓,此散主之。薏苡仁十分,附子二分,败酱五分。上三味,杵为散,取方寸匕,以水二升,煎减半,顿服,小便当下。歌曰:气血凝(内)痈阻外肤,(气血为内痈所夺,不荣于外,其身甲错,言如鳞甲之交错也。)腹皮虽急按之濡。附宜二分苡仁十,败酱还须五分驱。王晋三云:心气抑郁不舒,则气结于小肠之头,阻传道之去路而为痈肿。即《内经》所谓脏不容邪,则还之于腑也,故仲景重用薏苡,开通心气,荣养心境,佐以败酱,化脓为水。使以附子,一开手太阳小肠之结,一化足太阳膀胱之气,务令所化之毒,仍从水道而出。精微之奥,岂庸浅者所能推测耶?"

《先哲医话·卷下》:"肠痈经日属阴者,薏苡附子败酱散,加黄芪佳。若痛甚者,加没药。"

《本草思辨录·卷二·附子天雄乌头》:"附子为温少阴专药,凡少阴病之宜温者,固取效甚捷。然如理中汤治腹满,黄土汤治下血,附子泻心汤治心痞,甚至薏苡附子败酱散治肠痈,如此之类,亦无往不利。惟其挟纯阳之性,奋至大之力,而阴寒遇之辄解,无他道也。"

3. 论当归赤小豆散

《金匮玉函经二注·卷三·百合狐惑阴阳毒病证治第三》:"凡脉数则发热而烦。此热在血,不在荣卫,故不发热,但微烦尔。汗出者,以血病不与卫和,血病则恶烦,故欲默,卫不和则阳陷,故欲卧;腠理因开而津液泄也。三四日目赤如鸠眼者,热血循脉炎上,注见于目也;七八日目四眦黑者,其血凝蓄,则色变成黑也。若能食脓已成者,湿热之邪散漫,则毒血流,伤其中和之气不清,故不能

食;若能食,可知其毒血已结成脓,胃气无扰,故能食也。用赤豆、当归治者,其赤小豆能消热毒,散恶血,除烦排脓,补血脉,用之为君;当归补血、生新去陈为佐;浆水味酸,解热疗烦,入血为辅使也。"

《沈注金匮要略·卷三·狐惑病》:"用赤小豆去湿清热,而解毒排脓;当归活血养正,以驱血中之风;浆水属阴,引归、豆入阴,驱邪为使。斯治风湿流于肠胃而设,非狐惑之方也。"

《张氏医通·卷七·大小府门·肠痈》:"病者脉数无热,微烦默默,但欲卧,汗出。初得之三四日,目赤如鸠眼,七八日,目四眦黑。若能食者,脓已成也,赤小豆当归散主之。

脉数而烦热,邪之征也,何反无热耶?《脉法》有云:无故脉数,必生痈疽。今痈发于内,故无热,瘀蓄于内,故汗出。初得三四日,毒邪内盛,势必上蒸,故目赤如鸠眼。至七八日,脓成而滞,未得下泄,故四眦黑。毒势方张,故默默不欲食。毒邪将化,故渐能食。方用赤小豆令芽出,以通营分之热毒。当归以散肠胃之积血,用散不用汤者,取有质之物,以迅扫在下之脓血也。《金匮》此条,向在狐惑例中,并治肠痈、便毒及下部恶血诸疾。

赤小豆当归散,《金匮》治小肠热毒流于大肠,先便后血及狐惑蓄血、肠痈便脓等证。赤小豆二升(即赤豆之细者,浸令芽出,晒干),当归三两。为散,浆水服方寸匕,日三服。如无酸浆水,以醋和沸汤代之。"

《千金方衍义·伤寒不发汗变成狐惑第十三》:"方以赤小豆清热利水,且浸令芽出,以发越蕴积之毒,佐当归司经血之权,使不致于散漫也。至于先便后血亦主,此方以清小肠流入大肠热毒之源,见证虽异,而主治则同也。"

《金匮玉函要略辑义·卷一·百合狐惑阴阳毒病证治第三》:"赤小豆当归散方:赤小豆三升(浸令芽出,曝干),当归十两([案]原本缺两数,今依宋本及俞本补之,《千金》作三两,徐鎔附遗引庞安时当归一两)。上二味,杵为散,浆水服方寸匕,日三服。

(程)当归,主恶疮疡;赤小豆,主排痈肿;浆水,能调理脏腑。三味为治痈脓已成之剂。此方蚀于肛门者,当用之,按后先血后便,此近血也,亦用此汤。以大肠、肛门本是一源,病虽不同,其解

脏毒则一也。浆,酢也。炊粟米热,投冷水中,浸五六日,生白花,色类浆者。案:'浆水法'出《本草蒙筌》。

《张氏医通》云:此方治肠痈、便毒及下部恶血诸疾。"

4. 论《金匮》排脓散

《金匮要略·疮痈肠痈浸淫病脉证并治第十八》:"排脓散方:枳实十六枚,芍药六分,桔梗二分。上三味,杵为散,取鸡子黄一枚,以药散与鸡黄相等,揉和令相得,饮和服之,日一服。"

《经方例释·经方例释上》:"排脓散方(《金匮要略》):枳实十六枚(疑误),芍药六分,桔梗二分。上三味,杵为散,取鸡子黄一枚,以药散与鸡子黄相等,揉和令相得,饮和服之,日一服。[案]此桔梗去甘草合枳芍散方也,为肠痈成脓者之专方。《要略》于枳芍散方下云:并主痈脓。谓产后瘀血滞气,变生肠痈也,法与此合。用鸡子黄者,所以治热疮,与苦酒汤同意。"

5. 论枳实芍药散

《经方例释·下》:"枳实芍药散方(《金匮要略》),治产后腹痛,烦满不得卧。枳实(烧,令黑,勿太过)、芍药等分。上二味,杵为散,服方寸匕,日三服。并主痈脓,以麦粥下之。案:此芍药甘草汤去甘草加枳实,变汤为散也。芍药治血痹,枳实治气实,合用为气滞血凝之治,故于腹中痛为主方,热结太阴者宜之,大柴胡以小柴胡去参、甘之补,合用此方者,以心中坚满,腹痛为内实,故是热结少阳者亦宜之。四逆散,以大柴胡去芩、半、姜、枣之苦辛发散,合用此方者,以胸中结实,故是热结少阴者亦宜之。排脓散,以桔梗汤去甘草之壅,合用此方者,以肠痈、脓血结实,故与此并主痈脓,合所以并主痈脓者,以此产后,瘀血不下,变成肠痈,故肠痈亦少阳病也。总之,不论何经,凡气滞血凝者,皆主之。四逆散,枳、芍等分;脾约枳、芍各半斤;大柴胡枳四个,芍三两。"

6. 论木占斯散(内补散)

《肘后备急方·卷五·治痈疽妒乳诸毒肿方第三十六》:"疗发背,及妇人发乳,及肠痈,木占斯散。木占斯、厚朴(炙)、甘草(炙)、细辛、栝蒌、防风、干姜、人参、桔梗、败酱各一两,十物捣为散,酒服方寸匕,昼七、夜四,以多为善,病在上常吐,在下脓血。此谓肠痈之属,其痈肿即不痛。长服,疗

诸疽痔,若疮已溃,便早愈。"

《鬼遗方·卷三》:"治发背及妇人发房并肠痈,木占斯方:木占斯、厚朴(炙)、甘草(炙)、细辛、括蒌、防风、干姜、人参、桔梗、败酱,以上各一两。上十味捣筛,清酒服,方寸匕,日七、夜四,以多为善。败酱,草名也。病在上者当吐,在下者当下脓血,此谓肠痈之属也。诸病在里,惟服此药即觉有力;及痈疽便即复痛,长服治诸疮;及疽痔疮已溃,便即早愈,凡俗流医不知用此药。发背有不善而渴,便勤服之;若药力行,觉渴,心便消散;若虽服坏,终无苦,但昼夜阴勿懈也。发此药,消散不觉,肿去时即愈;或长服即去败酱;偏治妇人乳肿诸产疵带,愈良。又云:惟服有异,始觉背不善之也。"

《备急千金要方·卷二十二痈肿毒方·痈疽第二·内补散》:"治痈疽发背,妇人乳痈、诸疖未溃者,便消不消者,令速溃疾愈方。

木占斯、人参、干姜(一云干地黄)、桂心、细辛、厚朴、败酱、防风、栝蒌根、桔梗、甘草各一两。上十一味治下筛,酒服方寸匕,药入咽,觉流入疮中。若痈疽灸之不能发坏者,可服之。未坏者去败酱。已发脓者,纳败酱。服药日七八,夜二三,以多为善。若病在下,当脓血出,此为肠痈也。病在里痛者,服此即不痛。长服治诸疮及疽痔,已溃便早愈,医人不知用此药。发背无有治者,若始觉背上有不好处而渴者,即勤服之。若药力行,觉渴止便消散。若虽已坏,但日夜服勿住药,肿自消散不觉。欲长服者,当去败酱。妇人乳痈,宜速服此。一方无桂心,名木占斯散,主痈疽坚结。若已坏者,速愈。未坏者,使不成痈便消。张文仲无桂心。刘涓子云:此是华佗方。"

《本草纲目·木部第三十七卷·木之四·占斯》:"[释名]炭皮(《别录》)、良无极(《纲目》)。木占斯散:治发背肠痈疽痔,妇人乳痈,诸产癥瘕,无有不疗。服之肿去痛止脓消,已溃者便早愈也。"

7. 论薏苡仁汤(薏、牡、桃、瓜)

《备急千金要方·卷二十三痔漏方·肠痈第二》:"又方:薏苡仁一升,牡丹、桃仁各三两,瓜瓣二升。上四味,㕮咀,以水六升,煮取二升,分二服。姚氏不用桃仁,用李仁。崔氏有芒硝二两,云:腹中疞痛,烦满不安,或胀满不下饮食,小便

涩,此病多是肠痈,人多不识。妇人产后虚热者,多是此证,纵非痈疽,但是便服此方无伤损也。"

《医方絜度·卷三》:"薏苡仁汤(《圣济》)主肠痈腹痛,按之如淋。苡仁一升,桃仁、丹皮各三两,冬瓜子二升。水煎服。古语云:膏粱无厌发痈疽。此指外疡而言也。然肠痈一证,亦因膏粱积热者多;又或妇女经停,气血壅滞,亦能致此。冬瓜仁于人身气血腐败中全其生气,苡仁败气毒,丹皮败血毒,桃仁攻逐脓血,从大便泄也。"

8. 论薏苡仁汤(薏、牡、桃、栝)

《孕育玄机·卷下·肠痈》:"产后肠痈,因产恶露停滞,小腹作痛,急宜行之,缓则腐为脓,难治。若流注关节,则患痈疽,多为败症,宜服瓜子仁汤……瓜子仁汤治产后恶露未尽,瘀血停滞,小腹作痛,或成痈疽。薏仁五钱,丹皮、桃仁(去皮、尖,炒)各三钱,瓜蒌仁四钱。上作二帖,水煎。"

《医学心悟·卷五·妇人门·孕妇内痈》:"(《千金》牡丹皮散)治肠痈之圣药。丹皮三两,苡仁四两,栝蒌仁(去壳、去油)、桃仁(去皮尖,双仁者)各一两。上为末。每服五七钱,水煎服。若肠痈大便闭结,小腹坚肿,加大黄一钱五分。但有孕时,大黄不宜轻用,须斟酌投之。"

9. 论红雪通中散

《太平圣惠方·卷第九十五·药酒序·红雪法》:"红雪一名通中散,治烦热黄疸,脚气温瘴,解酒毒,消宿食,开三焦,利五脏,爽精神,除毒热,破积滞,去脑闷,眼昏头痛,鼻塞口疮,重舌,肠痈,喉闭,宜服此方。川朴硝十斤,羚羊角屑三两,川升麻三两,黄芩三两,枳壳二两(麸炒微黄,去瓤),赤芍药二两,人参二两(去芦头),淡竹叶二两,甘草二两(生用),木香二两,槟榔二两,菖根一两半,大青一两半,桑根白皮一两半,蓝叶一两半,木通一两半,栀子一两半,朱砂一两(细研),苏粉三两(捶碎),麝香半两(细研)。上件药,除朱砂、麝香外,并细锉。以水二斗五升,煎至九升,去滓,更以绵滤过,再以缓火煎令微沸。然下朴硝,以柳木篦搅勿住手,候凝,即下朱砂、麝香等末,搅令匀。倾于新瓷盆中,经宿即成矣。细研,每服一钱至二钱,以新汲水调下,临时量老少加减服之。"

10. 论《圣惠方》牡丹皮散

《药治通义·卷五·下法大旨》:"程普明曰:下者,攻也,攻其邪也。病在表则汗之,在半表半

里则和之，病在里则下之而已……肠痈，牡丹皮散。随证立方，各有攸宜，此杂证攻下之良法也。（《医学心悟》）……盖硝黄均是寒下之药，而大黄气味峻烈，能破实结；芒硝咸润，能软坚凝；大黄功在气，芒硝功在质，此其所以为异。但芒硝比大黄，其力颇缓，不如大黄之独行奏续。然病稍重者，非配用芒硝，则不能荡涤大邪，况滋以枳朴破气，则最见其效。"

11. 论云母膏

《苏沈良方·卷第九·云母膏》："《博济方》：云母（光明者，薄揭先煮）、硝石（研）、甘草各四两，槐枝、柏叶（近道者不堪）、柳枝、桑白皮各二两，陈橘皮一两，桔梗、防风、桂心、苍术、菖蒲、黄芩、高良姜、柴胡、厚朴、人参、芍药、胡椒子、龙胆草、白芷、白芨、白蔹、黄芪、芎䓖、茯苓、夜合花、附子（炮）各半两。以上㕮咀，次煎。盐花、松脂、当归、木香、麒麟竭、没药、麝香、乳香，以上各半两（为末），黄丹十四两（罗），水银二两，大麻油六斤。上先炼油令香，下云母良久，投附子以上，候药焦黄，住火令冷，以绵滤去滓。始下末，皆须缓火，常以柳木篦搅勿停手，滤毕再入铛中，进火。下盐花至黄丹，急搅，须臾色变。稍益火煎之，膏色凝黑，少取滴水上，凝结不粘手，即下火。先炙一瓷器令热，倾药在内，候如人体温，以绢袋子盛水银，手弹在膏上如针头大，以蜡纸封合，勿令风干，可三二十年不损。发背先以败蒲二斤，水三升，煮三五沸，如人体温，将洗疮帛拭干，贴药。又以药一两，分三服，用温酒下，未成脓者即瘥，更不作疮，瘰疬骨疽毒穿至骨者，用药一两，分三服，温酒下，甚者即下恶物，兼外贴。肠痈以药半两，分五服，甘草汤下，未成脓者当时消，已有脓者随药下脓，脓出后，每日酒下五丸梧桐子大，脓止即住服。"

《仁斋直指方论·卷之二十三·肠痈·肠痈证治》："治内外一切痈肿结毒，冷热证通用。药料四十件（修制法度详见《和剂方》），每服一钱，丸如梧桐子大。冷证，以酒送下；热证，甘草煎汤送下。又肺痈，胸膈间隐痛而咯脓血，腥气上冲，浓煎北梗、甘草汤送下，服毕皆就枕。"

《济世神验良方·外科附录》："腹痛，脉滑数无力，此是肠痈病应的，可服云母膏一两……用时先刮去水银，或服或贴，能治一切疮肿伤折等病，

外以牛胶酒溶化液。"

《古今医案按·卷十·外科·肠痈》："震按：云母膏其药三十九味，清油浸七日，文火熬膏，收贮，将水银弹上。用时，先刮去水银，或服或贴，其功甚大。但熬一料，必用人参五钱，今亦难办也。其方即于《疡科准绳》，可查。"

12. 论神效托里散

《太平惠民和剂局方·卷之八·宝庆新增方》："神效托里散，治痈疽发背、肠痈、奶痈、无名肿毒，焮作疼痛，憎寒壮热，类若伤寒，不问老、幼、虚人，并皆治之。忍冬草（去梗）、黄芪（去芦）各五两，当归一两二钱，甘草（炙）八两。上为细末，每服二钱，酒一盏半，煎至一盏。若病在上，食后服；病在下，食前服。少须再进第二服，留渣外敷。未成脓者内消，已成脓者即溃。"

《疡医大全·卷七·痈疽肿疡门主方》："四妙汤即神效托里散（《说约》），此疡科首用捷法，功效立奏，增减活法，医者临证酌用。生黄芪五钱，大当归、金银花各一两，甘草节二钱。水煎，昼夜服尽，自可移深居浅，转重作轻。如已成，气血素亏，不能穿溃者，加白芷、皂针、山甲各二钱，一伏时自溃；如已溃后，即宜删去皂针、山甲。如初起焮痛，口渴加天花粉。此治痈疽、发背、肠痈之神方也。澄自幼及今，数十年来，凡治一切痈疽，皆赖此方。遇大证金银花每加至六两、四两，黄芪加至两许，当归加至二两，甘草节加至三钱。但见疮色不起，脓水清稀，即加肉桂转阴为阳，化毒成脓。"

13. 论内托散

《传信适用方·卷下·治痈疽疮疥》："治一切痈疽疮，疖未成者速散，已成者速溃，败脓自出，不犯刀杖，服药后疼痛顿减，此其常试之效也。如奶痈、肠痈及其它肿毒，皆尝治愈。此方歙县丞胡权得之于异人，徽州有石刻及洪景《卢夷坚志》所载甚详，兹不复录。人参（去芦）、当归（酒浸）、芎䓖、防风、厚朴（制）、桔梗、白芷、桂（去粗皮，不见火）、甘草（炒）、黄芪（蜜浸），一方加黄瓜蒌一两（去皮秤）。上十味选药贵精，皆取净，晒焙极燥方秤，人参、当归、黄芪各二两，余各一两，为细末。每服自三钱加至六钱，热酒调下，日夜连进数服，以多为妙，至疮口合更服为佳，所以补前损绝后患也。不能饮者，间以木香汤调服，但不若酒力之

胜耳。"

《御药院方·卷十·治疮肿折伤门》："内托散,治一切痈疽毒肿,发骨、发背、发眉、发鬓、发髭、发脑、发手、发足,应系疮疡毒肿。未脓者,即消散;已脓者,即破溃;已溃者,即收敛。消毒顺气,托里定痛,收疮口,散肿毒,及肠痈、胃痈皆可用化毒排脓内补。黄芪、当归、川芎、白茯苓、芍药、白芷、甘草、人参、厚朴(去粗皮,生姜汁制)、桂(去皮),以上各等分。上件一十味,为细末。每服三钱至五钱,不计时候,温酒调下,如不饮酒,以木香汤调下。"

《普济方·卷二百八十三·痈疽门·诸痈疽》："一方,排脓内补十宣散,治痈疽疮疖,未成者速散,已成者速溃。凡疮痒者,多是心血虚弱,此大能消风生血。人参(用新罗者,团结重实滋润者,先洗净,去芦,薄切,焙干)、当归(取川中来者,择大个如马尾状滋润甜辣香芬者,佳温水,洗,薄切,焙干)、黄芪(用绵者,为胜状,如箭干者,长一二尺,不开叉者,净洗,寸截,捶碎,擘如丝状,以盐汤浸透,微火炙酥,再铧入众药中)、芎䓖(川中者为上,抚芎不用,净洗,切,焙干)、防风(择新香者,净洗,切,焙)、厚朴(宜用梓州来者,厚而紫,掐之油出者佳,去粗皮,切,姜汁淹一宿,焙炒)、桔梗(以有心味苦者为真,无心味苦者荠苨也,切勿误用,洗净,去头,薄切,焙干,入众药)、甘草(生)、白芷、桂(宜用卷薄者,带皮桂每两止取二钱半,合用一两者,当买四两,内取一两好者,不见火),上十味选药材精者,皆取净晒焙极燥。方秤人参、当归、黄芪各二两,余各一两。除参桂外,一处为细末,后入诸药令匀。每服自三钱加至五六钱,热酒调下,日夜各数服,以多为妙。服至疮口合,更服为佳,所以补前损杜后患也。不饮酒人,浓煎木香汤下,然不若酒力之胜也。或饮酒少,能勉强间用并调木香汤解酒,功效当不减于酒也……如乳痈、肠痈,及其他肿毒,皆常治愈。一方作散姜五片煎;一方加白芍药、栝蒌、金银花等分,或乳香服之得汗解;一方加木香、槟榔、枳壳、紫苏、天台乌药,名流气饮,甚效。陈氏云:服在内消等方之后,脓尽乃止。"

14. 论《直指》牡丹汤

《仁斋直指方论·卷之二十三·肠痈》："牡丹汤治肠痈,小腹肿痞,按之即痛,小便如淋,或小便自调,时时发热,自汗出,复恶寒,其脉迟紧者,脓未成可下之,当有血;洪数者,脓已成,不可下。大黄(蒸)、桃仁(去皮尖)各五钱,牡丹一钱一字,栝蒌实三钱,芒硝三钱三分(包)。上㕮咀,作一服煎,去滓,入芒硝,再煎沸,频服。"

《景岳全书·卷之六十四·外科钤古方·外科》："大黄汤,一名牡丹皮汤,专治肠痈,小腹坚肿而热,按之则痛,肉色如故,或焮赤微肿,小便频数,汗出憎寒,其脉沉紧,脓未成者,急服之。牡丹皮、栝蒌仁各三钱,桃仁(去皮尖)、大黄(煨)、芒硝各二钱。水二钟,煎一钟,食前服。本方去栝楼,即名大黄牡丹汤。立斋曰:此方乃行血破血之剂也,如发热自汗恶寒,小腹作痛,小便如淋,脉未数者有效。丹溪曰:小腹肿痞,按之痛,小便如淋,或自调,发热身无汗,复恶寒,其脉迟紧者,脓未成,宜下之,当有血,此结热所成也,故《金匮》用大黄利之,即此方也。若无前证,恐不宜用。"

15. 论神仙蜡矾丸

《奇效良方·卷之五十四·疮疡门·疮科通治方》："神仙蜡矾丸,治肠痈,内托神妙。此药不问老幼,皆可服之,无不作效,最止疼痛,不动脏腑。黄蜡半两(要黄色者,一方用七钱),白矾一两(要明者,细研)。上熔化黄蜡和矾为丸,如梧桐子大,每服二十丸,渐加至三十丸,食远用温白汤送下。"

《仁术便览·卷四·诸疮·蜡矾丸》："消痈疽,乳痈,肠痈,托里消毒,及一切恶疮。又固脏腑,止疼痛,不损膜。真黄蜡二两,明矾三两。先将蜡微火化,离火入矾末中,和匀,众手丸梧子大。每服二三十丸,空心,日中临卧各一服,温水送下。忌鸡、鱼、羊肉、鸡子。"

《万氏家抄济世良方·卷四·痈疽》："神仙蜡矾丸,治痈疽及肠痈。托里消毒,固脏腑,止疼痛。黄蜡二两,明矾三两,先将黄蜡熔开,离火待少温入矾末,和匀众手急丸如桐子大。每服二三十丸,食前酒下,每日二服。此药不惟定痛生肌,且护膜止泻,消毒化脓,内痈排脓托里之功甚大。金石药毒发疽非此莫治,更用白矾为末,每日酒服一钱尤效。有遍身生疮状如蛇头者尤宜服之,每日百丸。若蛇蝎并一切毒虫所伤,熔化热涂患处,内更服之,毒即解。服至三四两以上愈见其功。此宜于痈毒溃后服之,肠痈尤效。"

《医宗说约·卷之五·肿疡主治法》:"蜡矾丸,治痈疽发背已成未脓之际,恐毒不能外出,反而内攻。服此护膜护心,并治肠痈及下部痈肿,未成即消,痔漏肿硬亦效。盖矾解百毒,无坚不散;蜡性难化,能达下焦也。

白矾(研极细)三两,黄蜡二两,朱砂(另研极细末)三钱。先用白蜜五钱,铜勺内溶化后,入黄蜡同化清,离火入矾末和匀,众手急丸,丸如桐子大,如药硬,火微烘,丸就用朱砂末为衣。每服三四十丸,白汤送下。病甚者,日二服。"

16. 论四圣散(神效栝蒌散,神效瓜蒌散)

《仁斋直指方论·卷之二十三·肠痈·肠痈证治》:"治肠痈、痈疽、便毒,神效。生黄栝蒌一枚(去皮),粉草末四钱,没药末三钱,乳香末一钱。上件用好红酒二大碗,慢火煎至一碗,分作两服,二日服尽,大便顺,导恶物,妙。若干栝蒌,则用二枚。"

《仙传外科集验方·合用诸方第六·栝蒌散》:"栝蒌(新旧皆可,和椒炒,碎),川椒二十粒,甘草三四寸(锉),乳香五粒(如皂角子大)。上用无灰酒三碗,煮作一碗,去滓温服,其毒立散。未成即破,已成者脓自出,皆不用手。《海上方》:治内痈有脓,败血,腥秽殊甚,遂至脐腹冷痛。此乃败脓所致,用此方推脓下血。"

《普济方·卷二百八十六·痈疽门·肠痈》:"四圣散(一名神效瓜蒌散,出《直指方》):治肠痈,痈疽生于脑、髭、背、腋、乳、便毒,神效。生黄栝蒌一枚(去皮),粉草末四钱,没药末三钱,乳香末一钱。上用好红酒二大碗,慢火煎至一碗,分作两服。两日服尽,大便顺下恶物妙。若干栝蒌则用两枚。一方,若病在上食后服,病在下食前服,毒已结成,即脓化为水,毒未成即于小便中出,疾甚再合服,以退为妙。"

《保命歌括·卷之十六·疝气·治疝诸方》:"四圣散治血疝、便毒及肠痈,神效。生黄瓜蒌(去皮)一枚,粉草(末)四钱,没药(末)三钱,乳香(末)一钱。上件,用好红酒二大碗,慢火煎至一盏,分作两服,两日服尽。大便顺,导恶物妙。若干瓜蒌,则用两枚。"

《简明医彀·卷之八·肠痈》:"神效栝蒌散,肠痈、瘰疬、便毒、一切肿毒,效;乳痈尤为最神验。栝蒌大者二个(连壳捣细),当归、甘草各五钱,乳香、没药(俱另研)各一钱。上作二帖,用好酒三碗,煎二碗,分二次,调乳、没服,渣罨患处。"

17. 论开胃救亡汤

《青囊秘诀·下卷·大肠痈论》:"肠痈溃烂汤:人参一两,玉米一两,白术一两,山药一两,元参一两,甘草三钱,金银花四两,山羊血一钱。水煎服,服药时冲入山羊血,一剂胃气开,二剂脓少,三剂痛止,四剂痊愈。

此方全在救胃,而败毒祛脓已在其中矣。妙在金银花虽是治毒之品,而仍乃滋阴之药,为疮家夺命之将军,乃至仁至勇之师,又得参术以助其力,则散毒尤神。山羊血止血消淤,且善通气,引诸药直入痈以解散之,乃向导之智者也。合而治之,则调合有人,抚绥有人,攻剿有人,安得不奏功如神乎?自然胃气大开,化精微而输于大肠也。倘胃气未伤,服之尤奏功如响,万勿疑畏而不敢用,枉人性命耳。《秘诀》:肠痈溃烂便脓血,参玉术药元两接,甘草三钱银四两,临服冲入山羊血。"

18. 论金银花酒

《医方集解·痈疡之剂第二十·金银花酒》:"治一切痈疽恶疮,不问发在何处,或肺痈、肠痈,初起便服,奇效……金银花五两(干者亦可,不及生者力速),甘草一两。水二碗,煎一碗,再入酒一碗,略煎,分三服,一日一夜服尽,重者日二剂,服至大小肠通利,则药力到。外以生者捣烂,酒调,敷涂四围。此足太阴、阳明药也。金银花寒能清热解毒,甘能养血补虚,为痈疮圣药;甘草亦扶胃解毒之上剂也。本方用金银花二两、甘草一两,加黄芪四两,酒一升,重汤煮服,名回毒金银花汤:治痈疡色变紫黑者。"

19. 论六味地黄丸

《辨证录·卷之十三·大肠痈门》:"然则生痈之先,本是肾水不足,痈溃之后,又复流其水,是因虚而益虚矣。若作久毒治之,鲜不变为死症,必须大补其肾水,而并补其脾胃之气,则脾胃化精,生水更易,枯涸之肠一旦得滂沱之润自然淹足,不必治痈而痈已化,气血足而肌肉生。方用六味地黄汤加味治之。熟地二两,山药八钱,牡丹皮六钱,山茱萸八钱,茯苓三钱,泽泻一钱,人参一两,黄芪五钱,麦冬一两。水煎,连服数剂,腹痛止而精神健,前症顿愈。此方六味以补肾水,加人参、麦冬、黄芪以补脾胃之土,土旺而肺气自旺。肺与大肠为表里,且又为肾之母,自然子母相需,表里相顾,故奏功如神也。"

20. 论华佗治肠痈神方(败毒至圣散)

《石室秘录·卷一·内治法》:"肠痈方:用金银花八两,煎水二碗,当归三两,地榆一两,薏仁五钱,水十五碗,煎二碗,分作二服。上午一服,临睡一服,二剂愈。([批]救肠败毒至圣丹,妙)盖痈生胸腹之内,无不生于火与邪,若外用末药调敷,则相隔甚遥,必须内消为得。然痈势甚急甚大,一杯水何能救车薪之火。故必大剂煎饮,而火邪自散,而痈疡自消。倘日以敷药调治于皮肤之外,或以小剂而求散于汤饵之中,吾见其必死而已矣。张公曰:疮疡之疾,发于火邪之盛,其由来非一日矣。欲消其火邪,岂是寻常细小之药所能去乎。故必多用重药以劫治之。然而散邪之药俱耗真阴,多用重用皆能取败。惟金银花败毒而又不伤气,去火而又能补阴,故必须此品为君。但此品性纯而正,乃正人君子也。譬如正人君子,必同群攻击于群小之中,始不至偾事而召祸。所以必多加至十两或一斤,始可取胜于眉睫。然徒藉此一味,又觉势单力薄。或用麦冬以滋肺,或用芍药、当归以润肝,或用地榆以凉大肠,或用甘草以泻火,或用栀子以清热,或加薏仁以去湿,相助成功,各有妙理,非泛然而用之者也。"

21. 论榆槐脏连丸

《成方便读·卷三·清火之剂·榆槐脏连丸》:"脏连丸内用榆槐,三味相和方法佳,共入猪肠煮烂作,久新痔漏效堪夸。榆槐脏连丸:川连二两,槐米、地榆炭各一两五钱,猪大肠二尺(洗净)。先将地榆、槐米装入猪大肠内,用米泔水煮烂,和入川连,打为丸。治新久痔漏,肠风下血,脱肛痛痒,肠痈、脏毒等证。夫以上之证,其病各有新久之不同,其血亦有鲜晦之不一。然大抵由乎湿热郁于大肠,逼于血分者为多,故以黄连之苦寒性燥,专除湿热者为君,而以地榆、槐米之凉血疏风者佐之。因病在大肠,故以猪大肠引之入肠,然后三药得以建其功而除其病耳。脏连丸一方,种种不同,似推此方为独得,其药铺亦皆置备,故录之。"

22. 论铁扫丸

《疡科纲要·卷下·膏丹丸散各方·退毒丸药方》:"铁扫丸,治脘痛腹痛,癥结坚块将为肚痈、

肠痈者。力能消肿定痛,奏效甚捷。腹痛、腹胀,凡是实证,虽无癥块者亦佳。

莎根、香附子、生玄胡索(弗炒)各一两五钱,草乌、广木香、桃仁各一两,川厚朴、陈皮、青皮各八钱,乳香、没药(去油净)各六钱,原麝香三钱。各取细末,煎糯米浓浆打和丸,每丸重约钱许,每料作一百大丸,辰砂为衣。每服一二丸,临用打碎为小块,温陈酒吞服,弗嚼细。不能饮者,砂仁汤下。妊身忌服,小儿酌减。

[方解]脘痛、腹痛以致癥结有形,酿为疡患,无非气滞血凝。治之之法,活血行气,宣通结滞,已无余义。但病在皮里膜外者最多,汤药荡涤,急则徒伤肠胃不达病所,缓则病重药轻,亦复无济。内服煎剂恒以桃仁承气为主,时亦有效,而不甚捷,其弊在此。朱氏是方,丸以缓治,能直达下焦,留连以宣通之,所以投之辄应。作为大丸者,欲其久藏而香气不泄。打作小块吞咽者,欲其缓缓消化,方能达到肠间,犹有力量以及患所。丸以米饮,取其粘结而不速化。制方之意极精,皆不可忽略看过。"

23. 论太乙膏

《高淑濂胎产方案·卷四》:"杏圃问曰:'外肠痈眼药后,内毒已消,往往有寒毒结如鸡肠者,何也?'淑濂子曰:'因内托药力已到,毒必从脐出矣,牢不可断,不可疑为人肠也,用太乙膏盖之自退下。'内肠痈若溃,必从大便泻脓血也,用太乙膏作丸,服之自愈。"

二、肠痈酝酿期选方

1. 大黄牡丹汤(《金匮要略·疮痈肠痈浸淫病脉证治第十八》)

治肠痈少腹肿痞,按之痛如淋,小便自调,时时发热,自汗出,复恶寒,其脉迟紧者,脓未成,可下之。当有血。脉洪数者,脓已成,不可过下,总以此方主之。

大黄(四两)　牡丹皮(一两)　桃仁(五十个)　瓜子(半升)　芒硝(三合)

上五味,以水六升,煮取一升。去滓,内芒硝再煎沸,顿服之。有脓当下,如无脓,当下血。

2. 大黄汤(《刘涓子鬼遗方·卷三》)

治肠痈,大黄汤。肠痈之为病,诊小腹肿痞坚,按之则痛,或在膀胱左右,其色或赤或白色,坚

大如掌热,小便欲调,时色色汗出,时复恶寒。其脉迟坚者,未成脓也,可下之,当有血。脉数脓成,不可服此方。

大黄(四两) 牡丹(三两) 芥子(半升) 硝石(三合) 桃仁(五十枚,去皮炒,切之)

上五味㕮咀。以水六升五合,分为两服,脓下无者,下血大良。

3. 当归煎(《太平圣惠方·卷第六十一·治肠痈诸方》)

治肠内生痈肿,令人心膈间气滞、急痛,肚热,呕逆,小便黄赤,嫩表发肿,肠中夜间如汤沸声,速须救疗。

当归(一两) 没药(三分) 麝香(半两,细研) 乳香(半两) 桂心(半两) 朱砂(半两,细研) 黄芪(三分) 漏芦(半两) 自然铜(半两) 丁香(半两) 木香(三分) 芎䓖(半两) 麒麟竭(三分) 槟榔(半两) 云母粉(半两) 沉香(半两) 甘草(半两) 白蔹(半两) 白芷(半两) 密陀僧(半两) 赤芍药(三分) 野驼脂(三分) 黄犬脂〔三分(两)〕 生地黄(半斤,绞取汁)

上件药,除脂,并捣罗为末。银锅内,先用好酒五升,以慢火煎去二升,即下地黄汁,更煎渐浓,次入野驼脂,不住手以柳木篦搅如膏,即下药末,更搅令匀,以瓷盒盛。每日空心午时、晚间,以甘草酒调下一弹丸大服,外取涂贴患处,亦良。

4. 《圣惠》牡丹散(《太平圣惠方·卷第六十一·治肠痈诸方》)

治肠痈未成脓,中痛不可忍。

牡丹(二分) 川大黄(二两,锉,微炒) 木香、桃仁(汤浸,去皮尖、双仁,麸炒微黄,三分) 川硝(一两) 赤芍药(三分) 败酱 甜瓜子(各三分)

上为散。每服四钱,水一中盏,煎至六分,去滓,食前服,以利下脓血为度。

5. 未有脓方(《太平圣惠方·卷第六十一·治肠痈诸方》)

治肠痈,腹胀皮急,微汗,小腹重,强按之即痛,小便数似淋,未有脓方。

牛蒡根汁(五合) 川芒硝(一两)

上件药相和,煎三(一二)沸,分为三(二)服,空心及晚食前温服。

6. 犀角丸(《圣济总录·卷第一百三十·痈疽等疮内消法》)

治发背痈肿,肠痈乳痈,一切毒肿,内消化毒。

犀角屑(一两半) 升麻 黄芩(去黑心) 大黄(锉) 炒防风(去叉) 人参 当归(切焙) 黄芪(锉) 藜芦(去芦头) 黄连(去须) 甘草(炙) 栀子仁(各半两) 巴豆(十二枚,去皮心,炒令黄,细研)

上十三味,除巴豆外,捣罗为末,入研了巴豆和匀,炼蜜为丸如梧桐子大。每日空心,粥饮下五丸,以利为度,未利加至七八丸,利下黄沫恶物为效。

7. 木通散(《仁斋直指方论·卷之二十三·肠痈·肠痈证治》)

治肠痈热证,腹痛而强,发热恶寒,小便似淋,脓未成者用此。

木通 薏苡仁 葶苈(炒) 甘木(炙) 川升麻 北梗 桃仁(浸,去皮,炒) 赤茯苓 牡丹皮(各一两) 生干地黄 甜瓜子 败酱 赤芍药(各一两半) 大黄(半两) 朴硝(一分)

上锉为散。每服三钱,井水一盏半,姜五片,煎服。

8. 茯苓汤(《仙传外科集验方·增添别本经验诸方·治痈疽发背》)

治肠痈,小腹牵强,按之疼痛,小便不利,时时有汗出,恶寒脉迟,未成脓也。

赤茯 桃仁 甜瓜子 川大黄(微炒) 川芒硝 牡丹

上㕮咀。用水煎服,三四日即愈。

9. 姜黄散(《普济方·卷二百八十六·痈疽门·肠痈》)

治内毒。

干姜(一两) 大黄(一两) 生姜(一两) 皂角刺(九个)

上用酒一碗,水一碗,同煎至一半,去滓温服。滓、酒水各一碗,再煎温服,须用瓦器煎。

10. 伏梁丸(《普济方·卷二百八十六·痈疽门·肠痈》引《出外科精要》)

治环脐肿痛,胃疮疽。

厚朴(姜汁制) 茯苓 枳壳(麸炒,去瓤) 白术 人参 京三棱(炮) 半夏(汤洗七次,各一两)

上为细末,面糊为丸如小豆大。每服三十丸,食前米汤下。

11. 郭氏瑞效丸(《玉机微义·卷十五·疮疡门·辛平攻里之剂》)

治肠痈,胃痈,内积,兼男子、妇人积聚证。

当归 京三棱 槟榔 木鳖子 穿山甲(炒,各一两) 牡蛎(为末,炒山甲都用) 连翘 枳壳(炒,各一两半) 硇砂(焙) 琥珀(各一两) 巴豆(二十一粒,去油) 麝香(少许)

上为末,酒糊丸桐子大。每服十丸至二三十丸,温酒下,临卧再服。如利,动脏腑减丸数,大小便有脓血出者,却用别药调治之。

12. 四物玄胡汤(《古今医统大全·卷之八十一·〈外科理例〉·肠痈证》)

治瘀血肠痈。

当归(一钱) 川芎 芍药 生地黄(各一分) 玄胡索(一钱) 桃仁 红花 牛膝(各七分)

上咬咀,作一服煎,空心服。大便秘结者,加大黄。

13. 加味活命饮(一名**千金内消散**)(《古今医鉴·卷之十五·痈疽》)

治肠痈、便毒,初起即消,已肿即溃,脓血从大便中出。

大黄(三钱) 赤芍药 白芷 木鳖子(去壳) 乳香 没药 皂角刺 白僵蚕 栝蒌仁 天花粉(各一钱) 归尾(酒洗,一钱半) 穿山甲(三大片,蛤粉炒黄色,杵碎) 金银花(三钱) 甘草(五分)

上锉一剂,水酒煎,空心服。红点加芒硝。

14. 礞石滚痰丸(《古今医鉴·卷之四·痰饮》)

治肠痈内疽。

大黄(酒拌,蒸,半斤) 黄芩(去梗,半斤) 沉香石(五钱) 青礞石(一两,捶碎,焰硝一两,同入砂罐内,瓦片盖之,铁钱缚定,盐泥固济,晒干煅红,候冷取出)

上为细末,净水为丸如梧桐子大。每服三五十丸,量虚实加减,各随引下。作肠痈内疽,服之以下恶物立效。

15. 通气散(《济世全书·卷二·痰饮》)

治一切痈疽发背流注折伤,能救败坏疮症,活

死肌,弭患于未萌之前,拔根于既愈之后。此剂之功,妙不可言极矣。能调阴阳,和气血,令无凝滞,养胃本荡邪直仙方也。

何首乌 当归 赤芍药(炒) 白芷 茴香(炒) 乌药(炒) 甘草 枳壳(炒) 木通(去皮,各等分)

上末,水酒煎,每服四钱,或酒调服亦可。疮在上食后,在下食前服。一治肠痈内疽十宣散与此方相间用之,并加左缠藤。

16. 千金消毒饮(《济世全书·卷八·外科·痈疽》)

治痈疽发背,发项,发鬓,腰痈,肠痈,时毒,便毒,瘰疬,结核。初期未破者,二三日内当用此。亦须视人壮弱,或一剂、二三剂,以大便内出赤色如鱼鳔或滥渣为度,及小便置锡器内如红花水,乃毒出也。不可太多,恐伤元气,消则已。不消,随用活命饮,正在将溃未溃之际宜之。

连翘(一钱) 黄芩(八分) 赤芍(六分) 枳壳(去瓤,五分) 升麻(八分) 麻黄(六分) 漏芦(八分) 白蔹(五分) 白及(七分) 甘草(三分) 大黄(一钱,壮实者二钱)

上锉一剂,水二钟,生姜三片,煎至一钟温服。凡在上部,加桔梗,食后服;在下部,加牛膝、木瓜,食前服。

17. 失笑散(《外科正宗·卷之三·下部痈毒门·肠痈主治方》)

治产后心腹绞痛欲死,或血迷心窍,不省人事,及寻常腹内瘀血或积血作痛。又妇人血气为病作痛之圣药也,及治男子诸疝疼痛不已者。

五灵脂 蒲黄(俱炒,等分)

上为细末。每服三钱,醋一合,调稠熬数滚,入水一钟,煎七分,食前连药服用。醋为丸,每服二钱,淡醋汤下,治前症亦妙。

18. 黄连解毒汤(《简明医彀·卷之二·火证》)

治三焦实火,五脏积热,内外火炽,口疮烦渴,便赤。

黄连 黄芩 黄柏 栀子 柴胡 芍药 连翘(等分)

上加灯心二十枝,水煎服。减柏、柴、芍、翘,余各二两,加黑丑(为末)、滑石(水飞,各四两),共为末,水叠丸桐子大,每服五十丸,白汤下。治

诸经火邪,热毒疮,肠痈肿,筋脉拘挛,咬牙,惊悸,淋浊,痔漏。

19. 化毒饮(《丹台玉案·卷之六·乳痈门·附肠痈》)

治肠痈、腹痛,初起小腹肿痛,急胀。

木通(四钱) 黄连 青皮 乳香 没药 大黄(各三钱,九蒸九晒)

生姜三片,水二碗,煎服。

20. 肠痈秘方(一名红藤煎)(《景岳全书·卷之五十一·新方八阵》)

凡肠痈生于小肚角,微肿而小腹隐痛不止者是。若毒气不散,渐大内攻而溃,则成大患,急宜以此药治之。

先用红藤一两许,以好酒二碗,煎一碗,午前一服,醉卧之。午后用紫花地丁一两许,亦如前煎服。服后痛必渐止为效,然后服后末药除根神妙。

当归(五钱) 蝉蜕 僵蚕(各二钱) 天龙 大黄(各一钱) 石蝎蚰草(五钱,此草药也) 老蜘蛛(二个,捉放新瓦上,以酒盅盖定,外用火煅干存性)

上共为末。每空心用酒调送一钱许,日逐渐服,自消。

21. 万氏治肠痈方(《医灯续焰·卷十四·肠痈脉证第七十六》)

桃仁承气汤加秦艽、连翘。

22. 加味太乙膏(《医宗说约·卷之五·疮疡外治方法》)

治一切恶疮,跌仆损伤,湿痰流毒,风湿疼痛,及内伤攻刺作痛,腰膝酸软无力,五损内痈,七伤外症,俱贴患处。脏毒肠痈,亦可丸服。

肉桂 白芷 当归 元参 赤芍 生地 大黄 土木鳖(各二两) 槐枝 柳枝(各百寸) 血余(一两) 乳香(五钱) 没药(三钱) 东丹(四十两) 轻粉(四钱) 真阿魏(三钱)

上十味,并槐柳枝用真麻油称足五斤,将药浸入油内,春五夏三秋七冬十,候日数已毕,入洁净大锅内,慢火熬至药枯浮起为度;住火片时,用布袋滤去药渣,将油再称记数;将锅揩极净,复用细绢将油又滤入锅内,将血余下下,慢火熬至血余浮起,以柳棒挑看,似膏溶化之象,方算熬熟。凡油净一斤将飞过黄丹六两五钱,徐徐投下,火加大些,若夏秋热时,每油一斤加丹五钱,不住手搅,候

锅内先发青烟,后至白烟旋起,气味香馥,其膏已成,即便住火,将膏滴入水中,软硬得中为度,若太硬加熟油,太软加炒丹,每各小许,务使老嫩得所;候烟尽离火,将阿魏切成薄片散于膏面上化尽,次下乳没、轻粉末,搅匀,倾入水内,以柳棍捞成一块,再换冷水浸片时,乘温每膏半斤,扯拨百转成块,又换冷水投浸;随用时取一块,铜勺内复化,随便摊贴。

23. 内消活雪汤(《外科大成·卷一·肿疡主治方》)

治发背,并五脏内痈,尻臀诸肿,大小肠痈,肛门脏毒初起,但未出脓,坚硬疼痛不可忍者并服。

青皮 陈皮 乳香 没药 连翘 黄芪 当归 甘草节 白芷 射干 天花粉 穿山甲 贝母 白芍 金银花 皂角刺(各八分) 木香(四分) 大黄(二钱)

水、酒各一碗,煎至八分,量病上下,食前后服之。

24. 华真人治痈疽对口并无名疮毒方(《神仙济世良方·上卷·华真人治痈疽对口并无名疮毒方》)

凡人痈疽,发于背、头、项、胸、腹、手、足、臂、腿、腰、脐、前阴、粪门之际。无论阴阳毒一服吾方,无不立消,已溃者即敛,真神方也。

金银花(四两) 蒲公英(一两) 当归(二两) 元参(一两)

水五碗,煎八分,饥服一剂,尽化为无有矣。切勿删改其分两,则功减矣。善功诸毒,不耗真气,多服无碍,肺痈、大小肠痈,无不神效也。

25. 清肠消毒丹(《石室秘录·卷一·内治法》)

肠痈之症,此方最妙,但亦治初起之病也。久则内必出毒,更当另用奇方,以助其溃脓。

生甘草(三钱) 金银花(二两) 地榆(一两) 当归(二两) 牛膝(一两) 乳香(三钱) 没药(三钱)

水先煎甘草五味,取一碗,调乳香、没药末三钱饮之;渣水再煎一碗,又调乳香、没药末三钱饮之。大约早服头煎晚服二煎,二剂必全好矣。

26. 夏枯扶桑丸(《惠直堂经验方·卷一·通治门》)

治一切疮疡,并内伤阴虚痨瘵,咳嗽,痰喘,血

症,诸病。

金银纯花(二斤) 百合(一斤) 真阿胶(八两,炒) 川贝母(去心,八两,为末)

用夏枯草、桑叶、各二十斤,熬汁煎膏,捣丸重三钱。肠痈、乳痈,带壳栝蒌仁汤下。

27. 三真汤(《惠直堂经验方·卷三·痈疽门》)

治大小肠痈,一剂即消,不须二服。

地榆(一斤)

水十碗,煎三碗,再用生甘、金银花各二两,同煎一碗服。

28. 五神膏(《惠直堂经验方·卷四·膏药门》)

治一切无名肿毒痈疽等症。

血余 蛇蜕 蜂房(各四两) 元参 杏仁(各二两)

上用麻油(二斤)浸一日,熬枯去渣,入黄丹(一斤)收成膏。贴一切无名肿毒痈疽等症,如遇肠痈、肺痈,即以此膏丸梧子大,米汤送下三五钱,能使毒从大便出。

29. 肠痈经验丹方(《经验丹方汇编·诸痈》)

治肚痈、大小肠痈、冬瓜痈。

白芷(二钱) 乳香 没药(各一钱) 归尾(一钱五分) 大黄(二钱) 番鳖(二枚,去毛) 绿豆(二钱)

为末。每服二钱,酒下,以平为度。

30. 治肠痈酿脓方(《村居救急方·卷六·外科症》)

治肠痈,小腹坚硬如掌而热,按之则痛,肉色如故,或焮赤微肿,小便频数,汗出憎寒,或脚缩不伸者,服之神效。

苎麻根数两,健猪脑子二个,同捣烂,又入乳香、没药各二钱,和匀,敷之。

31. 芭蕉散(《疡医大全·卷二十一·内痈部·肠痈门主方》)

芭蕉根切片焙干,为末,将猪胰子煮烂蘸药末食之,二三次即愈。

32. 鸡蛋饮(《验方新编·卷十一·痈毒杂治·痈毒诸方》)

凡肠痈、发背、脏毒、鱼口等症,初起三天之内,照服一方即行消散。如毒势旺者,接连三服无不尽消,真神方也。皮色不变者勿服。

鸡蛋一个,倾入碗内搅匀,入芒硝二钱,蒸服,用好酒送下。

33. 肠痈试验方(《验方新编·卷十八·反胃呕吐·肠痈试验方》)

病人一足挛,口有臭气,即是肠痈之症。用桑树结累一块,以陈米醋磨汁服之,毒即下泻。后急服补中益气汤以防气脱,此方神效。

34. 嶵峒丸(《太医院秘藏膏丹丸散方剂·卷一》)

治肺痈、肠痈。

牛黄 冰片 麝香(各二钱五分) 雄黄 阿魏(各一两) 大黄 乳香 没药 儿茶 血竭 天竺黄 三七 藤黄(各二两)

熬膏用,隔汤煮十次,去浮沫,以山羊血五钱拌晒。如无广西山羊血,即用子羊血亦可。以上十二味另研为末,用藤黄化开为丸。如干少加蜜为丸。共重一斤一两二钱五分。碾筛每斤伤折四两,共应折四两二钱五分,得末十三两。入藤黄膏二两,共重十五两,每丸重二分五厘,共得丸六百丸。此方乃异人传授,攻效非常,药性捷速,内可以服,外可以敷。专治逐瘀生新,续筋接骨,疏风活络,化痰蠲毒,宣通气血,消肿解毒。凡男妇小儿一切疑难危急之症,百发百中,真有起死回生之力,功难尽述。每服一丸,病重者服二丸,小儿每服半丸,或二三分,俱用无灰黄酒化服。

35. 榆槐脏连丸(《成方便读·卷三·清火之剂》)

治新久痔漏,肠风下血,脱肛痛痒,肠痈、脏毒等证。

川连(二两) 槐米 地榆炭(各一两五钱) 猪大肠(二尺,洗净)

先将地榆、槐米装入猪大肠内,用米泔水煮烂,和入川连,打为丸。

36. 铁扫丸(《疡科纲要·卷下·膏丹丸散各方·退毒丸药方》)

治脘痛腹痛,癥结坚块将为肚痈、肠痈者。力能消肿定痛,奏效甚捷。腹痛、腹胀,凡是实证,虽无癥块者亦佳。

莎根 香附子 生玄胡索(弗炒,各一两五钱) 草乌 广木香 桃仁(各一两) 川厚朴 陈皮 青皮(各八钱) 乳香 没药(去油净,各六钱) 原麝香(三钱)

各取细末,煎糯米浓浆打和丸,每丸重约钱许,每料作一百大丸,辰砂为衣。每服一二丸,临用打碎为小块,温陈酒吞服,弗嚼细。不能饮者,砂仁汤下。妊身忌服,小儿酌减。

37. 败毒至圣散(《华佗神方·卷五·华佗治肠痈神方》)

金银花(八两) 地榆(一两) 薏苡仁(五钱) 当归(一两)

先金银花煎水二碗,余药用水十余碗,煎作二碗,同金银花分作二服,上午一服,临睡一服,二剂而愈。凡肠痈必须内消,而火邪甚急,非杯水可救,必须大剂始效。然大剂败毒,恐伤元气,惟金银花败毒而又补阴,故可重用,若用之过少,反无效矣。

三、肠痈已成选方

1. 薏附败酱散(《金匮要略·疮痈肠痈浸淫病脉证治第十八》)

肠痈之为病,其身甲错,腹皮急,按之濡,如肿状,腹无积聚,身无热,脉数。此为腹内有痈脓,薏苡附子败酱散主之。

薏苡仁(十分) 附子(二分) 败酱(五分)

上三味,杵为散。取方寸匕,以水二升,煎减半,顿服,小便当下。

2. 《金匮》排脓汤(《金匮要略·疮痈肠痈浸淫病脉证治第十八》)

治肠痈已成。

甘草(二两) 桔梗(三两) 生姜(一两) 大枣(十枚)

右四味,以水三升,煮取一升,温服五合,日再服。

3. 《金匮》排脓散(《金匮要略·疮痈肠痈浸淫病脉证并治第十八》)

治肠痈已成。

枳实(十六枚) 芍药(六分) 桔梗(二分)

上三味,杵为散。取鸡子黄一枚,以药散与鸡黄相等,揉和令相得,饮和服之,日一服。

4. 当归赤小豆散(《金匮要略·百合狐惑阴阳毒病第三》)

病者脉数,无热,微烦,默默但欲卧,汗出,初得三四日,目赤如鸠眼,七八日,目四眦黑;若能食者,脓已成也,赤小豆当归散主之。

赤小豆(三升,浸令芽出,曝干) 当归(三两)

上二味,杵为散,浆水服方寸匕,日三服。

5. 拔毒散(《备急千金要方·卷二十三痔漏方·肠痈第二》)

凡肠痈,其状两耳轮纹理甲错,初患腹中苦痛,或绕脐有疮如粟皮热,便脓血出似赤白下,不治必死方。

以马蹄灰,鸡子白和涂,即拔毒气,不过,再涂瘥。

又方,以马牙烧灰,鸡子和涂,干即易。

6. 治肠痈汤方(《备急千金要方·卷二十三痔漏方·肠痈第二》)

治肠痈。

牡丹 甘草 败酱 生姜 茯苓(各二两) 桔梗 薏苡仁 麦门冬(各三两) 丹参 芍药(各四两) 生地黄(五两)

上十一味,㕮咀。以水一斗,煮取三升,分三服,日三。

7. 小犀角丸(《外台秘要·卷第三十一·古今诸家丸方》)

疗痈肿肠痈,乳痈发背,一切毒热肿,服之,肿脓化为水,神方。

犀角(屑,十二分) 川升麻 黄芩 防风 人参 当归 黄芪 干姜(一作干蓝) 蓼实(一方无) 黄连 甘草(炙) 栀子(各四分) 大黄(五分) 巴豆(二十四枚,去心皮熬)

上十四味,如法捣筛,蜜和,更捣三千杵,丸如梧子,以饮服三丸至五丸,以利为度,或不利投以热饮,如利以冷浆水粥止之,未瘥每日服一丸,以意量之,肿消散为度,若下黄水,或肿轻皮皱色变,即是消候。忌如药法,效验,不可论之。

8. 《范汪》治肠痈方(《医心方·卷第十五·治肠痈方第十二》引《范汪方》)

治肠痈。

大黄(一斤,金色者) 大枣(十六枚)

凡二物,以水一斗,煮取三升,宿勿食。能一服,须臾攻痛如火烧之,痈坏血即随大便出。

9. 瓜子汁汤(《太平圣惠方·卷第六十一·治肠痈诸方》)

刀刺痛,及背胛疼,肠中已成肿,或大便有脓,宜服此方。

甜瓜子二分（一合） 蛇蜕皮（一尺） 当归（一两，锉，微炒）

上件药，捣筛，以水一大盏，煎至七分，去滓。食前分温二服，以利下恶物为效。

10. 神效乌膏方（《太平圣惠方·卷第六十三·治一切痈疽发背通用膏药诸方》）

治一切疮肿。

清油（一升） 黄芪（一两，锉） 木通（一两，锉） 杏仁（一两汤浸，去皮尖、双仁，研） 皂荚（一挺，不蛀者，去皮、子，生锉） 乱发（如鸡子大）

以上药，先以油浸一宿，明旦以文火煎，待药滓微烧黑，绵滤去滓，都入铛，更煎。入蜡月炼成猪脂五两，黄丹七两（炒令紫色）。上入前油中煎，以柳木篦不住手搅，待黄丹消尽，油面清，次下成炼松脂一两，舶上柴铆末一两，入毕，不停手搅，时时滴少许漆器上，试看，凝不粘手，去火，下麝香一分。细研。搅令匀，倾入瓷盒中，收之。一切疮肿，故帛上贴之。未作头者，贴之当消；如已成头，当自穴矣；疮肿焮痛，及金疮折伤，火炙，乘热贴之，即定；肠痈作丸如梧桐子大，空腹以温酒下十丸。

11. 排脓托里散（《太平惠民和剂局方·卷之八·续添诸局经验秘方》）

治一切疮疖痈毒，及肠痈、背疽，或赤肿而未破，或已破而脓血不散，浑身发热，疼痛不可堪忍者。并治妇人奶痈，一切毒肿，并宜服之。

地蜈蚣 赤芍药 当归 甘草（各等分）

上为细末。每服二钱，温酒调下，不拘时候。

12. 云母膏（《太平惠民和剂局方·卷之八·治疮肿伤折》）

治一切疮肿伤折等病。

蜀椒（去目及闭口者，微炒出汗甘） 白芷 没药（研） 赤芍药 肉桂（去粗皮） 当归（各半两） 盐花（研，一十四两） 麒麟竭（研） 菖蒲 白芨 芎䓖 草龙胆 木香 白蔹 防风（去芦，叉） 厚朴（去粗皮，姜汁制） 麝香（研） 桔梗 柴胡（去芦头） 松脂 人参 苍术（泔浸一宿） 黄芩 夜合（用皮） 乳香 附子（去皮、脐） 茯苓（去皮） 高良姜（各半两） 硝石（研如粉） 甘草 云母（光明白薄者，研粉，各四两） 桑白皮 水银（候膏凝如人体热，以生

绢袋盛水银，以手弹如针头大，铺在膏上，谓之养药母） 柏叶（不用近道者） 槐叶 柳枝（各二两） 陈皮（一两） 清油（四十两） 黄丹（细研，一十四两） 黄芪（去芦，半两）

上除云母、硝石、麒麟竭、没药、麝香、乳香、黄丹、盐花八味别研外，并锉如豆大，用上件清油，于瓷器中浸所锉药七日，以物封闭后，用文火煎，不住手搅，三上火，三下火。每上，候匝匝沸，乃下火，候沸定再上，如此三次，候白芷、附子之类黄色为度，勿令焦黑，以绵或新布绞去滓，却入铛中，再上火熬。后下黄丹与别研药八味，以柳篦不住手搅，直至膏凝，良久色变，再上熬，仍滴少许水中，凝结不粘手为度。先炙一瓷器，热即倾药在内，候如人体温热，弹水银在上，每用膏药，即先刮去水银。

肠痈，以药半两分为五服，甘草汤下，未成脓者当时消，已有脓者，随药下脓出，后每日酒下五丸，如梧桐子大，待脓止即住服。

13. 鸡毛散（《圣济总录·卷第一百二十九·肠痈》）

治肠痈。

雄鸡项上毛（烧灰） 雄鸡屎（烧灰，各一两）

上二味，细研为散，空心温酒二合，调下一钱匕，日晚再服。

14. 梅仁汤（《圣济总录·卷第一百二十九·肠痈》）

治肠痈，里急隐痛，大便秘涩。

梅核仁（四十九个，去皮尖） 大黄（三两） 牡丹皮（一两三分） 冬瓜仁（四两） 犀角（镑，一两半） 芒硝（二两半）

上六味，叹咀如麻豆大。每服五钱匕，水二盏，煎至一盏，去滓温服，以下脓血三两行为度。

15. 垂柳膏（《圣济总录·卷第一百三十·一切痈疽诸疮膏药》）

治一切疮肿。

垂柳枝白皮（二两，锉） 蒴藋根（四两，锉） 丹砂（一分，细研） 熟鸡子黄（一枚） 熊胆（半两，研） 故青帛（七寸，烧灰，研） 蜡（一两） 铅丹（四两） 清油（一斤）

上九味，先熬油令沸，下柳皮、蒴藋根，煎候赤黑色漉出，以绵滤去滓，下丹蜡煎，以柳篦搅，候变黑色，下四味研药，更搅令匀，滴水中成珠子，以瓷

合盛。用故帛上摊贴,日二上。肠痈以绵裹半枣许,含化咽津,以瘥为度。

16.《仁斋》牡丹皮散(《仁斋直指方论·卷之二十三·肠痈·肠痈证治》)

治肠痈冷证,腹濡而痛,时时利脓。

人参 牡丹皮 白茯苓 天麻 黄芪 木香 当归 川芎 辣桂 桃仁(浸,去皮,炒,各三分) 白芷 薏苡仁 甘草(炙,各二分)

上末。每服三钱,井水煎,食前服。

17. 薏苡汤(《仁斋直指方论·卷之二十三·肠痈·肠痈证治》)

治肠痈,冷热证通用。

薏苡(二合) 黑豆(百粒) 乌梅(一个)

上,水二盏,煎一盏,入透明阿胶、生蒲黄各一钱,再煎沸,食后服,加北梗、甘草煎服。

18. 内补散(《仁斋直指方论·卷之二十三·肠痈·肠痈证治》)

治肠痈冷证及痈疽等患。

人参 当归 川芎 厚朴(姜制) 防风 北梗(焙) 白芷 辣桂 黄芪(炙) 甘草(炙) 白茯苓(等分)

上为末。每服三钱,温酒调下。如不饮酒,南木香煎汤下;诸痈热证,黄栝蒌煎汤下。

19. 烧枣散(《仁斋直指方论·卷之二十三·肠痈·肠痈证治》)

治肠痈。

干枣(连核烧存性) 川百药煎(研细,等用)

上为末,每服一钱,米饮调下。

20. 神仙蜡矾丸(《奇效良方·卷之五十四·疮疡门·疮科通治方》)

治肠痈,内托神妙。此药不问老幼,皆可服之,无不作效,最止疼痛,不动脏腑。

黄蜡(半两,要黄色者,一方用七钱) 白矾(一两,要明者,细研)

上熔化黄蜡和矾为丸,如梧桐子大,每服二十丸,渐加至三十丸,食远用温白汤送下。

21.《仁斋》内痈方(《仁斋直指方论·卷之二十三·肠痈》)

1)治肚痈便痈。

牵牛末(一两) 大黄(半两) 牛蒡子(二钱半) 补骨脂(一钱二分半)

上为细末,冷蜜水调,空心服,每二钱。加芒硝妙。

2)又有治腹内痈肿。

大黄(一两,取末四钱半) 破故纸(一两,取末二钱) 牛蒡子(一两,取末一钱) 牵牛(一两,取末二钱半)

上和作二服,蜜水调,空心服,以利为度。

22. 牛黄散(《仙传外科集验方·增添别本经验诸方·治痈疽发背》)

治肠痈成脓者。

牛黄(一钱) 血竭(半钱) 大黄 牙硝 牵牛 牛蒡子 破故纸(即补骨脂)

总为细末,用温酒调服,以利下脓血为度。

23. 木通散(《普济方·卷二百八十六·痈疽门·肠痈》引《圣惠方》)

治肠痈小便不利似淋,腹中苦痛,寒热汗出,时时利脓。

木通(锉) 薏苡仁(各一两) 生干地黄(二两) 甘草(炙微赤,锉) 桔梗(去芦头,各一两) 丹参(二两) 麦门冬(一两,去心) 赤芍药(一两半) 赤茯苓(一两) 败酱(二两) 牡丹(一两) 黄芪(一两,锉)

上为粗散。每服四钱,水一中盏,入生姜半分,煎至六分,去滓,不计时候温服,以小便利为度。

24. 赤芍药膏(《普济方·卷三百十三·膏药门·总论》)

治发背,诸般恶疮、臁疮等疾。

赤芍药(五钱) 蓖麻子(六十枚) 猪麻子巴豆(六十枚) 当归(五钱) 垂柳枝(七条,长三寸) 黄丹(四两) 香油(八两)

上以香油煎各药,文武火三上三下,滤去滓,方入黄丹,用柳枝不住手搅,滴水中试之不散为度,冬月增油,夏用油六两。有患内痈肠痈,用此为丸,米饮,泻下恶物。

25. 黑虎膏(《普济方·卷三百十五·膏药门》)

治一切痈疖疽毒,发背、脑疽、肠痈、痔瘘、疔疮、乳痈,虎狼刀箭所伤,一应无名肿毒,及攧扑损伤、车马挫伤、杖伤、悬痈,并贴之。肠痈,丸如鸡实大,甘草汤送下三丸。

当归 防风(各一两) 大黄 赤芍药 黄芩 黄柏 生地黄 黄连 玄参 桔梗 官桂

白芷 木鳖子仁 杏仁 血竭 猪牙 皂荚 没药 乳香(各半两,别研) 香油(二斤) 黄丹(一斤,别研)

上咬咀,药入油浸三日,铫内同煎油药,候白芷焦色为度,每用槐柳枝各数十条搅动其油,文武火熬,却用布帛滤去滓,再入铫下丹,并乳没末,不住手搅,熬至紫色,及有青烟起,急去火,紧搅,滴水中成珠为度。看时候冷热,加减油并丹,临时通变,倾于净器盛之。

26. 排脓散(《立斋外科发挥·卷四·肠痈》)

治肠痈少腹胀痛,脉滑数,或里急后重,或时时下脓。

黄芪(炒) 当归(酒拌) 金银花 白芷 穿山甲(蛤粉拌,炒) 防风 连翘 栝蒌(各二钱)

作一剂,用水二钟,煎八分,食前服。或为末,每服二钱,食后蜜汤调下,亦可。

27. 七贤散(《外科正宗·卷之三·下部痈毒门·肠痈主治方》)

治肠痈溃后,疼痛淋沥不已;或精神减少,饮食无味,面色痿黄,四肢无力,自汗盗汗,睡卧不宁。

茯苓 山药 牡丹皮 山茱萸 熟地黄 人参(各一钱) 黄芪(二钱)

水二钟,煨姜三片,大枣二枚,煎八分,食前服。

28. 张三丰方(《本草汇言·卷之六·草部·牵牛子》)

治肠痈有脓,胀闭不出。

牵牛子(头末,三钱) 大黄(二钱) 穿山甲(火煅,二钱) 乳香 没药(各一钱)

俱为末,每服三钱,白汤调服。

29. 开胃救亡汤(《青囊秘诀·下卷·大肠痈论》)

治肠痈溃烂。

人参(一两) 玉米(一两) 白术(一两) 山药(一两) 元参(一两) 甘草(三钱) 金银花(四两) 山羊血(一钱)

水煎服,服药时冲入山羊血。一剂胃气开,二剂脓少,三剂痛止,四剂痊愈。

30. 清肠饮(《青囊秘诀·下卷·大肠痈论》)

活血解毒泄火滋阴。治肠痈。

元参(一两) 地榆(一两) 麦冬(一两) 金银花(三两) 当归(二两) 甘草(三钱) 薏苡仁(五钱) 黄芩(二钱)

水煎服,一剂而痛少止,二剂而足可伸,再二剂而毒尽消矣。

31. 六味地黄汤(《外科大成·卷四·内痈总论·肠痈主治方》)

治肠痈溃后,淋漓不已,或精神减少,饮食无味,自汗盗汗等症。

熟地 山药 山茱萸 白茯苓 丹皮 人参(等分) 黄芪(焙之)

用煨姜三片,大胶枣二个,水二钟,煎一钟,空心服。

32. 天丁散(《外科大成·卷四·内痈总论·肠痈主治方》)

治肠痈内痈,已有脓者。

皂角刺一两,酒水煎服则脓下。

33. 梅豆汤(《外科大成·卷四·内痈总论·肠痈主治方》)

治肠痈下后,脓多者。

薏苡仁(二合) 黑豆(百粒) 乌梅(一个)

水煎熟取汤一大钟,入阿胶一钱、生蒲黄一钱,再煎服。

34. 会脓汤(《顾松园医镜·卷十四·数集·胃脘痛》)

治腹中肿毒。

大黄(泻血分之热极,二两) 乳香 没药(通血气之壅滞) 五灵脂(散血化瘀) 穿山甲(破血逐瘀) 僵蚕(化痰散结) 白芷(散肿排脓,各五钱)

为末,每服五钱,酒下。脓从大便出,幼者服三钱。

35. 桔梗汤(《杂病广要·脏腑类·肺痈》引《僧深方》)

治肺肠痈,经时不瘥。

桔梗(三两) 甘草 薏苡仁 败酱 干地黄 白术(各二两) 当归(一两) 桑根皮(一升)

凡八物切,以水一斗五升,煮大豆四升,取七升汁,去豆,内清酒三升,合药煮取三升半,去滓,服七合,日三夜再,禁生冷。(《医心方》)

36. 六一散(《经验选秘·卷二》)

多服六一散,脓血从大便出,脓尽即愈。至神至隐之方也。

四、肠痈全期通用方

1. 单味瓜子散(《备急千金要方·卷二十三痔漏方·肠痈第二》)

以瓜子三升捣末,水三升,煮取一升半,分三服。

2. 洪氏经验方[《洪氏集验方·卷第二(痈疽)·治肿毒发背一切痈疽经验方》]

便痈、肠痈皆治。

横纹甘草(一两,炙干,碾为细末)

上分为三服,无灰热酒调一服,如人行一里,再一服,三服并吃。

3. 善应膏(《世医得效方·卷第十九·疮肿科·通治》)

治肺痈、肠痈。

上等黄丹(八两,研极细) 白胶香 明没药 滴乳香(并别研) 大当归 川白芷 杏仁(去皮尖) 大黄 草乌 川乌 赤芍药 槟榔 生干地黄 土芎 滴青(别研入) 乱发(净洗,以上各一两)

上除乳香、没药外,将磁石铫盛香油一斤,浸药一宿,慢火煎熬诸药黑色,再入葱白、乱发,煎少时,用生绢帛滤去滓,留下一两药油,复将所滤油于慢火上熬,却将黄丹入油内,用长柳条、槐条不住手搅,候有微烟起,提起药铫,将柳条点滴在水面上,凝结成珠不散方成膏。如不成珠再熬,直待成膏。提起药铫搅,无烟出,却入乳香、没药、白胶末搅匀,倾出瓷器内。将元留下浸药铫油一并收拾器内,用新汲水一日一换,将药器坐放水内三日,出火毒,方可用之。如膏药硬,约量加黄蜡、清油,入膏内搅匀得所。熬膏极难于火候,须耐烦,看火紧慢,火猛则药中火发,不特失药性,又燎伤制药入面目。亦可为丸吞服,温酒、米饮,或北梗、甘草煎汤皆可,不可犯荤辛及火焙。

4. 甜瓜子散(《普济方·卷二百八十六·痈疽门·肠痈》)

治肠痈、肿痛、妨闷、气欲绝。

甜瓜子(二两) 桃仁(浸,去皮尖,双仁,麸炒微黄) 牡丹皮(各一两) 川大黄(一两半,锉,微炒) 川朴硝(一两) 薏苡仁(一两) 败酱(一两) 当归(半两) 槟榔(三分)

上为散,每服四钱,水一中盏,煎至六分,去滓,不计时候温服。

5. 万病紫菀丸(《古今医统大全·卷之三十三·积聚门·吐剂》)

治脐肠久患痃癖如碗大,及诸黄病,每气起时上冲心,绕脐绞痛,一切虫咬,十种水病蛊病,反胃吐食,呕逆恶心,饮食不消,天行时病,妇人多年月露不通,或腹如怀妊多血,天阴即发。又治十二种风顽痹,不知年岁,昼夜不安,梦与鬼交,头白多屑,或哭或笑,如鬼魅所著,肠痈、肠痛,服之皆效。

紫菀(去苗土) 防风 菖蒲 柴胡 厚朴(姜制,各一两) 吴茱萸(汤泡七次,焙干) 茯苓(各八钱) 人参(七钱) 皂角(炙,去皮弦) 桂枝 桔梗 黄连(各八钱) 川椒(去子,微炒出汗) 干姜(炮) 川乌(去皮) 巴豆(去油炒,各三钱) 羌活 独活(各七钱)

上为细末,入巴豆和匀,炼蜜丸梧桐子大。每服三丸,渐加至五七丸,姜汤送下,食后临卧服。初有妊者勿服……痔漏肠风,酒下……女人肠痛,川芎汤下。

6. 龙胆泻肝汤(《简明医彀·卷之八·肠痈》)

治悬痈、下疳及肠痈、乳痈,因郁怒致肝经邪实者。

柴胡 泽泻(各一钱) 车前子 木通(各五分) 生地黄 归尾 龙胆草(酒浸炒黄,各三钱)

上加灯心二十枝,水煎,食前服。

7. 神通散(《丹台玉案·卷之六·乳痈门·附肠痈》)

治肠痈,不拘已成未成,服之脓血皆从大便中出。

出过蚕蛾(烧灰) 大黄(各六钱) 穿山甲(炒) 牙皂(各五钱)

上为末。每服一钱,酒调下。

8. 秘方明矾散(《秘方集验·卷之下·疮霉诸症》)

治肠痈。

明矾(四两) 肥皂(十五个,煅存性) 明雄黄(一两) 大黄(酒拌蒸,二两)

为末,空心金银花五钱,煎酒调服三钱。有脓,从大便出;无脓暗消,不泄再服。肠痈收口,白木耳淡煮猪大肠,频食之。

9. 葵根汤(《秘方集验·卷之下·余方补遗》)

治吊脚肠痈。

蜀葵根(一两) 金银花 陈皮 甘草 皂角刺(各三钱)

水煎服,不拘已成未成,皆效。

10. 赤豆薏苡仁汤(《疡科心得集·方汇·卷中》引《大全》)

治肠痈、少腹痈。

赤小豆 苡仁 防己 甘草

11. 冬瓜汤(《本草简要方·卷之四·菜部·白冬瓜》)

治肠痈,咳嗽。

冬瓜(切,八合) 栝蒌(一钱二分) 茯苓 知母(各八分) 麦冬(五分) 粟米(二合五勺)

水五升,煮至一升四合,布绞去滓温服。

五、妇人肠痈

1.《千金》妇人肠痈方(《备急千金要方·卷二十三痔漏方·肠痈第二》)

妇人产凡肠痈,其状两耳叶纹理甲错,初患腹中苦痛,或绕脐有疮如粟皮热,便脓血出似赤白下,不治必死。

以马蹄灰,鸡子白和涂,即拔毒气,不过,再涂瘥。

2. 瓜子汤(一名《千金》牡丹皮散)(《集验方·卷第四·治肺痿、肺痈及肠痈方》)

治肠痈。

薏苡仁(一升) 牡丹皮(三两) 桃仁(三两) 冬瓜仁(一升)

凡四物,以水六升,煮取二升,分再服。

3.《千金》薏苡仁汤(《备急千金要方·卷二十三痔漏方·肠痈第二》)

治肠痈。

薏苡仁(一升) 牡丹 桃仁(各三两) 瓜瓣(二升)

上四味,㕮咀,以水六升,煮取二升,分二服。姚氏不用桃仁,用李仁。崔氏有芒硝二两,云:腹中疗痛,烦满不安,或胀满不下饮食,小便涩。此病多是肠痈,人多不识。妇人产后虚热者,多是此证,纵非痈疽。但是便服此方无伤损也。

4. 薏苡仁汤(一名**牡丹皮散**)(《妇人大全良方·卷之二十四·拾遗方》)

产后肠头如以针刺,连谷道;又如痔痛,小便如淋状,或寒热。此产时用力,气并肠间,亦由阴虚,阳邪乘之,毒气攻冲,恐成肠痈。

薏苡仁(四两) 桃仁(去皮尖) 牡丹皮 栝蒌子(各一两)

上为粗末。每服五钱,水二盏,煎至一盏,去滓温服。

5. 神仙太乙膏(《立斋外科发挥·卷四·肠痈》)

治痈疽,及一切疮毒,不问年月深浅,已未成脓,并治之。

玄参 白芷 当归 肉桂 大黄 赤芍药 生地黄(各一两)

为㕮咀,用麻油二斤,入铜锅内,煎至黑,滤去粗,入黄丹十二两,再煎,滴水中,捻软硬得中,即成膏矣。余尝用,但治疮毒诸内痈,有奇效。

6. 失笑散(《立斋外科发挥·卷四·肠痈》)

治产后心腹绞痛欲死,或血迷心窍,不知人事,及寻常腹内瘀血,或积血作痛。又妇人气血痛之圣药也,及治疝气疼痛。

五灵脂 蒲黄(俱炒,等分)

每服二三钱,醋一合,熬成膏,入水一盏,煎七分,食前热服。

7. 枳实芍药散方(《经方例释·下》)

治产后腹痛,烦满不得卧。

枳实(烧,令黑,勿太过) 芍药(等分)

上二味,杵为散,服方寸匕,日三服。并主痈脓,以麦粥下之。[案]此芍药甘草汤去甘草加枳实,变汤为散也。芍药治血痹,枳实治气实,合用为气滞血凝之治,故于腹中痛为主方,热结太阴者宜之。大柴胡以小柴胡去参、甘之补,合用此方者,以心中坚满,腹痛为内实,故是热结少阳者亦宜之。四逆散,以大柴胡去芩、半、姜、枣之苦辛发散,合用此方者,以胸中结实,故是热结少阴者亦宜之。排脓散,以桔梗汤去甘草之壅,合用此方者,以肠痈、脓血结实,故与此并主痈脓。合所以并主痈脓者,以此产后,瘀血不下,变成肠痈,故肠痈亦少阳病也。总之,不论何经,凡气滞血凝者,皆主之。四逆散,枳、芍等分,脾约枳、芍各半斤,大柴胡枳四个,芍三两。

六、小儿肠痈方

1. 薏苡仁汤(《保婴撮要·卷十四·肠痈》)

治肠痈,腹中痛,烦躁不安,或胀满不食,小便涩滞。

薏苡仁 牡丹皮 桃仁(各三两) 栝蒌仁(四两)

上每服四钱,水煎。

2. 大黄汤(一名《直指》牡丹汤)(《保婴撮要·卷十四·肠痈》)

治肠痈,小腹坚肿,按之则痛,肉色如常。或㿉赤微肿,小便频数,汗出憎寒,脉迟紧,脓未成也,急服之。

大黄(炒) 朴硝(各二钱) 牡丹皮 栝蒌仁 桃仁(各二钱)

上每服二三钱,水煎。

3. 桃仁汤(《保婴撮要·卷十四·肠痈》)

治肠痈,腹中痛,烦躁不安,壅痛,大便闭涩。亦有绕脐生疮者,但用此药无妨。(梅仁汤去梅仁)

桃仁 大黄(炒) 牡丹皮 芒硝 犀角(镑) 冬瓜仁(研,各二钱)

上水煎,入犀角末服。

4. 神仙蜡矾丸(《赤水玄珠·第二十五卷·脐突光肿脐汁不干》)

治肠痈有脓者极效。

白矾(明亮者,一两,研) 黄蜡(七钱,熔化提起,待少冷,入矾末,不住手搅匀)

上众手丸,如梧桐子大,倘蜡冷不能丸,以滚汤顿之便软。每服二十丸,渐加至三四十丸,白汤或酒吞下。如未破即内消,已破即便合。如服金石发动致疾,更用白矾末一两匙头,温酒调下,亦三五服见效。有人遍身生疮,状如蛇头,服此亦效。诸书皆称神奇,但一日之中,服近百粒则方有功。此药能防毒气内攻,盖能护膜也。切不可欺其浅近而忽之,始终服过半斤,必能万全,疮愈后服之尤佳。治肠痈有脓者极效,空心,酒吞五六十丸。

5. 四圣汤(《赤水玄珠·第二十五卷·脐突光肿脐汁不干》)

治肠痈、乳痈,一切痈疽便毒神效。

黄瓜蒌(一枚) 甘草(四钱) 没药(三钱) 乳香(二钱)

酒煎,分二次服,大便微溏,泻下恶物为妙。

6. 消痈苍耳汤(《赤水玄珠·第二十五卷·脐突光肿脐汁不干》)

消痈苍耳汤,但小腹作痛,恶寒,肚皮紧急,一脚不能举步,即是肠痈。

苍耳子(二钱) 甘草(五分) 杏仁 薄荷 瓜蒌(各一钱)

水酒各一盏,煎服,其渣包敷脐上,二服见效。有脓者加木香、当归各五分。

7. 牡丹皮散(《证治准绳·幼科·集之三·肠痈》)

治肠痈腹濡而痛,时下脓汁,或下血。

牡丹皮 人参 天麻 白茯苓 黄芪(炒) 薏苡仁 桃仁 白芷(炒) 当归 川芎 官桂 甘草(各五分) 木香(二分)

上,每服三五钱,水煎。

8. 犀角丸(《慈幼新书·卷十一·疮疽杂症》)

治痈肿,肠痈、乳痈、发背,一切恶疮肿毒,服之消化为水。

犀角屑(一钱二分) 黄芩 防风 人参 栀子(炒) 当归 黄芪 黄连 干蓝 蕤实 甘草(各四分) 升麻 大黄(各五分) 巴霜(二十四瓣)

捣筛蜜和,更捣三千杵,丸如梧子大。空心米饮下三丸至五丸,以利为度,不利投以热饮,如利以冷浆水冷粥止之,未瘥再服,以意量之。大约下至黄水或肿轻皮皱,即是消候。

9. 犀黄丸(《儿科要略·咳嗽论治·杂证咳嗽》)

疗痈疽、石疽、乳岩、瘰疬、痰核、恶核、横痃流注、肺痈、小肠痈,一切腐烂阴疽。

犀黄(三分) 麝香(钱半) 乳香 没药(各一两)

研为细末,用煮烂黄米饭和丸如粟米大。

七、大肠痈

1. 开胃救亡汤(《青囊秘诀·下卷·大肠痈论》)

治人有大肠生痈,右足不能伸,腹中痛甚,便出脓血,肛门如刀之割,此肠痈已溃烂也。

人参（一两）　玉米（一两）　白术（一两）山药（一两）　元参（一两）　甘草（三钱）　金银花（四两）　山羊血（一钱）

水煎服，服药时冲入山羊血，一剂胃气开，二剂脓少，三剂痛止，四剂痊愈。

2. 清肠饮（《青囊秘诀·下卷·大肠痈论》）

治大肠生痈，腹中痛甚，手不可按，而右足屈而不伸者。

元参（一两）　地榆（一两）　麦冬（一两）金银花（三两）　当归（二两）　甘草（三钱）　薏苡仁（五钱）　黄芩（二钱）

水煎服，一剂而痛少止，二剂而足可伸，再二剂而毒尽消矣。

3. 两间汤（《青囊秘诀·下卷·大肠痈论》）

治大肠痈。

玉米（二两）　当归（二两）　槐花（三钱）天花粉（三钱）　锦地罗（一两）　地丁（五钱）甘草（八钱）

水煎服，一剂减，二剂愈。

4. 参归救胃汤（《青囊秘诀·下卷·大肠痈论》）

治大肠痈。

人参（一两）　当归（二两）　生地（五钱）甘草（五钱）　锦地罗（五钱）　地榆（三钱）　天花粉（三钱）　黄芩（二钱）

水煎服。

5. 加味六味地黄汤（《青囊秘诀·下卷·大肠痈论》）

治大肠生痈，少腹痛甚，淋漓不止，精神减少，饮食无味，面色痿黄，四肢无力，自汗盗汗，夜不能寐者。

山药（八钱）　山萸（八钱）　生地（二两）黄芪（一两）　泽泻（一钱）　人参（一两）　麦冬（一两）　茯苓（三钱）　丹皮（六钱）

水煎服，连服数剂，腹痛止而精神健，则愈矣。此方六味以补肾水，加入参、麦、芪以补脾胃之土，土旺而肺气自旺。肺与大肠相表里，且又为肾之母，自然子母相需，表里相应，故奏功如神也。

6. 加味壮水汤（《青囊秘诀·下卷·大肠痈论》）

治大肠痈，水衰不能润肠。

元参（二两）　生地（二两）　麦冬（一两）

甘菊花（一两）　山萸（一两）　蒲公英（五钱）五味子（二钱）　贝母（二钱）

水煎服。再剂去蒲公英、元参，加茯苓五钱、人参五钱。

7. 大肠痈丸（《黄澹翁医案·卷三》）

治大肠痈。

大熟地　干山药　白茯神　熟洋参　五味子　甘草　川续断　牡蛎粉　芡实　金樱子　蜜蜡

獖（雄）猪腰，煨烂，杵丸。

八、小肠痈方

1. 治小肠痈方（《普济方·卷二百八十六·痈疽门·肠痈》引《本草》）

治小肠痈毒皮软，疖不作头。

以茅针浓煎，和酒服。

2. 活血散瘀汤（《外科正宗·卷之三·下部痈毒门·肠痈主治方》）

治产后恶露不尽，或经后瘀血作痛，或暴急奔走，或男子杖后瘀血流注肠胃作痛，渐成内痈，及腹痛大便燥者，并宜服之。

川芎　归尾　赤芍　苏木　牡丹皮　枳壳栝蒌仁（去壳）　桃仁（去皮尖，各一钱）　槟榔（六分）　大黄（酒炒，二钱）

水二钟，煎八分，空心服，渣再煎服。

3. 王公汤（《青囊秘诀·下卷·小肠痈论》）

治小肠痈，腹痛口渴，左足屈而不伸，伸则痛甚，手按其痛处，更不可忍者。

王不留（一两）　蒲公英（一两）　车前子（一两）　甘草（五钱）　金银花（三两）

水煎服，一剂效。

4. 泄毒至神汤（《青囊秘诀·下卷·小肠痈论》）

利水泄火。治小肠痈，腹痛口渴，左足屈而不伸，伸则痛甚，手按其痛处，更不可忍者。

刘寄奴（三两）　车前子（三两）　金银花（三两）　泽泻（三两）　甘草（三两）　茯苓（一两）玉米（一两）　肉桂（一分）

水煎服。一剂而水如注，二剂而痛顿止，三剂而症如失，不必四剂矣。

5. 内化丹（《辨证录·卷之十三·小肠痈门》）

大小肠生痈于肠内尚可破溃,而大小肠生痈于肠外断不可使之破溃者,以肠外无可出之路,皆必死之症也,而小肠更甚,必须急早治之。

金银花(四两) 当归(二两) 车前子(五钱) 生甘草(三钱) 茯苓(一两) 薏仁(一两)

水煎服。一剂而痛大减,二剂而痛又减,三剂而痛全止,四剂全愈。

6. 犀黄丸(《外科全生集·卷四·丸散类》)

治乳岩、横痃、瘰疬、痰核、流注、肺痈、小肠痈等症。

犀黄(三分) 麝香(一钱半) 乳香 没药(各去油,各一两,各研极细末) 黄米饭(一两)

捣烂为丸,忌火烘,晒干,陈酒送下三钱。患生上部,临卧服;下部,空心服。马曰:犀黄丸久服必损胃气,有虚火者勿宜,肺痈万不可用,乳岩、瘰疬、痰核等症亦不宜用。

九、大小肠痈通治方

1. 三真汤(《洞天奥旨·卷六·肠痈》)

治大小肠痈,俱神效。(仲景张真君传)

地榆(一斤),水十碗,煎三碗,再用生甘草二两、金银花一两,同煎一碗服,一剂服完则消,不须两服也。

2. 败毒至圣丹(《洞天奥旨·卷六·肠痈》)

治大小肠痈。

金银花(八两,煎水二碗) 当归(三两) 地榆(一两) 薏仁(五钱)

水十余碗,煎二碗,同金银花分作二服,上午一服,临睡一服,二剂愈。肠痈必须内消,而火邪甚急而甚大,非杯水可救,必须大剂始效。然大剂败毒,恐伤元气,惟金银花败毒而又补阴,故可重用也,若少少用之,反无效矣。

3. 雷真君消痈方(《洞天奥旨·卷十四·奇方上·疮疡肿溃诸方》)

治痈疽发背,或生头项,或生手足臂腿,腰脐之间,前阴粪门之际,毋论阴毒阳毒,未溃即消,已溃即敛。治肺痈、大小肠痈,无不神效。

蒲公英(一两) 金银花(四两) 当归(二两) 玄参(一两)

水煎,饥服。此方既善攻散诸毒,又不耗损真气,可多服、久服,俱无碍也。

4. 神效奇方(《疡医大全·卷二十一·内痈部·肠痈门主方》)

治肚痈,肠痈,神效奇方。

木瓜 白芷 独活 甘草节 连翘 金银花 苍术(各一钱) 川贝母 牛膝 生地(各二钱) 当归(五钱)

好酒二碗煎一碗,空心服。至重者四五服必效。忌发风动气之物,煎时忌见妇人鸡犬。并治一切无名肿毒,一剂见效。

5. 内痈神方(《疡医大全·卷二十一·内痈部·肠痈门主方》)

治肠痈、胃痈、肺痈、腹痈,神方。

黄芪(酒炒) 黄芩(各三钱) 连翘 白芷(各一钱) 穿山甲(炙,二钱) 露蜂房(陈醋浸数次,三个) 蜈蚣(酒浸,炙,二十条)

上为细末,用水或米粥叠丸如绿豆大,晒干收贮。又用生大黄为末水叠丸如绿豆大,晒干另贮。如有前证年壮者,两宗丸药各三钱,或酒或开水送下。虚弱人前丸用三钱,大黄丸或二钱或一钱五分服之,其毒气脓血皆从大肠而出矣。亦有从口内出者。

6. 涤肠丸(《鸡鸣录·外科第十五》)

专治大小肠痈,二便下脓,兼治肺肝肾诸内痈。

冬瓜子 土贝母(各二两) 甘草(一两五钱) 黄芪 栝蒌 枳壳 僵蚕(制) 肥皂(炒,各一两) 炙甲片(五钱) 牛黄(三钱) 乳香(炙,七钱)

十一味为末,水法丸如绿豆大。每二钱开水下。

7. 大黄清宁丸(《救生集·卷四·通治诸病门》引《道藏经》)

治大小肠痈。

用锦纹大黄十斤,先以淘米泔水浸半日,取去粗皮,切片,晒干,再入无灰酒浸三日,取出,晒半干。

第一次将大黄入甑内,用侧柏叶不拘多少垫底,蒸檀条香一炷时,取出,晒干(每次用侧柏叶垫甑底,蒸过)蒸毕起去叶。二次用绿豆三升,熬浓汁,将大黄拌透,蒸一炷香,取出,晒干。三次用大麦三升,熬汁,制法同前。四次用黑豆三升,熬汁,制法同前。五次用槐条叶,熬汁。六次用桑叶,熬汁。七次用桃叶,熬汁。八次用车前草,熬汁,制法俱同前,以上均用一斤。九次用厚朴八两,煎汤。十次用陈皮八两,煎汤。十一次用半夏八两,姜汁拌,煎汤。十二次用白术八两,土炒,煎汁。十三次用香附八两,醋炒,煎汁。十四次用黄芩一斤,煎汁,制法俱同煎。十五次用无灰酒三斤,将大黄拌透,串蒸三炷,香时起出,晒干。

以上制过十五次,以后晒干,磨为细末,每一斤入黄牛乳二两、姜藕汁各二两、童便二两,如不用童便,以炼蜜二两代之外,再用炼蜜炼蜜六两,拌匀,为丸如梧桐子大。每服三钱。治大肠痈,肛门坠痛,并无粪出,只有红白水亦如痢疾,用槐花汤下。小肠痈,腹中疼痛,脐间出脓,小便短少,灯草汤下。

十、肠痈外用方

1. 升麻白蔹膏(一名**千金漏芦汤**)(《外台秘要·卷第十·肺痈方九首》引《备急》)

疗肠痈、肺痈。

升麻 白蔹 漏芦 芒硝(各一两) 黄芩 枳实(炙) 连翘 蛇衔(各三两) 栀子(二十枚,擘) 蒴藋根(四两)

上十味,捣令细,以水三升,渍经半日,以猪脂五升,煎令水竭。去滓敷之,日三。若交急合水煎。(出第四卷中)

2. 大垂云膏(《太平圣惠方·卷第六十三·治一切痈疽发背通用膏药诸方》)

治一切恶疮煰肿。

当归 附子(去皮脐,生用) 芎䓖 防风 川升麻 槐子 细辛(去苗) 侧柏叶(以上各一两) 桃仁(汤浸,去皮尖、双仁) 杏仁(汤浸,去皮尖、双仁) 甘草 桑根白皮 白芨 黄芪 白僵蚕(以上各一分) 垂柳(一握,煎了,不在吊) 黄丹(七两) 雄黄(半两) 朱砂(一分,细研) 硫黄〔二(一)分细研〕 麝香(一钱,细研) 白芷(一分) 没药(一分) 麒麟竭(一分,细研) 龙脑(一分,细研) 黄蜡(四两,细研) 油(一斤半)

上件药,除研了药并丹外,细研,先熬油令沸,下锉药,煎候白芷黄赤色,以绵滤过,拭铛令净,再煎下丹,以柳木篦搅,候变黑,即下蜡,熔尽,滴于水中为珠子不散,即次下诸药末,搅令匀,以瓷盒盛,疗疾如后。发背疮,热酒调一钱服,外贴之;

瘰;瘰疬漏见骨,贴之;疽疮风肿、疥癣、奶痈、肠痈、发鬓牙痈、发脑、肾痈、马坠磕破骨损,贴之即效;一切虫蛇毒物咬之,并贴;虎豹咬着,用甘草水洗后,贴之。

3. 温煦薄贴(《疡科纲要·卷下·膏丹丸散各方·薄贴各方》)

治阴发大证,形巨肿坚,酸痛彻骨,皮肉如故者;或但骨节酸楚,尚无形块者,及肚痈肠痈,坚块深邃等证。凡闪伤、跌扑,风寒湿邪三气痹着,肢节酸痛,举动不利等证皆效。

鲜凤仙茎(连枝叶、花蕊、根茎洗净,日曝半干,约二斤) 大生地(六两) 当归须(四两) 急性子(五两) 大南星(三两) 川乌 草乌 干姜 羌活 独活(各二两)

以上各切片,用真麻油十五斤煎沸,先入凤仙茎熬二十分钟,俟不暴,再入生地。又熬十余分钟,乃入诸药煎枯漉净,另入净锅,文火熬沸,入筛净广丹、筛细定粉约一斤半,柳木棍不住手搅极匀,滴入水中试老嫩。如上法膏成离火,预研细麝香五钱,乳香、没药去油各三两,上安桂末丁香末各二两调匀,入水成团,藏如上法。

【论用药】

治肠痈有专方,亦有专药。此类专药功效突出,常成为治肠痈专方之要药。更有治肠痈特效单方,可以一味即获大效。其用法因药不同,或有必须饮服者,或有可以外用者。

一、用药概论

《本草思辨录》云:“驱使之妙,不在一物而在全方,是故制方尤难于识药。”各种药物固然有自身的药用价值,但用于临床当中,更受到整体思路下的大处方思想导向,体现各类药物之间复杂的配伍关系和医家独到的临床心得。

二、治肠痈专药

此下引录治疗肠痈药论,讨论有关用药理论及要点,此类药物或单用或入于复方之中,使用当辨。

1. 大黄

《本草征要·第三卷·肺经及大肠经·大黄》:“黄疸、瘀血、肠痈痢疾,慎而遣之,其功无敌。"

《长沙药解·卷二》:"大黄牡丹皮汤方在大黄,用之治肠痈脓成,其脉洪数,以其破癥瘀而行脓血也。"

2. 大蓟

《证类本草·卷第九·大小蓟根》:"又云大蓟叶,凉。治肠痈,腹脏瘀血,血晕,扑损,可生研,酒并小便任服。"

《滇南本草·第一卷·大蓟》:"叶,治肠痈、腹腻、瘀血作晕、扑损,生研酒下,或童便亦可。"

《神农本草经疏·卷九·草部中品之下·大小蓟根》:"大蓟叶得地榆、茜草、牛膝、金银花,治肠痈、腹痛,少腹痛。生捣绞汁,入前四味浓汁,和童便饮良。"

《本草汇言·卷之三·草部(隰草类上)·大蓟》:"外科方:治肠痈,肚腹痛,内疽诸证。用大蓟根叶、地榆、牛膝、金银花,俱生捣绞汁,和热酒服良,如无生鲜者,以干叶煎饮亦可。"

《友渔斋医话·第六种·药笼小品一卷》:"(大小蓟)甘苦凉,皆能破血退热,治吐血、衄血、肠痈。小蓟只能破瘀生新,不如大蓟之消痈毒。"

3. 大腹皮

《冯氏锦囊秘录·杂症痘疹药性主治全参卷四十·木部·大腹皮》:"大腹皮,子疏冷热诸气、大小二肠,止霍乱痰膈醋心,功心腹大肠痈毒,实症相宜,虚症亦忌。"

4. 三棱

《本草汇言·卷之二·草部·荆三棱》:"荆三棱破血通经,为气中血药也(李时珍)。盖血随气行(金自恒稿),气聚而血不流,则生瘀滞之患。若老癖癥瘕,积聚结块,产后恶血,血结,或食积蛊疾,肢胀痞坚,肠痈肚疽。凡病胸腹肠胃之间,急疾不通,非此不治。此药苦能泄,辛能散,入血则破血,入气则破气。故陈氏方谓能逐产后败恶宿血,在所必需。血属阴而有形,此所以治一切凝结停滞,有形之坚积也。"

5. 山海螺

《本草纲目拾遗·卷四·草部中·山海螺》:"汪连仕云:苗蔓生,根如萝卜,味多臭,治杨梅恶疮神效。王安采药方山海螺,一名白河车,加紫河车、红白石膏,名四圣散。治肠痈便毒,脏毒乳痈疽皆效。"

6. 马兜铃

《本草乘雅半偈·第十帙·马兜铃》:"[参]曰:形似马兜之铃,高悬四裂,肺金之象也。气味苦寒,对待肺热叶焦,为咳为喘为痰结或移热于腑;为痔为漏为肠痈。"

7. 马悬蹄

《本草述钩元·卷三十一·兽部·马》:"悬蹄(赤白马俱用),气味甘平。疗肠痈,下瘀血,杀虫。"

8. 马牙半支

《本草纲目拾遗·卷五·草部下·马牙半支》:"性寒,消痈肿,治湿热,利水和血,肠痈痔漏。"

9. 云母

《本经逢原·卷一·石部·云母》:"云母生泰山山谷,色白者良。《本经》言,云母甘平,详其性升亦应有甘温助阳之力,故能辟一切阴邪不正之气,主身痹死肌,以其能辟邪除阴毒也……阴疽、肠痈亦多用之,皆取助阳之力也。"

10. 巴豆

《本草汇言·卷之九·木部·巴豆》:"(《外科全书》)治肠痈内疽,死血败脓,胀闷不出者。用巴豆肉三粒(制法如前),穿山甲五钱,烧焦,米糊丸如绿豆大,每服三五丸,酒下,见下脓血即止。"

11. 五倍子

《本草品汇精要·续集卷之七下·虫鱼部·百药煎》:"(《直指方》)肠痈内痛,大枣连核烧存性,百药煎等分为末,每服一钱,温酒服,日一,取效。"

12. 木龙藤

《本草纲目拾遗·卷七·藤部·木龙藤》:"治肺痈、吐痈、肠痈、胁痈四症,捣汁,老酒冲服,冬月以酒擂取汁二碗服,立效。"

13. 白芷

《本经逢原·卷二·芳草部·白芷》:"白芷辛香升发,行手阳明。性温气厚,行足阳明。芳香上达,入手太阴今人用治肠痈,有败脓淋露不已,腥秽殊甚,遂致脐腹冷痛,须此排脓,脓尽乃以他药补之。"

14. 龙骨

《名医别录·上品·卷第一·龙骨》:"微寒,无毒。主治心腹烦满,四肢痿枯,汗出,夜卧自惊,恚怒,伏气在心下,不得喘息,肠痈内疽阴蚀,止汗,小便利,溺血。养精神,定魂魄,安五脏。"

《寿世保元·卷一·本草·药性歌括》:"龙骨味甘,梦遗精泄,崩带肠痈,惊痫风热。(火煅)"

《神农本草经疏·卷十六·兽部上品·龙骨》:"味甘,平,微寒,无毒。主癥瘕坚结,肠痈,内疽,阴蚀者,以其能引所治之药,粘着于所患之处也。"

《本草正·虫鱼部·龙骨》:"亦疗肠痈脏毒、内疽阴蚀,敛脓敛疮,生肌长肉,涩可去脱,即此属也。制须酒煮、焙干,或用水飞过,同黑豆蒸熟,晒干用之。"

《医学入门·内集卷二·本草分类·治疮门》:"龙骨味甘平无毒,敛口专消肠内痈,止精血汗安心志,燥湿除癥医痢脓。齿攻结气及颠痫,角治中坚癥疯风。生晋地川谷及太山岩,水岸土穴中,死龙处得之。李肇《国史》云:春水时鱼登龙门蜕其骨也。主肠痈内疽,阴蚀及诸疮久不敛口,少用最妙。小儿脐疮不瘥,研末敷之。"

《本草简要方·卷之七·鳞部·龙骨》:"主治:涩精止汗,益肾,安神,缩小便,破癥结,止咳逆,治泄痢脓血,肠风下血,小儿热气惊痫,肠痈。"

15. 瓜蒌

《本草便读·草部·蔓草类·瓜蒌》:"瓜蒌性味与花粉相同,惟润降之功过之。故凡上焦郁热、垢腻、痰火、咳嗽等证。皆可用之。一切肺痈、肠痈、乳痈之属火者,尤为相宜。"

16. 甘瓜子

《新修本草·卷第十八·菜上·白瓜子》:"[案]《广雅》:冬瓜一名地芝,与甘瓜全别,墨书宜附冬瓜科下。瓜蒂与甘瓜共条。《别录》云:甘瓜子主腹内结聚,破溃脓血,最为肠胃脾内痈要药。《本草》以为冬瓜,但用蒂,不云子也。今肠痈汤中用之,俗人或用冬瓜子,非也。"

《本草乘雅半偈·第十一帙·瓜子仁》:"仲景先生用治肠痈脓未成者,吮吸殆尽。《隐居别录》推广腹内结聚,破之溃之,结解聚散。故曰:最为脾胃壅滞要药也。"

《本经逢原·卷三·水果部·甜瓜子》:"甜瓜仁专于开痰利气。《别录》治腹内结聚,破溃脓血,为肠胃内痈要药。《千金》治肺痈有苇茎汤,肠痈有牡丹大黄汤。予尝用之,然必黄熟味甜

者,方不伤胃气。若生青味苦力劣,不堪入药。其瓤亦能去暑,然脾胃虚人食之,每致泻痢,不可不知。"

17. 冬瓜子

《滇南本草·第二卷·冬瓜、冬瓜皮》:"仁,治肠痈。"

《本草征要·第四卷·食疗·瓜果·冬瓜》:"冬瓜子:清肺消痈。治肺痈、肠痈。"

《长沙药解·卷三》:"瓜子仁甘寒疏利,善开壅滞而决脓血,故能治肠痈。"

18. 石蛤蚆

《本草纲目拾遗·卷五·草部下·石蛤蚆》:"肠痈(景岳新方):肠痈生于小肚角,微肿而小腹隐痛不止者是。若毒气不散,渐大内攻而溃,则成大患。急宜以此药治之。"

19. 红藤

《本草纲目拾遗·卷九·器用部·缚木藤》:"《纲目》藤部有省藤,即红藤。《经验广集》:凡肠痈生于小肚角,微肿,而小腹隐痛不止,皮色不变是也。红藤一两许,好酒二碗,饮醉卧;午后用紫花地丁一两许,亦以好酒煎,服后痛必渐止,再服。"

20. 地蜈蚣

《本草纲目·草部第十六卷·草之五·地蜈蚣草》:"解诸毒,及大便不通,捣汁。疗痈肿,捣涂,并末服,能消毒排脓。""一切痈疽,及肠痈奶痈,赤肿未破,或已破而脓血不散,发热疼痛能食者,并宜排脓托里散:用地蜈蚣、赤芍药、当归、甘草等分。为末。每服二钱,温酒下。(《和剂局方》)"

21. 赤小豆

《本经逢原·卷三·谷部·诸豆》:"赤小豆,即赤豆之小而色黯者,俗名猪肝赤。其性下行通利小肠,故能利水、降火。发芽同当归治便红肠痈,取其能散蓄积之毒也。"

22. 皂角刺

《救生集·卷四·疮毒门》:"《医传》云:如是肠痈,不可药治。单用皂角刺酒煎服,即从小便出脓,立效。"

《经验选秘·卷二》:"肠痈凡腹内生毒,不可药治者,以皂角刺酒煎,温眼一碗,其脓血以小便中出。水煎亦可。"

23. 败酱草

《汤液本草·卷之四·草部·败酱》："《本草》云：主暴热火疮，赤气，疥瘙疽痔，马鞍热气。除痈肿，浮肿，结热，风痹不足，产后疾痛。仲景治肠痈有脓者，薏苡仁附子败酱汤。薏苡仁二十分，附子二分，败酱五分。三物为末。取方寸匕，以水二升，煎取一升，顿服之，小便当下，愈。"

《本草乘雅半偈·第十一帙·败酱》："仲景先生用治肠痈之为病，其身甲错，腹皮急，按之濡，如肿状，腹无积聚，身无大热，脉数，此为腹内有痈脓。不独焦烁肺金之形脏，并毁败腑配之大肠。"

《本草便读·草部·隰草类·败酱》："排脓消肿，肠痈藉辛苦之功；达胃行肝，瘀热仗咸寒之力。（败酱，辛苦咸，微寒，一名苦菜。叶如芥，其色青紫。能入血分，散血中瘀留结热，入手足阳明厥阴，《金匮》用之治肠痈，亦取其排脓破血之意）"

24. 金银花

《外科大成·卷四·不分部位小疵·无名肿毒》："肺痈、肠痈、内痈等症，倍加忍冬藤，此藤治内痈之神药也。"

《成方切用·卷十一下·痈疡门·金银花酒》："金银花寒能清热解毒，甘能养血补虚，为痈疮圣药。"

25. 金线钓虾蟆

《本草纲目拾遗·卷五·草部下·金线钓虾蟆》："性平味苦，消痈去风散毒。《采药志》：治肠痈，追风败毒。"

26. 兔耳一支箭

《本草纲目拾遗·卷五·草部下·兔耳一支箭》："性寒味苦，行血凉血，入肺经，清肺火。《慈航活人书》：用白石楠叶嫩脑十二个，兔耳草二两，好酒煎服，肺痈二服，肠痈缩脚痈一服，即愈。"

27. 牵牛子

《本草汇言·卷之六·草部（蔓草类）·牵牛子》："其味辛荄（茹日江稿），久嚼猛烈，性惟行逐《甄氏方》消痃癖，泻蛊毒，破肠痈，下宿脓，并一切气滞痰饮，诸疾下咽即效。"

28. 桃仁

《药征续编·卷下·桃仁》："主治瘀血，少腹满痛，故兼治肠痈及妇人经水不利。"

29. 臭藤根

《本草纲目拾遗·卷七·藤部·臭藤根》："治风痛肠痈，跌打损伤，流注风火毒，散郁气，洗疝，合紫苏煎汤。（汪连仕方）"

30. 鹿藿

《神农本草经·卷三·下经·鹿藿》："味苦，平。主蛊毒，女子腰腹痛，不乐，肠痈，瘰疬（《御览》作历），疡气。生山谷。《名医》曰：生汶山。"

《神农本草经疏·卷十一·草部下品之下·鹿藿》："味苦，平，无毒。主蛊毒，女子腰腹痛不乐，肠痈，瘰疬，疡气。［疏］鹿藿禀地中之阴气以生，故其味苦气平无毒。入足阳明、太阴、厥阴经。解毒凉血之药也。惟其解毒，故主蛊毒。惟其凉血，故主肠痈、瘰疬、疡气。"

《调疾饮食辩·卷三·鹿藿》："［按］此与薇、翘摇三物，所在皆有，形略相似，但翘摇蔓细而短，此稍长大。《本经》收为下品，后世本草皆失载，至《纲目》始著其形状，云治蛊毒，女子腰腹疼，肠痈，瘰疬，疬疡风。主治如此，其性必不平和，病人不宜轻食。"

31. 黄芩

《医方捷径指南全书·卷之一医学入门·药性赋》："黄芩味苦泻心炎，活血通淋利小便，黄疸肠痈并泻痢，乳痈汤火荡皆痊。"

32. 黄鳝

《本草纲目·鳞部第四十四卷·鳞之四·海鳗鲡》："同蛇头、地龙头烧灰酒服，治小肠痈有效（《集成》）。"

33. 黄菊叶

《潜斋简效方·肺痈》："经霜黄菊叶，绞汁冷服，亦治肠痈。"

34. 黄颔蛇

《本草品汇精要·续集卷之七上·虫鱼部·黄颔蛇》："（蛇）头主久疟及小肠痈。"

《本草纲目·鳞部第四十三卷·鳞之二·黄颔蛇》："［主治］烧灰，主久疟及小肠痈，入丸散用（时珍）。"

35. 猪悬蹄

《神农本草经·卷三·下经·豚卵》："悬蹄：主五痔、伏热在肠、肠痈、内蚀。"

36. 葵子

《本草汇言·卷之四·草部·冬葵子》："其苗叶作菜食，甘美可口，能去肠胃积热，若毒痢，若斑疹，若痧胀，若黄疸，若肠痈脓血留难。"

《本草乘雅半偈·第三帙·葵子》："葵性滑养窍，能使藏者通，返顾卫根，能使通者藏……如肠痈胃疽，如肉锥怪证，皆有奇征。"

37. 犀角

《本草简要方·卷之八·兽部·犀》："角（入药，用生杀雄犀角尖，最良）：主治退热、祛风、消痰、明目、泻肝、清胃，安五脏、化脓为水。"

38. 蜂房

《苍生司命·首卷·药性》："蜂房咸苦，惊痫瘈疭，牙疼肿毒，瘰疬肠痈。"

《医方捷径指南全书·卷之一医学入门·药性赋》："蜂房甘苦主惊痫，瘰疬颠邪蛊毒干，齿痛乳疼兼肿毒，肠痈瘰疬总皆堪。"

39. 楤担尖

《本草纲目·服器部第三十八卷·服器之一·楤担尖》："[主治]肠痈已成，取少许烧灰，酒服，当作孔出脓血愈（思邈）。"

40. 蜀葵根

《本草述钩元·卷九·隰草部·葵》："苗、根、茎，气味甘。微寒滑，主治类同冬葵。除客热，利肠胃，疗热毒下利，滑窍治淋，润燥易产，散脓血恶汁。蜀葵（四时红色单叶者）取根阴干，治带下，排脓血恶物极验。肠胃生痈，有败血，腥秽殊甚，脐腹冷痛，用怀忠丹排脓下血。单叶红蜀葵根、白芷各一两，白枯矾、白芍药各五钱，为末，黄蜡溶化和丸梧子大，每空心米饮下二十丸，待脓血出尽，服十宣散补之。"

41. 薏苡仁

《本草易读·卷五·薏苡仁》："为散煎服，治肠痈身甲错，腹皮急。"

《随息居饮食谱·谷食类》："苡米甘平，健脾益胃，补肺缓肝，清热息风，杀虫胜湿。故治筋急拘挛，风湿痿痹，水肿消渴，肺痿吐脓，咳嗽血溢，肺、胃、肠痈。"

《本草思辨录·卷二·薏苡仁》："肠痈何以治之？则亦以身甲错故。甲错虽不在胸，而其为痈脓则一，痈脓亦不能专任薏苡，而因痈脓而甲错，则非薏苡不任，与胸痹之专治缓急无二义。尤氏谓此肠痈为小肠痈，与余薏苡由胃而小肠而膀胱之说适合。"

42. 鳖甲

《本草品汇精要·卷之三十·虫鱼部中品·鳖甲》："《日华子》云：鳖甲去血气，破癥结、恶血、堕胎，消疮肿，并扑损瘀血、疟疾、肠痈。"

《本草易读·卷二·内痈部》："鳖甲：肠痈内痛，烧末水服。"

《本草正·虫鱼部·鳖甲》："亦消疮肿、肠痈、扑损瘀血，敛溃毒，去阴蚀、痔漏、恶肉。然须取活鳖大者，去肉，用醋煮干，炙燥用之；若诸煮熟、肋骨露出者，不堪用。"

《景岳全书·卷之四十九大集·本草正（下）·虫鱼部》："味咸，气平，此肝脾肾血分药也。能消癥瘕坚积，疗温疟，除骨节间血虚劳热，妇人血瘕恶血，漏下五色，经脉不通，治产难，能堕胎，及产后寒热阴脱，小儿惊痫，斑痘烦喘，亦消疮肿肠痈，扑损瘀血，敛溃毒，去阴蚀痔漏恶肉。然须取活鳖大者，去肉，用醋煮干，炙燥用之。若诸煮熟肋骨露出者不堪用。"

《医学入门·内集卷二·本草分类》："鳖甲咸平，甲，介虫之甲函也。无毒。主尸疰劳瘦骨热，疗温疟劳疟老疟，心腹癥瘕坚积寒热，止上气急满，消恶血并扑损瘀血，去鼻中瘜肉，阴蚀痔恶肉，消疮肿肠痈。"

《冯氏锦囊秘录·杂症痘疹药性主治合参卷四十七·虫鱼部·鳖甲》："鳖甲，愈肠痈。"

《伤寒瘟疫条辨·卷六·本草类辨·攻剂类》："味咸，性属金与土。色青入肝，并入肺、脾。主骨蒸劳嗽，化积聚癥瘕，除瘜肉阴蚀，痔疽血瘀，且愈肠痈消肿。"

《本草简要方·卷之七·介部·鳖甲》："主治：滋阴，退热，益气，疗溃痈肠痈，烂疽。"

三、肠痈主治药

《本草纲目·主治第三卷·百病主治药·肠痈》："[解毒]（草部）：败酱（除痈肿，破多年凝血，化脓为水。肠痈有脓，同薏苡仁、附子为末，水服，小便当下，即愈），大蓟叶（肠痈瘀血），人参（酒毒，胸生疽疮，同酒炒大黄末，姜汤服，得汗即愈），黄芪（除肠胃间恶血），薏苡仁、冬瓜仁、甜瓜仁（肠痈已成，小腹肿痛，小便似淋，或大便下脓，同当归、蛇蜕，水煎服，利下恶物），大枣（肠痈，连核烧，同百药煎末服），乌药（孕中有痈，同牛皮胶，煎服），皂角刺（腹内生疮，在肠脏，不可药治，酒煎服，脓悉从小便出，极效），楤担尖（肠痈已成，烧灰，酒服少许，当作孔出脓）。（土鳞）：死人家上土（外涂），龙骨（肠痈内疽），鲫鱼（猪脂煎服），雄鸡顶毛(并屎,烧,空心酒服),犬胆(去肠中脓血),马牙(肠痈未成,烧灰,和鸡子白涂),悬蹄(肠痈下瘀血),猪悬蹄甲(伏热在腹,肠痈内蚀)。

《儿诸证补遗·十三、小儿土旺令脾胃证》:"若肠痈,先消肿排脓,黄芩连、生地、射干、栀子、花粉、忍冬、蒲公英水煎,和没药末服。"

四、疗肠痈食物

肠痈病的调养,与平日健康饮食密切相关,饮食调理对调理脾胃之后天之本有重要的作用。如《普济方》所云:"夫天产动物,地产植物,阴阳禀质,气味浑然。饮食和德,适节而无过,则入于口,达于脾胃,入于鼻,藏于心肺。气味相成,神乃自生。平居暇日,赖以安平,日兼足于此,一有疾病,以治疗者,十去其九。是以别五肉五果五菜,必先之五谷,以夫生生不穷,莫如五谷为种之美也,辨五益为助为充。必先之为养,以夫五物所养,皆欲其充实之美也,非特如此。精顺五气以为灵,若食气相恶,则为伤精。形受五味以成体,若食味不调,则为损形。阴胜阳病,阳胜阴病,阴阳和调,人乃平康。故曰:安身之本,必资于食,不知食宜,不足以存生。人日食有成败,百姓日用而不知,苟明此道,则安脏腑,资血气,悦神爽志,平疴去疾,夫岂浅浅耶?"扁鹊云:人之所依者形也,乱于和气者病也,理于烦毒者药也,济命扶危者医也。安身之本,必资于食。救疾之速,必凭于药。不知食宜者,不足以存生也。不明药者,不足以除病也。"

1. 马兰头

《鸡鸣录·外科第十五》:"老马兰头煮熟,饱啖可治诸内痈。"

2. 木耳炖猪大肠

《经验广集·卷四·外科》:"肠痈收口,白木耳淡煮猪大肠,频食之。"

3. 冬瓜子

《随息居饮食谱·蔬食类》:"子(古方所用瓜子,皆冬瓜子也)甘平润肺,化痰浊,治肠痈。"

4. 生菜油

《针灸逢源·卷五·证治参详·痈疽门》:"用生菜油,日几服,有效。以其利肠解毒也。"

5. 白及粉制品

《奇效简便良方·卷四·痈疽疮毒·肺痈吐脓血》:"白及末三钱,调真藕粉内,代点心食至三

五两,愈;或白芨炖蛋糕,或入粥中吃俱可;或竹叶打汁服,或霜后菊叶汁冷服,并治肠痈。"

6. 卤水豆腐

《绛囊撮要·内科·治肺痈肺痿神方》:"每日煮卤半杯,冲豆腐浆服,服则胸中一块塞上塞下,塞至数次,方能吐出恶脓,日服至愈。肺痈、肠痈皆吐臭痰。"

7. 狗血

《本草备要·禽兽部·犬肉》:"黄犬血,酒服二碗,治肠痈。"

8. 鲫鱼

《新修本草·卷第十六·虫鱼上·鲫鱼》:"主诸疮,烧以酱汁和涂之;或取猪脂煎用,又主肠痈。"

《神农本草经疏·卷二十·虫鱼部上品·鲫鱼》:"合莼作羹,主胃弱不下食;作鲙,主久赤白痢;烧灰,涂诸疮;或取猪脂煎用,又主肠痈。[疏]鲫鱼禀土气以生,故其味甘,其气温,无毒。是以能入胃,治胃弱不下食;入大肠治赤白久痢,肠痈。"

《本草纲目·鳞部第四十四卷·鳞之三·鲫鱼》:"以猪脂煎灰服,治肠痈(苏恭)。"

《外科启玄·卷之十一·痈疽发背》:"大鲫鱼,一斤一个,去肠鳞净,少以枯矾入腹,填腹一时辰,洗去矾,用猪油煎熟食之令净。治肠痈痢疾甚效。"

《冯氏锦囊秘录·杂症痘疹药性主治合参卷四十七·虫鱼部·诸鱼》:"鲫鱼,味甘气温属土,过半斤者为良。忌天门冬、芥菜、沙糖、雉肉、鸡肉、鹿肉、猪肝同食,看二三月尤忌食头。凡煎用猪脂,大肠痈治效。"

《玉楸药解·卷六·鳞介鱼虫部》:"鲫鱼味甘,性温,入足太阴脾、足太阳膀胱、足厥阴肝经。补土培中,利水败毒。鲫鱼补土益脾,温中开胃,治消渴水肿,下利便血,噎膈反胃,骨疽肠痈,痔漏秃疮,涂久年诸疮不差。"

五、肠痈食禁

1. 羊脑

《诸病源候论·痈疽病诸候·肠痈候》:"《养生方》云:六畜卒疫死及夏病者,脑不中食,喜生肠痈也。"

《备急千金要方·卷二十六·食治方·鸟兽第五》："白羊黑头,食其脑作肠痈。"

《本草蒙筌·卷之九·兽部·羖羊角》："其或独生一角,又等白身黑头。有毒中藏,全禁勿啖。卤莽误犯,即生肠痈。膏粱之家,不可不识。"

《本草详节·卷之十·兽部·羊肉》："白羊黑头,黑羊白头,独角者,有毒,食之生肠痈,惟甘草汤可解。"

《订正仲景全书金匮要略注·卷七·禽兽鱼虫禁忌并治第二十四》："诸脑有毒,惟此羊脑食之作肠痈。"

2. 病牛肉

《证类本草·卷第十七·牛角䚡》："又牛盛热时卒死,其脑食之生肠痈。"

《养生类纂·卷下·毛兽部·总兽》："六畜卒疲死及夏病者,脑不中食,喜生肠痈。(《巢氏病源》)"

《三元参赞延寿书·卷之三·人元之寿》："牛,盛热时卒死者,不食,作肠痈……一切牛,盛热气时奇死者,总不堪食,生肠痈之疾。"

3. 酒

《证类本草·卷第九》："中、下焦蓄风热毒气,若不出,当作肠痈内痔,仍常须禁酒及发风物。"

4. 猪肉

《金匮悬解·卷二十四·禽兽鱼虫果食菜谷禁忌》："猪肉以生胡荽同食,烂人脐。"

5. 其他食禁

《普济方·卷二百八十五·痈疽门·痈疽等疮内消法》："忌热面、蒜、猪肉、芦笋、鱼、海藻、菘菜、生冷、黏食。"

《寿世保元·卷九·肠痈》："宜少食煎炒热物。"

《本草汇言·卷之十九·介部·龟版》："如得神龟,当版心透明如琥珀色者,最佳。凡入丸散,须炙透,研极细用。不然,渣滓留滞肠胃,能致癥瘕腹痛、肠痈内溃诸疾。"

【医论医案】

一、医论

1. 概论

《金匮要略·疮痈肠痈浸淫脉证并治第十八》

诸浮数脉,应当发热,而反洒淅恶寒,若有痛处,当发其痈。师曰:诸痈肿,欲知有脓无脓,以手掩肿上,热者为有脓,不热者为无脓。肠痈之为病,其身甲错,腹皮急,按之濡,如肿状,腹无积聚。身无热,脉数,此为肠内有痈脓,薏苡附子败酱散主之。薏苡附子败酱散方,薏苡仁十分,附子二分,败酱五分,上三味,杵为末,取方寸匕,以水二升,煎减半顿服,小便当下。

肠痈者,小腹肿痞,按之即痛,如淋,小便自调,时时发热,自汗出,复恶寒,其脉迟紧者,脓未成,可下之,当有血。脉洪数者,脓已成,不可下也。大黄牡丹汤主之。大黄牡丹汤方,大黄四两,牡丹一两,桃仁五十个,瓜子半升,芒硝三合,上五味,以水六升,煮取一升,去滓,内芒硝,再煎沸,顿服之,有脓当下,如无脓,当下血。

《诸病源候论·痈疽病诸候·肠痈候》

肠痈者,由寒湿不适,喜怒无度,使邪气与荣卫相干,在于肠内,遇热加之,血气蕴积,结聚成痈。热积不散,血肉腐坏,化而为脓。其病之状,小腹重而微强,抑之即痛,小便数似淋,时时汗出,复恶寒,其身皮皆甲错,腹皮急,如肿状。诊其脉,洪数者,已有脓也;其脉迟紧者,未有脓也。甚者腹胀大,转侧闻水声;或绕脐生疮,穿而脓出;或脓自脐中出;或大便去脓血。惟宜急治之。

又云:大便脓血,似赤白下,而寮非者,是肠痈也。卒得肠痈而不晓,治之错者,杀人。

寸脉滑而数,滑则为实,数则为热;滑则为荣,数则为卫,卫数下降,荣滑上升;荣卫相干,血为浊败。小腹痞坚,小便或难,汗出,或复恶寒,脓为已成。设脉迟紧,聚为瘀血,血下则愈,家成引日。

又,诸浮数脉,当发热,而反洗淅恶寒,若有痛处者,当积有脓。脉滑涩相搏,肠痈出血者也。

《备急千金要方·卷二十三·痔漏方·肠痈第二》

论曰:卒得肠痈而不晓其病候,愚医治之错则杀人。肠痈之为病,小腹重而强,抑之则痛,小便数似淋,时时汗出,复恶寒,其身皮皆甲错,腹皮急,如肿状,其脉数者,小有脓也(《巢氏病源》云:洪数者,已有脓也)。其脉迟紧者,未有脓也。甚则腹胀大,转侧闻水声,或绕脐生疮,或脓从脐中出,或小便出脓血。

问曰:宫羽林妇病,医脉之,何以知妇人肠中有脓,为下之即愈。师曰:寸口脉滑而数,滑则为实,数则为热。滑则为荣。数则为卫。卫数下降,荣滑上升,荣卫相干,血为浊败,小腹痞坚,小便或涩,或复汗出,或复恶寒,脓为已成。设脉迟紧,即为瘀血,血下则愈。

《仁斋直指方论·卷之二十三·肠痈·肠痈论》

痈发于外,人可得见者,犹为危急之疾,而况隐伏肠间,痛无定处,人不可得而见者乎?盖痈疽五发,在外则为发背、发脑、发眉、发须、发颐。在内则为肠痈、心痈、肾痈、肺痈、脐痈等患,治之得法,尚庶几焉,一着少差,枰棋去矣。何则?肠痈为病,身皮甲错,腹皮紧急,如肿之状。而按之濡,体无哄热,腹无积聚者,此积阴冷之所致也,当以温药调之;发热无汗,洒淅恶寒,小腹肿强而按之痛,小便涩数,其候如淋者,此内结热之所致也,当以凉剂利之。其脉迟紧,脓未成者,可下;其脉洪数,脓已成者,不可下。甚者,腹肚胀大,转侧闻有水声,或绕脐生疮,脓汁穿出,或脐中常常出脓,或大便屡下脓血,凡此皆为恶证。其间寒热气急,烦渴、惊悸、呕恶、唾脓、咳嗽痰涎、自汗自利,如寻常发痈之状,亦类有此,妇人尤多得之,但恐世俗不识其证耳!抑余闻焉。《内经》有曰:息贲病,有人得之二三年,遍身微肿,其后大肠与脐俱出脓血,遂至不救,此亦肠痈类也。又可不审思而明辨之乎?

《玉机微义·卷十五·疮疡门·论肠痈》

陈无择云:痈疽初无定处,随其所发即命名,在外则为发背、发脑,在内则为肠痈、内痈、心痈、肺痈、脐痈等证。得其法则生,失其法则死,外证易识,内证难明,不可不备述也。肠痈为病,身甲错腹,皮急,按之濡,如肿状,腹无聚积,身无热,脉数,此为肠内有脓,久积阴冷所成也,故《金匮》有用附子温之。小腹肿痞,按之,状如淋,小便自调,发热,身无汗,复恶寒,其脉迟紧者,脓未成,可下之,当有血。洪数者,脓已成,不可下,此以内结热所成也,故《金匮》有用大黄利之。甚者,腹胀大,转侧闻水声,或绕脐生疮,或脓从脐出,或大便出脓血,不治必死。其如五内生疮,亦止分利阴阳而已,不比外痈,须依四节八事之次第也。《脉经》引"官羽林妇病,医诊之,其脉滑而数,滑则为实,数则为热,滑则为荣,数则为卫,卫数下降,荣滑上

升,荣卫相干,血为浊败,少腹痞坚,小便或涩,或时汗出,或复恶寒,脓为已成,设脉迟紧,即为瘀血,血下即愈,更内经所载:有息积病,此见有得之二三年,遍身微肿,续乃大肠与脐连,日出脓,遂致不救,此亦肠痈之类也,不可不审。"[按]此言内痈、肠痈等候语,约而精,脉经与此大同小异,宜并详审可也。

《玉机微义·卷二十·积聚门·论五积六聚治同郁断》

子和曰:且积之成也,或因暴喜怒悲思恐之气,或伤五味之食,或停温凉寒热之饮,或受六气之邪,其初甚微,可呼吸按导而去之,不幸遇庸医强补而留之,留而不去,遂成五积。夫肥气者,不独气有余也,其中亦有血矣,盖肝藏血故也。伏梁者,火之郁也,以热药散之则益甚,以火灸之则弥聚,况伏梁证有二,名同而实异,不可不详焉。其一,上下左右皆有根,在肠胃之外,有大脓血,此伏梁义同肠痈。

《普济方·卷二百八十二·痈疽门·总论》

痈疽之疾,有二十余证。𤺄发、瘤发、石发、岩发、蜂窠发、莲子发、椒眼发、连珠发、竟体发、有肠痈内发、脑发、背眉发、腮颔发、肺痈、肾痈、乳痈、脐痈。臀发、腿发。外有手发、足发、穿当发、须发、瓜瓢发。大率随病浅深,分证内外,便行施治,不可迟缓,毋致孔洪,方为妙手。凡痈疽始作,便有发热恶寒,或有痛处,脉浮而紧,是欲为痈疽,非伤寒之候也。《经》言:五脏不调致疽,六腑不和生痈,一曰𤺄疽,急者二三日杀人,缓者十余日杀人。二曰痈疽,急者十余日杀人,缓者一月死。三曰缓疽,急者一年杀人,缓者数年。四曰水疽,所发多在手足,数年犹可疗。疽者数十种,其要如此:于氏法,痈之疾所发缓地不杀人。所发若在险地,宜令即外消,一为脑户,二为舌本,三为悬雍,四为喉节,五为明脉,六为五脏俞,七为五脏系,八为两乳,九为心鸠尾,十为两手鱼,十一为肠屈之间,十二为小道之后,十三为九孔,十四为两腨肠,十五为神主之舍。凡十五处不可伤,而况于痈乎?若痈发此地,遇良医能不及大脓者可救,至大脓,害及矣。

《万氏家抄济世良方·卷四·痈疽》

肠痈:大肠有痰积死血流注,作湿热积治。近肛门破入风者难治。《千金方》谓其病小腹重强,

按则痛，小便似淋，时时汗出，复恶寒身皮甲错，腹皮急如肿，脉数者微有脓也。或云洪数已有脓。脉若迟紧者未有脓。甚者腹胀大，转侧有水声。或绕脐生疮，或脓自脐出，或大便脓血，此其症也。又云脉迟紧则为瘀血，下则安。治法：桃仁承气汤加连翘、秦艽。入风者加防风蜡矾丸最效。

《医学纲目·卷之十九·心小肠部·肺痈肠痈胃脘痈》

肺痈已破，入风者不治。肠痈，《千金》谓妄治必杀人。肠痈为病，小腹重而强，按之则痛，便数似淋，时时汗出，复恶寒，身皮甲错，腹皮急，如肿状，其脉数者，小有脓也。巢云：洪数者，已有脓，脉若迟紧者，未有脓。甚者腹胀大，转侧有水声，或绕脐生疮，或脓自脐出，或大便出脓血……（丹）肠痈，大肠有热积，死血流注，桃仁承气汤加连翘、秦艽。近肛门破，入风者，难治，用防风之类。大凡破伤风，在头面则以白芷为君，防风头佐之，盖去头面皮肤之风故也。在身体及四肢则以防风为君，随身梢用，下部则以独活佐之。肺痈吐脓后，其脉短而涩者，自痊；浮大者，难治。其面色白而反赤者，此火之克金，皆不可治。

《赤水玄珠·第二十五卷·脐突光肿脐汁不干》

生生子曰：小儿月内、旬日，脐突光肿如吹，捻动微响，赤肿虚大可畏。此由初生先断其带，束缚不紧，浴洗之时，湿入所致。用外消散敷之。脐汁不干者，内有湿热及血热而然。宜凉血收湿之药掺之，无不效者。惟肠痈一症，亦令脐中汁出，小腹肿硬，按之则痛，小便涩以淋，时时汗出恶寒，身皮甲错，肚皮紧急如肿之状，按之濡。或发热无汗，洒淅恶寒，皆其候也。甚者，腹皮肿大，转侧腹有水声，或绕脐生疮，或脓从脐出。或大便脓血，必有一足不能步，皆为恶候。

《赤水玄珠·第二十四卷·肠痈》

妇人肠痈，因经行产后瘀血，或七情饮食所致，其证小便如淋，发热恶风，身皮甲错，腹皮肿急，按之软，如肿状，或腹胀大，转侧有水声，或绕脐生疮，或大便出脓。其脉迟紧者，脓未成，用活命饮以解其毒；脉滑数者，脓已成，用云母膏以下其脓。若二年间，遍身微肿，大便与脐出脓，此息积之症也，多致不救。《内经》云：肠痈为病不可惊，惊则肠断而死。其坐卧转侧宜徐缓，时常少饮

稀粥，静养调理，庶可保生。

《外科正宗·卷之三·下部痈毒门·肠痈论第二十八》

夫肠痈者，皆湿热、瘀血流入小肠而成也。又由来有三：一男子暴急奔走，以致肠胃传送不能舒利，败血浊气壅遏而成者一也；二妇人产后，体虚多卧，未经起坐，又或坐草艰难，用力太过，育后失逐败瘀，以致败血停积，肠胃结滞而成者二也；三饥饱劳伤，担负重物，致伤肠胃，又或醉饱、房劳过伤精力，或生冷并进以致气血乖违，湿动痰生，多致肠胃痞塞，运化不通，气血凝滞而成者三也。总之，初起外症发热恶寒，脉芤而数，皮毛错纵，腹急渐肿，按之急痛，大便坠重，小便涩滞。若淋甚者，脐突腹胀，转侧水声，此等并见则内痈已成也。初起未成时，小腹殷殷作痛，俨似奔豚，小便淋涩者，当大黄汤下之，瘀血去尽自安。体虚脉细不敢下者，活血散瘀汤和利之。已成腹中疼痛，胀满不食，便淋刺痛者，薏苡仁汤主之。腹濡而痛，小腹急胀，时时下脓者，毒未解也，用牡丹皮汤治之。如脓从脐出，腹胀不除，饮食减少，面白神劳，此皆气血俱虚，宜八珍汤加牡丹皮、肉桂、黄芪、五味子敛而补之。如积袭日久，因循不识此症，误作胀病治之，以致毒攻内脏，肠胃受伤；或致阴器攻烂，腐靥黑斑，色败无脓，每流污水，腹连阴痛，烦躁不止，身热口干，衾帏多臭，卧房难进者，凡犯之俱为不治证。宜斟酌之。

《医镜·卷之三》

至于肠痈、腹痈、肺痈之类，皆为内痈，其状与癥瘕痞癖无异者。苟或以为内科之症，而进以削坚破结之剂，如三棱、蓬术、阿胶之类，所治非其所患，几何而不殒人之命也。然必何如而可以知其为内痈耶？盖内痈之症，体肤甲错，而紧急如版，按之有块，而根则坚牢，外无红肿之色，内多疼痛之苦，身虽无热，而脉气反数。《经》曰：脉数身无热，内有痈也。若夫癥瘕痞癖，则岂有此等之症与脉哉！此特论内痈之大略耳。而肺痈、腹痈、肠痈之状，又何如耶？盖肺为五脏之华盖，其位最高，而痈生于肺，则上膈满闷，口吐脓血，腥秽之气，不可近人。其始得于肺痿不治，故结而为痈也。腹居中宫，脾胃之位也。而痈生于腹，则中脘并结，腾腾而痛，饮食减于平时，恶心生于饮后，小便短涩，时觉恶寒者是也。至于肠痈，虽在于腹，而实

系于肠。其为病也，盘肠绞痛，内气交攻，而不能通畅。生于小肠，则小便不利，或反渗于大肠，以作泻；生于大肠，则大便闭塞而粪或从小肠出。其出也，痛楚非常，欲死不死，欲生不生，故患此痈者多死。诊其脉则弦数而芤，见于寸口，则谓之肺痈；见于关部，则谓之肠痈、腹痈，《脉经》曰：寸芤积血在胸中，关内逢之肠里痛。此之谓也。观此，则可以辨三者之痈也。大法疮疡之在外者，初发无如一灸，艾烟一透，其毒立散。若延至六七日，则不可灸矣。毒之浅者点之，毒之深者决之，毒之尤深而针刀所不及者，则烙之。未成脓，则用化毒之剂；既成脓，则用托里之药；脓既溃，则一于补而已矣。若夫痈之在内者，艾烟不能入，刀针不能加，则惟以化毒等药，令其脓于大便中出，亦庶乎其可生也。此皆难治之症，故历言之，其余之毒，吾亦何暇于遍论耶！

《洞天奥旨·卷六·肠痈》

肠痈者，痛生于大小肠也。其症口渴，小便如淋，时时汗出，小腹痛，一定而不移，手皆不可按，恶寒，身皮错，腹皮急如肿。此痈生于大小肠，所同然也，吾何以辨之乎？屈右足者，大肠痈也；屈左足者，小肠痈也。世谓大肠之痈易治，小肠之痈难医。然而，大肠之痈，可泻其火从糟粕而出，小肠之痈，可泄其火从溲溺而泄也。虽然大小肠生痈，亦有不屈足者，盖生于肠内者，必屈其足，而生于肠外者，皆不屈足也。痛在左而左中不移，小肠生痈也；痛在右而右不移，大肠生痈也，以此辨症，断断不爽。惟是肠内生痈，可听其溃破，而肠外生痈，必不可使之溃破者，以肠外无可出之路，一溃破出脓，脓将何往？毒留在腹，无不死者。故治法必须亟消之，万不可因循失治，至溃破而始治之，以丧人性命耳。

《张氏医通·卷七·大小府门·肠痈》

肠痈下血，腹中疗痛。其始发热恶寒，欲验其证，必小腹满痛，小便淋涩，反侧不便，即为肠痈之确候。无论已成未成，俱用大黄牡丹汤加犀角急服之。小腹痛，若肿满不食，小便不利，脓壅滞也。用薏苡、丹皮、桃仁、蒌仁。煎服以排之。若至反侧作水，此脓已成熟也，千金托里散下太乙膏。若脓从大便出者，为直肠痈。可治。若从脐中出者，为盘肠痈，多不治。《经》云：肠痈为病不可惊，惊则肠断而死。

《顾松园医镜·卷十四·数集·胃脘痛》

肠痈则小腹硬痛，频数如淋。丹溪言：内痈症，因饮食之毒，七情之火，相郁而成。故初起时，急宜清热解毒，凉血破瘀之剂下之，须参外科诸书治之则善。按景岳云：近治痛，有以诸痛为实，痛无补法者，有以通则不痛，痛则不通者，有以痛随利减者，皆为不易之法。不知形实病实秘不通者，乃为相宜；若形弱脉弱，食少便泄者，岂容混治。须知拒按者为实，可按者为虚；疼痛而胀闭者多实，不胀不闭者多虚；喜寒者多按实，爱热者多虚；饱则甚者多实，饥则甚者多虚；脉实气粗多实，脉虚气少者多虚，新病年壮者多实，久病年老者多者虚；补而不效者多实，攻而愈剧者多虚。必以望、闻、问、切，四者详辩，则虚实自明。

《外科心法要诀·卷七·内痈部·内痈总论》

凡人胸腹有十一募。募者，各脏腑阴会之所也。《灵枢》云：发内痈、内疽者，其本经募上肉必浮肿，募中必时时隐痛，浮肿为痈，隐痛为疽，此即内痈、内疽之验也。兹内痈有治法，内疽无治法何也？盖内痈、内疽，其病原无殊，惟在根浅、根深之别耳。根浅为痈，根深为疽。若临证用药，攻补得宜，无不收效。至募有十一，而内痈仅九证者何也？盖胆府形如膜皮，无出无纳，汁清气洁，不生内痈、内疽。若夫膀胱亦如膜皮，中惟浊水，故古今书籍，并无讲及内痈、内疽者，是以未敢详载。虽然中极穴即膀胱募也，今人间有中极穴或浮肿或隐痛者，所见证候，竟同小肠痈，治法亦当按小肠痈治之可也。俟后之学者留意焉。

《医学源流论·卷下·治法·腹内痈论》

古之医者，无分内外，又学有根柢，故能无病不识。后世内外科既分，则显然为内证者，内科治之；显然为外证者，外科治之。其有病在腹中，内外未显然者，则各执一说，各拟一方，历试诸药，皆无效验。轻者变重，重者即殒矣。此等证，不特外科当知之，即内科亦不可不辨明真确。知非己责，即勿施治，毋至临危束手，而后委他人也。腹内之痈有数证；有肺痈，有肝痈，有胃脘痈，有小肠痈，有大肠痈，有膀胱痈。惟肺痈咳吐腥痰，人犹易辨。余者或以为痞结，或以为瘀血，或以为寒痰，或以为食积，医药杂投，及至成脓，治已无及。并有不及成脓而死者，病者、医者，始终不知何以致死，比比然也。今先辨明痞结瘀血，寒痰食积之状。凡痞结瘀血,必有所因,且由渐而成;寒痰则痛止无定,又必另现痰症;食积则必有受伤之日,且三五日后,大便通即散。惟外症则痛有常所,而迁延益甚。《金匮》云:诸脉浮数,当发热,而反淅淅恶寒,若有痛处,当发其痛。以手按肿上热者,有脓;不热者,无脓。此数句乃内痈真谛也。又云:肠痈之为病,身甲错,腹皮急,按之濡,如肿状,腹无积聚,身无热是也。

《疡医大全·卷二十一·内痈部·小肠痈门主论》

《经》曰:关元隐隐痛者小肠疽,其上肉微起者小肠痈(关元穴,又名小肠募,在脐下三寸)。

《千金》曰:肠痈之为病,小腹肿,强按则痛,便数似淋。

"厥论"曰:少阳厥逆,机关不利。机关不利者,腰不可以行,项不可以顾,发肠痈不可治,惊则死。

王肯堂曰:《千金》谓妄治必杀人。肠痈为病,小腹重而强按之则痛,便数似淋,时时汗出,复恶寒,身皮甲错,腹皮急如肿状,其脉数者,小肠有脓也。(《准绳》)

陈无择曰:肠痈为病,身甲错,腹皮急,按之濡,如肿状,腹无聚积,身无热,脉数,此为肠内有脓,久积阴冷所成也。故《金匮》有用附子温之。其脉迟紧者,脓未成,可下之,当有血;洪数者,脓已成,不可下,此以内结热所成也,故《金匮》有用大黄利之。

张仲景曰:肠痈,小腹痞坚,盖小腹痛而痞,小便数而似淋者;肠痈,即肺痈肝痈之属。

巢氏曰:洪数者已有脓,脉若迟紧者未有脓。甚则腹胀大,转侧有水声,或绕脐生疮,或脓自脐出,或大便出脓血。

张景岳曰:《经》言肠痈为病不可惊,惊则肠断而死。故患是者其坐卧转侧,极宜徐缓,时时少饮薄粥及八珍汤,固其元气,静养调理,庶可保其有生。(《全书》)

薛立斋曰:此证因七情饮食所致。

又曰:若脐间出脓者不治。

孙真人曰:肠痈小腹重,强按之则痛,小便如淋,时时汗出,复恶寒,身皮甲错,腹皮急,加肿甚者,腹胀大转侧有水声,或绕脐生疮,脓从脐出,或从大便下,乃七情饮食所致。脉迟紧者未有脓也。

大黄汤下之;洪数者,已有脓也,薏苡汤排之;小腹疼痛,小便不利,脓壅滞也,牡丹皮散主之。

陈实功曰:肠痈初起,发热恶寒,脉芤而数,皮毛错纵,腹急渐肿,按之急痛,大便坠重,小便涩滞若淋,甚者脐突腹胀,转侧水声,皆由湿热瘀血流入小肠而成痈也。(《正宗》)

又曰:男子暴急奔走,以致肠胃传送不能舒利,败血浊气壅遏而成。妇人产后体虚,多卧未经起坐而成。妇人坐草艰难,用力太过而成,妇人分娩后,失逐败瘀,以致败血停积肠胃,结滞而成。饥饱劳伤,担负重物,致伤肠胃而成。醉饱房劳,过伤精力,或生冷并进,以致气血乖违,湿动痰生,多致肠胃痞塞,运化不通,气血凝滞,皆能致之。

又曰:初起未成,小腹殷殷作痛,俨似奔豚,小便淋沥者,当以大黄汤下之,瘀血去尽自安;体虚脉细,不敢下者,活血散瘀汤和利之。

又曰:腹濡而痛,小腹急胀,时时下脓者,毒未解也,用牡丹皮汤治之。

又曰:已成,腹中疼痛,胀满不食,便淋刺痛者,薏苡仁汤主之。

又曰:如脓从脐出,腹胀不除,饮食减少,面白神疲,此乃气血两亏,宜用八珍汤加牡丹皮、肉桂、黄芪、北五味敛而补之。

又曰:如积袭日久,因循不识此证,误作胀病治之,以致毒攻内脏,肠胃受伤,或致阴器攻烂,腐屑黑斑,色败无脓,时流污水,腹连阴痛,烦躁不止,身热口干,衾帏多臭,卧房难进者,俱为不治。

冯鲁瞻曰:小肠痈作痛者,其身甲错,腹皮紧,按之濡,如肿状,腹常痛或绕脐生疮,急宜下之。(《锦囊》)

又曰:一室女时患腹痛,食少面黄肌瘦,幼科治以退热消积,女科治以通经行血,大方以虚而议补,俱不效。后有识者曰:脉大而尺独数,肌肤甲错(甲错,不滑泽也),此小肠有痈,脓已成而将溃矣。亟与葵根一两,金银花三钱,甘草节一钱,皂角刺、陈皮各二钱,再剂而脓血大溃,更以太乙膏同参芪治之,一月始安。

又曰:肠痈是膏粱积热所致。其候身皮甲错,腹皮急,按之濡,如肿状,绕脐生疮,小腹按之则痛,溲数似淋,腹胀恶寒,身热自汗。如脉沉紧而未有脓,须急解毒;如脉洪数已有脓,须急下脓;若小腹痛而小便闭者,是脓壅滞也。然肠痈为病,切不可惊,惊则肠断,故坐卧转侧,切宜徐缓,并饮薄粥及八珍汤以固元气,静养调理,庶可保也。

李东垣曰:肠痈绕脐生疮,脓从疮出者,有出脐中者。惟大便下脓血者,自愈也。(《十书》)

申斗垣曰:肠内生痈,当验证明白,不可妄治,妄则杀人。其病小腹重,按之痛,小便如淋,时时汗出恶寒,身皮错,腹皮急,绕脐生疮,或脐出脓,或大便脓血。如左肿甚者,左寸洪数,是小肠痈;右肿甚者,右寸洪数,是大肠痈。(《启玄》)

朱丹溪曰:肌肤甲错,腹皮紧小,腹痛小便以淋,时时汗出或引大腹痛,按之濡,若肿状,腹无积聚,身不发热,脉不弦数,此肠中有痈,久积阴冷所致。宜用浊热之剂以温发之,故《金匮》有用附子温之者。

何氏曰:凡肠痈男左女右,脚曲不能伸者是。若误作阴疝与伤寒治之,为祸不小。(《济生》)

胡公弼曰:按脐下一寸三分,即肠之屈曲间,大肠左盘,小肠右曲。其生痈也,由冷毒积久,肠厚而不能发越于外,故生于内,外视之无形,重按之痛甚,毒生于左侧左足不能伸,毒生于右侧右足不能伸,生毒之外肌肤微有皱纹,细观亦觉微肿。此证当服牛胶酒吞太乙膏丸追脓解毒,治一不善,则难救矣。(《青囊》)

窦汉卿曰:膀胱有热,蓄毒不流,结成此候,以致脐中坚硬结核,小便疼痛,日夜下利无度是也。外宜用连须葱十根捣烂罨脐上。

又曰:妇人肠痈与男子不同,乃心经毒流小肠经,发在脐中,坚硬如石,此是恶候也,宜内托。

又曰:肠痈,若大便或脐间出脓者,不治。

《内经》曰:肠痈为病不可惊,惊则肠断而死,故患是者,其坐卧转侧,务宜徐缓,时少饮薄粥及服八珍汤,固其元气,静养调理,庶可保全其生。(《全书》)

《千金方》灸法:曲两肘,正肘头锐骨,灸百壮,下脓血而安。

《沈氏女科辑要笺疏·卷中·小腹痛淤血成脓》

薛立斋案:一产后小腹作痛,行气破血,不应脉洪数此,瘀血成脓也,用瓜子仁汤,二剂痛止,更以太乙膏下脓而愈。产后多有此证,虽非痈,用之神效。脉洪数,已有脓脉;但数微,有脓;脉迟紧,但有瘀血,尚未成脓,下血即愈。若腹胀大,转侧作水声,或脓从脐出,或从大便出,宜用蜡矾丸、太乙膏及托里散。凡瘀血宜急治,缓则化为脓,难治。若流注关节,则患骨疽,失治,多为坏证。

[笺疏]此阳痈也,必有形块,痛不可按,产后瘀滞不行,留于经隧,固有此症,然治法,止有行气导瘀,未成可消,已成可下。如在皮里膜外,则成脓,亦必外溃,不能皆从大肠而下,其内服之药,除行气行瘀外,尚复有何妙用?凡肠痈、少腹痈之治法,皆是如此,况在产于瘀血,尤其显著,乃薛调行气破血,不应必用瓜子仁汤而痛止,太乙膏而脓下。抑知瓜子仁汤,方惟蒌仁、桃仁、薏仁、丹皮四味(薛氏之《外科发挥》有此方),功力尚不能行气、行瘀,乃谓可使痛止已,是欺人之谈。《金匮》大黄牡丹皮汤,谓治肠痈当下脓血,力在硝黄,乃去此二味,而加薏苡,岂有脓成而可止痛之理?此误会古书而大失其神随,著太乙膏,本为外科薄贴之通用,古人虽亦有作丸内服之,说则是宋金以降,内外分科治,内科者全不知外科理法,谬谓:既可外贴,即可内治。不知黏腻之极,既作丸子,则坚凝不化,直入胃肠,仍从大便囫囵解,比何能有效?且谓:虽非痈,亦可用此。则太乙膏岂可为产后腹痛之通用品?既不能知肠痈之实,在治法而又不能治腹痛,拾古人无谓之唾余,以售其欺妄,可鄙孰甚!又调脓从脐出,则惟小肠痈之成脓者有之,俗谓是盘脐肠痈,最为难治,十不全一,然产后纵有血瘀,仅在下部,当不至此。蜡矾丸本非有用之方,黄蜡之黏,白矾之涩,能令血失流行之,常有害无益,而谬谓可以护心、护膜,使疡毒不致内攻。实是制方者之臆造,而疡科书中无不依样葫芦照抄一遍,吾国疡医之陋久已!不可复问薛,又谓:宜用托里散,则脓已出矣,而尚可托,岂嫌其成脓不多,而欲令泄尽血肉?此皆疡医家之乱道语,而掇拾写来,自矜妙用,无一非薛氏之不学无术,不值一哂,而尧封采之,盖尧封亦苦不知治疡,不能识破其剿说之,完全无用,此实内外分部之一大弊也。王孟英曰:《古今医按》载:一妇产后恼怒,左少腹结一块,每发时,小腹胀痛,从下攻上,膈间、乳上皆痛,饮食入胃即吐,遍治不效。叶香岩用炒黑小茴一钱、桂酒炒当归二钱、自制鹿角霜、菟丝子各一钱五分、生查肉三钱、川芎八分、水煎送阿魏丸七分,八剂而愈。次用乌鸡煎丸,原方半料,永不复发。

又云：消积之方，如桃仁煎，用大黄虫芒硝，东垣五积丸，俱用川乌、巴霜，《局方》圣散子、三棱煎丸，俱用硇砂、干漆。此皆峻厉之剂，用而中病，固有神效，若妄试轻尝，鲜不败事。试阅《叶案·积聚门》，并无古方，狠如《千金》硝石丸，人参、硝黄并用，丹溪犹以为猛剂。学者但将丹溪治积聚诸案细绎，自有悟处，而黑神丸，生、熟漆并用，尤勿轻试。每见服之误事，因思漆身为癞之言，则飞补之说，其可惑乎？

《脉学类编·切脉论证》

陈远公（陈士铎）曰：有腹疼口渴，左足不伸，伸则疼甚，手按之犹不可忍，人以为肠中生痈也。然肠痈大小肠之分，屈右足者，入肠生痈也，屈左足者，小肠生痈也。但大肠痈易治，小肠痈难医，以大肠可泻，小肠难泻也。然得法又何不可泻哉，盖大肠泻火，从糟粕而出；小肠泻火，从溲溺而泄也。

《疑难急症简方·卷四·外科·统治一切痈疽等症》

肠痈论（《洞天》）：肠痈者，生于大小肠也。其症口渴，小便如淋，时时汗出，小腹痛，一定而不移，手不可按，恶寒，身皮错（即不顺正），腹皮急如肿，此痈生于大小肠，所同然也。当辨其屈右足者，大肠痈也；屈左足者，小肠痈也。然生于肠内者，必屈其足，而生于肠外者，皆不屈足也。当辨其痛在左，而左中不移，小肠生痈也。痛在右，而右中不移，大肠生痈也。以此辨症，断断不爽。惟是肠内生痈，可听其溃破，而肠外生痈，必不可使之溃破。以肠外无可出之路，一经溃破，毒留在腹，无不死者。故治法必须急消，万不可因循以丧人命耳。

《经方实验录·第一集下卷》

余于本病素加注意，前年参观同济大学人体解剖展览会时，曾检阅盲肠及蚓突之种种异状至详。余并有一臆想，即大黄牡丹汤可代西医之刀与钳，且本汤能驱除蚓突中之污物，有刀与钳之利，而无刀与钳之弊。人初闻吾此言，鲜不以为炫技欺世，故我宁甘自藏拙。自得国桢之诊，益信吾言不谬。实告世人，所谓盲肠炎者，初起每非盲肠本身之发炎，乃盲肠后部之附属器官称"蚓突"状如小管者发炎耳。肠中污物之所以得入蚓突中者，因盲肠部分肠内容物拥挤不堪，不能上行，以

致从旁溢入蚓突耳。服大黄牡丹汤即得泻出污物者，因肠壁受药力之刺激，故能推送内容物上行、平行、下行，以达肛门。盲肠之处既空，蚓突又得药力之刺激，乃返挤污物于盲肠，由是蚓突之炎以消而病已已。故云本汤可代刀与钳者，乃言其药力能刺激肠壁及蚓突，使自起力量，排出污物耳。执是以言，宁不可信？

肠痈初起，每有恶寒之状。国桢初得病时亦然。故《金匮·疮痈肠痈浸淫病脉证并治篇》第一条即曰："诸浮数脉，应当发热，而反洒淅恶寒，若有痛处，当发其痈。"内"而反洒淅恶寒"大堪着目。世人竟有误认为疟疾之初起者。又"发"字，诸家多凿解，窃意内痈生于体内，无从目睹，当其初起之时，甚不自知病所何在，故曰"若有痛处"，则"当发其痈"者，犹曰"当觅其痈"，盖"发"，犹"发现"之谓也。

《金匮》曰："肠痈者，少腹肿痞，按之即痛如淋，小便自调，时时发热，自汗出，复恶寒，其脉迟紧者，脓未成，可下之，当有血，脉洪数者，脓已成，不可下也，大黄牡丹汤主之。"历来注家对于"脓已成，不可下也"一语，殆无异辞，甚且以此为大黄牡丹汤与薏苡附子败酱散主治之分野，此殆不思之过也。

《金匮》所谓未成已成之脓所包至广，一切炎性渗出物、腐化之白血球、腐烂之肠壁皮肉等均是，要在当去之例一也。夫肠痈当未成脓之前，曰可下之，试问欲下者何物？依余之说，下其肠中一切污积，使蚓突得挤出病根是矣。当已成脓之后，反曰不可下之，试问其脓作何处置？将使脓复返为血乎，此乃绝无之事。将任脓突脐而出乎，此乃速死之图。《方伎·杂志略》云："一商家女（中略）自腹以至面部四肢悉肿，少腹右方之底有酿脓。因思取脓则可保十日，以此告病家。病家相惊吐舌，谓前医皆不知有脓，但云补药以助元气，则水气自治耳。遂乞施针。余曰：针则至多延命一月。取脓则十日。但识病在医，而死生任诸天数，姑针之可也。遂用铍针刺入寸许，脓汁迸射，上及承尘，臭气扑鼻，病家人人惊愕，乃与薏苡附子败酱散，疮口纳细棉条以出瘀脓。然其人元气渐脱，十一日而毙。"可谓一证。犹曰薏苡附子败酱散主之。试问服散之后，散能与脓起化学作用，齐化为乌有乎？吾惧其未能也。若曰散将与脓结

而俱下，则依然是下法，乌得曰不可下？或曰：不可下者犹言不胜下，下之终危也。余则谓果下之，犹不失背城借一之计，不下即是束手待毙之策。孰得孰失，明眼者自能辨之。况脓去正虚，大可用补，活法在人，宁难善后。故窃于"不可下"三字大起疑惑，即使的系仲圣遗文，犹当据事实以改正之。如何改正，曰当作"当急下"也（又经文称本病"小便自调"，按之事实，不尔，改正之责，委之贤者）。

《金匮》大黄牡丹汤方后曰："顿服之，有脓当下，如无脓当下血。"本已昭示后人无脓当下，有脓当急下，悉主以本汤之意，人自不察耳。以病例言，本集肠痈案其一史君之大下河泥状污物，其三国桢之下秽浊不堪物，皆有脓当下之列。吾师《金匮发微》本汤条下师母之下血半净桶，及本集肠痈案其三周女士之下血筋瘀血血水等物，皆无脓当下血之例。是故下血云者，此乃当下之恶血，血去则病除，绝非失血之谓也。

客曰：审如君言，薏苡附子败酱散将无用武之地矣。答曰：非也，特其用武之时不同耳。余有本汤治验一案颇富趣味，容详本录第二集中。但二方不同之点，当稍述一二，以快客之先睹。依《金匮》法，肠痈实分为二种，一种为热性者，为大黄牡丹汤所主；一种为寒性者，为薏苡附子败酱散所主。热性者多急性，寒性者多慢性。热性者痛如淋，寒性者痛缓。热性者时时发热，寒性者身无热。热性者常右足屈，患起于瞬时；寒性者则身甲错，恙生于平日。热性者属阳明，故大黄牡丹汤即诸承气之改方；寒性者属太阴，故薏苡附子败酱乃附子理中之变局，且散与丸相近。热性者病灶多在盲肠，寒性者病灶不限于盲肠。能知乎此，则二汤之分明矣。客憬然若悟，鞠躬而退。

西医治盲肠炎初起，用冰罩其患处，可以暂遏病根，略退炎灶。不久以后，炎灶复生，病势反剧。于是注射退热剂而热不退，注射止痛剂而痛不止。盖皆治标之法，无裨实际故也。其惟一治本之法，厥为动手术。诸君请阅"断肠续命记"（载本集附录中），即知动手术之危险为何如？陈庆斋老伯见告云：近者一人患盲肠炎，受割治，割口缝成后，依然作痛，查知有一小块药棉留腹中，忘未取出，再开刀，卒不救云云，此又动手术之意外枝节也。然则西医何不用下法？意者最初西医之治本病，原

用下法。但多致肠穿孔出血而死，后遂医医相诫，故至今无复有敢议下者。然则中西医同用下法，而死生之分又何径庭？盖下其所谓下，非吾之所谓下也。实言之，大黄牡丹汤之下，下中带消炎之意。《本经》谓大黄荡涤肠胃，推陈致新，牡丹皮除瘀血，疗痈疮，即是此意。而彼之下药或仍系金石热品，以热攻热，无怪肠壁穿孔。得此一说，吾惑庶解。今有西医于此，采取吾说，选用能消炎之下剂以治盲肠炎，使其得效，余乐闻其言，使其偾事，余愿不负责。欲策万全之道，请用大黄牡丹汤！

曹颖甫曰：无锡华宗海，丁甘仁之门人也。曾于十年前患肠痈，往医院治疗。同时患肠痈者三人，二人先行破腹，皆命随刀尽。宗海闻之惧，无如已经签字，无从反悔。最后，某西人以学徒手术不精，自行奏刀，将盲肠之阑尾割去缝好，幸得生全，是殆有命存焉。虽然，令前解剖之二人或不入医院，用大黄牡丹汤治之，吾知其未必致死。于此而不归咎于人事之失，不可得也。

2. 论大肠痈
《辨证录·卷之十三·大肠痈门》

人有腹中痛甚，手不可按，而右足屈而不伸，人以为腹中火盛而存食也，谁知是大肠生痈耳。大凡腹痛而足不能伸者，俱是肠内生痈耳。惟大肠生痈，亦实有其故，无不成于火，火盛而不散，则郁结而成痈矣。然而火之有余，实本于水之不足，水衰则火旺，火旺而无制，乃养成其毒而不可解。然则治之法，又何必治火哉，壮水以治火，则毒气自消。方用清肠饮：金银花三两，当归二两，地榆一两，麦冬一两，元参一两，生甘草三钱，薏仁五钱，黄芩二钱。水煎服。一剂而痛少止，二剂而足可伸，再二剂而毒尽消矣。此方纯阴之物，而又是活血解毒之品，虽泻火实滋阴也。所以相济而相成，取效故神耳。倘不益阴以润肠，而惟攻毒以降火，则大肠先损，又何胜火毒之凌烁哉。毋怪愈治而愈不能效也。

人有大肠生痈，右足不能伸，腹中痛甚，便出脓血，肛门如刀割，此肠痈已经溃烂也。能食者生，不能食者死。虽然，不能食之中亦有非因火毒之炽而然者，又不可因其不能食而弃之也。大凡生此各种痈疮，俱以有胃气为佳，无胃气，毋论阴毒阳毒多不可救。故治阴疽之病，断以扶胃气为第一法，而少加之败脓祛毒之药，则正气无伤而火

毒又散。今大肠痈破，而致饮食不思，则胃气已尽绝，大危之症也。不急补胃，惟治痈，必死之道也。方用开胃救亡汤：人参一两，金银花二两，山药一两，生甘草三钱，薏仁一两，元参一两，白术一两，山羊血（研末）一钱。水煎调服。一剂胃开，二剂脓少，三剂痛止，四剂全愈。此方全去救胃，而败脓祛毒已在其中。妙在金银花虽治毒而仍滋阴之药，为疮家夺命之物，军乃至仁至勇之师，又得参、术以补助其力，即散毒尤神。山羊血止血消渴且善通气，引诸药入痈中解散之，乃乡导之智者也。合而治之，则调合有人，抚绥有人，攻剿有人，安得不奏功如神乎。自然胃气大开，化精微而辅输于大肠也。倘胃气未伤，服之尤奏功如向，万勿疑畏不用此方，枉人性命耳。

人有大肠生痈，小腹痛甚，淋漓不已，精神衰少，饮食无味，面色痿黄，四肢无力，自汗盗汗，夜不能卧，人以为火盛生痈也，谁知水衰不能润肠耳。夫大肠之能传导者，全藉肾水之灌注。今因醉饱房劳，过伤精力，大泄其精，遂至火动而水涸，又加生冷并进，以致气血乖违，湿动痰生，肠胃痞塞，运化不通，气血凝滞而成痈也。然则生痈之先，本是肾水不足，痈溃之后，又复流其水，是因虚而益虚矣。若作久毒治之，鲜不变为死症，必须大补其肾水，而并补其脾胃之气，则脾胃化精，生水更易，枯涸之肠一旦得滂沱之润自然淹足，不必治痈而痈已化，气血足而肌肉生也。方用六味地黄汤加味治之：熟地二两，山药八钱，牡丹皮六钱，山茱萸八钱，茯苓三钱，泽泻一钱，人参一两，黄芪五钱，麦冬一两。水煎，连服数剂，腹痛止而精神健，前症顿愈。此方六味以补肾水，加人参、麦冬、黄芪以补脾胃之土，土旺而肺气自旺。肺与大肠为表里，且又为肾之母，自然子母相需，表里相顾，故奏功如神也。

《疡科心得集·卷中·辨大肠痈小肠痈论》

夫大肠生痈者，或其人平素醇酒炙煿，湿热郁蒸，相傅受伤，肺气不能宣降，致湿热下注，壅遏气血而发（肺与大肠为表里，肺伤则湿热下注于大肠而生痈也）；或由七情所伤，饥饱劳役，担负重物，致使气血乖违，湿动痰生，肠胃痞塞，运化不通而结。初起发热恶寒，脉数而芤，皮毛甲错，右足屈而不伸，腹急渐肿，按之急痛，大便坠重，小便涩滞若淋。如痈未成者，宜以大黄汤下之，瘀血去尽自

安；如体虚脉细，不敢下者，以活血散瘀汤和利之；痈已成，腹中疼痛，胀满不食，便淋刺痛者，以薏苡仁汤决之。如脓从大便出者，易治；若在脐旁出头者，即以卧针刺之；若从脐内出脓者，不治。亦有脐突肿硬，绕脐生疮者，此名盘肠痈证，治法与上同。

3. 论小肠痈

《辨证奇闻·卷十四·小肠痈门》

腹痛口渴，左足屈不伸，按痛处更不可忍。夫大肠痈屈右足，小肠痈屈左足。此小肠生痈也。但大肠泄火从糟粕出，小肠泄火必从溺出。用泄毒至神汤：金银花三两，生草、车前子、刘寄奴、泽泻三钱，茯苓、苡仁一两，肉桂一分。不必四剂。方俱利水，只银花消毒，何独神？盖小肠毒必内消，内消舍银花无二味。以他药损正，小肠断不可损，故以银花为君。但不能直入小肠，用苡、苓、前、泻引入小肠。又加肉桂一分，得其气味引入膀胱，从溲化。又恐火毒盛，不能迅逐，更加刘寄奴速祛，甘草和调，既无留滞，复无峻烈，自火毒从溺出。

腹痛呼号，痛却在左腹，按之不可忍，医谓食积大肠，谁知小肠外生痈乎。凡痈生肠内，在大肠屈右足，在小肠屈左足。痈生肠外，皆不屈足。但小肠痛左，大肠痛右。况食积时痛时止，不若痈痛不移不止，故痛在左，明是小肠生痈。痈生肠内尚可溃，生肠外，必不可使溃，以肠外无可出之路，小肠尤甚，必早治。用内化丹：金银花四两，当归二两，车前子五钱，生草三钱，茯苓、苡仁一两。四剂愈。此即前方之变方也。但前方于利水中，行败毒，此于利水中，补血以败毒。盖痈破利水，则毒随水出；未破，不补血，则水泄血虚，难于消化。然须早治，否则痈虽愈，瘀留肠外，必终身腹痛。

腹痛骤甚，小水流血，左足不伸，人谓小肠生痈，谁知小肠火盛乎。生痈必由于微，未有一旦骤生。痈久脓生，脓净血出，岂有不溃不脓，先出血者。然左足不伸者何？盖小肠细，大肠宽，宽可容邪，细难容邪，理也。受火熬煎，肠中逼迫，肠不能舒，左足应之，暂屈不伸。但不若生痈之长屈不伸也，切不可因足不伸，误作痈，妄用解毒。宜于初痛足屈，察小便无血，乃生痈；若小便有血，乃火痛，断不差。宜泄火邪，不必化毒，痛止足伸。用小柴胡汤加味治：柴胡、甘草、人参、半夏一钱，黄

芩三钱,茯苓五钱。二剂愈。小柴胡汤非治小肠药,何效捷?因小肠火盛,起于肝胆之郁也。木郁火生,不犯心而犯小肠。火炎上,反下炽,拂火性矣,此小肠受之作痛也。小便流血者何?盖火逼小肠之血,血恐火烁,故越出于小肠,走膀胱,反违水道不行而流血。小柴胡舒肝胆气,则火自炎上,又茯苓清渗水气,水流血自归。

《疡科心得集·卷中·辨大肠痈小肠痈论》

小肠痈者,少腹肿而硬,按之则痛,左足屈而不伸,溲数似淋,时时汗出,复恶寒,身皮甲错,腹皮急,甚则腹胀大。此证或由于肝邪积聚,寒凝气阻而成;或由于产后经期气滞瘀凝,营卫失和而发;至若奔走暴急,负重远行,或醉饱房劳,生冷并进,致肠胃受伤,败血浊气壅遏,皆能致之。其因久积阴冷所成者,宜用温热之剂以温发之,《金匮》之用附子苡仁败酱散是也;其因内结热所成者,宜利之,《金匮》之用大黄汤是也;若气滞瘀凝者,宜用旋覆花葱绛汤。又薛立斋曰:脉迟紧者,未有脓也,宜牡丹皮汤下之,当有血下;脉洪数者,已有脓也,用薏苡仁汤排之;小腹疼痛,小便不利,脓壅滞也,用牡丹皮散主之;气血虚者,宜用八珍汤加黄芪、肉桂、丹皮、北五味敛而补之。古人治法,可以酌用。要知成脓后,外有头可刺者为顺;若外不可刺,而或从小便出脓者死。盖大小肠二痈,虽名为肠痈,大抵生于皮里膜外者多,故能在外出脓,是为易愈;若外无头者,必生于肠内,而肠皮甚薄,易于腐烂,此恶证也。彼大肠痈之从大便出脓者,以湿热内结,腑气通而顺势下趋,出尽秽浊,故可愈。至从脐内出脓者,大便必结而不通,邪从上泄,难以去尽,久则烂肠,故不治耳。而小肠痈之脓从小便出者,以其邪传入膀胱渗泄,或恐腑气不能宣达,而秽浊即未能循窍下行,因致正虚邪着,延久而毙者多矣。

二、医案

古代肠痈主要分为三个阶段论治,第一个阶段是酝酿期,病机上总属气血瘀滞,常见脘腹胀满,明显腹痛,恶心呕吐,大便不通,稍有发热恶寒,舌质正常或暗红,舌苔薄白或薄黄,脉弦紧,此阶段肠痈酝酿而未成,总体上呈肠胃蕴热,气血瘀阻,邪正相争的景象,医家习用大黄牡丹汤攻下方法,能下瘀血,兼以清热解毒。

第二个阶段是脓成期,病机为郁瘀化热,腐肉为脓,除了大便秘结,小便频数,还可见腹皮绷急,拒按,严重时可在右少腹处触及脓肿包块,壮热,舌苔黄糙,脉弦数,此阶段脓成而未溃,总体呈瘀血成脓,湿热内蕴的特点,医家常选用通里排脓,兼以化瘀解毒的治则,药后可下脓血。

第三个阶段是溃脓期,一般是失治误治耽误病情,病邪深入,病机为热毒炽盛,临床上表现为全腹剧痛、腹胀,甚则未经用药而时时下脓。壮热,口干唇燥,面红目赤,呕吐不能食,大便秘,小便涩。舌苔黄糙或黄腻,脉洪数。甚则舌质红绛,有热入营血之虞。总体上为一派毒热炽盛的表现,医案中常见托里排脓兼以扶正解毒的处方。

总体而言,肠痈属外科急证,起势较急,变化迅速,因就医不便而拖延误治,发展到成脓期、溃脓期的医案较多,到溃脓期病形凶险,多不能治,少数转为慢性肠痈。大多数医案未得完整,不见始终,而完整贯穿整个肠痈发展期的病案更少。

古代肠痈分类复杂,除平人肠痈外,主要有产妇肠痈、小儿肠痈等不同医案,平人、小儿可以按分期论治,产妇肠痈较为特殊,证型单一,故不作分期。兹录于下。

1. 平人肠痈医案

（1）完整医案

《一得集·卷中医案·肠痈治验》

又静修庵一老尼,年五十许。患腹痛,自作痧治,刺刮不效,乃延余治。诊之右关脉洪大搏指,余部浮数。余问腹旁痛处,有无微肿,脚挛屈否?曰腹之右旁一块,坚硬拒按,右足屈不能伸。余曰:此乃大肠生痈,非痧症也。彼大骇,余曰无妨。肠痈初起,医治不误,十可痊十。大忌外科开刀,腐肠穿膜,为不治耳。乃用银花、当归、大黄、桃仁、丹皮、乳香、没药、穿山甲、焦楂肉、蒲公英等,服两剂而脓血从大便下,臭秽难闻,肿消脚伸,腹亦不痛,但续续下痢脓血,复排脓消毒之品,如银花、生甘草、桃仁、归芍、丹参、丹皮、薏苡、乳香、没药、白芷、贝母等数剂而愈。凡诊脉如一部独异,须当深究根源。痛处拒按,微肿,非损伤血瘀,定是内痈。须平日留心临症,方能知之。

《陈莘田外科方案·卷一·肠痈》

徐,左,王路。正月廿四日。气阻于络,挟湿挟痰,右少腹结硬作痛,常常呕恶。渐成肠痈重症,冀消为善。老苏梗、姜半夏、全瓜蒌、旋覆花、小青皮、金铃子、广陈皮、江枳壳、炒延胡。

二诊:作痛稍缓。广木香、小青皮、金铃子、旋覆花、江枳壳、炒延胡、姜半夏、全瓜蒌、陈皮、赤苓。

三诊:作痛已止,似有消兆。制香附、姜半夏、新绛屑、归尾、旋覆花、江枳壳、全瓜蒌、白芥子、生草、陈皮、赤苓。

沈,左,震泽。二月十五日。湿热阻气,腑络失血,少腹作痛,二便阻闭。脉来滑数,左弦。渐成肠痈,翼消为幸。老苏梗、红琥珀、细木通、当归须、郁金、旋覆花、瞿麦、车前子、广木香、甘草梢。

二诊:痛及膝间委中,大小便不利。老苏梗、旋覆花、枳壳、怀膝、瓜蒌根、当归须、赤苓、泽兰、汉防己、新绛屑、桑枝。

陈,左,双板桥。七月九日。暑湿阻气,腑络失宣,右少腹结硬作痛,按之有形,频频呕恶,大便阻闭,小溲窒塞。渐成肠痈重症,变险可虑也。广藿梗、姜半夏、山楂炭、瓜蒌仁、紫厚朴、郁金汁、广木香、小青皮、枳壳汁、益元散、佩兰叶。

二诊:便下痛势未止。老苏梗、旋覆花、青皮、益元散、枳壳、佩兰叶、川通草、归须、瓜蒌、郁金、绛屑。

三诊:痛缓。旋覆花、姜半夏、丝瓜络、益元散、当归须、江枳壳、白蒺藜、川通草、新绛屑、全瓜蒌、佩兰叶。

四诊:十七日。咳嗽吐痛痰,腹痛渐止。苏子、全瓜蒌、当归须、白桔梗、杏仁、广橘、红丝瓜络、生甘草、旋覆花、川贝、川通草、枇杷叶。

五诊:旋覆花、川郁金、丝瓜络、赤苓、白杏仁、当归须、真川贝、通草、广陈皮、白桔梗、江枳壳、老枇杷叶。

钱,左,横泾。七月初六日。湿热阻气,腑络失宣,右少腹结硬作痛,足不伸屈。舌糙白,脉滑数。渐成缩脚肠痈重症。冀消为美,拟疏通法。广藿梗、姜半夏、川桂枝、当归须、紫厚朴、广陈皮、汉防己、怀牛膝、广木香、江枳壳、宣木瓜、佩兰叶。

二诊:廿九日。老苏梗、旋覆花、姜半夏、怀牛膝、汉防己、当归须、广橘红、赤苓、白蒺藜、瓜蒌根、甘草节、桑枝。

三诊:八月二日。藿梗、姜半夏、桔梗、楂炭、防己、广陈皮、生甘草、赤芍、瓜蒌、广木香、枳壳、佛手皮。

四诊:三日。小溲浑浊,大便溏泄而痛。佛手皮、广藿梗、姜半夏、旋覆花、焦六曲、紫厚朴、广陈皮、当须归、炒楂炭、江枳壳、粉甘草、广木香。

五诊:胸腹得松,大便作痛,肾俞作肿,是气入络,足屈不伸,兼之下痢。川桂、旋覆花、陈皮、秦艽、汉防己、当归须、怀牛膝、赤苓、桑枝、制半夏、瓜蒌根、鸭血拌炒丝瓜络。

六诊:下痢作痛已缓,腹肿时盛时衰,腹痛渐消,背部肿硬,防发流痰。川桂、姜半夏、当归须、赤苓、牛膝、瓜蒌根、广陈皮、白芥子、白蒺藜、纹秦艽、汉防己、鸭血拌炒丝瓜络、炒桑枝、煎汤代水。

七诊:背部肿痛稍减,寐中呓语,阳明痰火未清。川桂枝、汉防己、橘红、怀牛膝、当归须、天花粉、夜交藤、半夏、赤芍、草薢、云苓、丝瓜络、鲜桑枝。

八诊:廿一日,腹痛寒热,舌心光剥,背部见松。苏梗汁、旋覆花、陈皮、新绛、楂炭、枳壳汁、当归须、云苓、半夏、木香汁。

《经方实验录·第一集下卷·第七七案肠痈》

史惠甫君前以病来诊,曰:我时患腹痛,药则少瘥,隔日辄发,医者以为疝气,常用理气之剂云云。余细诊之,乃肠痈也,即西医所称盲肠炎、腹膜炎之类是。当用药攻之,稍瘥,数日又发,案及处方如下:腹痛偏右,瘥而复发,便燥结,拟大黄牡丹汤。生川军(钱半),元明粉(三钱,冲),桃仁(二钱),丹皮(二钱),败酱草(三钱),生苡仁(四钱),熟附块(一钱),枳实炭(二钱),大白芍(二钱),佛手(钱半)。此四月十八日方也,服三剂,所下甚多,腹痛大减。

至二十五日,仅觉患处隐隐作痛矣。易医治之,与以疏泄厥气之剂。方为:软柴胡(钱半),枳实炭(二钱),大白芍(二钱),青陈皮(各钱半),云苓(三钱),香附(二钱),金铃子(三钱),炙乳没(各八分),小茴香(八分),炙枸桔(三钱),青桔叶(钱半),路路通(三钱)。服后一日,病无进退。二日,腹胀转剧,又来请诊。察之,向之腹偏右胀痛者,今则满腹左右皆胀矣。按之不甚有反抗力,经文中"腹皮急,按之濡"六字,确是形容尽致,不能更易,病者蹙頞相告曰:将如之何? 余曰:无虑,前方尚可用。乃书曰:肠痈旋瘥旋发,刻诊小腹四围作胀,按之濡,隐隐痛,大便不爽,再拟原法：生川军（三钱），粉丹皮（三钱），冬瓜子（四钱），芒硝（三钱，冲），桃仁（三钱），败酱草（三钱），熟附块（钱半），大白芍（四钱），焦楂炭（三钱），细青皮（钱半）。

此方午刻服下，下午无动静，至夜半方欲便，下秽物甚多。次日又来诊，曰下后腹中略舒矣。余视之，病虽减其一二，殊不了了。曰：昨方虽合，尚嫌轻也。史君曰：然则如之何？曰：当请吾师用重方，君有胆量服之否？曰：愿听命。乃谒师，作初诊。

初诊：肠痈屡经攻下，病根未拔。昨由姜君用大黄牡丹汤，腹胀略减。以证情论，仍宜攻下，仍用原法加减。生川军（五钱，后入），冬瓜仁（一两），桃仁（八十粒），粉丹皮（一两），当归（五钱），芒硝（三钱，冲），杜赤豆（四两，煎汤浓，后入前药）。

佐景按史君持本方至药铺配药，铺中人有难色。曰：安用若许剧药耶？史君曰：毋虑，此种药予已屡服之矣。铺中人曰：然则此郎中年几何矣？曰：七十余龄矣。曰：然，是诚有经验学问之医也。乃慨予药。据史君言，服后四小时即得便下，较向之服予方用大黄三钱，须逾十小时方得下者，爽快多矣。其夜所下最多，皆黑色臭秽之物。更衣频数，至不可数。而快下之后，腹痛大减，肿胀亦消，次日乃来二诊。

二诊：昨用大黄牡丹汤，加当归、赤豆。所下黏腻赤色之物，非脓非血。此种恶浊久留肠中，必化为黑色之河泥状。服汤后，肠中有水下行，作漉漉声。盖此证肠中必有阻塞不通之处，故谓之痈。痈者，壅也。然则不开其壅，宁有济乎？病根未拔，仍宜前法减轻。生川军（三钱），丹皮（五钱），桃仁（五十粒），当归（五钱），冬瓜仁（一两），赤芍（五钱），芒硝（二钱，冲），败酱草（五钱），杜赤豆（四两，煎汤，后入前药）。佐景按史君服此方凡二日，计二剂，夜间皆大下，甚至疲于奔波床第与便具之间。所下除河泥状污物外，更有白色之脓水。下此水时，每作剧痛。史君自曰：计吾三日夜所下之物，当已满一器有半。吾腹虽大，乃何来若许污物，斯亦奇矣！

第三日史君服此原方，余亲访之于其私宅。史君曰：我昨未告老师以所下之物如河泥状，而老师立案，乃径曰："必化为黑色之河泥。"噫，何其神

也！余笑颔之。因忆某日有徐先生（先生亦尝从师游）者尝来谒师，曰："家慈以肠病弃养矣。时余以事远羁他方，未克侍侧。中医以药攻之不下。西医剖开肠之一角，见肠中所蓄，非为燥矢，乃尽属如河泥状之物。于是施术取去污物，病暂愈。乃不幸又二月余而弃养。"于此可见西医之治疗肠痈，虽见效于一时，而终不足恃，忽其本而务其末，倘死者有知，能不饮恨九泉乎？坐谈有顷，因询史君以得病之由。曰："昔年患病，常不服药。家严笃信仙佛，每以香灰令服，病因其在此乎？"但斯时史君所下者，已由黑色渐变为紫红之咖啡色矣。

三诊：两进加味大黄牡丹汤，肠中宿垢渐稀。惟脐右斜下近少腹处按之尚痛，则病根尚未尽去也。仍用前法减硝、黄以和之。粉丹皮（一两），冬瓜子（一两），生苡仁（一两），桃仁泥（五钱），败酱草（五钱），京赤芍（六钱），生甘草（二钱），当归（五钱），桔梗（三钱），杜赤豆（四两，煎汤代水）。佐景按史君服此凡六剂，所下之物，渐由咖啡色转为绿色。而绿色之中更杂有如蚕砂之黑粒。少腹痛处较瘥，惟上行之筋反觉微微牵引不舒。六剂之后，停药二天，乃行四诊。

四诊：肠痈近已就全，惟每日晨起大便，患处尚觉胀满，恐系痈根未除。然下经多次，血分大亏，时时头晕，脉大，虚象也。当以补正主治，佐以利下焦水道。大川芎（一两），全当归（五钱），大熟地（四钱），春砂仁（一钱），赤白芍（各三钱），猪苓（三钱），明天麻（四钱），陈皮（三钱），泽泻（二钱），生白术（五钱），冬葵子（五钱）。佐景按史君服此补正分利之剂后，前之大便时痛者，今已不痛矣。且其前色绿者，今亦转黄矣。惟七分黄之中，仍有三分绿耳。史君前有遗精宿恙，此时又发。或系本方分利药太重之故欤？惟遗后绝不疲劳，则亦无妨焉。

陆（左）。初诊：痛在脐右斜下一寸，西医所谓盲肠炎也。脉大而实，当下之，用仲景法。生军（五钱），芒硝（三钱），桃仁（五钱），冬瓜仁（一两），丹皮（一两）。

二诊：痛已略缓，右足拘急，不得屈伸，伸则牵腹中痛，宜芍药甘草汤。赤白芍（各五钱），生甘草（三钱），炙乳没（各三钱）。佐景按俗所谓缩脚肠痈者，此也。吾师移伤寒之方，治要略之病，神乎技矣！

三诊：右足已伸，腹中剧痛如故。仍宜大黄牡丹汤以下之。生川军(一两)，芒硝(七钱，冲)，桃仁(五钱)，冬瓜仁(一两)，丹皮(一两)。[拙巢注]愈。

肠痈病证，变化多端。上述各案尚不足以尽其情。吾友蒋冠周君偶抱孩上下阶沿不慎，稍一惊跌，顷之心中剧痛不可耐。次日痛处移于少腹右旁盲肠处。医以定痛丸止之，而不能治其病。其令正来嘱余诊。余适以感暑卧床，荐就吾师治。吾师予以大黄牡丹汤加减，二剂将愈。不知何故，忽又发剧痛如前，改就西医诊，用药外敷，约十余日，徐徐向愈。自后盲肠部分有一硬块如银元大，隐隐作痛，按之更显。蒋君以为病根犹在，虑其再发，意欲开刀，作一劳永逸之计。余力止之，用阳和膏、硇砂膏加桂麝散等香窜之品，交换贴之，一月而消，此一例也。

盛熙君尝患腹中隐痛，时差时剧者三年，余以四逆散愈之，竟不复发。一年后，某夕贲临，坦然曰：吾腹中不舒，请疏方。持脉未毕，腹痛大增，甚至呼号伛偻。列方未毕，痛竟不能耐，急呼汽车，由他友伴送之归。药为理中加味，疑其中寒也。药后，即大呕吐，继之以血，终夜反复，不获一寐。次日往诊，自谓腹中痛差，盲肠处转痛。余知其病情与上案蒋君仿佛，乃以轻剂大黄牡丹汤微下之。三日，踵余道谢，能久坐戏剧院，观赏电影矣，此又一例也。

周小姐(住小西门)。复发初诊大便不甚畅行，自以他药下之，痛而不行，仲师所谓非其治也。今拟用承气汤加桃仁主之。生川军(三钱，后入)，枳实(四钱)，川朴(二钱)，桃仁(四钱)，芒硝(二钱，冲)。佐景按：周小姐先于本年五月间病肠痈，经吾师暨俞哲生师兄后先治愈，体健回校肄业。至十二月间，因运动过度，饮食不节，前之盲肠患处又见隐痛，大便不行。乃市某西药房所制之丸药服之，冀其缓下。孰知仅服二丸，便不得下，痛反增剧，不能耐，自悔孟浪。无已，仍请吾师赐方，即本案复发初诊方也。服后，便畅下，痛大除，惟有时按之还作小痛耳。越日，乃来二诊。

二诊：昨经下后，旧时患处按之尚痛。脉弦而数，用《千金》肠痈汤以和之。粉丹皮(三钱)，丹参(三钱)，白芍(三钱)，生地黄(五钱)，生甘草(一钱)，败酱草(三钱)，茯苓(三钱)，生苡仁(八钱)，大麦冬(五钱)，桔梗(一钱)，柏子仁(一两)，

佛手(二钱)，生姜(三片)。佐景按周女士来二诊时，余方恭侍师侧。师令余按脉，得弦细而数。察其面色，似未甚荣润。惟据述痛已大减，无任私慰。师令余拟方。余曰：《千金》肠痈汤差足以和之。承赐诸，即用焉。以其下经多次，故不加大黄；以其夜寐不安而性易躁怒，故加柏子仁；以其偶或气郁不舒，故加佛手；以其经欠调，故仍用丹参。药味既多，竟不似吾师之方矣，相与一笑。

周女士服此二剂，大觉舒适，夜寐竟安。闻师将返江阴度岁，重来乞调理长方，余乃知之稔。

本案似无多大特色，不足录，惟以其可以示复发及调理之一格，故附焉。虽然周女士初病之经过，极曲折侥幸之奇观，容续述之，以博一粲。

先是五月间，周女士病腹痛偏右，就诊于中医孙先生。孙先生予以理气定痛之剂，续治二月有余，不见效。改请西医王先生诊察究系何病，断谓盲肠炎。欲求根治，当用手术。病家不敢从命，乞施别法。西医乃用冰罩其患处，痛止，周女士得仍回校中攻读。未逾十日，病又作，倍剧于前。至是西医坚决主张用手术，且谓时不可失，后将无及。相与议定手术费银若干两，但须家长签字，即可实行。此时也适周女士之父因事在杭，接家报如此云云，急覆电谓待我返再议。而女士之痛已不可忍，且拒按，右足不能伸，证情岌岌，不可终日。周母无主，惶急异常。会有戚祝先生至，曰：何不请中医治？周母曰：中医之方积叠成簿，惟其不能治，乃请教西医耳！曰：我有友人或能治此，盍请一试？于是俞哲生师兄应运而出。晚七时许诊之，洒淅恶寒，口渴，脉弦滑而数，苔抽心而绛，边反白腻，急疏大黄牡丹汤加味，内用生大黄三钱。周母急令购药煎服，待其服已，俞师兄乃返寓。夜十一时，周先生忽作不速客访俞兄，惊问曰：生大黄竟可服至三钱耶？我昔延请之孙先生用药数十剂，仅末剂有蜜炙大黄五分。俞兄问服后病情，曰：腹加痛矣，将奈何？俞兄慰之。周先生曰：姑待我返舍看变化如何。倘不幸转剧，我必以电话相告。未越一小时，俞家之电话铃声果响。诸君试思之，俞君为一执业未久之医士，当时闻此丁丁之铃声，将生若何之心理？然而事出望外，但闻周父曰：病者得下，而足已伸矣。续诊三次，颇告顺手。并知服第一剂后，下如血筋等污物；服第二剂后，下瘀血；服第三剂后，下血水；服第四剂后，竟

得黄色粪。其日适值病者经来，病情未免夹杂，当延老师诊治。视已，师曰，病根未除也！依然用下剂。晚六时服药，其夜病者竟作瞑眩。四肢厥逆，冷汗出，下经六七次。至天亮，痛休。自是方真入坦途，了却无限风波。至于瞑眩之夜，周父额汗奔波，叩师门以问计者，又当在智者意料之中也。

本集编按既竟，余又诊得一盲肠炎病，即肠痈也。病者为友人陈君子良弟，名国桢，年十五，肄业城内一粟街尚文小学六年级，住大南门电话局后宝隆里六号。国桢攻读至勤，因家离校稍远，每饭已，辄匆匆赴校，日以为常。二月一日子良邀余诊视，据述已经西医陈天枢先生详细诊察，指为盲肠炎。并曾注射退热剂之药，及用安福消肿膏，因病势急，似尚未见速效。大便四日未行，小便短赤，绝不欲食，常屈足而卧。每痛作，辄不耐云云。余以手按其患处，适在所谓马克孛内氏之压痛点，即自脐至右腹角高骨引一直线，此线与右直腹肌边线相交之点是，亦即近前线之中点。自起病至今，已四日矣。家人见病不退，且知按诸西医法，当用手术，方得根治，但恐发生危险，故未敢冒昧尝试。当时余初诊方，用生川军二钱、粉丹皮二钱、桃仁泥四钱、元明粉钱半分冲、京赤芍三钱、败酱草钱半、生苡仁一两、香谷芽三钱。二日复诊，知一日服药之后，得下三次，悉属秽浊不堪之物。腹痛随减，按之亦不甚痛，又能进粥，大佳。方用生川军钱半、粉丹皮三钱、桃仁泥二钱、冬瓜子四钱、元明粉一钱、柏子仁四钱、赤茯苓三钱、生苡仁一两、光杏仁三钱、生甘草钱半。三日三诊，知二日夜中亦下，腹中甚适，言语渐有力，舌苔渐清净，小便之色渐淡。予粉丹皮四钱、败酱草二钱、桃仁泥二钱、冬瓜仁四钱、生苡仁一两、柏子仁五钱、火麻仁四钱、光杏仁三钱、赤茯苓三钱、紫丹参二钱、香谷芽三钱、生甘草二钱。四日四诊，知三日夜中，大便较难而痛，苔腻脉弦。料其内热未除，急予制川军钱半、粉丹皮二钱、桃仁泥钱半、冬瓜子四钱、元明粉一钱二分、生苡仁一两、京赤芍三钱、藿香钱半、佩兰钱半、生甘草钱半、灯心三札。五日五诊，量得体温三十八度一，脉搏八十二至，舌苔前部较清，后部仍腻，盲肠部得按依然作痛，每夜必自痛剧，甚至呼喊。药用生大黄二钱、牡丹皮三钱、桃仁三钱、芒硝二钱、枳实钱半、厚朴三分、当归尾钱半、京赤芍三钱、生苡仁一两、炙乳没各

一钱。六日六诊，病家疑惧。子良谓大便日日得下，痛苦依然未除，如何堪长用攻药，得毋坏其肠？伯母尤焦虑，因所育子女凡十人，以小恙而折者凡五，皆得病辄延医，延医辄不治。此番愁眉，自在意中。独老伯庆斋先生供职于枫林桥市政府地政局，是日特告假商诊，拜聆之下，知为识者。老伯意加重攻下之品，一面请西医施止痛针，余难加可否？量其身热升作三十八度七（时当下午三时），计其脉搏得九十至，精神较昨困顿，脉亦无力，舌苔又呈腻象，并见咳嗽不爽，不思纳谷。虽痛之次数较稀，综察全证，殊难乐观。欲向吾师请教，而吾师适已返江阴，度旧岁欲荐他医以自代，病家又慰留勿许。默思责任之重大，证情之棘手，无异孤军苦战，草木皆兵。阅者试设身处地为余着想，居此险境，将何所施其技？殊不知当此进退维谷、疑难莫决之际，正医者炼胆煨心之时。炼何胆，炼大胆也；煨何心，煨细心也。余乃整襟危坐，凝神沉思。夫病为盲肠炎之证，药属盲肠炎主方，投之未得捷效者，以其蚓突中当有污物未出，即吾师所谓病根未拔也。每作阵痛者，即蚓突力拔病根时也。精神反疲，体温反高（下午三四时许本较高），脉搏反数者，以病既延久，正气随虚也。然则急起直追，何容踟蹰？因将原方去枳实，加生黄芪钱半、生甘草钱半、杏仁三钱、藿香二钱，改厚朴作五分。

七日七诊：病情竟急转直下，身热退至三十七度六，脉搏减至七十六至。苔大化，纳突佳。余惊问其故，据述六日晚服药后，上半夜呼痛特甚，倍于畴昔。惟子夜后即泰然睡去，绝不呼痛。天亮醒来，其粪色作淡黄色，异于前此之污色、黑色、老黄色。且其粪能沉器底，不似前之但浮矣。小便亦较清长。因予生大黄一钱、牡丹皮三钱、生苡仁八钱、冬瓜子五钱、柏子仁三钱、光杏仁二钱、生黄芪二钱、当归尾钱半、炙乳没各八分、赤茯苓三钱、生甘草钱半。八日八诊，体温退作三十七度四，脉搏减作六十七至，此乃病后应有之现象。盲肠部分已完全不痛，且软如左侧，能自由起立，如平人，又食而知味。当予生大黄八分、牡丹皮二钱、生苡仁四钱、大生地三钱、生黄芪二钱、潞党参一钱、当归尾钱半、炙乳没各八分、杏仁三钱、生甘草钱半。九日九诊，国桢能到前房，坐案旁畅谈，不须余就床沿问切矣。当从十全大补汤加减，嘱服二剂。次日适值废历岁尾，病魔乃随年神俱去。

（2）酝酿期医案

《赤水玄珠·第二十四卷·肠痈》

一妇人小腹肿痛，小便如淋，此毒结于内，用神效瓜蒌散二剂少愈。又以薏仁汤二剂乃痊。

一妇小腹痛而有块，脉芤而涩。止瘀血为患，以四物加玄胡索、红花、桃仁、牛膝、木香，二剂，血下而愈。

一妇小腹胀痛，大便秘涩，转侧有水声，脉洪数。用薏苡梅仁汤一帖，下去瘀血，诸症顿退，以薏苡仁汤二帖而瘥。

《证治准绳·疡医·卷之二·肠痈》

虞恒德治一人，得潮热微似疟，但小腹右边有一块，大如鸡卵作痛，右脚不能伸缩。一医作奔豚气治十余日不验，虞诊其脉，左寸芤而带涩，右寸芤而洪实，两尺两关俱洪数，曰：此大小肠之间，欲作痈耳，幸脓未成，犹可治，与五香连翘汤加减与之，间以蜈蚣炙黄，酒调服之，三日愈。

一妇人小腹胀痛，小便如淋，时时汗出，此瘀血凝结于内，先以神效栝蒌散二剂少愈，更以薏苡仁汤而愈。

一妇人，小腹胀痛而有块，脉芤而涩，此瘀血为患也，以四物加玄胡索、红花、桃仁、牛膝、木香，二剂血下而痊。

《外科正宗·卷之三·下部痈毒门·肠痈治验》

一妇人小腹肿痛，小便如淋，诊之脉缓而芤。此得之行经时误餐生冷，又兼恼怒，肝火急驳瘀血而成内痈。脓尚未成也，以大黄汤下之，瘀血出尽而安。

《先醒斋医学广笔记·卷之三·肿毒·秘传治痈疽诀》

一人患肠痈，伛偻，痛不能伸。有道人教以饮纯黄犬血二碗，和白酒服。其人遂饮至四碗，次日下脓血尽而瘳。

《王旭高临证医案·卷之四·外疡门》

某湿热积聚，阻于少阳。病起发热，便少腹偏右板痛，足屈不伸，小肠痈也。身热不止，防其成脓。甘草、桔梗、枳壳、苏梗、赤苓、土贝母、砂仁、延胡索、焦楂肉、川楝子、泽兰叶。

《外科大成·卷四·不分部位大毒·内痈总论·小肠痈》

一妇腹如怀孕。疼痛不止。余用川芎、当归、

炒蒲黄、炒吴茱萸、炒五灵脂、红花。水煎服。下血块斗许而愈。

《素圃医案·卷四·胎产治效》

孙飞闻二尹令弟妇蒋氏，产后瘀血未尽，满月后腹渐大痛，脐下有块，大小二便，里急后重，大便难出，小便如淋亦难出。前医已用芎归姜桂温之不效，及余往诊，床上不能坐，下迫痛甚，两尺脉独数，肠中水响，而又不泻，两腿并腹，牵引而痛。予曰：此积瘀为患，尺脉已数，乃血积于肠回环处，寒化为热，将成肠痈，不急通之，成脓难治。先用当归、赤芍、苡仁、丹皮、栝蒌、桃仁，痛虽略止，而大便不通，不得不用大黄以宣导矣。遂用旧方乌金丹，乃大黄膏、苏木膏合群血药为丸者，早晚各服一丸。大便次日虽通，仍无瘀血，痛不止，又一日进三丸，紫血下矣。次日痛减，仍用前苡仁煎剂，以逐其余。至下月经水大通，而痛始全去。

《临证指南医案·卷八·疮疡》

某。脐旁紫黑，先厥后热，少腹痛如刀刮，二便皆涩，两足筋缩，有肠痈之虑。老韭白、两头尖、小茴香、当归须、炙山甲。

某。舌焦黄，小腹坚满，小便不利，两足皆痿，湿热结聚，六腑不通，有肠痈之虑。川楝子、小茴、丹皮、山栀、通草、青葱。

某。壮热旬日，周身筋脉牵掣，少腹坚硬，小便淋滴，忽冷忽热，欲酿脓血，乃肠痈为病。仿孙真人牡丹皮大黄汤主之。

《续名医类案·卷三十三·肠痈》

一男子小腹痛而坚硬，小便数，汗时出，脉迟紧。以大黄汤一剂，下瘀合许。以薏苡仁汤四剂而安，苡仁、栝蒌各三钱，丹皮、桃仁各二钱。

《古今医案按·卷十·外科·肠痈》

江汝洁治一男子病小肠痈。初起左小腹近胁下，一块如掌大，甚疼。江以蜂蜜调大黄末敷于痛处，再以生姜一大块，切片置于大黄之上，以火熨之四五度，逾半月而块自消。

《古今医彻·卷之三·杂症·肠痈》

一男子岁除过啖荸荠，远行疾走，内伤于肾。至新节遂发寒振振然，其家以伤寒召诊。往候其脉，手不敢出衣被，汗泄脉数，小腹胀疼，余曰：此肠痈，非伤寒也，故头不疼而汗出，脉不紧而腹满耳。投薏苡仁汤，果得脓盂许，寒热顿止，然未透也，翌日复欲下之，会伊戚延他医，反用消食作外

感治,增剧,复进以人参,遂致不起。

《临证一得方·卷三·上下身内痛部·少腹痛》

劳顿伤气,气滞血凝,少腹攻痛,按之坚实,肠痛将成也。先宜温通,盖通则不痛耳。上肉桂、焦枳壳、薤白头、全蒌、赤苓、焦山楂、白檀香、草桃仁、炒秦艽、赤芍、神曲。

少腹攻痛如拳,按之坚实,脉旺身热,将成小腹痛之候,进以疏通法。官桂、远志、粉丹皮、赤苓、西赤芍、薤白、米仁、白檀香、秦艽、焦山楂、杜苏梗、复生、西芪、泽泻、上官桂、白檀香、赤芍药、赤丹参、猪苓、全福花、薤白头、铁钥匙。

劳顿气滞受寒,腹痛攻鸣,便结,脉象沉细,势成肠痛。姜汁、炒川连、软柴胡、炒栝楼、青皮、小茴香、上官桂、金铃子、大腹皮、乌药、焦山楂、薤白头、荔子核。

缩脚小肠痛,筋弛腰疼,引及环跳,脉形甚数,由劳伤所致。羚羊角、安肉桂、威灵仙、炒秦艽、全福花、焦山楂、归须、香独活、西赤芍、六神曲、白檀香、忍冬花。复:安玉桂、威灵仙、全福花、焦山楂、丝瓜络、川楝子、白檀香、炒归须、六神曲、野地葱。

《归砚录·卷三》

富人冯氏者,寒热如疟,溲溺闭塞,少腹隐痛,汗出淋漓,医以为瘵,频饮补剂,日益憔悴。余切其脉细,重按之沉紧而实。曰:此有积瘀而成小肠痛,于法当下。咸谓病久尪羸,下恐有害,且素逸处,安有积瘀。余曰:论脉如是,可询病者,曾持重物否。其人以告病者,初不省,既而曰:一月前会携锸方出,遭客至,匆遽复入,越日而寒热作,得毋是耶?药已遍尝而病不去,盍从其治!遂用桃仁承气汤,捣土牛膝根汁和服。次日腹下痛如刀割,殷血从溲溺出。如是数次,痛良已,病寻愈。

《陈莘田外科方案·卷一·缩脚肠痛》

郑,右,太仓。六月二十九日。暑湿热为无形之气,混扰于有形气血之中,首先犯肺,脏不容邪,还之于腑,传道失宣,大便窒塞,足屈不伸,右少腹作痛,按之有形,往来寒热。脉来滑数,舌苔糙白。乃缩脚肠痛是也。其邪壅阻不通,恐难消退者,拟疏散通腑法:广藿梗、白杏仁、川郁金、瓜蒌、紫厚朴、广陈皮、江枳壳、桔梗、陈香薷、益元散。二诊七月初二日:广藿梗、枳壳汁、炒延胡、益元散、紫厚朴、金铃子、当归须、川通草、广陈皮、旋覆、佩兰

叶、佛手皮。

《马培之医案·少腹痛》

气血凝滞,少腹硬痛,小溲不爽,寒热。势成肠痛,急为流气化痰:归尾、桃仁、延胡索、青皮山楂肉、枳壳、乌药、五灵脂。

缩脚痛两旬,右胯掣痛,兼恶寒热。急为疏解:独活、防风、桂枝、川牛膝、左秦艽、全蝎、五灵脂、赤芍、当归、半夏、陈酒。

湿瘀滞于肠胃,致成缩脚肠痛,右胯拘掣作痛,少腹肿硬,势将成脓。宜利湿化瘀:归尾、赤芍、淮牛膝、茯苓、延胡、桃仁、青皮、生首乌、丹皮、半夏、金银花、藕节、缩脚痛,腿痛筋吊,急为和荣通络。归尾、川淮、牛膝、桃仁、秦艽、威灵仙、桂枝、丝瓜络、赤芍、红花、独活、桑枝、陈酒。

《剑慧草堂医案·卷中·外科肠痛》

腹痛映及少腹,痛甚拒按,身热畏寒,脉小数。久痛不已,恐成肠痛。王不留行、乳香、桃仁、甲片、丹皮、延胡、生赤芍、全瓜蒌、没药、归尾、枳实、泽兰、茯神、制香附、茺蔚子。二诊少腹痛势稍缓,脉弦未和,仍宗原议增删。全瓜蒌、麻仁、归尾、甲片、乳香、赤芍、王不留行、煨枳实、山栀、桃仁、延胡、没药、茺蔚子。

《陈莲舫医案·卷下·肠痛》

柯,左。肠痛将成,少腹肿痛,大便不行。脉见沉弦,治以通降。败酱草(三钱)、槟榔、大力、炒桃仁、炒川楝、建曲、赤芍、米仁、炒枳壳、青皮、归尾、陈皮、丝瓜络。

张,右,三十八。复:股阴外收未全,小便仍脓,防成小肠痛,急宜调护。沙参、茯苓、白芍、川斛、料豆、米仁、牡蛎、会皮、女珍、败酱草(三钱)、川贝、草梢、藕节、丝瓜络。

(3)脓成期医案

《洪氏集验方·卷第二·化毒排脓内补散》

歙丞胡权初得方(化毒排脓内补散)于都下异人,时有苦背疮者七十余头,诸药遍试不效,因出是方示之。众医环立,相目而笑曰:是岂痈疽所用药耶。固谓之曰:古人处方自有意义,观其所用药性平和,纵未能已疾,必不至坏病,服之何害。乃治药与服,以热酒半升许,下药五六钱。少顷,痛减七分,数服之后,疮大溃,脓血流迸,若有物自内托之。服之经月,疮口遂合,若未尝有所苦者。又有苦腹疾者,其痛异常,医者莫晓时意。此药颇能

止痛,试以饵之,当日下脓二三碗许,痛亦随止,乃肠痈也。

《外科理例·卷七·肠痈》

一人伤寒逾月,既下,内热未已,胁及小腹偏左肿满,肉色不变,俚医为风矢所中,以膏摩之,月余,毒循宗筋流入睾丸,赤肿如瓠。翁诊关尺滑数且芤,曰:数脉不时见,当生恶疮,关芤为肠痈。用保生膏,更以乳香,用硝黄作汤下之。脓如糜者五升许,明日再圊,余脓而瘥。(此凭脉症也)

一人年逾五十,腹内隐痛,小便如淋,皮肤错纵而脉滑数,此肠痈也,滑数脓成。以广东牛皮胶酒熔化送太乙膏,脓下升许,更以排脓托里药及蜡矾丸而愈。(此凭脉也)

《孙文垣医案》

一妇因夫荒于酒色,不事生计,多忧多郁,左胯疼痛,且及于膝。小水频数,大便频,并脐腹胀痛,口干。脉之,左手数,右手弱。近又发热恶寒,汗因痛出时刻不宁,此食积、痰饮、瘀血流于下部,足厥阳之经挟郁火而痛,恐成肠痈。与神效栝蒌散一帖。半夜后,痛即减半,汗也寻止。次日诊之,数脉稍退,小腹坚如石,按之且痛。再与前药,其夜环跳穴亦作痛,直至于膝,小腹稍软,小便仍痛,大便也未通利。仍与前药,每帖用大栝蒌二枚,加牡丹皮、莪术、五灵脂、金银花服下。大便利而热退痛止,小水亦长,诸症悉平。

《赤水玄珠·第二十四卷·肠痈》

一妇小腹胀痛,小便不利,脉滑数,此脓已成。服太乙膏五钱,脓大下,胀痛悉退。以瓜蒌散,蜡矾丸托里药而安。

《证治准绳·疡医·卷之二·肠痈》

吕沧洲治郡守李母庞病小腹痛,众医皆以为瘕聚,久药不效。吕诊循其少阴脉,如刀刃之切手,胞门芤而数,知其阴中痛,痈结小肠也,告之曰:太夫人病在幽隐,不敢以闻,幸出侍人语之,乃出老妪。吕曰:苦小肠痈,以故脐下如瘕聚,今脓已成,痛迫于玉泉,当不得前后溲,溲则痛甚。妪拜曰:诚如公言。遂用国老、将军为向导,麒麟竭、琥珀之类攻之,脓自小便出,应手愈。

一妇人小腹胀痛,大便秘涩,转侧有水声,脉洪数,此脓瘀内溃也。以梅仁汤一剂,下瘀血,诸症悉退,再以薏苡仁汤二剂而瘥。

《寿世保元·卷五·腹痛》

一妇人腹痛如锥刺。每痛欲死。不敢著手。六脉洪数。此肠痈毒也。用穿山甲、炒白芷、贝母、僵蚕、大黄。合一大剂。水煎服。打脓血自小便中出即愈。

《外科正宗·卷之三·下部痈毒门·肠痈治验》

一幼妇产后月余,腹中渐痛,肿胀如蛊;内医纷纷认为蛊病,又月余,沉重昏愦,彼家已弃不治。请予视童稚疮恙,偶言此,予讨诊之。彼时人虽昏愦不苏,诊之其脉细数有力,此内痈脓病也,犹似不妨。彼家曰:无生之理。予曰:腹肿上见而按之,一决其生何如?随视肿皮,紧急光亮,脐下大热,此内痈不妨,乃万无一失之病。彼家欢悦,分付先备净桶,用滚汤半桶盖之听用。先以薏苡仁汤加酒炒大黄二钱,徐徐灌服,待腹中觉痛,搭起患者坐桶上,热气熏蒸,其脓下如涌泉,连汤与脓,约共满桶,其患即苏。更服八珍汤加牡丹皮、五味子,调理月余而安。

一妇人腹胀如鼓,脐突寸许,小水涩滞,转侧腹有水声,此内脓已成。用针刺脐上突顶,出脓盆许;以牡丹皮散五六剂,其脓渐少,朝以八味丸,暮以八珍汤加泽泻、牡丹皮、黄芪、破故纸服之,月余而愈矣。

《医宗必读·卷之七·水肿胀满·医案》

光禄卿吴伯玉夫人,患腹满而痛,喘急异常,大便不通,饮食不进,医者用利气利水之剂,二十日不效。余诊之,脉大而数,右尺为甚,令人按腹,手不可近。余曰:此大肠痈也。脉数为脓已成,用黄芪、皂刺、白芷之类,加葵根一两,煎一碗,顿服之,未申痛甚,至夜半而脓血大下,昏晕不支,即与独参汤稍安,更与十全大补,一月而愈。此似胀而实非者。

《王旭高临证医案·卷之四·外疡门》

许。寒气入于厥阴,湿热随经下注。睾丸肿胀,少腹结硬肿痛。防成缩脚小肠痈重症。川楝子、吴茱萸、枳壳、归尾、焦楂肉、橘核、小茴香、萆薢、焦黑栀、葱白头。

某。盘肠痈,腹痛已久,二三日来骤然胀满,连及腰胁,小便茎中亦痛,势已有脓。拟用牡丹汤排脓逐毒,从大肠导下之。所虑饮食极少,胃气不克支持耳。丹皮、桃仁、皂角刺、冬瓜子、红花、大黄（制）、延胡索、广橘皮、山楂肉、赤苓、归尾。

又，盘肠痈已成脓，不得不从大肠导下之法。生黄芪、皂角刺、归尾、桃仁、红花、土贝母、金银花、甘草、丹皮、山甲片、冬瓜子、广皮。

又，肠内痈脓将足，脉细食少。治以托里，冀其外溃为妙。黄芪、银花、穿山甲、肉桂、当归、赤苓、泽泻、皂角刺、苡仁、广皮、血珀屑。

《里中医案》

门人薛昙孚之内，十五岁，腹痛甚，面黄体瘦。服清热药，通经药，疏气药，补血养气等药，无效。余察其皮肤甲错，左尺独数，是小肠有痈。脉数知脓已成，当以药溃之。以葵根一两，皂角刺二钱，陈皮三钱，两剂而脓血大下。更以太乙膏为丸，参、芪汤送下，一月而愈。

《续名医类案·续名医类案卷三十三·肠痈》

一男子患肠痈，脓已成。用云母膏一服，下脓升许，更以排脓托里药而愈。后因不守禁忌，以致不救。

《古今医案按·卷十·外科·肠痈》

江应宿治汪上舍之内，当脐结痛，发热恶寒，脉洪数，此肠痈也。投以仙方活命饮、五香连翘汤、栝蒌散。俱不应。过七日，小便间有脓血，乃制云母膏为丸，十数服而愈。可见药之对病，其验如此。

《临证一得方·卷三上下身内痈部·肠痈》

肠痈高肿作痛，外发将溃，仿孙真人丹皮大黄汤，意参以托里。粉丹皮、穿山甲、炒川芎、广陈皮、焦谷芽、生西芪、赤丹参、淡海藻、蕲艾绒、川石斛、炒栝楼。

大腹痈，红肿坚实，托里主之。生西芪、羚羊片、大腹皮、六一散、焦夏曲、赤丹参、象贝母、淡黄芩、花粉片、炒全蒌。

少腹坚块不动不变，而药后腿胻筋脉渐觉有力，脉软左弦，仍议清络壮筋参以化痰主治。羚羊角、煅牡蛎、狗脊、桑寄生、焦白芍、生蛤粉、北沙参、炙鳖甲、杜仲、五加皮、大功劳、川石斛。

少腹疽，红晕坚实，腐烂堪虞。羚羊角、土贝母、连翘、焦山楂、赤茯苓、陈皮、制小朴、广藿香、赤芍、大腹皮、六一散、黄芩。

《类证治裁·卷之七·大小肠痈论治·肠痈脉案》

李氏寒热脉数，少腹左偏痛引内腘，数日一更

衣，左足不伸，此小肠痈也。盖小肠火腑，由气血壅滞经隧，发为痈毒。宜先彻其在里瘀热，则痛势缓而痈内消。用大黄（三钱），硝石（一钱），归尾（钱半），赤芍（二钱），桃仁（一钱）。数服痛减，次用乳香、甘草节、金银花、连翘、当归、木瓜、薏米、牛膝，数服而消。

《陈莲舫医案·卷下·肠痈》

陆右。脐肠痈脐凸红肿，腹膨作痛，大便已通，能否不为外溃。脉数内热，治以清降。败酱草、槟榔、当归、橼皮、川楝、瓜蒌、苡仁、冬瓜子、枳壳、青皮、鸡金、陈皮，推车虫（一枚），榧子肉（七粒）。

左。小肠痈腹胀溺短，能否消退。败酱草、大力、防己、青皮、川楝、赤芍、萆薢、青木香、枳壳、归尾、赤苓、香附、丝瓜络。

《麻疹专论·附录·脑膜炎与盲肠炎之认识》

去年秋，有本埠蒋氏子，腹痛里急，腰脊伛偻，情甚迫切，求治于余。其父告以：曾至生命活水医院诊断为盲肠炎，盲肠胀烂，非施行手术割治其肠，别无办法。但施用手术时，必须亲属签字，虽死不能归咎于该医院。余因惧治术之险，又感金钱之窘，始易治于君。余诊其脉，尺部沉滑，右兼弦劲，舌苔黄厚，目睛黄，唇色白，腹痛拒按，头汗淋漓，溲赤痛如沙石，大便里急不通。余曰：此肠痈也。湿热结于小肠，肠部生痈，传化失职，故二便不利，湿热郁蒸，故头汗目黄，痛急则唇白，邪实则拒按，法当清肠化气，宣热导湿。方拟白芍、当归、飞滑石、槟榔、木香、车前仁、赤茯苓、吴茱萸、黄芩、黄连、青皮、陈皮、茵陈、山栀、川楝子、枳实、桔梗、甘草等味出入以治。甫二剂，大便排出脓血极多，痛减其半，四剂痛止，诸症随释，调理半月即恢复康健。

（4）溃脓及后期医案

《明医杂著·卷之二·泄泻》

秀水卜封君，善饮，腹痛，便泄，服分利化痰等剂，不应。其脉滑数，皮肤错甲。余谓此酒毒致肠痈而溃败也，辞不治。不信，仍服前剂，果便脓而殁。

《孙文垣医案》

前丘一染匠之妇，腹痛两月矣。或以为寒，为热，为气，为虚，为食积，为虫，递尝试之转加。一医与膏药如斗大者一个，满腹贴之，痛益剧。乃揭

去膏药，即贴牢不可起，火熨油调，百计不能脱分寸，如生在肉上相类。无可奈何，知予在吴乡宦宅中，乃买舟就予诊。及抵吴门桥口，匠偕乃母乃姑四人尽力扶挽，绝不能动移一步。岸上环视如堵，莫不语匠曰：病势若此，时刻难抵，固乃强其起而欲污吾桥口耶？匠乃止妇舟中，起而垦予为治。至舟中，见其面色苍黑。及伸手求诊，皮肤燥若老松树皮之状，六脉皆洪数。问其腹中之痛何在？匠即为解衣露腹指其痛所，始知膏药粘牢之故，此甚希觏。叩其不能举步之由，妇曰：非力弱不能行，乃左脚不可动，动即痛应于心，是以一步不能举也。予俯思，若色若脉，皆非死候，胡治而益剧也？此必肠痈，左脚莫能举是其征也。与营卫返魂汤，加金银花为君，与四帖，酒水各一碗煎服。一帖痛稍减，二帖下臭脓半桶，痛全减。腹上膏药不须手揭，自脱而下。由热去而膏脱也。四帖完，其妇同匠诣吴宅拜谢予，并求善后之方。

《证治准绳·疡医·卷之二·肠痈》

一男子里急后重，下脓胀痛，此脾气下陷，用排脓散、蜡矾丸而愈。后因劳役，寒热体倦，用补中益气汤而安。

京口钱氏室女患肠痈，发热，庸医作伤寒治之，禁绝饮食，旬余而毙，垂毙之日，下脓数升，方知是痈，欲救已无及矣。呜呼！仲景之书岂可以弗读哉？

《外科正宗·卷之三·下部痈毒门·肠痈治验》

一男子小腹胀痛，里急后重，时时下脓，医作痢疾治之愈重，诊之脉芤而数，此小肠痈也。薏苡仁汤一服，下脓升许，随不坠重，更以牡丹皮散六服而安。

《王旭高临证医案·卷之四·外疡门》

陈，本体阴亏，四月间湿热成疡，溃脓而愈。愈后正虚，肝风升动，眩晕跌仆，以致腿股环跳受伤，漫肿色白，而生附骨痰疽。今二便阻塞，少腹胀满，将有肠痈之变。忍冬藤、丹皮、桃仁、延胡索、鲜首乌、车前子、归身、牛膝、血珀（五分，研末，药汁调下）。

《外科大成·卷四·内痈总论·小肠痈》

一人误作胀治，致毒内攻，腹痛连阴，阴器腐烂，色败无脓，水流臭秽，燥热口干，不治。果殁。

《素圃医案·卷四·胎产治效》

黄美倩翁，令媳汪氏，产后腹痛四阅月，真州来郡，借居吴天其翁宅就医，诊脉细数而涩，脐下作痛，午后发热，恶寒咳嗽盗汗，俨然虚损矣，而经水或红或淡，犹未止。询真州时道治法，或用大黄、红花、桃仁，或用肉桂、炮姜、附子，遍治不效，渐增发热咳嗽，脉证皆属阴虚。但败浊屡月不止，则非积瘀，又腹痛有形，脉不紧，且已用姜桂附子，而痛不减，则非寒。余拟其为肠痈，未遽用药，令其看腹皮粗糙否，脐中有臭水否，腹内可有水声，大小二便可坠胀，所下败浊似脓血否。病人答云：件件皆有。余曰：此肠痈，误治无疑矣。今已溃，未收口，须两月方愈，不能急效。病人唯唯。遂以六味地黄汤，去泽泻，加人参、苡仁、当归、赤芍、桃仁、肉桂为煎剂；外用六味地黄丸，去泽泻，加人参、黄芪，此外科治肠痈之七贤散也，用蜜为丸。如此煎丸并服，一月咳嗽发热先退，又半月，脓血方净，而痛亦止。完口之后，回真州。

《临证一得方·卷三上下身内痈部·肠痈》

肠痈溢血，脓水时流，脉来细数，两尺无神，往来晡热，延怯堪虞。鲜石斛、北沙参、拣麦冬、焦米仁、茯苓、青苗叶、炒扁豆、冬桑叶、炙紫菀、粉丹皮、新会。

小肠痈内溃，脓水不止，寒热作痛，便艰纳减，脾肾两亏，殊为制肘。潞党参、大腹皮、生谷芽、煨草果、茴香、焦白术、冬瓜皮、焦瓜蒌、甘杞子、川楝、白芍。

《王孟英医案·卷二·阴虚》

石芷卿。骤患腹胀，旬日后脐间出脓（[眉批]湿热积于小肠），外科视为肠痈，与温补内托之药，遂咳嗽不眠，腹中绞痛异常，痰色红绿，大便不行，乃延孟英商之。脉弦细以数，舌绛而大渴，曰：察脉候是真阴大虚之证（[眉批]乃真阴为热药所耗，非本如是也）。芪、术、归、桂皆为禁剂。以甘露饮，加西洋参、花粉、贝母、杏仁、冬瓜子投之，痰咳即安。外科谓此恙最忌泄泻，润药不宜多服（[眉批]此何恙也，而以为最忌泄泻，真呓语也）。孟英曰：阴虚液燥，津不易生，虽求其泻，不可得也。恶可拘泥一偏，而不知通变哉。仍以前法去杏、贝、花粉，加知母、百合、合欢为方。并嘱其另邀老医朱嵩年敷治其外。如法施之，果渐向安，久之当脐痂落,如小儿蜕脐带状,脐内新肉莹然而愈([眉批]肠痈无温补内托之法。清其上源,而下流自清,亦喻氏法也)。

《得心集医案·卷四·杂症门·肠痈》

文定辉。病苦少腹胀满,肛门重坠,欲解不解,时下脓血,诸医咸称休息痢,百治不愈,淹缠半载,延余施治。视其神色不衰,少腹按之愈痛,所下或尽是白脓,然亦有时污血,诊脉举按皆滑,沉候略带微数。疏方与黄芪、防风、银花、山甲、丹皮、瓜蒌、连翘、白芷、甘草,一剂下白脓带黑污而出腥秽不堪者一勺,少腹始舒,后重乃除。再剂除瓜蒌,加薏苡而痊。此肠痈之症,因用排脓之药也。

《慎五堂治验录》

罗,右。蓬莱镇。寒热有汗,腹痛,足不能伸,燥屎不下,脓血旁流,右脉沉实,舌苔焦黄,小溲如淋。肠痈既成,治以仲景法。牡丹皮(二钱半)、败酱草(五钱)、桃仁(二钱)、枳壳(五分)、冬瓜子(五钱)、地丁草(一两)、大黄(一钱半)、苡仁(二钱)、甜瓜子(五钱)、元明粉(二钱)、归尾(一钱半,外用蜜导)。又(诊),前方加黄芪、甘草节,去大黄、元明粉,归尾易归身。

《徐批叶天士晚年方案真本·卷下·麦冬汤》

韩(十七岁)。病人说两年前初春,高处跳跃至地,入夜即有寒热,继而少腹形高(瘀留脉络)两足屈曲。医谓腹痛肠痈,从无脓血便出,自病至今,筋纵着骨而胀,即起寒热,瘀留深入厥阴,在躯壳间,久则成疡(跳跃跌蹼损伤,必有寒热,以动跃伤筋骨统引于厥阴肝,而肝为相火,所寄是动,则火必发而为热也)。穿山甲、自然铜、川乌头、全蝎、半两钱、地鳖虫、生青鳖甲、粉丹皮、麝香、黑豆皮,煎汤泛丸。

《陈莘田外科方案·卷一·缩脚肠痈》

王,右。七月三日,元邑前。肠痈成漏,脓从脐出,迁延半载,气血两亏,损伤内膜,屡次出蛔。脉息细耎,舌苔糙白。已成肠痈,势有流粪之虞。难许收功。潞党参、白芍、米仁、象牙屑、野於术、生鳖甲、归身、云苓、夜交藤、生甘草。二诊初八日,归芍六君加木香、谷芽。

《马培之医案·少腹痛》

肠痈外溃,已得微脓,且秽从孔出,浊气外泄,大非所宜,脉象难和,食难渐进,惟虑正气与浊气

并出,有上下交脱之虑。急当原方加白芍、参须、熟地。腑气已通,原方加党参、石斛,去柏子仁、生首乌。

肠痈溃后,脓少气多,肿平一半,脉静身凉,一夜神安熟寐,是属佳兆。黎明之际,外患复增,肿痛,卯时气虚滞于大肠,邪正交攻肠膜,损伤恐难完固。当阴阳并补,兼以护膜,保无更变乃佳。潞党参、怀山药、炙甘草、象牙屑、茯苓、广皮、当归、玉竹、大熟地、白芍、参须、黄丝绢。

肠痈一月,少腹内硬,拘挛作痛,小溲浑浊如脓。宜化瘀利湿。萆薢、茯苓、淮膝、赤芍、泽泻、车前、黄柏、延胡、归尾、杏仁、蒌仁、藕节。

肠痈一年,内膜已伤,形衰脉弱,难治之证。十全大补丸,又服琥珀蜡矾丸。

肠痈外溃,秽从孔出,肠膜穿破,极难收口。宜十全大补加味主之,加木香、萸肉、黄丝绢。

肠痈内硬较松,脓亦较清,尚宜前法加减。当归、鹿角胶、淮牛膝、泽泻、萆薢、甘草、蒲公英、肉桂、苡仁、赤苓。

缩脚痈三月,右胯掣痛,筋掣,大肉渐瘦,阴分已亏,络中寒湿不解,势成残废。当养荣温经通络。生地、当归、独活、淮牛膝、炮姜、木瓜、天麻、附子、鹿角屑、桑枝、陈酒。

2. 产妇肠痈医案

《外科理例·卷七·肠痈》

一妇产后小腹作痛,诸药不应,其脉滑数,此瘀血内溃为脓也。服瓜子仁汤痛止,更以太乙膏而愈(此凭脉也)。今人产后,多有此病,纵非痈毒,用之更效。有人脐出脓水,久而不愈,亦以前膏及蜡矾丸而痊。

《孙文垣医案》

程达庵四媳戴氏,产半月而腿疼。迎专科诊视曰虚,投以八珍汤,服十日,痛益甚。予赴邑候之召,道经其庐,达庵趋问:产后半月而腿疼,何症?予曰:两腿皆疼,独一疼也?达庵曰:右腿疼。予问疼处热否?曰:热。予谓切不可认虚认风。此产后败血凝滞血海,流于经络,不急治则血无从出,久必化脓成毒,或为肠痈,今腿痛是其征也。达庵默然而别。复迎专科,又曰风也。但丹溪有云,产后须当大补气血,虽有他症,以末治之。投以十全大补汤。痛转剧,大发寒热,小腹近胯果红肿出脓。外科又为生肌收口太早,致腰俞复发

一毒,肿痛寒热如初。十日后大溃脓而不收口,精神萎顿,肌肉陡削。饮食不进,恶心怯寒,奄奄一息尔。外科曰:不可为也。专科曰:余但治胎前产后,今为肿毒所坏。皆辞去而不下药,达庵始悔不听予言,以致误事。因急予,予往视。六脉濡大无力,疮口流清水而无脓。予曰:势棘矣,不暇治疾,速为保脾。盖五脏六腑皆藉脾土以为养。然非大剂人参、附子不可。始以人参、白术各五钱,甘草、干姜、大附子各一钱,黄芪三钱,白芷、桂心各五分,以其能排脓止痛也。外科犹然阻曰:白术作脓恐不可服。予曰:脓不死人,饮食不入口则死人也。急进之。四帖而神气回,饮食进,诸症悉减,疮口成脓。予语之曰:生矣,改用参苓白术散,调理一月而安。达庵叩予曰:公何预知必为肿毒,当急治也?予曰:《内经》所谓脏象。又云:现症腿疼而热,症已现矣。生于产后非败血所致而何?于时急为疏通,不留经络,何毒之有?专科不察而补,是益其毒而助之溃也。外科不审虚实强弱,概以毒治之,奈何不使患者几危哉?达庵曰:专科之不足恃也。如此夫,虽然不如是,无以见公之高矣。

《外科心法·卷四·肠痈》

汪中翰侧室,产后小腹作痛,诸药不应,其脉滑数。此瘀血内溃为脓也。以瓜子仁汤痛止,更以太乙膏而愈。今人产后多有此病,纵非痈患,用之更效。有人脐出脓水,久而不愈,亦以前膏及蜡矾丸治之亦愈。

《赤水玄珠·第二十四卷·肠痈》

一产妇恶露停滞,小腹作痛,服瓜仁汤下瘀血而痊。凡瘀血停滞,急宜行之。缓则腐化为脓,最为难治。若流注关节,则患骨疽,多为败症。瓜子仁汤治恶露未尽,或经行瘀血停滞,小腹作疼,或成肠痈等症。

《证治准绳·疡医·卷之二·肠痈》

一妇以毒药去胎,后当脐右结一块,痛甚则寒热,块与脐高一寸,痛不可按,脉洪数。谓曰:此瘀血流溢于肠外肓膜之间,聚结为痈也。遂用补气血、行结滞、排脓之剂,三日,决一锋针,脓血大出,内如粪状者臭甚,病妇恐,因调气血生肌,则内外之窍自合,不旬日而愈。

《外科正宗·卷之三·下部痈毒门·肠痈治验》

一妇人小产,瘀血未尽,劳动之早,小腹内外肿痛月余,大便秘燥,小便涩滞,口燥咽干,烦闷不睡。内医调理其病日重,偶见问之。予曰:恐内痈也。请视脉数实而有力,此肠痈已成。用薏苡仁汤加大黄一服,下脓数碗,胀痛顿退;外肿坚硬不散,仍焮作痛,此欲溃脓从外泄也,以十全大补汤,三服脓胀痛而针之;更服八珍汤加牡丹皮、五味子,月余而敛。

《景岳全书·卷之四十七贤集·外科钤(下)·肠痈》

一产妇小腹疼痛,小便不利,以薏苡仁汤,二剂痛止。更以四物汤加桃仁、红花,下瘀血升许而愈。

一妇人产后恶露不尽,小腹患痛,服瓜子仁汤,下瘀血而痊。凡瘀血停滞,宜急治之,缓则腐化为脓,最难治疗。若使流注骨节,则患骨疽,失治,多为败证。(薛按)

《孕育玄机·卷下·肠痈》

荆人产后三四日,因惊,小腹之左不红不肿,日夜痛楚。盖因惊则气乱,血不流行,凝滞而然,时师不识,误为阴虚,大用补塞之药,以致久久不得少可,四十四夜,痛苦万状,只剩皮骨。四十余日后已成脓。用生姜切片置患处,艾炷于姜上灸之,脓于大便会出,得痊。

一妇人新产,误服人参,瘀血不行,流注两足,肿痛,日间少可,至晚倍剧。医亦不识血注之故,作脚气治,八九日而殁。大都新产若患前症,皆系血滞,万万不可用补也。

一少妇,初产腰内生痈,越医不识瘀血流注,作外科治,用消风败毒之药,又误用疡医开脓而殁。惜哉!又有块在脐间,痛在夹缝,作痈血治,久之大危,润便得安。

《产论·附录子玄子治验四十八则》

一妇产后腹满如水肿状,脐下时痛,医皆以为瘀血,频与以破血之剂,益甚。子曰:是肠痈也。针之则脓血激射出三升余,因作第三和剂加土茯苓饮之,且针且药十五日而愈。

《古今医彻·卷之三·杂症·肠痈》

一女子新产过劳,积血未除,而成肠痈,少腹疼,下脓血,经月不止。有进龙胆泻肝汤,弥甚。后以八珍入阿胶,用蜡矾丸稍缓,服参至二三斤,兼地黄丸而愈。

《临证一得方·卷三·少腹痛》

产后元虚,垢瘀留滞,少腹时觉缓痛,内痈兆也。制香附、上官桂、小茴香、焦山楂、青皮、炒柴胡、薤白头、炒归尾、台乌药、半夏、栝楼。

产后劳顿瘀滞成漏，失调延久，肝肾并亏，腹痛有形。炒延胡、厚杜仲、炒青皮、紫石英、炒川芎、炮姜、炭川、桂枝、蕲艾绒、全当归、茺蔚子、菟丝子、湖丹皮。

产经匝月，二便不通，结块作痛，瘀滞为祟也。五灵脂、炒元胡、焦南楂、炒牛膝、海浮石、制香附、泽兰叶、炒归尾、制乳香、牛皮胶、加真西琥珀。

《医门补要·卷下·医案》

一妇产后少腹板痛，小便难出，是气血壅闭，与寒邪交结，成小肠痈（若大便结，乃大肠痈），延已三月仍痛，甚难转动，只进米饮，肚脐肿突出脓，掺提脓丹，针灸少腹数次，以归尾、桃仁、没药、蒌仁，五灵脂、木香、泽兰、乳香、苡米、香附、玄胡索、肉桂，十帖后渐起床矣。

《陈莘田外科方案·卷一·肠痈》

金，右。观音山。八月初二日。产后瘀露停滞，气阻不宣，左少腹结硬作痛，小溲窒塞而痛。脉来细数，舌苔糙白。是乃肠痈重症，虑其正不克邪之险。红琥珀、旋覆花、当归须、桃仁、青葱、丹皮、广木香、赤芍、米仁、新绛小青皮、泽兰叶。

二诊：广木香、薏苡仁、炒枳壳、旋覆花、红琥珀、牡丹皮、全瓜蒌、新绛屑、归尾、煇桃仁、鲜藕汁。

三诊：红琥珀、金铃子、青皮、丹皮、广木香、炒延胡、枳壳、米仁、归尾、藕汁。

《黄澹翁医案·卷三》

治产后转脬，小便不禁，精神倦怠，不思饮食，腹痛胀，寸关脉浮而芤，症系小肠痈。人参、黄芪、白术、甘草、熟地、当归、白芍、白芨、续断、桑螵蛸、引用豮（雄）猪腰。服三帖，出脓血一小盆。又加益智仁、甜瓜仁。又加粉丹皮、肥玉竹、煎浓净、加合欢树皮。

《剑慧草堂医案·卷下·女科产后瘀阻》

产后瘀月余，恶露早断，少腹攻痛，脉弦数。恐成肠痈。白芍（上桂心二分，酒制）、桃仁、蒲黄、乳香、川郁金、泽兰、川芎（一钱）、归尾、甲片、五灵脂、没药、九香虫、牛膝、茺蔚子。

《陈莲舫医案·卷下·三十、肠痈》

张，右，三十一。缩脚肠痈，小产后仍未减，肢骱痠痛，脉见细弦。治以分疏。败酱草、茺蔚、黄芩、生膝、川楝、寄生、杜仲、桃仁、当归、蒌皮、米仁、会皮、丝瓜络。

海宁俞妇腹孕三子，俱不育。临产时稳婆见衣胞出其半，而以手拖之下，伤其带脉，致腹痛。缩一足不能伸，已经一月，痛楚难卧。予视之曰：此吊脚肠痈也。脉已数，知毒熟矣。乃用黄芪、皂角、甲片、陈皮、当归，加葵根酒水煎服。次日下脓数碗而安。

武林有本家，其妇人产后腹痛，诸药罔效。延予诊视，知生肠痈，本家不信，复请他医。又半月而痛愈甚，食亦不进，二便不利。予见尺部脉已数，曰此痛已成脓矣。前者与消而不服我药，今既已熟当出脓矣。如再迟延，恐伤脏而莫及也。遂如案之药加葵根与服，下脓，腹痛渐减，随服参、芪、地、归补之，续用四物汤、八珍补月余而起。

3. 小儿肠痈医案

（1）酝酿期

《外科理例·卷七·肠痈》

一小儿小腹胀痛，脉浮数，按之迟紧，不时畏寒，大便或欲去而不去，小便频而短，此为肠痈，但脓未成耳。不信，或作痢症，恪用清热分利之剂，诸症蜂起而殁。

一小儿停食腹胀痛，二便不利，服草果、良姜之类，更加发热作渴，脉洪大而数。余曰：此饮食滞而蕴热，将成脓矣，前药非其治也。不信，仍服之，腹发赤晕，大便下脓而殁。

（2）脓成期

《保婴撮要·卷十四·肠痈》

一小儿小腹作痛，小便如淋，身皮甲错，此肠痈也，脓已成，用薏苡仁汤、排脓散而痊。

一小儿腹中作痛，时或汗出，身皮甲错，小便如淋，脉滑数，脓已成也，用大黄汤一剂，下脓甚多，又用薏苡仁汤而痊。

一小儿患肠痈，先用太乙膏，后服牡丹皮散下脓而愈。后因跌，腹内作痛，遍身皆赤，良久身黯而殁，盖肠断故也。

（3）溃脓期

《外科理例·卷七·肠痈》

一儿年十二，患腹胀，脐突颇锐，医谓肠痈，舍针脐无他法。翁曰：脐神阙也，针刺当禁。况痈舍子内，惟当以汤丸攻之。进透脓散一剂，脓自溃，继以十奇汤下善应膏丸，渐瘥。（此凭症也）

《证治准绳·疡医·卷之二·肠痈》

吕又治一小儿,十二岁患内痈,腹胀脐凸而颇锐,医欲刺脐出脓,其母不许,请吕视之,见一僧拥炉炽炭,燃铜箸一枚烈火中,瞠目视翁曰:此儿病痈,发小肠,苟舍刺脐无他法。吕谕之曰:脐神阙也,针刺所当禁,刿痈舍于内,惟当以汤丸攻之,苟如而言,必杀是子矣!僧怒趋而出。吕投透脓散一匕,明日脓自气合溃,继以十奇汤,下万应膏丸而瘥。

《逊园医案·卷下》

肠痈生于腹中,隐而难见,非特外科不知,即内科率多无从问津,甚至溃而且死,脓血或从便下,则群目为痢;或从脐出,则益拤舌不能作声。尝见一八岁小孩,肠痈溃后,脓血从大便出,皆作痢治而死。又见一儿脓血从脐间出,医以为病即在脐,用末药掺之,三日而死。又见一儿先此数月,食指商阳穴现一小疮,溃烂不休,后因肠痈内溃,指疮始结痂而愈,其父颇谞医,以治久不愈,具以告,邀余临视。腹热肿胀,筋露青紫,满面青暗,不可逼视,气息奄奄。余曰:此大肠痈也。其父惊问:何以一望而知?余曰:食指商阳穴,是大肠经脉所起,即是确证;腹筋青紫,面色青暗,皆是痈毒溃烂之现状。症已无救,不须服药。次日即死。嗣闻其父深自愧悔,每恨挽治之不早也。

《洄溪医案按·失魂·肠痈》

长兴朱季舫少子啸虎官,性极聪敏,年九岁,腹痛脚缩,抱膝而卧,背脊突出一节,昼夜哀号,遍延内外科诊视,或云损证,或云宿食,或云发毒,当刺突出之骨以出脓血。其西席茅岂宿力荐余治,往登其堂,名医满座,岂宿偕余诊视,余曰:此缩脚肠痈也,幸未成脓,四日可消。闻者大笑,时季舫为溧州牧,其夫人孔氏,名族之女,独信余言。余先饮以养血通气之方,并护心丸,痛遂大减,诸医谓偶中耳。明日进消瘀逐毒丸散,谓曰:服此又当微痛,无恐。其夜痛果稍加,诸医闻之哗然,曰:果应我辈之言也。明早又进和营顺气之剂,痛止八九,而脚伸脊平,果四日而能步,诸医以次辞去。中有俞姓者,儒士也,虚心问故。余谓杂药乱投,气血伤矣。先和其气血,自得稍安,继则攻其所聚之邪,安能无痛?既乃滋养而通利之,则脏腑俱安矣。

病名索引

（按中文笔画排序）

方剂索引

（按中文笔画排序）

―――― 四画 ――――――――――

—— 六画 ——

八画

— 十画 —

─── 十二画 ───